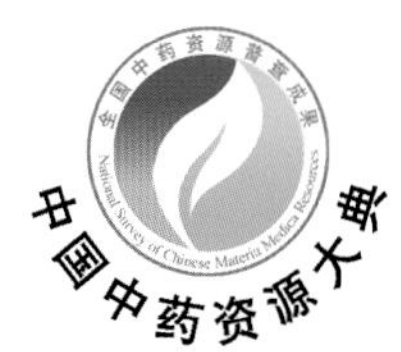

中国中药资源大典
——中药材系列

常用中药饮片炮制规范及操作规程研究

总主编　黄璐琦

主　编　于江泳　陆兔林

主　审　钱忠直　张世臣

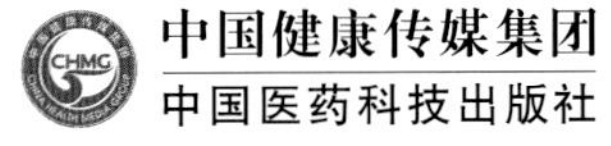
中国健康传媒集团
中国医药科技出版社

图书在版编目（CIP）数据

常用中药饮片炮制规范及操作规程研究 / 于江泳，陆兔林主编．— 北京：中国医药科技出版社，2019.10

（中国中药资源大典．中药材系列）

ISBN 978-7-5214-0739-6

Ⅰ．①常… Ⅱ．①于… ②陆… Ⅲ．①饮片—中药炮制学—规范—研究—中国 Ⅳ．① R283.64-65

中国版本图书馆 CIP 数据核字（2019）第 022491 号

责任编辑 马 进 高雨濛 向 丽 王 梓

美术编辑 陈君杞

版式设计 锋尚设计

出版 **中国健康传媒集团 | 中国医药科技出版社**

地址 北京市海淀区文慧园北路甲 22 号

邮编 100082

电话 发行：010-62227427 邮购：010-62236938

网址 www.cmstp.com

规格 889×1194mm 1/16

印张 64

字数 2595 千字

版次 2019 年 10 月第 1 版

印次 2019 年 10 月第 1 次印刷

印刷 三河市万龙印装有限公司

经销 全国各地新华书店

书号 ISBN 978-7-5214-0739-6

定价 299.00 元

获取新书信息、投稿、为图书纠错，请扫码联系我们。

编委会

前 言

《常用中药饮片炮制规范及操作规程研究》(以下简称《规范研究》)是在我国饮片产业飞速发展、药品监督管理部门进一步加强对中药饮片的监督管理，饮片行业亟需建立完善的饮片质量控制体系的大背景下，由国内饮片行业知名专家和学者在系统整理“全国中药饮片炮制规范技术研究”行业专项(项目编号：201207004)研究成果的基础上编写而成。作者主要按照科研课题方式，组织国内10家在炮制领域有多年科研基础的科研院所和高校作为牵头研究单位，16家省级药品检验机构、8家中药饮片生产企业作为协作参与单位，在全面调查常用饮片的炮制技术和方法基础上，注重对传统中药炮制经验、技术和文化的传承，广泛应用、借鉴和吸纳现代科技手段和科研成果，参照《中国药典》(2015年版)、《全国中药炮制规范》及各省、自治区、直辖市中药炮制规范，共同研究完成。在研究、编制过程中，通过实地调研、广泛收集样品、企业中试验证、药品检验所复核、编审委员会审定等流程，确保了《规范研究》内容的可行性、实用性和规范性。

《规范研究》共收载常用中药品种193种，饮片规格344种。饮片的炮制规范部分，按药材来源、采收加工、饮片品名、饮片来源、炮制方法、饮片性状、质量控制、性味与归经、功能与主治、用法与用量、注意、贮藏等项分别著录；饮片的操作规程部分，按饮片的产品概述、生产依据、工艺流程、炮制工艺操作要求、原料规格质量标准、成品质量标准、成品贮存及注意事项、工艺卫生要求、主要设备等项分别著录；起草说明部分则是按照研究的技术路线对研究内容进行概括和总结。正文前附有凡例和品名目次。为方便使用，正文后附有附录和索引。

作者在编写《规范研究》过程中，广泛听取药品监管、检验、高校、炮制专家、老药工的意见建议，按照研究的技术要求和编写细则，整理起草了临床常用中药饮片的炮制规范、操作规程及起草说明，本书可供中药饮片炮制教学、科研、生产、临床等相关单位参考使用。

编者

2019年6月

凡例

一、《常用中药饮片炮制规范及操作规程研究》（简称《规范研究》）参照《中国药典》及地方炮制规范编制。内容分别包括凡例、品名目次、正文、附录和索引。

二、凡例是解释和使用《规范研究》进行中药饮片炮制和质量检验的基本指导原则，并把与正文、附录及质量检验有关的共性问题加以规定，避免在《规范研究》中重复说明。

三、品名目次与正文对应，参照《中国药典》一部收载中药饮片品种笔画顺序进行编排，同笔画数的字再以起笔的笔形，按照横、竖、撇、点、折的顺序排列。炮制品列在生品后，仅收载炮制品的品种按炮制品名称笔画顺序排列。附录收载了中药饮片炮制规范及操作规程编写细则、中药饮片炮制通则、中药饮片炮制工艺验证技术要求、中药炮制辅料、中药炮制辅料标准技术要求、中药饮片生产质量管理规范、中药饮片贮藏与养护等内容。索引包括中文笔画索引、汉语拼音索引。

四、正文项下根据品种不同，按顺序分别列有：（1）名称；（2）药材来源；（3）采收加工；（4）饮片品名；（5）饮片来源；（6）炮制方法；（7）饮片性状；（8）质量控制；（9）性味与归经；（10）功能与主治；（11）用法与用量；（12）注意；（13）贮藏等。正文内容、文字，特别是名词、术语力求与现版《中国药典》一致。计量单位等统一按《中国药典》“凡例”中规定要求编写。

五、每个品种一般按下列各项记述：

【名称】系指中药材中文名、汉语拼音，采用《中国药典》（一部）法定标准名称。

【药材来源】系指原植（动）物的科名、原植（动）物名、拉丁学名、药用部位等内容；矿物药注明类、族、矿石名或岩石名、主要成分等。多来源的品种，按照质优量大的顺序依次排列。药用部位系指已除去非药用部位的商品药材。

【采收加工】系指主产地的加工方法及规格。品质评价系指用传统的经验鉴别术语对中药的优质规格进行简要描述。

【饮片品名】系指饮片常见生品及炮制品名称。

【饮片来源】系指由药材采用具体炮制方法加工的炮制品。

【炮制方法】包括中药的净制、切制和炮炙等加工方法，主要描述加工炮制的操作要点和基本要求，力求简洁，突出炮制工序和原则。编写时要求：

（1）与《中国药典》方法相同的品种采用药典方法；能够明确具体工艺参数、炮制设备的，要求规定具体工艺参数和所用炮制设备。

（2）有地方特色的方法尽量保留（保密技术品种例外）。

（3）炮制辅料用量在各品种项下具体规定，有的留有幅度。

（4）炮炙的火力以传统经验术语文火、中火、武火描述，按各具体品种规定的炮制程度掌握；尽可能规定炮制设备、具体温度和时间等工艺参数。

（5）炮制时使用的辅料、工具等，均应符合附录有关规定。炮制用水，应为饮用水。

（6）干燥方法如下：烘干、晒干、阴干均可的，用“干燥”；不宜用较高温度烘干的，则用“晒干”或“低温干燥”（一般不超过60℃）；烘干、晒干均不宜的，用“阴干”或“晾干”；少数中药需要短时间内干燥，则用“曝晒”或“及时干燥”。

【饮片性状】系指炮制后的净制品、切制品和炮制品的性状。根据传统鉴别经验，以形、色、气、味、质描述，包括形状、大小、表面、断面、切面等鉴别特征。同一名称有不同来源的饮片或有不同炮制品的饮片，其性状有明显区别的应分别加以描述，先重点描述一种，其他仅着重描述区别点。对于炮制品，则重点描述炮制加工后与原药材的区别。

【质量控制】主要参照现行版《中国药典》（一部）相应条目进行设立，其中收载的鉴别、检查和含量测定方法分别按照《中国药典》（四部）对应收载的通则项内容进行操作。

鉴别　系指检验中药饮片真实性的方法，包括经验鉴别、显微鉴别、理化鉴别及薄层鉴别。其中，薄层色谱法照《中国药典》2015年版通则0502规定操作。

检查　系指检查中药饮片在加工、生产和贮藏过程中需要控制的物质，包括杂质、水分、灰分、酸不溶性灰分、有害物质、浸出物等，在检查项下作出具体规定，以使饮片达到安全性、有效性、均一性与纯度的要求。

其中，溶液颜色检查法照《中国药典》2015年版通则0901规定操作；杂质测定法照《中国药典》2015年版通则2301规定操作；酸败度法照《中国药典》2015年版通则2303规定执行；水分测定法照《中国药典》2015年版通则0832规定操作；干燥失重测定法照《中国药典》2015年版通则0831规定操作；总灰分、酸不溶性灰分测定法照《中国药典》2015年版通则2302规定操作；浸出物测定法照《中国药典》2015年版通则2201规定操作；酸度测定法照《中国药典》2015年版通则0631规定操作；二氧化硫残留量测定法照《中国药典》2015年版通则2331规定操作；铅、镉、砷、汞、铜测定法照《中国药典》2015年版通则2321原子吸收分光光度法或电感耦合等离子体质谱法规定操作；重金属及有害物质测定照《中国药典》2015年版通则2321原子吸收分光光度法或电感耦合等离子体质谱法规定操作；农药残留量测定法照《中国药典》2015年版通则2341有机氯类农药残留量测定法规定操作；黄曲霉毒素测定法照《中国药典》2015年版通则2351规定操作。

含量测定　系指中药饮片中的有效成分、指标成分或毒性成分的含量测定方法，含量及限量范围。其中，高效液相色谱法照《中国药典》通则0512规定操作；挥发油测定法照《中国药典》2015年版通则2204规定操作；紫外-可见分光光度法照《中国药典》2015年版通则0401规定操作；气相色谱法照《中国药典》2015年版通则0521规定操作。

【性味与归经】系按照中医药理论对该中药性能的概括。主要参照《中国药典》、部颁标准或权威的中医药文献、全国各地方炮制规范及中医临床用药经验，用中医药术语叙述。

【功能与主治】系以中医药理论和配伍用药的经验所作的概括描述。主要参照《中国药典》、部颁标准或权威的中医药文献、全国各地方炮制规范及中医临床用药经验，用中医药术语叙述。

【用法与用量】一般按干品规定，除另有规定外，均指水煎内服，用量为成人一日常用剂量，必要时可根据需要酌情增减。特殊需用鲜品者，同时规定鲜品的标准，并规定用法与用量。参照现行版《中国药典》(一部)或全国各地方炮制规范相应条目。

先煎　除另有规定外，一般比其他药先煮沸15～30分钟。

后下　除另有规定外，指头煎完成前3～5分钟将药投入。

包煎　指煎药时用纱布袋包装，扎紧袋口后放入。

烊化　指将药物不经煎煮直接置于煎煮好的药液内溶化，混匀后服用；也可加水直接溶化或隔水炖化后服用。

【注意】简述其他习用品种、易错用或混用的饮片品种，以免误配、误用。

【贮藏】系指对中药饮片贮藏保管的基本要求，为防止变质而必须具备的条件和要求。除矿物类药应置于干燥洁净处不作具体规定外，一般用以下名词术语表示。

避光　系指用不透光的容器包装。

密闭　系指将容器密闭，以防止尘土及异物进入。

密封　系指将容器密封，以防止风化、吸潮、挥发或异物污染。

阴凉处　系指不超过20℃。

凉暗处　系指避光不超过20℃。

干燥处　系指相对湿度在45%～75%的环境。

冷处　系指2～10℃。

常温　系指10～30℃。

目录

三画

四画

五画

六画

七　画

八　画

九　画

十 画

十 一 画

十 二 画

十 三 画

十 四 画

十 五 画

十 六 画

十 八 画

十 九 画

附 录

San qi

三七

药材来源 本品为五加科植物三七*Panax notoginseng*（Burk.）F.H.Chen的干燥根和根茎。

采收加工 秋季花开前采挖，洗净，分开主根、支根及根茎，干燥。支根习称“荆条”，根茎习称“剪口”。以个大坚实、体重皮细、断面灰绿色或黄绿色者为佳。

三七饮片炮制规范

【饮片品名】三七粉。

【饮片来源】本品为三七药材的干燥根和根茎的炮制品。

【炮制方法】取三七，洗净，干燥，碾成细粉。

【饮片性状】本品为灰黄色的粉末。气微，味苦回甜。

【质量控制】

鉴别 （1）本品粉末灰黄色。淀粉粒甚多，单粒圆形、半圆形或圆多角形，直径4～30μm；复粒由2～10余分粒组成。树脂道碎片含黄色分泌物。梯纹导管、网纹导管及螺纹导管直径15～55μm。草酸钙簇晶少见，直径50～80μm。

（2）取本品粉末0.5g，加水5滴，搅匀，再加以水饱和的正丁醇5ml，密塞，振摇10分钟，放置2小时，离心，取上清液，加3倍量以正丁醇饱和的水，摇匀，放置使分层（必要时离心），取正丁醇层，蒸干，残渣加甲醇1ml使溶解，作为供试品溶液。另取人参皂苷Rb_1对照品、人参皂苷Re对照品、人参皂苷Rg_1对照品及三七皂苷R_1对照品，加甲醇制成每1ml各含0.5mg的混合溶液，作为对照品溶液。照薄层色谱法试验，吸取上述两种溶液各1μl，分别点于同一硅胶G薄层板上，以三氯甲烷-乙酸乙酯-甲醇-水（15∶40∶22∶10）10℃以下放置的下层溶液为展开剂，展开，取出，晾干，喷以硫酸溶液（1→10），在105℃加热至斑点显色清晰。供试品色谱中，在与对照品色谱相应的位置上，显相同颜色的斑点；置紫外光灯（365nm）下检视，显相同的荧光斑点。

检查 水分 不得过14.0%（第二法）。

总灰分 不得过6.0%。

酸不溶性灰分 不得过3.0%。

浸出物 用甲醇作溶剂，醇溶性浸出物不得少于16.0%（热浸法）。

含量测定 照高效液相色谱法测定。

本品按干燥品计算，含人参皂苷Rg_1（$C_{42}H_{72}O_{14}$）、人参皂苷Rb_1（$C_{54}H_{92}O_{23}$）及三七皂苷R_1（$C_{47}H_{80}O_{18}$）的总量不得少于5.0%。

【性味与归经】甘、微苦，温。归肝、胃经。

【功能与主治】散瘀止血，消肿定痛。用于咯血，吐血，衄血，便血，崩漏，外伤出血，胸腹刺痛，跌扑肿痛。

【用法与用量】3～9g；研粉吞服，一次1～3g。外用适量。

【贮藏】置阴凉干燥处，防蛀。

三七饮片炮制操作规程

1．产品概述

（1）品名 三七粉。

（2）规格 细粉。

2．生产依据 按照《中国药典》2015年版一部有关工艺要求及标准，以及拟定的饮片品种炮制工艺执行。

3．工艺流程 取净三七，压成碎块，再粉碎成细粉，包装，即得。

三画

4．炮制工艺操作要求

（1）轧制　取净三七，压成碎块。

（2）粉碎　粉碎成细粉。

（3）包装　复合袋包装，损耗应不超过1.0%。

5．原料规格质量标准　符合《中国药典》2015年版一部三七药材项下的相关规定。

6．成品质量标准　符合本规范三七粉饮片项下的相关规定。

7．成品贮存及注意事项　置阴凉干燥处，防蛀。

8．工艺卫生要求　符合中药饮片GMP相关工艺卫生要求。

9．主要设备　破碎机、粉碎机等。

三七饮片炮制规范起草说明

（一）三七炮制方法历史沿革

1．净制

2．切制　切制方法历代多有研捣：末（《万氏》）。研用良（《求真》）。

3．炮制

（1）焙制　焙制最早出现在清代《大成》。

（2）醋制　醋制最早出现在清代《从新》。

历代炮制历史沿革见表1。

表1　三七炮制历史沿革简况

朝代	沿用方法	新增方法	文献出处
明代		末	《万氏》
清代	末	焙制	《大成》
		研用	《求真》
		醋制	《从新》

（二）三七饮片药典及地方炮制规范

1．净制　取原药材，除去杂质。

2．切制　分开大小个，干燥；或洗净，蒸透，取出，及时切片，干燥即得。

3．炮制

（1）打粉　取三七，洗净，干燥，碾细粉。

（2）油炙　取净三七，打碎，大小分档，分别用食油炸至表面棕黄色，取出，碾成细粉。

（3）蒸法　取碎块三七，放入甑内用武火蒸3～5小时，取出晒干或烘干，研为细粉，用瓷瓶或玻璃瓶装，封固备用。

现代炮制方法见表2。

表2《中国药典》及各地炮制规范收载的三七炮制方法

药典及规范	炮制方法
《中国药典》（1963年版）	三七　洗净，蒸透，取出，及时切片，干燥即得 三七粉　洗净，干燥，研成细粉，即得
《中国药典》（1977年版） 《中国药典》（1985年版） 《中国药典》（1990年版） 《中国药典》（1995年版） 《中国药典》（2000年版） 《中国药典》（2005年版） 《中国药典》（2010年版） 《中国药典》（2015年版）	三七粉　取三七，洗净，干燥，碾细粉

续表

药典及规范	炮制方法
《安徽省中药饮片炮制规范》（2005 年版）	三七　取原药材，除去杂质 三七粉　取净三七，碾成细粉，过筛 熟三七粉　取净三七，打碎，大小分档，分别用食油炸至表面棕黄色，取出，碾成细粉
《北京市中药饮片炮制规范》（2008 年版）	三七　取原药材，除去杂质 三七粉　取净三七，粉碎成细粉
《重庆市中药炮制规范》（2006 年版）	三七　除去杂质，洗净，干燥。用时捣碎 三七粉　取净三七，粉碎成细粉
《吉林省中药炮制标准》（1986 年版）	三七　除去杂质，洗净，干燥，用时研粉或捣碎
《上海市中药饮片炮制规范》（2008 年版）	三七　将原药（主根）洗净，润透，切薄片，干燥，筛去灰屑 三七粉　将原药洗净，干燥，研成细粉
《浙江省中药炮制规范》（2005 年版）	三七片　取原药材，除去杂质，洗净，置适宜容器内，蒸至中心润软时，取出，趁热切薄片，干燥 三七粉　取原药材，除去杂质，洗净，干燥，研成细粉：或取三七片，研成细粉
《河南省中药饮片炮制规范》（2005 年版）	三七　除去杂质 三七粉　洗净，干燥，碾细粉
《江苏省中药饮片炮制规范》（1980 年版）	三七　将原药材拣去杂质，洗净，干燥 三七粉　取净三七研成细粉，过筛
《贵州省中药饮片炮制规范》（2005 年版）	三七　取原药材，除去杂质 三七粉　取净三七，洗净，干燥，碾细粉
天津市中药饮片炮制规范》（2005 年版）	三七　取原药材（主根、支根、茎痕），除去杂质 三七粉　取净药材（主根、支根、茎痕），碾成细粉
《江西省中药饮片炮制规范》（2008 年版）	三七　除去杂质 三七　粉取三七，洗净，干燥，碾细粉；或除去杂质，捣碎，碾成细粉
《辽宁省中药炮制规范》（1975 年版）	三七粉　捣碎或研成细粉
《云南省中药饮片炮制规范》（1986 年版）	生用　先将三七用水洗净晒干，研成细粉末，用瓷瓶或玻璃瓶装，封固即可 熟用　将洗净三七，捣成碎块，先将油（鸡油、猪油、食用油等）放入锅内用文火炼透，再放入三七炸至酥脆，呈黄棕色（不得炸糊），研为细粉，用瓷瓶或玻璃瓶装，封固备用 蒸法　取碎块三七，放入甑内用武火蒸约 3 ~ 5 小时，取出晒干或烘干，研为细粉，用瓷瓶或玻璃瓶装，封固备用
《广西壮族自治区中药饮片炮制规范》（2007 年版）	三七粉　取生三七研成细粉，过筛 生三七　除去杂质，洗净，干燥，用时捣碎 三七片　取生三七润透，置蒸笼中蒸透，刨成极薄片 熟三七　取生三七片或将生三七打碎（分大小块），用食用油炸至表面焦黄，取出，放凉
《甘肃省中药炮制规范》（1980 年版）	三七粉　碾成细粉
《湖南省中药饮片炮制规范》（2010 年版）	三七　取原药材，除去杂质，洗净，干燥，用时捣碎 三七粉　取净三七，研细粉
《四川省中药饮片炮制规范》（2015 年版）	熟三七　取三七，洗净，用水润透，蒸制 2 ~ 3 小时，干燥 熟三七（片）　取三七，洗净，用水润透，蒸制 2 ~ 3 小时，切厚片，干燥 熟三七粉　取熟三七，粉碎成细粉
《浙江省中药炮制规范》（2015 年版）	三七片　取原药，除去杂质，洗净，置适宜容器内，蒸至中心润软时，取出，趁热切薄片，干燥

三画

（三）三七饮片现代炮制研究

徐维统等[1]采用正交实验，以人参皂苷Rg_1含量为评判指标，研究三七清蒸工艺的三个关键因素即蒸前润制方式（A）、润制时间（B）和蒸制时间（C）对成品质量的影响，优选三七清蒸工艺的技术参数。结果表明润制方式（A）是蒸制三七的关键因素，影响大小顺序为A＞C＞B。筛选蒸三七的炮制工艺为：取净三七，大小分档，置清水中浸润3小时，置笼屉内蒸5小时，取出，切片，干燥。

林桂梅等[2]利用正交实验优选油炸三七炮制工艺，以浸出物、三七皂苷R_1、人参皂苷Rg_1和Rb_1的质量分数为评价指标，考察加油量、油炸时间、油炸温度对炮制工艺的影响，结果表明最佳炮制工艺参数为药材与油量比值20：40，油炸时间为7分钟，温度为120～130℃。浸出物、三七皂苷R_1、人参皂苷Rg_1和Rb_1的质量分数依次为28.6%，0.88%，7.76%，3.02%。三七炮制品外观色泽为棕黄色，炮制品的质量稳定。

柯金虎等[3]采集10个不同产地的三七样品，分别制成生、熟三七粉，比较炮制前后总皂苷含量和R_1，Rg_1，Rb_1三种单体含量的差异。结果表明生三七粉经过蒸制法炮制成熟三七粉后总皂苷及三种单体含量均有不同程度的降低，降低程度依次为Rg_1＞R_1＞Rb_1，Rg_1/Rb_1均有不同程度的降低。表明蒸制法炮制熟三七粉的过程中对皂苷成分有一定的破坏作用。

盖雪等[4]采用清蒸6小时、高压蒸制45分钟和润制24小时后再高压蒸制45分钟三种方法制备熟三七，以人参皂苷Rg_1含量作为评价指标。结果表明高压蒸制法优于清蒸法，高压蒸制法中又以洗净后直接蒸制45分钟的熟三七中人参皂苷Rg_1的含量最高。结果表明熟三七的制备可改用高压蒸制。

黄冬兰等[5]采用红外光谱并结合二维相关红外光谱法比较了生、熟三七化学成分的变化。在一维红外谱图上，生、熟三七在1200～400cm^{-1}波段内的相似度较高，不同的是熟三七在2925，855，1746，1460，1376，1158cm^{-1}出现了花生油的特征峰。在二维相关红外谱图上两者药效组分的特征差异主要在1400～1700cm^{-1}区域，生三七仅在1650cm^{-1}附近有一个强自动峰，而熟三七在1469和1640cm^{-1}附近均有自动峰。生三七和熟三七在1120～1250cm^{-1}区域均有三个自动峰，不同的是各自动峰的相对强度发生了变化。二维相关红外光谱的变化规律说明了三七药材在炮制中发生的主要变化是黄酮、糖类、皂苷等成分的分解。一定程度上解释了三七“生消熟补”的药理。

余河水等[6]采用多种技术手段研究了三七炮制品的化学成分，从三七炮制品的70%乙醇提取物中分离得到23个单体化合物。其中6'-O-乙酰人参皂苷Rh_1为首次从三七中分离得到，化合物20S-人参皂苷Rg_3，20R-人参皂苷Rg_3和人参皂苷F_2为首次从三七炮制品中分离得到。结合三七炮制前后样品的指纹图谱推测三七中的三萜皂苷类成分在炮制过程中主要发生了糖基水解反应和脱水反应。

唐第光[7]发现生三七与炮制品的化学成分比例发生变化，溶出物下降，总皂苷含量仅为生品的60%～70%，并发现与油炸程度密切相关。从有效成分的角度看；传统用油炸法炮制三七欠妥。

万晓青[8]考察了三七及不同炮制品对小鼠抓力、悬尾时间、力竭游泳时间、记忆能力及耐缺氧时间的影响。结果表明生三七及不同炮制品水、醇提取物均能显著增加小鼠的抓力，延长悬尾活动时间及耐缺氧时间，缩短小鼠水迷宫游泳持续时间，蒸三七水提物及油炒制三七水、醇提取物能显著缩短第4象限游泳时间。说明三七及其不同炮制品均具有增强小鼠体力、改善记忆能力及提高耐缺氧能力的作用；在益智方面，油炒制三七的作用较其他品种明显。

覃洁萍等[9]对三七不同炮制品中皂苷类成分进行测定，发现炮制后三七中主要皂苷类成分三七皂苷 R_1、人参皂苷 Rg_1及 Rb_1的量均有不同程度降低，但炮制后人参皂苷Rg_1及Rb_1相对质量分数增加。其中高温高压蒸制（如105℃蒸制1.5小时及110℃蒸2小时）或常压蒸制时间越长（如常压蒸制8.5小时），主要皂苷类成分的量降低越多；但用油炸或黑豆汁蒸制的炮制法皂苷类成分的量降低相对较少。比较HPLC图谱发现油炸、黑豆汁蒸制7小时、常压蒸制4小时的三七炮制品的HPLC图谱多出了2个小峰；而105℃蒸制1.5小时的三七炮制品的HPLC图谱比三七生品多出了3个小峰，其色谱图与其他炮制品的图谱相比也有较大差别。这些成分的产生以及蒸制后皂苷类成分的变化与药效学实验结果证实其具有最佳补血强身作用，三七炮制条件及传统中医认为的三七“生泻熟补”之说可能存在一定的联系。

（四）三七饮片炮制工艺研究总结

1．历史文献 切制（捣为末、切片）、焙制、蒸制等，以“为末”最为常见。

2．历版《中国药典》 三七、三七粉等，以三七粉最为常见。

3．各省市炮制规范 三七、三七粉、熟三七、三七片等，以三七粉最为常见。

4．现代研究文献 综合上述研究结果，制定三七的炮制工艺为：

三七粉 取净三七，压成碎块，再粉碎成细粉，包装，即得。

参考文献

[1]徐维统, 王新功. 正交试验法优选熟三七最佳炮制工艺[J]. 山东中医杂志, 2012, 31 (8):601-602.

[2]林桂梅, 鞠成国, 贾天柱. 正交实验优选油炸三七炮制工艺[J]. 中华中医药学, 2016, 34 (10):2403-2405.

[3]柯金虎, 孙玉琴, 陈中坚, 等. 蒸制法炮制熟三七粉对皂苷含量的影响[J]. 时珍国医国药, 2003, 14 (8):475-476.

[4]盖雪, 刘波. 熟三七炮制方法的改进[J]. 齐鲁药事, 2005, 24(5):304-305.

[5]黄冬兰, 陈小康, 徐永群, 等. 三七炮制前后的红外光谱分析研究[J]. 光谱学与光谱分析, 2014, 34 (7):1849-1852.

[6]余河水, 张丽娟, 宋新波, 等. 三七炮制品化学成分研究[J]. 中国中药杂志, 2013, 38 (22):3910-3916.

[7]唐第光. 三七炮制方法研究——油炸法[J]. 中成药, 1991, 13 (7):18-19.

[8]万晓青, 彭芸崧, 楼招欢, 等. 三七及其不同炮制品对小鼠行为学指标的影响[J]. 中草药, 2011, 42 (6):1180-1182.

[9]覃洁萍, 张广征, 卫锡锦, 等. 三七不同炮制品中皂苷类成分的测定[J]. 中草药, 2006, 37 (8):1175-1177.

三画

San leng
三棱

药材来源　本品为黑三棱科植物黑三棱*Sparganium stoloniferum* Buch.-Ham.的干燥块茎。

采收加工　冬季至次年春采挖，洗净削去外皮，晒干。

三棱饮片炮制规范

【饮片品名】三棱、醋三棱。

（一）三棱

【饮片来源】本品为三棱药材的加工炮制品。

【炮制方法】取三棱药材，除去杂质，浸泡，润透，切薄片，干燥。

【饮片性状】本品呈类圆形的薄片。外表皮灰棕色。切面灰白色或黄白色，粗糙，有多数明显的细筋脉点。气微，味淡，嚼之微有麻辣感。

【质量控制】

鉴别　（1）本品粉末黄白色。淀粉粒甚多，单粒类圆形、类多角形或椭圆形，直径2～10μm，较大粒隐约可见点状或裂缝状脐点，分泌细胞内含红棕色分泌物。纤维多成束，壁较厚，微木化或木化，有稀疏单斜纹孔。木化薄壁细胞呈类长方形、长椭圆形或不规则形，壁呈连珠状，微木化。

（2）取本品粉末2g，加乙醇30ml，加热回流1小时，滤过，滤液蒸干，残渣加乙醇2ml使溶解，作为供试品溶液。另取三棱对照药材2g，同法制成对照药材溶液。照薄层色谱法试验，吸取上述两种溶液各10μl，分别点于同一硅胶G薄层板上，以石油醚（60～90℃）-乙酸乙酯（4∶1）为展开剂，展开，取出，晾干，置紫外光灯（365nm）下检视。供试品色谱中，在与对照药材色谱相应的位置上，显相同颜色的荧光斑点。

检查　水分　不得过15.0%（第二法）。

总灰分　不得过6.0%。

浸出物　照醇溶性浸出物测定法（热浸法）。用稀乙醇作溶剂，不得少于7.5%。

（二）醋三棱

【饮片来源】本品为三棱经醋炙后的炮制品。

【炮制方法】取净三棱片，加米醋拌匀，闷润30分钟，置预热适度的炒制容器内，文火炒至色变深。

每100kg三棱，用米醋15kg。

【饮片性状】本品呈类圆形的薄片，切面黄色至黄棕色，偶见焦黄斑，微有醋香气。

【质量控制】

鉴别　**检查**　**浸出物**　同三棱饮片。

【性味与归经】辛、苦，平。归肝、脾经。

【功能与主治】破血行气，消积止痛。用于癥瘕痞块，痛经，瘀血经闭，胸痹心痛，食积胀痛。

【用法与用量】5～10g。

【注意】孕妇禁用；不宜与芒硝、玄明粉同用。

【贮藏】置阴凉干燥处，防蛀。

三棱饮片炮制操作规程

（一）三棱

1．产品概述

（1）品名　三棱。

（2）规格　薄片。

2．生产依据　按照《中国药典》2015年版一部有关工艺要求及标准，以及拟定的饮片品种炮制工艺执行。

3．工艺流程　取三棱药材，除去杂质，浸泡，润透，切薄片，干燥。

4．炮制工艺操作要求

（1）净制　取三棱药材，除去杂质。

（2）浸泡　净三棱药材，加水浸泡。

（3）闷润　浸泡后三棱药材，闷润软化。

（4）切片　取闷润软化三棱药材，切成薄片。

（5）干燥　三棱片，干燥。

（6）包装　复合袋手工包装，包装损耗应不超过1.0%。

5．原料规格质量标准　符合《中国药典》2015年版一部三棱药材项下的相关规定。

6．成品质量标准　符合本规范三棱饮片项下的相关规定。

7．成品贮存及注意事项　置通风干燥处，防蛀。

8．工艺卫生要求　符合中药饮片GMP相关工艺卫生要求。

9．主要设备　润药机、切药机、热风循环烘箱。

（二）醋三棱

1．产品概述

（1）品名　醋三棱。

（2）规格　薄片。

2．生产依据　按照《中国药典》2015年版一部有关工艺要求及标准，以及拟定的饮片品种炮制工艺执行。

3．工艺流程　取净三棱片，加米醋拌匀，闷润30分钟，置预热适度的炒制容器内，文火炒至色变深。

每100kg三棱，用米醋15kg。

4．炮制工艺操作要求

（1）醋拌　取净三棱片，加醋拌匀。

（2）闷润　净三棱片加醋拌，闷润30分钟。

（3）醋炙　醋拌三棱片，置预热适度的炒药机内文火炒至色变深。

（4）干燥　醋炙三棱片，干燥。

（5）包装　复合袋手工包装，包装损耗应不超过1.0%。

5．原料规格质量标准　符合本规范三棱饮片项下的相关规定。

6．成品质量标准　符合本规范醋三棱饮片项下的相关规定。

7．成品贮存及注意事项　置通风干燥处，防蛀。

8．工艺卫生要求　符合中药饮片GMP相关工艺卫生要求。

9．主要设备　炒药机、热风循环烘箱。

三棱饮片炮制规范起草说明

（一）三棱炮制方法历史沿革

1．净制　宋代有“削去皮须”（《证类》），“去芦”（《朱氏》）；明代有“火炮去皮须”（《品汇》），“去毛”（《仁术》）等。

2．切制　宋代有“趁热切”（《洪氏》）；元代有“生细剉”（《世医得方》），“竹刀切作片子晒干”（《瑞竹》），“开捣细纱罗罗过用”（《瑞竹》）；明代有“浸软切片”（《准绳》），“乘热捣碎锉如半枣大”（《普济方》）等。

3．炮制

（1）火炮　唐代记载有“炮”（《产宝》）。宋代记载有“炮剉”（《圣惠方》），“或火煻灰中炮熟用亦得”（《局方》）。

（2）煨制

①煨　宋代记载“微煨”（《圣惠方》），“煨”（《总录》）。明代记载“煨黄”（《普济方》）。

②纸煨　宋代记载“湿纸裹煨，乘熟切，焙”（《洪氏》）。元代记载“湿纸煨香为末”（《宝鉴》）。清代记载“湿纸包灰中煨透”（《金鉴》）。

③面煨　明代记载“和白面裹，慢火煨熟，去面，就热杵碎”（《普济方》）。

（3）醋制

①醋炙　宋代记载有“醋拌炒令干”（《圣惠方》），“醋浸一宿，炒令黄”（《博济》），“泡醋炒”（《扁鹊》）。元代记载“醋炙”（《瑞竹》）。明代记载有“面包火炮，加醋复炒过灵”（《蒙

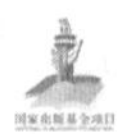

筌》)。明清记载“加醋浸，复炒用”(《本草汇》《必读》)。清代记载“面裹煨，切片醋炒用”(《说约》)。

②醋煮　宋代记载“先以醋煮，剉碎焙干用”“醋煮令透切焙”(《局方》)，“醋煮一伏时，炮”(《三因》)。元代记载“米醋一升于瓷瓶内煮干，乘热切碎”(《世医》)，“醋煮软”(《宝鉴》)。明代记载“三两，捶碎，醋一挑煮干，焙”(《普济方》)，“醋煮透”(《医学》)，“醋煮炒干”(《通玄》)。

③醋浸　宋代记载“用米醋浸，封器口，以灰火煨令干”(《三因》)。明代记载“好醋浸二宿，焙干，取末”(《普济方》)。

④醋纸煨　明代记载“用醋纸裹煨”《奇效》。

(4)煮制

①米煮　宋代记载“以米煮一伏时”(《三因》)。

②煮　“成块煮”(《百问》《婴童》)。

(5)制炭

炒炭　宋代记载“慢火炒令变紫黑色”(《朱氏》)。明代记载“炒黑”(《普济方》)。

(6)药汁制

①巴豆制　元代记载“酒浸一宿，用去皮巴豆同炒，巴豆黄色，去豆不用”(《宝鉴》)。

②乌头制　明代记载“用乌头炒过”(《普济方》)。

③干漆制　明代记载“干漆炒，去干漆”《奇效》。

(7)酒制

①酒炒。

②酒浸　元代记载“酒浸三日，夏一日”《世医》。

③酒膏　元代记载“另捣，罗为末，以酒三升，石器内熟，熬成膏”(《世医》)。明代记载“生，细剑，半斤，捣为末，以酒三升，于砂锅内慢火熬成膏”(《保元》)。

④酒洗　明代记载“同广(术)酒洗一次，微炒干”(《医学》)。

(8)煅制　明代记载“火煅”(《保元》)

(9)蒸制　清代记载“蒸熟焙干”(《本草汇》)。

历代炮制历史沿革见表1。

表1　三棱炮制历史沿革简况

朝代	沿用方法	新增方法	文献出处
唐代		活炮	《产宝》
宋代	炮制	削去皮须 去芦；慢火炒令变紫黑色 趁热切 或火塘灰中炮熟用亦得；先以醋煮，剉碎焙干用 微煨；醋拌炒令干 醋煮一伏时，炮；用米醋浸，封器口，以灰火煨令干；以米煮一伏	《证类》 《朱氏》 《洪氏》 《局方》 《圣惠方》 《三因》
元	醋炙	生细剉；米醋一升于瓷瓶内煮干，乘热切碎；好醋浸二宿，焙干，取末；	《世医》 《瑞竹》 《宝鉴》 《丹溪》 《保元》
	湿纸裹煨	酒浸三日，夏一日；另捣，罗为末，以酒三升，石器内熟，熬成膏 竹刀切作片子晒干 开捣细纱罗罗过用；醋煮软；酒浸一宿，用去皮巴豆同炒，巴豆黄色，去豆不用 酒炒 生，细锉半斤，捣为末，以酒三升，于砂锅内慢火熬成膏	
明代	火炮去皮须		《品汇》
	醋炒	去毛	《仁术》
	炒黑	浸软切片 乘热捣碎锉如半枣大；用乌头炒过 用醋纸裹煨；干漆炒，去干漆 人药须炮熟，醋浸一日，炒或煮熟焙干 面包火炮	《准绳》 《普济方》 《奇效》 《纲目》 《蒙筌》

续表

朝代	沿用方法	新增方法	文献出处
清代	醋炒	面裹煨，切片	《说约》

历代三棱的炮制方法主要有去皮须、去芦、去毛、切片、剉块、捣碎、火炮、纸煨、炒炭、醋炙、醋煮、米煮、酒炒、酒煮、乌头炒、面裹煨、干漆炒等多种炮制方法，其中主要方法是切片、醋炙。

（二）三棱饮片药典及地方炮制规范

1．净制 除去杂质。

2．切制 除去杂质，浸泡，润透，切薄片，干燥。

3．炮制

（1）醋制

①取三棱片，加醋拌匀，润透，置锅内炒至色变深，取出，放凉。每三棱片10kg，用醋2kg。

②取三棱用醋浸1天，蒸半天至透，切片。干燥。每三棱10kg，用醋2kg。

（2）麸炒制 取麦麸炒至冒烟时，加入三棱片，炒至黄色，筛去麦麸。每三棱片10kg，用麦麸1kg。

（3）酒麸制 麦麸炒热，再加入经水、酒焖4小时的三棱片，至黄色，筛去麦麸。每三棱片10kg，用酒、麦麸、水各0.5kg。

现代炮制方法见表2。

表2 《中国药典》及各地炮制规范收载的三棱炮制方法

药典及规范	炮制方法
《中国药典》（1963年版）	三棱 拣去杂质，用水浸泡，捞出，润透后切片，干燥即得 醋三棱 洗净，置开水锅内浸没，煮至五、六成透时，加醋再煮至八成透，停止添水，此时余汤不应太多，停止续火，仍在锅内闷润，润透后捞出，晾晒至外皮无水分，切片干燥即得。每100斤三棱，用醋30斤
《中国药典》（1977年版）	三棱 除去杂质，浸泡，润透，切薄片，干燥 醋三棱 取三棱片，照醋炒法用醋炒至黄色
《中国药典》（1985年版） 《中国药典》（1990年版） 《中国药典》（1995年版） 《中国药典》（2000年版） 《中国药典》（2005年版） 《中国药典》（2010年版） 《中国药典》（2015年版）	三棱 除去杂质，浸泡，润透，切薄片，干燥 醋三棱 取三棱片，照醋炙法用醋炒至色变深。每三棱100kg，用醋15kg
《安徽省中药饮片炮制规范》（2005年版）	三棱 取原药材，除去杂质，大小分档，浸泡至六、七成透，取出，润透，切薄片，干燥，筛去碎屑 醋三棱 取净三棱片，照醋炙法，炒干，色泽加深至黄色。每100kg三棱片，用米醋15kg
《广西壮族自治区中药饮片炮制规范》（2007年版）	生三棱 除去杂质，洗净，浸泡，润透，切薄片，干燥，筛去碎屑 醋三棱 取生三棱，加醋和适量水，煮至药透汁尽，取出，干燥。每100kg生三棱用醋酸15kg
《贵州省中药饮片炮制规范》（2005年版）	三棱 取原药材，除去杂质，浸泡，润透，切薄片，干燥 醋三棱 取净三棱片，加醋拌匀，闷透，晾干，照麸炒法炒至黄褐色。每100kg净三棱，用醋12kg
《吉林省中药炮制标准》（1968年版）	醋三棱 以醋喷淋三棱片，拌匀，稍润，用文火炒至黄色，取出，晾干。每100kg三棱片，用米醋20kg
《全国中药炮制规范》（1988年版）	三棱 取原药材，除去杂质，大小个分开，浸泡六七成透时，捞出，闷润至透，切薄片，干燥 醋三棱 取三棱片，用米醋拌匀，稍闷，用文火加热，炒干，取出放凉。每100kg三棱，用米醋15kg

续表

药典及规范	炮制方法
《江西省中药饮片炮制规范》（2008 年版）	三棱　除去杂质，浸泡（1～3 天），润透，切薄片，干燥 醋三棱　（1）取净三棱片，照醋炙法炒至色变深。每 100kg 三棱，用醋 15kg （2）取三棱片，喷醋拌匀，待吸尽醋液后，用麦麸或谷糠炒至微黄色，取出，放凉 （3）取原药，除去杂质，大小分开，洗净，用定量的醋煮至透心，取出，放凉，切薄片，干燥。每 100kg 三棱，用醋 20kg
《上海市中药饮片炮制规范》（2008 年版）	三棱　将原药除去杂质，分档，洗净，浸泡，润透，切薄片或蒸具内蒸热（蒸的时间不能过长，以防变色），趁热切薄片，干燥，筛去灰屑
《浙江省中药三棱炮制规范》（2015 年版）	三棱　取原药，水浸 2～4 小时，洗净，置适宜容器内，蒸至中心润软时，取出，趁热切厚片，干燥；产地已切片者，筛去灰屑 醋三棱　取三棱饮片，照醋炙法炒至表面色变深时，取出，摊凉。每 100kg 三棱，用醋 15kg
《山东省中药炮制规范》（1990 年版）	三棱　取原药材，除去杂质，大小个分开，浸泡六七成透时，捞出，闷润至透，切薄片，干燥 醋三棱　将净三棱片用米醋拌匀，闷润至米醋被洗尽，置锅内，文火炒至色泽加深，带焦斑时，取出，放凉。每 100kg 三棱，用米醋 15kg
《北京市中药饮片炮制规范》（2008 年版）	三棱　取原药材，除去杂质，大小分开，浸泡 5～10 天，每隔 2～3 天换水一次，至约七成透时，取出，闷润 24～48 小时，至内外湿度一致，切薄片，干燥，筛去碎屑。若为产地片，除去杂质 醋三棱　取三棱片，加米醋拌匀，闷润 2～4 小时，至米醋被吸尽，置热锅内，用文火炒干，取出，晾凉。每 100kg 三棱片，用米醋 20kg

（三）三棱饮片现代炮制研究

采用薄层扫描法对三棱不同炮制品（醋炙、醋煮、醋蒸）中的β-谷甾醇进行含量测定。结果表明，炮制品中以醋炙三棱的β-谷甾醇含量最高，为0.032%；采用紫外分光光度法测定各炮制品中与三棱破血化瘀止痛相吻合的成分总黄酮，以醋炙品含量最高，达0.55%，比生三棱0.51%还有所提高[1]。

甘露醇系三棱活性成分之一。对三棱生品、润切制品及不同方法炮制品中甘露醇进行了含量测定。不同润切工艺饮片中，传统冷浸样品含量较减压冷浸方法样品下降25%～56%，说明甘露醇在水中流失很严重。不同炮制方法中甘露醇含量测定，醋炒三棱中最高，为1.35%，比生品高5%左右，不同方法炮制品中含量差异不大，说明炮制方法对其影响不大。研究证明饮片中甘露醇含量与润切工艺浸泡时间有关，润浸时间越长，损失越多。浸润12天损失25%以上，浸润20天损失55%以上。因此改进三棱传统浸润软化切制工艺，缩短浸润时间，制定新的润切工艺，减少成分损失是非常必要的[2]。

根据文献分析，影响三棱醋炙的因素主要有炒制温度、炒制时间、醋用量3个因素。陆兔林等[4]运用正交试验法对总黄酮、扭体数及抗凝血进行考察，确定三棱最佳工艺为每100kg三棱用醋25kg，温度130℃，炒10分钟。以总黄酮为指标，醋炙三棱的最佳工艺为20%的用醋量浸润10分钟在150℃下炒制15分钟[4]。醋煮三棱：取三棱片置开水锅内浸没，煮至六成透时，加醋煮至汤汁吸尽，取出晾干每100kg三棱用醋30kg。醋蒸三棱：取三棱用醋浸1天，蒸半天至透，切片，干燥。每100kg三棱，用醋25kg[5]。

采用化学刺激、热刺激两种实验方法，即小鼠扭体法、热板法对三棱生品、醋炙、醋蒸、醋煮品的镇痛作用进行比较。结果表明：三棱生品及炮制品都有一定程度的镇痛作用，三棱经醋制后相对于生品镇痛作用明显增强。这与传统中医理论认为醋制后增强散瘀止痛作用相吻合。而醋制品中以醋炙三棱镇痛作用强而持久，为药典中收载醋炙三棱及临床应用以醋炙品为主提供理论依据[5]。

（四）三棱饮片炮制工艺研究总结

1．历史文献 去皮须、去芦、去毛、切片、剉块、捣碎、火炮、纸煨、炒炭、醋炙、醋煮、米煮、酒炒、酒煮、乌头炒、面裹煨、干漆炒等多种炮制方法，以切片、醋炙为最常用。

2．历版《中国药典》 三棱、醋三棱，以醋炙为最常用。

3．各省市炮制规范 三棱、醋三棱，以醋炙为最常用。

4．现代研究文献 切片法和醋炙法等，以醋炙为最常用。

综合上述研究结果，制定三棱的炮制工艺为：

三棱 取三棱药材，除去杂质，浸泡，润透，切薄片，干燥。

醋三棱 取净三棱片，加米醋拌匀，闷润30分钟，置预热适度的炒制容器内，文火炒至色变深。

每100kg三棱，用米醋15kg。

参考文献

[1] 陆兔林，毛春芹，叶定江，等. 三棱不同炮制品中β-谷甾醇及总黄酮的含量测定[J]. 中成药，1998, 20 (3):23 -25.

[2] 张群智，毛淑杰，张淑运. 三棱不同炮制品中甘露醇含量的测定[J]. 中国中药杂志，2002, 27 (6):430-431.

[3] 陆兔林，毛春芹，叶定江. 正交法优选醋炙三棱最佳炮制工艺[J]. 中草药，2000, 31 (9):665-667.

[4] 张坚，马琳，陈志娟. 中药三棱炮制工艺优化的考察[J]. 时珍国医国药，2009, 20 (2):478-480.

[5] 陆兔林，毛春芹，邱鲁婴. 三棱不同炮制品镇痛作用研究[J]. 中药材，1997, 20 (3):135-137.

Gan jiang

干姜

药材来源 本品为姜科植物*Zingiber offcinale* Rosc.的干燥根茎。

采收加工 冬季采挖，除去须根和泥沙，晒干或低温干燥。

干姜饮片炮制规范

【饮片品名】干姜。

【处方用名】干姜、炮姜。

（一）干姜

【饮片来源】本品为干姜药材经切制后的炮制品。

【炮制方法】取原药材，除去杂质，洗净，润透，切厚片或块，60℃干燥，即得。

【饮片性状】本品呈不规则纵切片或斜切片，具指状分枝，长1～6cm，宽1～2cm，厚0.2～0.4cm。外皮灰黄色或浅黄棕色，粗糙，具纵皱纹及明显的环节。切面灰黄色或灰白色，略显粉性，可见较多的纵向纤维，有的呈毛状。质坚实，断面纤维性。气香、特异，味辛辣。

【质量控制】

鉴别 （1）本品粉末淡黄棕色。淀粉粒众多，长卵圆形、三角状卵形、椭圆形、类圆形或不规则形，直径5～40μm，脐点点状，位于较小端，也有呈裂缝状者，层纹有的明显。油细胞及树脂细胞散于薄壁组织中，内含淡黄色油滴或暗红棕色物质。纤维成束或散离，先端钝尖，少数分叉，有的一边呈波状或锯齿状，直径15～40μm，壁稍厚，非木化，具斜细纹孔，常可见菲薄的横隔。梯纹导管、螺纹导管及网纹导管多见，少数为环纹导管，直径15～70μm。导管或纤维旁有时可见内含暗红棕色物的管状细胞，直径12～20μm。

（2）取本品粉末1g，加乙酸乙酯20ml，超声处理10分钟，滤过，取滤液作为供试品溶液。另取干姜对照药材1g，同法制成对照药材溶液。再取6-姜辣素对照品，加乙酸乙酯制成每1ml含0.5mg的溶液，作为对照品溶液。照薄层色谱法试验，吸取上述三种溶液各6μl，分别点于同一硅胶G薄层板上，以石油醚（60～90℃）-三氯甲烷-乙酸乙酯（2∶1∶1）为展开剂，展开，取出，晾干，喷以香草醛硫酸试液，在105℃加热至斑点显色清晰。供试品色谱中，在与对照药材色谱和对照品色谱相应的位置上，显相同颜色的斑点。

检查　水分　不得过19.0%。

总灰分　不得过6.0%。

浸出物　照水溶性浸出物测定项下的热浸法测定，不得少于22.0%。

含量测定　挥发油　取本品最粗粉适量，加水700ml，照挥发油测定法测定。本品含挥发油不得少于0.8%（ml/g）。

6-姜辣素　照高效液相色谱法测定。

色谱条件与系统适用性试验　以十八烷基硅烷键合硅胶为填充剂；以乙腈-甲醇-水（40∶5∶55）为流动相；检测波长为280nm。理论板数按6-姜辣素峰计算应不低于5000。

对照品溶液的制备　取6-姜辣素对照品适量，精密称定，加甲醇制成每1ml含0.1mg的溶液，即得。

供试品溶液的制备　取本品粉末（过三号筛）约0.25g，精密称定，置具塞锥形瓶中，精密加入75%甲醇20ml，称定重量，超声处理（功率100W，频率40kHz）40分钟，放冷，再称定重量，用75%甲醇补足减失的重量，摇匀，滤过，取续滤液，即得。

测定法　分别精密吸取对照品溶液与供试品溶液各10μl，注入液相色谱仪，测定，即得。

本品按干燥品计算，含6-姜辣素（$C_{17}H_{26}O_4$）不得少于0.60%。

（二）炮姜

【饮片来源】本品为干姜经砂炒后的炮制品。

【炮制方法】将洁净油砂置炒制容器内至炒药温度达180℃，投入净干姜片，炒至鼓起，表面棕褐色，筛去油砂，放凉，即得。

【饮片性状】本品呈不规则膨胀的块状，具指状分枝。表面棕黑色或棕褐色。质轻泡，断面边缘处显棕黑色，中心棕黄色，细颗粒性，维管束散在。气香、特异，味微辛、辣。

【质量控制】

鉴别　同干姜。

检查　水分　不得过12.0%（第二法）。

总灰分　不得过7.0%。

浸出物　照水溶性浸出物测定法项下的热浸法测定，不得少于26.0%。

含量测定　同干姜。

6-姜辣素　照高效液相色谱法测定。

本品按干燥品计算，含6-姜辣素（$C_{17}H_{26}O_4$）不得少于0.30%。

【性味与归经】辛，热。归脾、胃、肾经。

【功能与主治】温经止血，温中止痛。用于阳虚失血，吐衄崩漏，脾胃虚寒，腹痛吐泻。

【用法与用量】3～9g。

【贮藏】置阴凉干燥处，防蛀。

干姜饮片炮制操作规程

（一）干姜炮制操作规程

1．产品概述

（1）品名　干姜。

（2）规格　厚片。

2．生产依据　按照《中国药典》2015年版一部有关工艺要求及标准，以及拟定的饮片品种炮制工艺执行。

3．工艺流程　取原药材，除去杂质，洗净，润透，切厚片或块，60℃干燥，即得。

4．炮制工艺操作要求

（1）净制　除去杂质。

（2）洗润　将净制后的干姜块放入润药池中，清水浸泡30分钟左右，放去浸泡水，润透（约需10～12小时），中途喷水1～2次。

（3）切制　直线往复式切药机，切厚片3mm。

（4）干燥　热风循环烘箱，干燥温度60℃，干燥厚度3cm。

（5）过净　平面式振动筛，筛去药屑碎末。

（6）精选　将净药物平摊于工作台上，挑选出混在净药物中不符合质量要求的败片。

（7）包装　根据本品包装规格要求进行包装。

5．原料规格质量标准　符合《中国药典》（2015年版）干姜药材项下的相关规定。

6．成品质量标准　符合本规范干姜饮片项下的相关规定。

7．成品贮存及注意事项　置通风干燥处，防蛀、防油。

8．工艺卫生要求　符合中药饮片GMP相关工艺卫生要求。

9．主要设备　切药机、热风循环烘箱、振动筛等。

（二）炮姜饮片炮制操作规程

1．产品概述

（1）品名　炮姜。

（2）规格　厚片。

2．生产依据　按照《中国药典》2015年版一部有关工艺要求及标准，以及拟定的饮片品种炮制工艺执行。

3．工艺流程　将洁净油砂置炒制容器内至炒药温度达180℃，投入净干姜片，炒至鼓起，表面棕褐色，筛去油砂，放凉，即得。

4．炮制工艺操作要求

（1）炮炙　取净干姜片，启动炒药机，放入适量油砂，设置炒药温度180℃，至炒药温度达180℃时投入净干姜片，炒至干姜片鼓起，表面棕褐色时取出，筛去油砂，放凉。

（2）精选　将净炮姜药材平摊于工作台上，选出不符合规定的败片。

（3）包装　根据本品包装规格要求进行包装。

5．原料规格质量标准　符合本规范干姜片项下的相关规定。

6．成品质量标准　符合本规范炮姜饮片项下的相关规定。

7．成品贮存及注意事项　置通风干燥处，防蛀、防油。

8．工艺卫生要求　符合中药饮片GMP相关工艺卫生要求。

9．主要设备　炒药机、振动筛等。

干姜饮片炮制规范起草说明

（一）干姜饮片炮制历史沿革

汉代有火炮法；宋代有烧存性、甘草水制、炒令黑、盐炒、煅存性、爁制、巴豆制、黄泥裹煨、土炒等法；明代有硇砂炒、童便炒黑、炒黄、炒焦、水浸火煨、慢火煨至极黑等法；清代有姜炭、炮姜炭、酒蒸炮姜等方法。

表1 干姜历代炮制历史沿革简况

朝代	炮制方法	文献出处
汉代	火炮法	《金匮》
宋代	烧存性、甘草水制	《圣惠方》
	炒令黑	《证类》
	盐炒	《总录》
	煅存性	《疮疡》
	爁制、巴豆制	《局方》
	黄泥裹煨	《妇人》
	土炒	《朱氏》
元代	慢火炮裂	《宝鉴》
明代	硇砂炒	《奇效》
	童便炒黑	《入门》
	炒黄、炒焦	《大法》
	水浸火煨	《保元》
清代	姜炭	《大成》
	炮姜炭	《全生集》
	酒蒸炮姜	《幼幼》

（二）干姜饮片药典及地方炮制规范研究

表2 《中国药典》及各地炮制规范收载的干姜炮制方法

药典及规范	炮制方法
《中国药典》1977年版	干姜　除去杂质，略泡，洗净，润透，切片，晒干 炮姜　取干姜，分开大小或切块，照烫法用砂子炒至鼓起，筛去砂子，再炒制表面微黑色，内部棕黄色
《中国药典》1985年版 《中国药典》1990年版 《中国药典》1995年版 《中国药典》2000年版 《中国药典》2005年版 《中国药典》2010年版 《中国药典》2015年版	干姜　除去杂质，略泡，洗净，润透，切厚片或块，晒干 炮姜　取干姜片或块，照烫法用砂烫至鼓起、表面棕褐色 姜炭　取干姜块，照炒炭法炒至表面黑色、内部棕褐色
《上海市中药饮片炮制规范》（2008年版）	干姜　将原药除去杂质，略浸，洗净，润透，切厚片或切块，干燥，筛去灰屑 炮姜炭　取干姜块，照炒炭法炒至表面黑色、内部棕褐色，筛去灰屑
《贵州省中药饮片炮制规范》（2005年版）	干姜　取原药材，除去杂质，略泡，洗净，润透，切厚片或块，干燥 姜炭　取净干姜块，照炒炭法炒至表面黑色、内部棕褐色 炮姜　取净干姜，照烫法用砂烫至鼓起，表而棕褐色
《江苏省中药饮片炮制规范》（2002年版）	干姜　取原材料，除去杂质，略泡，洗净，润透，切厚片或块，干燥

续表

药典及规范	炮制方法
《湖南省中药饮片炮制规范》（2010年版）	干姜　取原药材，除去杂质，略泡，洗净，润透，切厚片（供砂炒、炒炭用则切中段片），干燥，筛去碎屑 炮姜　取净干姜片，照砂炒法翻炒至鼓起，表面棕褐色 姜炭　取净干姜片，照炒炭法炒至表面黑色，内部棕褐色
《广西壮族自治区中药饮片炮制规范》（2007年版）	生干姜　除去杂质，洗净，略泡，润透，切薄片，晒干或低温干燥，筛去灰屑 炮姜　取生干姜，置热锅内，用砂烫至鼓起，表面棕褐色 姜炭　取生干姜，置锅内用中火炒至表面黑色，内部棕褐色，喷淋适量清水，取出，晾干
河南省中药饮片炮制规范（2005年版）	干姜　除去杂质，略泡，洗净，润透，切厚片或块，干燥
《浙江省中药炮制规范》	干姜　取原药，除去杂质，洗净，润软，切薄片、厚片或块，干燥 炮姜　取砂子，置热锅中，翻动，待其滑利，投入干姜，炒至表面棕褐色并鼓起时，取出，摊凉 姜炭　取干姜，炒至浓烟上冒，表面焦黑色，内部棕褐色时，微喷水，灭尽火星，取出，晾干
《北京市中药饮片炮制规范》	干姜　取原药材，除去杂质，洗净，闷润2～4小时，至内外湿度一致，切厚片，晒干或低温干燥，筛去碎屑。若为产地片，除去杂质 炮姜　取河砂，置热锅内，用火180～220℃炒至灵活状态，加入大小分开的干姜片，不断翻动，烫至表面鼓起，取出，筛去河砂，晾凉 姜炭　取干姜片，大小分开，置热锅内，用火180～220℃炒至鼓起，表面黑色，内部棕褐色，喷淋清水少许，熄灭火星，取出，晾干
《江西省中药饮片炮制规范》	干姜　除去杂质，洗净，润透，切厚片或块，干燥；或切厚片或段，干燥 炮姜　取净干姜段，用砂炒至发泡鼓起、手捏有弹性、表面微黑色、内部棕褐色为度，筛去砂，摊凉 姜炭（炮姜炭）　取干姜块，照炒炭法炒至表面黑色、内部棕褐色；或取净干姜段，炒至微鼓起、表面焦黑色、内部发松呈棕褐色，存性为度，喷淋少量清水，灭尽火星，取出，摊凉
《广东省中药饮片炮制规范》	姜炭　取净干姜，置炒制容器内，用武火炒至表面焦黑色、内部棕褐色或至规定程度时，喷淋清水少许，熄灭火星，取出，晾干
《天津市中药饮片炮制规范》（2005年版）	干姜　取原药材，除去杂质，洗净，润透，切薄片或块，干燥 干姜皮　取原药材，除去杂质
《甘肃省中药炮制规范》（2009年版）	干姜　取原药材，除去杂质和已腐烂变黑及霉变者，洗净，略泡，润透，切厚片，干燥
《安徽省中药饮片炮制规范》（2002年版）	干姜　取原药材，除去杂质，略浸泡，洗净，润透，切厚片或块，干燥，筛去碎屑
《重庆市中药饮片炮制规范及标准》（2006年版）	干姜　除去杂质，略泡，洗净，润透，切厚片或块，干燥
《全国中药炮制规范》	干姜　取原药材，除去杂质，略泡，洗净，润透，切厚片或块，干燥
《四川省中药饮片炮制规范》（2002年版）	干姜　除去杂质，略泡，洗净，润透，切厚片或块，干燥 炮姜　取干姜片或块，照烫法用砂烫至鼓起、表面棕褐色 姜炭　取干姜片或块，照清炒法炒至表面黑色、内部棕褐色

历版药典都收载了干姜、炮姜及姜炭三个品种。1977年版药典未收载姜炭。至1985年版药典开始，新增姜炭一致保留。对于各品规的炮制工艺，各版药典均一致，无明显改变。对于炮制时间、辅料用量等无明确说明。

对15个地方炮制规范以及全国炮制规范中干姜的炮制方法进行整理，各地炮制规范主要收载干姜、炮姜及姜炭三个品规。对于炮姜的砂烫工艺，均无河砂的用量等指标。对于炮制终点，仅有感官评价，如“砂烫至鼓起、表面棕褐色”，缺乏有效质控指标。

（三）干姜饮片现代炮制研究

韩燕全等[1]以指纹图谱相似度为指标，采用超高效液相色谱特征指纹图谱方法探讨不同干燥工艺对干姜质量的影响，结果发现干姜炮制工艺以晾干和60℃真空干燥为宜。

王宇航等[2]采用HPLC测定对比考察了干姜生品和不同炮制品中6-姜酚含量的差别，结果发现干姜炒黄为最佳炮制工艺，麸炒对干姜中6-姜酚的含量无显著影响；而砂炒、炒炭、闷煅火候温度条件较高，其中指标成分6-姜酚含量较生品中均有不同程度的降低。

孟江等[3]以炮制温度、药材厚度、炮制时间为自变量，吸附力、鞣质含量、6-姜辣素含量和6-姜烯酚含量的总评“归一值”为评价指标，采用星点设计-效应面法优化姜炭的炮制工艺，结果发现利用星点设计-效应面法优化姜炭提取工艺，方法简便，预测性良好。刘光明[4]以浸出物含量、凝血时间为指标，采用正交试验对姜炭的炮制工艺条件进行优选，发现姜炭炮制的最佳工艺为250℃，烘制15分钟。

（四）干姜饮片炮制工艺研究总结

1．历史文献　有火炮法、烧存性、甘草水制、炒令黑、盐炒、煅存性、爁制、巴豆制、黄泥裹煨、土炒、硇砂炒、童便炒黑、炒黄、炒焦、水浸火煨、慢火煨至极黑、姜炭、炮姜炭、酒蒸炮姜等。

2．历版《中国药典》　干姜、炮姜、姜炭。

3．各省市炮制规范　干姜、炮姜、姜炭。

4．现代研究文献　干姜、炮姜、姜炭。

综合上述研究结果，制定干姜与炮姜的炮制工艺为：

干姜　取原药材，除去杂质，洗净，润透，切厚片或块，60℃干燥，即得。

炮姜　将洁净油砂置炒制容器内至炒药温度达180℃，投入净干姜片，炒至鼓起，表面棕褐色，筛去油砂，放凉，即得。

参考文献

[1] 韩燕全，洪燕，左冬，等．不同干燥工艺干姜的UPLC特征指纹图谱比较研究[J]．中成药，2012，34 (6):987-990.

[2] 王航宇，李国玉，张珂，等．干姜经不同炮制法对6-姜酚含量的影响[J]．中国实验方剂学杂志，2013，19 (1):77-80.

[3] 孟江，许舒娅，陈磊，等．干姜“炒炭存性”质量标准初探[J]．中国中药杂志，2012，37 (4):453-456.

[4] 刘光明．正交实验优选姜炭炮制工艺的研究[J]．中国民间医药，2012，21(5):39-40.

Tu fu ling

土茯苓

药材来源　本品为百合科植物光叶菝葜*Smilax glabra* Roxb.的干燥根茎。

采收加工　夏、秋二季采挖，除去须根，洗净，干燥；或趁鲜切成薄片，干燥。

土茯苓饮片炮制规范

【饮片品名】土茯苓。

【饮片来源】本品为土茯苓药材经切制后的炮制品。

【炮制方法】未切片者，浸泡，洗净，润透，切薄片，干燥。

【饮片性状】本品呈长圆形或不规则的薄片，边缘不整齐。切面黄白色或红棕色，粉性，可见点状维管束及多数小亮点；以水湿润后有黏滑感。气微，味微甘、涩。

【质量控制】

鉴别 （1）本品粉末淡棕色。淀粉粒甚多，单粒类球形、多角形或类方形，直径8～48μm，脐点裂缝状、星状、三叉状或点状，大粒可见层纹；复粒由2～4分粒组成。草酸钙针晶束存在于黏液细胞中或散在，针晶长40～144μm，直径约5μm。石细胞类椭圆形、类方形或三角形，直径25～128μm，孔沟细密；另有深棕色石细胞，长条形，直径约50μm，壁三面极厚，一面菲薄。纤维成束或散在，直径22～67μm。具缘纹孔导管及管胞多见，具缘纹孔大多横向延长。

（2）取本品粉末1g，加甲醇20ml，超声处理30分钟，滤过，取滤液作为供试品溶液。另取落新妇苷对照品，加甲醇制成每1ml含0.1mg的溶液，作为对照品溶液。照薄层色谱法试验，吸取上述两种溶液各10μl，分别点于同一硅胶G薄层板上，以甲苯-乙酸乙酯-甲酸（13∶32∶9）为展开剂，展开，取出，晾干，喷以三氯化铝试液，放置5分钟后，置紫外光灯（365nm）下检视。供试品色谱中，在与对照品色谱相应的位置上，显相同颜色的荧光斑点。

检查 水分 不得过15.0%（第二法）。

总灰分 不得过5.0%。

浸出物 用稀乙醇做溶剂，醇溶性浸出物不得少于10.0%（热浸法）。

含量测定 照高效液相色谱法测定，本品按干燥品计算，含落新妇苷（$C_{21}H_{22}O_{11}$）不得少于0.45%。

【性味与归经】甘、淡，平。归肝、胃经。

【功能与主治】解毒，除湿，通利关节。用于梅毒及汞中毒所致的肢体拘挛，筋骨疼痛；湿热淋浊，带下，痈肿，瘰疬，疥癣。

【用法与用量】15～60g。

【贮藏】置阴凉干燥处，防蛀。

土茯苓饮片炮制操作规程

1．产品概述

（1）品名 土茯苓。

（2）规格 薄片。

2．生产依据 按照《中国药典》2015年版一部有关工艺要求及标准，以及拟定的饮片炮制工艺执行。

3．工艺流程 未切片者，浸泡，洗净，润透，切薄片，干燥。

4．炮制工艺操作要求

（1）挑选 除去杂质。

（2）洗润 浸泡，洗净，润透。

（3）切制 切薄片。

（4）干燥 将饮片置烘箱内，控制温度和时间至干燥。

（5）包装 复合袋手工或机械包装。

5．原料规格质量标准 符合《中国药典》2015年版一部土茯苓药材项下的相关规定。

6．成品质量标准 符合本规范土茯苓饮片项下的相关规定。

7．成品贮存及注意事项 置干燥处。

8．工艺卫生要求 符合中药饮片GMP相关工艺卫生要求。

9．主要设备 转盘式切药机、热风循环烘箱等。

三画

土茯苓饮片炮制规范起草说明

（一）土茯苓炮制方法历史沿革

1. 净制 宋代记载有“削皮”（《图经本草》），清代亦要求“去皮”（《钩元》）。

2. 切制 清代记载有“为末”（《钩元》）。

3. 炮制

（1）焙制宋代有“焙干”（《图经》）。

（2）米泔制清代有“米泔浸”（《说约》）。此法现已不用。

历代炮制历史沿革见表1。

表1 土茯苓炮制历史沿革简况

朝代	沿用方法	新增方法	文献出处
宋代		削皮焙干	《图经本草》
清代		米泔浸	《说约》
	去皮	为末	《钩元》

从古代文献资料中可以看出，历代本草对土茯苓炮制记载较少，有净制时要求去皮的记载，炮制时用米泔浸，现均已不沿用。现代炮制方法主要为净制切片。

（二）土茯苓饮片药典及地方炮制规范

1. 净制 夏、秋二季采挖，除去须根，洗净。

2. 切制 未切片者，浸泡，洗净，润透，切薄片，干燥。或趁鲜切成薄片，干燥。

现代炮制方法见表2。

表2 《国家药典》及各地炮制规范收藏的土茯苓炮制方法

药典及规范	炮制方法
《中国药典》（1963年版）	土茯苓 用水浸漂，夏季每日换水一次，春、秋季每二日换水一次，冬季可三日换水一次，防止发臭，均以泡透为度，捞出切片，及时干燥；产地已切片者，筛去灰屑，即得
《中国药典》（1977年版） 《中国药典》（1985年版） 《中国药典》（1990年版） 《中国药典》（1995年版） 《中国药典》（2000年版） 《中国药典》（2005年版）	土茯苓 除去杂质，未切片者，浸泡，洗净，润透，切片，干燥
《中国药典》（2010年版）	土茯苓 取未切片者，浸泡，洗净，润透，切薄片，干燥
《中国药典》（2015年版）	土茯苓 未切片者，浸泡，洗净，润透，切薄片，干燥
《云南省中药咀片炮制规范》（1974年版）	土茯苓 先将原梗药拣净杂质，浸泡2～3日，每日换水一次，换水时接连淘洗泥土，泥土洗净捞出，渥吸24小时，铡成厚约1.7mm（5厘）的平片，晒干。筛去灰碎即成
《山东省中药炮制规范》（1990年版）	土茯苓 除去杂质，大小分档，用清水洗净，捞出，闷润至透，切薄片，干燥
《贵州省中药饮片炮制规范》（2005年版）	土茯苓 取原药材，除去杂质，浸泡，洗净，润透，切厚片，干燥
《四川省中药饮片炮制规范》（2002年版）	土茯苓 未切片者，浸泡，润透，切薄片，干燥
《江苏省中药饮片炮制规范》（2002年版）	土茯苓 取原药材或客片，除去杂质，未切片者，大小分档，洗净，分别浸泡，润透，切薄片，干燥

（三）土茯苓饮片现代炮制研究

蒋赣等[1]比较了热风干燥、红外干燥、微波干燥及低温吸附干燥等方式对土茯苓品质的影响，结果发现微波干燥速率最快，产品具有较好的复水性，而低温吸附干燥在产品的黄酮成分保留和外观色泽方面具有优势，认为微波干燥和低温吸附干燥是土茯苓较为理想的切片干燥方法。

何艳君[2]比较土茯苓晒干、阴干、不同温度烘干（35℃、55℃、85℃、105℃）等不同初加工工艺条件下落新妇苷含量的变化情况，认为土茯苓的最佳初加工工艺为35℃烘干。

（四）土茯苓饮片炮制工艺研究总结

1．历史文献 净制（去皮）、切制（为末）、米泔制（米泔浸）等，现已不沿用。

2．历版《中国药典》 土茯苓，生品饮片入药。

3．各省市炮制规范 土茯苓，以切薄片为多，亦有切厚片者。

4．现代研究文献 土茯苓炮制研究较少，主要为产地初加工及趁鲜切制土茯苓干燥方法及工艺研究。

综合上述研究结果，制定的土茯苓炮制工艺为：

土茯苓 未切片者，浸泡，洗净，润透，切薄片，干燥。

参考文献

[1] 蒋赣, 何顺秋, 刘淑侦. 不同干燥方法对土茯苓品质的影响[J]. 广东药学院学报, 2013, 29 (3): 258-261.

[2] 何艳君. 射干等鲜药材的产地初加工工艺研究[D]. 长沙: 湖南农业大学, 2014.

Da qing ye 大青叶

药材来源 本品为十字花科植物菘蓝*Isatis indigotica* Fort.的干燥叶。

采收加工 夏、秋二季分2～3次采收，除去杂质，晒干。

大青叶饮片炮制规范

【饮片品名】大青叶。

【饮片来源】本品为大青叶药材经切制后的炮制品。

【炮制方法】取原药材，除去杂质，抢水洗，切碎，干燥（60℃以下），即得。

【饮片性状】本品为不规则的碎段。叶片暗灰绿色，叶上表面有的可见色较深稍突起的小点；叶柄碎片淡棕黄色。质脆。气微，味微酸、苦、涩。

【质量控制】

鉴别 （1）本品粉末绿褐色。下表皮细胞垂周壁稍弯曲，略成连珠状增厚；气孔不等式，副卫细胞3～4个。叶肉组织分化不明显；叶肉细胞中含蓝色细小颗粒状物，亦含橙皮苷样结晶。

（2）取本品粉末0.5g，加三氯甲烷20ml，加热回流1小时，滤过，滤液浓缩至1ml，作为供试品溶液。另取靛蓝对照品、靛玉红对照品，加三氯甲烷制成每1ml各含1mg的混合溶液，作为对照品溶液。照薄层色谱法试验，吸取上述两种溶液各5μl，分别点于同一硅胶G薄层板上，以环己烷-三氯甲烷-丙酮（5∶4∶2）为展开剂，展开，取出，晾干。供试品色谱中，在与对照品色谱相应的位置上，分别显相同的蓝色斑点和浅紫红色斑点。

检查 水分 不得过10.0%（第二法）。

浸出物 照醇溶性浸出物测定法项下的热浸法测定，用乙醇作溶剂，不得少于16.0%。

含量测定 照高效液相色谱法测定。

色谱条件与系统适用性试验 以十八烷基硅烷键合硅胶为填充剂；以甲醇-水（75∶25）为流动相；检测波长为289nm。理论板数按靛玉红峰计算应不低于4000。

对照品溶液的制备 取靛玉红对照品适量，精密称定，加甲醇制成每1ml含2μg的溶液，即得。

供试品溶液的制备 取本品细粉0.25g，精密称定，置索氏提取器中，加三氯甲烷，浸泡15小时，加热回流提取至提取液无色。回收溶剂至干，残渣加甲醇使溶解并转移至100ml量瓶中，加甲醇至刻度，摇匀，滤过，取续滤液，即得。

测定法 分别精密吸取对照品溶液与供试品溶液各20μl，注入液相色谱仪，测定，即得。

本品按干燥品计算，含靛玉红（$C_{16}H_{10}N_2O_2$）不得少于0.020%。

【性味与归经】苦，寒。归心、胃经。

【功能与主治】清热解毒，凉血消斑。用于温病高热，神昏，发斑发疹，痄腮，喉痹，丹毒，痈肿。

【用法与用量】9～15g。

【贮藏】置通风干燥处，防霉。

大青叶饮片炮制操作规程

1. 产品概述

（1）品名 大青叶。

（2）饮片规格 叶片碎段。

2. 生产依据 按照《中国药典》2015年版一部有关工艺要求及标准，以及拟定的饮片品种炮制工艺执行。

3. 工艺流程 取原药材，除去杂质，抢水洗，切碎，干燥，即得。

4. 炮制工艺操作要求

（1）挑拣 除去杂质，大小分档。

（2）洗润 取净药材，用漏水容器进行水淘洗后，再经清水冲洗。

（3）切制 切制为不规则碎段。

（4）干燥 60℃以下烘干，控制成品含水量在安全水分要求范围内。

（5）包装 无毒聚乙烯塑料透明袋手工包装，包装损耗应不超过2.0%。

5. 原料规格质量标准 符合《中国药典》2015年版一部大青叶药材项下的相关规定。

6. 成品质量标准 符合本规范大青叶饮片项下的相关规定。

7. 成品贮存及注意事项 置通风干燥处，防霉。

8. 工艺卫生要求 符合中药饮片GMP相关工艺卫生要求。

9. 主要设备 切药机、烘干机、包装机等。

大青叶饮片炮制规范起草说明

（一）大青叶饮片炮制历史沿革

宋代有“去根、茎”《总病论》。明代有“捣汁”“制靛青”《本草正》。清代有阴干法。现代炮制方法主要为净选、切制。

历代炮制历史沿革见表1。

表1 大青叶饮片历代炮制沿革简况

朝代	沿用方法	新增方法	文献出处
宋代		去根、茎	《总病论》
明代	去根、茎	捣汁 制靛青	《本草正》
清代	去根、茎 捣汁 制靛青	阴干法	

从古代文献资料中可以看出，历代沿用过的大青叶炮制方法极少。其中以净制、捣汁为常见方法。

（二）大青叶饮片药典及地方炮制规范

1．净制 夏、秋二季分2～3次采收，除去杂质，抢水洗。

2．切制 切制为不规则碎段。

现代炮制方法见表2。

表2 《中国药典》及各地炮制规范收载的大青叶炮制方法

药典及规范	炮制方法
《中国药典》（1977年版） 《中国药典》（1985年版） 《中国药典》（1990年版） 《中国药典》（1995年版） 《中国药典》（2000年版） 《中国药典》（2005年版）	大青叶 除去杂质，略洗，切碎，干燥
《中国药典》（2010年版） 《中国药典》（2015年版）	大青叶 除去杂质，抢水洗，切碎，干燥
《全国中药炮制规范》（1988年版）	大青叶 取原药材，除去枝梗枯叶及杂质，抢水洗净，稍晾，及时切段，干燥
《北京市中药饮片炮制规范》（2008年版）	大青叶 取原药材，除去杂质，迅速洗净，稍晾，切2～4cm的段，干燥，筛去碎屑
《山东省中药炮制规范》（1990年版）	大青叶 去净枝梗、枯叶及杂质，抢水洗净，稍晾，及时切丝，干燥
《上海市中药饮片炮制规范》（2008年版）	大青叶 将原药除去杂质，喷潮，略润，切长段，干燥，筛去灰屑
《安徽省中药饮片炮制规范》（2005年版）	大青叶 取原药材，除去杂质，洗净，切碎，干燥
《浙江省中药炮制规范》（2005年版）	大青叶 取原药，除去杂质，抢水洗净，切段，干燥
《江西省中药饮片炮制规范》（2008年版）	大青叶 取原药，除去杂质，抢水洗净，切丝，干燥
《福建省中药炮制规范》（1988年版）	大青叶 除去杂质，稍用清水喷湿，切丝，干燥
《四川省中药饮片炮制规范》（2002年版）	大青叶 除去杂质，略洗，切丝，干燥
《河南省中药饮片炮制规范》（2005年版）	大青叶 除去杂质，略洗，切碎，干燥
《湖南省中药饮片炮制规范》（2010年版）	大青叶 取原药材，除去杂质，抢水洗净，切中段，干燥
《贵州省中药饮片炮制规范》（2005年版）	大青叶 取原药材，除去杂质及枯叶，抢水洗净，晾至半干，切碎，干燥
《江苏省中药饮片炮制规范》（2002年版）	大青叶 取原药材，除去杂质及枯叶，抢水洗净，晒至半干，及时切段，干燥
《广西壮族自治区中药饮片炮制规范》（2007年版）	大青叶 除去老梗，拣净杂质，切短段，筛去灰屑

历版《中国药典》及各省市炮制规范收载大青叶炮制工艺基本一致，均以除去杂质，抢水洗，切碎为主。大青叶炮制方法简单，各省市炮制规范也与药典基本一致。

（三）大青叶饮片现代炮制研究

董娟娥等[1]研究了干燥方法和提取温度对

大青叶有效成分量的影响，为确定大青叶规范化生产的干燥技术参数提供理论依据。方法采用晒干、阴干和不同温度的烘干方法干燥大青叶，采用不同温度水浴提取有效成分，HPLC法测定靛蓝、靛玉红的量，结果不同方法对大青叶质量影响不同，60℃烘干大青叶有效成分损失最少。

唐晓清等[2]探索不同的加工方法对大青叶中靛蓝、靛玉红含量的影响，经不同加工方法处理的样品中靛蓝、靛玉红的含量存在较显著的差异。杀青处理后样品和不杀青样品相比，靛蓝、靛玉红的含量总体上呈上升趋势，其中靛玉红以杀青阴干处理含量最高，靛蓝以杀青70℃干燥处理含量最高。不同加工处理影响大青叶中靛蓝、靛玉红的含量，大青叶采收后进行杀青处理可有效地保留靛蓝、靛玉红。

（四）大青叶饮片炮制工艺研究总结

1. 历史文献 大青叶在古代炮制方法极少，以净制、捣汁为常见方法。

2. 历版《中国药典》 均收载有大青叶。

3. 各省市炮制规范 收载大青叶，主要有切丝、切段、切碎等方法。

4. 现代研究文献 通过测定大青叶的有效成分对不同的加工方法进行了探索，目前对大青叶的炮制主要有净制、切制。

综合上述研究结果，制定大青叶的炮制工艺为：

大青叶 取原药材，除去杂质，抢水洗，切碎，干燥（60℃以下），即得。

参考文献

[1] 董娟娥, 龚明贵, 梁宗锁, 等. 干燥方法和提取温度对板蓝根、大青叶有效成分的影响[J]. 中草药, 2008, 39 (1):111-114.

[2] 唐晓清, 王康才, 张利霞. 不同加工工艺对大青叶中靛蓝、靛玉红含量的影响[J]. 中药材, 2008, 31 (7):968-969.

Da huang 大黄

药材来源 本品为蓼科植物掌叶大黄*Rheum palmatum* L.、唐古特大黄*Rheum tanguticum* Maxim.ex Balf.或药用大黄*Rheum officinale* Baill.的干燥根和根茎。

采收加工 秋末茎叶枯萎或次春发芽前采挖，除去细根，刮去外皮，切瓣或段，绳穿成串干燥或直接干燥。

大黄饮片炮制规范

【饮片品名】大黄、酒大黄。

（一）大黄

【饮片来源】本品为大黄药材经加工后的炮制品。

【炮制方法】取原药材，除去杂质，大小分档，洗净，润透，切厚片或块，晾干，即得。

【饮片性状】本品呈不规则类圆形厚片或块，大小不等。外表皮黄棕色或棕褐色，有纵皱纹及疙瘩状隆起。切面黄棕色至淡红棕色，较平坦，有明显散在或排列成环的星点，有空隙。

【质量控制】

鉴别 （1）本品横切面：根木栓层和栓内

层大多已除去。韧皮部筛管群明显；薄壁组织发达。形成层成环。木质部射线较密，宽2～4列细胞，内含棕色物；导管非木化，常1至数个相聚，稀疏排列。薄壁细胞含草酸钙簇晶，并含多数淀粉粒。

根茎髓部宽广，其中常见黏液腔，内有红棕色物；异型维管束散在，形成层成环，木质部位于形成层外方，韧皮部位于形成层内方，射线呈星状射出。

粉末黄棕色。草酸钙簇晶直径20～160μm，有的至190μm。具缘纹孔导管、网纹导管、螺纹导管及环纹导管非木化。淀粉粒甚多，单粒类球形或多角形，直径3～45μm，脐点星状；复粒由2～8分粒组成。

（2）取本品粉末少量，进行微量升华，可见菱状针晶或羽状针晶。

（3）取本品粉末0.lg，加甲醇20ml，浸泡1小时，滤过，取滤液5ml，蒸干，残渣加水10ml使溶解，再加盐酸1ml，加热回流30分钟，立即冷却，用乙醚分2次振摇提取，每次20ml，合并乙醚液，蒸干，残渣加三氯甲烷1ml使溶解，作为供试品溶液。另取大黄对照药材0.1g，同法制成对照药材溶液。再取大黄酸对照品，加甲醇制成每1ml含1mg的溶液，作为对照品溶液。照薄层色谱法试验，吸取上述三种溶液各4μl，分别点于同一以羧甲基纤维素钠为黏合剂的硅胶H薄层板上，以石油醚（30～60℃）-甲酸乙酯-甲酸（15∶5∶1）的上层溶液为展开剂，展开，取出，晾干，置紫外光灯（365nm）下检视。供试品色谱中，在与对照药材色谱相应的位置上，显相同的五个橙黄色荧光主斑点；在与对照品色谱相应的位置上，显相同的橙黄色荧光斑点，置氨蒸气中熏后，斑点变为红色。

检查　土大黄苷　取本品粉末0.1g，加甲醇10ml，超声处理20分钟，滤过，取滤液1ml，加甲醇至10ml，作为供试品溶液。另取土大黄苷对照品，加甲醇制成每lml含10μg的溶液，作为对照品溶液（临用新制）。照薄层色谱法试验，吸取上述两种溶液各5ml，分别点于同一聚酰胺薄膜上，以甲苯-甲酸乙酯-丙酮-甲醇-甲酸（30∶5∶5∶20∶0.1）为展开剂，展开，取出，晾干，置紫外光灯（365nm）下检视。供试品色谱中，在与对照品色谱相应的位置上，不得显相同的亮蓝色荧光斑点。

干燥失重　不得过15.0%。

总灰分　不得过10.0%。

浸出物　照水溶性浸出物测定法项下的热浸法测定，不得少于25.0%。

含量测定　总蒽醌　照高效液相色谱法测定。

色谱条件与系统适用性试验　以十八烷基硅烷键合硅胶为填充剂；以甲醇-0.1%磷酸溶液（85∶15）为流动相；检测波长为254nm。理论板数按大黄素峰计算应不低于3000。

对照品溶液的制备　精密称取芦荟大黄素对照品、大黄酸对照品、大黄素对照品、大黄酚对照品、大黄素甲醚对照品适量，加甲醇分别制成每1ml含芦荟大黄素、大黄酸、大黄素、大黄酚各80μg，大黄素甲醚40μg的溶液；分别精密量取上述对照品溶液各2ml，混匀，即得（每1ml中含芦荟大黄素、大黄酸、大黄素、大黄酚各16μg，含大黄素甲醚8μg）。

供试品溶液的制备　取本品粉末（过四号筛）约0.15g，精密称定，置具塞锥形瓶中，精密加入甲醇25ml，称定重量，加热回流1小时，放冷，再称定重量，用甲醇补足减失的重量，摇匀，滤过。精密量取续滤液5ml，置烧瓶中，挥去溶剂，加8%盐酸溶液10ml，超声处理2分钟，再加三氯甲烷10ml，加热回流1小时，放冷，置分液漏斗中，用少量三氯甲烷洗涤容器，并入分液漏斗中，分取三氯甲烷层，酸液再用三氯甲烷提取3次，每次10ml，合并三氯甲烷液，减压回收溶剂至干，残渣加甲醇使溶解，转移至10ml量瓶中，加甲醇至刻度，摇匀，滤过，取续滤液，即得。

测定法　分别精密吸取对照品溶液与供

试品溶液各10μl，注入液相色谱仪，测定，即得。

本品按干燥品计算，含总蒽醌以芦荟大黄素（$C_{15}H_{10}O_5$）、大黄酸（$C_{15}H_8O_6$）、大黄素（$C_{15}H_{10}O_5$）、大黄酚（$C_{15}H_{10}O_4$）和大黄素甲醚（$C_{16}H_{12}O_5$）的总量计，不得少于1.5%。

游离蒽醌　照高效液相色谱法测定。

色谱条件与系统适用性试验　同【含量测定】总蒽醌项下。

对照品溶液的制备　取【含量测定】总蒽醌项下的对照品溶液，即得。

供试品溶液的制备　取本品粉末（过四号筛）约0.5g，精密称定，置具塞锥形瓶中，精密加入甲醇25ml，称定重量，加热回流1小时，放冷，再称定重量，用甲醇补足减失的重量，摇匀，滤过，取续滤液，即得。

测定法　分别精密吸取对照品溶液与供试品溶液各10μl，注入液相色谱仪，测定，即得。

本品按干燥品计算，含游离蒽醌以芦荟大黄素（$C_{15}H_{10}O_5$）、大黄酸（$C_{15}H_8O_6$）、大黄素（$C_{15}H_{10}O_5$）、大黄酚（$C_{15}H_{10}O_4$）和大黄素甲醚（$C_{16}H_{12}O_5$）的总量计，不得少于0.35%。

（二）酒大黄

【饮片来源】本品为大黄经酒炙后的炮制品。

【炮制方法】取净大黄片，加黄酒拌匀，闷润1～2小时，至黄酒被吸尽，置已加热炒制容器内，用文火炒干，取出，晾凉，即得。每100kg大黄片，用黄酒15kg。

【饮片性状】本品形如大黄片，表面深棕黄色，有的可见焦斑。微有酒香气。

【质量控制】

鉴别、检查　同大黄。

含量测定　同大黄，总蒽醌不得少于1.5%。

游离蒽醌　不得少于0.5%。

【性味与归经】苦，寒。归脾、胃、大肠、肝、心包经。

【功能与主治】泻下攻积，清热泻火，凉血解毒，逐瘀通经，利湿退黄。用于实热积滞便秘，血热吐衄，目赤咽肿，痈肿疔疮，肠痈腹痛，瘀血经闭，产后瘀阻，跌打损伤，湿热痢疾，黄疸尿赤，淋证，水肿；外治烧烫伤。

【用法与用量】3～15g；用于泻下不宜久煎。外用适量，研末敷于患处。

【贮藏】置通风干燥处，防霉。

大黄饮片炮制操作规程

（一）大黄

1．产品概述

（1）品名　大黄。

（2）规格　厚片。

2．生产依据　按照《中国药典》2015年版一部有关工艺要求及标准，以及拟定的饮片品种炮制工艺执行。

3．工艺流程　取原药材，除去杂质，大小分档，洗净，润透，切厚片或块，晾干，即得。

4．炮制工艺操作要求

（1）净制　大黄药材除去杂质、细根，刮去外皮、非药用部分，大小分档。

（2）洗润　将净制后大黄药材放入洗药机中，清水洗去泥沙，放入润药池中清水浸泡1小时后放去浸泡水，闷润至透，约需24～26小时，闷润中途喷水2～3次。

（3）切制　先用剁刀机切成4cm的块状，再用直线往复式切药机，切厚片4mm。

（4）干燥　热风循环烘箱，烘干温度70℃，干燥厚度3cm。

（5）过净　平面式振动筛，筛去药屑碎末。

（6）精选　将净药物平摊于工作台上，挑选出混在净药物中不符合质量要求的败片。

（7）包装　根据本品包装规格要求进行包装。

5．原料规格质量标准　符合《中国药典》

2015年版一部大黄药材项下的相关规定。

6. 成品质量标准 符合本规范大黄饮片项下的相关规定。

7. 成品贮存及注意事项 置通风干燥处，防蛀。

8. 工艺卫生要求 符合中药饮片GMP相关工艺卫生要求。

9. 主要设备 洗药机、切药机、振动筛、热风循环烘箱等。

（二）酒大黄

1. 产品概述

（1）品名 酒大黄。

（2）规格 厚片。

2. 生产依据 按照《中国药典》2015年版一部有关工艺要求及标准，以及拟定的饮片品种炮制工艺执行。

3. 工艺流程 取净大黄片，加黄酒拌匀，闷润1～2小时，至黄酒被吸尽，置已加热炒制容器内，用文火炒干，取出，晾凉，即得。

4. 炮制工艺操作要求

（1）炮炙 取净大黄片，用定量黄酒拌匀，待黄酒被大黄完全吸收后，启动炒药机，中火至炒药机温度达200℃时，放入酒拌匀的大黄片，中火炒至酒大黄颜色变深，略有酒香气时取出，放晾。

每100kg净大黄片，用黄酒20kg。

（2）过净 平面式振动筛，筛去药屑碎末。

（3）精选 将净药物平摊于工作台上，挑选出混在净药物中不符合质量要求的败片。

（4）包装 根据本品包装规格要求进行包装。

5. 原料规格质量标准 符合本规范大黄饮片项下的相关规定。

6. 成品质量标准 符合本规范酒大黄饮片项下的相关规定。

7. 成品贮存及注意事项 置通风干燥处，防蛀。

8. 工艺卫生要求 符合中药饮片GMP相关工艺卫生要求。

9. 主要设备 炒药机、振动筛、热风循环烘箱等。

大黄饮片炮制规范起草说明

（一）大黄饮片炮制历史沿革

汉代有炮熟、酒洗、酒浸、蒸制等法；唐代有炒、制炭、醋煎制、湿纸裹煨等法；宋代有九蒸九暴干、酒浸炒、蜜焙、醋炒、姜制、湿纸裹蒸、酒蒸、醋蒸、麸煨蒸、童便制、米泔浸等法；明、清有酒煮、醋煨、黄连吴茰制等法。

表1 大黄历代炮制历史沿革简况

朝代	沿用方法	新增方法	文献出处
汉代		炮熟、酒洗、酒浸	《玉函》
		蒸制	《金匮》
唐代		炒、制炭	《千金》
		醋煎制	《食疗》
		湿纸裹煨	《颅囟》
宋代		九蒸九暴干、酒浸炒、蜜焙、醋炒、姜制	《总录》
		湿纸裹蒸	《普本》

续表

朝代	沿用方法	新增方法	文献出处
宋代		酒蒸	《药证》
		醋蒸	《博济》
		麸煨蒸	《三因》
		童便制	《苏沈》
		米泔浸	《活人书》
明代、清代		酒煮	《普济》
		醋煨	《准绳》
		黄连吴萸制	《保元》

历史文献　炮熟、酒洗、酒浸、蒸制、炒、制炭、醋煎制、湿纸裹煨、九蒸九曝干、酒浸炒、蜜焙、醋炒、姜制、湿纸裹蒸、酒蒸、醋蒸、麸煨蒸、童便制、米泔浸、酒煮、醋煨、黄连吴萸制等法。以酒制为主。

（二）大黄饮片药典及地方炮制规范研究

表2 《中国药典》及各地炮制规范收载的大黄炮制方法

药典及规范	炮制方法
《中国药典》（1977 年版）	大黄　除去杂质，洗净，润透，切厚片或小块，晒干 酒大黄　取大黄片，照酒炒法用黄酒微炒。每大黄 100kg，用黄酒 10kg 熟大黄　取大黄小块成片，照酒炖法用黄酒炖至内外均呈黑色。每大黄 100kg，用黄酒 30～50kg
《中国药典》（1985 年版）	大黄　除去杂质，洗净，润透，切厚片或块，晒干 酒大黄　取大黄片，照酒炙法炒干。每大黄 100kg，用黄酒 10kg 熟大黄　取大黄块，照酒炖法用黄酒炖至内外均呈黑色。每大黄 100kg，用黄酒 30～50kg 大黄炭　取大黄片照炒炭法炒制表面焦黑色、内部焦褐色
《中国药典》（1990 年版） 《中国药典》（1995 年版） 《中国药典》（2000 年版） 《中国药典》（2005 年版）	大黄、酒大黄、大黄炭　同 1985 年版药典 熟大黄　取大黄块，照酒炖或酒蒸法炖或蒸至内外均呈黑色
《中国药典》（2010 年版）	大黄　除去杂质，洗净，润透，切厚片或块，晾干 酒大黄　取净大黄片，照酒炙法炒干 熟大黄　取净大黄块，照酒炖或酒蒸法炖或蒸至内外均呈黑色 大黄炭　取净大黄片，照炒炭法炒至表面焦黑色、内部焦褐色
《中国药典》（2015 年版）	大黄　除去杂质，洗净，润透，切厚片或块，晾干 酒大黄　取净大黄片，照酒炙法炒干 熟大黄　取净大黄块，照酒炖或酒蒸法炖或蒸至内外均呈黑色 大黄炭　取净大黄片，照炒炭法炒至表面焦黑色、内部焦褐色
《山东省中药炮制规范》（2002 年版）	大黄　去净杂质，大小分档，略浸，捞出，淋润至透时，切厚片或块，晾干或低温烘干
《上海市中药饮片炮制规范》（2008 年版）	生大黄　将原药除去杂质，分档，洗净，润透，切厚片，干燥，筛去灰屑 酒制大黄　取生大黄，照酒蒸法蒸至内外均呈黑色，再将蒸时所得汁水拌入，使之吸尽，干燥，筛去灰屑。每生大黄 100kg，用黄酒 20kg 酒洗大黄　将生大黄喷洒黄酒，拌匀，使之吸尽，干燥。每生大黄 100kg，用黄酒 13kg
《贵州省中药饮片炮制规范》（2005 年版）	大黄　取原药材，除去杂质，洗净，润透，切厚片或块，晾干 酒洗大黄　取净大黄片，加酒拌匀，闷透，晾干。每 100kg 净大黄，用黄酒 15kg 酒蒸大黄（熟大黄）　取净大黄片，照酒蒸法蒸至上大气后约 4 小时，稍晾再蒸，反复 3 次，至内外均呈黑色 大黄炭　取净大黄片，照炒炭法炒至表面焦黑色、内部焦褐色 清宁片　取净大黄片，粉碎成细粉，与黄酒、炼蜜混合成团块状，蒸约 2 小时，取出，揉匀，搓成直径约 15mm 的圆条，50～55℃低温干燥至七成干，装入密闭容器，闷约 10 天，至内外湿度一致时，取出，切薄片，干燥。每 100kg 净大黄片，用黄酒 75kg，炼蜜 40kg

续表

药典及规范	炮制方法
《江苏省中药饮片炮制规范》（2002 年版）	大黄　取原药材，除去杂质，大小分档，用适量水分批浸润，用浸润的药汁再分批浸润，至药材润透，及时切厚片或小方块，低温干燥
《湖南省中药饮片炮制规范》（2010 年版）	大黄　取原药材，除去杂质，大小分开，洗净，捞出，淋润至软后，竖切厚片或块，晾晒或低温干燥，筛去灰屑 酒大黄　取净大黄片或块，照酒炙法炒干至色泽加深。每 100kg 大黄埔或块，用黄酒 10kg 熟大黄　取净大黄片或块，照蒸制法密闭，隔水加热，反复蒸 24～32 小时，至大黄内外呈黑色。每 100kg 大黄片或块，用黄酒 30kg 大黄炭　取净大黄片或块，照炒炭法炒至外表呈焦黑色 醋大黄　取净大黄片或块，照醋炙法炒干。每 100kg 大黄片或块，用米醋 15kg 清宁片　取净大黄片或块加水煮烂后，加入酒（100 ：30）搅拌，再煮成泥状，取出干燥，粉碎，过 100 目筛后再与酒、炼蜜混合成团块状，置笼屉内蒸透，取出揉搓成直径为 14mm 圆条，50～55℃低温烘至七成干时，闷约 10 日至内外湿度一致，手摸有挺劲，切厚片，干燥。筛去碎屑。每 100kg 大黄片或块，用黄酒 75kg，炼蜜 40kg
《广西壮族自治区中药饮片炮制规范》（2007 年版）	生大黄　除去杂质，抢水洗净，大小分档，润透，切厚片，低温干燥，筛去灰屑 熟大黄　取生大黄片，用酒拌匀，稍闷，置适容器内密封，隔水炖至大黄内外均呈黑褐色时，取出，干燥。每大黄 100kg，用酒 30kg 酒大黄　取生大黄片与酒拌匀，闷至酒尽时，置锅内用文火微炒至干，取出，放凉。每大黄 100kg，用酒 10kg 大黄炭　取生大黄片置锅内，用武火炒至外表呈焦黑色，内焦黄色，喷淋适量清水，取出，晾干
《河南省中药饮片炮制规范》（2005 年版）	大黄　除去杂质，洗净，润透，切厚片或块，晾干
《浙江省中药炮制规范》（2005 年版）	大黄　取原药，除去杂质及栓皮，大小分档，洗净，润软，切厚片，干燥；产地已切片者，筛去灰屑 酒大黄　取大黄，与酒拌匀，稍闷，炒至表面色变深时，取出，摊凉。每大黄 100kg，用酒 10kg 制大黄　取大黄，与酒拌匀，稍闷，吸尽，置适宜容器内，炖或蒸 8～10 小时，闷 12 小时，至内外均呈黑褐色时，取出，干燥。每大黄 100kg，用酒 25kg 大黄炭　取大黄，炒至浓烟上冒，表面焦黑色，内部棕褐色时，微喷水，灭尽火星，取出，晾干
《北京市中药饮片炮制规范》（2008 年版）	大黄　取原药材，除去杂质，大小分开，洗净，浸泡 1～4 小时，取出，闷润 12～24 小时，至内外湿度一致；或投入浸润罐，加水适量，浸润 30～60 分钟，至内无干心，取出，晾至内外软硬适宜时，切厚片或小块，晾干 大黄粉　取原药材，除去杂质，加工成细粉 酒大黄　取大黄片，加黄酒拌匀，闷润 1～2 小时，至黄酒被吸尽，置热锅内，用文火炒干，取出，晾凉。每 100kg 大黄片，用黄酒 15kg 熟大黄　取大黄块或片，加黄酒拌匀，闷润 1～2 小时，至黄酒被吸尽，置适宜容器内，密封，蒸 18～24 小时，至表面呈黑褐色，内部黄褐色，取出，晾干。每 100kg 大黄块（片），用黄酒 50kg 大黄炭　取大黄片，大小分开，置热锅内，用火 180～220℃炒至表面焦黑色，内部焦褐色，喷淋清水少许，熄灭火星，取出，晾干
《江西省中药炮制规范》（1991 年版）	大黄（生大黄）　除去杂质，洗净，润透，横切厚片或薄片、块，晾干 酒大黄（酒炒大黄）　取净大黄片，用酒喷淋，拌匀，稍闷，文火微炒取出，放凉。每 100kg 大黄，用酒 10～15kg 熟大黄　取大黄块，用酒拌匀，润透，蒸 1 天至内外均呈黑色，取出，干燥。每 100kg 大黄，用酒 30kg 大黄炭　取大黄片，用武火炒至表面焦黑色，内部焦色时，喷少许水灭火星，取出，摊凉 生大黄粉　取原药，除去杂质，抢水洗净，切碎，干燥，碾成细粉
《安徽省中药饮片炮制规范》（2002 年版）	大黄　取原药材，除去杂质，洗净，润透，切厚片，干燥筛去灰屑
《陕西省中药饮片标准》（2008、2009、2011 年版）	大黄　取药材大黄，除去杂质，洗净润透，切厚片，干燥，筛去灰屑 焦大黄　取饮片大黄，照炒法炒至焦褐色 大黄炭　取饮片大黄，照炒法炒至表面焦黑色、内部焦褐色 熟大黄　取大黄饮片，照酒炖或酒蒸法炖或蒸至内外均呈黑色 酒大黄　取大黄饮片，照酒炙法炒干
《重庆市中药饮片炮制规范及标准》（2006 年版）	大黄　除去杂质，洗净，润透，切厚片或块，晾干

续表

药典及规范	炮制方法
《湖北省中药饮片炮制规范及标准》（2009 年版）	大黄　除去杂质，洗净，润透，切块或片，晾干或低温干燥
《吉林省中药炮制标准》（1986 年版）	大黄片　除去杂质，按大小个分开。洗净泥土，浸泡至约五成透时，捞出，每日喷淋水（3-4 次边喷边上下翻动），润透。稍晾至绷皮，回润，切 3mm 片，晒干
《全国中药炮制规范》《四川省中药饮片炮制规范》（2002 年版）	大黄　取原药材，除去杂质，大小分开，略浸，捞出，淋润至透时，切厚片或小方块，晾干或低温干燥 大黄　除去杂质，洗净，润透，切厚片或块，晾干 酒大黄　取净大黄片，照酒炙法炒干 熟大黄　取净大黄块，照酒炖或酒蒸法炖或蒸至内外均呈黑色 大黄炭　取净大黄片，照炒炭法炒至表面焦黑色，内部焦褐色

历版药典都收载了大黄、酒大黄以及熟大黄三个品种。1985年版药典增加了大黄炭，此后一直收载。在历版药典中，关于炮制工艺方面并无较大进展，炮制时间以及酒用量、质量等方面缺乏量化指标，炮制操作过程表述含糊，缺乏操作细则及指南。

（三）大黄饮片现代炮制研究

大黄饮片现代炮制研究显示，江文君等[1]对生大黄的研究表明将生大黄切1～2mm厚片，60℃烘干时泻下效果较好，认为最佳条件为60℃烘干。大黄片切片前要少泡多闷润，水量不宜多，时间不宜长，以水尽药透为度，以免有效成分溶于水而丧失；切成的块或片，低温干燥或晾干，筛去碎屑，干透储存，不可在烈日下暴晒。故认为用清水浸泡约六成透，闷润至内外湿度一致为宜[2]。常文隽等[3]研究表明生大黄体大质坚，在水处理过程中，宜采取少泡法，缓缓润透，因大黄中所含的蒽甙类极性较大，能溶于水，在热水中更容易溶解，久泡后影响药物疗效。故表明浸泡不宜太久。

何民等[4]研究大黄九蒸九晒对蒽醌和鞣质含量的影响时发现大黄阴干时泻下作用最强。结论：生大黄阴干为宜。李庆华等[5, 6]以浸出物含量为指标，对熟大黄工艺进行研究认为：大黄以酒蒸10小时最为适宜。在加工中，以蒸制10小时浸出物含量最高，超过10小时后含量即开始逐渐下降。而加酒炮制的熟大黄比不加酒浸出物含量高。同时对酒熟大黄、熟大黄、生大黄浸出物对比发现：酒熟大黄＞熟大黄＞生大黄。

夏从龙[7]对大黄不同炮制品制作方法与临床运用研究发现，取净生大黄片放入木甑内，置水锅上，加热蒸约4小时，表面显微黑棕色取出，至七八成干，再与蒸液拌匀吸尽后，晒干或烘干。刘志勤[2]对熟大黄制法研究认为：熟大黄的传统制法有酒蒸、酒炖、清蒸、九蒸九晒等，工艺落后，饮片质量不稳定。因此制定了“加酒热压法”，该法加药材0.3倍量的黄酒和0.7倍量的水，在适宜的压力下，热压2～4小时；或取大黄片蒸4小时，晾干与蒸液拌匀，再蒸2小时，取出晒干或烘干；或隔水蒸至大黄色黑取出干燥储藏。李君富等[8]采用正交试验法，以大黄素含量与固形物收率为指标，优选出酒烘大黄的最佳炮制工艺，并与传统工艺进行比较。结果发现酒烘大黄的最佳工艺为：每100g大黄喷淋加入黄酒15mL，拌匀，闷润15分钟，放入80℃烘箱内烘烤0.5小时，取出放凉，晾干。刘峰等[9]采用L_9（3^4）正交设计方法考察酒炙大黄炒制温度、炒制时间、投料量，以大黄饮片外观性状、总蒽醌含量为指标，选择高效液相色谱法进行含量测定，进行机械化炮制与传统手工炮制对比研究，确定最佳工艺技术参数，结果发现最佳炮制工艺技术参数为加入10%黄酒拌匀，置XCYD-750型自动温旋盖电热炒药机内，炒制温度设定140℃，炒制时间设定为15

分钟。刘志坚等[10]结合蒽醌含量为指标，采用紫外分光光度法，通过正交试验，对炮制工艺中主要影响因素，包括加热温度、加热时间、黄酒用量比例，进行深入考察，筛选出最佳炮制工艺，结果表明，辅料黄酒的用量对对大黄结合型蒽醌含量的影响最大，炮制温度的影响次之，而加热时间的影响最小。酒炙大黄的最佳炮制工艺组合应为取大黄片100g，用13%的黄酒喷淋拌匀，稍闷润，待酒被吸尽后，置炒制锅中，用150℃的温度炒10分钟后，取出晾干。其结合型蒽醌化合物含量较生品及其他炮制品含量少，表明其为比较合理的炮制效果。由李君富[8]研究可知，大黄经酒烘后，跟其他炮制品种一样，大黄素的含量相比生品均有不同程度的增加，这与赵海霞[11]的研究结果是一致的，其中大黄炭增加最多，酒烘品与酒炙品次之；而各炮制品种的固形物收率跟生品相比则有所下降，分析原因可能是大黄经炒、炙、烘等工艺后，其主要的泻下成分结合型蒽醌含量下降，而这也在一定程度上解释了大黄“酒炙后泻下作用缓和”这一观点。而与酒炙大黄相比，酒烘大黄的固形物收率相差不大，但大黄素含量高于酒炙大黄，而且在具体操作时，因为酒烘大黄在炮制过程中有温度、时间等数字化控制，从而更有助于推广大黄炮制的规范化及标准化操作。总体说来，酒烘大黄的炮制工艺相对于传统的酒炙大黄，具有明显优势。

（四）大黄饮片炮制工艺研究总结

1. 历史文献 炮熟、酒洗、酒浸、蒸制、炒、制炭、醋煎制、湿纸裹煨、九蒸九曝干、酒浸炒、蜜焙、醋炒、姜制、湿纸裹蒸、酒蒸、醋蒸、麸煨蒸、童便制、米泔浸、酒煮、醋煨、黄连吴萸制等法。

2. 历版《中国药典》 大黄、酒大黄、熟大黄、大黄炭等，以酒大黄为最常用。

3. 各省市炮制规范 酒洗、酒蒸、炒炭、炒焦、醋制、研粉等，以酒制最为常见。

4. 现代研究文献 切片、酒蒸加压、酒烘等，以酒蒸为最常用。

综合上述研究结果，制定大黄的炮制工艺为：

大黄 取原药材，除去杂质，大小分档，洗净，润透，切厚片或块，晾干，即得。

酒大黄 取净大黄片，加黄酒拌匀，闷润1～2小时，至黄酒被吸尽，置已加热炒制容器内，用文火炒干，取出，晾凉，即得。

每100kg大黄片，用黄酒15kg。

参考文献

[1] 江文君, 毛淑杰. 中药大黄炮制研究 I [J]. 中药通报, 1986, 11 (6):20-23.

[2] 刘志勤. 大黄的主要炮制方法与功效[J]. 中国中医药信息杂志, 2011, 24 (2):177-178.

[3] 常文隽, 董靖. 浅谈大黄不同炮制品的制法及其临床应用[J]. 中医临床研究, 2010, 02 (23):22-23.

[4] 何民, 杨守业, 王岚, 等. 大黄九蒸九晒对蒽醌和鞣质含量的影响[J]. 中成药, 1992, 14 (12):19-20.

[5] 李庆华. 熟大黄炮制工艺及加与否对其有效成分和药理作用影响的研究[J]. 新乡医学院学报, 1984, 1 (1):16-35.

[6] 李庆华, 刘鹤香, 张德安. 熟大黄炮制工艺的研究[J]. 中成药研究, 1984, (10):18.

[7] 夏从龙. 不同大黄炮制品的制作方法及临床应用[J]. 时珍国医国药, 2001, 12 (9):797.

[8] 李君富, 尹蓉莉, 韦娟, 等. 酒烘大黄的炮制工艺研究[J]. 中国科技论文在线, 2008, 9.

[9] 刘峰, 张伟, 马存德, 等. 酒炙大黄工业化生产工艺实验研究[J]. 中国药业, 2011, 20 (14):44-46.

三画

[10] 刘志坚，徐建伟. 酒炙大黄的炮制工艺研究[J]. 浙江中医杂志，2012, 10 (47):766-767.

[11] 赵海霞. 炮制对大黄化学成分及药理作用的影响[J]. 光明中医，1997, 12 (72):48-50.

Da ji

大蓟

药材来源　本品为菊科植物蓟*Cirsium japonicum* Fisch.ex DC.的干燥地上部分。

采收加工　夏、秋二季花开时采割地上部分，除去杂质，晒干。

大蓟饮片炮制规范

【饮片品名】大蓟、大蓟炭。

（一）大蓟

【饮片来源】本品为大蓟药材经切制后的炮制品。

【炮制方法】除去杂质，抢水洗或润软后，切成2.5～3cm小段，50℃干燥至干。

【饮片性状】本品呈不规则的段。茎短圆柱形，表面绿褐色，有数条纵棱，被丝状毛；切面灰白色，髓部疏松或中空。叶皱缩，多破碎，边缘具不等长的针刺；两面均具灰白色丝状毛。头状花序多破碎。气微，味淡。

【质量控制】

鉴别　（1）叶表面观：上表皮细胞多角形；下表皮细胞类长方形，垂周壁波状弯曲。气孔不定式或不等式，副卫细胞3～5个。非腺毛4～18细胞，顶端细胞细长而扭曲，直径约7μm，壁具交错的角质纹理。

（2）取本品粉末1g，加甲醇10ml，超声处理30分钟，滤过，滤液蒸干，残渣加甲醇2ml使溶解，作为供试品溶液。另取大蓟对照药材1g，同法制成对照药材溶液。照薄层色谱法（通则0502）试验，吸取上述两种溶液各1～2μl，分别点于同一聚酰胺薄膜上，以乙酰丙酮-丁酮-乙醇-水（1∶3∶3∶13）为展开剂，展开，取出，晾干，喷以三氯化铝试液，晾干，置紫外光灯（365nm）下检视。供试品色谱中，在与对照药材色谱相应的位置上，显相同颜色的荧光主斑点。

检查　杂质　不得过2%。

水分　不得过13.0%（第二法）。

酸不溶性灰分　不得过3.0%。

浸出物　用稀乙醇作溶剂，不得少于15.0%（热浸法）。

【性味与归经】甘、苦，凉。归心、肝经。

【功能与主治】凉血止血，散瘀解毒消痈。用于衄血，吐血，尿血，便血，崩漏，外伤出血，痈肿疮毒。

【用法与用量】9～15g。

【贮藏】置通风干燥处，防蛀。

（二）大蓟炭

【饮片来源】本品为大蓟经炒炭后的炮制品。

【炮制方法】取大蓟段，置炒制容器内用武火加热，炒至表面焦黑色，内部焦黄色，喷洒少许清水、灭尽火星，取出晾干。

【饮片性状】

本品呈不规则的段。表面黑褐色。质地疏脆，断面棕黑色。气焦香。

【质量控制】

鉴别　（1）取本品粉末2g，加70%乙醇溶液30ml，超声处理30分钟，滤过，滤液蒸干，残渣加70%乙醇溶液2ml使溶解，作为供试品溶液。另取大蓟对照药材1g，加70%乙醇溶液10ml，同法制成对照药材溶液。照薄层色谱法试验，吸取供试品溶液、对照药材溶液各1～2μl，分别点于同一聚酰胺薄膜上，以丙酮-水（1∶1）为展开剂，展开，取出，晾干，喷以0.1%三氯化铝乙醇溶液，晾干，置紫外光灯（365nm）下检视。供试品色谱中，在与对照药材色谱相应的位置上，显相同颜色的荧光斑点。

（2）取本品粉末2g，加75%乙醇30ml，超声处理30分钟，滤过，滤液蒸干，残渣加75%乙醇溶液10ml使溶解，作为供试品溶液。另取柳穿鱼黄素对照品，加75%乙醇溶液制成每1ml含0.2mg的溶液，作为对照品溶液。照薄层色谱法试验，吸取上述两种溶液各2μl，分别点于同一聚酰胺薄膜上，以三氯甲烷-甲醇-醋酸（1∶1∶1）为展开剂，展至约7cm，取出，晾干，喷以三氯化铝乙醇试液，热风吹干，置紫外光灯（365nm）下检视。供试品色谱中，在与对照品色谱相应的位置上，显相同颜色的荧光斑点。

浸出物 照醇溶性浸出物测定法项下的热浸法测定，用70%乙醇作溶剂，不得少于13.0%。

【性味与归经】苦、涩，凉。归心、肝经。

【功能与主治】凉血止血。用于衄血，吐血，尿血，便血，崩漏，外伤出血。

【用法与用量】5～10g，多入丸散服。

【贮藏】置阴凉干燥处，防蛀。

大蓟饮片炮制操作规程

（一）大蓟

1．产品概述

（1）品名 大蓟。

（2）规格 段。

2．生产依据 按照《中国药典》2015年版一部有关工艺要求及标准，以及拟定的饮片品种炮制工艺执行。

3．工艺流程 取原药材，除去杂质，抢水洗或润软后，切成小段，50℃干燥至干，筛去碎屑，包装，即得。

4．炮制工艺操作要求

（1）挑选 除去杂质。

（2）洗润 抢水洗。

（3）切制 切成2.5～3cm小段。

（4）干燥 50℃干燥至干。

（5）包装 复合袋手工包装，包装损耗应不超过1.0%。

5．原料规格质量标准 符合《中国药典》2015年版一部大蓟药材项下的相关规定。

6．成品质量标准 符合本规范大蓟饮片项下的相关规定。

7．成品贮存及注意事项 置通风干燥处，防蛀。

8．工艺卫生要求 符合中药饮片GMP相关工艺卫生要求。

9．主要设备

高速万能截断机、热风循环烘箱等。

（二）大蓟炭

1．产品概述

（1）品名 大蓟炭。

（2）规格 段。

2．生产依据 按照《中国药典》2015年版一部有关工艺要求及标准，以及拟定的饮片品种炮制工艺执行。

3．工艺流程 取大蓟段，置炒制容器内，用武火加热，炒至表面焦黑色，内部焦黄色，喷洒少许清水，灭尽火星，取出晾干。

4．炮制工艺操作要求

（1）加热 炒药机加热至190℃。

（2）投料 投入净大蓟段。

（3）炒制 加入净大蓟段不断翻炒，炒制11分钟至外表焦黑色或黑褐色，喷淋清水灭尽火星，炒干取出。放凉，即得。

（4）包装 复合袋手工包装，包装损耗应

不超过1.0%。

5．原料规格质量标准 符合《中国药典》2015年版一部大蓟饮片项下的相关规定。

6．成品质量标准 符合本规范大蓟炭饮片项下的相关规定。

7．成品贮存及注意事项 置阴凉干燥处，防蛀。

8．工艺卫生要求 符合中药饮片GMP相关工艺卫生要求。

9．主要设备 智能化炒药机等。

大蓟饮片炮制规范起草说明

（一）大蓟炮制方法历史沿革

1．净制 取原药材，除去杂质。

2．切制 记载有“抢水洗”或“润软”和“切制”（《千金翼》）的记载。

3．炮制

（1）捣汁 唐代记载有“捣取自然汁”（《食疗》）。

（2）酒渍 唐代始记载“用酒渍专攻凉血止血”（《外台》），具体如下：大蓟根一斤，酒一斗渍五宿，治崩中出血不止，因是血热妄行，酒通血脉，资其引血归经。

（3）焙法 宋代有焙制唯恐寒伤胃气：大蓟，焙（《圣济录》）。

（4）烧灰存性 金元有“烧制欲佐止血”（《丹溪》），如大蓟，烧灰存性，研细，用纸包碗盖地上一夕，出火毒。

（5）童便制 明代有童便浸后曝干法；清代有酒洗后童便拌炒、捣汁入童便和酒饮等法。有酒童便制欲助散瘀止血“大蓟，酒洗，童便拌微炒”（《本草汇》）的记载。

历代炮制历史沿革见表1。

表1 大蓟炮制历史沿革简况

朝代	沿用方法	新增方法	文献出处
唐	取原药材，除去杂质	切制	《千金翼》
		捣取自然汁	《食疗》
		酒渍	《外台》
宋	取原药材，除去杂质	焙法	《圣济录》
元	取原药材，除去杂质	烧灰存性，研细，用纸包碗盖地上一夕	《丹溪》《十药》
明	取原药材，除去杂质	童便拌微炒	《本草汇》
		童便浸后曝干	《奇效》
		烧灰存性	《大法》
		碎	《品汇》
清	取原药材，除去杂质	酒洗后童便拌炒	《本草汇》
		捣汁入童便和酒饮	《得配》

从古代文献资料中可以看出，历代沿用过的大蓟炮制方法多种多样，其中以净制、切制、炒制为常见方法，而炒炭法最为常用。现代炮制方法仍沿用净制、切段、炒炭（即古代的烧制）为主流。大蓟炮制多以改变药性、便于保存为目的，也有根据临床病情改变辅料以增强协同药效的。大蓟炒炭后凉性减弱，收敛止血作用增强，用于吐血、呕血、咯血、嗽血等出血较急剧者。

（二）大蓟饮片药典及地方炮制规范

1．净制 夏、秋二季花开时采割地上部分，除去杂质，晒干。

2．切制 抢水洗或润软后，切段，干燥。

3．炮制 将炒制容器用武火加热至190℃，加入净大蓟段不断翻炒，炒制11分钟至外表焦黑色或黑褐色，喷淋清水灭尽火星，炒干取出，放凉，即得。

现代炮制方法见表2。

表2 《中国药典》及各地炮制规范收载的大蓟炮制方法

药典及规范	炮制方法
《中国药典》（1977年版）	大蓟草 洗净，润软，切段，晒干 大蓟根 洗净，润透，切片，晒干 大蓟炭 取大蓟段或片，照炒炭法炒至表面焦黑色
《中国药典》（1985年版） 《中国药典》（1990年版） 《中国药典》（1995年版） 《中国药典》（2000年版）	大蓟草 洗净，润软，切段，干燥 大蓟根 洗净，润透，切薄片，干燥 大蓟炭 取大蓟段或根片，照炒炭法炒至表面焦黑色
《中国药典》（2005年版）	大蓟 除去杂质，抢水洗或润软后，切段，低温干燥，即得 大蓟炭 取大蓟段，照炒炭法炒至表面焦黑色
《中国药典》（2010年版） 《中国药典》（2015年版）	大蓟 除去杂质，抢水洗或润软后，切段，干燥 大蓟炭 取大蓟段，照炒炭法炒至表面焦黑色
《安徽省中药饮片炮制规范》（2005年版）	大蓟、大蓟根 取原药材，除去杂质，抢水洗净，润透，切薄片，干燥，筛去碎屑 大蓟草 取原药材，除去杂质，抢水洗净，稍晾，切段，干燥 大蓟炭 取净大蓟片或段，照炒炭法，炒至表面焦黑色
《广西壮族自治区中药饮片炮制规范》（2007年版）	生大蓟 除去杂质，抢水洗净，润透。切段或切厚片，干燥，筛去灰屑 大蓟炭 取生大蓟片，置锅内用中火（或武火）炒至表面黑褐色，内焦褐色，喷淋适量清水，取出，晾干
《贵州省中药饮片炮制规范》（2005年版）	大蓟 取原药材，除去杂质，洗净，大蓟草润软，干燥，大蓟根润透，切薄片，干燥 大蓟炭 取净大蓟段或根片，照炒炭法炒至表面焦褐色
《河南省中药饮片炮制规范》（2005年版）	大蓟 除去杂质，抢水洗或润软后，切段，低温干燥 大蓟炭 取净大蓟，照炒炭法炒至表面焦黑色
《湖南省中药饮片炮制规范》（2010年版）	大蓟 取原药材，除去杂质，抢水洗净，润透，切短段，干燥 大蓟炭 取大蓟段，照炒炭法，用武火加热，炒至表面焦黑色，喷洒清水少许，灭尽火星，取出晾干凉透
《江苏省中药饮片炮制规范》（2002年版）	大蓟 取原药材，除去杂质，洗净，润软，切段，干燥 大蓟炭 取净大蓟段，用武火加热，炒至表面焦褐色，喷淋少量清水，灭尽火星，取出，凉透，晾干
《江西省中药饮片炮制规范》（2008年版）	大蓟 除去杂质，抢水洗净，润软，切段，干燥 大蓟炭 取大蓟段，照炒炭法用武火炒至焦黑色，存性，喷洒清水灭去火星，再炒至水汽逸尽，取出，摊凉
《上海市中药饮片炮制规范》（2008年版）	大蓟 将原药除去残根等杂质，喷潮，略润，切长段，低温干燥，筛去灰屑 大蓟炭 取大蓟，照清炒法炒至表面焦黑色，筛去灰屑
《浙江省中药炮制规范》（2005年版）	大蓟 根取原药，除去杂质，洗净，润软，切厚片或段，干燥 大蓟根炭 取大蓟根，炒至浓烟上冒表面焦黑色、内部棕褐色时，微喷水，灭尽火星，取出，晾干
《吉林省中药炮制标准》（1986年版）	大蓟段 除去杂质，洗净泥土，捞出，润透，切10mm段，晒干 大蓟炭 取大蓟段置锅中，用武火炒至外表黑色、内部褐色（但须存性），喷水灭火星，取出，晾干
《山东省中药炮制规范》（1990年版）	大蓟 除去杂质，抢水洗净，闷润，切小段，干燥 大蓟炭 将大蓟段置热锅中，武火炒至表面呈焦黑色，内部呈褐色时，喷淋清水少许，灭尽火星，取出，及时摊晾，凉透

（三）大蓟饮片现代炮制研究

杨星辰等[1]以大蓟炭中柳穿鱼苷元的含量为评价指标，优选出大蓟的最佳炮制工艺为190℃烘制10分钟；符玲等[2]以外观性状、凝血时间、浸出物三者为指标，选择大蓟炒炭温度和时间以及二者的交互作用三个因素进行$L_9(3^4)$正交实验，采用直观分析和方差分析的方法确定大蓟最佳炮制工艺为190℃炒11

分钟。

钟凌云等[3]研究发现：大蓟炒炭后，多种元素含量虽然有所升高，但鞣质含量降低。大蓟生品凉血消肿，制炭后收敛止血作用增强。动物实验也表明，大蓟炭能缩短出血和凝血时间。由此说明大蓟炭的止血作用并不与鞣质含量呈平行关系，而可能与炒炭过程中各成分的相互比例发生变化，使抗止血成分含量下降，而止血成分含量上升有关。

（四）大蓟饮片炮制工艺研究总结

1．历史文献　净制（除去杂质）；切制（捣汁）；酒制（酒渍）；焙制；炒制（炒焦、炒炭）；童便制（童便浸后曝干、酒洗后童便拌炒、捣汁入童便）。

2．历版《中国药典》　大蓟草、大蓟根、大蓟炭等，以大蓟、大蓟炭为最常用。

3．各省市炮制规范　大蓟草、大蓟根、大蓟炭等，以大蓟、大蓟炭为最常用。

4．现代研究文献　净制、切制、炒炭等。

5．保存　目前对于中药材保质期的研究相对较少，全草类药材的保质期一般为1～2年，大蓟为常用的全草类药材，且有效成分为非挥发性成分，结合目前大蓟饮片的常见保存时间，故确定大蓟饮片的保质期为2年。

综合上述研究结果，制定大蓟的炮制工艺为：

大蓟　取原药材，除去杂质。抢水洗或润软后，切成小段，50℃干燥至干。

大蓟炭　取大蓟段，置炒制容器内，用武火加热，炒至表面焦黑色，内部焦黄色，喷洒少许清水，灭尽火星，取出晾干。

参考文献

[1] 杨星辰, 陆颖, 俞培忠. 基于柳穿鱼苷元含量的大蓟炮制工艺的优化[J]. 中药材, 2009, 32(12):1819-1821.

[2] 符玲, 易炳学, 龚千锋, 等. 正交试验优选大蓟最佳炮制工艺[J]. 中药材, 2007, 30 (08):918-919.

[3] 钟凌云, 郑晗, 龚千锋, 等. 大蓟炭止血药效物质初步研究[J]. 中华中医药杂志, 2011, 26(01):147-149.

Shan dou gen 山豆根

药材来源　本品为豆科植物越南槐*Sophora tonkinensis* Gagnep.的干燥根和根茎。

采收加工　秋季采挖，除去杂质，洗净，干燥。

山豆根饮片炮制规范

【饮片品名】山豆根。

【饮片来源】本品为山豆根药材经切制后的炮制品。

【炮制方法】取原药材，除去残茎及杂质，浸泡，洗净，润透，切厚片，干燥。

【饮片性状】本品呈不规则的类圆形厚片。外表皮棕色至棕褐色。切面皮部浅棕色，木部淡黄色。有豆腥气，味极苦。

【质量控制】

鉴别　取本品粗粉约0.5g，加三氯甲烷

10ml，浓氨试液0.2ml，振摇15分钟，滤过，滤液蒸干，残渣加三氯甲烷0.5ml使溶解，作为供试品溶液。另取苦参碱对照品、氧化苦参碱对照品，加三氯甲烷制成每lml各含lmg的混合溶液，作为对照品溶液。照薄层色谱法试验，吸取供试品溶液1～2μl、对照品溶液4～6μl，分别点于同一硅胶G薄层板上，以三氯甲烷-甲醇-浓氨试液（4∶1∶0.1）为展开剂，展开，取出，晾干，喷以稀碘化铋钾试液。供试品色谱中，在与对照品色谱相应的位置上，显相同的橙黄色斑点。

检查　水分　不得过10.0%（第二法）。

总灰分　不得过6.0%。

浸出物　醇溶性浸出物不得少于15.0%（热浸法）。

含量测定　照高效液相色谱法测定。

本品按干燥品计算，含苦参碱（$C_{15}H_{24}N_2O$）和氧化苦参碱（$C_{15}H_{24}N_2O_2$）不得少于0.60%。

【性味与归经】苦，寒；有毒。归肺、胃经。

【功能与主治】清热解毒，消肿利咽。用于火毒蕴结，乳蛾喉痹，咽喉肿痛，齿龈肿痛，口舌生疮。

【用法与用量】3～6g。

【贮藏】置阴凉干燥处，防蛀。

山豆根饮片炮制操作规程

1．产品概述

（1）品名　山豆根。

（2）规格　厚片。

2．生产依据　按照《中国药典》2015年版一部有关工艺要求及标准，以及拟定的饮片炮制工艺执行。

3．工艺流程　取原药材，除去残茎及杂质，浸泡，洗净，润透，切厚片，干燥。

4．炮制工艺操作要求

（1）挑选　除去残茎及杂质。

（2）洗润　浸泡，洗净，润透。

（3）切制　切厚片。

（4）干燥　将饮片置烘箱内，控制温度和时间至干燥。

（5）包装　复合袋手工或机械包装。

5．原料规格质量标准　符合《中国药典》2015年版一部山豆根药材项下的相关规定。

6．成品质量标准　符合本规范山豆根饮片项下的相关规定。

7．成品贮存及注意事项　置干燥处。

8．工艺卫生要求　符合中药饮片GMP相关工艺卫生要求。

9．主要设备　高速万能截断机、热风循环烘箱等。

山豆根饮片炮制规范起草说明

（一）山豆根炮制方法历史沿革

1．净制　明代记载有“刮去皮”(《品汇》)。

2．切制　切制方法多为捣研：“捣末”(《证类》)、“或末、或研”(《大法》)，此外，尚有剉法：“剉用”(《品汇》)。

历代炮制历史沿革见表1。

表1　山豆根炮制历史沿革简况

朝代	沿用方法	新增方法	文献出处
宋代		捣末	《证类》
明代		刮去皮，剉用	《品汇》
	或末	或研	《大法》

古代文献资料对山豆根炮制方法记载较少，仅有捣研及剉用等记载，现已不沿用。现代炮制

方法主要为净制切片，利于药效成分的煎出。

（二）山豆根饮片药典及地方炮制规范

1．净制 秋季采挖，除去杂质，洗净。

2．切制 切厚片，干燥；或切薄片，干燥。

现代炮制方法见表2。

表2 《中国药典》及各地炮制规范收载的广豆根炮制方法

药典及规范	炮制方法
《中国药典》（1963年版）	广豆根 拣去杂质，除去残茎，分开大小条，用水浸泡，捞出，润透后切片，晒干即得
《中国药典》（1977年版）	山豆根 除去残茎及杂质，浸泡，洗净，润透，切片，晒干
《中国药典》（1985年版） 《中国药典》（1990年版） 《中国药典》（1995年版） 《中国药典》（2000年版） 《中国药典》（2005年版）	山豆根 除去残茎及杂质，浸泡，洗净，润透，切厚片，晒干
《中国药典》（2010年版） 《中国药典》（2015年版）	山豆根 除去残茎及杂质，浸泡，洗净，润透，切厚片，干燥
《江西省中药饮片炮制规范》（2008年版）	山豆根 除去残茎及杂质，浸泡，洗净，润透，切厚片或斜薄片，干燥
《四川省中药饮片炮制规范》（2002年版）	山豆根 除去残茎及杂质，洗净，润透，切厚片，晒干
《湖南省中药饮片炮制规范》（2010年版）	山豆根 取原药材，除去杂质及残茎，浸泡，洗净，润透，切薄片，干燥，筛去灰屑
《浙江省中药炮制规范》（2005年版）	山豆根 取原药，除去杂质，水浸2～3小时，洗净，润软，切厚片，干燥
《江苏省中药饮片炮制规范》（2002年版）	山豆根 取原药材，除去杂质及残茎，大小分档，洗净，浸泡至六七成透时，捞出，润透，切厚片，干燥
《北京市中药饮片炮制规范》（2008年版）	山豆根 取原药材，除去杂质及残茎，大小分开，洗净，浸泡8～12小时，至约七成透时，取出，闷润8～12小时，至内外湿度一致，切厚片，干燥，筛去碎屑。若为产地片，除去杂质
《山东省中药炮制规范》（1990年版）	山豆根 除去杂质及残茎，大小分档，用清水浸泡至六七成透，捞出，闷润至透，切薄片，干燥

（三）山豆根饮片现代炮制研究

张涛[1]对山豆根生品、浸泡品、浸润品进行生物碱含量测定，结果生品、浸泡品、浸润品生物碱含量分别为1.29%、0.41%、1.07%。认为采用浸润法软化药材有效成分流失少，且不易长霉。

蒋纪洋等[2]以苦参碱、氧化苦参碱等生物碱总的含量为指标，采用正交设计试验，考察了泡洗水温度、浸泡程度、泡洗水量及饮片厚度，结果表明浸泡程度、饮片厚度及泡洗水温度为影响其质量的主要因素，筛选了山豆根饮片加工工艺为用药材6倍量的自来水（常温），洗净捞出闷润至透，切2～3mm薄片，干燥为宜。

（四）山豆根饮片炮制工艺研究总结

1．历史文献 净制（刮去皮）、切制（捣末、研、剉用）。

2．历版《中国药典》 山豆根，生品饮片入药。

3．各省市炮制规范 山豆根，以切厚片为多，尚有切薄片及斜薄片。

4．现代研究文献 主要为净制、切制。

综合上述研究结果，制定的山豆根炮制工艺为：

山豆根 取原药材，除去残茎及杂质，浸泡，洗净，润透，切厚片，干燥。

参考文献

[1] 张涛. 山豆根炮制方法初探[J]. 中国中药杂志, 1989, 14 (3):26.

[2] 蒋纪洋, 孙兴海, 徐敏友. 初探山豆根饮片炮制工艺[J]. 时珍国医国药, 1997, 8 (3):254-255.

Shan zhu yu

山茱萸

药材来源　本品为山茱萸科植物山茱萸*Cornus officinalis* Sieb.et Zucc.的干燥成熟果肉。

采收加工　秋末冬初果皮变红时采收果实，用文火烘或置沸水中略烫后，及时除去果核，干燥。

山茱萸饮片炮制规范

【饮片品名】山萸肉、酒萸肉。

（一）山萸肉

【饮片来源】本品为山茱萸药材的去核果肉。

【炮制方法】除去杂质和残留果核。

【饮片性状】呈不规则的片状或囊状，长1～1.5cm，宽0.5～1cm。表面紫红色至紫黑色，皱缩，有光泽。顶端有的有圆形宿萼痕，基部有果梗痕。质柔软。气微，味酸、涩、微苦。

【质量控制】

鉴别　（1）本品粉末红褐色。果皮表皮细胞橙黄色，表面观多角形或类长方形，直径16～30μm，垂周壁连珠状增厚，外平周壁颗粒状角质增厚，胞腔含淡橙黄色物。中果皮细胞橙棕色，多皱缩。草酸钙簇晶少数，直径12～32μm。石细胞类方形、卵圆形或长方形，纹孔明显，胞腔大。

（2）取本品粉末0.5g，加乙酸乙酯10ml，超声处理15分钟，滤过，滤液蒸干，残渣加无水乙醇2ml使溶解，作为供试品溶液。另取熊果酸对照品，加无水乙醇制成每1ml含1mg的溶液，作为对照品溶液。照薄层色谱法试验，吸取上述两种溶液各5μl，分别点于同一硅胶G薄层板上，以甲苯-乙酸乙酯-甲酸（20∶4∶0.5）为展开剂，展开，取出，晾干，喷以10%硫酸乙醇溶液，在105℃加热至斑点显色清晰。供试品色谱中，在与对照品色谱相应的位置上，显相同的紫红色斑点；置紫外光灯（365nm）下检视，显相同的橙黄色荧光斑点。

（3）取本品粉末0.5g，加甲醇10ml，超声处理20分钟，滤过，滤液蒸干，残渣加甲醇2ml使溶解，作为供试品溶液。另取莫诺苷对照品、马钱苷对照品，加甲醇制成每1ml各含2mg的混合溶液，作为对照品溶液。照薄层色谱法试验，吸取上述两种溶液各2μl，分别点于同一硅胶G薄层板上，以三氯甲烷-甲醇（3∶1）为展开剂，展开，取出，晾干，喷以10%硫酸乙醇溶液，在105℃加热至斑点显色清晰，置紫外光灯（365nm）下检视，供试品色谱中，在与对照品色谱相应的位置上，显相同颜色的荧光斑点。

检查　水分　不得过16%（第二法）。

总灰分　不得过6%。

含量测定　照高效液相色谱法测定。

色谱条件与系统适用性试验　以十八烷基硅烷键合硅胶为填充剂；以乙腈为流动相A，以0.3%磷酸溶液为流动相B，按下表中的规定进行梯度洗脱；检测波长为240nm；柱温为35℃。理论板数按马钱苷峰计算应不低于10000。

时间（分钟）	A（%）	B（%）
0 ～ 20	7	93
20 ～ 50	7→20	93→80

对照品溶液的制备　取莫诺苷对照品、马钱苷对照品适量，精密称定，加80%甲醇制成每lml各含50μg的混合溶液，即得。

供试品溶液的制备　取本品粉末（过三号筛）约0.2g，精密称定，置具塞锥形瓶中，精密加入80%甲醇25ml，称定重量，加热回流1小时，放冷，再称定重量，用80%甲醇补足减失的重量，摇匀，滤过，取续滤液，即得。

测定法　分别精密吸取对照品溶液与供试品溶液各10μl，注入液相色谱仪，测定，即得。

本品按干燥品计算，含莫诺苷（$C_{17}H_{26}O_{11}$）和马钱苷（$C_{17}H_{26}O_{10}$）的总量不得少于1.2%。

（二）酒萸肉

【饮片来源】本品为山茱萸经酒制后的炮制品。

【炮制方法】取净山萸肉，用黄酒拌匀，置适宜容器内，密闭闷润2小时，隔水加热，炖或蒸6小时至酒被吸尽，色变黑润，取出，干燥，即得。

每100kg山萸肉，用黄酒20kg。

【饮片性状】本品形如山茱萸，表面紫黑色或黑色，质滋润柔软。微有酒香气。

【质量控制】

鉴别　同山萸肉。

检查　水分　不得过16%（第二法）。

总灰分　不得过6%。

浸出物　不得少于50%（冷浸法）。

含量测定　同山萸肉，含莫诺苷（$C_{17}H_{26}O_{11}$）和马钱苷（$C_{17}H_{26}O_{10}$）的总量不得少于0.7%。

【性味与归经】酸、涩，微温。归肝、肾经。

【功能与主治】补益肝肾，收涩固脱。用于眩晕耳鸣，腰膝酸痛，阳痿遗精，遗尿尿频，崩漏带下，大汗虚脱，内热消渴。

【用法与用量】6～12g。

【贮藏】置阴凉干燥处，防蛀。

山茱萸饮片炮制操作规程

（一）山萸肉

1．产品概述

（1）品名　山萸肉。

（2）规格　果肉。

2．生产依据　按照《中国药典》2015年版一部有关工艺要求及标准，以及拟定的饮片品种炮制工艺执行。

3．工艺流程　除去杂质和残留果核。

4．炮制工艺操作要求

（1）挑拣　除去杂质和非药用部位，杂质量不超过3.0%。

（2）筛选　用筛药机筛去碎末，碎末含量不超过5.0%。

（3）干燥　将山萸肉摊放在干燥机内，干燥温度50 ℃。

（4）包装　手工包装，装入相应的塑料包装袋内，封口，贴上标签，包装损耗应不超过2.0%。

5．原料规格质量标准　符合《中国药典》（2015年版）一部山萸肉饮片项下的相关规定。

6．成品质量标准　符合本规范山萸肉饮片项下的相关规定。

7．成品贮存及注意事项　置通风干燥处，防蛀。

8．工艺卫生要求

符合中药饮片GMP相关工艺卫生要求。

9．主要设备 烘干箱、变频振动筛、包装机等。

（二）酒萸肉

1．产品概述

（1）品名 酒萸肉。

（2）规格 果肉。

2．生产依据 按照研究制订的工艺流程。

3．工艺流程 取净山萸肉，用黄酒拌匀，置适宜容器内，密闭闷润2小时，隔水加热，炖或蒸6小时至酒被吸尽，色变黑润，取出干燥，即得。每100kg山萸肉，用黄酒20kg。

4．炮制工艺操作要求

（1）挑拣 除去杂质和非药用部位，杂质量不超过3.0%。

（2）加黄酒 按饮片100kg加入20kg黄酒计算。

（3）闷润 拌匀，闷润2小时。

（4）蒸制 取闷润山茱萸肉，置蒸药箱内蒸制6小时。

（5）干燥 将萸肉摊放在干燥机内，干燥温度50℃。

（6）筛选 用筛药机筛去碎末，碎末含量不超过5.0%。

（7）包装 手工包装，装入相应的塑料包装袋内，封口，贴上标签，包装损耗应不超过2.0%。

5．原料规格质量标准 符合本规范酒萸肉饮片项下的相关规定。

6．成品质量标准 符合本规范酒萸肉饮片项下的相关规定。

7．成品贮存及注意事项 置通风干燥处，防蛀。

8．工艺卫生要求 符合中药饮片GMP相关工艺卫生要求。

9．主要设备 蒸药机、烘干箱、变频振动筛、包装机等。

山茱萸饮片炮制规范起草说明

（一）山茱萸饮片炮制方法历史沿革

1．净制 汉代，山茱萸始载于《神农本草经》，但未见记载炮制方法。南北朝刘宋时期提出“使山茱萸须去内核，核能滑精”（《雷公》）。唐代有“九月、十月采实阴干”（《新修》）。宋代有“温水浸良久，取肉去核”（《传信》）。元代有“去核取皮为用”（《活幼》）。明代有“取肉，去核，每十斤得肉二斤二两”（《普济方》）、“去核了，一斤，取肉皮用，只称成四两已夹”（《大法》）。清代有“九月、十月采实，阴干去核用肉”《崇原》。

2．切制 唐代有“打碎”（《千金》）；宋代有“打破”（《总录》）“捣”（《局方》）；明代有“去核捣碎”（《炮炙全书》）。

3．炮制 唐代有“阴干”（《新修》）。宋代有“须去内核，缓火熬之，方用”（《证类》）、“酒浸取肉焙”（《总录》）、“炒”、“瓦上出油”（《苏沈》）、“捣去核取肉微炒”（《局方》）。元代有“酒浸润，蒸透”（《活幼》）。明代有“酒浸”（《普济方》）、“酒蒸”（《保元》）、“酒润”（《炮炙全书》）、“酒伴炒锅上蒸”（《大法》）；清代有“盐炒”（《本草述》）、“蒸”（《增广》）等方法。

历代炮制历史沿革见表1。

表1 山茱萸历代炮制沿革简况

朝代	新增方法	文献出处
南北朝	去核，缓火熬	《雷公》
唐代	亦打碎	《千金》
	洗炒、打破炒、酒浸、麸炒、酒拌	《总录》
	炮	《百问》
宋代	去核，缓火熬，亦打碎	《证类》
	须捣碎焙干用或只和核使亦得	《局方》
	酒浸润，蒸透去核取皮为用	《苏沈》
	汤浸去核、水洗去核	《活幼》
金元时期	酒浸取肉，焙	《奇效》
	去核，酒拌	《理例》
	酒蒸去核	《禁方》
	酒蒸	《宋氏》
明代	微炒、酒浸杵膏	《景岳》
	酒拌，砂锅上蒸去核丁，一斤取肉皮用	《大法》
	去核，洗蒸，慢火炒、去核净，酒洗	《一草亭》
	蒸过，晒干炒	《异授眼科》
	酒浸良久，取肉去核	《普济方》
	酒蒸	《保元》

综合古代山茱萸的炮制方法，主要有熬、炒、蒸、并要求微炒、慢火炒。加辅料炮制，以酒炙为最常见，并有不同的炙法和要求，如酒浸、酒润、酒洗、酒蒸等。山萸肉去核免至滑精，生用敛阴止汗。用于自汗盗汗。酒蒸后酒性温通，能助药力，可增强温补肝肾，降低酸性作用，用于腰膝酸痛，头晕耳鸣，遗精。蒸制补肾涩精、缩尿，用于头目眩晕，阳痿早泄，频尿遗尿。

（二）山茱萸饮片药典及地方炮制规范研究

1. 净制　拣净杂质，去净核即得。

2. 炮制

（1）酒蒸　取净山萸肉，用黄酒拌匀，装罐或适宜容器内，密封，坐水锅中，隔水加热，炖至酒吸尽，取出，晾干即得。

每山萸肉50kg，用黄酒10～12.5kg。

（2）蒸制　取净山萸肉，置笼屉内加热蒸黑为度，取出，晒干即得。

表2 《中国药典》及各地炮制规范收载的山茱萸炮制方法

药典及规范	炮制方法
《中国药典》（1963 年版）	山萸肉　拣净杂质，去净核即得 酒山萸　取净山萸肉，用黄酒拌匀，装罐或适宜容器内，密封，坐水锅中，隔水加热，墩至酒吸尽，取出，晾干即得。每山萸肉 100 斤，用黄酒 20～25 斤 蒸山萸　取净山萸肉，置笼屉内加热蒸黑为度，取出，晒干即得
《中国药典》（1977 年版）	山萸肉　取除去杂质和残留果核 制山茱萸（1）取山萸肉，照酒炖法炖至酒吸尽 （2）取山萸肉，照蒸法蒸 4～6 小时，焖 6～8 小时，使颜色紫黑。每 100kg 山萸肉，用黄酒 20～30kg
《中国药典》（1985 年版）	山萸肉　除去杂质和残留果核 酒山萸　取净山萸肉，照酒炖法或酒蒸法，炖或蒸至酒吸尽。每 100kg 山萸肉，用黄酒 20～30kg

续表

药典及规范	炮制方法
《中国药典》（1990 年版） 《中国药典》（1995 年版） 《中国药典》（2000 年版） 《中国药典》（2005 年版） 《中国药典》（2010 年版） 《中国药典》（2015 年版）	山萸肉　除去杂质和残留果核 酒萸肉　取净山萸肉，照酒炖法或酒蒸法，炖或蒸至酒吸尽。每 100kg 山萸肉，用黄酒 10～20kg
《江苏省中药饮片炮制规范》（2002 年版）	酒萸肉　取净山萸肉，用黄酒喷洒拌匀，待酒吸尽，移至适宜的容器内，密闭，隔水炖或笼屉蒸，至萸肉变紫黑，色润，取出，低温干燥。每 100kg 山萸肉，用黄酒 20kg
《安徽省中药饮片炮制规范》（2005 年版）	酒蒸山茱萸　取净山萸肉，加入黄酒，拌匀，置适宜容器内，密封，隔水加热蒸至山茱萸变黑紫、色润，取出，干燥。每 100kg 山茱萸，用黄酒 20kg
《北京市中药饮片炮制规范》（2008 年版）	酒山茱萸　取原药材，除去杂质及残留果核。加黄酒拌匀，闷润 3～4 小时，置适宜容器内，加水适量，密封，蒸 18～24 小时，至紫黑色有油亮光泽时，取出，晾干。每 100kg 净山茱萸，用黄酒 30kg
《甘肃省中药炮制规范》（2009 年版）	山茱萸　取原药材，除去杂质及残留的果核 酒山茱萸　取净山萸肉，用黄酒拌匀，待酒吸尽，装罐或置适宜容器内，密封，放笼屉内，先用武火加热，待“圆气”后改用文火加热，蒸 8～10 小时，焖 10～12 小时，蒸至呈紫黑色，出锅，放凉。每净山萸肉 100kg，用黄酒 20kg 醋山萸肉　取净山萸肉，加醋拌匀，闷透，置锅中，用文火加热，炒干，出锅，放凉。每净山萸肉 100kg，用食醋 15kg
《广西壮族自治区中药饮片炮制规范》（2007 年版）	酒萸肉　取净山茱萸，加酒拌匀，待酒被吸尽，置密闭容器内，隔水炖约 4 小时，至山茱萸呈紫黑色，取出，干燥。每 100kg 山茱萸，用黄酒 20kg
《贵州省中药饮片炮制规范》（2005 年版）	醋萸肉　取净山茱萸，加醋拌匀，闷至醋被吸尽，干燥。每 100kg 山茱萸，用醋 10kg 酒萸肉　取净山茱萸，加入黄酒拌匀，置适宜容器内，隔水加热蒸或炖至紫黑色，色润，低温干燥。每 100kg 山茱萸，用黄酒 20kg
《河南省中药饮片炮制规范》（2005 年版）	酒萸肉　取净山萸肉，加入黄酒拌匀，置适宜容器内，隔水加热蒸或炖至酒吸尽。每 100kg 山茱萸，用黄酒 20kg 蒸萸肉　取净山萸肉，置适宜容器内，隔水加热蒸至外表紫黑色 醋萸肉　取净山萸肉，加入醋拌匀，置适宜容器内，隔水加热蒸至醋尽并呈紫黑色。每 100kg 山萸肉，用醋 24kg
《湖南省中药饮片炮制规范》（2010 年版）	制山萸肉　取净山茱萸，加酒拌匀，闷润，待酒被吸尽，置密闭容器内，蒸约 2 小时，至山茱萸呈紫红色，取出，干燥。每 100kg 净药材，用黄酒 10kg
《江西省中药饮片炮制规范》（2008 年版）	山萸肉　除去杂质和残留果核 酒萸肉（酒制山茱萸）（1）取净山萸肉，照酒炖法或酒蒸法炖或蒸至酒吸尽（2）取净山萸肉，用黄酒拌匀，吸尽后，蒸至色转黑，取出，干燥。每 100kg 山萸肉，用黄酒 20kg
《陕西省中药饮片标准》（2011 年版）	山萸肉　取药材山萸肉，除去杂质及残留果核 酒萸肉　取净饮片山萸肉，照酒炖或酒蒸法炖或蒸至酒吸尽，色变黑润
《上海市中药饮片炮制规范》（2008 年版）	山茱萸　将原药除去残留果核等杂质，洗净，沥干，置蒸具内蒸约 6 小时，焖过夜，至呈黑润，干燥，筛去灰屑
《浙江省中药炮制规范》（2005 年版）	蒸萸肉　取原药，除去果柄、果核等杂质，置适宜容器内，蒸 8～10 小时，焖 10～12 小时，至表面黑色时，取出，干燥 酒萸肉　取原药，除去果柄、果核等杂质，与酒拌匀，稍闷，置适宜容器内，蒸 8～10 小时，焖 10～12 小时，至表面黑色时，取出，干燥。每山茱萸 100kg，用黄酒 20kg
《山东省中药炮制规范》（1990 年版）	酒山萸肉　将净山萸肉用黄酒拌匀，闷润至黄酒被吸尽，放笼屉内，先用武火加热，待圆气后改用文火，蒸至紫黑色（约 4 小时），取出，摊凉至外皮微干，再将原汁拌入，吸尽，干燥。或将净山萸肉与黄酒装入蒸罐内，拌匀，密封，隔水加热，炖至呈紫黑色，取出，摊凉至外皮微干，将余汁拌入，吸尽，干燥。每山茱萸 100kg，用酒 20kg 蒸山萸肉　将净山萸肉放笼屉内，先用武火加热，待圆气后改用文火，蒸至紫黑色，取出，摊凉至外皮微干，再将原汁拌入，吸尽，干燥

续表

药典及规范	炮制方法
《全国饮片炮制规范》（1988 年版）	山萸肉　取原药材，除去杂质及残留核，洗净，晒干 酒山萸肉　取净山萸肉，用黄酒拌匀，待酒被吸尽，装罐内或适宜蒸器内，密闭，放水锅内，用武火加热，隔水炖或笼屉蒸，至色变黑润，取出干燥。每山萸肉 100kg，用黄酒 20kg 蒸山萸肉　取山萸肉，置笼屉或适宜的蒸器内，先用武火，待“圆气”后改用文火蒸至外表呈紫黑色，熄火后闷过夜，取出干燥

（三）山茱萸饮片现代炮制研究

余宗亮等[1]用正交试验设计进行山茱萸酒制工艺参数筛选的试验，结合化学成分的测定和药理实验结果，得到了山茱萸最佳酒制工艺条件，以酒的用量25%，闷润时间2小时，蒸制时间4小时。黄红等[2]以熊果酸的含量及外观性状为指标，采用热压灭菌设备建立山茱萸的酒蒸炮制方法，结果优选的条件是115℃、30分钟，新工艺将炮制和药材的灭菌工作一步完成。

应智邦等[3]以齐墩果酸为指标，对山茱萸的生品、酒浸品、清蒸品、酒蒸品、酒炖品进行了比较，结果表明：不同炮制方法和加入的辅料对齐墩果酸含量影响较大，其炮制品中齐墩果酸含量均高于生品，并且酒蒸品＞酒浸品＞酒炖品＞清蒸品。由此可见，炮制能升高山茱萸中齐墩果酸的含量。齐墩果酸为广谱抗生素，其含量增加有助于发挥其抗炎作用。

王晓明等[4]采用正交设计法，对炮制工艺中的加酒量、闷润时间、蒸制时间三个因素进行优选，以马钱苷的含量为考察指标，结果显示最佳炮制工艺为黄酒用量20%，闷润时间2小时，蒸制时间3小时。

左文等[5]以马钱苷、5-羟甲基糠醛为指标，采用正交试验法，考察酒用量、闷润时间、蒸制温度、蒸制时间4个因素（每个因素取3个水平），对山茱萸最佳炮制工艺进行优选。结果显示最佳酒蒸工艺为取山茱萸100g，加入20%酒，闷润1小时，115℃高压蒸1小时。

宋嬿等[6]采用高效液相色谱法测定山茱萸不同饮片中马钱苷、莫诺苷、5-羟甲基糠醛和没食子酸的含量，采用比色法测定山茱萸不同饮片中多糖、总黄酮和水溶性皂苷的含量，采用酸碱滴定法测定山茱萸不同饮片中有机酸的含量。得出山茱萸经炮制后所测成分的含量都有不同程度的变化，除莫诺苷外，高压蒸制品所测成分的含量均略高于常压蒸制品，但均无显著性差异。高压蒸制工艺优于常压蒸制工艺。

刘华亮等[7]选择不同产地和采收时间的山茱萸生品、炮制品各14批，以无水乙醇提取制备供试品溶液。色谱柱为Waters sunfire C18（250mm × 4.6mm，5μm），流动相为0.1%磷酸溶液-甲醇（梯度洗脱），流速为0.8ml · min^{-1}，柱温为30℃，检测波长为240nm。结果得出山茱萸生品中共检测到16个共有色谱峰；山茱萸炮制品中共检测到17个共有色谱峰。不同生品与炮制品的色谱概貌一致，整体分离度较好。

常增荣等[8]测定15份山萸肉和10份酒萸肉样品中6种化学成分的含量，将酒萸肉中含量较高的4种成分进行雷达图分析，分析结果显示，山萸肉和酒萸肉样品中，除当药苷含量无显著差异外，其余5种成分没食子酸、5-HMF、莫诺苷、马钱苷、山茱萸新苷含量均有显著差异。炮制品酒萸肉中没食子酸、5-HMF含量高于生品山萸肉，但莫诺苷、马钱苷、山茱萸新苷含量低于山萸肉。雷达图分析结果，马钱苷和没食子酸含量呈相对稳定分布，莫诺苷和5-HMF呈现相反的变化趋势，莫诺苷含量越低，则5-HMF含量越高。

（四）山茱萸饮片炮制工艺研究总结

1. 历史文献　去内核、酒浸、麸炒、微炒、炮、焙、酒蒸、酒制、蒸制、羊油炙、盐炒等，以酒制为最常见。

2．各省市炮制规范 酒蒸、酒萸肉、醋萸肉、蒸萸肉、制萸肉等，以酒蒸为最常用。

3．历版《中国药典》 酒山萸、酒炖山萸等，以酒蒸为最常用。

4．代表性专著 山萸肉、酒山萸肉、蒸山萸肉等。

5．现代研究文献 去核、酒蒸或酒炖、盐蒸、清蒸等，以酒蒸为最常用。

综合上述研究结果，制定山茱萸的炮制工艺为：

山萸肉 除去杂质和残留果核。

酒萸肉 取净山萸肉，用黄酒拌匀，置适宜容器内，密闭闷润2小时，隔水加热，炖或蒸6小时至酒被吸尽，色变黑润，取出，干燥，即得。

每100kg山萸肉，用黄酒20kg。

参考文献

[1] 余宗亮, 蔡宝昌, 丁霞. 正交实验优选山茱萸炮制工艺[J]. 中药新药与临床药理, 2006, 17 (2):135-137.

[2] 黄红, 王睿陟, 桂黄河, 等. 山茱萸的酒蒸炮制工艺研究[J]. 广西中医学院学报, 2005, 8 (4):68-70.

[3] 应帮智, 张振凌, 朱新成, 等. 山茱萸不同炮制品中齐墩果酸含量的比较[J]. 中草药, 2004, 35 (2):159-160.

[4] 王晓明, 刘华亮, 袁珂. 酒制山茱萸炮制工艺优选[J]. 中药材, 2009, 32 (5): 682-684.

[5] 左文, 陆兔林, 毛春芹, 等. 正交试验法优选山茱萸高压酒蒸工艺的研究[J]. 中草药, 2010, 41 (3):403-405.

[6] 宋嬿, 毛春芹, 朱俊杰, 等. 炮制对山茱萸有效成分的影响研究[J]. 中国医药指南, 2014, 12 (20):23-26.

[7] 刘华亮, 袁珂, 陈年者, 等. 山茱萸炮制前后的HPLC指纹图谱研究[J]. 中国药房, 2012, 23 (3):234-237.

[8] 常增荣, 李姣, 郝博, 等. 中药山茱萸炮制前后特征化学成分的分析[J]. 药物分析杂志, 2015, 35 (2):338-343.

Shan yao 山药

药材来源 本品为薯蓣科植物薯蓣*Dioscorea opposita* Thunb.的干燥根茎。

采收加工 冬季茎叶枯萎后采挖，切去根头，洗净，除去外皮及须根，干燥；也有选择肥大顺直的干燥山药，置清水中，浸至无干心，闷透，切齐两端，用木板搓成圆柱状，晒干，打光，习称“光山药”。

山药饮片炮制规范

【饮片品名】山药、麸炒山药。

（一）山药

【饮片来源】本品为山药药材经切制后的炮

制品。

【炮制方法】取原药材，除去杂质，大小分档，洗净，加水浸泡2小时，取出闷润3小时，稍晾，切厚片，50℃干燥2小时，筛去碎屑，即得。

【饮片性状】本品呈类圆形的厚片。表面类白色或淡黄白色，质脆，易折断，断面类白色，富粉性。

【质量控制】

鉴别 （1）本品粉末类白色。淀粉粒单粒扁卵形、三角状卵形、类圆形或矩圆形，直径8～35μm，脐点点状、人字状、十字状或短缝状，可见层纹；复粒稀少，由2～3分粒组成。草酸钙针晶束存在于黏液细胞中，长约至240μm，针晶粗2～5μm。具缘纹孔导管、网纹导管、螺纹导管及环纹导管直径12～48μm。

（2）取本品粉末5g，加二氯甲烷30ml，加热回流2小时，滤过，滤液蒸干，残渣加二氯甲烷1ml使溶解，作为供试品溶液。另取山药对照药材5g，同法制成对照药材溶液。照薄层色谱法试验，吸取上述两种溶液各4μl，分别点于同一硅胶G薄层板上，以乙酸乙酯-甲醇-浓氨试液（9∶1∶0.5）为展开剂，展开，取出，晾干，喷以10%磷钼酸乙醇溶液，在105℃加热至斑点显色清晰。供试品色谱中，在与对照药材色谱相应的位置上，显相同颜色的斑点。

检查 水分 不得过12.0%（第二法）。

总灰分 不得过2.0%。

二氧化硫残留量 不得过10mg/kg。

浸出物 不得过4.0%（冷浸法）。

（二）麸山药

【饮片来源】本品为山药经麸炒后的炮制品。

【炮制方法】将炒制容器用中火加热至140℃，投入麦麸，待烟量较大时投入净山药片，迅速翻炒，至山药表面呈黄色，取出，筛去麦麸，放凉，即得。

每100kg山药片，用麦麸10kg。

【饮片性状】麸炒山药形如山药片，表面黄白色或微黄色，偶见焦斑，略有焦香气。

【质量控制】

鉴别、检查、浸出物项均同山药片。

【性味与归经】甘，平。归脾、肺、肾经。

【功能与主治】补脾养胃，生津益肺，补肾涩精。用于脾虚食少，久泻不止，肺虚喘咳，肾虚遗精，带下，尿频，虚热消渴。

【用法与用量】15～30g。

【贮藏】置阴凉干燥处，防蛀。

山药饮片炮制操作规程

（一）山药

1．产品概述

（1）品名 山药。

（2）规格 厚片。

2．生产依据 按照《中国药典》2015年版一部有关工艺要求及标准，以及拟定的饮片品种炮制工艺执行。

3．工艺流程 取原药材，除去杂质，大小分档，洗净，加水浸泡2小时，取出闷润3小时，稍晾，切厚片，50℃干燥，筛去碎屑，即得。

4．炮制工艺操作要求

（1）挑选 除去杂质。

（2）洗润 洗净，加水浸泡2小时，取出闷润3～5小时至透。

（3）切制 切厚片。

（4）干燥 50℃干燥2～4小时至干。

（5）包装 复合袋手工包装，包装损耗应不超过1.0%。

5．原料规格质量标准 符合《中国药典》

2015年版一部山药药材项下的相关规定。

6. 成品质量标准 符合本规范山药饮片项下的相关规定。

7. 成品贮存及注意事项 置通风干燥处，防蛀。

8. 工艺卫生要求

符合中药饮片GMP相关工艺卫生要求。

9. 主要设备

高速万能截断机、热风循环烘箱等。

（二）麸山药

1. 产品概述

（1）品名 麸山药。

（2）规格 厚片。

2. 生产依据 按照《中国药典》2015年版一部有关工艺要求及标准，以及拟定的饮片品种炮制工艺执行。

3. 工艺流程 将炒制容器用中火加热至140℃，投入麦麸，待烟量较大时投入净山药片，迅速翻炒，至山药表面呈黄色，取出，筛去麦麸，放凉，即得。每100kg山药片，用麦麸10kg。

4. 炮制工艺操作要求

（1）加热 炒药机用加热至140℃。

（2）加辅料 投入麦麸。

（3）投料 炒至烟量较大时投入净山药片。

（4）炒制 不断翻炒，至山药表面呈黄色，取出。

（5）过筛 筛去麦麸，放凉。

（6）包装 复合袋手工包装，包装损耗应不超过1.0%。

5. 原料规格质量标准 符合本规范山药饮片项下的相关规定。

6. 成品质量标准 符合本规范麸山药饮片项下的相关规定。

7. 成品贮存及注意事项 置通风干燥处，防蛀。

8. 工艺卫生要求 符合中药饮片GMP相关工艺卫生要求。

9. 主要设备 智能化炒药机等。

山药饮片炮制规范起草说明

（一）山药炮制方法历史沿革

1. 净制 最早记载有“若采得，用铜刀切去上赤皮”（《雷公》）。以后多有记载“刮去皮（《心鉴》）”；“取粗根，刮去黄皮（《证类》）”；“去皮（《儒门》《普济方》《奇效》《准绳》《握灵》）”“去黑皮（《准绳》《握灵》《活幼》）”。而且多认为山药忌铁器，去皮多用竹刀或铜刀，“竹刀刮去皮，布巾揩净（《传信》）”；“冬月以布裹手，用竹刀刮去皮（《纲目》）”；“切，用铜刀（《大法》）”。

2. 切制 切制方法历代多有研捣：“拍令碎用（《心鉴》）”、“捣为末（《圣惠方》）”、“日干捣细筛为粉，食之大美，且愈疾而补（《证类》）”、“为末（《普济方》）”；锉法历代有“凡使须锉碎，焙干用（《圣惠方》《局方》）”、“锉细微炒（《背疽》）”；切片方法宋代始有“切作片子（《传信》）”，其后明代有“水润，切片（《保元》）”、“切片炒（《醒斋》）”，清代有“肥大上白者，切片（《大成》）”、“切片（《害利》）”。

3. 炮制

（1）炒 ①炒法最早出现在宋代“炒切（《三因》）”。后代多有沿用“微炒（《普济方》《大成》）”、“炒（《普济方》《奇效》《纲目》《法律》《本草述》）”、“入补脾药微炒”（《得配》）。

②炒黄 宋代以后均有记载“炒黄（《普济方》《醒斋》《必读》）”；“入滋阴药中宜生

用，入补脾药内宜炒黄用（《求真》）"。炒黄法现今仍有沿用，即清炒法。

③炒焦　清代记载有"炒焦（《医案》）"。此法现已少用。

④土炒　清代记载"入脾胃土炒（《害利》）"。土炒法至今仍沿用。

（2）火炮　炮（《瑞竹》）。此法现已不用。

（3）烘制　"修合时，但微火烘干（《本草述》）"。此法现已不用。

（4）焙制　"焙（《总微》）"、"焙，夏日晒不生虫（《仁术》）"。此法现已不用。

（5）蒸制　"蒸用（《证类》《指南》）"、"蒸，人乳拌蒸尤妙（《说约》）"。此法现已不用。

（6）酒制　此法现已不用。

①酒浸　宋明两代均有记载"酒浸一宿（《朱氏》《宋氏》《保元》）"。

②酒蒸　宋以后多有记载"酒蒸用（《握灵》《保元》《朱氏》《宋氏》）"；"酒拌，蒸干（《瑶函》）"、"酒蒸（《集解》）"。

③酒炒　明代记载"酒炒（《景岳》）"。

④酒煮　清代记载"酒煮（《本草述》）"。

（7）药汁制　此法现已不用。

①酥、酒制　宋代记载"放砂盆中细研，然后下铫中入酥一大匙，熬，次入酒壹盏煎，搅令匀（《履巉岩》）"。

②酒、五味子制　元代记载"酒浸，北五味子同炒干燥，不用五味子（《瑞竹》）"。

（8）矾制　宋代记载"取粗根，刮去黄皮，以水浸，末白矾少许添水中，经宿取，净洗去涎，焙干（《证类》）"；金代记载"白矾水内湛过，慢火焙干用之（《儒门》）"；明代有"取粗大者，用竹刀刮去黄皮，以水浸，末白矾少许，掺水中，经宿取，净洗去涎，风干用（《品汇》）"、"采白根，刮去黄皮，以水浸之，掺白矾末少许，入水中，经宿洗去涎，焙干用（《纲目》）"；清代记载"铜刀刮去赤皮，掺白矾末少许，洗去涎，蒸曝用（《握灵》）"、"矾水煮过（《握灵》）"。此法现已不用。

（9）醋制　"醋煮（《醒斋》）"；"醋炒（《傅青主》）"。此法现已不用。

（10）姜制　宋代有"姜炙（《普济方》、《圣惠方》《局方》）"、"姜汁炒（《普济方》《保元》《景岳》《本草述》《集解》）"；"姜汁炙（《普济方》）"；明代有"姜汁浸炒（《普济方》《必读》）"、"姜汁拌，蒸熟，去皮《保元》"；清代有"生姜汁拌炒（《时方》）"、"一两用干姜三钱煎汁收入，去干姜（《从众录》）"、"如理脾可用姜汁炒过（《钩元》）"。此法现已不用。

（11）蜜制　唐代有"熟者和蜜（《食疗》）"。此法现已不用。

（12）乳制　明代记载"乳汁浸（《滇南》）"、"用乳汁拌湿，侯润透晒微焙（《正宗》）"。清代记载"人乳拌蒸（《说约》）"、"切片，同男乳拌湿，候润透，晒微焙（《大成》）"、"乳浸曝三次（《本草述》）"、"乳汁蒸晒（《幼幼》）"、"入补肺药乳拌蒸（《得配》）"。乳制法现已不用。

（13）盐制　明代记载"同葱、盐炒黄，去葱盐不用（《保元》）"。清代有"入肾盐水炒（《害利》）"。此法现已不用。

历代炮制历史沿革见表1。

表1　山药炮制历史沿革简况

朝代	沿用方法	新增方法	文献出处
唐以前		用铜刀切去上赤皮	《雷公》
唐代	刮去皮	拍令碎用	《心鉴》
		熟者和蜜	《食疗》

续表

朝代	沿用方法	新增方法	文献出处
宋代	刮去皮	姜炙 捣为末 锉碎，焙干用	《圣惠方》
		日干捣细筛为粉 取粗根，刮去黄皮，以水浸，末白矾少许添水中，经宿取，净洗去涎，焙干 蒸用	《证类》
		炒切	《三因》
		竹刀刮去皮 切作片子	《传信》
		半生半炒黄 姜汁炒	《妇人》
		酒蒸用 酒浸一宿	《朱氏》
		放砂盆中细研，然后下铫中入酥一大匙，熬，次入酒壹盏煎，搅令匀	《履巉岩》
金元时期	去皮 白矾水洗 锉作小块 慢火炒令热透	炮 酒浸，北五味子同炒干燥，不用五味子	《瑞竹》
明代	去皮 锉作小块 为末 切，用铜刀 切片炒 炒黄 焙 姜汁炙 白矾洗 酒蒸用 酒浸一宿 酒拌，蒸干	姜汁浸炒 炒黄	《普济方》
		乳汁浸	《滇南》
		同葱、盐炒黄，去葱盐不用 姜汁拌，蒸熟，去皮 水润，切片	《保元》
		酒炒	《景岳》
		用乳汁拌湿，侯润透，晒，微焙	《正宗》
		醋煮	《醒斋》
		烘干	《瑶函》
清代	去皮 铜刀刮去赤皮 炒 微火烘干 生捣 微焙 切片 炒黄 矾水煮过 蒸用 酒蒸用 酒煮 姜汁炒	人乳拌蒸 蒸，人乳拌蒸尤妙	《说约》
		同男乳拌湿，候润透，晒，微焙	《大成》
		乳浸曝三次	《本草述》
		酒蒸	《集解》
		乳汁蒸晒	《幼幼》
		入补肺药乳拌蒸	《得配》
		炒焦	《医案》
		醋炒	《傅青主》
		入脾胃土炒 入肾盐水炒	《害利》

从古代文献资料中可以看出，历代沿用过的山药炮制方法有20余种，所用的辅料有麦麸、酒、醋、米泔水、蜜、土、姜汁、乳汁、食盐、矾等。其中以去皮、切制、炒制为常见方法，而麸炒法最为常用。现代炮制方法仍沿用净制切片、麸炒为主流，其他方法少见承袭。山药

炮制多以改变药性、便于保存为目的，也有根据临床病情改变辅料以增强协同药效的。

（二）山药饮片药典及地方炮制规范

1. 净制 冬季枯萎后采挖，切去根头，洗净，除去外皮和须根。

2. 切制 分开大小个，干燥；或趁鲜切厚片，干燥；也有选择肥大顺直的干燥山药，置清水中，浸至无干心，闷透，切齐两端，用木板搓成圆柱状，晒干，打光，习称“光山药”。

3. 炮制

（1）麸制 取麸皮，撒在热锅中，加热至冒烟时，放入净山药片，迅速翻炒，炒至山药表面呈黄色，取出，筛去麸皮，放凉。每100kg山药片，用麸皮10kg。

（2）土制 取伏龙肝粉置锅中，用文火加热，炒至轻松时，加入山药片。拌炒至表面挂土色，筛去土，放凉。每100kg山药片。用伏龙肝粉30kg。

（3）米制 在热锅中加入山药片及米，炒至米呈黄色，取出，筛去米，放凉。每100kg山药片，用米30kg。

（4）蜜麸制 先将锅烧热至约180℃，撒入蜜制麦麸，炒至冒烟，倒入山药片，再炒至山药片呈微黄或金黄色，取出，筛去麦麸。每100kg山药片，用6kg蜜麸。

（5）炒制 取净山药片，置锅中，用微火炒至黄色或微具焦斑。取出，放凉。

现代炮制方法见表2。

表2 《中国药典》及各地炮制规范收载的山药炮制方法

药典及规范	炮制方法
《中国药典》（1963 年版）	山药 拣去杂质，分开大小个，用水泡透后，捞出，晒晾，切片，及时干燥即得 炒山药 将麸皮撒于加热的锅内，待烟冒出时，加入山药片，炒至淡黄色，筛去麸皮，放凉即得。每 100 斤山药片，用麸皮 10 斤
《中国药典》（1977 年版）	山药 除去杂质，分开大小个，略泡，润透，捞出，晒晾，切片，及时干燥即得 炒山药 取麸皮，撒入锅内，加热至冒烟时，加入净山药片，迅速翻动，炒至表面呈黄色，取出，筛去麸皮，放凉。每 100kg 山药片，用麸皮 5 ~ 10kg
《中国药典》（1985 年版）	山药 除去杂质，分开大小个，泡润至透，切厚片，干燥 麸炒山药 取山药片，照麸炒法炒至黄色。每 100kg 山药片，用麸皮 10 ~ 15kg
《中国药典》（1990 年版） 《中国药典》（1995 年版） 《中国药典》（2000 年版） 《中国药典》（2005 年版） 《中国药典》（2005 年版） 《中国药典》（2010 年版）	山药 除去杂质，分开大小个，泡润至透，切厚片，干燥 麸炒山药 取净山药片，照麸炒法炒至黄色。每 100kg 山药片，用麸皮 10 ~ 15kg
《中国药典》（2015 年版）	山药 取毛山药或光山药除去杂质，分开大小个，泡润至透，切厚片，干燥 山药片 取山药片，除去杂质 麸炒山药 取毛山药片或光山药片，照麸炒法炒至黄色
《安徽省中药饮片炮制规范》（2005 年版）	麸炒山药 取净山药片，照麸炒法炒至黄色。每 100kg 山药，用麦麸 10kg
《广西壮族自治区中药饮片炮制规范》（2007 年版）	炒山药 取生山药，置锅内用文火炒至微黄时，取出，放凉 麸炒山药 将锅烧热，撒入适量麦麸，待冒烟时，加入生山药，用中火炒至表面呈黄色，取出，筛去麦麸，放凉。每 100kg 山药用麦麸 10kg
《贵州省中药饮片炮制规范》（2005 年版）	麸炒山药 取净山药片，照麸炒法炒至黄色。每 100kg 山药片，用蜜麸 10kg
《河南省中药饮片炮制规范》（2005 年版）	麸炒怀山药 取净怀山药片，照麸炒法炒至黄色。每 100kg 山药片，用麸皮 10kg 土怀山药 取净怀山药片，照土炒法炒至片面呈焦黄、内呈黄色。每 100kg 怀山药片，用灶心土 30kg

续表

药典及规范	炮制方法
《湖南省中药饮片炮制规范》（2010年版）	麸炒山药　取净山药片，照麸炒法炒至黄色。每100kg山药片，用麦麸10kg 土炒山药　取净山药片，照土炒法炒至表面均匀挂土粉。每100kg山药片，用灶心土30kg
《江苏省中药饮片炮制规范》（2002年版）	麸炒山药　将锅烧热，撒入麸皮，待冒烟时，投入山药片，炒至黄色，取出，筛去麸皮，放凉。每100kg山药片，用麸皮10kg 土炒山药　先将灶心土或洁净黄土置锅内加热至土粉呈灵活状态时投入山药片，不断翻动，至山药表面微挂土色时，取出，筛去土，放凉。每100kg山药，用灶心土或黄土30kg
《江西省中药饮片炮制规范》（2008年版）	麸炒山药　取净山药片，用麦麸或谷糠炒至鲜黄色，取出，筛去麦麸或谷糠，放凉。每100kg山药，用麦麸10kg或谷糠30kg
《上海市中药饮片炮制规范》（2008年版）	蜜麸山药　取生山药用蜜炙麸皮拌炒至微黄色，筛去麸皮。每100kg山药片，用蜜麸皮15～30kg
《浙江省中药炮制规范》（2005年版）	麸山药　取蜜炙麸皮，置热锅中，翻动，待其冒烟，投入山药，迅速翻炒至表面黄色时，取出，筛去麸皮，摊凉。每山药100kg，用蜜炙麸皮10kg
《山东省中药炮制规范》（1990年版）	麸山药　先将锅用武火加热，均匀撒入规定量的麦麸皮，待冒烟时，投入净山药片，筛去焦麸皮，放凉。每山药100kg，用麦麸皮10kg
《北京市中药饮片炮制规范》（2008年版）	麸炒山药　取麸皮，撒入热锅内，待冒烟时，加入山药片，迅速翻动，用中火炒至淡棕黄色，取出，筛去麸皮，晾凉。每100kg山药片，用麸皮10kg

（三）山药饮片现代炮制研究

周滢等[1]对《中医方剂大辞典精选本》所收载的含山药的方剂进行检索，以山药的炮制方法为主线，用EXCEL对其进行分析。结果：临床上最为常用的山药炮制品依次为炒山药、干山药、生山药，其中炒山药补脾益肾作用较强，生山药补肺生津作用较强，干山药固肾作用较强。

杨连菊等[2]以尿囊素含量为指标，采用正交设计实验，优选了麸炒温度、时间及麸用量，结果表明，温度与时间差异无统计学意义，麸用量差异有统计学意义，可能与麦麸中含尿囊素有关，并认为麦麸用量以《中国药典》的100g山药用麦麸10g为宜。

席啸虎等[3]以尿囊素、总多糖、总灰分、二氧化硫残留量等为综合评价指标，运用正交设计分别考察并确定了山药清洗、去皮、干燥－浸润、硫熏、切片、干燥等各个环节的工艺参数。运用星点设计考察并确定了其中2种最重要的环节为浸润时间和硫磺用量，具体工艺参数为：取山药药材，去毛，清洗后去皮，于烘箱中105℃干燥1小时，取出，于6倍量水中浸润3～6小时，取出，晾干，用112～140g/m^{3}量硫磺熏蒸1小时，摊晾，最后，切成2～4mm厚饮片，于烘箱中80℃鼓风干燥2小时即得。

徐自升等[4]对生山药醋酸乙酯和正丁醇提取液在365nm紫外灯进行观察下，见到3个明显的斑点，分别为黄色和绿色，R_f值为0.25、0.30、0.35。而清炒和麸炒山药无此斑点。说明加热后，此3个成分被破坏或挥发。生山药在269nm和220nm处有吸收；麸炒山药在258nm和222nm处有吸收。表明炮制前后，山药的成分发生了变化。HPLC图显示，麸炒山药比生山药多了5个峰，表明生山药经过麸炒以后，成分发生了显著的变化。

吴利等[5]通过正交法优选山药硫磺熏蒸工艺，认为山药含有薯蓣皂苷元和尿囊素等成分，尿囊素能修复上皮组织，促进皮肤溃疡和伤口愈合，具有生肌作用，可用于胃及十二指肠溃疡，是山药的有效成分之一。

张华锋等[6]以尿囊素、水溶性浸出物、醇溶性浸出物为指标，选择浸泡时间、闷润时间、干燥温度、干燥时间为因素，选用正交实验设计对上述四个因素进行最佳工艺优选，筛选怀山药的最佳软化切制工艺。结果显示，浸泡时间、闷润时间、干燥温度对实验有显著影响，干燥时间对实验结果无显著影响，最佳软化切制工艺为先浸泡10小时，闷润22小时，然后切成3mm厚片，最后70℃干燥2.5小时。该工艺条件合理，稳定性好，对怀山药工业化生产和质量控制提供了工艺参数，具有一定的科学价值。

周函钰等[7]采用正交试验法和多指标综合加权评分法，以参薯多糖含量和饮片性状为考察指标，对影响浙产山药（参薯）炒制过程的因素进行考察；结果得出参薯的最佳炮制工艺为温度155℃，炒11分钟，蜜麸量为10%，转速为20r/min。

（四）山药饮片炮制工艺研究总结

1．历史文献 净制（刮去皮）、切制（捣为末、锉细、切片）、炒制（微炒、炒黄、炒焦）、土炒、火炮、烘制、焙制、蒸制、酒制（酒浸、酒蒸、酒炒、酒煮）、药汁制（酥、酒制、酒、五味子制）、矾制、醋制（醋煮、醋炒）、姜制（姜炙、姜汁炒、姜汁炙、姜汁浸炒、姜汁拌蒸）蜜制、乳制（乳汁浸、乳汁拌微焙、乳汁蒸）、葱盐炒、盐制等，以醋制为最常见。

2．历版《中国药典》 山药、麸炒山药等，以麸炒为最常用。

3．各省市炮制规范 山药、麸炒山药、蜜麸山药、土炒山药等，以麸炒为最常用。

4．现代研究文献 净制、切制、生山药、清炒、麸炒、土炒、蜜麸制等，以麸炒为最常用。

综合上述研究结果，制定山药的炮制工艺为：

山药 取原药材，除去杂质，大小分档，洗净，加水浸泡2小时，取出闷润3小时，稍晾，切厚片，50℃干燥2小时，筛去碎屑，即得。

麸山药 将炒制容器用中火加热至140℃，投入麦麸，待烟量较大时投入净山药片，迅速翻炒，至山药表面呈黄色，取出，筛去麦麸，放凉，即得。

每100kg山药片，用麦麸10kg。

参考文献

[1] 周滢，段恒．从方剂角度对山药的炮制方法进行探讨[J]．世界科学技术-中医药现代化，2014，16（8）：1866-1868．

[2] 杨连菊，冯学锋，张淑运，等．麸炒山药炮制工艺研究[J]．中国中药杂志，2009，34（13）：1658-1660．

[3] 席啸虎，王世伟，仝立国，等．山药产地初加工及炮制工艺[J]．时珍国医国药，2017，37（11）：613-616．

[4] 徐自升，蔡宝昌，张弦．怀山药炮制前后TLC、UV及HPLC图谱的变化[J]．中国中药杂志，2004，29（02）：190．

[5] 吴利，梁晓燕，邓贤斌．正交法优选山药硫磺熏蒸工艺[J]．中国中医药，2005，3（3）：56-57．

[6] 赵海霞，刘伟，曹晖，等．硫磺熏制对山药中二氧化硫含量的影响[J]．齐鲁药事，2009，28（3）：176-179．

[7] 张华锋，李晓坤，杨云，等．正交设计法优选怀山药软化切制工艺[J]．中成药，2013，35（2）：360-363．

[8] 周函钰，杨培培，华一卉，等．正交试验法优选浙产山药（参薯）炮制工艺[J]．中华中医药学刊，2014，32（7）：1597-1599．

Shan zha

山楂

药材来源　本品为蔷薇科植物山里红*Crataegus pinnatifida* Bge.var.major N.E.Br.或山楂*Crataegus pinnatifida* Bge.的干燥成熟果实。

采收加工　夏、秋二季采收，晾干。

山楂饮片炮制规范

【饮片品名】山楂、焦山楂。

（一）山楂

【饮片来源】本品为山楂药材经切制后的炮制品。

【炮制方法】除去杂质及脱落的核。

【饮片性状】本品为圆形片，皱缩不平，直径1～2.5cm，厚0.2～0.4cm。外皮红色，具皱纹，有灰白色小斑点。果肉深黄色至浅棕色。中部横切片具5粒浅黄色果核，但核多脱落而中空。有的片上可见短而细的果梗或花等残迹。气微清香，味酸、微甜。

【质量控制】

鉴别　（1）本品粉末暗红棕色至棕色。石细胞单个散在或成群，无色或淡黄色，类多角形、长圆形或不规则形，直径19～125μm，孔沟及层纹明显，有的胞腔内含深棕色物。果皮表皮细胞表面观呈类圆形或类多角形，壁稍厚，胞腔内常含红棕色或黄棕色物。草酸钙方晶或簇晶存于果肉薄壁细胞中。

（2）取本品粉末1g，加乙酸乙酯4ml，超声处理15分钟，滤过，取滤液作为供试品溶液。另取熊果酸对照品，加甲醇制成每1ml含1mg的溶液，作为对照品溶液。照薄层色谱法试验，吸取上述两种溶液各4μl，分别点于同一硅胶G薄层板上，以甲苯-乙酸乙酯-甲酸（20∶4∶0.5）为展开剂，展开，取出，晾干，喷以硫酸乙醇溶液（3→10），在80℃加热至斑点显色清晰。供试品色谱中，在与对照品色谱相应的位置上，显相同的紫红色斑点；置紫外光灯（365nm）下检视，显相同的橙黄色荧光斑点。

检查　水分　不得过12.0%（第二法）。

总灰分　不得过3.0%。

重金属及有害元素　照铅、镉、砷、汞、铜测定法测定，铅不得过5mg/kg；镉不得过0.3mg/kg；砷不得过2mg/kg；汞不得过0.2mg/kg；铜不得过20mg/kg。

浸出物　照醇溶性浸出物测定法项下的热浸法测定，用乙醇作溶剂，不得少于21.0%。

含量测定　照高效液相色谱法测定。

取本品细粉约1g，精密称定，精密加入水100ml，室温下浸泡4小时，时时振摇，滤过，精密量取续滤液25ml，加水50ml，加酚酞指示液2滴，用氢氧化钠滴定液（0.1mol/L）滴定，即得。每1ml氢氧化钠滴定液（0.1mol/L）相当于6.404mg枸橼酸（$C_6H_8O_7$）。

本品按干燥品计算，含有机酸以枸橼酸（$C_6H_8O_7$）计，不得少于5.0%。

（二）焦山楂

【饮片来源】本品为山楂药材经炒制后的炮制品。

【炮制方法】取净山楂片，置热炒制设备中，用中火炒至表面焦褐色，内部黄褐色。有焦香气。取出，放凉。

【饮片性状】本品形如山楂片，表面焦褐色，内部黄褐色。有焦香气。

【质量控制】

鉴别　同山楂。

含量测定　同山楂。含有机酸以枸橼酸（$C_6H_8O_7$）计，不得少于4.0%。

【性味与归经】酸，平。归肝经。

【功能与主治】活血化瘀，理气通脉，化浊降脂。用于气滞血瘀，胸痹心痛，胸闷憋气，心悸健忘，眩晕耳鸣，高脂血症。

【用法与用量】3～10g，或泡茶饮。

【贮藏】置阴凉干燥处，防蛀。

山楂饮片炮制操作规程

（一）净山楂

1．产品概述

（1）品名　山楂。

（2）规格　厚片。

2．生产依据　按照《中国药典》2015年版一部有关工艺要求及标准，以及拟定的饮片品种炮制工艺执行。

3．工艺流程　取原药材，除去杂质及脱落的核。

4．炮制工艺操作要求

（1）净制　除去杂质及脱落的核。

（2）洗药　洗净。

（3）干燥　50℃±5℃干燥4小时。

（4）包装　无毒聚乙烯塑料袋或复合袋包装，包装损耗率不超过1.0%。

5．原料规格（等级）质量标准

符合《中国药典》2015年版一部山楂药材项下的相关规定。

6．成品质量标准　符合本规范山楂饮片项下的相关规定。

7．成品贮存及注意事项　置通风干燥处，防蛀。

8．工艺卫生要求　符合中药饮片GMP相关工艺卫生要求。

9．主要设备　滚筒式洗药机、热风循环烘箱等。

（二）焦山楂

1．产品概述

（1）品名　焦山楂。

（2）规格　厚片。

2．生产依据　按照《中国药典》2015年版一部有关工艺要求及标准，以及拟定的饮片品种炮制工艺执行。

3．工艺流程　将炒制容器加热至120～140℃，取净山楂片，置预热的炒制设备中，用中火炒至表面焦褐色，内部黄褐色。有焦香气。取出，放凉，即得。

4．炮制工艺操作要求

（1）加热　将炒制容器加热至120～150℃。

（2）炒制　取净山楂片，置预热的炒制设备中，用中火炒至表面焦褐色，内部黄褐色。有焦香气。取出，放凉。

（3）包装　无毒聚乙烯塑料袋或复合袋包装，包装损耗率不超过1.0%。

5．原料规格质量标准　符合本规范山楂饮片项下的相关规定。

6．成品质量标准　符合本规范焦山楂饮片项下的相关规定。

7．成品贮存及注意事项　置通风干燥处，防蛀。

8．工艺卫生要求　符合中药饮片GMP相关工艺卫生要求。

9．主要设备　炒药机等。

山楂饮片炮制规范起草说明

（一）山楂饮片炮制方法历史沿革

1．切制　宋代有“和核切阴干为末”，“研粹”。明代记载“捣作饼子，晒干用”，研细用，明代记为“去核用”，“少用温水润透，去子取肉”。清代记为“捣末用”等。

2. 炮制 山楂炮制最早见于宋代曰：“炒磨去子”。炒法是山楂炮制沿革中炮炙法之一，最早始见于元代记载为“炒”。而后明代记载为“炒黄山楂核，烧炒黄色”。清代记载为“炒黑”，“炒炭”。同时山楂还有蒸制的炮制方法，如元代记载为“蒸熟，晒干”。明代记载为“饭上蒸”。“取肉蒸”，“蒸过晒干。临用再蒸去核，焙燥”，“去核爆干或蒸熟去皮核”，“水润蒸去核”，“水润蒸、去核净肉用”。此外，清代记载为“姜汁拌炒黑”，“姜汁炒”。

历代炮制历史沿革见表1。

表1 山楂炮制历史沿革简况

朝代	沿用方法	新增方法	文献出处
宋代		炒磨去子；研粹	《疮疡》
		和核切阴干为末	《圣惠方》
元代	炒	蒸熟，晒干	《丹溪》
明代	晒干用	捣作饼子，去核爆干或蒸熟去皮核	《纲目》
	蒸过晒干	研细用；临用再蒸去核，焙燥	《乘雅》
	去核用		《保元》
	去子取肉	少用温水润透	《回春》
		炒黄山楂核、烧炒黄色	《滇南》
		饭上蒸	《景岳》
		取肉蒸	《撮要》
		水润蒸去核	《仁术》
	水润蒸、去核净肉用		《大法》
清代		捣末用；炒黑	《说约》
		炒炭	《全生集》
		姜汁拌炒黑	《钩元》
	姜汁炒		《暑疫》

通过对焦山楂各种炮制方法的考证，发现山楂的炮制方法很多，主要有炒制、蒸制、姜制等。但沿用至今的主要为炒制。焦山楂自宋代沿用至今。生山楂长于活血化瘀，炒山楂酸味减弱，缓和对胃的刺激性，善于消食化积。焦山楂酸味减弱，增加苦味，消食导滞作用增强，长于消食止泻。

（二）山楂饮片药典及地方炮制规范

现代炮制方法见表2。

表2 《中国药典》及各地炮制规范收载的山楂炮制方法

药典及规范	炮制方法
《中国药典》（1977年版） 《中国药典》（1985年版） 《中国药典》（1990年版） 《中国药典》（1995年版） 《中国药典》（2000年版） 《中国药典》（2005年版） 《中国药典》（2010年版） 《中国药典》（2015年版）	山楂　除去杂质及脱落的核 炒山楂　取净山楂，照清炒法炒至色变深 焦山楂　取净山楂，照炒焦法炒至外面焦褐色，内部黄褐色

三画

续表

药典及规范	炮制方法
《北京市中药饮片炮制规范》（2008 年版）	焦山楂　取净山楂片，置热锅内，用中火炒至表面焦褐色，内部黄褐色，喷淋清水少许，熄灭火星，取出，晾干 炒山楂　取净山楂片，置热锅内，用文火炒至颜色变深，取出，晾凉 焦山楂　取净山楂片，至热锅内，用中火炒至表面焦褐色，内部黄褐色，喷淋清水少许，熄灭火星，取出，晾干
《上海市中药饮片炮制规范》（2008 年版）	生山楂　将原药除去杂质及脱落的核，筛去灰屑 山楂炭　将原药除去杂质，分档，照炒炭法炒至外焦黑色，内棕褐色，筛去灰屑
《福建省中药炮制规范》（1988 年版）	山楂　除去杂质及脱落的核 炒山楂　取净山楂片，照炒黄法炒至色变深 山楂炭　取净山楂片，照炒炭法炒至外表焦黑色，内部焦褐色
《广东省中药炮制规范》（1984 年版）	山楂　除去杂质及脱落的核 炒山楂　取净山楂用中火炒制色变深，取出，摊凉 焦山楂　取净山楂用武火炒制表面焦后呈焦黑色，内呈黄褐色，取出，摊凉
《贵州省中药饮片炮制规范》（2005 年版）	山楂　取原药材，除去杂质及脱落的核 炒山楂　取净山楂，照清炒法用文火炒至色变深 焦山楂　取净山楂，照清炒法用武火炒至表面焦褐色，内部黄褐色
《吉林省中药炮制标准》（1986 年版）	山楂片　除去杂质及脱落的核，切 2mm 片 焦山楂　取山楂片置锅中，用武火炒至焦褐色，取出，晾凉
《江西省中药炮制规范》（1991 年版）	北山楂　取原药，除去杂质及脱落的核 南山楂　用时打碎 焦山楂　取净山楂，武火炒至表面焦褐色，内部黄褐色为度
《全国中药炮制规范》（1988 年版）	山楂　北山楂拣去杂质，筛去脱落的核及果柄 南山楂　除去杂质，洗净，轧扁，簸去核。干燥 炒山楂　取净山楂置锅内，用文火加热，炒至颜色变探，取出放凉 焦山楂　取净山楂置锅内，用中火加热，炒至表面焦褐色，内部黄褐色。取出放凉 山楂炭　取山楂片置锅内。用武火加热，炒至外表焦黑色，内部焦褐色；南山楂肉，炒至外表焦黑色，内部焦褐色，取出凉透
《山东省中药炮制规范》（1990 年版）	山楂　北山楂去净杂质，筛去脱落的核及果柄；南山楂除去杂质；洗净，轧扁，簸去核。干燥 炒山楂　取净山楂片，置锅内，文火炒至表面颜色加深，带焦斑时，取出，放凉 焦山楂　取净山楂片置锅内，武火炒至表面呈焦褐色，内部黄褐色时，喷淋少量清水，取出，放凉 山楂炭　将净山楂片，置锅内。用武火加热，炒至表面焦黑色，内部焦褐色，喷淋清水少许，灭尽火星，取出，及时摊晾，凉透 山楂　北山楂去净杂质，筛去脱落的核及果柄；南山楂除去杂质，洗净，轧扁，簸去核。干燥
《浙江省中药炮制规范》（2005 年版）	山楂　取原药，除去杂质。筛去脱落的核 炒山楂　取山楂，炒至表面色变深，微具焦斑时，取出，摊凉 山楂炭　取山楂，炒至浓烟上冒、表面焦黑色、内部棕褐色时，微喷水，灭尽火星，取出，晾干
《安徽省中药饮片炮制规范》（2005 年版）	山楂　取原药材，除去杂质及脱落的核，筛去碎屑 炒山楂　取净山楂，照炒黄法，炒至表面焦黄色 焦山楂　取净山楂，照炒焦法，炒至外面焦褐色或焦黑色，内部黄褐色
《河南省中药材炮制规范》（2005 年版）	山楂　除去杂质及脱落的核 炒山楂　取净山楂，照清炒法炒至色变深 焦山楂　取净山楂，照清炒法炒至表面焦褐色，内部黄褐色 蜜山楂　取净山楂，照蜜炙法炒至不粘手。每 100kg 山楂片，用炼蜜 18kg 红糖山楂　去净山楂，将红糖用适量热开水化开，过滤去渣，置锅内加热至沸，然后倒入净山楂，用文火炒至不粘手为度。每 100kg 山楂片，用红糖 24kg 土山楂　取净山楂，照土炒法炒至呈焦黄色。每 100kg 山楂片，用灶心土 30kg 山楂炭　取净山楂，照制炭法炒至呈焦黑色，内呈焦褐色
《辽宁省中药炮制规范》（1975 年版）	山楂片　取鲜山楂，捡净杂质，切片，晒干，筛去脱落的核 焦山楂　取净山楂片，置锅内用强火炒至外面焦黄色，取出，放凉 山楂炭　取净山楂片，置锅内用强火炒至表面焦黑色，内部焦褐色存性，喷淋少许清水，取出，晾干

续表

药典及规范	炮制方法
《湖南省中药饮片炮制规范》（2010 年版）	山楂　取原药材，除去果柄等杂质，抢水洗净，捞出，晒干或烘干，筛去灰屑、种子 炒山楂　取山楂片，照清炒法用中火炒至颜色加深，取出，放凉 焦山楂　取山楂片，照清炒法炒至外呈焦褐色，内呈黄褐色为度，取出，放凉，筛去灰屑

（三）山楂饮片现代炮制研究

炒山楂的工艺参数[1]主要为炮制温度和炮制时间，由于目前中药饮片厂炒药机的热源多为炭火加热，炒药锅内的温度很难均匀，稳定，这使得炮制过程中温度参数只能依据具体操作者的经验。由于工艺的不确定，质量标准也无法统一，现仍以“焦黄色、黄褐色”等全凭主观想象的词汇来描述。汪新久等[2]尝试用烘箱烘制法来代替传统的炒制，以山楂中总有机酸和总黄酮化合物的含量为指标，烘箱温度在180℃左右的烘制品相当于炒山楂，220℃左右的烘制品相当于焦山楂。烘箱烘制法的优点是温度可控，烘制参数易于规范；缺点是由于受热方式与炒制品不同，使得烘制品外观与炒制品截然不同，虽然可以从总有机酸和总黄酮化合物含量上找到相应的尺度，但这种烘制品是否可以真正替代炒制品还需进行进一步的验证。

吴纯洁等[3]采用非接触式红外测温仪记录炒焦过程中药材温度–时间变化曲线，首次将色彩色差仪引入对饮片炮制“火候”的观测，对饮片外观颜色和内部颜色进行客量化描述。并且将对焦山楂颜色的判定与主要成分含量测定相结合，共同作为最佳工艺筛选的指标，通过方差分析和正交优化实验得知，影响炮制工艺的因素大小顺序为：炒制时间＞投料量＞翻转频率。炒制时间对炮制效果有显著影响，为主要因素，投料量对炮制效果有明显影响，为重要因素；翻转速率对炮制效果无显著性影响。故对主要因素A（炒制时间）水平的选择，宜选5分钟；因素B（翻转速率）从节约成本和能源角度出发，宜选40次/分钟；因素C（投料量）水平的宜选1kg。因此，最佳提取工艺为：取净山楂1kg，置热锅中用武火炒制，低速翻转，炒制5分钟。

山楂生品中有机酸含量较高，对胃肠刺激作用大。山楂中总有机酸含量随炮制时间的延长，炮制温度的增加，呈下降趋势[4]。黄显芬等[5]探讨了炮制对山楂有机酸含量的影响，实验结果表明炒山楂、焦山楂中总有机酸含量分别保留了82.65%，46.42%，而山楂炭中有总机酸几乎全被破坏，仅存2.58%。在王苹等[6]的实验中，炒山楂中总有机酸含量保留82.53%，焦山楂保留42.78%。以上2个实验结果表明不同的山楂炮制品其总有机酸含量的保留值较稳定。但在其他的实验中，炒山楂、焦山楂中总有机酸含量分别保留了76.59%和10.67%。由此可以看出，山楂中总有机酸的含量极易受炮制温度的影响，不同炮制品中最佳的总有机酸含量还有待进一步研究。实验中发现山楂中枸橼酸的含量占总有机酸含量的50%～80%，在不同炮制品中，总有机酸含量的下降主要体现在枸橼酸含量的下降。

与有机酸成分在炮制过程中的变化相似，山楂中总黄酮类成分含量在炮制过程中，随受热时间的延长，温度的升高，而呈下降趋势。毛淑杰等[7]在实验研究中发现焦山楂与山楂炭中总黄酮类成分分别保留41.9%与25.8%。

山楂不同炮制品在消化系统方面的作用强度不同。山楂含有维生素C、维生素B_2、胡萝卜及多种有机酸，口服能增加胃中消化酶的分泌，并能增强酶的活性，促进消化[8]。山楂中同时含有胃蛋白酶激动剂，能使蛋白酶活动性增强；另外还含有淀粉酶，能增强胰脂肪酶活性，促进肠蠕动，有助于机械性和化学性消化，达到消食开胃、增进食欲的作用。山楂生品和炒制品在保护胃蛋白酶的分泌和增强胃肠推进功能方面优于焦品和炭品。贾良栋[9]以小白鼠胃肠推进功能、胃中游离酸、总酸、胃蛋白酶及亚硝酸盐含量为指标，对生山楂、炒山楂、焦山楂、山楂炭进行了比较。结果表明，生品或炒品对小白鼠消化能力影响较大，其亚硝酸盐含量较低，认为山楂入消食药以生品或炒品为佳。

山楂总黄酮可增加冠脉流量抗实验性心肌缺氧，抗心率失常等作用，山楂提取液无论体内或体外给药均可显著抑制家兔血小板凝集性，这对冠心病等心血管疾病的防治显然是有益的[10]。

炮制的目的是不同程度地破坏一部分有机酸，降低酸性，缓合和减少刺激，炒山楂既可抑其酸性，又不降低有效成分，在缓和副作用的同时，增强了消食化积，止泻的功效。炮制时应避免使用铁器，原因是山楂炮制过程中黄酮类、有机酸类、鞣酸等有效成分与Fe^{3+}生成有色络合物，因而大大降低了山楂炮制后的有效成分，而且服用后会产生恶心、呕吐、胸闷、腹胀等副作用[11]。

（四）山楂饮片炮制工艺研究总结

1．历史文献 净制、切制、炒制、蒸制、姜制等。制炭、蜜制、红糖制、土制、蜜制楂炭等，以炒制为最常用。

2．历版《中国药典》 山楂、炒山楂、焦山楂、山楂炭，以焦山楂为最常用。

3．各省市炮制规范 山楂、炒山楂、焦山楂、山楂炭，以焦山楂为最常用。

4．现代研究文献 山楂、炒山楂、焦山楂、山楂炭，以焦山楂为最常用。

综合上述研究结果，制定山楂的炮制工艺为：

山楂 除去杂质及脱落的核。

焦山楂 取净山楂片，置热炒制设备中，用中火炒至表面焦褐色，内部黄褐色。有焦香气。取出，放晾。

参考文献

[1] 李化，杨滨. 山楂的炮制研究[J]. 中国中药杂志, 2004, 29 (6):501-504.

[2] 汪新久，孟宪纾，王学农，等. 山楂炮制品的工艺及质量研究[J]. 沈阳药学院报, 1993, 10 (4):263.

[3] 吴纯洁，刘克海，黄勤挽，等. 红外非接触测温在中药加工炮制中的应用[J]. 中国中药杂志, 2005, 30 (8):629.

[4] 原思通. 医用中药饮片学[M]. 北京:人民卫生出版社, 2001.226.

[5] 黄显芬. 炮制对山楂有机酸含量影响的探讨[J]. 广西中医学院报, 2000, 17 (1):59.

[6] 王苹，谢婉兰. 山楂不同炮制品中枸橼酸含量考察[J]. 中成药, 1993, 15 (5):21.

[7] 毛淑杰，李铁林. 炮制对山楂中总黄酮及总有机酸含量的影响[J]. 中国中药杂志, 1989, 14 (9):20-21.

[8] 冯凤莲，张卉朱. 山楂的研究进展[J]. 河北医科大学学报, 1997, 15 (6):383-384.

[9] 贾良栋. 山楂炮制历史沿革与发展[J]. 时珍国医药, 2000, 11 (1):37.

[10] 詹铮铮，段时振，李杰. 中药山楂的化学成分与药理作用研究概况[J]. 湖北中医杂志 2012, 134 (12): 77-79.

[11] 钟梅芳. 炮制对山楂中有机酸含量的影响分析[J]. 中医临床研究, 2012, 4 (14):27-28.

Shan zha ye

山楂叶

药材来源 本品为蔷薇科植物山里红*Crataegus pinnatifida* Bge.var. major N.E.Br.或山楂*Crataegus pinnatifida* Bge.的干燥叶。

采收加工 夏、秋二季采收，晾干。

山楂叶饮片炮制规范

【饮片品名】山楂叶。

【饮片来源】本品为山楂叶药材的炮制加工品。

【炮制方法】取原药材，除去杂质，洗净，干燥。

【饮片性状】本品多已破碎，完整者展开呈宽卵形，长6～12cm，宽5～8cm，绿色至棕黄色，先端渐尖，基部宽楔形，具2～6羽状裂片，边缘具尖锐的重锯齿；叶柄长2～6cm，托叶卵圆形至卵状披针形。气微，味涩、微苦。

【质量控制】

鉴别 （1）本品粉末绿色至棕黄色。草酸钙簇晶直径10～30μm，草酸钙方晶直径15～30μm，散在或分布于叶迹维管束或纤维束旁。导管为螺纹导管，直径20～40μm。非腺毛为单细胞，长圆锥形，基部直径30～40μm。纤维成束，直径约15μm，壁增厚。

（2）取本品粉末2g，加稀乙醇50ml，加热回流1.5小时，放冷，滤过，滤液蒸至无醇味，加水10ml，用石油醚（30～60℃）洗涤2次，每次20ml，弃去石油醚液，水液加乙酸乙酯振摇提取2次，每次20ml，合并乙酸乙酯液，蒸干，残渣加乙醇2ml使溶解，作为供试品溶液。另取芦丁对照品、金丝桃苷对照品，加乙醇分别制成每1ml含0.1mg的溶液，作为对照品溶液。照薄层色谱法试验，吸取上述三种溶液各1～2μl，分别点于同一聚酰胺薄膜上，以乙醇-丙酮-水（7∶5∶6）为展开剂，展开，取出，晾干，喷以三氯化铝试液，热风吹干，置紫外光灯（365nm）下检视。供试品色谱中，在与对照品色谱相应的位置上，显相同颜色荧光斑点。

检查 水分 不得过12.0%。

酸不溶性灰分 不得过3.0%。

浸出物 照醇溶性浸出物测定法项下的冷浸法测定，用稀乙醇作溶剂，不得少于20.0%。

含量测定 （1）总黄酮 对照品溶液的制备精密称取芦丁对照品25mg，置50ml量瓶中，加乙醇适量，超声处理使溶解，放冷，加乙醇至刻度，摇匀。精密量取20ml，置50ml量瓶中，加水至刻度，摇匀，即得（每1ml中含0.2mg）。

标准曲线的制备 精密量取对照品溶液1ml、2ml、3ml、4ml、5ml、6ml，分别置25ml量瓶中，各加水至6ml，加5%亚硝酸钠溶液1ml，摇匀，放置6分钟，加10%硝酸铝溶液1ml，摇匀，放置6分钟，加氢氧化钠试液10ml，再加水至刻度，摇匀，放置15分钟，以相应试剂为空白，立即照紫外-可见分光光度法，在500nm的波长处测定吸光度，以吸光度为纵坐标，浓度为横坐标，绘制标准曲线。

测定法 取本品细粉约1g，精密称定，置索氏提取器中，加三氯甲烷加热回流提取至提取液无色，弃去三氯甲烷液，药渣挥去三氯甲烷，加甲醇继续提取至无色（约4小时），提取液蒸干，残渣加稀乙醇溶解，转移至50ml量瓶中，加稀乙醇至刻度，摇匀，作为供试品贮备液。取供试品贮备液，滤过，精密量取续滤液5ml，置25ml量瓶中，加水稀释至刻度，摇匀。精密量取2ml，置

三画

25ml量瓶中，照标准曲线制备项下的方法，自“加水至6ml”起依法测定吸光度，从标准曲线上读出供试品溶液中芦丁的浓度，计算，即得。

本品按干燥品计算，含总黄酮以芦丁（$C_{27}H_{30}O_{16}$）计，不得少于7.0%。

（2）金丝桃苷　照高效液相色谱法测定。

色谱条件与系统适用性试验　以十八烷基硅烷键合硅胶为填充剂；以乙腈-甲醇-四氢呋喃-0.5%醋酸溶液（1∶1∶19.4∶78.6）为流动相；检测波长为363nm。理论板数按金丝桃苷峰计算应不低于3000。

对照品溶液的制备　取金丝桃苷对照品适量，精密称定，加稀乙醇制成每1ml含20μg的溶液，即得。

供试品溶液的制备　取〔含量测定〕总黄酮项下的供试品贮备液，滤过，取续滤液，即得。

测定法　分别精密吸取对照品溶液与供试品溶液各10μl，注入液相色谱仪，测定，即得。

本品按干燥品计算，含金丝桃苷（$C_{21}H_{20}O_{12}$）不得少于0.050%。

【性味与归经】酸，平。归肝经。

【功能与主治】活血化瘀，理气通脉，化浊降脂。用于气滞血瘀，胸痹心痛，胸闷憋气，心悸健忘，眩晕耳鸣，高脂血症。

【用法与用量】3～10g，或泡茶饮。

【贮藏】置阴凉干燥处，防蛀。

山楂叶饮片炮制操作规程

1．产品概述

（1）品名　山楂叶。

（2）饮片规格　叶片。

2．生产依据　按照2015年版《中国药典》一部山楂叶项下规定生产。

3．工艺流程　取原药材，除去杂质，洗净，干燥。

4．炮制工艺操作要求

（1）挑拣　除去杂质，杂质量不超过2.0%。

（2）洗净　抢水洗。

（3）干燥　将洗净的山楂叶，晾干或60℃以下烘干，控制成品含水量在安全水分要求范围内。

（4）筛选　过筛，筛去碎屑。

（5）包装　聚乙烯薄膜药用塑料袋手工包装，包装损耗应不超过2.0%。

5．原料规格质量标准　符合《中国药典》2015年版一部山楂叶药材项下的相关规定。

6．成品质量标准　符合本规范山楂叶饮片项下的相关规定。

7．成品贮存及注意事项　置干燥处，防蛀。

8．工艺卫生要求　符合中药饮片GMP相关工艺卫生要求。

9．主要设备　洗药机、干燥机、筛选机等。

山楂叶饮片炮制规范起草说明

（一）山楂叶饮片药典及地方炮制规范

山楂叶地方炮制规范收载的主要炮制方法有除去杂质、洗净、直接干燥或切丝和段等炮制方法。现代炮制方法见表1。

表1 各地采用的山楂叶炮制方法

药典及规范	炮制方法
《浙江省中药炮制规范》（2005 年版）	取原药，除去杂质，筛去灰屑
《重庆市中药饮片炮制规范及标准》（2006 年版）	除去杂质，切丝
《广西壮族自治区中药饮片炮制规范》（2007 年版）	除去枝梗，用水喷润，切丝，干燥
《江西省中药饮片炮制规范》（2008 年版）	除去杂质，洗净，干燥
《陕西省中药饮片标准》（2008、2009、2011 年版）	取药材山楂叶，除去杂质
《湖南省中药饮片炮制规范》（2010 年版）	取原药材，除去杂质，筛去灰屑

（二）山楂叶饮片现代炮制研究

潘海峰等[1]采用高效液相色谱方法建立同时测定山楂叶中绿原酸、牡荆素葡萄糖苷、牡荆素鼠李糖苷、芦丁、牡荆素、金丝桃苷和槲皮素含量的方法，建立的分析方法准确可靠，重复性好，为更好地控制山楂叶内在质量提供科学依据。崔凤侠等[2]研究不同批次山楂叶提取物的HPLC指纹图谱，并测定绿原酸、牡荆素葡萄糖苷、牡荆素鼠李糖苷、芦丁、牡荆素、金丝桃苷和槲皮素的含量，实验结果表明18批山楂提取物的HPLC指纹图谱共标定出10个共有峰，并测定了其中7个成分的含量，结论认为该分析方法准确可靠，重复性好，能更好地控制山楂叶提取物的质量。

有关山楂叶饮片现代炮制研究报道较少，主要集中在山楂叶的加工利用，采用烘青绿茶的方法加工山楂叶茶[3]。

（三）山楂叶饮片炮制工艺研究总结

1．各省市炮制规范 各地炮制规范中有6个地方炮制规范收载山楂叶的炮制方法，其余24个省市均有收载。

2．现代研究文献 山楂叶研究主要集中在化学成分、药理作用、提取工艺等方面，其主要活性成分为黄酮类化合物，如金丝桃苷、牡荆素、槲皮素、芦丁等。主要药理作用有抗氧化作用、对缺血及再灌注损伤的保护作用、调节血脂和血液黏度作用、防止动脉粥样硬化作用、保肝护肝作用、保护肾脏等。山楂叶饮片炮制工艺研究较少。

综合上述研究结果，制定山楂叶的炮制工艺为：

取原药材，除去杂质，洗净，晾干或60℃以下烘干，筛去碎屑，包装，即得。

参考文献

[1] 潘海峰，王领弟，李艳荣，等. HPLC测定山楂叶中7种成分的含量[J]. 中药材，2012, 35(6):925-927.

[2] 崔凤侠，吴国成，李赛颖，等. 山楂叶提取物的指纹图谱研究[J]. 华西药学杂志，2014, 9(1): 66-69.

[3] 闫列娟，肖斌，肖霄，等. 山楂叶的药用保健作用与加工利用[J]. 安徽农业科学，2012, 40(7):4053-4054.

Chuan mu xiang

川木香

药材来源　本品为菊科植物川木香*Vladimira souliei*（Franch.）Ling或灰毛川木香*Vladimira souliei*（Franch.）Ling var.cinerea Ling的干燥根。

采收加工　秋季采挖，除去须根、泥沙及根头上的胶状物，干燥。

川木香饮片炮制规范

【饮片品名】川木香。

【饮片来源】本品为川木香药材经切制后的炮制品。

【炮制方法】取原药材，闷润至透心，切厚片，60℃干燥，即得。

【饮片性状】本品呈类圆形切片，直径1.5～3cm。外皮黄褐色至棕褐色。切面黄白色至黄棕色，有深棕色稀疏油点，木部显菊花心状的放射纹理，有的中心呈枯朽状，周边有一明显的环纹，体较轻，质硬脆。气微香，味苦，嚼之粘牙。

【质量控制】

鉴别　取本品粉末2g，加乙醚20ml，超声处理20分钟，滤过，滤液挥干，残渣加甲醇1ml使溶解，作为供试品溶液。另取川木香对照药材2g，同法制成对照药材溶液。照薄层色谱法试验，吸取上述两种溶液各5μl，分别点于同一硅胶G薄层板上，以甲苯-乙酸乙酯（19∶1）为展开剂，展开，取出，晾干，喷以5%香草醛硫酸溶液，加热至斑点显色清晰。供试品色谱中，在与对照药材色谱相应的位置上，显相同颜色的斑点。

检查　水分　不得过12%（第二法）。

含量测定　照高效液相色谱法测定。

色谱条件与系统适用性试验　以十八烷基硅烷键合硅胶为填充剂；以甲醇-水（65∶35）为流动相；检测波长为225nm。理论板数按木香烃内酯峰计算应不低于6000。

对照品溶液的制备　取木香烃内酯对照品、去氢木香内酯对照品适量，精密称定，加甲醇制成每lml各含0.lmg的混合溶液，即得。

供试品溶液的制备　取本品粉末（过四号筛）约0.3g，精密称定，置具塞锥形瓶中，精密加入甲醇50ml，密塞，称定重量，放置过夜，超声处理（功率250W，频率50kHz）30分钟，取出，放冷，再称定重量，用甲醇补足减失的重量，摇匀，滤过，取续滤液，即得。

测定法　分别精密吸取对照品溶液与供试品溶液各10μl，注入液相色谱仪，测定，即得。

本品按干燥品计算，含木香烃内酯（$C_{15}H_{20}O_2$）和去氢木香内酯（$C_{15}H_{18}O_2$）的总量，不得少于3.2%。

【性味与归经】辛、苦，温。归脾、胃、大肠、胆经。

【功能与主治】行气止痛。用于胸胁、脘腹胀痛，肠鸣腹泻，里急后重。

【用法与用量】3～9g。

【贮藏】置阴凉干燥处，防蛀。

川木香饮片炮制操作规程

1．产品概述

（1）品名　川木香。

（2）规格　厚片。

2．生产依据　按照《中国药典》2015年版一部有关工艺要求及标准，以及拟定的饮片品种炮制工艺执行。

3．工艺流程 取原药材，闷润至透心，切厚片，60℃干燥，即得。

4．炮制工艺操作要求

（1）净制 除去杂质、油头、非药用部分。粗细分档，10mm以下为细档，10mm以上为粗档。

（2）洗润 将净制后川木香药材放入洗药机中清水洗去泥沙，分别放入润药池中，闷润透，需18～20小时，闷润中途喷淋清水1～2次。

（3）切制 直线往复式切药机，切厚片4mm。

（4）干燥 热风循环烘箱，烘干温度60℃，干燥厚度3cm。

（5）过净 平面式振动筛，筛去药屑碎末。

（6）精选 将净药物平摊于工作台上，挑选出混在净药物中不符合质量要求的败片。

（7）包装 根据本品包装规格要求进行包装。

5．原料规格质量标准 符合《中国药典》2015年版一部川木香药材项下的相关规定。

6．成品质量标准 符合本规范川木香项下的相关规定。

7．成品贮存及注意事项 置通风干燥处，防蛀、防油。

8．工艺卫生要求 符合中药饮片GMP相关工艺卫生要求。

9．主要设备 洗药机、切药机、振动筛、热风循环烘箱等。

川木香饮片炮制规范起草说明

（一）川木香饮片炮制历史沿革

1．净制 除去杂质，及“油头”。

2．切制 川木香的炮制方法较单一，历代有切制与煨制。除去根头部的黑色“油头”和杂质，洗净，润透，切厚片，晾干或低温干燥即得川木香。

3．炮制 煨川木香由川木香煨制而成，其方法主要有面煨和纸煨。在宋代《苏沈》中始载“面裹煨熟”。《普本》又载了“纸裹湿水，微煨”；某些文献还提出煨的要求，如宋《背疽》曰：“湿纸裹煨，至纸干为度，去纸细”。明《普济方》曰：“湿纸裹煨熟”，《大法》曰：“若实大肠宜面裹煨熟”。但如《蒙筌》《准绳》《本草正》《金鉴》及《从新》等文献均未提煨的程度。煨制法在传统煨法的基础上，出现了麦麸炒煨和麦麸蒸煨、滑石粉烫煨及隔纸煨等一些改进方法。

表1 川木香炮制历史沿革简况

朝代	沿用方法	新增方法	文献出处
宋代		面裹煨熟	《苏沈》
		纸裹湿水，微煨	《普本》
		湿纸裹煨，至纸干为度，去纸细	《背疽》
明代	湿纸裹煨熟		《普济方》
	面裹煨熟		《大法》

通过对川木香各种炮制方法的考证，发现川木香的炮制方法较单一，主要有切制和煨制。

（二）川木香饮片药典及地方炮制规范研究

表2 《中国药典》及各地炮制规范收载的川木香炮制方法

药典及规范	炮制方法
《中国药典》（1963 年版）	川木香　拣去杂质，除去黑焦头，用水洗浸，润透切片，干燥即得
《中国药典》（1977 年版） 《中国药典》（1990 年版） 《中国药典》（1995 年版） 《中国药典》（2000 年版） 《中国药典》（2005 年版） 《中国药典》（2010 年版）	川木香　除去杂质及“油头”，洗净，润透，切片，晒干
《中国药典》（2015 年版）	川木香　除去杂质及“油头”，洗净，润透，切厚片，干燥 煨川木香　取净川木香片，在铁丝匾中，用一层草纸，一层川木香，间隔平铺数层，置炉火旁或烘干室内，烘煨至川木香中所含的挥发油渗至纸上，取出，放凉
《全国中药炮制规范》（1988 年版）	川木香　取原药材，除去杂质，削去黑色“油头”，刮去粗皮，洗净，润透，切厚片，低温干燥
《山东省中药炮制规范》（2002 年版）	川木香　去净杂质，削去根头部焦黑色“油头”，刮净粗皮，洗净，润透，切厚片，干燥
《云南省中药饮片炮制规范》（1986 年版）	川木香　生片：取原药拣尽杂质，用清水淘洗后捞出，吸润 24 小时，若不透心洒水再吸润至透心为度，取出，切或铡成约 2mm 的斜片，晒干，筛去灰屑即可
《福建省中药炮制规范》（1998 年版）	川木香　除去杂质，洗净，润透，切薄片，干燥
《贵州省中药饮片炮制规范》（2005 年版）	川木香　取原药材，除去杂质及黑色“油头”（胶状物），洗净，润透，切薄片，低温干燥 煨川木香　取净川木香片，照煨制法（取净药材用湿面或湿纸包裹，或用吸油纸均匀的隔层分放，加热处理；或将药材埋入生麸皮中，用文火慢炒至规定程度取出放凉；也可将药材直接置火上或烘房中烘烤；生麸皮用量以淹没净药材为度）煨制，取出，放凉
《江苏省中药饮片炮制规范》（2002 年版）	川木香　取原药材，除去杂质及黑色“油头”（胶状物），洗净，润透，切薄片，低温干燥
《湖南省中药饮片炮制规范》（2010 年版）	川木香　取原药材，除去杂质及“油头”，洗净，润透，切斜厚片，低温干燥 煨川木香　取净川木香片，照煨法用吸油纸，烘煨至川木香中所含的挥发油渗至纸上，取出 煨法：取净药材或生饮片，用湿面或无矾无蜡粗湿纸包裹，或用吸油纸均匀地隔层分放，加热处理；或将药材或饮片埋入生麸皮中，用文火加热慢煨至规定程度，取出，放凉，也可将药材或饮片直接置火上或烘房中烘烤 辅料用量以掩埋药材为度
《广西壮族自治区中药饮片标准》（2007 年版）	川木香　除去杂质，抢水洗净，润透，切中片，低温干燥，筛去灰屑
《河南省中药饮片炮制规范》（2005 年版）	川木香　拣去杂质及“油头”，刮去粗皮，洗净，润透，切厚片，干燥
《浙江省中药炮制规范》（2005 年版）	川木香　取原药材，除去杂质及油黑者，大小分档，洗净，润软，切薄片，干燥
《江西省中药饮片炮制规范》（2008 年版）	川木香　除去杂质及“油头”，洗净，润透，切厚片或薄片，干燥 煨川木香　取净川木香片，在铁丝匾中，用一层草纸，一层川木香片，间隔平铺数层，置炉火旁或烘干室内，烘煨至川木香中所含的挥发油渗至纸上，取出，放凉 酒洗川木香　取川木香，除去杂质，大小分开，用清水洗净，加白酒及适量水渍润，至“药透水尽”，取出，切或刨斜薄片或长薄片，晾干。每 100kg 木香，用白酒 10kg

续表

药典及规范	炮制方法
《安徽省中药饮片炮制规范》（2005 年版）	川木香　取原药材，除去根头部的黑色“油头”（胶状物）及杂质，洗净，润透，切厚片，晾干或低温干燥，筛去碎屑 煨川木香　取净川木香片，照麸煨法煨至棕黄色，气微香。每 100kg 川木香，用麦麸 50kg
《四川省中药饮片炮制规范》（2002 年版）	川木香　除去杂质及“油头”，洗净、润透、切厚片，干燥 煨川木香　取净川木香片，在铁丝匾中，用一层草纸，一层川木香片，间隔平铺数层，置炉火旁或烘干室内，烘煨至川木香中所含的挥发油渗至纸上，取出，放凉。或照纸煨法煨透，弃去纸 麸炒川木香　取净川木香片，照麸炒法炒至有焦斑
《吉林省中药炮制标准》（1986 年版）	川木香　除去杂质，洗净，用时捣碎
《天津市中药饮片炮制规范》（2005 年版）	川木香　取原药材，除去杂质洗净，润透，切薄片，干燥
《甘肃省中药炮制规范》（2009 年版）	川木香　取原药材，除去杂质，削去黑色“油头”，刮去粗皮，抢水洗净，润透，切厚片，低温干燥
《重庆市中药饮片炮制规范及标准》（2006 年版）	川木香　除去杂质及“油头”，洗净，润透，切厚片，干燥
《湖北市中药饮片炮制规范》（2009 年版）	川木香　除去杂质及“油头”，洗净，润透，切厚片，干燥

1963年版及1977年版药典中主要收载了川木香，1985年未收载川木香。1990年版开始，药典中增加了一个炮制品种煨川木香，并不断完善了饮片的质量标准，在2010年版药典中增加了含量测定的方法，使饮片的质量标准趋于完善。但是历版药典中，在川木香和煨川木香炮制工艺方面并无较大进展，具体炮制操作过程表述含糊，缺乏操作细则及指南。因此有必要制定川木香的标准操作规程。

对《全国中药炮制规范（1988年版）》及《山东省中药饮片炮制规范（2002年版）》等21个地方炮制规范中川木香的炮制方法进行整理，其中上海、北京、辽宁、广东四省市未收载，其余17个省市均有收载。

通过全国及各省市中收载的川木香炮制方法对比，发现川木香在各省地方规范中主要有川木香及煨川木香两个炮制品，江西省中药饮片炮制规范中收载有酒洗川木香，四川省中药饮片炮制规范中收载有麸炒川木香。

（三）川木香饮片现代炮制研究

川木香研究表明，其主要炮制方法是煨制法：面裹煨、麦麸煨、纸煨等，但因所用辅料不同，煨制工艺有所差别。贾东艳[1]对川木香不同煨制工艺进行了筛选，通过研究得到：纸煨挥发油及指标成分含量大于麦麸煨，面裹煨最低；并发现面裹煨和麦麸煨有一定的不足之处，面裹煨难以除去面结，影响煨制品的质量和疗效，麸煨时测量的锅底和麦鼓表面的温度相差大，温度范围难以控制，煨制后的川木香颜色不均，影响药材的外观。结论：纸煨优于麦麸煨及面裹煨。在此基础上，对纸煨的炮制工艺进行了研究。考察了闷润时间、煨制温度、煨制时间三个因素，最后确定最佳煨制工艺为：闷润6小时，煨制温度120℃，煨制时间2小时。

彭镰心等[2]用RP-HPLC法测定了不同产地木香与川木香中的木香烃内酯的含量，表明木香和川木香中所含的木香烃内酯含量差异不大，前者均稍高于后者，但不同产地同种之间有一定的差异。

（四）川木香饮片炮制工艺研究总结

1．历史文献　去内核、酒浸、麸炒、微炒、炮、焙、酒蒸、酒制、蒸制、羊油炙、盐炒等，以酒制为最常见。

2．历版《中国药典》　切制和煨制最常用。

3．各省市炮制规范 切制和煨制最常用。

4．现代研究文献 纸煨、面裹煨、麸煨等。

综合上述研究结果，制定川木香的炮制工艺为：

川木香 取原药材，闷润至透心，切厚片，60℃干燥，即得。

参考文献

[1] 贯东艳. 川木香煨制工艺及质量标准的研究[D]. 成都: 成都中医药大学, 2006.

[2] 彭镰心, 刘圆, 孙卓然, 等. RP-HPLC法测定木香与川木香中木香烃内酯的含量[J]. 西南民族大学学报(自然科学版), 2007, 33 (2):337-339.

Chuan bei mu

川贝母

药材来源 本品为百合科植物川贝母*Fritillaria cirrhosa* D.Don、暗紫贝母*Fritillaria unibracteata* Hsiao et K.C.Hsia、甘肃贝母*Fritillaria przewalskii* Maxim.、梭砂贝母*Fritillar delavayi* Franch.、太白贝母*Fritillaria taipaiensis* P.Y.Li或瓦布贝母*Fritillaria unibracteata* Hsiao et K.C.Hsia var.*wabuensis* (S.Y.Tang et S.C.Yue) Z.D.Liu，S.Wang et S.C.chen的干燥鳞茎。按性状不同分别习称“松贝”“青贝”“炉贝”和“栽培品”。

采收加工 夏、秋二季或积雪融化后采挖，除去须根、粗皮及泥沙，晒干或低温干燥。

川贝母饮片炮制规范

【饮片品名】川贝母。

【饮片来源】本品为川贝母药材经净制后的炮制品。

【炮制方法】取原药材，除去杂质。

【饮片性状】松贝 呈类圆锥形或近球形，高0.3～0.8cm，直径0.3～0.9cm。表面类白色。外层鳞叶2瓣，大小悬殊，大瓣紧抱小瓣，未抱部分呈新月形，习称“怀中抱月”；顶部闭合，内有类圆柱形、顶端稍尖的心芽和小鳞叶1～2枚；先端钝圆或稍尖，底部平，微凹入，中心有1灰褐色的鳞茎盘，偶有残存须根。质硬而脆，断面白色，富粉性。气微，味微苦。

青贝 呈类扁球形，高0.4～1.4cm，直径0.4～1.6cm。外层鳞叶2瓣，大小相近，相对抱合，顶部开裂，内有心芽和小鳞叶2～3枚及细圆柱形的残茎。

炉贝 呈长圆锥形，高0.7～2.5cm，直径0.5～2.5cm。表面类白色或浅棕黄色，有的具棕色斑点。外层鳞叶2瓣，大小相近，顶部开裂而略尖，基部稍尖或较钝。

栽培品 呈类扁球形或短圆柱形，高0.5～2cm，直径1～2.5cm。表面类白色或浅棕黄色，稍粗糙，有的具浅黄色斑点。外层鳞叶2瓣，大小相近，顶部多开裂而较平。

【质量控制】

鉴别 （1）本品粉末类白色或浅黄色。

松贝、青贝及栽培品 淀粉粒甚多，广卵形、长圆形或不规则圆形，有的边缘不平整或略作分枝状，直径5～64μm，脐点短缝状、点状、人字状或马蹄状，层纹隐约可见。表皮细胞类长方形，垂周壁微波状弯曲，偶见不定式气孔，圆形或扁圆形。螺纹导管直径5～26μm。

炉贝 淀粉粒广卵形、贝壳形、肾形或椭圆形，直径约至60μm，脐点人字状、星状或点状，层纹明显。螺纹导管和网纹导管直径可达64μm。

（2）取本品粉末10g，加浓氨试液10ml，密塞，浸泡1小时，加二氯甲烷40ml，超声处理1小时，滤过，滤液蒸干，残渣加甲醇0.5ml使溶解，作为供试品溶液。另取贝母素乙对照品，加甲醇制成每1ml含1mg的溶液，作为对照品溶液。照薄层色谱法试验。吸取供试品溶液1～6μl、对照品溶液2μl，分别点于同一硅胶G薄层板上，以乙酸乙酯-甲醇-浓氨试液-水（18:2:1:0.1）为展开剂，展开，取出，晾干，依次喷以稀碘化铋钾试液和亚硝酸钠乙醇试液。供试品色谱中，在与对照品色谱相应的位置上，显相同颜色的斑点。

（3）聚合酶链式反应-限制性内切酶长度多态性方法。

模板DNA提取 取本品0.1g，依次用75%乙醉1ml、灭菌超纯水1ml清洗，吸干表面水分，置乳钵中研磨成极细粉。取20mg，置1.5ml离心管中，用新型广谱植物基因组DNA快速提取试剂盒提取DNA［加入缓冲液API 400μl和RNA酶溶液（10mg/ml）4μl，涡漩振荡，65℃水浴加热10分钟，加入缓冲液AP2 130μl，充分混匀，冰浴冷却5分钟，离心（转速为每分钟14000转）10分钟；吸取上清液转移入另一离心管中，加入1.5倍体积的缓冲液AP3/E，混匀，加到吸附柱上，离心（转速为每分钟13000转）1分钟，弃去过滤液，加入漂洗液700μl，离心（转速为每分钟12000转）30秒，弃去过滤液；再加入漂洗液500μl，离心（转速为每分钟12000转）30秒，弃去过滤液；再离心（转速为每分钟13000转）2分钟，取出吸附柱，放入另一离心管中，加入50μl洗脱缓冲液，室温放置3～5分钟，离心（转速为每分钟12000转）1分钟，将洗脱液再加入吸附柱中，室温放置2分钟，离心（转速为每分钟12000转）1分钟］，取洗脱液，做为供试品溶液，置4℃冰箱中备用。另取川贝母对照药材0.1g，同法制成对照药材模板DNA溶液。

PCR-RFLP反应鉴别引物：5'CGTAACAAGGTTT-CCGTAGGTGAA3'和5'GCTACGTTCTTCATCGAT3'。PCR反应体系：在200μl离心管中进行，反应总体积为30μl，反应体系包括10×PCR缓冲液3μl，二氯化镁（25mmol/L）2.4μl，dNTP（10mmol/L）0.6μl，鉴别引物（30μmol/L）各0.5μl，高保真TaqDAN聚合酶（5U/μl）0.2μl，模板1μl，无菌超纯水21.8μl。将离心管置PCR反应参数，置500μl离心管中，进行酶切反应，反应总体积为20μl，反应体积包括10×酶切缓冲液2μl，PCR反应液6μl，SmaI（10U/μl）0.5μl，无菌超纯水11.5μl，酶切反应在30℃水浴反应2小时。另取无菌超纯水，同法上述PCR-RFLP反应操作，作为空白对照。

电泳检测 照琼脂糖凝胶电泳法，胶浓度为1.5%，胶中加入核酸凝胶染色剂GelRed；供试品与对照药材酶切反应溶液的上样量分别为8μl，DNA分子量标记上样量为1μl（0.5μg/μl）。电泳结束后，取凝胶片在凝胶成像仪上或紫外透射仪上检视。供试品凝胶电泳图谱中，在与对照药材凝胶电泳图谱相应的位置上，在100～250bp应有两条DNA条带，空白对照无条带。

检查 水分 不得过15%（第二法）。

总灰分　不得过5.0%（第二法）。

含量测定　总生物碱照紫外-可见分光光度法测定。

本品按干燥品计算，含总生物碱以西贝母碱（$C_{27}H_{43}NO_3$）计，不得少于0.050%。

【性味与归经】苦、甘，微寒。归肺、心经。

【功能与主治】清热润肺，化痰止咳，散结消痈。用于肺热燥咳，干咳少痰，阴虚劳嗽，痰中带血，瘰疬，乳痈，肺痈。

【用法与用量】3～10g；研粉冲服，一次1～2g。

【注意】不宜与川乌、制川乌、草乌、制草乌、附子同用。

【贮藏】置通风干燥处，防蛀。

川贝母饮片炮制操作规程

1．产品概述

（1）品名　川贝母。

（2）规格　鳞茎。

2．生产依据　按照《中国药典》2015年版一部有关工艺要求及标准，以及拟定的饮片品种炮制工艺执行。

3．工艺流程　取原药材，除去杂质。

4．炮制工艺操作要求

（1）净制　除去杂质、粗皮、须根、非药用部分。

（2）清洗　将净制后的川贝母药材放入洗药池中，清水洗去泥沙。

（3）干燥　热风循环烘箱，烘干温度50℃，干燥厚度3cm。

（4）精选　将净药物平摊于工作台上，挑选出混在净药物中不符合质量要求的碎瓣、油子。

（5）包装　根据本品包装规格要求进行包装。

5．原料规格质量标准　符合《中国药典》2015年版第一部川贝母药材项下的相关规定。

6．成品质量标准　符合本规范川贝母饮片项下的相关规定。

7．成品贮存及注意事项　置通风干燥处，防蛀、防油。

8．工艺卫生要求　符合中药饮片GMP相关工艺卫生要求。

9．主要设备　热风循环烘箱等。

川贝母饮片炮制规范起草说明

（一）川贝母饮片炮制历史沿革

1．净制　明代有“去心”。清代沿袭了明代对川贝母净制的方法，如“擘去内口鼻中有米许大者心一颗”。

2．切制　清代有“研粉”。

3．炮制　宋代有“姜汁炙”，明代有“米炒”。清代有“面炒法”“药汁炙”“蒸制”。

表1　川贝母炮制历史沿革

朝代	沿用方法	新增方法	文献出处
宋代		姜汁制一宿，焙干	《产育》
		姜汁炒	《朱氏》
	姜制		《医学》
		姜汁炮去心	《入门》

续表

朝代	沿用方法	新增方法	文献出处
明代	去心		《滇南》
		米炒	《必读》
清代	去心		《害利》
		研粉	《金鉴》《医醇》
		炒制	《玉衡》《治裁》
		面炒法	《增广》
		药汁炙	《拾遗》
		蒸制	《笔花》

通过对川贝母各种炮制方法的考证，川贝母各炮制方法出现年代大都在明代以及清代，本课题组发现川贝母的炮制方法不多，主要有净制、研、炒制、蒸制等。

（二）川贝母饮片药典及地方炮制规范

表2 《中国药典》及各地炮制规范收载的川贝母炮制方法

药典及规范	炮制方法
《中国药典》（1963 年版） 《中国药典》（1977 年版） 《中国药典》（1985 年版） 《中国药典》（1990 年版） 《中国药典》（1995 年版） 《中国药典》（2000 年版） 《中国药典》（2005 年版） 《中国药典》（2010 年版） 《中国药典》（2015 年版）	川贝母　拣去杂质，用水稍泡，捞出，闷润后掰瓣去心，晒干即得
《安徽省中药饮片炮制规范》（2005 年版）	川贝母　取原药材，除去杂质 川贝粉　取净川贝母，碾成细粉
《浙江省中药炮制规范》（2005 年版）	川贝母　取原药，除去杂质，洗净，干燥 川贝粉　取川贝，研成细粉
《上海市中药饮片炮制规范》（2008 年版）	松贝　将原药除去杂质，筛去灰屑 青贝　炉贝将原药除去杂质，快洗，润透，切厚片，干燥，筛去灰屑 川贝母粉　将原药除去杂质，快洗，干燥，研细粉
《北京市中药饮片炮制规范》（2008 年版）	川贝母　取原药材，除去杂质 川贝母粉　取原药材，除去杂质，加工成细粉
《福建省中药炮制规范》（1998 年版）	川贝母　除去杂质。用时捣碎或研末
《贵州省中药饮片炮制规范》（2005 年版）	川贝母　取原药材，除去杂质 川贝母粉　取净川贝母，研成细粉
《江西省中药饮片炮制规范》（2008 年版）	川贝母　除去杂质；用时捣碎或研成细粉
《湖南省中药饮片炮制规范》（2010 年版）	川贝母　取原药材，拣去杂质，抢水洗净，捞出，干燥，用时捣碎或研成细粉
《河南省中药饮片炮制规范》（2005 年版）	松贝　除去杂质
《江苏省中药饮片炮制规范》（2002 年版）	川贝母　取原药材，除去杂质
《甘肃省中药炮制规范》（2009 年版）	西贝母　取原药材，除去杂质，筛去灰屑，用时捣碎

续表

药典及规范	炮制方法
《山东省中药炮制规范》（2002 年版）	川贝母　去净杂质
《辽宁省中药炮制规范》（1975 年版）	川贝母　拣去杂质，筛去灰土。用时捣碎
《四川省中药饮片炮制规范》（2002 年版）	川贝母　除去杂质，用时捣碎或研细粉
《天津市中药饮片炮制规范》（2005 年版）	川贝母　取原药材，除去杂质
《吉林省中药炮制标准》（1986 年版）	川贝母　除去杂质，洗净泥土，晒干。用时捣碎
《陕西省中药饮片标准》（2008、2009、2011 版）	川贝母　取药材川贝母，除去杂质
《重庆市中药饮片炮制规范及标准》（2006 年版）	川贝母　除去杂质。用时捣碎或研细
《湖北省中药饮片炮制规范》（2009 年版）	川贝母　除去杂质，抢水洗净，干燥，配方时打碎或研成粉末
《广西壮族自治区中药饮片炮制规范》（2007 年版）	生川贝母　除去杂质，洗净，干燥，用时捣碎
《全国中药炮制规范》（1988 年版）	川贝母　取原药材，除去杂质

1963年版药典收载了川贝母炮制的具体方法，以后各版药典均没有单独将川贝母炮制作为收载项记载，而是将相关内容炮制内容记录为产地加工的内容。通过对各省中收载的川贝母炮制方法对比和汇总分析，川贝母在各省市地方炮制规范中还是以净选加工为主，少数要求研粉，其他方面并没有特殊要求。个别地方炮制规范有切片干燥的内容。

（三）川贝母饮片现代炮制研究

研究表明，水浸川贝母的炮制加工方法对川贝母质量存在影响。如韩莹等[1]研究表明，水浸后的川贝母苦味明显减少，生物碱损失较大，建议川贝母尽量避免水泡，或少量水喷淋后切片或直接粉碎。魏兴国[2]应用川贝母时，将其打碎成颗粒，解决了“用时打碎”加工具有粗细不均匀的缺点，有利于有效成分煎出。同时解决了粉尘飞扬，利于临床调剂操作。赖昌生[3]用姜制法炮制川贝母，其具体操作方法是：将鲜姜切片煎汤，取姜汁与贝母同置缸中，加汁量以贝母能吸尽为度。勤上下翻动，待贝母吸尽药汁时取出，于旋转式切片机上反复切制，至贝母粉为2～3mm的颗粒时为度，晒干，备用。认为制得的细颗粒，极易煎出有效成分，利于更好地发挥疗效。苏桂云等[4]对北京市双桥燕京中药饮片厂川贝母粉的生产过程进行了概述与研究，其川贝粉的生产对杂质和发霉生虫等进行了沿革要求。川贝母净选过程忌水洗。净选后的川贝粉碎成100目细粉。

（四）川贝母饮片炮制工艺研究总结

1．历史文献　去心、研粉、炒制、米炒法、面炒法、药汁制、蒸制、姜汁炙等。

2．历版《中国药典》　以净选、加工为主。

3．各省市炮制规范　以净选加工为主，少数要求研粉，其他方面并没有特殊要求。个别地方炮制规范有切片干燥的内容。

4．现代研究文献　水浸、打碎、姜制等，以净选加工为主。

综合上述研究结果，制定川贝母的炮制工艺为：

川贝母　取原药材，除去杂质。

参考文献

[1] 韩莹, 李翠芳, 史芝兰. 水浸对贝母生物碱含量的影响[J]. 山东中医杂志, 1991, 10 (1):39.

[2] 魏兴国. 川贝母等捣碎方法改进[J]. 时珍国医国药, 1999, 10 (11):843.

[3] 赖昌生. 川贝姜制法[J]. 时珍国医国药, 2005, 16 (7):628.

[4] 苏桂云, 马盼盼. 川贝粉的生产工艺[J]. 首都医药, 2009, 16(13): 40.

Chuan niu xi

川牛膝

药材来源　本品为苋科植物川牛膝*Cyathula offinalis* Kuan的干燥根。

采收加工　秋、冬二季采挖，除去芦头、须根及泥沙，烘或晒至半干，堆放回润，再烘干或晒干。

川牛膝饮片炮制规范

【饮片品名】川牛膝。

【饮片来源】本品为川牛膝药材经切制后的炮制品。

【炮制方法】取原药材，除去杂质、残留芦头、非药用部分，洗净，润透，切薄片，干燥，即得。

【饮片性状】本品呈圆形或椭圆形薄片。外表皮黄棕色或灰褐色。切面浅黄色至棕黄色。可见多数排列成数轮同心环的黄色点状维管束。气微，味甜。

【质量控制】

鉴别　（1）本品粉末棕色。草酸钙砂晶、方晶散在，或充塞于薄壁细胞中。具缘纹孔导管直径10～80μm，纹孔圆形或横向延长呈长圆形，互列，排列紧密，有的导管分子末端呈梭形。纤维长条形，弯曲，末端渐尖，直径8～25μm，壁厚3～5μm。纹孔呈单斜纹孔或人字形，也可见具缘纹孔，纹孔口交叉成十字形，孔沟明显，疏密不一。

（2）取本品粉末2g，加甲醇50ml，加热回流1小时，滤过，滤液浓缩至约1ml，加于中性氧化铝柱（100～200目，2g，内径为1cm）上，用甲醇-乙酸乙酯（1∶1）40ml洗脱，收集洗脱液，蒸干，残渣加甲醇1ml使溶解。作为供试品溶液。另取川牛膝对照药材2g。同法制成对照药材溶液。再取杯苋甾酮对照品，加甲醇制成每1ml含0.5mg的溶液，作为对照品溶液。照薄层色谱法试验，吸取供试品溶液5～10μl、对照药材溶液和对照品溶液各5μl，分别点于同一硅胶G薄层板上，以三氯甲烷-甲醇（10∶1）为展开剂，展开，取出，晾干，喷以10%硫酸乙醇溶液，在105℃加热至斑点显色清晰，置紫外光灯（365nm）下检视。供试品色谱中，在与对照药材色谱和对照品色谱相应的位置上，显相同颜色的荧光斑点。

检查　水分　不得过12.0%（第二法）。

总灰分　不得过8.0%。

含量测定　照高效液相色谱法测定。

色谱条件与系统适用性试验　以十八烷基硅烷键合硅胶为填充剂；以甲醇为流动相A，以水为流动相B，按下表中的规定进行梯度洗脱；检测波长为243nm。理论板数按杯苋甾酮峰计算应不低于3000。

时间（分钟）	流动相A（%）	流动相B（%）
0 ~ 5	10	90
5 ~ 15	10 → 37	90 → 63
15 ~ 30	37	63
30 ~ 31	37 → 100	63 → 0

对照品溶液的制备　取杯苋甾酮对照品适量，精密称定，加甲醇制成每1ml含25μg的溶液，即得。

供试品溶液的制备　取本品粉末（过三号筛）约1g，精密称定，置具塞锥形瓶中，精密加入甲醇20ml，密塞，称定重量，加热回流1小时，放冷，再称定重量，用甲醇补足减失的重量，摇匀，滤过，取续滤液，即得。

测定法　分别精密吸取对照品溶液10μl与供试品溶液5~20μl，注入液相色谱仪，测定，即得。

本品按干燥品计算，含杯苋甾酮（$C_{29}H_{44}O_8$）不得少于0.030%。

【性味与归经】甘、微苦，平。归肝、肾经。

【功能与主治】逐瘀通经，通利关节，利尿通淋。用于经闭癥瘕，胞衣不下，跌扑损伤，风湿痹痛，足痿筋挛，尿血血淋。

【用法与用量】5~10g。

【注意】孕妇慎用。

川牛膝饮片炮制操作规程

1. 产品概述

（1）品名　川牛膝。

（2）规格　薄片。

2. 生产依据　按照《中国药典》2015年版一部有关工艺要求及标准，以及拟定的饮片品种炮制工艺执行。

3. 工艺流程　取原药材，除去杂质、残留芦头、非药用部分，洗净，润透，切博片，干燥，即得。

4. 炮制工艺操作要求

（1）净制　除去杂质、残留芦头、非药用部分。粗细分档，8mm以下为细档，8mm以上为粗档。

（2）洗润　将净制后川牛膝药材用洗药机清水洗去泥沙，粗细档分别放入润药池中，闷润透需10~12小时，润闷过程中喷淋清水1~2次。

（3）切制　直线往复式切药机，切薄片。

（4）干燥　热风循环烘箱，烘干温度70℃，干燥厚度3cm。

（5）过净　平面式振动筛，筛去药屑碎末。

（6）精选　将净药物平摊于工作台上，挑选出带绿色者及异形片等不符合质量要求的败片。

（7）包装　根据本品包装规格要求进行包装。

5. 原料规格质量标准　符合《中国药典》2015年版一部川牛膝药材项下的相关规定。

6. 成品质量标准　符合本规范川牛膝饮片项下的相关规定。

7. 成品贮存及注意事项　置通风干燥处，防蛀。

8. 工艺卫生要求　符合中药饮片GMP相关工艺卫生要求。

9. 主要设备　洗药机、润药池、振动筛、热风循环烘箱、切药机等。

川牛膝饮片炮制规范起草说明

（一）川牛膝饮片炮制历史沿革

汉代首载“酒浸焙”。南北朝刘宋时代有“黄精自然汁浸”。唐代有取“汁”使用。宋代有“烧灰”“生地黄汁浸”。明代有“茶水制”“童便酒浸”“首乌制”“黑豆制”。清代有“首乌制”。现在主要的炮制方法有盐制、炒制、制炭、麸制、酒麸制。

表1 川牛膝炮制历代历史沿革简况

朝代	沿用方法	新增方法	本草来源
汉代		酒浸焙	《中藏经》
南北朝		黄精自然汁浸	《雷公》
唐代		取“汁”使用	《千金》
宋代		烧灰、生地黄汁浸	《圣惠方》
		酒蒸	《局方》
明代		茶水制	《普济方》
		童便酒浸	《医学》
		首乌制	《准绳》
		黑豆制	《景岳》
清代	首乌制		《本草述》

通过对川牛膝各种炮制方法的考证，本课题组发现川牛膝的炮制方法很多，主要有盐制、炒制、制炭、麸制、酒麸制等。

（二）川牛膝饮片药典及地方炮制规范

表2 《中国药典》及各地炮制规范收载的川牛膝炮制方法

药典及规范	炮制方法
《中国药典》（1963 年版）	川牛膝　拣去杂质，用水浸泡，捞出，闷润至透，去芦，切片，干燥即得
《中国药典》（1977 年版）	川牛膝　除去杂质及芦头，洗净，润透，切段或片，干燥 酒川牛膝　取川牛膝段或片，照酒炒法用黄酒炒制微干
《中国药典》（1985 年版） 《中国药典》（1990 年版） 《中国药典》（1995 年版） 《中国药典》（2000 年版） 《中国药典》（2005 年版）	川牛膝　除去杂质及芦头，洗净，润透，切薄片，干燥 酒川牛膝　取川牛膝片，照酒炙法炒干
《中国药典》（2010 年版）	川牛膝　取原药材，除去杂质及芦头，洗净，润透，切薄片，干燥 酒川牛膝　取川牛膝片，照酒炙法炒干
《中国药典》（2015 年版）	川牛膝　除去杂质及芦头，洗净，润透，切薄片，干燥 酒川牛膝　取川牛膝片，照酒炙法炒干
《北京市中药饮片炮制规范》（2008 年版）	川牛膝　取原药材，除去杂质及芦头，大小分开，洗净，浸泡 6～10 个小时，至六七成透时，取出，闷润 12～24 小时，至内外湿度一致，切厚片，晒干或低温干燥，筛去碎屑
《上海市中药饮片炮制规范》（2008 年版）	川牛膝　将原药除去芦头，黑色油枝等杂质，洗净，润透，切薄片，干燥，筛去灰屑
《福建省中药炮制规范》（1988 年版）	川牛膝　除去杂质及芦头，洗净，润透，切薄片，干燥 酒川牛膝　取川牛膝片，照酒炙法炒干
《广东省中药炮制规范》（1984 年版）	川牛膝　除去杂质及芦头，洗净，润透切段或切厚片，干燥 盐川牛膝　取净川牛膝，用盐水拌匀，闷润，待盐水被吸尽后用文火炒干（或置砂中炒干），取出（或筛去砂），摊凉。每川牛膝 100kg，用盐 2kg 酒川牛膝　取净川牛膝，用酒拌匀，闷润，待酒被吸尽后，用文火炒至半干并有香味时，取出，摊凉。每川牛膝 100kg，用酒 10kg

续表

药典及规范	炮制方法
《贵州省中药饮片炮制规范》（2005 年版）	川牛膝　取原药材，除去杂质及芦头，洗净，润透，切薄片，干燥 酒川牛膝　取净川牛膝片，加酒拌匀，闷润，晾干，按麸炒法炒至暗褐色。每100kg 净川牛膝，用酒 12kg
《吉林省中药炮制标准》（1986 年版）	川牛膝　除去杂质，洗净泥土，用水浸泡至约六、七成透时，捞出，润透，切 1～1.5mm 片，晒干
《江西省中药饮片炮制规范》（2008 年版）	川牛膝　除去杂质及芦头，洗净，润透，切或刨斜片，干燥 酒川牛膝（酒炒川牛膝）　取川牛膝片，加酒喷洒拌匀，闷透，置锅内炒至干；或用麦麸或谷糠深棕黄色，取出，放凉。每 100kg 川牛膝，用酒 10kg，麦麸或谷糠 30kg
《全国中药炮制规范》（1988 年版）	川牛膝　取原药材，除去杂质及芦头，洗净，润透，切薄片，干燥
《山东省中药炮制规范》（2002 年版）	川牛膝　去净杂质及芦头，闷润至透，切薄片，干燥
《浙江省中药炮制规范》（2005 年版）	川牛膝　取原药，除去残留芦头等杂质，洗净，润软，切厚片，干燥 酒川牛膝　取川牛膝，与酒拌匀，稍闷，炒至表面色变深时，取出，摊凉。每川牛膝 100kg，用酒 10kg
《安徽省中药饮片炮制规范》（2005 年版）	川牛膝　取原药材，除去杂质，洗净，润透，除去芦头，切薄片，干燥，筛去碎屑 酒川牛膝　取净川牛膝片，照酒炙法，炒干。每 100kg 川牛膝，用黄酒 10kg 盐川牛膝　取净川牛膝片，照盐炙法，炒干。每 100kg 川牛膝，用食盐 2kg
《河南省中药饮片炮制规范》（2005 年版）	川牛膝　除去杂质及芦头，洗净，润透，切薄片，干燥
《辽宁省中药炮制规范》（1975 年版）	川牛膝　拣去杂质，洗净，浸泡，捞出，闷润至透，切片，晒或烘干
《湖南省中药饮片炮制规范》（2010 年版）	川牛膝　取原药材，除去杂质及芦头，洗净，润透，切厚圆片，干燥，筛去碎屑 酒川牛膝　取净川牛膝片，照酒炙法，炒干。每 100kg 川牛膝，用黄酒 10kg 盐川牛膝　取净川牛膝片，照盐炙法，用文火炒干。每 100kg 川牛膝，用食盐 2kg

对北京、上海等16个地方炮制规范中川牛膝的炮制方法进行整理，其中广西、甘肃两省未收载，其余14个省市均有收载。川牛膝在各省地方规范中主要为川牛膝片炮制品。川牛膝各地炮制方法基本相同，但闷润时间、切制厚度、是否去除芦头，各地并无统一的规定，缺乏量化指标。因此有必要对闷润时间和切制厚度进行考察，优选最佳的工艺。

（三）川牛膝饮片现代炮制研究

川牛膝饮片现代炮制研究显示，黎万寿[1]以水溶性成分及杯苋甾酮的含量为指标，对酒炙川牛膝的加黄酒量、炒制时间和炒制温度这三个影响炮制效果的因素进行分析，优选出酒炙川牛膝的最佳炮制条件，结果表明，药材加10%倍量黄酒，在炒药机中预热至130℃后续炒约15分钟，立即倾出，所得炮制品符合相关规定。

（四）川牛膝饮片炮制工艺研究总结

1. 历史文献　酒浸焙、黄精自然汁浸、取“汁”使用、烧灰、生地黄汁浸、茶水制、童便酒浸、首乌制、黑豆制、首乌制。

2. 历版《中国药典》　酒制。

3. 各省市炮制规范　盐制、酒制，以酒制为最常用。

4. 现代研究文献　现代炮制方法主要有盐制、炒制、制炭、麸制、酒麸制。

综合上述研究结果，制定川牛膝的炮制工艺为：

川牛膝　取原药材，除去杂质、残留芦头、非药用部分，洗净，润透，切薄片，干燥，即得。

参考文献

[1] 黎万寿, 陈幸, 李彬, 等. 正交法优选酒炙川牛膝最佳炮制工艺[J]. 现代中药研究与实践, 2005, 19 (84):54-56.

Chuan xiong

川芎

药材来源 本品为伞形科植物川芎*Ligusticum chuanxiong* Hort.的干燥根茎。

采收加工 夏季当茎上的节盘显著突出，并略带紫色时采挖，除去泥沙，晒后烘干，再去须根。

川芎饮片炮制规范

【饮片品名】川芎。

【饮片来源】本品为川芎药材经切制后的炮制品。

【炮制方法】除去杂质，分开大小，洗净，润透，切厚片，干燥。

【饮片性状】本品为不规则结节状拳形团块，直径2～7cm。表面灰褐色或褐色，粗糙皱缩，有多数平行隆起的轮节，顶端有凹陷的类圆形茎痕，下侧及轮节上有多数小瘤状根痕。质坚实，不易折断，断面黄白色或灰黄色，散有黄棕色的油室，形成层环呈波状。气浓香，味苦、辛，稍有麻舌感，微回甜。

【质量控制】

鉴别 （1）本品横切面：木栓层为10余列细胞。皮层狭窄，散有根迹维管束，其形成层明显。韧皮部宽广，形成层环波状或不规则多角形。木质部导管多角形或类圆形，大多单列或排成“V”形，偶有木纤维束。髓部较大。薄壁组织中散有多数油室，类圆形、椭圆形或形状不规则，淡黄棕色，靠近形成层的油室小，向外渐大；薄壁细胞中富含淀粉粒，有的薄壁细胞中含草酸钙晶体，呈类圆形团块或类簇晶状。

粉末 淡黄棕色或灰棕色。淀粉粒较多，单粒椭圆形、长圆形、类圆形、卵圆形或肾形，直径5～16μm，长约21μm，脐点点状、长缝状或人字状；偶见复粒，由2～4分粒组成。草酸钙晶体存在于薄壁细胞中，呈类圆形团块或类簇晶状，直径10～25μm。木栓细胞深黄棕色，表面观呈多角形，微波状弯曲。油室多已破碎，偶可见油室碎片，分泌细胞壁薄，含有较多的油滴。导管主为螺纹导管，亦有网纹导管及梯纹导管，直径14～50μm。

（2）取本品粉末1g，加石油醚（30～60℃）5ml，放置10小时，时时振摇，静置，取上清液1ml，挥干后，残渣加甲醇1ml使溶解，再加2% 3，5-二硝基苯甲酸的甲醇溶液2～3滴与甲醇饱和的氢氧化钾溶液2滴，显红紫色。

（3）取本品粉末1g，加乙醚20ml，加热回流1小时，滤过，滤液挥干，残渣加乙酸乙酯2ml使溶解，作为供试品溶液。另取川芎对照药材1g，同法制成对照药材溶液。再取欧当归内酯A对照品，加乙酸乙酯制成每1ml含0.1mg的溶液（置棕色量瓶中），作为对照品溶液。照薄层色谱法试验，吸取上述三种溶液各10μl，分别点于同一硅胶GF_{254}薄层板上，以正己烷-乙酸乙酯

三画

（3:1）为展开剂，展开，取出，晾干，置紫外光灯（254nm）下检视。供试品色谱中，在与对照药材色谱和对照品色谱相应的位置上，显相同颜色的斑点。

检查　水分　不得过12.0%（第四法）。

总灰分　不得过6.0%。

酸不溶性灰分　不得过2.0%。

浸出物　照醇溶性浸出物测定法项下的热浸法测定，用乙醇作溶剂，不得少于12.0%。

含量测定　照高效液相色谱法测定。

色谱条件与系统适用性试验　以十八烷基硅烷键合硅胶为填充剂；以甲醇-1%醋酸溶液（30∶70）为流动相；检测波长为321nm。理论板数按阿魏酸峰计算应不低于4000。

对照品溶液的制备　取阿魏酸对照品适量，精密称定，置棕色量瓶中，加70%甲醇制成每1ml含20μg的溶液，即得。

供试品溶液的制备　取本品粉末（过四号筛）约0.5g，精密称定，置具塞锥形瓶中，精密加入70%甲醇50ml，密塞，称定重量，加热回流30分钟，放冷，再称定重量，用70%甲醇补足减失的重量，摇匀，静置，取上清液，滤过，取续滤液，即得。

测定法　分别精密吸取对照品溶液与供试品溶液各10μl，注入液相色谱仪，测定，即得。

本品按干燥品计算，含阿魏酸（$C_{10}H_{10}O_4$）不得少于0.10%。

【性味与归经】辛，温。归肝、胆、心包经。

【功能与主治】活血行气，祛风止痛。用于胸痹心痛，胸胁刺痛，跌扑肿痛，月经不调，经闭痛经，癥瘕腹痛，头痛，风湿痹痛。

【用法与用量】3～10g。

【贮藏】置阴凉干燥处，防蛀。

川芎饮片炮制操作规程

（一）川芎

1．产品概述

（1）品名　川芎。

（2）规格　厚片。

2．生产依据　按照《中国药典》2015年版一部有关工艺要求及标准，以及拟定的饮片品种炮制工艺执行。

3．工艺流程　取原药材，除去杂质，大小分档，洗净，加水浸润12～24小时，至内外湿度一致，稍晾，切厚片，50℃干燥2～4小时，筛去碎屑，即得。

4．炮制工艺操作要求

（1）净制　除去杂质。

（2）洗润　洗净，加水浸润12～24小时，至内外水分一致。

（3）切制　切厚片。

（4）干燥　50℃干燥2～4小时，至水分符合质量标准要求。

（5）包装　无毒聚乙烯塑料袋或复合袋包装，包装损耗应不超过1.0%。

5．原料规格（等级）质量标准　符合《中国药典》2015年版一部川芎药材项下的相关规定。

6．成品质量标准　符合本规范川芎饮片项下的相关规定。

7．成品贮存及注意事项　置干燥处，防虫。

8．工艺卫生要求　符合中药饮片GMP相关工艺卫生要求。

9．主要设备　高速万能截断机、热风循环烘箱等。

川芎饮片炮制规范起草说明

（一）川芎炮制方法历史沿革

川芎切制最早见于南齐龚庆宣的《鬼遗》，记曰："切"。宋代的《苏沈》记为："剉如豆大"，《药证》《局方》中记为"剉碎"，《证类》中记为："粟米泔浸，三日换，切片子……"明《普济方》有"剉片"，清《拾遗》中记为"研"。

川芎的熬制最早见于唐代孙思邈的《千金翼》，记为："熬"，在明《普济方》亦有"慢火熬熟"记载。至宋代有炒制、米泔水浸、焙制、煅制、酒炒、锻制等法；如《博济》中的"微炒""醋炒"；《证类》中有"粟米泔浸"、"酒浸用"；《普本》中有"焙"，《扁鹊》中有"酒炒"，《传信》中还有煅制法，记为"抚芎，煅过"。至元代增加米水炒、茶水炒、童便浸等法；如《活幼》中有"酿醋炒透候干"，《世医》中有"米水炒""茶水炒"；《丹溪》中有童便制。至明、清时期增加了醋煮、酒煮、蒸制、盐水煮、盐酒炙、煅炭、蜜炙、药汁制等法，如明代的《普济方》有"醋煮微软，切作片子"的醋煮法、"川芎，剉，用好酒一升，银石器内重汤煮至酒干为度"的酒煮法；《医学》中也有"醋煮"的记载。此外《入门》中有"蒸"，《回春》中有"盐水煮，捞起切片五分""盐酒制"；《一草亭》中有"盐酒炙"，《济阴》有煅炭法，记为"烧然盖甑中存性"及"蜜炙"法；至清代，《得配》中有"白芷同蒸，焙干去芷用"药汁制的记载。现行主要有酒炙等炮制方法。

历代炮制历史沿革见表1。

表1　川芎炮制历史沿革简况

朝代	沿用方法	新增方法	文献出处
唐以前		切制	《鬼遗》
唐代		熬制	《千金翼》
宋代		剉如豆大	《苏沈》
		微炒；醋炒	《博济》
		粟米泔浸；酒浸用	《证类》
		焙	《普本》
		酒炒	《扁鹊》
		煅制法	《传信》
金元时期	酿醋炒透候干		《活幼》
		米水炒；茶水炒	《世医》
		童便制	《丹溪》
明代	剉片	慢火熬熟、酒煮法	《普济方》
		醋煮	《医学》
		盐水煮，捞起切片五分；盐酒制	《回春》
		煅炭法	《济阴》
清代	剉碎 研		《局方》
			《拾遗》
		盐酒炙	《一草亭》
		药汁制	《得配》

三画

通过对川芎各种炮制方法的考证，发现川芎的炮制方法很多，主要有切制、熬制、炒制、醋制、泔制、焙制、煅制、酒制、茶水制、童便制、蒸制、盐制、盐酒制、制炭、蜜制、白芷制等。川芎自南齐沿用至今，仍以古人“切片”或者“剉片”为基本要求。

（二）川芎饮片药典及地方炮制规范

1．净制　除去杂质，分开大小，洗净，润透。

2．切制　切厚片，干燥。

3．炮炙

（1）酒炙取川芎片，照酒炙法炒干。

（2）清炒取川芎片，照清炒法（炮制通则）炒至黄色。

（3）麸炒取川芎片，照麸炒法（炮制通则）炒至表面呈黄色。

现代炮制方法见表2。

表2 《中国药典》及各地炮制规范收载的川芎炮制方法

药典及规范	炮制方法
《中国药典》（1963年版）	川芎　拣去杂质，分开大小个，用水浸泡，捞出，晒晾，闷润至内外湿度均匀，切片，干燥即得
《中国药典》（1977年版） 《中国药典》（1985年版） 《中国药典》（1990年版） 《中国药典》（1995年版） 《中国药典》（2000年版） 《中国药典》（2005年版）	川芎　除去杂质，分开大小，略泡，洗净，润透，切薄片，干燥
《中国药典》（2010年版） 《中国药典》（2015年版）	川芎　除去杂质，分开大小，洗净，润透，切厚片，干燥
《全国中药炮制规范》（1988年版）	川芎　取原药材，除去杂质，大小个分开，浸泡至四五成透，洗净，闷润至透，切薄片，晾干或低温干燥 酒川芎　取净川芎片，用黄酒拌匀，闷透，置锅内用文火加热，炒干，取出放凉
《福建省中药炮制规范》（1988年版）	川芎　除去杂质，分开大小，洗净，润透，或蒸透切薄片，干燥 酒川芎　取川芎片，照酒炙法炒干
《广东省中药炮制规范》（1984年版）	川芎　除去杂质，洗净，干燥 制川芎　取川芎片，用水浸2～4小时，捞起，沥干水，用硫磺熏至透心，取出，用酒拌匀，待酒被吸尽以后，蒸3～4小时至透心，取出，放冷，切薄片，干燥。每川芎100kg，用酒10kg
《湖南省中药饮片炮制规范》（2010年版）	川芎　取原药材，除去杂质，大小分开，略泡，洗净，润透，竖切厚片，干燥，筛去碎屑 酒川芎　取净川芎片，照酒炙法炒至棕黄色
《北京市中药饮片炮制规范》（2008年版）	川芎　取原药材，除去杂质，洗净，大小分开，浸泡6～12小时，至约七成透时，取出，闷润12～24小时，至内外湿度一致，切厚片，干燥，筛去碎屑 酒川芎　取川芎片，加黄酒拌匀，闷润1～2小时，至黄酒被吸尽，置热锅内，用文火炒干，取出，晾凉
《上海市中药饮片炮制规范》（2008年版）	川芎　将原药除去杂质，分档，略浸，洗净，润透，切薄片，晒或低温干燥，筛去灰屑 炒川芎　取川芎，照清炒法炒至微具焦斑，筛去灰屑
《江西省中药饮片炮制规范》（1991年版）	川芎　取原药，除去杂质，大小分开，略浸，洗净，润透，纵切薄片，干燥 酒炒川芎　取川芎片，用酒喷洒拌匀，稍闷，炒至微具焦斑，取出，放凉
《河南省中药饮片炮制规范》（2005年版）	川芎　除去杂质，分开大小，略泡，洗净，润透，切薄片，干燥 炒川芎　取川芎片，照清炒法炒至黄色 麸炒川芎　取川芎片，照麸炒法炒至表面呈黄色 酒川芎　取川芎片，照酒炙法炒至表面呈黄色
《浙江省中药炮制规范》（2005年版）	川芎　取原药，除去杂质，洗净，大小分档，水浸，润软，切厚片，干燥 酒川芎　取川芎，与酒拌匀，稍闷，炒至表面色变深时，取出，摊凉
《贵州省中药饮片炮制规范》（2005年版）	川芎　取原药材，除去杂质，大小分开，略泡，洗净，润透，切薄片，干燥 酒川芎　取净川芎，照酒炙法炒干

续表

药典及规范	炮制方法
《安徽省中药饮片炮制规范》（2005 年版）	川芎　取原药材，除去杂质，大小分档，洗净，浸泡六成透时，取出，润透，切薄片，晾干，低温干燥 酒川芎　取净川芎片，照酒炙法，炒干
《山东省中药炮制规范》（1990 年版）	川芎　除去杂质，大小分档，用清水洗净，再浸泡至五六成透，闷润至透，切薄片，晾干或低温干燥 酒川芎　将大小分档的净川芎片，用黄酒拌匀，闷润至黄酒被吸尽，置锅内，文火炒至表面带火色时，取出，放凉。每 100kg 川芎片，用黄酒 10kg
《吉林省中药炮制标准》（1986 年版）	川芎　除去杂质，将大、小个分开，洗净泥土，分别用水浸泡约至五成透时（应少泡多润，防止伤水），捞出，润透，晾至六成干时，绷皮，回润透，切 1.5mm 片，晾干
《辽宁省中药炮制规范》（1987 年版）	川芎　拣去杂质，按大小分别浸泡，捞出，稍晾，闷润至内外湿度均匀，扯片，晒或低温烘干；筛除灰土
《云南省中药饮片炮制规范》（1986 年版）	生片　取原药拣净杂质。大小分开。大个浸泡 4～6 小时。小个浸泡 1～2 小时，捞出用竹萝装盖严，吸润约 12～24 小时至透心为度。切或铡成厚约 2mm 的平片。晒或烘干。筛去灰屑即可

（三）川芎饮片现代炮制研究

川芎含挥发油、生物碱、酚性成分、内酯、有机酸等，其中生物碱是川芎的主要活性成分。马琳等[1]以用酒量、炒制温度和炒制时间为考察因素，用L9（3^4）正交表设计实验，以HPLC法测定炮制前后川芎中阿魏酸的含量。结果：川芎的最佳炮制工艺为用15%的黄酒闷润，在200℃炒炙4分钟，结果表明，炮制后川芎中的阿魏酸含量有所降低，所以酒炙川芎可以活血行气的功效并不是因为提高了有效成分阿魏酸的含量。

赖永旭等[2]以直接影响饮片质量的润药温度、润药时间、干燥温度为考察因素，以挥发油和阿魏酸含量为指标，用L9（3^4）正交表设计实验。结果：利用正交试验筛选，得出最佳炮制工艺为加50%水，润药温度40℃，时间4小时，饮片干燥温度50℃；以直接影响酒炙川芎质量的烘制温度、烘制时间、每分钟翻片次数作为考察因素，以阿魏酸含量为指标，用L9（3^4）正交表设计实验。结果：烘制温度为150℃，烘制时间20分钟，每分钟翻片1次的最佳烘制酒川芎工艺。所得酒川芎从外观色泽看与传统炒制品相似且色泽更均匀。

李滨萍等[3]优选出酒烘法（取大小均匀川芎片500g，加入50g黄酒，闷润1小时，待酒液被吸尽后，置于80℃恒温烘箱中，烘制1小时）和微波炮制法（取大小均匀川芎片500g，加入50g 黄酒，闷润1小时，待酒液被吸尽后，用60%微波热力，加热2分钟）作为川芎的新炮制工艺，此法藁本内酯的含量最高，阿魏酸、丁基苯酞、丁烯基苯酞3种成分的含量也较高，并且操作方便简单，易于控制。

（四）川芎饮片炮制工艺研究总结

1．历史文献　净制、切制、熬制、炒制、醋制、泔制、焙制、煅制、酒制、茶水制、童便制、蒸制、盐制、盐酒制、制炭、蜜制、白芷制，以切片最常见。

2．历版《中国药典》　以川芎为最常用。

3．各省市炮制规范　川芎、酒川芎、炒川芎等，以川芎为最常用。

4．现代研究文献　净制、切制、生川芎、酒川芎等，以生川芎为最常用。

综合上述研究结果，制定川芎的炮制工艺为：

川芎　除去杂质，分开大小，洗净，润透，切厚片，干燥。

参考文献

[1] 马琳, 王秀杰. 酒炙川芎最佳工艺考察及炮制前后阿魏酸含量变化[J]. 中成药, 2008, 30 (8):1177–1179.

[2] 赖永旭, 范时根. 正交实验法优选川芎饮片的生产工艺[J]. 华西药学杂志, 2005, 20 (5):446–449.

[3] 李滨萍, 何国林, 龚又明. 几种川芎炮制工艺的比较[J]. 中药材, 2012, 35 (10):1580.

Chuan lian zi

川楝子

药材来源　本品为楝科植物川楝*Melia toosendan* Sieb.et Zucc.的干燥成熟果实。

采收加工　冬季果实成熟时采收，除去杂质，干燥。

川楝子饮片炮制规范

【饮片品名】川楝子、炒川楝子。

（一）川楝子

【饮片来源】本品为川楝子药材经切制或捣碎后的炮制品。

【炮制方法】除去杂质。切厚片或捣碎。

【饮片性状】本品呈类球形，直径2～3.2cm。表面金黄色至棕黄色，微有光泽，少数凹陷或皱缩，具深棕色小点。顶端有花柱残痕，基部凹陷，有果梗痕。外果皮革质，与果肉间常成空隙，果肉松软，淡黄色，遇水润湿显黏性。果核球形或卵圆形，质坚硬，两端平截，有6～8条纵棱，内分6～8室，每室含黑棕色长圆形的种子1粒。气特异，味酸、苦。

【质量控制】

鉴别　（1）本品粉末黄棕色。果皮纤维成束，末端钝圆，直径9～36μm，壁极厚，周围的薄壁细胞中含草酸钙方晶，形成晶纤维。果皮石细胞呈类圆形、不规则长条形或长多角形，有的有瘤状突起或钝圆短分枝，直径14～54μm，长约至150μm。种皮细胞鲜黄色或橙黄色，表皮下为一列类方形细胞，直径约至44μm，壁极厚，有纵向微波状纹理，其下连接色素层。表皮细胞表面观多角形，有较密颗粒状纹理。种皮色素层细胞胞腔内充满红棕色物。种皮含晶细胞直径13～27μm，壁厚薄不一，厚者形成石细胞，胞腔内充满淡黄色、黄棕色或红棕色物，并含细小草酸钙方晶，直径约5μm。草酸钙簇晶直径5～27μm。

（2）取本品粉末2g，加水80ml，超声处理1小时，放冷，离心，取上清液，用二氯甲烷振摇提取3次，每次25ml，合并二氯甲烷液，蒸干，残渣加甲醇2ml使溶解，作为供试品溶液。另取川楝子对照药材2g，同法制成对照药材溶液。再取川楝素对照品，加甲醇制成每1ml含1mg的溶液，作为对照品溶液。照薄层色谱法试验，吸取上述三种溶液各10μl，分别点于同一硅胶G薄层板上，以二氯甲烷-甲醇（16:1）为展开剂，展开，取出，晾干，喷以对二甲氨基苯甲醛试液，在105℃加热至斑点显色清晰。供试品色谱中，在与对照药材色谱和对照品色谱相应的位置上，显相同颜色的斑点

检查　水分　不得过12.0%（第二法）。

总灰分　不得过5.0%。

浸出物　照水溶性浸出物测定法项下的热

浸法测定，不得少于32.0%。

含量测定 照高效液相色谱-质谱法测定。

色谱、质谱条件与系统适用性试验 以十八烷基硅烷键合硅胶为填充剂；以乙腈-0.01%甲酸溶液（31∶69）为流动相；采用单级四极杆质谱检测器，电喷雾离子化（ESI）负离子模式下选择质荷比（m/z）573离子进行检测。理论板数按川楝素峰计算应不低于8000。

对照品溶液的制备 取川楝素对照品适量，精密称定，加甲醇制成每1ml含2μg的溶液，即得。

供试品溶液的制备 取本品中粉约0.25g，精密称定，置具塞锥形瓶中，精密加入甲醇50ml，称定重量，加热回流1小时，放冷，再称定重量，用甲醇补足减失的重量，摇匀，滤过，取续滤液，即得。

测定法 分别精密吸取对照品溶液2μl与供试品溶液1～2μl，注入液相色谱-质谱联用仪，测定，以川楝素两个峰面积之和计算，即得。

本品按干燥品计算，含川楝素（$C_{30}H_{38}O_{11}$）应为0.060%～0.20%。

（二）炒川楝子

【饮片来源】本品为川楝子经清炒后的炮制品。

【炮制方法】取净川楝子，炒至表面焦黄色。

【饮片性状】本品呈半球状、厚片或不规则的碎块，表面焦黄色，偶见焦斑。气焦香，味酸、苦。

【质量控制】

鉴别 同川楝子饮片。

检查 水分 不得过10.0%（第二法）。

总灰分 不得过4.0%。

浸出物 同川楝子饮片。

含量测定 同川楝子饮片，含川楝素（$C_{30}H_{38}O_{11}$）应为0.040%～0.20%。

【性味与归经】苦，寒；有小毒。归肝、小肠、膀胱经。

【功能与主治】疏肝泄热，行气止痛，杀虫。用于肝郁化火，胸胁、脘腹胀痛，疝气疼痛，虫积腹痛。

【用法与用量】5～10g。外用适量，研末调涂。

【贮藏】置通风干燥处，防蛀。

川楝子饮片炮制操作规程

（一）川楝子

1．产品概述

（1）品名 川楝子。

（2）规格 厚片或不规则碎块。

2．生产依据 按照《中国药典》2015年版一部有关工艺要求及标准，以及拟定的饮片品种炮制工艺执行。

3．工艺流程 除去杂质，切厚片或捣碎。

4．炮制工艺操作要求

（1）净制 除去杂质。

（2）洗润 洗净，加水闷润至内外水分一致。

（3）切制 直接捣成碎块或润软后切厚片。

（4）干燥 50℃干燥2～4小时至水分符合质量标准要求。

（5）包装 无毒聚乙烯塑料袋或复合袋手工包装，包装损耗应不超过1.0%。

5．原料规格（等级）质量标准 符合《中国药典》2015年版一部川楝子药材项下的相关规定。

6．成品质量标准 符合本规范川楝子饮片项下的相关规定。

7．成品贮存及注意事项 置通风干燥处，防蛀。

8．工艺卫生要求 符合中药饮片GMP相关工艺卫生要求。

9．主要设备 高速万能截断机、热风循环烘箱等设备。

（二）炒川楝子

1．产品概述

（1）品名　炒川楝子。

（2）规格　厚片或不规则碎块。

2．生产依据　按照《中国药典》2015年版一部有关工艺要求及标准，以及拟定的饮片品种炮制工艺执行。

3．工艺流程　取川楝子，炒至表面焦黄色。

4．炮制工艺操作要求

（1）加热　炒制容器预热至120～150℃。

（2）炒制　加入净川楝子片或碎块，不断翻炒，至川楝子表面呈焦黄色，偶见焦斑，取出。

（3）过筛　筛去碎屑，放凉。

（4）包装　无毒聚乙烯塑料袋或复合袋手工包装，包装损耗应不超过1.0%。

5．原料规格标准　符合《中国药典》2015年版一部川楝子饮片项下的相关规定。

6．成品质量标准　符合本规范川楝子饮片项下的相关规定。

7．成品贮存及注意事项　置通风干燥处，防蛀。

8．工艺卫生要求　符合中药饮片GMP相关工艺卫生要求。

9．主要设备　智能化炒药机等设备。

川楝子饮片炮制规范起草说明

（一）川楝子炮制方法历史沿革

最早记载川楝子炮制方法的历史文献是南北朝《雷公》，载："凡采得后，晒干，酒拌浸令湿蒸，待上皮软，剥去皮，取肉去核，勿单用其核。碎槌，用浆水煮一伏时了用。为使肉，即不使核，使核，即不使肉。"这是川楝子最初的炮制工艺要求。此工艺要求一直沿至清代。

唐代，孙思邈为"去核用"净制要求。《外台》载有："楝实，以淳苦酒中渍再宿，以绵裹内下部中。令人三寸许，一日易之。"《理伤》新增了"炒去核"的单炒工艺。清炒法现今仍在应用，但工艺要求已有很大的不同。

宋代为川楝子炮制方法发展的鼎盛时期，在继承前人的基础上频有创新。新法有"炮"及"醋浸炒黄砚目""炒令黄，为末""汤温浸过""酒浸取肉""煨取肉""麸炒""陈粟米炒""童子小便浸""蒸去皮核""面炒""面裹煨""醋一碗煮干"及多种药制法。药制法乃宋代盛行的炮制工艺，早见于《总录》载："楝实四两，十字到开，巴豆椎令微破，用麸一升同炒，候麸色黑药焦黄，去巴豆并赦，取楝实去皮用"；"吴茱萸汤洗过炒，楝实四十九枚，巴豆半两椎令微破，三味同炒候入楝实黄焦色，去巴豆、茱萸不用，将楝实去核用。"此后药制法不断增加，或一种药物炒，或以多种药物炒，或药物并辅料同制，方法较多，工艺要求各异。

金元时期，《瑞竹》增加了"酥炒""切片盐炒，同盐用"的方法和用药要求。《丹溪》又有"川楝，用牡砺炒，去牡砺"的药制方法。

明代多为沿袭前人之法，并略有发展。《普济方》载："川楝子五个烧存性"的炮制要求，开始有制炭的品种。还有"盐四两水四升同煮，候干制焙"及"川楝子四两苍术糟半斤炒"的新工艺。《奇效》还有"青盐炒"，此时，李时珍首先明确指出"得酒煮，乃寒因热用"的川楝子传统炮制理论。

清代，炮制方法并无多大发展，但喜用酒制，并多承前人之法，具体操作工艺要求亦略有不同。如《逢原》为酒浸蒸后"取净肉捻作饼"的要求。吴谦新增"盐水泡去核"的盐制工艺。至于宋明时代盛行的药制法，沿至清仅有少数人使用巴豆炒或巴豆麸炒，其余的已遭淘汰。现代常用的炮制方法有炒黄、炒焦、酒炙、盐炙等。

历代炮制历史沿革见表1。

表1　川楝子炮制历史沿革简况

朝代	沿用方法	新增方法	文献出处
唐以前		酒蒸；碎槌；去核	《雷公》
唐代	去核用		《外台》
		炒去核	《理伤》
宋代		巴豆制；吴萸制	《总录》
金元时期		酥炒；切片盐炒，同盐用	《瑞竹》
		牡砺炒，去牡砺	《丹溪》
		烧存性	《普济方》
		青盐炒	《奇效》
清代	盐水泡去核	酒浸蒸后取净肉捻作饼	《逢原》

通过对川楝子各种炮制方法的考证，发现川楝子的炮制方法很多，主要有净制、炒制、酒制等。不同的炮制方法在流传的过程中虽然表述略有差异，但是炮制过程基本一致。

（二）川楝子饮片药典及地方炮制规范

1. 净制　冬季果实成熟时采收，除去杂质，干燥。

2. 切制　除去杂质。用时捣碎。

3. 炮炙

（1）炒制取净川楝子，切厚片或碾碎，照清炒法炒至表面焦黄色。

（2）醋制取川楝子片或碎块，用米醋拌匀，闷透，置锅内，用文火加热，炒至深黄色，取出晾干。每川楝子片或碎块100kg，用米醋20kg。

（3）盐炙取川楝子，用盐水拌匀，用武火炒至表面呈棕黄色为度。川楝子每100kg，用食盐2kg。

现代炮制方法见表2。

表2 《中国药典》及各地炮制规范收载的川楝子炮制方法

药典及规范	炮制方法
《中国药典》（1963 年版）	川楝子　拣去杂质，用水洗净，烘干，捣碎即得
《中国药典》（1977 年版）	川楝子　除去杂质，用时捣碎 炒川楝子　取净川楝子，照清炒法炒至外皮焦黄色，用时捣碎
《中国药典》（1985 年版） 《中国药典》（1990 年版） 《中国药典》（1995 年版） 《中国药典》（2000 年版） 《中国药典》（2005 年版）	川楝子　除去杂质，用时捣碎 炒川楝子　取净川楝子，照清炒法炒至表面焦黄色
《中国药典》（2010 年版） 《中国药典》（2015 年版）	川楝子　除去杂质，用时捣碎 炒川楝子　取净川楝子，切厚片或碾碎，照清炒法炒至表面焦黄色
《全国中药炮制规范》（1988 年版）	川楝子　取原药材，除去杂质，洗净，润透，切厚片，干燥。或用时捣碎 炒川楝子　取川楝子片或碎块，置锅内，用文火加热，炒至表面深黄色时，取出放凉 盐川楝子　取川楝子片或碎块，用盐水拌匀，闷透，置锅中用文火加热，炒至深黄色，取出，晾干。每川楝子片或碎块 100kg，用食盐 2kg 醋川楝子　取川楝子片或碎块，用米醋拌匀，闷透，置锅内，用文火加热，炒至深黄色，取出晾干。每川楝子片或碎块 100kg，用米醋 20kg

续表

药典及规范	炮制方法
《福建省中药炮制规范》（1988 年版）	川楝子　除去杂质，切成两片，或用时捣碎 炒川楝子　取净川楝子，照炒黄法炒至表面焦黄色 盐川楝子　取净川楝子，照盐炙法炒至表面呈焦黄色，断面淡黄色 醋川楝子　取净川楝子，照醋炙法炒至表面略有焦斑
《湖南省中药炮制规范》（2010 年版）	炒川楝子　除去杂质，抢水洗净，捞出。烘干，劈对开。用文火微炒，喷淋盐水，再炒干，放冷，筛去灰屑。每 100kg 川楝子，用食盐 2.5kg
《北京市中药饮片炮制规范》（2008 年版）	川楝子　取原药材，除去杂质，加工成碎块，筛去碎屑
《上海市中药饮片炮制规范》（2008 年版）	炒川楝子　将原药除去杂质，切厚片或碾碎，照清炒法炒至表面焦黄色，微具焦斑，筛去灰屑
《江西省中药炮制规范》（1991 年版）	川楝子　取原药，拣去杂质，洗净，纵切为 2 片，晒干 炒川楝子　取川楝子，用文火炒至表面焦黄色为度 盐水炒川楝子　取川楝子，用盐水拌匀，用武火炒至表面呈棕黄色为度。每 100kg 川楝子，用食盐 2kg
《河南省中药饮片炮制规范》（2005 年版）	生用　拣去杂质，抢水洗净，晒干，劈成 2～4 瓣，或打碎 炒黄　取川楝子置锅内，用中火炒至深黄色或微带焦斑为度，取出，放凉 盐炙　将川楝子块与盐水拌匀，闷润至盐水尽时，置锅内用中火微至表面微带焦斑为度，取出，放凉。每 500g 川楝子，用食盐 15g，加水适量，化开澄清
《浙江省中药炮制规范》（2005 年版）	川楝子　取原药，除去杂质，切成厚片或对劈两片 炒川楝子　取川楝子，炒至表面焦黄色时，取出，摊凉
《贵州省中药饮片炮制规范》（2005 年版）	川楝子　取原药材，除去杂质，洗净，切厚片，干燥；或捣碎 炒川楝子　取净川楝子片或块，照清炒法用中火炒至表面焦黄色 盐川楝子　取净川楝子，照盐水炙法用中火炒至焦黄色。每 100kg 净川楝子，用食盐 1.2kg
《安徽省中药饮片炮制规范》（2005 年版）	川楝子　取原药材，除去杂质，洗净，切厚片，干燥。或打成碎块 炒川楝子　取净川楝子片或碎块，照炒焦法，炒至表面呈焦黄色时
《山东省中药炮制规范》（1990 年版）	川楝子　去净杂质，捣碎 炒川楝子　取川楝子碎块，按炒黄法炒至深黄色，取出，放凉 盐炙川楝子　取净川楝子碎块，用盐炙法文火炒干，取出，放凉。每 100kg 川楝子，用盐 2kg
《吉林省中药炮制标准》（1986 年版）	净川楝子　除去杂质，筛去灰屑，洗净，晒干 炒川楝子　取净川楝子，置水中浸泡约 3 小时，捞出。闷润，切 3mm 片，晒干，另置锅中，用文火炒至深黄色，取出，晾凉 炒川楝子块　取净川楝子，砸成小块，置锅中，用文火炒至深黄色，取出，晾凉
《辽宁省中药炮制规范》（1987 年版）	川楝子　拣去杂质，碾成碎块，分开大小块，分别置锅内，用微火炒至深黄色，取出，放凉 盐炒川楝子　取净川楝子碎块，用盐水拌匀，稍晾，用微火炒至深黄色，取出，放凉。每 100kg 净川楝子用盐 2kg

（三）川楝子饮片现代炮制研究

纪从兰等[1]通过高效液相色谱法测定不同炮制品中的川楝素含量，结合其水提物和醇提物含量，综合评价质量差异。实验表明，醋制品的各项主要指标及综合评分明显优于其他炮制品种。

孙毅坤等[2]采用正交实验设计，以总萜含量为指标，用紫外分光光度测定方法，对清炒及麸炒川楝子的各因素进行筛选，结果炒川楝子的最佳工艺为大规格的川楝子，在200℃炒制5分钟。三个因素均有显著影响，其中，规格＞温度＞时间。麸炒川楝子的最佳工艺为大规格的川楝子，在280℃炒制2分钟。三个因素的影响，规格＞温度＞时间。

陆兔林等[3]采用小鼠扭体法、热板法对川楝子不同炮制品进行了镇痛作用研究，结果表明，川楝子不同炮制品都有显著镇痛作用。以小鼠由巴豆油所致的耳肿进行抗炎作用比较，结果显示，各制品均具抗炎作用。其中以盐制品镇痛抗炎作用最强。

（四）川楝子饮片炮制工艺研究总结

1．历史文献 净制（去核）、切制（碎槌）、药制（巴豆制、吴萸制、牡蛎制）、盐炙、烧炭、酒制、米制、童便制等，以净制、炒制、酒制为最常见。

2．历版《中国药典》 川楝子、煅川楝子等，以煅川楝子为最常用。

3．各省市炮制规范 川楝子、炒川楝子、盐川楝子、醋川楝子等，以川楝子、炒川楝子、盐川楝子为常用。

4．现代研究文献 净制、切制、生川楝子、炒川楝子、酒川楝子、盐川楝子等，以炒川楝子为最常用。

综合上述研究结果，制定川楝子的炮制工艺为：

川楝子 取原药材，除去杂质，切厚片或捣碎。

炒川楝子 取川楝子，炒至表面焦黄色。

参考文献

[1] 纪从兰，桂双英，左坚．不同川楝子炮制品的比较研究[J]．现代中药研究与实践，2012，26 (2)：51-53.

[2] 孙毅坤．川楝子炮制工艺及质量标准研究[D]．北京：北京中医药大学，2004.

[3] 纪青华，陆兔林．川楝子不同炮制品镇痛抗炎作用研究[J]．中成药，1999，21 (4)：181-183.

Guang huo xiang

广藿香

药材来源 本品为唇形科植物广藿香*Pogostemon cablin*（Blanco）Benth.的干燥地上部分。

产地加工 枝叶茂盛时采割，日晒夜闷，反复至干。

广藿香饮片炮制规范

【饮片品名】广藿香。

【饮片来源】本品为广藿香药材经切制后的炮制品。

【炮制方法】除去残根和杂质，先抖下叶，筛净另放；茎洗净，润透，切段，晒干，再与叶混匀。

【饮片性状】本品呈不规则的段。茎略呈方柱形，表面灰褐色、灰黄色或带红棕色，被柔毛。切面有白色髓。叶破碎或皱缩成团，完整者展平后呈卵形或椭圆形，两面均被灰白色绒毛；基部楔形或钝圆，边缘具有大小不规则的钝齿；叶柄细，被柔毛。气香特异，味微苦。

【质量控制】

鉴别 （1）本品叶片粉末淡棕色。叶表皮细胞呈不规则形，气孔直轴式。非腺毛1～6细胞，平直或先端弯曲，长约至590μm，壁具疣状突起，有的胞腔含黄棕色物。腺鳞头部8细胞，直径37～70μm；柄单细胞，极短。间隙腺毛存在于叶肉组织的细胞间隙中，头部单细胞，呈不规则囊状，直径13～50μm，长约至113μm；柄短，单细胞。小腺毛头部2细胞；柄1～3细胞，甚短。草酸钙针晶细小，散在于叶肉细胞中，长约至27μm。

（2）取本品粗粉适量，照挥发油测定法

测定，分取挥发油0.5ml，加乙酸乙酯稀释至5ml，作为供试品溶液。另取百秋李醇对照品，加乙酸乙酯制成每1ml含2mg的溶液，作为对照品溶液。照薄层色谱试验，吸取上述两种溶液各1～2μl，分别点于同一硅胶G薄层板上，以石油醚（30～60℃）-乙酸乙酯-冰醋酸（95∶5∶0.2）为展开剂，展开，取出，晾干，喷以5%三氯化铁乙醇溶液。供试品色谱中显一黄色斑点；加热至斑点显色清晰，供试品色谱中，在与对照品色谱相应的位置上，显相同的紫蓝色斑点。

【性味与归经】辛，微温。归脾、胃、肺经。

【功能与主治】芳香化浊，和中止呕，发表解暑。用于湿浊中阻，脘痞呕吐，暑湿表证，湿温初起，发热倦怠，胸闷不舒，寒湿闭暑，腹痛吐泻，鼻渊头痛。

【用法与用量】3～10g。

【贮藏】置阴凉干燥处，防潮。

广藿香饮片炮制操作规程

1．产品概述

（1）品名　广藿香。

（2）规格　段。

2．生产依据　按照《中国药典》2015年版一部有关工艺要求及标准，以及拟定的饮片品种炮制工艺执行。

3．工艺流程　除去残根和杂质，先抖下叶，筛净另放；茎洗净，润透，切段，晒干，再与叶混匀。

4．炮制工艺操作要求

（1）挑选　除去杂质，抖下叶，筛净另放。

（2）洗润　将茎洗净，闷润。

（3）切制　切段。

（4）干燥　60℃左右干燥。

（5）筛选　用2号筛网进行筛选。

（6）混匀　将切制好的段与叶子混匀。

（7）包装　复合袋手工包装，包装损耗应不超过1.0%。

5．原料规格质量标准　符合《中国药典》一部（2015年版）广藿香药材项下的相关规定。

6．成品质量标准　符合本规范广藿香饮片项下的相关规定。

7．成品贮存及注意事项　置阴凉干燥处，防潮。

8．工艺卫生要求　符合中药饮片GMP相关工艺卫生要求。

9．主要设备　剁刀式切药机、烘干箱、筛选机等设备。

广藿香饮片炮制规范起草说明

（一）广藿香炮制方法历史沿革

1．净制　历代记载有“六月、七月采之，曝干”（《图经》《证类》），“去枝、梗，用叶（《汤液》）”“六七月采，晒干，乃芬香”（《害利》）。“五六月擢穗时，采茎叶曝干”（《钩元》《汇言》）。“古惟用叶，今枝梗亦用”（《备要》《从新》）。

2．炒制　“清油炒”（《普济方》）。

3．其他　酒制、烘焙和油制。“一两并剉之，以酒拌微湿，用绵裹内乌麻油二升缓火一宿，绞去滓，将油安三升瓶中，掘地作滓，将油安三升瓶中，掘地作坑，埋瓶于中，瓶口向地面平”（《外台》）。“无日以微火焙，一两净”（《背疽》）。

历代炮制历史沿革见表1。

表1 广藿香炮制历史沿革简况

朝代	沿用方法	新增方法	文献出处
唐代	酒制 油制	一两并剉之，以酒拌微湿，用绵裹内乌麻油二升缓火一宿，绞去滓，将油安三升瓶中，掘地作坑，埋瓶于中，瓶口向地面平	《外台》
宋代	晒干	六月、七月采之，曝干	《图经》
		六月、七月采之，曝干	《证类》
	晒干 火焙	去枝杖，以水洗净，去沙尘，有日晒干，无日以微火焙，一两净	《背疽》
金元时期	净选	去枝、梗，用叶	《汤液》
明代	晒干	五月未作穗时，采茎曝干	《汇言》
	焙干 炒制	洗净，焙干，清油炒	《普济方》
清代	晒干	古惟用叶，今枝梗亦用	《备要》
		古惟用叶，今枝梗亦用	《从新》
		六七月采，晒干，乃芬香	《害利》
		五六月擢穗时，采茎叶曝干	《钩元》

从古代文献资料中可以看出，历代沿用过的广藿香的炮制方法有净制、炒制、焙干、酒制、油制，但沿用下来的炮制方法主要是净制、切制。历代亦提到了藿香的叶子和梗的应用，现今亦用之。

（二）广藿香饮片药典及地方炮制规范

1．净制 除去残根和杂质，先抖下叶，筛净，茎洗净。

2．切制 茎洗净，润透，切段，晒干，再与叶混匀。

现代炮制方法见表2。

表2 《中国药典》及各地炮制规范收载的广藿香炮制方法

药典及规范	炮制方法
《中国药典》（1963年版）	广藿香 拣去杂质，除去残根及老梗，先抖下叶另放，茎用水洗泡，润透，切段，及时晒干，再与叶和匀即得 藿香梗 取拣出的老梗，用水浸泡，润透后切片，晒干即得
《中国药典》（1977年版） 《中国药典》（1985年版） 《中国药典》（1990年版） 《中国药典》（1995年版） 《中国药典》（2000年版） 《中国药典》（2005年版） 《中国药典》（2010年版） 《中国药典》（2015年版）	除去残根和杂质，先抖下叶筛净另放；茎洗净，润透，切段，晒干，再与叶混匀
《全国中药炮制规范》（1988年版）	广藿香 取原药材，除去残根及杂质，先抖下叶，另放，将茎洗净，稍润切段，低温干燥或晒干，再与叶混匀 藿香梗 取藿香老梗，除去杂质，浸泡7～8成透，捞出，闷润至透，切厚片，低温干燥或晒干 藿香叶 取藿香拣净杂质，去梗取叶，筛去灰屑
《安徽省中药饮片炮制规范》（2005年版）	广藿香 取原药材，除去残根、杂质、先抖下叶，筛净另放，茎洗净，润透，切段，干燥或低温烘干，再与叶混匀 广藿香梗 取原药材，除去残根、叶及杂质，洗净，润透，切段，低温干燥或干燥

三画

续表

药典及规范	炮制方法
《广西壮族自治区中药饮片炮制规范》（2007 年版）	除去残根及杂质，先抖下叶，筛净另放；茎洗净，润透，切段，晒干，再与叶混匀
《贵州省中药饮片炮制规范》（2005 年版）	取原药材，选取幼嫩枝叶，除去残根及杂质。先抖下叶，筛净另存；茎洗净，淋水润透，切段，晒干，再与叶混匀。或淋水润透，切段，晾干
《湖南省中药饮片炮制规范》（2010 年版）	广藿香　取原药材，除去残根及杂质，抖下叶另放，将茎洗净，稍润切中段，低温干燥或晒干。再与叶混匀
《江苏省中药饮片炮制规范》（2002 年版）	广藿香　取原药材，除去杂质及残根，先抖下叶，筛净另放；茎洗净，润透，切段，晒干，再与叶混匀
《江西省中药饮片炮制规范》（2008 年版）	广藿香　除去残根及杂质，先抖下叶，筛净另放；茎洗净，润透，切段，低温干燥，再与叶混匀 广藿香梗　取广藿香老梗，除去杂质，水洗 1～3 小时，润透，切厚片或瓜子片，低温干燥
《上海市中药饮片炮制规范》（2008 年版）	广藿香　将原药除去残根等杂质，理出叶，将茎洗净，下半段略浸，润透，切短段，晒或低温干燥，再与叶混匀，筛去灰屑
《浙江省中药炮制规范》（2015 年版）	藿香梗　取老茎，除去杂质，洗净，润软，切厚片，低温干燥
《北京市中药饮片炮制规范》（2008 年版）	取原药材，除去杂质及残根、老梗，先抖下叶，筛去泥土，另放；取茎，粗细分开，洗净，浸泡 2～4 小时，至约七成透时，取出，闷润 4～8 小时，至内外湿度一致，切小段，晒干或低温干燥，再与叶混匀
《天津市中药饮片炮制规范及标准》（2012 年版）	除去残根和杂质，先抖下叶，筛净另放；茎洗净，润透，切段，晒干，再与叶混匀

（三）广藿香饮片现代炮制研究

李薇等[1]比较研究了4种不同加工方法对挥发油含量的影响，即白天阴干晚上闷堆、白天晚上均置露天晾晒不堆闷、白天晚上均置遮阳网下阴干不闷、白天晒晚上堆闷（传统法），发现传统方法处理的广藿香挥发油最高，说明传统加工处理方法较为合理和科学。

郭长达[2]通过采用气相置换式润药机来考察广藿香茎和叶的炮制工艺。发现广藿香茎的最佳炮制工艺：茎抢水清洗1次，置真空汽相置换润药中50℃润制2小时，取出后，切制成段（4mm左右），再于50℃干燥1.5小时。

（四）广藿香饮片炮制工艺研究总结

1. 历史文献　净制、晒干、炒制、焙干、酒制、油制等，但沿用下来的炮制方法主要是净制，切段，晒干。古惟用叶，今枝梗亦用，六月、七月采之，曝干。

2. 历版《中国药典》　除去残根和杂质，先抖下叶，筛净另放；茎洗净，润透，切段，晒干，再与叶混匀。

3. 各省市炮制规范　广藿香、广藿香梗两种规格，但以广藿香为多。

4. 现代研究文献　广藿香产地加工以阴干为佳。炮制过程中，叶子和茎均在50℃左右烘干为宜。

综合上述研究结果，制定广藿香的炮制工艺为：

广藿香　取原药材，除去残根和杂质，先抖下叶，筛净另放；茎洗净，润透，切段，晒干，再与叶混匀。

参考文献

[1] 李薇，魏刚，潘超美，等. 广藿香药材挥发油及主要成分含量影响因素等考察[J]. 中国中药杂志. 2004, 28 (1):32.

[2] 郭长达，张洪坤，路丽，等. 广藿香不同软化方法比较及炮制工艺优化[J]. 安徽农业科学. 2017, 45 (5):107-110.

Nv zhen zi

女贞子

药材来源 木犀科植物女贞子*Ligustrum lucidum* Ait.的干燥成熟果实经炮制加工后制成的饮片。

采收加工 冬季果实成熟时采收，除去枝叶，稍蒸或置沸水中略烫，取出，干燥；或直接干燥，趁鲜加工。

女贞子饮片炮制规范

【饮片品名】女贞子、酒女贞子。

(一)女贞子

【饮片来源】本品为女贞子药材经净制后的炮制品。

【炮制方法】取原药材，除去杂质，洗净，60℃干燥4小时，即得。

【饮片性状】本品呈卵形、椭圆形或肾形，长6～8.5mm，直径3.5～5.5mm。表面黑紫色或灰黑色，皱缩不平，基部有果梗痕或具宿萼及短梗。体轻。外果皮薄，中果皮较松软，易剥离，内果皮木质，黄棕色，具纵棱，破开后种子通常为1粒，肾形，紫黑色，油性。气微，味甘、微苦涩。

【质量控制】

鉴别 （1）本品粉末灰棕色或黑灰色。果皮表皮细胞（外果皮）断面观略呈扁圆形，外壁及侧壁呈圆拱形增厚，腔内含黄棕色物。内果皮纤维无色或淡黄色，上下数层纵横交错排列，直径9～35μm。种皮细胞散有类圆形分泌细胞，淡棕色，直径40～88μm，内含黄棕色分泌物及油滴。

（2）取本品粉末0.5g，加三氯甲烷20ml，超声处理30分钟，滤过，滤液蒸干，残渣加甲醇1ml使溶解，作为供试品溶液。另取齐墩果酸对照品，加甲醇制成每1ml含1mg的溶液，作为对照品溶液。照薄层色谱法试验，吸取上述两种溶液各4μl，分别点于同一硅胶G薄层板上，以三氯甲烷-甲醇-甲酸（40:1:1）为展开剂，展开，取出，晾干，喷以10%硫酸乙醇溶液，在110℃加热至斑点显色清晰。供试品色谱中，在与对照品色谱相应的位置上，显相同颜色的斑点。

检查 杂质 不得过3%。

水分 不得过8.0%（第二法）。

总灰分 不得过5.5%。

浸出物 照醇溶性浸出物测定法项下的热浸法测定，用30%乙醇作溶剂，不得少于25%。

含量测定 照高效液相色谱法测定。

色谱条件与系统适用性试验 以十八烷基硅烷键合硅胶为填充剂；以甲醇-水（40:60）为流动相；检测波长224nm。理论板数按特女贞苷峰计算应不低于4000。

对照品溶液的制备 取特女贞苷对照品适量，精密称定，加甲醇制成每1ml含0.25mg的溶液，即得。

供试品溶液的制备 取本品粉末（过三号筛）0.5g，精密称定，置具塞锥形瓶中，精密加入稀乙醇50ml，称定重量，加热回流1小时，放冷，再称定重量，用稀乙醇补足减失的重量，摇匀，滤过，取续滤液，即得。

测定法 分别精密吸取对照品溶液5μl与供试品溶液10μl，注入液相色谱仪，测定，用外标两点法对数方程计算，即得。

本品按干燥品计算，含特女贞苷（$C_{31}H_{42}O_{17}$）不得少于0.70%。

(二)酒女贞子

【饮片来源】本品为女贞子经酒炙后的炮制品。

【炮制方法】取净女贞子，加酒拌匀，闷透，置蒸煮容器内，加热蒸至黑色油润时，取出，稍晾，60℃干燥4小时。每100kg女贞子，用黄

三画

酒10kg。

【饮片性状】本品形如女贞子，表面黑褐色或灰褐色，常附有白色粉霜。微有酒气。

【质量控制】

鉴别、检查（水分、总灰分）、浸出物、含量测定 同女贞子。

【性味与归经】甘、苦，凉。归肝、肾经。

【功能与主治】滋补肝肾，明目乌发。用于肝肾阴虚，眩晕耳鸣，腰膝酸软，须发早白，目暗不明，内热消渴，骨蒸潮热。

【用法与用量】6～12g。

【贮藏】置阴凉干燥处，防蛀。

女贞子饮片炮制操作规程

（一）女贞子

1．产品概述

（1）品名 女贞子。

（2）规格 果实。

2．生产依据 按照《中国药典》2015年版一部有关工艺要求及标准，以及拟定的饮片品种炮制工艺执行。

3．工艺流程 取原药材，除去杂质，洗净，60℃干燥4小时，即得。

4．炮制工艺操作要求

（1）净制 除去杂质。

（2）清洗 洗净。

（3）干燥 60℃±5℃干燥4小时。

（4）包装 无毒聚乙烯塑料袋或复合袋包装，包装损耗应不超过1.0%。

5．原料规格质量标准 符合《中国药典》2015年版一部女贞子药材项下的相关规定。

6．成品质量标准 符合本规范女贞子饮片项下的相关规定。

7．成品贮存及注意事项 置通风干燥处，防蛀。

8．工艺卫生要求 符合中药饮片GMP相关工艺卫生要求。

9．主要设备 滚筒式洗药机、热风循环烘箱等。

（二）酒女贞子

1．产品概述

（1）品名 酒女贞子。

（2）规格 果实。

2．生产依据 按照《中国药典》2015年版一部有关工艺要求及标准，以及拟定的饮片品种炮制工艺执行。

3．工艺流程 取净女贞子，加黄酒拌匀，闷透，置蒸制容器内，蒸至黑色油润时，取出，稍晾，60℃干燥4小时。

4．炮制工艺操作要求

（1）加辅料 取净女贞子，加黄酒拌匀，闷透。

（2）蒸制 已加黄酒润透的女贞子，置蒸煮容器内，蒸至黑色油润时，取出。

（3）干燥 60℃±5℃干燥4小时至干。

（4）包装 无毒聚乙烯塑料袋或复合袋包装，包装损耗应不超过1.0%。

5．原料规格质量标准 符合本规范女贞子饮片项下的相关规定。

6．成品质量标准 符合本规范酒女贞子饮片项下的相关规定。

7．成品贮存及注意事项 置通风干燥处，防蛀。

8．工艺卫生要求 符合中药饮片GMP相关工艺卫生要求。

9．主要设备 蒸药机、热风循环烘箱等。

女贞子饮片炮制规范起草说明

（一）女贞子饮片炮制方法历史沿革

女贞子的炮制始于宋代，宋《疮疡》载“饭上蒸”，这是最初的单纯蒸制方法。在临床实践中很快发展出各种辅料制法。酒制法主要有酒蒸、酒浸、酒炒等。明《神农本草经疏》:“酒浸一日，蒸透晒干。”明《醒斋》:“酒拌，九蒸九晒。”明《通玄》:“酒浸，蒸晒。”明《（镌补）雷公炮制药性解》:“布袋浸蒸去皮，酒浸一宿。”清《本草述》:“酒浸一宿，蒸熟。”清《备要》:“酒蒸。”清《得配》:“酒拌蒸。”清《求真》:“酒浸蒸润。”清《说约》:“酒浸晒干。”清《本草述》:“酒浸一宿，晒干。”明《汇言》:“酒浸，晒干微炒。”药汁制有旱莲草、地黄制，黑豆制，白芥、车前制等。明《蒙筌》载：“黑实遇冬至采收，衣皮将布袋净。酒浸一宿，日曝待干。研末为丸，用旱莲草熬膏合妙；捣碎浸酒，同生地黄投罐煮良。”明《纲目》曰：“女贞实去梗叶，酒浸一日夜，布袋擦去皮，晒干为末。待旱莲草出，多取数石捣汁熬浓，和丸梧子大。”明《大法》载：“酒拌黑豆同蒸九次。”明《醒斋》载：“同黑豆九蒸九晒”，“女贞实（一斗）如法去皮，每斗用马料黑豆（一斗），拣净，淘洗晒干，同蒸透，九蒸九晒。”清《拾遗》载：“以白芥、车前水浸干用。”

此外，尚有蜜蒸、酒蜜蒸、焙制、盐制等方法。明《瑶函》记载：“蜜水拌九蒸九晒”，“陈酒共蜜拌蒸七次，晒七日，露七日，焙干”。清《集解》:“蜜酒拌蒸，过一夜，粗袋擦去皮”。清《得配》:“淡盐水拌炒”。现代常用的炮制方法有酒炖或酒蒸等。

历代炮制历史沿革见表1。

表1　女贞子炮制历史沿革简况

朝代	炮制方法	文献出处
宋代	饭上蒸	《疮疡》
明代	酒浸一日，蒸透晒干	《神农本草经疏》
	酒拌，九蒸九晒；同黑豆九蒸九晒；女贞实（一斗）如法去皮，每斗用马料黑豆（一斗），拣净，淘洗晒干，同蒸透，九蒸九晒	《醒斋》
	酒浸，蒸晒	《通玄》
	布袋浸蒸去皮，酒浸一宿	《（镌补）雷公炮制药性解》
	酒浸，晒干微炒	《汇言》
	黑实遇冬至采收，衣皮将布袋净。酒浸一宿，日曝待干。研末为丸，用旱莲草熬膏合妙；捣碎浸酒，同生地黄投罐煮良	《蒙筌》
	女贞实去梗叶，酒浸一日夜，布袋擦去皮，晒干为末。待旱莲草出，多取数石捣汁熬浓，和丸梧子大	《纲目》
	酒拌黑豆同蒸九次	《大法》
	蜜水拌九蒸九晒，陈酒共蜜拌蒸七次，晒七日，露七日，焙干	《瑶函》
清代	酒浸一宿，蒸熟；酒浸一宿，晒干	《本草述》
	酒蒸	《备要》
	酒拌蒸，淡盐水拌炒	《得配》
	酒浸蒸润	《求真》
	酒浸晒干	《说约》
	以白芥、车前水浸干用	《拾遗》
	蜜酒拌蒸，过一夜，粗袋擦去皮	《集解》

通过对女贞子各种炮制方法的考证，女贞子的炮制主要有切制、蒸制、盐炙等。不同的炮制方法在流传的过程中虽然表述略有差异，但是炮制过程基本一致。酒女贞子自明代沿用至今，仍以古人"蒸透晒干"为基本要求。

（二）女贞子饮片药典及地方炮制规范研究

现代炮制方法见表2。

表2 《中国药典》及各地炮制规范收载的女贞子炮制方法

药典及规范	炮制方法
《中国药典》（1977 年版） 《中国药典》（1985 年版） 《中国药典》（1990 年版）	女贞子　除去杂质，洗净，干燥 酒女贞子　去净女贞子，照酒炖法用黄酒炖至酒吸尽
《中国药典》（1995 年版） 《中国药典》（2000 年版） 《中国药典》（2005 年版） 《中国药典》（2010 年版） 《中国药典》（2015 年版）	女贞子　除去杂质，洗净，干燥 酒女贞子　去净女贞子，照酒炖法或酒蒸发炖至酒吸尽或蒸透
《北京市中药饮片炮制规范》（2008 年版）	酒女贞子　取原药材，除去杂质，洗净，加黄酒拌匀，闷润 2～4 小时，置适宜容器内，加水适量，密封，蒸 15～24 小时，至色泽黑润时，取出，晾干。每 100kg 净女贞子，用黄酒 20kg
《上海市中药饮片炮制规范》（2008 年版）	制女贞子　将原药除去杂质，淘净，置蒸具内，上汽后蒸 4 小时，焖过夜，至色泽乌黑，干燥，筛去灰屑
《福建省中药炮制规范》（1988 年版）	制女贞子　取净女贞子，照酒炖法或酒蒸法炖至酒吸尽或蒸透，干燥
《贵州省中药饮片炮制规范》（2005 年版）	女贞子　取原药材，除去杂质，洗净，干燥 酒女贞子　取净女贞子，照酒蒸法炖至酒吸尽或蒸至色泽黑润 净女贞子　除去杂质，筛去灰屑，洗净，捞出，晒干
《吉林省中药炮制标准》（1986 年版）	酒女贞子　取净女贞子，置适宜容器内，倒入黄酒，密闭，放锅中，隔水炖至黄酒被吸尽或蒸透，停火，取出，晒干，同时捣碎。每 100kg 女贞子，用黄酒 20kg
《江西省中药炮制规范》（1991 年版）	女贞子　取原药材，除去杂质，抢水淘洗，晒干 制女贞子　取净女贞子，用酒喷洒拌匀，过夜至酒吸尽后，蒸透至转黑色，取出，晒干。每女贞子 100kg，用酒 20kg
《山东省中药炮制规范》（1990 年版）	女贞子　除去杂质，洗净，干燥 酒蒸女贞子　取净女贞子，用黄酒拌匀，按蒸制法，蒸至全黑，取出，干燥。每女贞子 100kg，用黄酒 20kg 酒炖女贞子　取净女贞子，用黄酒拌匀，按炖制法，炖至全黑，取出，干燥。每女贞子 100kg，用黄酒 20kg
《浙江省中药炮制规范》（2005 年版）	制女贞子　取原药材，除去果柄等杂质，洗净，干燥，与酒拌匀，稍闷，置适宜容器内，蒸 2～4 小时，焖过夜至表面色泽黑润时，取出，干燥。每女贞子 100kg，用酒 20kg
《安徽省中药饮片炮制规范》（2005 年版）	女贞子　取原药材，除去杂质 酒蒸女贞子　取净女贞子，照蒸法，用黄酒拌蒸至色泽黑润。每 100kg 女贞子，用黄酒 20kg
《河南省中药饮片炮制规范》（2005 年版）	生用　拣去杂质及残留果柄，清水洗净，捞出，晒干 酒蒸　取净女贞子与黄酒拌匀，闷润至酒尽时，置蒸笼或罐内，密闭，蒸 4～8 小时，取出，干燥。每 500g 女贞子，用黄酒 90g 盐炙　取净女贞子与盐水拌匀，闷润至盐水尽时，置锅内用文火炒至微干，取出，晾干。每 500g 女贞子，用食盐 9g，加水适量，化开澄清
《辽宁省中药炮制规范》（1987 年版）	女贞子　拣净杂质，用时捣碎 炙女贞子　取女贞子加黄酒拌匀，约蒸 4 小时，取出，晒干。每 100kg 女贞子用酒 20kg
《湖南省中药饮片炮制规范》（2010 年版）	女贞子　取原药材，除去杂质，洗净，干燥 盐女贞子　取净女贞子，照盐水炙法，用文火炒干，取出，放凉 酒女贞子　取净女贞子，找酒蒸法，蒸（或炖）至黑色，取出，干燥。每 100kg 女贞子，用黄酒 10kg

续表

药典及规范	炮制方法
《全国中药炮制规范》（1988 年版）	女贞子　取原药材，除去杂质及梗叶，洗净，干燥 酒女贞子　取净女贞子，用黄酒拌匀，稍闷后置蒸罐内密封，隔水炖或置适宜容器内蒸，至酒被吸尽，色泽黑润时，取出干燥。每女贞子 100kg，用黄酒 20kg

1977年版至2010年版药典均收载了女贞子及酒女贞子。1990年版以后，药典不断完善了饮片的质量标准，改良了含量测定的方法，使饮片的质量标准趋于完善。但是历版药典中，在女贞子及酒女贞子炮制工艺方面并无较大进展，炮制操作过程表述含糊，缺乏操作细则及指南。通过各省中收载的女贞子炮制方法对比，发现女贞子在各省地方规范中主要有女贞子、酒女贞子及盐炙女贞子等炮制品。其中盐炙女贞子只收载个别规范中（≤4个）。女贞子及酒女贞子为炮制规范收载的常用品种（≥4个）。酒女贞子各地炮制方法基本相同，蒸制时间大多以“蒸至色泽黑润”为判断的依据。

（三）女贞子现代炮制研究

殷玉生等[1]采用薄层扫描法测定了女贞子生品及不同炮制品中齐墩果酸的含量，结果齐墩果酸的含量顺序为：酒蒸品＞酒拌炒品＞酒炙品＞清蒸品＞生品。芦喜珍等[2]采用薄层扫描法，对女贞子生品、白酒蒸品、白酒陈醋拌蒸品、白酒陈醋盐拌蒸品、白酒盐拌蒸品、清蒸品齐墩果酸含量进行了比较，结果表明，酒醋拌蒸品＞酒蒸品＞酒盐拌蒸品＞酒盐醋拌蒸品＞生品。李显奇等[3]用HPLC法测定了女贞子不同炮制品中齐墩果酸的含量，结果与生品比较，除盐炙品的差异不显著外，其余炮制品均有不同程度增加；其增加率分别为：酒蒸品32.5%，酒炖品37.6%，盐水蒸品6.11%，醋蒸品11.56%。张万福等[4]用薄层扫描法测定了女贞子不同炮制品中齐墩果酸的含量，结果齐墩果酸的含量顺序为：酒醋拌蒸品＞酒蒸品＞酒盐拌蒸品＞清蒸品＞酒醋盐拌蒸品＞生品。王书梅等[5]采用高效液相法测定了女贞子生品、蒸制、酒制和醋制品中齐墩果酸的含量，结果表明，经不同方法炮制后，齐墩果酸的提取量均有不同程度的增加，尤其是以黄酒蒸制品增加率最大，其次是蒸制品和醋制品，但蒸制品与醋制品无显著性差异。由会玲等[6]比较了不同炮制辅料蒸制对女贞子中齐墩果酸含量的影响，采用薄层扫描法对女贞子4种不同炮制品（清蒸、黄酒蒸、醋蒸、盐蒸）的齐墩果酸含量进行测定，结果表明，与生品比较，齐墩果酸的溶出量均有不同程度的增加，尤其以黄酒蒸制溶出量增加最大。

周爱香等[7]研究表明，女贞子酒蒸品在升白、增强非特异性免疫、抗炎方面均优于其他炮制品。女贞子生品对小鼠肠道推进功能有明显的促进作用，而酒蒸品对小鼠正常肠道推进功能无明显影响。殷玉生等[1]对女贞子不同炮制品的护肝作用进行研究，结果以酒蒸品降低谷丙转氨酶的作用最强，并且与齐墩果酸含量呈正相关关系。毛春芹报道[8]，女贞子生品及其炮制品对巴豆油引起的小鼠耳肿均有抑制作用，以酒蒸品为最佳，抑菌作用也以酒蒸品最强。范秦鹤等[9]比较了女贞子不同炮制品对小鼠免疫功能的影响，结果显示，女贞子酒蒸品水提物在增加胸腺重量、脾脏重量、促进PHA诱导的淋巴细胞转化率、提高血清溶血素含量、抑制网状内皮系统活性等方面均较生品显著增强。清蒸品具有与酒蒸品相似的增强和调节免疫功能作用，作用强弱顺序为：酒蒸品＞清蒸品＞生品。范秦鹤等[10]又用常压耐缺氧试验、环磷酰胺白细胞低下模型、LD_{50}值测定的方法，对女贞子酒蒸品、清蒸品、生品的耐缺氧能力、升高白细胞作用及毒性的大小进行实验比较。结果表明，酒蒸品的抗缺氧、升白作用优于清蒸品和生品；灌胃LD_{50}值，酒蒸品介于清蒸品和生品之间。

（四）女贞子饮片炮制工艺研究总结

1．历史文献 蜜制、焙制、酒制、盐制、醋制等，以酒制和盐制为最常见。

2．历版《中国药典》 女贞子、酒女贞子等，以酒制为最常用。

3．各省市炮制规范 女贞子、酒女贞子、盐制女贞子等，以酒制为最常用。

4．现代研究文献 清蒸、酒蒸、醋蒸、盐蒸、生女贞子等，以生及酒制为最常用。

综合上述研究结果，制定女贞子的炮制工艺为：

女贞子　取原药材，除去杂质，洗净，60℃干燥4小时，即得。

酒女贞子　取净女贞子，加酒拌匀，闷透，置蒸煮容器内，加热蒸至黑色油润时，取出，稍晾，60℃干燥4小时。

每100kg女贞子，用黄酒10kg。

参考文献

[1] 殷玉生，于传树．女贞子炮制品化学成分和护肝作用的实验研究[J]．中成药，1993，15（9）：18-19.

[2] 芦喜珍，张万福，韩建伟，等．女贞子不同炮制品中齐墩果酸含量比较[J]．恩施医专学报，1998，15（3）:9-10.

[3] 李显奇，何新荣，李晓蒙．HPLC测定女贞子不同炮制品中齐墩果酸的含量[J]．广东药学院学报．1998，14（4）：256-258.

[4] 张万福，卢喜珍，韩建伟，等．女贞子不同炮制品中齐墩果酸的含量比较[J]．中药材．1999，22（3）：126-127.

[5] 王书梅，王灿岭，孙洪涛．高效液相色谱法测定不同炮制法的女贞子中齐墩果酸的含量[J]．中国医院药学杂志，2005，25（8）：781-782.

[6] 由会玲，严玉平，高艳芝，等．不同辅料蒸制处理对女贞子中齐墩果酸含量的影响[J]．中国现代中药，2007，9（7）：24-25.

[7] 周爱香，富杭育，沈鸿，等．女贞子不同炮制品药理作用的比较[J]．中药材，1993，16（8）：25-29.

[8] 毛春芹．女贞子不同炮制品抗炎抑菌作用研究[J]．中成药．1996，18（7）：17.

[9] 范秦鹤，朱爱华，吕兰熏，等．女贞子不同炮制品免疫作用的比较[J]．陕西中医学院学报，1999，22（2）:34-35.

[10] 范秦鹤，侯亚玲，朱爱华，等．女贞子不同炮制品升高白细胞耐缺氧作用及毒性比较[J]．西北药学杂志，2004，19（1）：20-22.

Xiao hui xiang

小茴香

药材来源　本品为伞形科植物茴香*Foeniculum vulgare* Mill.的干燥成熟果实。

采收加工　秋季果实初熟时采割植株，晒干，打下果实，除去杂质。

小茴香饮片炮制规范

【饮片品名】小茴香、盐小茴香。

（一）小茴香

【饮片来源】本品为小茴香药材经净制后的炮制品。

【炮制方法】取小茴香药材，除去杂质。

【饮片性状】本品为双悬果，呈圆柱形，有的稍弯曲，长4～8mm，直径1.5～2.5mm。表面黄绿色或淡黄色，两端略尖，顶端残留有黄棕色突起的柱基，基部有时有细小的果梗。分果呈长椭圆形，背面有纵棱5条，接合面平坦而较宽。横切面略呈五边形，背面的四边约等长。有特异香气，味微甜、辛。

【质量控制】

鉴别　（1）本品分果横切面：外果皮为1列扁平细胞，外被角质层。中果皮纵棱处有维管束，其周围有多数木化网纹细胞；背面纵棱间各有大的椭圆形棕色油管1个，接合面有油管2个，共6个。内果皮为1列扁平薄壁细胞，细胞长短不一。种皮细胞扁长，含棕色物。胚乳细胞多角形，含多数糊粉粒，每个糊粉粒中含有细小草酸钙簇晶。

（2）取本品粉末2g，加乙醚20ml，超声处理10分钟，滤过，滤液挥干，残渣加三氯甲烷1μl使溶解，作为供试品溶液。另取茴香醛对照品，加乙醇制成每1ml含1μl的溶液，作为对照品溶液。照薄层色谱法（通则 0502）试验，吸取供试品溶液5μl、对照品溶液1μl，分别点于同一硅胶G薄层板上，以石油醚（60～90℃）-乙酸乙酯（17:2.5）为展开剂，展至8cm，取出，晾干，喷以二硝基苯肼试液。供试品色谱中，在与对照品色谱相应的位置上，显相同的橙红色斑点。

检查　杂质　不得过4%。

总灰分　不得过10.0%。

含量测定　挥发油　照挥发油测定法测定。

本品含挥发油不得少于1.5%（ml/g）。

反式茴香脑　照气相色谱法测定。

色谱条件与系统适用性试验　聚乙二醇毛细管柱（柱长为30m，内径为0.32mm，膜厚度为0.25μm）；柱温为145℃。理论板数按反式茴香脑峰计算应不低于5000。

对照品溶液的制备　取反式茴香脑对照品适量，精密称定，加乙酸乙酯制成每1ml含0.4mg的溶液，即得。

供试品溶液的制备　取本品粉末（过三号筛）约0.5g，精密称定，精密加入乙酸乙酯25ml，称定重量，超声处理（功率300W，频率40kHz）30分钟，放冷，再称定重量，用乙酸乙酯补足减失的重量，摇匀，滤过，取续滤液，即得。

测定法　分别精密吸取对照品溶液与供试品溶液各2ml，注入气相色谱仪，测定，即得。

本品含反式茴香脑（$C_{10}H_{12}O$）不得少于1.4%。

（二）盐小茴香

【饮片来源】本品为小茴香经盐炒后的炮制品。

【炮制方法】取净茴香，加盐水拌匀，闷润，待盐水被吸尽后，置炒制容器内，用文火炒至微黄色，有香气逸出时，取出，放凉。每100kg净小茴香，用食盐2kg。

【饮片性状】本品形如小茴香，微鼓起，色泽加深，偶有焦斑。味微咸。

【质量控制】

鉴别　同小茴香。

三画

检查　灰分　同小茴香，不得过12%。

含量测定　同小茴香，含反式茴香脑（$C_{10}H_{12}O$）不得少于1.3%。

【性味与归经】甘，平。归脾、肺、肾经。

【功能与主治】补脾养胃，生津益肺，补肾涩精。用于脾虚食少，久泻不止，肺虚喘咳，肾虚遗精，带下，尿频，虚热消渴。

【用法与用量】15～30g。

【贮藏】置通风干燥处，防蛀。

小茴香饮片炮制操作规程

（一）小茴香

1．产品概述

（1）品名　小茴香。

（2）规格　果实。

2．生产依据　按照《中国药典》2015年版一部有关工艺要求及标准，以及拟定的饮片品种炮制工艺执行。

3．工艺流程　取原药材，除去杂质，即得。

4．炮制工艺操作要求

（1）净制　除去杂质和非药用部位。

（2）包装　用聚乙烯薄膜药用塑料包装袋密封包装，每袋1kg，得小茴香成品。

5．原料规格质量标准　符合《中国药典》2015年版一部小茴香药材项下的相关规定。

6．成品质量标准　符合本规范小茴香饮片项下的相关规定。

7．成品贮存及注意事项　置通风干燥处，防蛀。

8．工艺卫生要求　符合中药饮片GMP相关工艺卫生要求。

9．主要设备

振动筛、包装机等设备。

（二）盐小茴香

1．产品概述

（1）品名　盐小茴香。

（2）规格　果实。

2．生产依据　按照《中国药典》2015年版一部有关工艺要求及标准，以及拟定的饮片品种炮制工艺执行。

3．工艺流程　取净制后小茴香放入炒药机内，加入定量的食盐水，转动炒药机使其充分拌匀，润约10分钟。点火启动炒药机，小火至炒药机温度达180℃时，炒干水分，放凉即可。

每100kg小茴香，用食盐2kg，水75kg。

4．炮制工艺操作要求

（1）盐水润　取净制后小茴香放入炒药机内，加入定量的食盐水，转动炒药机使其充分拌匀，润约10分钟。

（2）盐水炙　点火启动炒药机，小火至炒药机温度达180℃时，炒干水分，放凉即可。（每100kg小茴香，用食盐2kg，水75kg）

（3）过净　将盐小茴香置筛药机中，筛去粉末，药屑。

（4）包装　取盐小茴香，用聚乙烯薄膜药用塑料包装袋密封包装，每袋1kg或2kg，得盐小茴香成品。

5．原料规格质量标准　符合小茴香饮片项下的相关规定。

6．成品质量标准　符合本规范盐小茴香饮片项下的相关规定。

7．成品贮存及注意事项　置通风干燥处，防蛀。

8．工艺卫生要求　符合中药饮片GMP相关工艺卫生要求。

9．主要设备　炒药机、振动筛、包装机等设备。

小茴香饮片炮制规范起草说明

（一）小茴香饮片炮制历史沿革

1．净制 “生捣茎叶汁”见于唐代《食疗》。“淘去土”见于宋代的《局方》。“洗；去土石”见于宋代《朱氏》。“去盖”见于明代《奇效》。“去脐”见于明代《理例》。“去枝梗”见于明代《仁术》。“淘净”见于清代《本草述》。

2．切制 “碎用”见于元代《汤液》。“捣细用”见于元代《宝鉴》。“入煎药研碎”见于明代《粹言》。“研极细”见于清代《握灵》。

3．炮制 “小茴香炒制”较早见于宋代《博济》《苏沈》和《普本》，有“炒、炒令香、焙”记载。盐制始于《朱氏》，载有“盐炒、青盐拌、黑牵牛制”等炮制方法。元代《瑞竹》还有“盐炒香”的记载。

至明代，小茴香的炮制方法有所增加，采用了酒和其他辅料进行炮制。《普济方》主要有“盐炒熟、斑蝥制、青盐酒制”，《奇效》记载“巴豆制”，《医学纲目》有“火炮”，《入门》载有“酒浸炒”之法。《仁术》改进了盐炒方法，有“青盐水拌炒”之法。《保元》中记载“盐楝肉制”。此外，《乘雅》还有“隔纸焙燥”方法。李时珍在《纲目》中记载了小茴香的详细炮制法及用法，有“炒、盐炒过、酒送下”等方法，治疗肾虚腰痛可“用茴香炒过，研细，切开猪肾，掺末入内，裹湿纸中煨熟，空心服，盐酒送下”；治疗疝气有“用茴香炒过，分作二包，交替熨患处”记载；治疗胁下刺痛可“用茴香一两（炒），枳壳五钱（麸炒），共研为末，每服二钱，盐酒调服”。

清代沿用盐制、酒制和炒法外，对茴香炮制的辅料有所创新，增加了生姜制（《握灵》）、制炭（《暑疫》）、麸炒（《食物》）和吴萸制（《医案》）等炮制方法。

表1 小茴香炮制历史沿革简况

朝代	沿用方法	新增方法	文献出处
宋		炒、炒令香、焙	《博济》 《苏沈》 《普本》
		盐制盐炒、青盐拌、黑牵牛制	《朱氏》
元		盐炒香	《瑞竹堂》
明		盐炒熟、斑蝥制、青盐酒制	《普济方》
		巴豆制	《奇效》
		火炮	《医学纲目》
		酒浸炒	《入门》
		青盐水拌炒	《仁术》
		盐楝肉制	《保元》
		隔纸焙燥	《乘雅》
		炒、盐炒过、酒送下	《纲目》
清	盐制、酒制、炒法	生姜制	《握灵》
		制炭	《暑疫》
		麸炒	《食物》
		吴萸制	《医案》

（二）小茴香饮片药典及地方炮制规范

表2 《中国药典》及各地炮制规范收载的小茴香炮制方法

药典及规范	炮制方法
《中国药典》（1985年版） 《中国药典》（1995年版） 《中国药典》（2000年版） 《中国药典》（2005年版） 《中国药典》（2010年版） 《中国药典》（2015年版）	小茴香　除去杂质 盐小茴香　取净小茴香，照盐水炙法炒至微黄色
《上海市中药饮片炮制规范》（2005年版）	小茴香　将原药除去杂质，筛去灰屑
《江西省中药饮片炮制规范》（2008年版）	小茴香　除去杂质，筛去灰屑 盐小茴香（盐水炒小茴香）　取净小茴香，照盐水炙法炒至微黄色。取净小茴香，加入盐水拌匀，吸尽后，用文火炒至微黄色为度。每100kg小茴香，用盐2kg
《贵州省中药饮片炮制规范》（2005年版）	小茴香　取原药材，除去杂质 盐小茴香　取净小茴香，照盐水炙法炒至微黄色
《北京市中药饮片炮制规范》（2008年版）	小茴香　取出原药材，除去杂质及果梗，筛去灰屑
《河南省中药饮片炮制规范》（2005年版）	小茴香　除去杂质 盐小茴香　取净小茴香，照盐水炙法炒至微黄色
《湖北省中药饮片炮制规范》（2009年版）	小茴香　除去杂质 盐小茴香　取净小茴香，照盐水炙法炒至微黄色，取出。每100kg小茴香，用食盐2kg
《湖南省中药饮片炮制规范》（2010年版）	小茴香　取原药材，除去杂质，洗净，干燥 炒小茴香　取净小茴香，照清炒法用文火炒至深黄色，有香气溢出，取出，放凉 盐小茴香　取净小茴香，照盐水炙法用文火炒干，取出，放凉。每100kg净药材，用食盐3kg
《全国中药炮制规范》（1988年版）	小茴香　取原药材，除去梗及杂质 盐小茴香　取净小茴香，用盐水拌匀，闷润至透，置锅内，用文火加热，炒干，并有香气外逸时，取出放凉。每小茴香100kg，用食盐2kg

（三）小茴香饮片现代炮制研究

小茴香盐制后挥发油成分含量降低，且发生了一定的成分转化[1]，其中α-蒎烯、柠檬烯、γ-松油烯和葑酮[2]含量降低最多，而反式-茴香脑含量有所增加。

（四）小茴香饮片炮制工艺研究总结

1．历史文献　小茴香的炮制方法历代有净制、炒制、焙制、盐制、药汁制和酒制等。

2．历版《中国药典》　有小茴香及盐小茴香，以盐制为主。

3．各省市炮制规范　小茴香饮片以盐制为主。

4．现代研究文献　小茴香盐制后能够增强其引药入肾的作用，并能够增强其疗疝止痛的作用。

综合上述研究结果，制定小茴香的炮制工艺为：

小茴香　取原药材，除去杂质。

盐小茴香　取净茴香，加盐水拌匀，闷润，待盐水被吸尽后，置炒制容器内，用文火炒至微黄色，有香气逸出时，取出，放凉。每100kg净小茴香，用食盐2kg。

参考文献

[1] 刘善新，王勇．炮制对小茴香挥发油的影响[J]．中成药，1991，13(11):21.

[2] 刘洪玲，董岩．小茴香挥发油化学成分的GC/MS研究[J]．齐鲁药事，2005，24(3):169-170.

Xiao ji

小蓟

药材来源 本品为菊科植物刺儿菜 *Cirsium setosum*（Willd.）MB.的干燥地上部分。

采收加工 夏、秋二季花开时采割，除去杂质，晒干。

小蓟饮片炮制规范

【饮片品名】小蓟、小蓟炭。

（一）小蓟

【饮片来源】本品为小蓟药材经切制后的炮制品。

【炮制方法】取原药材，除去杂质，淋法软化，洗净，切0.5cm左右的段，置80℃烘制1小时，取出，晾凉。

【饮片性状】呈不规则的段。茎呈圆柱形，表面灰绿色或带紫色，具纵棱和白色柔毛。切面中空。叶片多皱缩或破碎，叶齿尖具针刺；两面均具白色柔毛。头状花序，总苞钟状；花紫红色。气微，味苦。

【质量控制】

鉴别 （1）本品叶表面观：上表皮细胞多角形，垂周壁平直，表面角质纹理明显；下表皮垂周壁波状弯曲，上下表皮均有气孔及非腺毛。气孔不定式或不等式。非腺毛3～10余细胞，顶端细胞细长呈鞭状，皱缩扭曲。叶肉细胞中含草酸钙结晶，多呈针簇状。

（2）取本品粉末0.5g，加甲醇5ml，超声处理30分钟，滤过，滤液蒸干，残渣加甲醇2ml使溶解，作为供试品溶液。另取小蓟对照药材0.5g，同法制成对照药材溶液。再取蒙花苷对照品，加甲醇制成每lml含0.5mg的溶液，作为对照品溶液。照薄层色谱法试验，吸取上述三种溶液各1μl，分别点于同一聚酰胺薄膜上，以乙酰丙酮-丁酮-乙醇-水（1∶3∶3∶13）为展开剂，展开，取出，晾干，喷以三氯化铝试液，晾干，置紫外光灯（365nm）下检视。供试品色谱中，在与对照药材色谱和对照品色谱相应的位置上，显相同颜色的荧光斑点。

检查 水分 不得过12.0%（第二法）。

酸不溶性灰分 不得过5.0%。

浸出物 用稀乙醇作溶剂，醇溶性浸出物不得少于14.0%（热浸法）。

含量测定 照高效液相色谱法测定，本品按干燥品计算，含蒙花苷（$C_{28}H_{32}O_{14}$）不得少于0.70%。

（二）小蓟炭

【饮片来源】本品为小蓟经炒炭后的炮制加工品。

【炮制方法】取小蓟段，置炒制容器内，用武火加热，于260℃，炒制时间5分钟，至表面黑褐色，内部黄褐色，喷淋少许清水，取出晾干。

【饮片性状】呈不规则的段。茎呈圆柱形，表面黑褐色，内部焦褐色。

【质量控制】鉴别（除叶表面观外） 同小蓟。

【性味与归经】甘、苦，凉。归心、肝经。

【功能与主治】凉血止血，散瘀解毒消痈。用于衄血，吐血，尿血，血淋，便血，崩漏，外伤出血，痈肿疮毒。

【用法与用量】5～12g。

【贮藏】置阴凉干燥处，防蛀。

三画

小蓟饮片炮制操作规程

（一）小蓟

1．产品概述

（1）品名　小蓟。

（2）规格　段。

2．生产依据　按照《中国药典》2015年版一部有关工艺要求及标准，以及拟定的饮片品种炮制工艺执行。

3．工艺流程　取原药材，除去杂质，淋法软化，洗净，切0.5cm左右的段，置80℃烘制1小时，取出，晾凉。

4．炮制工艺操作要求

（1）挑选　除去杂质。

（2）洗润　淋洗。

（3）切制　切制成0.5cm左右的段。

（4）干燥　置80℃烘制1小时，取出，晾凉。

（5）包装　复合袋手工包装，包装损耗应不超过1.0%。

5．原料规格质量标准　符合《中国药典》2015年版一部小蓟药材项下的相关规定。

6．成品质量标准　符合本规范小蓟饮片项下的相关规定。

7．成品贮存及注意事项　置通风干燥处，防蛀。

8．工艺卫生要求　符合中药饮片GMP相关工艺卫生要求。

9．主要设备　高速万能截断机、热风循环烘箱等设备。

（二）小蓟炭

1．产品概述

（1）品名　小蓟炭。

（2）规格　段。

2．生产依据　按照《中国药典》2015年版一部有关工艺要求及标准，以及拟定的饮片品种炮制工艺执行。

3．工艺流程　取小蓟段，用武火加热，于260℃炒制时间5分钟，至表面褐色，内部黄褐色，喷淋少许清水，熄灭火星，取出晾干。

4．炮制工艺操作要求

（1）加热　炒药机加热至260℃。

（2）投料　投入净小蓟段。

（3）炒制　不断翻炒，至小蓟段表面黑褐色，内部黄褐色，喷淋少许清水，熄灭火星，取出晾干。

（4）包装　复合袋手工包装，包装损耗应不超过1.0%。

5．原料规格质量标准　符合本规范小蓟饮片项下的相关规定。

6．成品质量标准　符合本规范小蓟炭饮片项下的相关规定。

7．成品贮存及注意事项　置通风干燥处，防蛀。

8．工艺卫生要求　符合中药饮片GMP相关工艺卫生要求。

9．主要设备　炒药机等设备。

小蓟饮片炮制规范起草说明

（一）小蓟炮制方法历史沿革

1．净制　宋代记载有“洗、切”（《总录》《指迷》）。近代有“鲜切段，洗切，润切”。

2．切制　切制方法历代有“生用或捣汁”（《普济方》《品汇》《钩元》）、“剉碎用”（《品汇》）。

3．炮制

（1）炒炭　元代记载有“炒炭存性，研极细末，用纸包，碗盖于地上一夕，出火毒”（《十药》）。此法沿用至今。

（2）烧灰 “根烧存性，为灰”（《万氏》）。

（3）童便制 “童便伴微炒”（《通玄》）、“童便拌微焙”（《握吴本草玄》）、“酒洗及童便伴微炒”（《本草汇》）、“捣烂纹浓汁半欧，搀童便”（《蒙筌》）。此法现已不用。

（4）酒制 “醇酒”（《蒙筌》）、“酒洗”（《本草汇》）。此法现已不用。

历代炮制历史沿革见表1。

表1 小蓟炮制历史沿革简况

朝代	沿用方法	新增方法	文献出处
宋代	洗净、切制	洗、切	《总录》
		洗、切	《指迷》
元代	炒炭	炒炭存性，研极细末，用纸包，碗盖于地上一夕，出火毒	《十药》
明代	除去杂质 洗净 切段 炒炭	根烧存性，为灰	《万氏》
		捣烂纹浓汁半欧，掺童便或醇酒饮下	《蒙筌》
		童便伴微炒	《通玄》
		生用或捣汁	《品汇》
		生用或捣汁	《普济方》
		剉碎用	《品汇》
清代	除去杂质 洗净 切段	生用或捣汁	《钧元》
		酒洗及童便伴微炒	《本草汇》
		童便拌微焙	《握吴本草玄》

从古代文献资料中可以看出，历代本草和炮制文献中记载小蓟的炮制方法比较简单。现代炮制方法沿用净制切片、炒炭为主流，其他方法到近代已未见详细论述。

（二）小蓟饮片药典及地方炮制规范

1．净制 夏、秋二季花开时采割，除去杂质，洗净。

2．切制 切段，干燥

3．炮制 炒炭 取小蓟段，置炒制容器内，用武火加热，炒至表面黑褐色，内部黄褐色，喷淋少许清水，熄灭火星，取出晾干即可。以止血作用为指标，对小蓟炭的炮制工艺进行了优选，优化参数为：于260℃，炒制时间5分钟。

现代炮制方法见表2。

表2 《中国药典》及各地炮制规范收载的小蓟炮制方法

药典及规范	炮制方法
《中国药典》（1963年版）	小蓟 拣去杂质，抖去泥沙，浸润后去根，切段，晒干即得 小蓟炭 取拣净的小蓟，置锅内用武火炒至有七成变黑色，但须存性，过铁丝筛，喷淋清水，取出，晒干即得
《中国药典》（1977年版） 《中国药典》（1985年版） 《中国药典》（1990年版） 《中国药典》（1995年版） 《中国药典》（2000年版） 《中国药典》（2005年版） 《中国药典》（2010年版）	小蓟 除去杂质，洗净，稍润，切段，干燥 小蓟炭 取小蓟段，照炒炭法炒至黑褐色

三画

续表

药典及规范	炮制方法
《中国药典》（2015 年版）	小蓟　取小蓟除去杂质，洗净，稍润，切段，干燥 小蓟炭　取小蓟段，置炒制容器内，用武火加热，炒至表面黑褐色，内部黄褐色，喷淋少许清水，熄灭火星，取出晾干即可
《安徽省中药饮片炮制规范》（2005 年版）	小蓟炭　取净小蓟段，照炒炭法，用中火炒至焦褐色
《广西壮族自治区中药饮片炮制规范》（2007 年版）	生小蓟　除去杂质，抢水洗净，稍润，切段，干燥，筛去灰屑 小蓟炭　取生小蓟段，置锅内用中火炒至黑褐色，喷淋适量清水，取出，放凉
《贵州省中药饮片炮制规范》（2005 年版）	小蓟　取原药材，除去杂质，洗净，稍润，切段，干燥 小蓟炭　取净小蓟段，照炒炭法炒至黑褐色
《湖南省中药饮片炮制规范》（2010 年版）	小蓟　取原药材，除去杂质，抢水洗净，稍润，切长段，筛去灰屑 小蓟炭　取小蓟长段，照炒炭法炒至内部焦黄色，喷淋清水少许，灭火星，取出放凉
《江西省中药饮片炮制规范》（2008 年版）	小蓟　除去杂质，抢水洗净，稍润，切段，干燥 小蓟炭　取净小蓟段，照炒炭法炒至表面呈黑褐色时，微喷水，再炒至水汽逸尽，取出，放凉
《上海市中药饮片炮制规范》（2008 年版）	小蓟　将原药除去残根等杂质。喷潮，略润。切长段。干燥，筛去灰屑 小蓟炭　取小蓟，照炒炭法清炒至黑褐色，筛去灰屑
《浙江省中药炮制规范》（2005 年版）	小蓟　取原药，除去杂质，洗净，润软，切段，干燥 小蓟炭　取小蓟，炒至浓烟上冒，表面焦黑色，内部棕褐色时，微喷水，灭尽火星，取出，晾干
《山东省中药炮制规范》（1990 年版）	小蓟　除去杂质，抢水洗净，稍润，切段，干燥 小蓟炭　将小蓟段置热锅内，中火炒至焦褐色，喷淋清水少许，灭尽火星，取出，及时摊晾，凉透
《北京市中药饮片炮制规范》（2008 年版）	小蓟　取原药材，除去杂质，喷淋清水，闷润 1～2 小时，至内外湿度一致，切中段，干燥，筛去碎屑 小蓟炭　取小蓟段，置热锅内，用武火 150～180℃炒至表面黑褐色，喷淋清水少许，熄灭火星，取出，晾干

（三）小蓟饮片现代炮制研究

陈毓[1]以水分结合蒙花苷含量为指标，采用正交设计研究小蓟饮片炮制工艺，以小蓟炭的药效学指标、性状、收率、总黄酮含量等指标结合正交设计确定了炮制工艺参数，同时选择三种常用包装材料塑料袋、纸袋、真空包装材料考察对饮片质量的影响。结果表明小蓟的最佳工艺为烘制温度80℃，烘1小时。小蓟炭炮制的最佳工艺为炒制温度260℃，炒制时间5分钟。

丁安伟等[2]以小蓟传统的炮制工艺为参照，对炮制过程中的温度、时间及加热方式等3项影响炭药饮片质量的主要因素进行考察。以小蓟炭的止血作用为指标，采用正交试验法，对其炮制工艺进行优选。结果表明，小蓟炭的最佳炮制工艺为锅温210℃，炒制5分钟，止血作用较生品更强。并且小蓟经制炭后的多种微量元素含量明显升高，且其水浸出物和醇浸出物含量均略有升高。

于洋[3]对小蓟炮制前后有关成分的含量变化进行研究，结果表明生品、炮制品活性成分存在明显的变化和差异，其中炭品鞣质含量远远高于生品，炭品止血疗效优于生品，为进一步研究二蓟炒炭增效的作用机制提供了参考。

杨星昊[4]等以小鼠的凝血时间和出血时间为指标，对小蓟的生品、炭品进行比较，结果表明炒炭有利于小蓟凝血和止血作用，为临床合理使用小蓟提供了科学依据。

（四）小蓟饮片炮制工艺研究总结

1. 历史文献 净制（洗）、切制（切、捣汁、剉碎）、酒制（酒洗）、炒制（微炒、炒炭）、童便制（童便伴微炒、童便伴微焙）等，以炒炭为最常见。

2. 历版《中国药典》 小蓟、小蓟炭等，以小蓟、小蓟炭为最常用。

3. 各省市炮制规范 小蓟、小蓟炭等，以小蓟、小蓟炭为最常用。

4. 现代研究文献 净制、切制、炒炭等。

5. 保质期 目前对于中药材保质期的研究较少，故依据中药材常规保质期，将小蓟保质期定为二年。

综合上述研究结果，制定小蓟的炮制工艺为：

小蓟 取原药材，除去杂质，洗净，稍润，切段，干燥。

小蓟炭 取小蓟段，置炒制容器内，用武火加热，于260℃，炒制时间5分钟，至表面黑褐色，内部黄褐色，喷淋少许清水，取出晾干。

参考文献

[1] 陈毓. 小蓟的炮制工艺及质量标准规范化研究[D]. 南京：南京中医药大学，2006:28-42.

[2] 丁安伟，戎加红. 小蓟炭炮制工艺及质量标准研究[J]. 中草药，1995，(07):351-353+392.

[3] 于洋. 崂山菊科药用植物资源调查及大小蓟炮制前后的品质分析[D]. 青岛大学，2014:18-32.

[4] 杨星昊，崔敬浩，刘海，丁安伟. 小蓟炮制作用的研究[J]. 陕西中医，2006，(02):232-234.

Ma qian zi
马钱子

药材来源 本品为马钱科植物马钱*Strychnosnux-vomica* L.的干燥成熟种子。

采收加工 冬季采收成熟果实，取出种子，晒干。

马钱子饮片炮制规范

【饮片品名】制马钱子。

【饮片来源】本品为生马钱子炮制后的加工品。

【炮制方法】取净砂适量置炒制容器内，用武火加热至滑利状态时，投入净马钱子，不断翻动，至鼓起，表面棕褐色或深棕色，内部红褐色并鼓起小泡时，取出，筛去砂，放凉。

【饮片性状】本品呈纽扣状圆板形，常一面隆起，一面稍凹下，直径1.5～3cm，厚0.3～0.6cm。表面密被灰棕或灰绿色绢状茸毛，自中间向四周呈辐射状排列，有丝样光泽。边缘稍隆起，较厚，有突起的珠孔，底面中心有突起的圆点状种脐。质坚硬，平行剖面可见淡黄白色胚乳，角质状，子叶心形，叶脉5～7条。气微，味极苦。

【质量控制】

鉴别 （1）本品粉末灰黄色。非腺毛单细胞，基部膨大似石细胞，壁极厚，多碎断，木化。胚乳细胞多角形，壁厚，内含脂肪油及糊粉粒。

（2）取本品粉末0.5g，加三氯甲烷-乙

三画

醇（10∶1）混合溶液5ml与浓氨试液0.5ml，密塞，振摇5分钟，放置2小时，滤过，取滤液作为供试品溶液。另取士的宁对照品、马钱子碱对照品，加三氯甲烷制成每1ml各含2mg的混合溶液，作为对照品溶液。照薄层色谱法（附录Ⅵ B）试验，吸取上述两种溶液各10μl，分别点于同一硅胶G薄层板上，以甲苯-丙酮-乙醇-浓氨试液（4∶5∶0.6∶0.4）为展开剂，展开，取出，晾干，喷以稀碘化铋钾试液。供试品色谱中，在与对照品色谱相应的位置上，显相同颜色的斑点。

检查　水分　不得过13.0%（第二法）。

总灰分　不得过2.0%。

【性味与归经】苦，温；有大毒。归肝、脾经。

【功能与主治】通络止痛，散结消肿。用于跌打损伤，骨折肿痛，风湿顽痹，麻木瘫痪，痈疽疮毒，咽喉肿痛。

【用法与用量】0.3～0.6g，炮制后入丸散用。

【注意】孕妇禁用；不宜多服久服及生用。

【贮藏】置阴凉干燥处。

马钱子饮片炮制操作规程

（一）制马钱子

1．产品概述

（1）品名　制马钱子。

（2）规格　种子。

2．生产依据　按照《中国药典》2015年版一部有关工艺要求及标准，以及拟定的饮片品种炮制工艺执行。

3．工艺流程　取净砂适量置炒制容器内，用武火加热至滑利状态时，投入净马钱子，不断翻动，至鼓起，表面棕褐色或深棕色，内部红褐色并鼓起小泡时，取出，筛去砂，放凉。

4．炮制工艺操作要求

（1）挑选　除去杂质。

（2）炒制　取砂子置热锅中，加热铁锅至200℃。取净马钱子至砂烫热锅中，于240～250℃炒约6分钟，烫至马钱子表面鼓起，并外面显棕褐色或深褐色，内面红褐色并起小泡时为度，取出，筛去河沙，放凉。

（3）包装　复合袋手工包装，包装损耗应不超过1.0%。

5．原料规格质量标准　符合《中国药典》（2015年版）一部马钱子药材项下的相关规定。

6．成品质量标准　符合本规范马钱子饮片项下的相关规定。

7．成品贮存及注意事项　置于燥处。

8．工艺卫生要求　符合中药饮片GMP相关工艺卫生要求。

9．主要设备　炒药机等设备。

马钱子饮片炮制规范起草说明

（一）马钱子饮片炮制方法历史沿革

1．净制　去毛，马钱子去毛的最早记载“括去壳”（《大成》），以后有“去毛”“银刀或磁刀刮去毛”（《经验方》）、“泉水浸胀刮去毛”及“水浸半月，煮数沸再浸热汤中数日，刮去皮心”（《串雅补》）。自1963年马钱子项下规定“砂炒后须去毛”（《药典》），故去毛操作广沿至今。

2．切制　自明至今基本相似，记载“丸散用细末”（《良朋》《纲目》《禁方》《嵩厓》）、熬膏药或他药同制多“打碎”《叶天士手集》、“切碎”（《绛囊》《叶天士手集》）、切片；“与液体辅料酒等炮制多切片"《卫生编》，以便与辅料或药料充分接触。

3．炮制

（1）炒制　明代始有记载"去壳荚，炒至黑色"（《保元》），清代仍然沿用，如有"炒研"（《得配》）、"炒焦"（《嵩厓》）、"炒至黑色"（《叶天士手集》）、"瓦上炙炭存性"（《治全》），炒制法现已少用。

（2）去油制霜　清代飞步丸中用"生番木鳖去油研细末"（《串雅补》）、"和他药做成糊丸的操作"（《良朋》）。

（3）固体辅料炒　清代有"番木鳖麻油煎至浮鼓拌炒去油为末"和"面炒三次至黑色去油净"（《经验方》）、"和麸皮同炒去油尽为末"（《文堂》）、"掘向阳山上，黄土斤余筛细，随掘随用，不可经宿，拌木鳖，入锅炒燥，勿使焦黑，摊地去火毒"（《经验方》）。

（4）豆腐制　"或云以豆腐制过用之良"（《纲目》《经验方》），无具体制法，后世也未见沿用。

（5）油炸　龚廷贤记载"用牛油炸黄色炒干"《禁方》，这即是马钱子油制的原始。"入香油锅中煮至油沫尽，再煮百滚，透心黑透……独有木鳖之功，而无一毫之害"《禁方》、"香油炸浮"《金鉴》、"投入大等木鳖，候其浮起，以打碎黄色为度，如黑色则过于火候，失油之灵性矣。""香油炸待浮起，取出，乘热去皮，为末"（《良朋》《串雅补》）；亦有"油炸后包压去油制糊丸的去油制霜法"（《串雅补》）。

（6）煮制　清代有"用甘草、麻黄、酒等煮制的操作，如番木鳖二两，甘草水煮透，去皮毛，麻油三两，炸黄"；"番木鳖四两，麻油四两，生草一两，三味用水煮透木鳖，刷去毛，用麻油五两，炸浮取起，以纸包压去油"（《串雅补》）；"番木鳖四两切片去衣用青布包，入瓦罐内，用酒八盏煮将干，取酒一盏留用，余木鳖煮干至皮毛焦枯，取出木鳖焙干为末"（《卫生编》），以上方法现代很少沿用。

（7）酥油蜜制　清代载有"番木鳖二两酥油蜜炙"（《大麻疯》）。

（8）尿泡法　取马钱子，入童便中浸饱7周，然后放在流水中漂3周，取出，用小刀刮去毛，再用清水漂7天，洗净，晒至七八成干，闷润1天，切腰子片，晒干。该法为江西省的传统制法，作为地方标准执行。

历代炮制历史沿革见表1。

表1　马钱子炮制历史沿革简况

朝代	沿用方法	新增方法	文献出处
明代		豆腐制	《纲目》
		牛油炸	《禁方》
		炒黑	《保元》
清代	豆腐制 牛油炸 炒黑	炒焦	《尊生》
		香油炸	《良朋》
		水浸油炸后土粉反复制、油煮、炙炭存性	《全生集》
		土炒、甘草水煮后麻油炸	《串雅补》
		黄土炒，焦黄为度，不可太枯	《本草拾遗》
		水浸半月，入锅煮数滚，再浸热汤中数日，刮去心皮，入香油锅中，煮至油沫尽	《全生集》

三画

纵观马钱子炮制方法的历史沿革，古代的炮制方法有油炸、炒黑、豆腐制、尿泡、甘草煮等等。归纳起来，主要是油炸法。明代有豆腐制（《纲目》）、牛油炸（《经方》）、油炸（《企玄》）、炒黑（《保元》）等法。清代有炒焦（《尊生》）、香油炸（《良朋》）、油煮、炙炭存性（《全生集》）、土炒、甘草水煮（《串雅补》）、切片炒研（《得配》）等炮制方法。现代炮制品种主要有砂烫马钱子、油炸马钱子。

（二）马钱子饮片药典及地方炮制规范

1．采集 冬季采收成熟果实，取出种子，晒干。

2．净制 除去杂质。

3．炮制 制马钱子 取洁净河砂置炒制容器内，用武火加热至滑利状态时，投入净马钱子，不断翻炒，炒至表面鼓起、酥脆或至规定的程度时，取出，筛去河沙，放凉。

现代炮制方法见表2。

表2 《中国药典》及各地炮制规范收载的马钱子炮制方法

药典及规范	炮制方法
《中国药典》（1963年版）	马钱子粉 取沙子，置锅内炒至轻松，加入拣净的马钱子，炒至呈深黄色并鼓起，取出，筛去沙子，去毛，碾成粉即得 油马钱子 去拣净的马钱子，加水煮沸，取出，再用水浸泡，捞出，刮去皮毛，微晾，切成薄片。另取麻油少许，置锅内烧热，加入马钱子片，炒至微黄色，取出，放凉即得
《中国药典》（1977年版） 《中国药典》（1985年版） 《中国药典》（1990年版） 《中国药典》（1995年版） 《中国药典》（2000年版） 《中国药典》（2005年版） 《中国药典》（2010年版） 《中国药典》（2015年版）	制马钱子 取净马钱子，照烫法用砂烫至鼓起并显棕褐色或深褐色 马钱子粉 取制马钱子，粉碎成细粉
《安徽省中药饮片炮制规范》	生马钱子 取原药材，除去杂质 制马钱子 取净马钱子，照沙烫法，烫至表面深棕色至棕褐色，鼓起，并部分有裂纹。用时捣碎 马钱子粉 取制马钱子，粉碎成细粉，照【含量测定】项下的方法测定士的宁含量后，加适量淀粉，使含量符合规定，混匀
《广西壮族自治区中药饮片炮制规范》	生马钱子 除去杂质，刮去毛茸，用时捣碎 制马钱子 （1）将砂子置锅中加热炒烫，倒入生马钱子，用武火炒至鼓起，外面显棕褐色或深棕色，内面红褐色并起小泡时为度，取出，筛去砂子，用时捣碎 （2）取生马钱子用清水浸泡3～4天，捞出，用适量草木灰或石灰加水共置锅中，煮熬3～4小时，捞取，刮去皮毛，晾干；另取甘草捣碎加水煮熬，取汁，倒入马钱子，煮4小时，捞出，刨成薄片，干燥。每100kg马钱子用甘草10kg 油炸马钱子 取生马钱子，投入沸油中，炸至表面呈深褐色并浮于油面时，取出，吸去油，刮净残留茸毛。用时捣碎 马钱子粉 取制马钱子，粉碎成细粉，照马钱子【含量测定】项下的方法测定士的宁含量后，加适量淀粉，使含量符合规定，混匀，即得
《甘肃省中药炮制规范》	生马钱子 取原药材，除去杂质，刮去茸毛，筛去灰屑，用时捣碎 绿豆制马钱子 将净生马钱子，加绿豆和适量水，共煮1小时，捞出，搓取皮，晒干。每净生马钱子100kg，用绿豆25kg 油制马钱子 将净生马钱子用凉水浸泡7天，捞出，去皮，再将酥油或植物油用文火炼沸，倒入去皮马钱子，用武火炒至全部鼓起，表面呈黄棕色，并浮于油面时，捞出，沥净油，放凉。每净生马钱子100kg，用酥油或植物油10kg 制马钱子 取净细砂置锅内，用武火加热，炒至细砂呈滑利状态，加入净生马钱子，拌炒至马钱子鼓起，表面显棕褐色，内部呈红褐色时，出锅，筛去细砂，摊开，放凉。供制粉或捣碎用 马钱子粉 取制马钱子，粉碎呈细粉，过80目筛，照【含量测定】项下的方法测定士的宁及马钱子碱含量后，加适量淀粉，使含量符合规定，混匀，即得

续表

药典及规范	炮制方法
《江苏省中药饮片炮制规范》	生马钱子　取原药材，除去杂质 制马钱子　取砂子置锅内，用武火加热，加入净马钱子炒至深棕色至深褐色，使表面鼓起，并部分有裂纹时，取出，筛去砂子及毛灰，放凉 油炙马钱子　取净马钱子放入烧滚热油中，用武火炸至表面呈灰褐色，并浮于油面时，捞出，刮净残留茸毛，凉透 马钱子粉　取制马钱子，粉碎至细粉，测定士的宁的含量后，加适量淀粉，使含量符合规定，混匀，即得
《湖南省中药饮片炮制规范》	生马钱子　取原药材，除去毛茸等杂质 制马钱子　取净马钱子，照烫法用油砂炒至鼓起并显棕褐色或深棕色，取出，筛去油砂 马钱子粉　取制马钱子，粉碎成细粉，照马钱子【含量测定】项下的方法测定士的宁的含量后，加适量淀粉，使含量符合规定，混匀，即得
《上海市中药饮片炮制规范》	生马钱子　将原药除去杂质，筛去灰屑。用时除去茸毛 制马钱子　将生马钱子照炒法用砂拌炒至鼓起并显棕褐色或深棕色，筛去砂子，除去茸毛，切薄片，筛去灰屑
《贵州省中药饮片炮制规范》	生马钱子　取原药材，除去杂质，或取原药材，稍润，刮去茸毛，切薄片，干燥 制马钱子　取净生马钱子，照烫法用砂烫至鼓起并显棕褐色或深棕色 马钱子粉　取制马钱子，粉碎成细粉，照马钱子【含量测定】项下的方法测定士的宁含量后，加适量淀粉，使含量符合规定，混匀，既得
《江西省中药饮片炮制规范》	马钱子　取原药材，除去杂质 制马钱子　取净马钱子，照沙烫法，烫至表面深棕色至棕褐色，鼓起，并部分有裂纹。用时捣碎 马钱子粉　取制马钱子，粉碎成细粉，照【含量测定】项下的方法测定士的宁含量后，加适量淀粉，使含量符合规定，混匀
《浙江省中药炮制规范》	生马钱子　取原药，除去杂质。筛去灰屑 马钱子粉　取制马钱子，粉碎成细粉，照《中国药典》（2005年版）一部马钱子项下“含量测定”的方法测定士的宁和马钱子碱含量后，加适量淀粉，使含量符合规定，混匀
《陕西省中药炮制标准》	生马钱子　取药材马钱子，除去杂质 制马钱子　取饮片马钱子，照烫法用砂烫至鼓起并显棕褐色或深棕色 马钱子粉　取饮片制马钱子，粉碎成细粉，照马钱子项下【含量测定】项的方法测定士的宁含量后，加适量淀粉，使含量符合规定，混匀，即得
《河南省中药饮片炮制规范》	生马钱子　除去杂质 制马钱子　取净马钱子，照烫法用砂炒至鼓起并显棕褐色或深棕色 油炙马钱子　（1）取净马钱子，用水浸泡至透，捞出，刮去皮毛，切顶刀片0.6mm厚，晒干。另取麻油置锅内，加热至沸，倒入马钱子片，用武火炸至老黄色为度，取出，吸除油。每500g马钱子片，用麻油150g （2）取净马钱子，加水煮沸，取出，再用水浸泡，捞出，刮去皮毛，微凉，切顶刀片0.6mm厚，晒干。另取麻油置锅内，加热至沸，倒入马钱子片，用文火炒至黄色为度，取出，放凉。每500g马钱子片，用麻油30g 绿豆煮马钱子　取净马钱子与绿豆同置锅内，加水适量，煮8小时，捞出，除去绿豆，刮去皮毛，微凉，切顶刀片0.6mm厚，晒干。每500g马钱子片，用绿豆120g 马钱子粉　取制马钱子，粉碎成细粉

（三）马钱子饮片现代炮制研究

蔡宝昌等[1]通过对马钱子炮制前后士的宁及马钱子碱氮氧化物的含量变化研究，结果表明，马钱子经炮制以后，士的宁氮氧化物由0.0033上升到0.0044，上升率为13.2%。马钱子经砂烫后，士的宁及马钱子碱氮氧化物的含量有所增加，实验结果为制定马钱子的质量标准提供一个依据。

张万福等[2]研究表明，砂炒马钱子适宜温度在230℃，时间为3分钟45秒，砂炒马钱子的强烈爆裂声消失后的温度和时间与现代研究控制士的宁含量的温度的时间基本一致。马艳平[3]对砂烫马钱子的炮制方法进行了改进，利用大米作为指示物，通过大米颜色的变化来显示火候的大小，利用其膨胀而发出爆响声来显示炮制的程度。

郁宜峻[4]用正交设计对烘箱法炮制马钱子进行了实验，结果证明：在温度200～240℃，时间5～12分钟范围内，士的宁的含量可达砂烫炮制的效果。俞荣森等[5]又对3个批次马钱子做了士的宁热稳定性试验，烘烤法120～160℃，温度相差40℃，烘烤时间1小时，含量相差仅35%左右，而砂烫法相差10℃或时间相差1分钟，含量可相差30%。可见炮制质量烘烤法稳定的多。

杨亮等[6]实验研究表明，不同炮制方法使马钱子中士的宁及马钱子碱的含量均有不同程度的降低，其中以阳江九制法下降最多，不符合药典规定，烘烤法及砂烫法有效成分较高，毒性较低。

（四）马钱子饮片炮制工艺研究总结

1. 历史文献 净制（去毛）、切制（细末、切碎、切片）、炒制（炙炭、炒焦）、去油制霜、固体辅料炒（番木鳖麻油煎、麸皮同炒、面炒、拌木鳖）、豆腐制、油炸、煮制、酥油蜜制、尿泡法等，以油炸为最常见。

2. 历版《中国药典》 马钱子粉、油马钱子、制马钱子等，以制马钱子为最常用。

3. 各省市炮制规范 生马钱子、制马钱子、马钱子粉、油马钱子、绿豆制马钱子、尿制马钱子等，以制马钱子为最常用。

4. 历史文献

现代研究文献：净制、切制、生马钱子、油马钱子、制马钱子等，以制马钱子为最常用。

综合上述研究结果，制定马钱子的炮制工艺为：

制马钱子 取净砂适量置炒制容器内，用武火加热至滑利状态时，投入净马钱子，不断翻动，至鼓起，表面棕褐色或深棕色，内部红褐色并鼓起小泡时，取出，筛去砂，放凉。

参考文献

[1] 王丹丹, 李俊松, 蔡宝昌. 马钱子炮制前后士的宁及马钱子碱氮氧化物的含量变化研究[J]. 中华中医药学刊, 2009, 2 (27):435-436.

[2] 张万福, 伊文仲, 韩建伟, 等. 马钱子炮制工艺研究[J]. 中药材, 1999, 22 (10):509-510.

[3] 马艳平. 砂烫马钱子炮制方法改进[J]. 中国中药杂志, 2002, 27 (9):712.

[4] 郁宜峻. 用正交试验探讨烘箱法炮制马钱子[J]. 中成药, 1989, 11 (4):18.

[5] 俞荣森,冯军. 烘烤法代替砂烫法炮制马钱子的实验[J]. 浙江中医杂志, 1999, 34 (6):267.

[6] 杨亮, 林志伟. 马钱子炮制工艺的研究[J]. 海峡药学, 2003, 15 (1):39.

Tian dong

天冬

药材来源 本品为百合科植物天冬*Asparagus cochinchinensis*（Lour.）Merr.的干燥块根。

采收加工 秋、冬二季采挖，洗净，除去茎基和须根，置沸水中煮或蒸至透心，趁热除去外皮，洗净，干燥。

天冬饮片炮制规范

【饮片品名】天冬。

【饮片来源】本品为天冬药材经切制后的炮制品。

【炮制方法】取原药材，除去杂质，迅速洗净，切薄片，干燥。

【饮片性状】本品为类圆形的薄片，表面黄白色至淡黄棕色，半透明，光滑或具深浅不等的纵皱纹，偶有残存的灰棕色外皮。质硬或柔润，有黏性，断面角质样，中柱黄白色。气微，味甜、微苦。

【质量控制】

鉴别 本品横切面：根被有时残存。皮层宽广，外侧有石细胞散在或断续排列成环，石细胞浅黄棕色，长条形、长椭圆形或类圆形，直径32～110μm，壁厚，纹孔和孔沟极细密；黏液细胞散在，草酸钙针晶束存在于椭圆形黏液细胞中，针晶长40～99μm。内皮层明显。中柱韧皮部束和木质部束各31～135个，相互间隔排列，少数导管深入至髓部，髓细胞亦含草酸钙针晶束。

检查 水分 不得过16.0%（第二法）。

总灰分 不得过5.0%。

二氧化硫残留量 照二氧化硫残留量测定法测定，不得过400mg/kg。照醇溶性浸出物测定法项下的热浸法测定，用稀乙醇作溶剂，不得少于80.0%。

浸出物 不得过400mg/kg。

【性味与归经】甘、苦，寒。归肺、肾经。

【功能与主治】养阴润燥，清肺生津。用于肺燥干咳，顿咳痰黏，腰膝酸痛，骨蒸潮热，内热消渴，热病津伤，咽干口渴，肠燥便秘。

【用法与用量】6～12g。

【贮藏】置阴凉干燥处，防霉，防蛀。

天冬饮片炮制操作规程

（一）天冬

1. 产品概述

（1）品名 天冬。

（2）规格 薄片。

2. 生产依据 按照《中国药典》（2015年版）一部有关工艺要求及标准，以及拟定的饮片品种炮制工艺执行。

3. 工艺流程 取天冬药材，除去杂质，置入洗药池，迅速掏洗至外表无泥沙，捞出，沥水，稍晾。切1～2mm薄片，晒干或烘干，筛去碎屑。

4. 炮制工艺操作要求

（1）净选 将原药材天冬人工挑选进行除去杂质（变质发黑者和各种异物）。

（2）洗制 置入洗药池，迅速掏洗至外表无泥沙，捞出，沥水，稍晾。

（3）切制 切1～2mm薄片。

（4）干燥 用箱式干燥机，干燥温度为50～60℃，上料厚度为不超过35cm（以方便干燥过程中翻料），干燥时间为2～3小时；或用炕房，干燥温度为45～50℃，上料厚度不超过料盘为准，干燥时间为3～4小时。

5．原料规格质量标准 符合《中国药典》2015年版一部天冬药材项下的相关规定。

6．成品质量标准 符合本规范天冬饮片项下的相关规定。

7．成品贮存及注意事项 置通风干燥处，防霉，防蛀。

8．工艺卫生要求 符合中药饮片GMP相关工艺卫生要求。

9．主要设备 洗药机、切药机、热风循环烘箱、筛药机、包装机等设备。

天冬饮片炮制规范起草说明

（一）天冬炮制方法历史沿革

1．净制 天冬的净制过程主要包括水洗、去心、去皮。最早记载有“净洗天门冬”（《千金》）；去心最早记载有“劈破去心”（《雷公》）；以后多有记载“四破之，去心”（《图经》）；“略用水浥去心”（《普本》）；“抽去心”（《局方》）；“水润略蒸去心”（《仁术》）；“去心但以水渍漉使周润，渗入肌候软缓缓擘取，不可浸出脂液”（《原始》）；“酒浸去心”（《禁方》）；“制同麦冬（麦门冬：热水泡一时透去心用）”（《粹言》）；“汤泡去心”（《大成》）；“水浸洗去心取肉”（《本草述》）；“打扁，抽去心”（《辨义》）；“焙热去心”（《逢原》）；去皮的方式历代多沿用蒸后剥去皮，最早记载有“蒸，剥去皮”（《集注》）、以后多有记载“采得了，去上皮一重”（《雷公》）；“蒸烂、去皮去心”（《蒙筌》）；“汤浸去皮心”（《入门》）；“采根蒸剥去皮”（《害利》）。

2．切制 最早记载有“虽暴干，犹滋润难捣”“必须薄切”（《集注》）；以后多有记载“细切”（《图经》）；“洗净浸两日去心细切”（《总录》），“铡细用”（《准绳》），另外“曝干旋咀旋用（咀久易生霉垢，则黑而黯不明亮也）”（《蒙筌》）说明在古代天冬多先形成个药，临床应用时再切制。

3．炮制

（1）炒法元代“炒”（《丹溪》），到明代的“慢火炙”（《普济方》，）均为清炒。

（2）炙法明代“盐炒”（《保元》）及“盐水拌炒”（《正宗》），为盐炙。

（3）蒸法

①清蒸：最早记载有梁朝“蒸，剥去皮”（《集注》），以后多有记载宋代“先蒸半坎间，暴干”（《图经》），明代“夏秋采根、蒸烂”（《蒙筌》），“水润略蒸去心”（《仁术》）。

②酒蒸：最早记载有南北朝“用柳木甑烧柳木柴蒸一伏时，洒酒令遍，更添火蒸”（《雷公》），以后多有记载明代“用柳甑（算）以酒洒之，蒸九次”（《奇效》），“酒蒸”（《醒斋》），清代“酒拌蒸”（《本草汇》）。

（4）煮法

①加蜜煮：唐代记载“入蜜煮之”（《食疗》）。

②清水煮：明代记载“以水一升煮烂，候水尽，细研”（《普济方》）。

③加甘草与蜜共煮：清代记载“或疑天门冬性寒，以沙糖蜜水煮透，全无苦味，则寒性尽失，不识有益阴虚火动之病乎，夫天门冬之退阴火，正取其味苦涩也，若将苦涩之味尽去，亦复何益，或虑其过寒，少去其苦涩，而加入细节甘草同糖蜜共制，庶以之治阴虚咳嗽两有所宜耳”（《新编》）。

4．干燥（晒或烘焙） 最早记载于梁朝“暴于日中或火烘之也”（《集注》）、以后多有记载南北朝“出曝，去地二尺已来作小架，上铺天门叶，将蒸了天门冬摊令干用”（《雷公》）、宋代“焙”（《圣惠方》）、“暴干。停留久，仍湿润，入药时重炕焙令燥”（《图经》）、元代“焙”（《瑞竹》）、“晒干用”（《宝鉴》)、明代“焙”(《普济方》)、“汤浸去皮心，焙热，节当风凉之，如此二三次自干，不损药力”(《入门》)、清代“晒用”(《得配》)、“焙干”(《从众录》)。

5. 其他 ①捣压取汁：最早记载有东晋“生天门冬：捣取汁”(《肘后》)、唐代“切，捣压取汁”(《千金》)及“取天门冬汁法：净洗天门冬，去心皮，干漉去水，切捣压取汁三四遍，令滓干如草乃止”(《千金》)、宋代“切三斤半杵压取汁尽，酥三升炼”(《脚气》)、明代“去心，捣压，取令汁尽”(《普济方》)。

②捣末：宋代记载有“捣，下筛”(《图经》)。

③捣泥：明代多有记载“入丸药酒浸极烂，捣如泥，调和众药”《粹言》及“捣膏”《正宗》。

④液体辅料浸：明代记载“有酒浸，姜汁浸，免恋膈，伏日洗”(《仁术》)。

⑤捶扁、干后隔纸焙焦：清代记载“去心捶扁极薄晒干加隔纸焙焦用”(《本草述》)。

历代炮制历史沿革见表1。

表1　天冬炮制历史沿革简况

朝代	沿用方法	新增方法	文献出处
唐以前		劈破去心(去心) 采得了，去上皮一重(去皮) 用柳木甑烧柳木柴蒸一伏时，洒酒令遍，更添火蒸(酒蒸) 出曝，去地二尺已来作小架，上铺天门叶，将蒸了天门冬摊令干用	《雷公》
		蒸，剥去皮(去皮) 虽暴干，犹滋润难捣，必须薄切(薄切) 蒸，剥去皮(清蒸) 暴于日中或火烘之也(晒、烘焙)	《集注》
		生天门冬　捣取汁(捣压取汁)	《肘后》
唐代	捣压取汁	净洗天门冬(水洗)	《千金》
		入蜜煮之(加蜜煮)	《食疗》
宋代	去心 薄切 清蒸 烘焙	捣，下筛(捣末)	《本草图经》
金元时期	晒 烘焙	炒(清炒)	《丹溪》
明代	去心 去皮 薄切 清炒 清蒸 烘焙 捣压取汁	盐炒(盐炙)	《保元》
		盐水拌炒(盐炙)	《正宗》
		用柳甑以酒洒之，蒸九次(酒蒸)	《奇效》
		酒蒸(酒蒸)	《醒斋》
		以水一升煮烂，候水尽，细研(清水煮)	《普济方》
		入丸药酒浸极烂，捣如泥，调和众药(捣泥)	《粹言》
		捣膏(捣泥)	《正宗》
		有酒浸，姜汁浸，免恋膈，伏日洗(液体辅料浸)	《仁术》
清代	去心 去皮 酒蒸 晒 烘焙	或疑天门冬性寒，以沙糖蜜水煮透，全无苦味，则寒性尽失，不识有益阴虚火动之病乎，夫天门冬之退阴火，正取其味苦涩也，若将苦涩之味尽去，亦复何益，或虑其过寒，少去其苦涩，而加入细节甘草同糖蜜共制，庶以之治阴虚咳嗽两有所宜耳(加甘草与蜜共煮)	《新编》
		去心捶扁极薄晒干加隔纸焙焦用(捶扁、干后隔纸焙焦)	《本草述》

四画

（二）天冬饮片药典及地方炮制规范

1．净制　除去杂质，迅速洗净。

2．切制

（1）切薄片，干燥。

（2）切段，干燥。

（3）切厚片，干燥。

3．炮制

（1）原药材　除去杂质，迅速洗净，切薄片，干燥。

（2）蜜天冬　取天冬片，照蜜炙法炒至不粘手为度。每100kg天冬片，用炼蜜12kg。

（3）炒天冬　将天冬清炒至微具焦斑，筛去灰屑。

现代炮制方法见表2。

表2《中国药典》及各地炮制规范收载的天冬炮制方法

药典及规范	炮制方法
《中国药典》（1977年版）	除去杂质，迅速洗净，切段或切片，干燥
《中国药典》（1985年版） 《中国药典》（1990年版） 《中国药典》（1995年版） 《中国药典》（2000年版） 《中国药典》（2005年版） 《中国药典》（2010年版） 《中国药典》（2015年版）	除去杂质，迅速洗净，切薄片，干燥
《安徽省中药饮片炮制规范》（2005年版）	取原药材，除去杂质及变质发黑者，抢水洗净，稍晾，切段，干燥，筛去碎屑
《广西壮族自治区中药饮片炮制规范》（2007年版）	除去杂质，抢水洗净，晒干表皮，大小分档，小枝切段；粗大者切厚片，低温干燥，筛去灰屑
《贵州省中药饮片炮制规范》（2005年版）	取原药材，除去杂质，抢水洗净，稍切薄片，干燥
《河南省中药饮片炮制规范》（2005年版）	天冬　除去杂质，迅速洗净，切薄片，干燥 蜜天冬　取天冬片，照蜜炙法炒至不粘手为度。每100kg天冬片，用炼蜜12kg
《湖南省中药饮片炮制规范》（2010年版）	取原药材，除去杂质及油黑色枯条，迅速抢水洗净，稍润，切中段片，干燥，筛去碎屑
《江苏省中药饮片炮制规范》（1980年版）	将原药拣去杂质及变质发黑者，洗净，晒至八成干，切厚片，干燥
《江西省中药饮片炮制规范》（2008年版）	除去杂质，抢水洗净，稍润，（纵）切薄片，去心或不去心，干燥
《上海市中药饮片炮制规范》（2008年版）	天冬　将原药除去黑色油只等杂质，用明矾水洗净，取出，洗去明矾水（过软者略晒），切厚片，干燥，筛去灰屑。每天冬1000kg，用明矾0.6kg 炒天冬　将天冬清炒至微具焦斑，筛去灰屑
《浙江省中药炮制规范》（2015年版）	取原药，除去杂质及油黑者，抢水洗净，晾至半干，切段，干燥
《山东省中药炮制规范》（2012年版）	取天冬，除去杂质及黑色泛油者，抢水洗净，润透，稍凉，切厚片或段，干燥
《北京市中药饮片炮制规范》（2008年版）	取原药材，除去杂质，迅速洗净，闷润12～16小时，切长段，干燥
《天津市中药饮片炮制规范》（2012年版）	取原药材，除去杂质，洗净，润透，切段或厚片，干燥
《云南省中药饮片炮制规范》（1986年版）	取原药拣净杂质，淘洗，捞出吸润约24小时至透心为度，铡成短节片，晒干

续表

药典及规范	炮制方法
《重庆市中药饮片炮制规范标准》（2006年版）	除去杂质及泛油色黑者，抢水洗净。或用明矾水洗净，晒至半干，切厚片，干燥

（三）天冬饮片现代炮制研究

彭国平等[1]采用不同干燥方法对湘产鲜天冬进行考察，其质量评价的依据主要为天冬的外观，如色泽、质地、透明度、是否糖化等，结果干燥温度超过60℃，则天冬质量差，25、35℃时天冬质量较好，另外，真空干燥与冷冻干燥法所得天冬药材质量较优。

张冉等[2]对天冬的蒸制工艺进行了研究，分别考察了蒸制火力、时间及温度，评价指标选择水溶性及醇溶性浸出物、总皂苷及多糖，采用正交实验结合综合评分的方式，优选出最佳工艺是武火蒸20分钟，70℃干燥，所得天冬药材的外观较好。

刘亮等[3]对天冬药材的切片方式进行了考察，实验中以总皂苷得率对软化方式：烘软、润软、蒸软，干燥方式：烘干、晒干、阴干，以及切片厚度进行了考察，经正交实验优选出的最佳炮制工艺为：蒸3分钟，切1mm横片，60℃烘12小时，此工艺较稳定，重现性好。

（四）天冬饮片炮制工艺研究总结

1．历史文献 净制（水洗、去心、去皮）、切制（薄切/细切）、炒制（清炒）、盐炙、蒸制（清蒸、酒蒸）、煮制（加蜜煮、清水煮、加甘草与蜜共煮）、干燥（晒、烘焙）、捣压取汁、捣末、捣泥、液体辅料浸、捶扁干后隔纸焙焦。

从古代文献资料中可以看出，历代沿用过的天冬炮制方法有10余种，所用的辅料有酒、蜜、姜汁、食盐等。其中以净制、切制、蒸法、煮法为常见方法，而净制最为常用。现代炮制方法仍沿用净制切片为主流。

2．历版《中国药典》 天冬。

3．各省市炮制规范 天冬、蜜天冬、炒天冬，以天冬为最常用。

4．现代研究文献 净制、切制、蒸制等，以净制切制为最常用。

综合上述研究结果，制定天冬的炮制工艺为：

天冬　取原药材，除去杂质，迅速洗净，切薄片，干燥。

参考文献

[1] 彭国平，陈平，向华，等．湘产鲜天门冬加工方法初步研究[J]．食品工业科技，2008(1):236-237.

[2] 张冉，李玮，王建科，等．天冬蒸制工艺的优化[J]．贵州农业科学，2016，44(8):112-116.

[3] 刘亮，陈东林，万路平，等．黔产天冬饮片切制工艺研究[J]．中国民族民间医药，2016，25(21):14-16.

Tian hua fen

天花粉

药材来源 本品为葫芦科植物栝楼*Trichosanthes kirilowii* Maxim.或双边栝楼*Trichosanthes rosthornii* Harms干燥根。

采收加工 秋、冬二季采挖，洗净，除去外皮，切段或纵剖成瓣，干燥。

天花粉饮片炮制规范

【饮片品名】天花粉。

【饮片来源】本品为天花粉药材经切制的炮制品。

【炮制方法】取原药材，略泡，润透，切厚片，干燥，即得。

【饮片性状】本品呈类圆形、半圆形或不规则形的厚片。外表皮黄白色或淡棕黄色。切面可见黄色木质部小孔，略呈放射状排列。气微，味微苦。

【质量控制】

鉴别 （1）本品粉末类白色。淀粉粒甚多，单粒类球形、半圆形或盔帽形，直径6～48μm，脐点点状、短缝状或人字状，层纹隐约可见；复粒由2～14分粒组成，常由一个大的分粒与几个小分粒复合。具缘纹孔导管大，多破碎，有的具缘纹孔呈六角形或方形，排列紧密。石细胞黄绿色，长方形、椭圆形、类方形、多角形或纺锤形，直径27～72μm，壁较厚，纹孔细密。

（2）取本品粉末2g，加稀乙醇20ml，超声处理30分钟，滤过，取滤液作为供试品溶液。另取天花粉对照药材2g，同法制成对照药材溶液。再取瓜氨酸对照品，加稀乙醇制成每1ml含1mg的溶液，作为对照品溶液。照薄层色谱法试验，吸取供试品溶液及对照药材溶液各2μl、对照品溶液1μl，分别点于同一硅胶G薄层板上，以正丁醇-无水乙醇-冰醋酸-水（8:2:2:3）为展开剂，展开，取出，晾干，喷以茚三酮试液，在105℃加热至斑点显色清晰。供试品色谱中，在与对照药材色谱和对照品色谱相应的位置上，显相同颜色的斑点。

检查 水分 不得过15.0%（第二法）。

总灰分 不得过4.0%。

二氧化硫残留量 不得过400mg/kg。

浸出物 照水溶性浸出物测定法项下的冷浸法测定，不得少于12.0%。

【性味与归经】甘、微苦，微寒。归肺、胃经。

【功能与主治】清热泻火，生津止渴，消肿排脓。用于热病烦渴，肺热燥咳，内热消渴，疮疡肿毒。

【用法与用量】10～15g。

【注意】孕妇慎用；不宜与川乌、制川乌、草乌、制草乌、附子同用。

【贮藏】置阴凉干燥处，防霉，防蛀。

天花粉饮片炮制操作流程

1．产品概述

（1）品名 天花粉。

（2）饮片规格 厚片。

2．生产依据 按照《中国药典》（2015年版）一部有关工艺要求及标准，以及拟定的饮片品种炮制工艺执行。

3．工艺流程 取原药材，略泡，润透，彻厚片，干燥，即得。

4．炮制工艺操作要求

（1）挑拣 除去杂质，大小分档。

（2）洗润 取净药材，装入润药池内，保湿润透。

（3）切制　切厚片。

（4）干燥　烘干，控制成品含水量在安全水分要求范围内。

（5）筛选　用筛药机筛去碎末。

（6）包装　无毒聚乙烯塑料透明袋手工包装，包装损耗应不超过2.0%。

5．原料规格质量标准　符合《中国药典》（2015年版）天花粉药材项下的相关规定。

6．成品质量标准　符合本规范天花粉饮片项下的相关规定。

7．成品贮存及注意事项　置通风干燥处，防蛀。

8．工艺卫生要求　符合中药饮片GMP相关工艺卫生要求。

9．主要设备　切药机、烘干箱、筛药机等设备。

天花粉饮片炮制规范起草说明

（一）天花粉饮片炮制历史沿革

1．净制　宋代记载有“去油色”（《疮疡》），明代记载“水澄去黄浆，数次成分晒收者”（《仁术》），多用“刮粗皮法净制”（《品汇》《蒙筌》《通玄》）。

2．切制　最早为宋代的“捣碎”《总录》，而元代为“捣细”《宝鉴》，明代有“剉细”《普济方》、“咀片”《蒙筌》、“切片”《济阴》，清代有“捣细罗粉”《本草述》、“细末”《幼幼》。

3．炮制

（1）酒制　元代有“酒洗”（《丹溪》）、宋代有“酒炒”（《疮疡》）、明代有“酒浸”（《普济方》）。此法现已不用。

（2）药汁制　明代有“茯苓制”（《普济方》）、“薄荷制”（《通玄》）、“乳制”（《本草述》），清代有“竹沥制”（《良朋》）。此法现已不用。

历代炮制历史沿革见表1。

表1　天花粉炮制历史沿革简况

朝代	沿用方法	新增方法	文献出处
宋代		去油色	《疮疡》
		捣碎	《总录》
		酒炒	《疮疡》
		捣细	《宝鉴》
元代	捣碎	酒洗	《丹溪》
		刮粗皮法净制	《蒙筌》
		水澄去黄浆，数次成分晒收者	《仁术》
		咀片	《蒙筌》
		切片	《济阴》
明代	炒焦 剉细	酒浸 茯苓制	《普济方》 《普济方》
		薄荷制	《通玄》
		细末	《幼幼》
清代	捣细 切片 炒黄	乳制 罗粉	《本草述》
		竹沥制	《良朋》

天花粉的炮制方法始载于宋代，有去油色、酒炒、捣碎等法。元代有酒洗、剉细等法。明代新增薄荷制、茯苓制、制粉等法。清代又新增了乳制浸、竹沥制等。

四画

（二）天花粉饮片药典及地方炮制规范

现代炮制方法见表2。

1．切制 略泡，润透，切厚片，干燥。

表2 《中国药典》及各地炮制规范收载的天花粉炮制方法

药典及规范	炮制方法
《中国药典》（1963年版）	拣去杂质，分开大小个，用水泡约六成透，捞出，晒晾至外皮无水分后，闷润至内外湿度均匀，切片，干燥即得
《中国药典》（1977年版）	略泡，润透，切片，干燥
《中国药典》（1985年版）	略泡，润透，切薄片，干燥
《中国药典》（1990年版） 《中国药典》（1995年版） 《中国药典》（2000年版） 《中国药典》（2005年版） 《中国药典》（2010年版） 《中国药典》（2015年版）	略泡，润透，切厚片，干燥
《全国中药炮制规范》（1988年版）	取原药材，除去杂质，大小个分开，浸泡至三四成透时，取出，闷润至透切厚片，干燥
《北京市中药饮片炮制规范》（2008年版）	取原药材，除去杂质，大小分开，洗净，浸泡12～24小时，至约六成透时，取出，闷润12～24小时，至内外湿度一致，切厚片，干燥，筛去碎屑
《山东省中药炮制规范》（1990年版）	去净杂质，大小分档，洗净，浸泡至五六成透，捞出，闷润至透，切厚片，干燥
《上海市中药饮片炮制规范》（2008年版）	将原药除去杂质，分档，洗净，润透，切厚片，干燥，筛去灰屑
《安徽省中药饮片炮制规范》（2005年版）	取原药材，除去杂质，大小分档，稍浸泡，润透，切厚片，干燥，筛去碎屑
《浙江省中药炮制规范》（2005年版）	取原药，大小分档，水浸3～6小时，洗净，润软，切厚片，干燥；产地已切片者，筛去灰屑
《江西省中药饮片炮制规范》（2008年版）	除去杂质，大小分开，冷水浸2～3小时，润透，切厚片，晒干
《福建省中药炮制规范》（1988年版）	略泡，润透，切厚片，干燥
《四川省中药饮片炮制规范》（2002年版）	除去杂质，洗净，润透，切厚片，干燥
《河南省中药饮片炮制规范》（2005年版）	除去杂质，大小个分开，浸泡至六成透时，取出，闷润至内外湿度均匀，切厚片，干燥
《湖南省中药饮片炮制规范》（2010年版）	取原材料，除去杂质，洗净，略泡，润透，切圆厚片或纵切竖快片，干燥，筛去碎屑
《贵州省中药饮片炮制规范》（2005年版）	取原药材，除去杂质，略泡，润透，切厚片，干燥
《广东省中药炮制规范》（1984年版）	取原药材，除去杂质，大小分档，稍浸泡，润透，切厚片，干燥
《广西壮族自治区中药饮片炮制规范》（2007年版）	除去杂质，大小分档，洗净，分别浸泡，闷润（在闷润时宜熏硫黄1次），润透心后，切厚片，干燥，筛去灰屑
《重庆市中药饮片炮制规范及标准》（2006年版）	除去杂质，洗净，润透，切厚片，干燥
《江苏省中药饮片炮制规范》（2002年版）	取原药材，除去杂质，大小分档，稍浸泡，润透，切厚片，干燥

历版《中国药典》及各省市炮制规范均收载天花粉片。经净选、润制、切厚片、干燥即可，只是在描述上有所区别，但均需润透以方便切制。

（三）天花粉饮片炮制工艺研究总结

1．历史文献 天花粉在古代的炮制方法主要有净制、切制、酒制、药汁制、制粉等。

2．历版《中国药典》 均收载天花粉片。

3．各省市炮制规范 均收载天花粉片。

4．现代研究文献 未见有关天花粉炮制的现代研究文献。

综合上述研究结果，制定天花粉的炮制工艺为：

天花粉 取原药材，略泡，润透，切厚片，干燥，即得。

Tian ma

天麻

药材来源 本品为兰科植物天麻*Gastrodia elata* Bl.的干燥块茎。

采收加工 立冬后至次年清明前采挖，立即洗净，蒸透，敞开低温干燥。

天麻饮片炮制规范

【饮片品名】天麻。

【饮片来源】本品为天麻药材经切制后的炮制品。

【炮制方法】取原药材，洗净。大小分档，润透，闷润中途喷淋清水2次，或将略浸泡后的净天麻药材软化，取出，切薄片，干燥，即得。

【饮片性状】本品呈不规则的薄片。外表皮淡黄色至黄棕色，有时可见点状排成的横环纹。切面黄白色至淡棕色。角质样，半透明。气微，味甘。

【质量控制】

鉴别 取本品粉末0.5g，加70%甲醇5ml，超声处理30分钟，滤过，取滤液作为供试品溶液。另取天麻对照药材0.5g，同法制成对照药材溶液。再取天麻素对照品，加甲醇制成每1ml含1mg的溶液，作为对照品溶液。照薄层色谱法试验，吸取供试品溶液10μl、对照药材溶液及对照品溶液各5μl，分别点于同一硅胶G薄层板上，以乙酸乙酯-甲醇-水（9∶1∶0.2）为展开剂，展开，取出，晾干，喷以10%磷钼酸乙醇溶液，在105℃加热至斑点显色清晰。供试品色谱中，在与对照药材色谱和对照品色谱相应的位置上，显相同颜色的斑点。

检查 水分 不得过15.0%（第二法）。

总灰分 不得过4.5%。

二氧化硫残留量 照二氧化硫残留量测定法测定，不得过400mg/kg。不得过3.0%（通则2302）。

浸出物 照醇溶性浸出物测定法项下的热浸法测定，用稀乙醇作溶剂，不得少于15.0%。

含量测定 照高效液相色谱法测定。

色谱条件与系统适用性试验 以十八烷基硅烷键合硅胶为填充剂；以乙腈-0.05%磷酸溶液（3∶97）为流动相；检测波长为220nm。理论板数按天麻素峰计算应不低于5000。

对照品溶液的制备 取天麻素对照品、对羟基苯甲醇对照品适量，精密称定，加乙腈-水（3∶97）混合溶液制成每1ml含天麻素50μg、对羟基苯甲醇25μg的混合溶液，即得。

供试品溶液的制备 取本品粉末（过三号筛）约2g，精密称定，置具塞锥形瓶中，精密加入稀乙醇50ml，称定重量，超声处理（功率120W，频率40kHz）30分钟，放冷，再称定重量，用稀乙醇补足减失的重量，滤过，精密量取续滤液10ml，浓缩至近干无醇味，残渣加乙腈-水（3∶97）混合溶液溶解，转移至25ml量瓶中。用乙腈-水（3∶97）混合溶液稀释至刻度，摇匀，滤过，取续滤液，即得。

测定法　分别精密吸取对照品溶液与供试品溶液各5μl，注入液相色谱仪，测定，即得。

本品按干燥品计算，含天麻素（$C_{13}H_{18}O_7$）和对羟基苯甲醇（$C_7H_8O_2$）不得少于0.25%。

【性味与归经】甘，平。归肝经。

【功能与主治】息风止痉，平抑肝阳，祛风通络。用于小儿惊风，癫痫抽搐，破伤风，头痛眩晕，手足不遂，肢体麻木，风湿痹痛。

【用法与用量】3～10g。

【贮藏】置通风干燥处，防蛀。

天麻饮片炮制操作规程

1．产品概述

（1）品名　天麻。

（2）规格　薄片。

2．生产依据　按照《中国药典》（2015年版一部）有关工艺要求及标准，以及拟定的饮片品种炮制工艺执行。

3．工艺流程　取原药材，洗净。大小分档润透，闷润中途喷淋清水2次，或将略浸泡后的净天麻药材软化，取出，切薄片，干燥，即得。

4．炮制工艺操作要求

（1）净制　除去杂质，大小分档。横断直径50mm以下为小档，50mm以上为大档。

（2）洗润　将净制后天麻药材用洗药机清水洗去泥沙。大小档分别放入润药池中清水浸泡，大档4小时，小档3小时，放去浸泡水，闷润透，18～20小时。闷润中途喷淋清水2次，或将略浸泡后的净天麻药材用不锈钢蒸锅隔水蒸软化，取出，放晾约4小时，保持内外湿度一致。

（3）切制　直线往复式切药机，切薄片。

（4）干燥　热风循环烘箱，烘干温度60℃，干燥厚度3cm。

（5）过净　平面式振动筛，筛去药屑碎末。

（6）精选　将净药物平摊于工作台上，挑选出混在净药物中不符合质量要求的败片。

（7）包装　根据本品包装规格要求进行包装。

5．原料规格质量标准　符合《中国药典》（2015年版）天麻药材项下的相关规定。

6．成品质量标准　符合本规范天麻饮片项下的相关规定。

7．成品贮存及注意事项　置通风干燥处，防蛀。

8．工艺卫生要求　符合中药饮片GMP相关工艺卫生要求。

9．主要设备　切药机、振动筛、热风循环烘箱等设备。

天麻饮片炮制规范起草说明

（一）天麻饮片炮制历史沿革

1．净制　汉代，天麻始载于《本经》，但未见记载炮制方法。宋、明代有“去芦头”“去蒂”；明代有“去苗”的记载。

2．切制　宋代有“捣罗为末、剉”、“细剉”；元代有“剉用”；明代有“初取得，乘润刮去皮”、“剉如棋子大”的记载。

3．炮制　刘宋代有“蒺藜子煨制天麻”；

唐代有“炒存性”“曝干”；宋代有“炙令通黄色”“酒浸一宿，湿纸裹煨，面包煨”“凡使，先以纸浸湿，热灰中煨熟取出以酒浸一宿，焙干”“浆水煮一日切作片子，焙干、酒浸，切焙”“酒浸，炙”；元代有“酒浸三日，晒”；明代有“火煅”“火煨”“若治肝经风虚，洗净以湿纸包于糠火中煨熟，取出切片，酒浸一宿焙干”“麸炒黄和酒炙”“酒煮”“初取得，去芦乘润，刮去皮蒸之，曝干用”；清代有“洗净，以酒浸一日夜，湿纸包裹糠火中煨熟，取出切片，焙用”“凡用洗净，以湿纸裹于糠火中，煨熟，取出切片，酒浸一宿焙干”“去壳用，蒺藜子同煮，去子，以湿纸包裹熟，取出切片，酒浸一宿焙干”“湿纸包，煨熟，切片，酒浸 宿，焙”“姜制法”等记载。

表1 天麻历代炮制历史沿革

朝代	沿用方法	新增方法	本草来源
唐代		炒存性	《银海精微》
		曝干	《新修》
		酒浸一夜	《颅囟》
宋代		去芦头	《圣惠方》
		去蒂	《总录》
		初取得，乘润刮去皮	《证类》
		细剉	《洪氏》
		炙令通黄色	《博济》
	酒浸一宿	湿纸裹煨，面包煨	《史载》
		凡使，先以纸浸湿，热灰中煨熟取出以酒浸一宿，焙干	《局方》
	酒浸	浆水煮一日切作片子，焙干，切焙	《总录》
	酒浸	炙	《朱氏》
元代	曝干	酒浸三日	《宝鉴》
	酒浸三日	晒	《丹溪》
明代		去苗	《普济方》
	炙黄		《普济方》
		火煅	《回春》
		火煨	《保元》
	酒浸一宿，焙干	若治肝经风虚，洗净以湿纸包于糠火中煨熟，取出切片	《纲目》
		麸炒黄和酒炙	《普济方》
		酒煮	《准绳》
		初取得，去芦乘润，刮去皮蒸之，曝干用	《品汇》
清代		洗净，以酒浸一日夜，湿纸包裹糠火中煨熟	《本草汇》
	酒浸一宿焙干	取出切片，焙用凡用洗净，以湿纸裹于糠火中，煨熟，取出切片，	《握灵》
	取出切片，酒浸一宿焙干	去壳用，蒺藜子同煮，去子，以湿纸包裹熟，	《得配》
	湿纸包，煨熟，切片，酒浸一宿，焙		《从新》
		姜制法	《幼幼》

历史文献：酒制、姜制、麸制、蒸制、切制、酒浸和煨制等。

（二）天麻饮片药典及地方炮制规范

表2 《中国药典》及各地炮制规范收载的天麻炮制方法

药典及规范	炮制方法
《中国药典》（1963年版）	天麻　拣去杂质，分开大小个，用水泡至七成透，捞出，稍晾，再润至内外湿度均匀，切片，切片即得
《中国药典》（1977年版） 《中国药典》（1985年版） 《中国药典》（1990年版）	天麻　洗净，润透或蒸软，切片，干燥
《中国药典》（1995年版） 《中国药典》（2000年版） 《中国药典》（2005年版） 《中国药典》（2010年版） 《中国药典》（2015年版）	天麻　洗净，润透或蒸软，切薄片，干燥
《山东省中药炮制规范》（2002年版）	天麻　去净杂质及黑色泛油者，大小分档，洗净，浸泡至三四成透，捞出，闷润至透，再晾晒至内外湿度均匀，软硬适宜时，切薄片，干燥，或稍泡，捞出，置笼屉内蒸软，及时切薄片，干燥
《天津市中药饮片炮制规范》（2005年版）	天麻　取原药材，大小分开，洗净润软，切薄片，干燥
《云南省中药饮片标准》（2005年版）	天麻　取天麻药材，粉碎成中粉，即得
《上海市中药饮片炮制规范》（2008年版）	天麻　将原药除去黑色油只及地上茎等杂质，分档，洗净，水浸，润软，切薄片，干燥，筛去灰屑 蜜麸炒天麻　取天麻，照麸炒法用蜜麸拌炒至黄色，筛去麸皮。天麻粉将原药除去黑色油只及地上茎等杂质，洗净，干燥。研成细粉
《福建省中药炮制规范》（1998年版）	天麻　除去杂质，洗净，蒸软，切薄片，干燥 姜天麻　取净天麻，用一层生姜片，一层天麻，文火蒸软，取出，切薄片，干燥。每100kg天麻，用生姜25kg 酒天麻　取天麻片，照酒炙法炒干
《贵州省中药饮片炮制规范》（2005年版）	天麻　取原药材，除去杂质，洗净，润软或蒸软，切薄片，干燥
《江苏省中药饮片炮制规范》（2005年版）	天麻　取原药材，除去杂质，大小分档，用清水浸泡至三四成透，润软或蒸软，切薄片，干燥
《湖南省中药饮片炮制规范》（2010年版）	天麻　取原药材，除去杂质及泛油者，洗净，润透或蒸软，切薄片，干燥，筛去碎屑
《广西壮族自治区中药饮片炮制规范》（2007年版）	天麻　除去杂质，洗净，润透或蒸软，切薄片，干燥
《河南省中药饮片炮制规范》（2005年版）	天麻　洗净，润透或蒸软，切薄片，干燥
《浙江省中药炮制规范》（2005年版）	天麻　取原药，大小分档，水浸1～2小时，洗净，润软，切薄片，除去油黑者，干燥；或蒸透，趁热切薄片，干燥。产地已切片者，筛去灰屑，除去油黑者
《江西省中药饮片炮制规范》（2008年版）	天麻　（1）洗净，润透或蒸软，切薄片，干燥 （2）取原药，用温水浸约1小时，洗净，润透3～5天，至有弹性时，横切或纵切成薄片，阴干 姜天麻　取原药，除去杂质。大小分开，洗净，加入姜汁，闷润至内无干心，取出，蒸透，晾至约七成干，刨或纵切薄片，晾干。每100kg天麻，用生姜12kg
《安徽省中药饮片炮制规范》（2005年版）	天麻　取原药材，除去杂质及黑色泛油者，大小分档，洗净，用清水浸泡至三、四成透，润软或蒸软，切薄片，干燥，筛去碎屑 煨天麻　取净天麻片，照麸煨法，煨至表面焦黄色，带焦斑。每100kg天麻，用麦麸50kg
《北京市中药饮片炮制规范》（2008年版）	天麻　取原药材，除去杂质，大小分开，洗净，浸泡6～10小时，取出，闷润18～24小时，至内外湿度一致，切薄片，干燥

续表

药典及规范	炮制方法
《湖北省中药饮片炮制规范》（2009 年版）	天麻　洗净，润透或蒸软，切薄片，干燥
《重庆市中药饮片炮制规范及标准》（2006 年版）	天麻　洗净，润透，或蒸软趁热切薄片，干燥
《吉林省中药炮制标准》（1986 年版）	天麻　除去杂质，洗净泥土，晒干。用时捣碎
《陕西省中药饮片标准》（2011 年版）	天麻　取药材天麻，除去杂质，润透或蒸软，切薄片，干燥
《全国中药炮制规范》（1988 年试行版）	天麻　取原药材，除去杂质及黑色泛油者，大小分开，浸泡至三四成透，取出，润软或蒸软，切薄片，干燥

对18个地方炮制规范和全国饮片炮制规范（1988年试行版）中天麻的炮制方法进行了整理，18个省市均有收载。通过各省市中收载的天麻炮制方法的对比，各省市的地方规范中主要有天麻、姜天麻、酒天麻、蜜麸炒天麻等炮制品。其中天麻为炮制规范收载的常用品种（≥18个）。

1963年版至2010年版《中国药典》均有收载天麻。1990年版以后，药典陆续不断完善了饮片的质量标准，改良了含量测定的方法，使饮片的质量标准趋于完善。

（三）天麻饮片现代炮制研究

软化工艺方面，梁海龙等[1]结合饮片外观、色泽、片型、耗用工时及有效成分含量，提出天麻的软化工艺以洗净后润5小时，常压100℃蒸8分钟为好，适合于大生产。

尹珉[2]研究硫熏蒸对天麻中天麻素含量的影响发现。经过硫磺熏蒸后天麻中天麻素的含量普遍低于现行的质量标准。在天麻的炮制加工过程中，使用硫磺熏蒸虽具有保鲜、防霉、防虫的效果,加工切制出的饮片也整洁美观，但由于硫磺熏蒸对天麻素的含量影响较大，且硫磺含有钙、铝、硅、砷、铁、镁、钛、铬、锰等多种元素，有的含砷量还较高，倘若饮片在加工中被污染，会对人体产生有害影响，故应禁止使用硫磺熏蒸。

宋嬿[3]研究优选天麻的最佳差压蒸制工艺，以天麻素含量为考察指标，采用常压蒸制法，选择蒸制时间、干燥温度、干燥时间为考察因素进行工艺研究,并与传统浸润法比较，研究结果天麻常压蒸制法最佳优选工艺为洗净，上笼105℃蒸汽蒸制20分钟，切薄片，70℃±2℃干燥4小时。徐智毅[4]以天麻外观质量、天麻素相对含有量和冷浸出物、热浸出物、醇溶性浸出物的百分含有量为指标进行研究，结果表明，天麻切制以蒸切法为好，蒸切法天麻素的含有量较高，但损耗率相对较大。

张洁[5]使用远红外辐射技术对天麻进行炮制，并与传统炮制方法进行比较。传统方法洗净、常温润透的天麻，质地较软、易切片，但耗时长、成分丢失多、天麻素较低，相比之下，远红外烘制的天麻软硬适宜、易于切片、干净省时、成分丢失又少、天麻素较高。

（四）天麻饮片炮制工艺研究总结

1．历史文献　酒制、姜制、麸制、蒸制、切制、酒浸和煨制等。

2．历版《中国药典》　以蒸制切片为最常用。

3．各省市炮制规范　酒制、蒸制、姜制、麸炒、煨制等。以蒸制切片最为常用。

4．现代研究文献　对蒸制、烘法、近红外辐射、真空冷冻干燥、炒制等进行了研究，优化蒸制切片最佳工艺。

综合上述研究结果，制定天麻的炮制工艺为：

天麻　取原药材，洗净。大小分档，润透，闷润中途喷淋清水2次，或将略浸泡后的净天麻药材软化，取出，切薄片，干燥，即得。

参考文献

[1] 梁海龙, 王铁强. 不同的炮制方法对天麻外观质量的影响[J]. 新疆中医药, 1999, 17(4):421.

[2] 尹珉, 毛克臣, 陈志峰, 等. 不同炮制方法对天麻中天麻素含量的影响[J]. 中国中医药信息杂志. 2010, 17(7):49-50.

[3] 宋嫣, 朱俊杰, 罗书. 常压蒸制法炮制天麻的工艺研究[J]. 中成药. 2008, 30(7):1016-1018.

[4] 徐智毅. 浅谈天麻不同切制法对质量的影响[J]. 中国实用医药, 2012, 7(10):236.

[5] 张洁. 中药炮制新工艺—远红外技术[J]. 求医问药, 2012, 10(6):89-90.

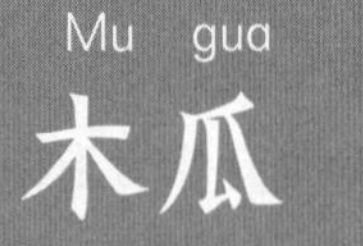

药材来源　本品为蔷薇科植物贴梗海棠*Chaenomeles speciosa*(Sweet) Nakai的干燥近成熟果实。

采收加工　夏、秋二季果实绿黄时采收，置沸水中烫至外皮灰白色，对半纵剖，晒干。

木瓜饮片炮制规范

【饮片品名】木瓜。

【饮片来源】本品为木瓜药材经切制后的炮制品。

【炮制方法】取原药材，洗净，略泡，蒸透，切薄片，干燥。

【饮片性状】本品呈类月牙形薄片。外表紫红色或棕红色，有不规则的深皱纹。切面棕红色。气微清香，微酸。

【质量控制】

鉴别　（1）本品粉末黄棕色至棕红色。石细胞较多，成群或散在，无色、淡黄色或橙黄色，圆形、长圆形或类多角形，直径20～82μm，层纹明显，孔沟细，胞腔含棕色或橙红色物。外果皮细胞多角形或类多角形，直径10～35μm，胞腔内含棕色或红棕色物。中果皮薄壁细胞，淡黄色或浅棕色，类圆形，皱缩，偶含细小草酸钙方晶。

（2）取本品粉末1g，加三氯甲烷10ml，超声处理30分钟，滤过，滤液蒸干，残渣加甲醇-三氯甲烷（1∶3）混合溶液2ml使溶解，作为供试品溶液。另取木瓜对照药材1g，同法制成对照药材溶液。再取熊果酸对照品，加甲醇制成每1ml含0.5mg的溶液，作为对照品溶液。照薄层色谱法试验，吸取上述三种溶液各1～2μl，分别点于同一硅胶G薄层板上，以环己烷－乙酸乙酯－丙酮－甲酸（6∶0.5∶1∶0.1）为展开剂，展开，取出，晾干，喷以10%硫酸乙醇溶液，在105℃加热至斑点显色清晰，分别置日光和紫外光灯（365nm）下检视。供试品色谱中，在与对照药材色谱相应的位置上，显相同的紫红色斑点和橙黄色荧光斑点。

检查　水分　不得过15.0%（第二法）。

总灰分　不得过5.0%。

酸度　取本品粉末5g，加水50ml，振摇，放置1小时，滤过，滤液依法测定，pH值应为3.0～4.0。

浸出物　照醇溶性浸出物测定法，用乙醇作溶剂，不得少于15.0%。

【性味与归经】酸，温。归肝、脾经。

【功能与主治】舒筋活络，和胃化湿。用于湿痹拘挛，膝关节酸重疼痛，暑湿吐泻，转筋挛痛，脚气水肿。

【用法与用量】6～9g。

【贮藏】置阴凉干燥处，防蛀。

木瓜饮片炮制操作规程

1．产品概述

（1）品名　木瓜。

（2）规格　薄片。

2．生产依据　按照《中国药典》(2015年版）一部有关工艺要求及标准，以及拟定的饮片品种炮制工艺执行。

3．工艺流程　取原药材，除去杂质，洗净，略泡，蒸透，切薄片，干燥。

4．炮制工艺操作要求

（1）挑选　除去杂质。

（2）洗润　洗净，蒸制10～20分钟至透。

（3）切制　切薄片。

（4）干燥　晾干或烘干。

（5）包装　包装损耗应不超过1.0%。

5．原料规格质量标准　符合《中国药典》2015年版一部木瓜药材项下的相关规定。

6．成品质量标准　符合本规范木瓜饮片项下的相关规定。

7．成品贮存及注意事项　置通风干燥处，防蛀。

8．工艺卫生要求　符合中药饮片GMP相关工艺卫生要求。

9．主要设备　蒸药机、切药机、热风循环烘箱、包装机等设备。

木瓜饮片炮制规范起草说明

（一）木瓜炮制方法历史沿革

1．净制　最早记载有唐代“去心皮”(《心鉴》)，以后多有宋代“去皮穰”(《圣惠方》)，明代“去子”(《准绳》)。

2．切制　最早记载有宋代“薄切”(《雷公》)，以后多有记载“细切”(《圣惠方》)，“剉碎”(《局方》)和“木刀切两半”(《妇人》)，明代有“竹刀切”《济阴》和“捶碎”《大法》等方法。

3．炮制

（1）乳制　“凡使木瓜，勿令犯铁，用铜刀削去硬皮并子，薄切，于日中（晒)，却用黄牛乳汁拌蒸，从巳至未，其木瓜如膏煎，却于日中薄摊晒干用也”(《雷公》)。此法现已不用。

（2）药汁制　①硫黄、青盐制：“切头上一片为盖子，剜去瓤并皮子，入硫黄、青盐在内”(《圣惠方》)。此法现已不用。

②盐、蜜制：“三十个大者，去皮瓤了，切蒸烂为度，入盐花一斤，熟蜜一斤，更煎另稠”(《圣惠方》)。此法现已不用。

③硇砂制：“去皮瓤入硇砂一两去砂石蒸令熟，研烂极”(《博济》)。此法现已不用。

④艾制：“下面剜去，取瓤核，将好艾先熟，杵为末入在木瓜内，填实蒸熟，细研如泥，止”(《博济》)。此法现已不用。

⑤米、盐制：“切开盖去瓤先用糯米浆过盐焙干为末却将盐末入瓜内另满仍用盖针定蒸

三次烂研作膏”（《三因》）。此法现已不用。

⑥童便、酒制：“剉，童子小便、清酒各一升，煮烂绞汁”（《三因》）。此法现已不用。

⑦辰砂、附子制：“二个，大者，去皮穰，切开顶，入辰砂附子四个在内，以木瓜顶子盖之，线扎定，烂蒸讫，取出附子切片，焙干，研为细末，辰砂细研水飞，木瓜研如膏，用宣州瓜为妙”（《奇效》）。此法现已不用。

⑧络石藤制：“一两五钱络石藤煎汁炒干”（《霍乱》）。此法现已不用。

（3）蒸制：“蒸熟，去皮子”（《圣惠方》）。

（4）烘制：“去穰，切焙”（《总录》《洪氏》）。

（5）酒制：“去穰，并酒浸壹宿焙干”（《朱氏》），“酒洗”（《回春》），“酒炒”（《医醇》）。

（6）炒制：“炒”（《启玄》）。

（7）姜制：“姜汁炒”（《治裁》）。

历代炮制历史沿革见表1。

表1　木瓜炮制历史沿革简况

朝代	沿用方法	新增方法	文献出处
刘宋		薄切 凡使木瓜，勿令犯铁，用铜刀削去硬皮并子，薄切，于日中（晒），却用黄牛乳汁拌蒸，从巳至未，其木瓜如膏煎，却于日中薄摊晒干用也	《雷公》
唐代		去心皮	《心鉴》
宋代		去皮穰 细切 切头上一片为盖子，剜去瓤并皮子，入硫磺、青盐在内 三十个大者，去皮瓤子，切蒸烂为度，入盐花一斤，熟蜜一斤，更煎令稠 蒸熟，去皮子	《圣惠方》
		去皮瓤入硇砂一两去砂石蒸令熟，研烂极 下面剜去，取瓤核，将好艾先熟，杵为末入在木瓜内，填实蒸熟，细研如泥，止	《博济》
		剉碎	《局方》
		去穰，切焙	《总录》
	去穰，切焙		《洪氏》
		切开盖去瓤先用糯米浆过盐焙干为末却将盐末入瓜内另满仍用盖针定蒸三次烂研作膏 剉，童子小便、清酒各一升，煮烂绞汁	《三因》
		木刀切两半	《妇人》
		去穰，并酒浸壹宿焙干	《朱氏》
明代		二个，大者，去皮穰，切开顶，入辰砂附子四个在内，以木瓜顶子盖之，线扎定，烂蒸讫，取出附子切片，焙干，研为细末，辰砂细研水飞，木瓜研如膏，用宣州瓜为妙	《奇效》
		酒洗	《回春》
		去子	《准绳》
		炒	《启玄》
		竹刀切	《济阴》
	捶碎		《大法》
清代		一两五钱络石藤煎汁炒干	《霍乱》
		姜汁炒	《治裁》
		酒炒	《医醇》

从古代文献资料中可以看出，历代沿用过的木瓜炮制方法有20余种，所用的辅料有酒、姜汁、络石藤汁、蜜、食盐、乳汁等。其中以蒸、烘、炒为常见方法。现代炮制方法主

要沿用了净制、切制，其他方法少见承袭。

（二）木瓜饮片药典及地方炮制规范

1．切制 洗净，润透或蒸透后切薄片，晒干；也有蒸透后切中片或横切厚片、切段等方法。

2．炮制 炒制取木瓜片，照清炒法炒至焦或炒至微具焦斑，筛去灰屑。

现代炮制方法见表2。

表2 《中国药典》及各地炮制规范收载的木瓜炮制方法

药典及规范	炮制方法
《中国药典》（1963 年版）	用水泡至八成透，捞出，润透后切片，或蒸透后及时切片，干燥即得
《中国药典》（1977 年版）	洗净，润透或蒸透后，切片，晒干
《中国药典》（1985 年版） 《中国药典》（1990 年版） 《中国药典》（1995 年版） 《中国药典》（2000 年版） 《中国药典》（2005 年版） 《中国药典》（2010 年版） 《中国药典》（2015 年版）	洗净，润透或蒸透后切薄片，晒干
《广西壮族自治区中药饮片炮制规范》（2007 年版）	除去杂质，洗净，闷润透心，置锅内蒸 1 小时，取出，趁热切薄片或中片，干燥，筛去灰屑
《河南省中药饮片炮制规范》（2005 年版）	洗净，润透或蒸透后切薄片，晒干 炒木瓜　取木瓜片，照清炒法炒至焦
《湖南省中药饮片炮制规范》（2010 年版）	取原药材，除去杂质，大小分开，洗净，闷润透心，横切厚片，干燥，筛去灰屑
《浙江省中药炮制规范》（2005 年版）	取原药材，洗净，置适宜容器内，蒸 4～5 小时，取出，趁热切薄片，干燥
《吉林省中药炮制标准》（1986 年版）	净木瓜　除去杂质，洗净泥土，捞出，晒干 木瓜片　取净木瓜，用水浸泡约六成透时，捞出，润透或放入笼屉内蒸透，取出，切 2mm 片，晒干
《北京市中药饮片炮制规范》（2008 年版）	取原药材，除去杂质，浸泡 2～3 小时，取出，置适宜容器内，蒸（15～30 分钟）软后，切薄片，晒干
《安徽省中药饮片炮制规范》（2005 年版）	取原药材，除去杂质，浸泡，润透，切薄片，干燥；或取原药材，除去杂质，照蒸法，蒸透后，切薄片，干燥
《贵州省中药饮片炮制规范》（2005 年版）	取原药材，除去杂质，热水润透或蒸透后，切薄片，干燥，筛去籽粒
《甘肃省中药炮制规范》（1980 年版）	用沸水浸泡约二十分钟，捞出，放笼内蒸二小时，出笼，切片，晒干
《广东省中药炮制规范》（1984 年版）	除去杂质，洗净，润透，切段，干燥
《全国中药炮制规范》（1988 年版）	取原药材，除去杂质，洗净，略泡，蒸透，趁热切薄片，干燥
《江苏省中药饮片炮制规范》（1980 年版）	原药材拣去杂质，洗净，蒸软或润透，切薄片，干燥
《江西省中药饮片炮制规范》（2008 年版）	除去杂质，洗净，润透或蒸透后，切薄片，低温干燥
《上海市中药饮片炮制规范》（2008 年版）	将原药除去杂质，略浸，洗净，置蒸具内蒸热，趁热切薄片，低温干燥，筛去灰屑 炒木瓜　取生木瓜片，照清炒法炒至微具焦斑，筛去灰屑
《四川省中药饮片炮制规范》（1997 年版）	取木瓜，洗净，润透，切成薄片，干燥。如系鲜品，对剖成二瓣，蒸透或入沸水中略烫，捞出，微晾，切成薄片，干燥

续表

药典及规范	炮制方法
《天津市中药饮片炮制规范》（1975 年版）	（1）挑拣：扇净柴草土末，择净杂质。 （2）洗润：用清水浸泡捞出，堆润，每日倒动喷水 1～3 次至透，透后晾个，使水分内外适宜，切前稍喷清水。 （3）切片：切 1.5mm 片。 （4）干燥：及时摊开烘干或晒干，筛去碎末，择净杂质即得

（三）木瓜饮片现代炮制研究

芮双平等[1]针对目前宣木瓜产地加工方法落后的现状对饮片加工方法进行了改进，将二次加工过程缩减为新鲜木瓜直接切片加工成饮片，认为该方法省工、省时、美观，经过比较发现还可很好的保留有效成分。

王晓阁等[2]以齐墩果酸和熊果酸的含量为考察指标，对宣木瓜四种不同产地加工方法（鲜药材对半纵剖晒干品、鲜药材烫制后对半纵剖晒干品、鲜药材蒸制后对半纵剖晒干品和鲜药材对半纵剖后烫制晒干品）进行了考察，结果4种方法两种成分总含量分别为0.86%、0.93%、1.29%和1.47%。表明不同加工方法对齐墩果酸和熊果酸含量有显著影响，药材经烫、蒸等湿热处理，可以提高齐墩果酸和熊果酸的总含量，从而保证并提高宣木瓜药材的质量。

钱岩等[3]采用Box-Behnken响应面法优化宣木瓜药材、饮片一体化加工工艺：宣木瓜烫5分钟后，再继续蒸4分钟，切薄片，60℃干燥5小时为最佳工艺。该工艺与传统饮片炮制工艺相比较，在保证饮片质量的同时，也降低了生产成本，提高了生产效率。

黄鹤等[4]过测定木瓜总灰分、酸不溶性灰分、水溶性浸出物、醇溶性浸出物和绿原酸的含量，比较了两种木瓜初加工方法（1照药典方法烫后晒干；2未经烫制处理直接晒干）的差异，结果除色泽上有些许区别，所测各项指标均无显著性差异。

（四）木瓜饮片炮制工艺研究总结

1．历史文献 净制（去心皮、去皮穰、去子）、切制（薄切、细切、剉碎、捶碎等）、炮制（乳制、药汁制、盐蜜制、硇砂制、艾制、米盐制、童便酒制、辰砂附子制、络石藤制）、蒸制、烘制、酒制（酒洗、酒炒）、炒制、姜制等。

2．历版《中国药典》 木瓜。

3．各省市炮制规范 木瓜、炒木瓜，以生品为最常用。

4．现代研究文献 多为生品。

综合上述研究结果，制定木瓜的炮制工艺为：

木瓜　取原药材，洗净，略泡，蒸透，切薄片，干燥。

参考文献

[1] 芮双平, 刘业飞, 周建理. 宣木瓜饮片加工方法的改进[J]. 基层中药杂志, 2001, 16(4):42-43.

[2] 王晓阁, 龙全江, 周宙, 等. 不同产地加工方法对宣木瓜药材中齐墩果酸和熊果酸含量的影响[J]. 中国中医药信息杂志, 2014, 21(11):75-78.

[3] 钱岩, 于生, 单鸣秋, 等. Box-Behnken响应面法优化宣木瓜药材、饮片一体化加工工艺[J]. 中国现代中药, 2015, 17(10):1065-1069.

[4] 黄鹤, 严宜昌, 万明, 等. 两种初加工方法对木瓜药材的影响[J]. 广西师范大学学报, 2009, 27(4):91-94.

Wu wei zi

五味子

药材来源 木兰科植物五味子*Schisandra chinensis* (Turcz.)Baill.的干燥成熟果实。

采收加工 秋季果实成熟时采摘，晒干或蒸后晒干，除去果梗和杂质，趁鲜加工。

五味子饮片炮制规范

【饮片品名】五味子、醋五味子。

（一）五味子

【饮片来源】本品为五味子药材经净制后的炮制品。

【炮制方法】除去杂质。用时捣碎。

【饮片性状】本品呈不规则的球形或扁球形，直径5～8mm。表面红色、紫红色或暗红色，皱缩，显油润；有的表面黑红色或出现“白霜”。果肉柔软，种子1～2，肾形，表面棕黄色，有光泽，种皮薄而脆。果肉气微，味酸；种子破碎后，有香气，味辛、微苦。

【质量控制】

鉴别 （1）本品横切面：外果皮为1列方形或长方形细胞，壁稍厚，外被角质层，散有油细胞；中果皮薄壁细胞10余列，含淀粉粒，散有小型外韧型维管束；内果皮为1列小方形薄壁细胞。种皮最外层为1列径向延长的石细胞，壁厚，纹孔和孔沟细密；其下为数列类圆形、三角形或多角形石细胞，纹孔较大；石细胞层下为数列薄壁细胞，种脊部位有维管束；油细胞层为1列长方形细胞，含棕黄色油滴；再下为3～5列小形细胞；种皮内表皮为1列小细胞，壁稍厚，胚乳细胞含脂肪油滴及糊粉粒。粉末暗紫色。种皮表皮石细胞表面观呈多角形或长多角形，直径18～50μm，壁厚，孔沟极细密，胞腔内含深棕色物。种皮内层石细胞呈多角形、类圆形或不规则形，直径约至83μm，壁稍厚，纹孔较大。果皮表皮细胞表面观类多角形，垂周壁略呈连珠状增厚，表面有角质线纹；表皮中散有油细胞。中果皮细胞皱缩，含暗棕色物，并含淀粉粒。

（2）取本品粉末1g，加三氯甲烷20ml，加热回流30分钟，滤过，滤液蒸干，残渣加三氯甲烷1ml使溶解，作为供试品溶液。另取五味子对照药材1g，同法制成对照药材溶液。再取五味子甲素对照品，加三氯甲烷制成每1ml含1mg的溶液，作为对照品溶液。照薄层色谱法试验，吸取上述3种溶液各2μl，分别点于同一硅胶GF_{254}薄层板上，以石油醚（30～60℃）-甲酸乙酯-甲酸（15∶5∶1）的上层溶液为展开剂，展开，取出。晾干，置紫外光灯（254nm）下检视。供试品色谱中，在与对照药材色谱和对照品色谱相应的位置上，显相同颜色的斑点。

检查 杂质 不得过1%。

水分 不得过16.0%（第二法）。

总灰分 不得过7.0%。

含量测定 照高效液相色谱法测定。

色谱条件与系统适用性试验 以十八烷基硅烷键合硅胶为填充剂；以甲醇-水（65∶35）为流动相；检测波长为250nm。理论板数按五味子醇甲峰计算应不低于2000。

对照品溶液制备 取五味子醇甲对照品适量，精密称定，加甲醇制成每1ml含五味子醇甲0.3mg的溶液，即得。

供试品溶液的制备 取本品粉末（过三号筛）约0.25g，精密称定，置20ml量瓶中，加甲醇约18ml，超声处理（功率250W，频率20kHz）20分钟，取出，加甲醇至刻度，摇匀，滤过，取续滤液，即得。

测定法 分别精密吸取对照品溶液和供试品溶液各10μl，注入液相色谱仪，测定，即得。

四画

本品含五味子醇甲（$C_{24}H_{32}O_7$）不得少于0.40%。

（二）醋五味子

【饮片来源】本品为五味子经醋制后的炮制品。

【炮制方法】取净五味子，大小分档，加醋拌匀，润透，置适宜的蒸制容器内，蒸至黑色，取出，稍晾，拌回蒸液，再晾至六成干，干燥。

【饮片性状】形如五味子，表面乌黑色，油润，稍有光泽。有醋香气。

【质量控制】

鉴别、检查（水分、总灰分） 同五味子。

浸出物 不得过28.0%（热浸法）。

含量测定 同五味子。

【性味与归经】酸、甘，温。归肺、心、肾经。

【功能与主治】收敛固涩，益气生津，补肾宁心。用于久嗽虚喘，梦遗滑精，遗尿尿频，久泄不止，自汗盗汗，津伤口渴，内热消渴，心悸失眠。

【用法与用量】2～6g。

【贮藏】置阴凉干燥处，防蛀。

五味子饮片炮制操作规程

（一）五味子

1．产品概述

（1）品名　五味子。

（2）规格　果实。

2．生产依据　按照《中国药典》2015年版一部有关工艺要求及标准，以及拟定的饮片品种炮制工艺执行。

3．工艺流程　取五味子原药材，除去杂质及非药用部位，洗净，干燥，即得。

4．炮制工艺操作要求

（1）净制　除去杂质及非药用部位。

（2）洗净　洗净，沥净水分。

（3）干燥　50℃±5℃，干燥4小时。

（4）包装　无毒聚乙烯塑料袋或复合袋包装，包装损耗率不超过1.0%。

5．原料规格质量标准　符合《中国药典》2015年版一部五味子药材项下的相关规定。

6．成品质量标准　符合本规范五味子饮片项下的相关规定。

7．成品贮存及注意事项　置通风干燥处，防蛀。

8．工艺卫生要求　符合中药饮片GMP相关工艺卫生要求。

9．主要设备　洗药机、热风循环烘箱等设备。

（二）醋五味子

1．产品概述

（1）品名　醋五味子。

（2）规格　果实。

2．生产依据　按照《中国药典》（2015年版）一部有关工艺要求及标准，以及拟定的饮片品种炮制工艺执行。

3．工艺流程　取净五味子，加醋拌匀，稍闷，置蒸制容器内，蒸至醋被吸尽，表面显紫黑色，取出稍晾，拌回蒸液，再晾至六成干，干燥。每100kg净五味子，用醋15kg。

4．炮制工艺操作要求

（1）加辅料　取净五味子，加米醋拌匀，闷润3～4小时。

（2）蒸制　置适宜的蒸制容器内，蒸18～24小时至黑色，取出，稍晾，拌回蒸液，再晾至六成干。

（3）干燥　50℃干燥2～4小时至干。

（4）包装　无毒聚乙烯塑料袋或复合袋包装，包装损耗应不超过1.0%。

5．原料规格质量标准　符合本规范五味子饮片项下的相关规定。

6．成品质量标准　符合本规范醋五味子饮片项下的相关规定。

7．成品贮存及注意事项　置通风干燥处，防蛀。

8．工艺卫生要求　符合中药饮片GMP相关工艺卫生要求。

9．主要设备　蒸药机、热风循环烘箱等设备。

五味子饮片炮制规范起草说明

（一）五味子饮片炮制方法历史沿革

1．切制　五味子的切制最早见于汉代张仲景的《玉函》，计曰："打碎"，在唐代孙思邈的《千金》也有此记载。至于南北朝刘宋时代雷敩的《雷公》中有"以铜刀劈作两片"；宋《证类》中有"捣筛"，《局方》中有"如入汤剂用，捶碎使之"，《宝产》中有"剉"；明《准绳》中有"生敲碎用"。

2．炮制　五味子的炮炙方法较多，南北朝刘宋《雷公》有蜜蒸法："以蜜浸蒸，从巳至申，却以浆水浸一宿，焙干用"；至明代，《仁术》中有"有劈破蜜拌蒸者"，《醒斋》有"蜜蒸烘干"。至宋代有炒法、酒浸，如《总录》中有"炒"、"用酒三升浸三日取出焙干"；《背疽方》中有"炒过用核。慢火炒至透，不得伤火"；《妇人》中有"杵炒"，《局方》记有"酒浸别为末"。至元代有酒浸法、火炮法，如《丹溪》中有"酒浸，研末"、"炮"。至明代主要有米炒、麸炒等方法，如《普济方》中有"糯米炒"，《济阴》中有麸炒。

至清代炮制方法有酒蒸、蜜蒸泔水浸、蜜酒蒸、炒炭、盐水蒸、盐水炒、焙等法，如《握灵》中有酒蒸法，记为"酒拌蒸用"；《本草汇》中有蜜、泔水制法："蜜蒸熟，再以泔水浸，焙干"；《新编》有炒炭法，记为"炒黑研末"；《逢原》中有焙制法，记为"微焙"；《四要》中有酒、蜜制，记为"酒蜜拌蒸，晒干焙"；《全生集》中有"盐水拌蒸"；《时方》中有"盐水浸炒"。现代主要有醋蒸、酒蒸、蜜炙等炮制方法。《中国药典》2010年版载有五味子、醋五味子。

历代炮制历史沿革见表1。

表1　五味子炮制历史沿革简况

朝代	沿用方法	新增方法	文献出处
汉代		打碎	《玉函》
南北朝刘宋		以铜刀劈作两片；以蜜浸蒸，从巳至申，却以浆水浸一宿，焙干用	《雷公》
唐代	打碎		《千金》
宋代		捣筛	《证类》
		如入汤剂用，捶碎使之；酒浸别为末	《局方》
		剉	《宝产》
		炒；用酒三升浸三日取出焙干	《总录》
		炒过用核。慢火炒至透，不得伤火	《背疽》
		杵炒	《妇人》
元代	酒浸	研末；炮	《丹溪》

续表

朝代	沿用方法	新增方法	文献出处
明代		生敲碎用	《准绳》
		有劈破蜜拌蒸者	《仁术》
		蜜蒸烘干	《醒斋》
		糯米炒	《普济方》
		麸炒	《济阴》
清代		酒拌蒸用	《握灵》
	蜜蒸熟	再以泔水浸，焙干	《本草汇》
		炒黑研末	《新编》
		微焙	《逢原》
		酒蜜拌蒸，晒干焙	《四要》
		盐水拌蒸	《全生集》
		盐水浸炒	《时方》

通过对五味子各种炮制方法的考证，本课题组发现五味子的炮制方法很多，主要有切制、炒制、蜜制、酒制、火炮、药汁制、制炭、焙制及盐制等。

五味子生品以敛肺止咳止汗为主。醋五味子酸涩收敛之性增强，涩精止泻、保肝作用增强；酒五味子益肾固精作用增强。

（二）五味子饮片药典及地方炮制规范研究

现代炮制方法见表2。

表2 《中国药典》及各地炮制规范收载的五味子炮制方法

药典及规范	炮制方法
《中国药典》（1977年版）	五味子　除去杂质 醋五味子　取净五味子，照醋蒸法用醋蒸至黑色
《中国药典》（1985年版） 《中国药典》（1990年版）	五味子　除去杂质，用时捣碎 醋五味子　取净五味子，照醋蒸法蒸至黑色。用时捣碎
《中国药典》（1995年版）	五味子　除去杂质。用时捣碎 醋五味子　取净五味子，照醋蒸法蒸至黑色。用时捣碎 醋北五味子　表面乌黑色，油润，稍有光泽，果肉柔软，有黏性。种子表面棕红色，有光泽 醋南五味子　表面棕黑色，干瘪，果肉常紧贴种子上，无黏性。种子表面棕色，无光泽
《中国药典》（2000年版） 《中国药典》（2005年版） 《中国药典》（2010年版） 《中国药典》（2015年版）	五味子　除去杂质。用时捣碎 醋五味子　取净五味子，照醋蒸法蒸至黑色。用时捣碎
《安徽省中药饮片炮制规范》（2005年版）	五味子　取原药材，除去杂质。用时捣碎 醋蒸五味子　取净五味子，照蒸法，用米醋蒸至黑色。用时捣碎
《北京市中药饮片炮制规范》（2008年版）	醋五味子　取原药材，除去杂质，迅速洗净，加米醋拌匀，闷润3～4小时，置适宜容器内，蒸18～24小时，至乌黑色有油润光泽时，取出，干燥
《上海市中药饮片炮制规范》（2008年版）	制五味子　将原药除去果梗等杂质，淘净，沥干，置蒸具内蒸4小时，焖过夜，干燥

续表

药典及规范	炮制方法
《福建省中药炮制规范》（1988年版）	五味子　除去杂质，用时捣碎 醋五味子　取净五味子，照醋炙法炒干。用时捣碎 酒五味子　取净五味子，照酒炖法炖至紫黑色。用时捣碎
《广东省中药炮制规范》（1984年版）	五味子　除去杂质 蒸五味子　取净五味子，湿润，蒸2～4小时，取出，干燥
《吉林省中药炮制标准》（1986年版）	五味子　除去霉粒，筛去灰屑
《江西省中药饮片炮制规范》(2008年版)	五味子　取原药，除去杂质 醋制五味子　取净五味子，用醋喷洒拌匀，吸尽后，入木甑内，用武火蒸至黑色，取出，晒干
《浙江省中药炮制规范》(2005年版)	蒸五味子　取原药，除去果梗等杂质，洗净，稍晾，置适宜容器内，蒸2～4小时、焖过夜至表面黑色油润时，取出，干燥 醋五味子　取原药，除去果梗等杂质，洗净，干燥，与醋拌匀，稍闷，隔水炖至表面黑色油润时，取出，干燥
山东省中药炮制规范》(1990年版)	五味子　除去杂质及果柄，洗净，干燥 酒五味子　将净五味子用黄酒拌匀，置笼屉或蒸罐内，按酒蒸法或酒炖法，蒸或炖至呈紫黑色，取出，干燥。每100kg五味子，用黄酒20kg 醋五味子　将净五味子用米醋拌匀，置笼内，按醋蒸法蒸至呈紫黑色，取出，干燥
《河南省中药饮片炮制规范》（2005年版）	五味子　除去杂质。用时捣碎 醋五味子　取净五味子，照醋蒸法蒸至黑色。用时捣碎 酒五味子　取净五味子，加入黄酒，拌匀，置适宜的容器内，密闭，隔水加热至表面呈紫黑色或黑褐色，取出，干燥
《辽宁省中药炮制规范》（1987年版）	五味子　拣去杂质，去梗及霉粒 蜜炙五味子　取净五味子，与炼熟的蜂蜜和适量开水拌匀，蒸2～3小时取出，晾干
《湖南省中药饮片炮制规范》（2010年版）	五味子　取原药材，除去杂质 醋五味子　取净五味子，照醋蒸法蒸至上大气，五味子表面呈黑色，取出，干燥酒五味子　取净五味子，照酒蒸法蒸至上大气，稍闷，取出，干燥 炙五味子　取净五味子，照蜜炙法，拌炒均匀，至蜜水炒干为度
《全国中药炮制规范》（1988年版）	五味子　取原药材，除去杂质及果柄，洗净，干燥 醋五味子　取净五味子，用米醋拌匀，置适宜容器内，密闭，隔水加热至黑色，取出干燥 酒五味子　取净五味子，加入黄酒，拌匀，置适宜的容器内；密闭，隔水加热至表面呈紫黑色或黑褐色，取出干燥 蜜五味子　取炼蜜用适量开水稀释后，加入净五味子，拌匀，闷透，置锅内，用文火加热，炒至不粘手为度，取出放凉
《云南省中药饮片炮制规范》（1986年版）	醋蒸　取生五味子拣净杂质及果柄，放在缸内，每50kg加醋5kg，蜂蜜1.5kg调匀，洒入五味子内吸润约2小时，吸尽后放入甑内，用武火蒸约1小时。至色黑透心，有光泽，取出，晾干即可
《陕西省中药饮片标准》（2008年版）	南五味子　取药材南五味子，除去杂质 酒南五味子　取饮片南五味子，照酒炖法炖至酒被吸尽，表面呈紫黑色或黑褐色，低温干燥 醋南五味子　取饮片南五味子，照醋蒸法蒸至黑色，低温干燥 蜜南五味子　取饮片南五味子，照蜜炙法炒至不粘手

（三）五味子饮片现代炮制研究

田建红[1]通过测定五味子不同炮制品中五味子甲素、五味子乙素和五味子醇甲等木脂素类成分的含量发现，醋蒸法所测得总木脂素的质量分数为0.84%，高于生品总木脂素的质量分数0.76%；醋蒸样品中三种成分的含量均比生品中高，表明五味子经炮制后，木脂素类成分的含量有所提高。殷放宙等[2]比较了五味子不同炮制品中总木脂素、五味子醇甲、五味子乙素的差别。从薄层色谱上看，生、醋五味子无明显的差别，而总木脂素、五味子醇甲、五味子乙素含量差别较大。总木脂素含量：生五味子3.72%，醋五味子3.47%；五味子醇甲含量：生五味子0.508%，醋五味子0.472%；五味子乙素含量：生五味子0.255%；醋五味子0.239%。结果表明，五味子经过醋制后，能增加其中所含的木脂素类成分的含量。陆兔林等[3]测定了五味子不同炮制品中五味子醇甲、五味子乙素的含量，结果：生、醋五味子中五味子醇甲的含量分别为0.53%、0.54%；生、醋五味子中五味子乙素的含量分别为0.33%、0.36%，结果表明，五味子经醋制后，五味子醇甲、五味子乙素有所升高。

陆兔林等[4]以五味子醇甲及五味子乙素为指标，优选出五味子最佳醋蒸工艺为取五味子100kg，加入20%醋，拌匀闷润1.5小时，蒸制5小时，干燥即得。此外，除了米醋的用量、闷润时间、蒸制时间外，蒸制温度也是一个很重要的因素。李莉等[5]以五味子醇甲、5-羟甲基糠醛及总木脂素的含量为指标，选择醋的用量、蒸制时间、闷润时间、蒸制温度4个因素，以$L_9(3^4)$正交设计表试验，优选出五味子最佳醋蒸工艺为取五味子100g，加入25%醋，拌匀闷润1小时，115℃高压蒸制1小时干燥即得。

（四）五味子饮片炮制工艺研究总结

1. 历史文献 切制、炒制、蜜制、酒制、火炮、药汁制、制炭、焙制及盐制等。以醋制为最常见。

2. 历版《中国药典》 五味子、醋五味子等，醋五味子饮片以醋蒸法为最常用。

3. 各省市炮制规范 五味子、醋五味子等，以醋蒸法为最常用。

4. 现代研究文献 切制、炒制、蜜制、酒制、火炮、药汁制、制炭、焙制及盐制等。

综合上述研究结果，制定五味子的炮制工艺为：

五味子 除去杂质。用时捣碎。

醋五味子 取净五味子，加醋拌匀，稍闷，置蒸制容器内蒸至醋被吸尽，表面显紫黑色，取出，稍晾，拌回蒸液，再晾至六成干，干燥。每100kg净五味子，用醋15kg。

参考文献

[1] 田建红. 不同炮制方法对五味子中木脂素类成分含量的影响[J]. 药学进展, 2009, 33(6):267－270.

[2] 殷放宙, 陆兔林, 宋坤, 等. 炮制对五味子成分的影响[A]. 中华中医药学会中药炮制分会. 中华中医药学会第四届中药炮制分会学术会议论文集[C]. 中华中医药学会中药炮制分会, 2004:4.

[3] 陆兔林, 殷放宙, 毛春芹, 等. 五味子不同炮制品的质量研究[A]. 中华中医药学会中药炮制分会. 中华中医药学会四大怀药与地道药材研究论坛暨中药炮制分会第二届第五次学术会议与第三届会员代表大会论文集[C]. 中华中医药学会中药炮制分会, 2007.

[4] 陆兔林, 马新飞, 苏丹, 等. 醋蒸五味子炮制工艺研究[J]. 中药材, 2006, 29(12):1283-1285.

[5] 李莉, 陆兔林, 黄玮, 等. 高压醋蒸五味子炮制工艺研究[J]. 南京中医药大学学报, 2009, 25(2):110-113.

Niu bang zi

牛蒡子

药材来源　本品为菊科植物牛蒡*Arctium lappa* L.的干燥成熟果实。

采收加工　秋季果实成熟时采收果序，晒干，打下果实，除去杂质，再晒干。

牛蒡子饮片炮制规范

【饮片品名】牛蒡子、炒牛蒡子。

（一）牛蒡子

【饮片来源】本品为牛蒡子药材加工后的炮制品。

【炮制方法】取牛蒡子药材，除去杂质，洗净，干燥。用时捣碎。

【饮片性状】本品呈长倒卵形，略扁，微弯曲，色泽加深，略鼓起。

【质量控制】

鉴别　（1）本品粉末灰褐色。内果皮石细胞略扁平，表面观呈尖梭形、长椭圆形或尖卵圆形，长70～224μm，宽13～70μm，壁厚约至20μm，木化，纹孔横长；侧面观类长方形或长条形，侧弯。中果皮网纹细胞横断面观类多角形，垂周壁具细点状增厚；纵断面观细胞延长，壁具细密交叉的网状纹理。草酸钙方晶直径3～9μm，成片存在于黄色的中果皮薄壁细胞中，含晶细胞界限不分明。子叶细胞充满糊粉粒，有的糊粉粒中有细小簇晶，并含脂肪油滴。

（2）取本品粉末0.5g，加乙醇20ml，超声处理30分钟，滤过，滤液蒸干，残渣加乙醇2ml使溶解，作为供试品溶液。另取牛蒡子对照药材0.5g，同法制成对照药材溶液。再取牛蒡苷对照品，加乙醇制成每1ml含5mg的溶液，作为对照品溶液。照薄层色谱法试验，吸取供试品溶液及对照药材溶液各3μl、对照品溶液5μl，分别点于同一硅胶G薄层板上，以三氯甲烷-甲醇-水（40∶8∶1）为展开剂，展开，取出，晾干，喷以10%硫酸乙醇溶液，在105℃加热至斑点显色清晰。供试品色谱中，在与对照药材色谱和对照品色谱相应的位置上，显相同颜色的斑点。

检查　水分　不得过9.0%（第二法）。

总灰分　不得过7.0%。

含量测定　照高效液相色谱法测定。

色谱条件与系统适用性试验　以十八烷基硅烷键合硅胶为填充剂；以甲醇-水（1∶1.1）为流动相；检测波长为280nm。理论板数按牛蒡苷峰计算应不低于1500。

对照品溶液的制备　取牛蒡苷对照品适量，精密称定，加甲醇制成每1ml含0.5mg的溶液，即得。

供试品溶液的制备　取本品粉末（过三号筛）约0.5g，精密称定，置50ml量瓶中，加甲醇约45ml，超声处理（功率150W，频率20kHz）20分钟，放冷，加甲醇至刻度，摇匀，滤过，取续滤液，即得。

测定法　分别精密吸取对照品溶液与供试品溶液各10μl，注入液相色谱仪，测定，即得。

本品含牛蒡苷（$C_{27}H_{34}O_{11}$）不得少于5.0%。

（二）炒牛蒡子

【饮片来源】本品为牛蒡子清炒后的炮制品。

【炮制方法】取原药材，除去杂质，置已加热炒制容器内，用文火炒至略鼓起，有爆裂声，并微有香气逸出时，取出，晾凉，即得。

【饮片性状】本品呈长倒卵形，略扁，微弯曲，色泽加深，略鼓起。微有香气。

【质量控制】

鉴别　同牛蒡子饮片。

检查　总灰分　同牛蒡子饮片。

水分　不得过7.0%（第二法）。

含量测定　同牛蒡子。

【性味与归经】辛、苦，寒。归肺、胃经。

【功能与主治】长于解毒透疹，利咽善结，化痰止咳。用于麻疹不透、咽喉肿痛、风热咳喘。

【用法与用量】6～12g。

【贮藏】置阴凉干燥处，防蛀。

牛蒡子饮片炮制操作规程

（一）牛蒡子

1．产品概述

（1）品名　牛蒡子。

（2）规格　种子。

2．生产依据　按照《中国药典》2015年版一部有关工艺要求及标准，以及拟定的饮片品种炮制工艺执行。

3．工艺流程　取牛蒡子药材、除去杂质，洗净，干燥。用时捣碎。

4．炮制工艺操作要求

（1）净制　除去杂质、筛去灰屑。

（2）洗净　取净牛蒡子药材，用水洗净。

（3）干燥　取牛蒡子，干燥。

（4）包装　根据本品包装规格要求进行包装。

5．原料规格质量标准　符合《中国药典》（2015年版）一部牛蒡子药材项下的相关规定。

6．成品质量标准　符合本规范牛蒡子饮片项下的相关规定。

7．成品贮存及注意事项　置通风干燥处，防蛀、防油、防潮。

8．工艺卫生要求　符合生产区工艺卫生管理程序要求。

9．主要设备　振动筛等设备。

（二）炒牛蒡子

1．产品概述

（1）品名　炒牛蒡子。

（2）规格　种子。

2．生产依据　按照《中国药典》（2015年版）一部有关工艺要求及标准，以及拟定的饮片品种炮制工艺执行。

3．工艺流程　取原药材，除去杂质，置已加热炒制容器内，用文火炒至略鼓起，有爆裂声并微有香气逸出时，取出，晾凉，即得。

4．炮制工艺操作要求

（1）炮炙　取净牛蒡子，启动炒药机，中火至炒药机温度达200℃时，投入净牛蒡子，照清炒法炒至略鼓起，微有香气时（10～15分钟），取出，放晾。

（2）过净　平面式振动筛，筛去药屑碎末。

（3）包装　根据本品包装规格要求进行包装。

5．原料规格质量标准　符合《中国药典》（2015年版）一部牛蒡子项下的相关规定。

6．成品质量标准　符合本规范炒牛蒡子饮片项下的相关规定。

7．成品贮存及注意事项　置通风干燥处，防蛀、防油、防潮。

8．工艺卫生要求　符合生产区工艺卫生管理程序要求。

9．主要设备　炒药机、振动筛等设备。

牛蒡子饮片炮制规范起草说明

（一）牛蒡子饮片炮制历史沿革

牛蒡子始载于《名医别录》，但在该书中未见记载有炮制方法。牛蒡子炒制最早见于唐代孟诜《食疗》，载："炒过末之，通利小便。"

宋代王怀德《圣惠方》《衍义》载有“微炒”“炒令熟”等。王衮《博济》曰：“牛蒡子，铫子内，以文武火隔纸炒令香为度，治上焦壅热，咽喉肿痛。”又曰：“杵为细末。”太医院编《总录》记载用牛蒡子微炒令香，治疗“上焦壅热，咽喉卒肿，疼痛不利”。《局方》曰：“爁，治小儿疮疹虽出不快，咽膈壅塞。”又曰：“别捣如粉。”《总微》载有“炒香”“微炒黑”。《妇人》云：“牛蒡子，水煮，一两净，晒干，炒令香。治皮肤风热瘾疹。”金代张子和《儒门》谓：“炒黑色”“烧存性”。明代朱橚等《普济方》载：“牛蒡子，麸炒令黄色，去麸。治小儿麻痘已出未出。”李时珍《纲目》用炒牛蒡子治疗“风水身肿”“风热浮肿”“痰厥头痛”“咽膈不利”“风热瘾疹”“水蛊腹大”等。

牛蒡子酒制始见于南北朝《雷公》，曰：“用酒拌蒸，待上有薄白霜重出，却用布拭去，焙干捣粉用。”明代刘文泰等《品汇》、李中梓《必读》均有酒制的记载。清代杨时泰《钩元》对牛蒡子酒制的意义做了主要概括：“须酒浸三日乃可，不唯取其入血，并移其冷制，胜于微炒用之。”汪昂《备要》中有“酒拌蒸，待有霜，试去用”。

牛蒡子童便制始见于宋代唐慎微《证类》。盐制、吴茱萸制始见于宋代太医院编《总录》。醋制、煮制始见于明代朱橚等《普济方》。蒸制始见于明代张景岳的《景岳》。牙皂汁制始见于明代龚廷贤《保元》。

表1　牛蒡子炮制历史沿革简况

朝代	沿用方法	新增方法	文献出处
南北朝		用酒拌蒸，待上有薄白霜重出，却用布拭去，焙干捣粉用	《雷公》
唐代		炒过末之，通利小便	《食疗》
宋代		微炒	《圣惠方》
		炒令熟	《衍义》
		牛蒡子，铫子内，以文武火隔纸炒令香为度；杵为细末	《博济》
		微炒令香；盐制、吴茱萸制	《总录》
		别捣如粉	《局方》
	炒香	微炒黑	《总微》
	炒令香	牛蒡子，水煮，一两净，晒干	《妇人》
		童便制	《证类》
金代	炒黑色	烧存性	《儒门》
明代		麸炒令黄色；醋制、煮制	《普济方》
	炒		《纲目》
		酒制	《品汇》《必读》
		蒸制	《景岳》
		牙皂汁制	《保元》
清代		须酒浸三日乃可	《钩元》
	酒拌蒸，待有霜，拭去用		《备要》

通过对牛蒡子各种炮制方法的考证，牛蒡子的炮制方法很多，有生用、炒制（炒制的标准有微炒、炒香、炒黄、炒炭存性等不同）、爁制、烤制、麸炒、酒制、盐制、吴茱萸制、牙皂汁制、童便制、水煮、水煮再炒、醋煮、蒸法等，但以生用和炒制的牛蒡子使用的

最多，现行有生用、炒制、烤制等，其中牛蒡子生品和清炒牛蒡子为现今法定饮片。炒牛蒡子自唐代沿用至今。

（二）牛蒡子饮片药典及地方炮制规范

表2 《中国药典》及各地炮制规范收载的牛蒡子炮制方法

药典及规范	炮制方法
《中国药典》（1963 年版）	牛蒡子　拣去杂质，筛去泥屑，即得 炒牛蒡子　取净牛蒡子，置锅内用文火炒至微鼓起，外面呈微黄色并微有香味，取出，放凉即得
《中国药典》（1977 年版）	牛蒡子　除去杂质，洗净，晒干 炒牛蒡子　取净牛蒡子，照清炒法炒至略鼓起、微有香气
《中国药典》（1985 年版） 《中国药典》（1990 年版） 《中国药典》（1995 年版） 《中国药典》（2000 年版） 《中国药典》（2005 年版） 《中国药典》（2010 年版） 《中国药典》（2015 年版）	牛蒡子　除去杂质，洗净，干燥。用时捣碎 炒牛蒡子　取净牛蒡子，照清炒法炒至略鼓起、微有香气。用时捣碎
《北京市中药饮片炮制规范》（2008 年版）	炒牛蒡子　取原药材，除去杂质，置热锅内，用文火炒至略鼓起，有爆裂声，并微有香气逸出时，取出，晾凉
《上海市中药饮片炮制规范》（2008 年版）	炒牛蒡子　将原药除去杂质及灰屑，淘净，取出，干燥。照清炒法炒至略鼓起，微有香气，并具焦斑。筛去灰屑
《福建省中药炮制规范》（1988 年版）	牛蒡子　除去杂质，洗净，晒干。用时捣碎 炒牛蒡子　取牛蒡子，照炒黄法炒至有爆裂声，透出香气。用时捣碎
《广东省中药炮制规范》（1984 年版）	牛蒡子　除去杂质，洗净，晒干 炒牛蒡子　取净牛蒡子，用文火炒至略鼓起，微有香气，取出，摊凉
《贵州省中药饮片炮制规范》（2005 年）	牛蒡子　取原药材，除去杂质，洗净，干燥。用时捣碎 炒牛蒡子　取净牛蒡子，照清炒法用文火炒至略鼓起、微有香气。用时捣碎
《吉林省中药炮制标准》（1986 年版）	炒牛蒡子　除去杂质，筛去灰屑，洗净灰土，捞出，晒干。置锅中，用文火炒至出现爆裂声而稍变色时，取出，晾凉。用时捣碎
《江西省中药饮片炮制规范》（2008 年版）	牛蒡子　除去杂质，洗净，干燥，用时捣碎 炒牛蒡子　取净牛蒡子，照清炒法用文火炒至略鼓起、微有香气，用时捣碎
《全国中药炮制规范》（1988 年版）	牛蒡子　取原药材，除去杂质，洗净，干燥
《山东省中药炮制规范》（2002 年版）	牛蒡子　除净杂质，洗净，干燥
《浙江省中药炮制规范》（2005 年版）	炒牛蒡子　取原药，除去杂质，洗净，干燥，炒至表面微鼓起，有爆裂声，香气逸出时，取出，摊凉。用时捣碎
《安徽省中药饮片炮制规范》（2005 年版）	牛蒡子　取原药材，除去杂质。用时捣碎 炒牛蒡子　取净牛蒡子，照炒黄法，炒至微鼓起，有爆裂声，微有香气。用时捣碎
《河南省中药饮片炮制规范》（2005 年版）	牛蒡子　除去杂质，洗净，干燥。用时捣碎
《湖南省中药炮制规范》（2010 年版）	牛蒡子　取原药材，除去杂质，抢水洗净，干燥，筛去灰屑 炒牛蒡子　取净牛蒡子，照清炒法，用文火炒至微鼓起，有爆裂声、略有香气，取出放凉
《天津市中药饮片炮制规范（2005 年版）	炒牛蒡子　取原药材，除去杂质，洗净，干燥。将净药材置锅内加热，搅动均匀，炒至略鼓起，微显火色，嗅有香味，取出，放凉
《江苏省中药饮片炮制规范》（2002 年版）	牛蒡子　除去杂质，洗净，干燥
《陕西省中药饮片标准》（2008、2009、2011 年版）	牛蒡子　取药材牛蒡子，除去杂质，洗净，干燥 炒牛蒡子　取饮片牛蒡子，照清炒法炒至鼓起、微有香气

续表

药典及规范	炮制方法
《重庆市中药饮片炮制规范及标准》（2006 年版）	牛蒡子　除去杂质，洗净，干燥。用时捣碎
《湖北省中药饮片炮制规范》（2009 年版）	牛蒡子　除去杂质，洗净，干燥。用时捣碎
《广西壮族自治区中药饮片炮制规范》（2007 年版）	生牛蒡子　取净药材，除去杂质。用时捣碎

1963年版药典以来，不断完善了饮片的质量标准，改良了含量测定的方法，使饮片的质量标准趋于完善。但是历版药典中，在炒牛蒡子炮制工艺方面并无较大进展，炒制时间、炒制温度缺乏量化指标，炮制操作过程表述含糊，缺乏操作细则及指南。

对21个全国及地方炮制规范中牛蒡子的炮制方法进行整理，其中云南、甘肃两省未收载，其余19个省市均有收载。通过各省中收载的牛蒡子炮制方法对比，发现牛蒡子在各省地方规范中主要有牛蒡子及炒牛蒡子2种炮制品。炒牛蒡子各地炮制方法基本相同，但炒制时间、温度，各地并无统一的规定。炒制时间大多以“鼓起”为判断的依据，缺乏量化指标。

（三）牛蒡子饮片现代炮制研究

刘彬彬[1]研究牛蒡子的现代炮制方法，选择微波强度和加热时间2个因素按$L_9(3^4)$正交试验，以牛蒡子苷和牛蒡子苷元含量之和为考察指标，确定最佳工艺为微波强度中火，加热3分钟。王平[2]以牛蒡苷和牛蒡苷元含量为指标，采用两因素三水平正交设计优选炒牛蒡子炮制工艺，优化得到的炮制工艺为：加热至300 ℃清炒4～5分钟。

（四）牛蒡子炮制工艺研究总结

1．历史文献　通过对牛蒡子各种炮制方法的考证，牛蒡子有生用、炒制（炒制的标准有微炒、炒香、炒黄、炒炭存性等不同）、爁制、烤制、麸炒、酒制、盐制、吴茱萸制、牙皂汁制、童便制、水煮、水煮再炒、醋煮、蒸法等，但以生用和炒制的牛蒡子使用的最多，现行有生用、炒制等。

2．历版《中国药典》　收载牛蒡子、炒牛蒡子。

3．各省市炮制规范　主要收载牛蒡子、炒牛蒡子。

4．现代研究文献　牛蒡子、炒牛蒡子最常用。

综合上述研究结果，牛蒡子的炮制工艺为：

牛蒡子　取牛蒡子药材，除去杂质，洗净，干燥。用时捣碎。

炒牛蒡子　取原药材，除去杂质，置已加热炒制容器内，用文火炒至略鼓起，有爆裂声，并微有香气逸出时，取出，晾凉，即得。

参考文献

[1] 刘彬彬, 康廷国. 牛蒡子现代炮制工艺研究[J]. 辽宁中医杂志, 2005, 32(10):1076-1077.

[2] 王平, 韩丽妹, 王建新. 正交设计法优化炒牛蒡子的炮制工艺[J]. 中成药, 2010, 32(4):607-610.

Niu xi

牛膝

药材来源　本品为苋科植物牛膝*Achyranthes bidentata* Bl.的干燥根。

采收加工　冬季茎叶枯萎时采挖，除去须根和泥沙，捆成小把，晒至干皱后，将顶端切齐，晒干。

牛膝饮片炮制规范

【饮片品名】牛膝、酒牛膝、盐牛膝。

（一）牛膝

【饮片来源】本品为牛膝药材经切制后的炮制品。

【炮制方法】除去杂质，抢水洗净，闷润约3小时，除去残留芦头，切厚片或短段，70℃干燥4～5小时至干，即得。

【饮片性状】本品呈圆柱形的厚片或段。外表皮灰黄色或淡棕色，有微细的纵皱纹及横长皮孔。质硬脆，易折断，受潮变软。切面平坦，淡棕色或棕色，略呈角质样而油润，中心维管束木部较大，黄白色，其外围散有多数黄白色点状维管束，断续排列成2～4轮。气微，味微甜而稍苦涩。

【质量控制】

鉴别　（1）本品横切面：木栓层为数列扁平细胞，切向延伸。栓内层较窄。异型维管束外韧型，断续排列成2～4轮，最外轮的维管束较小，有的仅1至数个导管，束间形成层几连接成环，向内维管束较大；木质部主要由导管及小的木纤维组成，根中心木质部集成2～3群。薄壁细胞含有草酸钙砂晶。

（2）取本品粉末4g，加80%甲醇50ml，加热回流3小时，滤过，滤液蒸干，残渣加水15ml，微热使溶解，加在D101型大孔吸附树脂柱（内径为1.5cm，柱高为15cm）上，用水100ml洗脱，弃去水液，再用20%乙醇100ml洗脱，弃去洗脱液，继用80%乙醇100ml洗脱，收集洗脱液，蒸干，残渣加80%甲醇1ml使溶解，作为供试品溶液。另取牛膝对照药材4g，同法制成对照药材溶液。再取β-蜕皮甾酮对照品、人参皂苷R_0对照品，加甲醇分别制成每1ml含1mg的溶液，作为对照品溶液。照薄层色谱法试验，吸取供试品溶液4～8μl、对照药材溶液和对照品溶液各4μl，分别点于同一硅胶G薄层板上，以三氯甲烷-甲醇-水-甲酸（7∶3∶0.5∶0.05）为展开剂，展开，取出，晾干，喷以5%香草醛硫酸溶液，在105℃加热至斑点显色清晰。供试品色谱中，在与对照药材色谱和对照品色谱相应的位置上，显相同颜色的斑点。

检查　水分　不得过15.0%（第二法）。

总灰分　不得过9.0%。

二氧化硫残留量　不得过400mg/kg。

浸出物　不得少于5.0%（热浸法，用水饱和正丁醇作溶剂）。

含量测定　照高效液相色谱法测定。

色谱条件与系统适用性试验　以十八烷基硅烷键合硅胶为填充剂；以乙腈-水-甲酸（16∶84∶0.1）为流动相；检测波长为250nm。理论板数按β-蜕皮甾酮峰计算应不低于4000。

对照品溶液的制备　取β-蜕皮甾酮对照品适量，精密称定，加甲醇制成每1ml含0.1mg的溶液，即得。

供试品溶液的制备　取本品粉末（过三号筛）约1g，精密称定，置具塞锥形瓶中，加水饱和正丁醇30ml，密塞，浸泡过夜，超声处理（功率300W，频率40kHz）30分钟，滤过，用甲醇10ml分数次洗涤容器及残渣，合并滤液和洗液，蒸干，残渣加甲醇使溶解，转移至5ml量瓶中，加甲醇至刻度，摇匀，即得。

测定法　分别精密吸取对照品溶液与供试

品溶液各10μl，注入液相色谱仪，测定，即得。

本品按干燥品计算，含β-蜕皮甾酮（$C_{27}H_{44}O_7$）不得少于0.030%。

（二）酒牛膝

【饮片来源】本品为牛膝经酒炙后的炮制品。

【炮制方法】取牛膝厚片或段，加入黄酒拌匀，闷1小时至黄酒被吸尽，置热锅中，90～110℃翻炒10～15分钟至表面深黄色，微有酒香气。取出，晾凉，即得。

每100kg牛膝厚片或段，用黄酒10kg。

【饮片性状】本品形如牛膝厚片或段，表面色略深，偶见焦斑。微有酒香气。

【质量控制】

鉴别、检查、含量测定　同牛膝。

浸出物　同牛膝，不少于4.0%。

（三）盐牛膝

【饮片来源】本品为牛膝经盐炙后的炮制品。

【炮制方法】取牛膝厚片或段，加入食盐水拌匀，闷1小时至食盐水被吸尽。置热锅中，90～110℃翻炒15～20分钟至干。取出，晾凉，即得。

每100kg牛膝厚片或段，用食盐2kg。

【饮片性状】本品形如牛膝厚片或段，微有焦斑，味咸。

【质量控制】鉴别、检查、含量测定，同酒牛膝。

【性味与归经】苦、甘、酸，平。归肝、肾经。

【功能与主治】逐瘀通经，补肝肾，强筋骨，利尿通淋，引血下行。用于经闭，痛经，腰膝酸痛，筋骨无力，淋证，水肿，头痛，眩晕，牙痛，口疮，吐血，衄血。

【用法与用量】5～12g。

【注意】孕妇慎用。

【贮藏】置阴凉干燥处，防雾、防蛀。

牛膝饮片炮制操作规程

（一）牛膝

1．产品概述

（1）品名　牛膝。

（2）饮片规格　厚片或短段。

2．生产依据　按照《中国药典》（2015年版）一部有关工艺要求及标准，以及拟定的饮片品种炮制工艺执行。

3．工艺流程　取牛膝药材，除去杂质、非药用部分，抢水冲洗，闷润约3小时，除去残留芦头，切5～10mm段，置70℃烘箱，干燥4～5小时，包装。

4．炮制工艺操作要求

（1）净选　取牛膝药材，拣去变黑泛糖者及杂质、异物等。

（2）洗润　抢水洗净，闷润约3小时。

（3）切制　厚片或短段。

（4）干燥　温度70℃干燥4～5小时至干。

（5）包装　复合袋包装，包装损耗应不超过1.0%。

5．原料规格质量标准　符合《中国药典》（2015年版）一部牛膝药材项下的相关规定。

6．成品质量标准　符合本规范牛膝饮片项下的相关规定。

7．成品贮存及注意事项　置通风干燥处，防蛀。

8．工艺卫生要求　符合中药饮片GMP相关工艺卫生要求。

9．主要设备　洗药机、切药机、烘干箱等设备。

（二）酒牛膝

1．产品概述

（1）品名　酒牛膝。

（2）饮片规格　厚片或短段。

2．生产依据　按照《中国药典》2015年版一部有关工艺要求及标准，以及拟定的饮片品种炮制工艺执行。

3．工艺流程 取牛膝厚片或段，加入黄酒拌匀，闷1小时至黄酒被吸尽。90～110℃翻炒15～20分钟至表面深黄色，微有酒香气。取出，晾凉、即得。每100kg牛膝厚片或段，用黄酒10kg。

4．炮制工艺操作要求

（1）加辅料 取牛膝厚片或段，加入黄酒，拌匀，闷1小时至黄酒被吸尽。

（2）炒制 启动炒药机，加热至锅底100℃投料，控制温度90～110℃，翻炒15～20分钟，至饮片呈均匀棕黄色，无明显焦斑。

（3）包装 复合袋包装，包装损耗应不超过1.0%。

5．原料规格质量标准 符合本规范牛膝饮片项下的相关规定。

6．成品质量标准 符合本规范酒牛膝饮片项下的相关规定。

7．成品贮存及注意事项 置通风干燥处，防蛀。

8．工艺卫生要求 符合中药饮片GMP相关工艺卫生要求。

9．主要设备 炒药机等设备。

（三）盐牛膝

1．产品概述

（1）品名 盐牛膝。

（2）饮片规格 厚片或短段。

2．生产依据 按照《中国药典》2015年版一部有关工艺要求及标准，以及拟定的饮片品种炮制工艺执行。

3．工艺流程 取牛膝厚片或段，加入食盐水拌匀，闷1小时至食盐水被吸尽。置热锅中，90～110℃翻炒15～20分钟至干。取出，晾凉、即得。每100kg牛膝厚片或段，用食盐2kg。

4．炮制工艺操作要求

（1）加辅料 取牛膝厚片或段，加入食盐水，拌匀，闷约1小时至食盐水被吸尽。

（2）炒制 启动炒药机，加热至锅底100℃投料，控制温度90～110℃，翻炒10～15分钟至干。

（3）包装 复合袋包装，包装损耗应不超过1.0%。

5．原料规格质量标准 符合本规范牛膝饮片项下的相关规定。

6．成品质量标准 符合本规范盐牛膝饮片项下的相关规定。

7．成品贮存及注意事项 置通风干燥处，防蛀。

8．工艺卫生要求 符合中药饮片GMP相关工艺卫生要求。

9．主要设备 炒药机等设备。

牛膝饮片炮制规范起草说明

（一）牛膝炮制方法历史沿革

1．净制 牛膝净制最早见于“去头并尘土了”（《雷公》）。以后多有记载，“去苗”（《圣惠方》）；“去芦”“去苗头一寸”（《博济》）；“水洗”“洗净”（《普本》）；“去老梗”（《疮疡经验全书》）；“拣去芦头并细梢，只取中间粗者”《普济方》；“去芦并泥砂”（《得配》）。清代新增“去心”（《增广》），此法现今已不再使用。

2．切制 切制方法历代有：“冶”（《病方》），“细剉为末”（《证类》），“拍碎用之”（《千金》），“切作细段”（《千金》《博济》），“㕮咀、暴令极干”（《外台》），“寸剉”（《洪氏》），“另捣”（《瑞竹》），“折作半寸；……寸截”（《普济方》），“酒渍㕮咀”（《蒙筌》），“为末”（《便读》）。

3．炮炙

（1）酒制

①酒渍 牛膝酒渍服方法最早出现于晋代

"牛膝茎叶一把切以酒三升服"(《肘后》)。

②入汤酒(《千金》))。

③酒浸　唐代以后均有酒浸法,"酒浸七日焙干"(《理伤》),"酒浸一宿"(《苏沈》),"酒浸三宿"(《总病论》),"洗净剉焙酒浸一宿再焙"(《普本》),"用无灰酒浸,夏月七日,冬月十四日,如要急用,将慢火量煮"(《传信》),"温酒浸"(《普济方》),"牛膝梢,黄酒浸"(《笺正》)。

④酒煮　酒煮的记载仅见于"用酱水浸一宿时以无灰酒煮五伏以来,却晒干用""(《博济》)"。

⑤酒熬膏　此法始见于宋代"切作细段,用好酒浸三日,取出细研如面糊,用酒于银磁器内慢火熬成膏"(《博济》)"明清沿用此法,"用酒一碗浸一伏时,煮三两沸,捣烂取汁,熬成膏"(《普济方》),"牛膝三两,用好烧酒十两泡之,紧紧封好,熬至二两,饮之"(《增广》)。

⑥酒炒　牛膝酒拌炒的炮制始见于宋代《妇人》,此法沿用至今,即酒炒法。

⑦酒洗　宋代记载有"酒洗"(《扁鹊》),此法现今已不用。

⑧酒拌　明代记载有"酒拌"(《理例》)。

⑨酒蒸　明清时期均记载有用酒拌蒸的方法,"酒浸拌蒸"(《本草汇》),此法现今已不用。

(2)取汁　取牛膝汁使用最早见于唐朝"生牛膝汁"(《千金》)。

(3)制炭　宋代记载为"烧为灰"(《圣惠方》),清代记载为"炒黑"(《本草述》)、"炒炭"及"酒炒炭"(《治裁》)。其中,炒炭法沿用至今,即牛膝炭。

(4)炙制　宋代记载有"去苗,微炙"(《圣惠方》)。

(5)药汁制

①黄精制　以黄精制牛膝最早出现于南北朝刘宋时代"凡使,去头并尘土了,取黄精自然汁浸一宿,漉出,细剉,焙干用之"(《雷公》)。

②地黄制　地黄汁制牛膝见于宋代"牛膝二斤捣碎,用生地黄汁五升,浸一宿暴曝干,又浸再曝,如此以地黄汁尽为度"(《圣惠方》)。

③茶水制　元代新增"茶水炒"(《世医》),明代沿用茶水制的方法"拣芦头并细梢只取中间粗者折作半寸入药和茶水浸"(《普济方》)。

④盐酒制　清代出现"盐酒炒"(《尊生》)的记载。

(6)炒制　炒牛膝首见于宋代"慢火炒,焙干"(《宝产》),明清时期沿用此法,"微炒"(《普济方》);"土牛膝根,炒香为末"(《便读》)。炒制法一直沿用至今,但已极少使用此法。

(7)盐制　宋代记载有"盐水炒"(《扁鹊》)。

(8)焙制　元代出现"焙"(《瑞竹》)的记载。

(9)童便制　明代出现"牛膝根,童便酒各半盏,浸一宿"(《医学》)的记载,清代沿用此法"童便炒"(《得配》)。

(10)何首乌制　明代出现何首乌与黑豆同制牛膝的方法(《准绳》),清代有"与何首乌同蒸"(《本草述》)的记载。

据统计见于历代文献记载的牛膝炮制品种总计共有二十余种。其中以去芦头切段,酒制(酒浸、酒煮、酒蒸、酒炒、酒焙)等方法较为常用。现代应用中,以牛膝和酒牛膝较常用,收在于历版药典和大部分省炮制规范中,而部分省炮制规范尚收载有盐牛膝和牛膝炭。

历代炮制历史沿革见表1。

表1　牛膝炮制历史沿革简况

朝代	沿用方法	新增方法	文献出处
南北朝		凡使,去头并尘土了,取黄精自然汁浸一宿,漉出,细剉,焙干用之	《雷公》
唐代	黄精汁制	咀;汁;入汤酒拍碎用之;切作细段	《千金》
		咀,曝令极干	《外台》

续表

朝代	沿用方法	新增方法	文献出处
宋代	黄精汁制 切段 酒制	去芦；用酱水浸一宿时以无灰酒煮五伏以来，却晒干用；切作细段，酒浸三日后熬膏使用	《博济》
		烧为灰；去苗，烧灰；去苗，微炙；生地黄汁浸	《圣惠方》
		酒浸水洗焙干；洗净剉焙酒浸一宿再焙	《普本》
		用无灰酒浸，夏月七日，冬月十四日，如要急用，将慢火量煮	《传信》
		去苗，酒浸一宿；酒浸焙干	《局方》
		酒拌炒	《妇人》
		盐水炒；酒洗	《扁鹊》
金元时期	黄精汁制 切段 去芦 酒制 盐炒	茶水炒	《世医》
		焙	《瑞竹》
		酒浸，另捣	《汤液》
明代	黄精汁制 切段 去芦 酒制 盐炒	拣芦头并细梢只取中间粗者折作半寸入药和茶水浸	《普济方》
		牛膝根，童便酒各半盏，浸一宿	《医学》
		去芦酒炒	《保元》
		用何首乌与黑豆同制牛膝	《准绳》
清代	黄精汁制 切段 去芦 酒制 盐炒 何首乌制 童便制	炒黑；与何首乌同蒸	《本草述》
		童便炒	《得配》
		酒炒炭	《治裁》
		去心盐水炒	《增广》

（二）牛膝饮片药典及地方炮制规范

1．净制　冬季茎叶枯萎时采挖，除去须根、杂质和泥沙，洗净。

2．切制　润透后除去残留芦头，切段，晒干。

3．炮炙

（1）酒制　取净牛膝厚片或短段，加黄酒拌匀，闷透，置炒制容器内，用文火炒干，取出，放凉。酒炙时，除另有规定外，一般用黄酒。除另有规定外，每100kg待炮炙品用黄酒10～20kg。

（2）盐制　取牛膝厚片或短段，加盐水拌匀，闷透，置炒制容器内，以文火加热，炒干。也有炒至稍鼓起或表面微具焦斑，稍鼓起。每100kg牛膝，用食盐2kg。

（3）炒炭　取牛膝厚片或短段，置热锅内，用武火炒至外焦黑色，内棕褐色，筛去灰屑。

现代炮制方法见表2。

表2　《中国药典》及各地炮制规范收载的牛膝炮制方法

药典及规范	炮制方法
《中国药典》（1963 年版）	牛膝　拣去杂质，洗净，润透后去芦、切段，晒干即得 酒牛膝　取牛膝段，用黄酒喷淋拌匀，闷润后，置锅内炒至微干，取出，放凉即得。每牛膝段 100 斤，用黄酒 10 斤
《中国药典》（1977 年版）	牛膝　除去杂质，洗净，润透，除去残留芦头，切段，晒干

续表

药典及规范	炮制方法
《中国药典》（1985 年版） 《中国药典》（1990 年版） 《中国药典》（1995 年版） 《中国药典》（2000 年版） 《中国药典》（2005 年版） 《中国药典》（2010 年版） 《中国药典》（2015 年版）	牛膝　除去杂质，洗净，润透，除去残留芦头，切段，晒干 酒牛膝　取净牛膝段，照酒炙法炒干
《安徽省中药饮片炮制规范》（2005 年版）	牛膝　取原药材，除去杂质，洗净，润透，除去残留芦头，切段，干燥，筛去碎屑 酒牛膝　取净牛膝段，照酒炙法，炒干。每 100kg 牛膝，用黄酒 10kg 盐牛膝　取净牛膝段，照盐炙法，炒干。每 100kg 牛膝，用食盐 2kg
《上海市中药饮片炮制规范》（2008 年版）	牛膝　原药除去残留的芦头（根茎）、油黑条等杂质，快洗，润透，切短段，干燥，筛去灰屑 盐炒牛膝　取牛膝，照炒法用盐拌炒至鼓起，筛去食盐 牛膝炭　取牛膝，照炒法清炒至外焦黑色，内棕褐色，筛去灰屑
《贵州省中药饮片炮制规范》（2005 年版）	牛膝　取原药材，除去杂质，除去残留芦头，洗净，润透，切段，晒干 酒牛膝　取净牛膝段，照酒炙法，炒干 盐牛膝　取净牛膝段，照盐水炙法，炒干
《河南省中药饮片炮制规范》（2005 年版）	怀牛膝　除去杂质，洗净，润透，除去残留芦头，切段，晒干 酒怀牛膝　取净怀牛膝段，照酒炙法，炒干 盐怀牛膝　取净怀牛膝段，照盐炙法，炒干
《湖南省中药饮片炮制规范》（2010 年版）	牛膝　取原药材，除去杂质，洗净，润透，除去残留芦头，切长段片，干燥，筛去灰屑 酒牛膝　取净牛膝段，照酒炙法，炒干。每 100kg 牛膝，用黄酒 10kg 盐牛膝　取净牛膝段，照盐炙法，炒干。每 100kg 牛膝，用食盐 2kg
《北京市中药饮片炮制规范》（2008 年版）	牛膝　取原药材，除去杂质，洗净，闷润 5 ~ 6 小时，至内外湿度一致，除去残留芦头，切中段，晒干或低温干燥 酒牛膝　取牛膝段，加黄酒拌匀，闷润 2 ~ 4 小时，至黄酒被吸尽，置热锅内，用文火炒干，取出，晾凉。每 100kg 牛膝段，用黄酒 10kg
《浙江省中药炮制规范》（2015 年版）	牛膝　取原药，除去芦头等杂质及油黑者，抢水洗净，切段，干燥 盐牛膝　取盐，置热锅内，翻动，待其滑利，投入牛膝，炒至表面微具焦斑，稍鼓起，取出，筛去盐，摊凉
《山东省中药炮制规范》（1990 年版）	牛膝　除去杂质，洗净，闷润至透，去净芦头，切厚片，干燥 酒牛膝　将净牛膝片用黄酒拌匀，闷润至黄酒被吸尽，置锅内，文火炒至带火色时，取出，放凉。每 100kg 牛膝片，用黄酒 10kg 盐牛膝　将净牛膝片用食盐水拌匀，闷润至盐水被吸尽，置锅内，文火炒至带火色时，取出，放凉。每 100kg 牛膝片，用食盐 2kg
《福建省中药炮制规范》（1988 年版）	牛膝　除去杂质及残留芦头，切中段 酒牛膝　取牛膝段，照酒炙法炒干 盐牛膝　取牛膝段，照盐水炙法炒干
《广西壮族自治区中药饮片炮制规范》（2007 年版）	牛膝　除去杂质，抢水洗净，稍润，除去芦头，切段（吸潮回润柔软者直接切段），干燥，筛去灰屑 酒牛膝　取生牛膝，喷酒拌匀，稍闷，置锅内用文火炒干，取出，放凉。每 100kg 牛膝用酒 10 ~ 15kg 盐牛膝　（1）取生牛膝，与适量生盐颗粒拌炒至微鼓起，取出，筛去盐粒，放凉 （2）取生牛膝，喷淋盐水拌匀，稍闷
《广东省中药饮片炮制规范》（2010 年版）	炒牛膝　取净牛膝段，置炒制容器内，用中火炒至表面微黄色，表面微鼓起，取出，放凉 盐牛膝　取净牛膝，用盐水拌匀，闷润，带盐水被吸尽后，用文火炒干；或用砂炒至微黄，并膨胀鼓起，筛去砂粒，取出，摊凉。每牛膝 100kg，用盐 2kg
《吉林省中药炮制标准》（1986 年版）	除去杂质，速洗净泥土，捞出，润透，切 4mm 段，晒干

续表

药典及规范	炮制方法
《江西省中药饮片炮制规范》（2008 年版）	牛膝　除去杂质和残留芦头，洗净，润透，切段，干燥 酒牛膝　取净牛膝段，照酒炙法炒干；或取净牛膝段，加酒拌匀，闷透，用麸至黄色，取出，摊凉。每 100kg 牛膝，用酒 10kg
《全国中药炮制规范》（1988 年版）	牛膝　取原药材，除去杂质，洗净，润透，除去芦头，切厚片，低温干燥 酒牛膝　取牛膝片，加黄酒拌匀，闷润至透，置锅内，用文火加热，炒干，取出放凉。每牛膝 100kg，用黄酒 10kg 盐牛膝　取牛膝片，加盐水拌匀，闷润至透，置锅内，用文火加热，炒干，取出放凉。每牛膝片 100kg，用盐 2kg

牛膝在各省地方规范中主要有牛膝、盐牛膝、牛膝炭及酒牛膝等炮制方法，牛膝、酒牛膝和盐牛膝较常见，牛膝炭较少见。

（三）牛膝饮片现代炮制研究

李迪等[1]人采用高效液相色谱法测定不同炮制方法的牛膝中齐墩果酸的含量，结果表明不同的炮制方法对牛膝中齐墩果酸的含量有影响，其含量大小依次为酒烫品 > 盐烫品 > 酒炙品 > 盐炙品 > 生品。陶益等[2]通过高分辨质谱鉴定了牛膝、酒牛膝、盐牛膝中10个主要化学成分，分别为苄基葡萄糖苷，苄基葡萄糖苷异构体，牛膝甾酮A，水龙骨素B，β-蜕皮甾酮，牛膝甾酮，姜状三七苷R_1，人参皂苷R_0，牛膝皂苷Ⅰ和竹节参皂苷Ⅳ，结果表明牛膝炮制后酚苷类和甾体皂苷类成分的含量显著上升，而三萜皂苷类成分的含量则显著降低。张振凌等[3]采用HPLC法比较盐粒拌炒和盐水炙牛膝2种不同方法对牛膝中β-蜕皮甾酮，25R-牛膝甾酮和25S-牛膝甾酮含量的影响，结果表明盐粒拌炒牛膝中3种甾酮类成分的含量均大于生品和盐水炙牛膝。

陆兔林等[4]采用小鼠扭体法、热板法对牛膝不同炮制品进行了镇痛作用比较，各种炮制品均有一定程度的镇痛作用，其中以酒牛膝镇痛作用强而持久；以小鼠由巴豆油所致的耳肿进行抗炎作用比较，结果表明酒牛膝抗炎作用显著。

黎万寿等[5]采用正交试验L9(34)，以水溶性成分及杯苋桎甾酮的含量为考察指标，用远红外可控调温电炉为炮制设备进行酒炙牛膝最佳炮制工艺研究，结果最佳酒炙工艺为饮片加10%的黄酒润透，130℃炒制15分钟。罗懿妮等[6]采用正交试验设计，以总皂苷、齐墩果酸和β-脱皮甾酮的含量为评价指标，优选酒牛膝最佳的微波炮制工艺，结果最佳工艺为20%黄酒闷润60分钟，60%微波3分钟。

（四）牛膝饮片炮制工艺研究总结

1. 历史文献　净制（去芦）、切制（切段）、生地黄汁浸、茶水浸、何首乌与黑豆同制、酒制（酒浸、酒煮、酒蒸、酒炒、酒焙）、盐制、茶水炒等，以净制、酒制为最常见。

2. 历版《中国药典》　牛膝、酒牛膝等。

3. 各省市炮制规范　牛膝、酒牛膝、盐牛膝等，以牛膝、酒牛膝为最常用。

4. 现代研究文献　牛膝、酒牛膝、盐牛膝，以牛膝、酒牛膝为最常用等。

综合上述研究结果，制定牛膝的炮制工艺为：

牛膝　除去杂质，抢水洗净，闷润约3小时，除去残留芦头，切厚片或短段，70℃干燥4～5小时至干，即得。

酒牛膝　取牛膝厚片或段，加入黄酒拌匀，闷1小时至黄酒被吸尽，置热锅中，90～110℃翻炒10～15分钟至表面深黄色，微有酒香气。取出，晾凉，即得。

每100kg牛膝厚片或段，用黄酒10kg。

盐牛膝　取牛膝厚片或段，加入食盐水拌匀，闷1小时至食盐水被吸尽。置热锅中，90～110℃翻炒15～20分钟至干。取出，晾凉，即得。

每100kg牛膝厚片或段，用食盐2kg。

参考文献

[1] 李迪, 吴宏娟, 王文芝. 不同炮制方法对牛膝中齐墩果酸含量的影响[J]. 中医药学报, 2013, 41(2):58-59.

[2] 陶益, 杜映姗, 黄苏润, 等. 牛膝不同炮制品中化学成分的UPLC-Q-TOF/MS分析[J]. 中国实验方剂学杂志, 2017, 23(12):1-5.

[3] 张振凌, 胡婷婷, 田双双, 等. 不同盐制方法对牛膝中有效成分含量的影响[J]. 中国实验方剂学杂志, 2017, 23(3):10-13.

[4] 陆兔林, 毛春芹, 张丽. 牛膝不同炮制品镇痛抗炎作用研究[J]. 中药材, 1997, 20(10):507-509.

[5] 黎万寿, 陈幸, 李彬, 等. 正交法优选酒炙川牛膝最佳炮制工艺[J]. 现代中药研究与实践, 2005, 19(4): 54-55.

[6] 罗懿妮, 林华, 林丽薇. 正交试验优选酒牛膝微波炮制工艺[J]. 中药材, 2014, 37(8): 1353-1356.

Sheng ma 升麻

药材来源　本品为毛茛科植物大三叶升麻*Cimicifuga heracleifolia* Kom.、兴安升麻*Cimicifuga dahurica*(Turcz.) Maxim.或升麻*Cimicifuga foetida* L.的干燥根茎经炮制加工后制成的饮片。

采收加工　秋季采挖，除去泥沙，晒至须根干时，燎去或除去须根，晒干。

升麻饮片炮制规范

【饮片品名】升麻、蜜升麻、升麻炭。

（一）升麻

【饮片来源】本品为升麻药材经切制后的炮制品。

【炮制方法】取原药材，除去杂质，浸泡至三四成透时取出，润透，切厚片，干燥，即得。

【饮片性状】为不规则的厚片，直径15～35mm。表面黄白色至淡棕黑色，有坚硬的细须根残留。切面有裂隙，纤维性，皮部很薄。中心有放射状网状条纹，髓部有空洞。体轻质脆，气微，味苦而涩。

【质量控制】

鉴别　（1）本品粉末黄棕色。后生皮层细胞黄棕色，表面观呈类多角形，有的垂周壁及平周壁瘤状增厚，突入胞腔。木纤维多，散在，细长，纹孔口斜裂缝状或相交成人字形或十字形。韧皮纤维多散在或成束，呈长梭形，孔沟明显。

（2）取本品粉末1g，加乙醇50ml，加热回流1小时，滤过，滤液蒸干，残渣加乙醇1ml使溶解，作为供试品溶液。另取阿魏酸对照品、异阿魏酸对照品，加乙醇制成每1ml各含1mg的溶液，作为对照品溶液。照薄层色谱

四画

法试验，吸取上述三种溶液各10μl，分别点于同一硅胶G薄层板上，以苯-三氯甲烷-冰醋酸（6∶1∶0.5）为展开剂，展开，取出，晾干，置紫外光灯（365nm）下检视。供试品色谱中，在与对照品色谱相应的位置上，显相同颜色的荧光斑点。

检查 杂质 不得过5.0%。

水分 不得过13.0%（第二法）。

总灰分 不得过8.0%。

酸不溶性灰分 不得过4%。

浸出物 照醇溶性浸出物测定法项下的热浸法测定，用稀乙醇作溶剂，不得少于17.0%。

含量测定 照高效液相色谱法测定。

色谱条件与系统适用性试验 以十八烷基硅烷键合硅胶为填充剂；以乙腈-0.1%磷酸溶液（13∶87）为流动相；检测波长为316nm。理论板数按异阿魏酸峰计算应不低于5000。

对照品溶液的制备 取异阿魏酸对照品适量，精密称定，置棕色量瓶中，加10%乙醇制成每1ml含异阿魏酸20μg的溶液，即得。

供试品溶液的制备 取本品粉末（过二号筛）约0.5g，精密称定，置具塞锥形瓶中，精密加入10%乙醇25ml，密塞，称定重量，加热回流2.5小时，放冷，再称定重量，用10%乙醇补足减失的重量，摇匀，滤过，取续滤液，即得。

测定法 分别精密吸取对照品溶液与供试品溶液各10μl，注入液相色谱仪，测定，即得。

本品按干燥品计算，含异阿魏酸（$C_{10}H_{10}O_4$）不得少于0.10%。

（二）蜜升麻

【饮片来源】本品为升麻经蜜炙后的炮制品。

【炮制方法】取炼蜜用适量开水稀释后，加入升麻片拌匀，闷透，置炒制容器内，用文火180℃炒至不粘手时，取出，放凉，即得。

每100kg升麻片，用炼蜜25kg。

【饮片性状】本品为不规则的厚片。表面黄棕色或棕褐色，有坚硬的细须根残留，有裂隙，纤维性，皮部很薄。中心有放射状网状条纹，髓部有空洞。有蜜香气，味甜。

【质量控制】

鉴别、检查 同升麻。

含量测定 同升麻，含异阿魏酸（$C_{10}H_{10}O_4$）不得少于0.10%。

（三）升麻炭

【饮片来源】本品为升麻经炒炭后的炮制品。

【炮制方法】取升麻片，置炒制容器内，用武火加热，炒至表面焦黑色，内部棕褐色，喷淋清水少许，灭尽火星，取出，晾干，即得。

【饮片性状】本品为不规则的厚片。表面黄棕色或棕褐色，有坚硬的细须根残留，有裂隙，纤维性，皮部很薄。中心有放射状网状条纹，髓部有空洞。有蜜香气，味甜。

【质量控制】

检查、浸出物 同升麻。

【性味归经】辛、微甘，微寒。归肺、脾、胃、大肠经。

【功能主治】发表透疹，清热解毒，升举阳气。用于风热头痛，齿痛口疮，咽喉肿痛，麻疹不透，阳毒发斑，脱肛，子宫脱垂。

【用法用量】3～10g。

【贮藏】置阴凉干燥处，防蛀。

升麻饮片炮制操作规程

（一）升麻

1．产品概述

（1）品名　升麻。

（2）饮片规格　厚片。

2．生产依据　按照《中国药典》（2015年版）一部炮制工艺执行。

3．工艺流程　取原药材，除去杂质，浸泡，润透，切厚片，干燥，即得。

4．炮制工艺操作要求

（1）挑拣　除去杂质，大小分档，杂质量不超过5.0%。

（2）洗润　取净药材，略浸泡，洗净，取出，润透。

（3）切制　切2～4mm片，切片损耗量应不超过3.0%。

（4）干燥　阴干，或低温干燥。

（5）筛选　用筛药机筛去碎末，碎末含量不超过3.0%。

（6）包装　聚乙烯薄膜药用塑料袋手工包装，包装损耗应不超过2.0%。

5．原料规格质量标准　符合《中国药典》2015年版一部升麻药材项下的相关规定。

6．成品质量标准　符合本规范升麻饮片项下的相关规定。

7．成品贮存及注意事项　置通风干燥处，防蛀。

8．工艺卫生要求　符合中药饮片GMP相关工艺卫生要求。

9．主要设备　切药机、烘干箱、振动筛、包装机等设备。

（二）蜜升麻

1．产品概述

（1）品名　蜜升麻。

（2）饮片规格　厚片。

2．生产依据　按照《中国药典》（2015年版）蜜炙法炮制工艺执行。

3．工艺流程　取炼蜜用适量开水稀释后，加入升麻片拌匀，闷透，置炒制容器内，用文火180℃炒至不粘手时，取出，放凉，即得。

每100kg升麻片，用炼蜜25kg。

4．炮制工艺操作要求

（1）挑拣　除去杂质，大小分档，杂质量不超过5.0%。

（2）蜜润　取炼蜜加适量沸水稀释，拌入净升麻片，闷润至透。（每100kg升麻片用炼蜜25kg）

（3）炒制　将润好的升麻饮片置预热的炒制容器内，文火炒至不粘手时，取出，放凉。

（4）筛选　用筛药机筛去碎末，碎末含量不超过3.0%。

（5）包装　聚乙烯薄膜药用塑料袋手工包装，包装损耗应不超过2.0%。

5．原料规格质量标准　符合本规范升麻片项下的相关规定。

6．成品质量标准　符合本规范蜜升麻饮片项下的相关规定。

7．成品贮存及注意事项　置通风干燥处，防蛀。

8．工艺卫生要求　符合中药饮片GMP相关工艺卫生要求。

9．主要设备　炒药机、振动筛、包装机等设备。

（三）升麻炭

1．产品概述

（1）品名　升麻炭。

（2）饮片规格　厚片。

2．生产依据　按照《中国药典》2015年版炒炭法炮制工艺执行。

3．工艺流程　取升麻片，置炒制容器内，用武火加热，炒至表面焦黑色，内部棕褐色，喷淋清水少许，灭尽火星，取出，晾干，即得。

4．炮制工艺操作要求

（1）挑拣　除去杂质，大小分档，杂质量不超过5.0%。

（2）炒制　取净升麻片，置预热炒制容器内，用武火炒至表面焦黑色、内部棕褐色，喷淋清水少许，熄灭火星，取出，放凉。

（3）筛选　用筛药机筛去碎末，碎末含量不超过3.0%。

（4）包装　聚乙烯薄膜药用塑料袋手工包装，包装损耗应不超过2.0%。

5．原料规格质量标准　符合本规范升麻片项下的相关规定。

6．成品质量标准　符合本规范升麻炭项下的相关规定。

7．成品贮存及注意事项　置通风干燥处，防蛀。

8．工艺卫生要求　符合中药饮片GMP相关工艺卫生要求。

9．主要设备　炒药机、振动筛、包装机等设备。

升麻饮片炮制规范起草说明

（一）升麻饮片炮制历史沿革

1．净制　最早见于宋代“去芦洗”（《普本》），其后有“水洗去须土”的记载（《疮疡》《仁术》）；至元代有“去里皮并腐烂者”的记载（《汤液》）。

2．切制　最早见于宋代“吹咀”（《药证》），同时也有“捣碎”（《药证》）的记载；其后有“碎剉”（《宝鉴》）以及“切”的记载（《仁术》）。

3．蜜炙　升麻的蜜制最早见于东晋，曰：“蜜煎并数数食”（《肘后》）。清代本草对升麻蜜制的记载较多，“止咳汗蜜炒”（《本草述》）、“蜜水炒之”（《备要》）、“蜜炙”（《金鉴》）、“恐其太升发者、并用蜜水炒之”（《从新》）、“入补剂，蜜水炒用”（《求真》）、“多用则散，少用则升，蜜炙，使不骤升”（《得配》）、“如嫌过升，蜜水炒……”（《害利》）。

4．制炭　升麻制炭最早见于宋代“入瓶子内固济留一孔烧令烟绝取出细研。”（《总录》）至清代“炒黑”（《治裁》）。

5．其他炮制方法　升麻尚有多种炮制方法，如黄精制、焙制、炒制、酒制、盐制、醋制、土制、蒸制、姜制等。宋代记载黄精制，曰：“采得了，刀刮上粗皮一重了，用黄精自然汁浸一宿，出爆干，细剉，蒸了爆干用之”（《证类》）；明代有“去芦洗，焙”和“炒”（《普济方》）、“酒炒”（《宋氏》）、“盐水炒”（《景岳》）、醋制（《大法》）；清代有“土炒”（《金鉴》）、“去须芦，蒸暴用”（《求真》）、“用姜汁拌炒”（《治裁》）。

表1　升麻炮制历史沿革简况

朝代	沿用方法	新增方法	文献出处
东晋		蜜煎并数数食	《肘后》
宋代		入瓶子内固济留一孔烧令烟绝取出细研	《总录》
		采得了，刀刮上粗皮一重了，用黄精自然汁浸一宿，出爆干，细剉，蒸了爆干用之	《证类本草》引《雷公》

续表

朝代	沿用方法	新增方法	文献出处
明代		去芦洗，焙；炒	《普济方》
		酒炒	《宋氏》
		盐水炒	《景岳》
		醋拌炒	《大法》
清代	止咳汗蜜炒		《本草述》
	蜜水炒之		《备要》
		土炒	《金鉴》
	恐其太升发者、并用蜜水炒之		《从新》
	入补剂，蜜水炒用	去须芦，蒸暴用	《求真》
	多用则散，少用则升，蜜炙，使不骤升		《得配》
	如嫌过升，蜜水炒		《害利》
	炒黑	用姜汁拌炒	《治裁》

通过对升麻各种炮制方法的考证，发现升麻的炮制方法很多，主要有蜜制、制炭、黄精制、焙制、炒制、酒制、盐制、醋制、土制、蒸制、姜制等。蜜制方法为晋代出现，并一直沿用至今，蜜制的目的以缓和偏性、增强补益作用和止咳作用为主；制炭的方法出现于宋代，至今偶有应用。其他炮制方法多出现与明清之际，现已不常用。

（二）升麻饮片药典及地方炮制规范

表2 《中国药典》及各地炮制规范收载的升麻炮制方法

药典及规范	炮制方法
《中国药典》（1963 年版）	升麻　拣去杂质，略泡洗净，捞出，润透及时切片，迅速干燥即得
《中国药典》（1977 年版）	升麻　除去杂质，略泡，洗净，润透，切片，干燥
《中国药典》（1985 年版） 《中国药典》（1990 年版） 《中国药典》（1995 年版） 《中国药典》（2000 年版） 《中国药典》（2005 年版） 《中国药典》（2010 年版） 《中国药典》（2015 年版）	升麻　除去杂质，略泡，洗净，润透，切厚片，干燥
《北京市中药饮片炮制规范》（2008 年版）	升麻　取原药材，除去杂质，洗净，闷润 6～10 小时，至内外湿度一致，切厚片，干燥，筛去碎屑 升麻炭　取升麻片，置热锅内，用武火 180～220℃炒至表面焦黑色，内部棕褐色，喷淋清水少许，熄灭火星，取出，晾干
《上海市中药饮片炮制规范》（2008 年版）	升麻　将原药除去地上茎等杂质，洗净，润透，切厚片，干燥，筛去灰屑 蜜炙升麻　取升麻，照蜜炙法用炼蜜拌炒至蜜汁吸尽
《福建省中药炮制规范》（1988 年版）	升麻　除去杂质，略泡，洗净，润透，切厚片，干燥 炒升麻　取升麻片，照炒黄法炒至深黄色 酒升麻　取升麻片，照酒炙法炒干 蜜升麻　取升麻片，照蜜炙法炒至不粘手
《广东省中药炮制规范》（1984 年版）	升麻　除去杂质，洗净，润软，切片，干燥 蜜升麻　取净升麻，加入用适量开水稀释的炼蜜，拌匀，稍闷，待炼蜜被吸尽后，用文火炒至黄褐色，不粘手时，取出，摊凉。每升麻 100kg，用炼蜜 30kg

续表

药典及规范	炮制方法
《湖南省中药饮片炮制规范》（2010年版）	升麻　取原药材，除去杂质，略泡，洗净，润透，切厚片，干燥，筛去碎屑 蜜升麻　取净升麻片，照蜜炙法炒至不粘手。每100kg升麻片，用炼蜜25kg 酒升麻　取净升麻片，照酒炙法用文火加热，炒至微黄色
《河南省中药饮片炮制规范》（2005年版）	升麻　除去杂质，略泡，洗净，润透，切厚片，干燥 蜜升麻　取净升麻片，照蜜炙法炒至不粘手为度，取出，放凉。每100kg升麻片，用炼蜜24kg 升麻炭　取净升麻片，照炒炭法炒至外呈黑色、内呈黑褐色
《江西省中药炮制规范》（1991年版）	升麻　取原药，除去杂质，略浸，洗净，润透，切厚片，干燥 酒炒升麻　取升麻片用酒喷洒均匀，润透，用麦麸炒至微黄色为度。每升麻100kg，用酒10kg，麦麸40kg 炙升麻　取升麻片，用蜜加适量水稀释拌匀，吸尽后，炒至不粘手为度。每升麻100kg，用蜜25kg
《山东省中药炮制规范》（2012年版）	升麻　去净杂质，略泡，洗净，润透，除去残留芦头，切厚片，干燥 蜜升麻　先将炼蜜用开水稀释，加入净升麻片后拌匀，稍润，置热锅内，文火炒至表面呈黄棕色，不粘手时，取出，摊晾，凉透后及时收藏。每100kg升麻片，用蜜25kg 升麻炭　将净升麻片置热锅内，武火炒至表面焦黑色，内部黑褐色时，喷淋清水，灭尽火星，取出，及时摊晾，凉透
《浙江省中药炮制规范》（2005年版）	升麻　取原药，除去杂质，略浸，洗净，润软，切厚片，干燥 蜜升麻　取升麻，与炼蜜拌匀，稍闷，炒至不粘手时，取出，摊晾。每升麻100kg，用炼蜜20～25kg 炒升麻　取升麻，炒至表面微具焦斑时，取出，摊凉
《安徽省中药饮片炮制规范》（2005年版）	升麻　取原药材，除去杂质，略泡，洗净，润透，切厚片，干燥，筛去碎屑 蜜升麻　取净升麻片，照蜜炙法炒至不粘手。每100kg升麻，用炼蜜25kg
《四川省中药饮片炮制规范》（2002年版）	升麻　除去杂质，略泡，洗净，润透，切薄片，干燥 蜜升麻　取净升麻片，照蜜炙法炒至不粘手。每100kg升麻，用炼蜜15～20kg
《陕西省中药饮片标准》（2008年版）	升麻　取升麻药材，除去杂质，略泡，洗净，润透，切厚片，干燥 蜜升麻　取饮片升麻，照蜜炙法炒至不粘手
《云南省中药饮片炮制规范》（2005年版）	蜜升麻　取药材，挑选，洗润至透心，切成厚片，干燥，筛去碎屑。将升麻片置锅内，加炼蜜，用文火炒至切面黄褐色至棕褐色，有光泽，不粘手，取出，晾凉，即得。每1kg净药材，用炼蜜250g
《天津市中药饮片炮制规范》（2005年版）	升麻　取原药材，除去杂质，洗净，润透，切厚片，干燥
《广西壮族自治区中药饮片炮制规范》（2007年版）	升麻　除去杂质，洗净，略泡，切厚片，干燥，筛去灰屑
《贵州省中药饮片炮制规范》（2005年版）	升麻　取原药材，除去杂质，略泡，洗净，润透，切厚片，干燥 酒炒升麻　去升麻片，加酒拌匀，闷透，晾干，照麸炒法炒制黄色。每100kg净升麻片，用黄酒15kg 蜜升麻　取净升麻片，照蜜炙法炒至深黄色，取出，烘干
《江苏省中药饮片炮制规范》（2002年版）	升麻　取原药材，除去杂质，洗净，润透，切厚片，干燥
《重庆市中药饮片炮制规范及标准》（2006年版）	升麻　略泡，洗净，润透，切厚片，干燥
《吉林省中药炮制标准》（1986年版）	升麻　除去杂质，洗净泥土，捞出，润透，切3mm片，晒干
《全国中药炮制规范》（1988年版）	升麻　取原药材，除去杂质，浸泡至三四成透时取出，润透，切厚片，干燥 蜜升麻　取炼蜜用适量开水稀释后，加入升麻片拌匀，闷透，置锅内，用文火加热，炒至不粘手时，取出放凉。每升麻100kg，用炼蜜25kg 升麻炭　取升麻片置锅内，用武火加热，炒至表面焦黑色，内部棕褐色，喷淋清水少许，灭尽火星，取出晾干

对18个地方炮制规范和《全国中药炮制规范(1988年版)》中升麻的炮制方法进行整理，各省市均有收载。通过各省中收载的升麻炮制方法对比发现升麻在各省地方规范中主要有升麻片、蜜升麻、酒升麻、炒升麻、升麻炭等炮制品。其中蜜升麻为炮制规范收载的常用品种（13个），升麻炭（4个）、酒升麻（3个）、炒升麻（2个）相对较少。

除《北京市中药饮片炮制规范》(2008年版）外，升麻切制的工艺参数均无统一的规定,《全国中药炮制规范》(1988年版）规定浸泡至三四成透，其余省市大部分为洗净后闷润。

（三）升麻饮片现代炮制研究

升麻蜜炙后，发散作用缓和，升阳作用缓和而持久，并减少对胃的刺激；镇痛和镇静活性均明显强于生品[1]，抗氧化活性减弱[2]。其药效活性物质在蜜炙后的变化报道不一，王冰等[3]认为升麻蜜炙后咖啡酸、升麻素苷、阿魏酸和升麻素的含量均显著升高，异阿魏酸的含量有所降低；潘瑞乐等[4]报道升麻蜜制以后，对酚酸类成分影响较大，阿魏酸和异阿魏酸含量均有所增高，认为可能在炮制过程中，酸酯类成分水解生成有机酸和醇类，使阿魏酸和异阿魏酸含量增加，姜北等[2]认为加热、尤其是有水分存在的条件下蜂斗菜酸、升麻酸A与升麻酸B等成分很容易分解，产生咖啡酸、阿魏酸、异阿魏酸及其他一些成分。蜜炙对三萜类成分影响较小，其中27-脱氧升麻亭含量略有降低[4]。不同学者发表不同报道的原因可能是各实验室在升麻蜜炙过程中，炮制方法和炮制程度不同引起的化学成分的变化不同。升麻炭的研究相对较少，升麻炭中异阿魏酸的含量升高，而咖啡酸、升麻素苷、阿魏酸和升麻素的含量显著降低[3]，化学成分与功效变化的相关性也不甚明确，需要进一步深入研究。

潘瑞乐等[5]采用正交试验法，以总有机酸含量为指标，优选了烘箱烘烤制备蜜升麻饮片的工艺，蜜升麻的最佳烘制工艺为：100℃，烘制1.5小时，每100kg升麻片，加炼蜜25kg。所得蜜升麻饮片黄棕色，略有光泽，酥脆，无焦化现象。张慧芳等[6]采用正交试验法，以总有机酸和异阿魏酸含量为指标，优选了蜜升麻的炒制工艺，蜜升麻的最佳烘制工艺为：炼蜜加等体积的水，加入净升麻片，拌匀，闷润30分钟，置锅内，180℃（锅底温度）炒炙25分钟，取出，放凉，筛去碎屑。每100kg升麻加炼蜜25kg。升麻炒炭工艺未见相关报道。

（四）升麻饮片炮制工艺研究总结

1. 历史文献 通过对升麻各种炮制方法的考证，主要有蜜制、制炭、黄精制、焙制、炒制、酒制、盐制、醋制、土制、蒸制、姜制等。蜜制一直沿用至今；制炭的方法出现于宋代，至今偶有应用。

2. 历版《中国药典》 收载升麻片。

3. 各省市炮制规范 主要有升麻片、蜜升麻、酒升麻、炒升麻、升麻炭等炮制品。其中蜜升麻为常用品种。

4. 现代研究文献 升麻的炮制品种较多，各地各法。升麻炮制后，化学成分发生了较大变化，与功效转变的相关性不明确。

综合上述研究结果，升麻的炮制工艺为：

升麻　取原药材，除去杂质，浸泡至三四成透时取出，润透，切厚片，干燥，即得。

蜜升麻　取炼蜜用适量开水稀释后，加入升麻片拌匀，闷透，置炒制容器内，用文火180℃炒至不粘手时，取出，放凉，即得。

每100kg升麻片，用炼蜜25kg。

升麻炭　取升麻片，置炒制容器内，用武火加热，炒至表面焦黑色，内部棕褐色，喷淋清水少许，灭尽火星，取出，晾干，即得。

四画

参考文献

[1] 曹丽, 孙虹, 李展, 等. 不同品种的升麻蜜制前后药理活性的比较[J]. 中药材, 2007, 30(12): 1561-1563.

[2] 姜北, 张杰, 周浓, 等. 炙升麻与几种升麻属植物抗氧化活性研究[J]. 大理学院学报, 2012, 11(3): 1-4.

[3] 王冰, 张振秋, 孙艳涛. HPLC切换波长法同时测定升麻中5种成分的含量[J]. 药物分析杂志, 2011, 3(2): 391-394.

[4] 潘瑞乐, 陈迪华, 斯建勇, 等. 升麻炮制前后有效成分的比较研究[J]. 中成药, 2007, 29(9): 1335-1337.

[5] 潘瑞乐, 陈迪华, 斯建勇, 等. 正交法优选升麻最佳蜜制工艺[J]. 中国中药杂志, 2007, 32(1): 73-74.

[6] 张慧芳, 戴衍朋. 正交试验设计优选升麻最佳蜜炙工艺[J]. 中国医院药学杂志, 2014, 34(7): 520-523.

Hua ju hong

化橘红

药材来源　本品为芸香科植物化州柚*Citrus grandis* 'Tomentosa' 或柚*Citrus grandis*(L.)Osbeck的未成熟或近成熟的干燥外层果皮，前者习称“毛橘红”，后者习称“光七爪”“光五爪”。

采收加工　夏季果实未成熟时采收，置沸水中略烫后，将果皮割成5或7瓣，除去果瓤和部分中果皮，压制成形，干燥。

化橘红饮片炮制规范

【饮片品名】化橘红。

【饮片来源】本品为化橘红药材经切制后的炮制品。

【炮制方法】取原药材，除去杂质，洗净，闷润，切丝或块，晒干，即得。

【饮片性状】

化州柚　呈对折的七角或展平的五角星状，单片呈柳叶形。完整者展平后直径15～28cm，厚0.2～0.5cm。外表面黄绿色，密布茸毛，有皱纹及小油室；内表面黄白色或淡黄棕色，有脉络纹。质脆，易折断，断面不整齐，外缘有1列不整齐的下凹的油室，内侧稍柔而有弹性。气芳香，味苦、微辛。

柚　外表面黄绿色至黄棕色，无毛。

【质量控制】

鉴别　（1）本品粉末暗绿色至棕色。中果皮薄壁细胞形状不规则，壁不均匀增厚，有的作连珠状或在角隅处特厚。果皮表皮细胞表面观多角形、类方形或长方形，垂周壁增厚，气孔类圆形，直径18～31μm，副卫细胞5～7个，侧面观外被角质层，靠外方的径向壁增厚。偶见碎断的非腺毛，碎段细胞多至十数个，最宽处直径约33μm，具壁疣或外壁光滑、内壁粗糙，胞腔内含淡黄色或棕色颗粒状物。草酸钙方晶成片或成行存在于中果皮薄壁细胞中，呈多面形、菱形、棱柱形、长方形或形状不规则，直径1～32μm，长5～40μm。导管为螺纹和网纹。偶见石细胞及纤维。

（2）取本品粉末0.5g，加甲醇5ml，超声处理15分钟，离心，取上清液作为供试品溶液。另取柚皮苷对照品，加甲醇制成每1ml含

1mg的溶液，作为对照品溶液。照薄层色谱法试验，吸取上述两种溶液各2μl，分别点于同一硅胶G薄层板上，以乙酸乙酯-丙酮-冰醋酸-水（8∶4∶0.3∶1）为展开剂，展开，取出，晾干，喷以5%三氯化铝乙醇溶液，在105℃加热1分钟，置紫外光灯（365nm）下检视。供试品色谱中，在与对照品色谱相应的位置上，显相同颜色的荧光斑点。

检查　水分　不得过11.0%（第四法）。

总灰分　不得过5.0%。

含量测定　照高效液相色谱法（通则0512）测定。

色谱条件与系统适用性试验　以十八烷基硅烷键合硅胶为填充剂；以甲醇-醋酸-水（35∶4∶61）为流动相；检测波长为283nm。理论板数按柚皮苷峰计算应不低于1000。

对照品溶液的制备　取柚皮苷对照品适量，精密称定，加甲醇制成每1ml含60μg的溶液，即得。

供试品溶液的制备　取本品粉末（过二号筛）约0.5g，精密称定，置具塞锥形瓶中，精密加入甲醇50ml，称定重量，水浴加热回流1小时，放冷，再称定重量，用甲醇补足减失的重量，摇匀，滤过，精密量取续滤液5ml，置50ml量瓶中，加50%甲醇至刻度，摇匀，即得。

测定法　分别精密吸取对照品溶液与供试品溶液各10μl，注入液相色谱仪，测定，即得。

本品按干燥品计算，含柚皮苷（$C_{27}H_{32}O_{14}$）不得少于3.5%。

【性味与归经】辛、苦，温。归肺、脾经。

【功能与主治】理气宽中，燥湿化痰。用于咳嗽痰多，食积伤酒，呕恶痞闷。

【用法与用量】3～6g。

【贮藏】置阴凉干燥处，防蛀。

化橘红炮制操作规程

1. 产品概述

（1）品名　化橘红。

（2）规格　丝。

2. 生产依据　按照《中国药典》（2015年版）一部有关工艺要求及标准，以及拟定的饮片品种炮制工艺执行。

3. 工艺流程　取原药材，除去杂质，洗净，闷润，切丝或块，晒干，即得。

4. 炮制工艺操作要求

（1）净选　取原药材，筛去杂质。

（2）软化　将净化橘红置于润药池中，加水，闷润6～8小时，至内外湿度一致。

（3）切制　切成宽2～3mm，厚0.2～0.5cm的丝。

（4）干燥　干燥温度为50～60℃，至干。

（5）细选　筛去碎末。

（6）包装　称重，封装，封口。贴上标签。

5. 原料规格质量标准　符合《中国药典》（2015年版）一部化橘红药材项下的相关规定。

6. 成品质量标准　符合本规范制订的化橘红饮片质量标准草案项下的相关规定。

7. 成品贮存及注意事项　置阴凉干燥处，防蛀。

8. 工艺卫生要求　符合中药饮片GMP相关工艺卫生要求。

9. 主要设备　切药机、干燥机等设备。

四画

化橘红饮片炮制规范起草说明

（一）化橘红饮片炮制历史沿革

1．净制　去白膜一重（宋《证类》）。去白（宋《朱氏》）。水洗净，去白（元《世医》）。盐水洗去白（明《回春》）。热水略洗（明《原始》）。

2．切制　去白捣细（元《宝鉴》）。入药用热水略洗，捞出稍干切片（明《原始》）。去白膜剉细（明《乘雅》）。

3．炮制

（1）鲤鱼皮制　去白膜剉细，鲤鱼皮裹一宿，至明取出（宋《证类》）。

（2）炒制　水洗净，去白，炒，去火毒（元《世医》）。炒赤黄色（明《准绳》）。炒微黄为末（清《握灵》）。

（3）焙制　洗净，焙（元《世医》）。

（4）盐制

①盐水煮　半斤，以水化盐五钱，拌令得所，煮干，焙燥（元《丹溪》）。

②盐水炒　盐水炒（明《明医》）。

③盐水洗　盐水洗（明《明医》）。盐水洗去白（明《回春》）。

④盐水润　盐水润过（明《醒斋》）。

（5）白矾炒　二两，用白矾五钱同炒香，去矾不用（明《准绳》）。

（6）麸炒　麸炒（清《大成》）。

（7）姜制

①姜汁洗　姜汁洗（清《傅青主》）。

②姜汁煮　姜汁浸煮（清《治裁》）。

（8）蒸制　略蒸（清《霍乱》）。

历代炮制历史沿革见表1。

表1　化橘红炮制历史沿革简况

朝代	沿用方法	新增方法	文献出处
宋代		去白膜一重	《雷公》
		去白	《朱氏》
		去白膜剉细，鲤鱼皮裹一宿，至明取出	《雷公》
元代	净制	去白捣细	《宝鉴》
		水洗净，去白，炒，去火毒	《世医》
		半斤，以水化盐五钱，拌令得所，煮干，焙燥	《丹溪》
		洗净，焙	《世医》
明代	净制，切制，炒制	盐水炒，盐水洗	《明医》
		盐水润过	《醒斋》
		二两，用白矾五钱同炒香，去矾不用	《准绳》
清代	炒制	麸炒	《大成》
		姜汁洗	《傅青主》
		姜汁浸煮	《治裁》
		略蒸	《霍乱》

从古代文献资料可以看出，历代沿用过的化橘红炮制方法有10余种，所用的辅料有鲤鱼皮、盐、麦麸、姜汁等。化橘红炮制方法主要有净制、切制、炒制、盐水制、焙制、蒸制等。现代炮制方法仍以净制、切制为主料，其他方法少见传袭。

（二）化橘红饮片药典及地方炮制规范

表2　《中国药典》及各地炮制规范收载的化橘红炮制方法

药典及规范	炮制方法
《中国药典》（1985年版） 《中国药典》（1990年版） 《中国药典》（1995年版） 《中国药典》（2000年版） 《中国药典》（2005年版） 《中国药典》（2010年版） 《中国药典》（2015年版）	化橘红　除去杂质，洗净，闷润，切丝或块，晒干
《全国中药炮制规范》（1988年版）	化橘红（橘红）取原药材，除去杂质，刷去灰土，用时掰碎，或洗净，闷润，切丝或块，晒干
《北京市中药饮片炮制规范》（2008年版）	化橘红　取原药材，除去杂质，洗净，闷润6～8小时，至内外湿度一致，切窄丝，干燥，筛去碎屑。或取原药材，除去杂质，加工成块
《上海市中药饮片炮制规范》（2008年版）	化橘红　将原药除去杂质，快洗，润透，切丝（宽2～3mm）或方块，晒或低温干燥，筛去灰屑 蜜炙化橘红　取化橘红，照蜜炙法炒至蜜汁吸尽，不粘手为度
《福建省中药炮制规范》（1998年版）	化橘红　除去杂质，洗净，润软，切丝，晒干 盐化橘红　取化橘红丝，照盐水炙法至盐水吸干后，蒸2小时，取出晒干 蜜化橘红　取化橘红丝，照蜜制法炒至不粘手
《贵州省中药饮片炮制规范》（2005年版）	化橘红　取原药材，除去杂质，洗净，闷润，切丝或块，晒干
《安徽省中药饮片炮制规范》（2005年版）	化橘红　取原药材，除去杂质，抢水洗净，或喷水润软，切丝或块
《广西省广西壮族自治区中药饮片炮制规范》（2007年版）	化橘红　除去杂质，洗净，闷润，切丝或块，晒干，筛去灰屑
《吉林省中药炮制标准》（1986年版）	化橘红　除去杂质，簸去灰土。用时剪成小块
《江西省中药炮制规范》（1991年版）	化橘红　取原药，除去杂质，洗净，闷润，切丝或块，晒干
《浙江省中药炮制规范》（2005年版）	化橘红　取原药，除去杂质，抢水洗净，略润，切丝或块，低温干燥 蜜化橘红　取化橘红，与炼蜜拌匀，稍闷，炒至不粘手时，取出，摊凉。每化橘红100kg，用炼蜜20kg
《湖南省中药饮片炮制规范》（2010年版）	化橘红　刷去毛及灰，喷淋清水，稍润，切3cm断片，晾干，筛去灰屑

对11个地方炮制规范中化橘红的炮制方法进行整理，11个省市均有收载。通过各省市收载的化橘红的炮制方法对比，发现化橘红在各省地方规范中主要有化橘红、盐化橘红、蜜化橘红等炮制品。其中蜜化橘红仅收载于浙江、福建和上海炮制规范中，盐化橘红只收载于福建省炮制规范中（n<4），化橘红收载于11个省市炮制规范中，为主要炮制品种。从1985年版药典开始，历版药典收载的炮制品中均为化橘红，且炮制工艺相同：除去杂质，洗净，闷润，切丝或块，晒干。

（三）化橘红饮片现代炮制研究

化橘红饮片现代炮制研究显示，黄兰珍等[1]以柚皮苷含量为指标，考察不同炮制方法对化橘红质量的影响。结果发现化橘红柚皮苷含量有显著差异，以静电干燥明显高于烘干干燥、自然干燥和真空干燥。由此认为以静电干燥所得化橘红柚皮苷含量高，是炮制化橘红的较好方法。

黄剑波等[2]以柚皮苷作标准品，采用HPLC法测定产自化州境内平定、宝山和和化等地化橘红黄酮含量，通过分析化橘红中黄酮成分HPLC图谱的差异性，分析各地化橘红道地性差异。结果表明，各地化橘红黄酮含量差异不显著，但化橘红黄酮成分HPLC图谱存在明显差异。伍虹等[3]采用水蒸气蒸馏法提取化橘红挥发油，采用气相色谱-质谱法对其成分进行定性定量分析，确认了20种化合物，其中几种主要的成分有柠檬烯，β-月桂烯，芳樟醇、桧烯、柠檬醛α。

（四）化橘红饮片炮制工艺研究总结

1．历史文献 化橘红从古用至今，炮制工艺基本上是以除去杂质，洗净，闷润，切丝或块，晒干。

2．历版《中国药典》 净制和切制为主。

3．各省市炮制规范 化橘红、蜜化橘红、盐化橘红，以化橘红为最常用。

4．现代研究文献 除去杂质，洗净，闷润，切丝或块，晒干。

综合上述研究结果，制定化橘红饮片的炮制工艺为：

化橘红 取原药材，除去杂质，洗净，闷润，切丝或块，晒干，即得。

参考文献

[1] 黄兰珍，梁照恒，林励，等．不同炮制方法对化橘红中柚皮苷含量的影响[J]．中药新药与临床药理，2005，16(1)：59-61.

[2] 黄剑波，董华强，张英慧．化州不同产区化橘红道地性差异HPLC分析[J]．湖北农业科学，2013，52(2)：428-429.

[3] 伍虹，沈勇根，蔡志鹏，等．化橘红挥发油化学成分GC-MS分析[J]．农产品加工·学刊，2011，(5)：90-91.

Liu shen qu

六神曲

药材来源 本品是将赤小豆、苦杏仁粉碎后，与面粉、麦麸混匀后，加入一定量的辣蓼、苍耳草、青蒿的水煎液，在一定的湿度和温度条件下发酵一定时间而成的曲剂。

六神曲饮片炮制规范

【饮片品名】六神曲、炒六神曲、焦六神曲、麸炒六神曲。

（一）六神曲

【饮片来源】本品为六神曲经发酵后的炮制品。

【炮制方法】先将赤小豆、苦杏仁、麦麸粉碎过20目筛，按照麦麸：面粉：赤小豆：苦杏仁=50：50：4：4称取四种固体材料，苍耳草、青蒿、辣蓼按照每100g麦麸和面粉各称取7g鲜品（干品用量为1/3）加1000ml水煎煮1小时，最后浓缩成80ml左右水煎液，加入到混匀的麦麸、面粉、赤小豆和苦杏仁中，搅拌成块状，置模具中压制成型，模具高约2～3cm，用粗纸或20～30g无纺布包严，置30～35℃、相对湿度65%～85%的恒温恒湿箱或发酵箱中发酵4～5天，取出，除去表面菌丝体，切块成1～3cm见方的小方块，晒干或30℃低温烘干。

原料：麦麸和面粉各50kg、50kg，苦杏仁、赤小豆各4kg，鲜苍耳草、鲜青蒿、鲜辣蓼各7kg（干品用量约为1/3）。

【饮片性状】为立方形小方块。表面灰黄色，粗糙，质地坚实，微有香气。

【质量控制】

鉴别 显微鉴别，取六神曲粉末（过20目筛）置载玻片上，滴加水合氯醛透化，加稀甘油封片，于镜下观察：赤小豆（筛状细胞横断面观、顶面观），苦杏仁（石细胞），麦麸（非腺毛）。

淀粉酶检测（DNS法） 以蒸馏水为溶媒，采用料液比1∶20，在40℃条件下水浴振摇提取0.5小时，取出离心，取上清液（5倍稀释）。4℃保存，备用淀粉酶酶活具体测定方法：将1ml的1%可溶性淀粉加入试管中，再加400μl 1%的NaCl，37℃保温30分钟，同时也将酶液预热，将200μl的酶液加入试管中，准确计时反应30分钟后，立即加200μl的NaOH终止反应，最后加入200μl的DNS溶液显色，并煮沸5分钟，放凉后用移液枪吸取200μl加入96孔板中，重复加3个孔，540nm波长下测定吸光数值。每个反应管均设定空白管，空白管是先加入酶液，然后加入NaOH终止反应，其他操作同上。计算酶活力。生品OD（540）＞0.8。

检查 黄曲霉毒素B_1 检测试纸检测结果呈阴性。

水分 不得过15.0%（第二法）。

总灰分 不得过5.0%。

浸出物 不得少于14.0%（冷浸法）。

（二）炒六神曲

【饮片来源】本品为六神曲饮片经炒制后的炮制品。

【炮制方法】炒制容器加热到锅底温度170℃，将神曲放入，炒制6～7分钟后，至表面呈黄色，取出，放凉，即得。

【饮片性状】炒六神曲形如六神曲。表面黄色，偶见焦斑，质地坚实，有香气。

【质量控制】

鉴别、检查、浸出物 同六神曲。

（三）焦六神曲

【饮片来源】本品为六神曲饮片经炒焦后的炮制品。

【炮制方法】炒制容器加热到锅底温度180℃，将神曲放入，炒制大约9～10分钟后，炒至表面焦褐色，取出，放凉，即得。

【饮片性状】焦六神曲形如六神曲。表面焦褐色，内为微黄色，有焦香气。

【质量控制】

鉴别、检查、浸出物 同六神曲。

（四）麸炒六神曲

【饮片来源】本品为六神曲饮片经麸炒后的炮制品。

【炮制方法】炒制容器加热到锅底温度180℃，放入麦麸即刻烟起，迅速加入神曲，迅速翻炒，至六神曲表面焦黄色，取出，放凉。

每100kg六神曲，用麦麸10～15kg。

【饮片性状】麸炒六神曲形如六神曲。表面焦黄色，质地坚实，有麸香气。

【质量控制】

鉴别、检查、浸出物 同六神曲。

【性味与归经】甘、辛，温。归脾、胃经。

【功能与主治】炒神曲、焦神曲、麸炒神曲甘辛温，以醒脾和胃为主。

【用法与用量】6～15g，或入丸、散用。

【贮藏】置阴凉干燥处，防蛀。

六神曲饮片炮制操作规程

（一）六神曲

1．产品概述

（1）品名 六神曲。

（2）规格 块。

2．生产依据 按照《全国中药炮制规范》1998年版有关工艺要求及标准，以及拟定的饮片品种炮制工艺执行。

3．工艺流程 麦麸、赤小豆、苦杏仁粉碎过20目筛→辣蓼、青蒿、苍耳草水煎液浓缩至一定量→拌曲、包严、置恒温恒湿箱中发酵→取出→切块、低温烘干→放凉→包装。

4．炮制工艺操作要求 先将赤小豆、苦杏仁、麦麸粉碎过20目筛，按照麦麸:面粉:赤小豆:苦杏仁=50:50:4:4称取四种固体材料，苍耳草、青蒿、辣蓼按照每100g麦麸和面粉各称取7g鲜品（干品用量为1/3）加1000ml水煎煮1小时，最后浓缩成80ml左右水煎液，加入到混匀的麦麸、面粉、赤小豆和苦杏仁中，搅拌成软材，置长形或方形模具中压制成型，模具高约2～3cm，用粗纸或20～30g无纺布包严，置30～35℃、相对湿度65%～85%的恒温恒湿箱或发酵箱中发酵4～5天，取出，除去表面菌丝体，切块成2～3cm见方的小方块，晒干或30℃低温烘干。

5．原料规格质量标准 符合本规范六神曲药材项下的相关规定。

6．成品质量标准 符合本规范六神曲饮片项下的相关规定。

7．成品贮存及注意事项 置通风干燥处，防蛀、防潮。

8．工艺卫生要求 符合中药饮片GMP相关工艺卫生要求。

9．主要设备 恒温恒湿箱、包装机等设备。

（二）炒六神曲

1．产品概述

（1）品名 炒神曲。

（2）规格 块。

2．生产依据 按照《全国中药炮制规范》1998年版有关工艺要求及标准，以及拟定的饮片品种炮制工艺执行。

3．工艺流程 炒制容器加热到锅底温度170℃，将神曲放入，炒制6～7分钟后，至表面呈黄色，取出，放凉，即得。

4．炮制工艺操作要求

（1）净制 取六神曲，除去外包装。

（2）清炒 取净制后的六神曲块，启动炒药机，中火至炒药机温度达170～190℃，将神曲放入，炒至表面呈黄色有香气溢出时，取出，放凉。

（3）包装 取炒神曲饮片，用聚乙烯薄膜药用塑料包装袋密封包装。

5．原料规格质量标准 符合本规范炒六神曲饮片项下的相关规定。

6．成品质量标准 符合本规范炒六神曲饮片项下的相关规定。

7．成品贮存及注意事项 置通风干燥处，防蛀、防潮。

8．工艺卫生要求 符合中药饮片GMP相关工艺卫生要求。

9．主要设备 炒药机、包装机等设备。

（三）焦六神曲

1．产品概述

（1）品名 焦神曲。

（2）规格 块。

2．生产依据 按照《全国中药炮制规范》1998年版有关工艺要求及标准，以及拟定的饮片品种炮制工艺执行。

3．工艺流程 炒制容器加热至锅底温度180℃，将神曲放入，炒制9～10分钟后，炒至表面焦褐色，取出，放凉，即得。

4．炮制工艺操作要求

（1）净制 取六神曲，除去外包装。

（2）清炒 取净制后的六神曲块，启动炒药机，中火至炒药机温度达180～200℃，将神曲放入，炒至表面焦褐色有焦香气溢出时，取出，放凉。

（3）包装 取焦神曲饮片，用聚乙烯薄膜药用塑料包装袋密封包装。

5．原料规格质量标准 符合本规范六神曲饮片项下的相关规定。

6．成品质量标准 符合本规范焦神曲饮片项下的相关规定。

7．成品贮存及注意事项 置通风干燥处，防蛀、防潮。

8．工艺卫生要求 符合中药饮片GMP相关工艺卫生要求。

9．主要设备 炒药机、包装机等设备。

（四）麸炒六神曲

1．产品概述

（1）品名 麸炒神曲。

（2）规格 块。

2．生产依据 按照本规范研究制订的工艺流程。

3．工艺流程 炒制容器加热到锅底温度180℃，放入麦麸即刻烟起，迅速加入神曲，迅速翻炒，至六神曲表面焦黄色，取出，放凉。每100kg六神曲，用麦麸10～15kg。

4．炮制工艺操作要求

（1）净制 取六神曲，除去外包装。

（2）麸炒 取净制后的六神曲块，启动炒药机，中火至炒药机温度达180～200℃，放入麦麸即刻烟起，加入神曲，迅速炒至表面焦黄色有焦香气溢出时，取出，放凉。

（3）过筛 将麸炒神曲置振动筛中，筛去粉末、药屑。

（4）包装 取麸炒神曲饮片，用聚乙烯薄膜药用塑料包装袋密封包装。

5．原料规格质量标准 符合本规范六神曲饮片项下的相关规定。

6．成品质量标准 符合本规范麸炒神曲饮片项下的相关规定。

7．成品贮存及注意事项 置通风干燥处，防蛀、防潮。

8．工艺卫生要求 符合中药饮片GMP相关工艺卫生要求。

9．主要设备 炒药机、包装机等设备。

六神曲饮片炮制规范起草说明

六神曲是将赤小豆、苦杏仁粉碎后，与面粉、麦麸混匀后，加入一定量的辣蓼、苍耳草、青蒿的水煎液，在一定的湿度和温度条件下发酵一定时间而成的曲剂。六神曲发酵方法自明代沿用至今，现多采用恒温恒湿箱进行发酵，在发酵时间、发酵温度、发酵湿度上稍作了一些调整。六神曲的加工方法大体上差异不是很大，大多采用自然发酵的方法，炮制品种主要以炒神曲为主。

（一）六神曲炮制方法历史沿革

神曲一名，最早于《金匮》，其异名六神曲则始载于《便读》，我国制造神曲始于北魏，贾思勰在《齐民要术》中叙述了神曲的制法。《纲目》中记述了神曲得名的由来，“盖取诸神聚会之日造之，故得神名”。元代以前神曲均系造酒之曲，至明代以后才有加入青蒿等药制成神曲的方法，《神农本草经疏》记载：“用五月五日或六月六日，以白面百斤，青蒿自然汁三升，以配白虎、青龙、朱雀、玄武、勾陈、腾蛇六神，用面和汁，豆、杏仁作饼，麻叶或楮叶包，如造黄酱法、待生黄衣、晒干收之”。

李中梓在《雷公炮制药性解》中云：“其法于六月六日用面五斤，象白虎；苍耳草自然汁一碗，象勾陈；野蓼自然汁一碗，象腾蛇；青蒿自然汁一碗，象青龙；杏仁去皮尖五两，及北方河水，象玄武；赤小豆煮熟去皮四两，象朱雀；一如造曲法，悬风处经年用”清代著作中记载了如下几种神曲的炮制工艺：吴仪洛在《从新》中云：“以仁泥、赤小豆末各三升，以配白虎、青龙、朱雀、玄武、勾陈、腾蛇六神，通和作饼。麻叶或楮叶包裹。如造酱黄法。待生黄衣。晒干收之。陈久者良。研细炒黄”。汪昂的《备要》记载：“以五月五日，六月六日，用白面百斤，赤豆末、杏仁泥、青蒿、苍耳、红蓼汁歌三升，以配青龙、白虎、朱雀、玄武、腾蛇、勾陈六神，通和作饼，生黄衣，晒收。陈者良。炒用”。黄宫绣的《求真》记载：“以五月五日、六月六日。用白面百斤、赤豆末、杏仁泥、青蒿苍耳红蓼汁各三升。以配青龙白虎朱雀玄武腾蛇勾陈六神。通和作饼。待生黄衣。晒收陈久，炒用”。清陈士铎《新编》云：“择六月六日，用白面三斤，苍耳草捣烂取汁一合，以井水调匀，又桑叶十斤。捣烂，取布沥出汁，再角赤小豆一升磨研，拌面一匀，以前二汁拌之成饼，以野萝盖之十酉日，取出纸包之，悬于风处阴干。临时用最佳，由二、三分用至二钱，其效如响”。张璐的《逢原》中云：“夏日用白面五斤，人青蒿、苍耳、野蓼自然汁各一碗，杏仁泥四两，赤小豆二两，煮研拌面做曲，风干，陈久者为佳，炒香用举世以相思子作小豆，大谬”。

历代炮制历史沿革见表1。

表1　六神曲炮制历史沿革简况

朝代	沿用方法	新增方法	文献出处
唐以前		用麦加入桑叶、苍耳、艾、茱萸或野蓼等发酵而成：七月初制麦，七日作曲。七日未得作者，七月二十日前亦得。麦一石者，六斗炒，三斗蒸，一斗生，细磨之。桑叶五分，苍耳一分，艾一分，茱萸一分，若无茱萸，野蓼亦得用，合煮取汁，令如酒色。漉去滓，待冷，以和曲，勿令太泽。捣千杵。饼如凡饼，方范作之	《齐民要术》
元		造酒之曲	
明		用五月五日，或六月六日，以白面百斤，青蒿自然汁三升，以配白虎、青龙、朱雀、玄武、勾陈、腾蛇六神，用面和汁，豆、杏仁作饼，麻叶或楮叶包，如造黄酱法、待生黄衣、晒干收之	《神农本草经疏》
		其法于六月六日用面五斤，象白虎；苍耳草、自然汁一碗，象勾陈；野蓼自然汁一碗，象蛇腾；青蒿自然汁一碗，象青龙；杏仁去皮尖五两，及北方河水，象玄武；赤小豆煮熟去皮四两，象朱雀；一如造曲法，悬风处经年用	《雷公炮制药性解》
清		以仁泥、赤小豆末。各三升。以配白虎、青龙、朱雀、玄武、勾陈、腾蛇、六神。通和作饼。麻叶或楮叶包裹。如造酱黄法。待生黄衣。晒干收之。陈久者良。研细炒黄	《从新》
		以五月五日，六月六日，用白面百斤，赤豆末、杏仁泥、青蒿、苍耳、红蓼汁歌三升，以配青龙、白虎、朱雀、玄武、腾蛇、勾陈、六神，通和作饼，生黄衣，晒收。陈者良。炒用	《备要》
		以五月五日。六月六日。用白面百斤。赤豆末。杏仁泥。青蒿苍耳红蓼汁各三升。以配青龙白虎朱雀玄武腾蛇勾陈六神。通和作饼。待生黄衣。晒收陈久，炒用	《求真》
		择六月六日，用白面三斤，苍耳草捣烂取汁一合，以井水调匀，又桑叶十斤。捣烂，取布沥出汁，再角赤小豆一升磨研，拌面一匀，以前二汁拌之成饼，以野萝盖之十酉日，取出纸包之，悬于风处阴干。临时用最佳，由二、三分用至二钱，其效如响	《本草新编》
		夏日用白面五斤，人青蒿、苍耳、野蓼自然汁各一碗，杏仁泥四两，赤小豆二两，煮研拌面做曲，风干，陈久者为佳	《逢原》

通过对六神曲各种炮制方法的考证，六神曲的加工方法大体上差异不是很大，大多采用自然发酵的方法，炮制品种主要以炒神曲为主。六神曲发酵方法自明代沿用至今，采用恒温恒湿箱进行发酵，在发酵时间、发酵温度、发酵湿度上稍作了一些调整。

（二）六神曲饮片药典及地方炮制规范

六神曲一直未被药典收载，主要原因是质量标准不统一，药效物质基础不明确，并且长期以来没有一个统一的制备工艺。大多数的研究集中在酶活测定方面，因此可以以各种消化酶活性为指标作为六神曲发酵参数的工艺的优选。

通过对各省中收载的六神曲方法对比，发现六神曲在各省地方规范中加工方法以自然发酵为主，也有利用温室发酵的，发酵配料比大多数采用面粉∶赤小豆∶苦杏仁∶鲜青蒿∶鲜辣蓼∶鲜苍耳草为100∶4∶4∶7∶7∶7，发酵温度和时间不一，集中在30～37℃之间，发酵时间2～7天不等。六神曲各地炮制方法基本相同，但麸面比、发酵时间、发酵温度、发酵湿度，各地并无统一的规定。发酵时间大多以“表面遍布黄白色霉衣”为判断发酵重点的依据，缺乏一定的生化指标。

现代炮制方法见表2。

表2　各地炮制规范收载的六神曲炮制方法

药典及规范	炮制方法
《北京市中药饮片炮制规范》（2008年版）	将赤小豆、苦杏仁各4kg磨成粗粉，加入面粉100kg，另取鲜青蒿、鲜苍耳草、鲜辣蓼各7kg，切碎，加入8倍量水，待煮沸10分钟后，滤过，浓缩至与药材重量相等的体积，再将面粉置于锅内，加入药液，揉搓混合，制成软材（以握之成团、弹之松散为宜），装入模具内，压制成块，取出用粗纸和荷叶包严，于室内铺一整颗青蒿，放一层曲块，层层相间堆放，用麻袋盖平，关闭门窗，保持曲块温度30～35℃，湿度在70%～80%之间，发酵2～3天，待全部生出黄衣时，取出。切成0.6～0.9cm的立方小块，晒干
《山东省中药炮制规范》（2002年版）	将赤小豆、苦杏仁各5kg磨成粗粉，加入全麦粉100kg，另取鲜青蒿、鲜苍耳草、鲜辣蓼各5kg，加水适量煮成药液，去渣。再将面粉置于锅内，加入药液，揉搓混合，制成软材（以握之成团、弹之松散为宜），装入模具内，压制成块，取出用粗纸和荷叶包严，于室内铺一整颗青蒿，放一层曲块，层层相间堆放，用麻袋盖平，关闭门窗，待发酵至全部生出黄衣时，取出，切成小块，晒干
《天津中药饮片炮制规范》（2005年版）	取原药材，去除杂质
《甘肃省中药炮制规范》（2009年版）	取原药材，去除杂质，用时捣碎
《湖南省中药饮片炮制规范》（2010年版）	将赤小豆、苦杏仁粗粉各1kg，酒曲0.7kg研磨，与面粉25kg，麦麸50kg，混匀，另取鲜青蒿、鲜苍耳草、鲜辣蓼各5kg，洗净，切断，置锅内加水适量（约100kg），用文火煎熬，待药液煎至50kg时，过滤去渣，药液微热时加入上述混合的细粉中，拌匀，置缸内压紧，勿使走气，保持适宜的温度和湿度，使之自然发酵，放置2～3天，至有酒的香气，生成黄白色霉衣时取出，搓散，烘干，用文火炒制老黄色，取出，放凉
《江苏省中药饮片炮制规范》（2002年版）	方法一：将取鲜青蒿、鲜苍耳草、鲜辣蓼切碎，赤小豆和苦杏仁打成粗粉，按比例与麸皮、面粉混匀，加适量水，揉成颗粒状软材，压成块状或条状，用麦秆覆盖，使之发酵，待其表面生成黄衣，干燥，用时捣碎。每50kg面粉、50kg麦麸，用赤小豆、苦杏仁各5kg，鲜青蒿、鲜苍耳草、鲜辣蓼5kg 方法二：取鲜青蒿、鲜苍耳草、鲜辣蓼切碎，赤小豆和苦杏仁打成粗粉，按比例与麸皮、面粉混匀，加入酵母粉，加适量水，揉成颗粒状软材，置密闭的发酵室内，平铺约15cm厚，每天定时翻动2～3次，待5～7天后全部发酵后，取出，切块，晾干
《安徽省中药饮片炮制规范》（2005年版）	将赤小豆、苦杏仁各4kg磨成粗粉，加入面粉100kg，另取鲜青蒿、鲜苍耳草、鲜辣蓼各7kg，切碎，加入8倍量水，滤过，浓缩至与药材重量相等的体积，再将面粉置于锅内，加入药液，揉搓混合，制成软材（以握之成团、弹之松散为宜），装入模具内，压制成块，取出用粗纸和荷叶包严，于保持曲块温度30～37℃，湿度一定，发酵4～6天，待全部生出黄白色霉衣时，取出，晒干
《河南省中药饮片炮制规范》（2005年版）	去除杂质
《重庆市中药饮片炮制规范及标准》（2006年版）	去除杂质

续表

药典及规范	炮制方法
《上海市中药饮片炮制规范》（2008年版）	将原药取出杂质，筛去灰屑
《江西省中药饮片炮制规范》（2008年版）	将取鲜青蒿、鲜苍耳草、鲜辣蓼各10kg，切碎，熬取适量药汁，再加入甘草粉、赤小豆、苦杏仁各6kg和麦麸100kg，混合均匀，用稻草盖住保温，使其发酵一周，至外表长出菌丝，干燥，研细，再加入面粉25kg和适量清水，调匀成糊状，用模具压成小方块，干燥
《陕西省中药饮片标准》（2011年版）	鲜青蒿、鲜苍耳草、鲜辣蓼各70g，赤小豆、苦杏仁各40g，面粉1000g，以上七味，苦杏仁、赤小豆磨成粗粉，与面粉混匀。取鲜青蒿、鲜苍耳草、鲜辣蓼洗净，加水适量煎煮2小时，滤过，浓缩成清膏（约为原药量的20%～30%），温热分次加入上述混合面粉中，搅匀，堆置，保持适当温度和湿度，自然发酵至表面遍生黄白色或灰白色霉衣时，制成小方块，低温干燥
《全国中药炮制规范》（1988年版）	将杏仁和赤小豆研成粉末或将杏仁研成糊泥状，红小豆煮烂与面粉和匀，再将鲜青蒿、鲜苍耳草、鲜辣蓼等药物用适量水煎汤（占原料量25%～30%），将汤液陆续加入面粉中，揉搓成粗颗粒状，以手握能成团，掷之即散为准，置木制模型压制成扁平方块，再用粗纸或鲜苘麻叶包严，放入木箱或蒲篓内，每块间要留有空隙。一般室温在30～37℃之间，经3～5天即能发酵，待表面生出黄白色霉衣时，取出，除去纸或麻叶，切成小方块，干燥即得。每100g面粉，用苦杏仁、赤小豆各4g，鲜青蒿、鲜苍耳、鲜辣蓼各7g

（三）六神曲饮片现代炮制研究

1．发酵菌群的研究 神曲传统发酵采用杂菌发酵，并没有确定的发酵菌种，以至于发酵过程中黄曲霉菌会产生致癌物黄曲霉毒素，因此有研究尝试将发酵菌种改为纯种发酵，采用的菌种主要有真菌类如黑曲霉、酵母菌及一些霉菌等。高慧等[1]从市售、自制的神曲中分别分离出来2种、4种菌进行纯种发酵，并以酶活和对小鼠消化能力促进为指标，发现了一种霉菌发酵后的神曲酶活较高；胡静等[2]对市售的神曲中微生物种类、数量进行分析，发现了一些革兰阴性球菌、杆菌和一些真菌；张丽霞等[3]对六神曲中分离出来的酵母菌采用形态特征鉴定，生理生化鉴定，以及26SrDNA基因序列分析进行综合鉴定，所鉴定的酵母菌分别为酿酒酵母、浅白隐球酵母、库德里阿兹威毕赤酵母、扣囊拟内孢酵母；邬吉野等[4]采用微生物菌种分离方法，从实验室自制和同仁堂购买的六神曲中筛选菌种，采用部分霉菌进行六神曲纯种发酵后淀粉酶及蛋白酶活力测定，最后筛选出12株霉菌，黄曲霉能显著提高六神曲淀粉酶和蛋白酶的活力，自制六神曲中分离的杂色曲霉产蛋白酶活力最高，其次为同仁堂分离的肉色曲霉和伞枝犁头霉。

2．发酵条件的研究 目前对六神曲的发酵时间尚无统一时间，从1～10天不等。发酵温度和湿度也尚无定论，徐云等[5]通过对六神曲发酵过程中5中消化酶包括淀粉酶、蛋白酶、糖化酶、脂肪酶、纤维素酶动态分析，最终确定发酵时间为4～6天；高文远等[6]以淀粉酶为指标，考察发酵时间及原料拌曲对酶活的影响，最终确定发酵时间为7天；发酵温度和湿度大都集中在30～37℃之间，发酵湿度维持在70%～85%之间。

3．组方配料的研究 面粉和麦麸作为微生物发酵的天然培养基，不同配比的营养成分不一，势必会对发酵后神曲的质量产生影响，且单独使用面粉混匀不容易，同时也加大了生产成本。传统中医理论认为麦面同源，麦麸同样有健脾和胃的功效，现多用麦麸面粉的配比为6∶4，也有指出最佳配比为3∶1，还有研究提出高达9∶1的。

青蒿、苍耳草、辣蓼的用法研究，现有提出可以干品（干品用量为鲜品的1/3）煎煮后拌曲，或者直接粉碎拌曲，高慧等对三种制法的酶活和薄层色谱鉴别，并未发现差异。

4．炮制方法的研究 曲的炮制方法主要有炒黄、炒焦、麸炒[7]。炒神曲：取生神曲置炒药锅内，用文火加热，炒至表面微黄色，取出，放凉。焦神曲：取生神曲置炒锅药内，用文火加热，不断翻炒，至表面焦黄色，内部微黄色，有香气逸出时，取出，放凉。麸炒神曲：先将麸皮撒入预热的炒药锅内，待冒浓烟时投入生神曲，迅速翻炒，直至药面棕黄色时取出，筛去麸皮。放凉，神曲每100kg，用麸皮10kg。

（四）六神曲饮片炮制工艺研究总结

1．历史文献 六神曲发酵方法自明代沿用至今，采用恒温恒湿箱进行发酵，在发酵时间、发酵温度、发酵湿度上稍作了一些调整。

2．历版《药典》 六神曲一直未被药典收载，主要原因是质量标准不统一，药效物质基础不明确，并且长期以来没有一个统一的制备工艺。

3．各省市炮制规范 六神曲各地炮制方法基本相同，但麸面比、发酵时间、发酵温度、发酵湿度，各地并无统一的规定。发酵时间大多以"表面遍布黄白色霉衣"为判断发酵重点的依据，缺乏一定的生化指标。

4．现代研究文献 六神曲的加工方法大体上差异不是很大，大多采用自然发酵的方法，炮制品种主要以炒神曲为主。

综合上述研究结果，制定六神曲的炮制工艺为：

六神曲 先将赤小豆、苦杏仁、麦麸粉碎过20目筛，按照麦麸：面粉：赤小豆：苦杏仁=50：50：4：4称取四种固体材料，苍耳草、青蒿、辣蓼按照每100g麦麸和面粉各称取7g鲜品（干品用量为1/3）加500ml水煎煮1小时，最后浓缩成80ml左右水煎液，加入到混匀的麦麸、面粉、赤小豆和苦杏仁中，搅拌成块状，置模具中压制成型，模具高约2～3cm，用粗纸或20～30g无纺布包严，置30～35℃、相对湿度65%～85%的恒温恒湿箱或发酵箱中发酵4～5天，取出，除去表面菌丝体，切块成1～3cm见方的小方块，晒干或30℃低温烘干。

炒六神曲 炒制容器加热到锅底温度170℃，将神曲放入，炒制6～7分钟后，炒至表面中黄色，取出，放凉。

焦六神曲 炒制容器加热到锅底温度180℃，将神曲放入，炒制9～10分钟后，炒至表面焦褐色，取出，放凉。

麸炒六神曲 炒制容器加热到锅底温度180℃，放入麦麸即刻烟起，迅速加入神曲，炒制7～8分钟后，至表面焦黄色，取出，放凉。

参考文献

[1] 高慧，贾天柱．单一菌种发酵神曲的质量比较[J]．中国中药杂志，2008，33(20):2323-2325.

[2] 胡静，杨旭东，夏清平，等．中药"神曲"中的微生物研究[J]．牡丹江医学报，2004，25(2):19-20.

[3] 张丽霞，高文远，王海洋．六神曲中酵母菌的鉴定[J]．中国中药杂志，2012，37(13): 1928-1931.

[4] 邬吉野，李莹，王德馨，等.六神曲发酵菌种分离及纯种发酵考察[J]．中国实验方剂学，2013，19(16):12-14.

[5] 徐云，郑璐，相宏宇，等．六神曲发酵过程中5种消化酶的动态分析[J]．中国酿造，2012，31(10):43-45.

[6] 王海洋，高文远，张丽霞．六神曲不同制备的工艺对其淀粉酶活力的影响[J]．中国中药杂志，2012，37(14): 2084-2087.

[7] 高慧．神曲发酵及炮制工艺研究[D]．沈阳：辽宁中医学院，2003.

Ba dou shuang

巴豆霜

药材来源 本品为大戟科植物巴豆*Croton tiglium* L.的干燥成熟果实。

采收加工 秋季果实成熟时采收，堆置2～3天，摊开，干燥。

巴豆霜饮片炮制规范

【饮片品名】巴豆霜。

【饮片来源】本品为巴豆药材经制霜后的炮制品。

【炮制方法】取净巴豆，碾去果壳及种皮，取净种仁，置榨油设备内，设置榨油速度为90转/分钟，加热温度为90℃，待设备稳定后，启动设备，收集药渣，粉碎，收集过60目筛的粉末，即得。

【饮片性状】本品为粒度均匀、疏松的淡黄色粉末，显油性。

【质量控制】

鉴别 （1）本品粉末淡黄棕色。胚乳细胞类圆形，内含脂肪油滴、糊粉粒及草酸钙结晶。

（2）取本品种仁0.1g，加石油醚（30～60℃）10ml，超声处理20分钟，滤过，滤液作为供试品溶液。另取巴豆对照药材0.1g，同法制成对照药材溶液。照薄层色谱法试验，吸取供试品溶液10μl、对照药材溶液4μl，分别点于同一硅胶G薄层板上，以石油醚（60～90℃）-乙酸乙酯-甲酸（10∶1∶0.5）为展开剂，展开，取出，晾干，喷以10%硫酸乙醇溶液，在105℃加热至斑点显色清晰。供试品色谱中，在与对照药材色谱相应的位置上，显相同颜色的斑点。

检查 水分 不得过12.0%（第二法）。

总灰分 不得过7.0%。

含量测定 脂肪油 取本品约5g，精密称定，置索氏提取器中，加乙醚100ml，加热回流提取（6～8小时）至脂肪油提尽，收集提取液，置已干燥至恒重的蒸发皿中，在水浴上低温蒸干，在100℃干燥1小时，移置干燥器中，冷却30分钟，精密称定，计算，即得。

本品含脂肪油应为18.0%～20.0%。

巴豆苷 照高效液相色谱法测定。

【性味与归经】辛，热；有大毒。归胃、大肠经。

【功能与主治】峻下冷积，逐水退肿，豁痰利咽；外用蚀疮。用于寒积便秘，乳食停滞，腹水臌胀，二便不通，喉风，喉痹；外治痈肿脓成不溃，疥癣恶疮，疣痣。

【用法与用量】0.1～0.3g，多入丸散用。外用适量。

【贮藏】置阴凉干燥处，防蛀。

巴豆霜饮片炮制操作规程

1. 产品概述

（1）品名 巴豆霜。

（2）规格 粉末。

2. 生产依据 按照《中国药典》2015年版一部有关工艺要求及标准，以及拟定的饮片品种炮制工艺执行。

3. 工艺流程 取净巴豆，碾去果壳及种皮，取净种仁，置榨油设备内，设置榨油速度为90转/分钟，加热温度为90℃，待设备稳定后，启动设备，收集药渣，粉碎，收集过60目筛的粉末，即得。

4. 炮制工艺操作要求

（1）挑选 碾去果壳及种皮，取净种仁。

（2）压榨 设置榨油速度为90转/分钟，

加热温度为90℃。

（3）粉碎　收集药渣，粉碎。

（4）过筛　粉碎，收集过60目筛的粉末。

（5）包装　无毒乙烯塑料袋包装，包装损耗应不超过1.0%。

5．原料规格质量标准　符合《中国药典》2015年版一部巴豆药材项下的相关规定。

6．成品质量标准　符合本规范巴豆饮片项下的相关规定。

7．成品贮存及注意事项　置通风干燥处，防蛀。

8．工艺卫生要求　符合中药饮片GMP相关工艺卫生要求。

9．主要设备　榨油机、万能粉碎机等设备。

巴豆霜饮片炮制起草说明

（一）巴豆炮制方法历史沿革

1．净制　汉唐时代记载有“研”（《金匮》），“去皮心，捣烂令如膏”（《玉函》），“去皮心膜或炒焦紫色，或用汤煮，研细，压去油即可”（《总病论》）、“敲碎”（《雷公》）、“劈开作二片”（《朱氏》）、“去皮细研取霜”（《中藏经》）、“去皮膜心”（《鬼遗》）、“合皮㕮咀”（《外台》）。

2．炮制

（1）制霜　宋代记载有“去皮四十九粒，取萝卜二（一）枚，四破开钻四十九窍，每一窍内纳巴豆一枚，却依旧合之，藏在土炕中深一尺，四十九日后取出巴豆，细研如膏，纸压去油后研入药中”，“去皮心，研，纸裹压去油”（《圣惠方》），“槌碎用新水浸，逐日换水浸七日后，以纸裹压出油”（《博济》），“以巴豆剥去壳，取净肉，去肉上嫩皮，纸包水湿，入慢火中煨极热，取出，另以绵纸包之，缓缓捶去其油，纸湿则另换，以成白粉为度”（《苏沈》），“去心皮膜研，新布缴去油，日中晒之，白如霜者”（《活人书》）。明代记载有“去皮心膜，炒黄色，研如泥，纸裹，压去油”（《普济方》）。

历代炮制历史沿革见表1。

表1　巴豆炮制历史沿革简况

朝代	沿用方法	新增方法	文献出处
东汉		研	《金匮》
		去皮心，捣烂令如膏	《玉函》
晋	去皮心	去皮膜心	《鬼遗》
南朝	去皮心 研捣	敲碎	《雷公》
唐代	去皮心 研捣	合皮㕮咀	《外台》
	去皮心 研捣	去皮细研取霜	《中藏经》
宋代	研 去皮 膜心 敲碎 去油	去皮心膜或炒焦紫色，或用汤煮，研细，压去油即可	《伤寒》
		去皮心，研，纸裹压去油	《圣惠方》
		劈开作二片	《朱氏》
		槌碎用新水浸，逐日换水浸七日后，以纸裹压出油	《博济》
		纸包水湿，入慢火中煨极热，取出，另以绵纸包之，缓缓捶去其油，纸湿则另换，以成白粉为度	《苏沈》
		去心皮膜研，新布缴去油，日中晒之，白如霜者	《活人书》

续表

朝代	沿用方法	新增方法	文献出处
明代	去皮 炒黄 研 去油	去皮心膜，炒黄色，研如泥，纸裹，压去油	《普济方》

（二）巴豆饮片药典及地方炮制规范

1. 净制 除去杂质，去壳取仁。

2. 制霜 去生巴豆仁，碾成细末或捣烂如泥，用吸油纸多层包裹，加压去油，至油几净，松散成粉不再粘结成饼时，取出碾细，过筛。

现代炮制方法见表2。

表2 《中国药典》及各地炮制规范收载的巴豆霜炮制方法

药典及规范	炮制方法
1977年版	生巴豆　去皮取仁，外用 巴豆霜　取净巴豆仁，碾成细末或捣烂如泥，压榨去油，至松散成粉不再粘结成饼。或取净巴豆仁研细后，照含量测定项下的方法，测定脂肪油含量，加适量的淀粉，混匀，使含油量为18%～20%
《中国药典》（1985年版） 《中国药典》（1990年版） 《中国药典》（1995年版） 《中国药典》（2000年版） 《中国药典》（2005年版） 《中国药典》（2010年版） 《中国药典》（2015年版）	生巴豆　去皮取净仁 巴豆霜　取净巴豆仁，照制霜法制霜，或取仁碾细后，照含量测定项下的方法，测定脂肪油含量，加适量的淀粉，使脂肪油含量符合规定，混匀，即得
《上海市中药饮片炮制规范》（2008年版）	原巴豆　将原药除去杂质，筛去灰屑 巴豆仁　将原巴豆除去果壳及种皮，取仁 巴豆霜　将巴豆仁研成粗粉，照制霜法制霜；或取巴豆仁研细后照【含量测定】项下的方法，测定脂肪油含量，加适量的淀粉混匀，使脂肪油含量符合规定，即得 附录Ⅰ　去油成霜　将净药材研成粗粉，过筛，用吸油纸（粗草纸）包裹后，置榨床或压榨机内，压榨去油。每隔1天换纸1次，换纸时须将药物粉块研碎后，再压榨，如此反复几次，至油几尽，手捏松散成粉，或至规定程度，研碎，过40目筛
《江西省中药炮制规范》（1991年版）	生巴豆　取原药，去壳取仁。外用 巴豆霜　取净仁，碾成细末或捣烂如泥，用草纸包裹，烈日暴晒，反复换纸吸去油，或压榨去油，至松散成粉不再粘结为度
《全国中药炮制规范》（1988年版）	生巴豆　取原药材，除净杂质，浸湿后用稠米汤或稠面汤拌匀，置日光下暴晒或烘裂，搓去皮，簸取净仁 巴豆霜　取净巴豆仁，碾烂或捣烂如泥，用多层吸油纸包裹，加热微烘，压榨去油，反复多次，至松散成粉不再粘结成饼为度，取出碾细
《浙江省中药炮制规范》（2005年版）	取生巴豆仁，研成糊状，用吸水纸包裹，压榨，间隔1日剥去纸，研散。如此反复多次，至油几尽，质地松散时，研成粉末
《安徽省中药饮片炮制规范》（2005年版）	生巴豆　取原药材，除去杂质，置日光下曝晒或烘干后去外壳，取仁 巴豆霜　取净巴豆仁，照去油制霜法，制成淡黄色松散粉末
《湖南省中药饮片炮制规范》（2010年版）	生巴豆　除去杂质，去壳取仁 巴豆霜　去生巴豆仁，碾成细末或捣烂如泥，用吸油纸多层包裹，加压去油，至油几净，松散成粉不再粘结成饼时，取出碾细，过筛

（三）巴豆霜饮片现代炮制研究

现代研究认为，巴豆中的脂肪油成分为巴豆中的主要毒性成分，具较强的泻下作用，但是通过炮制除去部分油脂，又可体现缓泻作用，因此，巴豆油是巴豆毒效兼具的主要成分。现在除去巴豆中油脂的通用方法为去油制霜法，即通过加热和压榨，除去巴豆中的部分脂肪油，部分学者通过研究提出的方法还有稀释法[1]和提油返油法[2, 3]等。巴豆中含有另一种物质巴豆毒蛋白，能够溶解兔、猪、蛇、鸡的红细胞[4]，被认为是主要毒性成分，应尽量除去。巴豆毒蛋白遇热则毒性减低，故为了用药安全，巴豆常以加热法，除去大部分油质制霜入药。实验结果证明，经过煮、常压蒸或高压蒸过的巴豆油比炒巴豆油的致炎作用明显降低。经过加热处理的各种巴豆渣或霜均无溶血作用，说明用蒸、煮的巴豆仁炮制巴豆霜，对降低其毒副作用有意义[5]。

2010年版与2015年版中国药典中，巴豆药材与巴豆霜含量测定项，均增加了对巴豆苷的含量测定，规定了巴豆苷的含量不能低于0.8%，而巴豆苷是属于生物碱苷类，临床上巴豆生物碱治疗胃癌已经取得显著疗效[6]。巴豆苷受热是不稳定的。既要使巴豆的毒性降低，又要使其有效成分——巴豆苷维持在较高水平，曾宝等[7]得到一个巴豆烘制的最佳工艺：在180℃的温度下，铺放厚度为3cm，烘制90分钟。

（四）巴豆霜饮片炮制工艺研究总结

1. 历史文献 净制（去皮膜心）、切制（捣为末、劈二片）、炒制（炒黄、炒焦）、烘制（入慢火中煨极热）、霜制（去皮细研取霜）。

2. 历版《中国药典》 巴豆仁，巴豆霜等，以巴豆霜最为常用。

3. 各省市炮制规范 有原巴豆、巴豆仁、巴豆霜，以巴豆霜最为常用。

4. 现代研究文献 主要有净制、制霜，以制霜最为常用。

综合上述研究结果，制定巴豆的炮制工艺为：

巴豆霜　取净巴豆，碾去果壳及种皮，取净种仁，置榨油设备内，设置榨油速度为90转/分钟，加热温度为90℃，待设备稳定后，启动设备，收集药渣，粉碎，收集过60目筛的粉末，即得。

参考文献

[1] 董春艳. 巴豆霜的制备［J］. 时珍国医国药, 2000, 11(6): 513.

[2] 王毅, 张静修. 巴豆霜的新制法及其急性毒性试验［J］. 中药材, 1993, 16(4):24-27.

[3] 姜玉娟, 盛秀梅, 朱凤琴, 等. 巴豆霜炮制新工艺研究［J］. 中医药信息, 1999, (3): 63-64.

[4] 国家中医药管理局《中华本草》编委会. 中华本草［M］. 第4卷. 上海: 上海科学技术出版社, 1999:769.

[5] 陈彦琳, 杜杰, 周林, 等. 加热炮制对巴豆霜溶血效应影响的初步研究[J]. 中国现代中药, 2013, 15(3):219-222.

[6] 徐立生. 巴豆生物碱治疗胃癌128 例临床观察［J］. 中华肿瘤杂志, 1992, 14(5) : 392.

[7] 曾宝, 黄孟秋, 唐君苹, 等. 巴豆炮制新工艺及其生品与炮制品的对比研究[J]. 中药材, 2012, 35(3):371-375.

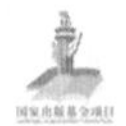

Ba ji tian

巴戟天

药材来源　本品为茜草科植物巴戟天*Morinda officinalis* How.的干燥根。

产地加工　全年可采挖，洗净，除去须根，晒至六七成干，轻轻捶扁，晒干。

巴戟天饮片炮制规范

【饮片品名】巴戟肉（巴戟天），盐巴戟天。

（一）巴戟肉（巴戟天）

【饮片来源】本品为茜草科植物巴戟天的干燥根经蒸制去心加工而成。

【炮制方法】取净巴戟天，抢水冲洗，置蒸制容器内，武火加热至蒸汽饱和时，改用文火蒸制适宜时间，取出，塑料薄膜覆盖保温，趁热抽去木心，晾至六成干，切段，干燥。

【饮片性状】本品呈扁圆柱形短段，略扭曲或不规则块。表面灰黄色或暗灰色，具纵纹和横裂纹。中心木质部已抽去，质韧，切面皮部厚，紫色或淡紫色，中空。气微，味甘而微涩。

【质量控制】

鉴别　（1）本品横切面：木栓层为数列细胞。栓内层外侧石细胞单个或数个成群，断续排列成环;薄壁细胞含有草酸钙针晶束，切向排列。韧皮部宽广，内侧薄壁细胞含草酸钙针晶束，轴向排列。形成层明显。木质部导管单个散在或2～3个相聚，呈放射状排列，直径至105μm;木纤维较发达；木射线宽1～3列细胞;偶见非木化的木薄壁细胞群。

（2）粉末淡紫色或紫褐色。石细胞淡黄色，类圆形、类方形、类长方形、长条形或不规则形，有的一端尖，直径21～96μm，壁厚至39μm，有的层纹明显，纹孔和孔沟明显，有的石细胞形大，壁稍厚。草酸钙针晶多成束存在于薄壁细胞中，针晶长至184μm。具缘纹孔导管淡黄色，直径至105μm，具缘纹孔细密。纤维管胞长梭形，具缘纹孔较大，纹孔口斜缝状或相交成人字形、十字形。

（3）取本品粉末2.5g，加乙醇25ml，加热回流1小时，放冷，滤过，滤液浓缩至1ml，作为供试品溶液。另取巴戟天对照药材2.5g，同法制成对照药材溶液。照薄层色谱法试验，吸取上述两种溶液各10μl，分别点于同一硅胶GF_{254}薄层板上，以甲苯-乙酸乙酯-甲酸（8:2:0.1）为展开剂，展开，取出，晾干，置紫外光灯（254nm）下检视。供试品色谱中，在与对照药材色谱相应的位置上，显相同颜色的斑点。

检查　水分　不得过15.0%（第二法）。

总灰分　不得过6.0%。

浸出物　照水溶性浸出物测定法（冷浸法）测定，不得少于50.0%。

含量测定　照高效液相色谱法测定。

色谱条件与系统适用性试验　以十八烷基硅烷键合硅胶为填充剂；以甲醇-水（3:97）为流动相；蒸发光散射检测器检测。理论板数按耐斯糖峰计算应不低于2000。

对照品溶液的制备　取耐斯糖对照品适量，精密称定，加流动相制成每1ml含0.2mg的溶液，即得。

供试品溶液的制备　取本品粉末（过三号筛）0.5g，精密称定，置具塞锥形瓶中，精密加入流动相50ml，称定重量，沸水浴中加热30分钟，放冷，再称定重量，用流动相补足减失的重量，摇匀，放置，取上清液滤过，取续滤液，即得。

测定法　分别精密吸取对照品溶液10μl，30μl，供试品溶液10μl，注入液相色谱仪，测定，用外标两点法对数方程计算，即得。

本品按干燥品计算，含耐斯糖（$C_{24}H_{42}O_{21}$）不得少于2.0%。

（二）盐巴戟天

【饮片来源】本品为巴戟肉经盐炙后的饮片。

【炮制方法】取净巴戟肉，用食盐水拌匀，闷润至盐水吸尽，置适宜蒸制容器内加热蒸透，趁热除去木心，切段，干燥。

【饮片性状】本品呈扁圆柱形短段或不规则块。表面灰黄色或暗灰色，具纵纹和横裂纹。切面皮部厚，紫色或淡紫色，中空。气微，味甘、咸而微涩。

【质量控制】

鉴别（除横切面和显微粉末外） 同巴戟肉。

检查 水分 不得过15.0%（第二法）。

总灰分 不得过6.0%。

浸出物 照水溶性浸出物测定法测定，不得少于50.0%。

含量测定 照高效液相色谱法测定。

色谱条件与系统适用性试验 以十八烷基硅烷键合硅胶为填充剂；以甲醇-水（3∶97）为流动相；蒸发光散射检测器检测。理论板数按耐斯糖峰计算应不低于2000。

对照品溶液的制备 取耐斯糖对照品适量，精密称定，加流动相制成每1ml含0.2mg的溶液，即得。

供试品溶液的制备 取本品粉末（过三号筛）0.5g，精密称定，置具塞锥形瓶中，精密加入流动相50ml，称定重量，沸水浴中加热30分钟，放冷，再称定重量，用流动相补足减失的重量，摇匀，放置，取上清液滤过，取续滤液，即得。

测定法 分别精密吸取对照品溶液10μl，30μl，供试品溶液10μl，注入液相色谱仪，测定，用外标两点法对数方程计算，即得。

本品按干燥品计算，含耐斯糖（$C_{24}H_{42}O_{21}$）不得少于2.0%。

【性味与归经】甘、辛，微温。归肾、肝经。

【功能与主治】补肾阳，强筋骨，祛风湿。用于阳痿遗精，宫冷不孕，月经不调，少腹冷痛，风湿痹痛，筋骨痿软。

【用法与用量】3～10g。

【贮藏】置通风干燥处，防霉，防蛀。

巴戟天饮片炮制操作规程

（一）巴戟肉（巴戟天）

1．产品概述

（1）品名 巴戟肉、巴戟天。

（2）规格 段。

2．生产依据 按照《中国药典》2015年版一部有关工艺要求及标准，以及拟定的饮片品种炮制工艺执行。

3．工艺流程 取净巴戟天，抢水冲洗，置蒸制容器内，武火加热至蒸汽饱和时，改用文火蒸制15～20分钟，取出，塑料薄膜覆盖保温，趁热抽去木心，晾至六成干，切段，60℃干燥2.5小时。

4．炮制工艺操作要求

（1）挑选 除去杂质。

（2）洗润 抢水冲洗。

（3）蒸制 武火加热至蒸汽饱和时，改用文火蒸制15～20分钟。

（4）去心 在保温状态下，趁热抽去木心，晾至六成干。

（5）切制 切10mm左右的段。

（6）干燥 60℃干燥2小时至干。

（7）包装 包装损耗应不超过1.0%。

5．原料规格质量标准 符合《中国药典》2015年版一部巴戟天药材项下的相关规定。

6．成品质量标准 符合本规范巴戟肉饮片项下的相关规定。

7．成品贮存及注意事项 置通风干燥处，防蛀。

8．工艺卫生要求 符合中药饮片GMP相关工艺卫生要求。

9．主要设备 切药机、干燥机、筛药机等设备。

四画

（二）盐巴戟天

1. 产品概述

（1）品名　盐巴戟。

（2）规格　段。

2. 生产依据　按照《中国药典》2015年版一部有关工艺要求及标准，以及拟定的饮片品种炮制工艺执行。

3. 工艺流程　取净巴戟天，用食盐水拌匀，闷润至盐水吸尽，置适宜蒸制容器内加热蒸透，趁热除去木心，切段，干燥。

每巴戟天100kg，用盐2kg加适量开水化开澄清。

4. 炮制工艺操作要求

（1）挑选　除去杂质。

（2）加辅料　取巴戟天，加食盐水拌匀，闷润至盐水吸尽。

（3）蒸制　置蒸制容器内，武火加热至蒸汽饱和时，改用文火蒸制15～20分钟。

（4）去心　在保温状态下，趁热抽去木心，晾至六成干。

（5）切制　切10mm左右的段。

（6）干燥　60℃干燥2小时至干。

（7）包装　包装损耗应不超过1.0%。

5. 原料规格质量标准　符合本规范巴戟肉饮片项下的相关规定。

6. 成品质量标准　符合本规范盐巴戟饮片项下的相关规定。

7. 成品贮存及注意事项　置通风干燥处，防蛀。

8. 工艺卫生要求　符合中药饮片GMP相关工艺卫生要求。

9. 主要设备　切药机、干燥机、筛药机等设备。

巴戟天饮片炮制规范起草说明

（一）巴戟天炮制方法历史沿革

1. 净制

净制　最早记载有“去心”（《华氏中藏经》《肘后》《总录》《局方》），以后多有记载“锤破”（《集注》《千金》《新修》），“槌破去心”（《证类》），“若急用只以温水浸软去心也”（《大法》），“酒浸去心”（《逢原》），“滚水去心”（《得配》）。

2. 炮制

（1）炒制

①米炒　最早记载有“巴戟半两，糯米同炒，米微转色，不用米”（《图经衍义本草》）、以后多有记载“糯米炒，候赤黄色，米不用”（《博济》），“去心，以陈粟米同炒令黄色”（《博济》），“去心，糯米炒，候米赤黄，去米不用”（《博济》），“炒”（《古今医统大全》《笔花》），“去心炒”“去心微炒”“糯米同炒”“去心炒黄”（《医学》）。

②麸炒　“去心，麸炒黑”（《总录》）。

③焙制　最早记载有“米泔浸一宿，焙一两”（《总录》），以后多有记载“汤泡去心微焙”（《大成》）。

（2）盐制

①盐浸　最早记载有“盐汤浸打去心”（《局方》），以后多有记载“巴戟肉，盐汤浸”（《准绳》），“巴戟天盐水浸”（《傅青主女科歌括》《竹泉生女科集要》）。

②盐煮　最早记载有“去心，青盐酒煮”（《奇效》），以后多有记载“盐水煮，去心”（《入门》）。

③盐泡　“盐水泡，去心”（《保元》）。

④盐炒　“巴戟肉，盐水炒”（《王旭高临证医案》）。

（3）药汁制

①甘草水制　最早记载有“甘草汤浸去

心”（《仁术》），以后多有记载“巴戟，巴戟肉”（《景岳》），“甘草汁煮，去骨”（《先醒斋广医学笔记》），“甘草汤浸剥炒”（《切用》）。

②枸杞汤制　最早记载有“枸杞汤浸者”（《仁术》），以后多有记载“枸杞汤洗，炒”（《景岳》），“助阳，枸杞子煎汁浸蒸”（《得配》）。

③金樱子汁制　“摄精，金樱子汁拌炒”（《得配》）。

④枸杞子、酒、菊花合制　最早记载有“凡使巴戟天，须用枸杞子汤浸一宿，待稍软漉出，却用酒浸一伏时又漉出，用菊花同熬令焦黄，去菊花，布拭令干用”（《雷公》），以后多有记载“理肾气，菊花同煮”（《得配》）。

（4）酒制　包括酒浸、酒煮、酒焙、酒炒、酒洗和酒蒸等。酒制巴戟天，是该药应用较早、记载较多的一种炮制方法。历代炮制以酒浸、酒焙较多用，明清时期尤为突出。

①酒浸　最早记载有“酒浸一宿，去皮心”（《银海精微》），以后多有记载“巴戟天制须酒浸，过宿曝干”（《蒙筌》），“去梗，酒浸，蒸晒”（《玉楸》），“去心，酒浸焙用”（《从新》《求真》）。

②酒煮　最早记载有“去心，用无灰酒煮五七沸以来，却晒或焙干”（《博济》），以后多有记载“去心，酒浸焙”“去心，用无灰酒煮”（《总录》），“凡先去心，以酒浸一昼夜，剉焙干便”（《局方》），“酒煮去心”（《朱氏》）。此后，文献又记载了酒煮、酒焙、酒炒、酒洗和酒蒸等炮制方法。

③酒炒　最早记载有“去心，酒浸炒”（《瑞竹》），以后多有记载“酒炒焙”（《必读》），明有“今法，惟以酒浸一宿”（《纲目》），“去风湿，好酒拌炒”（《得配》）。

（5）其他

①面制　“去心，面炒”（《局方》）。

②油制　“油炸焙干用”（《普济方》）。

③盐酒合制　“去心，青盐酒煮”（《奇效》）。

历代炮制历史沿革见表1。

表1　巴戟天炮制历史沿革简况

朝代	沿用方法	新增方法	文献出处
唐以前		去心	《华式中藏经》 《肘后》
		枸杞子、菊花制	《雷公》
唐代	捶破去心	酒制	《证类》《银海精微》
宋、金元时期	去心 酒制	米炒	《图经衍义本草》
		糯米炒，候赤黄色	《博济》
		盐汤浸	《局方》
		酒煮	《朱氏》《博济》
		酒浸	《瑞竹》
		面制	《局方》
明代	去心 酒制 炒	青盐酒煮	《奇效》
		盐水煮	《入门》
		盐水泡	《保元》
		甘草汤浸去心	《仁术》
		甘草汁煮，去骨	《先醒斋广医学笔记》
		枸杞汤洗，炒	《景岳》
		酒炒焙	《必读》
		油制	《普济方》

续表

朝代	沿用方法	新增方法	文献出处
清代	去心 酒浸 酒炒 甘草汁煮 盐水浸	金樱子汁拌炒、菊花同煮 盐炒	《得配》 《王旭高临证医案》

（二）巴戟天饮片药典及地方炮制规范

1．净制　除去须根及杂质，热水浸泡，趁热抽去木心。

2．切制　取净巴戟天，切段，干燥。

3．炮制

①盐巴戟天　取净巴戟天，照盐蒸法（蒸透，趁热除去木心，切段，干燥。

②制巴戟天　取甘草，捣碎，加水煎汤，去渣，加入净原药材，照煮法，煮透，趁热除去木心，切段，干燥。每100kg巴戟天，用甘草6kg。

现代炮制方法见表2。

表2　《中国药典》及各地炮制规范收载的巴戟天炮制方法

药典及规范	炮制方法
《中国药典》（1963 年版）	巴戟天　拣去杂质，用热水泡透后，趁热抽去木心，切段，干燥即得 炙巴戟　取甘草，捣碎，置锅内加水煎汤，捞去甘草渣，加入拣净的巴戟天，煮至松软能抽出木心（此时余汤不宜多），取出，趁热抽去木心晒干即得。每巴戟天 100 斤，用甘草 6 斤 4 两 盐巴戟　取拣净的巴戟天，用盐水拌匀，置笼屉内蒸透，抽去木心，干燥即得。每巴戟天 100 斤，用盐 2 斤加适量开水化开澄清
《中国药典》（1977 年版）	巴戟天　除去杂质，照蒸法蒸透，趁热除去木心，切段，干燥 盐巴戟天　取净巴戟天，照盐水炙法用盐水蒸透，趁热除去木心，切段，干燥
《中国药典》（1985 年版） 《中国药典》（1990 年版） 《中国药典》（1995 年版）	巴戟天　除去杂质 巴戟肉　取净巴戟天，照蒸法蒸透，趁热除去木心，切段，干燥 盐巴戟天 取净巴戟天，照盐水炙法用盐水拌匀，蒸透，趁热除去木心，切段，干燥
《中国药典》（2000 年版） 《中国药典》（2005 年版） 《中国药典》（2010 年版） 《中国药典》（2015 年版）	巴戟天　除去杂质 巴戟肉　取净巴戟天，照蒸法蒸透，趁热除去木心，切段，干燥 盐巴戟天　取净巴戟天，照盐蒸法蒸透，趁热除去木心，切段，干燥
《安徽省中药饮片炮制规范》（2005 年版）	巴戟肉　取原药材，除去杂质，洗净，稍润，蒸透，趁热除去木心，切段，干燥，筛出碎屑 盐巴戟天（1）取巴戟肉，照盐炙法，炒干 （2）取净原药材，用盐水拌匀，待吸收尽后，蒸透，趁热除去木心，切段，干燥。每 100kg 山药，用食盐 2kg
《广西壮族自治区中药饮片炮制规范》（2007 年版）	生巴戟天　除去杂质 巴戟肉　取生巴戟天，置适宜的容器内，加热蒸透，趁热除去木心，切段，干燥 盐巴戟天　取生巴戟天，用盐水拌匀，置适宜的容器内，加热蒸透，趁热除去木心，切段，干燥。每 100kg 巴戟天用食盐 2 ~ 3kg
《贵州省中药饮片炮制规范》（2005 年版）	巴戟天　取原药材，除去杂质，洗净，蒸透，趁热除去木心，切段，干燥 盐巴戟天　取净巴戟天，照盐水炙法炒干
《河南省中药饮片炮制规范》(2005 年版)	巴戟天　除去杂质 巴戟肉　取净巴戟天，照蒸发蒸透，趁热除去木心，切段，干燥 盐巴戟天　（1）取净巴戟天，照盐蒸法蒸透，趁热除去木心，切段，干燥 （2）取净巴戟肉，照盐水炙法炒至表面呈黄色或灰黄色
《湖南省中药饮片炮制规范》(2010 年版)	巴戟天　取原药材，除去杂质，洗净，置蒸器内蒸透，趁热除去木心或用水润透后除去木心，切短段，干燥，筛去碎屑 盐巴戟天　取巴戟天段，照盐炙法炒干。每 100kg 巴戟天，用食盐 2kg

续表

药典及规范	炮制方法
《江苏省中药饮片炮制规范》(1980年版)	巴戟天　将原药拣去杂质，洗净，蒸透，趁热抽去木心，切段，干燥 盐炒巴戟天　取净巴戟天用盐水拌匀，待吸尽后用文火炒至干，取出。每巴戟天100kg，用盐2kg
《江西省中药饮片炮制规范》(2008年版)	巴戟天　除去杂质；或除去杂质洗净，用热水泡透，抽去心，切段，干燥 巴戟肉　取净巴戟天，照蒸法蒸透，趁热除去木心，切段，干燥 盐巴戟天（盐水炒巴戟天）（1）取净巴戟天，照盐蒸法蒸透，趁热除去木心，切段，干燥 （2）取巴戟天，加盐水拌匀，闷透，用麦麸炒至微黄色为度。每100kg巴戟天，用食盐2kg、麦麸15kg
《辽宁省中药炮制规范》(1975年版)	巴戟天　拣净杂质，用水润软后，抽去木心，晒或烘干 盐炒巴戟天　取净巴戟肉，用盐水拌匀，闷润，置锅内用微火拌炒至近干时取出，晒干。每100kg巴戟天用盐2kg
《上海市中药饮片炮制规范》(2008年版)	巴戟天　将原药除去杂质，洗净，置蒸器内蒸热，除去木心，切短段，干燥，筛去灰屑
《四川省中药饮片炮制规范》(1977年版)	盐水炙　取巴戟天5kg，除去杂质和木质心，洗净，微晾，切成节，干燥。另取食盐100g，加水溶化，拌匀，待盐水吸尽，炒干或炒至比原色较深为度。或取巴戟天拌盐水蒸软，趁热除去木心，切成节
《云南省中药饮片炮制规范》(1986年版)	生片　取原药用水淘洗，捞出，用湿麻布盖好，吸润约12小时，如不透再洒水吸润至透心为度，取出除去木心，切或铡成短节片，晒干或烘干 盐炒　取净巴戟片，每50kg用食盐1kg兑水适量，洒入巴戟片内，拌匀吸透，置锅内用文火炒至淡黑褐色时取出，不得炒焦
《浙江省中药炮制规范》(2005年版)	巴戟肉　取原药，洗净，润软，除去木心等杂质，切段，干燥；已除去木心、切段者，除去杂质 盐巴戟肉　取巴戟肉，与盐水拌匀，蒸透，取出，放凉，切段，干燥。每巴戟肉100kg，用盐2kg
《浙江省中药炮制规范》(2015年版)	生巴戟肉　取原药，洗净，润软，除去木心等杂质，切段，干燥；已除去木心，切段者，除去杂质
《重庆市中药饮片炮制规范及标准》(2006年版)	巴戟天　除去杂质，洗净切段，干燥 巴戟肉　取净巴戟天，照蒸法蒸透，软化后趁热抽去木心，切段，干燥 盐炙巴戟天　取净巴戟天肉段，照盐水炙法炒干或炒至颜色加深

（三）巴戟天现代炮制研究

1．炮制工艺研究

巴戟天盐制后可增强其补肝肾、祛风湿的作用。现代对巴戟天盐制的工艺研究多集中在食盐用量、闷润时间和蒸制时间。早在2005年，王成永等[1]采用正交实验法对巴戟天炮制工艺进行了研究，得出巴戟天于80ml/L的食盐水中浸泡20分钟，蒸15分钟为最佳炮制工艺的结论，为制定巴戟天饮片的质量标准提供了依据。胡昌江等[2]考察了盐制巴戟天的最佳炮制工艺为：每100g巴戟天，加盐水50ml（其中含食盐2g），闷润90分钟后置蒸制容器蒸15分钟，取出，趁热去心，切段，置80℃烘箱干燥2小时。刘飞等[3]以耐斯糖质量分数为指标，采用均匀设计试验法，优选巴戟天盐制工艺，并采用HPLC-ELSD法测定了巴戟天盐制前后5种糖的质量分数，均匀设计实验法优选巴戟天的炮制工艺，弥补了正交实验设计中的不足。

史辑等[4]比较了巴戟天及其不同炮制品对脾肾阳虚模型大鼠的改善作用，实验结果表明在巴戟天及其不同炮制品中，制巴戟对脾肾阳虚大鼠的改善作用更明显。

（四）巴戟天炮制工艺研究总结

纵观巴戟天的炮制历史沿革，其经历了一个从简到繁，又从繁到简的发展过程。从唐代至清代约有49部文献记载了巴戟天的不同炮制方法，如酒制（酒煮、酒焙、酒炒、酒浸、酒洗、酒蒸等）、盐制（盐浸、盐煮、盐泡等）、米制、面制、油制、炒制、火炮、药汁制（甘草水制、枸杞汤制、菊花汤制、金樱子汁制等）等，其中很多炮制品种已被淘汰，如米泔浸、枸杞汤浸等，真正沿用至今的只有巴戟肉、盐巴戟天、制巴戟天、酒制巴戟天4种。在净制方面，沿用较多的是去心。目前其炮制研究主要集中在盐制巴戟天和巴戟肉上。

综合上述研究结果，制定巴戟天的炮制工艺为：

巴戟天（巴戟肉） 取净巴戟天，抢水冲洗，置蒸制容器内，武火加热至蒸汽饱和时，改用文火蒸制适宜时间，取出，塑料薄膜覆盖保温，趁热抽去木心，晾至六成干，切段，干燥。

盐巴戟 取净巴戟天，用食盐水拌匀，闷润至盐水吸尽，置适宜蒸制容器内加热蒸透，趁热除去木心，切段，干燥。

每巴戟天100kg，用盐2kg加适量开水化开澄清。

参考文献

[1] 王成永, 金传山, 吴德玲, 等. 盐巴戟天炮制工艺改进实验及质量标准研究[J]. 安徽中医学院学报, 2005, 24(04):46-47.

[2] 胡昌江, 周弋芰, 李金莲, 等. 盐炙巴戟天工艺研究[J]. 中成药, 2009, 31(12):1890-1893.

[3] 刘飞, 肖凤霞, 李宇邦, 等. 均匀设计法优选巴戟天盐制工艺及盐制前后5种糖含量比较研究[J]. 广东药学院学报, 2016, 32(04):415-419.

[4] 史辑, 黄玉秋, 范亚楠, 等. 巴戟天不同炮制品抗氧化作用比较研究[J]. 医学研究杂志, 2017, 46(1):42-45.

Shui hong hua zi 水红花子

药材来源 本品为蓼科植物红蓼*Polygonum orientale* L.的干燥成熟果实。

采收加工 秋季果实成熟时割取果穗，晒干，打下果实，除去杂质。以外皮棕黑色、体重质坚、果实成熟者为佳。

水红花子饮片炮制规范

【饮片品名】水红花子、炒水红花子。

（一）水红花子

【饮片来源】本品为水红花子药材经净制后的炮制品。

【炮制方法】取原药材，除去杂质，干燥，即得。

【饮片性状】本品呈扁圆形，直径2～3.5mm，厚1～1.5mm。表面棕黑色，有的红棕色，有光泽，两面微凹，中部略有纵向隆起。顶端有突起的柱基，基部有浅棕色略突起的果梗痕，有的有膜质花被残留。质硬。气微，味淡。

【质量控制】

鉴别 （1）本品粉末灰棕或灰褐色。果皮栅状细胞多成片，黄棕色或红棕色；侧面观细胞1列，长100～190μm，宽15～30μm，壁厚约9μm；顶面观细胞呈多角形或类圆形，细胞间隙不明显，胞腔小，稍下胞腔星状；底面观胞腔较大，类圆形，内含黄棕色或红棕色物质。角质层与种皮细胞碎片易见，与角质层连结的表皮细胞甚扁平；表面观角质层边缘常卷曲，表皮细胞长形，垂周壁深波状弯曲，凸出部分末端较平截，有的与相邻细胞嵌合不全形成类圆或圆锥形间隙；种皮细胞长条形或不规则形，壁薄，近无色，排列疏松，细胞间隙大。

（2）取本品粉末1g，加甲醇20ml，超声提取40分钟，滤过，滤液蒸干，残渣加甲醇1ml使溶解，作为供试品溶液。另取花旗松素对照品，加甲醇制成每1ml含1mg的溶液，作为对照品溶液。照薄层色谱法试验，吸取对照品溶液5μl，样品溶液10μl，分别点于同一以羧甲基纤维素钠为黏合剂的硅胶G薄层板上，以石油醚（60～90℃）-乙酸乙酯-甲酸（10∶11∶0.5）为展开剂，展开，取出，晾干，喷以10%硫酸乙醇溶液，在105℃加热至斑点显色清晰。供试品色谱中，在与对照品色谱相应的位置上，显相同颜色的斑点。

检查　总灰分　不得过5.0%。

含量测定　照高效液相色谱法测定。

色谱条件与系统适用性试验　以十八烷基硅烷键合硅胶为填充剂；以乙腈为流动相A，以0.1%磷酸溶液为流动相B，按下表进行梯度洗脱；检测波长为290nm。理论塔板数按花旗松素峰计算应不低于6000。

时间（分钟）	流动相A（%）	流动相B（%）
0～20	16	84
20～25	16→100	84→0
25～30	100→16	0→84

对照品溶液的制备　精密称取花旗松素对照品适量，加甲醇制成每1ml中含0.07mg的溶液，即得。

供试品溶液的制备　取本品粉末（过三号筛）约0.5g，精密称定，精密加入25ml甲醇，置具塞锥形瓶中，称定重量，水浴中加热回流40分钟，放冷，再称定重量，用甲醇补足减失的重量，摇匀，滤过，取续滤液，即得。

测定法　分别精密吸取对照品溶液与供试品溶液各10μl，注入液相色谱仪，测定，计算，即得。

本品按干燥品计算，含花旗松素（$C_{15}H_{12}O_7$）不得少于0.08%。

（二）炒水红花子

【饮片来源】本品为水红花子药材经切制后的炮制品。

【炮制方法】取净水红花子适量，置预热的炒制锅内，锅底温度达160～170℃，急火加热，炒至爆花有香气溢出，迅速取出晾凉。

【饮片性状】本品形如水红花子，皮部鼓起爆裂，爆花后果皮与胚乳分开。果皮色泽加深，微硬而脆；胚乳白色，爆裂成白花状，裂面粉白色，部分略有淡黄色，质松软。少数未破裂者表面为紫红色或棕黑色，呈扁圆形。气香，味淡。

【质量控制】

鉴别、检查　同水红花子。

含量测定　同水红花子，本品按干燥品计算，含花旗松素（$C_{15}H_{12}O_7$）不得少于0.08%。

【性味与归经】咸，微寒。归肝、胃经。

【功能与主治】散血消癥，消积止痛。用于癥瘕痞块，瘿瘤肿痛，食积不消，胃脘胀痛。

【用法与用量】15～30g。外用适量，熬膏敷患处。

【注意】内服不宜过量，以免中毒。

【贮藏】置阴凉干燥处，防蛀。

四画

水红花子饮片炮制操作规程

（一）水红花子

1. 产品概述

（1）品名　水红花子。

（2）规格　种子。

2. 生产依据　按照《中国药典》2015年版一部有关工艺要求及标准，以及拟定的饮片品种炮制工艺执行。

3. 工艺流程　取原药材，除去杂质，干燥，即得。

4. 炮制工艺操作要求

（1）净制　除去杂质和非药用部位。

（2）包装　取炒水红花子饮片，用聚乙烯薄膜药用塑料包装袋密封包装。

5. 原料规格（等级）质量标准　符合《中国药典》2015年版一部水红花子药材项下的相关规定。

6. 成品质量标准　符合本规范水红花子饮片项下的相关规定。

7. 成品贮存及注意事项　置通风干燥处，防蛀。

8. 工艺卫生要求　符合中药饮片GMP相关工艺卫生要求。

9. 主要设备　炒药机，振动筛，包装机等设备。

（二）炒水红花子

1. 产品概述

（1）品名　炒水红花子。

（2）规格　种子。

2. 生产依据　按照《中国药典》2015年版一部有关工艺要求及标准，以及拟定的饮片品种炮制工艺执行。

3. 工艺流程　取净水红花子，置预热适度的炒制容器内，用中火加热，迅速拌炒至爆花，有香气逸出时，取出晾凉。

4. 炮制工艺操作要求

（1）预热　预热温度为160～170℃的炒药机内。

（2）炒炙　取净制后水红花子，炒至爆花率达30%～40%，有香气溢出，迅速取出，放凉。

（3）过净　将炒水红花子置振动筛中，筛去粉末，药屑。

（4）包装　取炒水红花子饮片，用聚乙烯薄膜药用塑料包装袋密封包装。

5. 原料规格（等级）质量标准　符合本规范水红花子饮片项下的相关规定。

6. 成品质量标准　符合本规范炒水红花子饮片项下的相关规定。

7. 成品贮存及注意事项　置通风干燥处，防蛀。

8. 工艺卫生要求　符合中药饮片GMP相关工艺卫生要求。

9. 主要设备　炒药机、振动筛、包装机等设备。

水红花子饮片炮制规范起草说明

（一）水红花子炮制方法历史沿革

水红花子炮制方法本草记载较少。在唐代有“熬令香”的炮制说法，自宋代以后均沿用炒制法，炒至爆花后入药。中医认为，生水红花子味咸性寒，偏于破血消瘕，善治痞块；炒水红花子，性温气香，长于行气止痛，多疗胃痛食滞。现代对于水红花子的炒制，有关中药炮制学相关书籍均采用文火或中火加热、炒至爆裂，有香气逸出为度。

（1）唐《千金》云：“熬令香。”

（2）宋《圣惠方》载："微炒入药。"

（3）明《衍义》载："取子微炒。"

（4）清《得配》载："炒用消散之气稍缓。"

（5）《历代中药炮制方法汇典》《现代中药炮制手册》《全国中药炮制规范》《中药炮制大全》《中药炮制学》等均载："取净水红花子置锅内，用文火（或中火）加热，炒至爆裂，有香气逸出为度，取出放凉"。

历代炮制历史沿革见表1。

表1 水红花子炮制历史沿革简况

朝代	沿用方法	新增方法	文献出处
唐		熬令香	《千金》
宋	炒制法	微炒入药	《圣惠方》
明		取子微炒	《衍义》
清		炒用消散之气稍缓	《得配》

通过对水红花子各种炮制方法的考证，水红花子的炮制方法仅为炒制。该炮制方法在流传的过程中虽然表述略有差异，但是炮制过程基本一致。炒水红花子自宋代沿用至今，仍以古人"炒至爆裂，有香气逸出"为基本要求。

（二）水红花子饮片药典及地方炮制规范

水红花子自1977年版《中国药典》（一部）开始收载。2000年版以后，药典不断完善了药材的质量标准，陆续增加了总灰分检查、薄层鉴别及含量测定方法，使药材的质量标准趋于完善。2010年版药典将水红花子的性状项由原来的"顶端有短突尖"更改为"顶端有突起的柱基"。但至2015年版药典均无炮制项内容记载，仅在其来源后记有"秋季果实成熟时割取果穗，晒干，打下果实，除去杂质"的描述，缺乏炒水红花子的操作过程及操作细则。

通过各省中收载的水红花子炮制方法对比，发现水红花子在各省地方规范中仅有水红花子、炒水红花子两种炮制品。炒水红花子各地炮制方法基本相同，但炒制时间、爆花率及火候方面，各地并无统一的规定。炒制时间大多以"炒至爆花"为判断的依据，缺乏量化指标。爆花率除辽宁省及黑龙江省有规定，其余各省都无要求。

现代炮制方法见表2。

表2 《中国药典》及各地炮制规范收载的水红花子炮制方法

药典及规范	炮制方法
《北京市中药饮片炮制规范》（1974年版）	水红花子　取原药材，过箩去土，簸净杂质，入库即得
《江西省中药饮片炮制规范》（1979年版）	炒水红花子　除去杂质，炒至有香气
《宁夏中药炮制规范》（1981年版）	水红花子　除去杂质，筛净灰屑；或洗净，干燥
《黑龙江省中药炮制规范及标准》（1975年版）	水红花子　拣净杂质，筛去土屑，簸去浮皮 炒水红花子　取净水红花子，置锅中，勤翻动，用急火炒至爆开白花达七成以上为度，取出晾凉
《辽宁省中药炮制规范》（1975年版）	炒水红花子　拣去杂质，筛去泥屑，置锅内用急火炒至爆花，取出放凉
《辽宁省中药炮制标准》（1986年版）	炒水红花子　除去杂质，筛去泥屑，置锅内用急火炒至大多数爆花，取出，放凉

续表

药典及规范	炮制方法
《江苏省中药饮片炮制规范》	水红花子　除去杂质，簸净泥灰
《湖南省中药饮片炮制规范》(2010 年版)	水红花子　取原药材，除去杂质
《全国中药炮制规范》(1988 年版)	水红花子　取原药材，除去杂质及灰屑 炒水红花子　取净水红花子置锅内，用文火加热，炒至爆裂、有香气逸出为度，取出放凉

（三）水红花子饮片现代炮制研究

金传山等[1]以水红花子水溶性成分含量为指标，对不同品质及其炮制品进行了实验比较，证明该品以武火急炒爆花大，爆花率高。水红花子皮厚而坚硬，与王不留行相比具有“皮厚肉少”的特点，通过对该品的炒制火候、时间、工艺等方面的实验研究，采用武火先将锅烧烫约350℃左右[2]，将水红花子投入后骤然升温，果实内所含水分迅速转化为气态膨胀才能使之充分爆花，文中比较了几种不同的炮制工艺，认为武火急炒为佳；将水红花子润水后炒制，由于果实内含水分增高，具有爆花大，色泽白。水红花子生品力较猛，长于消瘀破癥，化痰散结。用于癥瘕痞块、瘿瘤。炒水红花子药性较缓和，并利于煎出有效成分，消食止痛和健脾利湿作用较佳。用于食积脘腹胀痛，小儿疳疾。

水红花子的炮制工艺研究文献较少，民间及全国各地应用差异不大。炮制工艺仍以传统炒制方法为主，且没有规范的炮制工艺参数。从历版《药典》收载情况来看，水红花子一直没有炮制项内容，药典仅在其来源后记有“秋季果实成熟时割取果穗，晒干，打下果实，除去杂质”的描述。

（四）水红花子饮片炮制工艺研究总结

1．历史文献　在唐代有“熬令香”的炮制说法，自宋代以后均沿用炒制法，炒至爆花后入药。

2．历版《药典》　常用水红花子、炒水红花子，但至2015年版药典均无炮制项内容记载。

3．各省市炮制规范　水红花子在各省地方规范中仅有水红花子、炒水红花子两种炮制品。

4．现代研究文献　水红花子的炮制方法仅为炒制，对水红花子的炒制时间及爆花率并无规定，但火候方面略有不同。

综合上述研究结果，制定水红花子的炮制工艺为：

水红花子　取原药材，除去杂质，干燥，即得。

炒水红花子　取净水红花子适量，置预热的炒制锅内，锅底温度达160～170℃，急火加热，迅速拨炒约1分钟，至爆花有香气溢出，迅速取出晾凉。

参考文献

[1] 金传山，庞国兴，魏和平，等. 水红花质量初步研究[J]. 基层中药杂志，1997，11(4):38

[2] 朱金朝. 中药炮制方法[J]. 中药饮片，1992，(6):25

Yu zhu
玉竹

药材来源 本品为百合科植物玉竹*Polygonatum odoratum* (Mill.) *Druce*的干燥根茎。

采收加工 秋季采挖，除去须根，洗净，晒至柔软后，反复揉搓、晾晒至无硬心，晒干；或蒸透后，揉至半透明，晒干。

玉竹饮片炮制规范

【饮片品名】玉竹。

【饮片来源】本品为玉竹药材经切制后的炮制品。

【炮制方法】取原药材，除去杂质，洗净，润透，切厚片或段，干燥。

【饮片性状】本品呈不规则厚片或段。外表皮黄白色至淡黄棕色，半透明，有时可见环节。切面角质样或显颗粒性。气微，味甘，嚼之发黏。

【质量控制】

鉴别 本品横切面 表皮细胞扁圆形或扁长方形，外壁稍厚，角质化。薄壁组织中散有多数黏液细胞，直径80～140μm，内含草酸钙针晶束。维管束外韧型，稀有周木型，散列。

检查 水分 不得过16.0%（第二法）。

总灰分 不得过3.0%。

浸出物 照醇溶性浸出物测定法项下的冷浸法测定，用70%乙醇作溶剂，不得少于50.0%。

含量测定 对照品溶液的制备 取无水葡萄糖对照品适量，精密称定，加水制成每1ml含无水葡萄糖0.6mg的溶液，即得。

标准曲线的制备 精密量取对照品溶液1.0ml、1.5ml、2.0ml、2.5ml、3.0ml，分别置50ml量瓶中，加水至刻度，摇匀。精密量取上述各溶液2ml，置具塞试管中，分别加4%苯酚溶液1ml，混匀，迅速加入硫酸7.0ml，摇匀，于40℃水浴中保温30分钟，取出，置冰水浴中5分钟，取出，以相应试剂为空白，照紫外-可见分光光度法，在490nm的波长处测定吸光度，以吸光度为纵坐标，浓度为横坐标，绘制标准曲线。

测定法 取本品粗粉约1g，精密称定，置圆底烧瓶中，加水100ml，加热回流1小时，用脱脂棉滤过，如上重复提取1次，两次滤液合并，浓缩至适量，转移至100ml量瓶中，加水至刻度，摇匀，精密量取2ml，加乙醇10ml，搅拌，离心，取沉淀加水溶解，置50ml量瓶中，并稀释至刻度，摇匀，精密量取2ml，照标准曲线的制备项下的方法，自“加4% 苯酚溶液1ml”起，依法测定吸光度，从标准曲线上读出供试品溶液中无水葡萄糖的重量（mg），计算，即得。

本品按干燥品计算，含玉竹多糖以葡萄糖（$C_6H_{12}O_6$）计，不得少于6.0% 。

【性味与归经】甘，微寒。归肺、胃经。

【功能与主治】养阴润燥，生津止渴。用于肺胃阴伤，燥热咳嗽，咽干口渴，内热消渴。

【用法与用量】6～12g。

【贮藏】置通风干燥处，防霉，防蛀。

玉竹饮片炮制操作规程

1．产品概述

（1）品名 玉竹。

（2）规格 厚片或段。

2．生产依据 按照《中国药典》2015年版一部有关工艺要求及标准，以及拟定的饮片品种炮制工艺执行。

3. 工艺流程 取原药材，除去杂质，洗净，润透，切厚片或段，干燥，包装，即得。

4. 炮制工艺操作要求

（1）挑选 除去杂质。

（2）洗润 洗净。

（3）切制 切厚片或段。

（4）干燥。

（5）包装 复合袋手工包装，包装损耗应不超过1.0%。

5. 原料规格质量标准 符合《中国药典》2015年版一部玉竹药材项下的相关规定。

6. 成品质量标准 符合本规范玉竹饮片项下的相关规定。

7. 成品贮存及注意事项 置通风干燥处，防霉，防蛀。

8. 工艺卫生要求 符合中药饮片GMP相关工艺卫生要求。

9. 主要设备 切片机、热风循环烘箱等设备。

玉竹饮片炮制规范起草说明

（一）玉竹炮制方法历史沿革

1. 净制 最早记载有“竹刀刮上节了，洗净”。以后多记载“去土及梗”“去壳”“去毛”。

2. 切制 切制方法唐代始有“切”，其后明代有“捶碎”“剉成细片”。

3. 炮制

（1）蜜制

①蜜制最早出现在宋代，为蜜蒸“采得，先用竹刀刮上节皮了，洗净，却以蜜水浸一宿，蒸了，焙干”。

②明代蜜制为蜜浸“竹刀刮净，蜜水浸一宿，文火烘干”。

（2）蒸制 “刮皮蒸曝干”“蒸露三次晒干”“水浸半日，饭上蒸透，焙干用”。

（3）焙制 “去土及须焙”。此法现已不用。

（4）酒制 “竹刀刮去皮节，蜜水或酒浸蒸用”。

（5）炒制 “炒香”此法现已不用。

历代炮制历史沿革见表1。

表1 玉竹炮制历史沿革简况

朝代	沿用方法	新增方法	文献出处
南北朝刘宋		竹刀刮上节了，洗净 采得，先用竹刀刮上节皮了，洗净，却以蜜水浸一宿，蒸了，焙干用	《雷公》
唐		切	《外台》
宋	切	去土及梗 去土及须焙	《总录》
		刮皮蒸曝干	《圣惠方》
明	刮皮	去壳 捶碎	《瑶函》
		剉成细片 竹刀刮净，蜜水浸一宿，文火烘干	《蒙筌》
		蒸露三次晒干	《滇南》
		水浸半日，饭上蒸透，焙干用	《通玄》
清	蒸	去毛	《从新》
		竹刀刮去皮节，蜜水或酒浸蒸用	《备要》
		炒香	《医案》

从古代文献资料中可以看出，历代沿用过的玉竹炮制方法有约10种，所用的辅料主要为蜜和酒。其中以竹刀刮节皮、去土、切制、蜜制、蒸制为常见方法。现代炮制方法仍沿用净制切片、蒸制、蜜制为主流，其他方法少见承袭。玉竹炮制多根据临床病情改变辅料以增强协同药效的。止嗽蜜水拌蒸。去风酒拌蒸。发散生用，补剂用蜜水拌，饭上蒸熟。

（二）玉竹饮片药典及地方炮制规范

1. 净制 秋季采挖，除去须根，洗净。

2. 切制 润透，切厚片或段，干燥。

3. 炮制

（1）蜜制 将蜂蜜用文火炼沸，加水适量，取净玉竹倒入，炒拌均匀，出锅，摊开晾凉。每100kg玉竹平片，用蜂蜜12kg。

（2）酒制 取玉竹片，加黄酒拌匀，润透，放笼屉中蒸透，出笼，摊开，晾凉。每100kg玉竹平片，用黄酒25kg。

（3）蒸制 取原药材，除去杂质，洗净，蒸至外黑内呈棕褐色，切段，干燥。

现代炮制方法见表2。

表2 《中国药典》及各地炮制规范收载的玉竹炮制方法

药典及规范	炮制方法
《中国药典》（1963年版）	玉竹 拣去杂质，洗净，捞出，闷润至内外湿度均匀，切片，干燥即得
《中国药典》（1977年版） 《中国药典》（1985年版） 《中国药典》（1990年版） 《中国药典》（1995年版） 《中国药典》（2000年版） 《中国药典》（2005年版） 《中国药典》（2010年版） 《中国药典》（2015年版）	玉竹 除去杂质，洗净，润透，切片或段，干燥
《北京市中药饮片炮制规范》（2008年版）	玉竹 取原药材，除去杂质，洗净，稍晾，闷润8～12小时，至内外湿度一致，切厚片，晒干或低温干燥。若为产地片，除去杂质
《安徽省中药饮片炮制规范》（2005年版）	玉竹 取原药材，除去杂质，洗净，润透，切片或段，干燥，筛去碎屑
《广西壮族自治区中药饮片炮制规范》（2007年版）	玉竹 除去杂质，洗净，润透，切片或段，干燥，筛去灰屑
《贵州省中药饮片炮制规范》（2005年版）	玉竹 取原药材，除去杂质，洗净，润透，切片或段，干燥
《吉林省中药炮制标准》（1986年版）	玉竹 除去杂质，洗净泥土，捞出，润透，切1～1.5mm片，晒干
《江西省中药饮片炮制规范》（2008年版）	除去杂质，洗净，润透，切厚片或段，干燥 除去杂质，洗净，捞出沥干，润透，取出，切薄片或厚片，干燥
《全国饮片炮制规范》（1988年版）	玉竹 取原药材，除去杂质，洗净，闷润至透切厚片，干燥
《山东省中药炮制规范》（1990年版）	玉竹 除去杂质，洗净，稍晾，闷润至透，切厚片，干燥
《上海市中药饮片炮制规范》（2008年版）	玉竹 将原药除去黑色油只等杂质，快洗，润透，切厚片，干燥，筛去灰屑 炒玉竹 取玉竹，照清炒法炒至微具焦斑，筛去灰屑 制玉竹 将原药除去黑色油只等杂质，快洗，置蒸具内，蒸至内外滋润黑色，晒或晾至外干内润，切厚片，将蒸时所得之汁水拌入，使之吸尽，干燥
《甘肃省中药炮制规范》（1980年版）	玉竹 除去杂质，洗净泥土，润透，切片，摊开，晒干 蜜制玉竹 将蜂蜜用文火炼沸，加水适量，取净玉竹片倒入，炒拌均匀，出锅，摊开晾凉。每玉竹片100kg，用蜂蜜12kg 酒制玉竹 取玉竹片，加黄酒拌匀，润透，放笼屉中蒸透，出笼，摊开，晾凉。每玉竹片100kg，用黄酒25kg
《甘肃省中药炮制规范》（2009年版）	玉竹 取原药材，除去杂质及黑条，抢水洗净，蒸软，切厚片或段，晒干 蜜玉竹 取炼蜜，加适量开水稀释，加入净玉竹，拌匀，稍润，置锅内，用文火加热，炒至不粘手时，出锅，摊开，放凉。每净玉竹100kg，用炼蜜20kg

续表

药典及规范	炮制方法
《河南省中药饮片炮制规范》（2005年版）	玉竹　除去杂质，洗净，润透，切厚片或段，干燥 蜜玉竹　取净玉竹片，照蜜炙法炒至黄色至深黄色，不粘手
《重庆市中药饮片炮制规范及标准》（2006年版）	除去杂质，洗净，润透，切厚片或段，干燥
《广东省中药饮片炮制规范（第一册）》	炙玉竹　取炼蜜用适量冷开水稀释后，加入净玉竹片，拌匀，置炒制容器内用文火炒至不粘手为度，取出放凉。每100kg玉竹片，用炼蜜12kg 酒玉竹　取净玉竹片，加黄酒拌匀，闷润，蒸透，取出，干燥
《浙江省中药炮制规范》（2005年版）	玉竹　取原药，除去杂质及油黑者，抢水洗净，润软，切段，干燥 制玉竹　取玉竹，置适宜容器内，蒸6～8小时，焖8～10小时，上下翻动，如此蒸焖至内外均呈滋润黑色时，取出，晒至六七成干，再将蒸时所得汁液浓缩拌入，待吸尽，干燥
《浙江省中药炮制规范》（2015年版）	制玉竹　取玉竹饮片，置适宜容器内，蒸6～8小时，焖8～10小时，必要时上下翻动，继续蒸焖至外表黑色、内部黑色或近黑色时，取出，晒至六七成干，再将蒸时所得汁液浓缩拌入，待吸尽，干燥
《江苏省中药饮片炮制规范》（1980年版）	玉竹　将原药拣去杂质，大小分档，洗净，润透，切厚片或段，干燥
《四川省中药饮片炮制规范》（1977年版）	玉竹　取玉竹，除去杂质，洗净，干燥（大条的切成节）
《天津市中药饮片炮制规范》（2005年版）	玉竹　取原药材，除去杂质，洗净，润透，切薄片，干燥
《辽宁省中药炮制规范》（1975年版）	玉竹　拣去杂质，洗净，闷润至内外湿度均匀，切片，晒或烘干
《云南省中药饮片炮制规范》（1986年版）	玉竹　取原药拣净杂质，簸净灰碎即可
《湖南中药饮片炮制规范》（2010年版）	玉竹　取原药材，除去杂质，洗净，润透，切薄片或短段片，干燥，筛去灰屑 蜜玉竹　取净玉竹片，照蜜炙法炒至深黄色不粘手

（三）玉竹饮片现代炮制研究

陈胜璜等[1]以水溶性浸出物为评价指标，考察了玉竹几种炮制的质量，蜜蒸品为最高，清炒品最低；以醇溶性浸出物为评价指标，结果与水溶性浸出物相同。将多糖、水溶性浸出物及醇溶性浸出物三者相加的和进行比较，蜜蒸为112.77，酒蒸为101.02，清蒸为98.85，蜜炒为94.97，清炒为77.38，结果发现，蒸法比炒法好，炒法无论是蜜炒还是清炒，均较蜜蒸或清蒸三项指标的和要低得多。故玉竹的炮制宜用蒸法。

钟喜光等[2]采用苯酚-硫酸法测定多糖含量，以多糖含量为评价指标，优选玉竹产地加工的工艺参数。研究表明未揉搓的玉竹多糖含量最低，揉搓6分钟含量最高。并得出结论：玉竹产地加工揉搓时，应掌握好揉搓程度，揉至玉竹柔软、渗出糖汁、半透明、粘手为宜。不及则多糖提取率较低，玉竹条晒干后有皱纹，不饱满，玉竹片色泽不白，影响质量；过度揉搓多糖损失太多，提取率反而降低，且颜色太深，玉竹条易粘灰，难晒干，加之在贮藏中易泛油，也影响药材质量。

（四）玉竹饮片炮制工艺研究总结

1．历史文献　净制（竹刀刮上节、去土及梗、去壳、去毛）、切制（切、捶碎、剉成细片）、蜜制（蜜蒸、蜜浸）、蒸制（刮皮蒸曝干、蒸露、饭上蒸透）、焙制、酒制、炒制等，以蒸制最为常见。

2．历版《中国药典》　皆收录玉竹一个品种。

3．各省市炮制规范　玉竹、炒玉竹、制玉竹、密玉竹、酒玉竹、炙玉竹。以生用、蜜蒸、酒蒸最常用。

4．现代研究文献 净制、切制、玉竹、蜜蒸玉竹、酒蒸玉竹。以蜜蒸、酒蒸最常用。

综合上述研究结果，制定玉竹的炮制工艺为：

玉竹 取原药材，除去杂质，洗净，润透，切厚片或段，干燥。

参考文献

[1] 陈胜璜, 蒋孟良, 周日宝. 不同炮制方法对玉竹质量的影响[J]. 湖南中医药大学学报, 2007, 27(3):18-19.

[2] 钟喜光, 刘瑞连, 蒋晓煌, 等. 揉搓对玉竹中多糖提取率影响的研究[J]. 中国药物经济学, 2013, 7:208-209.

五画

Gan cao

甘草

药材来源 本品为豆科植物甘草*Glycyrrhiza uralensis* Fisch.、胀果甘草*Glycyrrhiza inflata* Bat.或光果甘草*Glycyrrhizaglabra* L.的干燥根和根茎。

采收加工 春、秋二季采挖，除去须根，晒干。

甘草饮片炮制规范

【饮片品名】甘草。

【饮片来源】本品为甘草药材经切制后的炮制品。

【炮制方法】取原药材，除去杂质，大小分档，洗净，润透，切厚片，干燥。

【饮片性状】本品为类圆形或椭圆形厚片。外表皮红棕色或灰棕色。切面略显纤维性，中心黄白色，有明显放射状纹理及形成层环。质坚实，具粉性。气微，味甜而特殊。

【质量控制】

鉴别 （1）粉末淡棕黄色。纤维成束，直径8～14μm，壁厚，微木化，周围薄壁细胞含草酸钙方晶，形成晶纤维。草酸钙方晶多见。具缘纹孔导管较大，稀有网纹导管。木栓细胞红棕色，多角形，微木化。

（2）取本品粉末1g，加乙醚40ml，加热回流1小时，滤过，弃去醚液，药渣加甲醇30ml，加热回流1小时，滤过，滤液蒸干，残渣加水40ml使溶解，用正丁醇提取3次，每次20ml，合并正丁醇液，用水洗涤3次，弃去水液，正丁醇液蒸干，残渣加甲醇5ml使溶解，作为供试品溶液。另取甘草对照药材1g，同法制成对照药材溶液。再取甘草酸单铵盐对照品，加甲醇制成每1ml含2mg的溶液，作为对照品溶液。照薄层色谱法试验，吸取上述三种溶液各1～2μl，分别点于同一用1%氢氧化钠溶液制备的硅胶G薄层板上，以乙酸乙酯-甲酸-冰醋酸-水（15∶1∶1∶2）为展开剂，展开，取出，晾干，喷以10%硫酸乙醇溶液，在105℃加热至斑点显色清晰，置紫外光灯（365nm）下检视。供试品色谱中，在与对照药材色谱相应的位置上，显相同颜色的荧光斑点；在与对照品色谱相应的位置上，显相同的橙黄色荧光斑点。

检查 总灰分 不得过5.0%。

水分　不得过12.0%。

重金属及有害元素　照铅、镉、砷、汞、铜测定法测定，铅不得过5mg/kg；镉不得过0.3mg/kg；砷不得过2mg/kg；汞不得过0.2mg/kg；铜不得过20mg/kg。

含量测定　照高效液相色谱法测定。

色谱条件与系统适用性试验　以十八烷基硅烷键合硅胶为填充剂，以乙腈为流动相A，以0.05%磷酸溶液为流动相B，按下表中的规定进行梯度洗脱；检测波长为237nm。理论板数按甘草苷峰计算应不低于5000。

时间（分钟）	流动相A（%）	流动相B（%）
0～8	19	81
8～35	19→50	81→50
35～36	50→100	50→0
36～40	100→19	0→81

对照品溶液的制备　取甘草苷对照品、甘草酸铵对照品适量，精密称定，加70%乙醇分别制成每1ml含甘草苷20μg、甘草酸铵0.2mg的溶液，即得（甘草酸重量=甘草酸铵重量/1.0207）。

供试品溶液的制备　取本品粉末（过三号筛）约0.2g，精密称定，置具塞锥形瓶中，精密加入70%乙醇100ml，密塞，称定重量，超声处理（功率250W，频率40kHz）30分钟，放冷，再称定重量，用70%乙醇补足减失的重量，摇匀，滤过，取续滤液，即得。

测定法　分别精密吸取对照品溶液与供试品溶液各10μl，注入液相色谱仪，测定，即得。

本品按干燥品计算，含甘草苷（$C_{21}H_{22}O_9$）不得少于0.45%，甘草酸（$C_{42}H_{62}O_{16}$）不得少于1.8%。

【性味与归经】甘，平。归心、肺、脾、胃经。

【功能与主治】补脾益气，清热解毒，祛痰止咳，缓急止痛，调和诸药。用于脾胃虚弱，倦怠乏力，心悸气短，咳嗽痰多，脘腹、四肢挛急疼痛，痈肿疮毒，缓解药物毒性、烈性。

【用法与用量】2～10g。

【注意】不宜与海藻、京大戟、红大戟、甘遂、芫花同用。

【贮藏】置阴凉干燥处，防驻。

甘草饮片炮制操作规程

1．产品概述

（1）品名　甘草。

（2）规格　厚片。

2．生产依据　按照《中国药典》2015年版一部有关工艺要求及标准，以及拟定的饮片品种炮制工艺执行。

3．工艺流程　取原药材、除去杂质，大小分档，洗净、润透，切厚片，干燥。

4．炮制工艺操作要求

（1）挑拣　除去杂质，大小分档。

（2）清洗　取除去杂质并大小分档后的原药材，放入水中漂洗干净，捞出。

（3）闷透　闷润至透或投入真空气相置换润药机润至透。

（4）切制　切厚片（2～4mm）。

（5）干燥。

（6）包装　牛皮纸包装。

5．原料规格（等级）质量标准　符合《中国药典》2015年版一部甘草药材项下的相关规定。

6．成品质量标准　符合本课题研究制订的甘草炮制规范正文中的相关规定。

7．成品贮存及注意事项　置通风干燥处，防蛀。

8．工艺卫生要求　符合中药饮片GMP相关工艺卫生要求。

9．主要设备　润药机、切药机、烘干箱、包装机等设备。

甘草饮片炮制规范起草说明

（一）甘草炮制方法历史沿革

1. 净制 最早记载有“凡使须去头尾尖处”（《雷公》）。“去芦头及赤皮”（《证类》），“削去赤皮，细剉”（《背疽方》），“去芦头刮赤皮，生亦可用”（《品汇》）。

2. 切制 历代多有细切，“细切”（《鬼遗方》）。“细剉”（《雷公》），“切作细块，捶碎”（《传信》），“切如大豆。捣罗为末”（《普济方》）。“切片”（《外科大成》）。

历史炮制沿革见表1。

表1 甘草炮制历史沿革简况

朝代	沿用方法	新增方法	文献出处
南北朝		细切	《鬼遗方》
		凡使须去头尾尖处 细剉	《雷公》
宋		去芦头及赤皮	《证类》
		削去赤皮，细剉 切作细块，捶碎	《背疽方》 《传信》
明	去芦头及赤皮	去芦头刮赤皮，生亦可用	《品汇》
		切如大豆，捣罗为末	《普济方》
清代		切片	《大成》

从古代文献资料中可以看出，历代沿用的甘草净制、切制方法有数种，有去头尾、芦头、赤皮的记载，切细块、粒（大豆）、捣末、切片。现代炮制工艺中虽未见去头尾之工艺，但在产地加工初期已将头尾剪去。

（二）甘草饮片药典及地方炮制规范

切制：除去杂质，洗净，润透，切厚片，干燥。

表2 《中国药典》及各地炮制规范收载的甘草炮制方法

药典及规范	炮制方法
《中国药典》（1963年版）	甘草 拣净杂质，洗净，用水浸泡至八成透时，捞出，润透后切片，干燥即得 蜜炙甘草 取甘草片，加炼熟的蜂蜜和水少许，拌匀，稍闷，置锅内用文火炒至为深黄色，不粘手为度，取出，放凉即得
《中国药典》（1977年版） 《中国药典》（1985年版） 《中国药典》（1990年版） 《中国药典》（1995年版） 《中国药典》（2000年版） 《中国药典》（2005年版） 《中国药典》（2010年版） 《中国药典》（2015年版）	甘草 除去杂质，洗净，润透，切片，干燥 蜜甘草 取甘草片，照蜜炙法炒至黄色，不粘手
《全国中药炮制规范》（1988年版）	甘草 取原药材，除去杂质及芦头，大小分开，浸泡至三四成透，闷润至透，切片，干燥 蜜甘草 取炼蜜加水稀释，去甘草片内拌匀，闷润，置锅内用文火加热，炒至表面为棕黄色，不粘手为度，取出，放凉
《湖南省中药饮片炮制规范》（2010年版）	甘草 取原药材，除去杂质，洗净，润透，切圆厚片或斜片，干燥，晒去灰屑 蜜甘草 取净甘草片，照蜜炙法炒至老黄色，不粘手。每100kg甘草片，用炼蜜25kg
《湖北省中药饮片炮制规范》（2009年版）	除去杂质，洗净，润透，切厚片，干燥
《北京市中药饮片炮制规范》（2008年版）	取原药材，除去杂质，大小分开，洗净，浸泡10～12小时，取出，闷润12～24小时，至内外湿度一致；或投入浸润罐，加水适量，浸润约90分钟，至折断面无干心，取出，晾至内外软硬适宜，切厚片，干燥，筛去碎屑

五画

续表

药典及规范	炮制方法
《上海市中药饮片炮制规范》（2008年版）	甘草　将原药除去杂质，分档，洗净，润透，切厚片，干燥，筛去灰屑 炒甘草　取甘草，照清炒法炒制微具焦斑，筛去灰屑 蜜炙甘草　将甘草照蜜炙法炒制黄色至深黄色，不粘手时取出，晾凉。每甘草100kg，用炼蜜35kg
《江西省中药饮片炮制规范》（2008年版）	甘草　除去杂质，大小分开，洗净，润透，切厚片或斜薄片，干燥 炒甘草　取净甘草片，用谷糠炒至米黄色，取出，筛去谷糠，趁热置于密闭的容器内，闷至黄色为度。每100kg甘草，用谷糠20kg 甘草梢　取甘草幼根梢，洗净，润透，切段，干燥 炙甘草　取净甘草片，用炼蜜拌匀，闷透（待蜜吸尽），置锅内，用文火炒至黄色至深黄色，不粘手时取出，摊凉。每100kg甘草，用炼蜜25kg
《重庆市中药饮片炮制规范及标准》（2006年版）	甘草　除去杂质，洗净，润透，切厚片，干燥 蜜炙甘草　取净甘草片，照蜜炙法炒至深黄色，不粘手
《河南省中药饮片炮制规范》（2005年版）	甘草　除去杂质，洗净，润透，切厚片，干燥 蜜甘草　取净甘草片，照蜜炙法炒至黄色至深黄色，不粘手时取出，晾凉。每100kg甘草片，用炼蜜30kg 炒甘草　取甘草片，照清炒法炒至深黄色
《天津市中药饮片炮制规范》（2005年版）	甘草　取原药材，除去杂质及残茎，洗净，润透，切厚片，干燥 炙甘草　取甘草，置热锅内，淋入炼蜜，炒至不粘手时，取出放凉。每甘草100kg，用蜜25～30kg
《浙江省中药炮制规范》（2005年版）	甘草　取原药，除去地上残茎等杂质，大小分档，抢水洗净润软，切厚片；细小者可切为6mm的段，干燥。产地已切片、段者，筛去灰屑 炒甘草　取甘草，炒至表面深黄色，微具焦斑时，取出，摊凉 蜜甘草　取甘草，与炼蜜拌匀，稍闷，炒至不粘手时，取出，摊凉。每甘草100kg，用炼蜜25～30kg
《贵州省中药饮片炮制规范》（2005年版）	甘草　取原药材，除去杂质，洗净，润透，切厚片，干燥 炙甘草　取净甘草片，照蜜炙法炒至黄色至深黄色，不粘手
《安徽省中药饮片炮制规范》（2004年版）	甘草　取原药材，除去杂质，大小分档，洗净，稍浸泡，润透，切厚片，干燥，筛去碎屑 蜜甘草　取净甘草片，照蜜炙法，炒至不粘手，表面黄色至深黄色。每100kg甘草，用炼蜜25kg
《吉林省中药炮制标准》（1986年版）	甘草片　除去杂质，洗净泥土，稍泡，润透，切3mm片，晒干 蜜甘草　取炼蜜用开水化开，喷淋甘草片内，拌匀，稍闷，置锅中，以文火炒至变黄色、不粘手时，取出，晾凉。每100kg甘草，用炼蜜30kg
《四川省中药炮制规范》（1984年版）	生用　取甘草，洗净，微润，切成薄片，晒干 蜜炙　每取净甘草片5000g，和炼蜜1250g，拌匀闷透，用文火炒至深黄色，不粘手为度
《甘肃省中药炮制规范》（1980年版）	甘草　按大小条分开，用清水浸泡至八成透（2～8小时），捞出，润透，切片，晒干 蜜制甘草　取蜂蜜用文火炼沸，兑水适量，将甘草片倒入，炒拌均匀，拌成黄色时，出锅，摊开，晾凉。每甘草片100kg，用蜂蜜30kg 甘草梢　将直径0.5cm左右（1分5厘）的甘草末梢，洗净，润透，切节，晒干 粉甘草　将大条甘草刮去外皮，用清水浸泡后，捞出，润透，切片，晒干
《辽宁省中药炮制规范》（1975年版）	甘草　拣去杂质，洗净，润透后切片，晒干或烘干 蜜甘草　取甘草片，加炼熟的蜂蜜和开水少许，拌匀，稍闷，置锅内用微火炒至呈深黄色，不粘手为度，取出，放凉。每100kg甘草片用蜂蜜30kg
《经验集成》	（1）粉甘草：取原药材洗净，微润或润透，切0.5～1分厚的片，晒干 （2）皮甘草：①洗切：取原药材，加50°以上的热水浸洗10分钟，捞出及时切片，晒干。②润切：取原药材，用冷水或温水洗净，闷润，切0.5～1分厚的片，晒干
《中华本草》	甘草　取原药材，除去芦头及杂质，大小条分开，浸泡至三四成透时，捞起润软，切厚片，干燥 炒甘草　取甘草置锅内，用文火炒至表面深黄色，取出，放凉 蜜甘草　取甘草片，加炼熟的蜂蜜和开水少许，拌匀，稍闷，置锅内用微火炒至呈深黄色，不粘手为度，取出，放凉。每甘草100kg，用炼蜜25kg
《中华大辞典》	甘草　取原药材，除去芦头及杂质，大小条分开，浸泡至三四成透时，捞起润软，切厚片，干燥 炒甘草　取甘草置锅内，用文火炒至表面深黄色，取出，放凉 蜜甘草　取甘草片，加炼熟的蜂蜜和开水少许，拌匀，稍闷，置锅内用微火炒至呈深黄色，不粘手为度，取出，放凉。每甘草100kg，用炼蜜25kg
《中药炮制辞典》	取原药材，除去杂质，筛去灰屑

（三）甘草饮片现代炮制研究

有关于甘草水处理软化方法的相关报道：梁新松[1]通过正交试验，优先出甘草软化的最佳方法为：浸泡温度60℃，时间为1小时。加水量为4倍。

赵殿刚等[2]用正交法对净甘草饮片的加工方法进行的研究表明影响甘草饮片质量的土要因素应为浸润时间，且浸润温度与浸润时间的交互作用亦非常显著。甘草软化的最佳条件为浸润温度60℃，浸润时间为1小时，加水量为药材的4倍。

（四）甘草饮片炮制工艺研究总结

1．历史文献 净制（去芦头刮赤皮）、切制（细切、细剉、捶碎、切片）。

2．历版《中国药典》 甘草以净制、切制为主，以切厚片为主。

3．各省市炮制规范 甘草以净制、切制为主，多切厚片，细者切段。

4．现代研究文献 净制、切制、蜜炙等，以生用、蜜炙为常用。

综合上述研究结果，根据目前企业的实际生产情况结合各地方规范及文献，本着求大同存小异的原则，拟定甘草的水处理软化工艺为：

甘草 取原药材，除去杂质，大小分档，洗净，润透，切厚片（2～4mm），干燥。

参考文献

[1] 梁新松. 甘草最佳软化方法探讨[J]. 时珍国医国药, 2001, 12(04):322-323.

[2] 赵殿刚, 范晓辉, 赵世军, 等. 净甘草饮片的制备方法研究[J]. 河北中西医结合杂志, 1996, 5(4):89-90.

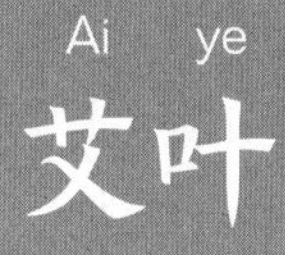

艾叶

Ai ye

药材来源 本品为菊科植物艾*Artemisia argyi* Levl.et Vant.的干燥叶。

采收加工 夏季花未开时采摘，除去杂质，晒干。

艾叶饮片炮制规范

【饮片品名】艾叶、醋艾炭。

（一）艾叶

【饮片来源】本品为艾叶药材经炮制加工后制成的饮片。

【炮制方法】除去杂质及梗，筛去灰屑。

【饮片性状】本品多皱缩、破碎，有短柄。完整叶片展平后呈卵状椭圆形，羽状深裂，裂片椭圆状披针形，边缘有不规则的粗锯齿；上表面灰绿色或深黄绿色，有稀疏的柔毛和腺点；下表面密生灰白色绒毛。质柔软。气清香，味苦。

【质量控制】

鉴别 （1）本品粉末绿褐色。非腺毛有两种：一种为T形毛，顶端细胞长而弯曲，两臂不等长，柄2～4细胞；另一种为单列性非腺毛，3～5细胞，顶端细胞特长而扭髓，常断落。腺毛表面观鞋底形，由4、6细胞相对叠合而成，无柄。草酸钙簇晶，直径3～7μm，存在于叶肉细胞中。

（2）取本品粉末2g，加石油醚（60～90℃）25ml，置水浴上加热回流30分钟，滤过，滤液挥干，残渣加正己烷1ml使溶解，作为供试品溶液。另取艾叶对照药材1g，同法制成对照药材溶液。照薄层色谱法试验，吸取上述两种溶液各2～5μl，分别点于同一硅胶G薄层板上，以石油醚（60～90℃）甲苯-丙酮（10∶8∶0.5）为展开剂，展开，取出，晾干，喷以1%香草醛硫酸溶液，在105℃加热至斑点显色清晰。供试品色谱中，在与对照药材色谱相应的位置上，显相同颜色的主斑点。

检查　水分　不得过15.0%（第四法）。

总灰分　不得过12.0%。

酸不溶性灰分　不得过3.0%。

含量测定　照气相色谱法测定。

色谱条件与系统适用性试验　以甲基硅橡胶（SE-30）为固定相，涂布浓度为10%；柱温为110℃。理论板数按桉油精峰计算应不低于1000。

对照品溶液的制备　取桉油精对照品适量，精密称定，加正己烷制成每1ml含0.10mg的溶液，即得。

供试品溶液的制备　取本品粉末（过三号筛）约2.5g，精密称定，置具塞锥形瓶中，精密注入正己烷25ml，称定重量，加热回流1小时，放冷，再称定重量，用正己烷补足减失的重量，摇匀，滤过，取续滤液，即得。

测定法　分别精密吸取对照品溶液与供试品溶液各2μl，注入气相色谱仪，测定，即得。

本品按干燥品计算，含桉油精（$C_{10}H_8O$）不得少于0.050%。

（二）醋艾炭

【饮片来源】本品为艾叶药材经醋炙后的饮片。

【炮制方法】将净艾叶搓散，置已预热的炒制容器内，中火翻炒至全部呈黑褐色时，喷淋15%米醋，炒干，取出及时摊晾，凉透。

每100kg艾叶，用醋15kg。

【饮片性状】本品呈不规则的碎片，表面黑褐色，有细条状柄。具醋香气。

【质量控制】

鉴别　（除显微粉末外）同艾叶。

检查　水分　照水分测定法（第四法）测定，不得过10.0%。

浸出物　照醇溶性浸出物测定法项下的热浸法测定，用稀乙醇作溶剂，不得少于18.0%。

【性味与归经】辛、苦，温；有小毒。归肝、脾、肾经。

【功能与主治】温经止血，散寒止痛；外用祛湿止痒。用于吐血，衄血，崩漏，月经过多，胎漏下血，少腹冷痛，经寒不调，宫冷不孕；外治皮肤瘙痒。醋艾炭温经止血，用于虚寒性出血。

【用法与用量】3～9g。外用适量，供灸治或熏洗用。

【贮藏】置阴凉干燥处，防蛀。

艾叶饮片炮制操作规程

（一）艾叶

1．产品概述

（1）品名　艾叶。

（2）规格　叶片。

2．生产依据　按照《中国药典》2015年版一部有关工艺要求及标准，以及拟定的饮片品种炮制工艺执行。

3．工艺流程　除去杂质及梗，筛去灰屑。

4．炮制工艺操作要求

（1）挑拣　除去杂质，杂质量不超过2.0%。

（2）筛选　用筛药机筛去碎屑，碎末含量不超过5.0%。

（3）包装　聚乙烯薄膜药用塑料袋包装，包装损耗应不超过3.0%。

5．原料规格质量标准　符合《中国药典》2015年版一部艾叶药材项下的相关规定。

6．成品质量标准　符合本规范制订的艾叶饮片项下的相关规定。

7．成品贮存及注意事项　置阴凉干燥处。

8．工艺卫生要求　符合中药饮片GMP相关工艺卫生要求。

9．主要设备　振动筛、包装机等设备。

（二）醋艾炭

1．产品概述

（1）品名　醋艾炭。

（2）规格　叶片。

2．生产依据　按照《中国药典》2015年版一部有关工艺要求及标准，以及拟定的饮片品种炮制工艺执行。

3．工艺流程　将净艾叶搓散，置已预热的炒制容器内，中火翻炒至全部呈黑褐色时，喷淋15%米醋，炒干，取出及时摊凉，凉透。每100kg艾叶，用醋15kg。

4．炮制工艺操作要求

（1）预热　炒制容器预热。

（2）炒制　将净艾叶搓散，置已预热的炒制容器内，中火翻炒至全部呈黑褐色时，喷淋15%米醋，炒干，取出及时摊晾，凉透。

（3）筛选　用筛药机筛去碎屑，碎末含量不超过5.0%。

（4）包装　聚乙烯薄膜药用塑料袋手工包装，包装损耗应不超过3.0%。

5．原料规格质量标准　符合本规范艾叶饮片项下的相关规定。

6．成品质量标准　符合本规范醋艾炭饮片项下的相关规定。

7．成品贮存及注意事项　置阴凉干燥处。

8．工艺卫生要求　符合中药饮片GMP相关工艺卫生要求。

9．主要设备　炒药机、振动筛选、包装机等设备。

艾叶饮片炮制规范起草说明

（一）艾叶炮制方法历史沿革

综合历代本草制法，其炮制方法大致分四个方面：净制、切制和炮炙三个方面。现分述如下：

1．净制　关于净制方法的记载，宋代有“去枝梗”（《局方》）、“拣净”（《宝产》）；明代有“揉去尘土，择净枝梗，取叶”（《准绳》）、“去根”（《保元》）。

2．切制　切制方法唐代有“捣令细”（《千金》）。宋代有“细剉”（《圣惠方》）、“切”（《产育》）、“杵成茸”（《局方》）。元代有“捣烂”（《世医》）。明代记载了“打烂”（《普济方》）。“若入白茯苓三五片同碾，即时可作细末”（《纲目》）、“揉捣如棉”（《纲目》《备要》），“切”（《余生指迷方》）。清代有“浸捣”（《暑疫》）、“家用之得米粉少许，可捣为末”（《指南》）。

3．炮制

熟艾　此法只在唐代和明代有相关记载，“须用陈久者，治令细软，谓之熟艾”（《千金》《纲目》），“捋熟”（《准绳》）。此法现已不用。

制炭　唐代记载有“烧作灰”（《千金》）。明代有“炒黑”（《万氏》）、“烧存性，为灰”（《万氏》）；清代有“炭”（《医案》）。

熬制　有“熬”（《千金》）。此法现已不用。

绞汁　“取一束捣取汁，铜器中煎如漆，蜜（密）封之勿令泻”（《千金》）。此法现已不用。

炙制　“炙”（《外台》）。此法现已不用。

醋制　关于醋制记载主要在宋代，有“醋煎二两以米醋二升煎入膏”（《圣惠方》），“醋煮一时辰焙”（《总录》），“醋焙用米醋洒湿，压一宿，以文武火焙干为末”（《总录》），“醋炒糯米糊调成饼焙干为末”（《局方》），“醋蒸醋调面成饼，甑上蒸熟焙干”（《类编朱氏集验方》）。

炒制　“微炒”（《圣惠方》），“剉碎，炒黄”（《宝产》），“炒焦，取细末”（《百问》）。

米制　“研，糯米稀糊调匀，炒熟，趁热，入碾末之”（《总录》《普济方》）。此法现已不用。

焙制　“切焙黄”（《余生指迷方》）。此法现已不用。

盐制　“盐炒”（《宝鉴》）。“盐散”（《医学》）。此法现已不用。

药汁制　明代有“酒醋制打烂，砂石铫内多酒少醋，炒另香熟”（《普济方》），“香附、酒醋制去梗筋二两，同香附用陈醋老酒煮一时，捣烂焙干”（《济阴》）；清代有“硫磺制须干捣去青滓取白，入石硫磺末少许，谓之硫磺艾条”（《指南》）。此法现已不用。

酒制　“酒炒”（《奇效》），“酒洗”（《良朋》）。此法现已不用。

枣制　“揉去尘土，择净枝梗，取叶称五两，先用大肥淮枣一十二两，砂并内煮烂，去核，同艾叶一处锤烂如泥，捻作薄饼子，孟获焙干，乘热急捻为末”（《准绳》）。此法现已不用。

泔制　“米䣭（泔）浸七日，将米泔慢火煮半日，焙干为末”（《宋氏》）。此法现已不用。

鲜品　“煎服宜鲜者”（《备要》）。此法现已不用。

现代则以醋制、炒炭为主。对于古代遗留下来的其他辅料制法应用不多，这些方法还需进一步考证，对于可行的方法应继续沿用。

历代炮制历史沿革见表1。

表1　艾叶炮制历史沿革

朝代	沿用方法	新增方法	文献出处
唐代		捣令细 须用陈久者，治令细软，谓之熟艾 烧作灰 熬 取一束捣取汁，铜器中煎如漆，蜜（密）封之勿令泻	《千金》
		炙	《外台》
宋代		去枝梗	《局方》
		拣净 剉碎，炒黄	《宝产》
		揉去尘土，择净枝梗，取叶 捋熟 称五两，先用大肥淮枣一十二两，砂并内煮烂，去核，同艾叶一处锤烂如泥，捻作薄饼子，孟获焙干，乘热急捻为末	《准绳》
		去根	《保元》
		细剉 醋煎二两以米醋二升煎入膏 微炒	《圣惠方》
	切		《产育》
		杵成茸 醋炒糯米糊调成饼焙干为末	《局方》

续表

朝代	沿用方法	新增方法	文献出处
宋代		醋煮一时辰焙 醋焙用米醋洒湿，压一宿，以文武火焙干为末 研，糯米稀糊调匀，炒熟，趁热，入碾末之	《总录》
		醋蒸醋调面成饼，甑上蒸熟焙干	《朱氏》
		炒焦，取细末	《百问》
		切　焙黄	《指迷》
元代		捣烂	《世医》
		盐炒	《宝鉴》
明代	研，糯米稀糊调匀，炒熟，趁热，入碾末之	打烂 酒醋制　打烂，砂石铫内多酒少醋，炒另香熟	《普济方》
	须用陈久者，治令细软，谓之熟艾	若入白茯苓三五片同碾，即时可作细末 揉捣如棉	《纲目》
	烧存性，为灰	炒黑	《万氏》
		盐散	《医学》
		米酣（泔）浸七日，将米泔慢火煮半日，焙干为末	《宋氏》
		香附、酒醋制　去梗筋二两，同香附用陈醋老酒煮一时，捣烂焙干	《济阴》
		酒炒	《奇效》
清代		浸捣	《暑疫》
		家用之得米粉少许，可捣为末 硫磺制　须干捣去青滓取白，入石硫磺末少许，谓之硫磺艾条	《指南》
	炭		《医案》
		酒洗	《良朋》
	揉捣如棉	煎服宜鲜者	《备要》

通过对艾叶各种炮制方法的考证，发现艾叶的炮制方法很多，主要有切制、炒制、醋制、制炭、酒制、米制等。古今关于艾叶的炮制方法虽然很多，但流传至今的炮制方法却不多，只有切制、醋制、制炭几种。查阅古代文献可知，艾叶的几种常用炮制方法虽然表述略有差异，但炮制过程基本一致。醋艾炭仁自唐代沿用至今，仍以古人“炒至焦黑色为度”的基本要求，过程趋于简化，因此有必要进行工艺研究。

（二）艾叶饮片药典及地方炮制规范

现代炮制方法见表2。

表2 《中国药典》及各地炮制规范收载的艾叶炮制方法

药典及规范	炮制方法
《中国药典》（1963 年版）	艾叶　除去杂质，去梗，筛去灰屑即得 艾炭　取拣净的艾叶，置锅内用武火炒至七成变黑色，用醋喷洒，拌匀后过铁丝筛，未透者重炒，取出，晾凉，防止复燃，三日后晾存。每艾叶 100 斤，用醋 15 斤
《中国药典》（1977 年版）	艾叶　除去杂质及梗，筛去灰屑 醋艾叶　取净艾叶，照醋炒法用醋炒至微焦 醋炒艾炭　取净艾叶，照炒炭法用醋炒至表面焦黑色。每艾叶 100kg，用醋 15kg 炒艾炭　取净艾叶，照炒炭法炒至表面焦黑色

五画

续表

药典及规范	炮制方法
《中国药典》（1985年版） 《中国药典》（1990年版） 《中国药典》（1995年版） 《中国药典》（2000年版） 《中国药典》（2005年版） 《中国药典》（2010年版） 《中国药典》（2015年版）	艾叶　除去杂质及梗，筛去灰屑 醋艾炭　取净艾叶，照炒炭法炒至表面焦黑色，喷醋，炒干。每艾叶100kg，用醋15kg
《北京市中药饮片炮制规范》（2008年版）	艾叶　取原药材，除去杂质及梗 艾绒　取净艾叶，除去细梗，加工成绒 醋艾炭　取净艾叶，置热锅内，用中火炒至表面焦褐色，喷淋米醋，炒干，取出，晾凉。每100kg净艾叶，用米醋15kg
《上海市中药饮片炮制规范》（2008年版）	艾叶　将原药除去枝梗等杂质，筛去灰屑 炒艾叶　将艾叶清炒至微具焦斑，筛去灰屑 艾叶炭　将艾叶清炒至焦黑色，筛去灰屑
《陕西省中药饮片标准》（2008年版）	艾叶　取药材艾叶，除去杂质及梗，筛去灰屑 醋艾炭　取饮片艾叶，照炒炭法炒至表面焦黑色，喷醋，炒干。每100kg艾叶，用醋15kg
《江西省中药炮制规范》（1991年版）	艾叶　除去杂质梗，筛去灰屑 醋艾炭（艾叶炭）　（1）取净艾叶，照炒炭法炒至表面焦黑色，喷醋，炒干　（2）取艾叶炒热后洒入醋，炒至表面焦黑色，摊开，晾干。每100kg艾叶，用醋15kg 艾绒　取净艾叶，用研槽推成绒状，拣去粗脉
《全国中药炮制规范》（1988年版）	艾叶　取原药材，除去杂质及梗，筛去灰屑 醋艾叶　取净艾叶，加米醋拌匀，闷润至透，置锅内，用文火加热，炒干，取出放凉。每艾叶100kg，用米醋15kg 醋艾叶炭　取净艾叶，置锅内，用武火加热，炒至表面焦黑色，喷醋，炒干，取出凉透。每艾叶100kg，用米醋15kg 艾叶炭　取净艾叶，置锅内，用武火加热，炒至焦黑色，喷淋清水少许，灭尽火星，炒干，取出凉透
《山东省中药炮制规范》（2012年版）	艾叶炭　将净艾叶搓散，置铁锅内，用中火炒至全部呈黑褐色时，喷淋清水少许，灭尽火星，炒干，取出，及时摊晾，凉透
《浙江省中药炮制规范》（2005年版）	艾叶　取原药，除去梗等杂质，筛去灰屑 炒艾叶　取艾叶，炒至表面微具焦斑时，取出，摊凉 艾叶炭　取艾叶，炒至浓烟上冒、表面焦黑色时，微喷水，灭尽火星，取出，晾干
《安徽省中药饮片炮制规范》（2005年版）	艾叶　取原药材，除去枝梗、杂质，筛去碎屑。或切丝 醋艾叶　取净艾叶或净艾叶丝，照醋炙法，炒干。每100kg艾叶，用米醋15kg 艾叶炭　取净艾叶或净艾叶丝，照炒炭法，炒至表面焦褐色 醋艾叶炭　取净醋艾叶，照炒炭法，炒至表面焦褐色
《河南省中药饮片炮制规范》（2005年版）	艾叶　除去杂质及梗，筛去灰屑 醋艾炭　取净艾叶，照炒炭法炒至表面焦黑色，喷醋，炒干。每100kg艾叶，用醋15kg 艾绒　取净艾叶，捣成绒状，除去细筋，筛去细粉 醋艾叶　取净艾叶，照醋炙法炒至黄色。每100kg艾叶，用米醋18kg 艾叶炭　取净艾叶，照炒炭法炒至黑褐色 酒艾叶　取净艾叶，照酒炙法炒至焦黄色，用黄酒喷匀，取出，放凉。每100kg艾叶，用黄酒18kg 艾条　取制好的陈久艾绒24g，平铺在26cm长、26cm宽，质地柔软疏松而又坚韧的桑皮纸上，将其卷成直径约1.5cm的圆柱形，越近越好，用胶水或糨糊封口而成
《湖南省中药饮片炮制规范》（2010年版）	艾叶　取原药材，除去杂质细枝及黑色中叶，筛去灰屑 艾绒将净艾叶捣成绒状，除去叶脉细梗，筛去灰屑 醋艾叶　取净艾叶，照醋制法加醋拌匀，稍闷，置锅内用文火炒至微焦，取出，放凉。每100kg艾叶，用醋15kg 酒艾叶　取净艾叶，照酒制法用酒喷润透，置锅内用文火炒干，取出，放凉。每100kg艾叶，用黄酒20kg 艾叶炭　取净艾叶，照炒炭法置锅内用中火炒至外表呈焦黑色，喷淋清水，取出，晾干

1977年版药典中主要收载了生艾叶、醋艾叶、艾叶炭、醋艾炭四种规格。但自1985年版以后，药典只收载了生艾叶、醋艾炭两个炮制品种，并在2010年版完善了饮片的质量标准，建立了含量测定的方法，使饮片的质量标准趋于完善。但纵观历版药典，在醋艾炭炮制工艺方面并无较大进展，各版药典仅统一了醋艾炭的用醋量，但其炒制时间、加热温度均缺乏量化指标，炮制操作过程表述含糊，缺乏操作细则及指南。

通过各省中收载的艾叶炮制方法对比，艾叶在各省地方规范中主要有艾叶、艾绒、艾条、醋艾叶、酒艾叶、艾叶炭及醋艾炭等炮制品。其中艾绒、艾条、酒艾叶、炒艾叶只收载个别规范中（≤4个）。艾叶、醋艾叶、艾叶炭、醋艾炭为炮制规范收载的常用品种（≥4个）。醋艾炭各地炮制方法基本相同，但炒制时间、炒制温度、加醋量，各地并无统一的规定。

（三）艾叶饮片现代炮制研究

张学兰等[1]研究了炮制对艾叶主要成分及止血作用的影响，结果表明：艾叶加热炮制后挥发性成分含量大量降低，且随温度的升高，时间的延长呈逐渐降低的趋势。生艾叶中鞣质含量最高，炮制后鞣质含量未见相应增加，相反却有不同程度的降低，药理实验结果提示，生品无明显的止血作用，艾叶炮制所得样品的水煎液则具有良好的止血作用，与生品组比较有着显著性差异，说明艾叶止血作用的强弱与其鞣质含量的高低关系不大。

对艾叶不同炮制品中挥发油、鞣质含量进行了测定，研究发现生品中挥发油含量最高，焖煅品次之；鞣质含量方面，除炒焦品较生品含量降低外，其余三种制炭品均较生艾叶相对增加[2]。张学菊[3]提出了炒炭的改进方法，主张用鲜品炒炭，不但减少了空气污染，便于操作，而且易于掌握炒炭存性，药物灰化部分亦大大降低，从而节约了药材，减少了浪费。

（四）艾叶饮片炮制工艺研究总结

1．历史文献 艾叶的炮制方法很多，主要有切制、炒制、醋制、制炭、酒制、米制等。古今关于艾叶的炮制方法虽然很多，但流传至今的炮制方法却不多，只有切制、醋制、制炭几种。

2．历版《中国药典》 艾叶的炮制规格有生艾叶、醋艾炭，规定武火炒、炒至表面焦黑色为度，对炒制温度、时间等均无要求。艾叶制炭前后其有效成分含量以及药效具有显著的差异。

3．各省市炮制规范 收载的品种为生艾叶、醋艾叶、酒艾叶、艾叶炭和醋艾叶炭。各地应用不尽相同，炮制工艺也没有统一，且没有规范的炮制工艺参数。

4．现代研究文献 净制、醋炙等，以醋艾炭为最常用。

综合上述研究结果，制定艾叶的炮制工艺为：

艾叶　除去杂质及梗，筛去灰屑。

醋艾炭　将净艾叶搓散，置已预热的炒制容器内，中火翻炒至全部呈黑褐色时，喷淋15%米醋，炒干，取出及时摊晾，凉透。

每100kg艾叶，用醋15kg。

参考文献

[1] 张学兰，吴美娟．炮制对艾叶主要成分及止血作用的影响[J]．中成药，1992，15（2）：22．

[2] 战旗，孙秀梅．艾叶炮制研究简述[J]．山东中医药大学学报，1998，22(1)：68-69．

[3] 张学菊，李红．艾叶炒炭炮制方法的改进[J]．中国中药杂志，2001，26(3)：214．

Shi jue ming

石决明

药材来源　本品为鲍科动物杂色鲍*Haliotis Diversicolor* Reeve、皱纹盘鲍*Haliotis discushannai* Ino、羊鲍*Haliotis ovina*gmelin、澳洲鲍*Haliotis ruber* (Leach)、耳鲍*Haliotis asinina* Linnaeus或白鲍*Haliotis laevigata* (Donovan）的贝壳。

采收加工　夏、秋二季捕捞，去肉，洗净，干燥。

石决明饮片炮制规范

【饮片品名】石决明、煅石决明。

（一）石决明

【饮片来源】本品为石决明药材经碾碎后的炮制品。

【炮制方法】取原药材，除去杂质，洗净，干燥，碾碎，即得。

【饮片性状】本品为不规则碎块。外表面暗红色、灰棕色、砖红色或淡绿色，具有条纹或细纹，有的可见圆形小孔。内表面光滑，有珍珠样彩色光泽，碎断面灰白色。质坚硬。气微，味微咸。

【质量控制】

含量测定　取本品细粉约0.15g，精密称定，置锥形瓶中，加稀盐酸10ml，加热使溶解，加水20ml与甲基红指示液1滴，滴加10%氢氧化钾溶液至溶液显黄色，继续多加10ml，加钙黄绿素指示剂少量，用乙二胺四醋酸二钠滴定液（0.05mol/L）滴定至溶液黄绿色荧光消失而显橙色。每1ml乙二胺四醋酸二钠滴定液（0.05mol/L）相当于5.004mg的碳酸钙（$CaCO_3$）。

本品含碳酸钙（$CaCO_3$）不得少于93.0%。

（二）煅石决明

【饮片来源】本品为石决明经明煅后的炮制品。

【炮制方法】取石决明，砸成小块，置适宜的容器内，锻至酥脆或红透时，取出，放凉，碾碎。

【饮片性状】本品为不规则颗粒或粗粉。灰白色至灰褐色。无光泽，碎块内表面光滑，有的具光泽，质酥脆，断面层状。味微咸。

【质量控制】

含量测定　同石决明，含碳酸钙（$CaCO_3$）不得少于95.0%。

【性味与归经】咸，寒。归肝经。

【功能与主治】平肝潜阳，清肝明目。用于头痛眩晕，目赤翳障，视物昏花，青盲雀目。

【用法与用量】6~20g，先煎。

【贮藏】置干燥处。

石决明饮片炮制操作规程

（一）石决明

取原药材，除去杂质，洗净，干燥，碾碎，即得。

1．产品概述

（1）品名　石决明。

（2）规格　碎块或粗粉。

2．生产依据　按照《中国药典》2015年版一部有关工艺要求及标准，以及拟定的饮片品种炮制工艺执行。

3．工艺流程　取原药材，除去杂质，洗净，干燥，碾碎，即得。

4．炮制工艺操作要求

（1）净制　取石决明原药材，除去杂质。

（2）打碎　取净制后的石决明，放凉，打碎。

（3）包装　牛皮纸包装，包装损耗应不超

过1.0%。

5. 原料规格（等级）质量标准 符合《中国药典》2015年版一部石决明药材项下的相关规定。

6. 成品质量标准 符合本规范制订的石决明饮片项下的相关规定。

7. 成品贮存及注意事项 置干燥处。

8. 工艺卫生要求 符合中药饮片GMP相关工艺卫生要求。

9. 主要设备 破碎机、包装机等设备。

（二）煅石决明

1. 产品概述

（1）品名 煅石决明。

（2）规格 碎块或粗粉。

2. 生产依据 按照本课题研究制订的工艺流程。

3. 工艺流程 取净石决明，置煅药炉中，煅至酥脆；取煅制后的石决明，放凉，打碎；牛皮纸包装。

4. 炮制工艺操作要求

（1）煅制 取净石决明，置煅药炉中，500℃煅至酥脆。

（2）打碎 取煅制后的石决明，放凉，打碎。

（3）包装 牛皮纸包装，包装损耗应不超过1.0%。

5. 原料规格（等级）质量标准 符合《中国药典》2015年版一部石决明饮片项下的相关规定。

6. 成品质量标准 符合本规范制订的煅石决明饮片项下的相关规定。

7. 成品贮存及注意事项 置干燥处。

8. 工艺卫生要求 符合中药饮片GMP相关工艺卫生要求。

9. 主要设备 煅药机、破碎机、包装机等设备。

石决明饮片炮制规范起草说明

（一）石决明炮制方法历史沿革

1. 净制 去上粗皮（《雷公》）。刮削净洗（《总录》）。磨去粗皮（明《入门》）。

2. 切制 细研，水飞过（宋《圣惠方》）。去粗皮甲，捣研细（宋《证类本草》）。洗剉。捣罗，细研。刮末（明《普济方》）。丝绵裹，斧打碎（明《普济方》）。生研（明《正宗》）。

3. 炮制

（1）药汁制 ①盐、五花皮、地榆、阿胶制：先去上粗皮，同盐并东流水于大瓷器中煮一伏时了，漉出，拭干，捣为末，研如粉，却入锅子中，再用五花皮、地榆、阿胶三什，更用东流水于瓷器中如此淘之三度，待干，再研一万匝，方入药中用。凡修事五两，以盐半分取则，第二度煮，用地榆、五花皮、阿胶各十两（《雷公》）。

②地榆 制地榆汁同煮研，水飞用（清《得配》）。

（2）煅制 煅（宋《急救》）。火煅存性（明《普济方》）煅，研（明《一草亭百科全书》）。泥裹，烧通赤，研（宋《苏沈》）。烧存性（明《医学》）

（3）煅淬 ①火煅童便淬（明《粹言》）。煅红，童便内渍之，为末（清《说约》）。煅童便淬研，水飞用（清《得配》）。用九孔者煅红，童便内浸一夜为末（清《治全》）。②醋煅（明《瑶函》）。炭火煅赤，米醋淬三度，去火毒，研粉（清《食物本草会纂》）。

（4）煨制 制面裹煨熟去皮研粉（宋《证类本草》）。

（5）蜜制 蜜炙（宋《总录》）。

（6）盐制 ①盐煮 用盐并东流水于大瓷器中煮一伏时漉出研粉（宋《局方》）。②盐

炒 盐水浸炒（明《一草亭百科全书》）。③盐煅 盐水煅（明《一草亭百科全书》）

（7）煮制 东流水煮一伏时另研极细入药（元《启微》）。一两，水一升煮干（明《普济方》）。

（8）磨汁 净水磨，沥干（明《奇效》）。

（9）焙制 焙存性（清《良朋》）。

历代炮制历史沿革见表1。

表1 石决明炮制历史沿革简况

朝代	沿用方法	新增方法	文献出处
唐代及以前		去上粗皮 五花皮、地榆、阿胶制	《雷公》
宋代	去粗皮甲，捣研细	细研，水飞过	《圣惠方》
		煨制	《证类本草》
		烧制	《苏沈》
		蜜炙	《总录》
		盐煮	《局方》
		煅制	《急救》
金元时期		煮制	《原机启微》
明代	磨去粗皮 生研 刮末 烧存性 煅，研	火煅存性	《普济方》
		丝绵裹，斧打碎	《普济方》
		盐炒；盐煅	《一草亭百科全书》
		磨汁	《奇效》
		童便制	《粹言》
		醋煅	《瑶函》
清代	煅童便淬研，水飞用	制地榆汁同煮研，水飞用	《得配》
		煅红，童便内渍之，为末	《说约》
		用九孔者煅红，童便内浸一夜为末	《治全》
		炭火煅赤，米醋淬三度，去火毒，研粉	《食物本草会纂》
		焙制	《良朋》

（二）石决明饮片药典及地方炮制规范

1．净制 夏、秋二季捕捞，去肉，洗，干燥。

2．切制 取原药材，除去杂质，洗净，干燥，碾碎，即得。

3．炮制 煅制：取净石决明，照明煅法（通则0213）煅至酥脆。

现代炮制方法见表2。

表2 《中国药典》及各地炮制规范收载的石决明炮制方法

药典及规范	炮制方法
《中国药典》（1963年版）	石决明 用水洗刷净，晾干，敲碎如豆粒大，即得 煅石决明 取刷净的石决明，至无烟的炉火上或坩埚内煅烧，内服的煅烧至灰白色，外用的煅烧至白色，取出，晾凉，碾碎即得 盐石决明 取刷净的石决明，置无烟的炉火上煅至微红，取出，喷淋盐水，碾碎即得。每石决明100斤，用盐2斤8两加适量开水化开澄清
《中国药典》（1977年版）	石决明 除去杂质，洗净，干燥，碾碎或碾粉 煅石决明 取净石决明，照煅法煅至灰白色（内服），白色（外用）

续表

药典及规范	炮制方法
《中国药典》（1985年版） 《中国药典》（1990年版） 《中国药典》（1995年版） 《中国药典》（2000年版） 《中国药典》（2005年版） 《中国药典》（2010年版） 《中国药典》（2015年版）	石决明　除去杂质，洗净，干燥，碾碎 煅石决明　取净石决明，照明煅法煅至酥脆
《全国中药炮制规范》（1988年版）	石决明　取原药材，除去杂质，洗净，干燥，捣碎 煅石决明　取净石决明，置适宜容器内，于无烟的炉火中，用武火加热，煅至酥脆时，取出，放凉，碾碎 盐石决明　取净石决明，煅至酥脆，取出，喷淋盐水，干燥，碾碎
《湖南省中药饮片炮制规范》（2010年版）	石决明　取原药材，除去杂质，洗净，干燥，碾碎 煅石决明　取净石决明，照明煅法，煅至酥脆
《湖北省中药饮片炮制规范》（2009年版）	石决明　除去杂质，洗净，干燥，碾碎 煅石决明　取净石决明，照明煅法，煅至酥脆 盐石决明　取净石决明，煅至酥脆，取出，喷淋盐水，干燥，碾碎。每100kg石决明，用盐2.0kg
《北京市中药饮片炮制规范》（2008年版）	石决明　取原药材，除去杂质，加工成碎块 煅石决明　取净石决明，置煅炉或适宜容器内，煅（500℃，50分钟）至酥脆，取出，晾凉，打碎
《上海市中药饮片炮制规范》（2008年版）	石决明　将原药除去壳外附着物等杂质，洗净，干燥。敲成小于1cm小块或碾碎，50目筛筛去粉屑 盐煅石决明　取石决明，照明煅法煅至微红色，取出，趁热用盐水均匀喷洒。亦可取原只石决明，煅后盐水洒之，再拍碎。每石决明100kg,用食盐2.5kg（加开水溶化）
《江西省中药饮片炮制规范》（2008年版）	石决明　除去杂质，洗净，干燥，用时捣碎 煅石决明　取净石决明，照明煅法，煅至红透，取出，放凉，用时碾成细粉
《重庆市中药饮片炮制规范及标准》（2006年版）	石决明　除去杂质，洗净，干燥，碾碎或粉碎成粗粉 煅石决明　取净石决明，照明煅法，煅至酥松，冷后碾碎
《河南省中药饮片炮制规范》（2005年版）	石决明　除去杂质，洗净，干燥，碾碎 煅石决明　取净石决明，照明煅法，煅至酥脆 盐石决明　取净石决明，照明煅法煅至酥脆，取出，随即喷淋盐水淬之，晾干，碾碎。每100kg石决明，用食盐2kg
《天津市中药饮片炮制规范》2005年版	石决明　除去杂质，撞去外部寄生物，碾碎 煅石决明　取石决明，置煅炉中，煅至酥脆时取出放凉，碾碎
《浙江省中药炮制规范》2005年版	石决明　取原药材，除去杂质，水浸2～4小时，洗净，干燥，砸成直径1cm左右的块片或细粒 煅石决明　取原药，除去杂质，洗净，干燥。置无烟炉火上或砸碎置适宜容器内，煅至表面青灰色，臭气逸出时，取出，放凉；或立即喷淋盐水，放凉。砸成直径1cm左右的块片或细粒。每石决明100kg，用盐2kg
《贵州省中药饮片炮制规范》2005版	石决明　取原药材，除去杂质，洗净，干燥，打碎或碾成粗粉 煅石决明　取净石决明，照明煅法，煅至酥脆，研成细粉
《安徽省中药饮片炮制规范》（2004年版）	石决明　取原药材，洗净，干燥，碾碎 煅石决明　取净石决明块，照明煅法，煅至灰白色，打碎
《山东省中药炮制规范》（2002年版）	石决明　去净杂质，洗净，晒干，砸成碎块，或碾成粉末 煅石决明　将净石决明碎块置耐火容器内，置无烟的炉火中，武火煅烧至显微红色时，取出，放凉，碾成粉末
《吉林省中药炮制标准》（1986年版）	石决明　取原药材，除去杂质，洗净，干燥，碾碎 煅石决明　取净石决明，置锅或适宜器具中，用无烟武火煅至红透。取出，晾凉，碾碎
《四川省中药炮制规范》（1984年版）	石决明　取原药材，除去杂质，洗净，干燥，碾碎 煅石决明　取净石决明，照明煅法煅至红透，放冷后碾成粗粉
《甘肃省中药炮制规范》（1980年版）	石决明　取原药材，除去杂质，洗净，干燥，碾碎 煅石决明　取净石决明至无烟炉火中或砂罐内，用武火煅烧，内服的煅烧至灰白色并无臭气发出时；外用的煅至白色。取出，晾凉，碾碎 盐石决明　取净石决明，置无烟火上，煅至微红，取出，喷洒盐水适量，晾干，碾碎。每石决明100kg，用大青盐2.5kg

续表

药典及规范	炮制方法
《辽宁省中药炮制规范》（1975 年版）	石决明　拣净杂质，洗净，晒或烘干，粉碎 煅石决明　取净石决明，置锅中内，加热煅烧至内外红透为度，取出，放凉，粉碎

历代对石决明的炮制方法较多，内容很丰富，石决明从南北朝开始使用辅料和不同的炮制方法。随着时代的发展，由比较繁琐的药汁炙简化为以煅法为主，如烧、煅、面裹煨、火煅童便淬、醋淬等。

（三）石决明饮片现代炮制研究

赵泽义等[1]采用文火煅制石决明，具体操作为：取净石决明每50kg用粗糠（谷皮）100kg，先将粗糠平铺于干燥水泥地面约5cm厚，将石决明覆盖于粗糠上，然后，再在石决明上覆盖适量粗糠，点燃粗糠，使其缓缓煅烧完全．冷后取出。打碎即可。孙承三等[2]结合传统经验对石决明生品及300～850℃不同煅制品性状、得率、水煎液pH、浸出物含量、总钙及可溶性钙含量等进行了研究，结果表明石决明以300℃左右煅制为宜。

（四）石决明饮片炮制工艺研究总结

1．历史文献　净制（去粗上皮）、切制（细研、水飞）、药汁制（盐、五花皮、地榆、阿胶制、地榆制）、烧制、煨制、蜜制、盐制（盐煮、盐炒、盐煅）、煅制、煮制、磨汁、童便制、醋制、汁制、焙制等，以煅制为最常见。

2．历版《中国药典》　石决明、煅石决明等，以煅石决明为最常用。

3．各省市炮制规范　石决明、煅石决明等，以煅石决明为最常用。

4．现代研究文献　净制、切制、生石决明、煅石决明等，以煅石决明为最常用。

综合上述研究结果，制定石决明的炮制工艺为：

石决明　取原药材，除去杂质，洗净，干燥，碾碎，即得。

煅石决明　取待炮制品，砸成小块，置适宜的容器内，煅至酥脆或红透时，取出，放凉，碾碎。

参考文献

[1] 赵泽义, 胡健. 浅谈石决明的煅制法[J]. 蚌埠医药, 1995, 13(4):21.

[2] 孙承三, 丘花花, 李莹莹, 等. 石决明煅制温度初步研究[J]. 中成药, 2011, 11(1):92-95.

Shi liu pi 石榴皮

药材来源　本品为石榴科植物石榴*Punicagranatum* L.的干燥果皮。
采收加工　秋季果实成熟后收集果皮，晒干。

石榴皮饮片炮制规范

【饮片品名】石榴皮、石榴皮炭。

（一）石榴皮

【饮片来源】本品为石榴皮经净制后的炮制品。

【炮制方法】取原药材，除去杂质，洗净，切块，干燥，即得。

【饮片性状】本品呈不规则的片状或瓢状，大小不一，厚1.5～3mm。外表面红棕色、棕黄色或暗棕色，略有光泽，粗糙，有多数疣状突起，有的有突出的筒状宿萼及粗短果梗或果梗痕。内表面黄色或红棕色，有隆起呈网状的果蒂残痕。质硬而脆，断面黄色，略显颗粒状。气微，味苦涩。

【质量控制】

鉴别 （1）本品横切面：外果皮为1列表皮细胞，排列较紧密，外被角质层。中果皮较厚，薄壁细胞内含淀粉粒和草酸钙簇晶或方晶；石细胞单个散在，类圆形、长方形或不规则形，少数呈分枝状，壁较厚；维管束散在。内果皮薄壁细胞较小，亦含淀粉粒和草酸钙晶体，石细胞较小。

粉末红棕色。石细胞类圆形、长方形或不规则形，少数分枝状，直径27～102μm，壁较厚，孔沟细密，胞腔大，有的含棕色物。表皮细胞类方形或类长方形，壁略厚。草酸钙簇晶直径10～25μm，稀有方晶。螺纹导管和网纹导管直径12～18μm。淀粉粒类圆形，直径2～10μm。

（2）取本品粉末1g，加水10ml，置60℃水浴中加热10分钟，趁热滤过。取滤液1ml，加1%三氧化铁乙醇溶液1滴，即显墨绿色。

（3）取本品粉末3g，加无水乙醇30ml，加热回流1小时，滤过，滤液蒸干，残渣加水20ml使溶解，滤过，滤液用石油醚（60～90℃）振摇提取2次，每次20ml，弃去石油醚液，水液再用乙酸乙酯振摇提取2次，每次20ml，合并乙酸乙酯液，蒸干，残渣加甲醇1ml使溶解，作为供试品溶液。另取没食子酸对照品，加甲醇制成每1ml含1mg的溶液，作为对照品溶液。照薄层色谱法试验，吸取上述两种溶液各5μl，分别点于同一聚酰胺薄膜上，以乙酸乙酯-丁酮-甲酸-水（10∶1∶1∶1）为展开剂，展开，取出，晾干，喷以1%三氯化铁乙醇溶液。供试品色谱中，在与对照品色谱相应的位置上，显相同颜色的斑点。

检查 杂质 不得过6%。

水分 不得过15.0%（第二法）。

总灰分 不得过7.0%。

浸出物 照醇溶性浸出物测定法项下的热浸法测定，用乙醇作溶剂，不得少于15.0%。

含量测定 鞣质 取本品粉末（过三号筛）约0.4g，精密称定，照鞣质含量测定法测定，即得。

本品按干燥品计算，含鞣质不得少于10.0%。

鞣花酸 照高效液相色谱法测定。

色谱条件与系统适用性试验 以十八烷基硅烷键合硅胶为填充剂；以乙腈-0.2%磷酸溶液（21∶79）为流动相；检测波长为254nm。理论板数按鞣花酸峰计算应不低于5000。

对照品溶液的制备 取鞣花酸对照品适量，精密称定，加甲醇制成每1ml含20μg的溶液，即得。

供试品溶液的制备 取本品粉末（过三号筛）约0.2g，精密称定，置具塞锥形瓶中，精密加入甲醇50ml，密塞，称定重量，超声处理（功率150W，频率40kHz）40分钟，放冷，再称定重量，用甲醇补足减失的重量，摇匀，滤过，取续滤液，即得。

测定法 分别精密吸取对照品溶液5μl、10μl，供试品溶液5～10μl，注入液相色谱仪，测定，用外标两点法计算，即得。

本品按干燥品计算，含鞣花酸（$C_{14}H_6O_8$）不得少于0.30%。

（二）*石榴皮炭*

【饮片来源】本品为石榴皮经炒炭后炮制品。

【炮制方法】取净石榴皮块，置炒制容器内，用武火加热，翻炒至黑褐色，喷淋清水少许，灭尽火星，取出，凉透，即得。

【饮片性状】本品形如石榴皮丝或块，表面黑黄色，内部棕褐色。

【性味与归经】酸、涩，温。归大肠经。

【功能与主治】涩肠止泻，止血，驱虫。用于久泻，久痢，便血，脱肛，崩漏，带下，虫积腹痛。

【用法与用量】3～9g。

【贮藏】置阴凉干燥处，防蛀。

石榴皮饮片炮制操作规程

（一）石榴皮

1．产品概述

（1）品名　石榴皮。

（2）规格　小块。

2．生产依据　按照《中国药典》2015年版一部有关工艺要求及标准，以及拟定的饮片品种炮制工艺执行。

3．工艺流程　取原药材，除去杂质，洗净，切块，干燥，即得。

4．炮制工艺操作要求

（1）净制　除去杂质，大小分档，杂质量不超过6.0%。

（2）洗润　取净药材，装入润药容器内，浸泡至六七成透时，取出，润透。

（3）切制　切长条或不规则块状。

（4）干燥　阴干，或低温干燥。

（5）筛选　用筛药机筛去碎末，碎末含量不超过3.0%。

（6）包装　聚乙烯薄膜药用塑料袋包装，包装损耗应不超过2.0%。

5．原料规格质量标准　符合《中国药典》2015年版一部石榴皮药材项下的相关规定。

6．成品质量标准　符合本规范制订的石榴皮饮片项下的相关规定。

7．成品贮存及注意事项　置阴凉干燥处。

8．工艺卫生要求　符合中药饮片GMP相关工艺卫生要求。

9．主要设备　切药机、烘干箱、振动筛、包装机等设备。

（二）石榴皮炭

1．产品概述

（1）品名　石榴皮炭。

（2）规格　炒炭品。

2．生产依据　按照《中国药典》2015年版一部有关工艺要求及标准，以及拟定的饮片品种炮制工艺执行。

3．工艺流程　取净石榴皮块，置炒制容器内，用武火加热，翻炒至黑褐色，喷淋清水少许，灭尽火星，取出，凉透，即得。

4．炮制工艺操作要求

（1）挑拣　除去杂质，大小分档，杂质量不超过6.0%。

（2）炒制　取净石榴皮饮片，置炒制容器内，武火，400℃左右翻炒至表面黑黄色，内部棕褐色时，喷淋清水少许，熄灭火星，放凉，即得。

（3）筛选　用筛药机筛去碎末，碎末含量不超过3.0%。

（4）包装　聚乙烯薄膜药用塑料袋手工包装，包装损耗应不超过2.0%。

5．原料规格质量标准　符合本规范石榴皮饮片项下的相关规定。

6．成品质量标准　符合本规范石榴皮炭饮片项下的相关规定。

7．成品贮存及注意事项　置阴凉干燥处。

8．工艺卫生要求　符合中药饮片GMP相关工艺卫生要求。

9．主要设备　炒药机、筛选机、包装机等设备。

石榴皮饮片炮制规范起草说明

（一）石榴皮饮片炮制历史沿革

1．净制　石榴皮的净制方法宋代有记载，为“去皮”（《圣惠方》）。

2．切制　宋代记载有“剉”和“捣烂”两种方法（《圣惠方》）。

3．炮制　单纯加热制单纯加热炮制中以炒炭法记载最多，如唐代收载有“烧灰末”（《千金翼》）、宋代记载有“炒黑”（《衍义》）、清代对炮制程度做出了要求，云“烧炭存性”（《得配》），与现代炒炭要求一致。

关于“炒制”也有一些记载，具体方法包括元代“炒”（《世医》）、明代有“炒干”（《普济方》）。宋代对炒制程度做出了规定，如“炒焦”“微炒”（《圣惠方》）等。

另宋代还有蒸制和烧制的记载，具体方法为“去皮，置于一瓷盆子内盛，随炊饭甑上蒸之令烂”（《圣惠方》）和“以石榴一个，劈破，炭火簇烧令烟尽，急取出，不令作白灰，用瓷碗盖一宿出火毒，为末”（《证类》）。其他炮制方法还包括炙制，如唐代有“炙令黄、杵末”（《食疗》）、青黛有“煅末”（《从新》）、“焙用”（《得配》）以及“煎用”（《得配》）等方法。

辅料制关于石榴皮辅料制法，历代文献也有记载，最早见南北朝刘宋时代浆水制，具体方法为“先用浆水浸一宿，至明漉出，其水如墨汁”（《雷公》）。宋代有“去皮，用好酒一升于银石器内慢火煎酒干取出”（《总录》）。另外，宋还收载了蜜制法，云“涂蜜炙焦”（《小儿卫生总微论方》）。其他则以醋制法为主，具体方法包括醋炙、醋炒、醋焙、醋煮等。比如关于醋炙的记载，宋代可见“去穰，醋炙黑心，存性”（《百问》）、元代有“醋炙干为度”（《世医》），明代有“米醋浸一宿，取出炙黄”（《要诀》）。醋炒法则有“用好醋浸软，炒令干”（《普济方》）和“醋浸炒黄”（《大成》）的记载。此外，明代还收载有“醋焙”（《普济方》）和“醋煮干为度，焙干”（《准绳》）。但以上辅料制法现代均无沿用。

表1　石榴皮饮片炮制历史沿革简况

朝代	沿用方法	新增方法	文献出处
南北朝		先用浆水浸一宿，至明漉出，其水如墨汁	《雷公》
唐		烧灰末	《千金》
		炙令黄、杵末	《食疗》
宋		去皮 剉 捣烂 炒焦 微炒 去皮，置于一瓷盆子内盛，随炊饭甑上蒸之令烂	《圣惠方》
		炒黑	《衍义》
	去皮	用好酒一升于银石器内慢火煎酒干取出	《总录》
		涂蜜炙焦	《总微》
		去穰，醋炙黑心，存性	《百问》
元		炒 醋炙干为度	《世医》
明	炒干	用好醋浸软，炒令干 醋焙	《普济方》
		米醋浸一宿，取出炙黄	《要诀》
		醋煮干为度，焙干	《准绳》

续表

朝代	沿用方法	新增方法	文献出处
清		烧炭存性 焙用 煎用	《得配》
		煅末	《从新》
		醋浸炒黄	《大成》

石榴皮有生品和制品等多种饮片规格入药。最早记载石榴皮炮制方法的是唐代，记载了炒炭的方法，后又出现了一些新的制法，如炒、炙、焙干、烧制等。除以上炮制方法外，还发展了醋炙、浆水制、酒制等辅料制法。现代则以炒炭为主。

（二）石榴皮饮片药典及地方炮制规范

表2 《中国药典》及各地炮制规范收载的石榴皮炮制方法

药典及规范	炮制方法
《中国药典》（1963 年版）	石榴皮　拣去杂质，去净残留的内瓤及子，用水洗净，捣碎或切小块，晒干即得
《中国药典》（1977 年版）	石榴皮　除去杂质，洗净，切块，晒干
《中国药典》（1985 年版） 《中国药典》（1990 年版） 《中国药典》（1995 年版） 《中国药典》（2000 年版） 《中国药典》（2005 年版）	石榴皮　除去杂质，洗净，切块，干燥 石榴皮炭　取石榴皮块，照炒炭法炒至表面焦黑色、内部棕褐色
《中国药典》（2010 年版） 《中国药典》（2015 年版）	石榴皮　除去杂质，洗净，切块，干燥 石榴皮炭　取净石榴皮块，照炒炭法炒至表面黑黄色、内部棕褐色
《北京市中药饮片炮制规范》（2008 年版）	石榴皮　取原药材，除去杂质，洗净，闷润 8～12 小时，至内外湿度一致，切宽丝，干燥，筛去碎屑。或取原药材，除去杂质，洗净，干燥，加工成块
《上海市中药饮片炮制规范》（2008 年版）	石榴皮　将原药除去残留种子等杂质，洗净，切块，干燥，筛去灰屑
《江西省中药饮片炮制规范》（2008 年版）	石榴皮　除去杂质，抢水洗净，稍润，切（小）块，干燥 石榴皮炭　取净石榴皮块，照炒炭法用武火炒至表面焦黑色，内部棕褐色
《浙江省中药炮制规范》（2005 年版）	石榴皮　取原药，除去瓤等杂质，洗净，切块，干燥 石榴皮炭　取石榴皮，炒至浓烟上冒，表面焦黑色，内部棕褐色时，微喷水，再灭尽火星，取出，晾干
《安徽省中药饮片炮制规范》（2005 年版）	石榴皮　取原药材，除去杂质及残留的内瓤和种子，洗净，闷润，切丝或小块，干燥 石榴皮炭　取净石榴皮丝或块，照炒炭法，炒至表面黑黄色
《河南省中药饮片炮制规范》（2005 年版）	石榴皮　除去杂质，洗净，切块，干燥 石榴皮炭　取净石榴皮块，照炒炭法炒至外呈黑黄色、内部棕褐色
《湖南省中药饮片炮制规范》（2010 年版）	石榴皮　取原药材，拣去杂质，洗净，闷润，切块，干燥 石榴皮炭　取净石榴皮，照炒炭法，用武火炒至外表呈黄黑色至焦黑色，内部呈棕褐色至焦褐色，取出，干燥
《陕西省中药饮片标准》（2008 年版）	石榴皮　取药材石榴皮，除去杂质，洗净，切块或切丝 石榴皮炭　取饮片石榴皮块，照炒炭法炒至表面黑黄色、内部棕褐色
《江西省中药炮制规范》（1991 年版）	石榴皮　除去杂质，抢水洗净，稍润切（小）块，干燥 石榴皮炭　取净石榴皮块，照炒炭法用武火炒至表面焦黑色、内部棕褐色
《全国中药炮制规范》（1988 年版）	石榴皮　取原药材，除去杂质，去净残留的内瓤及种子，洗净，切块，干燥，或洗净，干燥后捣碎 石榴皮炭　取净石榴皮块，置热锅内，用武火加热，炒至黑褐色。喷水适量，灭尽火星，取出凉透

自1985年版药典以来，均收载了石榴皮和石榴皮炭两个炮制品种，并不断完善了饮片的质量标准。石榴皮炭炮制工艺方面并无较大进展，炒制时间、加热温度均缺乏量化指标。

各省市规范中主要收载石榴皮、石榴皮炭等炮制品。石榴皮炭各地炮制方法基本相同，但炒制时间、加热温度及火候大小，各地并无统一的规定。

（三）石榴皮饮片现代炮制研究

崔翠翠等[1]研究了炮制对石榴皮中没食子酸、鞣花酸和鞣质含量的影响，结果，炒炭后没食子酸和鞣花酸含量较生品增加124.76%和122.22%，鞣质含量下降56.55%。针对石榴皮炮制工艺的研究较少，张朔生[2]采用HPLC法测定不同炮制条件下制备的石榴皮炭中没食子酸的含量，结果，180℃烘烤得到的石榴皮炮制品中没食子酸的含量最高，随着炮制温度的升高，石榴皮炮制品中没食子酸的含量降低。

（四）石榴皮饮片炮制工艺研究总结

1. 石榴皮有生品和制品等多种饮片规格入药。最早记载石榴皮炮制方法的是唐代，记载了炒炭的方法，后又出现了一些新的制法，如炒、炙、焙干、烧制等。除以上炮制方法外，还发展了醋炙、浆水制、酒制等辅料制法。现代则以炒炭为主。

2. 药典收载了石榴皮和石榴皮炭两个炮制品种，并不断完善了饮片的质量标准。

3. 各省市规范中主要收载石榴皮、石榴皮炭等炮制品。石榴皮炭各地炮制方法基本相同，但炒制时间、加热温度及火候大小，各地并无统一的规定。

4. 对石榴皮及石榴皮炭进行炮制工艺研究，同时对炮制对成分影响进行了研究分析。

综合上述研究结果，制定石榴皮的炮制工艺为：

石榴皮　取原药材，除去杂质，洗净，切块，干燥，即得。

石榴皮炭　取净石榴皮块，置炒制容器内，用武火加热，翻炒至黑褐色，喷淋清水少许，灭尽火星，取出，凉透，即得。

参考文献

[1] 崔翠翠, 张学兰, 李慧芬. 炮制对石榴皮中没食子酸、鞣花酸和鞣质含量的影响[J]. 中成药, 2010, 32(4):613-615.

[2] 张朔生. HPLC测定炮制前后石榴皮中没食子酸的含量[J]. 药物分析杂志, 2010, 30(6):1104-1106.

Shi gao

石膏

药材来源　本品为硫酸盐类矿物硬石膏族石膏，主含含水硫酸钙（$CaSO_4 \cdot 2H_2O$）。
采收加工　采挖后，除去杂石及泥沙。

石膏饮片炮制规范

【饮片品名】石膏、煅石膏。

（一）石膏

【炮制方法】生石膏　打碎，除去杂石，粉碎成粗粉。

【饮片性状】本品为纤维状的集合体，呈长块状、板块状或不规则块状。白色、灰白色或淡黄色，有的半透明。体重，质软，纵断面具绢丝样光泽。气微，味淡。

【质量控制】

鉴别 （1）取本品一小块（约2g），置具有小孔软木塞的试管内，灼烧，管壁有水生成，小块变为不透明体。

（2）取本品粉末0.2g，加稀盐酸10ml，加热使溶解，溶液显钙盐与硫酸盐的鉴别反应。

检查 重金属 取本品8g，加冰醋酸4ml与水96ml，煮沸10分钟，放冷，加水至原体积，滤过。取滤液25ml，依法检查（第一法），含重金属不得过10mg/kg。

砷盐 取本品1g，加盐酸5ml，加水至23ml，加热使溶解，放冷，依法检查（第二法），含砷量不得过2mg/kg。

含量测定 取本品细粉约0.2g，精密称定，置锥形瓶中，加稀盐酸10ml，加热使溶解，加水100ml与甲基红指示液1滴，滴加氢氧化钾试液至溶液显浅黄色，再继续多加5ml，加钙黄绿素指示剂少量，用乙二胺四醋酸二钠滴定液（0.05mol/L）滴定，至溶液的黄绿色荧光消失，并显橙色。每1ml乙二胺四醋酸二钠滴定液（0.05mol/L）相当于8.608mg的含水硫酸钙（$CaSO_4 \cdot 2H_2O$）。本品含含水硫酸钙（$CaSO_4 \cdot 2H_2O$）不得少于95.0%。

（二）煅石膏

【饮片来源】本品为石膏经煅制后的炮制品。

【炮制方法】取石膏，置适宜的煅制容器内，煅至酥松，取出，放凉，打碎。

【饮片性状】本品为白色的粉末或酥松块状物，表面透出微红色的光泽，不透明。体较轻，质软，易碎，捏之成粉。气微，味淡。

【质量控制】

检查 重金属 不得过10mg/kg（第二法）。

含量测定 取本品细粉约0.15g，精密称定，照石膏项下的方法，自"置锥形瓶中，加稀盐酸 10ml"起，依法测定。每1mL乙二胺四醋酸二钠滴定液（0.05mol/l）相当于6.807mg的硫酸钙（$CaSO_4$）。

本品含硫酸钙（$CaSO_4$）不得少于92.0%[1g硫酸钙（$CaSO_4$）相当于含水硫酸钙（$CaSO_4 \cdot 2H_2O$）1.26g]。

【性味与归经】甘、辛、涩，寒。归肺、胃经。

【功能与主治】收湿，生肌，敛疮，止血。外治溃疡不敛，湿疹瘙痒，水火烫伤，外伤出血。

【用法与用量】外用适量，研末撒敷患处。

【贮藏】置干燥处。

石膏饮片炮制操作规程

（一）石膏

1．产品概述

（1）品名 石膏。

（2）规格 碎块。

2．生产依据 按照《中国药典》2015年版一部有关工艺要求及标准，以及拟定的饮片品种炮制工艺执行。

3．工艺流程 打碎，除去杂石，粉碎成粗粉，牛皮纸包装。

4．炮制工艺操作要求

（1）打碎 取净石膏，打碎。

（2）包装 牛皮纸包装，包装损耗应不超过1.0%。

5．原料规格（等级）质量标准 符合《中国药典》2015年版一部石膏药材项下的相关规定。

6．成品质量标准 符合本规范制订的石膏饮片项下的相关规定。

7．成品贮存及注意事项 置干燥处。

8．工艺卫生要求 符合中药饮片GMP相关工艺卫生要求。

9．主要设备 破碎机、包装机等设备。

（二）煅石膏

1．产品概述

（1）品名 煅石膏。

（2）规格　碎块。

2. 生产依据　按照《中国药典》2015年版一部有关工艺要求及标准，以及拟定的饮片品种炮制工艺执行。

3. 工艺流程　取净石膏，置煅药炉中，煅至酥松；放凉，打碎；牛皮纸包装。

4. 炮制工艺操作要求

（1）煅制　取净石膏，置煅药炉中，650℃煅至酥松。

（2）打碎　煅制后的石膏，放凉，打碎。

（3）包装　牛皮纸包装，包装损耗应不超过1.0%。

5. 原料规格（等级）质量标准　符合《中国药典》2015年版一部石膏饮片项下的相关规定。

6. 成品质量标准　符合本课题研究制订的煅石膏炮制规范正文中的相关规定。

7. 成品贮存及注意事项　置干燥处。

8. 工艺卫生要求　符合中药饮片GMP相关工艺卫生要求。

9. 主要设备　煅药炉、破碎机、包装机等设备。

石膏饮片炮制规范起草说明

（一）煅石膏饮片炮制方法历史沿革

1. 切制　打碎（《玉函》）；研（《千金翼》）；捣碎（《圣惠方》）；细研（《圣惠方》）；碾（《普济方》）；研细（《仁术》）。

2. 炮制

（1）煅　研需入甘锅子内火煅过，飞去石末（《心鉴》《朱氏》）；炭火烧白色，研（《普济方》）；湿纸裹，炮令透，为末（《普济方》）；火煅，醋淬七遍，捣碎水飞令极细，方入药用（《局方》）。

（2）炒　“炒”（《指迷》）；“糖拌炒过”（《纲目》）。

（3）水飞　细研，水飞过（《圣惠方》）；先于石臼中捣成粉，以夹物罗过，生甘草水飞过了，水尽令干，重研用之（《雷公》）。

（4）炙　炙（《医学》）。

（5）硫磺炙　同硫磺煮（《世医》）。

（6）雪水炙　碾，用腊八水或雪水浸三日《奇效》。

表1　煅石膏历代炮制沿革简况

朝代	沿用方法	新增方法	文献出处
唐代及以前	打碎	打碎	《玉函》
		研	《千金翼》
		凡使之，先于石臼中捣成粉，以夹物罗过，生甘草水飞过了，水尽令干，重研用之	《雷公》
		研需入甘锅子内火煅过，飞去石末	《心鉴》
宋	打碎、水飞，煅	捣碎 细研 细研，水飞过	《圣惠方》
		水飞，令极细 火煅，醋淬七遍	《局方》
		炒	《指迷》
		煨	《妇人》
		研需入甘锅子内火煅过，飞去石末	《朱氏》

续表

朝代	沿用方法	新增方法	文献出处
元	煅	烧通红，放冷	《御药院方》
		火煅红，出火毒	《丹溪》
明	打碎、煅、炒	碾，用腊八水或雪水浸三日	《奇效》
		同硫磺煮	《得效》
		碾 炭火烧白色，研； 湿纸裹，炮令透，为末	《普济方》
		炙	《医学》
		研细	《仁术》
		糖拌炒	《纲目》

（二）石膏饮片药典及地方炮制规范研究

1．净制 将原药除去夹石等杂质。

2．切制 将原药除去夹石等杂质，敲成小块或粉碎成粗粉。

3．制 取净石膏块，置坩埚内，在无烟炉火中煅烧至酥松，取出，放凉，打碎即得。

表2 《中国药典》及各地炮制规范收载的石膏炮制方法

药典及规范	炮制方法
《中国药典》（1963年版）	生石膏　去净杂石，洗净泥土，打碎成小块即得 煅石膏　取净石膏块，置坩埚内，在无烟炉火中煅烧至酥松，取出，放凉，打碎即得
《中国药典》（1977年版）	生石膏　洗净，晒干，打碎，除去杂石，研粗粉 煅石膏　取净石膏，照煅法，煅至红透
《中国药典》（1985年版） 《中国药典》（1990年版） 《中国药典》（1995年版） 《中国药典》（2000年版） 《中国药典》（2005年版） 《中国药典》（2010年版） 《中国药典》（2015年版）	生石膏　洗净，干燥，打碎，除去杂石，粉碎成粗粉 煅石膏　取净石膏，照明煅法煅至酥松
《全国中药炮制规范》（1988年版）	生石膏　取原药材，洗净，晒干，敲成小块，除去夹石 煅石膏　取净石膏块，置无烟炉火或适宜的容器内，武火加热，煅制微红，取出，晾后碾细
《湖南省中药饮片炮制规范》（2010年版）	生石膏　取原药材，洗净泥沙，晾干，砸成小块，碾成粗粉 煅石膏　取净石膏，照明煅法，煅至酥松
《湖北省中药饮片炮制规范》（2009年版）	生石膏　洗净，干燥，打碎，除去杂石，粉碎成粗粉 煅石膏　取净石膏，照明煅法煅至酥松
《北京市中药饮片炮制规范》（2008年版）	生石膏　取原药材，除去杂石，加工成碎块 煅石膏　取净石膏，置煅炉或适宜容器内，煅至酥松，取出，晾凉
《上海市中药饮片炮制规范》（2008年版）	生石膏　将原药除去夹石等杂质，洗净，干燥，敲成长小于3cm，宽小于1cm的条块，50目筛去灰屑 煅石膏　将原药除去夹石等杂质，洗净，干燥；照明煅法煅至酥松
《江西省中药饮片炮制规范》（2008年版）	生石膏　洗净，干燥，打碎，除去杂石，粉碎成粗粉 煅石膏　取净石膏，照明煅法煅至红透，酥脆，取出，放凉，碾碎
《重庆市中药饮片炮制规范及标准》（2006年版）	生石膏　洗净，干燥，打碎，除去杂石，粉碎成粗粉 煅石膏　照明煅法，煅至洁白无光泽，呈疏松的粉末为度，取出，放凉
《河南省中药饮片炮制规范》（2005年版）	生石膏　洗净，干燥，打碎，除去杂石，粉碎成粗粉 煅石膏　取净石膏，照明煅法，煅至酥松
《天津市中药饮片炮制规范》（2005年版）	生石膏　取原药材，洗净，干燥，打碎，除去杂石，破碎 煅石膏　取净石膏块，煅烧至红透，放凉，破碎

续表

药典及规范	炮制方法
《浙江省中药炮制规范》（2005年版）	生石膏　取原药，洗净，干燥，砸碎，除去残留杂石，砸碎如米粒大小 煅石膏　取原药，除去残留杂石，砸碎，置无烟炉火上或适宜容器内，煅至无光泽时，取出，摊凉。砸碎如米粒大小
《贵州省中药饮片炮制规范》（2005年版）	生石膏　取原药材，洗净，干燥，打碎，除去杂石，粉碎成粗粉 煅石膏　取净石膏，照明煅法，煅至酥松，研细
《安徽省中药饮片炮制规范》（2004年版）	生石膏　取原药材，除去杂质，洗净，干燥，打成碎块或粗粉 煅石膏　取净石膏块或粗粉，照明煅法，煅至红透、酥脆时，取出，放凉，碾碎
《吉林省中药炮制标准》（1986年版）	生石膏　除去夹石等杂质，洗净泥土，捞出，晾干，砸成小块 煅石膏　取生石膏置适宜容器内，以武火煅至红透，取出，晾凉
《四川省中药炮制规范》（1984年版）	生石膏　洗净，晒干，打碎，除去杂石，研粗粉 煅石膏　取净石膏，照明煅法，煅至洁白无光泽，成疏松的粉末为度，取出，放凉
《甘肃省中药炮制规范》（1980年版）	生石膏　除去杂质，刷净泥土，配方时捣碎 煅石膏　将净石膏至砂锅内，置无烟的炉火中，用武火煅烧至红透，取出，晾凉
《辽宁省中药炮制规范》（1975年版）	生石膏　拣净杂质，洗净，晒干或烘干，粉碎成粗粉 煅石膏　取石膏，置容器内，加热煅烧至内外红透为度，取出，放冷，粉碎成粗粉

从古代文献资料中可以看出，历代沿用过的石膏炮制方法有7种，所用的辅料有硫磺、醋、甘草水等。其中以煅为常见方法。现代炮制方法仍沿用净制、粉碎、煅为主流，其他方法少见承袭。石膏炮制多以改变药性为目的。

（三）煅石膏饮片现代炮制研究

丁昌成等[1]改进了石膏的炮制方法，具体操作为：先将大块的石膏砸成小块或粉末，均匀平铺搪瓷盘中，再将搪瓷盘置电热烘箱内，调温度至150℃左右，烘20分钟，然后关闭烘箱，放凉，碾碎即得。高锦飚等[2]采用正交试验法，以酥脆程度、失水率及$CaSO_4$含量为考察指标，优选出石膏的煅制工艺为：将石膏粉碎过100目筛，至马弗炉中，温度650℃，煅烧1.5小时，取出放凉，即得。

（四）石膏炮制工艺研究总结

1．历史文献　切制（打碎、研细、碾）、煅（煅、煅后水飞、煅后醋淬水飞）、炒（炒、糖拌炒过）、水飞（水飞、甘草水飞）、炙、硫磺炙（同硫磺煮）雪水泡等，以研细和煅最为常见。

2．历版《中国药典》　生石膏、煅石膏等，以煅法为常用炮制方法。

3．各省市炮制规范　生石膏、煅石膏等，以煅法为常用炮制方法。

4．现代研究文献　煅石膏等，以煅法为常用炮制方法。

综合上述研究结果，制定煅石膏的炮制工艺为：

生石膏　打碎，除去杂石，粉碎成粗粉。

煅石膏　取净石膏，置适宜的容器内，煅至酥松，取出，放凉，打碎。

参考文献

[1] 丁昌成，汪凤芹，刘义升．微波炉煅制石膏的方法[J]．时珍国医国药，2002，15(1):15.

[2] 高锦飚，陈建伟，刘元芬，等．石膏炮制工艺研究[J]．中成药，2007，29(2):247-249.

Bu zha ye

布渣叶

药材来源 本品为椴树科植物破布叶*Microcos paniculata* L.的叶。

采收加工 夏、秋二季采收，除去枝梗和杂质，阴干或晒干。

布渣叶饮片炮制规范

【饮片品名】布渣叶。

【饮片来源】本品为布渣叶药材经净制、切制后的炮制品。

【炮制方法】取原药材，除去杂质，切成5～10mm的宽丝，干燥。

【饮片性状】本品呈长方形或类长方形，长4～8cm，宽5～10mm，表面黄绿色、绿褐色或黄棕色，可见基础脉，羽状侧脉，网状小脉，偶见短柄，纸质，易破碎。气微，味淡，微酸涩。

【质量控制】

鉴别 （1）本品粉末淡黄绿色。表皮细胞类多角形或类圆形。气孔不定式。分泌细胞类圆形，含黄棕色分泌物。非腺毛两种：一种星毛状，分枝多数，每分枝有数个分隔；另一种非腺毛单细胞。腺毛头部多细胞，柄单细胞，偶见。纤维细长，成束，壁稍厚，纹孔较清晰。草酸钙方晶多见；草酸钙簇晶直径5～20μm。

（2）取本品粉末1g，加水50ml，加热回流2小时，滤过，滤液浓缩至30ml，用乙酸乙酯提取2次（30ml，25ml）合并乙酸乙酯液，蒸干，残渣加无水乙醇1ml使溶解，作为供试品溶液。另取布渣叶对照药材1g，同法制成对照药材溶液。照薄层色谱法试验，吸取上述两种溶液各2μl，分别点于同一硅胶G薄层板上，以二氯甲烷-丁酮-甲酸-水（10∶1∶0.1∶0.1）为展开剂，展开，取出，晾干，置紫外光灯（365nm）下检视。供试品色谱中，在与对照药材色谱相应位置上，显相同颜色的荧斑点。

检查 水分 不得过12.0%。

杂质 不得过2%。

总灰分 不得过8.0%。

浸出物 不得少于17.0%。

含量测定 照高效液相色谱法测定。

色谱条件与系统适用性试验 以十八烷基硅烷键合硅胶为填充剂；以甲醇-0.4%磷酸溶液（30∶70）为流动相；检测波长为339nm。理论板数按牡荆苷峰计算应不低于3000。

对照品溶液的制备 取牡荆苷对照品适量，精密称定，加70%甲醇制成每1ml含20μg的溶液，即得。

供试品溶液的制备 取本品粉末（过三号筛）约2.5g，精密称定，置具塞锥形瓶中，精密加入70%甲醇50ml，密塞，称定重量，超声处理（功率250W，频率33kHz）1小时，放冷，再称定重量，用70%甲醇补足减失的重量，摇匀，滤过，取续滤液，即得。

测定法 分别精密吸取对照品溶液与供试品溶液各10μl，注入液相色谱仪，测定，即得。

本品按干燥品计算，含牡荆苷（$C_{21}H_{20}O_{10}$）不得少于0.040%。

【性味与归经】微酸、凉。归脾、胃经。

【功能与主治】消食化滞，清热利湿。用于饮食积滞，感冒发热，湿热黄疸。

【用法与用量】15～30g。

【贮藏】置通风干燥处，防蛀。

五画

布渣叶饮片炮制操作规程

（一）布渣叶

1. 产品概述

（1）品名　布渣叶。

（2）规格　宽丝。

2. 生产依据　按照《中国药典》2015年版一部有关工艺要求及标准，以及拟定的饮片品种炮制工艺执行。

3. 工艺流程　取原药材，除去杂质，切成5～10mm的宽丝，50～60℃干燥，筛去碎屑，包装，即得。

4. 炮制工艺操作要求

（1）净选　取原药材，至挑选工作台上，过12目筛，拣去药材中的杂质、异物、非药用部位，其余放置在干净的容器内。

（2）切制　将洗润净选过的药材用型号为QW22-300的切药机切成5～10mm的宽丝。

（3）干燥　将切制后的药材平摊于型号为DWT2·3的网带式干燥机的筛网上（铺药厚度不得超过3cm），转速为100～200转/时，干燥温度为50～60℃，至药材干燥。

（4）细选　将已干燥的药材过12目筛。

（5）包装　称重，封装，封口。贴上标签。

5. 原料规格质量标准　符合《中国药典》2015年版一部布渣叶项下的相关规定。

6. 成品质量标准　符合本规范布渣叶项下的相关规定。

7. 成品贮存及注意事项　置通风干燥处。

8. 工艺卫生要求　符合中药饮片GMP相关工艺卫生要求。

9. 主要设备　切药机、干燥机、包装机等设备。

布渣叶饮片炮制规范起草说明

（一）布渣叶炮制方法历史沿革

布渣叶在本草中记录了其功效，例如《本草药性备要》记曰："味酸，性平，无毒。"《本草求原》曰："酸、甘，平。"《岭南中药志》曰："味淡酸涩，性平。"《全国中草药汇编》曰："味淡味酸。"布渣叶通常在临床中用水煎服，故只需洗净方可入药。从布渣叶历史沿革来看，主要以生品入药，炮制的方法为净制。

（二）布渣叶饮片药典及地方炮制规范

1. 净制　除去杂质，洗净，干燥

2. 切制　除去杂质及枝梗，切成丝片。

布渣叶饮片现代炮制方法见表1。

表1　《中国药典》及各地炮制规范收载的布渣叶炮制方法

药典及规范	炮制方法
《中国药典》（1977年版）	除去杂质，洗净，干燥
《广东省中药炮制规范》（1977年版）	布渣叶　取原药材，拣净杂质，除去枝梗，抢水洗净，晾至三成干，切3分丝片，晒干
《广西壮族自治区中药饮片炮制规范》（2007年版）	布渣叶　除去杂质，洗净，干燥
《广东省中药炮制规范》（1984年版）	布渣叶　除去杂质及枝梗，切成丝片
《甘肃省中药炮制规范》（1979年版）	布渣叶　除去杂质，洗净，干燥
《湖南省中药饮片炮制规范》（2010年版）	布渣叶　取原药材，除去杂质，洗净，干燥

（三）布渣叶饮片现代炮制研究

布渣叶主要含有黄酮类、生物碱类、三萜类、有机酸、鞣质等。杨茵等[1]从布渣叶中分离得到了异鼠李素、山柰酚、异香草酸、对香豆酸、阿魏酸、脱落酸、牡荆苷、异牡荆苷、水仙苷等12个化合物。孙冬梅等[2]采用HPLC同时测定了布渣叶提取物中牡荆苷、异牡荆苷和水仙苷的含量，以三种黄酮苷的总量去评价布渣叶药材的质量，比单一成分控制布渣叶药材的含量更加全面合理。

现代文献关于布渣叶的记载仅仅局限于化学成分、药效和质量控制的研究，关于炮制工艺及炮制方法研究较少。

（四）布渣叶饮片炮制工艺研究总结

1．历史文献　净制、切制。

2．历版《中国药典》　净制。

3．各省市炮制规范　净制、切制。

4．现代研究文献　炮制工艺、方法研究较少。

综合上述研究结果，制定布渣叶的炮制工艺为：

布渣叶　取原药材，除去杂质，切成5～10mm的宽丝，干燥。

五画

参考文献

[1] 杨茵, 李硕果, 叶文才, 等. 布渣叶的化学成分研究[J]. 时珍国医国药, 2010, 21(11):2790-2792.

[2] 孙冬梅, 陈雪婷, 谭志灿. HPLC同时测定布渣叶提取物中3种黄酮苷的含量[J]. 中国实验方剂学杂志, 2013, 19(11):102-104.

Sheng jiang 生姜

药材来源　本品姜科植物姜*Zingiber officinale* Rosc.的新鲜根茎。

采收加工　秋、冬二季采挖，除去须根和泥沙。

生姜饮片炮制规范

【饮片品名】生姜。

【饮片来源】本品为生姜药材切制后的炮制品。

【炮制方法】取原药材，除去杂质，洗净。用时切厚片。

【饮片性状】本品呈不规则的厚片，可见指状分枝。切面浅黄色，内皮层环纹明显，维管束散在。气香特异，味辛辣。

【质量控制】

鉴别　取本品1g，切成1～2mm的小块，加乙酸乙酯20ml，超声处理10分钟，滤过，滤液蒸干，残渣加乙酸乙酯1ml使溶解，作为供试品溶液。另取6-姜辣素对照品，甲醇制成每1ml含0.5mg的溶液，作为对照品溶液。照薄层色谱法试验，吸取供试品溶液6μl、对照品溶液如4μl，分别点于同一硅胶G薄层板上，以石油醚（60～90℃）-三氯甲烷-乙酸乙酯（2:1:1）为展开剂，展开，取出，晾干，喷以香草醛硫酸试液，在105℃加热至斑点显色清晰。供试品色谱中，在与对照品色谱相应的位置上，显相同颜色的斑点。

检查 总灰分 不得过2.0%。

含量测定 照高效液相色谱法测定。

色谱条件与系统适用性试验 以十八烷基硅烷键合硅胶为填充剂；以乙腈-甲醇-水（40∶5∶55）为流动相；检测波长为280nm。理论板数按6-姜辣素峰计算应不低于5000。

对照品溶液的制备 取6-姜辣素对照品适量，精密称定，加甲醇制成每1ml含0.1mg的溶液，即得。

供试品溶液的制备 取本品粉末约0.8g，精密称定，置具塞锥形瓶中，精密加入甲醇25ml，称定重量，加热回流30分钟，放冷，再称定重量，用甲醇补足减失的重量，摇匀，滤过，取续滤液，即得。

测定法 分别精密吸取对照品溶8μl与供试品溶液20μl，注入液相色谱仪，测定，即得。

【性味与归经】辛，微温。归肺、脾、胃经。

【功能与主治】解表散寒，温中止呕，化痰止咳，解鱼蟹毒。用于风寒感冒，胃寒呕吐，寒痰咳嗽，鱼蟹中毒。

【用法与用量】3～10g。

【贮藏】置阴凉干燥处，防蛀。

生姜饮片炮制操作规程

1．产品概述

（1）品名 生姜。

（2）规格 厚片。

2．生产依据 按照《中国药典》2015年版一部有关工艺要求及标准，以及拟定的饮片品种炮制工艺执行。

3．工艺流程 取原药材，除去杂质，洗净，切厚片，即得。

4．炮制工艺操作要求

（1）挑选 除去杂质。

（2）洗润 洗净。

（3）切制 切厚片。

5．原料规格质量标准 符合《中国药典》2015年版一部生姜药材项下的相关规定。

6．成品质量标准 符合本规范生姜饮片项下的相关规定。

7．成品贮存及注意事项 置阴凉潮湿处，或埋入湿砂内，防冻。

8．工艺卫生要求 符合中药饮片GMP相关工艺卫生要求。

9．主要设备 切片机等设备。

生姜饮片炮制规范起草说明

（一）生姜炮制方法历史沿革

1．净制 最早记载有“去皮”。以后多有记载“洗，擦去皮”“洗净”“洗去土去皮”。

2．切制 切制方法历代多有“薄切”“去皮切”“切作片子”“切棋子大”“去皮细切”“剉如绿豆大”“切如芡实大”“以铜竹刀切”“切作细条”“切丝”。

3．炮制

（1）炒制炒法最早出现在唐代“炒取焦干”。后多沿用“炒令黑焦，烟起为度”，明代演变为“微炒”。

（2）煨制

①面煨 此法现已不用。

②巴豆煨“中破两边各剜去少许可容巴豆九十五粒即合姜，纸裹浸湿煨熟用”。此法现已不用。

③纸煨 “纸裹煨过，半生半熟”。纸煨法至今仍沿用。

④盐煨 “切作二片，以青盐少许纳其

中，湿纸裹煨”。盐煨法至今仍沿用。

（3）盐制　“和皮切作片子，以盐淹一宿，慢火焙干”。“切作片子，同盐淹一宿，炒黑色”。此法现已不用。

（4）油制　“油炒”。此法现已不用。

（5）盐曲制　“切作片，用青盐糁过，再用白曲拌挹，焙干而用之”。“洗切暴干，用盐淹一宿炒过，陈曲米同炒令干”。此法现已不用。

（6）醋制　“薄切，洗炒令水尽，再入米醋二升熬干为度”。此法现已不用。

（7）泔水制　“切片米泔浸三日，晒令半干”。此法现已不用。

（8）甘草制　“剉作指面大，用甘草捶碎，用水一斗银器内水尽，去甘草焙干”。此法现已不用。

（9）炮制“炮”。此法现已不用。

（10）童便制　“童便（制）”。此法现已不用。

（11）蜜制　“古方姜茶饮治痢，痢热留皮，冷痢去皮或用蜜炙”。此法现已不用。

历代炮制历史沿革见表1。

表1　生姜炮制历史沿革简况

朝代	沿用方法	新增方法	文献出处
汉		薄切	《金匮》
晋		去皮	《肘后》
		去皮切	《肘后》
唐		炒取焦干	《千金》
		面煨	《理伤》
宋	去皮、切	洗，擦去皮	《宝产》
		切作片子	《局方》
		切棋子大	《总微》
		炒令黑焦，烟起为度	《宝产》
		中破两边各剜去少许可容巴豆九十五粒即合姜，纸裹浸湿煨熟用	《朱氏》
		和皮切作片子，以盐淹一宿，慢火焙干	《总录》
		切作片子，同盐淹一宿，炒黑色	《局方》
		油炒	《朱氏》
金元时期	去皮、切	去皮细切	《儒门》
		切作片，用青盐糁过，再用白曲拌挹，焙干而用之	《宝鉴》
明	洗净 洗去土去皮	剉如绿豆大	《普济方》
		切如芡实大	《奇效》
		以铜竹刀切	《准绳》
		微炒	《奇效》
		纸裹煨过，半生半熟	《普济方》
		切作二片，以青盐少许纳其中，湿纸裹煨	《普济方》
		洗切暴干，用盐淹一宿炒过，陈曲米同炒令干	《奇效》
		薄切，洗炒令水尽，再入米醋二升熬干为度	《普济方》
		切片米泔浸三日，晒令半干	《普济方》
		剉作指面大，用甘草捶碎，用水一斗银器内水尽，去甘草焙干	《普济方》
		炮	《婴童》
清		切作细条	《本草述》
		切丝	《串雅外》
		童便（制）	《逢源》
		古方姜茶饮治痢，痢热留皮，冷痢去皮或用蜜炙	《害利》

从古代文献资料中可以看出，历代沿用过的山药炮制方法有10余种，所用的辅料有面、巴豆、盐、白曲、陈曲米、醋、米泔水、甘草、童便、蜜等。其中以去皮、切制为常见方法，煨法法最为常用。现代炮制方法仍沿用净制切片、煨法为主流，其他方法少见承袭。

（二）生姜饮片药典及地方炮制规范

1．净制　除去杂质，洗净。

2．切制

（1）切片　除去杂质，洗净。用时切厚片。

（2）制粉　取新鲜生姜，洗净，捣烂，压榨取汁，静置，分取沉淀的粉质，晒干或低温干燥即得。

3．炮制

（1）生姜取鲜姜，除去杂质。洗净，用时切片。

（2）煨姜取生姜块，置无烟炉火上，烤至半熟，或用草纸包裹生姜数层，浸湿后置炉台上或热火灰中，煨至纸变焦黄、姜半熟时取出，除去纸，切薄片。

现代炮制方法见表2。

表2　《中国药典》及各地炮制规范收载的生姜炮制方法

药典及规范	炮制方法
《中国药典》（1963年版）	生姜　捡去杂质，洗净泥土，用时切片即得 鲜姜粉　取新鲜生姜，洗净，捣烂，压榨取汁，静置，分取沉淀的粉质，晒干或低温干燥即得
《中国药典》（1977年版）	生姜　除去杂质，洗净，用时切片
《中国药典》（1985年版） 《中国药典》（1990年版） 《中国药典》（1995年版） 《中国药典》（2000年版） 《中国药典》（2005年版） 《中国药典》（2010年版） 《中国药典》（2015年版）	生姜　除去杂质，洗净，用时切厚片 姜皮　取净生姜，削取外皮
《安徽省中药饮片炮制规范》（2005年版）	生姜　取原药材，除去杂质，洗净 生姜皮　取姜的根茎，洗净，竹刀刮取外层栓皮，干燥
《广西壮族自治区中药饮片炮制规范》（2007年版）	生姜片　除去杂质，洗净，切厚片 煨姜　取生姜片，用草纸包裹2～3层，水中浸湿，在火上煨至草纸焦黑，去纸，切薄片
《贵州省中药饮片炮制规范》（2005年版）	生姜　除去杂质，洗净，用时切厚片 煨姜　取净生姜，临用时在火上烘烤，至外表微有焦斑，切厚片 姜皮　取净生姜，削取外皮
《江西省中药饮片炮制规范》（2008年版）	生姜　除去杂质，洗净。用时切厚片或纵切薄片 生姜皮　取净生姜，除去杂质，洗净，削取外皮或刮取外皮，干燥 煨生姜　取净生姜，用草纸2层包裹，喷淋清水使纸湿润，置灰火内煨至纸变焦，姜外皮微焦，内部深黄色时，取出，切薄片
《山东省中药炮制规范》（1990年版）	生姜　用时取鲜生姜，除去杂质，用清水洗净，切厚片 煨姜　将净生姜块置无烟的炉火上，烤熟，或用浸湿是草纸包裹数层，置炉台上或热火灰中，煨至纸变焦黄并透出姜的气味时，取出，去纸，趁热切厚片 姜皮　将鲜生姜用清水洗净，刮取外皮，晒干
《上海市中药饮片炮制规范》（2008年版）	生姜　用时将原药材洗净，拭干，切厚片 煨生姜　将原药洗净，照煨法，置文火上煨，至草纸外呈焦黑，生姜煨熟为度 姜粉　将鲜老生姜洗净，加水适量，捣烂取汁，滤去残渣，静置沉淀，取其沉淀物，干燥，研细
《浙江省中药炮制规范》（2005年版）	生姜　取原药，除去杂质，洗净。用时切厚片 生姜皮　取原药，除去杂质。筛去灰屑
《浙江省中药炮制规范》（2015年版）	生姜皮　取原药，除去杂质。筛去灰屑

续表

药典及规范	炮制方法
《全国中药炮制规范》	生姜　取鲜姜，除去杂质。洗净，用时切片 煨姜　取生姜块，置无烟炉火上。烤至半熟或用草纸包裹生姜数层。浸湿后置炉台上或火灰中，煨至纸变焦黄，姜半熟为度，取出，除去纸，切薄片 姜皮　取生姜，洗净，刮取其皮，晒干
《重庆市中药饮片炮制规范及标准》（2006 年版）	生姜　除去杂质，洗净，临用时捣碎或切厚片 煨生姜　取净生姜，照纸煨法煨至熟透，用时捣碎或切厚片
《河南省中药饮片炮制规范》（2005 年版）	生姜　除去杂质，洗净。用时切厚片 姜皮　取净生姜，削取外皮 煨姜　取生姜块，置无烟炉火上。烤至半熟或用草纸包裹生姜数层。浸湿后置炉台上或热火灰中，煨至纸变焦黄，姜半熟为度、取出，除去纸，切薄片
《江苏省中药饮片炮制规范》（1980 年版）	生姜　将原药拣去杂质，洗净，用时切成薄片 煨姜　临用时取净生姜在火上烘烤，至外表微有焦斑，切薄片
《江苏省中药饮片炮制规范》（2002 年版）	生姜　取原药材，除去杂质，洗净，用时切厚片 煨姜　临用时取净姜在火上烘烤，至外表面微有焦斑，切厚片 生姜皮　取原药材，除去杂质
《云南省中药饮片炮制规范》（1986 年版）	生姜　取鲜姜，洗净泥土，临用时切片 煨姜　取生姜块，用湿草纸包裹数层，放在子母火烧至纸焦黑，取出去纸（临用时制）即可
《甘肃省中药炮制规范》（1980 年版）	生姜　洗净泥土，配方时切片 煨姜　取生姜片或块，用纸包好，加水润湿，置火中煨至纸枯焦时，去纸即可
《湖南省中药饮片炮制规范》（2010 年版）	生姜皮　取生姜，除去须根及杂质，洗净，刮取皮层，干燥，筛去灰屑
《四川省中药饮片炮制规范》（2015 年版）	煨生姜　取生姜，除去杂质，洗净，晾干，照煨法用湿纸包裹煨至熟透，用时捣碎或切厚片

（三）生姜饮片现代炮制研究

张科卫等[1]采用高效液相色谱法同时以6-姜酚、6-姜醇的含量为指标，对全国各主要产区的生姜进行了分析。实验建立的方法操作简便、结果可靠、重现性好、检测快速、定量准确，可作为控制生姜质量的方法。

王强伟等[2]采用高效液相色谱法同时测定鲜姜及不同的干燥工艺得到的干制品中姜酮、6-姜酚、8-姜酚、6-姜烯酚、10-姜酚5种姜辣素的含量，初步比较了不同的干燥方法和温度对5种姜辣素含量的影响。冷冻干燥可以很好地保留姜酚，但是成本大，耗时长。60℃红外干燥只需1.5小时就可以完成干燥，不仅加工效率高，而且可以很好地保留姜酚。从姜辣素的含量、效率、成本以及实用性综合分析，生姜的干燥以60℃红外干燥为宜。

（四）生姜饮片炮制工艺研究总结

1. 历史文献　净制（去皮、洗，擦去皮、洗净、洗去土去皮）、切制（薄切、去皮切、切作片子、切棋子大、去皮细切、剉如绿豆大、切如芡实大、以铜竹刀切、切作细条、切丝）、炒制（炒取焦干、炒令黑焦，烟起为度、微炒）煨制（面煨、巴豆煨、纸煨、盐煨）、盐制、醋制、泔水制、甘草制、火炮、童便制、蜜制等，以煨制最为常见。

2. 历版《中国药典》　生姜、鲜姜粉、姜皮。以生姜和姜皮最为常用。

3. 各省市炮制规范　生姜、生姜片、煨姜、姜皮、姜粉等，以生姜和姜皮最为常用。

4. 现代研究文献　净制、切制、生姜、姜皮。

综合上述研究结果，制定生姜的炮制工艺为：

生姜　取原药材，除去杂质，洗净。用时切厚片。

参考文献

[1] 张科卫, 宋王申, 崔小兵, 等. 全国主要产区生姜中6-姜酚、6-姜醇含量的测定[J]. 中国药学杂志, 2009, 4 (22) :1692-1694.

[2] 王强伟, 史先振, Md Ramim Tanver Rahman, 等. 不同干燥工艺对生姜中5种姜辣素含量的影响[J]. 食品与发酵工业, 2015, 8(41):97-100.

Xian mao 仙茅

药材来源　本品为石蒜科植物仙茅*Curculigo orchioides* Gaertn.的干燥根茎。

采收加工　秋、冬二季采挖，除去根头和须根，洗净，干燥。

仙茅饮片炮制规范

【饮片品名】仙茅、酒仙茅。

（一）仙茅

【饮片来源】本品为仙茅药材经切制后的炮制品。

【炮制方法】取原药材，除去根头和须根，洗净，切厚片或段，干燥。

【饮片性状】本品呈类圆形或不规则形的厚片或段，外表皮棕色至褐色，粗糙，有的可见纵横皱纹和细孔状的须根痕。切面灰白色至棕褐色，有多数棕色小点，中间有深色环纹。

【质量控制】

鉴别　（1）取本品粉末置载玻片上，滴加水合氯醛透化，加稀甘油封片，于镜下观察，可见草酸钙针晶束众多，随处散在或存在于大的类圆形黏液细胞中，针晶长53～188μm。黏液细胞完整者类圆形或类长圆形，直径73～232μm。纤维成束存在，长条形，一端钝圆、另一端平截或两端钝圆，深棕色，长45～212μm，直径10～22μm，壁厚约1.0～2μm。导管主要为梯纹导管，直径10～40μm；另可见螺纹导管。木栓细胞黄色或棕黄色，表面观类椭圆形，类长方形，不规则多角形等，壁略厚。用水直接装片可以看到淀粉粒甚多，单粒呈类圆形、半圆形、类椭圆形或不规则形，脐点点状、裂隙状或人字形，层纹不明显，直径3～20μm；复粒由2～4分粒组成。

（2）取本品粉末2g，加乙醇20ml，加热回流30分钟，滤过，滤液蒸干，残渣加乙酸乙酯1ml使溶解，取上清液作为供试品溶液。另取仙茅苷对照品，加乙酸乙酯制成每1ml含0.1mg的溶液，作为对照品溶液。照薄层色谱法试验，吸取上述两种溶液各2μl，分别点于同一硅胶G薄层板上，以乙酸乙酯-甲醇-甲酸（10∶1∶0.1）为展开剂，展开，取出，晾干，喷以2%铁氰化钾溶液-2%三氯化铁溶液（1∶1）的混合溶液。供试品色谱中，在与对照品色谱相应的位置上，显相同的蓝色斑点。

检查　杂质　不得过4%。

水分　不得过13.0%（第二法）。

总灰分　不得过10.0%。

酸不溶性灰分　不得过2.0%。

浸出物　照醇溶性浸出物测定法项下的热浸法测定，用乙醇作溶剂，不得少于7.0%。

含量测定　照高效液相色谱法测定。

色谱条件与系统适用性试验　以十八烷基硅烷键合硅胶为填充剂；以乙腈-0.1%磷酸溶液（21∶79）为流动相；检测波长为285nm。

理论板数按仙茅苷峰计算应不低于3000。

对照品溶液的制备　精密称取仙茅苷对照品适量，加甲醇制成每1ml含70μg的溶液，即得。

供试品溶液的制备　取本品粉末（过三号筛）约1g，精密称定，精密加入甲醇50ml，称定重量，加热回流2小时，取出，放冷，再称定重量，用甲醇补足减失的重量，摇匀，滤过。精密量取续滤液20ml，蒸干，残渣加甲醇溶解，移至10ml量瓶中，并稀释至刻度，摇匀，即得。

测定法　分别精密吸取上述对照品溶液与供试品溶液各10μl，注入液相色谱仪，测定，即得。

本品按干燥品计算，含仙茅苷（$C_{22}H_{26}O_{11}$）不得少于0.10%。

（二）酒仙茅

【饮片来源】本品为仙茅饮片经酒制后的炮制品。

【炮制方法】取净仙茅段，用黄酒拌匀，闷润30分钟后，加热至200℃时，投入酒拌的仙茅段，炒至干，略有酒香气时取出，放凉。

每100kg仙茅，用黄酒10kg。

【饮片性状】酒仙茅形如仙茅片，表面颜色较仙茅片深。

【质量控制】

鉴别、检查、浸出物　同仙茅。

含量测定　同仙茅，含仙茅苷（$C_{22}H_{26}O_{11}$）不得少于0.08%。

【性味与归经】辛，热；有毒。归肾、肝、脾经。

【功能与主治】补肾阳，强筋骨，祛寒湿。用于阳痿精冷，筋骨痿软，腰膝冷痛，阳虚冷泻。

【用法与用量】3～10g。

【贮藏】置干燥处，防霉，防蛀。

仙茅饮片炮制操作规程

（一）仙茅

1．产品概述

（1）品名　仙茅。

（2）规格　厚片或段。

2．生产依据　按照《中国药典》2015年版一部有关工艺要求及标准，以及拟定的饮片品种炮制工艺执行。

3．工艺流程　取原药材，除去杂质，洗净，切厚片或段，干燥，即得。

4．炮制工艺操作要求

（1）净制　除去杂质和非药用部位。

（2）切制　切成长3～10cm厚片或段。

（3）干燥　晒干或烘干。

（4）包装　用聚乙烯薄膜药用塑料包装袋密封包装，每袋1kg或2kg，得仙茅段成品。

5．原料规格质量标准　符合《中国药典》2015年版一部仙茅药材项下的相关规定。

6．成品质量标准　符合本规范仙茅饮片项下的相关规定。

7．成品贮存及注意事项　置通风干燥处，防蛀。

8．工艺卫生要求　符合中药饮片GMP相关工艺卫生要求。

9．主要设备　切药机、烘干箱、振动筛、包装机等设备。

（二）酒仙茅

1．产品概述

（1）品名　酒炙仙茅。

（2）规格　厚片或段。

2．生产依据　按照《中国药典》2015年版一部有关工艺要求及标准，以及拟定的饮片品种炮制工艺执行。

3．工艺流程　取净仙茅段，用黄酒拌匀，闷润30分钟，加热至200℃时，投入酒拌的仙茅段，炒至干，略有酒香气时取出，放凉。

每100kg仙茅，用黄酒10kg。

4．炮制工艺操作要求

（1）净制　取净仙茅段。

（2）酒制　取净仙茅段，用定量黄酒拌匀，闷润30分钟后，启动炒药机，小火至炒药机温度达200℃时，投入酒拌的仙茅段，炒至干，略有酒香气时取出，放凉。

每100kg仙茅，用黄酒10kg。

（3）过净　将酒制仙茅段置筛药机中，筛去粉末、药屑。

（4）包装　取酒制仙茅段，用聚乙烯薄膜药用塑料包装袋密封包装，每袋1kg或2kg，得酒制仙茅段成品。

5．原料规格质量标准　符合本规范仙茅饮片项下的相关规定。

6．成品质量标准　符合本规范酒制仙茅饮片项下的相关规定。

7．成品贮存及注意事项　置通风干燥处，防蛀。

8．工艺卫生要求　符合中药饮片GMP相关工艺卫生要求。

9．主要设备　润药池、切药机、烘干箱、振动筛、包装机等设备。

仙茅饮片炮制规范起草说明

（一）仙茅炮制方法历史沿革

仙茅的净制与切制早见于《雷公》：“凡采得后，用清水洗令净，刮上皮，于槐砧上用铜刀切豆许大。”明《纲目》：“以竹刀刮切。”《玉楸》：“去毛。”现代方法即为取原药材，除去杂质，洗净，稍润，切断，干燥。

仙茅的酒制最早见于《雷公》：“用生稀布袋盛，于乌豆水中浸一宿，取出，用酒湿拌了蒸，从巳至亥，取出，暴干。”《济生》：“酒浸。”《保元》：“酒浸洗。”《逢原》：“酒浸焙干。”现行，取净仙茅段，喷淋黄酒拌匀，稍闷，置锅内，用文火炒干，取出放凉。仙茅段每100kg，用黄酒10kg；或取净仙茅段用黄酒拌匀，闷润，置笼屉内蒸1～2小时，取出，晒干。仙茅段每100kg，用黄酒20kg。

米泔制仙茅见于《总录》：“以米泔水浸去赤汁去毒后，无妨损；竹刀子刮去皮，切为豆粒，米泔浸两宿，阴干。”《景岳》：“凡制用之法，于八九月采得，用竹刀刮去黑皮，切如豆粒，糯米泔浸两宿，去赤汁，用酒拌蒸之，从巳至亥制之极熟，自无毒矣，然后曝干。”宋《朱氏急验方》：“糯米泔浸一二日，一日一换，取浸赤汁，日干。”明《奇效》：“彭祖单服法，以竹刀刮切，米泔水浸五日，去赤水，用铜刀剉，夏月止浸三日，阴干。现行，取鲜仙茅，洗净泥沙，刮去皮，用淘米水浸3小时，捞出，稍晾，蒸透心，取出，晒干。

现行的仙茅炮制法还有米制仙茅，取鲜仙茅，刮去皮，用糯米混合蒸透心，断面无白点，取出晒干。鲜仙茅每100kg，用糯米20kg。

蒸制仙茅见于明《正宗》：“浸去赤汁，蒸熟去皮，捣膏。”

历代炮制历史沿革见表1。

表1　仙茅炮制历史沿革简况

朝代	沿用方法	新增方法	文献出处
唐以前		用生稀布袋盛，于乌豆水中浸一宿，取出，用酒湿拌了蒸，从巳至亥，取出，暴干	《雷公》
		酒浸	《济生》
		酒浸洗	《保元》
		酒浸焙干	《逢原》

续表

朝代	沿用方法	新增方法	文献出处
宋		以米泔水浸去赤汁去毒后，无妨损； 竹刀子刮去皮，切为豆粒，米泔浸两宿，阴干	《总录》
		糯米泔浸一二日，一日一换，取浸赤汁，日干	《朱氏》
明		凡制用之法，于八九月采得，用竹刀刮去黑皮，切如豆粒，糯米泔浸两宿，去赤汁，用酒拌蒸之，从巳至亥制之极熟，自无毒矣，然后曝干	《景岳》
		彭祖单服法，以竹刀刮切，米泔水浸五日，去赤水，用铜刀剉，夏月止浸三日，阴干。现行，取鲜仙茅，洗净泥沙，刮去皮，用淘米水浸3小时，捞出，稍晾，蒸透心，取出，晒干	《奇效》
		浸去赤汁，蒸熟去皮，捣膏	《正宗》

（二）仙茅饮片药典及地方炮制规范

1990年版以后，药典不断完善了饮片的质量标准，增加了仙茅苷的薄层鉴别方法和含量测定的方法，使饮片的质量标准趋于完善。但历版药典中均只收载仙茅，而未收载酒仙茅。

大多数地方炮制规范中收载的都是仙茅和酒仙茅，有个别地方炮制规范中收载的是仙茅，而没有酒仙茅。

现代炮制方法见表2。

表2 《中国药典》及各地炮制规范收载的仙茅炮制方法

药典及规范	炮制方法
《中国药典》（1963年版）	仙茅　拣去杂质，洗净，干燥，即得
《中国药典》（1977年版） 《中国药典》（1985年版） 《中国药典》（1990年版） 《中国药典》（1995年版） 《中国药典》（2000年版） 《中国药典》（2005年版） 《中国药典》（2010年版） 《中国药典》（2015年版）	仙茅　除去杂质，洗净，切段，干燥
《上海市中药饮片炮制规范》（2005年版）	仙茅　将原药除去杂质，洗净，润透，切厚片，干燥，筛去灰屑
《江西省中药饮片炮制规范》（2008年版）	仙茅　除去杂质，洗净，润软，切段，干燥 酒炒仙茅　取仙茅，用酒喷洒拌匀，用文火炒干，取出，放凉。每100kg仙茅，用酒10kg
《贵州省中药饮片炮制规范》（2005年版）	仙茅　取原药材，除去杂质及须根，用淡盐水漂约1小时，沥干，蒸至上气，取出，切段，干燥。每100kg净仙茅，用食盐1kg。或取原药材，除去杂质及须根，洗净，切段，干燥
《北京市中药饮片炮制规范》（2008年版）	仙茅　取原药材，除去杂质，洗净，干燥
《河南省中药饮片炮制规范》（2005年版）	仙茅　除去杂质，洗净，切段，干燥 酒仙茅　取净仙茅，照酒炙法炒至微干
《湖北省中药饮片炮制规范》（2009年版）	仙茅　除去杂质，洗净，切段，干燥
《湖南省中药饮片炮制规范》（2010年版）	仙茅　取原药材，除去杂质，洗净，稍润，切中段，干燥，筛去灰屑 酒仙茅　取净仙茅段，照酒炙法炒干。每100kg仙茅，用黄酒10kg
《全国中药炮制规范》（1988年版）	仙茅　取原药材，除去杂质，洗净，稍润，切段，干燥 酒仙茅　取净仙茅，喷淋黄酒拌匀，稍闷后，置锅内，用文火加热，炒干，取出放凉。每仙茅100kg，用黄酒10kg

（三）仙茅饮片炮制工艺研究总结

1．历史文献 仙茅的炮制方法主要是乌豆水浸后酒蒸、酒炙、米泔水制、米制等方法。

2．历版《中国药典》 历版药典中均只收载仙茅，而未收载酒仙茅。

3．各省市炮制规范 大多数地方炮制规范中收载的都是仙茅和酒仙茅，有个别地方炮制规范中收载的是仙茅，而没有酒仙茅。

4．现代研究文献 有仙茅和酒仙茅炮制品。

综合上述研究结果，制定仙茅的炮制工艺为：

仙茅　除去杂质，洗净，切厚片或段，干燥，即得。

酒仙茅　取净仙茅厚片或段，用定量黄酒拌匀，闷润30分钟后，启动炒药机，加热至炒药机温度达200℃时，投入酒拌的仙茅段，炒至干，略有酒香气时取出，放晾。每100kg仙茅，用黄酒10kg。

Bai zhu 白术

药材来源　本品为菊科植物白术 *Atractylodes macrocephala* Koidz.的干燥根茎。

采收加工　冬季下部叶枯黄、上部叶变脆时采挖，除去泥沙，烘干或晒干，再除去须根。

白术饮片炮制规范

【饮片品名】白术、麸炒白术、土炒白术。

（一）白术

【饮片来源】本品为白术药材经净制切制后制成的饮片。

【炮制方法】除去杂质，洗净，润透，切厚片，干燥。

【饮片性状】本品呈不规则的厚片，外表皮灰黄色或灰棕色。切面黄白色至淡棕色，黴生棕黄色的点状油室，木部具放射状纹理烘干者切面角质样，色较深或有裂隙。气清香，味甘、微辛，嚼之略带黏性。

【质量控制】

鉴别　（1）本品粉末淡黄棕色。草酸钙针晶细小，长10～32μm，存在于薄壁细胞中，少数针晶直径至4μm。纤维黄色，大多成束，长梭形，直径约至40μm，壁甚厚，木化，孔沟明显。石细胞淡黄色，类圆形、多角形、长方形或少数纺锤形，直径37～64μm。薄壁细胞含菊糖，表面显放射状纹理。导管分子短小，为网纹导管及具缘纹孔导管，直径至48μm。

（2）取本品粉末0.5g，加正己烷2ml，超声处理15分钟，滤过，取滤液作为供试品溶液。另取白术对照药材0.5g，同法制成对照药材溶液。照薄层色谱法，吸取上述新制备的两种溶液各10μl，分别点于同一硅胶G薄层板上，以石油醚（60～90℃）-乙酸乙酯（50∶1）为展开剂，展开，取出，晾干，喷以5%香草醛硫酸溶液，加热至斑点显色清晰。供试品色谱中，在与对照药材色谱相应的位置上，显相同颜色的斑点，并应显有一桃红色主斑点（苍术酮）。

检查　水分　不得过15.0%（第二法）。

总灰分　不得超过5.0%。

二氧化硫残留量　照二氧化硫残留量测定法测定，不得过400mg/kg。

色度　取本品最粗粉1g，精密称定，置具塞锥形瓶中，加55%乙醇200ml，用稀盐酸调节pH值至2～3，连续振荡1小时，滤过，吸取滤液10ml，置比色管中，照溶液颜色检查法试验，与黄色9号标准比色液比较，不得更深。

浸出物　照醇溶性浸出物测定法项下的热浸法测定，用60%乙醇作溶剂，不得少于35.0%。

含量测定　照高效液相色谱法测定。

色谱条件与系统适用性试验　以十八烷基硅烷键合硅胶为填充剂；以甲醇-水（60∶40）为流动相；柱温：30℃；流速：1.0ml/min；检测波长：220nm、276nm；0～25分钟检测波长为220nm，25分钟后切换波长为276nm。理论板数按白术内酯Ⅲ计算应不低于2000。

对照品溶液的制备　取白术内酯Ⅰ、白术内酯Ⅱ、白术内酯Ⅲ对照品适量，精密称定，加甲醇分别制成每1ml含白术内酯Ⅰ0.256mg、白术内酯Ⅱ 0.102mg、白术内酯Ⅲ 0.216mg的溶液，作为对照品溶液，即得。

供试品溶液的制备　取本品中粉约2.0g，精密称定，置25ml量瓶中，加甲醇15ml，超声处理（功率240W，频率45kHz）30分钟，放冷，加甲醇至刻度，摇匀，滤过，取续滤液，即得。

测定法　分别精密吸取对照品溶液与供试品溶液各20μl，注入液相色谱仪，测定，即得。

本品按干燥品计算，生白术中含白术内酯Ⅰ、Ⅱ、Ⅲ总量不得少于0.06%。

（二）麸炒白术

【饮片来源】本品为白术经麸炒后的炮制品。

【炮制方法】取净白术片，启动炒药机，中火至炒药机温度达320℃，投入定量麦麸，待麦麸冒烟时倒入白术片，炒制2～4分钟，至白术片表面深黄色时，取出，放凉。

每100kg白术片，用麦麸15kg。

【饮片性状】麸炒白术形如白术片，表面深黄色，散生棕黄色的点状油室，木部具有放射状纹理，微具焦斑，略有焦香气。

【质量控制】

鉴别（除显微粉末外）、**检查**〔色度（与黄色10号比色液比较，不得更深）〕、**浸出物**、**含量测定**　同白术。

（三）土炒白术

【饮片来源】本品为白术经土炒后的炮制品。

【炮制方法】将炒药机加热，撒入灶心土，炒制呈灵力状态，投入净白术饮片，炒至饮片表面挂土色，取出筛去土及碎屑，放凉。

每100kg白术，用灶心土20kg。

【饮片性状】土炒白术形如白术片，表面挂土色，木部具有放射状纹理，微具焦斑，略有焦香气。

【质量控制】

鉴别（除显微粉末外）、**检查**〔色度（与黄色10号比色液比较，不得更深）〕、**浸出物**、**含量测定**　同白术。

【性味与归经】苦、甘、温。归脾、胃经。

【功能与主治】健脾益气，燥湿利水，止汗，安胎。用于脾虚食少，腹胀泄泻，痰饮眩悸，水肿，自汗，胎动不安。

【用法与用量】6～12g。

【贮藏】置阴凉干燥处，防蛀。

白术饮片炮制操作规程

（一）白术

1. 产品概述

（1）品名　白术。

（2）规格　厚片。

2. 生产依据　按照《中国药典》2015年版一部有关工艺要求及标准，以及拟定的饮片品种炮制工艺执行。

3. 工艺流程　取原药材除去杂质，洗净，润透，切厚片，干燥。

4. 炮制工艺操作要求

（1）挑选　除去杂质。

（2）洗润　洗净，加水浸泡4小时，取出闷润6～8小时至透。

（3）切制　切厚片。

（4）干燥　50℃干燥4～6小时至干。

（5）包装　复合袋手工包装，包装损耗应不超过1.0%。

5. 原料规格质量标准　符合《中国药典》2015年版一部白术药材项下的相关规定。

6. 成品质量标准　符合本规范白术饮片项下的相关规定。

7. 成品贮存及注意事项　置通风干燥处，防蛀。

8. 工艺卫生要求　符合中药饮片GMP相关工艺卫生要求。

9. 主要设备　切药机、热风循环烘箱等设备。

（二）麸炒白术

1. 产品概述

（1）品名　麸炒白术。

（2）规格　厚片。

2. 生产依据　按照《中国药典》2015年版一部有关工艺要求及标准，以及拟定的饮片品种炮制工艺执行。

3. 工艺流程　取净白术片，启动炒药机，中火炒热，撒入麸皮，待冒烟时投入白术片，不断翻炒，至白术呈黄棕色逸出焦香气，取出筛去麦麸，放凉。

每100kg白术片，用麦麸15kg。

4. 炮制工艺操作要求

（1）加热　炒药机用加热至320℃。

（2）加辅料　投入麦麸。

（3）投料　炒至烟量较大时投入净白术片。

（4）炒制　不断翻炒，炒制约2～4分钟，至白术表面呈深黄色，取出。

（5）过筛　筛去麦麸，放凉。

（6）包装　复合袋手工包装，包装损耗应不超过1.0%。

5. 原料规格（等级）质量标准　符合本规范白术饮片项下的相关规定。

6. 成品质量标准　符合本规范麸白术饮片项下的相关规定。

7. 成品贮存及注意事项　置通风干燥处，防蛀、防油。

8. 工艺卫生要求

符合中药饮片GMP相关工艺卫生要求。

9. 主要设备　炒药机、振动筛、包装机等设备。

（三）土炒白术

1. 产品概述

（1）品名　土炒白术。

（2）规格　厚片。

2. 生产依据　按照《中国药典》2015年版一部有关工艺要求及标准，以及拟定的饮片品种炮制工艺执行。

3. 工艺流程　将炒药机加热，撒入灶心土，炒制呈灵力状态，投入净白术饮片，炒至饮片表面挂土色，取出筛去土及碎屑，放凉。

每100kg白术，用灶心土20kg。

4. 炮制工艺操作要求

（1）加热　炒药机用加热至190～200℃。

（2）加辅料　撒入灶心土。

（3）投料　炒至灶心土呈灵力状态，投入净白术饮片。

（4）炒制　不断翻炒，炒制3～5分钟，至白术表面挂土色，取出。

（5）过筛　筛去土及碎屑，放凉。

（6）包装　复合袋手工包装，包装损耗应不超过1.0%。

5. 原料规格（等级）质量标准　符合本规范白术饮片项下的相关规定。

6. 成品质量标准　符合本规范土炒白术饮片项下的相关规定。

7. 成品贮存及注意事项 置通风干燥处，防蛀。

8. 工艺卫生要求 符合中药饮片GMP相关工艺卫生要求。

9. 主要设备 炒药机、振动筛、包装机等设备。

白术饮片炮制规范起草说明

（一）白术炮制方法历史沿革

1. 净制

（1）净选 是药物切制、炮制的首要环节。始载于《千金》卷七，术膏酒："生白术（净洗）一石五斗（捣取汁三斗，煎取半）"。宋代医学著作中多有记载，例如《圣惠方》，《局方》卷五"锉，洗"，《宝产》"去苗，洗"等。

（2）漂法 是将药物置水中搅拌，使药物中的杂质漂浮于水面或沉于水中而除去。操作中要掌握洗漂时间，以免使有效成分流失。漂白术只在清代著作《幼幼》中有大量记载，《说约》中偶见。

2. 切制 "㕮咀"为早期饮片切制用语，历经汉唐两代发展使切制方法日臻完善，例如《千金》首先记载了"切"法，《外台》卷二十，引张文仲方平胃汤"切"，《总录》有"切、炒"或"切作片子、白者可用"的记载。

至宋出现"锉"法。锉是切制的一种。仲景言"锉如麻豆大者与㕮咀同意，今以刀代之"。宋代著作如《总录》等中，多有"锉及锉炒"，"锉细"等说法，《博济》有"锉碎、炒黄"、《普济方》（明）有"锉如麦豆"、《保命集》《御药院方》《经验方》等著作中也都有记载。至元代《宝鉴》中记载白术"捣碎，纱罗子，罗过用"，这是首次用过筛的方法来控制白术粉的粒度。

3. 炮制

（1）炒制

①熬法 汉以前"熬"法，即现代的炒法。作为一种主流炮制方法，从古到今记载的著作达160多种，远多于其他方法的记载。白术的炮制方法中亦是以炒法为主，包括了炒黄、炒焦、炒炭及多种辅料炒法。

②炒黄 见于《总录》"炒黄"，《博济》"锉碎、炒黄"，《宝鉴》"微炒黄"等。

③炒焦 炒焦法仅见于清代著作中，例如《傅青主》等，《冯氏医通》卷十三："炒枯"，今《全国中药成药处方集》天津、沈阳等，很多仍用炒焦法。

④炒黑或炒炭 依据"炭药止血理论"，白术炒炭见于清代著作，如《医略六书》中白术消肿散"炒黑"，荆芥散"炒炭"《喉科种福》中血滞刀环汤"炒黑"。可见，中医药理论的发展对中药的用途及治疗范围具有影响。

⑤土制 王焘的《外台》及宋、明、清代医著均有"土炒"的记载。《保元》明确用"东壁土炒"。《揣摩有得集》"土炒黑"等。土炒所用的土为"陈土，陈壁土，东壁土，朝阳土"，后以灶心土代之。

⑥生姜炒 《圣惠方》卷五载"生姜二两同捣令烂，慢火炒，令黄色"，《陈素庵妇科补解》卷一补中汤"姜汁炒"，卷五大调经丸"淡姜汁炒，再用面炒"。

⑦绿豆炒 《宝产》"细锉，以一合绿豆炒香，去豆"，《普济方》"细锉，绿豆炒，去豆"。

⑧麸炒 首见于《总录》"锉、麸炒"。《精要》下"麸炒"，《医便》将此方法详细进行叙述"砂锅内隔纸以麸皮拌炒，须不停手搅，以闻药味香、无面气为度，去麸不用，为细末"。

⑨面炒 《幼幼》卷二十二引《玉诀》"面炒"，《扶寿精方》"无油者，面炒"，清代著作未见有记载，现已不用。

五画

⑩酥油炒　《古今医鉴》阿魏丸载“用酥油炒三两，土炒二两”，治疗小儿癖疾。

⑪蛤粉炒　《医便》经验肥儿丸治疗小儿疳积、经验蟾酥五疳丸治疗小儿五疳均采用蛤粉炒。

⑫麻黄汁炒　《药鉴》“若见水泡之症，须用麻黄根汁浸透炒之，取其达表以利水道”。

⑬肉蔻等炒　《保元》卷三补脾丸“白术（分四份，一肉蔻、二五味、三故纸、四吴茱萸，各二两拌炒，去四味，只用白术）”，治疗滑泻、日夜无度，肠胃虚寒不禁，老人弱人脾泻。《墨宝斋集验方》（上）延龄育子丸“土炒一份、麸炒一份、神曲一份、枳壳炒一份”。《丹溪》“分作四份，黄芪同炒，石斛同炒，牡蛎同炒，麸皮同炒，又各微炒黄色，去余药，研细”。

（2）去油　去油的提法仅见于明代著作，例如《扶寿精方》延龄聚宝丹用“极白无油者”，《片玉痘疹》卷五“去油、炒”，《活人心法》卷一“炒、去油”，《古今医鉴》“去油、陈土炒”，《回春》卷二“净去芦油”，《遵生八笺》“切片、水洗、去油、晒干”，《禁方》“去芦油”，《保元》“去芦油”。《钩元》“弗用油者，去皮切片，米泔水浸透”，即以米泔浸法去油。现代研究认为炒制后挥发油含量减少，可降低燥性。

（3）炮、煨、焙　炮白术始载于《圣惠》，于《幼幼》中多见，《总录》中散见。

煨，古代煨与炮实际是一种方法的两种表述。《局方》“煨”，《魏氏家藏方》附子除湿酒方中“纸裹煨去湿气、切片”，《世医》观音散“纸裹煨”，明清虽有记载，但现已不用。

焙，首现于《养老奉亲书》“焙干”，《局方》“焙”，《古今医鉴》“炒、焙”，清代著作及今不再用“焙”法。

（4）辅料炙　应用辅料炮炙中药，在汉代以前就已经开始。先秦《病方》中就有：“且取蜂卵一，渍美醯一杯，以饮之”、“黑菽三升，以美醯三口煮”的记载，此也为后世醋制药物的起源。白术作为常用中药，其辅料炙法多有发展，具体包括如下几种方法。

①米泔制　《总录》“米泔浸一宿、炒或锉炒、切、焙”，卷七十四如神散“捶碎、用浆水煮糊、焙干”，《直指附遗》“泔洗、锉、土炒”，《直指小儿》“泔浸、土炒”，《普济方》“米泔浸一宿，以竹刀切、焙干、捣罗为末”，《摄生众妙方》“新者，米泔浸一宿、晒干、铜锅内隔纸炒过”，《正宗》“鲜者，米泔浸去涩水，切片晒干，同麦芽拌炒”，《必读》“泔浸、土蒸、慢火蜜炒”，卷四十四“米泔浸三日、切、焙”，卷八“米泔浸三日、每日换泔、取出焙干”等。浸制时间有“浸一宿”和“浸三日”的区别，根据需要而定，一般个小者浸一宿，个大者浸三日，以利于切制。《总录》卷一七一术汤浴方“白术五两，上为细末，米泔浸一宿，至明用慢火煎五七沸，先宜炙顶上旋毛中，小火主勿令大，三壮气，用本方以适寒温，洗儿头及身”，主治小儿风痫，身体汗出，独头无汗。

②蜜炙　《鸡峰》“蜜炙”，《幼幼》“切薄片，蜜略涂，纸衬裱，慢火炒”，卷九引郑愈方“蜜炒”，《永乐大典》（明）“以木炭火蜜煮至焦，取出洗净，切片、焙”，《叶氏女科》卷二全生救难汤，卷三安胎饮“蜜炙黄”，安胎丸“切片、饭上蒸晒五次、蜜炙”，《竹林女科》回阳救产汤“蜜炙”。可见蜜炙法多用于安胎方剂中。《通玄》有“惧其燥者，以蜜水炒之”。

③酒炙　始载于《千金》“白术酒”，《圣惠》卷九十五“白术酒”，《医方简义》“酒炒”。

④醋炙　《总录》“醋浸一宿炒”，《新修》云：“白术，利小便，用苦酒渍之，用拭面黑干黑曾极效”，《奇效》“附子一两，入生姜四两，用醋煮十数沸，焙干”。

⑤盐水炒　《保元》“片白术，盐水炒”，《类证制裁》“盐炒”。

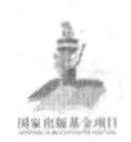

⑥橘汁制　《总微》卷五"橘汁制",《张氏医通》正元散"用橘皮五钱，煮汁收入、去橘皮"，主治命门火衰、不能生土、吐利厥冷。

（5）煮　《活幼口议》"水煮过",《摄生众妙方》白术膏"上好片术，全无一些苍白者，切开，入瓷锅，水浮于药一手背，文武火煎干一半，倾置一瓶盛之，又将滓煎，又如前并之于瓶，凡煎三次，验术滓嚼无味乃止，去滓，却将三次所煎之汁仍入瓷锅内，武火慢慢熬成膏，可健脾祛湿，温中止泻，益气固表",《图经本草》"取生术，去土，水浸再三，煎如饴糖，酒调饮之更善"。《朱氏》"一两切大片，以黄土半两，水一碗，煮一饷，须洗去泥，焙"。

（6）蒸　蒸法仅见于明、清著作，如《准绳》土蒸，"米泔浸，山黄土拌蒸九次，晒九次，去土切片焙干",《医学心悟》(清)"陈土蒸",《何氏济生论》(清)"土蒸"。还有《墨宝斋集验方》上的"饭上蒸",《医学启蒙》(明)"蒸熟",《长沙》(清)"泔浸切片、盘盛，隔布上下铺湿米，蒸至米烂，晒干用",《不知医必要》"饭蒸"。

历代炮制历史沿革见表1。

五画

表1　白术炮制历史沿革简况

朝代	沿用方法	新增方法	文献出处
唐代		生白术(净洗)一石五斗(捣取汁三斗，煎取半) 切 酒炙	《千金》
		熬黄	《千金翼》
		土炒	《外台》
宋代	净洗 切 酒炙 熬黄 土炒	锉、洗 生姜炒 炮	《圣惠方》
		焙	《养老奉亲书》
		锉及锉炒、 麸炒 米泔制 醋炙	《总录》
		锉碎、炒黄	《博济》
		面炒 切薄片，蜜略涂，纸衬桃，慢火炒	《幼幼》
		煨	《局方》
明代	净洗 酒炙 土炒 锉碎 炒黄 生姜炒 炮 麸炒 米泔制 醋炙 蜜炙 煨	肉蔻炒 盐水炒	《保元》
		绿豆炒	《普济方》
		酥油炒 去油、陈土炒	《古今医鉴》
		蛤粉炒	《医便》
		麻黄汁炒	《药鉴》
		土蒸	《准绳》

续表

朝代	沿用方法	新增方法	文献出处
元代	净洗 酒炙 土炒 锉碎 炒黄 生姜炒 炮 麸炒 米泔制 醋炙 蜜炙 煨 肉蔻、绿豆炒 盐水炒 酥油炒 去油 蛤粉炒 麻黄汁炒 土蒸	捣碎，纱罗子，罗过用微炒黄	《宝鉴》
		水煮过	《活幼口诀》
清代	净洗 酒炙 土炒 锉碎 炒黄 生姜炒 炮 麸炒 米泔制 醋炙 蜜炙 煨 肉蔻、绿豆炒 盐水炒 酥油炒 去油 蛤粉炒 麻黄汁炒 土蒸 漂 炒黑 炒焦	漂	《幼幼集成》
		炒枯	《冯氏医通》
		炒黑	《医略六书》
现代	土炒、麸炒和炒焦		

通过对白术各种炮制方法的考证，发现白术的炮制方法主要以炒法为主，包括炒黄、土炒、炒焦及加液体辅料炒等方法，另外，还包括蒸、煨和焙等方法，但目前已基本没有使用。不同的炮制方法在流传的过程中虽然表述略有差异，但是炮制过程基本一致。目前炒法为主流方法，其中又以炒黄（也就是目前的麸炒法）以及土炒和炒焦三种方法并存。

（二）白术饮片药典及地方炮制规范

1．净制 冬季枯萎后采挖，切去根头，除去泥沙洗净，除去须根。

2．切制 分开大小个，浸至无干心，闷透，切厚片，干燥。

3．炮制

（1）麸制 取麸皮，撒在热锅中，加热至冒烟时，放入净白术片，迅速翻炒，炒至白术表面呈深黄色，取出，筛去麸皮，放凉。每100kg白术片，用麸皮15kg。

（2）土制 取伏龙肝粉置锅中，用文火加热，炒至轻松时，加入白术片。拌炒至表面挂土色，筛去土，放凉。每100kg白术片。用伏龙肝粉20kg。

（3）蜜麸制　先将锅烧热至约180℃，撒入蜜制麦麸，炒至冒烟，倒入白术片，再炒至白术片呈焦黄色、逸出焦香气，取出，筛去麦麸。每 100kg白术片，用蜜炙麸皮10kg。

（4）炒制　取白术片，置锅内，用武火加热，炒至表面焦黄色，取出放凉。

表2 《中国药典》及各地炮制规范的载的白术炮制方法

药典及规范	炮制方法
《中国药典》（1977 年版）	白术　除去杂质，洗净，润透，切厚片，干燥 炒白术　取白术片，照麸炒法，炒至颜色变深
《中国药典》（1985 年版） 《中国药典》（1990 年版） 《中国药典》（1995 年版） 《中国药典》（2000 年版） 《中国药典》（2005 年版）	白术　除去杂质，洗净，润透，切厚片，干燥 土白术　取白术片，用伏龙肝细粉炒至表面挂有土色，筛去多余的土。每白术片 100kg，用伏龙肝细粉 20kg 炒白术　将蜜炙麸皮撒入热锅内，待冒烟时加入白术片，炒至焦黄色、逸出焦香气，取出，筛去蜜炙麸皮。（每 100kg 白术片，用蜜炙麸皮 10kg。）
《中国药典》（2010 年版）	白术　除去杂质，洗净，润透，切厚片，干燥 麸炒白术　将蜜炙麸皮撒入热锅内，待冒烟时加入白术片，炒至焦黄色、逸出焦香气，取出，筛去蜜炙麸皮。每 100kg 白术片，用蜜炙麸皮 10kg
《中国药典》（2015 年版）	白术　除去杂质，洗净，润透，切厚片，干燥 麸炒白术　将蜜炙麸皮撒入热锅内，待冒烟时加入白术片，炒至黄棕色、逸出焦香气，取出，筛去蜜炙麸皮。每 100kg 白术片，用蜜炙麸皮 10kg
《安徽省中药饮片炮制规范》（2005 年版）	白术　除去杂质，大小分档，洗净，润透，切厚片，干燥 麸炒白术　取净白术片，照麸炒法，炒至表面深黄色，有香气逸出。每 100kg 白术，用麦麸 10kg 焦白术　取净白术片，照炒焦法，炒至表面深黄色，有焦香气逸出
《广西壮族自治区中药饮片炮制规范》（2007 年版）	生白术　除去杂质，洗净，润透，切厚片，干燥 土炒白术　取适量灶心土细粉，置锅内炒至呈灵活状态时投入生白术片，用中火炒至表面挂有土色，取出，筛去土，放凉。每 100kg 生白术片，用灶心土 20kg 麸炒白术　将锅烧热，撒入少量麦麸，待冒烟时加入生白术片，用中火炒至黄色，取出，筛去麦麸，放凉。每 100kg 生白术，用麦麸 10kg 焦白术　取生白术片，置锅内用中火炒至焦黄色，取出，放凉
《贵州省中药饮片炮制规范》（2005 年版）	白术　除去杂质，洗净，润透，切厚片，干燥 土炒白术　取净白术片，照土炒法用灶心土细粉或净黄土细粉，炒至白术表面挂有土粉色并透出香气，取出，筛去土粉，放凉。每 100kg 白术片，用灶心土细粉或净黄土细粉 20kg 麸炒白术　取净白术片，照麸炒法炒至焦黄色并逸出焦香气
《河南省中药饮片炮制规范》(2005 年版)	白术　除去杂质，洗净，润透，切厚片，干燥 土白术　取白术片，用伏龙肝细粉炒至表面挂有土色，筛去多余的土（每 100kg 白术片，用伏龙肝细粉 20kg） 炒白术　将蜜炙麸皮撒入热锅内，待冒烟时加入白术片，炒至焦黄色、逸出焦香气，取出，筛去蜜炙麸皮。每 100kg 白术片，用蜜炙麸皮 10kg 麸炒白术　取白术片，照麸炒法炒至表面呈黄色 焦白术　取白术片，照清炒法炒至表面焦黄色 米炒白术　取白术片，照米炒法炒至米成黑色，白术片呈焦黄色为度。每 100kg 白术片，用米 12kg 白术炭　取白术片，照炒炭法炒至表面焦黑色，内呈黑褐色 米泔水浸白术　将白术片用米泔水拌匀，浸泡至透，捞出，干燥。每 100kg 白术片，用米泔水 100kg
《湖南省中药饮片炮制规范》(2010 年版)	白术　除去杂质，洗净，润透，切厚片，干燥 麸炒白术　取净白术片，照麸炒法炒至深黄色，透出焦香气。每 100kg 白术片，用麦麸 10kg 土炒白术　取净白术片，照土炒法炒至白术表面均匀挂上土粉时，取出，筛去土粉，放凉。每 100kg 白术片，用灶心土 25kg.
《江苏省中药炮制规范》(1980 年版)	白术　除去杂质，大小分档，洗净，稍浸，润透，切厚片，干燥 麸炒白术　将锅烧热，撒入少量麸皮，待冒烟时，加入白术片，炒至黄色，取出，筛去麸皮，每 100kg 白术片，用蜜炙麸皮 5 ~ 10kg 白术炭　取净白术片用武火炒至表面焦黑色，内呈棕黄色，筛去灰屑

续表

药典及规范	炮制方法
《江西省中药饮片炮制规范》（2008年版）	白术　除去杂质，洗净，润透，切厚片，干燥 炒白术　（1）将蜜炙麸皮或谷糠撒入热锅内，加热至冒烟时，加入白术片，炒至色变深时，取出，筛去麸皮，放凉。每100kg白术片，用蜜炙麸皮或谷糠5～10kg。（2）取白术片，用麸皮或谷糠炒至色转黄时，取出，放凉。每100kg白术片，用麸皮或谷糠20kg 土炒白术　先将土炒热后，加入白术片，炒至焦香味，取出，筛去土，放凉。每100kg白术片，用灶心土或陈壁土15～20kg 漂白术　除去杂质，洗净，浸透，纵切厚片，用米泔水漂1天，再用清水漂1～2天，捞起，干燥 焦白术　取白术片，大小分开炒至出火星时，喷洒少许清水，再炒至表面焦黑色，内部棕褐色，取出，放凉
《上海市中药饮片炮制规范》(2008年版)	生白术　除去杂质，洗净，润透，切厚片，干燥 制白术　将原药用清水洗净，放在蒸笼内蒸至外黑，内呈棕褐色为度，取出，晒至半干，切片，将蒸时所得原汁拌入，待吸尽，晒或烘干，筛去灰屑 炒白术　取白术片用麸皮拌炒至微黄色为度，筛去麸皮 白术炭　取白术片清炒至外焦黑，内呈老黄色为度
《北京市中药饮片炮制规范》（2008年版）	白术　除杂质及残茎，洗净，浸泡12～24小时，至七成透时，取出闷润24～32小时，至内外湿度一致，切厚片，干燥 麸炒白术　取麸皮置热锅内，不断翻动，待麸皮冒烟时，将白术片倒入，用文火炒至黄色时，取出，筛去麸皮，晾凉，入库即得。每100kg白术片，用麸皮10kg 焦白术　取白术片，置热锅内，不断翻动，用武火炒至焦褐色，喷水少许，灭净火星，取出晾干，入库即得 土炒　取伏龙肝粉，置热锅内，不断翻动，炒至轻松时，放入白术片，炒至外面挂土色，取出，筛去伏龙肝粉，晾凉，入库即得。每100kg白术片，用伏龙肝30kg
《全国中药炮制规范》（1988年版）	焦白术　取白术片，置锅内，用武火加热，炒至表面焦黄色，取出放凉 麸炒白术　取麸皮，撒入热锅内，用中火加热，待冒烟时，倒入白术片，拌炒至表面深黄色，有香气逸出时，取出，筛去麸皮，放凉。每白术片100kg，用麸皮10kg 土炒白术　取灶心土（伏龙肝）粉置锅内，用中火炒热，倒入白术片，拌炒至表面挂土色，有香气逸出时，取出，筛去土粉，放凉。每白术片100kg，用灶心土20kg
《陕西省中药饮片标准》（2008年版）	土白术　取饮片白术，照土炒法炒至表面挂有土色 焦白术　取饮片白术，照清炒法炒至表面焦黄 麸炒白术　取饮片白术，照麸炒法炒至表面深黄色，溢出香气 炒白术　将蜜炙麸皮撒入热锅内，待冒烟时加入白术片，炒至黄棕色、溢出焦香气，取出，筛去蜜炙麸皮。每100kg白术片，用蜜炙麸皮10kg

对《全国中药炮制规范1988年版》等11个地方炮制规范中白术的炮制方法进行整理，各省的炮制规范对白术均有收载。历版药典中主要收载了土炒白术和麸炒白术两个炮制品种。

通过各省中收载的白术炮制方法对比，发现白术在各省地方规范中主要有清炒、土炒、麸炒、炒焦、炒炭和制白术等炮制品。其中清炒、炒炭和制白术只收载个别规范中(≤2个)。而土炒、麸炒、炒焦为炮制规范收载的常用品种(≥4个)。

土炒、麸炒及焦白术在各地炮制方法基本相同，但缺乏量化指标。因此有必要对炮制工艺的各项参数进行考察，优选最佳的工艺。此外，关于麸炒白术的辅料麦麸在各省的炮制规范中的使用情况不同，有的采用蜜麸皮，有的直接采用麦麸。

（三）白术饮片现代炮制研究

段启等[1]实验发现，白术清炒后对所含白术内酯Ⅰ、Ⅱ、Ⅲ的含量有一定影响。马麟等以白术饮片外观性状和白术内酯Ⅰ、Ⅱ、Ⅲ的含量为指标，采用正交试验法和多指标综合加权评分法，考察了白术炒制过程中的影响因素。结果确定清炒的最佳工艺为：投料温度300℃，加热时间3分钟，炒药锅转速为32转/分钟。

陈鸿平等[2]以白术内酯Ⅲ和总多糖的含量为指标，采用同批药材，用壁土，灶心土，赤石脂粉，窑土，黄土来炮制，考察用不同种土对白术主要有效成分的影响。结果，白术经不同辅料土炒炮制后，白术内酯Ⅲ和白术多糖含量均有增高，但在不同炮制品之间无显著性差异。表明辅料土在白术炮制过程中可促进化学成分的增加，但土的种类在这一过程中无差异。以白术内酯Ⅰ，Ⅱ和Ⅲ的含量为指标，以正交实验的方法来对土炒白术的炮制工艺进行优化，结果确定土炒白术的最佳炮制工艺为：入锅温度300℃，炒制时间2.5 分钟，辅料用量25%[3]。

傅春升等则以水溶性浸出物、醇溶性浸出物及白术内酯Ⅲ的含量作为指标。以正交实验的方法来进行麸炒白术的炮制工艺优化。结果确定麸炒白术的最佳炮制工艺为：锅内空间温度：140～180℃，锅底温度：300～340℃，炮制时间5分钟，辅料用量10%[4]。赵文龙等[5]又以苍术酮和白术内酯Ⅰ，Ⅱ和Ⅲ的含量为指标，以正交实验的方法来对麸炒白术的炮制工艺进行优化，结果确定麸炒白术的最佳炮制工艺为：炒制温度170℃，炒制时间2分钟，投麸量10%。

李伟等[6]进一步将白术不同炮制品（生白术、炒白术、麸炒轻品、麸炒黄品、麸炒焦品）中白术内酯Ⅰ，Ⅲ和Ⅱ的含量进行比较，结果，炮制品中白术内酯Ⅰ含量明显高于生品，其中麸炒黄品含量最高；麸炒轻、麸炒黄中白术内酯Ⅲ含量上升，而麸炒焦中含量有所下降；麸炒轻中白术内酯Ⅱ含量基本不变，而炒黄、麸炒黄、麸炒焦中含量略有增加。段启等采用正交试验法和多指标综合加权评分法，以白术饮片外观性状和白术内酯Ⅰ、Ⅱ、Ⅲ总量为考察指标，对影响白术炒制过程的因素进行考察。结果确定麸炒的最佳工艺为，辅料用量10%，投料温度300℃，加热时间2.5分钟[7]。

（四）白术饮片炮制工艺研究总结

1．历史文献 熬黄、土炒；土煮、土蒸、醋浸、炮黄、剉碎炒黄、炒焦、麸炒黄、煨和焙；蜜水、酒、枳实、香附、陈皮水煎液等液体辅料用于白术的炮制，米上蒸、盐水炒、制炭等多种新的炮制方法。流传至今，白术的炮制方法更加趋于简化，目前仍沿用的主要有土炒、麸炒和炒焦。这其中又以土（伏龙肝）炒和麸（蜜制麸皮）炒更广为使用。

2．历版《中国药典》 白术、土白术、炒白术、麸炒白术。

3．各省市炮制规范 白术、炒白术、麸炒白术、焦白术、制白术、白术炭。

4．现代研究文献 白术、炒白术、麸炒白术、土炒白术、蜜麸炒白术、焦白术。

综合上述研究结果：制定白术的炮制工艺为：

白术 取原药材，除去杂质，大小分档，洗净，润透，切厚片，干燥。

麸炒白术 取净白术片，启动炒药机，中火炒热，撒入麸皮，待冒烟时投入白术片，不断翻炒，至白术呈黄棕色，逸出焦香气，取出，筛去麦麸，放凉。

土炒白术 将炒药机加热，撒入灶心土，炒制呈灵力状态，投入净白术饮片，炒至饮片表面挂土色，取出筛去土及碎屑，放凉。每100kg净白术，用灶心土20kg。

参考文献

[1] 马麟，段启，许冬谨，等．清炒白术炮制工艺的优选[J]．华西药学杂志，2008，23 (4)：496-497.

[2] 陈鸿平，刘友平，刘承萍，等．不同土炒白术中白术内酯Ⅲ和白术多糖的含量比较 [J].中国药房，2010，21(39):3680-3683.

[3] 容穗华，林海，高妮．白术炮制工艺及炮制原理的研究[J]．中国中药杂志，2011，36(8):1001-1003.

[4] 傅春升，杨培民. 麸炒白术的质量研究[J]. 中成药，2007, 29(1):92-95.

[5] 赵文龙，吴慧，贾天柱. 麸炒白术的炮制工艺优化[J]. 2013, 19(8):7-10.

[6] 李伟，文红梅，崔小兵，等. 白术的炮制机理及其倍半萜成分转化的研究，中国中药杂志[J]. 2006, 31(19):1600-1603.

[7] 段启，马兴田，李彩萍，等. 麸炒白术炮制工艺优选[J]. 中草药，2008, 39(10):1504-1506.

Bai shao

白芍

药材来源　本品为毛莨科植物芍药*Paeonia lactiflora* Pall. 的干燥根。

采收加工　夏、秋二季采挖，洗净，除去头尾和细根，置沸水中煮后除去外皮或去皮后再煮，晒干。

白芍饮片炮制规范

【饮片品名】白芍、炒白芍。

（一）白芍

【饮片来源】本品为毛莨科植物芍药*Paeonialactiflora* Pall. 的干燥根经炮制加工后制成的饮片。

【炮制方法】白芍洗净，润透，切薄片，干燥。

【饮片性状】本品呈类圆形的薄片。表面淡棕红色或类白色，平滑。切面类白色或微带棕红色，形成层环明显，可见稍隆起的筋脉纹呈放射状排列。气微，味微苦、酸。

【质量控制】

鉴别　（1）本品粉末黄白色。糊化淀粉粒团块甚多。草酸钙簇晶直径11～35μm，存在于薄壁细胞中，常排列成行，或一个细胞中含数个簇晶。具缘纹孔导管和网纹导管直径20～65μm。纤维长梭形，直径15～40μm，壁厚，微木化，具大的圆形纹孔。

（2）取本品粉末0.5g，加乙醇10ml，振摇5分钟，滤过，滤液蒸干残渣加乙醇1ml使溶解，作为供试品溶液。另取芍药苷对照品，加乙醇制成每1ml含1mg的溶液，作为对照品溶液。照薄层色谱法试验，吸取上述两种溶液各10μl，分别点于同一硅胶G薄层板上，以三氯甲烷-乙酸乙酯-甲醇-甲酸（40∶5∶10∶0.2）为展开剂，展开，取出，晾干，喷以5%香草醛硫酸溶液，加热至斑点显色清晰。供试品色谱中，在与对照品色谱相应的位置上显相同的蓝紫色斑点。

检查　水分　不得过14.0%（第二法）。

总灰分　不得过4.0%。

重金属及有害元素　照铅、镉、砷、汞、铜测定法测定，铅不得过5mg/kg；镉不得过0.3mg/kg；砷不得过2mg/kg；贡不得过0.2mg/kg；铜不得过20mg/kg。

二氧化硫残留量　照二氧化硫残留量测定法测定，不得过400mg/kg。

浸出物　照水溶性浸出物测定法项下的热漫法测定，不得少于22.0%。

含量测定　照高效液相色谱法测定。

色谱条件与系统适用性试验　以十八烷基硅烷键合硅胶为填充剂；以乙腈-0.1%磷酸溶液（14∶86）为流动相；检测波长为230mm理论板数按芍药苷峰计算应不低于2000。

对照品溶液的制备　取芍药苷对照品适量，精密称定，加甲醇制成每1ml含60μg的溶液，即得。

供试品溶液的制备　取本品中粉约0.1g，精密称定，置50ml量瓶中，加稀乙醇35ml，超声处理（功率240W，频率45kHz）30分钟，放冷，加稀乙醇至刻度，摇匀，滤过，取续滤液，即得。

测定法　分别精密吸取对照品溶液与供试品溶液各10μl，注入液相色谱仪，测定，即得。

本品按干燥品计算，含芍药苷（$C_{23}H_{28}O_{11}$）不得少于1.2%。

（二）炒白芍

【饮片来源】本品为芍药经炒制后的炮制品。

【炮制方法】取净白芍片，置热炒制设备中，用文火炒至微黄色，取出，放晾。

【饮片性状】本品形如白芍片，表面微黄色或淡棕黄色，有的可见焦斑。气微香。

【质量控制】

鉴别、检查（总灰分、二氧化硫残留量）：**浸出物**　同白芍。

检查　水分　同药材，不得过10.0%。

含量测定　同药材，含芍药苷（$C_{23}H_{28}O_{11}$）不得少于1.2%。

【功能与主治】养血调经，敛阴止汗，柔肝止痛，平抑肝阳。用于血虚萎黄，月经不调，自汗，盗汗，胁痛，腹痛，四肢挛痛，头痛眩晕。

【用法与用量】6～15g。

【贮藏】置阴凉干燥处，防霉，防蛀。

白芍饮片炮制操作规程

（一）白芍

1．产品概述

（1）品名　炒白芍。

（2）规格　薄片。

2．生产依据　按照《中国药典》2015年版一部有关工艺要求及标准，以及拟定的饮片品种炮制工艺执行。

3．工艺流程　白芍洗净，润透，切薄片，干燥。

4．炮制工艺操作要求

（1）净制　除去杂质。

（2）洗润　洗净，加水浸润8～12小时，至内外湿度一致。

（3）切制　切厚片。

（4）干燥　80℃干燥2～4小时至水分符合质量标准要求。

（5）包装　复合袋手工包装，包装损耗应不超过1.0%。

5．原料规格质量标准　符合《中国药典》2015年版一部白芍药材项下的相关规定。

6．成品质量标准　符合本规范白芍饮片项下的相关规定。

7．成品贮存及注意事项　置通风干燥处，防蛀。

8．工艺卫生要求　符合中药饮片GMP相关工艺卫生要求。

9．主要设备　截断机、热风循环烘箱等设备。

（二）炒白芍

1．产品概述

（1）品名　炒白芍。

（2）规格　薄片。

2．生产依据　按照《中国药典》2015年版一部有关工艺要求及标准，以及拟定的饮片品种炮制工艺执行。

3．工艺流程　取净白芍片，置热炒制设备中，用文火炒至微黄色，取出，放凉。

4．炮制工艺操作要求

（1）加热　炒制容器加热至120℃。

（2）炒制　不断翻炒，至饮片表面微黄色或淡棕黄色，取出。

（3）过筛　筛去碎屑，放凉。

（4）包装　无毒乙烯塑料袋或复合袋手工包装，包装损耗应不超过1.0%。

5．原料规格质量标准　符合《中国药典》2015年版一部白芍饮片项下的相关规定。

6．成品质量标准　符合炒白芍饮片项下的相关规定。

7．成品贮存及注意事项　置通风干燥处，防蛀。

8．工艺卫生要求　符合中药饮片GMP相关工艺卫生要求。

9．主要设备　炒药机等设备。

白芍饮片炮制规范起草说明

（一）白芍炮制方法历史沿革

汉代张仲景的《伤寒》记载有"切"法，为芍药炮制的最早记载。南北朝时期有蜜水拌蒸（《雷公》）。唐代有熬令黄（《备急千金药方》）。宋代有微炒、炒焦（《妇人》）、焙制（《普本》）、煮制（《总微》）、酒炒（《扁鹊》）等法。元代有酒浸（《汤液》）、酒制、炒炭（《丹溪》）、米水浸炒（《世医》）等法。

米水浸炒、炒炭存性、煨制、姜制、药汁制、盐制、米制等新的炮制方法，增加于明代。土制、土炒白芍新增于清代，《时病》载有："生则伐肝，土炒则入脾肺"之论述，土炒白芍为此时期的独创之法。酒蒸（《大法》）、米炒（《宋氏》）、煨制（《奇效》）、煅炭（《医学》）、醋炒等法。并有"今人多生用，惟避中寒者以酒炒用，入女人血药以醋炒耳"（《纲目》）及"伐肝生用，补肝、行经酒炒，入脾肺炒用"（《药品化义》）的记载。

《中国药典》2015年版载饮片品种有白芍、炒白芍、酒白芍。现代常用的炮制方法有炒黄、炒炭、土炒、酒炙、醋炙等炮制方法。

表1　白芍炮制历史沿革简况

朝代	沿用方法	新增方法	文献出处
唐以前		切	《伤寒》
		蜜水拌蒸	《雷公》
唐		熬令黄	《千金》
宋代		微炒、炒焦	《妇人》
		焙制	《普本》
		煮制	《总微》
		酒炒	《扁鹊》
金元时期	酒制	酒浸	《汤液》
		炒炭	《丹溪》
		米水浸炒	《世医》
明代	米炒 酒炒	酒蒸	《大法》
		米炒	《宋氏》
		煨制	《奇效》
		煅炭	《医学》
		醋炒	《纲目》
		酒炒	《药品化义》
清代		土制、土炒	《时病》

五画

通过对白芍各种炮制方法的考证，发现白芍的炮制方法很多，主要有切制、炒制、蒸制、醋制等。不同的炮制方法在流传的过程中虽然表述略有差异，但是炮制过程基本一致。炒白芍炮制方法从汉代沿用至今。

（二）白芍饮片药典及地方炮制规范

1. 净制 夏、秋二季采挖，洗净，除去头尾和细根，置沸水中煮后除去外皮或去皮后再煮，晒干。

2. 切制 白芍洗净，润透，切薄片，干燥。

3. 炮炙

（1）炒制 取净白芍片，置炒制容器内，用文火加热至规定程度时，取出，放凉。

（2）酒制 取净白芍片，加黄酒拌匀，闷透，置炒制容器内，用文火炒至规定的程度时，取出，放凉。每100kg待炮炙品用黄酒10～20kg。

（3）麸制 取净白芍片，将炒制容器加热，至撒入麸皮即刻烟起，随即投入待炮炙品，迅速翻动，炒至表面呈黄色或深黄色时，取出，筛去麸皮，放凉。每100kg待炮炙品，用麸皮10～15kg。

（4）醋制 取白芍片，用米醋拌匀，稍闷后置锅内，用文火加热，炒干，取出放凉。每白芍100kg，用米醋15kg。

（5）土制 先将灶心土置锅内炒松，倒入白芍片，用中火炒至外呈土黄色，内呈微黄色为度，取出，筛去土，放凉。每500g白芍片，用灶心土250g。

（6）蜜麸制 取生白芍，将炒制容器加热，至撒入麸皮即刻烟起，随即投入待炮炙品，迅速翻动，用蜜麸拌炒至微黄色，取出，筛去麸皮，放凉。每100kg待炮炙品，用麸皮10～15kg。

现代炮制方法见表2。

表2 《中国药典》及各地炮制规范收载的白芍炮制方法

药典及规范	炮制方法
《中国药典》（1977 年版）	白芍　洗净，润透，切片，干燥 炒白芍　取白芍片，照清炒法炒至微黄色 酒白芍　取白芍片，照酒炒法用黄酒炒至微黄色
《中国药典》（1985 年版） 《中国药典》（1990 年版） 《中国药典》（1995 年版） 《中国药典》（2000 年版） 《中国药典》（2005 年版） 《中国药典》（2010 年版） 《中国药典》（2015 年版）	白芍　洗净，润透，切薄片，干燥 炒白芍　取白芍片，照清炒法炒至微黄色 酒白芍　取白芍片，照酒炒法炒至微黄色
《北京市中药饮片炮制规范》（2008 年版）	白芍　取原药材，除去杂质，大小分开，浸泡 8～12 小时，约七成透时，取出，闷润 12～24 小时，至内外湿度一致；或投入浸润罐，加水适量，浸润约 8 小时，至折断面无干心，取出，晾至内外软硬适宜，切薄片，干燥，筛去碎屑 酒白芍　取白芍片，加黄酒拌匀，闷润 1～2 小时，至黄酒被吸尽，置热锅内，用文火炒至微黄色，取出，晾凉，筛去碎屑 土白芍　取伏龙肝细粉，置热锅内，用中火炒至灵活状态时，加入白芍片，炒至表面挂土色，取出，筛去伏龙肝细粉，晾凉。每 100kg 白芍片，用伏龙肝细粉 30kg 炒白芍　取白芍片，置热锅内，用文火炒至微黄色，取出，晾凉，筛去碎屑
《上海市中药饮片炮制规范》（2008 年版）	白芍　将原药材除去杂质，洗净，润透，切薄片，干燥，筛去灰屑 蜜麸炒白芍　取生白芍，照麸炒法用蜜麸拌炒至微黄色，筛去麸皮 酒白芍　取生白芍，照酒炙法炒至微黄色。每生白芍 100kg，用黄酒 10kg 白芍炭　取生白芍，照炒炭法清炒至外焦黑色，内老黄色，筛去灰屑
《福建省中药炮制规范》（1988 年版）	白芍　除去杂质，洗净，润透，切薄片，干燥 炒白芍　取白芍片，照炒黄法炒至微黄色 土白芍　取白芍片，照土炒法至尽然土色，透出香气 酒白芍　取白芍片，照酒炙法炒干

续表

药典及规范	炮制方法
《广东省中药炮制规范》（1984年版）	白芍　除去杂质，大小分开，用水浸泡4～8小时，捞出，沥干水，用硫磺熏蒸2天至身软透心，切片，干燥 炒白芍　取净白芍，用文火炒至微黄色，取出，摊凉 酒白芍　取净白芍，用酒拌匀，稍闷，待酒被吸尽后，用文火炒至微黄色，取出，摊凉。每生白芍100kg，用黄酒10kg
《贵州省中药饮片炮制规范》（2005年版）	白芍　取原药材，除去杂质，洗净，润透，切薄片，干燥 炒白芍　取净白芍片，照清炒法炒至微黄 酒白芍　取净白芍片，加黄酒拌匀，润透，晾干，照麸炒法炒至黄色。每100kg净白芍片，用黄酒12kg
《吉林省中药炮制标准》（1986年版）	白芍片　除去杂质，洗净泥土，用水浸泡至约七成透时，捞出，润透，切2mm片，晒干 酒白芍　取黄酒喷淋白芍片内，拌匀，稍润，置锅中，用文火炒至变黄色，取出晾干。每100kg白芍片，用黄酒10kg 白芍炭　取白芍片置锅中，用强火炒至外焦黑色（但须存性），取出，喷水灭火星，晾干
《江西省中药炮制规范》（1991年版）	白芍　取原药，除去杂质，大小分开，清水浸2～4小时，闷润，撒入白矾粉拌匀或用硫磺熏一次，取出，晒至六成干，切或刨薄片，晒干。每白芍100kg，用白矾0.5kg 酒炒白芍　取白芍，用酒喷洒拌匀，待酒吸尽后，用麦麸或谷糠炒至金黄色为度。每白芍100kg，用酒10kg、糠麸或谷糠20kg
《全国中药炮制规范》（1988年版）	白芍　取原药材除去杂质，大小条分开，浸泡至六七成透，闷润至透，切薄片，干燥 酒白芍　取白芍片，喷淋黄酒拌匀，稍闷后，置锅内，用文火加热炒干，取出放凉。每白芍100kg，用黄酒10kg 炒白芍　取白芍片置锅内，用文火加热，炒至表面微黄色，取出放凉 醋白芍　取白芍片，用米醋拌匀，稍闷后置锅内，用文火加热，炒干，取出放凉。每白芍100kg，用米醋15kg 土炒白芍　取定量灶心土（伏龙肝）细粉置锅内，用中火炒热，倒入白芍片，炒至表面挂土色，微显焦黄色，取出，筛去土粉，放凉。每白芍100kg，用灶心土20kg
《山东省中药炮制规范》（1990年版）	白芍　去净杂质，大小分档，用清水洗净，浸泡五六成透，洗净，捞出，稍晾，闷润至内外湿度均匀，切薄片，干燥 麸白芍　先将锅用武火加热，均匀撒入麦麸皮，待冒烟时，投入大小分档的净白芍片，极速翻搅，熏炒至表面呈黄色时，迅速取出，筛去焦麸皮，放凉。每100kg白芍片，用麸皮10kg 酒白芍　将净白芍片用黄酒拌匀，闷润1～2小时，置锅内，用文火炒至表面呈微黄色时，取出，放凉。每100kg白芍片，用黄酒10kg 醋白芍　将净白芍片用米醋拌匀，闷润1～2小时，置锅内，用文火炒至表面呈微黄色时，取出，放凉。每100kg白芍片，用米醋20kg 白芍炭　将净白芍片，置锅内，用武火炒至表面呈黑褐色，内部褐色时，喷淋清水少许，灭尽火星，取出，及时摊晾，凉透
《浙江省中药炮制规范》（2005年版）	白芍　取原药，大小分档，水浸，洗净，润软，切薄片，干燥 麸白芍　取蜜炙麸皮，置热锅中，翻动，待其冒烟，投入白芍，迅速翻炒至表面深黄色，折断面略显黄色时，取出，筛去麸皮，摊凉。每白芍100kg，用蜜炙麸皮10kg 酒白芍　取白芍，与酒拌匀，稍闷，炒至表面色变深时，取出，摊凉。每白芍100kg，用酒10kg
《安徽省中药饮片炮制规范》（2005年版）	白芍　取原药材，除去杂质，大小分档，浸泡，洗净，润透，切薄片，干燥，筛去碎屑 酒白芍　取净白芍片，照酒炙法，炒干。每100kg白芍，用黄酒10kg 醋白芍　取净白芍片，照醋炙法，炒干。每100kg白芍，用米醋15kg 麸炒白芍　取白芍片，照麸炒法，炒至表面黄色。每100kg白芍，用麦麸10kg
《河南省中药材饮片炮制规范》（2005年版）	生用　拣去杂质，清水洗净，大小分档，浸泡至六成透，捞出，用硫磺熏透或润透后切顶刀片0.8～1mm厚，晒干 麸炒　先将麸皮撒于锅内，待麸皮冒烟时，倒入白芍片，用中火炒至片面呈鲜微黄色为度，取出，除去麸皮，放凉。每500g白芍片，用麸皮60g 酒炙　将白芍片与黄酒拌匀，闷润至酒尽时，置锅内用文火炒至表面黄色为度，取出，放凉。每500g白芍片，用黄酒60g 醋炙　将白芍片与醋拌匀，闷润至醋尽时，置锅内用文火炒至黄色为度，取出，放凉。每500g白芍片，用醋90g 炒炭　取白芍片置锅中，用武火炒至外呈黑色，内呈黑褐色为度，喷洒凉水适量，灭尽火星，取出，晾一夜 土炒　先将灶心土置锅内炒松，倒入白芍片，用中火炒至外呈土黄色，内呈微黄色为度，取出，筛去土，放凉。每500g白芍片，用灶心土250g

续表

药典及规范	炮制方法
《辽宁省中药炮制规范》（1987 年版）	白芍　拣净杂质，按大小分别浸泡约七透，捞出，稍晾，润至内外湿度均匀，切片，晒或烘干 酒白芍　取白芍片，用黄酒喷淋拌匀，稍润。将麦麸撒于加热的锅内，待冒烟时，投入酒拌白芍片，微炒至淡黄色，取出，筛去麦麸。每 100kg 白芍片用黄酒 10kg，用麦麸 10kg
《湖南省中药饮片炮制规范》（2010 年版）	白芍　取原药材，除去杂质，洗净，润透，切薄片，干燥，筛去灰屑 麸炒白芍　取净白芍片，照麸炒法炒至表面微黄色 酒白芍　取净白芍片，照酒炙法炒至表面微黄色，炒干。每 100kg 白芍片，用黄酒 10kg

（三）白芍饮片现代炮制研究

孙秀梅等[1]研究表明，白芍五种炮制品（生品、清炒品、麸炒品、酒炒品、醋炒品）煎液均能使离体兔肠自发收缩活动的振幅加大，剂量增加，作用加强，醋炒品作用最强；加入0.10ml 2%的氯化钡引起的兔肠收缩加强，生品有明显的拮抗作用，且剂量增大，作用加强。其他炮制品对氯化钡的拮抗作用不明显。白芍五种炮制品对氯化乙酰胆碱（10^{-4}～0.10ml）所致的兔肠痉挛性收缩，均无明显拮抗作用，加入肾上腺素（10^{-4}～0.10ml）引起的肠管活动抑制，除生品和麸炒品作用不明显外，醋炒、酒炒、清炒均有不同程度的拮抗作用，并随剂量增加作用加强，尤以醋炒品拮抗作用最为明显。镇痛实验证明，在抗小鼠醋酸扭体实验中，炙甘草煎液均无镇痛作用，而五种芍甘汤均有不同程度的镇痛作用，尤以醋炒白芍芍甘汤的镇痛作用最为显著。各种芍甘汤与元胡止痛片的镇痛强度无显著差异。说明五种芍甘汤均有非特异性镇痛作用。五种芍甘汤对巴豆油所致小鼠耳壳炎症、醋酸所致小鼠腹腔炎症及毛细血管通透性均有明显抑制作用。各种芍甘汤中以酒炒白芍芍甘汤中鞣质含量最高，但抗炎作用未见明显增强，提示芍甘汤中鞣质含量的高低与其抗炎作用强弱不成平行关系。白芍经炮制后药理作用普遍增强，充分说明了白芍炮制的意义。

李素霞[2]采用HPLC法在对生白芍和炒白芍中芍药苷含量进行对比分析的基础上，对提高炒白芍药材芍药苷含量的方法进行了研究，以解决炒白芍中芍药苷含量偏低的问题。随着炮制程度的加重，白芍中芍药苷含量逐渐降低，以炒制黄色程度含量最低。在产地趁新鲜切片后再加工的炮制方法对芍药苷影响最小，含量可达2.5%。

杨中林[3]等采用正交实验设计，以芍药苷含量为指标，筛选酒炙白芍的炮制条件，其结果提示以加酒量5%，温度90℃，加热10分钟为最佳炮制条件。沈丽琴等[4]采用微波炮制白芍（炒），并与传统炮制方法进行比较。通过观察炮制品的外观，进行微波炮制样品的制备，制定特征图谱，进行传统炮制与微波炮制的比较，确定微波炒制工艺的参数，确定以微波炮制参数功率：1kW，加热5分钟。研究结果表明炒白芍微波炮制品性状均能达到传统炮制法所要求的性状，因此，微波具有替代传统炒制的可行性。

（四）白芍饮片炮制工艺研究总结

1. 历史文献　切制、炒黄、炒炭、蒸制、煨制、姜制、药汁制、盐制、米制、土炒、酒炙、醋炙，以炒白芍为最常见。

2. 历版《中国药典》　白芍、炒白芍、酒白芍等。

3. 各省市炮制规范　白芍、炒白芍、酒白芍等，以白芍最为常用。

4. 现代研究文献　净制、切制、生白芍、炒白芍、酒白芍、醋白芍等，以炒白芍为最常用。

综合上述研究结果，制定白芍的炮制工艺为：

白芍　洗净，润透，切薄片，干燥。

炒白芍　取净白芍片，置热炒制设备中，用文火炒至微黄色，取出，放晾。

参考文献

[1] 孙秀梅, 南云生. 白芍炮制品药理作用比较[J]. 中药材, 1991, 14(3):29.

[2] 李素霞. 炒白芍中芍药苷含量提高的方法研究[J]. 社区医学杂志. 2013, 11(14):87-89.

[3] 杨中林, 余南才. 正方实验设计筛选酒炙白芍的最佳炮制条件[J]. 中药材, 1996, 19(5):235.

[4] 沈丽琴, 周美娟, 王木兰, 等. 炒白芍微波炮制工艺及应用研究[J]. 江西中医学院学报. 2011, 23(4):50-52.

Bai　zhi

白芷

药材来源　本品为伞形科植物白芷*Angelica Dahurica*（Fisch. exhoffm.）Benth. ethook. f. 或杭白芷*Angelica Dahurica*（Fisch. exhoffm.）Benth. ethook. f. var. *formosana* (Boiss.) Shan et Yuan的干燥根。

采收加工　夏、秋间叶黄时采挖，除去须根和泥沙，晒干或低温干燥。

白芷饮片炮制规范

【饮片品名】白芷。

【饮片来源】本品为白芷药材经切制后的炮制品。

【炮制方法】取原药材，除去杂质，大小分开，略浸，润透，切厚片，干燥。

【饮片性状】本品呈类圆形的厚片。外表皮灰棕色或黄棕色。切面白色或灰白色，具粉性，形成层环棕色，近方形或近圆形，皮部散有多数棕色油点。气芳香。味辛、微苦。

【质量控制】

鉴别　（1）本品粉末黄白色。淀粉粒甚多，单粒圆球形、多角形、椭圆形或盔帽形，直径3～25μm，脐点点状、裂缝状、十字状、三叉状、星状或人字状；复粒多由2～12分粒组成。网纹导管、螺纹导管直径10～85μm。木栓细胞多角形或类长方形，淡黄棕色。油管多已破碎，含淡黄棕色分泌物。

（2）取本品粉末0.5g，加乙醚10ml，浸泡1小时，时时振摇，滤过，滤液挥干，残渣加乙酸乙酯1μl使溶解，作为供试品溶液。另取白芷对照药材0.5g，同法制成对照药材溶液。再取欧前胡素对照品、异欧前胡素对照品，加乙酸乙酯制成每1ml各含1mg的混合溶液，作为对照品溶液。照薄层色谱法试验，吸取上述三种溶液各4μl，分别点于同一硅胶G薄层板上，以石油醚（30～60℃）-乙醚（3:2）为展开剂，在25℃以下展开，取出，晾干，置紫外光灯（365nm）下检视。供试品色谱中，在与对照药材色谱和对照品色谱相应的位置上，显相同颜色的荧光斑点。

检查　水分　不得过14.0%。

总灰分　不得过5.0%。

浸出物 照醇溶性浸出物测定法项下的热浸法，用稀乙醇作溶剂，不得少于15.0%。

含量测定 照高效液相色谱法测定。

色谱条件与系统适用性试验 以十八烷基硅烷键合硅胶为填充剂；以甲醇-水（55∶45）为流动相；检测波长为300nm。理论板数按欧前胡素峰计算应不低于3000。

对照品溶液的制备 取欧前胡素对照品适量，精密称定，加甲醇制成每1ml含104μg的溶液，即得。

供试品溶液的制备 取本品粉末（过三号筛）约0.4g，精密称定，置50ml量瓶中，加甲醇45ml，超声处理（功率300W，频率50kHz）1小时，取出，放冷，加甲醇至刻度，摇匀，滤过，取续滤液，即得。

测定法 分别精密吸取对照品溶液与供试品溶液各20μl，注入液相色谱仪，测定，即得。

本品按干燥品计算，含欧前胡素（$C_{16}H_{14}O_4$）不得少于0.080%。

【性味与归经】辛，温。归胃、大肠、肺经。

【功能与主治】解表散寒，祛风止痛，宣通鼻窍，燥湿止带，消肿排脓。用于感冒头痛，眉棱骨痛，鼻塞流涕，鼻鼽，鼻渊，牙痛，带下，疮疡肿痛。

【用法与用量】3～10g。

【贮藏】置阴凉干燥处，防霉，防蛀。

白芷饮片炮制操作规程

1．产品概述

（1）品名 白芷。

（2）规格 厚片。

2．生产依据 按照《中国药典》2015年版一部有关工艺要求及标准，以及拟定的饮片品种炮制工艺执行。

3．工艺流程 取原药材，除去杂质，大小分开，略浸，润透，切厚片，干燥。

4．炮制工艺操作要求

（1）净制 除去杂质及非药用部位。

（2）洗润 洗净，加水浸润12～24小时，至内外水分一致。

（3）切制 切厚片。

（4）干燥 50℃干燥4小时至水分符合质量标准要求。

（5）包装 无毒乙烯塑料袋或复合袋手工包装，包装损耗应不超过1.0%。

5．原料规格（等级）质量标准 符合《中国药典》2015年版一部白芷药材项下的相关规定。

6．成品质量标准 符合本规范白芷饮片项下的相关规定。

7．成品贮存及注意事项 置阴凉干燥处，防蛀。

8．工艺卫生要求 符合中药饮片GMP相关工艺卫生要求。

9．主要设备 截断机、热风循环烘箱等设备。

白芷饮片炮制规范起草说明

（一）白芷炮制方法历史沿革

白芷的切制最早见于南齐龚庆宣的《鬼遗》，记曰："切"。至南北朝刘宋时期的《证类》中有"细剉"，《局方》中有"剉碎"。明代的《普济方》中有"削片"，《仁术》中记载为"切片"。

白芷的炮制方法较多，主要有黄精制、炒黄、煨制、焙制、醋制、泔制、盐制、酒制、制炭等。黄精制见于宋《证类》中“黄精制”；炒黄见于宋《博济》中“炒黄”、《总录》中“微炒”；煨制见于宋《博济》中“湿纸裹煨”及明《准绳》中“面裹煨，去面，焙干为细末”；焙制见于宋《活人书》中“洗净焙干”及明《纲目》“微焙”；醋制见于宋《总录》“醋浸焙干”及元《世医》中“醋炒”；泔制见于宋《急救》中米泔水制：“米泔浸一宿，取出切片，用火煅地令热，扫去炭，将纸铺在地上，以白芷放在纸上翕干为末”。

白芷的盐制始于元代，如元《世医》中有“盐水炒”。至明代又有了发展，有酒制，如明《滇南》中“酒炒”、《启玄》中“酒浸”。

明代出现了制炭、烧制，如《蒙筌》中“炒黑用”；如《医学》中“烧存性”。至清代出现了蒸制、煅制、萝卜制及半生拌炒制，如《本草汇》中有“蒸晒微焙”，《增广》中有“酒洗”，如《切用》中“煅”，如《治裁》中有“剉细，以萝卜汁浸，晒干研”的记载；在《释迷》中还有“半生半炒”的记载。

历代炮制历史沿革见表1。

表1　白芷炮制历史沿革简况

朝代	沿用方法	新增方法	文献出处
唐以前		切制法	《鬼遗》
宋代	细剉		《证类》
		黄精制	《证类》
		炒黄	《博济》
		煨制	《博济》
		焙制	《活人书》
		醋制	《总录》
		泔制	《急救》
金元时期	醋制		《世医》
		盐制	《世医》
明代	削片 切片 煨制 焙制		《普济方》
			《仁术》
			《准绳》
			《纲目》
		酒制	《滇南》
		酒制	《启玄》
		炒黑用	《蒙筌》
		烧存性	《医学》
清代	剉碎 酒洗		《局方》
		蒸晒微焙	《本草汇》
			《增广》
		煅	《切用》
		剉细，以萝卜汁浸，晒干研	《治裁》
		半生半炒	《释迷》

通过对白芷各种炮制方法的考证，发现白芷的炮制方法很多，主要有切制、炒制、煨制、焙制、醋制、泔制、盐制、酒制、制炭等。白芷自明代沿用至今，仍以古人的“切片”为基本要求。

（二）白芷饮片药典及地方炮制规范

1．净制　除去杂质，大小分开，略浸，润透。

2．切制　切厚片，干燥。

现代炮制方法见表2。

表2　《中国药典》及各地炮制规范收载的白芷炮制方法

药典及规范	炮制方法
《中国药典》（1963 年版）	白芷　拣去杂质，分开大小个，用水浸泡至八成透，捞出，晒晾，浸透后切片，干燥即得
《中国药典》（1977 年版）	白芷　除去杂质，分开大小个，略浸，润透，切片，干燥
《中国药典》（1985 年版） 《中国药典》（1990 年版） 《中国药典》（1995 年版） 《中国药典》（2000 年版）	白芷　除去杂质，分开大小个，略浸，润透，切厚片，干燥
《中国药典》（2005 年版） 《中国药典》（2010 年版） 《中国药典》（2015 年版）	白芷　除去杂质，大小分开，略浸，润透，切厚片，干燥
《全国中药炮制规范》（1988 年版）	取原药材，除去杂质，大小个分开，浸泡至六七成透，晾润至透，切厚片，干燥
《广东省中药饮片炮制规范》（1984 年版）	除去杂质，分开大小，洗净，用水浸 2～4 小时，捞出，用硫磺熏 1～2 天至透心，切薄片，晒干
《福建省中药炮制规范》（1988 年版）	除去杂质，略浸，润透，切薄片，干燥
《湖南省中药饮片炮制规范》（2010 年版）	取原药材，除去杂质及油黑虫伤部分，分开大小个，略浸，润透，切厚片，干燥，筛去灰屑
《北京市中药饮片炮制规范》（2008 年版）	取原药材，除去杂质，大小分开，浸泡 8～12 小时，约七成透时，取出，闷润 12～24 小时，至内外湿度一致，切厚片，晒干或低温干燥
《上海市中药饮片炮制规范》（2008 年版）	将原药除去杂质，分档，洗净，润透，切薄片，晒干或低温干燥，筛去灰屑
《江西省中药炮制规范》（1991 年版）	取原药，除去杂质，大小分开，用清水浸 1～2 小时，捞出，润透，切或刨薄片，干燥
《河南省中药饮片炮制规范》（2005 年版）	除去杂质，分开大小个，略浸，润透，切厚片，干燥
《浙江省中药炮制规范》（2005 年版）	取原药，除去杂质，大小分档，水浸，洗净，润软，切厚片，低温干燥
《贵州省中药饮片炮制规范》（2005 年版）	取原药材，除去杂质，洗净，略泡，润透，切厚片，干燥
《安徽省中药饮片炮制规范》（2005 年版）	取原药材，除去杂质，大小分档，洗净，稍浸泡，润透，切厚片，干燥，筛去碎屑
《山东省中药炮制规范》（2002 年版）	除去杂质，大小分档，用清水洗净，浸泡至四五成透，捞出，闷润至透，切厚片，低温干燥
《吉林省中药炮制标准》（1986 年版）	除去杂质，洗净泥土，按大小分开，分别用水浸泡至约 5 成透时，捞出，润透，切 2mm 片，晾干
《辽宁省中药炮制规范》（1987 年版）	拣净杂质，按大分别浸泡至七成透，捞出，稍晾，润透后切片，晒或低温烘干
《云南省中药饮片炮制规范》（1986 年版）	取原药拣净杂质，浸泡约 2～4 小时，捞出，冬春吸润约 18 小时，夏秋约 24 小时，吸至透心。若不透心，再洒水吸至透心为度，切或铡成圆片，厚约 3.3mm，晒干即可

（三）白芷饮片现代炮制研究

李卫敏等[1]发现，硫磺熏蒸对白芷中欧前胡素的含量影响较大，经过硫磺熏蒸的白芷欧前胡素含量分别为0.059%、0.135%、0.064%；以规范炮制方法加工，未经过硫磺熏蒸的白芷欧前胡素含量分别为0.191%、0.183%、0.141%。张玉芳等[2]以白芷香豆素类成分为考察指标，用HPLC法测定不同硫熏时间对白芷质量的影响，结果表明，白芷被熏透前的9小时，随着硫熏时间的延长，香豆素类含量急剧下降，熏透后则下降不明显。硫熏9小时后，香豆素类总含量下降了73.5%，48小时后，则下降了77.9%。白芷经硫磺熏蒸后，其药理作用有所改变。

蒋桂华等[3]以日晒法、传统硫熏法、烘房烘干法、炕床烘干法、吸附式低温干燥法、微波烘干法对白芷硫熏的产地加工方法进行了替代研究，以外观性状并结合总香豆素、欧前胡素含量进行综合评判，结果表明，相对于传统硫熏法，以烘房烘干法、炕床烘干法和吸附式低温干燥法加工白芷外观性状较好，且有效成分含量较高，此三种方法为适合替代硫熏的白芷产地加工方法。张翠英等[4]对白芷挥发性成分进行测定，考察白芷的不同干燥方法，结果显示烘干、晒干、微波干燥比较相似，硫熏和发汗干燥对白芷挥发性成分影响较大。李振国等[5]以采用正交试验法，以欧前胡素、异欧前胡素的含量为考察指标，对浸泡时间、切片厚度、烘干温度三个影响因素进行研究。结果：白芷的最佳炮制工艺为浸泡2小时，切厚片，60℃烘干。

（四）白芷饮片炮制工艺研究总结

1．历史文献 切制、炒制、煨制、焙制、醋制、泔制、盐制、酒制、制炭等，宜生用为主。

2．历版《中国药典》 以白芷为最常用。

3．各省市炮制规范 以白芷为最常用。

4．现代研究文献 净制、切制，白芷为最常用。

综合上述研究结果，制定白芷的炮制工艺为：

白芷 取原药材，除去杂质，大小分开，略浸，润透，切厚片，干燥。

参考文献

[1] 李卫敏，李洋，郑立红，等．不同炮制方法对白芷成分中欧前胡素含量的影响[J]．北京中医药，2010，29(12):933-934.

[2] 张玉芳，余红梅．硫熏对白芷香豆素类成分含量的影响研究[J]．中国中药杂志，1997，22(9):537-538.

[3] 蒋桂华，兰群，马逾英，等．白芷替代硫熏的产地加工方法研究[J]．时珍国医国药，2012，23(12):3065-3067.

[4] 张翠英，李振国，王晓青，等．不同加工干燥方法对禹白芷挥发性成分的影响[J]．中药材，2008，31(2):196-197.

[5] 李振国，张翠英，王青晓．白芷饮片炮制工艺研究[J]．中药材，2007，30(5):529-531.

Bai fu zi

白附子

药材来源 本品为天南星科植物独角莲*Typhonium giganteum* Engl.的干燥块茎。

采收加工 秋季采挖，除去须根和外皮，晒干。

白附子饮片炮制规范

【饮片品名】生白附子、制白附子。

（一）生白附子

【饮片来源】本品为天南星科植物独角莲药材经净制后制成的饮片。

【炮制方法】除去杂质，即得。

【饮片性状】本品呈椭圆形或卵圆形，长2～5cm，直径1～3cm。表面白色至黄白色，略粗糙，有环纹及须根痕，顶端有茎痕或芽痕。质坚硬，断面白色，粉性。气微，味淡、麻辣刺舌。

【质量控制】

鉴别 （1）本品横切面：木栓细胞有时残存。内皮层不明显。薄壁组织中散有大型黏液腔，外侧较大，常环状排列，向中心渐小而少，黏液细胞随处可见，内含草酸钙针晶束。维管束散列，外韧型及周木型。薄壁细胞含众多淀粉粒。

粉末黄白色。淀粉粒甚多，单粒球形或类球形，直径2～29μm，脐点点状、裂缝状或人字状；复粒由2～12分粒组成，以2～4分粒者为多见。草酸钙针晶散在或成束存在于黏液细胞中，针晶长约至97（136）μm，螺纹导管、环纹导管直径9～45μm。

（2）取本品粉末10g，置索氏提取器中，加三氯甲烷-甲醇（3:1）混合溶液100ml，加热回流2小时，提取液蒸干，残渣加丙酮2ml使溶解，作为供试品溶液。另取白附子对照药材10g，同法制成对照药材溶液。再取β-谷甾醇对照品，加丙酮制成每1ml含1mg的溶液，作为对照品溶液。照薄层色谱法试验，吸取上述三种溶液各2～3μl，分别点于同一硅胶GF_{254}薄层板上，以三氯甲烷-丙酮（25:1）为展开剂，展开，取出，晾干，喷以10%硫酸乙醇溶液，在105℃加热至斑点显色清晰，分别置日光和紫外光灯（365nm）下检视。供试品色谱中，在与对照药材色谱和对照品色谱相应的位置上，显相同颜色的斑点或荧光斑点。

检查 水分 不得过15.0%（第二法）。

总灰分 不得过4.0%。

浸出物 醇溶性浸出物不得少于7.0%（热浸法）。

（二）制白附子

【饮片来源】本品为天南星科植物独角莲的干燥块茎经炮制加工后制成的饮片。

【炮制方法】取净白附子，分开大小个，用水浸泡至透心，取出。将生姜片、白矾粉置锅内加适量水，煮沸后，倒入白附子共煮至微有麻舌感，药透水尽后除去生姜片，晾至六七成干，切厚片，干燥。

每100kg白附子，用生姜、白矾各12.5kg。

【饮片性状】本品为类圆形或椭圆形厚片，外表皮淡棕色，切面黄白色，角质。味淡，微有麻舌感。

【质量控制】

鉴别 （1）粉末黄棕色。糊化淀粉粒团块类白色。草酸钙针晶成束或散在，针晶长97～136μm，螺纹导管、环纹导管直径9～45μm。

（2）取本品粉末10g，置索氏提取器中，加三氯甲烷-甲醇（3:1）混合溶液100ml，加热回流2小时，提取液蒸干，残渣加丙酮2ml使溶解，作为供试品溶液。另取白附子对照药材10g，同法制成对照药材溶液。再取β-谷甾醇对照品，加丙酮制成每1ml含1mg的溶液，作为对照品溶液。照薄层色谱法试验，吸取上述三种溶液各2～3μl，分别点于同一硅胶GF_{254}薄层板上，以三氯甲烷-丙酮（25∶1）为展开剂，展开，取出，晾干，喷以10%硫酸乙醇溶液，在105℃加热至斑点显色清晰，分别置日光和紫外光灯（365nm）下检视。供试品色谱中，在与对照药材色谱和对照品色谱相应的位置上，显相同颜色的斑点或荧光斑点。

检查　水分　不得过13.0%（第二法）。

总灰分　不得过4.0%。

浸出物　醇溶性浸出物不得少于15.0%（热浸法）。

【性味与归经】辛，温；有毒。归胃、肝经。

【功能与主治】祛风痰，定惊搐，解毒散结，止痛。用于中风痰壅，口眼㖞斜，语言謇涩，惊风癫痫，破伤风，痰厥头痛，偏正头痛，瘰疬痰核，毒蛇咬伤。

【用法与用量】3～6g。一般炮制后用，外用生品适量捣烂，熬膏或研末以酒调敷患处。

【注意】孕妇慎用；生品内服宜慎。

【贮藏】置通风干燥处，防蛀。

白附子饮片炮制操作规程

（一）生白附子

1．产品概述

（1）品名　生白附子。

（2）饮片规格　个。

2．生产依据　按照《中国药典》2015年版一部有关工艺要求及标准，以及拟定的饮片品种炮制工艺执行。

3．工艺流程　取原药材，除去杂质，洗净，干燥，包装，即得。

4．炮制工艺操作要求

（1）挑选　除去杂质。

（2）洗润　洗净。

（3）干燥　50℃干燥2～4小时至干。

（4）包装　复合袋手工包装，包装损耗应不超过1.0%。

5．原料规格质量标准　符合《中国药典》2015年版一部白附子药材项下的相关规定。

6．成品质量标准　符合本规范生白附子饮片项下的相关规定。

7．成品贮存及注意事项　置通风干燥处，防蛀。孕妇慎用；生品内服宜慎。

8．工艺卫生要求　符合中药饮片GMP相关工艺卫生要求。

9．主要设备　振荡筛、热风循环烘箱等设备。

（二）制白附子

1．产品概述

（1）品名　制白附子。

（2）饮片规格　厚片。

2．生产依据　按照《中国药典》2015年版一部有关工艺要求及标准，以及拟定的饮片品种炮制工艺执行。

3．工艺流程　取净白附子，大小分档，用水浸泡至内无干心，一并转移至加热容器内加入白矾、生姜片煮沸1小时至药透水尽，晾至六七成干，切厚片，60℃干燥，筛去碎屑，包装，即得。

4．炮制工艺操作要求

（1）备料　取白矾捣碎，温水搅拌至白矾溶解；生姜切薄片或捣碎。

（2）分档　将净药材分成大、中、小三个等级。

（3）矾水泡　将净药材置适宜容器中，视大小不同分别用水浸泡5～7天，其间加清水保持水面淹没药材。数日后如起黏沫，换水后按每100kg白附子，用2kg白矾，泡1日后再换水，至切开后内无干心。

（4）煮制　加入适量水、生姜片、白矾粉

（每100kg白附子用白矾、生姜各12.5kg）于加热容器中，煮沸后倒入白附子共煮1小时至微有麻舌感，药透水尽后取出。

（5）切制　晾至六七成干，切2～4mm厚片。

（6）干燥　60℃干燥6～8小时至干。

（7）包装　复合袋包装，包装损耗应不超过1.0%。

5．原料规格质量标准　符合本规范白附子饮片项下的相关规定。

6．成品质量标准　符合本规范制白附子饮片项下的相关规定。

7．成品贮存及注意事项　置通风干燥处，防蛀。孕妇慎用。

8．工艺卫生要求　符合中药饮片GMP相关工艺卫生要求。

9．主要设备　切药机、热风循环烘箱等设备。

白附子饮片炮制规范起草说明

（一）白附子炮制方法历史沿革

1．净制　“汤洗去皮后入药”（《博济》）；“刮”（《药证》）；“去黑皮”（《普济方》）；“去皮脐”（《必读》）。

2．切制　“切作片子。捣作粗末”（《总录》）；“冷浸少时剉”（《传信》）；“细切成片子”（《普济方》）。

3．炮炙

（1）火炮　“炮”（《外台》）；“凡使热灰中炮裂，方入药用”（《圣惠方》）；“炮裂汤洗”（《总录》）；“炮裂捣碎炙微黄”（《普本》）；“微炮”“以文武火上炮令黄，地上去火毒”（《普济方》），此法现已不用。

（2）姜制　“生捣为末，以生姜汁拌湿炒干，细研”（《圣惠方》）；“姜汁蒸制”（《增广》），此法现已不用。

（3）泔制　“米泔浸焙干”（《总录》），此法现已不用。

（4）酒制　此法现已不用。

①酒浸　“酒浸一宿，切作片子炒干”（《总录》）。

②酒煮　“酒煮切炒”（《总录》）。

（5）醋制　“捣作粗末，用醋拌匀慢火铫子内炒干”《总录》。

（6）炒制　“洗完略炒”（《传信》）、“碎去皮，用新水浸一宿，炒黄色”（《普济方》）、“切片微炒”（《良朋》）。

（7）药汁制　此法现已不用。

①姜草制　“炮十分列，以姜汁同泡了，甘草三钱浸贰宿焙，再焙”（《朱氏》）。

②童便酒制　“童便酒炒”（《金鉴》）。

（8）煨制　此法现已不用

①面煨　“面包煨熟”（《扁鹊》）、“面裹或湿纸包火中煨炮用”（《品汇》）。

②纸煨　“以湿纸裹煨，候冷纸干取出，细切成片子，焙干”（《普济方》）。

③火煨　“煨裂”（《医学》）。

历代炮制历史沿革见表1。

表1　白附子炮制历史沿革简况

年代	新创制法	沿用制法	文献出处
宋代		炮法、姜汁制、汤洗去皮、泔水制、酒制、醋制、煨制（面包制）、炒制、姜、甘草制	《圣惠方》《博济方》《总录》《普济方》《扁鹊》《朱氏》
元代	炮制、炒制、姜汁制		《御药院方》《世医得效方》
明代	炮法、姜汁制、炒制、煨制		《普济方》
清代	炮法、炒制、煨制（面或纸煨）	童便酒制、姜汁煨制	《大成》《良朋》《金鉴》《验方新编》

白附子炮制见于历代文献的方法至少有10种之多，其中始创于宋代就有9种，白附子现代炮制方法多为近代新增加。1963年版和1977年版药典分别收载豆腐制法和白矾制法。《全国中药炮制规范》收载了白矾制法。目前各省市中药炮制规范中收载有矾煮制，姜、矾煮制，豆腐煮制，姜煮制，石灰浸煮制等5种。

现今的炮制方法中，矾制、姜矾制两法应用最广。此外还有黑豆、甘草制，矾、皂角、黑豆制及矾、皂角、甘草制等。《中国药典》和各省炮制规范中收载为姜、矾煮制法。

（二）白附子饮片药典及地方炮制规范

1．净制　秋季采挖，除去须根和外皮，晒干。

2．切制　白矾生姜复制炮制后切厚片，干燥。

3．炮炙

（1）生白附子　除去杂质。

（2）制白附子　取净白附子，分开大小个，浸泡，每日换水2～3次，数日后如起黏沫，换水后加白矾（每100kg白附子，用白矾2kg），泡1日后再进行换水，至口尝微有麻舌感为度，取出。将生姜片、白矾粉置锅内加适量水，煮沸后，倒入白附子共煮至无白心，捞出，除去生姜片，晾至六七成干，切厚片，干燥。

每100kg白附子，用生姜、白矾各12.5kg。

现代炮制方法见表2。

表2　《中国药典》及各地炮制规范收载的白附子炮制方法

药典及规范	炮制方法
《中国药典》（1963年版）	禹白附　拣净杂质，洗净，晒干即得 制禹白附　取禹白附，分开大小个，用凉水浸漂，每日换水2～3次，泡至数日后，如起黏沫，换水时加白矾少许，泡一日后再行换水，泡至口尝无麻辣感为度，取出，与鲜姜片及白矾粉层层均匀铺入容器内，加少许水，腌约3～4星期，倒入锅内煮透，取出，拣去姜片，晾至六成干，闷润后切片，干燥即得。每禹白附100斤，用鲜姜25斤、白矾12.5～25斤
《中国药典》（1977年版）	生白附子　除去杂质 制白附子　取净白附子，分开大小个，浸泡，每日换水2～3次，数日后，如起黏沫，换水时加白矾少许，再泡一日后换水，泡至口尝稍有麻辣感取出，加捣碎的生姜、白矾和水适量，煮透，取出，晾至六成干，切片，干燥。每白附子100kg，用生姜25kg、白矾12.5kg
《中国药典》（1985年版）	生白附子　除去杂质
《中国药典》（1990年版） 《中国药典》（1995年版） 《中国药典》（2000年版） 《中国药典》（2005年版） 《中国药典》（2010年版）	制白附子　取净白附子，分开大小个，浸泡，每日换水2～3次，数日后如起黏沫，换水后加白矾（每白附子100kg，用白矾2kg），泡一日后再进行换水，至口尝微有麻舌感为度，取出。将生姜片、白矾粉置锅内加适量水，煮沸后，倒入白附子共煮至无干心，捞出，除去生姜片，晾至六七成干，切厚片，干燥。每白附子100kg，用生姜、白矾各12.5kg
《中国药典》（2015年版）	生白附子　除去杂质 制白附子　取净白附子，分开大小个，浸泡，每日换水2～3次，数日后如起黏沫，换水后加白矾（每100kg白附子，用白矾2kg），泡1日后再进行换水，至口尝微有麻舌感为度，取出。将生姜片、白矾粉置锅内加适量水，煮沸后，倒入白附子共煮至无白心，捞出，除去生姜片，晾至六七成干，切厚片，干燥。每100kg白附子，用生姜、白矾各12.5kg
《河南省中药饮片炮制规范》（2005年版）	生白附子　除去杂质 制白附子　取净白附子，分开大小个，浸泡，每日换水2～3次，数日后如起黏沫，换水后加白矾（每100kg白附子，用白矾2kg），泡1日后在进行换水，至口尝微有麻舌感为度，取出。将生姜片、白矾粉置锅内加适量水，煮沸后，倒入白附子共煮至无白心，捞出，除去生姜片，晾至六七成干，切厚片，干燥。每100kg白附子，用生姜、白矾各12.5kg
《湖南省中药饮片炮制规范》（2010年版）	白附子　取原药材，除去杂质，洗净，干燥，筛去灰屑 制白附子　取净白附子，大小分开，浸泡，每日换水2～3次，数日后如起黏沫，换水后加白矾（每100kg白附子，用白矾2kg），泡1日后再进行换水，至口尝微有麻舌感为度，取出。将生姜片、白矾粉置锅内加适量水，煮沸后，倒入白附子共煮至无白心，捞出，除去生姜片，晾至六七成干，切厚片，干燥。每100kg白附子，用生姜、白矾各12.5kg

续表

药典及规范	炮制方法
《浙江省中药炮制规范》（2005 年版）	生禹白附　除去杂质，用时粉碎 制禹白附　取生禹白附，大小分档，浸泡，每日换水 2～3 次，数日后如起黏沫，换水后加白矾（每 100kg 禹白附，用白矾 2kg），泡 1 日后在进行换水，至口尝微有麻舌感为度，取出。将生姜片、白矾粉置锅内加适量水，煮沸后，倒入禹白附共煮至无白心，捞出，除去生姜片，晾至六七成干，切厚片，干燥。每 100kg 禹白附，用生姜、白矾各 12.5kg
《上海市中药饮片炮制规范》（2008 年版）	生禹白附　将原药除去杂质，或洗净，润透，切厚片，干燥，筛去灰屑 制禹白附　将原个生禹白附，分档，浸泡，每天换水 2～3 次，数日后如起黏沫，换水后加明矾（每生禹白附 100kg，加明矾粉 2kg），浸泡一天左右，再换水浸泡，至内无干心，口尝微有麻舌感为度，另将生姜片、明矾粉置锅内，加适量水煮沸后，放入原个生禹白附（水需高出药面）煮至内无白心，除去生姜片，晾至外干内润，切厚片，干燥，筛去灰屑。每禹白附 100kg，用生姜、明矾各 12.5kg。生姜洗净切碎，明矾研制过 40 目筛
《江西省中药炮制规范》（1991 年版）	生白附子　取原药，除去杂质 制白附子　（1）取生白附子，用清水漂 3 天（每天换水 2～3 次）后，加入甘草、皂角和白矾漂约 2～3 周，至麻味轻度，再捞入宽水中煮至横切无白心，晒至七成干，闷透心，切薄片，干燥。每白附子 100kg，用皂角 5kg、甘草 6kg、白矾 1kg （2）取生白附子，大小分开，加水浸泡（每日换水 2～3 次）数天后，如起黏沫，换水时加白矾粉，泡 1 天后换水泡至口尝稍有麻舌感时，取出。加捣碎的生姜、白矾粉、水，煮透无白心取出，晾至六七成干，切薄片，干燥。每白附子 100kg，用白矾各 2kg、生姜 20kg
《北京市中药饮片炮制规范》（2008 年版）	白附子　取原药材，除去杂质 制白附子　取净白附子，大小分开，浸泡 15～20 天，每日换水 2～3 次，泡至 7～9 天后起黏沫时，换水，加白矾（每 100kg 白附子，用白矾 5kg），泡 3 日后再进行换水，至口尝微有麻舌感为度，取出。将白矾粉 7.5kg、生姜片 12.5kg、置锅内，加适量水煮沸后，倒入白附子共煮 3～4 小时至内无白心，捞出，晾至六、七成干，切厚片，干燥。每 100kg 白附子，用白矾、生姜各 12.5kg
《广东省中药炮制规范》1984 年版）	生白附子　除去杂质，用时捣碎或研粉 制白附子　取净白附子，大小个分开，用水浸两天，每天换水 3 次，然后用白矾水浸 5～7 天，每天换白矾水 1 次，捞起，置锅内，加入生姜或甘草（打碎），与适量的水，煮 4～6 个小时，取出，除去姜渣（或甘草渣），摊凉，切薄片，干燥。每白附子 100kg，用白矾 3～5kg，生姜 20kg 或甘草 10kg
《山东省中药炮制规范》（1990 年版）	生白附子　除去杂质，洗净，晒干 制白附子　取净生白附子，大小档，用清水浸泡，每日换水 2～3 次，数日后如起泡沫，换水后加白矾粉（每 100kg 生白附子，用白矾粉 2kg），泡一日后再进行换水，至口尝微有麻辣感为度，取出。将生姜片、白矾粉置锅内，加适量水煮沸后，倒入生白附子，加热共煮至内无白心时，捞出，除去生姜片，晾至六七层干时，切厚片，干燥。每 100kg 白附子，用生姜、白矾各 12.5kg
《贵州省中药饮片炮制规范》（2005 年版）	生白附子　取原药材，除去杂质 制白附子　取净生白附子，大小分开，用水浸泡，每日换水 2～3 次；如起黏沫，换水后加白矾（每 100kg 白附子，用白矾 2kg）泡 1 日，再进行换水；至切开口尝微有麻舌感为度取出。将生姜片、白矾粉置锅内加适量水，煮沸后，倒入白附子共煮，至内无白心，取出，除去生姜片，晾至六七成干，切厚片，干燥。每 100kg 净生白附子，用生姜、白矾各 12.5kg
《广西壮族自治区中药饮片炮制规范》（2007 年版）	生白附子　除去杂质 制白附子　取净白附子，分开大小个，浸泡，每日换水 2～3 次，数日后如起黏沫，换水后加白矾（每 100kg 白附子用白矾 2kg），泡 1 日后再进行换水，至口尝微有麻舌感为度，取出。将生姜片、白矾粉置锅内加适量水，煮沸后，倒入白附子共煮至内无白心，捞出，除去生姜片，晾至六七成干，切厚片，干燥。每 100kg 净生白附子用生姜、白矾各 12.5kg
《全国中药炮制规范》（1988 年版）	生白附子　取原药材，除去杂质，洗净，晒干 制白附子　取净白附子，大小个分开，用清水浸泡，每日换水 2～3 次，数日后，如起黏沫，换水后加白矾粉（100 ：2），泡 1 日后再换水，至口尝微有麻辣感为度，取出，将生姜片及白矾粉置锅内，加适量水煮沸后，倒入白附子，共煮至内无白心为度，捞出，除去生姜片，晾至六、七成干，切厚片，干燥。每白附子 100kg，用生姜、白矾各 12.5kg

（三）白附子饮片现代炮制研究

白附子炮制的目的主要是制其毒性，表现为对结膜、黏膜及对皮肤的刺激性。吴连英等[1]在文献研究的基础上，采用药典规定“口尝微有麻舌感，并以小鼠毒性反应为指标，对10余种白附子进行不同制品毒性比较。结果显示，除矾制品外，其他如姜制、黑豆制、甘草制、皂角制等样品虽能使麻舌感程度有所减轻，但均未达到药典规定标准，对小鼠毒性亦较大。

药典法炮制品以煮至内无干心为标准，很难控制到无毒而有效的程度。樟帮法要求煮两次，第一次煮至内无白心，第二次煮至口尝无麻辣感，通过两次煮制可防止毒性太大，龚千锋认为比药典法更能确保用药安全[2]。

王磊等[3]研究了不同炮制方法对白附子中β-谷甾醇含量变化，结果表明：药典法0.0199% ＜河南法（河南省中药炮制规范）0.0261% ＜白矾水泡法（即冷浸法）0.0365% ＜白矾水加热煮法（即热浸法）0.0453% ＜生品0.0600%。不同炮制方法对白附子中β-谷甾醇含量有一定影响。

谢华等[4]研究发现白附子鲜品中草酸钙含量较高，各种炮制方法趁鲜加工的白附子饮片中草酸钙含量比鲜品含量均降低，说明炮制可以降低草酸钙针晶的含量。但草酸钙针晶含量变化并没有显示出明显的规律性。似乎与加入的白矾量没有相关性，而与白矾如何渗入到新鲜药材组织内部的压力、时间、煮制程度等因素有关。因此在工艺中如何使白矾能更完全的渗入到白附子药材内部还需进一步筛选研究。

张振凌等[5]以白附子中5-羟甲基糠醛（5-HMF）为指标分别对炮制加热不同时间30，60，90，120，150，240分钟及辅料白矾不同用量2%，6%，12%，25%的白附子制品进行了含量测定，结果表明，白附子不同炮制品中都检测出5-HMF，其含量与加热时间和白矾用量有密切关系，在一定时间内随加热时间的延长而增加，在一定范围内随着辅料白矾用量的增加而增加。

（四）白附子饮片炮制工艺研究总结

1．历史文献　炮法、姜汁制、汤洗去皮、泔水制、酒制、醋制、煨制（面包制）、炒制、姜、甘草制、童便酒制、姜汁煨制，以姜汁制最常见。

2．历版《中国药典》　生白附子、制白附子等，以制白附子最常见。

3．各省市炮制规范　生白附子、制白附子等，以制白附子最常见。

4．现代研究文献　超微粉碎、姜矾制。

综合上述研究结果，制定白附子饮片的炮制工艺为：

生白附子　除去杂质，即得。

制白附子　取净白附子，分开大小个，用水浸泡（数日后如起黏沫，换水，按每100kg白附子，用2kg白矾，泡1日后再换水）至透心，取出。将生姜片、白矾粉置锅内加适量水，煮沸后，倒入白附子共煮至微有麻舌感，药透水尽后除去生姜片，晾至六七成干，切厚片，干燥。

每100kg白附子，用生姜、白矾各12.5kg。

参考文献

[1] 王孝涛，吴连英．白附子炮制工艺改进研究[J]. 中国中医药信息杂志，1995，12(2):16-17.

[2] 余润民，龚千锋．白附子炮制工艺研究[J]. 江西中医学院学报，1998，10(4):188.

[3] 王磊，张振，杨海玲．不同炮制方法制白附子中β-谷甾醇含量的比较[J]. 中国实用医药，2008，3(12):78-80.

[4] 谢华，刘博，胡银燕，等．白附子趁鲜加工炮制饮片中草酸钙针晶含量变化的研究[J]. 光明中医，2008，23(12):1902-1903.

[5] 张振凌，张宏伟，刘博，等．白附子不同炮制品中5-羟甲基糠醛的含量变化研究[J]. 中药材，2009，32(8):1207-1208.

Bai mao gen

白茅根

药材来源 本品为禾本科植物白茅*Imperata cylindrica* Beauv.var.*major* (Nees) C.E.Hubb的干燥根茎。

采收加工 春、秋二季采挖，洗净，晒干，除去须根和膜质叶鞘，捆成小把。

白茅根饮片炮制规范

【饮片品名】白茅根、茅根炭。

（一）白茅根

【饮片来源】本品为白茅根药材经切制后的炮制品。

【炮制方法】取原药材，除去杂质，大小分档，洗净，喷洒2倍量的水，润1小时，切0.5cm左右的段，60℃干燥2小时，晾凉，除去碎屑，即得。

【饮片性状】本品呈圆柱形的段。外表皮黄白色或淡黄色，微有光泽，具纵皱纹，有的可见稍隆起的节。切面皮部白色，多有裂隙，放射状排列，中柱淡黄色或中空，易与皮部剥离。气微，味微甜。

【质量控制】

鉴别 （1）本品横切面：表皮细胞1列，类方形，形小，有的含硅质块。下皮纤维1～3列，壁厚，木化。皮层较宽广，有10余个叶迹维管束，有限外韧型，其旁常有裂隙；内皮层细胞内壁增厚，有的含硅质块。中柱内散有多数有限外韧型维管束，维管束鞘纤维环列，木化，外侧的维管束与纤维连接成环。中央常成空洞。

粉末黄白色。表皮细胞平行排列，每纵行常由1个长细胞和2个短细胞相间排列，长细胞壁波状弯曲。内皮层细胞，一侧增厚，层纹和壁孔明显，壁上有硅质块。下皮纤维壁厚，木化，常具横隔。

（2）取本品粉末1g，加乙醚20ml，超声处理10分钟，滤过，滤液蒸干，残渣加乙醚1ml使溶解，作为供试品溶液。另取白茅根对照药材1g，同法制成对照药材溶液。照薄层色谱法试验，吸取上述两种溶液各10μl，分别点于同一硅胶G薄层板上，以二氯甲烷为展开剂，展开，取出，晾干，喷以10%硫酸乙醇溶液，在105℃加热至斑点显色清晰。供试品色谱中，在与对照药材色谱相应的位置上，显相同颜色的斑点。

检查 水分 不得过12.0%（第二法）。

总灰分 不得过5.0%。

浸出物 照水溶性浸出物测定法项下的热浸法测定，不得少于24.0%。

（二）茅根炭

【饮片来源】本品为白茅根经炒炭后的炮制品。

【炮制方法】取净白茅根段，置炒制容器内用中火加热至280℃炒制4分钟，至表面焦褐色，内部棕褐色，喷淋清水少许，灭尽火星，取出，晾干，凉透。

【饮片性状】茅根炭形如白茅根，表面黑褐色至黑色，具纵皱纹，有的可见淡棕色稍隆起的节。略具焦香气，味苦。

【质量控制】

鉴别 同药材。

浸出物 同药材，不得少于7.0%。

【性味与归经】甘，寒。归肺、胃、膀胱经。

【功能与主治】凉血止血，清热利尿。用于血热吐血，衄血，尿血，热病烦渴，湿热黄疸，水肿尿少，热淋涩痛。

【用法与用量】9～30g。

【贮藏】置阴凉干燥处防霉，防蛀。

白茅根饮片炮制操作规程

（一）白茅根

1. 产品概述

（1）品名　白茅根。

（2）饮片规格　段。

2. 生产依据　按照《中国药典》2015年版一部有关工艺要求及标准，以及拟定的饮片品种炮制工艺执行。

3. 工艺流程　取原药材，除去杂质，大小分档，洗净，微润，切段，干燥，筛去碎屑，即得。

4. 炮制工艺操作要求

（1）挑选　除去杂质。

（2）洗润　喷洒2倍量的水，然后浸润1小时。

（3）切制　切制成0.5cm左右小段.

（4）干燥　置60℃烘制2小时，取出，晾凉。

（5）包装　复合袋手工包装，包装损耗应不超过1.0%。

5. 原料规格质量标准　符合《中国药典》2015年版一部白茅根药材项下的相关规定。

6. 成品质量标准　符合本规范白茅根饮片项下的相关规定。

7. 成品贮存及注意事项　置通风干燥处。

8. 工艺卫生要求　符合中药饮片GMP相关工艺卫生要求。

9. 主要设备　截断机、热风循环烘箱等设备。

（二）茅根炭

1. 产品概述

（1）品名　茅根炭。

（2）规格　段。

2. 生产依据　按照《中国药典》2015年版一部有关工艺要求及标准，以及拟定的饮片品种炮制工艺执行。

3. 工艺流程　取净白茅根段，置炒制容器内用中火加热至280℃炒制4分钟，至表面焦褐色，内部棕褐色，喷淋清水少许，灭尽火星，取出，晾干，凉透。

4. 炮制工艺操作要求

（1）加热　炒药机用加热至280℃。

（2）投料　投入净白茅根。

（3）炒制　不断翻炒，至白茅根表面焦褐色，内部棕褐色，喷淋清水少许，灭尽火星，取出。

（4）包装　复合袋手工包装，包装损耗应不超过1.0%。

5. 原料规格质量标准　符合本规范白茅根饮片项下的相关规定。

6. 成品质量标准　符合本规范茅根炭饮片项下的相关规定。

7. 成品贮存及注意事项　置通风干燥处。

8. 工艺卫生要求　符合中药饮片GMP相关工艺卫生要求。

9. 主要设备　炒药机等设备。

白茅根饮片炮制规范起草说明

（一）白茅根炮制方法历史沿革

1. 净制　在净制方面提出“去须，洗”（《圣惠方》《总病论》）；“剉”《证类本草》。《本草蒙筌》中记载了“收采法去衣皮，掐断忌犯铁器”。

2. 切制　葛洪在《肘后》最早提出了白茅根的切制方法，即“细切”。

在净制方面除了沿用“切”。在《产宝》中增添了“去黑皮”。《炮制大法》中记载了“洗净捣烂，勿用露根”。

3．炮制 唐代，出现了制白茅根的炮制方法，孙思邈在《千金》中记载："白茅根烧末以膏和涂之亦治疮因风致肿。"

宋代，白茅根炮制未见创新，沿用制炭。

元代，白茅根炭《十药》："烧炭存性，研极细末，用纸包，碗盖于地上一夕，出火毒。"《金鉴》："炒黑"。蜜炙白茅根《宝鉴》："蜜炒"。

明代，《品汇》中提出了"刷去沙土""剉碎""刮去皮及捣汁用"。《正宗》中也收录了"捣汁"《禁方》中记载的"剉蜜制炒"，《普济方》中又提出了"炒黄"及枣制白茅根：细锉，三十两，青州枣二十个，擘破，水二升同煮变色，炒令色变，拣去枣及黑者不用，用好者十五两。

清代，《得配》中记载了："消瘀血，童便浸捣汁用"；《求真》中新增了酒煮。

表1 白茅根炮制历史沿革简况

朝代	沿用方法	新增方法	文献出处
晋代	细切		《肘后》
唐代	切制	白茅根烧末	《千金》
		去黑皮	《产宝》
宋代	细切 去须，洗 剉 制炭	去须，洗	《圣惠方》
		去须，洗	《总病论》
		剉	《证类本草》
元代	炒炭	炒炭存性，研极细末，用纸包，碗盖于地上一夕，出火毒	《十药》
		炒黑	《金鉴》
		蜜炒	《宝鉴》
明代	除去杂质 剉碎 炒炭	刷去沙土、剉碎、刮去皮及捣汁用	《品汇》
		捣汁	《正宗》
		剉蜜制炒	《禁方》
		炒黄及枣制	《普济方》
清代	除去杂质 洗净 捣汁 炒炭	消瘀血，童便浸捣汁用	《得配》
		酒煮	《求真》

从古代文献资料中可以看出，历代沿用过的白茅根炮制方法有多种，其中以去皮、捣汁、炒制、蜜制为常见方法，而炒制法最为常用。现代炮制方法仍沿用净制切片、制炭为主流，其他方法少见承袭。白茅根炮制多以改变药性，也有根据临床病情改变辅料以增强协同药效的。

（二）白茅根饮片药典及地方炮制规范

1．净制 春、秋二季采挖，洗净，晒干，除去须根和膜质叶鞘，捆成小把。

2．切制 取原药材，除去杂质，大小分档，迅速洗净，喷洒水，然后浸润，干燥，取出，晾凉。

3．炮制 取净白茅根段，取净白茅根，置锅内中火炒至表面焦褐色，内部棕褐色，喷淋清水少许，灭尽火星，取出，晾干，凉透。

现代炮制方法见表2。

表2 《中国药典》及各地炮制规范收载的白茅根炮制方法

药典及规范	炮制方法
《中国药典》（1963年版）	白茅根 洗净，微润后切段，干燥，簸净碎屑即得 茅根炭 取白茅根段，置锅内用武火炒至黑色，但须存性，喷淋清水，取出，晒干即得

续表

药典及规范	炮制方法
《中国药典》（1977年版） 《中国药典》（1985年版）	白茅根　洗净，微润，切段，干燥，除去碎屑 茅根炭　取白茅根段，照炒炭法炒至焦褐色
《中国药典》（1990年版） 《中国药典》（1995年版） 《中国药典》（2000年版） 《中国药典》（2005年版） 《中国药典》（2010年版） 《中国药典》（2015年版）	白茅根　洗净，微润，切段，干燥，除去碎屑 茅根炭　取净白茅根段，照炒炭法炒至焦褐色
《安徽省中药饮片炮制规范》（2005年版）	取净白茅根段，照炒炭法，中火炒至表面焦褐色，内部棕褐色
《吉林省中药炮制标准》（1986年版）	取茅根段置锅内，用武火炒至黑色，但须存性，喷淋清水，取出，晒干即得
《广西壮族自治区中药饮片炮制规范》（2007年版）	取生白茅根段，置锅内用中火炒至外表焦褐色，内棕褐色，洒水炒干，取出，放凉
《贵州省中药饮片炮制规范》（2005年版）	取净白茅根段，照炒炭法用中火炒至焦褐色
《河南省中药饮片炮制规范》(2005年版)	取净白茅根段，照炒炭法炒至焦褐色
《湖南省中药饮片炮制规范》(2010年版)	取净白茅根段，照炒炭法用中火炒至表面焦褐色，内部焦黄色
《江苏省中药饮片炮制规范》(2002年版)	取白茅根段，置锅内，用中火加热，炒至表面焦褐色，内部棕褐色，喷淋清水少许，灭尽火星，取出，晾干
《江西省中药饮片炮制规范》(2008年版)	取白茅根，炒至表面焦褐色，内部棕褐色，喷少量清水，再炒干水分，置适宜容器中密盖，放凉
《上海市中药饮片炮制规范》(2008年版)	取净白茅根段，照炒炭法炒至外表焦黑色，内棕褐色，筛去灰屑
《浙江省中药炮制规范》(2005年版)	取白茅根，炒至浓烟上冒，表面焦黑色，内部棕褐色时，微喷水，灭尽火星，取出，晾干
《山东省中药炮制规范》(1990年版)	取净白茅根段，置热锅内，用中火炒至表面焦褐色，内部棕褐色时，喷淋清水少许，取出，晾干，凉透
《北京市中药饮片炮制规范》（2008年版）	茅根炭　取白茅根段，置热锅内，用武火150～180℃炒至表面焦黑色，内部棕褐色，喷淋清水少许，熄灭火星，取出，晾干

（三）白茅根饮片现代炮制研究

白茅根主要含三萜类成分，如芦竹素、白茅素、羊齿烯醇、乔木萜烷、异乔木萜烷等；可溶性钙；糖类成分；内酯类成分，如白头翁素、薏苡素等；有机酸类，如绿原酸、棕榈酸、对羟基桂皮酸等[1]。白茅根粉末可缩短小鼠的出血时间、凝血时间和血浆的复钙时间[2]。茅根炭粉末可缩短小鼠的出血时间、凝血时间和血浆的复钙时间，止血作用优于白茅根。茅根炭粉末对大鼠凝血系统的四个指标均有显著的作用[3]。和颖颖[3]采用正交试验法，对茅根炭的炮制工艺进行优选。结果表明，茅根炭的最佳炮制工艺为280℃炒制4分钟。

（四）白茅根饮片炮制工艺研究总结

1. 历史文献　净制（去须，洗、剉）、切制（捣为汁、细切）、炒制（炒黄、炒黑、炒炭）、酒制（酒煮）、药汁制（枣、童便制）、蜜制（蜜炒）、以炒制为最常见。

2. 历版《中国药典》　白茅根、茅根炭等，以炒炭为最常用。

3. 各省市炮制规范　鲜茅根、白茅根、茅根炭等，以炒炭为最常用。

4. 现代研究文献　净制、切制、炒炭等，以炒炭为最常用。

5. 中药材保质期 中药材常规保质期一般为两年，故白茅根保质期暂定为两年。

综合上述研究结果，制定白茅根的炮制工艺为：

白茅根 取原药材，除去杂质，大小分档，洗净，微润，切段，干燥，筛去碎屑，即得。

茅根炭 取净白茅根段，置炒制容器内用中火加热至280℃炒制4分钟，至表面焦褐色，内部棕褐色，喷淋清水少许，灭尽火星，取出，晾干，凉透。

参考文献

[1] 刘荣华, 付丽娜, 陈兰英, 等. 白茅根化学成分与药理研究进展[J]. 江西中医学院学报, 2010, 22(4):80-83.

[2] 和颖颖. 白茅根炭品的止血机理及质量标准研究[D]. 南京:南京中医药大学, 2009:33.

[3] 和颖颖, 焦坤, 丁安伟, 等. 正交法优选白茅根饮片炮切制的最佳工艺[J]. 中国中药杂志, 2008, 33(21): 2567-2569.

Bai fan

白矾

药材来源 本品为硫酸盐类矿物明矾石经加工提炼制成。主含含水硫酸铝钾[$KAl(SO_4)_2 \cdot 12H_2O$]。

采收加工 全年均可采挖，采得后，打碎，用水溶解，滤过，滤液蒸发浓缩，放冷后即析出结晶，倾去上清液，干燥，以色白、透明、质硬而脆、无杂质者为佳。

白矾饮片炮制规范

【饮片品名】白矾、枯矾。

（一）白矾

【饮片来源】本品为白矾药材经净制后的炮制加工品。

【炮制方法】取原药材，除去杂质。

【饮片性状】本品呈不规则的块状或粒状，无色或淡黄白色，透明或半透明。表面略平滑或凹凸不平，具细密纵棱，有玻璃样光泽，质硬而脆。气微，味酸、微甘而极涩。

【质量控制】

鉴别 本品水溶液显铝盐、钾盐与硫酸盐的鉴别反应。

检查 （1）铵盐 取本品0.1g，加无氨蒸馏水100ml使溶解，取10ml，置比色管中，加无氨水40ml与碱性碘化汞钾试液2ml，如显色，与氯化铵溶液（取氯化铵31.5mg，加无氨蒸馏水使成1000ml）1ml、碱性碘化汞钾试液2ml及无氨蒸馏水49ml的混合液比较，不得更深。

（2）铜盐与锌盐 取本品1g，加水100ml与稍过量的氨试液，煮沸，滤过，滤液不得显蓝色，滤液中加醋酸使成酸性后，再加硫化氢试液，不得发生浑浊。

（3）铁盐 取本品0.35g，加水20ml溶解后，加硝酸2滴，煮沸5分钟，滴加氢氧化钠试液中和至微显浑浊，加稀盐酸1ml、亚铁氰化钾试液1ml与水适量使成50ml，摇匀，1小时内不得显蓝色。

（4）重金属 取本品1g，加稀醋酸2ml与水适量使溶解成25ml，依法检查，含重金属不得过20mg/kg。

含量测定 取本品约0.3g，精密称定，加水20ml溶解后，加乙酸-乙酸铵缓冲液（pH 6.0）20ml，精密加乙二胺四乙酸二钠滴定液（0.05mol/L）25ml，煮沸3～5分钟，放冷，加二甲酚橙指示液1ml，用锌滴定液（0.05mol/L）滴定至溶液自黄色转变为红色，并将滴定的结果用空白试验校正。每1ml的乙二胺四乙酸二钠滴定液（0.05mol/L）相当于23.72mg的含水硫酸铝钾〔$KA1(SO_4)_2 \cdot 12H_2O$〕。

本品含含水硫酸铝钾〔$KAl(SO_4)_2 \cdot 12H_2O$〕不得少于99.0%。

（二）枯矾

【饮片来源】本品为白矾经明煅后的炮制品。

【炮制方法】取净白矾，砸成小块，置适宜的容器内，加热至180～260℃煅至松脆，取出，放凉。

【饮片性状】呈蜂窝状或海绵状，块状或细粉。表面白色或灰白色，无光泽，不透明，质松脆，手捻易碎。气微，味酸涩。

【性味与归经】酸、涩，寒。归肺、脾、肝、大肠经。

【功能与主治】枯矾收湿敛疮，止血化腐。用于湿疹湿疮，脱肛，痔疮，聍耳流脓，阴痒带下，鼻衄齿衄，鼻息肉。

【用法与用量】0.6～1.5g。外用适量，研末敷或化水洗患处。

【贮藏】置干燥处。

白矾饮片炮制操作规程

（一）白矾

1. 产品概述

（1）品名 白矾。

（2）规格 块状。

2. 生产依据 按照《中国药典》2015年版一部有关工艺要求及标准，以及拟定的饮片品种炮制工艺执行。

3. 工艺流程 取原药材，除去杂质。

4. 炮制工艺操作要求

（1）挑选 除去杂质。

（2）破碎 用破碎机将大块白矾破碎为小块。

（3）包装 复合袋手工包装，包装损耗应不超过1.0%。

5. 原料规格质量标准 符合《中国药典》2015年版一部白矾药材项下的相关规定。

6. 成品质量标准 符合本规范白矾饮片项下的相关规定。

7. 成品贮存及注意事项 贮干燥容器内，置干燥处。防潮，防尘。

8. 工艺卫生要求 符合中药饮片GMP相关工艺卫生要求。

9. 主要设备 破碎机等设备。

（二）枯矾

1. 产品概述

（1）品名 枯矾。

（2）规格 块状。

2. 生产依据 按照《中国药典》2015年版一部有关工艺要求及标准，以及拟定的饮片品种炮制工艺执行。

3. 工艺流程 取净白矾，砸成小块，置适宜的容器内，加热至180～260℃煅至松脆，取出，放凉。

4. 炮制工艺操作要求

（1）破碎 用破碎机将大块白矾破碎为小块。

（2）煅制 煅制温度约180～260℃。一次性煅透，中途不得停火，不要搅拌。煅至色洁白，松脆，呈蜂窝状固体。

（3）包装 复合袋手工包装，包装损耗应不超过1.0%。

5. 原料规格质量标准 符合本规范白矾

饮片项下的相关规定。

6. 成品质量标准 符合本规范枯矾饮片项下的相关规定。

7. 成品贮存及注意事项 贮干燥容器内，置干燥处。防潮，防尘。

8. 工艺卫生要求 符合中药饮片GMP相关工艺卫生要求。

9. 主要设备 煅药炉、破碎机等设备。

白矾饮片炮制规范起草说明

（一）白矾炮制方法历史沿革

1. 净制 记载有选取“通明者”（《总录》）。

2. 切制 切制方法多为研捣：“微敲研”（《史载》）、“捣为末”（《证类》）。

3. 炮制

（1）炼制 最早记载有“炼”（《本经》）。清代有记载“明矾研细倾入银罐内，小半罐，入炉用浮炭火煨烊，以铜著入扰、无矾块为度”（《治裁》）。

（2）烧制 最早记载有“烧”（《病方》）。其后多有记载“取白矾一大斤，以炭火净地烧令汁尽，则其色如雪”（《证类》）、“慢火烧枯，研成粉”（《总微》）、“烧赤”（《奇效》）、“烧汁尽”（《普济方》）。

（3）熬制 南北朝时期便出现熬制，“于瓦上，若铁物中熬令沸汁尽”（《肘后》）、“世中合药，皆先火熬令沸燥”（《集注》）。

（4）蜂窠制 南北朝记载有“将白矾末入蜂房孔内，令满，纸包泥固，煅黄色为末”（《雷公》）。此法现已不用。

（5）药汁制 此法现已不用。

①五方草、紫背天葵制 “研如粉，于瓷瓶中盛，其瓶盛得三升已来，以六一泥泥，于火畔炙之令干，置研了白矾于瓶内，用五方草、紫背天葵二味自然汁各一镒，旋旋添白矾于中，下火逼令药汁干，用盖子并瓶口，更以泥泥上，下用火一百斤锻，从巳至未，去火，取白矾瓶出，放冷敲破，取白矾，若经大火一煅，色如银，自然伏火，铢（累）不失，捣细，研如轻粉方用之”（《雷公》）。

②巴豆制 宋代记载有“一两入巴豆二十一粒，捶碎去壳，同煅矾枯去巴豆”（《朱氏》）。

③硫磺制 元代记载有“同硫磺炒”（《世医》）。

④陈皮制 “铫内飞烊，与陈皮同炒香”（《奇效》）。

⑤五倍子制“白矾末盛五倍子内，合烧为末”（《奇效》）、“二钱，即用五（倍）子一钱入矾于内煅枯者”（《景岳》）。

（6）飞制 “飞过”（《肘后》《理伤》）、“火飞”（《药证》）。

（7）制炭 宋代以后均有记载“烧灰”（《圣惠方》）、“烧存性”（《博济》）、“烧粉”（《济阴》）、“细研入瓦罐中煅半日色白如轻粉者”（《本草述》）、“要烧透”（《增广》）。

（8）炒制 “炒干存性”（《苏沈》）。

（9）制汁 “烧刀子头令赤，以白矾置刀上看成汁”（《肘后》）、“银器内，化成汁”（《儒门》）。

（10）火炮 “于砂锅内火上炮汁尽”（《精义》）。

（11）姜制 元代记载有“姜汁浸，晒干”（《丹溪》）。此法现已不用。

（12）生用 “或生”（《疮疡》）。

（13）煅制唐代记载有煅法，“煅过”（《颅囟经》）。后宋有“细研，入瓦罐中，火煅半日，色白如轻粉者，名枯矾”（《入门》）。

（14）麸制清代尚有麸制法，“麸炒黑”（《玉尺》）。此法现已不用。

历代炮制历史沿革见表1。

表1　白矾炮制历史沿革简况

朝代	沿用方法	新增方法	文献出处
汉以前		烧	《病方》
		炼	《本经》
晋	烧	飞制 熬令沸汁尽 制汁	《肘后》
南北朝	烧 熬制	蜂窠制 五方草、紫背天葵制	《雷公》
宋代	烧 熬制 飞制 蜂窠制 五方草、紫背天葵制 炼	烧灰	《圣惠方》
		烧存性	《博济方》
		炒干存性	《苏沈》
		飞枯 半生用半铁器内盛慢火过 烧灰 熬汁枯 生用	《总录》
		一两入巴豆二十一粒，捶碎去壳，同煅矾枯去巴豆	《朱氏》
金元时期	烧 熬制 飞制 烧灰 银器内化成汁	同硫磺炒	《世医》
		半飞半生 火炮	《精义》
		姜汁浸晒干 半生半枯	《丹溪》
明代	飞 熬 烧灰、烧存性 烧 生用 半生半枯 半生半火 蜂房、白矾入火同煨	煨枯 研，同水浸南星半夏一宿	《普济方》
		焙红 盛五倍子内，合烧为末 铫内飞烊，与陈皮同炒香	《奇效》
		煅制枯矾 与玛瑙同枯	《入门》
		枯白矾 用五（倍）子一钱入矾于内煅枯者	《景岳》
清代	炼 飞 烧汁尽 烧灰、烧存性 烧 生用 半生半枯 半生半火 枯矾	麸炒黑	《玉尺》

从古代文献资料中可以看出，历代白矾炮制方法有10余种，所用的辅料有麦麸、姜汁、巴豆、五方草、紫背天葵、五倍子、硫磺、陈皮、蜂窠等。其中以炼法、烧法、煅法为主，为了得到极细粉而采用飞法，加用辅料的炮制方法是应临床需要而产生的，如与巴豆同制，借巴豆辛烈攻冲之力，佐其开通闭塞，以治喉痹。现代炮制方法多沿用净制、破碎、煅法为主流，其他方法少见承袭。历代主要采用加热炮制的方法使白矾失去结晶水，减弱酸寒之性，消除引吐作用，增强燥湿收敛、止血止泻作用。

（二）白矾饮片药典及地方炮制规范

1．净制　全年均可采挖，采得后，洗净。

2．切制　打碎。

3．炮制　枯矾取净白矾，砸成小块，置适宜的容器内，煅至酥脆，取出，放凉，碾碎。

现代炮制方法见表2。

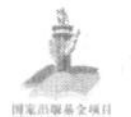

表2 《中国药典》及各地炮制规范收载的白矾炮制方法

药典及规范	炮制方法
《中国药典》（1963 年版）	白矾　去净杂质，用时捣碎 煅白矾（枯矾）　取白矾，置砂锅内加热熔化并煅至枯干，取出剁块即得
《中国药典》（1977 年版）	白矾　除去杂质，用时捣碎 枯矾　取净白矾，砸成小块，置适宜的容器内，煅至质松脆，取出，放凉
《中国药典》（1985 年版） 《中国药典》（1990 年版） 《中国药典》（1995 年版） 《中国药典》（2000 年版） 《中国药典》（2005 年版） 《中国药典》（2010 年版） 《中国药典》（2015 年版）	白矾　除去杂质，用时捣碎 枯矾　取净白矾，照明煅法煅至松脆
《安徽省中药饮片炮制规范》（2005 年版）	白矾　取原药材，除去杂质，打成碎块 枯矾　取净白矾碎块或粗粉，置锅内，照明煅法，煅至膨胀松泡呈白色蜂窝状固体，结晶水完全蒸发，放凉，取出，打碎成块。或碾成细粉
《广西壮族自治区中药饮片炮制规范》（2007 年版）	生白矾　除去杂质，用时捣碎 枯矾　取生白矾，置锅内用武火加热煅至松脆呈白色蜂窝状，放凉，取出，研成细粉
《贵州省中药饮片炮制规范》（2005 年版）	白矾　取原药材，除去杂质。用时捣碎 枯矾　取净白矾，照明煅法煅至松脆
《湖南省中药饮片炮制规范》(2010 年版)	白矾　取原药材，除去杂质。用时捣碎 枯矾　取净白矾，砸成小块置适宜容器内，用武火煅至松脆，取出，放凉，碾碎
《江西省中药饮片炮制规范》(2008 年版)	白矾　除去杂质，用时捣碎 枯矾　（1）取净白矾，照明煅法煅至松脆（2）取净白矾，砸成小块，置锅内融化并煅至松泡、呈白色蜂窝状时，取出，放凉，剁块
《上海市中药饮片炮制规范》(2008 年版)	白矾　将原药除去杂质，筛去灰屑 枯矾粉　取白矾，照明煅法煅至松脆，放凉，研粉，过 60 目筛
《浙江省中药炮制规范》(2005 年版)	白矾　取原药，除去杂质。研成细粉 枯矾（煅白矾）　取原药，除去杂质，砸碎，置锅内，加热熔化，至水气逸尽，质地酥脆时，离火，放凉，取出。研成细粉
《山东省中药炮制规范》(1990 年版)	白矾　除去杂质，砸成碎块或碾成粉末 枯矾　将净白矾粗粉置洁净的锅内，武火煅至所含结晶水完全蒸发，呈膨胀、干枯、疏松状时，离火，放凉，取出，剁成块或碾成细粉
《北京市中药饮片炮制规范》（2008 年版）	白矾　取原药材，除去杂质加工成块 枯矾　取净白矾，置适宜容器内，加热至熔化，继续煅（180～260℃）至完全失去结晶水，呈白色蜂窝状固体时（煅制过程中忌搅拌）晾凉，取出，加工成碎块

（三）白矾饮片现代炮制研究

王春平[1]提出明煅法炮制白矾的要点：①煅制前将净白矾分档，分别进行煅制避免混杂煅制，大块未煅透，小块已过火；②煅制宜选平底锅，白矾在容器内可均匀受热，克服了在圆底锅内堆集于中央，上下受热不均，不能一次煅透的缺点；③煅制量根据容器大小适量放入，不可过多。放得过多，受热锅底层先熔化，结晶水先行蒸发形成海绵状质地疏松的枯矾，具有较强的隔热能力，一旦形成这种状态，上部液态白矾很难获得较高的温度，结晶水不能及时蒸发，以致凉后形成“僵块”；④煅制时一次性煅透，中途不得停火，不得搅拌：因搅拌或中途停火白矾表面温度下降，结晶水不易除去，内热不断积蓄，传热性能降低，局部温度过高，而使白矾呈焦黄色；⑤煅制温度应控制在180到260℃之间煅至水分完全蒸发全部呈疏松白色蜂窝状固体时起锅。切忌温度过高，时间过长，以免过火而降低疗效掌握煅矾技巧，有利于保证制品质量。

李钢等[2]白矾经煅制后不仅失去结晶水，晶型结构也发生了变化，用X射线分析法得知生白矾为立方晶型，炮制过程经历了从有序（晶相）到无序（非晶态）再到有序（晶相）的过程。

五画

闫蔚等[3]利用傅里叶变换红外分析仪，分别测定白矾与其炮制品枯矾的红外光谱图谱。结果发现在400～4000cm^{-1}间，白矾与枯矾的红外吸收峰的峰数、峰位、峰形和峰强等存在明显差异，可作为白矾与枯矾的重要鉴别指标。

（四）白矾饮片炮制工艺研究总结

1．历史文献 净制（通明）、切制（捣为末、敲研）、炼制、烧制（烧赤、烧汁尽、烧枯）、熬制、蜂窠制、药汁制（五方草、紫背天葵制、巴豆制、硫磺制、陈皮制、五倍子制）、飞制、制炭、炒制、制汁、火炮、姜制、生用、煅制、麸制，以炼、烧、煅制为主。

2．历版《中国药典》 白矾、枯矾等，以枯矾为最常用。

3．各省市炮制规范 白矾、枯矾等，以枯矾为最常用。

4．现代研究文献 净制、切制、生白矾、煅制、烧制等，以煅制最为常用。

综合上述研究结果，制定白矾的炮制工艺为：

白矾 取原药材，除去杂质。

枯矾 取净白矾，砸成小块，置适宜的容器内，加热至180～260℃煅至酥脆，取出，放凉，碾碎，即得。

参考文献

[1] 王春平. 明煅法炮制白矾的探要[J]. 中国药师, 2001, 4(5):396.

[2] 李钢, 潘俊伟, 王克宇, 等. 矿物中药白矾的结构测定与分析[J]. 江苏中医药, 2008, (04):61-63.

[3] 闫蔚, 曾柏淋, 王淑美, 等. 6种硫酸盐类矿物药中红外鉴别[J]. 中国实验方剂学杂志, 2015, 21(20):63-66.

白前

Bai qian

药材来源 本品为萝藦科植物柳叶白前*Cynanchum stauntonii* (Decne.) Schltr. ex Levi. 或芫花叶白前*Cynanchumglaucescens* (Decne.)Hand.-Mazz.的干燥根茎和根。

采收加工 秋季采挖，洗净，晒干。

白前饮片炮制规范

【饮片品名】白前、蜜白前。

（一）白前

【饮片来源】本品为白前药材经切制后的炮制品。

【炮制方法】除去杂质，洗净，润透，切段，干燥。

【饮片性状】柳叶白前：为黄白色或黄棕色的细圆柱形短段，有时节处簇生纤细弯曲的根或根痕，断面中空，质脆。气微，味微甜。

芫花叶白前：为灰绿色或灰黄色的细圆柱形短段，质较硬。

【质量控制】

鉴别 取本品粗粉1g，加70%乙醇10ml，加热回流1小时，滤过。取滤液1ml，蒸干，残渣加醋酐1ml使溶解，再加硫酸1滴，柳叶白前显红紫色，放置后变为污绿色；芫花叶白前显棕红色，放置后不变色。

（二）蜜白前

【饮片来源】本品为白前经蜜炙后的炮制品。

【炮制方法】取炼蜜加适量沸水稀释，加入净白前中拌匀，闷透，置炒制容器内，用文火炒至不粘手时，取出，放凉。

每100kg净白前，用炼蜜25kg。

【饮片性状】形同白前段，表面深黄色，略带黏性，味甜。

【质量控制】

鉴别 同白前。

【性味与归经】辛、苦，微温。归肺经。

【功能与主治】降气，消痰，止咳。用于肺气壅实，咳嗽痰多，胸满喘急。

【用法与用量】3～10g。

【贮藏】置阴凉干燥处，防霉，防蛀。

白前饮片炮制操作规程

（一）白前

1．产品概述

（1）品名　白前。

（2）规格　段。

2．生产依据　按照《中国药典》2015年版一部有关工艺要求及标准，以及拟定的饮片品种炮制工艺执行。

3．工艺流程　除去杂质，洗净，润透，切段，干燥，筛去碎屑，包装，即得。

4．炮制工艺操作要求

（1）挑选　除去杂质。

（2）洗润　洗净，加水闷至透。

（3）切制　切段。

（4）干燥　置于烘箱中80℃左右烘干，干燥至手捏干脆，嗅之无明显潮气。

（5）筛选　用2号筛网进行筛选。

（6）包装　复合袋手工包装，包装损耗应不超过1.0%。

5．原料规格质量标准　符合《中国药典》2015年版一部白前药材项下的相关规定。

6．成品质量标准　符合本规范白前饮片项下的相关规定。

7．成品贮存及注意事项　置通风干燥处，防蛀。

8．工艺卫生要求　符合中药饮片GMP相关工艺卫生要求。

9．主要设备　洗药机、切药机、烘干箱、筛选机等设备。

（二）蜜白前

1．产品概述

（1）品名　蜜白前。

（2）规格　段。

2．生产依据　按照《中国药典》2015年版一部有关工艺要求及标准，以及拟定的饮片品种炮制工艺执行。

3．工艺流程　取炼蜜加适量沸水稀释，加入净白前中拌匀，闷透，置炒制容器内，用文火炒至不粘手时，取出，放凉。

每100kg净白前，炼蜜25kg。

4．炮制工艺操作要求

（1）炼蜜稀释　取炼蜜加适量沸水稀释。

（2）闷润　加入净白前中拌匀，闷透。

（3）炒制　置炒制容器内，用文火炒至不粘手时，取出。

（5）放凉　取出蜜白前，放凉。

（6）包装　复合袋手工包装，包装损耗应不超过1.0%。

5．原料规格质量标准　符合本规范白前饮片项下的相关规定。

6．成品质量标准　符合本规范蜜白前饮片项下的相关规定。

7．成品贮存及注意事项　置通风干燥处。

8．工艺卫生要求　符合中药饮片GMP相关工艺卫生要求。

9．主要设备　洗药机、切药机、烘干箱、筛选机、炒药机等设备。

白前饮片炮制规范起草说明

（一）白前炮制方法历史沿革

1．净制、切制 最早出现于《雷公炮炙论》：”凡使……去头、须了。”《本草经集注》：“三分斩之”，“劈破。”《鲁急千金要方》：“锉。”《医宗必读》：“白前三分锉之；丸散膏。”《证类本草》：“捣为末。”

2．炮制

（1）浸焙《雷公》有云：“凡使……去头、须了，焙干，任入药中用。”；唐朝出现“甘草水浸一伏时，去头须，焙干用”；后有文献记载“甘草水浸一宿，去头须子，焙干用”；也有另外一种说法“去头须，甘草水浸一昼夜”；“凡用，以生甘草水浸一伏时，漉出，去头须了，焙干收用”。此法现已不用。

（2）汤泡去须焙 甘草汤浸一宵，折去傍须焙用。此法现已不用。

（3）曝晒 “二月、八月采根，曝干”。此法现已不用。

（4）酒浸 “此药叶似柳，或似芫花上。根白，长于细辛，味甘，俗以酒渍服”；“梅师方：取白前捣为末，温酒调二钱匕服”。此法现仍然应用于一些药方煎服过程中。

（5）蒸制炒制 根据《增广验方新编》中所记载，清朝时期出现了饭上蒸后炒的炮制方法。

（6）蜜制 新中国成立以后，将白前炮制方法定为蜜制法。

历代炮制历史沿革见表1。

表1 白前炮制历史沿革简况

朝代	沿用方法	新增方法	文献出处
唐以前	切制	三分斩之，劈破	《本草经集注》
	浸焙	去头、须了，焙干，任入药中用	《雷公》
		以生甘草水浸一伏时，去头须了，焙干收用	《濒湖炮炙法》
唐代	切制	锉	《千金》
	酒浸	俗以酒渍服	《新修》
宋代	刮去皮	捣为末	《证类本草》
	曝晒	二月、八月采根，曝干	《图经》
明代	浸焙	甘草水浸一宿，去头须子，焙干用	《雷公炮制药性解》
		用生甘草水浸一伏时后漉出，去头须了焙干，任入药中用	《大法》
		凡资入药，秋后采根。甘草汤浸一宵，折去傍须焙用	《蒙筌》
		甘草水浸，去头须，焙干	《入门》
	切制	白前三分锉之；丸散膏中	《必读》
清代	浸焙	去头须，甘草水浸一昼夜	《撮要》
		去头须，甘草水浸一伏时，焙用	《从新》
		去头须，甘草水浸一昼夜。焙用	《求真》
		甘草水浸一宿，去头须子，焙干用	《得配》
	汤焙	汤泡去须焙	《集解》
	蒸制炒制	饭上蒸后炒	《增广》

从古代文献资料中可以看出，历代沿用过的白前炮制方法主要为浸焙法，不同之处在于辅料的不同以及所浸时间的长短，所用的辅料有生甘草水，甘草汤等，古代也存在姜汤浸焙的方法。其中以净制、切制、浸焙制为常见方法，而甘草汁浸焙法最为常用，至清朝记载了

饭上蒸后炒的炮制方法。现代炮制方法仍沿用净制切片，新中国成立之后多用蜜制法，甘草汁焙制的方法基本不沿用。白前炮制多以缓和药性、增强润肺止咳之功，便于保存为目的。

（二）白前饮片药典及地方炮制规范

1．净制　取原药材，除去杂质，大小分档，洗净。

2．切制　取净白前，闷润至润透，稍晾，切段。

3．炮制

（1）蜜制　取炼蜜加适量沸水稀释，加入净白前中拌匀，闷透，置炒制容器内，用文火炒至不粘手时，取出，放凉。每100kg净白前，炼蜜15kg。

（2）炒制　取净白前，置炒制容器内，用中火加热，炒至颜色加深或棕黄色，取出，放凉，筛去灰屑。

现代炮制方法见表2。

表2　《中国药典》及各地炮制规范收载的白前炮制方法

药典及规范	炮制方法
《中国药典》（1963年版）	白前　拣去杂质及残茎，洗净，闷润后切断，晒干即得 蜜白前　取白前段，加炼熟的蜂蜜与开水少许，拌匀，稍润，置锅内用文火炒至不粘手为度，取出，放凉即得。每白前段100斤，用炼熟蜂蜜25斤
《中国药典》（1977年版）	白前　除去杂质，洗净，润透，切断，晒干 蜜白前　取净白前，照蜜炙法用蜜水炒至表面黄棕色，放凉后不粘手
《中国药典》（1985年版） 《中国药典》（1990年版） 《中国药典》（1995年版） 《中国药典》（2000年版） 《中国药典》（2005年版） 《中国药典》（2010年版）	白前　除去杂质，洗净，润透，切段，干燥 蜜白前　取净白前，照蜜炙法炒至不粘手
《中国药典》（2015年版）	白前　取原药材，除去杂质，大小分档，洗净，闷润至润透，稍晾，切段，干燥，筛去碎屑，即得 蜜白前　取炼蜜加适量沸水稀释，加入净白前中拌匀，闷透，置炒制容器内，用文火炒至不粘手时，取出，放凉
《全国中药炮制规范》（1988年版）	白前　取原药材，除去杂质，洗净，润透后，切断，干燥 蜜白前　取炼蜜用适量开水稀释，加入白前段拌匀，闷润后，置锅内，用文火加热，炒至表面深黄色。不粘手为度，取出放凉。每白前段100kg，用炼蜜25kg
《北京市中药饮片炮制规范》（2008年版）	白前　取原药材，除去杂质及残茎，洗净，闷润4～8小时，至内外湿度一致，切中段，干燥，筛去碎屑 蜜白前　取炼蜜，加适量沸水稀释。淋入白前段中。拌匀，闷润2～4小时。置热锅内，用文火炒至微黄色。不粘手时，取出，晾凉，每100kg白前段，用炼蜜30kg
《山东省中药炮制规范》（2012年版）	白前　同《中国药典》2010年版（一部）白前饮片项下 蜜白前　取白前置锅内，加热后随即淋入炼蜜，炒至表面深黄色，蜜不粘手为度，取出；放凉。每白前100kg，用蜜25kg
《上海市中药饮片炮制规范》（2008年版）	白前　将原药除去残茎等杂质。洗净，润透，切段，干燥，筛去灰屑 炒白前　将白前，照清炒法清炒至微具焦斑，筛去灰屑 蜜白前　将白前，照蜜炙法用炼蜜拌炒至蜜汁吸进，每100kg白前，用炼蜜25kg
《江苏省中药饮片炮制规范》（2002年版）	白前　取原药材，除去杂质，洗净，润透，切断，干燥 蜜白前　取炼蜜用适量开水稀释，加入净白前段拌匀，闷润后，置锅内，用文火炒至表面深黄色，以不粘手为度，取出，放凉。每100kg白前段，用炼蜜25kg
《安徽省中药饮片炮制规范》（2005年版）	白前　取原药材，除去杂质，抢水洗净，稍润，切段，干燥，筛去碎屑 蜜白前　取净白前，照蜜炙法，炒至不粘手。每100kg白前，用炼蜜25kg
《浙江省中药炮制规范》（2015年版）	白前　取原药，除去杂质，洗净，润软，切断，干燥 蜜白前　取白前，与炼蜜拌匀，稍闷，炒至不粘手时，取出，摊凉。每白前100kg，用炼蜜15～20kg
《江西省中药饮片炮制规范》(2008年版）	白前　除去杂质，抢水洗净，稍润，切段，干燥 蜜白前　（1）取净白前，照蜜炙法炒至表面黄棕色，不粘手为度。每100kg白前，用蜜25kg （2）取净白前，用蜜拌炒至表面黄棕色，不粘手为度，每100kg白前，用蜜25kg

续表

药典及规范	炮制方法
《山东省中药炮制规范》（2012年版）	白前　除去杂质，洗净，润透，切断，干燥 蜜白前　取炼蜜，用适量开水稀释，加入净白前段拌匀，闷润，置热锅内，文火炒至表面深黄色，不粘手为度，取出，放凉。每100kg白前，用炼蜜25kg
《河南省中药饮片炮制规范》（2005年版）	白前　除去杂质，洗净，润透，切段，干燥 蜜白前　取净白前，照蜜炙法炒至不粘手
《湖南省中药饮片炮制规范》（2010年版）	白前　取原药材，除去杂质，洗净，润透，切长段，干燥，筛去灰屑 蜜白前　取净白前段，照蜜炙法炒至表面深黄色，不粘手。每100kg白前段，用炼蜜25kg
《广西省中药饮片炮制规范》（2007年版）	生白前　除去杂质，洗净，润透，切段，干燥 蜜白前　取生白前，取炼蜜加开水适量化开，加入净白前段拌匀，稍闷，置锅内用文火炒至不粘手，取出，放凉。每100kg生白前用炼蜜25kg
《重庆市中药饮片炮制规范及标准》（2006年版）	白前　除去杂质，淋润，切段，干燥 蜜炙白前　取净白前段，照蜜炙法炒至不粘手。外表呈深黄色
《贵州省中药饮片炮制规范》（2005年版）	白前　取原药材，除去杂质，洗净，润透，切断，干燥 蜜白前　取净白前，照蜜炙法炒至不粘手
《黑龙江省中药饮片炮制规范及标准》（2012年版）	白前　取原药材，除去杂质，洗净，润透，切断，干燥，即得
《广东省中药饮片炮制规范》（2010年版）	炒白前　取净白前，置炒制容器内，用中火加热，炒至颜色加深或棕黄色，取出，放凉，筛去灰屑

（三）白前饮片现代炮制研究

白前蜜制的目的是从白前平喘、止咳、祛痰作用出发，认为生用对胃有一定的刺激性，可致脾胃虚弱者恶心呕吐，蜜制可缓和其刺激性，并能增强润肺止咳之功能。全国各地炮制规范中对白前生品均采用蜜制法进行炮制，但未见与炮制工艺相关的研究报道[1, 2]。目前关于白前的研究主要集中于药理作用，而对于白前炮制对其药理作用的影响，目前尚无详细的研究。

（四）白前饮片炮制工艺研究总结

1. 历史文献　净制切制（捣为末、锉、切片）、浸焙（生甘草水浸、甘草汤浸、姜汁浸）、汤泡去须焙、曝晒、酒浸、蒸制炒制（饭上蒸后炒）、蜜制等。

2. 历版《中国药典》　白前、蜜白前等，以蜜炙为最常用。

3. 各省市炮制规范　白前、蜜白前、炒白前等，以蜜炙为最常用。

4. 现代研究文献　白前、蜜白前，以蜜炙为最常用，针对炮制对白前药理作用的影响目前尚无详细的研究。

综合上述研究结果，制定白前的炮制工艺为：

白前　取原药材，除去杂质，大小分档，洗净，闷润至润透，稍晾，切段，干燥，筛去碎屑，即得。

蜜白前　取炼蜜加适量沸水稀释，加入净白前中拌匀，闷透，置炒制容器内，用文火炒至不粘手时，取出，放凉。每100kg净白前，炼蜜25kg。

参考文献

[1] 付梅红，等. 中国九五重点科技攻关项目（白前炮制规范化研究）2002: 12.

[2] 玛依拉，付梅红，方婧. 中药白前及其同属植物近10年研究概况[J]. 中国民族民间医药杂志. 2003, 65: 318-322.

Bai bian dou
白扁豆

药材来源　本品为豆科植物扁豆*Dolichos lablab* L.的干燥成熟种子
采收加工　秋、冬二季采收成熟果实，晒干，取出种子，再晒干。

白扁豆饮片炮制规范

【饮片品名】白扁豆、焯白扁豆

（一）白扁豆

【饮片来源】本品为白扁豆药材经净制后的炮制品。

【炮制方法】除去杂质。用时捣碎。

【饮片性状】本品呈扁椭圆形或扁卵圆形，长8～13mm，宽6～9mm，厚约7mm。表面淡黄白色或淡黄色，平滑，略有光泽，一侧边缘有隆起的白色眉状种阜。质坚硬。种皮薄而脆，子叶2，肥厚，黄白色。气微，味淡，嚼之有豆腥气。

【质量控制】

鉴别　本品横切面：表皮为1列栅状细胞，种脐处2列，光辉带明显。支持细胞1列，呈哑铃状，种脐部位为3～5列。其下为10列薄壁细胞，内侧细胞呈颓废状。子叶细胞含众多淀粉粒。种脐部位栅状细胞的外侧有种阜，内侧有管胞岛，椭圆形，细胞壁网状增厚，其两侧为星状组织，细胞星芒状，有大型的细胞间隙，有的胞腔含棕色物。

检查　水分　不得过14.0%（第二法）。

（二）焯白扁豆

【饮片来源】本品为白扁豆经焯制后的炮制品。

【炮制方法】取净白扁豆，置10倍以上沸水中不断翻动15分钟，捞出放入冷水稍浸，取出去皮，低温干燥。

【饮片性状】本品呈扁椭圆形或扁卵圆形。子叶2，肥厚，黄白色。气微，味淡，嚼之有豆腥气。

【质量控制】

鉴别　本品粉末白色。淀粉粒众多，但子叶细胞多呈破碎状。

检查　水分　不得过14.0%（第二法）。

【性味与归经】甘，微温。归脾、胃经。

【功能与主治】健脾化湿，和中消暑。用于脾胃虚弱，食欲不振，大便溏泻，白带过多，暑湿吐泻，胸闷腹胀。

【用法与用量】9～15g。

【贮藏】置通风干燥处，防蛀。

白扁豆饮片炮制操作规程

（一）白扁豆

1．产品概述

（1）品名　白扁豆。

（2）规格　种子。

2．生产依据　按照《中国药典》2015年版一部有关工艺要求及标准，以及拟定的饮片品种炮制工艺执行。

3．工艺流程　取原药材，去除杂质。

4．炮制工艺操作要求

（1）净选　取原药材，至挑选工作台上。拣去药材中的杂质、异物、非药用部位，其余放置在干净的容器内。

（2）包装　称重，封装，封口。贴上标签。

5．原料规格质量标准　符合《中国药典》2015年版一部白扁豆药材项下的相关规定。

6．成品质量标准　符合本规范白扁豆饮片项下的相关规定。

7．成品贮存及注意事项　置通风干燥处，防蛀。

8．工艺卫生要求　符合中药饮片GMP相关工艺卫生要求。

9．主要设备 包装机等设备。

（二）焯白扁豆

1．产品概述

（1）品名 焯白扁豆。

（2）规格 种子。

2．生产依据 按照《中国药典》2015年版一部有关工艺要求及标准，以及拟定的饮片品种炮制工艺执行。

3．工艺流程 取净白扁豆，置10倍以上沸水中不断翻动15分钟，捞出放入冷水稍浸，取出去皮，低温干燥。

4．炮制工艺操作要求

（1）净选 取原药材，至挑选工作台上。拣去药材中的杂质、异物、非药用部位，其余放置在干净的容器内。

（2）焯制 将净选后的药材投入10倍量的沸水锅中（煮药锅的型号为GZZ-350），不断翻动15分钟。

（3）冷浸 将药材取出，放入冷水中约1～2分钟。

（4）去皮 将药材从冷水中取出，用型号为TPJ-350的多功能仁类脱皮机去皮。

（5）干燥 将药材平摊于型号为GMP-Ⅱ的热风循环烘箱的烤盘上，铺药厚度为3cm，于50℃下烘20小时。

（6）细选 已干燥的药材过5目筛，挑去杂质及变色品。

（7）包装 称重，封装，封口。贴上标签。

5．原料规格质量标准 符合《中国药典》2015年版一部白扁豆饮片项下的相关规定。

6．成品质量标准 符合本规范白扁豆饮片项下的相关规定。

7．成品贮存及注意事项 置通风干燥处，防蛀。

8．工艺卫生要求 符合中药饮片GMP相关工艺卫生要求。

9．主要设备 蒸煮箱、烘干箱、振动筛、包装机等设备。

白扁豆饮片炮制规范起草说明

（一）白扁豆炮制方法历史沿革

1．炮制

（1）炒

①慢火炒（宋《药证》）。炒去皮（宋《朱氏》）。微炒（元《瑞竹》）。

②炒黄（明《婴童》、明《普济方》）。

③炒熟去壳（明《粹言》）。

④连皮炒，研用（清《备要》）。

（2）焙制 焙（宋《苏沈》）。

（3）蒸制 饭上蒸（宋《普本》）。蒸（宋《三因》）。

（4）姜制 姜汁略炒（宋《局方》）。姜汁浸，上皮（元《世医》）。炒熟，剉去壳一斤用生姜一斤碎切烂煮，拌匀酿经一宿焙干（元《活幼》）。姜汁浸一宿，蒸过，去皮，焙干，微炒（明《普济方》）。姜汁自然汁煮，去皮，炒（明《奇效》）。去皮，姜汁拌炒（明《理例》）。姜汁浸，去皮，炒（明《婴童》）。

（5）火炮 炮（宋《总微》）。

（6）煮制 煮，去皮（元《世医》）。净，煮烂，去皮（明《普配》）。

（7）制炭 炒黑（清《逢原》）。炒炭（清《得配》）。

（8）药汁制 同陈皮炒（清《得配》）。

（9）醋制（清《得配》）。

历代炮制历史沿革见表1。

表1 白扁豆炮制历史沿革简况

朝代	沿用方法	新增方法	文献出处
宋代		慢火炒	《药证》
		炒去皮	《朱氏》
		焙制	《苏沈》
		饭上蒸	《普本》
		姜汁略炒	《局方》
		火炮	《总微》
金元时期	炒	微炒	《瑞竹》
		姜汁浸，上皮	《世医》
		炒熟，剉去壳一斤用生姜一斤碎切烂煮，拌匀酿经一宿焙干	《活幼心法》
明代	炒	微炒黄 姜汁浸一宿，蒸过，去皮，焙干，微炒	《普济方》
		去皮，姜汁拌炒	《理例》
		姜汁浸，去皮，炒黄	《婴童》
		净，煮烂，去皮	《普配》
清代	炒	连皮炒，研用	《备要》
		炒黑	《逢原》
		炒炭 药汁制　同陈皮炒	《得配》

从古代文献资料中可以看出，历代沿用过的白扁豆炮制方法有10余种，所用的辅料有醋、姜汁、药汁等。其中以去皮、炒制为常见方法。现代炮制方法仍沿用去皮、炒制为主流，其他方法少见承袭。白扁豆炮制多以改变药性，根据临床病情需要炮制，分为不同药用部位使用。

（二）白扁豆饮片药典及地方炮制规范

1. 净制　取原药材，除去杂质，用时捣碎。

2. 炮制

（1）焯制　取净白扁豆，置沸水锅中煮至皮微鼓起，松软为度，捞出，倒入凉水中，搓去皮，晒干即得。

（2）炒制　取净白扁豆，置锅内，用文火炒至微黄色具焦斑，取出，放凉，用时捣碎。

（3）土炒　取伏龙肝细粉，置锅内炒热，加入扁豆，炒至外面挂有土色，取出，筛去土，放凉即得。每扁豆100kg，用伏龙肝细粉25kg。

（4）麸炒　取净白扁豆，照麸炒法炒至微黄。用时捣碎。

现代炮制方法见表2。

表2 《中国药典》及各地炮制规范收载的白扁豆炮制方法

药典及规范	炮制方法
《中国药典》（1963 年版）	焯白扁豆　制仁取净白扁豆，置沸水锅中煮至皮微鼓起，松软为度，捞出，倒入凉水中，搓去皮，晒干即得 土炒白扁豆　取伏龙肝细粉，置锅内炒热，加入扁豆，炒至外面挂有土色，取出，筛去土，放凉即得。每扁豆 100kg，用伏龙肝细粉 25kg
《中国药典》（1985 年版）	炒白扁豆　炒制取净白扁豆，置锅内，用文火炒至微黄色具焦斑，取出，放凉，用时捣碎

续表

药典及规范	炮制方法
《中国药典》（2010年版） 《中国药典》（2015年版）	扁豆　除去杂质。用时捣碎 炒白扁豆　炒白扁豆取净白扁豆，照清炒法炒至微黄色具焦斑。用时捣碎
《广东省中药炮制规范》（1984年版）	扁豆　去杂质，用时捣碎 炒扁豆　将砂用武火炒至轻松，容易翻动时，投入净扁豆，炒至微黄色开裂具焦斑，取出筛去砂，摊凉
《江西省中药炮制规范》（1991年版）	扁豆　取原药，除去杂质，筛去灰屑 扁豆衣　取原药，除去杂质 炒扁豆　取净扁豆，用文火炒至黄色为度 炒扁豆衣　取取扁豆衣，用文火炒至微黄色为度
《山东省中药炮制规范》（1990年版）	白扁豆　除去杂质，洗净，干燥；或将净白扁豆置沸水锅中，沸焯至种皮松软，能捏去皮时，捞出，浸于凉水中，搓去种皮，取净仁，干燥 炒白扁豆　将净白扁豆或净白扁豆仁置锅内，文火炒至表面呈黄色，具焦斑时，取出，放凉
《上海市中药饮片炮制规范》（2008年版）	白扁豆　将原药除去霉粒等杂质，用时捣碎。或洗净，润透，轧扁，干燥，筛去灰屑 炒白扁豆　取白扁豆，照清炒法炒至微黄色具焦斑，筛去灰屑，未轧扁者，用时捣碎
《福建省中药炮制规范》（1998年版）	白扁豆　除去杂质。用时捣碎 白扁豆仁　取净白扁豆，照焯法，去皮取仁，晒干。用时捣碎 炒白扁豆　取净白扁豆，照炒黄法，炒至微黄色，具焦斑，用时捣碎 麸炒白扁豆　取净白扁豆，照麸炒法炒至微黄。用时捣碎 土炒白扁豆　取净白扁豆，照土炒法炒至透出香气，尽染土色。用时捣碎
《贵州省中药饮片炮制规范》（2005年版）	白扁豆　取原药材，除去杂质。用时捣碎 炒白扁豆　取净白扁豆，照烫法用砂烫至爆裂并显黄色，用时捣碎
《浙江省中药炮制规范》（2005年版）	白扁豆　取原药，除去杂质及霉、瘪者，洗净，干燥。用时捣碎 炒白扁豆　取白扁豆，炒至表面微黄色，有爆裂声，香气逸出，略具焦斑时，取出，摊凉。用时捣碎
《吉林省中药炮制标准》（1986年版）	炒白扁豆　除去杂质，置锅中，用文火炒至表面微黄色，有香气出时，取出，晾凉，用时捣碎
《北京市中药饮片炮制规范》（2008年版）	白扁豆仁　取原药材，除去杂质，置沸水锅内，不断翻动，煮至种皮微鼓时，捞出，放入凉水中，搓去皮，晒干，簸去皮 炒白扁豆仁　取白扁豆仁，置，用文火炒至微黄色，具焦斑，取出晾凉 土炒白扁豆仁　取伏龙肝细粉，置热锅内，用中火炒至灵活状态时，加入白扁豆仁，炒至表面挂土色，取出，筛去伏龙肝细粉，晾凉。每100kg扁豆仁，用伏龙肝细粉20kg
《安徽省中药饮片炮制规范》（2005年版）	白扁豆　取原药材，除去霉、蛀白扁豆粒及杂质。用时捣碎 炒白扁豆　净白扁豆，照炒黄法，炒至有爆裂声，香气逸出，表面微黄色，具焦斑。用时捣碎
《全国中药炮制规范》（1988年版）	炒白扁豆　取白扁豆置锅内，用文火加热，炒至微黄色，有香气逸出，取出放凉

（三）白扁豆饮片现代炮制研究

白扁豆主要含有脂肪油、蛋白质、尼克酸、氨基酸、维生素及糖类等成分。姚于飞等[1]采用无血清体外培养SD胚大鼠大脑皮层神经细胞，应用MTT法、Trypan blue拒染法、Annexin V-FITC/PI流式细胞术等方法观察白扁豆多糖对缺氧性神经细胞坏死及凋亡的保护作用。结果表明，白扁豆多糖具有促进神经细胞生长，阻断缺氧引起的神经细胞生长抑制，以及显著地抗神经细胞缺氧性凋亡的作用。

李仕海[2]等用蛋白黏度、薄层色谱及紫外光谱对白扁豆及其变种进行比较鉴别。结果表明，白扁豆及其变种的蛋白黏度有一定区别，薄层色谱及紫外光谱明显不同；白扁豆与其变种所含的化学成分有一定差别。有文献[3]对白扁豆的水分、总灰分、酸不溶性灰分、浸出物的做了全面和系统研究，为建立和完善白扁豆的质量标准提供依据。

（四）白扁豆饮片炮制工艺研究总结

1. 历史文献 姜汁炒法、煮、去皮、蒸、炒黑、同陈皮炒、醋制等。

2. 历版《中国药典》 炒白扁豆、焯白扁豆等，炒白扁豆为最常用。

3. 各省市炮制规范 白扁豆、焯白扁豆、炒白扁豆等，以炒白扁豆最为常用。

4. 现代研究文献 研究主要集中在化学成分、多糖抗氧化作用方面，关于炮制工艺的研究较少。

综合上述分析，确定白扁豆的炮制工艺为：

白扁豆 取原药材，去除杂质。

焯白扁豆 取净白扁豆，置10倍以上沸水中不断翻动15分钟，捞出放入冷水稍浸，取出去皮，低温干燥。

参考文献

[1] 姚于飞, 胡国柱, 高幼奇, 等. 白扁豆多糖抗神经细胞缺氧性坏死与凋亡[J]. 中药药理与临床, 2012, 28(3):58-61.

[2] 李仕海, 刘训红. 白扁豆及其变种的理化鉴别[J]. 时珍国医国药, 2001, 12(6):508 -509.

[3] 童巧珍, 周日宝, 刘湘丹, 等. 中药材白扁豆质量标准的研究[J]. 世界科学技术-中医药现代, 2007, 9(1):46-48.

Bai lian 白蔹

药材来源 本品为葡萄科植物白蔹*Ampelopsis japonica* (Thunb.)Makino的干燥块根。

采收加工 春、秋二季采挖，除去泥沙和细根，切成纵瓣或斜片，晒干。

白蔹饮片炮制规范

【饮片品名】白蔹。

【饮片来源】本品为白蔹药材经切制后的炮制品。

【炮制方法】取原药材，除去杂质，洗净，润透，切厚片，干燥。

【饮片性状】多为不规则形的厚片，大小不一。表面红棕色或棕褐色，具皱纹，外皮易层片状脱落。切面类白色，夹杂有紫红色或红棕色的条纹或细点，粉性，皮部厚，木部在纵切片上可见多数纵向的纹理，横切片上呈多轮的放射状纹理。质硬脆，易折断。气微，味甘。

【质量控制】

鉴别 （1）粉末淡红棕色。淀粉粒单粒，长圆形、长卵形、肾形或不规则形，直径3～13μm，脐点不明显，复粒少数。草酸钙针晶长86～169μm，散在或成束存在于黏液细胞中。草酸钙簇晶直径25～78μm，棱角宽大。具缘纹孔导管，直径35～60μm。

（2）取本品粉末2g，加乙醇30ml，加热回流1小时，滤过，滤液蒸干，残渣加乙醇2ml使溶解，作为供试品溶液。另取白蔹对照品药材2g，同法制成对照品药材溶液。照薄层色谱法试验，吸取上述两种溶液各5μl，分别点于同一硅胶G薄层板上，以三氯甲烷-甲醇（6：1）为展开剂，展开，取出，晾干，喷以10%硫酸乙醇溶液，在105℃加热至斑点显色清晰。供试品色谱中，在与对照药材色谱相应的位置上，显相同颜色的斑点。

检查　杂质　不得过3%。

水分　不得过15.0%（第二法）。

总灰分　不得过12.0%。

酸不溶性灰分　不得过3.0%。

浸出物　照醇溶性浸出物测定法项下的冷浸法测定，用25%乙醇作溶剂，不得少于18.0%。

【性味与归经】苦，微寒。归心、胃经。

【功能与主治】清热解毒，消痈散结，敛疮生肌。用于痈疽发背，疔疮，瘰疬，烧烫伤。

【用法与用量】5～10g。外用适量，煎汤洗或研成极细粉敷患处。

【注意】不宜与川乌、制川乌、草乌、制草乌、附子同用。

【贮藏】置通风干燥处，防蛀。

白蔹饮片炮制操作规程

1．产品概述

（1）品名　白蔹。

（2）规格　厚片。

2．生产依据　按照《中国药典》2015年版一部有关工艺要求及标准，以及拟定的饮片品种炮制工艺执行。

3．工艺流程　取原药材，除去杂质，洗净，软化润透，切厚片，干燥，筛选，包装，即得。

4．炮制工艺操作要求

（1）挑选　除去杂质。

（2）洗润　洗净，润透。

（3）切制　切厚片。

（4）干燥　置于烘箱中80℃左右干燥，至手捏干脆，嗅之无明显潮气。

（5）筛选　用3号筛网进行筛选。

（6）包装　复合袋手工包装，包装损耗应不超过1.0%。

5．原料规格质量标准　符合《中国药典》2015年版一部白蔹药材项下的相关规定。

6．成品质量标准　符合本规范白蔹饮片项下的相关规定。

7．成品贮存及注意事项　置通风干燥处，防蛀。

8．工艺卫生要求　符合中药饮片GMP相关工艺卫生要求。

9．主要设备　洗药机、切药机、烘干箱、筛选机等设备。

白蔹饮片炮制规范起草说明

（一）白蔹炮制方法历史沿革

1．净制、切制　最早出现在《本经》："二月八月，采根曝干"。《集注》："二月、八月采根，曝干，破片以竹穿之，日干。"其他古籍基本沿用了《集注》的方法。

2．炮制　《大法》中记载了白蔹捣烂生用；清代的《得配》记载白蔹酒调敷痈肿。

历代炮制历史沿革见表1。

表1　白蔹炮制历史沿革简况

朝代	沿用方法	新增方法	文献出处
唐以前	晒干	二月八月，采根曝干	《本经》
	切制	二月、八月采根，曝干，破片以竹穿之，日干	《集注》
	晒干	二月、八月采根，曝干	《别录》
唐代	切制	根如白芷，破片以竹穿之，日干	《新修》

续表

朝代	沿用方法	新增方法	文献出处
宋代	切制	二月、八月采根，破片，曝干	《图经》
		破片以竹穿之，日干	《证类》
明代	切制	八月采根，洗净切片，以竹条穿，日干用	《本草汇言》
		二月、八月采根，曝干，破片竹穿，日干	《纲目》
		采待中秋时，黑皮洗净，破片以竹穿日曝	《蒙筌》
	酒制	白蔹水煎，点水酒服	《滇南》
	生用	生取根捣烂	《大法》
清	酒用	酒调敷痈肿	《得配》

从古代文献资料表中可以看出，历代沿用过的白蔹炮制方法有晒干、切制、酒制、生用等，其中以晒干、切制最为常见，常破片以竹穿之，日干。现代炮制方法仍沿用切制，其他方法少见承袭，白蔹炮制后便于调剂和制剂，洁净药物，并利于贮藏保管。

（二）白蔹饮片药典及地方炮制规范

1．净制 除去杂质，洗净。

2．切制 润透后切厚片。

3．炮制 无其他炮制方法。

现代炮制方法见表2。

表2 《中国药典》及各地炮制规范收载的白蔹炮制方法

药典及规范	炮制方法
《中国药典》（1963 年版）	白蔹 拣去杂质，斫成小块；或洗净，润透后切片，干燥即得
《中国药典》（1977 年版）	白蔹 除去杂质，洗净，润透，切成小块，晒干
《中国药典》（1985 年版） 《中国药典》（1990 年版） 《中国药典》（1995 年版） 《中国药典》（2000 年版） 《中国药典》（2005 年版）	白蔹 除去杂质，洗净，润透，切厚片，晒干
《中国药典》（2010 年版） 《中国药典》（2015 年版）	白蔹 除去杂质，洗净，润透，切厚片，干燥
《全国中药炮制规范》（1988 年版）	白蔹 取原药材，除去杂质，洗净。润透，切厚片，干燥
《安徽省中药饮片炮制规范》（2005 年版）	取原药材，除去杂质，洗净，润透，切厚片，干燥，筛去碎屑
《广西壮族自治区中药饮片炮制规范》（2007 年版）	除去杂质，洗净，润透，切成厚约 0.3cm 的小块，晒干
《贵州省中药饮片炮制规范》（2005 年版）	取原药材，除去杂质，洗净，润透，切厚片，晒干
《河南省中药饮片炮制规范》(2005 年版)	除去杂质，洗净，润透，切厚片，晒干
《湖南省中药饮片炮制规范》(2010 年版)	取原药材，除去杂质，洗净，润透，切厚片，晒干，筛去灰屑
《江苏省中药饮片炮制规范》(2002 年版)	将原药拣去杂质，大小分档，块大者改刀切小块
《江西省中药饮片炮制规范》(2008 年版)	除去杂质，洗净，润透，切厚片（斜片），干燥
《上海市中药饮片炮制规范》(2008 年版)	将原药除去杂质，洗净，润透，切厚片，干燥，筛去灰屑

续表

药典及规范	炮制方法
《浙江省中药炮制规范》（2015 年版）	取原药，除去杂质，洗净，润软，切厚片，干燥
《北京市中药饮片炮制规范》（2008 年版）	取原药材，除去杂质，洗净，闷润 4～8 小时，至内外湿度一致，切厚片，干燥。若为产地片，除去杂质
《重庆市中药饮片炮制规范及标准》（2006 年版）	除去杂质，洗净，闷润，切厚片，干燥
《甘肃省中药炮制规范》（1980 年版）	除去杂质，用清水浸泡至六七成透（3～5 小时），捞出，闷透，切片，摊开，晒干
《辽宁省中药炮制规范》（1975 年版）	拣去杂质，洗净，润透后切片，晒或烘干，筛除灰土
《吉林省中药炮制标准》（1986 年版）	除去杂质，洗净泥土，捞出，润透，切 3mm 片，晒干
《天津市中药饮片炮制规范》（2012 年版）	同《中国药典》（2010 年版）一部白蔹饮片项下

（三）白蔹饮片现代炮制研究

闵凡印等[1]通过比较炒制前后白蔹体外抗菌作用来探讨古代白蔹的炒用炮制法对其药效学的影响，结果发现白蔹经过炒制后，其体外抗菌作用比生白蔹的体外抗菌作用增强，其中又以炒焦的作用最好。

（四）白蔹饮片炮制工艺研究总结

1．历史文献 切制、酒制等，其中以切制最为常见。

2．历版《中国药典》 净制、切制。

3．各省市炮制规范 净制、切制。

4．现代研究文献 仅有炒制药理作用报道，未见其工艺的研究。

综合上述研究结果，制定白蔹的炮制工艺为：

白蔹 除去杂质，洗净，润透，切厚片，干燥，筛去碎屑，包装。

参考文献

[1] 闵凡印，周一鸿，宋学立，等．白蔹炒制前后的体外抗菌作用[J]．中国中药杂志，1995，20(12):728-729.

Bai wei 白薇

药材来源 本品为萝藦科植物白薇*Cynanchum atratum* Bge.或蔓生白薇*Cynanchum versicolor* Bge.的干燥根和根茎。

采收加工 春、秋二季采挖，洗净，干燥。

白薇饮片炮制规范

【饮片品名】白薇。

【饮片来源】本品为白薇药材经切制后的炮制品。

【炮制方法】除去杂质，洗净，润透，切厚片或段，干燥。

【饮片性状】为类圆形或不规则的厚片或段，

根直径0.1～0.2cm，表面棕黄色，微具细皱纹，切面皮部厚，黄白色，木部小，黄色。根茎粗短，密具结节及下凹的茎基痕，质脆，气微，味微苦。

【质量控制】

鉴别 （1）根横切面：表皮细胞1列，通常仅部分残留。下皮细胞1列，径向稍延长；分泌细胞长方形或略弯曲，内含黄色分泌物。皮层宽广，内皮层明显。木质部细胞均木化，导管大多位于两侧，木纤维位于中央。薄壁细胞含草酸钙簇晶及大量淀粉粒。

粉末灰棕色。草酸钙簇晶较多，直径7～45μm。分泌细胞类长方形，常内含黄色分泌物。木纤维长160～480μm，直径14～24μm。石细胞长40～50μm，直径10～30μm。导管以网纹导管、具缘纹孔导管为主。淀粉粒单粒脐点点状、裂缝状或三叉状，直径4～10μm；复粒由2～6分粒组成。

（2）取本品粉末1g，加甲醇30ml，超声处理20分钟，放冷，滤过，滤液蒸干，残渣加甲醇1ml使溶解，作为供试品溶液。另取白薇对照药材1g，同法制成对照药材溶液。照薄层色谱法试验，吸取上述两种溶液各2μl，分别点于同一硅胶G薄层板上，以正丁醇∶乙酸乙酯∶水（4∶1∶5）的上层溶液为展开剂，展开，取出，晾干，喷以硫酸乙醇溶液（1→10），在105℃加热至斑点显色清晰。供试品色谱中，在与对照药材色谱相应的位置上，显相同颜色的斑点。

检查 杂质 不得过4%。

水分 不得过11.0%（第二法）。

总灰分 不得过13.0%。

酸不溶性灰分 不得过4.0%。

浸出物 照醇溶性浸出物测定法项下的热浸法测定，用稀乙醇作溶剂，不得少于19.0%。

【性味与归经】苦、咸、寒。归胃、肝、肾经。

【功能与主治】清热凉血，利尿通淋，解毒疗疮。用于温邪伤营发热，阴虚发热，骨蒸劳热，产后血虚发热，热淋，血淋，痈疽肿毒。

【用法与用量】5～10g。

【贮藏】置通风干燥处，防蛀。

饮片炮制操作规程

1. 产品概述

（1）品名 白薇。

（2）规格 段。

2. 生产依据 按照《中国药典》2015年版一部有关工艺要求及标准，以及拟定的饮片品种炮制工艺执行。

3. 工艺流程 取原药，除去杂质，洗净，润透，切段，干燥，筛选，包装。

4. 炮制工艺操作要求

（1）净选 除去杂质。

（2）洗润 洗净，润至药透水尽，勿浸泡过久。

（3）切制 切成5～15mm的段。

（4）干燥 置于烘箱中80℃左右烘干，干燥至手捏干脆，嗅之无明显潮气。

（5）筛选 用2号筛网进行筛选。

（6）包装 复合袋手工包装，包装损耗应不超过1.0%。

5. 原料规格质量标准 符合《中国药典》2015年版一部白薇药材项下的相关规定。

6. 成品质量标准 符合本规范白薇饮片项下的相关规定。

7. 成品贮存及注意事项 置通风干燥处，防蛀。

8. 工艺卫生要求 符合中药饮片GMP相关工艺卫生要求。

9. 主要设备 洗药机、切药机、烘干箱、筛选机等设备。

饮片炮制规范起草说明

（一）炮制方法历史沿革

1．净制、切制 最早记载有“三月三日采根，阴干”，该法一直延续至清代，以后多记载有“细锉”“槐砧上锉细”。雷公云“凡采得后，用糯米泔汁浸一宿，至明取出，去髭了，于槐砧上细锉”，后也有多记载“以糯米泔浸一宿，去髭细锉”。

2．炮制

（1）蒸制 雷公云“凡……去髭了，于槐砧上细锉，蒸，从巳至申，出，用”，“修治，用糯米泔浸一宿，去髭，槐砧上锉细，蒸之，从申至巳，晒干用。”；《入门》中也有记载“米泔浸去须蒸”。“去须酒洗，或糯米泔浸一宿，蒸用”。

（2）酒洗 《备要》中记载“似牛膝而短小柔软。去须酒洗用”，古代典籍中多记载该法。

历代炮制历史沿革见表1。

表1 白薇炮制历史沿革简况

朝代	沿用方法	新增方法	文献出处
唐以前	糯米泔汁浸，去髭细锉，蒸制	凡采得后，用糯米泔汁浸一宿，至明取出，去髭了，于槐砧上细锉，蒸，从巳至申，出，用	《雷公》
	阴干	三月三日采根，阴干	《别录》
唐代	阴干	三月三日采根，阴干	《新修》
		三月三日采根，阴干	《千金翼》
宋代	阴干	三月三日采根，阴干用	《图经》
		三月三日采根，阴干	《证类》
明代	糯米泔汁浸，去髭细锉，蒸制	修治，用糯米泔浸一宿，去髭，槐砧上锉细，蒸之，从申至巳，晒干用	《乘雅》
		以糯米泔浸一宿，去髭细锉，蒸用	《雷公炮制药性解》
		米泔浸去须蒸	《入门》
	阴干	三月三日，收采阴干	《蒙筌》
清代	去须酒洗	似牛膝而短小柔软。去须酒洗用	《备要》
		似牛膝而短小柔软，去须，酒洗	《从新》
		酒洗用	《撮要》
	酒洗或糯米泔浸，蒸制	去须酒洗，或糯米泔浸一宿，蒸用	《得配》
	阴干	三月三日，采根阴干	《本经》

从古代文献资料中可以看出，历代沿用过的白薇炮制方法有阴干、酒洗以及糯米泔洗后蒸制、酒洗后蒸制等，所用的辅料有糯米泔、酒、米泔水等。其中以阴干、糯米泔洗去须蒸制、酒洗为常见方法，而糯米泔洗去须蒸制最为常用。现代炮制方法仍沿用净制切片为主流，其他方法少见承袭。白薇炮制多以提高其药效，缓和药效，利于保存为主。

（二）饮片药典及地方炮制规范

1．净制 除去残茎和杂质，洗净。

2．切制 取原药材，除去杂质，洗净，闷润，切厚片或段。

3．炮制 蜜白薇：取白薇，与炼蜜拌匀，稍闷，炒至不粘手时，取出，摊凉。每100kg白薇，用炼蜜15～20kg。

现代炮制方法见表2。

表2 《中国药典》及各地炮制规范收载的白薇炮制方法

药典及规范	炮制方法
《中国药典》（1963 年版）	白薇　拣去杂质，除去残茎，洗净，润透后及时切段，干燥及得
《中国药典》（1977 年版）	白薇　除去杂质，洗净，润透，切片，干燥
《中国药典》（1985 年版）	白薇　除去杂质，洗净，润透，切厚片，干燥
《中国药典》（1990 年版） 《中国药典》（1995 年版） 《中国药典》（2000 年版） 《中国药典》（2005 年版） 《中国药典》（2010 年版） 《中国药典》（2015 年版）	白薇　除去杂质，洗净，润透，切段，干燥
《全国中药炮制规范》（1988 年版）	白薇　取原药材，除去杂质，洗净，润透，切段或薄片，干燥
《安徽省中药饮片炮制规范》（2005 年版）	白薇　取原药材，除去杂质，洗净，稍润，切段，干燥，筛去碎屑
《广西壮族自治区中药饮片炮制规范》（2007 年版）	白薇　除去杂质，洗净，稍润，切段，干燥，筛去灰屑
《贵州省中药饮片炮制规范》（2005 年版）	白薇　取原药材，除去杂质，洗净，润透，切短段，干燥
《河南省中药饮片炮制规范》（2005 年版）	白薇　除去杂质，洗净，润透，切段，干燥 蜜白薇　取净白薇段，照蜜炙法炒至黄色至深黄色、不粘手
《湖南省中药饮片炮制规范》（2010 年版）	白薇　取原药材，除去杂质，洗净，润透，切短段，干燥，筛去灰屑 蜜白薇　取净白薇段，照蜜炙法炒至深黄色不粘手。每 100kg 白薇，用炼蜜 25kg
《江苏省中药饮片炮制规范》（2002 年版）	白薇　将原药拣去杂质，切去残茎，洗净，润透，切中片
《江西省中药饮片炮制规范》（2008 年版）	白薇　除去杂质，洗净，润透，切段，干燥
《上海市中药饮片炮制规范》（2008 年版）	白薇　取原药材，除去杂质，洗净，润透，切厚片，干燥，筛去碎屑 蜜白薇　取白薇，照蜜炙法用炼蜜拌炒，至蜜汁吸尽。每 100kg 白薇，用炼蜜 20kg
《浙江省中药炮制规范》（2015 年版）	白薇　取原药，除去杂质，洗净，润软，切厚片或段(根)，干燥 蜜白薇　取白薇，与炼蜜拌匀，稍闷，炒至不粘手时，取出，摊晾。每白薇 100kg, 用炼蜜 15 ~ 20kg
《山东省中药炮制规范》（2012 年版）	白薇　取白薇，除去杂质，洗净，润透，切段或厚片，干燥
《北京市中药饮片炮制规范》（2008 年版）	白薇　取原药材，除去杂质，洗净，闷润 4 ~ 6 小时，至内外湿度一致，切中段，干燥，筛去碎屑
《重庆市中药饮片炮制规范及标准》（2006 年版）	白薇　取原药材，除去杂质，洗净，润透，切段，干燥
《吉林省中药炮制标准》（1986 年版）	白薇　除去杂质，洗净泥土，捞出，润透，切 2mm 片，晒干
《四川省中药饮片炮制规范》（1977 年版）	白薇　取白薇，除去残茎和杂质，洗净，润透，及时切成节，干燥
《天津市中药饮片炮制规范》（2005 年版）	白薇　取原药材，除去杂质，洗净，润透，切段，干燥
《辽宁省中药炮制规范》（1975 年版）	白薇　拣净杂质，洗净，润透后切片，晒或烘干，筛除灰土
《云南省中药饮片炮制规范》（1986 年版）	白薇　取原药拣净杂质，除去芦头，用水洗去泥土，吸润约 1 小时，铡成短节片，晒干，簸净灰碎即可
《甘肃省中药炮制规范》（1980 年版）	白薇　除去杂质及芦头，洗净泥土，捞出，润透，切节，晒干 制白薇　将蜂蜜用文火炼成红黄色，取净白薇节倒入，炒拌均匀，以不粘手为度，出锅，摊开，晾凉。每白薇 100kg, 用蜂蜜 25kg
《黑龙江省中药饮片炮制规范及标准》（2012 年版）	白薇　取原药材，除去杂质，洗净，润透，切厚片，即得

（三）饮片炮制工艺研究总结

1．历史文献 净制、切制、蒸制、酒制，以净制阴干最为多用。

2．历版《中国药典》 以白薇为最常用。

3．各省市炮制规范 白薇、蜜白薇等，以白薇为最常用。

4．现代研究文献 未见报道。

综合上述研究结果，制定白薇的炮制工艺为：

白薇 取原药材，除去杂质，洗净，润透，切段，干燥，筛选，包装。

Gua lou 瓜蒌

药材来源 本品为葫芦科植物栝楼*Trichosanthes kirilowii* Maxim. 或双边栝楼*Trichosanthes rosthornii* Harms干燥成熟果实。

采收加工 秋季果实成熟时，连果梗剪下，置通风处阴干。

瓜蒌饮片炮制规范

【饮片品名】瓜蒌。

【饮片来源】本品为瓜蒌药材经切制后的炮制品。

【炮制方法】取原药材，除去杂质，压扁，切丝或切块，即得。

【饮片性状】

本品呈不规则的丝或块状。外表面橙红色或橙黄色，皱缩或较光滑；内表面黄白色，有红黄色丝络，果瓤橙黄色，与多数种子黏结成团。具焦糖气，味微酸、甜。

【质量控制】

鉴别 （1）本品粉末黄棕色至棕褐色。石细胞较多，数个成群或单个散在，黄绿色或淡黄色，呈类方形，圆多角形，纹孔细密，孔沟细而明显。果皮表皮细胞，表面观类方形或类多角形，垂周壁厚度不一。种皮表皮细胞表面观类多角形或不规则形，平周壁具稍弯曲或平直的角质条纹。厚壁细胞较大，多单个散在，棕色，形状多样。螺纹导管、网纹导管多见。

（2）取本品粉末2g，加甲醇20ml，超声处理20分钟，滤过，滤液挥干，残渣加水5ml使溶解，用水饱和的正丁醇振摇提取4次，每次5ml，合并正丁醇液，蒸干，残渣加甲醇2ml使溶解，作为供试品溶液。另取瓜蒌对照药材2g，同法制成对照药材溶液。照薄层色谱法试验，吸取上述两种溶液各4μl，分别点于同一硅胶G薄层板上，以乙酸乙酯-甲醇-甲酸-水（12∶1∶0.1∶0.1）为展开剂，展开，取出，晾干，喷以10%硫酸乙醇溶液，在105℃加热至斑点显色清晰。分别置日光和紫外光灯（365nm）下检视。供试品色谱中，在与对照药材色谱相应的位置上，显相同颜色的斑点或荧光斑点。

检查 水分 不得过16.0%（第二法）。

总灰分 不得过7.0%。

浸出物 照水溶性浸出物测定法项下的热浸法测定，不得少于31.0%。

【性味与归经】甘、微苦，寒。归肺、胃、大肠经。

【功能与主治】清热涤痰，宽胸散结，润燥滑肠。用于肺热咳嗽，痰浊黄稠，胸痹心痛，结胸痞满，乳痈，肺痈，肠痈，大便秘结。

【用法与用量】9～15g。

【注意】不宜与川乌、制川乌、草乌、制草乌、附子同用。

【贮藏】置阴凉干燥处，防霉，防蛀。

五画

瓜蒌饮片炮制操作流程

1．产品概述

（1）品名　瓜蒌。

（2）饮片规格　丝或块。

2．生产依据　按照《中国药典》2015年版一部有关工艺要求及标准，以及拟定的饮片品种炮制工艺执行。

3．工艺流程　取原药材，除去杂质，压扁，切丝或切块，即得。

4．炮制工艺操作要求

（1）挑拣　除去杂质，大小分档。

（2）切制　用0.8倍量水润制1小时后，蒸10～20分钟，稍晾，压扁，切宽丝5～10mm或切块。

（3）筛选　60℃烘干，用筛药机筛去碎末。

（4）包装　无毒聚乙烯塑料透明袋手工包装，包装损耗应不超过2.0%。

5．原料规格质量标准　符合《中国药典》2015年版一部瓜蒌药材项下的相关规定。

6．成品质量标准　符合本规范瓜蒌饮片项下的相关规定。

7．成品贮存及注意事项　置阴凉干燥处，防霉，防蛀。

8．工艺卫生要求　符合中药饮片GMP相关工艺卫生要求。

9．主要设备　切药机、筛药机等设备。

瓜蒌饮片炮制规范起草说明

（一）瓜蒌饮片炮制方法历史沿革

1．净制　唐以前最早记载有“刮去皮”《金匮》；以后多有记载“去皮”（《千金翼》《圣惠方》《正宗》《医学》）；“去皮，取肉”《背疽》；“去皮子，取肉”《总录》；“去瓤取子”（《三因》《纲目》）；“子多者，不去皮”《济阴》；“不去皮，用瓤”《普济方》；“去壳，取瓤并子”《普济方》。

2．切制　唐以前最早记载有“捣”《金匮》；唐代有“细切”《千金翼》；宋代有“细剉”《圣惠方》、“并仁捣研”《背疽》、“用砂盆研细如粉”《洪氏》；金元时期有“剉碎”《世医》；明代有“和壳研末”《纲目》、“点剁令匀细”《普济方》、“杵碎”《景岳》、“霜降采收，囫囵捣烂”《蒙筌》。

3．炮制

（1）炒制　宋代始有“炒黄”《背疽》、“炒香熟留皮与瓤别用”《三因》、“炒令香熟”《证类》、“蛤粉一匙同炒黄”《总录》；明代有“新瓦炒香……炒紫”《正宗》、“炒熟”《纲目》。

（2）焙制　明代有“焙为末”《医学》、“焙干研烂”《济阴》、“瓦上焙干”《普济方》、“微以白面同作饼子，焙干”《普济方》；清代沿用“焙为末”《医学》。

（3）煨制　明代有“黄色者炭火煨存性盖地下一宿”《必读》。

（4）煅制　明代有“择紫口者煅研，栝蒌一斤，蛤粉半斤”《蒙筌》；清代有“煅存性，出火毒为末”《握灵》。

历代炮制历史沿革见表1。

表1　瓜蒌炮制历史沿革简况

朝代	沿用方法	新增方法	文献出处
唐以前		捣	《金匮》
唐代	刮去皮	去皮细切	《千金翼》

续表

朝代	沿用方法	新增方法	文献出处
宋代	去子留瓤	去皮，细剉	《圣惠方》
		用砂盆研细如粉	《洪氏》
		去皮取肉，并仁捣研	《背疽》
		去瓤取子炒香熟留皮与瓤别用	《三因》
		去皮，取肉，并仁捣研，炒黄	《背疽》
		炒令香熟，瓦上（折）令白色，为末	《证类》
		取瓤仁，蛤粉一匙同炒黄 去皮子取肉蒸熟研	《总录》
金元时期		剉碎	《世医》
明代	去壳	杵碎	《景岳》
		新瓦炒香，去皮，细瓤子炒香，取仁，细研，炒紫色，去皮，取瓤子，炒	《正宗》
		大瓜蒌，去瓤取子，炒熟，和壳研末	《纲目》
		黄色者炭火煨存性盖地下一宿	《必读》
		不去皮，用瓤，瓦上焙干	《普济方》
		去皮，焙为末	《医学》
		子多者，不去皮，焙干研烂	《济阴》
		去壳，取瓤并子，点剁令匀细，微以白面同作饼子，焙干，捣罗为末	《普济方》
		霜降采收，囫囵捣烂，或煅蛤蜊粉和（择紫口者煅研，栝蒌一斤，蛤粉半斤）以新瓦贮盛，置于风日处所，待甚干燥，复研细霜	《蒙筌》
清代	淘洗	煅存性，出火毒为末	《握灵》
		去皮，焙为末	《医学》
		煅存性，出火毒为末	《握灵》

历代炮制瓜蒌的方法很多，始载于汉代，有捣法。梁代有擘法。唐代有去皮细切法。宋代有炒、焙等炮制方法。明代增加了以白面同作焙干捣末、同蛤粉或明矾捣和干燥研制成霜、加煅蛤蜊蚬壳和制饼、纸包煨等法。清代有煅炭存性、焙、明矾制、炒、蛤粉炒等炮制方法。古代文献未见蜜制品，可见蜜瓜蒌为近代临床用药的炮制品，但现在基本多用生瓜蒌饮片。

（二）瓜蒌饮片药典及地方炮制规范

1．切制

（1）压扁，切丝或切块。

（2）除去杂质，用时掰碎。

2．炮制

蜜炙　取炼蜜用适量开水稀释后，加入瓜蒌丝拌匀，闷透置锅中，用文火加热炒至不粘手为度。取出放凉。每瓜蒌丝100kg，用炼蜜15kg。

现代炮制方法见表2。

表2《中国药典》及各地炮制规范收载的瓜蒌炮制方法

药典及规范	炮制方法
《中国药典》（1977年版） 《中国药典》（1985年版） 《中国药典》（1990年版） 《中国药典》（1995年版） 《中国药典》（2000年版） 《中国药典》（2005年版）	瓜蒌　除去梗及泥沙，压扁，切丝或切块

续表

药典及规范	炮制方法
《中国药典》（2010 年版） 《中国药典》（2015 年版）	瓜蒌　压扁，切丝或切块
《全国中药炮制规范》（1988 年版）	瓜蒌　取原药材，除去杂质及果柄，洗净，压扁，切丝，晾干 蜜瓜蒌　取炼蜜用适量开水稀释后，加入瓜蒌丝拌匀，闷透置锅中，用文火加热炒至不粘手为度。取出放凉。每瓜蒌丝 100kg，用炼蜜 15kg
《北京市中药饮片炮制规范》（2008 年版）	瓜蒌　取原药材，除去杂质及果柄，洗净，置适宜容器内，蒸（70～80℃）10～15 分钟，取出，压扁，切宽丝，晒干或低温干燥
《山东省中药炮制规范》（1990 年版）	瓜蒌　去净杂质及果柄，洗净，压扁，切丝或块，晾干 蜜瓜蒌　将炼蜜用适量开水稀释后，加入净瓜蒌丝或块中拌匀，稍润，置热锅中，文火炒至表面呈棕黄色，微带焦斑时，取出，摊晾，凉透后及时收藏。每 100kg 瓜蒌丝，用炼蜜 12kg
《安徽省中药饮片炮制规范》（2005 年版）	瓜蒌　取原药材，除去杂质及果柄，洗净，压扁，切丝或小块，干燥 蜜瓜蒌　取净瓜蒌丝或小块，照蜜炙法①，炒至不粘手。每 100kg 瓜蒌，用炼蜜 20kg
《浙江省中药炮制规范》（2005 年版）	瓜蒌　取原药，除去果梗等杂质及霉黑者，压扁，切丝或块。筛去灰屑
《江西省中药饮片炮制规范》（2008 年版）	瓜蒌　①除去梗及泥沙，压扁，切丝或切块 ②取原药，去柄，洗净，压扁或置蒸笼内蒸软压扁，切成厚片，干燥
《福建省中药炮制规范》（1988 年版）	鲜瓜蒌　取鲜瓜蒌，洗净，随用随切 瓜蒌片　除去杂质，用时掰碎
《四川省中药饮片炮制规范》（2002 年版）	瓜蒌　除去果梗及泥沙，压扁，切丝或切块
《河南省中药饮片炮制规范》（2005 年版）	瓜蒌　除去梗及泥沙，压扁，切丝或切块，晾干 蜜瓜蒌　取净瓜蒌丝，照蜜炙法炒至不粘手。每 100kg 瓜蒌丝，用炼蜜 15kg
《湖南省中药饮片炮制规范》（2010 年版）	瓜蒌　取原药材，除去梗及泥沙，剪去蒂茎，洗净，压扁，切粗丝，干燥
《广西壮族自治区中药饮片炮制规范》（2007 年版）	瓜蒌　除去梗及泥沙，剪去蒂茎，洗净，压扁，切丝或切块，干燥
《重庆市中药饮片炮制规范及标准》（2006 年版）	瓜蒌　除去果梗及泥沙，压扁，切丝或切块
《江苏省中药饮片炮制规范》（2002 年版）	全瓜蒌　取原药材，除去杂质及果柄，洗净，压扁，切丝或小块，干燥 蜜瓜蒌　取炼蜜，用适量开水稀释后，与净瓜蒌丝或小块拌匀，闷透，用文火炒至不粘手为度，取出，放凉。每 100kg 瓜蒌，用炼蜜 20kg
《贵州省中药饮片炮制规范》（2005 年版）	瓜蒌　取原药材，除去杂质及果柄，洗净，压扁，切丝或切块，干燥 蜜瓜蒌　取净瓜蒌，照蜜炙法炒至不粘手

瓜蒌自1977年版以后药典中均有收载，但炮制项下，并未见瓜蒌饮片的相关质量标准。直至2010年版《中国药典》一部，将瓜蒌饮片单列，而且增加了薄层鉴别，水分、灰分检查项，水溶性浸出物等质量控制指标，提高了瓜蒌饮片质量标准。

各省市炮制规范主要体现了瓜蒌、蜜瓜蒌2种炮制品。北京、浙江、江西、福建、四川、河南、湖南、广西、重庆等省市仅收载生瓜蒌饮片，为切丝或切块。安徽、贵州、江苏、山东炮制规范与《全国中药炮制规范》收载有瓜蒌和蜜瓜蒌。另外，北京和江西炮制规范中，瓜蒌为蒸后切制。可见，大部分省市主要应用生瓜蒌饮片。

（三）瓜蒌饮片现代炮制研究概述

宗倩妮等[1]通过对瓜蒌及其炮制品红外图谱的比较，发现瓜蒌及其炮制品一阶导数IR图谱较为相似，二阶导数IR图谱指纹性较强，可用于区分瓜蒌及其炮制品。瓜蒌炮制前后化学成分类别变化不大，二阶导数IR图谱可更好地用于瓜蒌及其炮制品的鉴别。

邹纯才等[2]采用高效液相色谱法建立瓜蒌及

其炮制品乙酸乙酯部位和正丁醇部位的化学指纹图谱。结果发现瓜蒌与其炮制品的乙酸乙酯部位有24个共有峰，正丁醇部位有6个共有峰。为瓜蒌的炮制及其质量控制提供了理论依据。

（四）瓜蒌饮片炮制工艺研究总结

1. 历史文献 瓜蒌在古代的炮制方法曾有切制、炒、焙制、蒸制、煅制、煨制等。

2. 历版《中国药典》 均收载瓜蒌，2010年版开始收载瓜蒌饮片。

3. 各省市炮制规范 主要收载了瓜蒌、蜜瓜蒌2种炮制规格，但大部分省市主要应用生瓜蒌饮片。

4. 现代研究文献 主要对炮制前后成分变化进行了比较，为瓜蒌及其炮制品鉴别及质量控制提供一定依据。

综合上述研究结果，制定瓜蒌的炮制工艺为：

瓜蒌 取原药材，除去杂质，压扁，切丝或切块，即得。

参考文献

[1] 宗倩妮, 王静, 徐启祥, 等. 瓜蒌及其炮制品红外光谱分析[J]. 大理大学学报, 2017, 2(2): 24-30.

[2] 鄢海燕, 邹纯才, 汪小燕, 等. 瓜蒌及其炮制品的高效液相色谱指纹特征研究[J]. 中药材, 2015, 38(1):58-61.

Gua lou zi

瓜蒌子

药材来源 本品为葫芦科植物栝楼*Trichosanthes kirilowii* Maxim.或双边栝楼*Trichosanthes rosthornii* Harms的干燥成熟种子。

采收加工 秋季采摘成熟果实，剖开，取出种子，洗净，晒干。

瓜蒌子饮片炮制规范

【饮片品名】瓜蒌子、炒瓜蒌子。

（一）瓜蒌子

【饮片来源】本品为瓜蒌子药材经净制后的炮制品。

【炮制方法】取原药材，除去杂质，洗净，捞去干瘪的种子，干燥，包装。用时捣碎。

【饮片性状】栝楼种子 本品呈扁平椭圆形，长12～15mm，宽6～10mm，厚约3.5mm。表面浅棕色至棕褐色，平滑，沿边缘有1圈沟纹。顶端较尖，有种脐，基部钝圆或较狭。种皮坚硬；内种皮膜质，灰绿色，子叶2，黄白色，富油性。气微，味淡。

双边栝楼种子 本品较大而扁，长15～19mm，宽8～10mm，厚约2.5mm。表面棕褐色，沟纹明显而环边较宽。顶端平截。

【质量控制】

鉴别 （1）本品粉末暗红棕色。种皮表皮细胞表面观呈类多角形或不规则形，平周壁具稍弯曲或平直的角质条纹。石细胞单个散在或数个成群，棕色，呈长条形、长圆形、类三角形或不规则形，壁波状弯曲或呈短分枝状。星状细胞淡棕色、淡绿色或几无色，呈不规则长方形或长圆形，壁弯曲，具数个短分枝或突起，枝端钝圆。螺纹导管直径20～40μm。

（2）取本品粉末1g，加石油醚（60～90℃）10ml，超声处理10分钟，滤过，滤液作为供试品溶液，另取3, 29-二苯甲酰基栝楼仁三醇对照品，加三氯甲烷制成每1ml含0.12mg的溶液，作为对照品溶液。照薄层色谱法试验，吸取上述两种溶液各10μl，分别点于同一硅胶G薄层板上，以环己烷-乙酸乙酯（5∶1）为展开剂，展开，取出，晾干，喷以10%硫酸乙醇溶液，在105℃加热至斑点显色清晰。供试品色谱中，在与对照品色谱相应的位置上，显相同颜色的斑点。

检查 水分 不得过10.0%（第二法）。

总灰分 不得过3.0%。

浸出物 照醇溶性浸出物测定法项下的冷浸法测定，用石油醚（60～90℃）作溶剂不得少于4.0%。

含量测定 照高效液相色谱法测定。

色谱条件与系统适用性试验 以十八烷基硅烷键合硅胶为填充剂，以甲醇-水（93∶7）为流动相，检测波长为230nm。理论板数按3, 29-二苯甲酰基栝楼仁三醇峰计算应不低于2000。

对照品溶液的制备 取3, 29-二苯甲酰基栝楼仁三醇对照品适量，精密称定，加二氯甲烷制成每1ml含0.1mg的溶液，即得（临用配制）。

供试品溶液的制备 取本品粗粉（40℃干燥6小时）约1g，精密称定，置具塞锥形瓶中，精密加入二氯甲烷10ml，密塞，称定重量，超声处理（功率250W，频率40kHz）30分钟，放冷，再称定重量，用二氯甲烷补足减失的重量，摇匀，滤过，取续滤液，即得。

测定法 分别精密吸取对照品溶液与供试品溶液各5μl，注入液相色谱仪，测定，即得。

本品按干燥品计算，含3, 29-二苯甲酰基栝楼仁三醇（$C_{44}H_{58}O_5$）不得少于0.080%。

（二）炒瓜蒌子

【饮片来源】本品为瓜蒌子经清炒后的炮制品。

【炮制方法】将炒制容器用文火加热至规定程度，投入净瓜蒌子，文火翻炒至表面微鼓起、透香气时，取出，摊凉。用时捣碎。

【饮片性状】本品呈扁平椭圆形，表面浅褐色至棕褐色，平滑，偶有焦斑，沿边缘有1圈沟纹，顶端较尖，有种脐，基部钝圆或较狭。种皮坚硬；内种皮膜质，灰绿色，子叶2，黄白色，富油性。气略焦香，味淡。

【质量控制】

鉴别 取本品粉末1g，置具塞锥形瓶中，加入石油醚（60～90℃）10ml，超声处理10分钟，滤过，取滤液作为供试品溶液。照薄层色谱法试验，吸取上述供试品溶液及〔含量测定〕项下的对照品溶液各10μl，分别点于同一硅胶G薄层板上，以环己烷-乙酸乙酯（5∶1）为展开剂，展开，取出，晾干，喷以10%硫酸乙醇溶液，在105℃加热至斑点显色清晰。供试品色谱中，在与对照品色谱相应的位置上，显相同颜色的斑点。

检查 水分 不得过10.0%（第二法）。

总灰分 不得过5.0%。

含量测定 照高效液相色谱法测定。

色谱条件与系统适用性试验 以十八烷基硅烷键合硅胶为填充剂，以甲醇-水（93∶7）为流动相，检测波长为230nm。理论板数按3, 29-二苯甲酰基栝楼仁三醇峰计算应不低于2000。

对照品溶液的制备 取3, 29-二苯甲酰基栝楼仁三醇对照品适量，精密称定，加二氯甲烷制成每1ml含0.12mg的溶液，即得（临用配制）。

供试品溶液的制备 取本品粗粉（40℃干燥6小时）约1g，精密称定，置50ml具塞锥形瓶中，精密加入二氯甲烷10ml，密塞，称定重量，超声处理（功率250W，频率40kHz）30分钟，放冷，再称定重量，用二氯甲烷补足减失的重量，摇匀，静置，取上清液，即得。

测定法 分别精密吸取对照品溶液与供试品溶液各5μl，注入液相色谱仪，测定，即得。

本品按干燥品计算，含3, 29-二苯甲酰基栝楼仁三醇（$C_{44}H_{58}O_5$）不得少于0.060%。

【性味与归经】甘，寒。归肺、胃、大肠经。

【功能与主治】润肺化痰，滑肠通便。瓜蒌子长于润肺化痰，滑肠通便。多用于燥咳痰黏，肠燥便秘。炒瓜蒌子长于理肺化痰。多用于痰饮结阻于肺，气失宣降，咳嗽，胸闷等症。

【用法与用量】9～15g。用时捣碎。

【贮藏】置阴凉干燥处，防霉，防蛀。

瓜蒌子饮片炮制操作规程

（一）瓜蒌子

1. 产品概述

（1）品名　瓜蒌子。

（2）规格　种子。

2. 生产依据　按照《中国药典》2015年版一部有关工艺要求及标准，以及拟定的饮片品种炮制工艺执行。

3. 工艺流程　取原药材，除去杂质，洗净，捞去干瘪的种子，干燥，包装。用时捣碎。

4. 炮制工艺操作要求

（1）挑选　除去杂质。

（2）水洗　用清水洗净，捞去干瘪的种子。

（3）干燥　晒干或60℃烘干。

（4）包装　采用无毒乙烯塑料袋包装，密封。

（5）捣碎　临用时置捣筒内捣碎。

5. 原料规格质量标准　符合《中国药典》2015年版一部瓜蒌子药材项下的相关规定。

6. 成品质量标准　符合本规范瓜蒌子饮片项下的相关规定。

7. 成品贮存及注意事项　置阴凉干燥处，防霉，防蛀。

8. 工艺卫生要求　符合中药饮片GMP相关工艺卫生要求。

9. 主要设备　热风循环烘箱等设备。

（二）炒瓜蒌子

1. 产品概述

（1）品名　炒瓜蒌子。

（2）规格　种子。

2. 生产依据　按照《中国药典》2015年版一部有关工艺要求及标准，以及拟定的饮片品种炮制工艺执行。

3. 工艺流程　将炒制容器用文火加热至规定程度，投入净瓜蒌子，文火翻炒至表面微鼓起、透香气时，取出，摊凉。用时捣碎。

4. 炮制工艺操作要求

（1）预热　炒药机用文火加热至规定温度。

（2）投药　投入瓜蒌子。

（3）炒制　文火加热至规定程度，翻炒至表面微鼓起、透香气时，取出。

（4）摊凉　置耐热容器内，摊薄，放凉。

（5）包装　无毒乙烯塑料袋包装，密封。

（6）捣碎　临用时置捣筒内捣碎。

5. 原料规格质量标准　符合本规范瓜蒌子饮片项下的相关规定。

6. 成品质量标准　符合本规范炒瓜蒌子饮片项下的相关规定。

7. 成品贮存及注意事项　置阴凉干燥处，防霉，防蛀。

8. 工艺卫生要求　符合中药饮片GMP相关工艺卫生要求。

9. 主要设备　炒药机等设备。

瓜蒌子饮片炮制规范起草说明

（一）瓜蒌子炮制方法历史沿革

1. 净制　最早记载有“去穰皮”《药证》、“去皮”《活人书》、“淘洗，控干”《证类》、“去壳”《疮疡》、“剥去壳及皮膜”《蒙筌》。

2．切制　切制方法历代多有研捣："汤浸擘取仁，细研如膏"《圣惠方》、"研细"(《妇人》《济阴》)、"去壳，研"《济生方》、"捣"《医学》；切片方法始于清代有"切"《医醇》。

3．炮制

（1）炒

①炒法：最早出现在宋代"炒用"《证类》。后代多有沿用"炒令香熟"(《证类》《精要》)、"微炒"《品汇》、"炒研用"《必用》。

②炒黄：宋代以后均有记载"淘洗，控干，炒令香熟"《证类》、"去皮，新瓦上炒令香"《精要》、"剥去壳及皮膜微炒"《品汇》、"炒研用"《必用》。炒黄法现今仍有沿用，即清炒法。

③蛤粉炒："蛤粉拌炒，研细"《醒斋》。此法现已不用。

④麸炒："麸炒"《治裁》。此法现已不用。

（2）焙制　"连瓤瓦焙"《握灵》；"焙研"《备要》。此法现已不用。

（3）制霜　"剥壳用仁，渗油（重纸包裹，砖压渗之），只一度"《蒙筌》、"取子炒，去壳去油用"《入门》、"捣碎用粗纸去油"《大法》。此法现今仍有沿用。

（4）乳制明代记载"乳汁炒香，酒调末服"《蒙筌》。乳制法现已不用。

历代炮制历史沿革见表1。

表1　瓜蒌子炮制历史沿革简况

朝代	沿用方法	新增方法	文献出处
宋代		去穰皮	《药证》
		去皮	《活人书》
		淘洗，控干，炒令香熟	《证类》
		去壳，研	《济生方》
		汤浸擘取仁，细研如膏	《圣惠方》
		研细	《妇人》
		去皮，新瓦上炒令香	《精要》

续表

朝代	沿用方法	新增方法	文献出处
明代	刮去皮 研 炒黄	乳制 剥壳用仁，渗油（重纸包裹，砖压渗之），只一度	《蒙筌》
		蛤粉拌炒，研细	《醒斋》
		取子炒，去壳去油用	《入门》
		捣碎用粗纸压去油	《大法》
清代	刮去皮 研 炒黄	切	《医醇》
		连瓤瓦焙	《握灵》
		焙研	《备要》
		麸炒	《治裁》

从古代文献资料中可以看出，历代沿用过的瓜蒌子炮制方法有十余种，所用的辅料有麦麸、乳汁、蛤粉等。其中以去皮取仁、切制、炒制为常见方法，清炒法最为常用，现代炮制方法仍沿用，炒黄、压油制霜、蜜炙为主。瓜蒌子炒制后缓和寒性，减少胃肠道不良反应；瓜蒌子制霜后除去脂肪油，缓和滑肠致泻的副作用；瓜蒌子蜜炙后可增强润肺化痰作用。

（二）瓜蒌子饮片药典及地方炮制规范

1．净制　除去杂质及干瘪的种子，洗净，晒干；或除去杂质，洗净，捞去干瘪的种子，干燥；或除去杂质及干瘪的种子，洗净，干燥；或除去杂质及干瘪的种子，筛去灰屑。

2．切制　用时捣碎。

3．炮制

（1）炒制　取净瓜蒌子，置锅内，用文火炒至微鼓起、透香气时，取出，放凉。

（2）制霜　取净瓜蒌子，碾成泥状，用布包严后蒸至上气，压去油脂，碾细。

（3）蜜制　取炼蜜用适量开水稀释后，加入捣碎的瓜蒌子拌匀，闷透，置锅内，用文火加热，炒至不粘手为度，取出放凉。每100kg瓜蒌子，用炼蜜5kg。

（4）砂炒　取净瓜蒌子，用炒热的净砂拌炒至色泽加深，鼓起，取出，筛去砂，放凉。

现代炮制方法见表2。

表2 《中国药典》及各地炮制规范收载的瓜蒌子炮制方法

药典及规范	炮制方法
《中国药典》（1977年版） 《中国药典》（1985年版） 《中国药典》（1990年版）	瓜蒌子　除去杂质及干瘪的种子，洗净，晒干。用时捣碎 炒瓜蒌子　取净瓜蒌子，照清炒法炒至微鼓起。用时捣碎
《中国药典》（1995年版） 《中国药典》（2000年版） 《中国药典》（2005年版） 《中国药典》（2010年版） 《中国药典》（2015年版）	瓜蒌子　除去杂质和干瘪的种子，洗净，晒干。用时捣碎 炒瓜蒌子　取瓜蒌子，照炒法用文火炒至微鼓起，取出，放凉
《上海市中药饮片炮制规范》（2008年版）	炒瓜蒌子　取生瓜蒌子，照清炒法，炒至表面略鼓起，稍有焦斑 瓜蒌子霜　将原药除去瘪子等杂质，去壳取仁，研成粗粉，照制霜法制霜，即得
《浙江省中药炮制规范》（2005年版）	炒瓜蒌子　取瓜蒌子，炒至表面色变深，微鼓起，略具焦斑时，取出，摊晾。用时捣碎 瓜蒌子霜　取瓜蒌子，去壳，研成糊状，用吸水纸包裹，压榨，间隔一日剥去纸，研散。如此反复多次，到油几尽，质地松散时，研成粉末
《安徽省中药饮片炮制规范》（2005年版）	炒瓜蒌子　取净瓜蒌子，照炒黄法，炒至表面略鼓起，稍有焦斑 瓜蒌子霜　取净瓜蒌子，去壳取仁，照去油制霜法，制成松散的黄白色粉末
《江西省中药饮片炮制规范》（2008年版）	瓜蒌子　除去杂质，洗净，捞去干瘪的种子，干燥，用时捣碎 炒瓜蒌子　取净瓜蒌子，用炒热的净砂拌 炒至鼓起、透香气为度，用时捣碎
《河南省中药饮片炮制规范》（2005年版）	炒瓜蒌子　取净瓜蒌子，照清炒法炒至微鼓起。用时捣碎 瓜蒌子霜　取净瓜蒌子，照制霜法制霜 蜜瓜蒌子　取净瓜蒌子，照蜜炙法，用文火炒至深黄色，不粘手。每100kg瓜蒌子，用炼蜜12kg
《广西壮族自治区中药饮片炮制规范》（2007年版）	炒瓜蒌子　取生瓜蒌子，置锅内用文火炒至微鼓起，取出，放凉，用时捣碎 瓜蒌子霜　取生瓜蒌仁研成细粉，略晒或略烘，用草纸包裹，压榨去油，反复换纸，至油净为度，取出，使成碎粉
《贵州省中药饮片炮制规范》（2005年版）	瓜蒌子霜　取净瓜蒌子，去壳取仁，碾碎，照制霜法用吸水纸包裹制霜至油尽，碾细 炒瓜蒌子　取净瓜蒌子，照清炒法用文火炒至微鼓起。用时捣碎
《山东省中药炮制规范》（2002年版）	瓜蒌子霜　取净瓜蒌子去壳取仁，碾成泥状，用吸油纸包严，加热微炕，压去油脂，不断换纸，至纸上不再出现油痕时，碾细，过筛；或用布包严，置笼内蒸至上气，压去油脂，碾细，过筛，取粉末备用 蜜瓜蒌子　将净瓜蒌子置热锅内，文火炒至微鼓起时，均匀地淋入用少量开水稀释后的炼蜜，再拌炒至蜜液被吸尽，松散，不粘手，取出，摊晾，凉透后及时收藏。每100kg瓜蒌子，用炼蜜5kg
《北京市中药饮片炮制规范》（2008年版）	蜜瓜蒌子　取炼蜜，用适量沸水稀释，淋入净瓜蒌子中，拌匀，闷润2～4小时，置热锅内，用文火炒至鼓起，不粘手时，取出，晾凉。每100kg瓜蒌子，用炼蜜3kg

（三）瓜蒌子饮片现代炮制研究

修彦凤等[1]比较不同瓜蒌子饮片中3, 29-二苯甲酰基栝楼仁三醇的含量，结果表明，瓜蒌仁＞炒瓜蒌仁＞瓜蒌子＞炒瓜蒌子＞麸炒瓜蒌子＞蛤粉炒瓜蒌子＞蜜炙瓜蒌子＞瓜蒌子霜＞瓜蒌子壳。

刘金娜等[2]比较不同加工方式对瓜蒌子质量的影响。采用HPLC法对恒温烘干（40℃、50℃、60℃、70℃、80℃）、变温烘干（50℃+60℃、60℃+70℃、70℃+80℃）、炒制、蒸制后烘干（60℃）的瓜蒌子中3, 29-二苯甲酰基栝楼仁三醇进行测定，结果以60℃恒温烘干的瓜蒌子中3, 29-二苯甲酰基栝楼仁三醇含量最高。故认为，瓜蒌子的干燥温度以60℃恒温烘干为宜。

（四）瓜蒌子饮片炮制工艺研究总结

1. 历史文献　净制（去皮、淘洗、剥去壳及皮膜）、切制（研捣、切、细研如膏）、炒制（炒黄、蛤粉炒、麸炒）、焙制、乳制（乳汁炒香）、制霜等，以炒黄为最常见。

2. 历版《中国药典》 瓜蒌子、炒瓜蒌子。

3. 各省市炮制规范 生瓜蒌子、清炒、蜜制、制霜、砂炒。

4. 现代研究文献 净制、捣碎、清炒、蜜制、制霜、麸炒、蛤粉炒、烘制等。

综合上述研究结果，制定瓜蒌子的炮制工艺为：

瓜蒌子 取原药材，除去杂质，洗净，捞去干瘪的种子，干燥，包装。用时捣碎。

炒瓜蒌子 将炒制容器用文火加热至规定程度，投入净瓜蒌子，文火翻炒至表面微鼓起、透香气时，取出，摊凉。用时捣碎。

参考文献

[1] 修彦凤, 程雪梅, 刘蕾, 等. 不同瓜蒌子饮片的成分比较[J]. 中草药, 2005, 36(1):33-35.

[2] 刘金娜, 谢金亮, 杨太新, 等. 果实熟度及加工方式对瓜蒌子中3, 29-二苯甲酰基栝楼仁三醇的影响[J]. 中药材, 2014, 37(4):581-583.

Dong gua zi

冬瓜子

药材来源 本品为葫芦科植物冬瓜*Benincasa hispida*(Thunb.) Cogn.的干燥成熟种子。

采收加工 秋末冬初采收成熟果实，取出种子，洗净，干燥。

冬瓜子饮片炮制规范

【饮片品名】冬瓜子、炒冬瓜子。

（一）冬瓜子

【饮片来源】本品为冬瓜子药材经净制后的炮制品。

【炮制方法】取冬瓜子药材，除去杂质，洗净，干燥。用时捣碎。

【饮片性状】本品呈长椭圆形或卵圆形，扁平，长10～14mm，宽5～8mm，厚约2mm。种皮黄白色，扁平，一端钝圆，另一端尖，尖端有两个小突起，略粗糙，边缘光滑（单边冬瓜子）或两面外缘各有一环纹（双边冬瓜子）。子叶2片，白色，肥厚，有油性。体轻。无臭，味微甜。

【质量控制】

鉴别 （1）本品粉末浅黄色，有油性。种皮表皮细胞成片，不规则多角形。薄壁细胞较大，圆形或不规则长圆形。厚壁细胞较大，长方形或多角形，长约至80μm。内胚乳细胞近无色，细胞界线呈不规则形，含脂肪油滴。石细胞数个成群，黄色，类圆形，胞腔较小，直径17～60μm。

（2）取本品粉末2g，加70%乙醇10ml，超声处理30分钟，滤过，滤液作为供试品溶液。另取冬瓜子对照药材1g，同法制成对照药材溶液。再取瓜氨酸对照品、精氨酸对照品，加70%乙醇制成每1ml各含1mg的溶液，作为对照品溶液。照薄层色谱法试验，吸取上述供试品溶液及对照药材溶液各5μl，分别点于同一硅胶G薄层板上，以正丁醇-无水乙醇-冰醋酸-水（8:2:2:3）为展开剂，展开，取出，晾干，喷以茚三酮试液，在105℃加热至斑点显色清晰。供试品色谱中，在与对照药材色谱和对照品色谱相应的位置上，显相同颜色的斑点。

检查 水分 不得过13.0%（第二法）

浸出物 单边冬瓜子不得少于6.0%，双边冬瓜子不得少于12.0%（冷浸法）。

（二）炒冬瓜子

【饮片来源】本品为冬瓜子经清炒后的炮制品。

【炮制方法】将炒制容器用文火加热至规定温度，投入冬瓜子，文火加热，翻炒至表面黄色，略具焦黄色斑痕时，取出，摊凉。用时捣碎。

【饮片性状】形如冬瓜子，种皮黄色，具焦黄色斑痕，微有香气。

【质量控制】

鉴别、检查、浸出物 同冬瓜子。

【性味与归经】味甘，性微寒。归肺、大肠经。

【功能与主治】清肺化痰，消痈排脓，利湿。生冬瓜子用于肺热痰嗽，肺痈、肠痈初起。炒冬瓜子长于渗湿化浊。多用于湿热带下、白浊。

【用法与用量】9～30g，用时捣碎。

【贮藏】置阴凉通风干燥处，防蛀。

冬瓜子饮片炮制操作规程

（一）冬瓜子

1．产品概述

（1）品名 冬瓜子。

（2）规格 种子。

2．生产依据 按照《山东省中药饮片炮制规范》2012年版上册冬瓜子饮片炮制工艺要求及标准生产。

3．工艺流程 取冬瓜子药材，除去杂质，洗净，干燥。用时捣碎。

4．炮制工艺要求

（1）净选 除去杂质。

（2）水洗 清水中淘洗干净。

（3）晒干。

（4）包装 采用无毒乙烯塑料袋包装，封口。包装损耗应不超过1.0%。

（5）捣碎 临用时置捣筒内捣碎。

5．原料规格质量标准 符合《山东省中药饮片炮制规范》2012年版上册冬瓜子药材项下的相关规定。

6．成品质量标准 符合《山东省中药饮片炮制规范》2012年版上册冬瓜子饮片项下的相关规定。

7．成品贮存及注意事项 置阴凉通风干燥处，防蛀。

8．工艺卫生要求 符合中药饮片GMP相关工艺卫生要求。

9．主要设备 筛选机等设备。

（二）炒冬瓜子

1．产品概述

（1）品名 炒冬瓜子。

（2）规格 种子。

2．生产依据 按照《山东省中药饮片炮制规范》2012年版上册炒冬瓜子饮片炮制工艺要求及标准生产。

3．工艺流程 将炒制容器用文火加热至规定温度，投入净冬瓜子，文火加热，翻炒至表面黄色，略具焦黄色斑痕时，取出，摊凉。用时捣碎。

4．炮制工艺要求

（1）预热 炒药机用文火加热至规定温度。

（2）投药 投入冬瓜子。

（3）炒制 文火加热，翻炒至表面黄色，略具焦黄色斑痕时，取出。

（4）摊凉 置耐热容器内，摊薄，放凉。

（5）包装 采用无毒乙烯塑料袋包装，封口。包装损耗应不超过1.0%。

（6）捣碎 临用时置捣筒内捣碎。

5．原料规格质量标准 符合本规范冬瓜子饮片项下的相关规定。

6．成品质量标准 符合本规范冬瓜子饮片项下的相关规定。

7. 成品贮存及注意事项 置阴凉通风干燥处，防蛀。

8. 工艺卫生要求 符合中药饮片GMP相关工艺卫生要求。

9. 主要设备 炒药机等设备。

冬瓜子饮片炮制规范起草说明

（一）冬瓜子炮制方法历史沿革

1. 净制 "去皮尖"《妇人》、"洗净，擂取仁用"《品汇》、"去壳"《禁方》。

2. 切制 "为末"《外台》、"研"《理例》。

3. 炮制

（1）醋制 "七升，绢袋盛搅，沸汤中三遍，暴干，以醋五升浸一宿，暴干，绢袋盛，投三沸汤中，须臾暴干，又纳汤中，如此三度乃止，暴干，与滑苦酒浸一宿，暴干为末"《食疗》。此法现已不用。

（2）炒制 "微炒"《圣惠方》、"炒"《得配》。炒法现今仍有沿用，即清炒法。

历代炮制历史沿革见表1。

表1 冬瓜子炮制历史沿革简况

朝代	沿用方法	新增方法	文献出处
唐代		为末	《外台》
		以醋五升浸一宿，暴干	《食疗》
宋代		去皮尖	《妇人》
		洗净，擂取仁用	《品汇》
		微炒	《圣惠方》
明代		研	《理例》
清代		炒食补中	《得配》

从古代文献资料中可以看出，历代沿用过的冬瓜子炮制方法主要有净制、为末、炒制等，其中以净制、炒制为常见方法。现代炮制方法仍沿用净制、炒制的方法，其他方法少见承袭。冬瓜子炒制主以缓和寒性为目的。

（二）冬瓜子饮片药典及地方炮制规范

1. 净制 拣去杂质，洗净，晒干；或除去杂质，洗净，干燥；或除去杂质，筛去灰屑。

2. 切制 用时捣碎。

3. 炮制

（1）炒制 取净冬瓜子，置锅内，用文火加热，炒至表面黄色，略具焦斑，有香气逸出时，取出，放凉。用时捣碎。

（2）蜜炙 将冬瓜子，照蜜炙法用炼蜜拌炒，至蜜汁吸尽。每100kg冬瓜子，用炼蜜20kg。

（3）麸炒 取原药材，除去杂质。取麸皮，撒入热锅内，待冒烟时，加入净冬瓜子，迅速翻动，用中火炒至表面黄色，取出，筛去麸皮，晾凉。每100kg冬瓜子，用麸皮10kg。

表2 《中国药典》及各地炮制规范收载的冬瓜子炮制方法

药典及规范	炮制方法
《中国药典》（1963年版）	冬瓜子 拣去杂质，洗净，晒干 炒冬瓜子 取净冬瓜子，至锅内用文火微炒至黄白色，取出，放凉
《中国药典》（1977年版）	冬瓜子 除去杂质 炒冬瓜子 取净冬瓜子，照清炒法炒至黄白色
《天津市中药饮片炮制规范》（2012年版）	炒冬瓜子 取冬瓜子，炒至微香，显火色，取出放凉

续表

药典及规范	炮制方法
《河北省中药饮片炮制规范》（2003年版）	炒冬瓜子　取冬瓜子，照清炒法炒至颜色加深。用时捣碎
《山西中药炮制规范》（1984年版）	炒冬瓜子　取净冬瓜子，置锅内，用文火加热，炒至冬瓜子表面显黄色焦斑，取出，放凉。用时捣碎
《内蒙古自治区中药饮片切制规范》（1977年版）	炒冬瓜子　取冬瓜子，除去杂质，置锅内，用文火炒至黄白色，取出，晾凉。用时捣碎
《辽宁省中药炮制规范》（1986年版）	炒冬瓜子　取净冬瓜子，除去杂质，置锅内用微火炒至淡黄色，取出，放凉。用时捣碎
《吉林省中药炮制标准》（1986年版）	炒冬瓜子　取净冬瓜子，置锅中，用文火炒至外皮呈黄白色时，取出，晾凉
《黑龙江省中药饮片炮制规范及标准》（2012年版）	炒冬瓜子　取冬瓜子饮片，用文火炒至表面黄白色，微具焦斑，取出，摊凉，即得
《上海市中药饮片炮制规范》（2008年版）	炒冬瓜子　取冬瓜子，照清炒法清炒至微具焦斑，筛去灰屑 蜜炙冬瓜子　将冬瓜子，照蜜炙法用炼蜜拌炒，至蜜汁吸尽。每100kg冬瓜子，用炼蜜20kg
《江苏省中药饮片炮制规范》（2002年版）	冬瓜子　取原药材，除去杂质，淘洗干净，干燥 炒冬瓜子　取净冬瓜子，用文火炒至表面呈黄色，略带焦斑，取出，放凉
《浙江省中药炮制规范》（2005年版）	炒冬瓜子　取冬瓜子，炒至表面焦黄色，微具焦斑时，取出，摊凉。用时捣碎
《安徽省中药饮片炮制规范》（2005年版）	炒冬瓜子　取净冬瓜子，照炒黄法，炒至表面显黄色，略带焦斑
《福建省中药炮制规范》（2012年版）	炒冬瓜子　取净冬瓜子，照炒黄法炒至微黄色。用时捣碎
《江西省中药饮片炮制规范》（2008年版）	炒冬瓜子　取净冬瓜子，干炒或麸炒至黄白色为度
《山东省中药炮制规范》（2012年版）	冬瓜子　除去杂质及灰屑，洗净，干燥 炒冬瓜子　取净冬瓜子，置锅内，文火炒至表面黄色，略带焦黄色斑痕时，取出，放凉
《河南省中药饮片炮制规范》（2005年版）	炒冬瓜子　取净冬瓜子，照清炒法炒至表面呈黄色或带有焦斑
《湖南省中药饮片炮制规范》（2010年版）	炒冬瓜子　取冬瓜子，照清炒法，用文火炒至黄白色，取出，放凉
《广东省中药饮片炮制规范》（2000年版）	炒冬瓜子　取净冬瓜子，置炒制容器内，微火炒至带黄色，微有焦斑或微有香味时取出，摊凉
《广西壮族自治区中药饮片炮制规范》（2007年版）	炒冬瓜子　取生冬瓜子，置锅内用文火炒至黄白色，取出，放凉，用时捣碎
《北京市中药饮片炮制规范》（2008年版）	麸炒冬瓜子　取原药材，除去杂质。取麸皮，撒入热锅内，待冒烟时，加入净冬瓜子，迅速翻动，用中火炒至表面黄色，取出，筛去麸皮，晾凉。每100kg净冬瓜子，用麸皮10kg

（三）冬瓜子饮片炮制工艺研究总结

1．历史文献　净制（去皮尖、去壳、洗净）、切制（为末、研）、醋制（醋浸）、炒制（微炒、炒）等。以炒法最为常用，即清炒法。

2．历版《中国药典》　冬瓜子、炒冬瓜子；1990版之后的《中国药典》未收此药。

3．各省市炮制规范　净制、炒黄、蜜炙、麸炒等，以炒黄最为常用。

4．现代研究文献　净制、炒制、蜜炙、麸炒、砂烫等。

综合上述研究结果，制定冬瓜子的炮制工艺为：

冬瓜子　取原药材，除去杂质，洗净，干燥。用时捣碎。

炒冬瓜子　将炒制容器用文火加热至规定温度，投入净冬瓜子，文火加热，翻炒至表面黄色，略具焦黄色斑痕时，取出，摊凉。用时捣碎。

Dong ling cao

冬凌草

药材来源　本品为唇形科植物碎米桠 *Rabdosia rubescens* (Hemsl.)Hara 的干燥地上部分。

采收加工　夏、秋二季茎叶茂盛时采割，晒干。

冬凌草饮片炮制规范

【饮片品名】冬凌草。

【饮片来源】本品为冬凌草药材经切制后的炮制品。

【炮制方法】除去杂质，切段，干燥，即得。

【饮片性状】本品为不规则的段，茎、叶、花混合。

【质量控制】

鉴别　（1）本品叶表面观：上表皮细胞呈多角形或不规则形；垂周壁波状弯曲。腺鳞头部圆形或扁圆形，4细胞。腺毛头部1～2细胞，柄单细胞。非腺毛1～5细胞，外壁具疣状突起。下表皮细胞呈不规则形，垂周壁波状弯曲。非腺毛、腺毛及腺鳞较多。气孔直轴式或不定式。

（2）取本品粉末1g，加甲醇30ml，超声处理30分钟，滤过，滤液浓缩至1ml，作为供试品溶液。另取冬凌草对照药材1g，同法制成对照药材溶液。再取冬凌草甲素对照品，加甲醇制成每1ml含1mg的溶液，作为对照品溶液。照薄层色谱法试验，吸取上述三种溶液各5μl，分别点于同一GF_{254}薄层板上，使成条带状，以二氯甲烷-乙醇-丙酮（36∶3∶1）为展开剂，展开，取出，晾干，喷以30%硫酸乙醇溶液，在105℃加热约5分钟，分别在日光和紫外光灯（254nm）下检视。供试品色谱中，在与对照药材色谱相应的位置上，显相同颜色的斑点；紫外光灯（254nm）下，供试品色谱中，在与对照药材色谱和对照品色谱相应的位置上，显相同颜色的斑点。

检查　水分　不得过12.0%（第二法）。

总灰分　不得过12.0%。

酸不溶性灰分　不得过2.0%。

浸出物　不得过6.0%（热浸法，乙醇作溶剂）。

【性味与归经】苦、甘，微寒。归肺、胃、肝经。

【功能与主治】清热解毒，活血止痛。用于咽喉肿痛，癥瘕痞块，蛇虫咬伤。

【用法与用量】30～60g。外用适量。

【贮藏】置阴凉干燥处，防蛀。

冬凌草饮片炮制操作规程

1．产品概述

（1）品名　冬凌草。

（2）饮片规格　段。

2．生产依据　按照《中国药典》2015年版一部有关工艺要求及标准，以及拟定的饮片品种炮制工艺执行。

3．工艺流程　取原药材，除去杂质，洗净，切成短段，60℃干燥4小时至干，包装，即得。

4．炮制工艺操作要求

（1）净制　除去药材中的杂质、异物及非药用部位。

（2）水洗　抢水洗净。

（3）切制　切制成厚度为5～10mm的短段。

（4）干燥　60℃，干燥时间4小时或用网带式干燥机60℃干燥22分钟至干。

（5）包装　复合袋包装，包装损耗应不超过1.0%。

5．原料规格质量标准　符合《中国药典》

2015年版一部冬凌草药材项下的相关规定。

6．成品质量标准 符合本规范冬凌草饮片项下的相关规定。

7．成品贮存及注意事项 置通风干燥处，防蛀。

8．工艺卫生要求 符合中药饮片GMP相关工艺卫生要求。

9．主要设备 洗药机、干燥机等设备。

冬凌草饮片炮制规范起草说明

（一）冬凌草炮制方法历史沿革

自古以来冬凌草在太行山区民间被当作茶叶饮用，1972年，中国食管癌研究中心，发现冬凌草具有独特的抗食管癌、贲门癌、原发性肝癌功效，从此被广泛应用于临床。在20世纪70年代以前未发现其历史文献的炮制方法，炮制方法历史沿革较短。

（二）冬凌草饮片药典及地方炮制规范

1．净制 除去杂质、异物及非药用部位。

2．切制 切段。

现代炮制方法见表1。

表1 《中国药典》及各地炮制规范收载的冬凌草炮制方法

药典及规范	炮制方法
《中国药典》（1977年版）	除去杂质，切段
《中国药典》（2010年版）	除去杂质，切段，干燥
《中国药典》（2015年版）	除去杂质，切段，干燥
《四川省中药饮片炮制规范》（2002年版）	除去杂质，切段，干燥
《安徽省中药饮片炮制规范》（2005年版）	取原药材，除去杂质，用水喷淋，稍晾，切段，干燥
《河南省中药饮片炮制规范》（2005年版）	除去杂质，切段
《浙江省中药炮制规范》（2005年版）	取原药，除去杂质，喷潮，切段，干燥。筛去灰屑
《重庆市中药饮片炮制规范及标准》（2006年版）	除去杂质，切段，干燥
《江西省中药饮片炮制规范》（2008年版）	除去杂质，切段
《湖北省中药饮片炮制规范》（2009年版）	除去杂质，切段
《甘肃省中药饮片炮制规范》（2009年版）	取原药材，除去杂质，切段。筛去灰屑
《湖南省中药饮片炮制规范》（2010年版）	取原药材，除去杂质，喷淋，切中段，干燥，筛去灰屑

（三）冬凌草饮片现代炮制研究

河南民间冬凌草其治疗咽喉肿痛、食管癌等已有五十余年历史，临床报道其水及醇提取物对食管癌、贲门癌、肝癌、乳腺癌有一定疗效。近年来的药理研究充分证明，冬凌草有良好的消炎、抗菌、镇痛作用，可有效地抑制甲型、乙型溶血性链球菌、金黄色葡萄球菌等，从而提高机体的抵抗力，研究证明二萜类中的冬凌草甲素和冬凌草乙素是抗肿瘤的有效成分[1, 2]。

全国炮制规范中无冬凌草的相关炮制记载。2015年版《中国药典》记载：冬凌草：除去杂质，切段，干燥。冬凌草现代研究中，其化学成分研究较多，炮制方面无相关研究。

（四）冬凌草饮片炮制工艺研究总结

1．历史文献 自古以来在太行山区民间被当作茶叶饮用，但历代本草几无记载。

2．历版《中国药典》 冬凌草，生用为主。

3．各省市炮制规范 冬凌草，生用为主。

4．现代研究文献 净制、切制等。

综合上述研究结果，制定冬凌草的炮制工艺为：

冬凌草 除去杂质，切段，干燥，即得。

参考文献

[1] 河南省医学科学研究所药理药化组. 冬凌草的化学及药理作用研究[J]. 中草药通讯, 1977, 8(10):5-7.

[2] 刘晨江, 赵志鸿. 冬凌草的研究进展[J]. 中国药学杂志, 1998, 33(10):577.

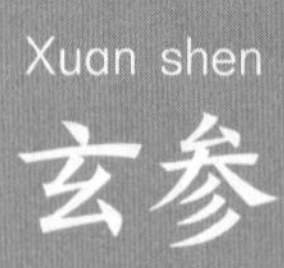

Xuan shen

玄参

药材来源　本品为玄参科植物玄参*Scrophularia ningpoensis* Hemsl.的干燥根。

采收加工　冬季茎叶枯萎时采挖，除去根茎、幼芽、须根及泥沙，晒或烘至半干，堆放3～6天，反复数次至干燥。

玄参饮片炮制规范

【饮片品名】玄参。

【饮片来源】本品为玄参药材经切制后的炮制品。

【炮制方法】除去残留根茎和杂质，洗净，润透，切薄片，干燥；或微泡，蒸透，稍晾，切薄片，干燥。

【饮片性状】本品呈类圆形或椭圆形的薄片。外表皮灰黄色或灰褐色。切面黑色，微有光泽，有的具裂隙。气特异似焦糖，味甘、微苦。

【质量控制】

鉴别　取本品粉末2g，加甲醇25ml，浸泡1小时，超声处理30分钟，滤过，滤液蒸干，残渣加水25ml使溶解，用水饱和的正丁醇振摇提取2次，每次30ml，合并正丁醇液，蒸干，残渣加甲醇5ml使溶解，作为供试品溶液。另取玄参对照药材2g，同法制成对照药材溶液。再取哈巴俄苷对照品，加甲醇制成每1ml含1mg的溶液，作为对照品溶液。照薄层色谱法试验，吸取上述三种溶液各4μl，分别点于同一硅胶G薄层板上，以三氯甲烷-甲醇-水（12∶4∶1）的下层溶液为展开剂，置用展开剂预饱和15分钟的展开缸内，展开，取出，晾干，喷以5%香草醛硫酸溶液，热风吹至斑点显色清晰。供试品色谱中，在与对照药材色谱和对照品色谱相应的位置上，显相同颜色的斑点。

检查　水分　不得过16.0%（第二法）。

总灰分　不得过5.0%。

酸不溶性灰分　不得过2.0%。

浸出物　醇溶性浸出物不得少于60.0%（热浸法）。

含量测定　照高效液相色谱法测定。

色谱条件与系统适用性试验　以十八烷基硅烷键合硅胶为填充剂；以乙腈为流动相A，以0.03%磷酸溶液为流动相B，按下表中的规定进行梯度洗脱；检测波长为210nm。理论板数按哈巴俄苷与哈巴苷峰计算均应不低于5000。

时间（分钟）	流动相A（%）	流动相B（%）
0 ～ 10	3 → 10	97 → 90
10 ～ 20	10 → 33	90 → 67
20 ～ 25	33 → 50	67 → 50
25 ～ 30	50 → 80	50 → 20
30 ～ 35	80	20
35 ～ 37	80 → 3	20 → 97

对照品溶液的制备　取哈巴苷对照品、哈巴俄苷对照品适量，精密称定，加30%甲醇制成每1ml含哈巴苷60μg、哈巴俄苷20μg的混合溶液，即得。

供试品溶液的制备　取本品粉末（过三号筛）约0.5g，精密称定，置具塞锥形瓶中，精密加入50%甲醇50ml，密塞，称定重量，浸泡1小时，超声处理（功率500W，频率40kHz）45分钟，放冷，再称定重量，用50%甲醇补足减失的重量，摇匀，滤过，取续滤液，即得。

测定法　分别精密吸取对照品溶液与供试品溶液各10μl，注入液相色谱仪，测定，即得。

本品按干燥品计算，含哈巴苷（$C_{15}H_{24}O_{10}$）和哈巴俄苷（$C_{24}H_{30}O_{11}$）的总量不得少于0.45%。

【性味与归经】甘、苦、咸，微寒。归肺、胃、肾经。

【功能与主治】清热凉血，滋阴降火，解毒散结。用于热入营血，温毒发斑，热病伤阴，舌绛烦渴，津伤便秘，骨蒸劳嗽，目赤，咽痛，白喉，瘰疬，痈肿疮毒。

【用法与用量】9～15g。

【贮藏】置干燥处，防霉，防蛀。

【注意】不宜与藜芦同用。

玄参饮片炮制操作规程

1．产品概述

（1）品名　玄参。

（2）规格　薄片。

2．生产依据　按照《中国药典》2015年版一部有关工艺要求及标准，以及拟定的饮片炮制工艺执行。

3．工艺流程　取原药材，除去残留根茎和杂质，洗净，润透，切薄片，干燥；或微泡，蒸透，稍晾，切薄片，干燥。

4．炮制工艺操作要求

（1）挑选　除去杂质。

（2）洗润　洗净，润透或蒸透。

（3）切制　切薄片。

（4）干燥　将饮片置烘箱内，控制温度和时间至干燥。

（5）包装　复合袋手工或机械包装。

5．原料规格质量标准　符合《中国药典》2015年版一部玄参药材项下的相关规定。

6．成品质量标准　符合本规范玄参饮片项下的相关规定。

7．成品贮存及注意事项　置干燥处。

8．工艺卫生要求　符合中药饮片GMP相关工艺卫生要求。

9．主要设备　截断机、干燥机等设备。

玄参饮片炮制规范起草说明

（一）玄参炮制方法历史沿革

1．净制　宋代记载有“去芦”（《总病论》《总微》），其后沿用。宋代尚有“去土苗”《总录》、洗净《总录》。其后有“去苗”（《急救仙方》《医学》）。金元时期有“去皮”《精义》，“去老根”《疮疡》。明代有“汤洗”《普济方》，水洗（《入门》《仁术》），尚有“去须芦”《仁术》，“汤泡去粗皮，捣膏，去根”《正宗》。

2．切制　切制方法宋代有“捣碎”《药证》。金元时期有“剉碎”《精义》。明代有“洗剉”《普济方》、“咀片”《蒙筌》。切片方法明代始有“切”《医学》、“切片”《粹言》，清代有“切片晒干”《本草述》。

3．炮制

（1）蒸制

①蒲草蒸：“采得后，须用蒲草重重相隔，入甑蒸两伏时后出，干晒。使用时勿令犯铜。……拣去蒲草尽了用之”《雷公》。其后多有记载“蒲叶隔蒸”（《入门》《纲目》《大法》《乘雅》《本草汇》）。此法现已不用。

②酒蒸：明代有“酒蒸”《入门》。

③清蒸：“蒸过晒干”《必读》。其后多沿用此法，要求“蒸晒”（《本草汇》《尊生》《必用》）。尚有“蒸过焙用”（《备要》《辨义》《求真》《汇纂》）。

（2）焙制　宋代有“拣润者洗净，淘去土，焙干”（《总录》《普济方》）。明代有“洗、焙、切”《医学》。清代有“瓦上焙”《玉衡》。此法现已不用。

（3）炒制　宋代有“炒”《扁鹊》。明代有“微炒”《瑶函》。此法现已不用。

（4）酒制

①酒洗：明代有“酒洗”《粹言》。

②酒浸：清代有“酒浸”《要旨》。

③酒炒：清代有“酒炒”《增广》。此法现已不用。

（5）曝　在初加工时有“曝干，铺地下久则黑”《崇原》。

历代炮制历史沿革见表1。

表1　玄参炮制历史沿革简况

朝代	沿用方法	新增方法	文献出处
唐之前		采得后，须用蒲草重重相隔，入甑蒸两伏时后出，干晒。使用时勿令犯铜。……拣去蒲草尽了用之	《雷公》
宋代		去芦	《总病论》
		捣碎	《药证》
		去土苗 洗净焙干	《总录》
		去苗	《急救》
		炒	《扁鹊》
金元时期		去皮剉碎	《精义》
		去老根	《疮疡》
明代	洗净焙干 炒 去芦 蒲叶隔蒸	汤洗，焙干 剉	《普济方》
		去苗，洗，焙，切	《医学》
		酒蒸	《入门》
		晒干	《仁术》
		酒洗，切片晒干	《粹言》
		汤泡去粗皮，捣膏，去根	《正宗》
		蒸过晒干	《必读》
		微炒	《瑶函》
清代	蒲叶隔蒸 蒸晒	曝干，铺地下久则黑	《崇原》
		去根	《说约》
		瓦上焙	《玉衡》
		蒸过焙用	《备要》
		酒浸	《要旨》
		酒炒	《增广》

从古代文献资料中可以看出，历代沿用过的玄参炮制方法有十余种，所用的辅料有主要为酒、蒲草等。其中以去芦、切制、酒制为常见方法，而蒸或酒蒸法最为常用。现代炮制方法仍沿用净制切片，亦有用蒸法，其他方法少见承袭。玄参炮制多以改变药性、便于保存为目的。

（二）玄参饮片药典及地方炮制规范

1. 净制　冬季茎叶枯萎时采挖，除去根茎、芽、须根及泥沙，洗净。

2. 切制　润透，切薄片，干燥；或微泡，蒸透，稍晾，切薄片，干燥。

3．炮制 用清水洗净，置笼屉内，加热蒸透，及时切薄片，干燥。

现代炮制方法见表2。

表2 《中国药典》及各地炮制规范收载的玄参炮制方法

药典及规范	炮制方法
《中国药典》（1963年版）	玄参 拣去杂质，除去芦头，洗净，润透后切片；或微泡后捞出，置笼屉内蒸透，取出，晾至五、六成干，润至内外湿度均匀，切片，干燥即得
《中国药典》（1977年版）	玄参 除去残留芦头及杂质，洗净，润透，切片，干燥；或微泡，蒸透，稍晾，切片，干燥
《中国药典》（1985年版） 《中国药典》（1990年版） 《中国药典》（1995年版） 《中国药典》（2000年版） 《中国药典》（2005年版） 《中国药典》（2010年版） 《中国药典》（2015年版）	玄参 除去残留根茎及杂质，洗净，润透，切薄片，干燥；或微泡，蒸透，稍晾，切薄片，干燥
《浙江省中药炮制规范》（1994年版）	玄参 取原药，除去芦头等杂质，洗净，润软，切厚片，干燥
《山东省中药炮制规范》（1990年版）	玄参 除去杂质及芦头，大小分档，用清水洗净，润透切薄片，干燥；或用清水洗净，置笼屉内，加热蒸透，及时切薄片，干燥
《湖南省中药饮片炮制规范》（2010年版）	玄参 取原药材，除去残茎及杂质，洗净，润透，斜切薄片，干燥，筛去灰屑
《云南省中药咀片炮炙规范》（1974年版）	玄参 拣净杂质，去芦头，浸泡2小时，（夏季淘洗后捞出）吸润约24小时，横铡成片厚约2mm（6厘）的圆片，晒干即可使用

（三）玄参饮片现代炮制研究

张传辉等[1]以玄参中哈巴苷、肉桂酸、哈巴俄苷含量为指标，利用并验证一测多评法优化玄参饮片润透炮制最佳工艺，结果玄参最佳润透工艺为加水量为药材0.6倍，浸润时间20小时，干燥温度50℃。

李会伟等[2]采用控温控湿干燥、真空干燥、微波真空干燥、中短红外干燥等不同的干燥方式和设备，设置与干燥密切相关的条件因子进行干燥加工，得到分析用玄参样品；采用UPLC-MS/MS测定玄参中与中医功效密切相关的环烯醚萜类主要化学成分、苯丙素类主要化学成分的含量；采用紫外-可见分光光度法对玄参中多糖类成分进行测定。控温控湿干燥、中短红外干燥方法得到的药材性状符合《中国药典》2015年版标准，微波真空干燥及真空干燥方法所得药材性状与药典玄参性状项下描述有一定的差异。结果与新鲜玄参相比，干燥加工品中环烯醚萜苷类成分含量均有降低，苯丙素类安格洛苷-C的含量无明显变化，毛蕊花糖苷的含量呈现增加趋势。优化干燥主要因子为控温（70℃）、控湿（15%～10%），干燥耗时较短，环烯醚萜苷类、苯丙素类和多糖类资源性化学成分含量稳定在较高水平区间。采用控温、控湿干燥条件加工的玄参药材外观性状与主要功效物质的含量符合《中国药典》2015年版规定，品质较为优良。该方法为玄参等根类中药材的适宜干燥技术规范的研究制定提供了借鉴。

聂诗明等[3]采用微波真空干燥、自然干燥、烘干干燥三种工艺，通过对比实验分析不同干燥方法对玄参质量的影响，包括药材性状、水溶物、醇溶物、水分及有效成分哈巴俄苷的含量。结果微波真空干燥的药材各质量指标均为最佳，且微波真空干燥组哈巴俄苷的含量均远高于自然干燥及烘干。

（四）玄参饮片炮制工艺研究总结

1．历史文献 净制（去芦、洗净、汤洗、去须）、切制（捣碎、剉碎、切片）、蒸制（蒲叶隔蒸、酒蒸、清蒸）、焙制（焙干、瓦上焙)、炒制(炒、微炒)、酒制(酒洗、酒浸、酒炒)、曝干等，以蒸法最为常见。

2. 历版《中国药典》 以玄参、蒸制玄参为最常见。

3. 各省市炮制规范 以玄参、蒸制玄参为最常见。

4. 现代研究文献 净制、切制、蒸制玄参等，以玄参、蒸制玄参为最常见。

综合上述研究结果，制定的玄参炮制工艺为：

玄参 取原药材，除去残留根茎和杂质，洗净，润透，切薄片，干燥；或微泡，蒸透，稍晾，切薄片，干燥。

参考文献

[1] 张传辉, 陈小川, 王云红, 等. 一测多评法优化玄参炮制工艺的研究[C]. 第十二次中药鉴定学术会议暨中药资源保护与产业化发展国际学术交流会. 2013.

[2] 李会伟, 刘培, 钱大玮, 等. 不同干燥方法及其影响因子对玄参药材初加工过程品质形成的影响[J]. 中国中药杂志, 2015, 40(22):4417-4423.

[3] 聂诗明, 孙晓静, 陈璇, 等. 不同干燥方法对玄参品质的影响[J]. 中药材, 2010, 33(1):33-35.

Ban zhi lian 半枝莲

药材来源 本品为唇形科植物半枝莲*Scutellaria barbate* D.Don的干燥全草。

采收加工 夏、秋二季茎叶茂盛时采挖，洗净，晒干。

半枝莲饮片炮制规范

【饮片品名】半枝莲。

【饮片来源】本品为半枝莲药材经切制后的炮制品。

【炮制方法】除去杂质，抢水洗净，切段，60℃干燥2小时，即得。

【饮片性状】本品呈不规则的段。茎方柱形，中空，表面暗紫色或棕绿色。叶对生，多破碎，上表面暗绿色，下表面灰绿色。花萼下唇裂片钝或较圆；花冠唇形，棕黄色或浅蓝紫色，被毛。果实扁球形，浅棕色。气微，味微苦。

【质量控制】

检查 水分 不得过10.0%(第二法)。

含量测定 野黄芩苷 照高效液相色谱法测定。

色谱条件与系统适用性试验 以十八烷基硅烷键合硅胶为填充剂；以甲醇-水-醋酸(35:61:4)为流动相；检测波长为335nm。理论板数按野黄芩苷峰计算应不低于1500。

对照品溶液的制备 取野黄芩苷对照品适量，精密称定，加流动相制成每1ml含80μg的溶液，即得。

供试品溶液的制备 取本品粉末(过三号筛)约1g，精密称定，置索氏提取器中，加石油醚(60~90℃)提取至无色，弃去醚液，药渣挥去石油醚，加甲醇继续提取至无色，转移至100ml量瓶中，加甲醇至刻度，摇匀，精密量取25ml，蒸干，残渣用20%甲醇溶解，转移至25ml量瓶中，并稀释至刻度，摇匀，滤过，取续滤液，即得。

测定法 分别精密吸取对照品溶液与供试

品溶液各10μl，注入液相色谱仪，测定，即得。

本品按干燥品计算，含野黄芩苷（$C_{21}H_{18}O_{12}$）不得少于0.20%。

【性味与归经】辛、苦，寒。归肺、肝、肾经。

【功能与主治】清热解毒，化瘀利尿。用于疔疮肿毒，咽喉肿痛，跌扑伤痛，水肿，黄疸，蛇虫咬伤。

【用法与用量】15～30g。

【贮藏】置干燥处，防蛀。

五画

半枝莲饮片炮制操作规程

1．产品概述

（1）品名　半枝莲。

（2）饮片规格　段。

2．生产依据　按照《中国药典》2015年版一部有关工艺要求及标准，以及拟定的饮片品种炮制工艺执行。

3．工艺流程　除去杂质，抢水洗净，切段，60℃干燥2小时，包装，即得。

4．炮制工艺操作要求

（1）净选　除去杂草、非药用部分等杂质。

（2）洗润　抢水洗净，润软。

（3）切制　切段。

（4）干燥　60℃干燥2小时至干。

（5）包装　复合袋包装，包装损耗应不超过1.0%。

5．原料规格质量标准　符合《中国药典》2015年版一部半枝莲药材项下的相关规定。

6．成品质量标准　符合本规范半枝莲饮片项下的相关规定。

7．成品贮存及注意事项　置通风干燥处，防蛀。

8．工艺卫生要求　符合中药饮片GMP相关工艺卫生要求。

9．主要设备　切药机等设备。

半枝莲饮片炮制规范起草说明

（一）半枝莲炮制方法历史沿革

半枝莲，别名通经草、紫连草、并头草、牙刷草等。半枝莲之名最早见于明末医家陈实功的《外科正宗》，在治蛇伤方中云："仅用半枝莲捣烂，取汁二两，热酒四两，和汁服之，盖汁为效。仍用渣敷伤处亦妙。"药材半枝莲之名始见于《江西民间草药》，并为《中药大辞典》采纳为正名，所指为马齿苋科植物午时花，别名大马齿苋。直至《中国药典》1990年版一部才将"半支莲"规范为"半枝莲"。从命名和用名的历程来看，半枝莲确为近现代才发现的一种中草药。

（二）半枝莲饮片药典及地方炮制规范

1．净制　除去杂质、洗净

2．切制　切段。

现代炮制方法见表1。

表1　《中国药典》及各地炮制规范收载的半枝莲炮制方法

药典及规范	炮制方法
《中国药典》（1977年版）	半枝莲　除去杂质，切段
《中国药典》（1985年版） 《中国药典》（1990年版） 《中国药典》（1995年版） 《中国药典》（2000年版） 《中国药典》（2005年版）	半枝莲　除去杂质，洗净，切段

续表

药典及规范	炮制方法
《中国药典》（2010 年版） 《中国药典》（2015 年版）	半枝莲　除去杂质，洗净，切段，干燥
《安徽省中药饮片炮制规范》（2005 年版）	半枝莲　取原药，除去杂质，洗净，稍润，切段，干燥
《广西壮族自治区中药饮片炮制规范》（2007 年版）	半枝莲　除去杂质，抢水洗净，稍润，切短段，干燥，筛去灰屑
《贵州省中药饮片炮制规范》（2005 年版）	半枝莲　取原药材，除去杂质，沉净，切段，晒干
《湖南省中药饮片炮制规范》(2010 年版)	半枝莲　取原药材，除去杂质，抢水洗净，沥去水，切中段，干燥
《福建省中药炮制规范》(2002 年版)	半枝莲　除去杂质，略洗，稍润，切中段，干燥
《上海市中药饮片炮制规范》(2008 年版)	半枝莲　将原药除去杂质，喷潮，略润，切短段，干燥，筛去灰屑
《江苏省中药饮片炮制规范》(2002 年版)	半枝莲　取原药材，除去杂质，洗净，切段，干燥，筛去灰屑
《北京市中药饮片炮制规范》（2008 年版）	半枝莲　取原药材，除去杂质，迅速洗净，稍晾，切中段，干燥，筛去碎屑
《全国中药炮制规范》(1988 年版)	半枝莲　取原药材，除去杂质，抢水洗净，沥去水，切段，干燥

（三）半枝莲饮片现代炮制研究

半枝莲的炮制方法较为简单，即除去杂质，洗净，切段，干燥。关于半枝莲的文献多为化学成分研究，含量测定类，关于饮片加工、炮制工艺研究的文献凤毛麟角。历版《中国药典》和各省的炮制规范对半枝莲的炮制方法的描述不太一致，没有统一的工艺参数，并且半枝莲的炮制没有严格的指标来控制。

（四）半枝莲饮片炮制工艺研究总结

1．历史文献　净制、切制等。

2．历版《中国药典》　半枝莲，切段干燥，生品为最常用。

3．各省市炮制规范　半枝莲，切段干燥，生品为最常用。

4．现代研究文献　半枝莲，切段干燥，生品为最常用。

综合上述研究结果，制定半枝莲的炮制工艺为：

半枝莲　除去杂质，抢水洗净，切段，60℃干燥2小时，即得。

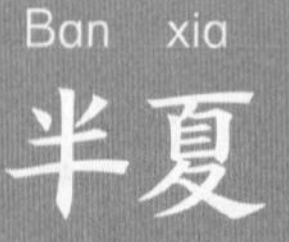

药材来源　本品为天南星科植物半夏*Pinellia ternate* (Thunb.) Breit. 的干燥块茎。
采收加工　夏、秋二季均可采挖，洗净，除去外皮及须根，晒干。

半夏饮片炮制规范

【饮片品名】姜半夏、清半夏。

（一）姜半夏

【饮片来源】本品为天南星科植物半夏的干燥块茎经炮制加工后制成的饮片。

【炮制方法】取净半夏，大小分开，用清水浸泡至内无干心时，取出；另取生姜捣碎煎汤，加白矾与半夏用8倍水量共煮至透，3小时后取出，晾凉或晾至半干，低温干燥。

每100kg净半夏，用生姜25kg，白矾12.5kg。

姜汤的制法：将生姜洗净，捣烂，加1.5倍水量，煎汤，煎煮1小时后，过滤，滤渣再加1倍量的水煎煮半小时，过滤，合并滤液，即为姜汤；最终浓缩使姜汤与生姜的比例为1∶1。

注意：操作时，生半夏加清水浸泡的过程中，当水面起泡沫宜加2%白矾泡至合度为止。一天换2次水，早晚各1次，浸泡2天。

【饮片性状】本品呈片状、不规则颗粒状或类球形。表面棕色至棕褐色。质硬脆，断面淡黄棕色，常具角质样光泽。气微香，味淡、微有麻舌感，嚼之略粘牙。

【质量控制】

鉴别　（1）本品粉末黄褐色至黄棕色。薄壁细胞可见淡黄色糊化淀粉粒。草酸钙针晶束存在于椭圆形黏液细胞中，或随处散在，针晶长20～144μm。螺纹导管直径10～24μm。

（2）取本品粉末5g，加甲醇50ml，加热回流1小时，放冷，滤过，滤液蒸干，残渣加乙醚30ml使溶解，滤过，滤液挥干，残渣加甲醇0.5ml使溶解，作为供试品溶液。另取半夏对照药材5g、干姜对照药材0.1g，同法分别制成对照药材溶液。照薄层色谱法试验，吸取上述三种溶液各10μl，分别点于同一硅胶G薄层板上，以石油醚（60～90℃）-乙酸乙酯-冰醋酸（10∶7∶0.1）为展开剂，展开，取出，晾干，喷以10%硫酸乙醇溶液，在105℃加热至斑点显色清晰。供试品色谱中，在与半夏对照药材色谱相应的位置上，显相同颜色的主斑点；在与干姜对照药材色谱相应的位置上，显一个相同颜色的斑点。

检查　水分　不得过13.0%（第二法）。

总灰分　不得过7.5%。

白矾限量　取本品粉末（过四号筛）约5g，精密称定，照清半夏白矾限量项下的方法测定。

本品按干燥品计算，含白矾以含水硫酸铝钾[$KAl(SO_4)_2\cdot12H_2O$]计，不得过8.5%。

浸出物　照水溶性浸出物测定法项下的冷浸法测定，不得少于10.0%。

（二）清半夏

【饮片来源】本品为天南星科植物半夏的干燥块茎经炮制加工后制成的饮片。

【炮制方法】取净半夏，大小分开，用8%白矾溶液浸泡至内无干心时，口尝微有麻舌感，取出，洗净，切厚片，干燥。

每100kg净半夏，用白矾20kg。

【饮片性状】本品呈椭圆形、类圆形或不规则的片。切面淡灰色至灰白色，可见灰白色点状或短线状维管束迹，有的残留栓皮处下方显淡紫红色斑纹，质脆，易折断，断面略呈角质样。气微，味微涩、微有麻舌感。

【质量控制】

鉴别　照半夏项下的〔鉴别〕试验，显相同的结果。

检查　水分　不得过13.0%（第二法）。

总灰分　不得过4%。

白矾限量　取本品粉末（过四号筛）约5g，精密称定，照清半夏白矾限量项下的方法测定。

本品按干燥品计算，含白矾以含水硫酸铝钾[$KAl(SO_4)_2\cdot12H_2O$]计，不得过10.0%。

浸出物　照水溶性浸出物测定法项下的冷浸法测定，不得少于7.0%。

【性味与归经】辛，温。归脾、胃、肺经。

【功能与主治】燥湿化痰。用于湿痰咳嗽，胃脘痞满，痰湿凝聚，咯吐不出。

【用法与用量】3～9g。

【注意】不宜与川乌、制川乌、草乌、制草乌、附子同用。

【贮藏】置通风干燥处，防蛀。

半夏饮片炮制操作规程

（一）姜半夏

1．产品概述

（1）品名　姜半夏。

（2）规格　薄片。

2．生产依据　按照《中国药典》2015年版一部有关工艺要求及标准，以及拟定的饮片品种炮制工艺执行。

3．工艺流程　取净半夏，大小分开，用清水浸泡至内无干心时，取出；另取生姜捣碎煎汤，加白矾与半夏用8倍水量共煮至透，3小时后取出，晾凉或晾至半干，低温干燥。

每100kg净半夏，用生姜25kg、白矾12.5kg。

4．炮制工艺操作要求

（1）挑选　取净半夏，大小分开。

（2）浸泡　用清水浸泡至内无干心，取出。

（3）煎煮　另取生姜捣碎煎汤，加白矾与半夏用8倍水量共煮至透，3小时后取出，晾凉或晾至半干。

（4）干燥　低温干燥。

（5）包装　无毒乙烯塑料袋包装，包装损耗应不超过1.0%。

5．原料规格质量标准　符合《中国药典》2015年版一部半夏药材项下的相关规定。

6．成品质量标准　符合本规范姜半夏饮片项下的相关规定。

7．成品贮存及注意事项　用无毒乙烯塑料袋包装和封口，置通风干燥处，防蛀。

8．工艺卫生要求　符合中药饮片GMP相关工艺卫生要求。

9．主要设备　切药机、干燥箱等设备。

（二）清半夏

1．产品概述

（1）品名　清半夏。

（2）规格　厚片。

2．生产依据　按照《中国药典》2015年版一部有关工艺要求及标准，以及拟定的饮片品种炮制工艺执行。

3．工艺流程　取净半夏，大小分开，用8%白矾溶液浸泡至内无干心时，口尝微有麻舌感，取出，洗净，切厚片，干燥。

每100kg净半夏，用生姜25kg、白矾12.5kg。

4．炮制工艺操作要求

（1）挑选　取净半夏，大小分开。

（2）浸泡　用8%白矾溶液浸泡至内无干心，口尝微有麻舌感，取出。

（3）切制　切厚片。

（4）干燥　干燥。

（5）包装　无毒乙烯塑料袋包装，包装损耗应不超过1.0%。

5．原料规格质量标准　符合《中国药典》2015年版一部半夏药材项下的相关规定。

6．成品质量标准　符合本规范清半夏饮片项下的相关规定。

7．成品贮存及注意事项　用无毒乙烯塑料袋包装和封口，置通风干燥处，防蛀。

8．工艺卫生要求　符合中药饮片GMP相关工艺卫生要求。

9．主要设备　切药机、干燥箱等设备。

半夏饮片炮制规范起草说明

（一）半夏炮制方法历史沿革

1．汤洗　唐代以前，半夏的炮制已经受到高度重视，其炮制方法最早始于汉代“不㕮咀，以汤洗十数度，令水清滑尽，洗不熟有毒也”（《玉函》），可见当时人们已认识到生半夏的毒性。晋代提出“汤洗去滑”（《肘后》），其后记载了具体的方法“若修事，半夏四两，用白芥子末二两，头醋六两，二味搅令浊，将半夏投于中，洗三遍用之”，并指出炮制目的是“半夏上有隙涎，若洗不净，令人气逆，肝气怒满”（《雷公》）。汤洗作为半夏炮制的主要方法一直延续到唐代。

2．炮法 唐代沿用汤洗的方法之外，出现了“炮法”，如“若膏酒丸散皆煻灰炮之”“微火炮之”《千金》）。

3．姜制 晋代记载了对半夏中毒的解除方法“中半夏毒，以生姜汁干姜并解之”，从此以后半夏炮制时生姜常成为不可缺少的辅料。最先将生姜用于炮制半夏的是刘涓子“汤洗七遍，生姜浸一宿，熬过”的记载（《鬼遗》）。根据《汤液》中载：“方言熬者，即今之炒也”，所以，可以理解为姜炒法在此时期出现。以后大量医药文献中都记载了姜制半夏，具体制法各有不同。《集注》中明确指出半夏“有毒，用之必须生姜，此是取其所畏，以相制耳”，可见，生姜主要是起到解毒的作用。宋代出现了半夏不采用“汤洗”法，直接用各种辅料及不同方法进行炮制，如“热酒荡一度，姜汁浸一宿”（《博济》）、“半夏六两去皮脐，浆水五升，生姜半斤切，甘草并桑根白皮各一两，银石锅内慢火煮干，再添热浆水二升煮干去余药只用半夏”（《总录》）、“姜矾牙皂煎水炒”（《扁鹊》）。另外“汤洗……白矾末沸汤浸，漉出，汤洗去矾，生姜自然汁于银盂中浸”（《局方》）、“汤洗七次，研成末，姜汁和；候干再为末，姜汁再和，共七八次，啜之，不辣为度”的记载（《百问》），可以看到姜半夏的雏形。

4．制曲 半夏制曲始于宋代，记载为“汤浸七次，切，焙干。用生姜三钱同捣成曲，焙干”（《药证》）。另外，还有记载将半夏曲“炒”或“炙”用。明代记载有“痰分之病，半夏为主，造而为曲尤佳。治湿痰以姜汁、白矾汤和之，治风痰以姜汁及皂荚煮汁和之，治火痰以姜汁竹沥或荆沥和之，治寒痰以姜汁矾汤入白芥子末和之，此皆造曲妙法也”（《纲目》）。

5．法制 元代首次提到“法制半夏”“法制温半夏”“法制白半夏”和“法制红半夏”，采用半夏“汤洗去涎水，取生姜自然汁银石器内用文武火同熬”的方法（《御药院方》）。

6．九制 清代出现了“陈半夏”（《重楼》）和“仙半夏（《拾遗》）。

历代炮制历史沿革见表1

表1 半夏炮制历史沿革简况

朝代	沿用方法	新增方法	文献出处
唐以前		汤洗至滑尽	《玉函》
		半夏四两，用白芥子末二两，头醋六两，二味搅令浊，将半夏投于中，洗三遍用之	《雷公》
	汤洗七遍	生姜浸一宿，熬过（即姜炒法）	《鬼遗》
唐代	汤洗、汤泡	若膏酒丸散皆煻灰炮之、微火炮之	《千金》
宋代		热酒荡一度，姜汁浸一宿	《博济》
		半夏六两去皮脐，浆水五升，生姜半斤切，甘草并桑根白皮各一两，银石锅内慢火煮干，再添热浆水二升，煮干，去余药	《总录》
		白矾水浸七日，焙干	
		姜矾牙皂煎水炒	《扁鹊》
	汤洗	白矾末沸汤浸，漉出，汤洗去矾，生姜自然汁于银盂中浸	《局方》

五画

续表

朝代	沿用方法	新增方法	文献出处
宋代	汤浸七次，切，烘干	用生姜三钱同捣成曲，焙干	《药证》
	汤洗七次，研末	姜汁和；候干再为末，姜汁再和，共七八次，啜之，不辣为度	《百问》
金元时期	汤洗、姜制、半夏曲炒	法制半夏，汤洗去涎水，取生姜自然汁银石器内用文武火同熬	《御药》
明代	煮、浸、炒、焙、煨、炮，与姜汁、浆水、雪水、醋、皂角、米泔、面、白矾、酒、甘草、桑白皮等辅料搭配	制曲：治湿痰以姜汁、白矾汤和之，治风痰以姜汁及皂荚煮汁和之，治火痰以姜汁竹沥或荆沥和之，治寒痰以姜汁矾汤入白芥子末和之，此皆造曲妙法也	《纲目》
清代	与生姜、白矾、酒、醋搭配	陈半夏，九制者佳	《重楼》
		仙半夏，加入石灰、白矾、皮硝、甘草、薄荷、丁香等辅料十七味药，半夏用行气药合制	《拾遗》

通过对半夏各种炮制方法的考证，发现半夏的炮制方法很多，目前全国各地的半夏炮制品主要有清半夏、姜半夏、法半夏、苏半夏、仙半夏、宋（京）半夏、竹沥半夏、青盐半夏、半夏曲、醋制半夏、胆汁制半夏等十几种规格。

（二）半夏饮片药典及地方炮制规范

《中国药典》1963年版至2015年版收载了半夏、清半夏、姜半夏和法半夏。1988年版《全国中药炮制规范》中除收载上述三种炮制品外，还收载有半夏曲和麸炒半夏曲。全国各地的炮制方法存在较大差异，即使同一种炮制方法其具体的炮制工艺差异也很大，如辅料用量、浸泡时间、煮或蒸、时间多少等。

现代炮制方法见表2。

表2 《中国药典》及各地炮制规范收载的半夏炮制方法

药典及规范	炮制方法
《中国药典》（1963 年版）	生半夏　拣去杂质，筛去灰屑即得 法半夏　取净半夏，用凉水浸泡，避免日晒，根据其产地、质量及其大小斟酌调整浸泡日数。泡至 10 日后，如起白沫时，每半夏 100 斤加白矾 2 斤，泡一日后再进行换水，至口尝无麻辣感为度，取出略晾。另取甘草碾成粗块，加水煎汤，用甘草汤泡石灰块，再加水混合，除去石灰渣，倒入半夏缸中浸泡，每日搅拌，使其颜色均匀，至黄色已浸透，内无白心为度。捞出，阴干即得。每半夏 100 斤，用白矾 2 斤、甘草 10 斤、石灰块 20 斤 姜半夏　取拣净的半夏，照上述方法浸泡至口尝无麻辣感后，另取生姜片煎汤，加白矾与半夏共煮透。取出，晾至六成干，闷润后切片，晾干即得。每 100 斤半夏，用生姜 25 斤，用白矾 12 斤 8 两（夏季用 14 斤 8 两） 清半夏　取拣净的半夏，照上述方法浸泡至口尝无麻辣感后，加白矾与半夏共煮透。取出，晾至六成干，闷润后切片，晾干即得。每 100 斤半夏，用白矾 12 斤 8 两（夏季用 14 斤 8 两）
《中国药典》（1977 年版）	生半夏　除去杂质 制半夏　（1）取净半夏，大小分档，用水浸泡，至内无白心时，取出，沥干，切厚片，加姜汁拌至吸尽，再加白矾粗粉，反复搅拌使匀透，置缸内 48 小时，然后沿缸边加入清水至超过半夏平面约 10cm，注意不使白矾冲沉缸底，继续腌 2-4 天，至口尝无麻辣感时，取出，洗去白矾粉，干燥。每半夏 100kg，用生姜 18kg，白矾 20kg （2）取净半夏，照上法浸泡至内无白心，另取生姜切片煎汤，加白矾与半夏共煮透，取出，干燥。每半夏 100kg，用生姜 25kg、白矾 12.5kg

续表

药典及规范	炮制方法
《中国药典》（1985年版）	生半夏　除去杂质，用时捣碎 清半夏　取净半夏，大小分开，用8%白矾溶液浸泡，至内无干心，口尝微有麻舌感，取出，洗净，切厚片，干燥。每半夏100kg，用白矾20kg 姜半夏　取净半夏，大小分开，用水浸泡至内无干心时，另取生姜切片煎汤，加白矾与半夏共煮透，取出，晾至半干，切薄片，干燥。每半夏100kg，用生姜25kg、白矾12.5kg 法半夏　取净半夏，大小分开，用水浸泡至内无干心，去水，加入甘草-石灰液（取甘草加适量水煎2次，合并煎液，倒入加适量水制成的石灰液中）浸泡，每日搅拌1~2次，并保持pH值12以上，至口尝微有麻舌感、切面黄色均匀为度，取出，洗净，阴干或烘干。每半夏100kg，用甘草15kg、生石灰10kg
《中国药典》（1990年版）	生半夏　除去杂质。用时捣碎 清半夏　取净半夏，大小分开，用8%白矾溶液浸泡至内无干心，口尝有麻舌感，取出，洗净，切厚片，干燥。每半夏100kg，用白矾20kg 姜半夏　取净半夏，大小分开，用水浸泡至内无干心时，另取生姜切片煎汤，加白矾与半夏共煮至透心，取出，晾至半干，切薄片，干燥。每半夏100kg，用生姜25kg、白矾12.5kg 法半夏　净半夏，大小分开，用水浸泡至内无干心，去水，加入甘草-石灰液（取甘草加适量水煎2次，合并煎液，倒入加适量水制成的石灰液中）浸泡，每日搅拌1~2次，并保持pH值12以上，至口尝微有麻舌感、切面黄色均匀为度，取出，洗净，阴干或烘干。每半夏100kg，用甘草15kg、生石灰10kg
《中国药典》（1995年版）	生半夏　除去杂质。用时捣碎 清半夏　取净半夏，大小分开，用8%白矾溶液浸泡至内无干心，口尝有麻舌感，取出，洗净，切厚片，干燥。每半夏100kg，用白矾20kg 姜半夏　取净半夏，大小分开，用水浸泡至内无干心，另取生姜切片煎汤，加白矾与半夏共煮至透心，取出，晾至半干，切薄片，干燥。每100kg半夏，用生姜25kg、白矾12.5kg 法半夏　取净半夏，大小分开，用水浸泡至内无干心，取出；另取甘草适量、加水煎煮二次，合并煎液，倒入用适量水制成的石灰液中，搅匀，加入上述已浸透的半夏，浸泡，每日搅拌1~2次，并保持浸液pH值12以上，至剖面黄色均匀，口尝微有麻舌感时，取出，洗净，阴干或烘干，即得。每100kg净半夏，用甘草15kg、生石灰10kg
《中国药典》（2000年版）	生半夏　除去杂质。用时捣碎 清半夏　取净半夏，大小分开，用8%白矾溶液浸泡至内无干心，口尝有麻舌感，取出，洗净，切厚片，干燥。每半夏100kg，用白矾20kg 姜半夏　取净半夏，大小分开，用水浸泡至内无干心时；另取生姜切片煎汤，加白矾与半夏共煮透，取出，晾至半干，切薄片，干燥。每100kg半夏，用生姜25kg、白矾12.5kg 法半夏　取净半夏，大小分开，用水浸泡至内无干心，取出；另取甘草适量、加水煎煮二次，合并煎液，倒入用适量水制成的石灰液中，搅匀，加入上述已浸透的半夏，浸泡，每日搅拌1~2次，并保持浸液pH值12以上，至剖面黄色均匀，口尝微有麻舌感时，取出，洗净，阴干或烘干，即得。每100kg净半夏，用甘草15kg、生石灰10kg
《中国药典》（2005年版）	生半夏　除去杂质。用时捣碎 清半夏　取净半夏，大小分开，用8%白矾溶液浸泡至内无干心，口尝有麻舌感，取出，洗净，切厚片，干燥。每半夏100kg，用白矾20kg 姜半夏　取净半夏，大小分开，用水浸泡至内无干心时；另取生姜切片煎汤，加白矾与半夏共煮透，取出，晾至半干，切薄片，干燥。每100kg半夏，用生姜25kg、白矾12.5kg 法半夏　取净半夏，大小分开，用水浸泡至内无干心，取出；另取甘草适量、加水煎煮二次，合并煎液，倒入用适量水制成的石灰液中，搅匀，加入上述已浸透的半夏，浸泡，每日搅拌1~2次，并保持浸液pH值12以上，至剖面黄色均匀，口尝微有麻舌感时，取出，洗净，阴干或烘干，即得。每100kg净半夏，用甘草15kg、生石灰10kg

续表

药典及规范	炮制方法
《中国药典》（2010 年版）	生半夏　用时捣碎 法半夏　取半夏，大小分开，用水浸泡至内无干心，取出；另取甘草适量，加水煎煮二次，合并煎液，倒入用适量水制成的石灰液中，搅匀，加入上述已浸透的半夏，浸泡，每日搅拌 1～2 次，并保持浸液 pH 值 12 以上，至剖面黄色均匀，口尝微有麻舌感，取出，洗净，阴干或烘干，即得 姜半夏　取净半夏，大小分开，用水浸泡至内无干心时，取出；另取生姜切片煎汤，加白矾与半夏共煮透，取出，晾干，或晾至半干，干燥；或切薄片，干燥 清半夏　取净半夏，大小分开，用 8% 白矾溶液浸泡至内无干心，口尝微有麻舌感，取出，洗净，切厚片，干燥
《中国药典》（2015 年版）	生半夏　用时捣碎 法半夏　取半夏，大小分开，用水浸泡至内无干心，取出；另取甘草适量，加水煎煮二次，合并煎液，倒入用适量水制成的石灰液中，搅匀，加入上述已浸透的半夏，浸泡，每日搅拌 1～2 次，并保持浸液 pH 值 12 以上，至剖面黄色均匀，口尝微有麻舌感，取出，洗净，阴干或烘干，即得。每 100kg 净半夏，用甘草 15kg、生石灰 10kg 姜半夏　取净半夏，大小分开，用水浸泡至内无干心时，取出；另取生姜切片煎汤，加白矾与半夏共煮透，取出，晾干，或晾至半干，干燥；或切薄片，干燥。每 100kg 净半夏，用生姜 25kg，白矾 12.5kg 清半夏　取净半夏，大小分开，用 8% 白矾溶液浸泡至内无干心，口尝微有麻舌感，取出，洗净，切厚片，干燥。每 100kg 净半夏，用白矾 20kg
《北京市中药饮片炮制规范》（2008 年版）	生半夏　取原药材，除去杂质 半夏曲　将法半夏 20kg，赤小豆、苦杏仁各 4kg，磨成粗粉。加入白面 100kg。另取鲜青蒿、鲜辣蓼草、鲜苍耳草各 7kg，切碎，加水适量煮成药液，去渣。再将面粉置锅内，加入药液，搓揉混合，制成软材（以握之成团、弹之松散为宜）。装入膜内，压实成块。取出，用粗纸和鲜荷包叶包裹，于室内铺一层整棵青蒿，放一层曲块，层层相间堆放，用麻袋盖平，关闭门窗，待发酵至全部生黄衣时，取出，切成小块，晒干。法半夏 20kg，白面 100kg，苦杏仁 4kg，红小豆 4kg，鲜青蒿 7kg，鲜辣蓼 7kg，鲜苍耳秧 7kg
《上海市中药饮片炮制规范》（1994 年版）	生半夏　将原药除去杂质。洗净，取出。干燥，筛去灰屑 姜半夏 / 制半夏　将原药除去杂质，分档。浸在明矾溶液中，根据不同季节和颗粒大小，浸 5～12 天，至内无干心，口嚼 5 分钟无麻舌感（如仍有麻舌感，须继续浸渍），取出，洗去明矾水，沥干。切薄片。晒或烘至七、八成干，拌入生姜汁，使之吸尽。干燥，筛去灰屑。明矾溶液的制备取明矾 8kg，研粉，过 40 目筛。加水 100kg，使之溶化，即得。生姜汁的制备每生半夏 100kg，用净生姜 18kg 打汁 仙半夏　将制半夏先用下列药汁拌入，使之吸尽，再加下列拌料与姜半夏拌匀，晒干。每 100kg 制半夏，用甘草 2.5kg、炒枳实 0.19kg、陈皮 0.31kg、五味子 0.31kg、炒枳壳 0.25kg、薄荷 2.5kg、川芎 0.19kg、小青皮 0.31kg 水煎两次，每次 1 小时，去渣取汁。每 100kg 制半夏，用公丁香 0.31kg、木香 0.31kg、白豆落 0.19kg、沉香 0.06kg、肉桂 0.19gkg、西砂仁 0.31kg 各研取净粉，过 80 目筛 竹沥半夏　将制半夏用鲜竹沥拌匀，使之吸尽。晾干。每 100kg 制半夏，用鲜竹沥 12.5kg 宋半夏　将制半夏用下列药汁拌入，使之吸尽，干燥。每 100kg 制半夏，用陈皮 1.9kg、紫苏子 1.3kg、青礞石 1.3kg、五味子 0.6kg、天花粉 1.3kg、白前 0.6kg、枇杷叶 2.3kg 水煎两次，每次 1 小时，去渣取汁 青盐半夏　将制半夏用青盐化水拌匀，使之吸尽。晒干。每 100kg 制半夏，用青盐 3.1kg
《上海市中药饮片炮制规范》（2008 年版）	生半夏　将原药除去杂质。洗净，取出。干燥，筛去灰屑 姜半夏　将原药除去杂质，分档。浸在明矾溶液中，根据不同季节和颗粒大小，浸 5～12 天，至内无干心，口嚼 5 分钟无麻感（如仍有麻感，须继续浸渍），取出，洗去明矾水，沥干。切薄片。晒或烘至七、八成干，拌入生姜汁，使之吸尽。干燥，筛去灰屑。明矾溶液的制备：取明矾 8kg，研粉，过 40 目筛。加水 100kg，使之溶化，即得。生姜汁的制备：每生半夏 100kg，用净生姜 18kg 打汁 仙半夏　将制半夏先用下列药汁拌入，使之吸尽，再加下列粉料与姜半夏拌匀，晒干。每 100kg 制半夏，用甘草 2.5kg、炒枳实 0.19kg、陈皮 0.31kg、五味子 0.31kg、炒枳壳 0.25kg、薄荷 2.5kg、川芎 0.19kg、小青皮 0.31kg 水煎两次，每次 1 小时，去渣取汁。每 100kg 制半夏，用公丁香 0.31kg、木香 0.31kg、白豆落 0.19kg、沉香 0.06kg、肉桂 0.19gkg、西砂仁 0.31kg 各研成净粉，过 80 目筛 竹沥半夏　将制半夏用鲜竹沥拌匀，使之吸尽。晾干。每 100kg 制半夏，用鲜竹沥 12.5kg 青盐半夏　将制半夏用青盐化水拌匀，使之吸尽。晒干

五画

续表

药典及规范	炮制方法
《上海市中药饮片炮制规范》（2008 年版）	宋半夏　将制半夏用下列药汁拌入，使之吸尽，干燥。每 100kg 制半夏，用陈皮 1.9kg、紫苏子 1.3kg、青礞石 1.3kg、五味子 0.6kg、天花粉 1.3kg、白前 0.6kg、枇杷叶 2.3kg 水煎两次，每次 1 小时，去渣取汁
《浙江省中药炮制规范》（2005 年版）	生半夏　取原药，除去杂质。筛去灰屑 清半夏　取生半夏，大小分档，投入 8% 的白矾溶液内，浸泡至内无干心，口尝微有麻舌感时，取出，漂净，切厚片，干燥。每生半夏 100kg，用明矾 20kg 姜半夏（制半夏）　一法　取生半夏，水漂 1～2 天，至内无干心，取出，晾至半干，切厚片，加入白矾粉，拌匀，置缸口压实，加水超过药面 2～3cm，腌 6～10 天，至口尝微有麻舌感时，取出，漂净，干燥，与姜汁拌匀，干燥。每生半夏 100kg，用鲜生姜（压榨取汁）、白矾各 20kg 二法　取生半夏，大小分开，用水浸泡至内无干心时，另取生姜切片煎汤，加白矾与半夏共煮透，取出，晾至半干，切薄片，干燥。每生半夏 100kg，用鲜生姜 25kg、白矾 12.5kg 法半夏　取生半夏，大小分档，用水浸泡至内无干心，取出，加入甘草 - 石灰液（取甘草加适量水煎煮两次，合并煎液，倒入加适量水制成的石灰液中）浸泡，每日搅拌 1～2 次，并保持 pH12 以上，至口尝微有麻舌感，切面黄色均匀时，取出，洗净，阴干或烘干；或切厚片后干燥。每生半夏 100kg，用甘草 15kg、生石灰 10kg 竹沥半夏　取一法姜半夏，与竹沥拌匀，稍闷，干燥。每 100kg 姜半夏，用鲜竹沥 25kg
《甘肃省中药炮制规范》（2009 年版）	生半夏　取原药材，除去杂质，洗净，干燥，用时捣碎 半夏曲　配方时捣碎 水半夏　取原药材，除去杂质，筛去灰屑。用时捣碎
《广东省中药炮制规范》（1984 年版）	生半夏　除去杂质 制半夏　取净半夏，分开大小，洗净，用水浸泡 4 天，每天换水 3 次，再用白矾水浸泡 3 天，每天换水 1 次，捞起，沥去水，加姜汁拌匀，待吸尽姜汁后，蒸 6～8 小时至透心，取出，晒干，再加姜汁拌至吸尽，蒸 6～8 小时，取出，晒干。每半夏 100kg，用白矾 3kg、生姜 60kg（捣碎后榨汁分 2 次加入） 酥半夏　选用粒大均匀的净半夏，洗净，用水浸泡 7 天，每天换水 3 次，再用白矾、盐水浸泡 5 周，每 2～3 天换水 1 次，再浸清水 7 天，每天换水 3 次，取出，晒干。每半夏 100kg，用白矾 5kg，盐 1kg
《广西壮族自治区中药饮片炮制规范》（2007 年版）	生水半夏　取原药材，除去杂质，洗净，干燥，筛去灰屑，用时捣碎 清水半夏　取生水半夏，大小分开，分别用 8% 白矾溶液浸泡至内无干心，口尝微有麻舌感，取出，洗生，切厚片，干燥，筛去碎屑。每生水半夏 100kg，用白矾 20kg 姜水半夏　取生水半夏，大小分开，用水浸泡至内无干心时；另取生姜切片煎汤，加白矾与半夏共煮透，取出，晾至半干，切薄片，干燥。每生水半夏 100kg，用生姜 25kg，白矾 12.5kg 法水半夏　取生水半夏，大小分开，分别用水浸泡至内无干心，取出；另取甘草加适量水煎 2 次，合并煎液，倒入加适量水制成的石灰液中，搅匀，加入上述已浸透的半夏，浸泡，每日搅拌 1～2 次，并保持 pH 值 12 以上，至剖面黄色均匀，口尝微有麻舌感，取出，洗生，干燥，用时捣碎。每生水半夏 100kg，用甘草 15kg，生石灰 10kg
《贵州省中药饮片炮制规范》（1986 年）	生半夏　取原药材，除去杂质，及褐色油粒，筛去灰屑。用时捣碎 法半夏　取生半夏，大小分开。大小个分开，先用水浸泡至内无干心（一般需要 14～21 天，每天应换水），将水滤去。加甘草、石灰液（用甘草水浸泡石灰而得）浸泡，每日搅拌 1～2 次，并保持 pH 值 12 以上。最后，口尝微有麻舌感，切面黄色均匀为度时取出，用水洗净，置烘房中用 70℃温度烘干。临用时捣碎。每生水半夏 1000kg，用甘草 200kg，生石灰 300kg
《吉林省中药炮制标准》（1986 年版）	半夏除　去杂质，筛去灰屑 半夏曲　刷净外皮，砸成小块，置锅中，用文火炒至微黄色，取出，晾凉

续表

药典及规范	炮制方法
《江西省中药炮制规范》（1991 年版）	生半夏　取原药，除去杂质。用时捣碎 清半夏　取生半夏，大小分开，用 8% 的白矾溶液浸泡。至内无干心，口尝有麻舌感，取出，洗净，切厚片，干燥。每半夏 100kg，用白矾 20kg 姜半夏　取生半夏，用水漂 3 天，再加甘草、皂角、水漂 7～10 天，捞起，用生姜、皂角、甘草在宽水中煮约 4 小时，至内无白心时，去辅料，加清水煮约 2 小时，取出，晒至 7-8 成干，切薄片，干燥。每半夏 100kg，用生姜 20kg，皂角 8kg，甘草 5kg 法半夏　取生半夏，大小区分开，加皂角，甘草漂约 2～3 周，至内无干心，口尝麻辣味减至轻度时，取出，再加白矾粉，反复搅拌，腌 8 小时，然后加清水至没过药面约 10cm。注意不使白矾粉冲沉缸底，继续腌两天，至口尝无货微有麻舌感时，取出，洗净，切厚片，干燥。每半夏 100kg，用皂角 5kg，甘草 6kg，白矾 1kg
《全国中药炮制规范》（1988 年版）	生半夏　取原药材，除去杂质，洗净，干燥 清半夏　取净半夏，大小分开，分别用 8% 白矾溶液浸泡至内无干心，口尝微有麻舌感，取出，洗净，切厚片，干燥。每半夏 100kg，用白矾 20kg 姜半夏　取净半夏大小分开，用水浸泡至内无干心时；另取生姜切片煎汤，加白矾与半夏共煮透，取出，晾至半干，切薄片，干燥。每生水半夏 100kg，用生姜 25kg，白矾 12.5kg 法半夏　取净半夏，大小个分开，分别用水浸泡至内无干心，去水，加甘草、石灰液（取甘草加适量水煎 2 次，合并煎液，倒入加适量水制成的石灰液中）浸泡，每日搅拌 1～2 次，并保持 pH 值 12 以上，至剖面黄色均匀，取出，口尝微有麻舌感，取出，洗净，阴干或烘干。每生水半夏 100kg，用甘草 15kg，生石灰 10kg 半夏曲　取法半夏、赤小豆、苦杏仁共碾细粉，与面粉混合均匀，加入鲜青蒿、鲜辣蓼、鲜苍耳草之煎出液，搅拌均匀，堆置发酵，压成片状，切成小块，晒干 每 100kg 法半夏，用赤小豆 30kg，苦杏仁 30kg，面粉 400kg，鲜青蒿 30kg，鲜拉蓼 30kg，鲜苍耳草 30kg 麸炒半夏　曲取麸皮，撒在热锅内，待冒烟时，加入半夏曲，迅速拌炒至表面深黄色，取出，筛去麸皮，放凉。每半夏曲 100kg，用麸皮 10kg
《山东省中药炮制规范》（1990 年版）	生半夏　出去除杂，洗净，干燥 清半夏　将净半夏，大小分档，用 8% 白矾水溶液浸泡至内无干心，口尝微有麻舌感时，捞出，洗净，切薄片，干燥。每 100kg 半夏，用白矾 20kg 姜半夏　取净半夏，大小分档，浸泡至内无干心，另将净生姜片煎汤，加白矾与半夏共煮至透，取出，晾至半干，切薄片，干燥。每 100kg 半夏，用生姜 25kg、白帆 12.5kg 法半夏　将净半夏，大小分档，用清水浸泡至内干无心时，捞出，再用甘草 - 石灰液浸泡，每日搅拌 1～2 次，并保持 pH 值 12 以上，至口尝有麻舌感，切面黄色均匀为度，捞出。洗净，阴干或低温烘干。每 100kg 半夏，用甘草 15kg，生石灰 10kg
《安徽省中药饮片炮制规范》（2005 年版）	生半夏　取原药材，除去杂质，洗净，干燥。用时捣碎 . 清半夏　取净生半夏，大小分档，用 8% 的白矾溶液浸泡至内无干心时，口尝微有麻舌感时，取出，用清水洗净，切厚片，干燥，筛去碎屑。每 100kg 半夏，用白矾 20kg 姜半夏　取净生半夏，大小分档，用清水浸泡至内无干心时，另取生姜切片煎汤，加白矾与半夏共煮透，至口尝微有麻舌感时，取出，晾至半干，切薄片，干燥，筛去碎屑。每 100kg 半夏，用生姜 25kg，白矾 12.5kg 法半夏　取净生半夏，大小分档，用清水浸泡至内无干心时，取出；另取甘草适量，加水煎煮 2 次，合并煎液，倒入用适量水制成的石灰液中，搅匀。加入上述已浸透的半夏，浸泡，每日搅拌 1～2 次，并保持浸液 pH 值 12 以上，至剖面黄色均匀，口尝微有麻舌感时，取出，洗净，干燥。每 100kg 半夏，用甘草 15kg，生石灰 10kg 制半夏　取净生半夏，大小分档，用清水浸泡至内无干心时，取出，沥干，切厚片；另取姜汁适量，加入，搅匀至汁吸尽，再加入白矾粗粉搅拌使匀透（注意不要使白矾粉沉到容器底部），浸泡 48 小时，然后沿边缘加入清水至超过半夏平面约 10cm，继续浸泡 2～4 日，至口尝微有麻辣感时，取出，洗净，干燥。每 100kg 半夏，用生姜 18kg，白矾 20kg

续表

药典及规范	炮制方法
《陕西省中药饮片标准》	生半夏　取药材半夏，除去杂质 清半夏　取饮片生半夏，大小个分开，用8%的白矾溶液浸泡至内无干心，口尝微有麻舌感，取出，洗净，切厚片，干燥。每100kg半夏，用白矾20kg 姜半夏　取饮片生半夏，大小个分开，用水浸泡（如起泡沫时加白矾适量）至内无干心时；另取生姜切片煎汤，加白矾与半夏共煮透，取出，晾至半干，切薄片，干燥。每100kg半夏，用生姜25kg、白矾12.5kg
《江苏省中药饮片炮制规范》（2002年版）	生半夏　取原药材，除去杂质，洗净，干燥。用时捣碎 法半夏　取净半夏，大小分开，用清水浸泡至内无干心，取出；另取甘草适量，加水煎煮2次，合并煎液，倒入用适量水制成的石灰液中，搅匀。加入上述已浸透的半夏，浸泡，每日搅拌1～2次，并保持浸液pH值12以上，至剖面黄色均匀，口尝微有麻舌感时，取出，洗净，阴干或烘干，即得。每100kg净半夏，用甘草15kg、生石灰10kg 半夏曲　取净半夏、神曲研成细粉；白矾加水适量溶化后加入姜汁，与上述细粉及面粉、生麸皮混合拌匀，制成颗粒状软材，经发酵，取出，压成条状，切成小块，干燥。每16kg面粉、16kg麸皮用清半夏160kg，生姜汁20kg、白矾10kg、六神曲5kg 水半夏取原药材，拣去杂质，筛去灰屑
《云南省中药饮片标准》（2005版）	生半夏　取原药材，除去杂质，洗净，干燥，筛去灰屑。用时捣碎 京半夏　取药材，挑选，浸泡约5天，每天换水一次。取浸泡后的半夏，加石灰液，浸泡10～15天，每天搅拌一次，取出，淘洗净石灰，再加清水浸漂3～5天，每天换水一次，漂至石灰水排净，取出，晾干。加入混合辅料汁，浸吸约4天，每天搅拌一次，浸吸至透心，取出，干燥，即得。每1000g净药材，用生石灰300g、甘草100g、栀子20g
《湖南省中药饮片炮制规范》（2010年版）	生半夏　取原药材，除去杂质，洗净，干燥，筛去灰屑。用时捣碎 水半夏　取原药材，除去杂质，洗净，干燥，筛去灰屑。或用时捣碎 半夏曲　取清半夏160kg、六神曲5kg研细粉，白矾10kg加水溶化后加入生姜汁20kg，与上述细粉及面粉16kg混合均匀（可加入麸皮16kg），制成颗粒状，经发酵后取出，压成条状，切成小块，干燥

（三）半夏饮片现代炮制研究

生半夏有毒，轻者呕吐，严重者可造成死亡。利用各种辅料炮制半夏，能有效减弱和消除半夏毒性的刺激。在继承半夏传统炮制工艺的基础上，文献[1]进行深入的研究和全面的比较，以控制和保证成品质量为前提，结合现代高科技的生产设备，建立更加完善和规范的炮制工艺，确定工艺过程中的技术参数，建立标准化的炮制工艺方法。针对上述加工过程中存在的问题，对半夏炮制工艺做了相关的改进。

席环环等[2]采用正交试验法在优选姜半夏炮制工艺中，如正交表设计分别制备出9份样品，综合分析有机酸和生物碱含量测定结果，另外考虑到白矾用量（C）是影响姜半夏中白矾残留的关键因素，提示需严格控制姜半夏制备过程中白矾的用量，参照实际生产要求，最终确定姜半夏炮制工艺为每100g净半夏加生姜25g，白矾12.5g，煮制5小时。认为药典中规定姜半夏制备工艺的辅料用量具有一定的合理性。

张琳等[3]选择草酸钙针晶的含量为刺激性毒性成分指标，总游离有机酸含量为有效成分指标，同药典法比较，饮片的炮制程度和质量可以客观、量化进行控制，采用正交试验设计，优化了清半夏炮制工艺。要消除半夏的麻辣感，经验上在冬季炮制需要比在夏季更长的时间，所以本研究设定10℃和30℃两个温度，分别作为冬季和夏季的室温温度，设定60℃来考察加温是否可以缩短炮制时间。本研究结果表明，升高温度确实可以缩短消除麻辣感的时间。优选的清半夏炮制工艺：半夏在30℃条件下，用8%浓度白矾浸泡24小时。该工艺所用白矾浓度与药典法一致，说明药典规定的白矾浓度符合半夏的炮制目的。但同药典法比较，对炮制的时间和温度都进一步明确。考虑到大生产的要求，符合夏天炮制半夏的气温，在浸泡的时间上可选择1～2天。

邹菊英等[4]采用HPLC图谱比较研究，得出半夏经炮制后化学成分存在质和量的变化。杨锡等[5]在采用外观、断面、麻舌感等传统指标评价法半夏炮制工艺的同时，还选用了甘草酸含量进行综合评价，发现对甘草酸含量的影响程度为：浸泡时间＞煎煮液浓缩体积＞甘草煎煮次数，认为法半夏的炮制以每100g半夏用1%甘草（用水煎煮2次，合并煎液浓缩到150ml），石灰10g，浸泡6天为宜。胡昌江则选择浸泡温度、浸泡时间、加水量、压力4个因素进行试验比较，确定较佳工艺为温度50℃，浸泡时间48小时，加水量4倍，压力1.6×10^5Pa。本文结果为：每100g半夏，生石灰加水量为30ml，甘草浓缩体积为200ml，浸泡时间为6天，温度在25℃时炮制的综合得分为最高。

（四）半夏饮片炮制工艺研究总结

1．历史文献　主要有汤洗、炮法、姜制、矾制、法制、制曲和九制等方法。

2．历版《中国药典》　《中国药典》1963年版至2015年版收载了半夏、清半夏、姜半夏和法半夏。

3．各省炮制规范　主要有生半夏、水半夏、清半夏、姜半夏、制半夏、法半夏、半夏曲、京半夏、宋半夏、竹沥半夏、仙半夏、青盐半夏、酥半夏和麸炒半夏等炮制品。其中京半夏、水半夏、宋半夏、竹沥半夏、仙半夏、青盐半夏、酥半夏和麸炒半夏收载于个别规范中（≤4个）。生半夏、清半夏、姜半夏、制半夏、法半夏、半夏曲为炮制规范收载的常用品种（≥4个）。

4．现代研究文献　主要有姜制、矾制、法制等方法。

综合上述研究结果，制定半夏的炮制工艺为：

姜半夏　取净半夏，大小分开，用清水浸泡至内无干心时，取出；另取生姜捣碎煎汤，加白矾与半夏用8倍水量共煮至透，3小时后取出，晾凉或晾至半干，低温干燥。

每100kg净半夏，用生姜30kg，白矾12.5kg。

姜汤的制法：将生姜洗净，捣烂，加1.5倍水量，煎汤，煎煮一小时后，过滤，滤渣再加一倍量的水煎煮半小时，过滤，合并滤液，即为姜汤；最终浓缩使姜汤与生姜的比例为1:1。

注：操作时，生半夏加清水浸泡的过程中，当水面起泡沫宜加2%白矾泡至合度为止。一天换两次水，早晚各一次，浸泡两天。

清半夏　取净半夏，大小分开，用8%白矾溶液浸泡至内无干心时，口尝微有麻舌感，取出，洗净，切厚片，干燥。

每100kg净半夏，用白矾20kg。

参考文献

[1] 曹晖，付静，王孝涛．全国中药炮制经验与规范集成（增补本）[M]．北京：科学技术出版社，2017．

[2] 席环环，钟凌云．正交试验法优选姜半夏炮制工艺[J]．中国中医药信息杂志，2012，19(10):54-57．

[3] 张琳，吴皓，朱涛，等．多指标正交试验优化清半夏炮制工艺[J]．中成药，2008，30(5):704-706．

[4] 邹菊英，陈胜璜，雷昌，等．半夏炮制前后HPLC图谱的比较[J]．湖南中医药大学学报，2010，30(9):127-129．

[5] 杨锡，罗兴平．正交设计法研究半夏的炮制工艺[J]．中成药，1993，15(8):18-19．

Di long

地龙

药材来源 本品为钜蚓科动物参环毛蚓*Pheretima aspergillum* (E.Perrier)、通俗环毛蚓*Pheretima vulgaris* Chen、威廉环毛蚓*Pheretima guillelmi*（Michaelsen）或栉盲环毛蚓*Pheretima pectinifera* Michaelsen的干燥体的加工炮制品。前一种习称“广地龙”，后三种习称“沪地龙”。

采收加工 广地龙春季至秋季捕捉，沪地龙夏季捕捉，及时剖开腹部，除去内脏和泥沙，洗净，晒干或低温干燥。

地龙饮片炮制规范

【饮片品名】地龙、酒地龙。

（一）地龙

【饮片来源】本品为地龙药材经净制、干燥后的炮制品。

【炮制方法】剖开腹部，除去内脏和泥沙，洗净，晒干或低温干燥。

【饮片性状】广地龙　呈长条状薄片，弯曲，边缘略卷，长15～20cm，宽1～2cm。全体具环节，背部棕褐色至紫灰色，腹部浅黄棕色；第14～16环节为生殖带，习称“白颈”，较光亮。体前端稍尖，尾端钝圆，刚毛圈粗糙而硬，色稍浅。雄生殖孔在第18环节腹侧刚毛圈一小孔突上，外缘有数环绕的浅皮褶，内侧刚毛圈隆起，前面两边有横排（一排或二排）小乳突，每边10～20个不等。受精囊孔2对，位于7/8至8/9环节间一椭圆形突起上，约占节周5/11。体轻，略呈革质，不易折断，气腥，味微咸。

沪地龙　长8～15cm，宽 0.5～1.5cm。全体具环节，背部棕褐色至黄褐色，腹部浅黄棕色；第14～16环节为生殖带，较光亮。第18环节有一对雄生殖孔。通俗环毛蚓的雄交配腔能全部翻出，呈花菜状或阴茎状；威廉环毛蚓的雄交配腔孔呈纵向裂缝状；栉盲环毛蚓的雄生殖孔内侧有1或多个小乳突。受精囊孔3对，在6/7至8/9环节间。

【质量控制】

鉴别　（1）本品粉末淡灰色或灰黄色。斜纹肌纤维无色或淡棕色，肌纤维散在或相互绞结成片状，多稍弯曲，直径4～26μm，边缘常不平整。表皮细胞呈棕黄色，细胞界限不明显，布有暗棕色的色素颗粒。刚毛少见，常碎断散在，淡棕色或黄棕色，直径24～32μm，先端多钝圆，有的表面可见纵裂纹。

（2）取本品粉末1g，加水10ml，加热至沸，放冷，离心，取上清液作为供试品溶液。另取赖氨酸对照品、亮氨酸对照品、缬氨酸对照品，加水制成每1ml各含1mg、1mg和0.5mg的溶液，作为对照品溶液。照薄层色谱法试验，吸取上述四种溶液各3μl，分别点于同一硅胶G薄层板上，以正丁醇-冰醋酸-水（4:1:1）为展开剂，展开，取出，晾干，喷以茚三酮试液，在105℃加热至斑点显色清晰。供试品色谱中，在与对照品色谱相应的位置上，显相同颜色的斑点。

（3）取本品粉末1g，加三氯甲烷20ml，超声处理20分钟，滤过，滤液置水浴上蒸干，残渣加三氯甲烷1ml使溶解，作为供试品溶液。另取地龙对照药材1g，同法制成对照药材溶液。照薄层色谱法试验，吸取上述两种溶液各5μl，分别点于同一硅胶G薄层板上，以甲苯-丙酮（9:1）为展开剂，展开，取出，晾干，置紫外光灯（365nm）下检视。供试品色谱中，在与对照药材色谱相应的位置上，显相同颜色的荧光斑点。

检查　杂质　不得过6%。

水分　不得过12.0%。

总灰分　不得过10.0%。

酸不溶性灰分　不得过5.0%。

重金属　取本品1.0g，依法检查（第二法），含重金属不得过30mg/kg。

黄曲霉毒素　照黄曲霉毒素测定法测定本品每1000g含黄曲霉毒素B_1不得过5μg，黄曲霉毒素G_2、黄曲霉毒素G_1、黄曲霉毒素B_2和黄曲霉毒素B_1的总量不得过10μg。

浸出物　不得少于16.0%。

（二）酒地龙

【饮片来源】本品为地龙经酒炙后的炮制品。

【炮制方法】取净地龙段，用黄酒拌匀，稍闷润，待酒被吸尽后，置炒制容器内，用文火加热，炒至棕色，取出晾凉。

每100kg地龙段，用黄酒12.5kg。

【饮片性状】广地龙为薄片状小段，边缘略卷，具环节，背部棕褐色至紫灰色，腹部浅黄棕色，生殖环较光亮。体轻，略呈革质，质韧不易折断。气腥，味微咸。

沪地龙为不规则碎段，表面灰褐色或灰棕色，多皱缩不平，生殖环带多不明显。体轻，质脆易折断，肉薄。

酒地龙表面色泽加深，偶见焦斑，略具酒气。

【质量控制】

鉴别、检查、浸出物　同药材。

【性味与归经】咸，寒。归肝、脾、膀胱经。

【功能与主治】清热定惊，通络，平喘，利尿。用于高热神昏，惊痫抽搐，关节痹痛，肢体麻木，半身不遂，肺热喘咳，尿少水肿。

【用法与用量】5～10g。

【贮藏】置阴凉干燥处，防霉，防蛀。

地龙饮片炮制操作规程

（一）地龙

1．产品概述

（1）品名　地龙。

（2）规格　段。

2．生产依据　按照《中国药典》2015年版一部有关工艺要求及标准，以及拟定的饮片品种炮制工艺执行。

3．工艺流程　取原药材，除去杂质，洗净、切段、干燥。

4．炮制工艺操作要求

（1）净制　将药材置于洁净的操作台上，除去非药用部位、泥土、杂质等。

（2）切制　用铡刀将地龙切成10～15mm的长段。

（3）包装　称重，封装，封口。贴上标签。

5．原料规格质量标准　符合《中国药典》2015年版一部地龙药材项下的相关规定。

6．成品质量标准　符合本规范地龙饮片项下的相关规定。

7．成品贮存及注意事项　置阴凉干燥处，防蛀。

8．工艺卫生要求　符合中药饮片GMP相关工艺卫生要求。

9．主要设备

切药机、包装机等设备。

（二）酒地龙

1．产品概述

（1）品名　酒地龙。

（2）规格　段。

2．生产依据　按照《中国药典》2015年版一部有关工艺要求及标准，以及拟定的饮片品种炮制工艺执行。

3．工艺流程

取净地龙段，用黄酒拌匀，稍闷润，待酒被吸尽后，置炒制容器内，用文火加热，炒至棕色，取出晾凉。

每100kg地龙段，用黄酒12.5kg。

4．炮制工艺操作要求

（1）粗选　将药材置洁净的操作台上，除去非药用部位、泥土、杂质等。

（2）切制　用铡刀将地龙切成10～15mm的长段。

（3）炮制　取适量净地龙（每100kg地龙，加入黄酒12.5kg），加入黄酒闷润60～90分钟，预热型号为CY-640的温控炒药机，当温度为300℃时，将闷润好的地龙约5kg，置炒药机炮制约7分钟，当药物炒干表面棕黄色时，取出，晾凉。

（4）细选　将药物过10目筛，筛上的药物手拣除去非药用部位、变质部分及杂质，并挑出炒焦的及杂质。

（5）包装　称重，封装，封口。贴上标签。

5．原料规格质量标准　符合《中国药典》2015年版一部地龙药材项下的相关规定。

6．成品质量标准　符合本规范酒地龙饮片项下的相关规定。

7．成品贮存及注意事项　置阴凉干燥处，防蛀。

8．工艺卫生要求　符合中药饮片GMP相关工艺卫生要求。

9．主要设备　切药机、炒药机、振动筛、包装机等设备。

地龙饮片炮制规范起草说明

（一）地龙炮制方法历史沿革

1．净制　去土（唐《理伤》），翻去腹土（明《正宗》），去白颈（明《普济方》）。

2．切制　细切（宋《证类—雷公》），去土，以布裹锤（明《普济方》），生研和药（明《必读》）。

3．炮制

（1）药制　凡使，收得后，用糯米水浸一宿至明漉出，以无灰酒浸一日，至夜漉出，焙令干后，细切，取蜀椒并糯米及切了蚯蚓三件同熬之，待糯米熟，出米椒了，拣净用之，凡修事二两使米一分，椒一分为准。（宋《证类》）。

（2）炙制　炙干（宋《圣惠方》），炙干为末（宋《证类》），慢火炙黄（明《普济方》），火炙存性（清《良朋》）。

（3）炒制　去土微炒（宋《圣惠方》）。去土炒（宋《脚气》）。炒为末（明《景岳》）。

（4）醋制　醋内炒过（宋《博济》）。醋炙（宋《总录》）。

（5）熬制　熬末用之（宋《证类》）。

（6）制炭

①煅炭：制为末化火烧灰（宋《证类》、明《原始》）。火炙存性（清《良朋》）。装在经霜丝瓜内，煅枯焦，连瓜为末（清《串雅内》）。

②炒炭：炒黑（清《释谜》）。

（7）焙制　去土瓦上（爆）过（宋《总录》）。去泥净阴阳瓦焙干为末（明《普济方》、清《奥旨》）。洗焙干（明《婴童》、清《集解》）。

（8）爁制　去土爁（宋《局方》）。

（9）酒制　酒浸去土（元《世医》、元《丹溪》）。酒炒（元《丹溪》）。敲去腹内泥，黄酒洗，文火顿干（清《大成》）。

（10）油制　清油炒（元《世医》）。麻油炒（明《医学》）。

（11）蛤粉炒制　蛤粉炒（元《普济方》）。

（12）盐制　须盐水洗净，或生或炙随宜。（明《蒙筌》）。入盐化水，炙干（清《逢原》）。

历代炮制历史沿革见表1。

表1　地龙炮制历史沿革简况

朝代	沿用方法	新增方法	文献出处
唐以前		焙令干后，细切	《雷公》
唐	切制	去土	《理伤》
宋代	切制	去土微炒 炙干	《圣惠方》
		细切 凡使，收得后，用糯米水浸一宿至明漉出，以无灰酒浸一日，至夜漉出，焙令干后，细切，取蜀椒并糯米及切了蚯蚓三件同熬之，待糯米熟，出米椒了，拣净用之，凡修事二两使米一分，椒一分为准	《证类》
		醋内炒过	《博济》
金元时期	切制	酒浸去土 酒炒 清油炒	《世医》
		酒浸去土 酒炒	《丹溪》
明代	切制	蛤粉炒，慢火炙黄	《普济方》
		炒为末	《景岳》
		洗焙干	《婴童》
		酒炒麻油炒	《医学》
		须盐水洗净，或生或炙随宜	《蒙筌》
清代	切制	火炙存性	《良朋》
		装在经霜丝瓜内，煅枯焦，连瓜为末	《串雅内》
		炒黑	《释谜》
		敲去腹内泥，黄酒洗，文火顿干	《大成》
		入盐化水，炙干	《逢原》

从古代文献资料中可以看出，历代沿用过的地龙炮制方法有十余种，地龙的炮制品中有多种，煅炭、炒黄、酒炙、油炙、蛤粉炒、盐制、醋炙等各种方法。酒炙地龙从元代开始一直沿用到今，应用广泛。

（二）地龙饮片药典及地方炮制规范

1．净制　拣取杂质，用水漂净，及时捞出，晒干，切断即得。

2．土制　用草木灰或稻草灰拌后晒干或炕干。

3．酒炙　取净地龙段，加入黄酒拌匀，置锅内，用文火加热，炒至表面呈棕色时，取出，放凉。每地龙100kg，用黄酒12.5kg。

4．炒制　将净地龙段置锅内，文火炒至表面色泽变深时，取出，放凉。

5．甘草制　取净地龙，放入温甘草水中，浸泡2小时，捞起，干燥。每地龙100kg，用甘草20kg。甘草水泡后呈灰褐或黄棕色，气微腥，味甘咸。

现代炮制方法见表2。

表2　《中国药典》及各地炮制规范收载的地龙炮制方法

药典及规范	炮制方法
《中国药典》（1963年版）	地龙　拣取杂质，用水漂净，及时捞出，晒干，切断即得 土地龙　用草木灰或稻草灰拌后晒干或炕干 地龙肉　剖开腹部，洗去内脏及泥土，及时晒干或炕干
《中国药典》（1977年版） 《中国药典》（1985年版） 《中国药典》（1990年版）	地龙　除去杂质，洗净，切断，干燥 广地龙　捕捉后及时剖开腹部，洗去内脏及泥沙，晒干或低温干燥 土地龙　用草木灰呛死后，去灰晒干或低温干燥

续表

药典及规范	炮制方法
《中国药典》（1995年版）	地龙　除去杂质，洗净，切断，干燥 广地龙　捕捉后及时剖开腹部，洗去内脏及泥沙，晒干或低温干燥
《中国药典》（2000年版） 《中国药典》（2005年版） 《中国药典》（2010年版） 《中国药典》（2015年版）	地龙　除去杂质，洗净，切断，干燥 广地龙、沪地龙　及时剖开腹部，洗去内脏及泥沙，晒干或低温干燥
《全国中药炮制规范》（1988年版）	地龙　取原药材，除去杂质，洗净、切段、干燥。土地龙，碾碎，筛去土 酒地龙　取净地龙段，加入黄酒拌匀，置锅内，用文火加热，炒至表面呈棕色时，取出，放凉。每地龙100kg，黄酒12.5kg
《北京市中药饮片炮制规范》（2008年版）	取原药材，除去杂质，洗净，切长段，干燥
《上海市中药饮片炮制规范》（2008年版）	将原药除去杂质，喷潮，切段（5～10mm），快洗，及时干燥，筛去灰屑
《上海市中药饮片炮制规范》（2008年版）	将原药除去杂质，喷潮，切段（5～10mm），快洗，及时干燥，筛去灰屑
《安徽省中药饮片炮制规范》（2005年版）	地龙　取原药材，除去杂质，洗净，稍润，切段，干燥 酒地龙　取净地龙段，照酒炙法，炒干。每100kg地龙，用黄酒12.5kg
《福建省中药炮制规范》（1998年版）	地龙　除去杂质，洗净，切段，干燥 酒地龙　取地龙段，照酒炙法炒干
《广东省中药炮制规范》（1984年版）	地龙　除去杂质，洗净，切段，晒干 甘草泡地龙　取净地龙，放入温甘草水中，浸泡2小时，捞起，干燥。每地龙100kg，用甘草20kg。甘草水泡后呈灰褐或黄棕色，气微腥，味甘咸
《贵州省中药饮片炮制规范》（2005年版）	地龙　取原药材，除去杂质，洗净，切段，干燥 酒地龙　取净地龙，照酒炙法炒至棕黄色。每100kg净地龙，用黄酒15kg。酒地龙表面色泽加深，具焦斑，微有酒气
《吉林省中药炮制标准》（1986年版）	地龙　除去杂质，用碾压扁或锤开，洗净泥沙，捞出，晒干
《江西省中药炮制规范》（1991年版）	地龙　取原药，除去杂质，洗净，切段，晒干
《山东省中药炮制规范》（1990年版）	广地龙　除去杂质，洗净，稍晾，切段，干燥。土地龙除去杂质，洗净，干燥，或碾碎，筛去土 炒地龙　将净地龙段置锅内，文火炒至表面色泽变深时，取出，放凉
《浙江省中药炮制规范》（2005年版）	地龙　取原药，除去杂质，抢水洗净，切段，低温干燥 酒地龙　取地龙，与酒拌匀，稍闷。另取沙子，置热锅中翻动，待其滑利，投入地龙，炒至表面棕黄色，微鼓起时，取出，筛去沙子，摊凉。每地龙100kg，用酒12kg
《辽宁省中药炮制规范》（1987年版）	炙地龙　取滑石粉，置锅内加热后，投入地龙段，拌炒全鼓起时，取出，筛去滑石粉，放凉
《河南省中药饮片炮制规范》（2005年版）	生用　擦去杂质，洗净泥土，及时捞出，晒干，切段1～1.5cm长 酒炙　取地龙段与黄酒拌匀，稍润，置锅内用文火炒至微干；取出，放凉。每500g地龙，用黄酒90g
《湖南省中药饮片炮制规范》（2010年版）	拣去杂质，抢水洗净泥泥砂，沥干，晒八成干，切3～4cm段片，晒干或烘干，筛去灰屑，用滑石粉炒至鼓起，筛去滑石粉即得
《河北省中药饮片炮制规范》	酒地龙　取地龙放在洁净的容器内，喷洒黄酒，充分搅拌，混匀，浸闷至酒吸尽，干燥。每100kg地龙，用黄酒20kg

（三）地龙饮片现代炮制研究

李钟[1]采用正交试验法，以次黄嘌呤的含量为考察指标，对加水量、淘洗时间、干燥方式3个因素进行研究来优选广地龙饮片最佳炮制工艺。广地龙饮片的最佳炮制工艺为加5倍量的水，淘洗3分钟，40℃烘干。淘洗时间对次黄嘌呤的含量有显著性差异，加水量和干燥方式对次黄嘌呤的含量影响不显著。李焕平[2]以次黄嘌呤的含量为评价指标，选择加酒量、闷润时间、烘干温度三个主要影响因素，用$L_9(3^4)$正交设计表，采用方差分析法，对广地龙进行酒炙工艺的优选，结果：酒炙广地龙的最佳炮制工艺，每20g饮片，加10ml黄酒，闷润 50分钟，40℃干燥，为广地龙饮片的规模化、产业化生产提供了参考依据。

（四）地龙饮片炮制工艺研究总结

1. 历史文献 净制（去土，翻去腹土，去白颈）、切制（细切，去土，以布裹锤、生研和药、炙制（炙干、炙干为末、慢火炙黄、火炙存性）、炒制（去土微炒、去土炒、炒为末）、醋制（醋内炒过、醋炙）、熬制（熬末用之）、制炭（煅炭、火炙存性、炒炭）、焙制［去土瓦上（爆）、洗焙干］、爁制（去土爁）、酒制（酒浸去土、酒炒）、油制、蛤粉炒制、盐制。

2. 历版《中国药典》 酒炙地龙、清炒地龙、地龙等，地龙为最常用。

3. 各省市炮制规范 地龙、酒炙地龙、清炒地龙、甘草制地龙等，地龙、酒炙地龙最常用。

4. 现代研究文献 酒炙、醋炙、蛤粉烫、清炒和滑石粉炒。

综合上述研究结果，制定地龙的炮制工艺为：

地龙 取原药材，除去杂质，洗净、切段、干燥。

酒地龙 取适量净地龙，用黄酒拌匀，稍闷润，待酒被吸尽后，置炒制容器内，用文火加热，炒至棕色，取出晾凉。

每100kg地龙段，用黄酒12.5kg。

参考文献

[1] 李钟, 李文姗, 黄艳玲. 广地龙饮片炮制工艺研究[J]. 中医药导报, 2008, 14(7):81-83.

[2] 李焕平. 正交试验优选酒炙广地龙炮制工艺[J]. 中医临床研究, 2011, 03(09):98-99.

Di huang
地黄

药材来源 本品为玄参科植物地黄*Rehmannia glutinosa* Libosch.的新鲜或干燥块根。

采收加工 秋季采挖，除去芦头、须根及泥沙，鲜用；或将地黄缓缓烘焙至约八成干。前者习称“鲜地黄”，后者习称“生地黄”。

地黄饮片炮制规范

【饮片品名】生地黄、熟地黄。

（一）生地黄

【饮片来源】本品为地黄药材缓缓烘焙至约八成干的炮制品。

【炮制方法】除去杂质及残余木心，洗净，晒干或低温干燥。

【饮片性状】本品呈筒状或槽状，长短不一。外表面灰黄色至棕黄色，粗糙有不规则纵裂纹，易成鳞片状剥落。内表面黄白色至灰黄色，较平坦，有细纵纹。体重，质软而韧，不易折断，断面不平坦，外层黄棕色，内层灰白色。气微，味微甘而后苦。

【质量控制】

鉴别 （1）本品横切面：木栓细胞数列。栓内层薄壁细胞排列疏松；散有较多分泌细胞，含橙黄色油滴；偶有石细胞。韧皮部较宽，分泌细胞较少。形成层成环。木质部射线宽广；导管稀疏，排列成放射状。生地黄粉末深棕色。木栓细胞淡棕色。薄壁细胞类圆形，内含类圆形核状物。分泌细胞形状与一般薄壁细胞相似，内含橙黄色或橙红色油滴状物。具缘纹孔导管和网纹导管直径约至92μm。

（2）取本品粉末2g，加甲醇20ml，加热回流1小时，放冷，滤过，滤液浓缩至5ml，作为供试品溶液。另取梓醇对照品，加甲醇制成每1ml含0.5mg的溶液，作为对照品溶液。照薄层色谱法试验，吸取上述两种溶液各5μl，分别点于同一硅胶G薄层板上，以三氯甲烷-甲醇-水（14∶6∶1）为展开剂，展开，取出，晾干，喷以茴香醛试液，在105℃加热至斑点显色清晰。供试品色谱中，在与对照品色谱相应的位置上，显相同颜色的斑点。

（3）取本品粉末1g，加80%甲醇50ml，超声处理30分钟，滤过，滤液蒸干，残渣加水5ml使溶解，用水饱和的正丁醇振摇提取4次，每次10ml，合并正丁醇液，蒸干，残渣加甲醇2ml使溶解，作为供试品溶液。另取毛蕊花糖苷对照品，加甲醇制成每1ml含1mg的溶液，作为对照品溶液。照薄层色谱法试验，吸取上述供试品溶液5μl、对照品溶液2μl，分别点于同一硅胶G薄层板上，以乙酸乙酯-甲醇-甲酸（16∶0.5∶2）为展开剂，展开，取出，晾干，用0.1%的2,2-二苯基-1-苦肼基无水乙醇溶液浸板，晾干。供试品色谱中，在与对照品色谱相应的位置上，显相同颜色的斑点。

检查 水分 不得过15.0%（第二法）。

总灰分 不得过8.0%。

酸不溶性灰分 不得过3.0%。

浸出物 不得过65.0%（冷浸法）。

含量测定 梓醇 照高效液相色谱法测定。

色谱条件与系统适用性试验 以十八烷基硅烷键合硅胶为填充剂；以乙腈-0.1%磷酸溶液（1∶99）为流动相；检测波长为210nm。理论板数按梓醇峰计算应不低于5000。

对照品溶液的制备 取梓醇对照品适量，精密称定，加流动相制成每1ml含10μg的溶液，即得。

供试品溶液的制备 取本品（生地黄）切成约5mm的小块，经80℃减压干燥24小时后，磨成粗粉，取约0.8g，精密称定，置具塞锥形瓶中，精密加入甲醇50ml，称定重量，加热回流提取1.5小时，放冷，再称定重量，用甲醇补足减失的重量，摇匀，滤过，精密量取续滤液10ml，浓缩至近干，残渣用流动相溶解，转移至10ml量瓶中，并用流动相稀释至刻度，摇匀，滤过，取续滤液，即得。

测定法 分别精密吸取对照品溶液与供试品溶液各10μl，注入液相色谱仪，测定，即得。

生地黄按干燥品计算，含梓醇（$C_{15}H_{22}O_{10}$）不得少于0.20%。

毛蕊花糖苷 照高效液相色谱法测定。

色谱条件与系统适用性试验 以十八烷基硅烷键合硅胶为填充剂；以乙腈-0.1%醋酸溶液（16∶84）为流动相；检测波长为334nm。理论板数按毛蕊花糖苷峰计算应不低于5000。

对照品溶液制备 取毛蕊花糖苷对照品适量，精密称定，加流动相制成每1ml含10μg的溶液，即得。

供试品溶液制备 精密量取〔含量测定〕项梓醇项下续滤液20ml，减压回收溶剂近干，残渣用流动相溶解，转移至5ml量瓶中，加流动相至刻度，摇匀，滤过，取续滤液，即得。

测定法 分别精密吸取对照品溶液与供试品溶液各20μl，注入液相色谱仪，测定，即得。

生地黄按干燥品计算，含毛蕊花糖苷（$C_{29}H_{36}O_{15}$）不得少于0.020%。

【性味与归经】甘，寒。归心、肝、肾经。

【功能与主治】清热凉血，养阴生津。用于热入营血，温毒发斑，吐血衄血，热病伤阴，舌绛烦渴，津伤便秘，阴虚发热，骨蒸劳热，内热消渴。

【用法与用量】10～15g。

【贮藏】置阴凉干燥处，防霉，防蛀。

（二）熟地黄

【饮片来源】本品为生地黄炮制加工品。

【炮制方法】（1）取净生地黄，加黄酒拌匀，置蒸制容器内，密闭，隔水蒸至酒吸尽，药物显乌黑色光泽，味转甜，取出，晒至外皮黏液稍干，切厚片，干燥。

每100kg生地黄，用黄酒30～50kg。

（2）取净生地黄，至蒸制容器内，蒸至黑润，取出，晒至八成干，切厚片或块，干燥。

【饮片性状】本品为不规则的块片、碎块，大小、厚薄不一。表面乌黑色，有光泽，黏性大。质柔软而带韧性，不易折断，断面乌黑色，有光泽。气微，味甜。

【质量控制】

鉴别、检查、浸出物　同生地黄。

含量测定　照高效液相色谱法测定。

色谱条件与系统适用性试验　以十八烷基硅烷键合硅胶为填充剂；以乙腈-0.1%醋酸溶液（16∶84）为流动相；检测波长为334nm。理论板数按毛蕊花糖苷峰计算应不低于5000。

对照品溶液制备　取毛蕊花糖苷对照品适量，精密称定，加流动相制成每1ml含10μg的溶液，即得。

供试品溶液制备　取本品最粗粉约2g，精密称定，置圆底烧瓶中，精密加入甲醇100ml，称定重量，加热回流30分钟，放冷，再称定重量，用甲醇补足减失的重量，摇匀，滤过，精密量取续滤液50ml，减压回收溶剂近干，残渣用流动相溶解，转移至10ml量瓶中，加流动相至刻度，摇匀，滤过，取续滤液，即得。

测定法　分别精密吸取对照品溶液与供试品溶液各20μl，注入液相色谱仪，测定，即得。

按干燥品计算，含毛蕊花糖苷（$C_{29}H_{36}O_{15}$）不得少于0.020%。

【性味与归经】甘，微温。归肝、肾经。

【功能与主治】补血滋阴，益精填髓。用于血虚萎黄，心悸怔忡，月经不调，崩漏下血，肝肾阴虚，腰膝酸软，骨蒸潮热，盗汗遗精，内热消渴，眩晕，耳鸣，须发早白。

【用法与用量】9～15g。

【贮藏】置阴凉干燥处，防霉，防蛀。

地黄饮片炮制操作规程

（一）生地黄

1．产品概述

（1）品名　生地黄。

（2）规格　片。

2．生产依据　按照《中国药典》2015年版一部有关工艺要求及标准，以及拟定的饮片品种炮制工艺执行。

3．工艺流程　除去杂质及残余木心，洗净，晒干或低温干燥。

4．炮制工艺操作要求

（1）挑选　除去杂质及残留木心。

（2）洗净　用水洗净。

（3）干燥　净地黄，干燥或低温干燥。

（4）包装　复合袋手工包装，包装损耗应不超过1.0%。

5．原料规格质量标准　符合《中国药典》2015年版一部地黄药材项下的相关规定。

6．成品质量标准　符合本规范生地黄饮片项下的相关规定。

7．成品贮存及注意事项　置通风干燥处，防蛀。

8．工艺卫生要求　符合中药饮片GMP相关工艺卫生要求。

9．主要设备　截断机、热风循环烘箱等设备。

（二）熟地黄

1．产品概述

（1）品名　熟地黄。

（2）规格　片。

2．生产依据　按照《中国药典》2015年版一部有关工艺要求及标准，以及拟定的饮片品种炮制工艺执行。

3．工艺流程

（1）取净生地黄，加黄酒拌匀，置蒸制容器内，密闭，隔水蒸至酒吸尽，药物显乌黑色光泽，味转甜，取出，晒至外皮黏液稍干，切厚片，干燥。

每100kg生地黄，用黄酒30～50kg。

（2）取净生地黄，至蒸制容器内，蒸至黑润，取出，晒至八成干，切厚片或块，干燥。

4．炮制工艺操作要求

（1）挑拣　除去杂质。

（2）蒸煮　①取净生地黄，加黄酒拌匀，置蒸制容器内，密闭，隔水蒸至酒吸尽，药物显乌黑色光泽，味转甜，取出，晒至外皮黏液稍干，切厚片；每100kg生地黄，用黄酒30～50kg。

②取生地黄，蒸至黑润，取出，55℃左右干燥至约八成干时，切厚片。

（3）干燥　70℃左右干燥。

（4）包装　复合袋手工包装，包装损耗应不超过2.0%。

5．原料规格质量标准　符合《中国药典》2015年版一部熟地黄饮片项下的相关规定。

6．成品质量标准　符合本规范熟地黄饮片项下的相关规定。

7．成品贮存及注意事项　置通风干燥处。

8．工艺卫生要求　符合中药饮片GMP相关工艺卫生要求。

9．主要设备　蒸煮锅、截断机、热风循环烘箱等设备。

地黄饮片炮制规范起草说明

（一）地黄炮制方法历史沿革

1．净制　“去其须叶及细根”《千金翼》；“净选，更以拣去细根及更节短瘦者”《证类》；“去苗土”《总微》；“去芦”《瑞竹》；“洗去土”《普济方》；“温水洗”《医学》；“去枝梢”《要旨》。

2．切制　“洗去土、细切”《外台》；“以竹刀子切”《圣惠方》；“水洗三五遍，细切晒干”《博济》；“洗净，薄切焙干”《洪氏》。

3．炮制

（1）蒸制　汉代记载“㕮咀，蒸之如斗米饭久，以铜器盛其汁，更绞地黄汁”《金匮》。唐代记载“候好晴日便早蒸之，即暴于日中，夜置汁中以物盖之，明朝又蒸，古法九遍止，今但看汁尽色黑熟，蒸三五遍亦得”《千金》。宋代记载有“取肥地黄三二十斤，净洗，更以拣去细根及根节瘦短者，亦得二三十斤，捣绞取汁，投银铜器中，下肥地黄浸漉令浃，饭上蒸三四过，时时浸漉转，蒸讫又暴，使汁尽，其地黄当光黑如漆，味甘如饴糖”《证类》，“九蒸”《朱氏》。清代记载“锅上蒸一日，晒干，再蒸再晒，九次为度”《切用》。

（2）酒制

①酒蒸：宋代记载“采生地黄，去白皮，瓷锅上柳木甑蒸之，摊令气歇，伴酒再蒸，又出令干”《证类-雷公》，“酒洒九蒸九曝，焙干”（《史载》《普本》）。唐代记载“……亦可直切（地黄）蒸半日，数以酒洒之使周匝，至夕出暴干”《千金翼》。

②酒浸（渍）：梁代记载“渍酒良”《集注》。唐代记载“渍三日暴干”《外台》。明代记载“好酒渍之，昼曝夜渍，酒尽则止，曝干捣筛”《普济方》。

③酒洗：宋代记载“酒洗焙干”《洪氏》。明代记载“酒洗切片”《保元》。

④酒炒：元代有“酒拌炒”《世医》。

⑤酒煮：元代记载“酒煮”《世医》。明代记载“酒洗锅内煮烂”《景岳》。清代记载有“煮到饴”《良朋》，“砂罐内酒煮一夜，其

色如漆"《说约》。

⑥酒炖（罐炖）：明代记载有"酒洗晒干，以手擘之有声为度，好酒拌匀置瓷瓮内包固重汤煮一昼夜，胜于蒸者名熟地黄"（《保元》《大法》）。

⑦酒拌：明代记载"酒拌"《理例》。清代记载"酒润"《时方》。

（3）炒制　"熬"《千金方》。"炒焦"《大成》。

（4）制炭　宋代记载有"烧灰"《圣惠方》，"烧令黑"《圣惠方》，"锉碎，泥固济入罐子内，用瓦一片盖口炭火十斤烧赤，放冷取出"《总录》。明代记载"姜汁浸焙，剀碎，入砂锅内纸筋盐泥固济。火煅过"《济阴》。清代记载"纸包烧存性"《本草述》。

（5）醋制　宋代记载"醋微炒"《博济》。

（6）姜制　宋代记载有"姜汁炒地黄渣"《局方》，"用生姜一两切同炒黄干"《传信》。明代记载有"先酒蒸再加生姜汁慢火焙干"（《禁方》《保元》），"姜酒拌炒"《必读》。清代记载有"姜汁浸"《本草汇》。

（7）盐制　元代有"盐水炒"《世医》。明代有"盐煨浸炒"《普济方》。清代有"青盐水炒"《玉楸》。

（8）蜜制　明代记载"撕碎，蜜拌"《医学》。

（9）砂仁制

①砂仁、酒制：明代记载有"酒、砂仁九蒸九曝"《纲目》、"酒、砂仁砂锅柳甑九蒸九曝至透熟纯黑"《必读》。清代记载有"酒浸三日加砂仁拌蒸九次"《辨义》，"水煮至中心透黑，然后每斤入滚陈酒半斤，炒砂仁末一钱再煮至汁尽，晒干"《全生集》。

②砂仁、酒、茯苓制：明代记载"用酒拌炒，蒸熟，用砂仁、茯苓、酒浸后慢火煮干，去砂、茯二味不用"《禁方》。

③砂仁、茯苓制：明代记载"地黄与茯苓砂仁同煮，去茯、砂不用"《景岳》。

④砂仁、沉香制：明代记载"砂仁、沉香制"《通玄》。

⑤砂仁炒：明代记载"以砂仁水湿同生地黄炒"《粹言》。清代记载"砂仁炒"《得配》。

⑥砂仁、酒、姜制：清代记载"砂仁、酒、姜三味拌蒸，九晒收再以瓦焙为末"《拾遗》。

⑦砂仁拌：清代记载"砂仁末伴"（清《笔花》）。

（10）煮制　明代记载"熟煮如黑锡，研焙"《普济方》。

（11）药汁制

①黄连制：明代记载"研取汁连滓拌黄连末和匀，晒干用"《准绳》。

②乳制：清代记载有"乳汁浸一宿晒干"《钩元》，"人乳炒"《得配》，"人乳山药拌蒸"《尊生》。

③童便制：清代记载有"童便煮""童便拌炒"《得配》。

④红花制：清代记载有"切片红花炒"《医醇》。

⑤蛤粉制：清代记载有"切片蛤粉炒"《医醇》。

（12）煨制　清代记载有"切断纸包火煨"《串雅内》，"以面包煨令烟断去面"《本草述》。

历代炮制历史沿革见表1。

表1　地黄炮制历史沿革简况

朝代	新增方法	文献出处
汉	㕮咀，蒸之如斗米饭久，以铜器盛其汁，更绞地黄汁	《金匮》
南北朝	切，蒸焙	《鬼遗》
	凡使生地黄去皮，瓷锅上柳木甑蒸之，摊令气歇，拌酒再蒸，又出令干……	《雷公》
唐代	细切蒸之极熟	《外台》

续表

朝代	新增方法	文献出处
唐代	采地黄，去其须，叶及细根，捣亦可直切（地黄）蒸之半日，数以酒洒之使周匝至夕出暴干	《千金》
宋代	“烧灰”“以竹刀子切，烧令黑”	《圣惠方》
	锉碎，泥固济入罐子内，用瓦一片盖口炭火十斤烧赤，放冷取出	《总录》
	光黑如漆，味甘如饴	《证类》
	烧令黑	《圣惠方》
明代	以好酒入缩砂仁末在内，拌匀，柳木甑于瓦锅内蒸令气透干，再以砂仁、酒拌蒸（曝），如此九蒸九（曝）乃止	《纲目》
	姜汁浸焙，锉碎，入砂锅内，纸筋盐泥固济	《济阴》
	火煅过 补脾胃炒炭存性	《本草》
清代	纸包烧存性	《说约》
	用男儿母乳拌湿，候润透，晒微焙	《大成》
	乳浸曝三次	《本草述》
	怀生地砂仁、酒、姜三味拌蒸，九晒收，再以	《拾遗》
	瓦焙为炭、锉碎，入砂锅内，纸筋盐泥固济，火煅过	《笺正》

综合古代熟地黄的炮制方法，可知炮制方法很多，操作工艺比较繁杂，主要有净制、切制、蒸制、煮制、炒炭等。从熟地黄炮制历史沿革可知：采用蒸制和酒蒸制熟地黄应用历史最悠久，制品要求“色黑如漆，味甘如饴”，此外，炮制的时间较长，如“九蒸九晒”；对于地黄炒炭的要求为“炒炭存性”。

（二）地黄饮片药典及地方炮制规范

1. 切制 取干地黄，除去杂质，用水稍泡，捞出，闷一夜，使皱纹展开，洗净泥土，闷润后切片或切小块，干燥，即得。

2. 炮制

（1）酒制 取洗净的干地黄，加黄酒拌匀，置罐内或适宜容器内，密闭，置水锅中，隔水炖至酒吸尽，取出，晒至外皮黏液稍干，置缸内贮藏即得。每干地黄100斤，用黄酒50斤。

（2）蒸制 取洗净的干地黄，置容器内加热蒸至黑润为度，取出，晒至八成干，切片，再晒干，即得。

（3）煅炭 取洗净的干地黄，分开大小个，置煅锅内装八成满，上面复盖一锅，两锅的接合处用黄泥封固，上压重物，用文武火煅至贴在盖锅底上的白纸显焦黄色为度，挡住火门，待凉后，取出即得；或将干地黄置锅内直接炒炭亦可。

（4）炒制 取净生地黄片，置锅中，用微火炒至黄色或微具焦斑。取出，放凉。

现代炮制方法见表2。

表2 《中国药典》及各地炮制规范收载的地黄炮制方法

药典及规范	炮制方法
《中国药典》（1963年版）	生地黄 取干地黄，除去杂质，用水稍泡，捞出，闷一夜，使皱纹展开，洗净泥土，闷润后切片或切小块，干燥，即得 酒熟地黄 取洗净的干地黄，加黄酒拌匀，置罐内或适宜容器内，密闭，置水锅中，隔水炖至酒吸尽，取出，晒至外皮粘液稍干，置缸内贮藏即得。每干地黄100斤，用黄酒50斤 蒸熟地黄 取洗净的干地黄，置容器内加热蒸至黑润为度，取出，晒至八成干，切片，再晒干，即得 生地黄炭 取洗净的干地黄，分开大小个，置煅锅内装八成满，上面复盖一锅，两锅的接合处用黄泥封固，上压重物，用文武火煅至贴在盖锅底上的白纸显焦黄色为度，挡住火门，待凉后，取出即得；或将干地黄置锅内直接炒炭亦可 熟地黄炭 取熟地黄，照上述生地黄炭的方法煅炭即得

六画

续表

药典及规范	炮制方法
《中国药典》（1977 年版）	生地　除去杂质，洗净，闷润切片，干燥 生地炭　取生地片，照炒炭法（附录 19 页）炒至发泡鼓起 熟地黄　（1）取净生地，照酒炖法（附录18页）用黄酒炖至酒吸尽，取出，晒至外皮黏液稍干时，切片，晒干。每生地100kg，用黄酒50kg （2）取净生地，照蒸法（附录 18 页）蒸至黑润，取出，晒至约八成干时，切片，再晒干
《中国药典》（1985 年版）	生地黄　除去杂质，洗净，闷润，切厚片，干燥 酒熟地黄　取净生地黄，照酒燉法（附录 15 页）炖至酒吸尽，取出，晒至外皮黏液稍干时，切厚片，干燥。生地 100kg，用黄酒 30 ~ 50kg 蒸熟地黄　取净生地黄，照蒸法（附录 15 页）蒸至黑润，取出，晒至约八成干时，切厚片，再晒干
《中国药典》（1990 年版）	生地黄　除去杂质，洗净，闷润，切厚片，干燥 酒熟地黄　取净生地黄，照酒燉法（附录 7 页）炖至酒吸尽，取出，晒至外皮黏液稍干时，切厚片，干燥。每生地 100kg，用黄酒 30 ~ 50kg 蒸熟地黄　取净生地黄，照蒸法（附录 6 页）蒸至黑润，取出，晒至约八成干时，切厚片，再晒干
《中国药典》（1995 版）	生地黄　除去杂质，洗净，闷润，切厚片，干燥 熟地黄　（1）取净生地黄，照酒燉法（附录Ⅱ D）炖至酒吸尽，取出，晒至外皮黏液稍干时，切厚片或块，干燥，即得。每生地 100kg，用黄酒 30 ~ 50kg （2）取净生地黄，照蒸法（附录Ⅱ D）蒸至黑润，取出，晒至约八成干时，切厚片或块，干燥，即得
《中国药典》（2000 年版）	生地黄　除去杂质，洗净，闷润，切厚片，干燥 熟地黄　（1）取净生地黄，照酒燉法（附录Ⅱ D）炖至酒吸尽，取出，晒至外皮黏液稍干时，切厚片或块，干燥，即得。每生地 100kg，用黄酒 30 ~ 50kg （2）取净生地黄，照蒸法（附录Ⅱ D）蒸至黑润，取出，晒至约八成干时，切厚片或块，干燥，即得
《中国药典》（2005 年版）	生地黄　除去杂质，洗净，闷润，切厚片，干燥 熟地黄　（1）取净生地黄，照酒炖法（附录Ⅱ D）炖至酒吸尽，取出，晒至外皮黏液稍干时，切厚片或块，干燥，即得。每生地 100kg，用黄酒 30 ~ 50kg （2）取净生地黄，照蒸法（附录Ⅱ D）蒸至黑润，取出，晒至约八成干时，切厚片或块，干燥，即得
《中国药典》（2010 年版）	生地黄　除去杂质，洗净，闷润，切厚片，干燥 熟地黄　（1）取净生地黄，照酒燉法（附录Ⅱ D）炖至酒吸尽，取出，晒至外皮黏液稍干时，切厚片或块，干燥，即得。每生地 100kg，用黄酒 30 ~ 50kg （2）取净生地黄，照蒸法（附录Ⅱ D）蒸至黑润，取出，晒至约八成干时，切厚片或块，干燥，即得
《中国药典》（2015 年版）	生地黄　除去杂质，洗净，闷润，切厚片，干燥 熟地黄　（1）取生地黄，照酒炖法（通则 0213）炖至酒吸尽，取出，晾晒至外皮黏液稍干时，切厚片或块，干燥，即得。每 100kg 生地黄，用黄酒 30 ~ 50kg （2）取生地黄，照蒸法（通则 0213）蒸至黑润，取出，晒至约八成干时，切厚片或块，干燥，即得
《吉林省中药炮制标准》（1986 年版）	地黄　除去杂质，洗净泥土，捞出，润透，取出，稍晾，切 3mm 片，晒干 地黄炭　取生地置锅中，用武火炒至焦黑色，鼓起（但须存性），喷水灭火星，取出，晾干 地黄　取生地黄，除去杂质，洗净，捞出，喷淋黄酒，拌匀，置罐或适宜容器内，密闭，置水锅中，隔水炖至酒吸尽，柔润、色漆黑时，取出，晒至八成干，既得
《安徽省中药饮片炮制规范》（2005 年版）	鲜地黄　取原药材，除去杂质，洗净 生地黄　取原药材，除去杂质，洗净，稍润，切厚片，干燥，筛去碎屑 生地炭　取净生地黄片，照炒炭法（附录Ⅰ）炒至发泡鼓起

续表

药典及规范	炮制方法
《安徽省中药饮片炮制规范》（2005 年版）	熟地黄　（1）取原药材，照蒸法（附录Ⅰ），蒸至表面乌黑色，取出，晒至约八成干时，切厚片或块，干燥。 （2）取原药材，加黄酒拌匀，照蒸法（附录Ⅰ），蒸至酒吸尽，表面乌黑色，有光泽，取出，晒至八成干时，切厚片或块，干燥 熟地炭　取净熟地黄片，照炒炭法（附录Ⅰ），炒至焦褐色
《全国中药炮制规范》（1988 年版）	鲜地黄　取原药材，洗净泥土，除去须根 生地黄　取原药材，除去杂质，洗净，闷润，切厚片，干燥 酒熟地黄　取净生地黄，用黄酒拌匀，置炖药罐内，密闭，隔水加热炖透，或置适宜容器内蒸透至表面黑润。至黄酒完全被吸尽，取出，晒至外皮稍干时，切厚片，干燥。每生地黄 100kg，用黄酒 30 ~ 50kg 砂仁制熟地黄　取净生地黄，加入黄酒、砂仁拌匀，装铜罐或其他适宜容器内，密闭，以武火加热，隔水炖约 48 小时，至内外漆黑，发空为度，取出，晾至八成干，切厚片，干燥。每生地黄 100kg，用黄酒 30 ~ 50kg，砂仁粉 1kg 蒸熟地黄　取净生地黄、置木甑、笼屉或其他适当容器内，加热至黑润为度，取出，晒至八成干，切厚片，干燥 生地黄炭　取生地黄置锅内，用武火加热。炒至发泡鼓起，表面焦黑色，内部焦褐色，喷淋清水少许，灭尽火星，取出，晾干凉透 熟地黄炭　取熟地黄片。照上述制生地黄炭的方法制炭
《广西壮族自治区中药饮片炮制规范》（2007 年版）	生地黄　除去杂质，洗净，闷润，切厚片，干燥。筛去灰屑 生地黄炭　取生地黄，置锅内用武火炒至发泡鼓起，外表变焦黑色，内呈黑褐色，喷淋适量清水，取出，晾干 熟地黄　（1）取生地黄，加酒拌匀，闷润，装入铜罐或瓦罐中，密闭，武火加热，炖至酒被吸尽，取出，晒至外皮稍干时，切厚片，干燥。每 100kg 生地黄用酒 30 ~ 50kg （2）取生地黄，加酒拌匀，闷润，待酒被吸尽，置蒸器内蒸一天，闷一夜，取出，将蒸时所得原汁拌入，晒至七八成干。如此反复蒸至黑色、油润、有光泽为度，取出晾干外皮，切厚片，干燥。每 100kg 生地黄用酒 10kg 砂仁拌熟地　熟地黄每 10kg 用砂仁 1kg，先将砂仁捣烂，再与熟地黄同捣拌匀 熟地黄炭　取熟地黄，置锅内用武火炒至鼓起发泡，外表焦黑色，喷淋适量清水，取出，晾干
《贵州省中药饮片炮制规范》（2005 年版）	鲜地黄　取原药材，除去杂质，洗净，除去须根，用时切厚片 生地黄　取原药材，除去杂质，洗净，闷润，切厚片，干燥 生地黄炭　取原药材，除去杂质，洗净，闷透，切成约 0.5cm 的方块，干燥，照炒炭法炒至发泡鼓起，表面焦黑色，内部焦褐色 熟地黄　(1)取净生地黄片，照蒸制法蒸至黑润，取出，晒至约八成干时，切厚片或块，干燥 （2）取净生地黄片，照酒蒸法隔水炖至酒吸尽，取出，晾晒至外皮黏液稍干时，切厚片或块，干燥。每 100kg 生地黄，用黄酒 30 ~ 50kg （3）取净生地黄，加入砂仁粉，陈皮粉和黄酒，拌匀，润一夜，照蒸制法蒸 10 ~ 12 小时，离火闷 5 ~ 6 小时，重复蒸闷操作，直至内外显黑润，取出，干燥。每 100kg 净生地黄片，用黄酒 10kg，砂仁粉 12kg，陈皮粉 12kg
《河南省中药饮片炮制规范》（2005 年版）	鲜怀地黄　（1）洗净泥土，除去须根 （2）取净鲜怀地黄，捣烂。榨取其汁，称为生地汁，做临时配方用 生怀地黄　除去杂质，洗净，闷润，切厚片，干燥 焦生怀地黄　取生怀地黄片，照清炒法（炮制通则）炒至微焦 酒生怀地黄　取生怀地黄片，照酒炙法（炮制通则）炒至微焦。每 100kg 生怀地黄片，用黄酒 15kg。 生怀地黄炭　取生怀地黄片，照炒炭法（炮制通则）炒至发泡鼓起，表面焦黑色、内部焦褐色

续表

药典及规范	炮制方法
《河南省中药饮片炮制规范》（2005年版）	熟怀地黄　（1）取净生怀地黄，照酒炖法（炮制通则）炖至酒吸尽，取出，晾晒至外皮黏液稍干时，切厚片或块，干燥，即得。每100kg生怀地黄，用黄酒30～50kg （2）取净生怀地黄，照蒸法（炮制通则）蒸至黑润，取出，晒至约八成干时，切厚片或块，干燥，即得 （3）罐蒸熟地黄　取净生怀地黄，用黄酒、砂仁粉拌匀，装铜罐内，密闭，以武火加热，隔水蒸约48小时，蒸至内外漆黑，中央发黑为度，取出，晾至八成干时，切片，晒干，即得。每100kg生怀地黄，用黄酒50kg、砂仁粉0.9kg （4）笼蒸熟地黄　取净生怀地黄，置缸内，加黄酒适量拌匀，闷润至酒吸尽，置笼屉内以武火加热，用容器收集流出的熟地汁，蒸约48小时至干地黄中央发虚为度，取出，晒一天，拌入熟地汁和黄酒，再蒸24小时，取出，再晒一天，如此反复，蒸晒八次，至第九次将黄酒与砂仁粉一起拌入，蒸24小时，以蒸至内外漆黑，味甜酸无苦味为度，取出，晾至八成干时，切片，晒干，即得。此法制得的熟地称为九蒸怀熟地。每100kg生怀地黄，用黄酒50kg、砂仁粉0.9kg 焦熟怀地黄　取熟怀地黄片，照上述制焦生怀地黄的方法制成 熟怀地黄炭　取熟怀地黄片，照上述制生怀地黄炭的方法制炭
《湖南省中药饮片炮制规范》（2010年版）	鲜地黄　取鲜地黄，除去杂质，洗净，用时切中段片 生地黄　取原药材，除去杂质，洗净，稍润，切中段片，筛去灰屑 熟地黄　取净生地黄，加入酒拌匀，照蒸法（附录Ⅰ）隔水反复蒸至酒吸尽，乌黑色，具光泽，味甜，取出，干燥至外皮黏液稍干，切中段片，干燥。每100kg生地黄，用黄酒30kg 生地黄炭　取生地黄片，照炒炭法（附录Ⅰ）炒至焦黑色，发泡，鼓起 熟地黄炭　取熟地黄片，照炒炭法（附录Ⅰ）炒至外皮焦褐色
《江苏省中药饮片炮制规范》（2002年版）	鲜地黄　取原药材，洗净泥土，除去须根 生地黄　取原药材，除去杂质，洗净，闷润至透，切厚片，干燥 地黄炭　取净生地黄片，置锅内，用武火加热，炒至表面焦黑色，发泡膨起，内部焦褐色，喷淋清水少许，灭尽火星，取出，晾干，凉透 熟地黄　取净大黄片，照酒炖或酒蒸法（附表Ⅱ D）炖或蒸至内外均呈黑色 熟地黄炭　取熟地黄片或块，照生地黄炭的方法炮制
《江西省中药饮片炮制规范》（2008年版）	鲜地黄　取鲜地黄，洗净，用时切厚片 生地黄　除去杂质，洗净，闷润，切厚片，干燥 地黄炭　取生地片，用武火炒至炭黑、发泡鼓起、内有弹性时，喷洒少量清水，灭尽火星，取出，放凉 熟地黄　（1）取生地黄，照酒炖法（附录二）炖至酒吸尽，取出，晾至外皮黏液稍干时，切厚片或块，干燥，即得。每100kg生地黄，用黄酒30～50kg （2）取生地黄，照蒸法（附录二）蒸至黑润，取出，干燥至约八成干时，切厚片或块，干燥，即得 （3）取生地黄，洗净泥沙，浸1天，置木甑内，以文火蒸2天（每天上下翻动一次），取出，加陈皮、砂仁末拌匀，干燥。每100kg生地黄，用陈皮末2kg、砂仁末1kg。 （4）炊地黄：取生地黄，除去杂质，大小分开，洗净，加水浸透后，放入炊药罐内，加入清水，上盖，移至围灶内，罐周围堆满干糠，点火炊2天，中途加入砂仁、陈皮末拌匀，炊至糠尽灰冷、药熟汁干时，取出干燥至半干，入容器内，用黄酒拌匀，待酒吸尽后，置木甑内，蒸4～6小时，取出，干燥至半干时，切厚片，干燥。每100kg生地黄，用砂仁、陈皮末各1.5kg，黄酒20kg
《上海市中药饮片炮制规范》（2008年版）	鲜地黄　用时将原药除去残留的芦头等杂质，洗净，拭干，切长段 生地黄　将原药除去杂质，洗净，沥干（过潮者略晒），切厚片，晒或低温干燥，筛去灰屑 炒地黄　取地黄，照清炒法（附录Ⅰ）清炒至微具焦斑，筛去灰屑 地黄炭　取地黄，照炒炭法（附录Ⅰ）清炒至鼓起，外焦黑色，内黑褐色，筛去灰屑 熟地黄　将原药除去杂质，洗净，沥干，照蒸法（附录Ⅰ）清蒸至内外呈滋润黑色，晒或低温干燥至约八成干时，切厚片，将蒸时所得之汁水拌入，使之吸尽，晒或低温干燥，筛去灰屑 炒熟地黄　取熟地黄，照清炒法（附录Ⅰ）清炒至鼓起，外焦黑、内黑色，筛去灰屑 熟地黄炭　取熟地黄，照炒炭法（附录Ⅰ）清炒至鼓起，外焦黑、内黑色，筛去灰屑 砂仁拌熟地黄　取熟地黄，用砂仁粉拌匀。每100g熟地黄，用砂仁粉10g

续表

药典及规范	炮制方法
《浙江省中药炮制规范》（2015 年版）	生地黄炭　取生地黄饮片，照炒炭法炒至浓烟上冒，表面鼓起而呈炭黑色，内部棕褐色时，微喷水，灭尽火星，取出，晾干 炒熟地黄　取熟地黄饮片，照清炒法炒至微鼓起时，取出，摊凉，筛去灰屑 熟地黄炭　取熟地黄饮片，照炒炭法浓烟上冒，表面鼓起而呈焦黑色，内部棕褐色时，微喷水，灭尽火星，取出，晾干
《山东省中药炮制规范》（1990 年版）	鲜地黄　洗净泥土，去净须根 生地黄　除去杂质，大小分档，用清水浸泡至表皮皱纹胀起，洗净，捞出，闷润至透，切厚片，干燥 酒熟地黄　将净生地黄加黄酒拌匀，闷润，置笼屉内，加热蒸至内外黑润为度，取出；或置炖药罐内，密闭，隔水加热炖透，至黄酒完全被吸尽，黑透，取出，晾晒，再将剩余药汁拌入制品中，晒至外皮稍干时，切厚片，干燥。每100kg 生地黄，用黄酒 30～50kg 熟地黄　将净生地黄洗净稍润，置笼屉内，加热蒸至内外黑润为度，取出，再将剩余药汁拌入，晒至八成干，切厚片，干燥 砂仁制熟地黄　将净生地黄用黄酒、砂仁粉拌匀，至笼屉内，武火蒸至内外漆黑为度，取出，晾至八成干，切厚片，干燥。每 100kg 生地黄，用黄酒30～50kg，砂仁粉 1kg 生地黄炭　（1）将净生地黄片，置热锅内，武火炒至表面焦黑色，内部焦褐色，喷淋清水少许，灭尽火星，取出，晾干，凉透 （2）将净生地黄片，置锅内，上盖一个口径较小的锅，两锅接合处用盐泥封固，上压重物，武火煅至盖锅底上所贴白纸显焦黄色，或放于盖锅上的大米粒显黄色时，停止加热，待冷却后，取出 熟地黄炭　将熟地黄片，照上述制生地黄炭的方法制炭
《北京市中药饮片炮制规范》（2008 年版）	鲜地黄　取鲜地黄，洗净，除去须根。用时切片 生地黄　取原药材，除去杂质，大小分开，洗净，闷润 8～12 小时，至内外湿度一致，切厚片，干燥，筛去碎屑 熟地黄　取整生地黄，除去杂质，洗净，稍晾干，加黄酒拌匀，闷润 24～48 小时，装入蒸罐内，加水适量，密封，蒸 12～24 小时，中间倒罐一次，至黄酒被吸尽且色泽黑润时，取出，晒至约八成干时，切厚片，干燥。每 100kg 净生地黄，用黄酒 30～50kg 生地黄炭　取生地黄片，大小分开，置热锅内，用火 180～220℃炒至鼓起，表面焦黑色，内部黑褐色，喷淋清水少许，熄灭火星，取出，晾干 熟地黄炭　取整熟地黄，置锅内，上盖一锅，两锅接合处用黄土泥封严，上锅底部贴一张白纸条，上压重物，用火 180～220℃加热，焖煅至白纸条变为焦黄色时，停火，待凉后，取出，加工成小块。或取熟地黄片，大小分开，置热锅内，用火 180～220℃炒至鼓起，表面焦黑色，内部黑褐色，喷淋清水少许，熄灭火星，取出，晾干
《甘肃省中药炮制规范》（2009 年版）	鲜地黄　取鲜地黄原药材，洗净，除去芦头须根及泥沙，切片鲜用 生地黄　取生地黄原药材，除去杂质，迅速洗净，闷润（多润少泡，忌铁器），切厚片，干燥 熟地黄　（1）取净生地黄原药材，用清水稍泡，洗净，置蒸药灌内，加黄酒拌匀，密封，隔水炖约48小时，至黄酒被吸尽，色变黑润，出锅，晾晒至外皮稍干时，切厚片，干燥。每净生地黄原药材 100kg，用黄酒 50kg （2）取净生地黄原药材，用黄酒拌匀，置蒸笼内，蒸 6 ～ 7 小时，至表面黑润，出锅，晒至外皮稍干时，切厚片，干燥。每净生地黄原药材 100kg，用黄酒 30 ～ 50kg 生地黄炭　取净生地黄，置锅内，用武火加热，炒至发泡鼓起，表面焦黑色，内部焦褐色，喷淋清水少许，灭尽火星，出锅，摊开，放凉 熟地黄炭　取净熟地黄，置锅内，用武火加热，炒至发泡鼓起，表面焦黑色，喷淋清水少许，灭尽火星，出锅，摊开，放凉

（三）地黄饮片现代炮制研究

地黄随着蒸制次数的增加，梓醇的含量减少，5-羟甲基糠醛的含量增加。梓醇的减少与5-羟甲基糠醛的增加呈对应趋势，即梓醇的减少幅度越大，5-羟甲基糠醛的增加幅度越大。蒸制温度和液体辅料乙醇体积分数对梓醇和5-羟甲基糠醛的含量都有显著的影响[1]。

地黄中毛蕊花糖苷为苯乙醇苷类的代表性成分，对神经系统、免疫系统具有明显的作用，特别是针对老年痴呆、慢性肾病具有明显的治疗作用。实验表明，地黄加工过程对毛蕊花糖苷有破坏，其含量依次为：鲜地黄>生地黄>熟地黄[2]。研究表明，生地黄炮制成熟地黄后，5-羟甲基糠醛含量增加20倍左右。在蒸制过程中，5-羟甲基糠醛的含量在一定范围内随着时间的延长而增加，但蒸制52小时左右时，其含量开始下降。其原因可能是长时间水蒸气加热造成损失，或5-羟甲基糠醛进一步分解之故[3]。

地黄中含有的水苏糖为具有防癌、抗癌、增进健康等生理功能的低聚糖之一。鲜地黄中水苏糖含量最高，达总糖的64.9%，在干地黄中达药材总重的30%。熟地黄多糖具有免疫和抑瘤活性，并对心血管系统有强心、降压、保护心肌、抑制血栓形成和降血脂等作用。生地黄经长时间加热蒸熟后，部分多糖和多聚糖可水解转化为单糖。单糖含量熟地黄比生地黄高2倍以上。单糖类物质在体内易于吸收，有利于更好的发挥其作用。另有研究认为，生地黄经加热蒸制后一部分多糖和低聚糖水解成还原糖，随着蒸制时间的增加，还原糖含量也增加，炮制成熟地黄后还原糖含量增加3倍左右。研究表明，常压蒸制24小时的熟地黄还原糖含量最高[4]。地黄炮制前后总糖含量无明显差别，但熟地黄中水苏糖、棉子糖较生地黄明显降低，果糖含量增加[5]。通过HPLC进一步研究地黄炮制加工过程中糖类成分的变化。结果发现，在鲜地黄的烘焙过程中，水苏糖发生了分解，生成了棉子糖和半乳糖。在炮制熟地黄时，蒸制后水苏糖（包括棉子糖）发生了脱果糖反应，从而使果糖的含量增加，生成了甘露三糖[6]。

（四）地黄饮片炮制工艺研究总结

1．历史文献　净制（去其须叶及细根、净选、更以拣去细根及更节短瘦者、去苗土、去芦）、切制（细切、以竹刀子切、薄切焙干）、蒸焙、渍酒、酒拌蒸、熬、蒸曝九遍、酒浸焙、酒蒸焙、酒蒸炒、酒炒炒炭、醋炒生姜同炒、九蒸、盐煨浸炒、砂仁及酒拌蒸、姜汁炒、砂仁、茯苓、酒煮七次、酒炖、青盐制、童便制、蛤粉炒、红花炒、人乳、粉山药拌蒸法等。

2．历版《中国药典》　清蒸、酒蒸、煅炭等，以酒蒸为最常用。

3．各省市炮制规范　清蒸、酒蒸、炒炭、煅炭等，以酒蒸、清蒸最为常用。

4．现代研究文献　清蒸、酒蒸、地黄炭研究为主。

综合上述研究结果，制定熟地黄的炮制工艺为：

地黄　除去杂质及残余木心，洗净，晒干或低温干燥。

熟地黄　（1）取净生地黄，加黄酒拌匀，置蒸制容器内，密闭，隔水蒸至酒吸尽，药物显乌黑色光泽，味转甜，取出，晒至外皮黏液稍干，切厚片，干燥。

每100kg生地黄，用黄酒30～50kg。

（2）取净生地黄，至蒸制容器内，蒸至黑润，取出，晒至八成干，切厚片或块，干燥。

参考文献

[1] 朱梅芬, 刘向前, 吴柱熹, 等. 地黄的炮制对梓醇和5-羟甲基糠醛含量的影响[J]. 中国中药杂志, 2007, 32(12):1155-1157.

[2] 王宏洁, 金亚红, 李鹏跃, 等. 鲜、生、熟地黄药材中3种活性成分含量的比较[J]. 中国中药杂志, 2008, 33(15):1923-1925.

[3] 李军, 张丽萍, 刘伟, 等. 地黄清蒸不同时间5-羟甲基糠醛含量变化研究[J]. 中国中药杂志, 2005, 30(18):1438-1440.

[4] 李卫先. 用不同方法炮制的熟地黄还原糖含量

的比较[J]. 中医药导报, 2008, 14(11):79-80.

[5] 郭楠, 李稳宏, 赵鹏, 等. 不同炮制地黄中水苏糖含量研究[J]. 中成药, 2008, 30(12):1812-1814.

[6] 温学森, 杨世林, 马小军, 等. 地黄在加工炮制过程中HPLC谱图的变化[J]. 中草药, 2004, 35(02): 39-42.

Di yu 地榆

药材来源 本品为蔷薇科植物地榆*Sanguisorba officinalis* L.或长叶地榆*Sanguisorba officinalis* L.var.*longifolia*（Bert.）Yü et Li的干燥根（后者习称“绵地榆”）。

采收加工 春季将发芽时或秋季植株枯萎后采挖，除去须根，洗净，干燥，或趁鲜切片，干燥。

地榆饮片炮制规范

【饮片品名】地榆、地榆炭。

（一）地榆

【饮片来源】本品为地榆药材经切制后的炮制品。

【炮制方法】取原药材，除去杂质；未切片者，取原药材，洗净，除去残茎，润透，切厚片，干燥，即得。

【饮片性状】本品呈不规则的类圆形片或斜切片。外表皮灰褐色至深褐色。切面较平坦，粉红色、淡黄色或黄棕色，木部略呈放射状排列；或皮部有多数黄棕色绵状纤维。气微，味微苦涩。

【质量控制】

鉴别 （1）地榆粉末灰黄色至土黄色。草酸钙簇晶众多，棱角较钝，直径18～65μm。淀粉粒众多，多单粒，长11～25μm，直径3～9μm，类圆形、广卵形或不规则形，脐点多为裂缝状，层纹不明显。木栓细胞黄棕色，长方形，有的胞腔内含黄棕色块状物或油滴状物。导管多为网纹导管和具缘纹孔导管，直径13～60μm。纤维较少，单个散在或成束，细长，直径5～9μm，非木化，孔沟不明显。草酸钙方晶直径5～20μm。

绵地榆粉末红棕色。韧皮纤维众多，单个散在或成束，壁厚，直径7～26μm，较长，非木化。

（2）取本品粉末2g，加10%盐酸的50%甲醇溶液50ml，加热回流2小时，放冷，滤过，滤液用盐酸饱和的乙醚振摇提取2次，每次25ml，合并乙醚液，挥干，残渣加甲醇1ml使溶解，作为供试品溶液。另取没食子酸对照品，加甲醇制成每1ml含0.5mg的溶液，作为对照品溶液。照薄层色谱法试验，吸取供试品溶液5～10μl、对照品溶液5μl，分别点于同一硅胶G薄层板上，以甲苯（用水饱和）-乙酸乙酯-甲酸（6∶3∶1）为展开剂，展开，取出，晾干，喷以1%三氯化铁乙醇溶液。供试品色谱中，在与对照品色谱相应的位置上，显相同颜色的斑点。

检查 水分 不得过12.0%（第二法）。

总灰分 不得过10.0%。

酸不溶性灰分 不得过2.0%。

浸出物 照醇溶性浸出物测定法项下的热浸法测定，用稀乙醇作溶剂，不得少于23.0%。

含量测定 鞣质 取本品粉末（过四号

筛）约0.4g，精密称定，照鞣质含量测定法测定，在“不被吸附的多酚”测定中，同时作空白试验校正，计算，即得。

按干燥品计算，不得少于8.0%。

没食子酸　照高效液相色谱法测定。

色谱条件与系统适用性试验　以十八烷基硅烷键合硅胶为填充剂；以甲醇-0.05%磷酸溶液（5∶95）为流动相；检测波长为272nm。理论板数按没食子酸峰计算应不低于2000。

对照品溶液的制备　取没食子酸对照品适量，精密称定，加水制成每1ml含30μg的溶液，即得。

供试品溶液的制备　取本品粉末（过四号筛）约0.2g，精密称定，置具塞锥形瓶中，加10%盐酸溶液10ml，加热回流3小时，放冷，滤过，滤液置100ml量瓶中，用水适量分数次洗涤容器和残渣，洗液滤入同一量瓶中，加水至刻度，摇匀，滤过，取续滤液，即得。

测定法　分别精密吸取对照品溶液与供试品溶液各10μl，注入液相色谱仪，测定，即得。

本品按干燥品计算，含没食子酸（$C_7H_6O_5$）不得少于1.0%。

（二）地榆炭

【饮片来源】本品为地榆经炒炭后的炮制品。

【炮制方法】取地榆片，置已预热炒制容器内，以武火350～400℃炒至表面焦黑色，内部棕褐色时，喷淋清水少许，熄灭火星，放凉，即得。

【饮片性状】本品形如地榆片，表面焦黑色，断面部棕褐色。具焦香气，味微苦涩。

【质量控制】

鉴别　同地榆。

浸出物　同地榆，不得少于20.0%。

含量测定　同地榆，鞣质不得少于2.0%；没食子酸（$C_7H_6O_5$）不得少于0.6%。

【性味与归经】苦、酸、涩，微寒。归肝、大肠经。

【功能与主治】凉血止血，解毒敛疮。用于便血，痔血，血痢，崩漏，水火烫伤，痈肿疮毒。

【用法与用量】9～15g。外用适量，研末涂敷患处。

【贮藏】置阴凉干燥处，防蛀。

地榆饮片炮制操作规程

（一）地榆

1．产品概述

（1）品名　地榆。

（2）饮片规格　厚片。

2．生产依据　按照《中国药典》2015年版一部有关工艺要求及标准，以及饮片品种炮制规范执行。

3．工艺流程　取原药材，除去杂质；未切片者，取原药材，洗净，除去残茎，润透，切厚片，干燥，即得。

4．炮制工艺操作要求

（1）挑拣　除去杂质，大小分档，杂质量不超过3.0%。

（2）洗润　取净药材，装入润药容器内，稍浸泡，润透。

（3）切制　切2～4mm片，切片损耗量应不超过3.0%。

（4）干燥　阴干，或低温干燥。

（5）筛选　用筛药机筛去碎末，碎末含量不超过3.0%。

（6）包装　聚乙烯薄膜药用塑料袋手工包装，包装损耗应不超过2.0%。

5．原料规格质量标准　符合《中国药典》2015年版一部地榆药材项下的相关规定。

6．成品质量标准　符合本规范地榆项下的相关规定。

7．成品贮存及注意事项　置阴凉干燥处。

8．工艺卫生要求　符合中药饮片GMP相关工艺卫生要求。

9．主要设备　切药机、烘干箱等设备。

（二）地榆炭

1．产品概述

（1）品名　地榆炭。

（2）饮片规格　炒炭品。

2．生产依据　按照《中国药典》2015年版一部有关工艺要求及标准，以及饮片品种炮制规范执行。

3．工艺流程　取地榆片，置已预热炒制容器内，以武火350～400℃炒至表面焦黑色，内部棕褐色时，喷淋清水少许，熄灭火星，放凉，即得。

4．炮制工艺操作要求

（1）挑拣　除去杂质，大小分档，杂质量不超过3.0%。

（2）炒制　取净地榆片，置已预热炒制容器内，用武火约350～400℃炒至表面焦黑色、内部棕褐色，喷淋清水少许，熄灭火星，取出，放凉。

（3）筛选　用筛药机筛去碎末，碎末含量不超过3.0%。

（4）包装　聚乙烯薄膜药用塑料袋手工包装，包装损耗应不超过2.0%。

5．原料规格质量标准　符合本规范地榆饮片项下的相关规定。

6．成品质量标准　符合本规范地榆炭饮片项下的相关规定。

7．成品贮存及注意事项　置阴凉干燥处。

8．工艺卫生要求　符合中药饮片GMP相关工艺卫生要求。

9．主要设备　炒药机、振动筛、包装机等设备。

地榆饮片炮制规范起草说明

（一）地榆饮片炮制历史沿革

1．净制　地榆净制最早为“洗净焙干”（《总录》），宋代记载“去苗刮削令净”（《局方》）、“去芦”（《汤液》），明代记有“取上截切片炒用，其梢则能行血，不可不知”（《纲目》）、“刷新去土”（《普济方》）。清代有“去梢”（《逢原》）等净制方法记述，此后都有“取上截”（《从新》《求真》）的净制要求。

2．切制　地榆的切制早见于唐代的地榆丸方、赤白痢方等方剂中，记有地榆药材“切碎”（《外台》）。宋代有“锉”（《总录》）、“锉碎”（《圣惠方》）等记载，而后在明代有“捣罗为末”（《普济方》）、“水洗切”（《仁术》）、“切片”（《纲目》《害利》）等记载。

3．炮制　地榆炮制最早见于唐代，记载曰“炙”（《外台》），至宋代一直沿用“炙”（《总微》）的炮炙方法。宋代出现了地榆的“炒”法（《传信》），至明清时期均有记载，如“微炒”（《奇效》《景岳》），“炒”（《金鉴》）；清代，地榆制炭的炮制方法始形成，收载有“炒黑”（《大成》《切用》），清朝后期，地榆炮制方法从炒黑逐渐演变为制炭“地榆：炭”（《经纬》），“地榆炭：善主下焦血症，兼去湿热……取上截切片黑用，梢反行血”（《害利》）。

宋代首次提出了地榆“醋炒焙干”（《博济》）的炮炙方法，也有“醋炙”（《总录》）的记载，元明清时期，均未出现地榆“醋炙”的方法记载，此时期出现较多的是酒制，如“酒洗”（《万氏》《大法》《钩元》）、“酒炒”（《治裁》）。

历代炮制历史沿革见表1。

表1 地榆饮片炮制历史沿革简况

朝代	沿用方法	新增方法	本草来源
唐		炙	《外台》
宋	炙，剉		《总微》
		炒	《传信》
		醋炒焙干	《博济方》
		切碎	《外台》
	剉碎		《圣惠方》
明	微炒		《奇效》《景岳》
		酒洗	《万氏》《大法》
	净，剉		《普济方》
	刮去须土，水洗切		《仁术》
清	炒		《金鉴》
		炒黑	《大成》《切用》
	地榆，止血，入下焦，除血热……取上截，炒黑用，梢反行血		《辑要》《从新》
		地榆：炭	《经纬》
	地榆炭：善主下焦血症，兼去湿热……取上截切片黑用，梢反行血		《害利》
	酒洗		《钩元》
		酒炒	《治裁》
	水洗，去骨，切片		《全书》

地榆的炮制方法较多，主要有切制、醋制、酒制、炙法、炒法、制炭法等。

（二）地榆饮片药典及地方炮制规范研究

现代炮制方法见表2。

表2 《中国药典》及各地炮制规范收载的地榆炮制方法

药典及规范	炮制方法
《中国药典》（1963 年版）	地榆 拣去杂质，用水泡至八、九成透，洗净，捞出，除去残茎，润透后切片，干燥即得 地榆炭 取地榆片，置锅内用武火炒至外表变为黑色，但须存性，喷淋清水，取出，晒干即得
《中国药典》（1977 年版）	地榆 除去杂质，未切片者，洗净，除去残茎，润透，切片，干燥 地榆炭 取地榆片，照炒炭法炒至表面焦黑色、内部棕黄色
《中国药典》（1985 年版） 《中国药典》（1990 年版） 《中国药典》（1995 年版） 《中国药典》（2000 年版） 《中国药典》（2005 年版） 《中国药典》（2010 年版） 《中国药典》（2015 年版）	地榆 除去杂质，未切片者，洗净，除去残茎，润透，切厚片，干燥 地榆炭 取地榆片，照炒炭法炒至表面焦黑色、内部棕褐色
《北京市中药饮片炮制规范》（2008 年版）	地榆 取原药材，除去杂质及残茎，洗净，大小分开，浸泡 3 ~ 6 小时，至约六成透时，取出，闷润 10 ~ 16 小时，至内外湿度一致，切厚片，干燥，筛去碎屑。若为产地片，除去杂质 地榆炭 取地榆片，置热锅内，用火 150~180℃炒至表面焦黑色，内部棕褐色，喷淋清水少许，熄灭火星，取出，晾干

续表

药典及规范	炮制方法
《上海市中药饮片炮制规范》（2008年版）	地榆　将原药除去残茎等杂质，略浸，洗净，润透，切厚片，筛去灰屑 地榆炭　取生地榆，照清炒法炒至表面焦黑色，内部棕褐色，筛去灰屑
《福建省中药炮制规范》（1988年版）	地榆　除去杂质；未切片者，洗净，除去残茎，润透，切厚片，干燥 地榆炭　取地榆片，照炒炭法炒至表面焦黑色，内呈棕褐色
《江西省中药饮片炮制规范》（2008年版）	地榆　取原药，除去杂质、及残留茎梢，洗净，润透，切斜厚片，干燥 地榆炭　取净地榆，置热锅内，用武火炒至表面黑色、内部棕褐时，喷水少许，再炒干，取出
《山东省中药炮制规范》（2002年版）	地榆　去净残茎及杂质，洗净，浸泡至四五成透，润透，切厚片，干燥 地榆炭　将大小分档的净地榆片，置热锅内，武火炒至表面焦黑色，内部棕褐色时，喷淋清水少许，灭尽火星，取出，及时摊晾，凉透
《浙江省中药炮制规范》（2005年版）	地榆　取原药，除去杂质，筛去灰屑；未切片者，水浸，洗净，润软，切厚片，干燥 地榆炭　取地榆，炒至浓烟上冒，表面焦黑色，内部棕褐色时，微喷水，灭尽火星，取出，晾干
《安徽省中药饮片炮制规范》（2005年版）	地榆　取原药材，除去杂质、残茎，洗净，润透，切厚片，干燥，筛去碎屑。产地加工成片者，除去杂质及碎屑 地榆炭　取净地榆片，照炒炭法，炒至表面焦黑色，内部棕褐色
《河南省中药饮片炮制规范》（2005年版）	地榆　除去杂质；未切片者，洗净，除去残茎，润透，切厚片，干燥 地榆炭　取净地榆片，照炒炭法炒至表面焦黑色，内部棕褐色
《湖南省中药饮片炮制规范》（2010年版）	地榆　取原药材，除去杂质，洗净，干燥；未切片者，洗净，除去残茎，稍泡，润透，切斜厚片，干燥，筛去灰屑 地榆炭　取净地榆片，照炒炭法炒至表面焦黑色，内部棕褐色
《四川省中药饮片炮制规范》（2002年版）	地榆　除去杂质及残茎，洗净，润透，切厚片，干燥 地榆炭　取净地榆片，照清炒法炒至外表焦黑色，内部棕褐色
《陕西省中药饮片标准》（2008年版）	地榆　取药材地榆，除去杂质；未切片者，洗净，除去残茎，润透，切厚片，干燥 地榆炭　取饮片地榆，照炒炭法炒至表面焦黑色、内部棕褐色
《全国中药炮制规范》（1988年版）	地榆　取原药材，除去杂质，未切片者，洗净，除去残茎，稍浸，润透，切厚片，干燥 地榆炭　取地榆片置锅内，用武火加热炒至表面焦黑色，内部棕褐色，喷淋清水少许，灭尽火星，取出凉透

药典收载地榆和地榆炭两个炮制品种，并不断完善了饮片的质量标准，优化了含量测定的方法，使饮片的质量标准趋于完善。但地榆炮制工艺缺乏量化指标。

各省市炮制规范中地榆切制方法基本相同，但浸泡时间、闷润时间等，各地并无统一的规定，另外除北京有具体工艺参数规定外，其余各省都无要求。

（三）地榆饮片现代炮制研究

地榆饮片现代炮制研究显示，地榆中主要含有三萜皂苷类和鞣质类成分，此外还有黄酮类、蒽醌类、甾体类等多种化学成分。曹爱民等[1]从地榆中分离出地榆苷Ⅰ，Ⅱ，3*β*-*O*-阿拉伯糖基-乌苏-12，19-二烯-28-*O*-葡萄糖基酯。

贾天柱等采用烘法制备地榆炭，测定了不同烘制条件下的地榆中鞣质及可溶性钙的含量，得出的结论为止血宜用地榆炭，但制炭程度不宜过重，应介于炒炭和炒焦之间为宜。陈旭[2]通过小鼠凝血实验，发现在地榆炮制过程中，随着炒制温度的升高和时间的延长，凝血时间缩短百分率呈先升高后降低的趋势，测定生地榆和地榆炭中鞣质含量及炭素的吸附力，鞣质含量的增加及炭素吸附力的增强，止血作用也随之增强，二者基本呈现正比的关系。

地榆制炭后止血作用的增强除与制炭后鞣质含量升高相关外，制炭前后其微量元素的含量变化也是影响地榆炭止血作用的重要因素。郭淑艳等[3]通过小鼠断尾止血实验研究发现，地榆制炭后发挥止血作用的鞣质含量明显增加，同时与凝血关系密切的钙离子含量也大幅度增加，从而缩短了小鼠出血的时间，增强了止血作用。丁安伟[4]对地榆中微量元素测定结果表明，制炭后，除铅、磷含量降低外，其余锌、镉、钴、锰、铬、铜、铁、钾等各种元素含量均不同程度增加，尤其是钙元素含量增加明显，生地榆含量为4.69μg/g，地榆炭中含量达到5.82μg/g。

（四）地榆饮片炮制工艺研究总结

1．历史文献 地榆的炮制方法很多，主要有切制、醋制、酒制、炙法、炒法、制炭法等。自唐代有炮制方法记载以来，即有“切”的记载，至清代有切片的记载，沿用至今。

2．历版《中国药典》 药典收载地榆和地榆炭两个炮制品种，并不断完善了饮片的质量标准，优化了含量测定的方法，使饮片的质量标准趋于完善。但地榆炮制工艺缺乏量化指标。

3．各省市炮制规范 地榆切制方法基本相同，但浸泡时间、闷润时间等，各地并无统一的规定，另外除北京有具体工艺参数规定外，其余各省都无要求。

4．现代研究文献 以地榆、地榆炭为最常用。

综合上述研究结果，制定地榆的炮制工艺为：

地榆　取原药材，除去杂质；未切片者，取原药材，洗净，除去残茎，润透，切厚片，干燥，即得。

地榆炭　取地榆片，置已预热炒制容器内，以武火350～400℃炒至表面焦黑色，内部棕褐色时，喷淋清水少许，熄灭火星，放凉，即得。

参考文献

[1] 曹爱民, 张东方, 沙明, 等. 地榆中皂苷类化合物分离、鉴定及其含量测定[J]. 中草药, 2003, 34(5):397-399.

[2] 陈旭. 地榆炭的炮制质量控制研究[J]. 中国热带医学, 2009, 9(5):971-972.

[3] 郭淑艳, 贾玉良, 徐美术. 地榆炒炭前后止血作用的研究[J]. 中医药学报, 2001, 29(4):28.

[4] 丁安伟, 向谊, 李军, 等. 地榆炭炮制工艺及质量标准研究[J]. 中国中药杂志, 1995, 20(12):725-727.

Mang xiao 芒硝

药材来源　本品为硫酸盐类矿物芒硝族芒硝。主含含水硫酸钠。

采收加工　经加工精制而成的结晶体。

芒硝饮片炮制规范

【饮片品名】芒硝。

【饮片来源】本品为硫酸盐类矿物芒硝族芒硝，经加工精制而成的结晶体。

【炮制方法】取适量鲜萝卜，洗净，切成片，置适宜的容器中，加适量水煮透，捞出萝卜，再投入适量天然芒硝（朴硝）共煮，至全部溶化，取出过滤或澄清，取滤液或上清液，放冷，待结晶大部析出，取出，置避风处适当干燥，即得。其结晶母液经浓缩后可继续析出结晶，直至不再析出结晶为止。

每100kg朴硝，用萝卜20kg。

【饮片性状】本品为棱柱状、长方形或不规则块状及粒状。无色透明或类白色半透明。质脆，易碎，断面呈玻璃样光泽。气微，味咸。

【质量控制】

鉴别 本品的水溶液显钠盐与硫酸盐的鉴别反应。

检查 铁盐与锌盐 取本品5g，加水20ml溶解后，加硝酸2滴，煮沸5分钟，滴加氢氧化钠试液中和，加稀盐酸1ml、亚铁氰化钾试液1ml与适量的水使成50ml，摇匀，放置10分钟，不得发生浑浊或显蓝色。

镁盐 取本品2g，加水20ml溶解后，加氨试液与磷酸氢二钠试液各1ml，5分钟内不得发生浑浊。

干燥失重 取本品，在105℃干燥至恒重，减失重量应为51.0%～57.0%。

重金属 含重金属不得过10mg/kg。

砷盐 含砷量不得过10mg/kg。

含量测定 取本品约0.4g，精密称定，加水200ml溶解后，加盐酸1ml，煮沸，不断搅拌，并缓缓加入热氯化钡试液（约20ml），至不再生成沉淀，置水浴上加热30分钟，静置1小时，用无灰滤纸或称定重量的古氏坩埚滤过，沉淀用水分次洗涤，至洗液不再显氯化物的反应，干燥，并炽灼至恒重，精密称定，与0.6086相乘，即得供试品中含有硫酸钠（Na_2SO_4）的重量。

本品按干燥品计算，含硫酸钠（Na_2SO_4）不得少于99.0%。

【性味与归经】咸、苦，寒。归胃、大肠经。

【功能与主治】泻热通便，润燥软坚，清火消肿。用于实热积滞，腹满胀痛，大便燥结，肠痈肿痛；外治乳痈，痔疮肿痛。

【用法与用量】6～12g，一般不入煎剂，待汤剂煎得后，溶入汤剂中服用。外用适量。

【贮藏】置阴凉干燥处。

芒硝饮片炮制操作规程

1．产品概述

（1）品名 芒硝。

（2）规格 白色或类白色透明晶体。

2．生产依据 按照《中国药典》2015年版一部有关工艺要求及标准，以及拟定的饮片品种炮制工艺执行。

3．工艺流程 取适量鲜萝卜，洗净，切成片，置适宜的容器中，加适量水煮透，捞出萝卜，再投入适量天然芒硝（朴硝）共煮，至全部溶化，取出过滤或澄清，取滤液或上清液，放冷，待结晶大部析出，取出，置避风处适当干燥，即得。其结晶母液经浓缩后可继续析出结晶，直至不再析出结晶为止。

每100kg药材，用萝卜20kg。

4．炮制工艺操作要求

（1）粉碎 取原药材，捣成小块，粉碎，过3号筛。损失不得超过2.0％。

（2）溶解 取上述粉末适量，加入适量水，在40℃水浴中加热搅拌溶解，然后静置30分钟，抽滤。每100kg原药材，加水500kg。

（3）煎煮 将上述滤液与萝卜薄片一起煎煮60 分钟，然后过滤。每100kg原药材，加萝卜20kg。

（4）浓缩 将上述滤液浓缩至1∶1.2～1∶1.4（g/ml）。

（5）结晶 将上述浓缩液置2～4℃冰箱中结晶12小时，收集结晶。

（6）干燥 将收集到的结晶用吸水纸

吸取表面的水分，至低温干燥处干燥，注意避风。

（7）包装 用无毒乙烯塑料袋包装，包装损耗不应超过2.0%。

5. 原料规格质量标准 符合《中国药典》2015年版一部芒硝药材项下的相关规定。

6. 成品质量标准 符合本规范芒硝饮片项下的相关规定。

7. 成品贮存及注意事项 置通风干燥处，防蛀。

8. 工艺卫生要求 符合中药饮片GMP相关工艺卫生要求。

9. 主要设备 蒸煮锅等设备。

芒硝饮片炮制规范起草说明

（一）芒硝炮制方法历史沿革

1. 净制 提净（明《正宗》）。

2. 切制 凡使，先以水飞过，用五重纸滴（滤）过，去脚，于铛中干之，入乳钵研如粉任用（宋《证类-雷公》）。碎，研（宋《圣惠方》）。水飞（宋《朱氏》）。

3. 炮制

（1）熬制 熬令汁尽（晋《肘后》）。

（2）煮制 皆绞汤讫，内汁中更上火两三沸，烊尽乃服（唐《千金》）。以朴硝作芒硝者，但以煖汤淋朴硝取汁，澄清煮之减半，出着木盆中，经宿即成，状如石英，皆六道也作之（唐《新修》）。萝卜汤煮过，冷定取面上结浮者（明《一草亭》）。

（3）蒸制 蒸（唐《千金翼》）。

（4）煅制 纸裹三四重，炭火烧之（宋《证类》）。烧赤研（宋《总录》）。烧令白（宋《总录》）。枯过（元《世医》）。二两，用腻粉半两，于纸内同拌匀，裹缚定，安在一新砖上，以火煅，烟尽放冷，入在瓷合子内，埋坑入地可一尺深，候一宿，研（明《普济方》）。瓷合子内固济，火煅通赤，先掘一地坑子，先以甘草水洗，令湿纸衬药入坑子内一宿，取出研末用之（明《普济方》）。

（5）炼制 炼令汁尽（宋《圣惠方》）。以煖水淋朴硝，取汁炼之，令减半投于盆中，经宿乃有细芒生，故谓之芒硝也（宋《证类》）。置铜器中，急火上炼之（宋《证类》）。初名朴硝，煎炼为芒硝，再煎提为玄明粉（清《辩义》）。

（6）火炮 炮（明《奇效》）。

（7）炒制 炒燥（明《回春》）。锅内熔化炒干为末（清《尊生》）。

（8）生用 （明《准绳》）。

（9）萝卜制 萝卜汤煮过，冷定取面上结浮者佳（明《一草亭》）。仲景只用芒硝，立冬后煎乃得凝结，用硝十斤，水十斤，萝卜十斤，煮至萝卜烂为度，去卜，倾硝入缸，隔一宿去水，即成芒硝（清《辩义》）。

历代炮制历史沿革见表1。

表1 芒硝炮制历史沿革简况

朝代	沿用方法	新增方法及要求	文献出处
唐以前		炼饵服之	《本经》
		熬令汁尽	《肘后》
		凡使，先以水飞过，用五重纸滴（滤）过，去脚，于铛中干之，方入乳钵，研如粉任用	《雷公》

续表

朝代	沿用方法	新增方法及要求	文献出处
唐代		以水煮之，一斛得三斗，正白如雪，以水投中即消，故名硝石	《新修》
		皆绞汤讫，内汁中更上火两三沸，烊尽乃服	《千金》
		蒸	《千金方》
宋代	切制	以水取汁，煎炼而成乃朴硝也	《证类》
明代	煅制	朴硝取汁，炼之减半，投于盆中，经宿，有棱如麦，故谓之芒硝	《入门》
		同莱菔煎炼，或入莱菔同煮。凡使朴硝，多恐不洁，再同萝卜煎练一二次用	《乘雅》
清代	萝卜制	朴硝初煎性急，芒硝久煎差缓耳	《求真》

从古代文献资料中可以看出，历代沿用过的芒硝炮制方法有炼、熬、蒸、煮、水飞等，其目的均在于使芒硝重新结晶而得到更加纯净的药材。到明代以后，在原来结晶法的制备过程的基础上，又增加了萝卜的使用，即现在的萝卜结晶法。目前，现代炮制方法仍沿用萝卜结晶法。加萝卜炮制芒硝目的在于缓和芒硝咸寒泻下作用，并使药材更加纯净。

（二）芒硝饮片药典及地方炮制规范

萝卜结晶法　取萝卜洗净切片，置锅内加热煮沸后，倒入皮硝共煮，至全部溶化，适当浓缩，滤过，滤液置低温中结晶，晾干。

历版《中国药典》中均未收载芒硝的炮制方法，各地芒硝炮制方法见表2。

表2　各地炮制规范收载的芒硝炮制方法

规范	炮制方法
《河南省中药饮片炮制规范》（2005年版）	取萝卜洗净切片，置锅内加水煮沸后，倒入皮硝共煮，至全部溶化，适当浓缩，滤过，滤液静置一夜（必要时可于滤液中放稻草树根，促使结晶析出），至结晶全部析出，取出结晶，晾干。每100kg皮硝，用白萝9.6kg，加水288kg
《辽宁省中药炮制规范》（1987年版）	取鲜萝卜，洗净，切片，置锅中，加水煮透，投入芒硝，继续加热煮至萝卜已烂，芒硝溶化，静置，取上清液再加热静置，收集结晶。每100kg芒硝用萝卜10kg
《北京市中药饮片炮制规范》（2008年版）	取萝卜，洗净，切片，置锅内加水煎煮30～60分钟，取出，弃渣，再加入朴硝（芒硝粗制品）共煮，至完全溶化，取出过滤或澄清后取上清液，放冷，待析出白色结晶，取出，即得。每100kg朴硝（芒硝粗制品），用卞萝卜20kg
《上海市中药饮片炮制规范》（2008年版）	取萝卜，洗净，切片，置锅内加水煎煮30～60分钟，取出，弃渣，再加入朴硝（芒硝粗制品）共煮，至完全溶化，取出过滤或澄清后取上清液，放冷，待析出白色结晶，取出，即得。每100kg朴硝（芒硝粗制品），用卞萝卜20kg
《广东省中药炮制规范》（1984年版）	1、将原药砸碎，置沸水中溶化，沉淀后，除去沉淀（或过滤）将上清液倒入搪瓷盆中，再加入定量醋，将盆放在水锅内，隔水加热蒸发，随时捞取液面上析出的结晶，随析出随捞取，至无结晶为止，干燥。2、将上法滤过的上清液置锅中，加入定量醋，加热蒸发至干，取出。每硇砂100kg，用醋50kg
《贵州省中药饮片炮制规范》（2005年版）	取新鲜白萝卜，洗净，切碎，加水煮2～3小时，去渣，取汁；加入芒硝使溶解，待全部溶解后，趁热用纱布过滤，取滤液（或待滤液澄清后，倾取上清液）置适宜容器内，插入清洁稻草一束，低温下静置过夜，待有大量结晶析出时，取出结晶，除去稻草，晾干。每100kg净芒硝，用鲜白萝卜50kg
《吉林省中药炮制标准》（1986年版）	取天然硫酸钠（硝土），加热水使溶后过滤，除去泥沙及不溶性杂质，将溶液放冷，析出的结晶即为"皮硝"（习称朴硝）。另取大萝卜，置锅中加适量水煮透，放入皮硝共煮，俟全部溶化，取出，过滤，取滤液，放冷至芒硝析出，取出，晾干。每100kg皮硝，用大萝卜10kg
《江西省中药炮制规范》（1991年版）	取萝卜，洗净，切片，用水煮透后，加入朴硝共煮，至溶化，过滤或倾取上层溶液，倒入木盆中，盆中放几根稻草，过夜则结晶析出，撕去稻草，取出结晶，阴干。每朴硝100kg，用萝卜20～30kg

续表

规范	炮制方法
《全国中药炮制规范》（1988年版）	取萝卜洗净切片，至锅内加水煮透后，加入原药材共煮，至全部溶化，取出过滤，滤液置适宜容器内，放冷后芒硝逐渐析出，捞出晶体，余汁经浓缩，放冷再结晶，捞出晒干。每原药材100kg，用萝卜20kg
《山东省中药炮制规范》（1990年版）	先将萝卜洗净，切薄片，置锅中，加适量清水煮透，再将芒硝倒入共煮，至全部容纳溶解，取出滤去杂质及萝卜片，滤液静置于阴凉处冷却，待大部分结晶析出，捞出晶体，筛去表面水分，迅即收藏；余液再重复煮提，至无结晶析出为止。每100kg芒硝，用萝卜20kg
《福建省中药炮制规范》（1988年版）	取萝卜，洗净切片，置锅内加水煮透后，过滤，加入粗芒硝共煮，至全部溶化，过滤，滤液放冷至析出结晶，即得。每粗芒硝100kg，用萝卜10～20kg、水200～300kg
《浙江省中药炮制规范》（2005年版）	取白萝卜，洗净，切片，分二次加4～5倍量水，各煮沸1小时，倾取煎出液，合并，与皮硝共煮，至全部溶化时，滤过。滤液散放细竹枝若干，静置，待析出结晶时，随时取出，除去竹枝，晾干。缸底大块者，砸碎如上法处理。每皮硝100kg，用白萝卜20kg

（三）芒硝饮片现代炮制研究

毛维伦[1]根据Na_2SO_4溶解度曲线，得出芒硝炮制理论最佳工艺为：取芒硝100g，加208ml水，置34℃水浴恒温加热溶解，将饱和溶液减压抽滤，弃去杂质，母液在0℃时结晶。按照此法制得芒硝比在15℃结晶得到芒硝，每100g至少可多得结晶17.6g。彭银亭以收率为指标，确定了冬季加萝卜炮制芒硝的最佳方法为将朴硝、水和切好的萝卜一起入锅，通过观察萝卜是否煮透来判断共煮时间，并且在滤液中加粟草或稻草使冷后更容易结晶，产量更高。

张振凌等[2]对不同工艺炮制的芒硝中部分无机元素的含量进行测定，结果表明，朴硝经不同工艺炮制后钠含量变化不明显，镁、钙元素含量明显降低，加萝卜制芒硝中钾元素含量明显升高。同一条件下，10～15℃结晶比2～4℃结晶无机元素含量低；红萝卜制品中钾元素和锌元素含量最高，各样品中均不含重金属铅。

（四）芒硝饮片炮制工艺研究总结

1．历史文献　结晶法和萝卜结晶法。

2．历版《中国药典》　未收载芒硝的炮制方法。

3．各省市炮制规范　萝卜结晶法为最常用。

4．现代研究文献　结晶法和萝卜结晶法等，以萝卜结晶法为最常用。

综合上述研究结果，制定芒硝的炮制工艺为：

芒硝　取适量鲜萝卜，洗净，切成片，置适宜的容器中，加适量水煮透，捞出萝卜，再投入适量天然芒硝（朴硝）共煮，至全部溶化，取出过滤或澄清，取滤液或上清液，放冷，待结晶大部析出，取出，置避风处适当干燥，即得。其结晶母液经浓缩后可继续析出结晶，直至不再析出结晶为止。

每100kg朴硝，用萝卜20kg。

参考文献

[1] 毛维伦. 芒硝炮制理论初探[J]. 中药通报, 1984, 9(05):22-23.

[2] 张振凌, 杨林莎, 李军, 等. 芒硝不同炮制品中部分无机元素含量的测定[J]. 中国中药杂志, 1995, 20(04):218.

Xi yang shen

西洋参

药材来源 本品为五加科植物西洋参*Panax quinquefolium* L.的干燥根。

采收加工 均系栽培品，秋季采挖，洗净，晒干或低温干燥。

西洋参饮片炮制规范

【饮片品名】西洋参。

【饮片来源】本品为西洋参药材经切制后的炮制品。

【炮制方法】取西洋参药材，去芦，润透，切薄片，干燥或用时捣碎。

【饮片性状】本品呈长圆形或类圆形薄片。外表皮浅黄褐色。切面淡黄白至黄白色，形成层环棕黄色，皮部有黄棕色点状树脂道，近形成层环处较多而明显，木部略呈放射状纹理。气微而特异，味微苦、甘。

【质量控制】

鉴别 取本品粉末1g，加甲醇25ml，加热回流30分钟，滤过，滤液蒸干，残渣加水20ml使溶解，加水饱和的正丁醇振摇提取2次，每次25ml，合并正丁醇提取液，用水洗涤2次，每次10ml，分取正丁醇液，蒸干，残渣加甲醇4ml使溶解，作为供试品溶液。另取西洋参对照药材1g，同法制成对照药材溶液。再取拟人参皂苷F11对照品、人参皂苷Rb_1对照品、人参皂苷Re对照品、人参皂苷Rg_1对照品，加甲醇制成每1ml各含2mg的溶液，作为对照品溶液。照薄层色谱法试验，吸取上述六种溶液各2μl，分别点于同一硅胶G薄层板上，以三氯甲烷-乙酸乙酯-甲醇-水（15∶40∶22∶10）5～10℃放置12小时的下层溶液为展开剂，展开，取出，晾干，喷以10%硫酸乙醇溶液，在105℃加热至斑点显色清晰，分别置日光和紫外光灯（365nm）下检视。供试品色谱中，在与对照药材色谱和对照品色谱相应的位置上，分别显相同颜色的斑点或荧光斑点。

检查 水分 不得过13.0%（第二法）。

总灰分 不得过5.0%。

人参 取人参对照药材1g，照〔鉴别〕项下对照药材溶液制备的方法制成对照药材溶液。照薄层色谱法试验，吸取〔鉴别〕项下的供试品溶液和上述对照药材溶液各2μl，分别点于同一硅胶G薄层板上，以三氯甲烷-甲醇-水（13∶7∶2）5～10℃放置12小时的下层溶液为展开剂，展开，取出，晾干，喷以10%硫酸乙醇溶液，在105℃加热至斑点显色清晰，分别置日光和紫外光灯（365nm）下检视。供试品色谱中，不得显与对照药材完全相一致的斑点。

重金属及有害元素 照铅、镉、砷、汞、铜测定法测定，铅不得过5mg/kg；镉不得过0.3mg/kg；砷不得过2mg/kg；汞不得过0.2mg/kg；铜不得过20mg/kg。

农药残留量 照农药残留量测定法测定。

含总六六六（α-BHC、β-BHC、γ-BHC、δ-BHC之和）不得过0.2mg/kg；总滴滴涕（*pp*'-DDE、*pp*'-DDD、*op*'-DDT、*pp*'-DDT之和）不得过0.2mg/kg；五氯硝基苯不得过0.1mg/kg；六氯苯不得过0.1mg/kg；七氯（七氯、环氧七氯之和）不得过0.05mg/kg；艾氏剂不得过0.05mg/kg；氯丹（顺式氯丹、反式氯丹、氧化氯丹之和）不得过0.1mg/kg。

浸出物 照醇溶性浸出物测定法项下的热浸法测定，用70%乙醇作溶剂，不得少于25.0%。

含量测定 照高效液相色谱法测定。

色谱条件与系统适用性试验 以十八烷基硅烷键合硅胶为填充剂；以乙腈为流动相A，以0.1%磷酸溶液为流动相B，按下表中的规定进行梯度洗脱；检测波长为203nm；柱温40℃。理论板数按人参皂苷Rb_1峰计算应不低于5000。

时间（分钟）	流动相A（%）	流动相B（%）
0 ~ 25	19→20	81→80
25 ~ 60	20→40	80→60
60 ~ 90	40→55	60→45
90 ~ 100	55→60	45→40

对照品溶液的制备　取人参皂苷Rg_1对照品、人参皂苷Re对照品、人参皂苷Rb_1对照品适量，精密称定，加甲醇制成每1ml各含人参皂苷Rg_1 0.1mg、人参皂苷Re 0.4mg、人参皂苷Rb_1 1mg的溶液，即得。

供试品溶液的制备　取本品粉末（过三号筛）约1g，精密称定，置具塞锥形瓶中，精密加入水饱和的正丁醇50ml，称定重量，置水浴中加热回流提取1.5小时，放冷，再称定重量，用水饱和正丁醇补足减失的重量，摇匀，滤过。精密量取续滤液25ml，置蒸发皿中，蒸干，残渣加50%甲醇适量使溶解，转移至10ml量瓶中，加50%甲醇至刻度，摇匀，滤过，取续滤液，即得。

测定法　分别精密吸取对照品溶液与供试品溶液各10μl，注入液相色谱仪，测定，即得。

本品含人参皂苷Rg_1（$C_{42}H_{72}O_{14}$）、人参皂苷Re（$C_{48}H_{82}O_{18}$）和人参皂苷Rb_1（$C_{54}H_{92}O_{23}$）的总量不得少于2.0%。

【性味与归经】甘、微苦，凉。归心、肺、肾经。

【功能与主治】补气养阴，清热生津。用于气虚阴亏，虚热烦倦，咳喘痰血，内热消渴，口燥咽干。

【用法与用量】3～6g，另煎兑服。

【注意】不宜与藜芦同用。

【贮藏】置阴凉干燥处，密闭，防蛀。

西洋参饮片炮制操作规程

1．产品概述

（1）品名　西洋参。

（2）规格　薄片。

2．生产依据　按照《中国药典》2015年版一部有关工艺要求及标准，以及拟定的饮片品种炮制工艺执行。

3．工艺流程　去芦，润透，切薄片，干燥或用时捣碎。

4．炮制工艺操作要求

（1）挑选　除去杂质，去芦。

（2）洗润　洗净，用清水喷潮，覆盖湿布，夏、秋润2天，冬、春润3天。

（3）切制　切薄片。

（4）干燥　进干燥室，温度控制在25℃左右，及时排潮，该过程进行48 小时以后，再升温干燥。

（5）包装　复合袋手工包装，包装损耗应不超过1.0%。

5．原料规格质量标准　符合《中国药典》2015年版一部西洋参药材项下的相关规定。

6．成品质量标准　符合本规范西洋参饮片项下的相关规定。

7．成品贮存及注意事项　置通风干燥处，防蛀。

8．工艺卫生要求　符合中药饮片GMP相关工艺卫生要求。

9．主要设备　干燥箱等设备。

西洋参饮片炮制规范起草说明

（一）西洋参炮制方法历史沿革

西洋参主产美国、加拿大。清代始有蒸制、姜制、桂圆拌蒸（《拾遗》）、姜汁制黄色（《医案》）等炮制方法。

（二）西洋参饮片药典及地方炮制规范

1．净制 均系栽培品，秋季采挖，洗净，晒干或低温干燥。

2．切制 去芦，润透，切薄片，干燥或用时捣碎。

3．炮制

（1）蒸制 将西洋参洗净，去除支根及须根，隔水蒸2～6小时，将西洋参切片（3～5mm厚）置于-20℃冰箱中48小时后冷冻干燥。

（2）晾晒 将西洋参按大小分放晾参架上，6小时翻动一次，使参根表面水分均匀蒸发，太阳光照射，使参根外观色泽均匀。晾晒时间一般为1～2天。

（3）干西洋参 取鲜参，洗净泥土，去掉残茎，分级晾晒1小时，低温干燥，室内温度保持在25～27℃，每隔30分钟排潮1次，空气相对湿度控制在65%以下，持续2～3天，转入高温间，温度保持在28～30℃，每隔30分钟排潮1次，室内湿度控制在60%以下，持续4～5天。当侧根能弯曲，主体变软时，温度升至32～35℃，每1小时排潮1次，空气湿度控制在50%以下，持续3～4天，当主体表面稍硬，侧根较坚硬时，室内温度降至32～30℃，每1小时排潮1次，空气湿度控制在50%以下。整个加工过程大约需20～25天，至含水量为10%以下时即可出室。

（4）白洋参 取鲜参，洗净泥土，除去残茎，稍晾晒，下须，置净水中浸泡3天，捞出后晾晒2天，将参置70～80℃的热水中烫制30～40分钟，捞出，置冷水中冷却，捞出后晾晒1小时，淋去表水，将参置60℃的条件下干燥36天，后降至35～32℃，经7～10天即可全部干透。

（5）红洋参 取鲜参，洗净泥土除去残茎，蒸锅内蒸至圆气后，慢火蒸4天，取出晾晒，再置60℃条件下于燥36天，温度再降至35～32℃，经7～10天可全部干透。

（6）西洋活性参 将鲜西洋参洗净，放入真空冷冻干燥机内对其进行冷却，温度在零下10～30℃，当制品被冷却定型达到要求后开始升华，经过25～30小时即全部脱水。

现代炮制方法见表1。

表1 《中国药典》及各地炮制规范收载的西洋参炮制方法

药典及规范	炮制方法
《中国药典》（2000年版） 《中国药典》（2005年版） 《中国药典》（2010年版） 《中国药典》（2015年版）	西洋参 去芦，润透，切薄片，干燥或用时捣碎
《山东省中药炮制规范》（2002年版）	西洋参 切段或用时捣碎
《安徽省中药饮片炮制规范》（2005年版）	西洋参 取原药材，除去芦头，润透，切薄片，干燥，筛去碎屑
《广西壮族自治区中药饮片炮制规范》（2007年版）	西洋参 去芦，润透，切薄片，干燥或用时捣碎
《贵州省中药饮片炮制规范》（2005年版）	西洋参 取原药材，去芦，喷湿，润透，切薄片，干燥；或去芦后，烘软，趁热切薄片；或用时捣碎
《河南省中药饮片炮制规范》（2005年版）	西洋参 去芦，润透，切薄片，干燥或用时捣碎
《湖南省中药饮片炮制规范》（2010年版）	西洋参 取原药材，除去杂质及芦头，洗净，干燥，用时捣碎 西洋参片 取原药材，除去杂质及芦头，润透，切薄片，干燥，筛去碎屑
《四川省中药饮片炮制规范》（2015年版）	西洋参 取西洋参，除去杂质及芦头，洗净，润透，切极薄片，干燥，或洗净，干燥，粉碎成粗粉 西洋参粉 取西洋参，除去杂质及芦头，洗净，干燥，粉碎成细粉
《江西省中药饮片炮制规范》（2008年版）	（1）去芦，润透，切薄片，干燥或用时捣碎． （2）取原药，喷湿，盖上湿布，润透，切斜薄片，干燥

六画

续表

药典及规范	炮制方法
《上海市中药饮片炮制规范》（2008 年版）	西洋参　将原药除去黄只、油只，及残留芦，筛去灰屑 西洋参片　将西洋参哄热或润透，切薄片，干燥，筛去灰屑
《浙江省中药炮制规范》（2005 年版）	取原药材，除去芦头，洗净，润软，切薄片，干燥
《山东省中药炮制规范》（2012 年版）	西洋参粉　取净西洋参，研成细粉或将净西洋参适当粉碎成粗粉，置超微粉碎机中，密封，粉碎成超微粉
《北京市中药饮片炮制规范》（2008 年版）	取原药材，除去杂质，置闷润锅内，用蒸汽闷润 2～4 小时至透心，或置适宜容器内，蒸软，趁热切 1mm 薄片，晾干，筛去碎屑 西洋参粉　取净西洋参，粉碎成细粉或极细粉

（三）西洋参饮片现代炮制研究

黄艳菲等[1]探讨不同炮制方法对加拿大产西洋参中10种人参皂苷的影响。采用课题组前期已建立的测定西洋参人参皂苷的HPLC-PDA-ESI-MS方法，测定自制西洋白参（新鲜全参切片+-80℃冷冻干燥）、自制西洋红参（新鲜全参+隔水蒸煮+切片+-80℃冷冻干燥）和购于加拿大西安大略省大山行农场的商品西洋参（新鲜全参+电热鼓风烘干）中10种人参皂苷在炮制前后的变化情况。人参总皂苷含量为：商品西洋参>自制西洋白参>自制西洋红参；与自制西洋白参相比，自制西洋红参人参皂苷Re，Rc，Rb_2，Rb_3的含量降低，人参皂苷Rg_1，Rb_1的含量升高；人参皂苷Rg_2，Rg_3在六年生自制西洋白参、商品西洋参中采用PDA检测器均未检测到，采用ESI-MS能检测到较低响应值的Rg_2，Rg_3，但是在六年生自制西洋红参中其质量分数分别达到了0.027%，0.0401%；通过二级质谱分析发现新鲜加拿大西洋参炮制成西洋红参后，人参皂苷RaO的量增加；人参皂苷R_f在所有西洋参样品中均未检测到。炮制后加拿大产西洋红参中人参皂苷的含量发生了较大变化，部分原本含量很低的人参皂苷含量增加，部分人参皂苷含量降低；与文献报道一致，西洋参样品中不含人参皂苷R_f。

许冬瑾等[2]优选了西洋参片的炮制工艺。方法：以生产实际为基础，对西洋参全程生产工艺进行考察，洗润工序选取洗润时间、喷淋时间、软化时间、喷淋用水量4个因素设置3水平，以切制片型合格率和总皂苷含量为考察指标，采用综合评分法进行正交实验设计，优选洗润最佳条件。结果：最佳工艺为洗润3小时，喷水间隔30分钟，喷水量为药材质量的4倍，额定微波频率2450MHz软化50秒。结论：采用优选工艺制备的西洋参片成品率及总皂苷含量高，工艺合理。

郑殿家等[3]目前西洋参的加工品种主要是原皮西洋参，原皮西洋参有硬支软支之分，几年内市场畅销的品种主要是软支的，所以软支原皮西洋参的加工技术是生产科研单位首要解决的问题。我们经多年的试验与生产，初步摸索出了适合目前生产条件的软支原皮西洋参的加工技术。选参→困参→洗参→装盘→晾晒→上架→干燥→下须整形等八个工序。

冯鑫等[4]介绍西洋参传统四种常用加工方式的工艺，对其加工工艺、外观性状、皂苷含量、多糖含量及出货率进行了比较研究，介绍了几种现代农业上先进的可应用于西洋参加工的相关技术。赵明安等[5]由于西洋参根中含有大量的淀粉和糖分，极易被害虫蛀蚀和微生物侵染腐烂。参根采收后经过加工干燥可防止虫蛀和变质。另外，西洋参的主要成分人参皂苷在参根新鲜状态下很容易受酶类的作用水解为皂苷元和糖元而失去药理活性。通过加工，使参根中的水分含量减少，可有效抑制酶的活性，保证药材质量。

（四）西洋参饮片炮制工艺研究总结

1. 历史文献 清代始有蒸制、姜制、桂圆拌蒸（《拾遗》）、姜汁制黄色（《医案》）等炮制方法。历史文献记载较少，以蒸制为主。

2. 历版《中国药典》 只记载了西洋参净制切片和捣碎的方法。

3. 各省市炮制规范 西洋参、西洋参片、西洋参粉、西洋参节、西洋参须、西洋参枝，以西洋参最常见。

4. 现代研究文献 净制、切制、西洋参、西洋红参，西洋白参，干参，活性参，以西洋参最常见。

综合上述研究结果，制定西洋参的炮制工艺为：

西洋参 去芦，润透，切薄片，干燥或用时捣碎。

参考文献

[1] 黄艳菲, 孙美, 许云章, 等. 不同炮制方法对加拿大产西洋参中10种人参皂苷的影响[J]. 中国中药杂志, 2014(20): 3950-3954.

[2] 许冬瑾, 黄云, 刘再强, 等. 西洋参切制工艺优选[J]. 中国实验方剂学杂志, 2011(11): 36-38.

[3] 郑殿家, 孙国刚. 软支原皮西洋参加工技术探讨[J]. 人参研究, 1997(2) : 33-34.

[4] 冯鑫, 陈晓林, 石磊, 等. 西洋参传统加工及现代加工技术展望[J]. 人参研究,2010(1) : 27-28.

[5] 赵明安, 西洋参加工技术[J]. 农村新技术, 2011(18): 41-42.

Bai he

百合

药材来源 本品为百合科植物卷丹*Lilium lancifolium* Thunb.、百合*Lilium brownii* F.E.Brown var. *viridulum* Baker或细叶百合*Lilium pumilum* DC.的干燥肉质鳞叶。

采收加工 秋季采挖，洗净，剥取鳞叶，置沸水中略烫，干燥。

百合饮片炮制规范

【饮片品名】百合、蜜百合。

（一）百合

【饮片来源】本品为百合药材的炮制品。

【炮制方法】取百合药材，除去杂质。

【饮片性状】本品呈长椭圆形，表面类白色、淡棕黄色或微带紫色。质硬而脆，气微，味微苦。

【质量控制】

鉴别 取本品粉末1g，加甲醇10ml，超声处理20分钟，滤过，滤液浓缩至1ml，作为供试品溶液。另取百合对照药材1g，同法制成对照药材溶液。照薄层色谱法试验，吸取上述两种溶液各10μl，分别点于同一硅胶G薄层板上，以石油醚（60～90℃）-乙酸乙酯-甲酸（15∶5∶1）的上层溶液为展开剂，展开，取出，晾干，喷以10%磷钼酸乙醇溶液，加热至斑点显色清晰。供试品色谱中，在与对照药材色谱相应的位置上，显相同颜色的斑点。

浸出物 照水溶性浸出物测定法项下的冷浸法测定，不得少于18.0%。

（二）蜜百合

【饮片来源】本品为百合经蜜炙后的炮制品。

【炮制方法】取净百合，置炒制容器内，用文火炒至颜色加深，喷淋炼蜜和水的混合溶液，用文火炒至不粘手；或取开水稀释的炼蜜水与百合拌匀，闷润，用文火炒至不粘手。

每100kg百合片，用炼蜜5kg。

【饮片性状】本品长椭圆形，表面黄色，偶有黄焦斑，略带黏性，具有蜜香气。

【质量控制】

鉴别、浸出物　同百合。

【性味与归经】甘，寒。归心、肺经。

【功能与主治】养阴润肺，清心安神。百合长于清心安神。用于阴虚燥咳，劳嗽咯血，虚烦惊悸，失眠多梦，精神恍惚。蜜百合润肺止咳作用增强。用于肺虚久咳，肺痨咯血。

【用法与用量】6～12g。

【贮藏】置通风干燥处，防蛀。

百合饮片炮制操作规程

（一）百合

1．产品概述

（1）品名　百合。

（2）饮片规格　肉质鳞叶。

2．生产依据　按照《中国药典》2015年版一部有关工艺要求及标准，以及拟定的饮片品种炮制工艺执行。

3．工艺流程　取百合药材，除去杂质。

4．炮制工艺操作要求

（1）净选　除去杂质，大小分档。

（2）筛选　用筛药机筛去碎末。

（3）包装　无毒聚乙烯塑料透明袋手工包装，包装损耗应不超过2.0%。

5．原料规格质量标准　符合《中国药典》2015年版一部百合药材项下的相关规定。

6．成品质量标准　符合本规范百合项下相关规定。

7．成品贮存及注意事项　置通风干燥处。

8．工艺卫生要求　符合中药饮片GMP相关工艺卫生要求。

9．主要设备　筛药机等设备。

（二）蜜百合

1．产品概述

（1）品名　蜜百合。

（2）饮片规格　肉质鳞叶。

2．生产依据　按照《中国药典》2015年版一部有关工艺要求及标准，以及拟定的饮片品种炮制工艺执行。

3．工艺流程　取净百合，置炒制容器内，用文火炒至颜色加深，喷淋炼蜜和水的混合溶液，用文火炒至不粘手；或取开水稀释的炼蜜水与百合拌匀，闷润，用文火炒至不粘手。

每100kg百合片，用炼蜜5kg。

4．炮制工艺操作要求

（1）净选　除去杂质，大小分档。

（2）炼蜜　将蜂蜜置炼蜜锅中，加热至沸，并保持微沸，直至炼蜜含水量在10%～13%。

（3）蜜炙　取净百合，用文火炒至颜色加深，喷淋蜜水，用文火炒至不粘手。或取开水稀释的炼蜜水与百合拌匀，闷润，用文火炒至不粘手。

（4）筛选　用筛药机筛去碎末。

（5）包装　无毒聚乙烯塑料透明袋手工包装，包装损耗应不超过2.0%。

5．原料规格质量标准　符合《中国药典》2015年版一部百合饮片项下的相关规定。

6．成品质量标准　符合本规范蜜百合项下相关规定。

7．成品贮存及注意事项　置通风干燥处。

8．工艺卫生要求　符合中药饮片GMP相关工艺卫生要求。

9．主要设备　炼蜜锅、炒药机、筛药机等设备。

百合饮片炮制规范起草说明

（一）百合饮片炮制历史沿革

1．净制 始载于汉代的“水洗”《金匮》，宋代有“去心”《总病论》。

2．切制 始载于汉代“擘”《金匮》，唐代有“切法”《外台》，宋代有“捣罗为末”《圣惠方》。

3．炮制

（1）蜜制 始载于唐代“新百合四两，蜜半盏，和蒸令软”《食疗》，宋代沿用了“蜜拌蒸法”《证类》，清代有“蜜合蒸法”《握灵》。

（2）蒸制 最早见于宋代“蒸、焙干”《济生方》，明代《景岳》中沿用此。《大法》中又增加了“酒拌蒸法”。

（3）炙制 汉代有“炙”《金匮》。

（4）熬制 唐代有“熬令黄色，捣筛为散”《千金》。

（5）炒制 见于宋代的“炒令黄色”《圣惠方》。

历代炮制历史沿革见表1。

表1 百合炮制历史沿革简况

朝代	沿用方法	新增方法	文献出处
汉		水洗、切制、炙	《金匮》
唐	净制	蜜制	《食疗》
		熬制	《千金》
宋	净制 蜜制	蒸制	《济生》
		蜜拌蒸法	《证类》
		炒制；捣碎	《圣惠方》
		去心	《总病论》
明	净制 蜜制 蒸制	蒸制	《景岳》
		酒拌蒸法	《大法》
清	净制 蜜制 蒸制	蜜合蒸法	《握灵》

从古代文献资料中可以看出，百合净制始载于汉代，记曰：“水洗”。亦有有关百合切制的记载，但未沿用。古代百合的炮制方法不多，主要有蜜制、净制、蒸制、切制、炙制、熬制、炒制等。蜜百合自唐代沿用至今，但其方法已从“蜜蒸”发展为现代的“蜜炒”，工艺简单，易于控制。

（二）百合饮片药典及地方炮制规范

1．净制 除去杂质。

2．炮制

蜜炙 取净百合，置热锅内，用文火炒干，喷淋蜜水，或取炼蜜，用适量沸水稀释，淋入净百合中，拌匀，闷润，置热锅内，用文火炒至表面淡棕黄色，不粘手时，取出，晾凉。

每100kg净百合，用炼蜜3～5kg。

现代炮制方法见表2。

表2 《中国药典》及各地炮制规范收载的百合炮制方法

药典及规范	炮制方法
《中国药典》（1963 年版）	百合　拣去杂质，簸除灰屑即得 蜜百合　取净百合，加炼熟的蜂蜜与开水少许，拌匀，稍闷，置锅内用文火炒至不粘手为度，取出，放凉即得。每百合 100 斤，用炼熟蜂蜜 6 斤 4 两
《中国药典》（1977 年版）	百合　除去杂质 蜜百合　取净百合，照蜜炙法用蜜水炒至放凉后不粘手。每百合 100kg，用炼蜜 6kg
《中国药典》（1985 年版） 《中国药典》（1990 年版） 《中国药典》（1995 年版） 《中国药典》（2000 年版） 《中国药典》（2005 年版） 《中国药典》（2010 年版） 《中国药典》（2015 年版）	百合　除去杂质 蜜百合　取净百合，照蜜炙法炒至不粘手。每百合 100kg，用炼蜜 5kg
《全国中药炮制规范》（1988 年版）	百合　取原药材，除去杂质 蜜百合　取炼蜜用适量开水稀释后，加入净百合拌匀，闷透，置锅内，用文火加热，炒至不粘手为度，取出放凉。每百合 100kg，用炼蜜 5kg
《北京市中药饮片炮制规范》（2008 年版）	百合　取原药材，除去杂质 蜜百合　取净百合，置热锅内，用文火炒干，喷淋蜜水，或取炼蜜，用适量沸水稀释，淋入净百合中，拌匀，闷润，置热锅内，用文火炒至表面淡棕黄色，不粘手时，取出，晾凉。每 100kg 净百合，用炼蜜 3～5kg
《山东省中药炮制规范》（1990 年版）	百合　去净杂质，拣去霉烂者，筛去灰屑 蜜百合　先将净百合置锅内，文火炒至色泽加深时，均匀地淋入炼蜜，继续拌炒至表面微黄色，不粘手，取出，摊晾，凉透后及时收藏。每 100kg 百合，用炼蜜 5kg
《上海市中药饮片炮制规范》（2008 年版）	百合　将原药除去黑色油瓣等杂质，筛去灰屑 蜜百合　取百合，照蜜炙法炒至不粘手。每 100kg 百合，用炼蜜 5kg
《安徽省中药饮片炮制规范》（2005 年版）	百合　取原药材，除去杂质及黑色瓣片 蜜百合　取净百合，照蜜炙法②，炒至不粘手。每 100kg 百合，用炼蜜 6kg
《浙江省中药炮制规范》（2005 年版）	百合　取原药，除去杂质及油黑者。筛去灰屑 蜜百合　取百合，与炼蜜拌匀，稍闷，炒至不粘手时，取出，摊凉。每百合 100kg，用炼蜜 6kg
《江西省中药饮片炮制规范》（2008 年版）	百合　除去杂质 蜜百合（炙百合）（1）取净百合，照蜜炙法炒至不粘手。（2）取净百合，用蜜拌匀，炙至黄色、不粘手为度，取出放凉。每 100kg 百合，用蜜 5kg
《福建省中药炮制规范》（1988 年版）	百合　除去杂质 蜜百合　取净百合，照蜜炙法炒至不粘手
《四川省中药饮片炮制规范》（2002 年版）	百合　除去杂质 蜜百合　净百合，照蜜炒法炒至不粘手 每 100kg 百合，用炼蜜 5kg
《河南省中药饮片炮制规范》（2005 年版）	百合　除去杂质 蜜百合　取净百合，照蜜炙法炒至不粘手
《湖南省中药饮片炮制规范》（2010 年版）	百合　取原药材，除去杂质，洗净，干燥，筛去灰屑 蜜百合　取净百合，照蜜炙法炒炒至微黄色，不粘手。每 100kg 百合，用炼蜜 5kg
《贵州省中药饮片炮制规范》（2005 年版）	百合　取原药材，除去杂质及变质的瓣 蜜百合　取净百合，照蜜炙法炒至不粘手。每 100kg 净百合，用炼蜜 5kg
《江苏省中药饮片炮制规范》（2002 年版）	百合　取原药材，除去杂质及黑色瓣片 蜜百合　取炼蜜加适量开水稀释后与净百合拌匀，闷透，置锅内，用文火炒至不粘手，取出放凉。每 100kg 百合，用炼蜜 5kg

六画

续表

药典及规范	炮制方法
《广东省中药炮制规范》（1984 年版）	百合　除去杂质，晒去屑末 蜜百合　取净百合，加入适量酒稀释的炼蜜，拌匀，待炼蜜被吸尽后，用文火炒至微黄色、不粘手时，取出，摊凉。每百合 100kg，用炼蜜 15～20kg、酒 2～3kg
《广西壮族自治区中药饮片炮制规范》（2007 年版）	生百合　除去杂质，筛去灰屑 蜜百合　取炼蜜加开水适量化开，加生百合拌匀，稍闷，置锅内用文火炒至不粘手，取出，放凉。每 100kg 生百合，用炼蜜 5kg
《重庆市中药饮片炮制规范及标准》（2006 年版）	百合　除去杂质 蜜炙百合　取净百合，照蜜炙法炒至不粘手，呈深黄色

历版药典均收载百合，蜜炙百合也被历版药典收载（1953年版除外），不同文献蜜炙百合的制法不同。一是百合拌炼蜜后，闷润而后炒，历版《中国药典》收载这种方法；二是将炼蜜加热至沸，倒入百合炒，甘肃等省市炮制规范收载此法；三是先炒百合至一定程度，再加入炼蜜，天津等省市炮制规范及教材收载此法，还有些炮制规范同时收载以上2种或3种蜜炙方法。

（三）百合饮片现代炮制研究

张慧芳等[1]对百合不同炮制品中的多糖含量进行了测定，发现多糖含量蜜炙百合>蜜炒百合>百合生品。百合蜜制后多糖含量有所增加，但其中机制尚需进一步研究。百合蜜制后，能增强润肺止咳的功效。曲伟红等[2]对百合产地加工对百合质量影响进行了研究，结果发现百合中百合多糖含量不同，为中片>外片>混片>心片；百合总磷脂含量为心片>混片>中片>外片，因此百合产地加工剥片处理时，应将外片、中片、心片分开盛放，便于烫片加工时能准确地把握烫片的时间，烫片时间的长短对百合多糖和总磷脂的含量也有一定的影响，烫片时间越长，百合中多糖的含量相应越高；烫片时间延长或缩短，百合中总磷脂含量均相应降低，但变化不大，以烫片时间为11分钟时含量最高。

殷放宙等[3]对蜜百合的质量标准进行了研究，对14批蜜百合饮片进行了水分、总灰分、酸不溶性灰分、浸出物及总多糖含量的测定。最终拟定为蜜百合的水分不得超过13.0%，总灰分不得超过5.0%，酸不溶性灰分不得超过0.2%，浸出物不少于25.0%，总多糖含量不低于19.0%。

（四）百合饮片炮制工艺研究总结

1．历史文献　百合在古代的炮制方法曾有炙法、熬制、蒸制（蒸过和蜜、蜜拌蒸、酒拌蒸、蜜合蒸）等，蜜百合自唐代沿用至今。

2．历版《中国药典》 均收载百合与蜜百合（1953年版除外）。

3．各省市炮制规范　收载有百合、蜜百合，但蜜炙方法不同，主要有3种：一是百合拌炼蜜后，闷润而后炒；二是将炼蜜加热至沸，倒入百合炒；三是先炒百合至一定程度，再加入炼蜜。

4．现代研究文献　主要对蜜制前后多糖含量和润肺止咳作用进行了比较，并以总多糖为质控指标建立了蜜百合的质量标准，还对百合的产地加工进行了研究。

综合上述研究结果，制定百合的炮制工艺为：

百合　取百合药材，除去杂质。

蜜百合　取净百合，置炒制容器内，用文火炒至颜色加深，喷淋炼蜜和水的混合溶液，用文火炒至不粘手；或取开水稀释的炼蜜水与百合拌匀，闷润，用文火炒至不粘手。

每100kg百合片，用炼蜜5kg。

参考文献

[1] 张慧芳, 蔡宝昌, 张志杰, 等. 百合不同炮制品中多糖的测定[J]. 中草药, 2006, 37(11):1675-1677.

[2] 曲伟红, 周日宝, 童巧珍, 等. 百合产地加工方法对百合质量影响的研究[J]. 湖南中医杂志, 2004, 20(4):73-75.

[3] 殷放宙, 李林, 姚庆, 等. 蜜百合质量标准的研究[J]. 中药材, 2011, 34(9):1348-1351.

Bai bu 百部

药材来源 本品为百部科植物直立百部*Stemona sessilifolia* (Miq.)Miq.、蔓生百部*Stemona japonica* (Bl.)Miq.或对叶百部*Stemona tuberosa* Lour.的干燥块根。

采收加工 春、秋二季采挖，除去须根，洗净，置沸水中略烫或蒸至无白心，取出，晒干。

百部饮片炮制规范

【饮片品名】百部、蜜百部。

（一）百部

【饮片来源】本品为百部药材经切制后的炮制品。

【炮制方法】取百部药材，除去杂质，洗净，润透，切厚片，干燥。

【饮片性状】本品呈不规则厚片或不规则条形斜片；表面灰白色、棕黄色，有深纵皱纹；切面灰白色、淡黄棕色或黄白色，角质样；皮部较厚，中柱扁缩。质韧软。

【质量控制】

鉴别 （1）本品横切面：直立百部 根被为3～4列细胞，壁木栓化及木化，具致密的细条纹。皮层较宽。中柱韧皮部束与木质部束各19～27个，间隔排列，韧皮部束内侧有少数非木化纤维；木质部束导管2～5个，并有木纤维及管胞，导管类多角形，径向直径约至48μm，偶有导管深入至髓部。髓部散有少数细小纤维。

蔓生百部 根被为3～6列细胞。韧皮部纤维木化。导管径向直径约至184μm，通常深入至髓部，与外侧导管束作2～3轮排列。

对叶百部 根被为3列细胞，细胞壁无细条纹，其最内层细胞的内壁特厚。皮层外侧散有纤维，类方形，壁微木化。中柱韧皮部束与木质部束各32～40个。木质部束导管圆多角形，直径至107μm，其内侧与木纤维和微木化的薄壁细胞连接成环层。

（2）取本品粉末5g，加70%乙醇50ml，加热回流1小时，滤过，滤液蒸去乙醇，残渣加浓氨试液调节pH值至10～11，再加三氯甲烷5ml振摇提取，分取三氯甲烷层，蒸干，残渣加1%盐酸溶液5ml使溶解，滤过。滤液分为两份：一份中滴加碘化铋钾试液，生成橙红色沉淀；另一份中滴加硅钨酸试液，生成乳白色沉淀。

浸出物 不得少于50.0%（热浸法）。

（二）蜜百部

【饮片来源】本品为百部经蜜炙后的炮制品。

【炮制方法】取炼蜜，加适量沸水稀释，淋入百部片内拌匀，闷透，文火加热，炒至不粘手时，取出晾凉。

每100kg百部，用炼蜜12.5kg。

【饮片性状】蜜炙百部形如百部片，表面棕黄色或褐棕色，略带焦斑，稍有黏性。味甜。

【性味与归经】甘、苦，微温。归肺经。

【功能与主治】润肺下气止咳，杀虫灭虱。用于新久咳嗽，肺痨咳嗽，顿咳；外用于头虱，体虱，蛲虫病，阴痒。蜜百部润肺止咳。用于阴虚劳嗽。

【用法与用量】3～9g。外用适量，水煎或酒浸。

【贮藏】置阴凉干燥处，防蛀。

百部饮片炮制操作规程

（一）百部

1．产品概述

（1）品名　百部。

（2）规格　厚片。

2．生产依据　按照《中国药典》2015年版一部有关工艺要求及标准，以及拟定的饮片品种炮制工艺执行。

3．工艺流程　取百部药材，除去杂质，洗净，润透，切厚片，干燥。

4．炮制工艺操作要求

（1）挑选　除去杂质和非药用部位。

（2）洗润　洗净，加水浸泡，闷润透。

（3）切制　切2～4mm厚片。

（4）干燥　50℃干燥2～4小时至干。

（5）包装　复合袋手工包装，包装损耗应不超过1.0%。

5．原料规格质量标准　符合《中国药典》2015年版一部百部药材项下的相关规定。

6．成品质量标准　符合本规范百部饮片项下的相关规定。

7．成品贮存及注意事项　置通风干燥处，防蛀。

8．工艺卫生要求　符合中药饮片GMP相关工艺卫生要求。

9．主要设备　截断机、热风循环烘箱等设备。

（二）蜜百部

1．产品概述

（1）品名　蜜百部。

（2）规格　厚片。

2．生产依据　按照《中国药典》2015年版一部有关工艺要求及标准，以及拟定的饮片品种炮制工艺执行。

3．工艺流程　取炼蜜，加适量沸水稀释，淋入百部片内拌匀，闷透，文火加热，炒至不粘手时，取出晾凉。

每100kg百部，用炼蜜12.5kg。

4．炮制工艺操作要求

（1）拌蜜　取净百部片，加入适量沸水稀释后的炼蜜，拌匀。

（2）闷润　常温下闷润2.5小时。

（3）加热　炒药机加热至140℃。

（4）蜜炙　在140℃下炒制6分钟，略带焦斑，晾干后不粘手。

（5）过筛　将蜜百部置筛药机中，筛去粉末，药屑。

（6）包装　复合袋手工包装，包装损耗应不超过1.0%。

5．原料规格质量标准　符合本规范百部饮片项下的相关规定。

6．成品质量标准　符合本规范蜜百部饮片项下的相关规定。

7．成品贮存及注意事项　置通风干燥处，防蛀。

8．工艺卫生要求　符合中药饮片GMP相关工艺卫生要求。

9．主要设备　炒药机等设备。

百部饮片炮制规范起草说明

（一）百部炮制方法历史沿革

1．净制 最早关于百部净制的记载有“洗，去心”《济生》，后又有“去心皮”《证类》、“去芦”《扁鹊》《炮制大法》、“去枝上”《仁术》及“抽去心”《逢原》的记载。

2．切制 始于唐代记载为“百部汁”《肘后》、“捣取汁”《外台》，明代时期方有“碎切”《普济方》。

3．炮制

（1）焙干 最早出现在南朝刘宋“凡使，采得后，用竹刀劈破，去心皮，花做数十条，于檐下悬令风吹，待土干后，却用酒浸一宿，漉出，焙干，细锉用”《雷公》，该法应该是我国古代对百部根炮制的主流方法（《普济方》《局方》《纲目》《本草汇》《本草述》《求真》《总微》）。该方法在其后的文献古籍中占大多数。此法现已不用。

（2）熬制 有关熬制仅记载“百部，切，熬，疗积年咳”《外台》。此法现已不用。

（3）炒制 最初出现在宋代“炒”《药证》、“火炙”《证类》及“新瓦上炒”《总录》，明代后“炒”《医学》、“火炙”《普济方》、“切片晒干炒取净末”《拾遗》。此法现已少用。

（4）酒制 此法现已不用。

①酒浸：记载有“百部根渍酒”《握灵》、“酒洗用”《说约》。

②酒炒：明记载有“用惟取根，劈开去心，酒浸火炒”“去心，酒洗炒”《蒙筌》。

（5）炙制 清代记载有“火炙浸酒空腹饮，去虫蚕咬，兼疥癣疮”《拾遗》。

（6）蒸制 “饭上蒸一次再炒”《增广》。但蒸法未成为主流。

历代炮制历史沿革见表1。

表1 百部炮制历史沿革简况

时代	沿用方法	新增方法	文献出处
南北朝刘宋		凡使，采得后，用竹刀劈破，去心皮，花做数十条，于檐下悬令风吹，待土干后，却用酒浸一宿，漉出，焙干，细锉用	《雷公》
唐代		百部汁	《肘后》
	捣取汁		《外台》
		百部，切，熬，疗积年咳	《外台》
宋代		炒	《药证》
		火炙	《证类》
		洗，去心	《济生》
		去心皮	《证类》
		去芦	《扁鹊》
	焙干		《总微》
		新瓦上炒	《总录》
明代	炒		《医学》
	碎切；火炙		《普济方》
		用惟取根，劈开去心，酒浸火炒	《蒙筌》
		去芦土	《大法》
		去枝上	《仁术》
		去心，酒洗炒	《入门》

续表

时代	沿用方法	新增方法	文献出处
清代		火炙浸酒空腹饮，去虫蚕咬，兼疥癣疮	《拾遗》
		饭上蒸一次再炒	《增广》
		抽去心	《逢原》
		切片晒干炒取净末	《拾遗》

从古代文献资料中可以看出，历代沿用过的百部炮制方法有十余种，其中以去心、切制、炒制、酒炙为常见方法，而酒浸焙干最为常用。现代炮制方法仍沿用净制切片，炒法偶有用，主要增加了蜜炙法，且成为主流炮制方法。百部炮制多以改变药味、减小毒性、增加疗效为目的。

（二）百部饮片药典及地方炮制规范

1. 净制 春秋季采挖，洗净，拣去杂质，除去根茎。

2. 切制 分开大小个，润透，切厚片，干燥。

3. 炮制

（1）蜜制 取百部片，先将炼蜜加少量水稀释，淋入净百部片内拌匀，闷透，至锅内用文火炒至不粘手时，取出，放凉。

（2）炒百部 取百部，炒至表面微具焦斑时，取出，摊凉。

（3）蒸百部 将百部置蒸具内，上气后蒸1小时，取出，干燥，筛去灰屑。

现代炮制方法见表2。

表2 《中国药典》及各地炮制规范收载的百部炮制方法

药典及规范	炮制方法
《中国药典》（1963年版）	百部 洗净，拣去杂质，除去根茎。润透后切段，干燥即得 蜜百部 取百部段，加炼熟的蜂蜜与开水少许，拌匀，稍闷，至锅内用文火炒至不粘手为度，取出，放凉。每百部段100斤用炼熟蜂蜜12斤8两
《中国药典》（1977年版）	百部 除去杂质，洗净，润透，切段，干燥 蜜百部 取百部段，加炼熟的蜂蜜与开水少许，拌匀，稍闷，至锅内用文火炒至不粘手为度，取出，放凉。每百部段100kg用炼熟蜂蜜25～30kg
《中国药典》（1985年版） 《中国药典》（1990年版） 《中国药典》（1995年版） 《中国药典》（2000年版） 《中国药典》（2005年版） 《中国药典》（2010年版） 《中国药典》（2015年版）	百部 除去杂质，洗净，润透，切厚片，干燥 蜜百部先将炼蜜加少量水稀释，淋入净百部片内拌匀，闷透，至锅内用文炒至不粘手时，取出，放凉。每百部100kg用炼蜜12.5kg
《北京市中药饮片炮制规范》（2008年版）	蜜百部 取炼蜜（嫩蜜），加适量沸水稀释后，淋入百部片中，拌匀，闷润2～4小时，置热锅内，用文火（80～120℃）炒至表面棕黄色，不粘手为度，取出，晾凉。每100kg百部片，用炼蜜12.5kg
《上海市中药饮片炮制规范》（2008年版）	蒸百部 将百部置蒸具内，上气后蒸1小时，取出，干燥，筛去灰屑 蜜百部 取百部，加蜜水拌匀，闷润至吸净，置热锅内，用文火炒至表面棕黄色，不粘手为度，取出，晾凉。每100kg百部，用炼蜜12.5kg
《广东省中药炮制规范》（1984年版）	蜜百部 取净百部段或片，加入用适量开水稀释的炼蜜，拌匀，闷润，待炼蜜被吸净后，用文火炒至变棕黄色，不粘手时，取出，摊凉。每百部100kg，用炼蜜12.5kg
《贵州省中药饮片炮制规范》（2005年）	蜜百部 取百部，加蜜水拌匀，闷润至吸净，置热锅内，用文火炒至表面棕黄色，不粘手为度，取出，晾凉。每100kg百部，用炼蜜12.5kg
《全国中药炮制规范》（1988年版）	蜜百部 取百部，加蜜水拌匀，闷润至吸净，置热锅内，用文火炒至表面棕黄色，不粘手为度，取出，晾凉。每100kg百部，用炼蜜12.5kg
《云南省中药饮片炮制规范》（1986年版）	切片 取大百部，拣净杂质，淘洗后捞出．吸润约12小时，以身软透心为度。铡成短节片。晒干

续表

药典及规范	炮制方法
《浙江省中药炮制规范》（2005 年版）	炒百部　取百部，炒至表面微具焦斑时，取出，摊凉 蜜百部取百部，与炼蜜拌均，稍闷，炒至不粘手时，取出，摊凉。每百部100kg，用炼蜜 12kg
《安徽省中药饮片炮制规范》（2005 年版）	蜜百部　取净百部片，加蜜水拌匀，闷润至吸净，置热锅内，炒至不粘手，略见焦斑。每 100kg 百部，用炼蜜 12.5kg
《河南省中药饮片炮制规范》（2005 年版）	蜜炙　先将蜂蜜置锅内，加热至沸，加入百部闷润，文火炒至不粘手为度，取出，放凉。每 500g 百部，用炼熟蜂蜜 90g
《湖南省中药饮片炮制规范》（2010 年版）	蜜百部　取百部，加蜜水拌匀，闷润至吸净，置热锅内，用文火炒至不粘手。每 100kg 百部，用炼蜜 12.5kg
《吉林省中药炮制标准》（1986 年版）	蜜百部　取炼蜜用水化开，喷淋百部片内，拌匀，稍润置锅中，用文火炒至变黄色，不粘手时，取出，晾凉。每 100kg 百部，用炼蜜 15kg

（三）百部饮片现代研究

胡君萍等[1]测定百部炮制前后总生物碱含量变化，发现蜜炙可降低总生物碱含量。另对生、炙百部水煎液止咳作用研究，表明炙品止咳作用强于生品[2]。陈晓霞等[3]对生、炙百部止咳作用进行较为深入的研究，发现炙百部止咳作用较生百部作用强，主要有效部位为总生物碱，但炮制后总生物碱含量有所降低，其中生物碱成分含量发生变化，其趋势为含量高的碱炮制后有所降低，含量低的碱炮制后有所升高。故不能以某一种碱含量简单的衡量炮制过程复杂的变化。

（四）百部饮片炮制工艺研究总结

1．历史文献　净制（去心、去芦、去枝上）、切制（捣取汁、碎切）、酒浸焙干、熬制、炒制、火炙、新瓦上炒、酒制（酒浸、酒炒）、炙制、蒸制，以酒浸焙干最为主流。

2．历版《中国药典》　百部与蜜百部。

3．各省市炮制规范　百部、蜜百部、炒百部、蒸百部，以蜜制最为常用。

4．现代文献　百部、蜜百部。

综合上述研究结果，制定百部饮片的炮制工艺为：

百部　取百部药材，除去杂质，洗净，润透，切厚片，干燥。

蜜百部　取炼蜜，加适量沸水稀释，淋入百部片内拌匀，闷透，文火加热，炒至不粘手时，取出晾凉。

每100kg百部，用炼蜜12.5kg。

参考文献

[1] 胡君萍，张图，毛一卿，等.《中国药典》3种百部的止咳作用比较[J]. 中国中药杂志，2009, 34(23):3096-3104.

[2] 张永太，冯年平，修彦凤，等. 百部蜜炙前后总生物碱含量比较[J]. 中成药，2010, 32 (3): 451-453.

[3] 陈晓霞，鞠成国，夏林波，等. 对叶百部生品和蜜炙品不同极性部位止咳化痰作用比较[J]. 中国实验方剂学杂志，2012, 18(3):146-149.

Dang gui

当归

药材来源　本品为伞形科植物当归*Angelica sinensis* (Oliv.) Diels 的干燥根经炮制加工后制成的饮片。

采收加工　秋末采挖，除去须根和泥沙，待水分稍蒸发后，捆成小把，上棚，用烟火慢慢熏干，趁鲜加工。

当归饮片炮制规范

【饮片品名】当归、酒当归。

（一）当归

【饮片来源】本品为当归药材经切制后的炮制品。

【炮制方法】除去杂质，洗净，润透，切薄片，晒干或低温干燥。

【饮片性状】呈类圆形、椭圆形或不规则薄片。外表皮黄棕色至棕褐色。切面黄白色或淡棕黄色，平坦，有裂隙，中间有浅棕色的形成层环，并有多数棕色的油点，香气浓郁，味甘、辛、微苦。

【质量控制】

鉴别　（1）取本品粉末0.5g，加乙醚20ml，超声处理10分钟，滤过，滤液蒸干，残渣加乙醇1ml使溶解，作为供试品溶液。另取当归对照药材0.5g，同法制成对照药材溶液。照薄层色谱法试验，吸取上述两种溶液各10μl，分别点于同一硅胶G薄层板上，以正己烷-乙酸乙酯（4∶1）为展开剂，展开，取出，晾干，置紫外光灯（365nm）下检视。供试品色谱中，在与对照药材色谱相应的位置上，显相同颜色的荧光斑点。

（2）取本品粉末3g，加1%碳酸氢钠溶液50ml，超声处理10分钟，离心，取上清液用稀盐酸调节pH值至2～3，用乙醚振摇提取2次，每次20ml，合并乙醚液，挥干，残渣加甲醇1ml使溶解，作为供试品溶液。另取阿魏酸对照品、藁本内酯对照品，加甲醇制成每1ml各含1mg的溶液，作为对照品溶液。照薄层色谱法试验，吸取上述三种溶液各10μl，分别点于同一硅胶G薄层板上，以环己烷-二氯甲烷-乙酸乙酯-甲酸（4∶1∶1∶0.1）为展开剂，展开，取出，晾干，置紫外光灯（365nm）下检视。供试品色谱中，在与对照品色谱相应的位置上，显相同颜色的荧光斑点。

检查　水分　不得过15.0%（第二法）。

总灰分　不得过7.0%。

酸不溶性灰分　不得过2.0%。

浸出物　照醇溶性浸出物测定法项下的热浸法测定，用70%乙醇作溶剂，不得少于45.0%。

含量测定　挥发油　照挥发油测定法（乙法）测定。

本品含挥发油不得少于0.4%（ml/g）。

阿魏酸　照高效液相色谱法测定。

色谱条件与系统适用性试验　以十八烷基硅烷键合硅胶为填充剂；以乙腈-0.085%磷酸溶液（17∶83）为流动相；检测波长316nm；柱温35℃。理论板数按阿魏酸峰计算应不低于5000。

对照品溶液的制备　取阿魏酸对照品适量，精密称定，加70%甲醇制成每1ml含12μg的溶液，即得。

供试品溶液的制备　取本品粉末（过三号筛）0.2g，精密称定，置具塞锥形瓶中，精密加入70%甲醇20ml，密塞，称定重量，加热回流30分钟，放冷，再称定重量，用70%甲醇补足减失的重量，摇匀，静置，取上清液滤过，取续滤液，即得。

测定法　分别精密吸取对照品溶液与供试品溶液各10μl，注入液相色谱仪，测定，即得。

本品按干燥品计算，含阿魏酸（$C_{10}H_{10}O_4$）不得少于0.050%。

六画

（二）酒当归

【饮片来源】本品为当归经酒炙后的炮制品。

【炮制方法】取净当归片，加黄酒拌匀，闷润，待酒被吸尽后，置炒制容器内，用文火加热，炒干，取出，放凉。

每当归100kg，用黄酒10kg。

【饮片性状】本品形如当归片。切面深黄色或浅棕黄色，略有焦斑。香气浓郁，并略有酒香气。

【质量控制】

水分　同当归，不得过10.0%。

浸出物　同当归，不得少于50.0%。

鉴别（除横切面外）、检查（总灰分、酸不溶性灰分）　同当归。

【性味与归经】甘、辛、温。归肝、心、脾经。

【功能与主治】补血活血，调经止痛，润肠通便。用于血虚萎黄，眩晕心悸，月经不调，经闭痛经，虚寒腹痛，风湿痹痛，跌扑损伤，痈疽疮疡，肠燥便秘。酒当归活血通经。用于经闭痛经，风湿痹痛，跌扑损伤。

【用法与用量】6～12g。

【贮藏】置阴凉干燥处，防霉，防蛀。

当归饮片炮制操作规程

（一）当归

1．产品概述

（1）品名　当归。

（2）规格　薄片。

2．生产依据　按照《中国药典》2015年版一部有关工艺要求及标准，以及拟定的饮片品种炮制工艺执行。

3．工艺流程　取原药材，洗净，润透，切薄片，晒干或低温干燥。

4．炮制工艺操作要求

（1）挑选　除去杂质，大小分档。

（2）洗润　洗净，加水闷润12～24小时，使内外水分一致。

（3）切制　切薄片。

（4）干燥　50℃±5℃，干燥2小时。

（5）包装　无毒聚乙烯塑料袋或复合袋包装，包装损耗应不超过1.0%。

5．原料规格质量标准　符合《中国药典》2015年版一部当归药材项下的相关规定。

6．成品质量标准　符合本规范当归饮片项下的相关规定。

7．成品贮存及注意事项　置通风干燥处，防蛀。

8．工艺卫生要求　符合中药饮片GMP相关工艺卫生要求。

9．主要设备　洗药机、截药机、热风循环烘箱等设备。

（二）酒当归

1．产品概述

（1）品名　酒当归。

（2）规格　薄片。

2．生产依据　按照《中国药典》2015年版一部有关工艺要求及标准，以及拟定的饮片品种炮制工艺执行。

3．工艺流程　净当归片，加黄酒拌匀，闷润，待酒被吸尽后，置炒制容器内，用文火加热，炒干，取出，放凉。

每100kg当归，用黄酒10kg。

4．炮制工艺操作要求

（1）加辅料　净当归片，加黄酒拌匀，闷润至黄酒被吸尽，润透。

（2）加热　将炒制容器加热至80～120℃。

（3）炒制　已用黄酒闷透的当归片，用文火炒干，取出，放凉。

（4）包装　无毒聚乙烯塑料袋或复合袋包装，包装损耗应不超过1.0%。

5．原料规格质量标准　符合本规范当归饮片项下的相关规定。

6．成品质量标准　符合本规范酒当归饮片项下的相关规定。

7. 成品贮存及注意事项 置通风干燥处，防蛀。

8. 工艺卫生要求 符合中药饮片GMP相关工艺卫生要求。

9. 主要设备 炒药机等设备。

当归饮片炮制规范起草说明

（一）酒当归饮片炮制方法历史沿革

1. 净制 唐"去芦头"；唐记载"净洗去土"；宋代则对净制方法有了进一步的描述，宋"凡使，先去尖并头光硬处一分已来"，"去芦洗净沙土"和"洗，去芦须""去苗，洗""温水洗"。明代"去芦尾"。

2. 切制 当归的切制方法始载于唐代，唐《千金翼方》中记载"切细"。宋代剉和切薄片，"剉""薄切片子""温水洗，薄切"。

3. 炮制 当归的酒制法始载于南北朝，采用酒浸法，唐代沿袭了酒浸法，唐"酒浸一宿阴干"。宋代不仅沿袭了酒浸法，并提出了酒浸法和焙法一起使用，酒洗法，酒润法，酒炒法，酒拌法，"酒浸一宿""无灰酒浸一宿，去芦了薄切片子，焙""酒浸二宿，晒干火焙""酒洗""酒洒令润切焙""去芦头酒浸一宿，剉碎微炒""酒拌"。清代提出了酒蒸法和酒煮法。南北朝就提出了炒法，宋代沿袭了炒法，"剉微炒""微炒令香"。明代也沿袭了炒法，"炒微黄"。宋代提出了醋制法，宋《博济》中记载"细切醋炒"，宋《总微》中记载"去头醋浸一宿，炙令香黄焦"。清代提出了酒醋一起炮制的方法，清《玉尺》中记载"半酒半醋炒"。此外，宋代提出了米炒，宋《总录》中记载"米拌炒"。明代提出了盐水炒，姜汁浸，姜汁炒，制炭法有火化存性、煅存性、火烧存性、炒黑，米泔制，清代提出了童便制，土炒，黑豆汁制，药汁制有吴茱萸汁制和芍药汁制。

历代炮制历史沿革见表1。

表1　当归炮制历史沿革简况

朝代	沿用方法	新增方法	文献出处
南北朝		酒浸	《雷公》
		炒	《鬼遗》
唐代		酒浸一宿阴干	《千金翼》
宋代	酒浸一宿	凡使，先去尖并头光硬处一分已来	《证类－雷公》
		去芦洗净沙土 洗，去芦须 细切醋炒	《博济》 《史载》
		去苗，洗	《洪氏》
		温水洗 微炒令香	《圣惠方》
		剉 剉微炒	《苏沈》
		薄切片子 无灰酒浸一宿，去芦了薄切片子，焙	《疮疡》
		酒浸二宿，晒干火焙	《产育》
		酒洗	《总录》
		酒洒令润切焙 米拌炒	《宝产》
		去芦头酒浸一宿，剉碎微炒 酒拌	《妇人》

续表

朝代	沿用方法	新增方法	文献出处
明代		去芦尾 炒微黄 明代提出了盐水炒，姜汁浸，姜汁炒，制炭法有火化存性、煅存性、火烧存性、炒黑，米泔制	《普济方》
清代		酒蒸	《本草汇》
		酒煮	《本草述》
		半酒半醋炒 清代提出了童便制，土炒，黑豆汁制，药汁制有吴茱萸汁制和芍药汁制	《玉尺》

通过对当归各种炮制方法的考证，发现当归酒炒历史最为悠久，经过后代发展，出现了多种用酒炮制的方法，目前酒炒法应用最为广泛。在宋代就提出了当归不同部位临床用处不同，不过在炮制方法项下则未明确提出不同部位的净制方法；在各地炮制规范中，当归在净制过程中分为当归头、当归尾、当归身和全当归，现在我国药典并未将当归分为各个部位应用，使用的是全当归。药典收载的炮制方法为酒炒法。

（二）酒当归饮片药典及地方炮制规范研究

现代炮制方法见表2。

表2 《中国药典》及各地炮制规范收载的当归炮制方法

药典及规范	炮制方法
《中国药典》（1977年版）	当归 除去杂质，洗净，润透，切片，晒干或低温干燥 酒当归 取当归片，照酒炒法用黄酒微炒
《中国药典》（1985年版） 《中国药典》（1990年版） 《中国药典》（1995年版） 《中国药典》（2000年版） 《中国药典》（2005年版） 《中国药典》（2010年版） 《中国药典》（2015年版）	当归 除去杂质，洗净，润透，切薄片，晒干或低温干燥 酒当归 取当归片，照酒炙法炒干
《北京市中药饮片炮制规范》（2008年版）	当归 取原药材，除去杂质，洗净，润透，闷润12～24小时，至内外湿度一致，切薄片，晒干或低温干燥，筛去碎屑 酒当归 取当归片，加黄酒拌匀，闷润1～2小时，至黄酒被吸尽，置热锅内，用文火炒至微干，取出，晾凉。每100kg当归片，用黄酒15kg
《上海市中药饮片炮制规范》（2008年版）	当归 将原药除去柴性大、干枯无油、断面绿褐色、黑色油只及茎叶残基等杂质，快洗，洁净，软润后切薄片，晒或低温干燥，筛去灰屑 炒当归 取当归，照清炒法清炒至淡黄色，微具焦斑，筛去灰屑 当归炭 取当归，照炒炭法清炒至外焦黑色，内棕黄色，筛去灰屑 酒洗当归 取当归，照酒炒法喷洒黄酒，拌匀，使之吸尽，晒或低温干燥。每当归100kg，用黄酒15kg 酒炒当归 取当归，照酒炒法喷洒黄酒，拌匀，使之吸尽，炒至微具焦斑，筛去灰屑。每当归100kg，用黄酒15kg
《福建省中药炮制规范》（1988年版）	当归 除去杂质，洗净，稍晾，切薄片，低温干燥 酒当归 取当归片，照酒炙法炒干 土炒当归 取当归片，照土炒法炒至尽染土色，透出香气 当归炭 取当归片，照炒炭法炒至焦黑色
《全国中药炮制规范》（1988年版）	当归 取原药材，除去杂质，洗净，稍润，切薄片，晾干或低温干燥 酒当归 取当归片，用黄酒拌匀，闷透，置锅内，用文火加热，炒干，取出放凉。每当归100kg，用黄酒10kg 土炒当归 取当归片，用伏龙肝细粉炒至表面挂土色，筛去多余土粉，取出放凉。每当归100kg，用伏龙肝细粉20kg 当归炭 取当归片置锅内，用中火加热，炒至焦褐色，喷淋清水少许，灭尽火星取出，凉透

续表

药典及规范	炮制方法
《浙江省中药炮制规范》（2005年版）	当归　取原药，除去杂质，抢水洗净，润软，切薄片，低温干燥 酒当归　取当归，与酒拌匀，稍闷，炒至表面深黄色时，取出，摊凉。每当归100kg，用酒10kg 当归炭　取当归，炒至浓烟上冒，表面焦黑色，内部棕褐色时，微喷水，灭尽火星，取出，晾干
《广东省中药炮制规范》（1984年版）	当归　除去杂质，洗净，润透，切片，晒干或低温干燥 酒当归　取净当归，用酒拌匀，稍闷，待酒被吸尽后，用文火炒至深黄色或蒸干。每当归100kg，用酒10～20kg 土炒当归　将土粉炒热，投入净当归，微炒至粘满细土时（称为“挂土”），取出，筛去土粉，摊凉 当归炭　取净当归，用中火炒至微黑色，取出，摊凉
《贵州省中药饮片炮制规范》（2005年）	当归　取原药材，除去杂质，抢水洗净，润透，切薄片，晒干或低温干燥 酒当归　取净当归片，加黄酒拌匀，闷润10～12小时，低温干燥或用文火炒干。每100kg净当归片，用黄酒12kg
《吉林省中药炮制标准》（1986年版）	当归片　除去杂质，洗净泥土，捞出，润透，取出晾至七成干时，回润，切1～1.5mm片，晒干 酒当归　取黄酒喷淋当归片内，拌匀稍润，置锅中，用文火炒至微变黄色，取出，晾干。每100kg当归，用黄酒10kg
《安徽省中药饮片炮制规范》（2005年版）	当归　取原药材，除去杂质，抢水洗净，润透，切薄片，低温干燥 酒当归　取净当归片，照酒炙法，炒干
《辽宁省中药炮制规范》（1975年版）	当归　拣去杂质，洗净，闷润，晾至内外湿度适宜，切片，晒或低温烘干，筛除灰土 酒当归　取当归片，用黄酒喷淋均匀，稍闷，置锅内用微火炒干，取出，放凉。每100kg当归片用黄酒10kg
《江西省中药炮制规范》（1991年版）	当归　取原药，除去杂质，抢水洗净，润透，切薄片，晒干。亦有分为①当归首：取根头部分横切4～6片；②归身：取主根部分纵切为薄片；③归尾：取支根部分横切为薄片；④全归：取全当归纵切，包括归首、归身、归尾全身的薄片 酒炒当归　取当归片，用酒喷洒拌匀，稍润，用文火微炒，取出，放凉。每当归100kg，用酒10kg 当归炭　取当归片，炒至外表焦黑色、内部棕褐色，喷淋清水少许，灭尽火星，取出，摊晾
《河南省中药材炮制规范》（1983年版）	全当归　拣去杂质，清水洗净，捞出，润透后切顶刀片0.3～0.4mm厚，干燥 炒黄　取当归片置锅内，用文火炒至片面呈黄色为度，取出，放凉 炒炭　取当归片置锅内，用中火炒至片面呈黑褐色为度，喷洒凉水适量，灭尽火星，取出，晾一夜 土炒　先将灶心土置锅内炒松，倒入当归片用中火炒至外呈焦黄色，内呈微黄色，闻到当归香气，取出，筛去土，放凉。每500g当归片，用灶心土250g 油炙　将当归与香油拌匀，略润，置锅内用文火炒至片面呈深黄色或微带焦斑、油亮为度，取出，放凉。每500g当归片，用麻油60g 酒炙　将当归片与黄酒拌匀，闷润至酒尽时，置锅内用文火炒至片面呈黄色为度，取出，放凉。每500g当归片，用黄酒60g 蜜炙　先将蜂蜜置锅内，加热至沸，倒入当归片，用文火炒至深黄色，不粘手为度，取出，放凉。每500g当归片，用炼熟蜂蜜60g
《湖南省中药饮片炮制规范》（2010年版）	当归　取原药材，除去杂质，洗净，稍润，切厚片，低温干燥，筛去灰屑 酒当归　取净当归片，照酒炙法炒至深黄色。每100kg当归用黄酒10kg 土炒当归　取净当归片，照土炙法炒至当归片挂土色。每100kg当归，用灶心土粉30kg 当归炭　取净当归片，照炒炭法炒至微黑色
《江苏省中药饮片炮制规范》（1980年版）	全当归　将原药拣去杂质和黑色油枝，洗净，稍润，切薄片，低温干燥，筛去灰屑 炒当归　取净当归片用文火炒至表面呈微黄色，取出，放凉 酒炒当归　取净当归片用酒拌匀，稍闷，用文火炒干，取出。每当归片100kg，用黄酒10kg 当归炭　取净当归片用文火炒至焦黑色，内呈老黄色，喷水，取出，凉透

六画

续表

药典及规范	炮制方法
《云南省中药饮片炮制规范》（1986年版）	全归生片　取全当归拣净杂质，淘洗净泥土，放入竹箩内加盖，吸润约12小时至透心为度，取出切或铡成厚约1.7～2.7mm的圆片，晒或烘干，筛净灰屑即可 土炒当归　取全当归片拣净杂质。用红土适量，将红土粉放入锅内炒热，再放入当归片继续拌炒，炒至气发香，色红黄，无油为度。铲出筛净红土即可 酒当归　取全当归或片，每50kg加白酒5kg，喷洒拌匀浸吸，吸润2～3小时，切或铡成圆或斜片，晾干即可

（三）当归饮片现代炮制研究

当归炮制过程中多糖含量的变化与炮制方法有关。有报道[1]用硫酸苯酚法测定了当归及其不同炮制品还原性糖、水溶性糖的含量，当归及其炮制品中还原性糖和水溶性糖的含量依次为：酒炒当归>生当归>清炒当归>土炒当归>当归炭。另有报道，利用单糖和多糖在80%乙醇中溶解度的差异，估算当归及其炮品中水溶性粗多糖的含量依次为：酒炒当归>生当归>土炒当归>清炒当归>炭当归。因此，当归炮制后，除酒炒当归外其余炮制品的3种糖的含量均有不同程度的降低，这可能是由于高温使部分糖类成分炭化损失所致。而酒炒后当归的3种糖含量均有明显升高，这可能是酒炒后使当归的糖类有效成分溶解度增加[2]。

以挥发油和阿魏酸含量为指标优选酒当归的炮制工艺[3]。以黄酒用量、闷润时间、炒制温度和炒制时间为考察因素，采用正交试验法，优选酒当归的炮制工艺。用紫外-可见分光光度法测定挥发油含量，用HPLC法测定阿魏酸含量。确定酒当归最佳炮制工艺为：黄酒用量10%，闷润1小时，140℃炒制15分钟。

有学者对当归炮制过程中不同量的黄酒对当归炮制品有效成分的影响[4]，以水溶性浸出物、醇溶性浸出物和阿魏酸含量为参考依据，结果显示10%加酒量是炮制当归时最佳的黄酒量。测定当归不同炮制品中阿魏酸和藁本内酯的含量，采用水蒸气蒸馏法测定其总挥发油的含量，并比较不同炮制品有效成分的含量。结果显示当归经炮制后，阿魏酸、藁本内酯和总挥发油的含量均有不同程度的降低，其含量的大小顺序为：当归片＞微波炮制品＞酒炙当归＞土炒当归＞油炒当归>当归炭。因此当归微波炮制法具一定的科学性，可作为当归新的炮制工艺[5]。

（四）当归饮片炮制工艺研究总结

1．历史文献　净制、切制、炒制、土炒、酒制、蜜制、油制等，以酒制为最常见。

2．历版《中国药典》　当归、酒当归等，以酒制为最常用。

3．各省市炮制规范　当归、酒当归等，以酒制为最常用。

4．现代研究文献　净制、切制、生当归、酒制、油制、土炒、当归炭等，以酒炒法为最常用。

综合上述研究结果，制定当归的炮制工艺为：

当归　除去杂质，洗净，润透，切薄片，晒干或低温干燥。

酒当归　取净当归片，加黄酒拌匀，闷润，待酒被吸尽后，置炒制容器内，用文火加热，炒干，取出，放凉。

每100kg当归，用黄酒10kg。

参考文献

[1] 丁毅. 炮制对当归挥发油及多糖的影响[J]. 时珍国医国药, 2004, 15(8):496-497.

[2] 靳凤云, 田源红, 杨文洵. 炮制对当归中糖含量的影响[J]. 中国中药杂志, 2000, 25(8):474-475.

[3] 滕菲, 张学兰, 张坤. 正交试验法优选酒当归的炮制工艺[J]. 中华中医药学刊, 2009, 27(1): 215-217.

[4] 龙全江, 苏丹. 加酒量的不同对当归炮制的影响[J]. 吉林中医药, 2009, 29(1):82.

[5] 肖焕, 冯倩茹, 区炳雄. 当归不同炮制工艺的比较[J]. 中药材, 2012, 35(8):1227.

Rou cong rong

肉苁蓉

药材来源　本品为列当科植物肉苁蓉*Cistanche deserticola* Y.C.Ma或管花肉苁蓉*Cistanche tubulosa* (Schenk) Wight的干燥带鳞叶的肉质茎。

采收加工　春季苗刚出土时或秋季冻土之前采挖，除去茎尖。切段，晒干。

肉苁蓉饮片炮制规范

【饮片品名】肉苁蓉片、酒苁蓉。

（一）肉苁蓉片

【饮片来源】本品为肉苁蓉药材经切制后的炮制品。

【炮制方法】取原药材，除去杂质，洗净，浸泡，润浸后切厚片，干燥。有盐质者，先将盐分漂净后再切厚片，干燥。

【饮片性状】肉苁蓉片呈不规则形的厚片。表面棕褐色或灰棕色。有的可见肉质鳞叶。切面有淡棕色或棕黄色点状维管束，排列成波状环纹。周边呈灰黑色，鳞片状。质硬，微有柔性。气微，味甜、微苦。

【质量控制】

鉴别　（1）肉苁蓉　直径2～8cm，鳞叶通常断落，留有横长的短线状鳞叶痕，叶迹维管束散在。中柱维管束排列成波状弯曲的环，薄壁细胞中充满淀粉粒，主为单粒。

管花肉苁蓉　直径2.5～9cm，鳞叶先端多已断落，残基部宽多在1cm以上，整片鳞片略呈长三角形。与肉苁蓉主要区别点在于中柱维管束规则散在。

（2）取本品粉末1g，加甲醇20ml，超声处理15分钟，滤过，滤液浓缩至近干，残渣加甲醇2ml使溶解，作为供试品溶液。另取松果菊苷对照品、毛蕊花糖苷对照品，加甲醇分别制成每1ml含1mg的溶液，作为对照品溶液。照薄层色谱法试验，吸取上述三种溶液各2μl，分别点于同一聚酰胺薄层板上，以甲醇-醋酸-水（2:1:7）为展开剂，展开，取出，晾干，置紫外光灯（365nm）下检视。供试品色谱中，在与对照品色谱相应的位置上，显相同颜色的荧光斑点。

检查　水分　不得过10.0%（第二法）。

总灰分　不得过8.0%。

浸出物　肉苁蓉不得少于35.0%，管花肉苁蓉不得少于25.0%。

含量测定　照高效液相色谱法测定。

色谱条件与系统适用性试验以十八烷基硅烷键合硅胶为填充剂；以甲醇为流动相A，以0.1%甲酸溶液为流动相B，按下表中的规定进行梯度洗脱；检测波长为330nm。理论板数按松果菊苷峰计算应不低于3000。

时间（分钟）	流动相A（%）	流动相B（%）
0 ～ 17	26.5	73.5
17 ～ 20	26.5 → 29.5	73.5 → 70.5
20 ～ 27	29.5	70.5

对照品溶液的制备　取松果菊苷对照品、

毛蕊花糖苷对照品适量，精密称定，加50%甲醇制成每1ml各含0.2mg的混合溶液，即得。

供试品溶液的制备　取本品粉末（过四号筛）约1g，精密称定，置100ml棕色量瓶中，精密加入50%甲醇50ml密塞，摇匀，称定重量，浸泡30分钟，超声处理40分钟（功率250W，频率35kHz），放冷，再称定重量，加50%甲醇补足减失的重量，摇匀，静置，取上清液，滤过，取续滤液，即得。

测定法　分别精密吸取对照品溶液与供试品溶液各10ul，注入液相色谱仪，测定，即得。

本品按干燥品计算，肉苁蓉含松果菊苷（$C_{35}H_{46}O_{20}$）和毛蕊花糖苷（$C_{29}H_{36}O_{15}$）的总量不少于0.30%；管花肉苁蓉含松果菊苷（$C_{35}H_{46}O_{20}$）和毛蕊花糖苷（$C_{29}H_{36}O_{15}$）的总量不少于1.5%。

（二）酒苁蓉

【饮片来源】本品为肉苁蓉经酒炖或酒蒸后的炮制品。

【炮制方法】取肉从蓉片，加黄酒拌匀，闷润4～8小时，装入蒸罐内，密封，蒸12～24小时，中间倒罐一次，至黄酒被吸尽，表面黑色时，取出，干燥。

每100kg肉苁蓉片，用黄酒30kg。

【饮片性状】酒苁蓉形如肉苁蓉片。表面黑棕色，切面点状维管束，排列成波状环纹。质柔润。略有酒香气，味甜，微苦。

酒管花苁蓉切面散生点状维管束。

【质量控制】

鉴别、检查、浸出物　同肉苁蓉。

【性味与归经】甘、咸，温。归肾、大肠经。

【功能与主治】补肾阳，益精血，润肠通便。用于阳痿，不孕，腰膝酸软，筋骨无力，肠燥便秘。

【用法与用量】6～9g。

【贮藏】置阴凉干燥处，防霉，防蛀。

肉苁蓉饮片炮制操作规程

（一）肉苁蓉

1．产品概述

（1）品名　肉苁蓉。

（2）规格　厚片。

2．生产依据　按照《中国药典》2015年版一部有关工艺要求及标准，以及拟定的饮片品种炮制工艺执行。

3．工艺流程　取原药材，除去杂质，洗净，浸泡，润浸后，切厚片，干燥。有盐质者，先将盐分漂净后，再切厚片，干燥。

4．炮制工艺操作要求

（1）挑选　除去杂质，大小分开。

（2）洗润　洗净，加水浸泡3～8小时，取出闷润5～12小时至透。

（3）切制　切厚片。

（4）干燥。

（5）包装　复合袋手工包装，包装损耗应不超过1.0%。

5．原料规格质量标准　符合《中国药典》2015年版一部肉苁蓉药材项下的相关规定。

6．成品质量标准　符合本规范肉苁蓉饮片项下的相关规定。

7．成品贮存及注意事项　置通风干燥处，防蛀。

8．工艺卫生要求　符合中药饮片GMP相关工艺卫生要求。

9．主要设备　切药机、干燥箱等设备。

（二）酒苁蓉

1．产品概述

（1）品名　酒苁蓉。

（2）规格　厚片。

2．生产依据　按照《中国药典》2015年版一部有关工艺要求及标准，以及拟定的饮片品种炮制工艺执行。

3. 工艺流程 取肉从蓉片，加黄酒拌匀，闷润4～8小时，装入蒸罐内，密封，蒸12～24小时，中间倒罐一次，至黄酒被吸尽，表面黑色时，取出，干燥。

每100kg肉苁蓉片，用黄酒30kg。

4. 炮制工艺操作要求

（1）闷润 加黄酒拌匀，闷润4～8小时。

（2）蒸制 装入蒸罐内，密封，蒸12～24小时，中间倒罐一次，至黄酒被吸尽，表面黑色时，取出，干燥。

（3）包装 复合袋手工包装，包装损耗应不超过1.0%。

5. 原料规格质量标准 符合本规范肉苁蓉饮片项下的相关规定。

6. 成品质量标准 符合本规范酒苁蓉饮片项下的相关规定。

7. 成品贮存及注意事项 密闭，置阴凉干燥处。

8. 工艺卫生要求 符合中药饮片GMP相关工艺卫生要求。

9. 主要设备 蒸药机、切药机、干燥箱等设备。

肉苁蓉饮片炮制规范起草说明

（一）肉苁蓉炮制方法历史沿革

1. 净制 最早记载有“刷去沙土浮甲尽，劈破中心，去白膜一重”。以后多有记载“刮去鳞甲”“去皱皮”“漂淡”。

2. 切制 宋代记载切制方法“剉”“去瓤皮”“薄切作片子”。

3. 炮制

（1）酒炙

①酒浸蒸：宋明两代均有记载“酒浸蒸”。

②酒浸炙：宋、明两代记载“用酒浸尉，去身外浮甲，劈除心白膜筋，或酥炙”“酒浸一宿，剉去皱皮，炙令干）”。

③酒浸焙：“酒浸三日细切焙”“凡使，先须以温汤洗，刮去上粗鳞皮，切碎，以酒浸一日夜，漉出焙干使”“酒润，焙”。

④酒浸煎：宋代记载“水洗三两遍用无灰酒浸两日后更入烧酒，同煎三五沸来湿切碎”。

⑤酒洗：宋代记载“酒洗”。

⑥酒浸煮：宋代记载“如缓急要用，即酒浸煮过研如膏”“薄切，用无灰酒浸，夏月七日，冬月十四日，如要急用，将慢火量煮”、明代记载“一斤，剉，用好酒五升浸一伏时，于银石器中文武火煮，酒干为度，焙干”、清代记载“以酒浸去浮甲，去咸味，劈开中心，去白膜一重，再用白酒煮烂为度用”。

⑦酒蒸：宋代记载“酒蒸”。

⑧酒炒：明代记载“酒拌炒”。

⑨酒浸炒：明代记载“酒浸；去皮，炒、焙”。

⑩酒煮焙：明代记载“酒煮焙干”。

⑪酒蒸焙：清代记载“酒洗去甲，破中心去白膜，蒸三四时，炙干用”、明代记载“酒蒸焙”。

⑫酒浸蒸焙：清代记载“酒浸一宿，刷去浮甲，劈破中心去白膜，一重如竹丝草样，不尔令人上气不散，酒洗浸透，切片，仍酒拌，以甑蒸之，从午至酉取出焙干用，忌铁器”。

（2）煮制 宋代记载“水煮令烂。薄切”、清代记载“用苁蓉一两，水洗出盐味，别用净水煮”。

（3）焙制 宋代记载“洗，切块，焙干”。

（4）炒制 明代记载“切片，酥炒”。

历代炮制历史沿革见表1。

表1　肉苁蓉炮制历史沿革简况

朝代	沿用方法	新增方法	文献出处
南北朝	刮去鳞甲	酒浸去浮甲、白膜，蒸或酥炙	《雷公》
唐	刮去鳞甲	酒浸焙干；酒蒸焙；酒洗；酒蒸；生用	《银海精微》
宋	刮去鳞甲	酒浸一宿，刲去瓤皮，炙干	《圣惠方》
		薄切作片子	《苏沈》
		酒浸三日细切焙 无灰酒浸两日后更入烧酒，同煎三五沸来湿切碎	《博济》
		酒洗，薄切，焙干	《洪氏》
		酒浸煮过研如膏	《局方》
		薄切，无灰酒浸，慢火量煮	《传信》
		酒蒸	《济生》
金元时期		酒浸；酒浸焙干	《瑞竹》
明代	去粗皮；去粗皮炙；酒蒸；酒浸蒸	酒浸或酒浸去皮或去芦酒浸；焙制；酒浸焙或去皮酒浸焙或酒浸去皮焙；酒浸炒或酒浸去皮炒；酒浸炙或酒浸去皮炙；酒洗或酒浸洗；酒煮或酒煮焙或酒煎成膏	《普济方》
		酥炒；酒洗去鳞炙；酒洗去甲焙	《景岳》
		酒洗焙或酒洗去皮炒焙	《瑶函》
		酒洗去甲蒸	《一草亭》
		酒蒸焙	《必读》
清代	去粗皮；酒浸；酒洗；酒蒸	酒浸去甲后酒洗切片，酒拌蒸，焙	《钩元》
		酒洗去甲焙	《逢原》
		酒洗去甲	《傅青主》
		泡淡	《时病》
		漂极淡	《得配》
		以酒浸去浮甲，去咸味，劈开中心，去白膜一重，再用白酒煮烂为度用	《辨义》

从古代文献资料中可以看出，以去皮、切制、酒制为常见方法，而酒蒸法最为常用。现代炮制方法仍沿用净制切片、酒蒸为主流，其他方法少见承袭。肉苁蓉炮制多以改变药性、便于保存为目的，也有根据临床病情改变辅料以增强协同药效的。

（二）肉苁蓉饮片药典及地方炮制规范

1. 净制　取原药材，除去杂质，大小分开，洗净。

2. 切制　浸泡3～8小时，取出，闷润5～12小时，至内外湿度一致切厚片，干燥，筛去碎屑。

3. 炮制

（1）酒制　取肉苁蓉片，加酒。置适宜的容器内，密闭，隔水加热或用蒸汽加热炖透，或用酒蒸法，将酒炖或蒸至酒吸尽，取出。每肉苁蓉100kg，用黄酒30kg。

（2）黑豆制　取肉苁蓉用米泔水漂泡3天，每天换水1次去尽咸味，刮去表面鳞叶，切1.5cm厚的片；然后取黑豆5kg炒香，分成3份。每次取1份掺水和肉苁蓉用微火煮干，取出晒至半干，再蒸透后晒干，另取黑豆1份同煮，蒸晒，反复3次，晒干即可。每肉苁蓉500kg，用黑豆50kg。

现代炮制方法见表2。

表2 《中国药典》及各地炮制规范收载的肉苁蓉炮制方法

药典及规范	炮制方法
《中国药典》（1963 年版）	肉苁蓉　取甜大芸，捡去杂质，用水浸泡，或取盐大芸，用水漂净盐分，捞出，润透后切片（纵切），晒干既得 酒苁蓉　取净肉苁蓉片，加黄酒拌匀，置罐内，密闭，坐水锅中，隔水炖至酒吸尽，取出，晾干即得。每肉苁蓉 100 斤，用黄酒 30 斤
《中国药典》（1977 年版） 《中国药典》（1985 年版） 《中国药典》（1990 年版） 《中国药典》（1995 年版） 《中国药典》（2000 年版） 《中国药典》（2005 年版） 《中国药典》（2010 年版）	肉苁蓉　除去杂质，洗净，润透，切厚片，干燥 酒苁蓉　取肉苁蓉片，照酒炖法用黄酒炖至酒吸尽
《中国药典》（2015 年版）	肉苁蓉　除去杂质，洗净，润透，切厚片，干燥 酒苁蓉　取肉苁蓉片，照酒炖或酒蒸法炖或蒸至酒吸尽
《安徽省中药饮片炮制规范（2005 年版）	肉苁蓉　取原药材，除去杂质，大小分档，洗净，润透，切厚片，干燥。盐大芸，用清水漂净盐后，晒至七、八成干，闷润，切厚片，干燥 酒苁蓉　取净肉苁蓉片，加黄酒拌匀，照蒸法，蒸至酒被吸尽，表面显黑色或灰黄色。每 100kg 肉苁蓉，用黄酒 30kg
《甘肃省中药炮制规范》（2009 年版）	盐生肉苁蓉　取原药材，除去杂质，洗净，润透，切厚片，干燥 酒盐生肉苁蓉　取净盐生肉苁蓉，加黄酒拌匀，置容器内加热蒸透，出锅，干燥。每净盐生肉苁蓉 100kg，用黄酒 10kg
《陕西省中药饮片标准》（2011 年版）	肉苁蓉　取药材肉苁蓉，除去杂质，洗净，润透，切厚片，干燥 酒肉苁蓉　取饮片肉苁蓉，照酒炖或酒蒸法炖或蒸至酒吸尽
《广西壮族自治区中药饮片炮制规范》（2007 年版）	生肉苁蓉　除去杂质，洗净，润透，切厚片，干燥 酒苁蓉　取生肉苁蓉，照酒炖或酒蒸法炖或蒸至酒吸尽，表面显黑色或黑棕色。每 100kg 肉苁蓉，用酒 20～30kg
《贵州省中药饮片炮制规范》（2005 年版）	肉苁蓉　取原药材，除去杂质，洗净，润透，切厚片，干燥 酒苁蓉　取净肉苁蓉片，照酒蒸法隔水炖或蒸至酒吸尽，干燥。每 100kg 净肉苁蓉，用黄酒 18kg
《河南省中药饮片炮制规范》（2005 年版）	肉苁蓉片　除去杂质，洗净，润透，切厚片，干燥 酒苁蓉　取净肉苁蓉片，照酒炖法或酒蒸法炖或蒸至酒吸尽 管花肉苁蓉片　除去杂质，洗净，切厚片，干燥 油炙肉苁蓉　先将麻油置锅内，加热至沸，倒入肉苁蓉片，用文火炒至黄色为度，取出，放凉。每 100kg 肉苁蓉片，用麻油 18kg
《湖南省中药饮片炮制规范》（2010 年版）	肉苁蓉　取原药材，除去杂质，大小分开，洗净，润透，切厚片，干燥 酒苁蓉　取肉苁蓉片，加酒拌匀，置炖罐内，密闭，隔水加热炖透，或置于适宜容器内，蒸透，至酒完全吸进，表面黑色时取出，干燥 每 100kg 肉苁蓉，用酒 15kg
《江苏省中药饮片炮制规范》（2002 年版）	肉苁蓉　取原药材，除去杂质，大小分档，洗净，润透，切厚片，干燥。盐苁蓉需用清水漂尽盐后，晒至 7～8 成干，闷润，再切厚片，干燥 酒苁蓉　取肉苁蓉片，加入黄酒拌匀，置炖罐内，密闭，隔水加热炖透，或置适宜容器内，蒸透，至酒完全吸尽，表面黑色时取出，干燥。每 100kg 肉苁蓉，用黄酒 20kg
《江西省中药饮片炮制规范》（2008 年版）	肉苁蓉片　（1）除去杂质，洗净，润透，切厚片，干燥 （2）除去杂质，洗净，淡大芸用温水浸约 4 小时，盐大芸用清水浸漂 1～2 天至漂尽盐分，切厚片，干燥 酒苁蓉　取净肉苁蓉片，照酒炖或酒蒸法炖或蒸至酒吸尽。每 100kg 肉苁蓉，用黄酒 30kg
《上海市中药饮片炮制规范》（2008 年版）	将肉苁蓉除去杂质，分档，润透，置蒸具内蒸热，切薄片，干燥，筛去灰屑
《浙江省中药炮制规范》（2005 年版）	肉苁蓉　取原药，除去杂质，洗净，润软，切厚片，干燥；已切厚片者，除去杂质，筛去灰屑
《山东省中药炮制规范（1990 年版）	肉苁蓉　除去杂质，大小分档，用清水洗净，再稍浸泡，捞出，闷润，切厚片，干燥，或将盐苁蓉除去杂质，大小分档，置多量清水中，一般每天换水 2～3 次，至尝之无咸味时，取出，晒至半干，再闷润至软硬适宜，切厚片，干燥 酒苁蓉　将肉苁蓉片与黄酒拌和均匀，装入密闭容器内，密封，隔水加热，炖透，至呈黑色时，凉后取出，晒至外皮微干，再将余汁拌入，吸尽，干燥；或置蒸制容器内，蒸透，至呈黑色时，取出，干燥。每 100kg 肉苁蓉片，用黄酒 30kg

续表

药典及规范	炮制方法
《北京市中药饮片炮制规范》（2008 年版）	取原药材，除去杂质，大小分开，洗净，浸泡 3～8 小时，取出，闷润 5～12 小时，至内外湿度一致，切厚片，干燥，筛去碎屑。取肉苁蓉片，加黄酒拌匀，闷润 4～8 小时，装入蒸罐内，密封，蒸 12～24 小时，中间倒罐一次，至黄酒被吸尽，表面黑色时，取出，干燥。每 100kg 肉苁蓉片，用黄酒 30kg

六画

（三）肉苁蓉饮片现代炮制研究

刘雯霞[1]采用正交设计法研究管花肉苁蓉酒浸炮制法的最佳工艺，即饮片规格厚度6mm的净药米酒浸制120分钟。同时研究出辅料酒对松果菊苷含量影响有一定的差别，其中白酒浸后含量最低平均含量为1.43%，其次为黄酒浸含量为1.502%，含量最高的为米酒平均含量为1.732%。

马志国[2]研究酒蒸不同时间肉苁蓉6种苯乙醇苷类成分的变化情况，采用HPLC法测定肉苁蓉酒蒸不同时间（0、4、8、12、16、20）的炮制品中松果菊苷、肉苁蓉苷A、毛蕊花糖苷、异毛蕊花糖苷、肉苁蓉苷C、2′-乙酰基毛蕊花糖苷的量，结果随着泡制时间的延长，肉苁蓉苷A的量先升高后降低，其余5种成分的量逐渐降低，且在t_R=4.3分钟处出现1个明显的色谱峰，且随酒蒸时间的延长此色谱峰峰面积逐渐增加，表明肉苁蓉中苯乙醇苷类成分在酒蒸过程中发生了量和质的变化。

杨建华等[3]研究不同加工方法对肉苁蓉饮片苯乙醇苷类成分的影响，以紫外-可见分光光度法测定苯乙醇苷含量，高效液相色谱法测定松果菊苷和麦角甾苷的含量，考察出饮片厚度在0.5～1.0cm，以90～100℃烘干或日光曝晒快速干燥，常压蒸汽或微波加热抑酶方法均可影响苯乙醇苷类成分的含量，饮片炮制应以快速处理为佳。

黄林芳[4]采用超高效液相色谱-飞行时间质谱联用技术（UPLC-Q-TOF/MS）分析肉苁蓉酒炙前后化学成分变化，并运用主成分分析法和正交偏最小二乘判别法分析酒炙前后肉苁蓉化学成分量的变化，研究表明肉苁蓉酒炙前后成分差异显著，其化学成分的变化是酒炙后增效的物质基础，松果菊苷、毛蕊花糖苷、β-谷甾醇、胡萝卜苷、蔗糖、次黄嘌呤核苷的量升高，其中以苯乙醇苷类化合物松果菊苷、毛蕊花糖苷最显著；而8-表马钱酸、丁二酸、京尼平苷的量呈下降趋势。松果菊苷、毛蕊花糖苷、8-表马钱酸，丁二酸可作为区分生品与炮制品的指标性成分，因而可通过合理的炮制应用于临床治理。

姜勇[5]等建立肉苁蓉片的炮制工艺，考虑到干燥方法和饮片厚度对松果菊苷和毛蕊花糖苷的影响，采用二因素四水平的正交试验对这两个因素进行考察，结果表明，干燥方法的影响大于饮片厚度，但二者对有效成分的含量都无显著性影响，因此确定了肉苁蓉片的炮制工艺为采用隔水加热2小时将肉苁蓉蒸软，然后切成6mm厚片，置70℃烘箱中烘干。通过3批中试验证，表明该工艺稳定、可行。

龚立冬等[6]采用 HPLC-ELSD 对中药肉苁蓉中甜菜碱进行了测定，发现管花肉苁蓉中不含甜菜碱。这些成分在肉苁蓉属各种之间的分布以及酒制对其影响值得进一步研究。

（四）肉苁蓉饮片炮制工艺研究总结

1．历史文献 净制（刮去鳞甲）、切制（剉、去瓤皮、薄切作片子）、酒制（酒浸焙、酒浸炒、酒浸去皮炒、酒洗、酒浸洗、酒煮或酒煮焙或酒煎成膏），以醋制为最常见。

2．历版《中国药典》 肉苁蓉、酒苁蓉等，以酒制为最常用。

3．各省市炮制规范 肉苁蓉、酒苁蓉等，以酒制为最常用。

4．现代研究文献 净制、切制、肉苁蓉、酒苁蓉等，以酒制为最常用。

综合上述研究结果，制定肉苁蓉的炮制工

艺为：

肉苁蓉片　取原药材，除去杂质，洗净，浸泡，润浸后，切厚片，干燥。有盐质者，先将盐分漂净后再切片，干燥。

酒苁蓉　将肉苁蓉与黄酒拌和均匀，闷润4～8小时，装入蒸罐内，密封，隔水加热，蒸12～24小时，中间倒罐一次，至黄酒被吸尽，表面黑色时，取出，干燥。

每100kg肉苁蓉片，用黄酒30kg。

参考文献

[1] 刘雯霞，谭勇，李盈，等. 正交实验法优选管花肉苁蓉酒浸炮制工艺的研究[J]. 石河子大学学报，2012, 30(6):735-738.

[2] 马志国，谭咏欣. 酒蒸不同时间肉苁蓉中6种苯乙醇苷类成分的变化[J]. 中成药，2011, 33(11):1951-1954.

[3] 杨建华，胡君萍，热娜，等. 不同加工方法对肉苁蓉饮片苯乙醇苷类成分的影响[J]. 中药材，2010, 33(5):691-693.

[4] 黄林芳，李文涛，王冬梅，等. 基于UPLC-Q-TOF/MS技术研究酒苁蓉增效的物质基础[J]. 中草药. 2013, 44(24):3471-3475.

[5] 姜勇，鲍忠，孙永强，等. 肉苁蓉片的炮制工艺研究[J]. 中国药学杂志，2011, 46(14):1074-1076.

[6] 龚立冬，曹玉华，侯建霞. 高效液相色谱-蒸发光散射检测法测定肉苁蓉中的甜菜碱[J]. 色谱，2007, 25(2):280-281.

Rou dou kou

肉豆蔻

药材来源　本品为肉豆蔻科植物肉豆蔻*Myristica fragrans* Houtt.的干燥种仁。

采收加工　冬春两季果实成熟时采收，除去皮壳后干燥。

肉豆蔻饮片炮制规范

【饮片品名】肉豆蔻、麸煨肉豆蔻。

（一）肉豆蔻

【饮片来源】本品为肉豆蔻药材经净选、清洗、干燥后的炮制品。

【炮制方法】取肉豆蔻药材，除去杂质、虫蛀和霉变品，清洗，取出，50℃干燥1～2小时，即得。

【饮片性状】本品呈卵圆形或椭圆形，长2～3cm，直径1.5～2.5cm。表面灰棕色或灰黄色，有时外被白粉（灰石粉末）。全体有浅色纵行沟纹及不规则网状沟纹。种脐位于宽端，呈浅色圆形突起，合点呈暗凹陷。种脊呈纵沟状，接连两端。质坚，断面显棕黄色相杂的大理石花纹，宽端可见干燥皱缩的胚，富油性。气香浓烈，味辛。

【质量控制】

鉴别　（1）本品横切面：外层外胚乳组织，由10余列扁平皱缩细胞组成，内含棕色物，偶见小方晶，错入组织有小维管束，暗棕色的外胚乳深入于浅黄色的内胚乳中，形成大理石花纹，内含多数油细胞。内胚乳细胞壁薄，类圆形，充满淀粉粒、脂肪油及糊粉粒，内有疏散的浅黄色细胞。淀粉多为单粒，直径10～20μm，少数为2～6 分粒组成的复粒，直径25～30μm，脐点明显。以碘液染色，甘油装置立即观察，可见在众多蓝黑色淀粉粒中杂有较大的糊粉粒。以水合氯醛装置加热观察，可见脂肪油常呈块片状、鳞片状，加热即成油滴状。

（2）取本品粉末2g，加石油醚（60～90℃）10ml，超声处理30分钟，滤过，滤液作为供试品溶液。另取肉豆蔻对照药材2g，同法制成对照药材溶液。照薄层色谱法试验，吸取上述两种溶液各5μl分别点于同一高效硅胶G预制薄层板上，以石油醚（60～90℃）-乙酸乙酯（9∶1）为展开剂，展开缸中预饱和15分钟，展开，取出，晾干，喷以5%的香草醛硫酸溶液，于105℃加热至斑点显色清晰。供试品色谱中，在与对照药材色谱相应的位置上，显相同颜色的斑点。

检查 水分 不得过10.0%（第四法）。

黄曲霉毒素 照黄曲霉毒素测定法测定。

本品每1000g 含黄曲霉毒素B_1不得过5μg；黄曲霉毒素G_2、黄曲霉毒素G_1、黄曲霉毒素B_2和黄曲霉毒素B_1的总量不得过10μg。

含量测定 挥发油 取本品粗粉约20g，精密称定，照挥发油测定法测定。

本品含挥发油不得少于6.0%（ml/g）。

去氢二异丁香酚 照高效液相色谱法测定。

色谱条件与系统适用性试验 以十八烷基硅烷键合硅胶为填充剂；以甲醇-水（75∶25）为流动相；检测波长为274nm。理论塔板数按去氢二异丁香酚峰计算应不低于3000。

对照品溶液的制备 取去氢二异丁香酚对照品适量，精密称定，加甲醇制成每1ml含30μg的溶液，即得。

供试品溶液的制备 取本品粉末（过二号筛）约0.5g，精密称定，置具塞锥形瓶中，精密加入甲醇50ml，称定重量，超声处理（功率250W，频率40kHz）30分钟，取出，放冷，再称定重量，用甲醇补足减失的重量，摇匀，滤过，取续滤液，即得。

测定法 分别精密吸取对照品溶液与供试品溶液各10μl，注入液相色谱仪，测定，即得。

本品按干燥品计算，含去氢二异丁香酚（$C_{20}H_{22}O_4$）不得少于0.10%。

（二）麸煨肉豆蔻

【饮片来源】本品为肉豆蔻经麸煨后的炮制品。

【炮制方法】取净肉豆蔻，与麸皮同置炒制容器内，麸煨温度150～160℃，麸煨约15分钟，至麸皮呈焦黄色，肉豆蔻呈棕褐色，表面有裂隙时取出，筛去麸皮，放凉。

每100kg肉豆蔻，用麸皮40kg。

【饮片性状】麸煨肉豆蔻形如肉豆蔻，表面为棕褐色，有裂隙。气香，味辛。

【质量控制】

鉴别、检查 同肉豆蔻。

含量测定 同药材，含挥发油不得少于4.0%（ml/g）；含去氢二异丁香酚（$C_{20}H_{22}O_4$）不得少于0.08%。

【性味与归经】辛，温。归脾、胃、大肠经。

【功能与主治】温中行气、涩肠止泻。用于脾胃虚寒，久泻不止，脘腹胀痛，食少呕吐。

【用法与用量】3～10g。

【贮藏】置阴凉干燥处，防蛀。

肉豆蔻饮片炮制操作规程

（一）肉豆蔻

1. 产品概述

（1）品名 肉豆蔻。

（2）规格 个。

2. 生产依据 按照《中国药典》2015年版一部有关工艺要求及标准，以及拟定的饮片品种炮制工艺执行。

3. 工艺流程 取原药材，除去杂质、虫蛀和霉变品，清洗，取出，50℃干燥1～2小时，包装，即得。

4．炮制工艺操作要求

（1）净选　取肉豆蔻药材，除去杂质、虫蛀和霉变品。

（2）清洗　置洗药机中清洗，不断翻动，洗净。

（3）干燥　50℃干燥1～2小时至干。

（4）包装　采用低密度聚乙烯塑料袋，手工称重，将称量分装后的饮片袋，用封口机封口，包装损耗应不超过1.0%，每袋重量应在标示量的±5%范围内。

5．原料规格质量标准　符合《中国药典》2015年版一部肉豆蔻药材项下的相关规定。

6．成品质量标准　符合本规范肉豆蔻饮片项下的相关规定。

7．成品贮存及注意事项　置通风干燥处，防蛀。

8．工艺卫生要求　符合中药饮片GMP相关工艺卫生要求。

9．主要生产设备　洗药机、热风循环机、封口机等设备。

（二）麸煨肉豆蔻

1．产品概述

（1）品名　麸煨肉豆蔻

（2）规格　个

2．生产依据　按照《中国药典》2015年版一部有关工艺要求及标准，以及拟定的饮片品种炮制工艺执行。

3．工艺流程　将炒制容器用中火加热至150℃，将麸皮与肉豆蔻饮片同时投入，麸煨温度150～160℃，麸煨约15分钟，煨至麸皮呈焦黄色，肉豆蔻呈棕褐色，表面有裂隙时取出，筛去麸皮，放凉，即得。

每100kg肉豆蔻，用麸皮40kg。

4．炮制工艺操作要求

（1）加热　炒药机加热至150℃。

（2）投料　将麸皮与肉豆蔻同时投入炒药机。

（3）煨制　不断翻炒，麸煨温度150～160℃，麸煨约15分钟，至麸皮呈焦黄色，肉豆蔻呈棕褐色，表面有裂隙时取出。

（4）过筛　筛去麸皮，放凉。

（5）包装　采用低密度聚乙烯塑料袋，手工称重，将称量分装后的饮片袋，用封口机封口，包装损耗应不超过1.0%，每袋重量应在标示量的±5%范围内。

5．原料规格质量标准　符合本规范肉豆蔻饮片项下的相关规定。

6．成品质量标准　符合本规范麸煨肉豆蔻饮片项下的相关规定。

7．成品贮存及注意事项　置通风干燥处，防蛀。

8．工艺卫生要求　符合中药饮片GMP相关工艺卫生要求。

9．主要生产设备　炒药机、旋转式筛药筛、封口机等设备。

肉豆蔻饮片炮制规范起草说明

（一）肉豆蔻炮制方法历史沿革

1．净制　多以“去皮”（《外台》《局方》）、“去皮、去壳”（《衍义》《圣惠方》《总录》）、“去壳”（《幼幼》《普济方》《局方》）为主，至今仍沿用。

2．切制　切制方法历代多有“合皮碎”《外台》、“切片子”《洪氏》、“去壳锉”（《幼幼》《普济方》）、“锉如豆大”《景岳》、“擂碎”《本草经疏》、“切片”《增订寿世保元》、“切碎”《回春》、“捣为散”《证类》，现已少用。

3. 炮制 肉豆蔻"生用"(《普济方》《景岳》《局方》)很少,多以炮制后入药。

(1)煨

①面煨:南北朝刘宋时期最早出现"面煨(糯米粉煨)"《雷公》方法,后代多有沿用为"面裹煨"(《圣惠方》《总录》《总微》《洪氏》《幼幼》《瑞竹》《世医》《普济方》《纲目》《仁术》《景岳》《本草经疏》《大法》《医方集宜》《钩元》《握灵》《苏沈》《局方》)、"面裹煨香"(《总录》《总微》《普济方》)、"醋面裹煨"(《圣惠方》《图经》《幼幼》《普济方》《指南》《钩元》)、"大麦面煨"《圣惠方》、"面裹烧"(《总录》《普济方》)、"面裹炮"(《总录》《幼幼》)、"米汁调面裹煨"《指南》、"米醋调面裹煨"《证类》、"面裹煨去油"(《总微》《必读》)、"面煨"(《必读》《景岳》)、"糯米粉熟汤搜裹煨熟,去粉用,勿令犯铁"(《必读》《大法》)。此法现已不用。

②纸煨:"湿纸煨"(《增广太平惠民和剂局方》《世医》《普济方》《局方》)、"纸裹煨、湿纸里炮"(《总录》《普济方》)。此法现已不用。

③煨:"煨去壳,烧存性"(《总录》)、"煨"(《幼幼》《世医》《普济方》《纲目》《仁术》《钩元》《局方》)、"微煨"《普济方》、"煨裂"(《世医》《普济方》)、"火煨"(《普济方》《仁术》)、"烧"(《医方集宜》)。此法现已不用。

④麸煨:明代记载有"麸炒煨熟"《普济方》。至今仍沿用。

(2)炒

①清炒:"去壳,微炒"(《增广太平惠民和剂局方》《幼幼》《普济方》《局方》)、"切片子,炒黄色"(《洪氏》)。此法现已少用。

②面炒:宋代有"粟米炒,以黄为度"《洪氏》的记载,明代有"面炒"(《普济方》《景岳》)、"锉如豆大以干面拌炒熟"(《景岳》)。此法现已不用。

(3)醋浸 宋代有"去壳醋浸二宿"(《总录》)的记载。此法现已不用。

(4)制霜 多以煨后去油的方法,如"面裹煨,去净油"(《总微》)、"透去油"(《必读》)、"去油"(《医方集宜》)、"裹面包煨熟,切片,纸包槌去油"(《增订寿世保元》)。此法现已少用。

(5)药制 元代最早有"用盐酒浸,破故纸同炒干燥,不用破故纸"(《瑞竹》《普济方》)、明代有"以乳香、生姜同炒"(《纲目》)的记载。此法现已不用。

(6)炮 "炮或去壳炮"(《增广太平惠民和剂局方》《洪氏》《世医》《普济方》《仁术》《景岳》《局方》)、"微炮"(《局方》),在元、宋、明代都有记载。此法现已不用。

(7)制 "制"(《普济方》)在明代有记载。此法现已不用。

历代炮制历史沿革见表1。

表1 肉豆蔻历代炮制沿革简况

朝代	沿用方法	新增方法	文献出处
唐以前		糯米粉煨	《雷公》
唐代		去皮 肉豆蔻(合皮碎)与甘草共煎顿服	《外台》
宋代	去皮 面裹煨	去皮:去壳,只用肉	《衍义》
		醋面裹煨 大麦面煨 焙干微炒	《圣惠方》

续表

<table>
<tr><th>朝代</th><th>沿用方法</th><th>新增方法</th><th>文献出处</th></tr>
<tr><td rowspan="6">宋代</td><td rowspan="6">去皮
面裹煨</td><td>去壳面裹煨
面裹煨去壳
煨去壳
去壳锉
去壳醋浸二宿
面裹烧
面裹炮熟
面裹炮裂
面裹烧香
烧存性</td><td>《总录》</td></tr>
<tr><td>面裹煨，去油
面裹煨，去净油
面裹煨香去面用</td><td>《总微》</td></tr>
<tr><td>去壳，微炒
锉
煨
面裹炮赤熟，去面为末
面裹炮熟
面裹煨熟
用面裹，慢火炮，候面熟取出，研极细
炮</td><td>《幼幼》</td></tr>
<tr><td>纸裹煨
炮：去壳炮</td><td>《增广太平惠民合剂局方》</td></tr>
<tr><td>生用
去壳微炮
湿纸裹煨</td><td>《局方》</td></tr>
<tr><td>切片子，炒黄色
粟米炒，以黄为度</td><td>《洪氏》</td></tr>
<tr><td rowspan="2">金元
时期</td><td rowspan="2">面裹煨
湿纸裹煨
炮
煨</td><td>用盐酒浸，破故纸同炒干燥，不用破故纸</td><td>《瑞竹》</td></tr>
<tr><td>煨裂</td><td>《世医》</td></tr>
<tr><td rowspan="7">明代</td><td rowspan="7">去壳
去壳锉
纸裹煨
湿纸煨
炮
去壳炮
面裹煨
面裹烧
煨
面裹煨香
去壳微炒
糯米粉煨
面煨去油</td><td>生用
炮去皮
炮裂
微火煨裂
醋和面裹烧
制
麸炒煨熟
面煨热
微煨
火煨
醋面裹烧熟为度
面包炮熟
醋面裹煨黄赤色，去面不用
用盐酒浸破故纸同炒干燥不用故纸
去壳用白面作面饼子裹文武火煨
面炒</td><td>《普济方》</td></tr>
<tr><td>肉豆蔻五钱，乳香二钱半，生姜五片，同炒黑色，去姜，研为膏收</td><td>《纲目》</td></tr>
<tr><td>面裹煨透去油</td><td>《必读》</td></tr>
<tr><td>面包煨熟用或锉如豆大以干面拌炒熟</td><td>《景岳》</td></tr>
<tr><td>糯米粉裹煨，去粉，擂碎</td><td>《经疏》</td></tr>
<tr><td>糯米作粉使热汤搜裹豆蔻于煻灰中炮待米团子焦黄熟，去米粉用，勿令犯铜铁</td><td>《大法》</td></tr>
<tr><td>烧</td><td>《医方集宜》</td></tr>
</table>

续表

朝代	沿用方法	新增方法	文献出处
清代	面煨去油醋 面裹煨糯米 粉煨 煨	裹面包煨熟，切片，纸包槌去油	《增订寿世保元》
		米汁调面裹煨令焦黄，和面研末	《本草述》
		面裹煨熟研米醋调面。裹煨令熟	《钩元》

从古代文献资料中可以看出，历代沿用过的肉豆蔻炮制方法有十余种，所用的辅料有糯米粉、面、麦麸、醋、纸等。其中以去皮、煨法为常见方法，而面煨法最为常用。现代炮制方法仍沿用净制、煨法，但面煨操作繁琐，面皮不宜去除，现多以滑石粉煨、麸煨、麸炒常见，目前以麸煨为主流，其他方法少见承袭。肉豆蔻炮制多以“减毒增效”为目的。

（二）肉豆蔻饮片药典及地方炮制规范

1. 净制 冬春两季果实成熟时采收，除去皮壳及杂质，洗净，干燥。

2. 炮制

（1）麸煨 取净肉豆蔻，加入麸皮，麸煨温度150～160℃，约15分钟，至麸皮呈焦黄色，肉豆蔻呈棕褐色，表面有裂隙时取出，筛去麸皮，放凉。用时捣碎。每100kg肉豆蔻，用麸皮40kg。

（2）面煨 取净肉豆蔻用面粉加适量水拌匀，逐个包裹或用清水将肉豆蔻表面湿润后，如水泛丸法裹面粉3～4层。倒入已炒热的滑石粉或沙中，拌炒至面皮呈焦黄色时，取出，过筛，剥去面皮，放凉。每100kg肉豆蔻，用滑石粉50kg。

（3）麸炒肉豆蔻 取药材，挑选。将净药材与麦麸置锅内，迅速翻动，用文火炒至表面棕褐色至棕黑色，取出，晾凉，筛去麦麸，即得。每1000g净药材，用麦麸150g。

（4）湿纸煨 取净肉豆蔻，用湿草纸逐粒包裹3～4层，置炭火中，煨至纸烧焦，取出，去掉残纸及灰，摊凉；或用武火炒至外皮变黑，取出，摊凉。

（5）滑石粉煨 取原药材，除去杂质，取滑石粉，置热锅内，用文火炒至灵活状态，加入净肉豆蔻，缓缓翻动，炒至表面稍鼓显微黄色，取出，筛去滑石粉，晾凉。每100kg 净肉豆蔻，用滑石粉40kg。

（6）肉豆蔻霜 将原药除去杂质，洗净，干燥，研成细粉，照制霜法［去油成霜：将净药材研成粗粉，过筛，用吸油纸（粗草纸）包裹后，置榨床或压榨机内，压榨去油。每隔1天换纸1次，换纸时须将药物粉块研碎后，再压榨，如此反复几次，至油几尽，手捏松散成粉，或至规定程度，研碎，过40目筛］去油成霜，即得。

（7）麸炒 取药材，挑选。将净药材与麦麸置锅内，迅速翻动，用文火炒至表面棕褐色至棕黑色，取出，晾凉，筛去麦麸，即得。每1000g净药材，用麦麸150g。

（8）蛤粉炒 取药材，挑选。将蛤粉置锅内，用武火炒热，加入肉豆蔻，不断翻动，炒至发泡，表面被灰白色蛤粉，除去蛤粉后，表面灰褐色至灰黑色，取出，筛去蛤粉，晾凉，即得。每1000g净肉豆蔻。用蛤粉1000g。

现代炮制方法见表2。

表2 《中国药典》及各地炮制规范收载的肉豆蔻炮制方法

药典及规范	炮制方法
《中国药典》（1990年版） 《中国药典》（1995年版） 《中国药典》（2000年版） 《中国药典》（2005年版）	肉豆蔻 除去杂质，洗净，干燥 煨肉豆蔻 取净肉豆蔻用面粉加适量水拌匀，逐个包裹或用清水将肉豆蔻表面湿润后，如水泛丸法裹面粉3～4层。倒入已炒热的滑石粉或沙中，拌炒至面皮呈焦黄色时，取出，过筛，剥去面皮，放凉。每100kg肉豆蔻，用滑石粉50kg

六画

续表

药典及规范	炮制方法
《中国药典》（2010 年版） 《中国药典》（2015 年版）	肉豆蔻　除去杂质，洗净，干燥 麸煨肉豆蔻　取净肉豆蔻，加入麸皮，麸煨温度 150～160℃，约 15 分钟，至麸皮呈焦黄色，肉豆蔻呈棕褐色，表面有裂隙时取出，筛去麸皮，放凉。用时捣碎。每 100kg 肉豆蔻，用麸皮 40kg
《北京市中药饮片炮制规范》（2008 年版）	煨肉豆蔻　取原药材，除去杂质，取滑石粉，置热锅内，用文火炒至灵活状态，加入净肉豆蔻，缓缓翻动，炒至表面稍鼓显微黄色，取出，筛去滑石粉，晾凉。每 100kg 净肉豆蔻，用滑石粉 40kg
上海市中药饮片炮制规范（2008 年版）	麸煨肉豆蔻　将原药除去杂质。洗净，稍润，照煨法（麸皮煨）。用生麸皮拌炒至外呈老黄色，筛去麸皮，趁热切厚片，筛去灰屑。每肉豆蔻 100kg，用生麸皮 50kg 肉豆蔻霜　将原药除去杂质，洗净，干燥，研成细粉，照制霜法（去油成霜：将净药材研成粗粉，过筛，用吸油纸（粗草纸）包裹后，置榨床或压榨机内，压榨去油。每隔 1 天换纸 1 次，换纸时须将药物粉块研碎后，再压榨，如此反复几次，至油几尽，手捏松散成粉，或至规定程度，研碎，过 40 目筛。）去油成霜，即得
《福建省中药炮制规范》（1988 年版）	煨肉豆蔻　取净肉豆蔻，照煨法（取净药材或切制品，用湿面或湿纸包裹，置于热火灰中；或用吸油纸与药材隔层分放进行加热；或埋入滑石粉中，用文火炒至规定程度，取出，放凉。煨制有缓和或改变药性、降低副作用、增强疗效等作用。主要用制含刺激性油类的药材。）煨至表面棕黄色，内呈疏松状，用时捣碎 肉豆蔻霜　取净肉豆蔻，研成泥状，用草纸或布包严，用微火加热，压榨去油，至呈松散粉末
《广东省中药炮制规范》（1984 年版）	肉豆蔻　除去杂质，用时捣碎 煨肉豆蔻　取净肉豆蔻，用湿草纸逐粒包裹 3～4 层，置炭火中，煨至纸烧焦，取出，去掉残纸及灰，摊凉；或用武火炒至外皮变黑，取出，摊凉
《贵州省中药饮片炮制规范》（2005 年）	肉豆蔻　取原药材，除大杂质，洗净，干燥 煨肉豆蔻　取净肉豆蔻，加生麸皮，照煨制法用文火炒至麸皮呈焦黑色时取出，放置过夜，筛去麸皮，捣碎。每 100kg 净肉豆蔻，用生麸皮 200～300kg 肉豆蔻霜　取煨肉豆蔻，碾成粗粉，照制霜法，用吸水纸 3～4 层包裹，烘烤制霜，必要时换纸，至纸上无油渍时取出，研成细粉
《吉林省中药炮制标准》（1986 年版）	净肉豆蔻　除去杂质 煨肉豆蔻　（1）先将滑石粉置锅内炒热，再放入净肉豆蔻，不断翻动，煨至滑石粉粘于肉豆蔻外面，肉豆蔻内里酥松，变红色时，取出，筛去滑石粉或放入水中，反复冲洗，至肉豆蔻外皮不附着滑石粉时即可。用时捣碎 （2）将肉豆蔻浸水中，捞出，以做“元宵“的方法，挂上三层面粉衣，晾至七成；另取滑石粉置锅中炒热，投入面粉裹后的肉豆蔻，用强火煨至面粉焦黄色为度，取出，剥去面衣。用时捣碎。每 100kg 肉豆蔻，用白面粉 30kg，滑石粉 50kg
《江西省中药饮片炮制规范》（2008 年版）	肉豆蔻　除去杂质，洗净，干燥 煨肉豆蔻　（1）取净肉豆蔻用面粉加适量水拌匀，逐个包裹或用清水将肉豆蔻表面湿润后如水泛丸法裹面粉 3～4 层，倒入已炒热的滑石粉或沙中，拌炒至面皮呈焦黄色时，取出，过筛，剥去面皮，放凉。每 100kg 肉豆蔻，用滑石粉 50kg （2）取净肉豆蔻，用水搓面或湿纸包裹，埋于热火中煨，至面或纸焦黄，取出，剥去面或纸 （3）取净肉豆蔻，用滑石粉拌炒至里面酥软呈棕褐色，滑石粉粘于肉果外部，取出，筛去滑石粉。每 100kg 肉豆蔻，用滑石粉 40kg 肉豆蔻霜　取净肉豆蔻，打碎，研为粗末，在草纸是上均匀铺放约 1.5cm 厚的粗末，上面再盖草纸，摊酒，并调换吸油纸，至纸上微有油迹，细末外表转黄褐色，手捻松散不成团为度
山东省中药炮制规范》（1990 年版）	肉豆蔻　除去杂质及灰屑，洗净，干燥 煨肉豆蔻　（1）将麦麸皮或滑石粉置祸内，文火炒热后，倒入净肉豆蔻，缓缓翻动，煨炒至变色、泛油并透出芳香气味时，取出，筛去辅料，放凉。每 100kg 肉豆蔻，用麦麸皮 40kg；或滑石粉能将肉豆蔻全部掩埋，并剩余部分为宜 （2）将净肉豆蔻用清水浸泡1小时，捞出，置笼屉内，一层麦麸皮，一层肉豆蔻，层层相间，蒸约 2 小时，至油出润进麦麸皮内，取出，去净麦麸皮，趁热切厚片，干燥 （3）将面粉用清水和成面团，压成薄饼状，用面饼将肉豆蔻逐个包裹，皮厚约 15mm，晾至半干；或用清水将肉豆蔻渍湿，如水泛丸法（似滚元宵），包裹面粉 3～4 层，晾至半干，投入已炒热的滑石粉或沙子中，煨炒至面皮呈焦黄色，透出芳香气味时，取出，筛去滑石粉或沙子，剥去面皮，放凉；或趁热剥去面皮，及时切成厚片，放凉。滑石粉或沙子的用量，以煨炒时，能将肉豆蔻全部掩埋，并剩余部分为宜

续表

药典及规范	炮制方法
《浙江省中药炮制规范》（2005 年版）	炒肉豆蔻　取蜜炙麸皮，置热锅中翻动，待其冒烟，投入肉豆蔻，迅速翻炒至表面深黄色时，取出，筛去麸皮，超热切厚片。每肉豆蔻 100kg，用蜜炙麸皮 20～25kg 面煨取净肉豆蔻　用面粉加适量水拌匀，逐个包裹或用清水将肉豆蔻表面湿润后，如水泛丸法裹面粉 3～4 层，倒入已炒热的滑石粉或沙中，拌炒至面皮呈焦黄色时，取出，过筛，剥去面皮，放凉。每肉豆蔻 100kg，用滑石粉 50kg
《安徽省中药饮片炮制规范》（2005 年版）	肉豆蔻　取原药材，除去杂质。用时捣碎 煨肉豆蔻　取净肉豆蔻，照麸煨法（取麦麸或炙过的糠麸置锅内炒热，将净药材或切制品埋入热麦麸或糠麸中，加热煨至所需程度时，取出，筛去麦麸，放凉，所需麦麸以能掩埋净药材或切制品为度）煨至外表呈棕黄色，趁热切厚片。或用打碎。每 100kg 肉豆蔻，用麦麸 50kg 肉豆蔻霜　取净肉豆蔻，照去油制霜法（取净药材碾成泥状．经加热后压榨除去油脂（去油成霜）或渗析风化、升华（析出结晶成霜），使之成为符合一定要求的松散粉末）制成淡黄色或棕黄色的松散粉末
《河南省中药饮片炮制规范》（2005 年版）	肉豆蔻　除去杂质，洗净，干燥 煨肉豆蔻　取净肉豆蔻用面粉加适量水拌匀，逐个包裹或用清水将肉豆蔻表面湿润后，如水泛丸法裹面粉 3～4 层，倒入已炒热的滑石粉或沙中，拌炒至面皮呈焦黄色时，取出，过筛，剥去面皮，放凉。每 100kg 肉豆蔻，用滑石粉 50kg
《湖南省中药饮片炮制规范》（2010 年版）	肉豆蔻　取原药材，除去杂质，洗净，干燥 煨肉豆蔻　取净肉豆蔻，用面粉加适量水拌匀，逐个包裹或用清水将肉豆蔻表面润湿后，如水泛丸法裹面粉 3～4 层，倒入已炒热的滑石粉或砂中，拌炒至面皮呈焦黄色时，取出，过筛，剥去面皮，放凉，粉碎。每 100kg 肉豆蔻，用滑石粉 50kg 肉豆蔻霜　取净肉豆蔻，研成粗粉，照制霜法反复操作数次，至粉末松散且不粘结成饼为度，研细
《广西壮族自治区中药饮片炮制规范》（2007 年版）	生肉豆蔻　除去杂质，洗净，干燥 煨肉豆蔻　将面粉用微火炒至轻松或冒烟气，倾入生肉豆蔻，不断均匀翻动，至肉豆蔻枯黄爆裂有香气，取出筛去面粉，用时捣碎或趁热切厚片，干燥；或取生肉豆蔻用面粉加适量水拌匀，逐个包裹或用清水将肉豆蔻表面湿润后，如水泛丸法裹面粉 3～4 层，倒入已炒热的滑石粉或沙中，拌炒至面皮呈焦黄色时，取出，过筛，剥去面皮，放凉。每 100kg 肉豆蔻，用滑石粉 50kg 肉豆蔻霜　将生肉豆蔻研成粗粉，用吸油纸包，压榨去油，每隔一天换纸，换纸时将肉豆蔻粗粉再研粉后再压，如此反复操作数次，至油几净，研细
《江苏省中药饮片炮制规范（1980 版）	煨肉豆蔻　将麸皮炒热，加入净肉豆蔻用文火炒至全外皮呈老黄色，取出，筛去麸皮，立即将肉豆蔻闷入密闭容器中，乘热切厚片。每肉豆蔻 100kg，用麸皮 50kg
《云南省中药饮片标准》（2005 年版）	麸炒肉豆蔻　取药材，挑选。将净药材与麦麸置锅内，迅速翻动，用文火炒至表面棕褐色至棕黑色，取出，晾凉，筛去麦麸，即得。每 1000g 净药材，用麦麸 150g 蛤粉炒肉豆蔻　取药材，挑选。将蛤粉置锅内，用武火炒热，加入肉豆蔻，不断翻动，炒至发泡，表面被灰白色蛤粉，除去蛤粉后，表面灰褐色至灰黑色，取出，筛去蛤粉，晾凉，即得。每 1000g 净肉豆蔻，用蛤粉 1000g
《陕西省中药饮片标准》（2008 年版）	肉豆蔻　取药材肉豆蔻，除去杂质，洗净，干燥 煨肉豆蔻　取饮片肉豆蔻，用面粉加适量水拌匀，逐个包裹或用清水将肉豆蔻表面湿润后，如水泛丸裹面粉 3～4 层，倒入已炒热的滑石粉或砂中，拌炒至面皮呈焦黄色时，取出，过筛，剥去面皮，放凉。每 100kg 肉豆蔻，用滑石粉或砂 50kg 麸煨肉豆蔻　取饮片肉豆蔻，加入麸皮，麸煨温度 150～160℃，约 15 分钟，至麸皮呈焦黄色，肉豆蔻呈棕褐色，表面有裂隙时取出。每 100kg 肉豆蔻，表面油裂隙时取出。每 100kg 肉豆蔻，用麸皮 40kg
《天津市中药饮片炮制规范（2005 年版）	煨肉豆蔻　取原药材，除去杂质。取净肉豆蔻，倒入已炒热之滑石粉中，拌炒至内里酥松，呈棕褐色，滑石粉粘于种仁外部，取出，筛去滑石粉，放凉。每净肉豆蔻 100kg，用滑石粉 40kg
《湖北中药饮片炮制规范》（2009 版）	肉豆蔻　除去杂质，洗净，干燥 煨肉豆蔻　取净肉豆蔻，用面粉加适量水拌匀，逐个包裹或用清水将肉豆蔻表面湿润后，如水泛丸裹面粉 3～4 层，倒入已炒热的滑石粉或砂中，拌炒至面皮呈焦黄色时，取出，过筛，剥去面皮，放凉。每 100kg 肉豆蔻，用滑石粉或砂 50kg
《辽宁省中药炮制规范》（1987 年版）	煨肉豆蔻　取净肉豆蔻和麦麸同时置锅内，微火徐徐加热拌炒至麦麸呈焦黄色，取出，筛去麦麸，放凉。每 100kg 肉豆蔻用麦麸 40kg 烫肉豆蔻　取净滑石粉置锅内加热，待温度均匀，投入净肉豆蔻，微火徐徐拌炒至肉豆蔻砸开呈淡棕色，取出，筛除滑石粉，放凉。每 100kg 肉豆蔻用滑石粉 100kg

六画

续表

药典及规范	炮制方法
全国中药炮制规范（1988年版）	肉豆蔻　取原药材，除去杂质及灰屑，洗净，干燥 煨肉豆蔻　取面粉加适量水，做成团块，压成薄片，将肉豆蔻逐个包裹，或用清水将肉豆蔻表面润湿后，如水泛法包裹面粉3～4层，稍晾，倒入已炒热的滑石粉或砂子中，拌炒至面皮呈焦黄色时，取出，筛去滑石粉或砂子，剥取面皮，放凉。每肉豆蔻100kg，用滑石粉50kg

肉豆蔻在药典及各省地方规范中主要有煨肉豆蔻、肉豆蔻霜等炮制品。麸煨肉豆蔻炮制方法与一些规范及药典基本相同，但是麸煨时间、麸煨温度、加入麦麸量各地并无统一的规定。

（三）肉豆蔻饮片现代炮制研究

黄鑫等[1]提出炮制可能使挥发油成分间存在转化，从对毒性成分含量降低效果看，麸煨最佳。赵光云等[2]从麸煨肉豆蔻的乙醇提取物中分离得到木脂素类成分（如去氢二异丁香酚、利卡灵-B）及马拉巴酮衍生物等9个化合物。袁子民等[3, 4]对麸煨肉豆蔻中去氢二异丁香酚、总木脂素的含量进行了测定，结果多数样品炮制后总木脂素含量均有不同程度降低。周燕华等[5]研究认为生肉豆蔻粉对小鼠有显著的止泻作用，炮制后止泻作用并未增强。

（四）肉豆蔻饮片炮制工艺研究总结

1．历史文献　有净制（去皮、去壳）、切制（切片、擂碎、锉、合皮碎、切碎等）、煨制（糯米粉煨、面煨、麸煨、煨、纸煨）、炒（清炒、面炒）、醋浸、去油（制霜）、药制（用盐酒浔，破故纸同炒干燥，不用故纸；以乳香、生姜同炒）、炮（去壳炮、微炮）等。

2．历版《中国药典》　有肉豆蔻、面煨肉豆蔻、麸煨肉豆蔻等，以麸煨肉豆蔻为最常用。

3．各省市炮制规范　肉豆蔻、炒肉豆蔻、麸炒肉豆蔻、蛤粉炒肉豆蔻、蜜炙麸皮炒肉豆蔻、麸煨肉豆蔻、滑石粉煨、湿纸煨肉豆蔻、肉豆蔻霜等，麸炒及麸煨肉豆蔻为最常用。

4．现代研究文献　面煨、麸煨、麸炒、赤石脂粉煨、沙土泥煨等炮制方法。

综合上述研究结果，制定肉豆蔻的炮制工艺为：

肉豆蔻　取肉豆蔻药材，除去杂质、虫蛀和霉变品，清洗，取出，50℃干燥1～2小时，即得。

麸煨肉豆蔻　取净肉豆蔻适量，与麸皮同置炒制容器内，麸煨温度150～160℃，麸煨约15分钟，至麸皮呈焦黄色，肉豆蔻呈棕褐色，表面有裂隙时取出，筛去麸皮，放凉，即得。

每100kg肉豆蔻，用麸皮40kg。

参考文献

[1] 黄鑫，杨秀伟．不同炮制品肉豆蔻挥发油成分的GC-MS分析[J]．中国中药杂志，2007，32(16):1669-1675.

[2] 赵光云，王晓霞，高慧媛．肉豆蔻炮制品的化学成分分离与鉴定[J]．中国现代中药，2011，13(11):32-35.

[3] 袁子民，陈剑锋，贾天柱．RP-HPLC法测定麸煨肉豆蔻中去氢二异丁香酚的含量[J]．中国实验方剂学杂志，2011，17(18):60-61.

[4] 袁子民，胡娜，王静，等．肉豆蔻、麸煨肉豆蔻中总木脂素的含量测定[J]．中国实验方剂学杂志，2013，19(12):112-113.

[5] 周燕华，李爱媛，周芳．均匀试验法对肉豆蔻炮制工艺的研究[J]．中国中药杂志，1998，23(8):470-471.

Rou gui
肉桂

药材来源　本品为樟科植物肉桂*Cinnamomum cassia* Presl 的干燥树皮。
采收加工　多于秋季剥取，阴干。

肉桂饮片炮制规范

【饮片品名】肉桂。

【饮片来源】本品为肉桂药材经净制或切制后的炮制品。

【炮制方法】取原药材，除去杂质及粗皮。用时捣碎。或取原药洗净，闷透后刮去粗皮，再切成丝，低温干燥，即得。

【饮片性状】肉桂饮片为不规则的块或丝。外表面灰棕色，稍粗糙，有不规则的细纵纹及横向突起的皮孔，有的可见灰白色的斑纹；内表面红棕色，略平坦，有细纵纹，划之显油痕。质硬而脆，易折断，断面不平坦，外层棕色而较粗糙，内层红棕色而油润，两层间有1条黄棕色的线纹。气香浓烈，味甜、辣。

【质量控制】

鉴别　（1）本品横切面：木栓细胞数列，最内层细胞外壁增厚，木化，皮层散有石细胞和分泌细胞。中柱鞘部位有石细胞群，断续排列成环，外侧伴有纤维束，石细胞通常外壁较薄。韧皮部射线宽1～2列细胞，含细小草酸钙针晶；纤维常2～3个成束；油细胞随处可见。薄壁细胞含淀粉粒。

粉末红棕色。纤维大多单个散在，长梭形，长195～920μm，直径约至50μm，壁厚，木化，纹孔不明显。石细胞类方形或类圆形，直径32～88μm，壁厚，有的一面菲薄。油细胞类圆形或长圆形，直径45～108μm。草酸钙针晶细小，散在于射线细胞中。木栓细胞多角形，含红棕色物。

（2）取本品粉末0.5g，加乙醇10ml，冷浸20分钟，时时振摇，滤过，取滤液作为供试品溶液。另取桂皮醛对照品，加乙醇制成每1ml含1μl的溶液，作为对照品溶液。照薄层色谱法试验，吸取供试品溶液2～5μl、对照品溶液2μl，分别点于同一硅胶G 薄层板上，以石油醚（60～90℃）-乙酸乙酯（17∶3）为展开剂，展开，取出，晾干，喷以二硝基苯肼乙醇试液。供试品色谱中，在与对照品色谱相应的位置上，显相同颜色的斑点。

检查　水分　不得过15.0%（第四法）。

总灰分　不得过5.0%。

含量测定　挥发油　照挥发油测定法（乙法）测定。

本品含挥发油不得少于1.2%（ml/g）。

桂皮醛　照高效液相色谱法测定。

色谱条件与系统适用性试验　以十八烷基硅烷键合硅胶为填充剂；以乙腈-水（35∶75）为流动相；检测波长为290nm。理论板数按桂皮醛峰计算应不低于3000。

对照品溶液的制备　取桂皮醛对照品适量，精密称定，加甲醇制成每1ml含10μg的溶液，即得。

供试品溶液的制备　取本品粉末（过三号筛）约0.5g，精密称定，置具塞锥形瓶中，精密加入甲醇25ml，称定重量，超声处理（功率350W，频率35kHz）10分钟，放置过夜，同法超声处理一次，再称定重量，用甲醇补足减失的重量，摇匀，滤过。精密量取续滤液1ml，置25ml量瓶中，加甲醇至刻度，摇匀，即得。

测定法　分别精密吸取对照品溶液与供试品溶液各10μl，注入液相色谱仪，测定，即得。

本品按干燥品计算，含桂皮醛（C_9H_8O）不得少于1.5%。

【性味与归经】辛、甘，大热。归肾、脾、

心、肝经。

【功能与主治】补火助阳，引火归元，散寒止痛，温通经脉。用于阳痿宫冷，腰膝冷痛，肾虚作喘，虚阳上浮，眩晕目赤，心腹冷痛，虚寒吐泻，寒疝腹痛，痛经经闭。

【用法与用量】1～5g。有出血倾向者及孕妇慎用；不宜与赤石脂同用。

【贮藏】置阴凉干燥处，防霉，防蛀。

肉桂饮片炮制操作规程

1．产品概述

（1）品名　肉桂。

（2）规格　块或丝。

2．生产依据　按照《中国药典》2015年版一部有关工艺要求及标准，以及拟定的饮片品种炮制工艺执行。

3．工艺流程　取原药材，除去杂质及粗皮。用时捣碎。或取原药洗净，闷透后刮去粗皮，先刨成薄片，再切成丝，低温干燥，即得。

4．炮制工艺操作要求

（1）挑选　除去杂质及粗皮。

（2）洗润　洗净，加水浸泡，再闷润3～5小时至透。

（3）切制　切丝。

（4）干燥　低温干燥，至干。

（5）包装　复合袋手工包装，包装损耗应不超过1.0%。

5．原料规格质量标准　符合《中国药典》2015年版一部肉桂药材项下的相关规定。

6．成品质量标准　符合本规范肉桂饮片项下的相关规定。

7．成品贮存及注意事项　置阴凉干燥处。

8．工艺卫生要求　符合中药饮片GMP相关工艺卫生要求。

9．主要设备　截断机、热风循环烘箱等设备。

肉桂饮片炮制规范起草说明

（一）肉桂炮制方法历史沿革

1．净制　南北朝有“去上粗皮”(《雷公》)“凡使勿薄者，要紫色厚者，去上粗皮，取心中味辛者使，每斤大厚紫桂，只取得五两。取有味厚处生用。如末用，即用重密熟绢并纸裹，勿令犯风”。“去削上虚软甲错”(《集注》)。宋代有“去皱皮，去粗皮”(《圣惠方》)。清代有“去粗皮用，其毒在皮”(《备要》)。

2．切制　春秋战国时期有“吹咀渍酒中”(《内经》)。汉代有“削”(《玉函》，宋代《苏沈》)。宋代有“捣令碎。”(《圣惠方》)；剉(《宝产》)。明代有“研”(《济阴》)；杵末用(《普济方》)。

3．炮制

（1）酒制　春秋战国时期有“渍酒中”(《内经》)。宋代增加了酒洗(《疮疡》)，明代有酒浸(《保元》)。

（2）熬制　唐代有熬(《千金》)。

（3）煅制　烧存性(《妇人》)。

（4）炒制　宋代有“微炒”(《局方》)。元代有“去粗皮，炒”。清代又增加了“炒黄”(《本草述》)“炒焦”(《医案》)。

（5）制炭　明代增加了“炒黑”(《保元》)。

（6）炙　宋代有“姜炙”(《宝产》)。

（7）焙制　清代有“焙”(《钩元》)

（8）童便制　清代有“童便酒炒熟”(《金鉴》)。

历代炮制历史沿革见表1。

表1　肉桂炮制历史沿革简况

朝代	沿用方法	新增方法	文献出处
春秋战国		㕮咀渍酒中	《内经》
汉代		削	《玉函》）
南北朝	削	去上粗皮	《雷公》
		去削上虚软甲错	《集注》
唐代	去粗皮	熬	《千金》
宋代	去粗皮 削	酒洗	《疮疡》
		微炒	《局方》
		剉，姜炙	《宝产》
		捣令碎	《圣惠方》
		去皱皮	《圣惠方》
		烧存性	《妇人》
明代	去粗皮	炒黑、酒浸	《保元》
		研	《济阴》
		杵末用	《普济方》
清代	去粗皮	童便制	《金鉴》
		焙制	《钩元》
		炒黄	《本草述》
		炒焦	《医案》

从古代文献资料中可以看出，历代沿用过的肉桂炮制方法有十余种，所用的辅料有酒、姜汁、童便等。其中以去皮、捣碎、炒制或生用为常见方法。现代炮制方法仍沿用净制、捣碎、生用，其他方法如炒焦、炒炭、焙制等少见承袭。肉桂炮制多以除去非药用部位、便于制剂和调剂为目的。

（二）肉桂饮片药典及地方炮制规范

1. 净制　取原药材，除去杂质、枝、果柄。用时捣碎。

2. 切制　除去杂质粗皮，捣碎如黄豆大小。或取原药洗净，闷透后刮去粗皮，先刨成薄片，再切成丝，低温干燥。

3. 炮制　密闭或加少许炼蜜拌匀密闭闷润。

现代炮制方法见表2。

表2　《中国药典》及各地炮制规范收载的肉桂炮制方法

药典及规范	炮制方法
《中国药典》（1977年版） 《中国药典》（1985年版） 《中国药典》（1990年版） 《中国药典》（1995年版） 《中国药典》（2000年版） 《中国药典》（2005年版） 《中国药典》（2010年版） 《中国药典》（2015年版）	肉桂　除去杂质及粗皮。用时捣碎
《全国中药炮制规范》（1988年版）	取原药材，除去杂质，刮去粗皮，捣呈小碎块
《江苏省中药饮片炮制规范》	刮去表面粗皮，淋水润透，切成丝，低温干燥
《广西壮族自治区中药饮片炮制规范》（2007年版）	肉桂（原药材）　每年多在9～10月间采收。选取适龄肉桂树，按一定的长、宽度剥下树皮，放阴凉处，或置于木制的"桂夹"内压制成型，阴干或先放置阴凉处2～3天，于弱光下晒干
	生肉桂　除去杂质粗皮，捣碎如黄豆大小 或取原药洗净，闷透后刮去粗皮，先刨成薄片，再切成丝。密闭或加少许炼蜜拌匀密闭闷润
《四川省中药饮片炮制规范》	用时打碎
《上海市中药饮片炮制规范》（1980年版）	将原药刮去粗皮，略浸，中途淋水，润软，切极薄片，晒干 肉桂粉　将原药刮去粗皮，打碎研粉，过60目筛
《湖南省中药材炮制规范》（1983年版）	桂皮　拣去杂质，刮去粗皮，洗净，润透，捞出，沥干，切0.6～1cm厚片，晒干即得
《浙江省中药炮制规范》（2005年版）	肉桂　取原药，刮去粗皮，洗净，润软，切片或丝，低温干燥 肉桂粉　取原药，刮去粗皮，洗净，低温干燥。研成细粉
《湖北省中药饮片炮制规范》	肉桂粉　捣碎，磨粉

（三）肉桂饮片现代炮制研究

根据肉桂所含的成分的特性，软化时宜采用传统的喷淋闷润或复润法；干燥时可用阴干法。有研究比较了不同方法闷润肉桂对挥发性成分的影响，结果表明，应用传统方法炮制（用水淋、泡、润、复闷48小时，手工切丝片、晒干20小时）的肉桂挥发性成分损失较大，手工打碎耗费大量人工，且有一定损耗，若改用机器打碎，则消耗太大。使用减压通蒸汽闷润法软化药材后，用机器切丝片，省工省时，干燥快，优于其他三种方法，挥发油损失仅为2.8%[1]。

李嘉等[2]采用水蒸气蒸馏法提取炮制后肉桂的挥发油，HPLC 法测定桂皮醛的含量，比较烘干、晒干、晾干3 种方法对肉桂中挥发油和桂皮醛含量的影响，及焖制对肉桂有效成分的影响。结果表明，肉桂加工炮制的最佳条件为：新鲜肉桂先放入冷水池中浸泡一昼夜，再放入加有生石灰的容器内密封，40℃保温2～3天，晾干。焖制后晾干的肉桂质量最好，香气最浓，有效成分肉桂油和桂皮醛含量最高。

对肉桂干燥方法试验研究，将新鲜肉桂分别用烘干（40℃烘至干燥，时间为1～2天）、晒干（自然阳光下晒至干燥，时间为3～6天）、晾干（室内通风的地方自然干燥，时间为6～12天）3种方法干燥，结果表明，经晒干肉桂的内表面为红棕色，色泽较好，但其香气淡，肉桂油和桂皮醛含量也较低，其中肉桂油含量约仅为晾干的70%，桂皮醛含量约仅为晾干的75%。经晾干肉桂的香气最浓，肉桂油和桂皮醛含量最高。综合考虑，晾干法最好，香气最浓，有效成分肉桂油和桂皮醛最高，而节能。

有报道在按炮制规范将肉桂原药材洗净润闷后，因冬季气温较低，不易润软，依习惯置蒸笼内蒸软后用药刀手工切薄片，操作约1小时后双手及颜面部有些发痒，继而出现水肿，遍及双手及整个颜面部位，目眶皆肿，不可开合。通过综合分析，认为是肉桂引起过敏反应的特异体质反应[3]。

（四）肉桂饮片炮制工艺研究总结

1．历史文献 净制（削、去上粗皮、去削上虚软甲错、“去粗皮用，其毒在皮”）、切制（捣令碎）、炒制（微炒、炒黑）、焙制、酒制（酒洗）、姜制、童便制等，以醋制为最常见。

2．历版《中国药典》 以生肉桂为最常用。

3．各省市炮制规范 焖、打碎等，以生肉桂最常用。

4．现代研究文献 炒焦、炒炭、焙制等，以生肉桂为最常用。

肉桂从汉代开始采用不同的炮制方法。近年来各地的炮制规范中收载的大多是生肉桂，要求使用前除去杂质，刮去粗皮，捣成小碎块。根据肉桂所含的成分的特性，一般认为：软化时宜采用传统的喷淋闷润或复润法；干燥时可用阴干法。也有人提出使用减压通蒸汽焖润法软化药材后，用机器切丝片，省工省时，干燥快，挥发性成分损失少。目前，《中国药典》和各地的炮制规范大多要求捣碎用。

综合上述研究结果，制定肉桂的炮制工艺为：

肉桂　取原药材，除去杂质及粗皮。用时捣碎。或取原药洗净，闷透后刮去粗皮，先刨成薄片，再切成丝，低温干燥，即得。

参考文献

[1]蔡科. 不同方法焖润肉桂对挥发性成分的影响[J]. 中成药研究, 1988, 3:17.

[2]李嘉, 陈锋, 张颖, 等. 广西道地药材肉桂的加工炮制[J]. 广西林业科学, 2016, 45(1):93-96.

[3]张乙平. 炮制肉桂引起过敏反应1例[J]. 中国中药杂志, 2002, 27(6):480.

Zhu ru

竹茹

药材来源 竹茹为乔本科植物青秆竹*Bambusa tuldoides* Munro、大头典竹*Sinocalamus beecheyanus* (Munro) McClure var.*pubescens* P.F.Li或淡竹*Phyllostachys nigra* (Lodd.) Munro var.*henonis* (Mitf) Stapf ex Rendle的茎秆的干燥中间层。

采收加工 全年均可采制，取新鲜茎，除去外皮，将稍带绿色的中间层刮成丝条，或削成薄片，捆扎成束，阴干。前者称“散竹茹”，后者称“齐竹茹”。

竹茹饮片炮制规范

【饮片品名】竹茹、姜竹茹。

（一）竹茹

【饮片来源】本品为竹茹药材经净制，切段或揉成小团而制成的炮制品。

【炮制方法】取竹茹药材，除去杂质和硬皮，切段或揉成小团。

【饮片性状】本品为卷曲成团的不规则丝条或呈长条形薄片状。宽窄厚薄不等，浅绿色、黄绿色或黄白色。纤维性，体轻松，质柔韧，有弹性。气微，味淡。

【质量控制】

检查 水分 不得过7.0%（第二法）。

浸出物 照水溶性浸出物测定法（热浸法）测定，不得少于4.0%。

（二）姜竹茹

【饮片来源】本品为竹茹药材经姜汁炙后得到的炮制品。

【炮制方法】取净竹茹，加姜汁拌匀，置炒制容器内，用文火炒至黄色，取出，晾干。

【饮片性状】本品形如竹茹，表面黄色。微有姜香气。

【质量控制】

检查、浸出物 同竹茹。

【性味与归经】甘，微寒。归肺、胃、心、胆经。

【功能与主治】清热化痰，除烦，止呕。用于痰热咳嗽，胆火挟痰，惊悸不宁，心烦失眠，中风痰迷，舌强不语，胃热呕吐，妊娠恶阻，胎动不安。

【用法与用量】5～10g。

【贮藏】置于干燥处，防霉，防蛀。

竹茹饮片炮制操作规程

（一）竹茹

1．产品概述

（1）品名 竹茹。

（2）规格 丝条状或段状。

2．生产依据 依照《中国药典》2015年版一部有关工艺要求及标准，以及拟定的饮片品种炮制工艺进行。

3．工艺流程 取原药材，除去杂质和硬皮，切段或揉成小团，包装，即得。

4．炮制工艺操作要求

（1）净制 取新鲜的茎秆，除去枝叶和外表皮。

（2）切制 将稍带绿色的中间层刮成丝条或削成薄片，将中间层揉成小团或切成小段。

（3）包装 复合袋手工包装，包装损耗应不超过1.0%。

5．原料规格质量标准 符合《中国药典》2015年版一部竹茹药材项下的相关规定。

6．成品质量标准 符合本规范竹茹饮片项下的相关规定。

7. 成品贮存及注意事项 置通风干燥处，防蛀。

8. 工艺卫生要求 符合中药饮片GMP相关工艺卫生要求。

9. 主要设备 截断机等设备。

（二）姜竹茹

1. 产品概述

（1）品名 姜竹茹。

（2）规格 丝条状或段状。

2. 生产依据 按照《中国药典》2015年版一部有关工艺要求及标准，以及拟定的饮片品种炮制工艺执行。

3. 工艺流程 取净竹茹，加姜汁拌匀，置炒制容器内，用文火炒至黄色，取出，晾干。

每100kg竹茹，用生姜10kg。

4. 炮制工艺操作要求

（1）拌润 取净竹茹，加入姜汁，拌匀（每100kg竹茹，用生姜10kg）。

（2）投料 将拌匀的姜汁竹茹投入锅中。

（3）炒制 文火加热，不断翻炒，至竹茹表面呈黄色时取出，晾凉。

（4）包装 复合袋手工包装，包装损耗应不超过1.0%。

5. 原料规格质量标准 符合本规范竹茹饮片项下的相关规定。

6. 成品质量标准 符合本规范姜竹茹饮片项下的相关规定。

7. 成品贮存及注意事项 置通风干燥处，防蛀。

8. 工艺卫生要求 符合中药饮片GMP相关工艺卫生要求。

9. 主要设备 炒药机等设备。

竹茹饮片炮制规范起草说明

（一）竹茹炮制方法历史沿革

1. 净制 明代有"皮茹削去青色，唯取向里黄皮"（《蒙筌》）。

2. 炮制 宋代有"炒令焦"（《圣惠方》）和"微炒"（《总录》）。

清代有"醋浸"（《金鉴》）和"姜汁炒"（《害利》）。

炮制历史沿革见表1。

表1 竹茹炮制历史沿革简况

朝代	沿用方法	新增方法	文献出处
宋代	炒焦、微炒		《圣惠方》《总录》
明代		去皮取向里黄皮	《蒙筌》
清代	去皮取中间层	醋浸、姜汁炒	《金鉴》《害利》

竹茹历代别名：竹皮（《金匮要略》）、竹二青（《上海常用中医药》）、淡竹皮茹（《别录》）、青竹茹（《药性论》）、淡竹茹（《食疗本草》）、麻巴（《草本便方》）、竹子青（南药《中草药学》）。

古代文献中对于竹茹炮制方面的记载并不多，从中我们可以得知古代对于竹茹药用部位的选择与现在相同，炮制竹茹所用的辅料有醋和姜汁。现代炮制方法仍沿用净制刮丝或切段，多见姜汁炒竹茹。

（二）竹茹饮片药典及地方炮制规范

1. 净制、切制 取竹茹药材，除去杂质和硬皮，切段或揉成小团。

2. 炮制

（1）姜汁炒竹茹 取竹茹段或团，加姜汁拌匀，稍润，待姜汁被吸尽后，置炒制容器内，用文火加热，如烙饼法将两面烙至微黄，取出晾凉。

（2）玫瑰炒竹茹 取净竹茹团，加玫瑰花汁拌匀，稍润，待汁吸尽，置于热锅内用文火加热，炒至竹茹团黄色，表面微具焦斑时取出，摊开晾凉。每100kg竹茹用玫瑰花15kg。

（3）枳实（或枳壳）炒竹茹　取净竹茹团加枳实（或枳壳）汁拌匀，稍润，待汁吸尽，置热锅内用文火加热，炒至竹茹团黄色，表面具焦斑，取出，摊开晾凉。每100kg竹茹，用枳实（或枳壳）25kg。

（4）姜汁焙　取净竹茹，加姜汁拌匀，稍闷，压平，置锅内，用文火加热，炒焙至两面显黄色焦斑，取出，晾干。每竹茹100kg，用生姜10kg或干姜3kg。

（5）砂制　取竹茹抖去灰渣，加飞朱砂细粉1%兑水适量搅匀后，喷晒竹茹，至染成均匀红色。

（6）炒制　先将锅烧热，放入麦麸，炒至冒烟，加入竹茹翻炒至黄色，筛去麦麸晒干，即可。每竹茹10kg，用麦麸2kg。

现代炮制方法见表2。

表2　《中国药典》及各地炮制规范收载的竹茹炮制方法

药典及规范	炮制方法
《中国药典》（1963 年版）	竹茹　拣去杂质和硬皮，揉成小团即得 姜竹茹　取生姜，捣碎，加水少许，压榨取汁，将姜汁淋洒于竹茹上，拌匀置锅内用文火微炒，取出，晾干即得。每竹茹 100 斤，用生姜 12 斤 8 两
《中国药典》（1977 年版）	竹茹　除去杂质，切段或揉成小团 姜竹茹　取竹茹，照姜汁炙法用姜汁微炒至黄色
《中国药典》（1985 年版） 《中国药典》（1995 年版） 《中国药典》（2000 年版） 《中国药典》（2005 年版） 《中国药典》（2010 年版） 《中国药典》（2015 年版）	竹茹　除去杂质，切断或揉成小团 姜竹茹　取净竹茹，照姜汁炙法炒至黄色
《广东省中药饮片炮制规范》（2011 年版）	姜竹茹　（1）取净竹茹，置炒制容器内，照姜汁炙法炒至黄色 （2）取净竹茹，加姜汁拌匀，闷润至姜汁被吸尽，取出，干燥。每 100kg 竹茹，用生姜 10kg 或干姜 3kg 麸炒竹茹　取净竹茹，照麸制法炒至药材表面呈黄色或色变深，取出，筛净麸皮。每 100kg 净竹茹，用麸皮 10kg
《安徽省中药饮片炮制规范》（2005 年版）	竹茹　取原药材，除去硬竹签、杂质，抖掉灰屑，揉成小团或切段 姜竹茹　取净竹茹，照姜炙法，炒至微具黄色焦斑。每 100kg 竹茹，用生姜 10kg，或干姜 3kg
《广西壮族自治区中药饮片炮制规范》（2007 年版）	生竹茹　除去杂质，切段或揉成小团 姜竹茹　取姜汁与竹茹段或小团拌匀，稍闷，置锅内用文火炒至黄色，取出晾干。每 100kg 生竹茹用鲜姜 20kg 或干姜 6kg
《贵州省中药饮片炮制规范》（2005 年版）	竹茹　取原药材，除去杂质及残留的竹片，切段或揉成小团 姜竹茹　取净竹茹，照姜汁炙法炒至表面黄色
《吉林省中药炮制标准》（1986 年版）	竹茹　除净灰土等杂质
《江西省中药饮片炮制规范》（2008 年版）	竹茹　拣净杂质及外皮，切段或揉成小团 姜竹茹（姜汁炒竹茹）　取净竹茹，照姜汁炙法用文火炒至黄色，具焦斑为度。每 100kg 竹茹，用生姜 10kg
《上海市中药饮片炮制规范》（2008 年版）	竹茹　将原药除去竹片等杂质，筛去灰屑 姜汁炒竹茹　取竹茹，照姜汁炙法炒至微具有焦斑。摊凉（防止燃烧），筛去灰屑。每 100kg 竹茹，用生姜 25kg 打汁
《天津市中药饮片炮制规范》（2012 年版）	竹茹　同《中国药典》2010 年版（一部）竹茹饮片项下

（三）竹茹饮片现代炮制研究

竹茹中含有生物碱，鞣质，皂苷，氨基酸，有机酸，还原糖和三萜类等多种有机成分和微量元素；此外，尚有葡萄糖，果糖，蔗糖等和甲酸、乙酸、甲酚、苯酚、苯甲酸、水杨酸、愈创木酚等简单酚酸[1]。

传统的姜制竹茹是取竹茹段或团，加姜汁拌匀，稍润，待姜汁被吸尽后，置炒制容器内，用文火加热，如烙饼法将两面烙至微黄色，取出晾凉。但竹茹呈卷曲成团的不规则丝条或长条形薄片，姜汁拌匀后，置锅内用铲子炒时，不易翻动，且难以翻炒均匀，炮制效果不佳。王锋等[2]对竹茹的炮制加以改进：取生姜适量（每竹茹100kg，用生姜10kg），切碎放入锅中，浓缩至规定量，再将竹茹卷成小团，置于姜汤中，用微火加热至姜汁吸尽后，改用文火手工炒，并不断翻动竹茹团使之均匀，炒至竹茹团微黄并具姜香气时，取出摊凉。

为改变姜制竹茹翻炒不均匀的状况，崔利民[3]建议将炒法改为蒸法：即取竹茹100kg，切段或扭成粗团备用，生姜10kg，捣成糊状，加水2kg，去渣取汁，将姜汁喷洒在竹茹上，然后拌匀闷润5分钟，待姜汁被吸尽时，置锅内蒸5～10分钟，趁热取出晾干，即可。此法简单，颜色鲜艳。

侯周武[4]为解决传统方法受热不均而造成的外焦内生现象，改用电热恒温箱进行炮制：取净竹茹团，将团丝拉开，平铺于铁盘内约5cm厚，然后把预备好的姜汁均匀喷洒于药材两面，放恒温箱内。通电预热，调选温开关至“2”，自动恒温器至约120℃。烘烤至90分钟时将药材翻过再烤。当电热烘烤2小时后关电，再等30分钟，取出摊凉，即得。注意温度不能超过130℃，以免烤焦而降低药效。

（四）竹茹饮片炮制工艺研究总结

1. 历史文献 净制和切制（皮茹削去青色，唯取向里黄皮）、炒制（炒焦、微炒、姜汁炒）、醋浸。

2. 历版《中国药典》 竹茹、姜汁炒竹茹，以姜汁炒多为常用。

3. 各省市炮制规范 竹茹、姜汁炒竹茹，以姜汁炒多为常用。

4. 现代研究文献 现代的炮制方法有姜汁炒竹茹、玫瑰炒竹茹、枳实（或枳壳）炒竹茹、姜汁焙、砂制、炒制等多种炮制方法，而其中研究仍然以姜制竹茹为主。

综合上述研究结果，制定竹茹的炮制工艺为：

竹茹 取竹茹药材，除去杂质和硬皮，切段或揉成小团。

姜竹茹 取净竹茹，加姜汁拌匀，置炒制容器内，用文火炒至黄色，取出，晾干。

每100kg竹茹，用姜10kg。

参考文献

[1]苗明三. 法定中药药理与临床[M]. 北京: 中国中医药出版社, 2002: 771-772.

[2]王锋, 冯晓. 竹茹炮制方法的改进[J]. 中药材, 1996, 19(2):57.

[3]崔利民. 新法炮制竹茹[J]. 中药材, 1993, 16(9):22.

[4]侯周武. 竹茹炮制又一法[J]. 时珍国医国药杂志, 1994, 5(1):26-27.

六画

Zi ran tong

自然铜

药材来源 本品为硫化物类矿物黄铁矿族黄铁矿，主含二硫化铁（FeS_2）。

采收加工 采挖后，除去杂石。

自然铜饮片炮制规范

【饮片品名】自然铜、煅自然铜。

（一）自然铜

【饮片来源】本品为黄铁矿经净制后的炮制品。

【炮制方法】除去杂质，洗净，干燥。用时砸碎。

【饮片性状】本品晶形多为立方体，集合体呈致密块状。表面亮淡黄色，有金属光泽；有的黄棕色或棕褐色，无金属光泽。具条纹，条痕绿黑色或棕红色。体重，质坚硬或稍脆，易砸碎，断面黄白色，有金属光泽；或断面棕褐色，可见银白色亮星。

【质量控制】

鉴别 取本品粉末1g，加稀盐酸4ml，振摇，滤过，滤液显铁盐的鉴别反应。

含量测定 （1）取本品粉末（过六号筛）约0.25g，精密称定，置瓷坩埚中，于650℃灼烧约30分钟，取出，放冷，将灼烧物转移至锥形瓶中，加盐酸15ml与25%氟化钾溶液3ml，盖上表面皿，加热至近沸，加6%氯化亚锡，不断振摇，待分解完全，瓶底仅留白色残渣时，用少量水洗涤表面皿及瓶内壁，趁热滴加6%氯化亚锡溶液至显浅黄色（如氯化亚锡过量，可滴加高锰酸钾试液至显浅黄色），加水100ml与25%钨酸钠溶液15滴，并滴加1%三氯化钛溶液至显蓝色，再小心滴加重铬酸钾滴定液（0.01667mol/L）至蓝色刚好褪尽，立即加硫酸-磷酸-水（2∶3∶5）10ml与5%二苯胺磺酸钠溶液10滴，用重铬酸钾滴定液（0.01667mol/L）滴定至溶液显稳定的蓝紫色。每1ml重铬酸钾（0.01667mol/L）滴定液相当于5.585mg的铁（Fe）。

本品含铁（Fe）不得少于37.0%。

（2）取本品粉末（过六号筛）约0.20g，精密称定，置盛有过氧化钠3～4g的瓷坩埚中，拌匀，再覆盖过氧化钠1～2g，焙烧成焦状，于750℃灼烧10分钟，取出，冷却，加热水100ml分次溶解，趁热滤过，残渣和滤器用70～80℃的2%热碳酸钠溶液分次洗涤，合并滤液置500ml烧杯中，加甲基橙指示液2滴，用50%盐酸溶液中和至恰变红色，再加50%盐酸溶液5ml，加水至约300ml，煮沸1～2分钟，在搅拌下缓慢加入70～80℃的10%氯化钡溶液15ml，煮沸10分钟，冷却，静置12小时，用双层滤纸滤过，用70～80℃的10%氯化钡溶液洗涤烧杯和沉淀物，用温水洗至无氯离子（用1%硝酸银溶液检查）。将沉淀物和滤纸置于恒重的瓷坩埚内，于800℃灼烧30分钟，在干燥器中冷却后称量。沉淀物重量乘以0.1373即为硫（S）的重量。

本品含硫（S）不得少于22.0%。

（二）煅自然铜

【饮片来源】本品为净自然铜经煅淬后的炮制品。

【炮制方法】取净自然铜，控制自然铜粒度在9～10mm，铺垫厚度3cm，煅制温度650℃，时间2小时。将净自然铜煅至暗红，醋淬至表面呈黑褐色，光泽消失并酥松。

每100kg自然铜，用醋30kg。

【饮片性状】煅自然铜为不规则形的小块，小于1cm。红褐色、棕褐色至黑褐色，无光泽。质酥松坚硬易破碎；略具醋气。

【质量控制】

鉴别 同生自然铜。

含量测定　取本品粉末（过六号筛）约0.25g，精密称定，置锥形瓶中，加盐酸15ml与25%氟化钾溶液3ml，盖上表面皿，加热至近沸，加6%氯化亚锡，不断振摇，待分解完全，瓶底仅留白色残渣时，取下，用少量水吹洗表面皿及瓶内壁，趁热滴加6%氯化亚锡溶液至显浅黄色（如氯化亚锡过量，可滴加高锰酸钾试液至显浅黄色），加水100ml与25%钨酸钠溶液15滴，并滴加1%三氯化钛溶液至显蓝色，再小心滴加重铬酸钾滴定液（0.01667mol/L）至蓝色刚好褪尽，立即加硫酸-磷酸-水（2:3:5）10ml与5%二苯胺磺酸钠溶液10滴，用重铬酸钾滴定液（0.01667mol/L）滴定至溶液显稳定的蓝紫色。每1ml重铬酸钾（0.01667mol/L）滴定液相当于5.585mg的铁（Fe）。

本品含铁（Fe）不得少于40.0%。

【性味与归经】辛，平。归肝经。

【功能与主治】散瘀止痛，续筋接骨。用于跌打损伤，筋骨折伤，瘀肿疼痛。

【用法与用量】3～9g，多人丸散服，若入煎剂宜先煎。外用适量。

【贮藏】置干燥处。

自然铜饮片炮制操作规程

（一）自然铜

1．产品概述

（1）品名　自然铜。

（2）规格　颗粒或碎块。

2．生产依据　按照《中国药典》2015年版一部有关工艺要求及标准，以及拟定的饮片品种炮制工艺执行。

3．工艺流程　除去杂质，洗净，干燥，用时砸碎。

4．炮制工艺操作要求

（1）挑选　除去杂质。

（2）洗净　清洗干净。

（3）干燥　烘箱干燥烘干。

（4）包装　牛皮纸手工包装，包装耗损应不超过2.0%。置干燥处。

5．原料规格质量标准　符合《中国药典》2015年版一部自然铜药材项下的相关规定。

6．成品质量标准　符合本规范自然铜饮片项下的相关规定。

7．成品贮存及注意事项　置干燥处。

8．工艺卫生要求　符合中药饮片GMP相关工艺卫生要求。

9．主要设备　热风循环烘箱等设备。

（二）煅自然铜

1．产品概述

（1）品名　煅自然铜。

（2）规格　颗粒或碎块。

2．生产依据　按照《中国药典》2015年版一部有关工艺要求及标准，以及拟定的饮片品种炮制工艺执行。

3．工艺流程　取净自然铜，控制自然铜粒度在9～10mm，铺垫厚度3cm，煅制温度650℃，时间2小时。将净自然铜煅至暗红，醋淬至表面呈黑褐色，光泽消失并酥松（如不酥，可反复煅淬至酥）。

每100kg自然铜，用醋30kg。

4．炮制工艺操作要求

（1）挑选　取净自然铜，控制自然铜粒度在9～10mm，铺垫厚度3cm。

（2）煅淬　煅制温度650℃，时间2小时。将净自然铜煅至暗红，醋淬至表面呈黑褐色，光泽消失并酥松（如不酥，可反复煅淬至酥），每100kg自然铜用醋30kg。

（3）干燥　烘箱干燥烘干。

（4）包装　牛皮纸手工包装，包装耗损应不超过2.0%。置干燥处。

5．原料规格质量标准　符合本规范自然铜饮片项下的相关规定。

6．成品质量标准　符合本规范煅自然铜饮片项下的相关规定。

7．成品贮存及注意事项　置干燥处。

8．工艺卫生要求　符合中药饮片GMP相关工艺卫生要求。

9．主要设备　程控箱式电炉等设备。

自然铜饮片炮制规范起草说明

（一）自然铜炮制方法历史沿革

1．净制　水洗去灰（宋《总录》）。

2．切制　如采得，先捶碎（宋《证类》）。研一复时，极细为度（宋《圣惠方》）。

3．炮制

（1）煅淬

①煅制：醋浸火煅，如采得，先捶碎，同甘草汤煮一伏时，至明漉出，摊令干，入臼中捣了，重筛过，以醋浸一宿，至明用六一泥泥瓷合子，约盛得二升已来，于文武火中养三日夜，才干便用盖盖了。泥，用火煅两伏时，去土块盖，研如粉用。若修事五两，以醋两镒为度（宋《证类》）。烧存性醋浸一宿（宋《三因》）。煅，醋浸九次（明《要诀》）。

②煅：煅存性（唐《理伤》）。一斤好者，杵碎，用生铁铫子内，以炭火秤一，渐以三二斤，逼药铫子，令通赤，徐添火，可半日以来，其药有微焰起，闻腥气，又似硫黄香，药乃成，放冷取出，如药有五色者，甚妙，然后安向净黄湿土，上著纸，先衬药，用盒合之，令密不得通风，一宿出火毒，乳钵内研细，以水净淘黑汁，浓者收取，次更细淘，又收浓者，三五度淘，澄定去清水，用新瓦盆，内将纸衬之、令泣干。如黑粉（宋《总录》）。捣细末，用甘锅子一个盛之，不封，于地炕内，以炭火一斤烧之，火尽侯冷，取出研细，水飞候干，却入乳钵研细如面，不见水银星子为度（元《世医》）。

③火煅醋淬：火煅酸醋淬存性（唐《理伤》）。大火中煅令赤，投酽醋中，如此二七（遍），细研（唐《理伤》），火煅红以米醋浸又煅几十余次水洗去灰研（宋《总录》）。凡使用火烧令通赤，以醋淬九遍细研罗过用（宋《局方》）。入银窝内炭盖口及四周，煅红，入好黄子醋内淬二、三次，可研为度（宋《朱氏》）。用火煅，用童子小便浸七次，醋淬七次（明《普济方》）。火煅，醋淬十二次，研，水飞过焙（明《普济方》）。

④火煅酒淬：煅，酒淬别碎（唐《理伤》）。酒淬七遍（明《普济方》）。烧红，酒浸一夜（明《纲目》）。

⑤火煅醋熬：煅为末，醋熬（金《儒门》）。

⑥煅淬：烧红津（淬）二次（元《丹溪》、明《回春》）。

⑦火煅水淬：火煅七次，水淬七次（明《保元》）。

（2）酒制　以酒磨服（宋《证类》）。

（3）醋制　醋炒干研（宋《传信》）。炒，醋淬（明《景岳》）。

（4）制　制（宋《妇人》）。

（5）煨　火煨，醋蘸七次（元《瑞竹》）。

（6）药汁制　火煅醋淬七次，细研，甘草水飞用（清《备要》）。

历代炮制历史沿革见表1。

表1　自然铜炮制历史沿革简况

朝代	沿用方法	新增方法	文献出处
刘宋		火煅红以米醋浸又煅几十余次水洗去灰研	《雷公》

续表

朝代	沿用方法	新增方法	文献出处
唐		煅存性 火煅酸醋淬存性 大火中煅令赤，投酽醋中，如此二七（遍），细研 煅，酒淬别碎 火煅醋淬七次，置地七日出火毒，水飞用，铜非煅不可入药	《理伤》
宋	水洗去灰	如采得，先捶碎，…泥，用火煅两伏时，去土块盖，研如粉用 若修事五两，以醋两镒为度 凡使用火烧令通赤，以醋淬九遍细研罗过用 研一复时，极细为度 烧存性醋浸一宿 入银窝内炭盖口及四周，煅红，入好黄子醋内淬二三次，可研为度以酒磨服醋炒干研制	《总录》 《局方》 《圣惠方》 《三因》 《朱氏》 《史类》 《传信》 《妇人》
金		火煅醋熬，煅为末，醋熬	《儒门》
元		捣细末，用甘锅子一个盛之，不封，于地炕内，以炭火一斤烧之，火尽候冷，取出研细，水飞 候干，却入乳钵研细如面，不见水银星 子为度火煨，醋蘸七次 烧红津（淬）二次	《世医》 《瑞竹》 《丹溪》
明		煅，醋浸九次 用火煅，用童子小便浸七次，醋淬七次 火煅，醋淬十二次，研，水飞过焙 酒淬七遍 烧红，酒浸一夜 烧红津（淬）二次 火煅七次，水淬七次 炒，醋淬	《要诀》 《普济方》 《纲目》 《回春》 《保元》 《景岳》
清	火煅醋淬七次	细研，甘草水飞用	《备要》

纵观自然铜炮制方法的历史沿革，古代的炮制方法有火煅、醋淬、酒磨、酒浸、童子小便浸、用甘草汤煮等。归纳起来，主要是火煅醋淬法。火煅醋淬法始载于公元946年唐代蔺道人著《理伤》。火煅醋淬七次，置地七日，出火毒，水飞用，铜非煅不可入药，新煅者火毒燥烈，慎勿用之。该方法还见明《蒙筌》《纲目》《原始》，清《逢源》《局方》《本草汇》也有记载醋淬九次者。火煅醋淬七次，细研、甘草水飞用，见清《备要》《从新》《求真》《得配》。

（二）自然铜饮片药典及地方炮制规范

1．净制 除去杂质，洗净，干燥。用时砸碎。

2．炮制

（1）煅淬 取净自然铜，照煅法煅至暗红，醋淬至表面呈黑褐色，光泽消失并酥松。每自然铜100kg，用醋30kg。

（2）煅煮 根据每次煅煮自然铜的量，砌一大小合适的双层炉灶，灶膛内铺炉条，将灶膛分隔成上下两层，先在炉条上及灶膛周围铺上白炭，然后将净自然铜铺在白炭上，一层白炭一层自然铜，交替铺放，最上面一层为白炭覆盖，最后在灶上反扣一铁锅，点燃炉条下层白炭煅24小时以上，至自然铜表面裂开，质地酥脆。如煅烧不够充分，可在炉条下层添加白炭继续煅烧。煅制过程中，扣锅周围有大量淡黄色二氧化硫气体溢出，中途不用掀开铁锅，煅至自然熄火。冷却后取出自然铜，除去杂质及灰烬，将其打碎或碾碎成直径小于0.3cm的颗粒，放入耐火容器内，加醋煮至醋被吸尽（每100kg自然铜用醋30kg），取出，冷却，碾细。

（3）氧化亚铁硫杆菌浸出 取适量已灭菌自然铜，放入锥形瓶，往锥形瓶中加入无铁9K液体培养基，用1mol/L的硫酸调pH，按

10%的接种量接种氧化亚铁硫杆菌。锥形瓶置于不同温度摇床振荡培养25天，每天按质量法用无铁9K液体培养基补足蒸发的液体。

现代炮制方法见表2。

表2 《中国药典》及各地炮制规范收载的自然铜炮制方法

药典及规范	炮制方法
《中国药典》（1963 年版）	自然铜　刷净，敲成小块即得 煅自然铜　取自然铜块，置坩埚内煅烧至红透，倒入醋盆内淬酥，取出，再煅烧淬酥一次至光泽消失为度，晒干后碾成粗末即得。每自然铜100kg，用醋两次共 50kg
《中国药典》（1977 年版）	煅自然铜　取自然铜，照明煅法煅至红透，立即倒入醋内浸淬，取出，再煅烧、醋淬，至色变黑褐、表面光泽消失并酥松。每自然铜 100kg，用醋 25～30kg
《中国药典》（1985 年版） 《中国药典》（1990 年版） 《中国药典》（1995 年版） 《中国药典》（2000 年版） 《中国药典》（2005 年版） 《中国药典》（2010 年版）	自然铜　除去杂质，洗净，干燥。用时砸碎 煅自然铜　取净自然铜，照煅法煅至暗红，醋淬至表面呈黑褐色，光泽消失并酥松。每自然铜 100kg，用醋 30kg
《江苏省中药饮片炮制规范》（2002 年版）	自然铜　取原药材除去杂质，洗净，干燥，用时砸碎 煅自然铜　取净自然铜置适宜的容器内，照明煅法煅至暗红，醋淬至表面黑褐色，光泽消失并酥松
《安徽省中药饮片炮制规范》（2005 年版）	自然铜　取原药材，除去杂质，洗净，干燥，砸成碎块 醋自然铜　取净自然铜碎块，照煅淬法，用醋淬至药物呈黑褐色，外部脆裂，光泽消失，质地酥脆，取出，干燥，碾碎。每 100kg 自然铜，用米醋 30kg
《北京市中药饮片炮制规范》（2008 年版）	煅自然铜　取原药材，除去杂质，置煅炉或适宜的容器内，煅（600℃，2 小时）至红透，立即倒入醋中淬，取出。以表面呈黑褐色，光泽消失并酥松为度，晾凉。每 100kg 净自然铜，用米醋 55～65kg
《吉林省中药炮制标准》（1986 年版）	煅自然铜　将其按大、小个分开，分别置适宜容器中，用武火煅至红透，取出，放入醋中淬。如此反复多次操作，至酥脆、无亮星、呈灰黑色时，取出，晾干。用时研极细粉。每 100kg 自然铜，用米醋 50kg
《广西壮族自治区中药饮片炮制规范》（2007 年版）	生自然铜　除去杂质，洗净，干燥，用时砸碎 醋自然铜　取生自然铜，置适宜容器内，用武火煅至红透，立即醋淬，反复煅淬至色变暗褐，表面脆裂，光泽消失并酥松，干燥后粉碎成粗粉。每 100kg 生自然铜用醋 20～30kg
《贵州省中药饮片炮制规范》（2005 年版）	自然铜　取原药材，除去杂质，洗净，干燥。用时砸碎 煅自然铜　取净自然铜，照煅淬法煅至暗红，醋淬至表面呈黑褐色、光泽消失并酥松
《河南省中药饮片炮制规范》（2005 年版）	自然铜　除去杂质，洗净，干燥。用时砸碎 煅淬自然铜　取净自然铜块，照明煅法煅至暗红，醋淬至表面呈黑褐色，光泽消失并酥松。每 100kg 自然铜，用醋 30kg
《湖南省中药饮片炮制规范》（2010 年版）	自然铜　取原药材，除去杂质，大者捣碎，洗净，干燥 煅自然铜　取净自然铜，砸成小块，照煅淬法煅至暗红色，醋淬至黑褐色，表面光泽消失并酥脆，取出，放凉，捣碎，研粉
《江西省中药饮片炮制规范》（2008 年版）	自然铜　除去杂质，洗净，干燥，用时砸碎 煅自然铜　（1）取净自然铜，照明煅法煅至暗红，醋淬至表面呈黑褐色，光泽消失并酥松。每 100kg 自然铜，用醋 30kg （2）取净自然铜，置适宜的容器内，煅至红透，取出，立即投入醋中淬之，反复 3～5 次，至表面呈黑褐色、光泽消失并酥脆。每 100kg 自然铜，用醋 20kg
《陕西省中药饮片标准》（2011 年版）	自然铜　取药材自然铜，除去杂质，洗净，干燥 煅自然铜　取饮片自然铜，照煅淬法煅至暗红，醋淬至表面黑褐色，光泽消失并酥松。每 100kg 自然铜，用醋 30kg
《上海市中药饮片炮制规范》（2008 年版）	生自然铜　将原药除去杂质，洗净，干燥，敲成小于 1cm 块，筛去灰屑 煅自然铜　将原药除去杂质，洗净，干燥。置锅内照煅法，用烈火煅至红透，取出，立即投入醋中淬之，待吸透后，色泽呈黑褐色，取出干燥。敲成小于 1cm 小块。每 100kg 自然铜，用醋 20kg

续表

药典及规范	炮制方法
《浙江省中药炮制规范》（2005 年版）	煅自然铜　取原药，除去杂质及有黑锈者，或砸碎置无烟炉火或适宜容器内，煅至红透续煅约 15 分钟，取出，趁红投入醋内，淬至表面黑褐色，金属星点消失，质地酥脆时，取出，漂净，干燥。砸碎如米粒大小。每自然铜 100kg，用醋 30kg
《山东省中药炮制规范》（1990 年版）	自然铜　除去杂质，刷净或洗净，干燥，砸成碎块 煅自然铜　将自然铜碎块装入耐火容器内，置无烟的炉火中，武火煅烧至红透时，取出，迅即投入米醋中浸淬，捞出，晒干后，再如此反复煅淬，至表面光泽消失，质地酥脆，干燥，碾成粉末。每 100kg 自然铜块，用米醋 30kg
《全国中药炮制规范》（1988 年版）	自然铜　取原药材，除去杂质，大者捣碎，洗净，干燥 醋自然铜　取净自然铜置无烟炉火上或适宜容器中，用武火加热煅至暗红色，取出后及时放入醋内浸淬，如此反复煅淬数次，至黑褐色，表面光泽消失并酥脆，取出，摊凉。每自然铜 100kg，用醋 30kg

自然铜的炮制方法在13个省市地方炮制规范均有收载。

各省市收载的地方规范中主要有自然铜、煅自然铜炮制品。其中煅自然铜各地炮制方法基本相同，但煅制温度、煅制时间、用醋量等，各地并无统一的规定。煅制大多以“醋淬至表面呈黑褐色，光泽消失并酥松”为判断的依据，缺乏量化指标。

（三）自然铜饮片现代炮制研究

叶定江等[1]以自然铜水煎液中铁离子含量为指标，对火煅醋淬自然铜的传统炮制工艺进行了探讨，结果表明，用马弗炉煅烧，以400℃，4小时为佳。

高婵等[2]采用正交试验法，以疏松度、硬度、Fe^{2+}含量、As含量4个指标相结合，综合对自然铜炮制工艺进行优选。结果表明，煅制自然铜的最佳工艺条件为控制自然铜粒度在9～10mm，铺垫厚度3cm，煅制温度450℃，时间2小时，程序升温时间40分钟，用醋含酸3.8g/100ml。

王静等[3]通过醋淬、水淬两种方法对天然自然铜煅制，研究不同温度、煅制次数对自然铜成分的影响，探讨淬取工艺与自然铜成分变化之间的规律。采用X射线衍射（XRD）、X射线荧光技术（XRF）对其进行成分检测。结果表明：两种淬火方法获得的煅自然铜里都含有人体所需的微量元素如Na、K、Cl、Ca、Co、P、Y、Mn、Cr 等，不同工艺下其含量基本保持不变。综合考虑，750℃，1小时，1次煅醋淬工艺为佳。

裴广柱等[4]取自然铜生品，碾成直径约1～2mm颗粒，置铁锅中，摊铺药1.5cm厚，加盖，武火煅烧1小时。待嗅到SO_2气味时，去盖，此时可见蓝色烟气逸出挥散。用铁铲中速翻动，使SO_2挥散，约0.5小时后，至烟气基本排尽，复加盖，武火继续煅至红透。去盖，稍加翻动后，用铁铲将自然铜移入盛有醋液的耐热耐醋器皿内淬之，待自然铜吸醋至透，复入铁锅中，如前继续煅淬，直至自然铜的颜色黑褐（或蓝褐），质地松脆，新断面和旧断面金属光泽消失。如此煅淬4～5遍即可。

（四）自然铜饮片炮制工艺研究总结

1. 历史文献　净制（水洗去灰）、切制（捶碎、研细）、煅淬（煅制、煅、火煅醋淬、火煅酒淬、火煅醋熬、煅淬、火煅水淬）、酒制、醋制、制、煨、药汁制等，以煅淬为最常见。

2. 历版《中国药典》　自然铜、煅自然铜。

3. 各省市炮制规范　自然铜、煅自然铜、醋自然铜等。其中煅自然铜各地炮制方法基本相同，但煅制温度、煅制时间、用醋量等，各地并无统一的规定。

4．现代研究文献 自然铜、煅自然铜。

综合上述研究结果，制定自然铜的炮制工艺为：

自然铜 除去杂质，洗净，干燥。用时砸碎。

煅自然铜 取净自然铜，控制自然铜粒度在9～10mm，铺垫厚度3cm，煅制温度650℃，时间2小时。将净自然铜煅至暗红，醋淬至表面呈黑褐色，光泽消失并酥松。

每100kg自然铜，用醋30kg。

参考文献

[1] 叶定江，蔡宝昌. 中药自然铜的炮制[J]. 中成药研究，1980，(1):13.

[2] 高婵，李伟东，李俊松，等. 优选自然铜炮制工艺[J]. 中华中医药学刊，2009，27(3):492-494.

[3] 王静，孟祥才，陈玉义，等. 矿物中药自然铜煅制工艺研究[J]. 佳木斯大学学报（自然科学版），2013，31(3):400-401.

[4] 裴广柱，刘春山. 自然铜的炮制与工艺注释[J]. 数理医药学杂志，2009，22(1):79.

Jue ming zi

决明子

药材来源 本品为豆科植物决明*Cassia obtusifolia* L.或小决明*Cassia tora* L.的干燥成熟种子。

采收加工 秋季采收成熟果实，晒干，打下种子，除去杂质。

决明子饮片炮制规范

【饮片品名】决明子、炒决明子。

（一）决明子

【饮片来源】本品为决明子药材经净制后的炮制品。

【炮制方法】取原药材，除去杂质，洗净，干燥。

【饮片性状】决明 略呈菱方形或短圆柱形，两端平行倾斜，长3～7mm，宽2～4mm。表面绿棕色或暗棕色，平滑有光泽，一端较平坦，另端斜尖，背腹面各有1条突起的棱线，棱线两侧各有1条斜向对称而色较浅的线形凹纹。质坚硬，不易破碎。种皮薄，子叶2，黄色，呈“S”形折曲并重叠。气微，味微苦。

小决明 呈短圆柱形，较小，长3～5mm，宽2～3mm。表面棱线两侧各有1片宽广的浅黄棕色带。

【质量控制】

鉴别 （1）本品粉末黄棕色。种皮栅状细胞无色或淡黄色，侧面观细胞1列，呈长方形，排列稍不平整，长42～53μm，壁较厚，光辉带2条；表面观呈类多角形，壁稍皱缩。种皮支持细胞表面观呈类圆形，直径10～35（55）μm，可见两个同心圆圈；侧面观呈哑铃状或葫芦状。角质层碎片厚11～19μm。草酸钙簇晶众多，多存在于薄壁细胞中，直径8～21μm。

（2）取本品粉末1g，加甲醇10ml，浸渍1小时，滤过，滤液蒸干，残渣加水10ml使溶解，再加盐酸1ml，置水浴上加热30分钟，立即冷却，用乙醚提取2次，每次20ml，合并乙醚液，蒸干，残渣加三氯甲烷1ml使溶解，作为供试品溶液。另取橙黄决明素对照品、大黄酚对照品，加无水乙醇-乙酸乙酯（2∶1）制成每lml各含1mg的混合溶液，作为对照品溶液。照薄层色谱法试验，吸取上述两种溶液各2μl，分别点于同一硅胶H薄层板上，以石油醚（30～60℃）-丙酮（2∶1）为展开剂，展开，取出，晾干。供试品色谱中，在与对照品色谱相应的位置上，显相同颜色的斑点；置氨蒸气中熏后，斑点变为亮黄色（橙黄决明素）和粉红色（大黄酚）。

检查 水分 不得过15.0%（第二法）。

总灰分 不得过5.0%。

黄曲霉毒素 照黄曲霉毒素测定法测定。

本品每1000g含黄曲霉毒素B_1不得过5μg，黄曲霉毒素G_2、黄曲霉毒素G_1、黄曲霉毒素B_2和黄曲霉毒素B_1总量不得过10μg。

含量测定 照高效液相色谱法测定。

色谱条件与系统适用性 以十八烷基硅烷键合硅胶为填充剂；以乙腈为流动相A，以0.1%磷酸溶液为流动相B，梯度洗脱，0～15分钟，40%A；15～30分钟，40%～90%A；30～40分钟，90%A。检测波长为284nm。理论板数按橙黄决明素峰计算应不低于3000。

对照品溶液的制备 取大黄酚对照品、橙黄决明素对照品各适量，精密称定，加无水乙醇-乙酸乙酯（2∶1）混合溶液制成每1ml含大黄酚30μg、橙黄决明素对照品20μg的混合溶液，即得。

供试品溶液的制备 取本品粉末（过三号筛）约0.5g，精密称定，置具塞锥形瓶中，精密加入甲醇50ml，称定重量，加热回流2小时，放冷，再称定重量，用甲醇补足减失的重量，摇匀，滤过，精密量取续滤液25ml，蒸干，加稀盐酸30ml，置水浴中加热1小时，立即冷却，用三氯甲烷振摇提取4次，每次30ml，合并三氯甲烷液，回收溶剂至干，残渣用无水乙醇-乙酸乙酯（2∶1）混合溶液使溶解，转移至25ml量瓶中，并稀释至刻度，摇匀，滤过，取续滤液，即得。

测定法 分别精密吸取对照品溶液和供试品溶液各10μl，注入液相色谱仪，测定，即得。

本品按干燥品计算，含大黄酚（$C_{15}H_{10}O_4$）不得少于0.20%；含橙黄决明素（$C_{17}H_{14}O_7$）不得少于0.080%。

（二）炒决明子

【饮片来源】本品为决明子经炒制后的炮制品。

【炮制方法】取净决明子，置预热的炒制设备中，用中火炒至微鼓起，有香气，放凉。用时捣碎。

【饮片性状】本品形如决明子，微鼓起，表面绿褐色或暗棕色，偶见焦斑。微有香气。

【质量控制】

鉴别 同决明子。

检查 水分 不得过12.0%（第二法）。

总灰分 不得过6.0%。

含量测定 同决明子饮片，含大黄酚（$C_{15}H_{10}O_4$）不得少于0.12%；含橙黄决明素（$C_{17}H_{14}O_7$）不得少于0.080%。

【性味与归经】甘，苦，咸，微寒。归肝、大肠经。

【功能与主治】清热明目，润肠通便。用于目赤涩痛，羞明多泪，头痛眩晕，目暗不明，大便秘结。

【用法与用量】9～15g。

【贮藏】置阴凉干燥处，防蛀。

决明子饮片炮制操作规程

（一）决明子

1．产品概述

（1）品名 决明子。

（2）规格 种子。

2．生产依据 按照《中国药典》2015年版一部有关工艺要求及标准，以及拟定的饮片

品种炮制工艺执行。

3．工艺流程 取原药材，除去杂质，洗净，干燥，即得。

4．炮制工艺操作要求

（1）净制 除去杂质，洗药机洗净，沥干水分。

（2）干燥 50℃±5℃，干燥4小时。

（3）包装 无毒乙烯塑料袋或复合袋包装，包装损耗应不超过1.0%。

5．原料规格质量标准 符合《中国药典》2015年版一部决明子药材项下的相关规定。

6．成品质量标准 符合本规范决明子饮片项下的相关规定。

7．成品贮存及注意事项 置通风干燥处，防蛀。

8．工艺卫生要求 符合中药饮片GMP相关工艺卫生要求。

9．主要设备 洗药机、热风循环烘箱等设备。

（二）炒决明子

1．产品概述

（1）品名 炒决明子。

（2）规格 种子。

2．生产依据 按照《中国药典》2015年版一部有关工艺要求及标准，以及拟定的饮片品种炮制工艺执行。

3．工艺流程 取净决明子，置预热的炒制设备中，用中火炒至微鼓起，有香气，放凉。用时捣碎。

4．炮制工艺操作要求

（1）加热 炒药机预热至120～140℃。

（2）炒制 取净决明子，置热炒制设备中，炒至微鼓起，有香气，放凉。

（3）包装 无毒乙烯塑料袋或复合袋包装，包装损耗应不超过1.0%。

5．原料规格质量标准 符合本规范决明子饮片项下的相关规定。

6．成品质量标准 符合本规范炒决明子饮片项下的相关规定。

7．成品贮存及注意事项 置通风干燥处，防蛀。

8．工艺卫生要求 符合中药饮片GMP相关工艺卫生要求。

9．主要设备 炒药机等设备。

决明子饮片炮制规范起草说明

（一）决明子炮制方法历史沿革

决明子的加工炮制始见于梁代陶宏景的《本草经集注》、明代的朱棣《普济方》记载"凡细核物亦打碎"。明代李时珍的《纲目》、明代傅仁宇的《瑶函》记有"研碎"。明代邓苑的《一草亭》磨碎"。历史上的炮制方法有净制、切制和炮炙，其炮制品主要有清炒品、醋制品、酒制品及盐制品等。炒制在文献中记载最多，且沿用至今。

决明子炒制最早见于宋代王怀隐的《圣惠方》："微炒"，元代曾世荣的《活幼》："炒"。明代李中梓的《通玄》："炒熟研细"。同时决明子还有炙制的记载，如宋代唐慎微的《证类》："火炙，作饮极香"。煮制的记载始见于梁代陶宏景的《集注》："诸子……亦先煮之"、清代汪昂的《备要》"捣碎煎"。醋制的炮制方法只有唐代孙思邈的《千金翼》记载："苦酒渍经三日暴干"。酒制的炮制方法只有清代王翃的《握灵》记载："酒煮爆干为末"。

历代炮制历史沿革见表1。

表1　决明子炮制历史沿革简况

朝代	沿用方法	新增方法	文献出处
梁		打破。诸虫先微炙，亦先煮之	《集注》
唐	打碎		《千金》
		以苦酒渍经三日暴干	《千金翼》
		①微炒；②烧过存性	《银海精微》
宋	微炒		《圣惠方》
		火炙，作饮极香	《证类》
		売研水飞	《重刊本草衍义》
	泥裹烧令通赤别研	乱削净洗	《总录》
		蜜炙	
		用盐同东流水煮一伏时漉出研粉	《局方》
元	另研		《原机名微》
	东流水煮一伏时另研极细入药		
明	凡细核物亦打碎，山茱萸、五味子、蕤仁核、决明子之类是也	一两，水一升煮干	《普济方》
	微炒	①剉洗；②捣罗，细研；③刮末	
	炒	丝锦裹，斧打碎	
		捣碎	《蒙筌》
	微炒		《入门》
	炒，研		《纲目》
	炒研		《大法》
	炒		《醒斋》
	炒熟研细		《通玄》
	炒		《瑶函》
	炒，研碎		
	炒，磨碎		《一草亭》
清		补肝明目决明子…酒煮曝干为末（服散）	《握灵》
	炒为末		《说约》
		捣碎煎	《备要》
	炒研		《逢原》
	捣碎		《从新》
	捣碎		《汇纂》

（二）决明子饮片药典及地方炮制规范

现代炮制方法见表2。

表2　《中国药典》及各地炮制规范收载的决明子炮制方法

药典及规范	炮制方法
《中国药典》（1977 年版）	决明子　除去杂质，洗净，晒干 炒决明子　取净决明子，照清炒法炒至微有香气
《中国药典》（1985 年版） 《中国药典》（1990 年版） 《中国药典》（1995 年版） 《中国药典》（2000 年版）	决明子　除去杂质，洗净，干燥。用时捣碎 炒决明子　取净决明子，照清炒法炒至微有香气。用时捣碎
《中国药典》（2005 年版）	决明子　除去杂质，洗净，干燥。用时捣碎 炒决明子　取净决明子，照清炒法炒至微鼓起、有香气。用时捣碎
《中国药典》（2010 年版）	决明子　除去杂质，洗净，干燥。用时捣碎 炒决明子　取净决明子，照清炒法炒至微有香气。用时捣碎

续表

药典及规范	炮制方法
《中国药典》（2015年版）	决明子　除去杂质，洗净，干燥。用时捣碎 炒决明子　取净决明子，照清炒法炒至微鼓起、有香气。用时捣碎
《北京市中药饮片炮制规范》（2008年版）	决明子　取原药材，除去杂质 炒决明子　取净决明子，置热锅内，用文火炒至表面微鼓起，有香气逸出时，取出，晾凉
《上海市中药饮片炮制规范》（2008年版）	生决明子　将原药除去杂质，淘洗洁净，干燥，筛去灰屑 炒决明子　取生决明子，照清炒法炒至棕黄色微具焦斑，筛去灰屑
《福建省中药炮制规范》（1988年版）	决明子　除去杂质，用时捣碎 炒决明子　取净决明子，照炒黄法炒至微有香气，用时捣碎
《贵州省中药饮片炮制规范》（2005年）	决明子　取原药材，除去杂质，洗净，干燥。用时捣碎 炒决明子　取净决明子，照清炒法炒至微鼓起，有香气逸出。用时捣碎
《吉林省中药炮制标准》（1986年版）	净决明子　除去杂质，筛去灰屑 炒决明子　取净决明子，置锅中，用文火炒至黄褐色，，取出，晾凉。用时捣碎
《江西省中药炮制规范》（1991年版）	决明子　取原药，除去杂质，洗净，晒干 炒决明子　取净决明子，用文火沙至黄褐色、爆裂有香气取出，放凉。用时捣碎
《全国中药炮制规范》（1988年版）	决明子　取原药材，除去杂质，洗净，干燥 炒决明子　取净决明子置锅内，用文火加热，炒制微鼓起，有香气逸出时，取出放凉
《山东省中药炮制规范》（1990年版）	决明子　除去杂质，洗净，干燥 炒决明子　将净决明子置锅内，文火炒至微鼓起，有香气逸出时，取出，放凉
《安徽省中药饮片炮制规范》（2005年版）	决明子　取原药材，除去杂质。用时捣碎 炒决明子　取净决明子，照炒黄法，炒至微鼓起，有香气逸出
《河南省中药饮片炮制规范》（2005年版）	决明子　除去杂质，洗净，干燥。用时捣碎 炒决明子　取净决明子，照炒黄法，炒至微有香气。用时捣碎
《辽宁省中药炮制规范》（1975年版）	决明子　筛去杂质，洗净，晾干 炒决明子　取生决明子，置锅内用微火炒至微有香气，取出，放凉。用时捣碎
《湖南省中药饮片炮制规范》（2010年版）	决明子　取原药材，除去杂质，洗净，干燥 炒决明子　取生决明子，照清炒法炒至微有香气，取出，摊凉

（三）决明子饮片现代炮制研究

于定荣等[1]探讨了微波炮制对决明子的浸出物得率、煎煮物得率和有效成分的影响；以正交设计确定微波炮制决明子的最佳炮制工艺条件；并对比传统炒制法与微波炮制法及其炮制品质量的优劣，微波炮制最佳条件为高火加热时间6分钟，药物在药波炉中铺叠成1cm，为微波技术在中药炮制中的应用提供实验依据。

刘建平等[2]建立了决明子生品及炮制品中极性成分的HPLC指纹图谱，比较了不同炒制温度和时间对决明子中化学成分质和量的影响。发现决明子经炒制后多数色谱峰发生了不同程度的变化，其中4个色谱峰的峰面积明显减少，4个色谱峰消失，1个峰面积增大，并出现2个新成分峰。该HPLC指纹图谱较好地反映了决明子炮制前后化学成分的变化，为鉴别生决明与炒决明提供了参考。

李桂柳等[3]发现炒品中游离蒽醌大黄素、大黄酚、大黄素甲醚的含量均大于生品的含量，可能在炒制过程中，其相应的苷类成分受热破坏，转化为游离蒽醌类。蒽醌类化合物具有α-葡萄糖苷酶的抑制活性。与生品相比，炒炙决明子对α-葡萄糖苷酶的抑制活性发生了变化，可能与炒炙过程中化学成分变化有关。

刘训红等[4]测定了决明子不同炮制品中多糖含量，结果表明：钝叶决明生品含多糖8.542%；炒品含多糖8.638%；小决明生品含多糖8.166%；炒品含多糖8.478%，炒品多糖含量增加。

（四）决明子饮片炮制工艺研究总结

1. 历史文献　捣碎、苦酒渍、蜜炙、水煮、酒煮、炒制，以炒制为主。

2．历版《中国药典》 决明子、炒决明子等，以炒制为最常用。

3．各省市炮制规范 决明子、炒决明子等，以炒制为最常用。

4．现代研究文献 决明子、炒决明子等，以炒制为最常用。

综合上述研究结果，制定决明子的炮制工艺为：

决明子 取原药材，除去杂质，洗净，干燥。

炒决明子 取净决明子，置热炒制设备中，用中火炒至微鼓起，有香气，放凉。

参考文献

[1] 于定荣, 杨梓懿, 张锦峰, 等. 微波炮制决明子的最佳炮制工艺研究[J]. 时珍国医药, 2002, 18(10):2508-2509.

[2] 方艳夕, 韩路, 谭志静, 等. 炒决明子的炮制工艺研究[J]. 齐齐哈尔大学学报, 2012, 28(1):47-51.

[3] 李桂柳, 肖永庆, 李丽, 等. 炒决明子化学成分的研究[J]. 中国中药杂志, 2009, 34(1):54-56.

[4] 刘训红, 王玉玺. 决明子中营养成分分析[J]. 时珍国医国药, 2000, 11(10):865-866.

Guan huang bo

关黄柏

药材来源 本品为芸香科植物黄檗*Phellodendron amurense* Rupr.的干燥树皮。

采收加工 剥取树皮，除去粗皮，晒干。

关黄柏饮片炮制规范

【饮片品名】关黄柏、盐关黄柏、关黄柏炭。

（一）关黄柏

【饮片来源】本品为关黄柏药材经切制后的炮制品。

【炮制方法】取关黄柏药材，除去杂质，喷淋清水，润透，切丝，干燥。

【饮片性状】本品呈丝状。外表面黄绿色或淡棕黄色，较平坦。内表面黄色或黄棕色。切面鲜黄色或黄绿色，有的呈片状分层。气微，味极苦。

【质量控制】

鉴别 （1）本品粉末绿黄色或黄色。纤维鲜黄色，直径16～38μm，常成束，周围细胞含草酸钙方晶，形成晶纤维；含晶细胞壁木化增厚。石细胞鲜黄色，类圆形或纺锤形，直径35～80μm，有的呈分枝状，壁厚，层纹明显。草酸钙方晶直径约24μm。

（2）取本品粉末0.2g，加乙酸乙酯20ml，超声处理30分钟，滤过，滤液浓缩至1ml，作为供试品溶液。另取关黄柏对照药材0.2g，同法制成对照药材溶液。再取黄柏酮对照品，加乙酸乙酯制成每1ml含0.6mg的溶液，作为对照品溶液。照薄层色谱法试验，吸取上述三种溶液各5μl，分别点于同一硅胶G薄层板上，以石油醚（60～90℃）-乙酸乙酯（1:1）为展开剂，展开，取出，晾干，喷以10%硫酸乙醇溶液，在105℃加热至斑点显色清晰。供试品色谱中，在与对照药材色谱和对照品色谱相应的位置上，显相同颜色的斑点。

检查 水分 不得过11.0%（第二法）。

总灰分 不得过9.0%。

浸出物 照水溶性浸出物测定法项下的热浸法测定，不得少于17.0%。

含量测定 照高效液相色谱法测定。

色谱条件与系统适用性试验 以十八烷基硅烷键合硅胶为填充剂；以乙腈为流动相A，以0.1%磷酸溶液（加入磷酸二氢钠使其达到0.02mol／L的浓度）为流动相B，按下表中的规定进行梯度洗脱；检测波长为345nm。理论板数按盐酸小檗碱峰计算应不低于4000。

时间（分钟）	流动相A（%）	流动相B（%）
0～20	25	75
20～40	25→65	75→35
40～45	65→90	35→10
45～50	90	10
50～65	25	75

对照品溶液的制备 取盐酸小檗碱对照品、盐酸巴马汀对照品适量，精密称定，加60%乙醇制成每1ml各含50μg的混合溶液，即得。

供试品溶液的制备 取本品粉末（过三号筛）约0.2g，精密称定，置50ml量瓶中，加入60%乙醇40ml，超声处理（功率250W，频率40kHz）45分钟，放冷，加60%乙醇至刻度，摇匀，滤过，取续滤液，即得。

测定法 分别精密吸取对照品溶液与供试品溶液各10μl，注入液相色谱仪，测定，即得。

本品按干燥品计算，含盐酸小檗碱（$C_{20}H_{17}NO_4 \cdot HCl$）不得少于0.60%，盐酸巴马汀（$C_{21}H_{21}NO_4 \cdot HCl$）不得少于0.30%。

（二）盐关黄柏

【饮片来源】本品为关黄柏经盐炙后的炮制品。

【炮制方法】取净关黄柏丝，加食盐水拌匀，闷润，待药透汤尽，置炒制容器内，160℃±10℃炒至偶有焦斑，迅速取出，放凉，筛去碎屑，即得。

每100kg关黄柏，用食盐1kg。

【饮片性状】本品形如关黄柏丝，深黄色，偶有焦斑。略具咸味。

【质量控制】

鉴别（除显微粉末外）、**浸出物**、**含量测定** 同关黄柏。

检查 （水分） 不得过10.0%（第二法）。

总灰分 不得过14.0%。

（三）关黄柏炭

【饮片来源】本品为关黄柏经炒炭后的炮制品。

【炮制方法】取净关黄柏丝，置炒制容器内240℃±10℃ 炒至表面焦黑色，断面焦褐色，迅速取出，放凉，筛去碎屑，即得。

【饮片性状】本品形如关黄柏丝，表面焦黑色，断面焦褐色。质轻而脆。味微苦、涩。

【质量控制】**鉴别**（除显微粉末外） 同关黄柏。

【性味与归经】苦，寒。归肾、膀胱经。

【功能与主治】清热燥湿，泻火除蒸，解毒疗疮。用于湿热泻痢，黄疸尿赤，带下阴痒，热淋涩痛，脚气痿躄，骨蒸劳热，盗汗，遗精，疮疡肿毒，湿疹湿疮。盐关黄柏滋阴降火。用于阴虚火旺，盗汗骨蒸。

【用法与用量】3～12g，外用适量。

【贮藏】置阴凉干燥处，防霉防蛀。

关黄柏饮片炮制操作规程

（一）关黄柏

1. 产品概述

（1）品名 关黄柏。

（2）规格 丝。

2. 生产依据 按照《中国药典》2015年版一部有关工艺要求及标准，以及拟定的饮片品种炮制工艺执行。

3．工艺流程　取关黄柏药材，除去杂质，喷淋清水，润透，切丝，干燥。

4．炮制工艺操作要求

（1）净制　取关黄柏药材，除去杂质。

（2）润制　将净关黄柏药材置润药池中，喷淋清水，润透。

（3）切制　取润制软化后关黄柏药材，切丝。

（4）干燥　热风循环烘箱，烘干温度60～70℃，干燥厚度3cm。

（5）过筛　将关黄柏丝置振动筛中，筛去粉末，药屑。

（6）包装　取关黄柏饮片，用聚乙烯薄膜药用塑料包装袋密封包装。

5．原料规格质量标准　符合本规范关黄柏药材项下的相关规定。

6．成品质量标准　符合本规范关黄柏饮片项下的相关规定。

7．成品贮存及注意事项　置通风干燥处，防蛀。

8．工艺卫生要求　符合中药饮片GMP相关工艺卫生要求。

9．主要设备　炒药机、热风循环烘箱、振动筛、包装机等设备。

（二）盐关黄柏

1．产品概述

（1）品名　盐关黄柏。

（2）规格　丝。

2．生产依据　按照《中国药典》2015年版一部有关工艺要求及标准，以及拟定的饮片品种炮制工艺执行。

3．工艺流程　取净关黄柏丝，加食盐水拌匀，闷润，待药透汤尽，置炒制容器内，160℃±10℃炒至偶有焦斑，迅速取出，放凉，筛去碎屑，即得。

每100kg关黄柏，用食盐1kg。

4．炮制工艺操作要求

（1）取净关黄柏丝。

（2）盐制　将净关黄柏丝置润药池中，加入盐水（盐水比1∶15）拌匀，闷至盐水被吸尽，于炒药机160℃炒5分钟，取出（每100kg关黄柏，用盐1kg）。

（3）干燥　热风循环烘箱，烘干温度60～70℃，干燥厚度3cm。

（4）过筛　将盐关黄柏丝置振动筛中，筛去粉末，药屑。

（5）包装　取盐关黄柏饮片，用聚乙烯薄膜药用塑料包装袋密封包装。

5．原料规格质量标准　符合本规范关黄柏饮片项下的相关规定。

6．成品质量标准　符合本规范盐关黄柏饮片项下的相关规定。

7．成品贮存及注意事项　置通风干燥处，防蛀。

8．工艺卫生要求　符合中药饮片GMP相关工艺卫生要求。

9．主要设备　炒药机、热风循环烘箱、振动筛、包装机等设备。

（三）关黄柏炭

1．产品概述

（1）品名　关黄柏炭

（2）规格　丝

2．生产依据　按照《中国药典》2015年版一部有关工艺要求及标准，以及拟定的饮片品种炮制工艺执行。

3．工艺流程　取净关黄柏丝，置炒制容器内240℃±10℃炒至表面焦黑色，断面焦褐色，迅速取出，放凉，筛去碎屑，即得。

4．炮制工艺操作要求

（1）取净关黄柏丝。

（2）炒炭　取关黄柏丝，中火至炒药机温度达240℃，投入关黄柏丝，炒4分钟，取出，放凉。

（3）过筛　将关黄柏炭置振动筛中，筛去粉末，药屑。

（4）包装　取关黄柏炭饮片，用聚乙烯薄膜药用塑料包装袋密封包装。

5．原料规格质量标准　符合本规范关黄柏饮片项下的相关规定。

6．成品质量标准　符合本规范关黄柏炭饮片项下的相关规定。

7．成品贮存及注意事项　置通风干燥处，防蛀。

8．工艺卫生要求　符合中药饮片GMP相关工艺卫生要求。

9．主要设备　炒药机、振动筛、包装机等设备。

关黄柏饮片炮制规范起草说明

（一）关黄柏饮片炮制历史沿革

1．净制　《雷公》有“凡使用，刀削上粗皮”的记载，唐代王焘在《外台》中“刮去上皮，取里好处，薄斜削”。后宋代官司方的《局方》中规定：“凡使，先去粗皮……方入药用。”后沿用去粗皮至今。

2．切制　《肘后》要求“细锉”，唐代孙思邈创立了切法；锉（宋《局方》），明代有细切、切片的记载，也有“以磁峰刮末”。现今多切横丝。

3．炮制

（1）炙制　唐代有“去粗皮，炙”（《千金》）；明《普济方》，去粗皮，宋代有炙令焦黑（《圣惠方》《洪氏》）。

（2）蜜制

①唐代有“蜜炙令焦”（《千金》）。“凡使，用刀削上粗皮，用生蜜水浸半日，漉出，晒干，用蜜涂，文武火炙，令蜜尽为度”。宋代有“凡修事五两，用蜜三两”（宋《雷公》）。“涂蜜微炙锉”（《圣惠方》）。宋代有“涂蜜于慢火上炙焦，捣末”（《证类》。明代有“去外褐粗糙方裂，先渍蜜水，日际曝干，次涂蜜糖，火边炙燥”（《蒙筌》）。

②蜜渍：宋代有“削去上粗皮，取里好处，薄削，以崖蜜渍之一宿”（《证类》）。

③蜜炒：宋代有“蜜炒令焦”（《总微》）。明代有“切片，蜜拌，炒褐色”（《醒斋》）。

④蜜润：元代有“去粗皮，用生蜜润透，烈日下晒干，再涂上蜜，凡经十次为度”（《活幼》）。

⑤蜜拌：明代有“蜜拌”（《嵩崖遵生全书》。

（3）醋制　唐代有“醋渍含之”（《食疗》）。清代有“醋制”（《指南》）。

（4）酒制

①酒浸：“细锉，酒拌，阴干”（《妇人》，明《普济方》）。元代有“酒浸曝干”（《汤液》）。

②酒洗：元代有“去皮酒洗”（《脾胃论》）。

③酒炒：“去皮，酒拌，炒褐色”（宋《疮疡》，明《明医》）。元代有“酒炒”（《丹溪》）。明代有“酒炒二次，去皮。酒淬四次，炒四次。酒洗四次，炒黄色”（《医学》）。

④酒炙：元代有“去粗皮，酒浸一日夜，炙焦”（《世医》）。

⑤酒焙：元代有“酒洗焙”（《宝鉴》）。

⑥酒淬：明代有“酒淬”（《医学》）。

（5）炒制　“去皮，锉，炒”（宋《苏沈》、元《脾胃论》）。明代有“炒焦。去粗皮，细切，炒至赤黑色”（《普济方》）。明代有“新瓦上炒赤”（《撮要》）。

（6）制炭

①烧炭：“烧灰存性”（宋《总微》，元《丹溪》）。

②炒炭：“炒黑色”（宋《妇人》，明《滇

南》，清《得配》）。

③煅炭："清代有，煅黑"（清《逢原》）。

（7）盐炒　"去粗皮，切片……盐水浸一昼夜，晒干，炒褐色"（宋《扁鹊》，明《瑶函》）。

（8）盐酒炒　"盐酒拌炒赤色"（宋《疮疡》，明《大法》），明代有"盐酒炒褐为末"（《纲目》）。明代有"盐酒拌，新瓦上炒褐色"（《准绳》）。

（9）胆汁制　宋代有"去粗皮，猪（胆）汁润，炙褐色"（《疮疡》）。明代有"腊月猪胆炙透明"（《仁术》）。清代有"猪胆涂炙七次"（《拾遗》）。

（10）药汁制　宋代有"葱汁拌炒干"（《疮疡》）；清代有"附子汁制"（《逢原》）；清代有"姜汁炒黑"（《经纬》）；"秋石水浸炒"（《从众录》）。

（11）乳汁制

①乳汁炒：明代有"人乳汁炒"（《回春》，《保元》）；"人乳浸，晒干，炒赤"（《保元》）；"……乳汁浸一昼夜，晒干，炒褐色"（《景岳》，《瑶函》）；清代有"人乳泡透，炒枯"（《增广》）。

②乳汁浸：明代有"乳汁浸透"（明《保元》）。

③乳盐炒：明代有"去皮，人乳拌匀，晒干，再用盐水炒"（《保元》）。

④乳汁炙：清代有"皮刮净，人乳浸透，炙干，切研"（《本草述》）。

⑤乳焙制：清代有"为粗末，乳浸一宿，焙干"（《大成》）。

（12）童便制

①童便蒸：明代有"童便浸蒸"（《入门》）。

②童便炒：明代有"去粗皮，切片……童便炒或生用"（《回春》）。

③童便浸：明代有"童便浸，晒干"（明《准绳》）。

（13）童便、酒、蜜、盐制　明代记载"黄蘗一斤，分作四分，用（醇）酒蜜汤盐水童尿浸洗，晒，炒为末"（《纲目》）。

（14）酒、盐、乳、蜜制　明代记载"去粗皮净，切片八两，二两酒浸，二两盐水浸，二两人乳浸，二两蜜浸，各一昼夜，晒干，炒褐色"（《瑶函》）。

（15）米泔制　清代记载"米泔浸透，炙干，切研"（《本草述》）。

历代炮制历史沿革见表1。

表1　关黄柏炮制历史沿革简况

朝代	沿用方法	新增方法	文献出处
晋 唐		细锉 刮去上皮，取里好处，薄斜削 去粗皮，炙；蜜炙令焦 醋制	《肘后》 《外台》 《千金》 《食疗》
宋	去粗皮，炙令焦黑	凡使，用刀削上粗皮，用生蜜水浸半日，漉出，晒干，用蜜涂，文武火炙，令蜜尽为度。凡修事五两，用蜜三两 涂蜜于慢火上炙焦，捣末 蜜渍 蜜炒令焦 酒浸，细锉，酒拌，阴干 酒炒 烧炭 炒炭 盐炒 葱汁拌炒干；盐酒炒；胆汁制	《雷公》 《圣惠方》 《洪氏》 《证类》 《证类》 《总微》 《妇人》 《疮疡》 《总微》 《妇人》 《扁鹊》 《疮疡》
元	酒炒	蜜润，去粗皮，用生蜜润透，烈日下晒干，再涂上蜜，凡经十次为度 酒浸曝干 酒洗 酒炙 酒焙	《活幼》 《汤液》 《脾胃论》 《丹溪》 《世医》 《宝鉴》

续表

朝代	沿用方法	新增方法	文献出处
明	酒炒 盐酒炒	酒浸，细锉，酒拌，阴干 炒炭 酒淬 炒焦 新瓦上炒赤 盐酒炒褐为末；童便、酒、蜜、盐制 盐酒拌，新瓦上炒褐色；童便浸 腊月猪胆炙透明 人乳汁炒；童便炒 人乳汁炒 乳盐炒 童便蒸 酒、盐、乳、蜜制 蜜拌	《普济方》 《明医》 《滇南》 《大法》 《医学》 《普济方》 《撮要》 《纲目》 《准绳》 《仁术》 《回春》 《保元》 《保元》 《入门》 《瑶函》 《嵩崖遵生全书》
清	炒炭 醋制	煅炭；附子汁制 姜汁炒黑 秋石水浸炒 米泔制	《得配》 《指南》 《逢原》 《经纬》 《从众录》 《本草述》

对黄柏各种炮制方法的考证，其炮制方法主要有切制、炒制、酒制、盐制、醋制、炒炭、乳汁制、童便制、药汁制等。不同的炮制方法在流传的过程中虽然表述略有差异，但是炮制过程基本一致。关黄柏炭、盐关黄柏、酒关黄柏由宋代沿用至今，现代的炮制过程较古代有所简化。现代以酒炙、盐炙、炒炭为主。

（二）关黄柏饮片药典及地方炮制规范

现代炮制方法见表2。

表2 《中国药典》及各地炮制规范收载的关黄柏炮制方法

药典及规范	炮制方法
《中国药典》（1963 年版）	关黄柏　拣去杂质，用水洗净，捞出，润透后切丝，晒干即得 盐关黄柏　取黄柏丝，用盐水喷拌均匀，置锅内文火微炒，取出，晾干即得。每黄柏丝 100 斤，用盐 2 斤 8 两加适量开水化开澄清 酒黄柏　取黄柏丝，喷淋黄酒，拌匀，置锅内文火微炒，取出，晾干即得。每黄柏丝 100 斤，用黄酒 10 斤 黄柏炭　取黄柏丝，用武火炒至表明焦黑色，但须存性，喷淋清水，取出，晒干即得
《中国药典》（1977 年版）	关黄柏　除去杂质，喷淋清水，润透，切丝，晒干 盐关黄柏　取黄柏丝，照盐水炙法用盐水微炒
《中国药典》（1985 年版） 《中国药典》（1990 年版） 《中国药典》（1995 年版） 《中国药典》（2000 年版） 《中国药典》（2005 年版）	关黄柏　除去杂质，喷淋清水，润透，切丝，干燥 盐关黄柏　取关黄柏丝，照盐水炙法炒干 关黄柏炭　取关黄柏丝，照炒炭法炒至表面焦黑色
《中国药典》（2010 年版） 《中国药典》（2015 年版）	关黄柏　除去杂质，喷淋清水，润透，切丝，干燥 盐关黄柏　取关黄柏丝，照盐水炙法炒干。本品形如关黄柏丝，深黄色，偶有焦斑，略具咸味 关黄柏炭　取关黄柏丝，照炒炭法炒至表面焦黑色。本品形如关黄柏丝，表明焦黑色，断面焦褐色。质轻而脆。味微苦、涩

续表

药典及规范	炮制方法
《北京市中药饮片炮制规范》（2008年版）	关黄柏　取原药材，除去杂质，洗净，闷润3～5小时，至内外湿度一致，切3～5mm丝，晒干或低温干燥，筛去碎屑 盐关黄柏　取关黄柏丝，喷淋适量盐水，拌匀，闷润1～2小时，至盐水被吸尽，置热锅内，用文火炒至表面颜色变深，取出，晾凉 关黄柏炭　取关黄柏丝，置热锅内，用武火180～220℃炒至表面黑色，内部黑褐色，喷淋清水少许，熄灭火星，取出，晾干
《上海市中药饮片炮制规范》（2008年版）	关黄柏　将原药材除去杂质，快洗，润软，开宽约4cm直条，切丝，干燥，筛去灰屑 炒关黄柏　取关黄柏，照清炒法炒至微具焦斑，筛去灰屑 关黄柏炭　取关黄柏，照炒炭法清炒至外呈黑褐色，内深棕色，筛去灰屑
《江西省中药饮片炮制规范》（2008年版）	关黄柏　除去杂质，抢水洗净，润透，刮去残留粗皮，切丝或方块，干燥 盐关黄柏　（1）取关黄柏丝或方块，照盐水炙法炒干 （2）取关黄柏丝或方块，用盐水喷洒拌匀，至药透汁尽，用文火炒至老黄色为度。每100kg黄柏，用食盐2kg 关黄柏炭取关黄柏丝或方块，照炒炭法用武火炒至外表黑褐色、内部黄褐色，取出，放凉 酒炒关黄柏　取关黄柏丝或方块，用酒喷洒拌匀，用文火炒至老黄色为度。每100kg黄柏，用黄酒10kg
《全国中药炮制规范》（1988年版）	黄柏　取原药材，除去杂质，抢水洗净，润透，切丝，干燥 盐黄柏　取黄柏丝，用盐水拌匀，润透，置锅内，用文火加热，炒干，取出放凉。每黄柏丝100kg，用食盐2kg 酒黄柏　取黄柏丝，用黄酒拌匀，润透，置锅内，用文火加热，炒干，取出放凉。每黄柏丝100kg，用黄酒10kg 黄柏炭　取黄柏丝置锅内，用武火加热，炒至表面焦黑色，内部焦褐色，喷淋清水灭尽火星，取出放晾
《河南省中药饮片炮制规范》（2005年版）	黄柏　除去杂质，喷淋清水，润透，切丝，干燥 盐关黄柏　取关黄柏丝，照盐水炙法炒干 关黄柏炭　取关黄柏丝，照炒炭法炒至表面焦黑色 酒关黄柏　取关黄柏丝，照酒炙法炒干。每100kg关黄柏丝，用黄酒12kg
《湖北省中药饮片炮制规范》（2009年版）	关黄柏　除去杂质，喷淋清水，润透，切丝，干燥 盐关黄柏　取净关黄柏丝，照盐水炙法炒干 关黄柏炭　取净关黄柏丝，照炒炭法炒至表面焦黑色
《湖南省中药饮片炮制规范》（2010年版）	关黄柏　取原药材，除去杂质，喷淋清水，润透，切细丝片，干燥，筛去灰屑 盐关黄柏　取净关黄柏丝，照盐炙法炒干 关黄柏炭　取净关黄柏丝，照炒炭法炒至表面焦黑色
《安徽省中药饮片炮制规范》（2005年版）	关黄柏　取原药材，除去杂质，抢水洗净，润透，切丝，干燥，筛去碎屑 盐关黄柏　取净关黄柏丝，照盐炙法，炒干。每100kg关黄柏，用食盐2kg 酒关黄柏　取净关黄柏丝，照酒炙法，炒干。每100kg关黄柏，用黄酒10kg 关黄柏炭　取净关黄柏丝，照炒炭法，炒至表面焦黑色，内部焦褐色
《重庆市中药饮片炮制规范及标准》（2006年版）	关黄柏　除去杂质，喷淋清水，润透，切丝，干燥 盐炙关黄柏　取黄柏丝，照盐水炙法炒干 关黄柏炭　取黄柏丝，照炒炭法炒至表面焦黑色

《中国药典》及各省市收载的关黄柏主要有关黄柏、炒关黄柏、盐关黄柏、酒关黄柏、关黄柏炭等炮制品。关黄柏炭、盐关黄柏、酒关黄柏各地炮制方法基本相同，但炒制温度、炒制时间、加辅料量各地并无统一的规定。

（三）关黄柏饮片现代炮制研究

王文凯等[1]将关黄柏制成不同规格的饮片并对其各种规格饮片进行头、二煎煎出物及小檗碱煎出量进行了含量测定，结果表明，饮片规格以横切片（4cm×0.313cm）为好。

许冬瑾等[2]采用正交试验设计，以关黄柏饮片外观性状和关黄柏盐酸小檗碱含量为指标，综合加权评分，考察了关黄柏炒制过程中的影响因素。结果表明，清炒最佳工艺为：投料温度150℃加热时间3分钟，炒药锅转速24转/分钟。

周倩等[3]以水浸出物和盐酸小檗碱含量为指标，采用 $L_9(3^4)$ 正交设计法对盐炙关黄柏的最佳炮制工艺进行了优选。结果表明：关黄柏最佳盐炙工艺为盐水浓度10%，闷润时间15分钟，炒制温度150℃，翻动次数40次/分钟。

张超[4]以盐酸小檗碱、盐酸巴马汀含量为指标，考察不同炮制方法对关黄柏季铵碱类成分含量的影响。结果表明，不同炮制品种盐酸小檗碱和盐酸巴马汀的含量高低顺序依次为：酒炙品＞生品＞盐炙品＞炒炭品，其中生品与盐炙品差异不明显，炒炭品中仅检出少量。在关黄柏不同炮制品中，随着炮制程度的加大，炒炭品中盐酸小檗碱、盐酸巴马汀的含量大幅下降，而酒炙品中两者含量明显增加。张倩[5]等测定了关黄柏及其炮制品共42批样品中药根碱、小檗碱、巴马汀和黄柏酮的含量并以盐酸小檗碱、盐酸巴马汀和黄柏酮为指标，分别制定了关黄柏药材、饮片、盐关黄柏和关黄柏炭的含量限度。

（四）关黄柏饮片炮制工艺研究总结

1. 历史文献 主要有切制、炒制、酒制、盐制、醋制、炒炭、乳汁制、童便制、药汁制等，现代以酒炙、盐炙、炒炭为主。

2. 各省市炮制规范 关黄柏在各省地方规范中主要有关黄柏、炒关黄柏、盐关黄柏、酒关黄柏、关黄柏炭等炮制品，以盐关黄柏以及关黄柏炭最常见。

3. 历版《中国药典》 盐关黄柏、关黄柏炭为主要收载炮制品。

4. 现代研究文献 酒炙、盐炙、炒炭等，以盐炙、炒炭为最常用。

综合上述研究结果，制定关黄柏的炮制工艺为：

关黄柏　取关黄柏药材，除去杂质，喷淋清水，润透，切丝，干燥。

盐关黄柏　取净关黄柏丝，加食盐水拌匀，闷润，待药透汤尽，置炒制容器内，160℃±10℃炒至偶有焦斑，迅速取出，放凉，筛去碎屑，即得。

每100kg关黄柏，用食盐1kg，每1kg食盐用15L水溶解。

关黄柏炭　取净关黄柏丝，置炒制容器内240℃±10℃ 炒至表面焦黑色，断面焦褐色，迅速取出，放凉，筛去碎屑，即得。

参考文献

[1] 王文凯, 胡志华. 黄柏饮片切制工艺研究[J]. 江西中医学院学报, 2004, 16(1):48-49.

[2] 许冬瑾, 杨克义, 陈华师. 清炒关黄柏炮制工艺的优选[J]. 中国实验方剂学杂志, 2011, 17(10):28-29.

[3] 周倩, 孙立立, 石典花, 等. 正交试验法优选关黄柏盐炙工艺[A]. 中华中医药学会中药炮制分会. 中华中医药学会四大怀药与地道药材研究论坛暨中药炮制分会第二届第五次学术会与第三届会员代表大会论文集[C]. 中华中医药学会中药炮制分会, 2007:4.

[4] 张超. 关黄柏不同炮制品中盐酸小檗碱与盐酸巴马汀含量测定[J]. 山东中医药大学学报, 2013, 37(1):73-76.

[5] 张倩, 蔡丽芬, 钟国跃, 等. 关黄柏及其炮制品质量标准的研究[A]. 中国药学会中药与天然药物专业委员会. 第十届全国中药和天然药物学术研讨会论文集[C]. 2009:5.

Fang ji

防己

药材来源 本品为防己科植物粉防己*Stephania tetrandra* S.Moore的干燥根。

采收加工 秋季采挖，洗净，除去粗皮，晒至半干，切段，个大者再纵切，干燥。

防己饮片炮制规范

【饮片品名】防己。

【饮片来源】本品为防己药材经切制后的炮制品。

【炮制方法】取原药材，除去杂质，大小分开，洗净，浸泡8～12小时，至约七成透时，取出，闷润12～24小时，至内外湿度一致，切厚片，干燥，筛去碎屑。

【饮片性状】本品呈不规则圆柱形、半圆柱形或块状，多弯曲，长5～10cm，直径1～5cm。表面淡灰黄色，在弯曲处常有深陷横沟而成结节状的瘤块样。体重，质坚实，断面平坦，灰白色，富粉性，有排列较稀疏的放射状纹理。气微，味苦。

【质量控制】

鉴别 （1）本品横切面：木栓层有时残存。栓内层散有石细胞群，常切向排列。韧皮部较宽。形成层成环。木质部占大部分，射线较宽；导管稀少，呈放射状排列；导管旁有木纤维。薄壁细胞充满淀粉粒，并可见细小杆状草酸钙结晶。

（2）取本品粉末1g，加乙醇15ml，加热回流1小时，放冷，滤过，滤液蒸干，残渣加乙醇5ml使溶解，作为供试品溶液。另取粉防己碱对照品、防己诺林碱对照品，加三氯甲烷制成每1ml各含1mg的混合溶液，作为对照品溶液。照薄层色谱法试验，吸取上述两种溶液各5μl，分别点于同一硅胶G薄层板上，以三氯甲烷-丙酮-甲醇-5%浓氨试液（6∶1∶1∶0.1）为展开剂，展开，取出，晾干，喷以稀碘化铋钾试液。供试品色谱中。在与对照品色谱相应的位置上，显相同颜色的斑点。

检查 水分 不得过12.0%（第二法）。

总灰分 不得过4.0%。

浸出物 照醇溶性浸出物测定法（热浸法）用甲醇作溶剂，不得少于5.0%。

含量测定 照高效液相色谱法测定。

色谱条件系统适用性试验 以十八烷基硅烷键合硅胶为填充剂；以乙腈-甲醇-水-冰醋酸（40∶30∶30∶1）（每100ml含十二烷基磺酸钠0.41g）为流动相；检测波长为280nm。理论板数按粉防己碱峰计算应不低于4000。

对照品溶液的制备 取粉防己碱对照品、防己诺林碱对照品适量，精密称定，加甲醇分别制成每1ml含粉防己碱0.1mg、防己诺林碱0.05mg的混合溶液，即得。

供试品溶液的制备 取本品粉末（过三号筛）约0.5g，精密称定，精密加入2%盐酸甲醇溶液25ml，称定重量，加热回收30分钟，放冷，再称定重量，用2%盐酸甲醇溶液补足减失的重量，摇匀，滤过，精密量取续滤液5ml，置10ml量瓶中，加流动相至刻度，摇匀即得。

测定法 分别精密吸取对照品溶液与供试品溶液各10μl，注入液相色谱仪，测定，即得。

本品按干燥品计算，含粉防己碱（$C_{38}H_{42}N_2O_6$）和防己诺林碱（$C_{37}H_{40}N_2O_6$）的总量不得少于1.6%。

【性味与归经】苦，寒。归膀胱、肺经。

【功能与主治】祛风止痛，利水消肿。用于风湿痹痛，水肿脚气，小便不利，湿疹疮毒。

【用法与用量】5～10g。

【贮藏】置阴凉干燥处，防蛀。

六画

防己饮片炮制操作规程

1．产品概述

（1）品名　防己。

（2）规格　厚片。

2．生产依据　按照《中国药典》2015年版一部有关工艺要求及标准，以及拟定的饮片品种炮制工艺执行。

3．工艺流程　取原药材，除去杂质，大小分开，洗净，浸泡8～12小时，至约七成透时，取出，闷润12～24小时，至内外湿度一致，切厚片，干燥，筛去碎屑。

4．炮制工艺操作要求

（1）挑选　除去杂质。

（2）洗润　洗净，加水浸泡8～12小时，取出闷润12～24小时至透。

（3）切制　切厚片。

（4）干燥　50℃干燥2～4小时至干。

（5）包装　复合袋手工包装，包装损耗应不超过1.0%。

5．原料规格质量标准　符合《中国药典》2015年版一部防己药材项下的相关规定。

6．成品质量标准　符合本规范防己饮片项下的相关规定。

7．成品贮存及注意事项　置通风干燥处，防蛀。

8．工艺卫生要求　符合中药饮片GMP相关工艺卫生要求。

9．主要设备　截断机、热风循环烘箱等设备。

防己饮片炮制规范起草说明

（一）防己炮制方法历史沿革

1．净制　记载有“去皮用”。

2．切制　“并刮净粗皮，才咀成薄片”。

3．炮制

酒洗与蒸制　“酒洗用”“酒洗，同车前根蒸熟用”“去皮锉，酒洗晒干用”“今惟去皮锉，酒洗晒干用”“细锉车前草根相对同蒸半日后出，去车前草根，细锉用之，一法用酒洗切”“凡用，与车前根，相对同蒸半日后出，晒，去车前草根，细锉之”“修事，细锉。用车前草根相对蒸半日，晒干取用”“凡修事，细锉，又锉车前草根，相对同蒸半日后出，晒，去车前草根，细锉用之”“要心花大黄色者佳，车前草根相对同蒸半日后，出晒，车前草去之，细锉用”“惟要心有花纹黄色者细锉，以车前草根相对蒸半日，晒干取用。李时珍曰：今人去皮锉，酒洗晒干用”“防己用酒洗”“汉防己（去皮）”“防己（酒伴）”“防己（炒）”“汉防己（酒洗炒）”“汉防己（焙）”“防己（锉碎）”“防己（酒浸，微焙）”“加酒洗汉防己”“防己（酒制）”“汉防己酒浸六分、酒炒防己”。

历代炮制历史沿革见表1。

表1　防己炮制历史沿革简况

朝代	沿用方法	新增方法	文献出处
元以前		细锉，又锉车前草根，相对同蒸半日后出，晒，去车前草根，细锉用之	《雷公》
		今人去皮锉，酒洗晒干用	《濒湖炮炙法》
元	凡用，与车前根相对同蒸半日后出，晒，去车前草根细锉之，酒洗		《品汇》

续表

朝代	沿用方法	新增方法	文献出处
明	并刮净粗皮，才咀成薄片		《蒙筌》
	细锉车前草根，相对同蒸半日后出，去车前草根，细锉用之，一法用酒洗切		《大法》
	细锉，用车前草根相对蒸半日		《乘雅》
	去皮，酒洗用		《征要》
	车前草根相对同蒸半日后，出晒，车前草去之，细锉用		《雷公炮制药性解》
清	去皮，细锉，酒洗用		《备要》
			《从新》
			《撮要》
			《得配》
			《炮炙全书》
			《害利》

从古代文献资料中可以看出，历代沿用过的防己炮制方法大致有两种，一种是净制去皮，另一种为酒洗。

（二）防己饮片药典及地方炮制规范

1．净制　秋季采挖，洗净，除去粗皮。

2．切制　分开大小个，晒至半干，切段，个大者再纵切，干燥。

3．炮制

（1）酒防己　取净防己片，照酒炙法用文火炒至黄色。

（2）炒防己　取防己片，照清炒法炒至表面微黄色。

现代炮制方法见表2。

表2　《中国药典》及各地炮制规范收载的防己炮制方法

药典及规范	炮制方法
《中国药典》（1963年版）	防己　拣去杂质，用水浸泡，泡透后捞出，晒晾，再润至内外湿度均匀，切片，干燥即得
《中国药典》（1977年版）	防己　除去杂质，稍浸，洗净，润透，切片，干燥
《中国药典》（1985年版） 《中国药典》（1990年版） 《中国药典》（1995年版） 《中国药典》（2000年版） 《中国药典》（2005年版） 《中国药典》（2010年版） 《中国药典》（2015年版）	防己　除去杂质，稍浸，洗净，润透，切厚片，干燥
《安徽省中药饮片炮制规范》（2005年版）	防己　取原药材，除去杂质，大小分档，稍浸泡，洗净，润透，切厚片，干燥，筛去碎屑
《广西壮族自治区中药饮片炮制规范》（2007年版）	防己片　除去杂质，稍浸，洗净，润透，切厚片，干燥
《贵州省中药饮片炮制规范》（2005年版）	防己　取原药材，除去杂质及粗皮，稍浸，洗净，润透，切厚片，干燥 酒防己　取净防己片，照酒炙法用文火炒至黄色
《湖南省中药饮片炮制规范》（2010年版）	防己　取原药材，除去杂质，稍浸，洗净，润透，竖切厚片，干燥，筛去碎屑
《河南省中药饮片炮制规范》（2005年版）	防己片　除去杂质，稍浸，洗净，润透，切厚片，干燥 炒防己　取防己片，照清炒法炒至表面微黄色
《江苏省中药饮片炮制规范》（2002年版）	防己　取原药材，除去杂质，大小分档，洗净，浸2～3小时，捞出冲途淋水，闷润至透，切厚片，干燥
《江西省中药饮片炮制规范》（2008年版）	防己　除去杂质，洗净，稍浸（1～3小时），润透，切厚片，干燥

续表

药典及规范	炮制方法
《浙江省中药炮制规范》（2005 年版）	防己　取原药，除去杂质，大小分档，水浸，洗净，置非积水容器内，不时淋水，翻动，至润软时，切厚片，干燥；产地已切片者，筛去灰屑
《上海市中药饮片炮制规范》（2008 年版）	防己　将原药除去杂质，分档，只大质硬者对劈开，洗净，润透，切厚片，干燥，筛去灰屑
《北京市中药饮片炮制规范》（2008 年版）	防己　取原药材，除去杂质，大小分开，洗净，浸泡 8 ~ 12 小时，至约七成透时，取出，闷润 12 ~ 24 小时，至内外湿度一致，切厚片，干燥，筛去碎屑
《山东省中药炮制规范》（1990 年版）	防己　去净杂质，大小分档，浸泡至四五成透，捞出，润透，稍晾，再润至内外湿度均匀，切厚片，干燥

（三）防己饮片现代炮制研究

目前，从防己中共分离出的化合物其类型主要包括：生物碱类、甾体类和黄酮类，其中生物碱类化合物含量丰富，骨架众多，药理活性显著[1]。防己中的主要成分是汉防己甲素，现在研究发现其对肿瘤有明显的抑制作用[2]；此外，防己中的汉防己甲素具有很好的抗菌抗病毒作用[3]，防己在古籍医方中治疗风湿关节疼痛，湿热肢体疼痛，水肿，小便不利，脚气湿肿，炮制品多用酒洗及净制生品。对防己炮制的现代研究目前报道较少，现代沿用的炮制方法主要为去皮净制，切厚片。

（四）防己饮片炮制工艺研究总结

1．历史文献　净制（去皮）、切制（锉细、切片）、酒制（酒洗）。

2．历版《中国药典》　防己片。

3．各省市炮制规范　防己、炒防己、酒防己等，以防己为最常用。

4．现代研究文献　无文献记载。

综合上述研究结果，制定防己的炮制工艺为：

防己　取原药材，除去杂质，大小分开，洗净，浸泡8 ~ 12小时，至约七成透时，取出，闷润12 ~ 24小时，至内外湿度一致，切厚片，干燥，筛去碎屑。

参考文献

[1] 刘嘉琪，张雅男，赵婉，等．粉防己化学成分及药理学研究进展[J]．中医药学报，2017，45（03）：100-103.

[2] 裴晓华，樊英怡．粉防己碱对人乳腺癌细胞MCF-7细胞株的作用[J]．河南中医学院学报，2007，22(5):12.

[3] 郭辰，王蒙，李静，等．防己水煎液及其不同折分部位对脂多糖诱导下RAW264.7细胞炎症因子的影响[J]．中医药学报，2015，43(4):33-36.

Fang feng

防风

药材来源　本品为伞形科植物防风*Saposhnikovia divaricate* (Turcz.) Schischk.的干燥根。

采收加工　春、秋二季采挖未抽花茎植株的根，除去须根和泥沙，晒干。

防风饮片炮制规范

【饮片品名】防风。

【饮片来源】本品为防风药材经切制后的炮制品。

【炮制方法】除去杂质，洗净，润透，切厚片，干燥。

【饮片性状】本品为圆形或椭圆形的厚片。外表皮灰棕色或棕褐色，有纵皱纹、有的可见横长皮孔样突起、密集的环纹或残存的毛状叶基。切面皮部棕黄色至棕色，有裂隙，木部黄色，具放射状纹理。气特异，味微甘。

【质量控制】

鉴别 （1）本品横切面：木栓层为5～30列细胞。栓内层窄，有较大的椭圆形油管。韧皮部较宽，有多数类圆形油管，周围分泌细胞4～8个，管内可见金黄色分泌物；射线多弯曲，外侧常成裂隙。形成层明显。木质部导管甚多，呈放射状排列。根头处有髓，薄壁组织中偶见石细胞。

（2）本品粉末淡棕色。油管直径17～60μm，充满金黄色分泌物。叶基维管束常伴有纤维束。网纹导管直径14～85μm。石细胞少见，黄绿色，长圆形或类长方形，壁较厚。

（3）取本品粉末1g，加丙酮20ml，超声处理20分钟，滤过，滤液蒸干，残渣加乙醇1ml使溶解，作为供试品溶液。另取防风对照药材1g，同法制成对照药材溶液。再取升麻素苷对照品、5-*O*-甲基维斯阿米醇苷对照品，加乙醇制成每1ml各含1mg的混合溶液，作为对照品溶液。照薄层色谱法试验，吸取上述三种溶液各10μl，分别点于同一硅胶GF_{254}薄层板上，以三氯甲烷-甲醇（4∶1）为展开剂，展开，取出，晾干，置紫外光灯（254nm）下检视。供试品色谱中，在与对照药材色谱和对照品色谱相应的位置上，显相同颜色的斑点。

检查 水分 不得过10.0%（第二法）。

总灰分 不得过6.5%。

酸不溶性灰分 不得过1.5%。

浸出物 照醇溶性浸出物测定法项下的热浸法测定，用乙醇作溶剂，不得少于13.0%。

含量测定 照高效液相色谱法测定。

色谱条件与系统适用性试验 以十八烷基硅烷键合硅胶为填充剂；以甲醇-水（40∶60）为流动相；检测波长为254nm。理论板数按升麻素苷峰计算应不低于2000。

对照品溶液的制备 取升麻素苷对照品及5-*O*-甲基维斯阿米醇苷对照品适量，精密称定，分别加甲醇制成每1ml各含60μg的溶液，即得。

供试品溶液的制备 取本品细粉约0.25g，精密称定，置具塞锥形瓶中，精密加入甲醇10ml，称定重量，水浴回流2小时，放冷，再称定重量，用甲醇补足减失的重量，摇匀，滤过，取续滤液，即得。

测定法 分别精密吸取对照品溶液各3μl与供试品溶液2μl，注入液相色谱仪，测定，即得。

本品按干燥品计算，含升麻素苷（$C_{22}H_{28}O_{11}$）和5-*O*-甲基维斯阿米醇苷（$C_{22}H_{28}O_{10}$）的总量不得少于0.24%。

【性味与归经】辛、甘，微温。归膀胱、肝、脾经。

【功能与主治】祛风解表，胜湿止痛，止痉。用于感冒头痛，风湿痹痛，风疹瘙痒，破伤风。

【用法与用量】5～10g。

【贮藏】置阴凉干燥处，防蛀。

防风饮片炮制操作规程

1．产品概述

（1）品名 防风。

（2）规格 厚片。

2．生产依据 按照《中国药典》2015年版一部有关工艺要求及标准，以及拟定的饮片品种炮制工艺执行。

3．工艺流程 取原药材，除去杂质，洗净，润透，切厚片，干燥。

4．炮制工艺操作要求

（1）净制　除去杂质，粗细分档。

（2）洗润　洗净，加水闷润2～4小时，至内外水分一致。

（3）切制　切厚片。

（4）干燥　50℃干燥2～4小时。

（5）包装　无毒聚乙烯塑料袋或复合袋包装，包装损耗率不超过1.0%。

5．原料规格（等级）质量标准

符合《中国药典》2015年版一部防风药材项下的相关规定。

6．成品质量标准　符合本规范防风饮片项下的相关规定。

7．成品贮存及注意事项　置阴凉干燥处，防蛀。

8．工艺卫生要求　符合中药饮片GMP相关工艺卫生要求。

9．主要设备　截断机、热风循环烘箱等设备。

防风饮片炮制规范起草说明

（一）防风炮制方法历史沿革

防风始载于《神农》，其炮制方法首见于唐代孙思邈的《银海精微》，收载为“去芦”。宋代有焙制（《药证》）、炙制（《证类本草》）、酒制（《总录》）、麸炒制（《朱氏》）、明代增加了蜜炙、醋煮（《普济方》）、炒制（《启玄》）等法。清代在辅料制方面又增加了酒拌炒（《金鉴》）、黄芪汁拌（《女科》）、蜜水炒（《全生集》）等炮制方法，并指出止汗麸炒（《得配》）的理论。现代常用炮制方法有净制、炒制、制炭、蜜炙法。

历代炮制历史沿革见表1。

表1　防风炮制历史沿革简况

朝代	沿用方法	新增方法	文献出处
唐以前			《神农》
唐		去芦	《银海精微》
宋代	去芦	焙制	《药证》
		炙制	《证类》
		酒制	《总录》
		麸炒制	《朱氏》
明代	去芦 焙制 炙制 酒制 麸炒制	蜜炙；醋煮	《普济方》
		炒制	《启玄》
清代	蜜炙 醋煮 炒制去芦 焙制 炙制 酒制 麸炒制	酒拌炒	《金鉴》
		黄芪汁拌	《女科》
		蜜水炒	《全生集》

通过对防风各种炮制方法的考证，发现防风的炮制方法主要有净制、炒制、制炭、蜜炙等。不同的炮制方法在流传的过程中虽然表述略有差异，但是炮制过程基本一致。防风生片

自唐代沿用至今。

（二）防风饮片药典及地方炮制规范

1．净制 除去杂质，洗净，润透。

2．切制 切厚片，干燥。

3．炮制

（1）炒制 取防风片，照清炒法炒至色略深。

（2）蜜制 取防风片，照蜜炙法炒至不粘手。

现代炮制方法见表2。

表2 《中国药典》及各地炮制规范收载的防风炮制方法

药典及规范	炮制方法
《中国药典》（1977年版） 《中国药典》（1985年版） 《中国药典》（1990年版） 《中国药典》（1995年版） 《中国药典》（2000年版） 《中国药典》（2005年版） 《中国药典》（2010年版）	防风 除去杂质，洗净、润透、切片，干燥
《中国药典》（2015年版）	防风 除去杂质，洗净，润透，切厚片，干燥
《北京市中药饮片炮制规范》（2008年版）	防风 取原药材，除去杂质及硬苗，洗净，闷润2～4小时，至内外湿度一致，切厚片，干燥，筛去碎屑
《上海市中药饮片炮制规范》（2008年版）	防风 将原药除去残茎等杂质。洗净，润透，切厚片，晒或低温干燥，除去毛及灰屑。炒防风取防风，照清炒法炒至微具焦斑，筛去灰屑 防风炭 取防风，照清炒法炒至外黑褐色，筛去灰屑
《福建省中药炮制规范》（1988年版）	防风 除去杂质及残茎、毛，洗净，润透，切厚片，干燥 炒防风 取防风片，照炒黄法炒至色略深 蜜防风 取防风片，照蜜炙法炒至不粘手
《广东省中药炮制规范》（1984年版）	防风 除去杂质及根茎，刮净芦头上的毛须，抢水洗净，切片，干燥
《贵州省中药饮片炮制规范》（2005年）	防风 取原药材，除去杂质，洗净，润透，切厚片，干燥
《吉林省中药炮制标准》（1986年版）	防风 除去杂质，剪去残茎及毛须，洗净泥土，捞出，润透，切1.5mm片，晾干
《江西省中药炮制规范》（1991年版）	防风 取原药，除去杂质及毛须，洗净，润透，切成圆厚片，干燥
《全国中药炮制规范》（1988年版）	防风 取原药材，除去杂质，洗净，润透，切厚片，干燥
《山东省中药炮制规范》（1990年版）	防风 去净芦头及杂质，洗净，润透，切薄片，干燥
《浙江省中药炮制规范》（2005年版）	防风 取原药，除去残茎等杂质及毛状物，抢水洗净，略润，切厚片，干燥
《安徽省中药饮片炮制规范》（2005年版）	防风 取原药材，除去杂质，洗净，润透，切厚片，干燥，筛去碎屑
《河南省中药饮片炮制规范》（2005年版）	生用拣去杂质除去芦头，抢水洗净，捞出，润透后切顶刀片0.6～1mm厚，晒干 炒炭取防风片置锅内，用中火炒至外呈黑色，内呈黑褐色为度，喷洒凉水适量，灭尽火星，取出，晾一夜
《辽宁省中药炮制规范》（1987年版）	防风 捡净杂质，除去残茎，洗净，润透后切片，晒或烘干，筛去灰土
《湖南省中药饮片炮制规范》（2010年版）	防风 取原药材，除去杂质，洗净，润透，切短段片，干燥

（三）防风饮片现代炮制研究

秦建等[1]采用正交优选法，考察防风饮片切片厚度、干燥温度、干燥时间3个因素，以升麻素苷和5-*O*-甲基维斯阿米醇苷、挥发油、水分含量为指标优选最佳炮制工艺。结果表明最佳炮制工艺为防风切片厚度3mm，

60℃进行干燥，干燥时间为1.5小时最合理，适合批量生产。徐新[2]采用正交试验法探讨防风饮片的炮制工艺，考察干燥温度、干燥时间两个因素，以升麻素苷和5-*O*-甲基维斯阿米醇苷、挥发油、水分含量为指标优选最佳炮制工艺。结果最佳炮制工艺为50℃温度烘干1小时。

防风炮制品主要以生品为主。药典中防风的炮制方法也仅为净制，各地炮制方法基本相同，但没有规范的炮制工艺和严格的指标来控制，因此必须完善防风的炮制规范和质量标准，确保防风的质量和临床疗效。

六画

（四）防风饮片炮制工艺研究总结

1．历史文献 净制（去芦）、焙制、炙制、酒制、麸炒制、蜜炙、醋煮、酒拌炒、黄芪汁拌、蜜水炒，以净制为最常见。

2．历版《中国药典》 以防风生品最为常用。

3．各省市炮制规范 防风、炒防风、蜜防风及防风炭等，以生品最为常用。

4．现代研究文献 以净制为最常用。

综合上述研究结果，制定防风的炮制工艺为：

防风 除去杂质，洗净，润透，切厚片，干燥。

参考文献

[1] 秦建，闫玉梅，彭瑞潭，等．防风饮片的炮制工艺研究[J]．中国现代药物应用，2011，5(5):120-121.

[2] 徐新．防风饮片炮制工艺研究[J]．中国药业，2006，15(19):44.

Hong hua 红花

药材来源 本品为菊科植物红花*Carthamus tinctorius* L.的干燥花。

采收加工 夏季花由黄变红时采摘，阴干或晒干。

红花饮片炮制规范

【饮片品名】红花。

【饮片来源】本品为红花药材经净制后的炮制品。

【炮制方法】去除花萼、花梗等杂质，筛去碎屑，即得。

【饮片性状】本品为不带子房的管状花，长1～2cm。表面红黄色或红色。花冠筒细长，先端5裂，裂片呈狭条形，长5～8cm；雄蕊5，花药聚合成筒状，黄白色；柱头长圆柱形，顶端微分叉。质柔软。气微香，味微苦。

【质量控制】

鉴别 （1）本品粉末橙黄色。花冠、花丝、柱头碎片多见，有长管状分泌细胞常位于导管旁，直径约至66μm，含黄棕色至红棕色分泌物。花冠裂片顶端表皮细胞外壁突起呈短绒毛状。柱头和花柱上部表皮细胞分化成圆锥形单细胞毛，先端尖或稍钝。花粉粒类圆形、椭圆形或橄榄形，直径约至60μm，具3个萌发孔，外壁有齿状突起。草酸钙方晶存在于薄壁细胞中，直径2～6μm。

（2）取本品粉末0.5g，加80%丙酮溶液5ml，密塞，振摇15分钟，静置，取上清液作为供试品溶液。另取红花对照药材0.5g，同法制成对照药材溶液。照薄层色谱法试验，吸取上述两种溶液各5μl，分别点于同一硅胶H薄层板上，以乙酸乙酯-甲酸-水-甲醇（7∶2∶3∶0.4）为展开剂，展开，取出，晾干。供试品色谱中，在与对照药材色谱相应的位置上，显相同颜色的斑点。

检查 杂质 不得过2%。

水分 不得过13.0%（第二法）。

总灰分 不得过15.0%。

酸不溶性灰分 不得过5.0%。

吸光度 红色素 取本品，置硅胶干燥器中干燥24小时，研成细粉，取约0.25g，精密称定，置锥形瓶中，加80%丙酮溶液50ml，连接冷凝器，置50℃水浴上温浸90分钟，放冷，用3号垂熔玻璃漏斗滤过，收集滤液于100ml量瓶中，用80%丙酮溶液25ml分次洗涤，洗液并入量瓶中，加80%丙酮溶液至刻度。摇匀，照紫外-可见分光光度法，在518nm的波长处测定吸光度，不得低于0.20。

浸出物 不得少于30.0%（冷浸法）。

含量测定 羟基红花黄色素A 照高效液相色谱法测定。

色谱条件与系统适用性试验 以十八烷基硅烷键合硅胶为填充剂；以甲醇-乙腈-0.7%磷酸溶液（26∶2∶72）为流动相；检测波长为403nm。理论板数按羟基红花黄色素A峰计算应不低于3000。

对照品溶液的制备 取羟基红花黄色素A对照品适量，精密称定，加25%甲醇制成每1ml含0.13mg的溶液，即得。

供试品溶液的制备 取本品粉末（过三号筛）约0.4g，精密称定，置具塞锥形瓶中，精密加入25%甲醇50ml，称定重量，超声处理（功率300W，频率50kHz）40分钟，放冷，再称定重量，用25%甲醇补足减失的重量，摇匀，滤过，取续滤液，即得。

测定法 分别精密吸取对照品溶液与供试品溶液各10μl，注入液相色谱仪，测定，即得。

本品按干燥品计算，含羟基红花黄色素A（$C_{27}H_{32}O_{16}$）不得少于1.0%。

山柰素 照高效液相色谱法测定。

色谱条件与系统适用性试验 以十八烷基硅烷键合硅胶为填充剂；以甲醇-0.4%磷酸溶液（52∶48）为流动相；检测波长为367nm。理论板数按山柰素峰计算应不低于3000。

对照品溶液的制备 取山柰素对照品适量，精密称定，加甲醇制成每1ml含9μg的溶液，即得。

供试品溶液的制备 取本品粉末（过三号筛）约0.5g，精密称定，置具塞锥形瓶中，精密加入甲醇25ml，称定重量，加热回流30分钟。放冷，再称定重量，用甲醇补足减失的重量，摇匀，滤过，精密量取续滤液15ml，置平底烧瓶中，加盐酸溶液（15→37）5ml，摇匀，置水浴中加热水解30分钟，立即冷却，转移至25ml量瓶中，用甲醇稀释至刻度，摇匀，滤过，取续滤液，即得。

测定法 分别精密吸取对照品溶液与供试品溶液各10μl，注入液相色谱仪，测定，即得。

本品按干燥品计算，含山柰素（$C_{15}H_{10}O_6$）不得少于0.050%。

【性味与归经】辛，温。归心、肝经。

【功能与主治】活血通经，散瘀止痛。用于经闭，痛经，恶露不行，癥瘕痞块，胸痹心痛，瘀滞腹痛，胸胁刺痛，跌扑损伤，疮疡肿痛。

【用法与用量】3～10g。

【注意】孕妇慎用。

【贮藏】置阴凉干燥处，防蛀。

六画

红花饮片炮制操作规程

1．产品概述

（1）品名　红花。

（2）饮片规格　花。

2．生产依据　按照《中国药典》2015年版一部有关工艺要求及标准，以及拟定的饮片品种炮制工艺执行。

3．工艺流程　去除花萼、花梗等杂质，筛去碎屑，包装。

4．炮制工艺操作要求

（1）净选　除去杂质及花萼、花梗，筛去碎屑。

（2）包装　复合袋包装，包装损耗应不超过1.0%。

5．原料规格质量标准　符合《中国药典》2015年版一部红花药材项下的相关规定。

6．成品质量标准　符合本规范红花饮片项下的相关规定。

7．成品贮存及注意事项　置干燥处，防潮，防蛀。

8．工艺卫生要求　符合中药饮片GMP相关工艺卫生要求。

9．主要设备　振荡筛等设备。

红花饮片炮制规范起草说明

（一）红花炮制方法历史沿革

1．净制　宋代《总微》“洗”。

2．切制　切制方法历代多用研捣，金元时期《汤液》“搓碎用。”到宋代《证类》“捣如末。”《朱氏》“细擘”。

3．炮制

（1）酒制

①酒煮：明代《金匮》、明代《蒙筌》均曰“酒煮方妙”。到清代《金鉴》“三两炒黄色入醇酒大壶同煮三五滚去红花用汁”。

②酒洗：明代《明医》“酒洗”。《景岳》“酒洗，炒制”。

③酒炒：金元时期《丹溪》“酒炒”。

④酒浸：明代《仁术》“酒浸，醋浸者略焙”。到清代《增广》“酒浸烘干”。

⑤酒蒸：明代《回春》“酒蒸”。到清代《金鉴》“三两炒黄色入好酒四碗蒸三五滚，去渣取汁听用”。

⑥酒喷：明代《必读》“酒喷烘干。”

（2）醋制　宋代《圣惠方》“一十两以好醋二升浸二宿滤出火焙令干又入醋内又焙令干以醋尽为度。”

（3）盐制　宋代《圣惠方》“一两入盐一分炒令黄”。

（4）炒制　宋代《总录》“微炒”“炒”。

（5）焙制　宋代《总录》“洗，焙干”。《朱氏》“剉焙”。

（6）泔制　明代《乘雅》“红兰花，捣揉片刻，入水再揉，再布袋绞去黄汁，又捣，更以酸酸粟米泔淘绞合干，用青蒿覆一宿，阴干收之”。

（7）甘草水制　清代《良朋》“红花甘草水煮”。

（8）烘制　清代《笺正》“红花，隔纸烘干”。

历代炮制历史沿革见表1。

表1　红花炮制历史沿革简况

朝代	沿用方法	新增方法	文献出处
汉代		酒煮方妙	《金匮》

续表

朝代	沿用方法	新增方法	文献出处
宋代	炒红花	一十两以好醋二升浸二宿滤出火焙令干又入醋内又焙令干以醋尽为度亦打碎	《圣惠方》
		细擘；剉焙	《朱氏》
		洗，焙干；微炒	《总录》
		捣如末	《证类》
金元时期	炒红花	红花酒洗，炒制	《丹溪》
		搓碎用	《汤液》
明代	炒红花 酒洗，炒制	红花入药手揉碎……多用则破血通经，酒煮方妙，少用则如血养心，水煎却宜	《蒙筌》
		红花，酒浸，醋浸者略焙	《仁术》
		酒洗，炒黄，酒炒	《景岳》
		红兰花，捣揉片刻，入水再揉，再布袋绞去黄汁，又捣，更以酸酸粟米泔淘绞合干，用青蒿覆一宿，阴干收之	《乘雅》
		酒喷烘干	《必读》
		酒蒸	《回春》
		酒洗	《明医》
清代	炒红花	阴干收之 红花甘草水煮	《良朋》
		红花，隔纸烘干	《笺正》
		三两炒黄色入好酒四碗蒸三五滚，去渣取汁听用	《金鉴》
		酒浸烘干	《增广》

共有32部古代文献记载红花的炮制方法，其中以酒喷微焙、炒红花、酒炒记载居多，其次为酒洗、酒浸、酒煮，个别记载有剉焙、酒蒸、甘草水煮、炒后蒸、隔纸烘干等方法。

（二）红花饮片药典及地方炮制规范

净制：拣去杂质，筛去土即得。

现代炮制方法见表2。

表2　《中国药典》及各地炮制规范收载的红花炮制方法

药典及规范	炮制方法
《中国药典》（1963年版）	拣去杂质，筛去土即得
《安徽省中药饮片炮制规范》（2005年版）	取原药材，除去杂质，筛去灰屑
《北京市中药饮片炮制规范》（2008年版）	取原药材，去除杂质，筛去灰屑
《福建省中药炮制规范》（1988年版）	捡净杂质
《河南省中药饮片炮制规范》（2005年版）	红花　除去杂质，筛去灰屑 炒红花　取净红花，照清炒法用文火炒至黄棕色或暗红色 红花炭　取净红花，照炒炭法炒至焦黑色
《湖南省中药饮片炮制规范》（2010年版）	取原药材，拣去杂质，梗叶，筛净灰屑
《吉林省中药炮制标准》（1986年版）	除去杂质，筛去灰屑
《上海市中药饮片炮制规范》（2008年版）	将原药除去杂质，筛去灰屑
《浙江省中药炮制规范》（2005年版）	取原药，除去杂质。筛去灰屑
《广西壮族自治区中药饮片炮制规范》（2007年版）	除去花萼、花柄等杂质，筛去灰屑

续表

药典及规范	炮制方法
《贵州省中药饮片炮制规范》（2005 年版）	取原药材，除去杂质及花萼、花梗，筛去灰屑
《重庆市中药饮片炮制规范及标准》（2006 年版）	除去杂质
《山东省中药炮制规范》（1990 年版）	去净杂质，花萼及花柄，筛去灰屑
《江西省中药炮制规范》（1991 年版）	取原药，除去杂质
《湖北省中药饮片炮制规范》（2009 年版）	除去杂质，筛去灰屑
《广东省中药炮制规范》（1984 年版）	除去杂质
《全国中药炮制规范》（1988 年版）	取原药材，除去杂质，筛去灰屑
《天津市中药饮片炮制规范》（2012 年版）	取原药材，将粘连块揉开，除去杂质
《山西中药炮制规范》（1984 年版）	取原药材，去净杂质、叶萼、花柄及灰屑
《黑龙江省中药饮片炮制规范及标准（2012 年）	取原药材，除去杂质，花萼及花柄，筛去碎屑，即得
《江苏省中药饮片炮制规范》（2002 年版）	取原药材，除去杂质
《陕西省中药饮片标准》（2007 年版）	取药材红花，除去杂质

（三）红花饮片现代炮制研究

张翠英等[1]以羟基红花黄色素A，山柰素和槲皮素的含量为考察指标，火候大小，闷润时间和加醋量三因素，进行综合加权法对醋红花的炮制工艺进行研究，优选出最佳炮制工艺：每100kg红花加醋20kg拌匀，闷润50分钟，用中火炒至黄棕色。但红花经过醋制后，羟基红花黄色素A、山柰素、槲皮素含量均有所降低，说明加热醋制对羟基红花黄色素A和槲皮素的损失比较严重。

冯志华等[2]研究了微生物发酵炮制法对红花抗氧化活性的影响。发酵后红花降血清总胆固醇和抗轻自由基氧化能力提高。

何晨等[3]利用具有高纤溶酶活性的地衣芽孢杆菌C2-13发酵炮制中药红花以增强整体溶血栓药效的研究，发现在同等剂量下（1000U/ml）A红发组（红花与C2-13共发酵组）比其余各组均有缩短血栓长度（$P<0.01$）；明显延长凝血酶原时间（PT）（$P<0.05$）。凝血酶时间（TT）（$P<0.05$）和活化的部分凝血活酶时间（APTT）（$P<0.01$）；显著缩短优球蛋白溶解时间（ELT）（$P<0.01$）的作用。结论：红花通过C2-13菌种发酵炮制后可提高纤溶活性、抗凝作用，增强溶血栓药效。

席鹏洲等[4]探索了红花产地加工的最佳方法。采用晾晒、阴干、恒温烘干以及红外干燥四种干燥方法，以外观、折干率、有效成分等指标评价。结果表明在外观等方面晾晒法极显著优于阴干法，但是在有效成分含量等方面阴干法显著优于晾晒法，其他两种干燥方法次之。从加工方法操作的可行性来看，晾晒干燥法是目前研究发现的最佳产地加工方法，此方法可以作为红花GAP基地规范化加工干燥的重要方法，阴干法可以作为阴雨天的备用方法。

乐世俊等[5]采用体外抗氧化活性（包括DPPH自由基清除法、ABTS自由基清除法和FRAP法）为导向，筛选红花抗氧化活性部位，随后对活性部位进行成分分离与抗氧化效应评价。从红花活性部位水部位中分离得到5个成分，分别鉴定为6-羟基山柰酚-3, 6, 7-三-*O*-*β*-D-葡萄糖苷、6-羟基山柰酚-3-*O*-*β*-芸香糖苷-6-*O*-*β*-D葡萄糖苷、6-羟基山柰酚-3-*O*-*β*-D-葡萄糖苷、羟基红花黄色素A和脱水红花黄色素B。通过对红花不同极性部位和单体成分进行抗氧化效应比较，发现水部位的抗氧化活性较显著，从中分离得到6-羟基山柰酚糖苷类和醌式查尔酮碳苷类主要活性物质。

（四）红花饮片炮制工艺研究总结

1. 历史文献 酒喷微焙、炒红花、酒炒的记载居多，其次酒洗、酒浸、酒煮，个别记载有剉焙、酒蒸、甘草水煮、炒后蒸、隔纸烘干等红花炮制方法。

2. 历版《中国药典》 红花，以红花为最常用。

3. 各省市炮制规范 红花、红花炭，以红花为最常用。

4. 现代研究文献 醋制、微生物发酵、产地加工、化学成分、药理作用。

综合上述研究结果，制定红花的炮制工艺为：

红花 去除花萼、花梗等杂质，筛去碎屑，即得。

六画

参考文献

[1] 张翠英, 李振国, 马晓峰, 等. 醋红花炮制工艺的优选[J]. 中成药, 2007, 29(6):859-862.

[2] 冯志华, 孙启玲, 米坤, 等. 微生物发酵炮制法对红花抗氧化活性的影响[J]. 中草药, 2004, 36(6):630-633.

[3] 何晨, 金钊, 冯志华, 等. 芽孢杆菌发酵炮制中药红花增强溶血栓药效研究[J]. 中国中药杂志, 2005, 30(5):340-343.

[4] 席鹏洲, 张燕, 马存德, 等. 红花产地加工技术研究[J]. 现代中药研究与实践, 2014, 28(4):3-6.

[5] 乐世俊, 唐于平, 王林艳, 等. 红花中黄酮类化合物的分离与体外抗氧化研究[J]. 中国中药杂志, 2014, 39(17):3295-3300.

Hong dou kou 红豆蔻

药材来源 本品为姜科植物大高良姜*Alpinia galanga* Willd.的干燥成熟果实。

采收加工 秋季果实变红时采收，除去杂质，阴干。

红豆蔻饮片炮制规范

【饮片品名】红豆蔻。

【饮片来源】本品为红豆蔻药材净制后的炮制品。

【炮制方法】取原药材，除去杂质，用时捣碎。

【饮片性状】本品呈长球形，中部略细，长0.7～1.2cm，直径0.5～0.7cm。表面红棕色或暗红色，略皱缩，顶端有黄白色管状宿萼，基部有果梗痕。果皮薄，易破碎。种子6，扁圆形或三角状多面形，黑棕色或红棕色，外被黄白色膜质假种皮，胚乳灰白色。气香，味辛辣。

【质量控制】

鉴别 （1）种子横切面：假种皮细胞4～7列，圆形或切向延长，壁稍厚。种皮的外层为1～5列非木化厚壁纤维，呈圆形或多角形，直径13～45μm，其下为1列扁平的黄棕色或深棕色色素细胞；油细胞1列，方形或长方形，直径16～54μm；色素层细胞3～5列，含红棕色物，内种皮为1列栅状厚壁细胞，长约65μm，宽约30μm，黄棕色或红棕色，内壁及靠内方的侧壁极厚，胞腔偏外侧，内含硅质块。外胚乳细胞充满淀粉粒团，偶见草酸钙小方晶。内胚乳细胞含糊粉粒及脂肪油滴。

（2）取本品粉末1g，加乙醚20ml，超声处理10分钟，滤过，残渣再加乙醚10ml洗涤一次，滤过，合并乙醚液，蒸干，残渣加乙酸乙酯1ml使溶解，作为供试品溶液。另取红豆蔻对照药材1g，同法制成对照药材溶液。照薄层色谱法试验，吸取上述两种溶液各5～10μl，分别点于同一硅胶GF_{254}薄层板上，以环己烷-乙酸乙酯（17∶3）为展开剂，展开，取出，晾干，置紫外光灯（254nm）下检视。供试品色谱中，在与对照药材色谱相应的位置上，显三个相同颜色的荧光斑点。喷以5%香草醛硫酸溶液。在105℃加热至斑点显色清晰。供试品色谱中，在与对照药材色谱相应的位置上，显三个相同颜色的斑点。

含量测定 取本品种子，照挥发油测定法测定。

本品种子含挥发油不得少于0.40%（ml/g）。

【性味与归经】辛，温。归脾、肺经。

【功能与主治】燥湿散寒，醒脾消食。用于脘腹冷痛，食积胀满，呕吐泄泻，饮酒过多。

【用法与用量】3～6g。

【贮藏】置阴凉干燥处，防蛀。

红豆蔻炮制操作规程

1．产品概述

（1）品名 红豆蔻。

（2）规格 果实。

2．生产依据 按照《中国药典》2015年版一部有关工艺要求及标准，以及拟定的饮片品种炮制工艺执行。

3．工艺流程 取原药材，除去杂质，用时捣碎。

4．炮制工艺操作要求

（1）净选 除去杂质，用12号筛筛去灰屑，用时捣碎。

（2）包装 称重，封装，封口。贴上标签。

5．原料规格质量标准 符合《中国药典》2015年版一部红豆蔻药材项下的相关规定。

6．成品质量标准 符合本规范红豆蔻饮片项下的相关规定。

7．成品贮存及注意事项 置通风干燥处。

8．工艺卫生要求 符合中药饮片GMP相关工艺卫生要求。

9．主要生产设备 包装机等设备。

红豆蔻饮片炮制规范起草说明

（一）红豆蔻饮片炮制方法历史沿革

1．净制 去皮（宋《圣惠方》）。为末（宋《卫生家宝方》）

2．炒制 宜炒过入药（明《纲目》）。

历代炮制历史沿革见表1。

从红豆蔻的历史沿革考证来看，红豆蔻的炮制品种主要是生品入药，为净制，用时捣碎的炮制方法。

表1 红豆蔻饮片炮制历史沿革简况

朝代	炮制方法	文献出处
宋	去皮	《圣惠方》
	为末	《卫生家宝方》
明	宜炒过入药	《纲目》

六画

（二）红豆蔻饮片药典及地方炮制规范

现代炮制方法见表2。

表2 《中国药典》及各地炮制规范收载的红豆蔻炮制方法

药典及规范	炮制方法
《中国药典》（1963年版）	红豆蔻　拣净杂质，筛去泥屑，用时捣碎即得
《中国药典》（1977年版） 《中国药典》（1985年版） 《中国药典》（1990年版） 《中国药典》（1995年版） 《中国药典》（2000年版） 《中国药典》（2005年版） 《中国药典》（2010年版） 《中国药典》（2015年版）	红豆蔻　除去杂质，用时捣碎
《北京市中药饮片炮制规范》（2008年版）	红豆蔻　取原药材，除去杂质，筛去灰屑。每100kg红豆蔻，用黄酒20～30kg
《上海市中药饮片炮制规范》（2008年版）	红豆蔻　将原药除去杂质，筛去灰屑
《福建省中药炮制规范》（1998年版）	红豆蔻　除去杂质，用时捣碎
《广东省中药炮制规范》（1984年版）	红豆蔻　原药除去杂质，用时捣碎
《贵州省中药饮片炮制规范》（2005年版）	红豆蔻　原药除去杂质，用时捣碎
《吉林省中药炮制标准》（1986年版）	红豆蔻　除去杂质，筛去灰屑，用时捣碎
《江西省中药炮制规范》（1991年版）	红豆蔻　原药除去杂质，用时捣碎
《山东省中药炮制规范》（1990年版）	红豆蔻　除去杂质，筛去灰屑
《安徽省中药饮片炮制规范》（2005年版）	红豆蔻　取原药材，除去杂质
《辽宁省中药炮制规范》（1987年版）	红豆蔻　拣净杂质，筛去灰土。用时捣碎
《河南省中药饮片炮制规范》（2005年版）	红豆蔻　拣去杂质，筛去灰屑。用时捣碎
《湖南省中药饮片炮制规范》（2010年版）	红豆蔻　拣去杂质，筛去灰屑，用时打碎即得
《浙江省中药炮制规范》（2005年版）	红豆蔻　取原药，除去杂质。筛去灰屑。用时捣碎

药典及各省地方规范中红豆蔻的品种均为生用，炮制方法为净制，用时捣碎。

（三）红豆蔻饮片现代炮制研究

关于红豆蔻的炮制研究研究文献未见报道。

（四）红豆蔻饮片炮制工艺研究总结

1．历史文献　红豆蔻的品种主要是生品入药，炮制方法也均为净制。

2．历版《中国药典》　除去杂质，用时捣碎。

3．各省市炮制规范　均为净制。

综合上述研究结果，制定红豆蔻的炮制工艺为：

红豆蔻　取原药材，除去杂质，用时捣碎。

Mai dong
麦冬

药材来源　本品为百合科植物麦冬*Ophiopogon japonicus* (L.f) Ker-Gawl.的干燥块根。

采收加工　夏季采挖，洗净，反复暴晒、堆置，至七八成干，除去须根，干燥。

麦冬饮片炮制规范

【饮片品名】麦冬。

【饮片来源】本品为麦冬药材的炮制品。

【炮制方法】取原药材，除去杂质，洗净，润透，轧扁，干燥。

【饮片性状】本品呈纺锤形或压扁的纺锤形，两端略尖，长1.5～3cm，直径0.3～0.6cm。或为不规则的碎块。表面淡黄色或灰黄色，有细纵纹。质柔韧，断面黄白色，半透明，中柱细小。气微香，味甘、微苦。

【质量控制】

鉴别　（1）本品横切面：表皮细胞1列或脱落，根被为3～5列木化细胞。皮层宽广，散有含草酸钙针晶束的黏液细胞，有的针晶直径至10μm；内皮层细胞壁均匀增厚，木化，有通道细胞，外侧为1列石细胞，其内壁及侧壁增厚，纹孔细密。中柱较小，韧皮部束16～22个，木质部由导管、管胞、木纤维以及内侧的木化细胞连结成环层。髓小，薄壁细胞类圆形。

（2）取本品2g，剪碎，加三氯甲烷-甲醇（7∶3）混合溶液20ml，浸泡3小时，超声处理30分钟，放冷，滤过，滤液蒸干，残渣加三氯甲烷0.5ml使溶解，作为供试品溶液。另取麦冬对照药材2g，同法制成对照药材溶液。照薄层色谱法试验，吸取上述两种溶液各6μl，分别点于同一硅胶GF_{254}薄层板上，以甲苯-甲醇-冰醋酸（80∶5∶0.1）为展开剂，展开，取出，晾干，置紫外光灯（254nm）下检视。供试品色谱中，在与对照药材色谱相应的位置上，显相同颜色的斑点。

检查　水分　不得过18.0%（第二法）。

总灰分　不得过5.0%。

浸出物　照水溶性浸出物测定法，不得少于60.0%（冷浸法）。

含量测定　对照品溶液的制备　取鲁斯可皂苷元对照品适量，精密称定，加甲醇制成每1ml含50μg的溶液，即得。

标准曲线的制备　精密量取对照品溶液0.5ml、1ml、2ml、3ml、4ml、5ml、6ml，分别置具塞试管中，于水浴中挥干溶剂，精密加入高氯酸10ml，摇匀，置热水中保温15分钟，取出，冰水冷却，以相应的试剂为空白，照紫外-可见分光光度法，在397nm波长处测定吸光度，以吸光度为纵坐标，浓度为横坐标，绘制标准曲线。

测定法　取本品细粉约3g，精密称定，置具塞锥形瓶中，精密加入甲醇50ml，称定重量，加热回流2小时，放冷，再称定重量，用甲醇补足减失的重量，摇匀，滤过，精密量取续滤液25ml，回收溶剂至干，残渣加水10ml使溶解，用水饱和正丁醇振摇提取5次，每次10ml，合并正丁醇液，用氨试液洗涤2次，每次5ml，弃去氨液，正丁醇液蒸干。残渣用80%甲醇溶解，转移至50ml量瓶中，加80%甲醇至刻度，摇匀。精密量取供试品溶液2～5ml，置10ml具塞试管中，照标准曲线的制备项下的方法，自“于水浴中挥干溶剂”起，依法测定吸光度，从标准曲线上读出供试品溶液中鲁斯可皂苷元的重量，计算，即得。

本品按干燥品计算，含麦冬总皂苷以鲁斯可皂苷元（$C_{27}H_{42}O_4$）计，不得少于0.12%。

【性味与归经】甘、微苦，微寒。归心、肺、胃经。

【功能与主治】养阴生津，润肺清心。用于肺燥干咳，阴虚痨嗽，喉痹咽痛，津伤口渴，内热消渴，心烦失眠，肠燥便秘。

【用法与用量】6～12g。

【贮藏】置阴凉干燥处，防蛀。

麦冬饮片炮制操作规程

1．产品概述

（1）品名　麦冬。

（2）规格　个。

2．生产依据　按照《中国药典》2015年版一部有关工艺要求及标准，以及拟定的饮片品种炮制工艺执行。

3．工艺流程　取原药材，除去杂质，洗净，润透，轧扁，干燥。

（1）取原药材，除去杂质，牛皮纸包装。

（2）取除去杂质后的原药材，放入水中漂洗干净，捞出；将浸泡后的麦冬捞出，闷润至透；轧扁；干燥；牛皮纸包装。

4．炮制工艺操作要求

（1）挑拣　除去杂质。

（2）清洗　取除去杂质后的原药材，放入水中漂洗干净，捞出。

（3）闷透　将浸泡后的麦冬捞出，闷润至透。

（4）轧扁　轧扁。

（5）干燥　干燥。

（6）包装　牛皮纸包装。

5．原料规格（等级）质量标准　符合《中国药典》2015年版一部麦冬药材项下的相关规定。

6．成品质量标准　符合本规范制订的麦冬炮制规范正文中的相关规定。

7．成品贮存及注意事项　置通风干燥处，防蛀。

8．工艺卫生要求　符合中药饮片GMP相关工艺卫生要求。

9．主要设备　烘干箱、包装机等设备。

麦冬饮片炮制规范起草说明

（一）麦冬炮制方法历史沿革

1．净制　皆微润抽去心《玉函》；用之汤泽，抽去心，不尔令人烦《集注》；温水洗去心用，不令心烦，惟伤寒科带心《证类》；去皮《妇人》；去芦《世医》；捶扁《本草述》；凡入汤液，以滚水润湿，少倾，抽去心，或以瓦焙软，乘热去心《纲目》。

2．切制　薄切《集注》；剉碎《圣惠方》；捣膏《正宗》。

3．炮制

（1）取汁　入汤皆切，三捣三绞，取汁。汤成去滓下之，煮五六沸，依如升数，不可共药煮之《千金》。

（2）熬　去心熬《外台》。

（3）焙　去心焙《圣惠方》；去心捶扁极薄晒干，加隔纸焙焦用《从众录》。

（4）炒　微炒《圣惠方》；炒焦《从众录》。

（5）酒制　酒浸去心《汤液》；或以竹刀连心切作薄片，醇酒浸一宿，连酒磨细，入布囊内揉出白浆，点生姜汁、苦杏仁末各少许，频搅数百下，久之澄清去酒，晒干收用。入汤膏亦连心用，方合土德全体，今人去心，不知所何本也《乘雅》；酒浸去心《拾遗》。

（6）盐炒　去心盐炒《保元》。

（7）姜汁炒　去心姜汁炒《说约》。

（8）米炒　去心糯米拌炒《幼幼》；或拌米炒黄《从新》。

（9）拌衣　朱砂拌炒《幼幼》，青黛拌《医醇》。

历代炮制历史沿革见表1。

表1　麦冬炮制历史沿革简况

朝代	沿用方法	新增方法	文献出处
汉代		皆微润抽去心	《玉函》
南北朝	抽去心	用之汤泽，抽去心，不尔令人烦 薄切	《集注》
唐代	去心	入汤皆切，三捣三绞，取汁。汤成去滓下之，煮五六沸，依如升数，不可共药煮之	《千金》
		去心熬	《外台》
宋	去心	温水洗去心用，不令心烦，惟伤寒科带心用	《证类》
		去皮	《妇人》
元	去心	去芦	《得效》
		酒浸去心	《汤液》
明	去心	剉碎 去心焙 微炒	《圣惠方》
		凡入汤液，以滚水润湿，少倾，抽去心，或以瓦焙软，乘热去心	《纲目》
		去心盐炒	《保元》
		捣膏	《正宗》
清	去心 炒 酒浸去心	或以竹刀连心切作薄片，醇酒浸一宿，连酒磨细，入布囊内揉出白浆，点生姜汁、苦杏仁末各少许，频搅数百下，久之澄清去酒，晒干收用。入汤膏亦连心用，方合土德全体，今人去心，不知所何本也	《乘雅》
		捶扁	《本草述》
		去心糯米拌炒 朱砂拌炒	《幼幼》
		或拌米炒黄	《从新》
		去心姜汁炒	《说约》
		酒浸去心	《拾遗》
		青黛拌	《医醇》
		去心捶扁极薄晒干，加隔纸焙焦用 炒焦	《从众录》

（二）麦冬饮片药典及地方炮制规范

1．净制　除去杂质，去心。

2．切制　轧扁或切段。

3．炮制

朱麦冬　取净麦冬，喷水少许，微润，加朱砂细粉，拌匀，取出，晾干。

现代炮制方法见表2。

表2　《中国药典》及各地炮制规范收载的麦冬炮制方法

药典及规范	炮制方法
《中国药典》（1963年版）	取拣净的麦冬，用水浸泡，捞出，润透后抽去心，洗净捞出，晒干，即得
《中国药典》（1977年版） 《中国药典》（1985年版） 《中国药典》（1990年版） 《中国药典》（1995年版） 《中国药典》（2000年版） 《中国药典》（2005年版） 《中国药典》（2010年版） 《中国药典》（2015年版）	除去杂质，洗净，润透，轧扁，干燥

续表

药典及规范	炮制方法
《全国中药炮制规范》（1988 年版）	麦冬　取原药材，除去杂质，洗净，干燥 朱麦冬　取净麦冬，喷水少许，微润，加朱砂细粉，拌匀，取出，晾干。每麦冬 100kg，用朱砂粉 2kg
《湖南省中药饮片炮制规范》（2010 年版）	麦冬　取原药材，除去杂质，洗净，润透，轧扁，干燥，晒去碎屑 炙麦冬　取净麦冬，照蜜炙法炒至黄色，不粘手为度。每 100kg 麦冬，用炼蜜 12kg 朱麦冬　取净麦冬，喷水少许，微润，加水飞朱砂细粉，拌匀，取出，晾干
《湖北省中药饮片炮制规范》（2009 年版）	除去杂质，洗净，润透，轧扁，干燥
《北京市中药饮片炮制规范》（2008 年版）	取原药材，除去杂质
《上海市中药饮片炮制规范》（2008 年版）	麦冬　将原药材除去黑色油只、残留的须根等杂质，快洗，润透，轧扁，干燥，筛去灰屑 炒麦冬　将麦冬清炒至微具焦斑，筛去灰屑
《江西省中药饮片炮制规范》（2008 年版）	麦冬　除去杂质，洗净，润透，轧扁，去心或不去心，干燥 朱麦冬　取净麦冬，喷少许清水，撒入飞朱砂细粉，拌匀，取出，干燥。每麦冬 100kg，用飞朱砂 2kg
《重庆市中药饮片炮制规范及标准》（2006 年版）	除去杂质，洗净，润透，轧扁，干燥
《天津市中药饮片炮制规范》（2005 年版）	麦冬　取原药材，除去杂质及须根 朱麦冬　取净麦冬，喷水少许，微润，加朱砂细粉，拌匀，取出，晾干。每麦冬 100kg，用飞朱砂 3kg
《浙江省中药炮制规范》（2005 年版）	麦冬　取原药，除去杂质，洗净，润软，轧扁或切段，干燥 炒麦冬　取麦冬，炒至表面上深黄色，微鼓起，略具焦斑时，取出，摊凉 黛麦冬　取青黛，与麦冬拌匀，至表面被均匀地粘附时为度。每麦冬 100kg，用青黛 1kg
《贵州省中药饮片炮制规范》（2005 年版）	取原药材，除去杂质，洗净，晾至半干，轧扁，干燥
《安徽省中药饮片炮制规范》（2004 年版）	麦冬　取原药材，除去杂质及黑色油者，洗净，或晾至半干，轧扁或压扁，干燥 朱麦冬　取净麦冬，润湿，用朱砂细粉拌匀，染成红色，干燥。每麦冬 100kg，用朱砂 2kg
《山东省中药炮制规范》（2002 年版）	去净杂质，洗净，润软，扎扁，干燥
《吉林省中药炮制标准》（1986 年版）	除去杂质
《四川省中药饮片炮制规范》（1984 年版）	麦冬拣去杂质 朱麦冬取净麦冬，加入极细朱砂粉末拌匀。每麦冬 100kg，用朱砂 4kg
《甘肃省中药炮制规范》（1980 年版）	①除去杂质，晒去灰屑；②清水清洗，捞出，润透，抽去内心，晒干

从古代文献资料中可以看出，历代沿用过的麦冬炮制方法有多种。其中以去心、捶扁为常见方法。现代炮制方法仍沿用去心、轧扁的方法。

（三）麦冬饮片现代炮制研究

经查阅国内数据库，暂未发现有关麦冬净制工艺的研究文献。

（四）麦冬饮片炮制工艺研究总结

1. 历史文献　净制（去心、去皮、去芦），切制（切片、剉碎、捣膏），取汁、熬、焙、炒（微炒、炒焦）、酒制（酒浸去心、酒姜汁苦杏仁制）、盐炒、姜汁炒、米炒、拌衣（朱砂拌炒、青黛拌）。

2. 历版《中国药典》　除1963年版药典要求去心，其他皆为：除去杂质，洗净，润透，轧扁，干燥。

3. 各省市地方规范　以净制为主，个别地方规范要求去心。

综合上述研究结果，制定麦冬的炮制工艺为：

麦冬　取原药材，除去杂质，洗净，润透，轧扁，干燥。

Mai ya

麦芽

药材来源 本品为禾本科植物大麦*Hordeum vulgare* L.的成熟果实经发芽干燥的炮制加工品。

采收加工 将麦粒用水浸泡后，保持适宜温、湿度，待幼芽长至约5mm时，晒干或低温干燥。

麦芽饮片炮制规范

【饮片品名】麦芽、炒麦芽。

（一）麦芽

【饮片来源】本品为麦芽药材净制后的炮制品。

【炮制方法】取原药材，除去杂质。

【饮片性状】本品呈梭形，长8~12mm，直径3~4mm。表面淡黄色，背面为外稃包围，具5脉；腹面为内稃包围。除去内外稃后，腹面有1条纵沟；基部胚根处生出幼芽和须根，幼芽长披针状条形，长约5mm。须根数条，纤细而弯曲。质硬，断面白色，粉性。气微，味微甘。

【质量控制】

鉴别 （1）本品粉末灰白色。淀粉粒单粒类圆形，直径3~60μm，脐点人字形或裂隙状。稃片外表皮表面观长细胞与2个短细胞（栓化细胞、硅质细胞）交互排列；长细胞壁厚，紧密深波状弯曲，短细胞类圆形，有稀疏壁孔。麦芒非腺毛细长，多碎断；稃片表皮非腺毛壁较薄，长80~230μm；鳞片非腺毛锥形，壁稍厚，长30~110μm。

（2）取本品粉末5g，加无水乙醇30ml，超声处理40分钟，滤过，滤液加50%氢氧化钾溶液1.5ml，加热回流15分钟，置冰浴中冷却5分钟，用石油醚（30~60℃）振摇提取3次，每次10ml，合并石油醚液，挥干，残渣加乙酸乙酯1ml使溶解，作为供试品溶液。另取麦芽对照药材5g，同法制成对照药材溶液。照薄层色谱法试验，吸取上述两种溶液各2μl，分别点于同一硅胶G薄层板上，使成条状，以甲苯-三氯甲烷-乙酸乙酯（10∶10∶2）为展开剂，展开，取出，晾干，再以甲苯-三氯甲烷-乙酸乙酯（10∶10∶1）为展开剂，展开，取出，晾干，喷以15%硝酸乙醇溶液，在100℃加热至斑点显色清晰，置紫外光灯（365nm）下检视。供试品色谱中，在与对照药材色谱相应的位置上，显相同颜色的荧光斑点。

检查 水分 不得过13.0%（第二法）。

总灰分 不得过5.0%。

出芽率 不得少于85%。

黄曲霉毒素 本品每1000g含黄曲霉毒素B_1不得过5μg，黄曲霉毒素G_2、黄曲霉毒素G_1、黄曲霉毒素B_2和黄曲霉毒素B_1总量不得过10μg。

（二）炒麦芽

【饮片来源】本品为麦芽清炒后的炮制品。

【炮制方法】取净麦芽，置已加热的炒制容器内，文火炒至棕黄色，放凉，筛去灰屑，即得。

【饮片性状】本品形如麦芽，表面棕黄色，偶有焦斑。有香气，味微苦。

【质量控制】

鉴别 同麦芽。

检查 水分 不得过12.0%。

总灰分 不得过4.0%。

【性味与归经】甘，平。归脾、胃经。

【功能与主治】行气消食，健脾开胃，回乳消胀。用于食积不消，脘腹胀痛，脾虚食少，乳汁郁积，乳房胀痛，妇女断乳，肝郁胁痛，肝胃气痛。炒麦芽行气消食回乳。用于食积不消，妇女断乳。

【用法与用量】10~15g；回乳炒用60g。

【贮藏】置阴凉干燥处，防蛀。

麦芽饮片炮制操作规程

（一）麦芽

1．产品概述

（1）品名　麦芽。

（2）规格　种子。

2．生产依据　按照《中国药典》2015年版一部有关工艺要求及标准，以及拟定的饮片品种炮制工艺执行。

3．工艺流程　取原药材，除去杂质。

4．炮制工艺操作要求

（1）净制　除去杂质，筛去灰屑。

（2）包装　根据本品包装规格要求进行包装。

5．原料规格质量标准　符合《中国药典》2015年版一部麦芽药材项下的相关规定。

6．成品质量标准　符合本规范麦芽项下的相关规定。

7．成品贮存及注意事项　置通风干燥处，防蛀，防油、防潮。

8．工艺卫生要求　符合中药饮片GMP相关工艺卫生要求。

9．主要设备　振动筛等设备。

（二）炒麦芽

1．产品概述

（1）品名　炒麦芽。

（2）规格　炒黄。

2．生产依据　按照《中国药典》2015年版一部有关工艺要求及标准，以及拟定的饮片品种炮制工艺执行。

3．工艺流程　取净麦芽，置已加热的炒制容器内，文火炒至棕黄色，放凉，筛去灰屑，即得。

4．炮制工艺操作要求

（1）炮炙　取净制后的麦芽，中火加热，至炒药机温度达200℃时，投入麦芽，炒制7分钟，至麦芽成深黄色时，取出，放凉。

（2）筛选　平面式振动筛，筛去药屑碎末。

（3）精选　将净药物平摊于工作台上，挑选出混在净药物中不符合质量要求的败片。

（4）包装　根据本品包装规格要求进行包装。

5．原料规格质量标准　符合本规范麦芽饮片项下的相关规定。

6．成品质量标准　符合本规范炒麦芽饮片项下的相关规定。

7．成品贮存及注意事项　置通风干燥处，防蛀，防油、防潮。

8．工艺卫生要求　符合中药饮片GMP相关工艺卫生要求。

9．主要设备　炒药机、振动筛等设备。

麦芽饮片炮制规范起草说明

（一）麦芽饮片炮制方法历史沿革

炒法是麦芽炮制体系中最重要的炮制方法之一，由晋至清一直沿用；炒制在晋代《肘后》中要求“熬（炒）令黄香”；唐代的《千金》记载：“微炒”；唐《外台》记载“炒黄”；宋代《圣惠方》中记载“微炒黄”；明《宋氏》记载“炒熟”；清《害利》以“炒焦”记载。现在主要的炮制方法有生用、炒制。

麦芽采用巴豆制的方法主要出现在明代，如明《普济方》中记载：“半斤，用巴豆三钱炒黄色，去巴豆”“或用巴豆肉炒麦芽，文武火，候豆焦赤为度，用纸包裹一夜，次早拣去巴豆不用”；《准绳》中记载：“半两，巴豆三十七个，去皮心，同麦芽炒，令麦芽紫色，去巴豆不用，以蘖为末”。

麦芽发芽法在明《品汇》中记载：“去芒壳水渍，置罨暖处生芽为蘖”；明《通玄》记载：“麦芽即大麦，水浸生芽者”。

麦芽其他炮制方法，如煨制，在明《景岳》中已有记载；炒炭在清《得配》记载为“炒黑用”。焙制在元代《活幼》中记载“焙干”。

历代炮制历史沿革见表1

表1 麦芽炮制历史沿革简况

朝代	沿用方法	新增方法	文献出处
晋代		熬（炒）令黄香	《肘后》
唐代		微炒	《千金》
	炒黄		《外台》
宋代	微炒黄		《圣惠方》
元代		焙干	《活幼》
明代		炒熟	《宋氏》
		用巴豆炒黄色	《普济方》
		巴豆去皮心，同麦芽炒，令麦芽紫色	《准绳》
		去芒壳水渍，置罨暖处生芽为蘖	《品汇》
		麦芽即大麦，水浸生芽者 煨制	《通玄》 《景岳》
清代		炒焦	《害利》
		炒黑用	《得配》

麦芽历史炮制方法主要有炒黄、炒焦、炒炭等。不同炮制方法在流传的过程中虽表述有差异，但炮制目的基本一致。

（二）麦芽饮片药典及地方炮制规范

现代炮制方法见表2。

表2 《中国药典》及各地炮制规范收载的麦芽炮制方法

药典及规范	炮制方法
《中国药典》（1963 年版）	麦芽 取拣净的大麦，用水浸泡至六、七成透，捞出，至能排水的容器内，盖好，每日淋水一次，保持湿度，至发芽长约 1 分寸时，取出，晒干即得 炒麦芽 取麦芽，置锅内用文火炒至深黄色，取出，风晾即得 焦麦芽 取麦芽，置锅内用武火炒至焦黄色，微喷清水，取出，风干即得
《中国药典》（1977 年版） 《中国药典》（1985 年版）	麦芽 除去杂质 炒麦芽 取净麦芽，照清炒法炒至棕黄色 焦麦芽取净麦芽，照炒焦法炒至焦黄色
《中国药典》（1990 年版） 《中国药典》（1995 年版） 《中国药典》（2000 年版） 《中国药典》（2005 年版） 《中国药典》（2010 年版） 《中国药典》（2015 年版）	麦芽 除去杂质 炒麦芽 取净麦芽，照清炒法炒至棕黄色，放凉，筛去灰屑 焦麦芽 取净麦芽，照清炒法炒至焦褐色，放凉，筛去灰屑
《安徽省中药饮片炮制规范》（2005 年版）	麦芽 取成熟而饱满的净大麦果实，照发芽法，使其胚芽萌发至 0.5 ~ 1cm 时，干燥 炒麦芽 取净麦芽，照炒黄法，炒至表面深黄色，微有焦斑 焦麦芽 取净麦芽，照炒焦法，炒至表面焦黄色，有焦香气
《浙江省中药炮制规范》（2005 年版）	麦芽 取原药，除去杂质 炒麦芽 取麦芽，炒至表面深黄色，微具焦斑时，取出，摊凉。筛去灰屑 焦麦芽 取麦芽，炒至有爆裂声、香气逸出、表面焦黄色时，取出，摊凉。筛去灰屑

续表

药典及规范	炮制方法
《上海市中药饮片炮制规范》（2008 年版）	生麦芽　将原药除去杂质，过 10 目筛，筛去灰屑 炒麦芽　取生麦芽，置烧热的锅内，用文火炒至微具焦斑，放凉，筛去灰屑
《北京市中药饮片炮制规范》（2008 年版）	麦芽　取原药材，除去杂质 炒麦芽取净麦芽，置热锅内，用文火炒至表面棕黄色，微鼓起时，取出，晾凉 焦麦芽　取净麦芽，置热锅内，用火 90～120℃炒至表面焦褐色，取出，晾凉
《福建省中药炮制规范》（1988 年版）	麦芽　将麦粒用水浸泡后，保持适宜温湿度，至芽长 0.5cm 时，取出晒干或低温干燥，除去杂质 炒麦芽　取净麦芽，照炒黄法炒至深黄色 焦麦芽　取净麦芽，照炒焦法炒至表面焦黄色
《广东省中药饮片炮制规范》（2011 年版）	麸炒麦芽　取麸皮撒入热炒制容器内，待冒烟时，加入净麦芽，用文火炒至表面呈黄色，取出，筛去麸皮，摊晾。每 100kg 净麦芽，用麸皮 10kg
《贵州省中药饮片炮制规范》（2005 年版）	生麦芽　选取颗粒饱满的大麦，用清水浸泡 3～4 小时，捞出，置竹箩内，上面覆盖湿蒲包，保温 20℃左右，经常淋水并每 4～8 小时翻动 1 次以保持湿润和透气，待芽萌发至 5mm 时，取出，低温干燥 炒麦芽　取净生麦芽，照清炒法用文火炒制棕黄色 焦麦芽　取净生麦芽，照清炒法用文火炒至焦黄色
《江西省中药饮片炮制规范》（2008 年版）	麦芽　除去杂质，筛去灰屑 炒麦芽　取净生麦芽，照清炒法用文火炒至棕黄色，放凉，筛去灰屑 焦麦芽　取净生麦芽，照清炒法用武火炒至焦黄色，放凉，筛去灰屑
《湖南省中药饮片炮制规范》（2010 年版）	麦芽　取原药材，除去杂质，筛去灰屑
《河南省中药饮片炮制规范》（2005 年版）	发芽除去杂质
《江苏省中药饮片炮制规范》（2002 年版）	麦芽　取颗粒饱满大麦，用清水浸泡 3～4 小时，捞出，置竹箩内，上面覆盖湿蒲包，保温 20℃左右进行催芽。发芽时必须经常淋水、翻动，每 4～8 小时翻动一次，保持湿润和透气，待萌芽发至约 5cm 时，取出晒干或低温干燥
《甘肃省中药炮制规范》（1998 年版）	麦芽　将大麦除去杂质，用清水浸泡 2～4 小时，捞出，置于能排水的容器内，用湿布盖好，每日淋水 2～3 次，待全部长出根芽后，取出，晒干 炒麦芽　将净麦芽置锅内，用文火炒成黄色时，出锅，摊开，晾凉 焦麦芽将净麦芽置锅内，用武火炒成焦黄色时，洒水适量，出锅，摊开，晾凉
《山东省中药炮制规范》（2002 年版）	麦芽　去净杂质
《四川省中药饮片炮制规范》（2002 年版）	麦芽　除去杂质，筛去灰屑 炒麦芽　取净麦芽，照清炒法炒至深黄色 焦麦芽　取净麦芽照清炒法炒至焦黄色
《吉林省中药炮制标准》（1986 年版）	炒麦芽　取麦芽，置锅中，用文火炒至微黄色，取出，晾凉
《陕西省中药饮片标准》（2008 年版）	麦芽　取药材麦芽，除去杂质 炒麦芽　取饮片麦芽，照清炒法炒至棕黄色
《广西壮族自治区中药饮片炮制规范》（2007 年版）	生麦芽　除去杂质，筛去灰屑
《天津市中药饮片炮制规范》（2005）	麦芽　取原药材，除去杂质，或取净大麦，发芽后，干燥
《重庆市中药饮片炮制规范及标准》（2006 年版）	麦芽　除去杂质，筛去灰屑
《湖北省中药饮片炮制规范》（2009 年版）	麦芽　除去杂质，筛去灰屑

七画

续表

药典及规范	炮制方法
《全国中药炮制规范》（1988 年版）	麦芽　取净大麦，用清水浸泡 3 ~ 4 小时，捞出，置能排水的容器内，盖好，每日淋水 2 ~ 3 次，保持湿润，至芽长 2 ~ 3cm 时，取出晒干

药典收载麦芽、炒麦芽及焦麦芽。1963年版药典经发芽过程制得后，在1977年版药典给予简化修改，一直沿用至今。

（三）麦芽饮片现代炮制研究

凌俊红[1]以麦芽中总黄酮含量为指标，采用正交实验设计方案，研究炒麦芽和焦麦芽的最佳炮制工艺。结果发现在200℃炒制30分钟和230℃炒制10分钟与炒麦芽的性状相符合，230℃炒制10分钟合格率高，炒制时间短，为炒麦芽的最佳炒制工艺。在230℃炒制20分钟和在260℃炒制20分钟与焦麦芽的性状相符合，但在260℃炒制20分钟的合格率高，因此焦麦芽的最佳炮制工艺为加热温度260℃，炒制时间20分钟。同时进行了相应的中试试验，合格率均达到了95%以上。邱孟等[2]以炒制品合格率、麦黄酮含量、总黄酮含量为考察指标，并采用综合评分的方法将3个指标转化为单指标分类后进行直观及方差分析，优选出炒麦芽最佳工艺为炒制温度为200℃，炒制时间20分钟，每分钟翻炒12次。

关怀等[3]采用烘法炮制麦芽，并与炒麦芽相比较，以淀粉酶活性、水浸出物为指标进行烘法过程的研究。通过正交实验，发现烘法炮制炒麦芽，加热温度和加热时间均为炮制工艺的显著影响因素，且二者之间存在交互作用。以140℃加热20分钟烘制的炮制品的质量最佳。

（四）麦芽饮片炮制工艺研究总结

1. 历史文献　历代炮制方法有："熬（炒）令黄香""微炒""炒黄""炒熟""炒焦""巴豆制""发芽法""煨制""炒炭""焙干"。以炒黄、炒焦、炒炭等为主。

2. 历版《中国药典》　生用、炒黄、炒焦。

3. 各省市炮制规范　生用、炒黄、炒焦，以炒黄为最常用。

4. 现代研究文献　现代炮制方法主要有生用、炒黄、炒焦。

综合上述研究结果，制定麦芽的炮制工艺为：

麦芽　取原药材，除去杂质。

炒麦芽　取净麦芽，置已加热的炒制容器内，文火炒至棕黄色，放凉，筛去灰屑，即得。

参考文献

[1] 凌俊红. 麦芽的化学成分及炮制学研究[D]. 沈阳:沈阳药科大学, 2005.

[2] 邱孟, 刘庆. 综合评分法优化麦芽炮制工艺[J]. 中药材, 2007, 30(7):778-780.

[3] 关怀, 王地, 陈昕, 等. 烘法加工中药炮制品炒麦芽的工艺研究[J]. 北京中医杂志, 2002, 21(2):114-116.

七画

Chi shi zhi

赤石脂

药材来源 本品为硅酸盐类矿物多水高岭石族多水高岭石，主含四水硅酸铝［$Al_4(Si_4O_{10})(OH)_8 \cdot 4H_2O$］。

采收加工 采挖后，除去杂石。

赤石脂饮片炮制规范

【饮片品名】赤石脂、煅赤石脂。

（一）赤石脂

【饮片来源】本品为赤石脂药材经打碎或研细粉后的炮制品。

【炮制方法】除去杂质，打碎或研细粉。

【饮片性状】本品为块状集合体，呈不规则的块状。粉红色、红色至紫红色，或有红白相间的花纹。质软，易碎，断面有的具蜡样光泽。吸水性强。具黏土气，味淡，嚼之无沙粒感。

（二）煅赤石脂

【饮片来源】本品为赤石脂经明锻后的炮制品。

【炮制方法】取净赤石脂，碾成细粉，用醋调匀，搓条，切段，干燥，置适宜的容器内，煅至红透，取出，放凉。用时捣碎。

每100kg赤石脂，用醋30kg。

【饮片性状】本品呈圆柱形段状。表面灰蓝色或浅黄红色。质坚脆，易砸碎，断面不平坦。吸水性强，用舌舔之粘舌。具醋酸气。

【性味与归经】甘、酸、涩，温。归大肠、胃经。

【功能与主治】涩肠，止血，生肌敛疮。用于久泻久痢，大便出血，崩漏带下；外治疮疡久溃不敛，湿疮脓水浸淫。

【用法与用量】9～12g，先煎。外用适量，研末敷患处。

【贮藏】置干燥处，防潮。

赤石脂饮片炮制操作规程

（一）赤石脂

1．产品概述

（1）品名　赤石脂。

（2）规格　碎块或细粉。

2．生产依据　按照《中国药典》2015年版一部有关工艺要求及标准，以及拟定的饮片品种炮制工艺执行。

3．工艺流程　除去杂质，打碎或研细粉。

4．炮制工艺操作要求

（1）挑选　除去杂质。

（2）粉碎　破碎成小颗粒。

5．原料规格（等级）质量标准　符合《中国药典》2015年版一部赤石脂药材项下的相关规定。

6．成品质量标准　符合本规范制订的赤石脂炮制规范正文中的相关规定。

7．成品贮存及注意事项　置干燥处，防潮。

8．工艺卫生要求　符合中药饮片GMP相关工艺卫生要求。

9．主要设备　粉碎机、包装机等设备。

（二）煅赤石脂

1．产品概述

（1）品名　煅赤石脂。

（2）规格　碎块。

2．生产依据　按照《中国药典》2015年版一部有关工艺要求及标准，以及拟定的饮片品种炮制工艺执行。

3．工艺流程　取净赤石脂，碾成细粉，用醋调匀，搓条，切段，干燥，置适宜的容器内，煅至红透，取出，放凉。用时捣碎。

每100kg赤石脂，用醋30kg。

七画

4．炮制工艺操作要求

（1）粉碎　用粉碎机，粉碎成细粉。

（2）混合　取赤石脂细粉与醋调匀，每100kg赤石脂，用醋30kg。

（3）搓条　混匀后的赤石脂搓制成条。

（4）干燥　干燥。

（5）煅制　取干燥后的赤石脂条，置煅药炉中，煅至红透，取出，放凉。

（6）包装　牛皮纸包装。

5．原料规格（等级）质量标准　符合《中国药典》2015年版一部赤石脂药材项下的相关规定。

6．成品质量标准　符合本规范赤石脂饮片项下的相关规定。

7．成品贮存及注意事项　置干燥处，防潮。

8．工艺卫生要求　符合中药饮片GMP相关工艺卫生要求。

9．主要设备　煅药炉、粉碎机、混合机、烘干机、包装机等设备。

赤石脂饮片炮制规范起草说明

（一）赤石脂炮制方法历史沿革

1．净制　"用新汲水投入器中，搅不住手了，倾作一盆，如此飞过三度，澄者去之，取飞过者，任入药中使用"《证类》。"拣去土"《药证》。"水飞"《医学》。"制研如粉新汲水飞过晒干"《原始》。"凡使须研如粉，以新汲水投器中，搅不住手飞三度，澄者去之，取飞过者入药用，水飞数次再用"《重楼》。水飞现已不用。

2．切制　"碎"《玉函》。"筛末"《玉函》。"切"《外台》。"凡使，须研如粉"《证类》。"捣碎"《圣惠方》。"块剉"《总病论》。"杵罗为末如面"《证类》。"研细末"《普济方》。"剉小块"《普济方》。"修治，研如粉"《乘雅》。"仲景用石脂只另㕮咀，不为细末，亦有深情"《握灵》。"研细宜调服"《必用》。"筛用"《金鉴》。"一半剉一半筛末"《金鉴》。"捣碎"《串雅内》。

3．炮制

（1）煅法

①煅制："烧"《圣惠方》。"凡使，须于炭火中煅通赤，取出放冷，研细水飞过，放入药用"《局方》。"烧赤"《总微》。"煅"《三因》。"作小块入坩埚内，盐泥固济，候干，用炭十斤煅通红，火尽为度，入地炕埋，出火毒二宿"《世医》。"火煅红"《普济方》。"火（煅）通赤，放冷细研水飞三次，晒干"《奇效》。"亦有火煅水飞者"《纲目》。煅法沿用至今。

②煅后醋淬："烧赤投醋中滤出"《圣惠方》。"煅醋淬"《三因》。"煅，醋淬七次"《济生方》。"醋淬水飞"《朱氏》。"烧红醋淬七次"《扁鹊》。"醋淬，水飞过，搜作锭子，候十分干，入沙内，养火三日，罐子埋地中，出火毒一宿"《世医》。"一两，用炭火内煅通红，醋三升淬干，研为极细末"《奇效》。"火煅醋淬才研"《蒙筌》。火煅醋淬法，沿用至今。

（2）醋制　捣碎，醋拌匀湿，于生铁铫子内，慢火炒令干，研如粉《奇效》。现已不用。

（3）煨制　"煨"《奇效》。现已不用。

历代炮制历史沿革见表1。

表1　赤石脂炮制历史沿革简况

朝代	沿用方法	新增方法	文献出处
唐以前		水飞法：用新汲水投于器中，搅不住手了，倾作一盆，如此飞过三度，澄者去之，取飞过者，任入药中使用	《本经》
			《雷公》

续表

朝代	沿用方法	新增方法	文献出处
宋代	水飞	醋淬，如烧赤投醋中滤出	《圣惠方》
		凡使，须于炭火中煅通赤，取出放冷，研细水飞过，方入药用	《太平惠民和剂局方》
明代		粉碎多采用捣碎、研粉等，如"研细末"	《普济方》
		醋炒，如捣碎，醋拌匀湿，于生铁铫子内，慢火炒令干，研如粉	《奇效良方》

历代对赤石脂的炮制方法较多，内容很丰富，主要有碎、筛、研、烧、煅、淬、水飞等，有加辅料的，也有不加辅料的，辅料仅醋一种，至今火煅醋淬仍为赤石脂炮制的主流方法，但亦有不少是生用的。

（二）赤石脂饮片药典及地方炮制规范

1．净制 除去杂质。

2．切制 打碎或研细粉。

3．炮制

（1）明煅 取赤石脂细粉，用醋调匀，搓条，切段，干燥，照明煅法煅至红透。用时捣碎。

（2）醋煅 取净赤石脂，碾成细粉，用醋和适量清水调匀，搓条，切段，干燥。置无烟炉火上，用武火加热煅至红透，取出，晾凉，研粉。每100kg赤石脂，用米醋30kg。

现代炮制方法见表2。

表2 《中国药典》及各地炮制规范收载的赤石脂炮制方法

药典及规范	炮制方法
《中国药典》（1963年版）	赤石脂 选择红色细腻如脂的块状体，除去杂石、泥土即得 煅赤石脂 拣去杂质，碾成细分，用醋和匀，搓条，切段，晒干，置坩埚内在无烟炉火中煅红透，取出，晾凉即得
《中国药典》（1977年版） 《中国药典》（1985年版） 《中国药典》（1990年版） 《中国药典》（1995年版） 《中国药典》（2000年版） 《中国药典》（2005年版） 《中国药典》（2010年版）	赤石脂 除去杂质，打碎或研细粉 煅赤石脂 取赤石脂细粉，用醋调匀，搓条，切段，晒干，照煅法煅至红透
《中国药典》（2015年版）	赤石脂 除去杂质，打碎或研细粉 煅赤石脂 取赤石脂细粉，用醋调匀，搓条，切段，干燥，照明煅法煅至红透。用时捣碎
《全国中药炮制规范》（1988年版）	取净赤石脂，碾成细粉，用醋和适量清水调匀，搓条，切段，干燥。置无烟炉火上，用武火加热煅至红透，取出，晾凉，研粉。每100kg赤石脂，用米醋30kg 取净赤石脂，置无烟炉火上，用武火加热，煅至红透，取出，放凉，捣成粗末
《湖南省中药饮片炮制规范》（2010年版）	取赤石脂细粉，用醋调匀，搓条，切段，干燥，照明煅法煅至红透，取出，晒干，研粉
《湖北省中药饮片炮制规范》（2009年版）	取净赤石脂粉，用醋调匀，搓条，切段，干燥，照明煅法煅至红透。用时捣碎。每100kg赤石脂，用米醋30kg
《北京市中药饮片炮制规范》（2008年版）	取原药材，除去杂质，研成细粉，取赤石脂细粉，加米醋调匀，搓条，切大段（2.5～3cm），干燥；再置煅炉或适宜容器内，煅（550℃，1小时）至红透，取出，晾凉（每100kg赤石脂，用米醋40kg）
《江西省中药饮片炮制规范》（2008年版）	（1）取赤石脂细粉，用醋调匀，搓条，切段，干燥，照明煅法煅至红透，用时捣碎 （2）取净赤石脂，置适宜容器内，煅制红透，取出，放凉，用时碾碎
《重庆市中药饮片炮制规范及标准》（2006年版）	取净赤石脂粉，用醋调匀，搓条，切段，干燥，照明煅法煅至红透。用时捣碎；或取净赤石脂块，照明煅法煅至红透，碾细粉。每100kg赤石脂，用米醋30kg
《河南省中药饮片炮制规范》（2005年版）	取赤石脂细粉，用醋调匀，搓条，切段，干燥，照明煅法煅至红透。用时捣碎 取净赤石脂，照明煅法煅至红透，取出，放凉，捣成粗末

续表

药典及规范	炮制方法
《天津市中药饮片炮制规范》（2005年年版）	取赤石脂，烧煅至红透，取出，醋淬，取出，干燥，破碎成粗颗粒。每赤石脂100kg，用醋40kg
《贵州省中药饮片炮制规范》（2005年版）	取净赤石脂块，照明煅法，煅制紫黑色，捣碎或研成细粉；或取赤石脂细粉，用醋调匀，搓条，切段，干燥，照明煅法煅至红透，用时捣碎
《安徽省中药饮片炮制规范》（2004年版）	取净赤石脂细粉，用米醋及适量清水调匀搓条，切段，干燥。再照明煅法，煅至红透，取出，放凉，碾碎。或碾成细粉。每100kg赤石脂，用米醋30kg
《山东省中药炮制规范》（2002年版）	将净赤石脂碾成细粉，用米醋调匀，搓条切段或制成饼，干燥后，放入耐火容器内，置无烟的炉火中，武火煅烧至红透时，取出，放凉，捣碎或碾成细粉。每100kg赤石脂块，用米醋30kg
《吉林省中药炮制标准》（1986年版）	取净赤石脂，碾成细粉，用醋和水调匀，做成小饼，晒干，置适宜容器内，用武火煅至红透，取出，晾凉。每100kg赤石石脂，用米醋10kg
《四川省中药炮制规范》（1984年版）	取赤石脂块，照明煅法煅至红透，取出，放凉，碾成细粉
《甘肃省中药炮制规范》（1980年版）	将净石脂碾成细粉，用醋合匀，搓条切段，晒干，置砂锅内，放无烟火沪中，烧至红透，取出，晾凉
《辽宁省中药炮制规范》（1975年版）	取赤石脂，碾成细粉，用米醋和匀，做成直径约3cm大的小圆饼，置容器内，加热煅至内外红透为度，取出，放凉，粉碎成粗粉。每100kg赤石石脂，用米醋30kg

（三）赤石脂饮片现代炮制研究

张太山等[1]通过比较赤石脂不同炮制工艺，通过比对水溶性浸出物、保留锰元素、止血作用、用醋量等，认为煅块醋淬品药效优于煅条醋淬品。

李萍等[2]通过比较赤石脂传统煅和微波炮制后微量元素的含量，筛选出最佳的炮制工艺为微波煅制。其具体的煅制参数为：取净赤石脂500g，加醋90g混匀后置微波炉中，煅至酥脆取出，时间为20分钟。放凉后，粉碎。

（四）赤石脂饮片炮制工艺研究总结

1. 历史文献 炮制方法历代主要有碎、筛、研、烧、煅、淬、飞等，有加辅料的，也有不加辅料的，辅料仅醋一种，以煅制为最常见。

2. 历版《中国药典》 赤石脂、煅赤石脂等，以煅赤石脂为最常用。

3. 各省市炮制规范 赤石脂、煅赤石脂等，以煅赤石脂为最常用。

4. 现代研究文献 净制、切制、生赤石脂、煅赤石脂等，以煅赤石脂为最常用。

综合上述研究结果，制定赤石脂的炮制工艺为：

赤石脂 除去杂质，打碎或研细粉。

煅赤石脂 取净赤石脂，碾成细粉，用醋调匀，搓条，切段，干燥，置适宜的容器内，煅至红透，取出，放凉。用时捣碎。

每100kg赤石脂，用醋30kg。

参考文献

[1] 张太山, 张成元, 徐明善, 等. 赤石脂炮制工艺研究[J]. 中药材, 1993, 16(05):27-28.

[2] 李萍, 顾兴平, 黄涛, 等. 矿物类药材炮制前后微量元素的变化研究[J]. 中国药业, 2010, 19(15):13-14.

Chi shao

赤芍

药材来源　本品为毛茛科植物芍药*Paeonia lactiflora* Pall.或川赤芍*Paeonia veitchii* Lynch 的干燥根。

采收加工　春、秋二季采挖，除去根茎、须根及泥沙，晒干。

赤芍饮片炮制规范

【饮片品名】赤芍。

【饮片来源】本品为赤芍药材经切制后的炮制品。

【炮制方法】取原药材，除去杂质，粗细分开，洗净，加水浸泡2小时，取出，闷润透，切厚片，70℃干燥，筛去碎屑，包装，即得。

【饮片性状】本品为类圆形切片，外表皮棕褐色。切面粉白色或粉红色，皮部窄，木部放射状纹理明显，有的有裂隙。

【质量控制】

鉴别　（1）本品横切面：木栓层为数列棕色细胞。栓内层薄壁细胞切向延长。韧皮部较窄。形成层成环。木质部射线较宽，导管群作放射状排列，导管旁有木纤维。薄壁细胞含草酸钙簇晶，并含淀粉粒。

（2）取本品粉末0.5g，加乙醇10ml，振摇5分钟，滤过，滤液蒸干，残渣加乙醇2ml使溶解，作为供试品溶液。另取芍药苷对照品，加乙醇制成每1ml含2mg的溶液，作为对照品溶液。照薄层色谱法试验，吸取上述两种溶液各4μl，分别点于同一硅胶G薄层板上，以三氯甲烷-乙酸乙酯-甲醇-甲酸（40∶5∶10∶0.2）为展开剂，展开，取出，晾干，喷以5%香草醛硫酸溶液，加热至斑点显色清晰。供试品色谱中，在与对照品色谱相应的位置上，显相同的蓝紫色斑点。

含量测定　含芍药苷（$C_{23}H_{28}O_{11}$）不得少于1.5%。

【性味与归经】苦，微寒。归肝经。

【功能与主治】清热凉血，散瘀止痛。用于热入营血，温毒发斑，吐血衄血，目赤肿痛，肝郁胁痛，经闭痛经，癥瘕腹痛，跌扑损伤，痈肿疮疡。

【用法与用量】6～12g。

【注意】不宜与藜芦同用。

【贮藏】置阴凉干燥处，防霉，防蛀。

赤芍饮片炮制操作规程

1．产品概述

（1）品名　赤芍。

（2）规格　厚片。

2．生产依据　按照《中国药典》2015年版一部有关工艺要求及标准，以及拟定的饮片品种炮制工艺执行。

3．工艺流程　取原药材，除去杂质，粗细分开，洗净，加水浸泡2小时，取出，闷润透，切厚片，70℃干燥，筛去碎屑，包装，即得。

4．炮制工艺操作要求

（1）净选　除去杂质，粗细分开。

（2）洗润　洗净，加水浸泡2小时，取出，闷润透，粗档闷润约20～24小时，细档闷润约16～20小时。

（3）切制　切厚片。

（4）干燥　70℃干燥至水分为8%～13%。

（5）筛选　筛去药屑碎末。

（6）包装　复合袋包装，损耗应不超过1.0%。

5．原料规格质量标准　符合《中国药典》2015年版一部赤芍药材项下的相关规定。

6．成品质量标准　符合本规范赤芍饮片

七画

项下的相关规定。

7. 成品贮存及注意事项 置通风干燥处，防蛀。

8. 工艺卫生要求 符合中药饮片GMP相关工艺卫生要求。

9. 主要设备 洗药机、切药机、热风循环烘箱、振动筛等设备。

赤芍饮片炮制规范起草说明

（一）赤芍炮制方法历史沿革

1. 净制 去皮（元《丹溪》）。以竹片刮去粗皮（明《品汇》）。“用木芍药刮去皮。”（汉《玉函》）。“赤芍，以竹刀刮去粗皮”（明《品汇》）。

2. 切制 剉（宋《宝产》）。切片（清《害利》）。

3. 炮制

（1）酒制 酒制最早出现在唐代“赤芍药酒制”《理伤》。

①酒洗：清代记载有“赤芍：酒洗用”《逢原》。

②酒浸：唐代记载有“酒浸一宿”《理伤》。

③酒炒：宋清均记载有“炒，酒炒”（《妇人》《扁鹊》《害利》）。

（2）炒 明代记载有“赤芍，炒”《仙传外科集验方》。

①麸炒：明代记载有“麸炒”《保元》。

②炒黄：唐代记载有“炒黄”《产宝》。明代记载有“赤芍药，新瓦上煅成黑灰，存性三分为细末”《济阴》。

③川椒炒：金元时期和明代均有记载“川椒炒，去川椒”《奇效》。

（3）煨 金元时期和明代均有记载“煨用”（《仁术》《丹溪》）。

（4）锉 明代记载有“赤芍……细锉，微炒，生亦可用”《品汇》。

（5）醋炙 清代记载有“赤芍，醋炒”《备要》。清代“今人多生用，惟中寒以酒炒，入女人血药以醋炒”《钩元》。

（6）药汁制 金元时期有记载“泔浸去油，用川椒、葱白煮令黑色，焙用”《世医》。

（7）焙 宋代记载有“焙制”《洪氏》。

（8）蜜制 清代有记载“以竹刀刮去皮并头，剉细、蜜水拌蒸，从巳至未，晒干用”《钩元》。

（9）烧为灰 宋代有记载“烧为灰”《圣惠方》。

（10）水煎取汁 清代有记载“水煎取汁”《金鉴》。

历代炮制历史沿革见表1。

表1 赤芍炮制历史沿革简况

朝代	沿用方法	新增方法	文献出处
唐以前		蜜制	《雷公》
唐代		酒浸一宿	《理伤》
		炒黄	《产宝》
宋代	炒制 酒炒 酒浸	烧为灰	《圣惠方》
		焙制	《洪氏》
		微炒	《妇人》
		煮制	《百问》
		酒炒	《扁鹊》
		锉	《宝产》

续表

朝代	沿用方法	新增方法	文献出处
宋代	炒制 酒炒 酒浸	末	《博济方》
金元时期	酒浸 酒炒 炒黄 为末 锉	药汁制泔浸去油，用川椒、葱白煮令黑色，焙用	《世医》
		煨制煨，去皮	《丹溪》
		酒浸	《汤液》
明代	酒浸 酒炒 炒黄 为末 锉 煨 川椒炒	酒炒	《景岳》
		川椒炒，去川椒	《奇效》
		生用	《品汇》
		酒炒黄	《济阴》
		米泔浸	《医统大全》
		麸炒	《保元》
		酒浸，炒	《医方考》
清代	酒浸 酒炒 炒黄 为末 锉 煨 川椒炒	酒洗	《大成》
		蜜制以竹刀刮去皮并头，剉细、蜜水拌蒸，从巳至未，晒干用	《钩元》
		醋制、醋炒	《备要》
		水煎取汁	《金鉴》

从古代文献资料中可以看出，历代沿用过的赤芍炮制方法有十余种，所用的辅料有麦麸、酒、醋、米泔水、蜜等。其中以去皮、切制、炒制为常见方法，而酒炒法最为常用。现代炮制方法仍沿用净制切片为主流，其他方法少见承袭。赤芍炮制多以改变药性、便于保存为目的，也有根据临床病情改变辅料以增强协同药效的。

（二）赤芍饮片药典及地方炮制规范

1．净制 春、秋二季采挖，除去根茎、须根及泥沙。

2．切制 分开大小，洗净，润透，切薄片；也有按粗细分别洗净，用水泡至约七成透，捞出，润至内外湿度均匀，切片，晒或低温烘干；或取原药材，除去杂质，洗净，浸泡6～8小时，至约七成透时，取出，闷润12～24小时，至内外湿度一致，切厚片，干燥。

3．炮制

（1）赤芍 取原药材，除去杂质，分开大小条，洗净，润透，切厚片，干燥。

（2）炒赤芍 取赤芍片置锅内，用文火加热，炒至颜色加深，偶有焦斑，取出放凉。

（3）酒赤芍 取赤芍片，加黄酒拌匀，闷润，至锅内，用文火炒至微黄色，取出，放冷。赤芍每100kg，用黄酒15kg。

（4）麸炒赤芍 将锅烧热，撒入麦麸至冒烟时，投入赤芍片，炒至微黄色，筛取麦麸。赤芍片每100kg待炮炙品，用麸皮15kg。

（5）醋赤芍 取赤芍片，加米醋拌匀，闷润，置锅内，用文火炒至微黄色，取出，放冷。赤芍片每100kg，用醋20kg。

现代炮制方法见表2。

表2 《中国药典》及各地炮制规范收载的赤芍炮制方法

药典及规范	炮制方法
《中国药典》（1963年版）	拣去杂质，分开大小条，用水洗泡约七、八成透，捞出，晾晒，调至内外湿度均匀，切片，干燥即得

续表

药典及规范	炮制方法
《中国药典》（1977 年版） 《中国药典》（1985 年版） 《中国药典》（1990 年版） 《中国药典》（1995 年版） 《中国药典》（2000 年版） 《中国药典》（2005 年版） 《中国药典》（2010 年版） 《中国药典》（2015 年版）	除去杂质，分开大小条，洗净，润透，切片，干燥
《安徽省中药饮片炮制规范》（2005 年版）	赤芍　取原药材，除去杂质，大小分档，洗净，润透，切薄片，干燥，筛去碎屑 炒赤芍　取净赤芍片，照炒黄法，炒至微黄色
《广西壮族自治区中药饮片炮制规范》（2007 年版）	赤芍　除去杂质，洗净，润透，切薄片，干燥，筛去灰屑
《辽宁省中药炮制规范》（1975 年版）	赤芍　拣去杂质，按粗细分别洗净，用水泡至约七成透，捞出，润至内外湿度均匀，切片，晒或低温烘干
《云南省中药饮片炮制规范》（1986 年版）	赤芍　取原药材拣净杂质，分开大小，大条冬春浸泡 4～6 小时。小条浸泡 2～4 小时，大条秋夏浸泡 2～4 小时，小条浸泡 1～2 小时，捞出，润 18 小时。吸透心为度，取出。铡成厚约 1.5～2.5mm，晒或烘干即可
《江西省中药饮片炮制规范》（2008 年版）	赤芍　除去杂质，分开大小，洗净，润透，切厚片或刨薄片，干燥
《天津市中药饮片炮制规范》（2005 年版）	取原药材，除去杂质，洗净，润透，切薄片，干燥
《四川省中药饮片炮制规范》（1977 年版）	赤芍　取赤芍，除去杂质，洗净，润透，切成薄片，干燥
《贵州省中药饮片炮制规范》（2005 年版）	赤芍　取原药材，除去杂质，洗净，润透，切成薄片，干燥 酒炒赤芍　取净赤芍片，加酒拌炒，闷润，稍凉，照麸炒法炒至黄色
《江苏省中药饮片炮制规范》（1980 年版）	赤芍　将原药材捡去杂质，大小分档，洗净，润透，切薄片，干燥，筛去灰屑 炒赤芍　取净赤芍片用文火炒至表面呈棕黄色，取出
《浙江省中药炮制规范》（2005 年版）	赤芍　取原药材，出去杂质，大小分档，洗净，润软，切薄片或厚片，干燥 炒赤芍　取赤芍，炒至表面微具焦斑时，取出，摊凉
《河南省中药饮片炮制规范》（2005 年版）	赤芍　除去杂质，分开大小，洗净，润透，切厚片，干燥 炒赤芍　取净芍药片，照清炒法炒至颜色加深，微带焦斑 酒赤芍　取净赤芍片，照酒炙法炒至微黄色。每 100kg 赤芍片，用黄酒 12kg
《上海市中药饮片炮制规范》（2008 年版）	赤芍　将原药材除去杂质，洗净，润透，切成厚片，干燥，筛去灰屑 炒赤芍　将赤芍清炒至微具焦斑，筛去灰屑
《吉林省中药炮制标准》（1986 年版）	赤芍　除去杂质，洗净泥土，用水浸泡至约七成透时，捞出，润透，切 1.5mm 片，晒干
《山东省中药炮制规范》（2012 年版）	酒赤芍　取净赤芍片，用黄酒拌匀，闷润至黄酒吸尽，至锅内，文火炒至表面色泽加深，带焦斑时，取出，放凉
《重庆市中药饮片炮制规范及标准》（2005 年版）	赤芍　除去杂质，大小分开，洗净，润透，切厚片，干燥
《北京市中药饮片炮制规范》（2008 年版）	赤芍　取原药材，除去杂质，洗净，浸泡 6～8 小时，至约七成透时，取出，闷润 12～24 小时，至内外湿度一致，切厚片，干燥，筛去碎屑
《甘肃省中药炮制规范》（1980 年版）	赤芍　除去杂质，按粗细分开，剁去芦头，分别用清水浸泡至六七成透（1～2）小时，捞出，润透，切片，晒干 炒赤芍　将赤芍用文火炒成微黄色时，出锅，摊开，晾凉
《湖南省中药饮片炮制规范》（2010 年版）	赤芍　取原药材，除去杂质，分开大小，洗净，润透，切厚片，干燥，筛去碎屑 炒赤芍　取净赤芍片，照炒黄法炒至颜色加深 酒赤芍　取净赤芍片，照酒炙法炒至微黄色。每 100kg 赤芍，用酒 10kg
《浙江省中药炮制规范》（2015 年版）	炒赤芍　取赤芍饮片，照清炒法炒至表面微具焦斑时，取出，摊凉

（三）赤芍饮片现代炮制研究

周慧等[1]利用ESI-MS和HPLC-UV法研究赤芍炮制前后化学成分变化，将赤芍生品及炮制品的供试品溶液按赤芍色谱条件进行HPLC分析，实验结果表明：赤芍炮制后芍药苷含量均下降，但降低幅度不一；芍药苷的含量：生品>炒制品>酒制品。炮制后芍药苷的减少，是由于芍药苷不稳定，具挥发性，而炮制过程中由于温度较高，使芍药苷不同程度减少，使芍药性稍缓，以养血敛阴为主。

严玉平等[2]采用HPLC法测定赤芍、白芍等在SGT中使用时芍药苷的含量，结果表明芍药苷的含量差异为：赤芍SGT>酒炙白芍SGT>炒白芍SGT>去皮白芍SGT>白芍SGT。赤芍SGT、白芍SGT、酒炙白芍SGT之间有显著差异，去皮白芍SGT与白芍SGT，炒白芍SGT与白芍SGT之间无显著差异。

由会玲等[3]采用HPLC法对芍药及不同炮制品中芍药苷的含量进行了比较研究，结果为芍药苷含量：生赤芍>炒赤芍，结果显示：清炒赤芍、白芍中芍药苷含量虽然均高于生品，但没有显著差异，说明清炒对芍药苷含量无明显影响，但炒制可使其质地疏松，溶出度略有增加。

段文娟等[4]研究了赤芍及炮制品中主要化学成分的含量变化，结果表明炮制后赤芍的化学成分均呈不同程度的变化。没食子酸的含量：酒炙＞麸炒＞生品＞醋制；儿茶素的含量：生品＞酒炙＞麸炒＞醋制；芍药苷的含量：生品＞酒炙＞麸炒＞醋制；苯甲酸的含量：酒炙＞醋制＞麸炒＞生品；五没食子酰基葡萄糖：生品＞麸炒＞酒炙＞醋制；苯甲酰芍药苷的含量：生品＞酒炙＞麸炒＞醋制。从实验结果可知，炮制后的芍药苷和苯甲酰芍药苷的含量均比生品的含量低，苯甲酸的含量均比生高。

孙秀梅等[5]对芍药的炮制进行了研究，以芍药苷、丹皮酚、苯甲酸作为指标成分进行了含量测定，实验结果表明：芍药苷、丹皮酚、苯甲酸的含量：芍药根部较茎部为高。赤白芍除去根茎部是有道理的。

（四）赤芍饮片炮制工艺研究总结

1．历史文献 净制（刮去皮）、切制（锉、切片）、炒制（炒黄、麸炒）、川椒炒、火炮、焙制、酒制（酒浸、酒炒、酒洗）、药汁制、醋制（醋炒）、蜜制、葱盐炒、盐制等，以酒制为最常见。

2．历版《中国药典》 赤芍，炒赤芍药等，以赤芍为最常用。

3．各省市炮制规范 赤芍、炒赤芍、酒赤芍等，以炒赤芍为最常用。

4．现代研究文献 净制、切制、清炒、酒制等，以清炒为最常用。

综合上述研究结果，制定赤芍的炮制工艺为：

赤芍　取原药材，除去杂质，粗细分开，洗净，加水浸泡2小时，取出，闷润透，切厚片，70℃干燥，筛去碎屑，包装，即得。

参考文献

[1] 周慧, 宋凤瑞, 刘志强, 等. ESI-MS和HPLC-UV法研究大黄、黄柏、赤芍炮制前后化学成分变化[J]. 药物分析杂志, 2009, 29(6):883-888.

[2] 严玉平, 由会玲, 李国川, 等. 芍药及不同炮制品在芍药甘草汤中芍药苷含量的差异研究[J]. 中国药房, 2009, 20(6):463-464.

[3] 由会玲, 严玉平, 高艳芝, 等. 芍药及不同炮制品中芍药苷含量的比较研究[J]. 四川中医, 2009, 27(6):54-55.

七画

[4] 段文娟. 赤芍的化学成分研究及炮制品中主要化学成分的含量测定[D]. 沈阳: 沈阳药科大学, 2008.

[5] 孙秀梅, 张兆旺, 郑毅. 芍药药用的炮制研究[J]. 中国中药杂志, 1993, 18(7):441-413.

Yuan hua

芫花

药材来源　本品为瑞香科植物芫花*Daphne genkwa* Sieb.et Zucc.的干燥花蕾。

采收加工　春季花未开放时采收，除去杂质，干燥。

醋芫花饮片炮制规范

【饮片品名】芫花、醋芫花。

（一）芫花

【饮片来源】本品为芫花净制后的炮制品。

【炮制方法】取芫花药材，除去杂质。

【饮片性状】本品呈棒槌状，多弯曲，长1～1.7cm，直径约1.5mm；花被筒先端4裂，表面焦黄色，质软。气微，味甘、微辛。

【质量控制】

鉴别　（1）本品粉末：灰褐色。花粉粒黄色，类球形，直径23～45μm，表面有较明显的网状雕纹，萌发孔多数，散在。花被下表面有非腺毛，单细胞，多弯曲，长88～780μm，直径15～23μm，壁较厚，微具疣状突起。

（2）取本品粉末1g，加甲醇25ml，超声处理10分钟，滤过，滤液蒸干，残渣加乙醇1ml使溶解，作为供试品溶液。另取芫花对照药材1g，同法制成对照药材溶液。再取芫花素对照品，加甲醇制成每1ml含2mg的溶液，作为对照品溶液。照薄层色谱法试验，吸取上述三种溶液各4μl，分别点于同一硅胶G薄层板上。以甲苯-乙酸乙酯-甲酸（8∶4∶0.2）为展开剂，展开，取出，晾干，置紫外光灯（365nm）下检视。供试品色谱中，在与对照药材色谱和对照品色谱相应的位置上，显相同颜色的荧光斑点。

浸出物　照醇溶性浸出物测定法项下的热浸法测定，用稀乙醇作溶剂，不得少于20%。

含量测定　照高效液相色谱法测定。

色谱条件与系统适用性试验　以十八烷基硅烷键合硅胶为填充剂；以甲醇-水-冰醋酸（65∶35∶0.8）为流动相；检测波长为338nm。理论板数按芫花素峰计算应不低于6000。

对照品溶液的制备　取芫花素对照品适量，精密称定，加甲醇制成每1ml含90μg的溶液，即得。

供试品溶液的制备　取本品粉末（过四号筛）约0.5g，精密称定，置具塞锥形瓶中，精密加入甲醇25ml，称定重量，加热回流1小时，放冷，再称定重量，用甲醇补足减失的重量，摇匀，滤过，取续滤液，即得。

测定法　分别精密吸取对照品溶液与供试品溶液各10μl，注入液相色谱仪，测定，即得。

本品按干燥品计算，含芫花素（$C_{16}H_{12}O_5$）不得少于0.20%。

（二）醋芫花

【饮片来源】本品为芫花饮片经醋炙后的加工品。

【炮制方法】取净芫花，加醋拌匀，闷润30分钟，置预热适度的炒制容器内文火炒干，表面微黄色，取出放凉，即得。

每100kg芫花，用米醋30kg。

【饮片性状】本品呈棒槌状，多弯曲，长1～1.7cm，直径约1.5mm；花被筒先端4裂，表面焦黄色，质软。气微，微有醋香气，味甘、微辛。

【质量控制】

鉴别、浸出物、含量测定 同芫花饮片。

【性味与归经】苦、辛，温；有毒。归肺、脾、肾经。

【功能与主治】泻水逐饮；外用杀虫疗疮。用于水肿胀满，胸腹积水，痰饮积聚，气逆咳喘，二便不利；外治疥癣秃疮，痈肿，冻疮。

【用法与用量】1.5～3g。醋芫花研末吞服，一次0.6～0.9g，一日1次。外用适量。

【贮藏】置阴凉干燥处，防蛀。

芫花饮片炮制操作规程

（一）芫花

1．产品概述

（1）品名　芫花。

（2）规格　花。

2．生产依据　按照《中国药典》2015年版一部有关工艺要求及标准，以及拟定的饮片品种炮制规范执行。

3．工艺流程　取芫花药材，除去杂质，包装，即得。

4．炮制工艺操作要求

（1）净制　除去杂质。

（2）包装　复合袋手工包装，包装损耗应不超过2.0%。

5．原料规格质量标准　符合《中国药典》2015年版一部芫花药材项下的相关规定。

6．成品质量标准　符合本规范芫花饮片项下的相关规定。

7．成品贮存及注意事项　置通风干燥处，防霉，防蛀。

8．工艺卫生要求　符合中药饮片GMP相关工艺卫生要求。

9．主要设备　净制台等设备。

（二）醋芫花

1．产品概述

（1）品名　醋芫花。

（2）规格　花。

2．生产依据　按照《中国药典》2015年版一部有关工艺要求及标准，以及拟定的饮片品种炮制工艺执行。

3．工艺流程　取净芫花，加醋拌匀，闷润30分钟，置预热适度的炒制容器内文火炒干，表面微黄色，取出放凉，即得。

每100kg芫花，用米醋30kg。

4．炮制工艺操作要求

（1）净制　除去杂质。

（2）炙制　取净芫花，加醋拌匀，闷润30分钟，置预热适度的炒制容器内文火炒干，表面微黄色，取出放凉。

（3）包装　复合袋手工包装，包装损耗应不超过2.0%。

5．原料规格质量标准　符合本规范芫花饮片项下的相关规定。

6．成品质量标准　符合本规范醋芫花饮片项下的相关规定。

7．成品贮存及注意事项　置通风干燥处，防霉，防蛀。

8．工艺卫生要求　符合中药饮片GMP相关工艺卫生要求。

9．主要设备　炒药机等设备。

芫花饮片炮制规范起草说明

（一）芫花炮制方法历史沿革

1．净制　宋代记载有“去枝叶”《博济》，“去枝梗”《总微》。元代记载有“去梗叶”《世医》。

2．切制　明代记载有“挼碎用”《品汇》，“为末”《必读》。

3．炮制

（1）熬制　“熬令紫色”（《玉函》《肘后》）、“熬令赤”《千金》、“用当微熬，不可近眼”《纲目》。

（2）炒制　“炒”《外台》、“炒赤熬”《活人书》、“微炒焦黄”《世医》、“慢火炒紫色”《宝鉴》。

（3）醋制

①醋炒：宋代记载有“醋拌炒干”“醋拌炒黄”《圣惠方》、“醋炒令赤”《博济》、“醋炒焦”《苏沈》、“醋拌，新瓦上慢火炒焦紫色”《总病论》。明代有“醋炒，不可近眼”《入门》。

②醋浸炒：宋代记载有“醋浸过炒令黄色”《博济》、“醋浸一宿炒微有烟”《苏沈》、“醋浸半日，炒焦色”《总录》、“炒，醋浸一宿炒”《指迷》。明代有“醋浸”《撮要》。

③醋煮：宋代记载有“好醋于土锅内煮过，干炒，令烟出焦黑”《史载》。明代记载有“煮醋数沸，漉出渍水一宵，复曝干用，才免毒害”《蒙筌》、“芫花留数年陈久者良，用时以好醋煮十数沸，去醋，以水浸一宿，晒干用，则毒灭叶。或以醋炒者次之”《纲目》。清代有“醋煮晒用”《必读》。

④醋炙：宋代有“醋炙”《百问》。

⑤醋淬炒：明代有“醋淬湿炒”《医学》。

⑥醋煨：明代有“用醋炒或醋调面裹煨”《普济方》。

⑦醋泡焙：清代有“有醋泡焙”《良朋》。

（4）酒制

①酒炒：宋代记载“酒拌微炒”《圣惠方》。

②酒浸炒：明代记载“酒浸炒”《准绳》。

（5）制炭　宋代记载“炒黑”《指迷》

（6）捣汁　明代记载“若捣汁浸线，亦能系落痔疮”《本草正》。

历代炮制历史沿革见表1。

表1　芫花炮制历史沿革简况

朝代	炮制方法		文献出处
	沿用方法	新增方法	
汉		熬	《玉函》
晋	熬		《肘后》
唐	熬	炒	《外台》
宋	炒、熬、醋炒、醋煮	醋炒、醋浸、醋煮、酒炒、烧灰、醋熬膏浆水浸炒、与巴豆共制、醋制、醋炙	《圣惠方》 《博济》 《史载》 《普本》 《妇人》
金元	炒、醋炒、醋煮、熬		《儒门》 《瑞竹》 《保命》 《宝鉴》
明	炒、醋炒、醋煮、酒炒、醋炙、醋浸、浆水浸炒、烧灰、醋制、与巴豆共制	炮、醋调面裹煨、醋浸、麸炒、酒浸、捣汁	《普济方》 《蒙筌》
清	炒、醋炒、醋煮、捣汁	醋泡焙	《法律》 《本草述》 《良朋》 《正义》

自汉代起，文献记载芫花的炮制方法有炒、醋炒、醋煮、制、酒炒、醋炙、炮、醋浸、烧灰、醋制、与巴豆共制、捣汁、醋熬膏、浆水浸炒、醋调面裹煨、醋浸麸炒、酒浸、醋泡焙等近20种。从秦汉至清代，文献中收载的芫花炮制方法有19种，其中明确用加热炮制的方法有13种；加辅料炮制的方法亦有13种，所用辅料有醋、酒、浆水、巴豆、面、麸等6种。在13种加辅料炮制方法中，用醋者占9种，沿用的时间从宋代开始直至清代。至现代，在全国各地炮制规范中，醋制芫花已完全取代了其他炮制方法。

（二）芫花饮片药典及地方炮制规范

1. 净制 除去杂质。

2. 醋制

（1）取净芫花，加醋拌匀，闷透。置锅内炒至醋吸尽时，取出，放凉。每芫花100kg，用醋30kg。

（2）取净芫花置锅内，加入食醋与适量水，用文火煮至醋水尽时，取出晒干。每芫花100kg，用醋50kg。

（3）取芫花炒热后，喷醋，随喷随炒，至醋炒干，色变绿黑时即可。每芫花10kg，用醋2～2.5kg。

现代炮制方法见表2。

七画

表2 《中国药典》及各地炮制规范收载的芫花炮制方法

药典及规范	炮制方法
《中国药典》（1963年版）	芫花 拣净杂质，筛去土即得 醋芫花 取净芫花，加醋拌匀，润透置锅内用文火炒至醋吸尽、呈微黄色，取出，晾干，即得。每芫花100斤，用醋50斤
《中国药典》（1977年版）	芫花 除去杂质 醋芫花 取净芫花，照醋炒法用醋炒至醋吸尽。每芫花100kg，用醋30kg
《中国药典》（1985年版） 《中国药典》（1990年版） 《中国药典》（1995年版） 《中国药典》（2000年版） 《中国药典》（2005年版） 《中国药典》（2010年版） 《中国药典》（2015年版）	芫花 除去杂质 醋芫花 取净芫花，照醋炒法炒至醋吸尽。每芫花100kg，用醋30kg
《全国中药炮制规范》（1988年版）	生芫花 取原药材，除去杂质及梗、叶，筛去灰屑 醋芫花 取净芫花，加米醋拌匀，闷透，置锅内用文火加热，炒至微干，取出干燥。每芫花100kg。用米醋30kg
《安徽省中药饮片炮制规范》（2005年版）	芫花 取原药材，除去梗、叶及杂质，筛去灰屑 醋芫花 取净芫花，照醋炙法，炒干，表面微黄色。每100kg芫花，用米醋30kg
《广西壮族自治区中药饮片炮制规范》（2007年版）	生芫花 除去残留的花梗、茎叶及杂质，筛去灰屑 醋芫花 取生芫花，加醋拌匀，稍闷，置锅用文火炒至醋被吸尽为度，取出，放凉。每100kg芫花用醋30kg
《贵州省中药饮片炮制规范》（2005年版）	生芫花 去原材料，除去杂质及梗、叶 醋芫花 取净生芫花，照醋炙法用微火炒干。每100kg净生芫花，用食醋18kg
《吉林省中药炮制标准》（1986年版）	芫花 除去杂质，筛去灰屑 醋芫花 另取米醋和适量清水与芫花共置锅中，用文火加热煮至醋液吸尽，炒至微干，取出，摊晾，干燥。每100kg芫花，用米醋50kg
《江西省中药饮片炮制规范》（2008年版）	芫花 除去杂质，筛去灰屑 醋芫花 取净芫花，照醋炙法用文火炒至醋吸尽。每100kg芫花，用醋30kg
《江苏省中药饮片炮制规范》（2008年版）	芫花 取原药材，除去杂质及梗叶 醋芫花 取净芫花，与醋拌匀，闷透，置锅中，用文火炒至微干，取出，干燥。每100kg芫花，用醋30kg

续表

药典及规范	炮制方法
《浙江省中药炮制规范》（2005 年版）	芫花　取原药，除去花梗、叶及枝等杂质。筛去灰屑 醋芫花　取芫花，与醋拌匀，稍闷，炒至表面微黄色时，取出，摊凉。每生芫花 100kg，用醋 30kg
《山东省中药炮制规范》（2012 年版）	生芫花　去净杂质，梗及叶，筛去灰屑 醋芫花　将净芫花用米醋拌匀，闷润，置锅内，文火炒至表面微黄色，取出，放凉。每 100kg 芫花，用米醋 30kg
《陕西省中药饮片标准》	生芫花　取药材芫花，除去杂质 醋芫花　取饮片生芫花，照醋炙法炒至醋吸尽
《北京市中药饮片炮制规范》（2008 年版）	醋芫花　取原药材，除去杂质，筛去灰屑，加米醋拌匀，闷润 2～4 小时，至米醋被吸尽置热锅内，用文火炒至微黄色，取出，晾凉。每 100kg 净芫花，用米醋 30kg

（三）芫花饮片现代炮制研究

原思通等[1]采用药效、毒性及其相关化学成分多指标综合考察生芫花、水煮芫花、常压清蒸芫花、高压清蒸芫花、醋煮芫花、醋炙芫花。结果醋炙法最佳，具体炮制方法为每100g芫花，用60kg 水将30kg 米醋稀释后与芫花拌匀，闷1小时，置滚筒式炒药机中，文火炒至近干，挂火色后取出。

张瑞等[2]报道芫花生品和醋炙品黄酮类成分的质量含量无明显差异，醋炙对黄酮类成分影响不大。原思通等[3]对于芫花炮制后黄酮类成分含量的研究结果显示：炮制后其质量含量有不同程度的降低。其中生品中含量最高，醋炙品与生品接近。其他炮制品和生品相比，降低的程度均较明显（$P<0.01$），以芫花素质量含量由高至低依次是生品＞醋炙品＞高压蒸品＞清蒸品＞醋煮品＞水煮品。对芫花素单体按醋炙芫花的条件进行模拟炮制的结果显示，在该实验条件下，未发现新的化合物产生，而且在量上也没有明显变化。说明醋和不同浓度的醋酸在炙炒条件下，对芫花素没有明显影响。此外，采用HPLC法分析芫花各种炮制品中芫花素的含量，结果表明芫花经不同工艺炮制后，芫花素的质量含量均有不同程度的降低，降低率依次是：醋炙芫花＜水煮芫花＜高压蒸芫花、清蒸芫花＜醋煮芫花。

刘洁等[4]也采用GC-MS法分析了生芫花和醋炙芫花中的挥发油成分，发现芫花醋炙后挥发油含量降低，颜色加深，所含组分及组分间相对含量也有改变。其中棕榈酸、油酸和亚油酸的含量醋炙后相对增加。

吴海涛等[5]采用高效液相色谱法分析芫花不同炮制品中木犀草素、芹菜素、3'－羟基芫花素、芫花素4种黄酮苷元成分的含量，研究不同炮制方法对4种成分的影响。结果表明在7种炮制方法中，醋制法（药典法）对4种黄酮成分总量提高的作用最显著，且对木犀草素、芹菜素、3'－羟基芫花素3种化合物含量的提高效果最明显，可能由于醋中含有醋酸，可以酸解黄酮苷类成分，增加苷元含量。

（四）芫花饮片炮制工艺研究总结

1．历史文献　炒、醋炒、醋煮、制、酒炒、炮、醋浸、烧灰、醋制、与巴豆共制、捣汁、醋熬膏、浆水浸炒、醋调面裹煨、醋浸麸炒、酒浸、醋泡焙等，以醋制为最常见。

2．历版《中国药典》　芫花、醋芫花等，以醋制为最常见。

3．各省市炮制规范　芫花、醋芫花等，以醋制为最常见。

4．现代研究文献　生芫花、水煮、常压清蒸、高压清蒸、醋煮、醋炙等，以醋炙为最常用。

综合上述研究结果，制定芫花的炮制工艺为：

七画

芫花　取芫花药材，除去杂质。

醋芫花　取净芫花，加醋拌匀，闷润30分钟，置预热适度的炒制容器内文火炒干，表面微黄色，取出放凉，即得。

每100kg芫花，用米醋30kg。

参考文献

[1] 原思通, 王祝举, 夏坤. 芫花炮制工艺的综合评价及中试验证[J]. 中国中药杂志, 1999, 24(8):464-465.

[2] 张瑞, 花似虎, 李淑莲, 等. 芫花醋炙对其毒性的影响[J]. 吉林中医药, 1985, (2):30.

[3] 原思通, 张保献, 王祝举, 等. HPLC法分析炮制对芫花中芫花素的影响[J]. 中国中药杂志, 1996, 21(12):728-729.

[4] 刘洁, 张世臣, 魏璐雪. 芫花醋炙前后挥发油成分的分析[J]. 中国中药杂志, 1993, 18(1):25.

[5] 吴海涛, 蒋翠平, 宋慧鹏, 等. 不同炮制方法对芫花中4 种黄酮苷元含量的影响[J]. 中医药学报, 2012, 40(3):105-108.

Jie zi 芥子

药材来源　十字花科植物白芥*Sina pis alba* L.或芥*Brassica juncea*(L.) Czern.et Coss.的干燥成熟种子。

采收加工　夏末秋初果实成熟时采割植株，晒干，打下种子，除去杂质。

芥子饮片炮制规范

【饮片品名】芥子、炒芥子。

（一）芥子

【饮片来源】本品为芥子药材经净制后的炮制品。

【炮制方法】取原药材，除去杂质。用时捣碎。

【饮片性状】白芥子呈球形，直径1.5～2.5mm表面灰白色至淡黄色，具细微的网纹有明显的点状种脐。种皮薄而脆，破开后内有白色折叠的子叶，有油性。气微，味辛辣。黄芥子较小，直径1～2mm。表面黄色至棕黄色，少数呈暗红棕色。研碎后加水浸湿，则产生辛烈的特异臭气。

【质量控制】

鉴别　取本品粉末1g，加甲醇50ml，超声处理1小时，滤过，滤液蒸干，残渣加甲醇5ml使溶解，作为供试品溶液。另取芥子碱硫氰酸盐对照品，加甲醇制成每1ml含1mg的溶液，作为对照品溶液。照薄层色谱法试验，吸取上述两种溶液各5～10μl，分别点于同一硅胶G薄层板上，以乙酸乙酯-丙酮-甲酸-水（3.5∶5∶1∶0.5）为展开剂，展开，取出，晾干，喷以稀碘化铋钾试液。供试品色谱中，在与对照品色谱相应的位置上，显相同颜色的斑点。

检查　水分　不得过14.0%。

总灰分　同芥子不得过6.0%。

浸出物　不得过12.0%。

含量测定　照高效液相色谱法。

色谱条件与系统适用性试验　以十八烷基硅烷键合硅胶为填充剂；以乙腈-0.08mol/L磷酸二氢钾溶液（10∶90）为流动相；检测波长326nm。理论板数按芥子碱计算应不低于3000。

对照品溶液的制备　取芥子碱硫氰酸盐对照品适量，精密称定，加流动相制成每1ml含0.2mg的溶液，即得。

供试品溶液的制备　取本品细粉约1g，精密称定，置具塞锥形瓶中，加甲醇50ml，超声处理（功率250W，频率20kHz）20分钟，滤过，滤渣再加甲醇同法提取三次，滤液合并。加压回收溶剂至干，残渣加流动相溶解，转移至50ml量瓶中，用流动相稀释至刻度，摇匀，滤过，取续滤液，即得。

测定法　分别精密吸取对照品溶液与供试品溶液各10μl，注入液相色谱仪，测定，即得。

本品按干燥品计算，含芥子碱以芥子碱硫氰酸盐（$C_{16}H_{24}NO_5 \cdot SCN$）不得少于0.50%。

（二）炒芥子

【饮片来源】本品为芥子经炒制后的炮制品。

【炮制方法】取净芥子，照清炒法炒至淡黄色至深黄色（炒白芥子）或深黄色至棕褐色（炒黄芥子），有香辣气。用时捣碎。

【饮片性状】本品形如芥子，表面淡黄色至深黄色（炒白芥子）或深黄色至棕褐色（炒黄芥子），偶有焦斑。有香辣气。

【质量控制】

鉴别　浸出物同芥子

检查　水分　同芥子，不得过8.0%。

总灰分　同芥子，不得过6.0%。

含量测定　同芥子，含芥子碱以芥子碱硫氰酸盐（$C_{16}H_{24}NO_5 \cdot SCN$）计，不得少于0.40%。

【性味与归经】辛，温，归肺经。

【功能与主治】温肺豁痰利气，散结通络止痛。用于寒痰咳嗽，胸胁胀痛，痰滞经络，关节麻木、疼痛，痰湿流注，阴疽肿毒。

【用法与用量】3～9g，外用适量。

【贮藏】置阴凉干燥处，防蛀。

芥子饮片炮制操作规程

（一）芥子

1. 产品概述

（1）品名　芥子。

（2）规格　种子。

2. 生产依据　按照《中国药典》2015年版一部有关工艺要求及标准，以及拟定的饮片品种炮制工艺执行。

3. 工艺流程　取原药材，除去杂质，包装，即得。

4. 炮制工艺操作要求

（1）净制　将药材摊在拣选台上，除去药材中的杂质、分档。

（2）包装　无毒聚乙烯塑料袋或复合袋包装，包装损耗率应不超过1.0%。

5. 原料规格质量标准　符合《中国药典》2015年版一部芥子药材项下的相关规定。

6. 成品质量标准　符合本规范芥子饮片项下的相关规定。

7. 成品贮存及注意事项　置通风干燥处，防蛀。

8. 工艺卫生要求　符合中药饮片GMP相关工艺卫生要求。

9. 主要设备　拣选台等设备。

（二）炒芥子

1. 产品概述

（1）品名　炒芥子。

（2）规格　种子。

2. 生产依据　按照《中国药典》2015年版一部有关工艺要求及标准，以及拟定的饮片品种炮制工艺执行。

3. 工艺流程　取净芥子，加热炒至表面淡黄色至深黄色（炒白芥子）或深黄色至棕褐色（炒黄芥子），有香辣气。用时捣碎。

4．炮制工艺操作要求

（1）加热　将炒制容器以80～120℃加热。

（2）炒制　取净芥子，置热炒制设备中，用文火炒至深黄色，并散出香辣气时，取出，放凉。

（3）包装　无毒聚乙烯塑料袋或复合袋包装，包装损耗应不超过1.0%。

5．原料规格质量标准　符合本规范芥子饮片项下的相关规定。

6．成品质量标准　符合本规范炒芥子饮片项下的相关规定。

7．成品贮存及注意事项　置通风干燥处，防蛀。

8．工艺卫生要求　符合中药饮片GMP相关工艺卫生要求。

9．主要设备　炒药机等设备。

芥子饮片炮制规范起草说明

（一）芥子炮制方法历史沿革

白芥子的切制最早见于唐代孟诜的《食疗本草》，曰："研之作酱"，宋代的《证类》中有"细研"，《疮疡》中有"晒干碾"。至明代，《普济方》）增加了"烂碾"，《保元》中有"研碎"。至清代《串雅外》中记为："研碎"。

白芥子的蒸制是白芥子炮制沿革中最重要的炮炙法之一，最早见于唐代孙思邈的《千金》，曰："蒸熟捣"，《千金翼》中亦有"蒸熟"的记载，宋代《总录》中亦有"蒸熟焙"之说。此外，在唐代还出现了熬制，熬制的具体要求为"微熬，令赤即止"。

炒法也是白芥子炮制沿革中最重要的炮炙法之一，最早见于宋代《太平圣惠方》，炒至程度为"微炒"，"炒熟，勿令焦，研细"。明代沿用炒法，并有"要用止血须炒黑"的记载。清代以炒后研末用者为主。此外，在清代《本草汇》中，还增加了焙制方法，程度为"微焙"。现行主要用炒黄法炮制。

历代炮制历史沿革见表1。

表1　芥子炮制历史沿革简况

朝代	沿用方法	新增方法	文献出处
唐		蒸熟捣	《千金》
	蒸熟		《千金翼》
		微熬，研之作酱	《食疗》
	去土石，微熬，令赤即止		《外台》
宋		微炒	《圣惠方》
	炒		《苏沈》
		炒熟，勿令焦，细研 细研	《证类》
	炒	蒸熟焙	《总录》
	炒		《妇人》
		去壳	《丹溪》
明	微炒，取末	烂碾	《普济方》
	炒		《回春》
	微炒	研	《保元》
	炒		
	研用		《大法》
		酒服而反胃宜痊，醋涂而痈毒可散	《必读》

续表

朝代	沿用方法	新增方法	文献出处
清	微焙，去碎，用生绢袋盛		《本草汇》
	炒研		《说约》
	碾用		《钩元》
	炒		《集解》
		去净沙土，略炒存性，生用力猛，宜酌用	《辨义》
	炒缓，生则用力猛		《尊生》
	研用		《必用》
	炒研		《全生集》
	研碎		《串雅外》
	炒		《拾遗》
		煎汤不可过熟、熟则力减	《辑要》
	炒为末		《治全》
	炒研末		《重楼》
		晒干入药略滚	《害利》
	微炒		《汇纂》
	必炒用，与（葶苈）同意		《问答》

七画

（二）芥子饮片药典及地方炮制规范

现代炮制方法见表2。

表2 《中国药典》及各地炮制规范收载的芥子炮制方法

药典及规范	炮制方法
《中国药典》（1977 年版）	白芥子　除去杂质 炒芥子　取净芥子，照清炒法炒至深黄色并发出香辣气
《中国药典》（1985 年版） 《中国药典》（1990 年版） 《中国药典》（1995 年版） 《中国药典》（2000 年版） 《中国药典》（2005 年版） 《中国药典》（2010 年版）	芥子　除去杂质。用时捣碎 炒芥子　取净芥子，照清炒法炒至深黄色有香辣气。用时捣碎
《中国药典》（2015 年版）	芥子　除去杂质。用时捣碎 炒芥子　取净芥子，照清炒法炒至淡黄色至深黄色（炒白芥子）或深黄色至棕褐色（炒黄芥子），有香辣气。用时捣碎
《安徽省中药饮片炮制规范》（2005 年版）	白芥子　取原药材，除去杂质，筛去碎屑 炒白芥子　取净白芥子，照炒黄法炒至深黄色或棕黄色，爆裂，有香辣气逸出
《贵州省中药饮片炮制规范》（2005 年版）	芥子　取原药材，除去杂质，筛之灰屑。用时捣碎 炒芥子　取净芥子，照清炒法用文火炒至深黄色、有大量炸裂声并有香辣气逸出。用时捣碎
《河南省中药饮片炮制规范》（2005 年版）	芥子　除去杂质。用时捣碎 炒芥子　取净芥子，照清炒法炒至深黄色有香辣气。用时捣碎
《湖南省中药饮片炮制规范》（2010 年版）	芥子　取原药材，除去杂质，抢水洗净，捞出，干燥，筛去灰屑 炒芥子　取生芥子，照清炒法，用文火炒至深黄色有香辣气时，取出，放凉
《上海市中药饮片炮制规范》（2008 年版）	生芥子　将原药除去杂质，筛去灰屑 炒芥子　取生芥子，照清炒法炒至微具焦斑，筛去灰屑
《浙江省中药炮制规范》（2005 年版）	芥子　取原药，除去杂质，筛去灰屑。用时捣碎 炒芥子　取芥子，炒至表面深黄色，有爆裂声，香辣气逸出时，取出，摊凉。用时捣碎

续表

药典及规范	炮制方法
《山东省中药炮制规范》（1990年版）	白芥子　去净杂质，筛去灰屑 炒白芥子　将净白芥子置锅内，文火炒至表面呈深黄色，有香辣气逸出时，取出，放凉
《北京市中药饮片炮制规范》（2008年版）	芥子　取原药材，除去杂质，筛去灰屑 炒芥子　取净芥子，置热锅内，用文火90～100℃炒至深黄色或深棕黄色，有爆裂声，并有香辣气逸出时，取出，晾凉
《福建省中药炮制规范》（1988年版）	芥子　除去杂质 炒芥子　取净芥子，照炒黄法炒至深黄色并透出香辣气
《吉林省中药炮制标准》（1986年版）	炒芥子　除去杂质，筛去灰屑，置锅中，用文火炒至黄色，取出，晾凉。用时捣碎
《江西省中药炮制规范》（1991年版）	芥子　取原药，除去杂质。用时打碎 炒芥子　取净芥子，用文火炒至深黄色，并且发出香辣气为度
《全国中药炮制规范》（1988年版）	白芥子　取原药材，除去杂质，筛去灰屑 炒白芥子　取净芥子置锅内，用文火加热，炒至深黄色或棕黄色爆裂，有香辣气逸出时，取出放凉
《辽宁省中药炮制规范》（1987年版）	芥子　拣净杂质，筛去泥屑 炒白芥子　取净白芥子，置锅内用微火炒至淡黄色，并有香辣气逸出为度，取出，放凉。用时捣碎
《云南省中药饮片炮制规范》（1986年版）	芥子　取原药拣净杂质，筛去灰屑，用时捣碎 炒芥子　取原药拣净杂质，放入锅内，用文火炒至呈黄棕色，有爆裂声。有香气，取出，晾冷，筛去灰屑，即可

（三）芥子饮片现代炮制研究

芥子的主要成分有白芥子苷、芥子酶、芥子碱、脂肪油、蛋白质及黏液质等，其中白芥子苷为硫苷类化合物，本身无刺激作用，遇水后经过芥子酶的作用，水解生成硫代异氰酸对羟苄酯、芥子碱和葡萄糖，白芥子中芥子碱多以芥子碱硫氰酸盐的形式存在。张村等[1]研究发现，不同产地白芥子生品中芥子碱复盐的平均含量约为0.77%，炒品约为0.65%，说明白芥子炒制后芥子碱含量减少，芥子碱复盐的含量略有下降，但白芥子炒制前后的TLC整体图谱没有明显差异。刘起华等[2]通过对白芥子不同炮制品中芥子碱硫氰酸盐含量测定，结果发现炮制程度不同的白芥子药材所含芥子碱硫氰酸盐的量不同，生白芥子高于炒白芥子，文火炒的高于中火炒。梁燕等[3]对芥子炒制前后芥子苷含量测定结果表明，炒芥子含苷量高于生品；水煎液中芥子苷含量为：炒芥子粗粉＞生芥子粗粉＞炒芥子＞生芥子。说明芥子入煎剂，以炒后捣碎为宜。

药典规定芥子用清炒炮制的目的，是以杀酶保苷，防止白芥子苷酶解。因此炒制程度、炒制时间、炒制火力是影响本法炮制效果的本质问题。张振凌等[4]通过测定白芥子中微炒黄品和重炒黄品两种炮制品中芥子碱硫氰酸盐含量，结果表明，白芥子炮制以后其芥子碱硫氰酸盐的含量降低，且随着加热时间的延长，炮制程度加重，其含量呈下降趋势，生品（1.31%）＞微炒黄品（1.17%）＞重炒黄品（1.13%），而3种样品水煎出物中芥子碱硫氰酸盐的含量却恰恰相反，呈上升趋势，生品煎煮物（0.65%）＜微炒黄煎出物（0.74%）＜重炒黄煎出物（0.86%），与古今白芥子均要求“微炒”相符合，因为白芥子炮制以后芥子碱硫氰酸盐的含量均降低，且以微炒品含量降低较小；样品水煎液中，以炒制品含量较高，且随炮制时间延长，炮制程度的加重，煎出率增加。同时水煎液中芥子碱硫氰酸盐的含量也增加，这可能是由于炮制后种皮破裂，有利于成分的煎出。

（四）芥子饮片炮制工艺研究总结

1. 历史文献　唐代《备急千金要方》有

七画

蒸熟;《外台秘要》有微熬。宋代至明、清基本沿用前法。

2．历版《中国药典》 芥子、炒芥子，以炒制最为常用。

3．各省市炮制规范 芥子、炒芥子，以炒制最为常用。

4．现代研究文献 生芥子、炒芥子、煎煮，以炒制最为常用

综合上述研究结果，制定芥子的炮制工艺为：

芥子　去杂质。用时捣碎。

炒芥子　取净芥子，加热炒至淡黄色至深黄色（炒白芥子）或深黄色至棕褐色（炒黄芥子），有香辣气。用时捣碎。

参考文献

[1] 张村, 李丽, 肖永庆, 等. 白芥子饮片的质量评价研究[J]. 中国实验方剂学杂志, 2010, 16(16):30-32.

[2] 刘起华, 张萱, 文谨. 白芥子不同炮制品中芥子碱硫氰酸盐含量测定[J]. 中国中医药信息杂志, 2007, 14(11):46-47.

[3] 梁燕, 赖庆水, 刘强. 炒制对白芥子中芥子碱硫氰酸盐含量的影响[J]. 南方医科大学学报, 2007, 27(10):1579-1580.

[4] 张振凌, 杨海玲, 张本山, 等. 炮制对白芥子中芥子碱硫氰酸盐含量及煎出量的影响[J].中国中药杂志, 2007, 32(19):2067-2069.

七画

Cang zhu 苍术

药材来源　本品为菊科植物茅苍术*Atractylodes lancea* (Thunb.) DC. 或北苍术*Atractylodes chinensis* (DC.) Koidz.的干燥根茎经炮制加工后制成的饮片。

采收加工　春秋二季采挖，除去泥沙，晒干，撞去须根，趁鲜加工。

苍术饮片炮制规范

【饮片品名】苍术、麸炒苍术。

（一）苍术

【饮片来源】本品为苍术药材经切制后的炮制品。

【炮制方法】除去杂质，洗净，润透，切厚片，干燥。

【饮片性状】本品呈不规则类圆形或条形厚片。外表皮灰棕色至黄棕色，有皱纹，有时可见根痕。切面黄白色或灰白色，散有多数橙黄色或棕红色油室，有的可析出白色细针状结晶。气香特异味微甘、辛、苦。

【质量控制】

鉴别　（1）本品粉末棕色。草酸钙针晶细小，长5～30μm，不规则地充塞于薄壁细胞中。纤维大多成束，长梭形，直径约至40μm，壁甚厚，木化。石细胞甚多，有时与木栓细胞连结，多角形、类圆形或类长方形，直径20～80μm，壁极厚。菊糖多见，表面呈放射状纹理。

（2）取本品粉末0.8g，加甲醇10ml，超声处理15分钟，滤过，取滤液作为供试品溶液。另取苍术对照药材0.8g，同法制成对照药材溶液。再取苍术素对照品，加甲醇制成每1ml含0.2mg的溶液，作为对照品溶液。照薄层色谱法试验，吸取供试品溶液和对照药材溶液各6μl、对照品溶液2μl，分别点于同一硅胶G薄层板上，以石油醚（60～90℃）-丙酮

（9:2）为展开剂，展开，取出，晾干，喷以10%硫酸乙醇溶液，加热至斑点显色清晰。供试品色谱中，在与对照药材色谱和对照品色谱相应的位置上，显相同颜色的斑点。

检查　水分　不得过11.0%（第二法）。

总灰分　不得过5.0%。

含量测定　避光操作。照高效液相色谱法测定。

色谱条件与系统适用性试验　以十八烷基硅烷键合硅胶为填充剂；以甲醇-水（79:21）为流动相；检测波长为340nm。理论板数按苍术素峰计算应不低于5000。

对照品溶液的制备　取苍术素对照品适量，精密称定，加甲醇制成每1ml含20μg的溶液，即得。

供试品溶液的制备　取本品粉末（过三号筛）约0.2g，精密称定，置具塞锥形瓶中，精密加入甲醇50ml，密塞，称定重量，超声处理（功率250W，频率40kHz）1小时，放冷，再称定重量，用甲醇补足减失的重量，摇匀，滤过，取续滤液，即得。

测定法　分别精密吸取对照品溶液与供试品溶液各10μl，注入液相色谱仪，测定，即得。

本品按干燥品计算，含苍术素（$C_{13}H_{10}O$）不得少于0.30%。

（二）麸炒苍术

【饮片来源】本品为苍术药材经麸炒后的炮制品。

【炮制方法】将炒制容器加热，至撒入麸皮即刻烟起，随即投入净苍术片，迅速翻动，炒至表面呈深黄色时，取出，筛去麸皮，放凉。

【饮片性状】本品形如苍术片，表面深黄色，散有多数棕褐色油室。有焦香气。

【质量控制】

鉴别（除显微粉末外）　同苍术。

检查　水分　不得过10.0%（第二法）。

总灰分　不得过5.0%。

含量测定　同苍术。含苍术素（$C_{13}H_{10}O$）不得少于0.20%。

【性味与归经】辛、苦，温。归脾、胃、肝经。

【功能与主治】燥湿健脾，祛风散寒，明目。用于湿阻中焦，脘腹胀满，泄泻，水肿，脚气痿躄，风湿痹痛，风寒感冒，夜盲，眼目昏涩。

【用法与用量】3～9g

【贮藏】置阴凉干燥处，防蛀。

苍术饮片炮制操作规程

（一）苍术

1．产品概述

（1）品名　苍术。

（2）规格　厚片。

2．生产依据　按照《中国药典》2015年版一部有关工艺要求及标准，以及拟定的饮片品种炮制工艺执行。

3．工艺流程　除去杂质，洗净，润透，切厚片，干燥。

4．炮制工艺操作要求

（1）挑选　除去杂质，大小分档。

（2）洗润　洗净，加水浸润至内外水分一致，稍晾。

（3）切制　切厚片。

（4）干燥　50℃±5℃干燥2～4小时至水分符合质量标准的要求。

（5）包装　无毒聚乙烯塑料袋或复合袋包装，包装损耗应不超过1.0%。

5．原料规格质量标准　符合《中国药典》2015年版一部苍术药材项下的相关规定。

6．成品质量标准　符合本规范苍术饮片项下的相关规定。

7．成品贮存及注意事项　置通风干燥处，防蛀。

8．工艺卫生要求　符合中药饮片GMP相关工艺卫生要求。

9．主要设备　截断机、热风循环烘箱等设备。

（二）麸炒苍术

1．产品概述

（1）品名　麸炒苍术。

（2）规格　厚片。

2．生产依据　按照《中国药典》2015年版一部有关工艺要求及标准，以及拟定的饮片品种炮制工艺执行。

3．工艺流程　将炒制容器加热至120～140℃，至撒入麸皮即刻烟起，随即投入净苍术片，迅速翻动，炒至表面呈深黄色时，取出，筛去麸皮，放凉。

4．炮制工艺操作要求

（1）加热　炒药机加热至120～150℃。

（2）加辅料　投入麦麸。

（3）投料　炒至烟量较大时投入净苍术片。

（4）炒制　不断翻炒，至苍术表面呈深黄色，取出。

（5）过筛　筛去麦麸，放凉。

（6）包装　无毒聚乙烯塑料袋或复合袋，包装损耗应不超过1.0%。

5．原料规格质量标准　符合本规范苍术饮片项下的相关规定。

6．成品质量标准　符合本规范麸苍术饮片项下的相关规定。

7．成品贮存及注意事项　置通风干燥处，防蛀。

8．工艺卫生要求　符合中药饮片GMP相关工艺卫生要求。

9．主要设备　炒药机等设备。

苍术饮片炮制规范起草说明

（一）苍术饮片炮制方法历史沿革

1．净制　苍术的净制始见于宋代，如“刮去皮”“去粗皮”“洗净”“削去黑皮”“杵去黑皮”和“铜刀刮去黑皮”。后代延续这些净制方法，明代提出“竹刀刮去皮”，清代则提出“去毛净”。现在则是使用“除去杂质，洗净，润透”的净制方法。

2．切制　苍术的切制始见于宋代，如“剉”“切片”等，现在则使用“稍润，切厚片”。

3．炮制　苍术的米泔制最早见于唐代记载“泔制：米泔浸去皮，米泔浸炒干”；至宋代，则发展为米泔水浸炒和米泔水浸焙，“用米泔水浸三、两日，逐日换水，候满日取出，刮去黑皮，切做片子，暴干，用慢火炒令黄色，细捣末。”元代书中记载“米泔浸，切，炒赤”。宋代中记载“糯米水浸三日，逐日换水，去粗皮，切，焙用”。至元代，则出现米泔水浸，元代“泔浸，刮去皮，捣细用”；至明代，出现了米泔水蒸的方法“泔浸蒸晒”。至清代有“泔水浸，晒露一月”。

苍术除用米泔水单一炮制外，还与其他辅料一起共同炮制，如泔、面制，泔、醋制，泔、葱白制，泔、盐制，泔、大麻、椒、葱制，泔、椒、盐、醋、酒制，泔、酒制，泔、童便制，泔、乌头等制，泔、葱、盐制，泔、酒、醋、盐等制，酒、童便、泔、盐制，盐、泔、醋、葱制，泔、牡蛎制，泔、豆、蜜、酒、乳制，泔、芝麻制，泔、土、脂麻、糠制，泔、麻油制，泔、米制。

麸炒法最早见于明代“糠制：糠炒”，而清代未见到相关记载，现代该方法为各地炮制规范、全国炮制规范收载的常用炮制方法；也是《中国药典》自1985年版起至今，唯一收载的炮制方法。

此外，醋制法虽然始载于唐代，但是该炮

制方法在后代使用较少，现代已经不再使用该炮制方法。

历代炮制历史沿革见表1。

表1　苍术炮制历史沿革简况

朝代	沿用方法	新增方法	文献出处
唐代		泔制：米泔浸去皮，米泔浸炒干	《银海精微》
宋代		刮去皮	《博济》
		去粗皮	《总病论》
		洗净；切片	《活人书》
		削去黑皮；杵去黑皮；铜刀刮去黑皮	《总录》
		剉	《圣惠方》
		用米泔水浸三、两日，逐日换水，候满日取出，刮去黑皮，切做片子，暴干，用慢火炒令黄色，细捣末	《证类》
		糯米水浸三日，逐日换水，去粗皮，切，焙用	《局方》
元代		米泔浸，切，炒赤	《世医》
		泔浸，刮去皮，捣细用	《宝鉴》
明代		竹刀刮去皮	《奇效》
		泔浸蒸晒	《必读》
		糠制：糠炒	《必读》
清代		去毛净	《串雅外》
		泔水浸，晒露一月	《逢原》

通过对苍术各种炮制方法的考证，我们发现历代苍术的炮制方法很多，主要炮制方法则有米泔制，现代则使用米泔制和麸炒的方法，而麸炒法则是法定的炮制方法。

苍术味辛、苦，性温。归脾、胃、肝经。具有燥湿健脾，祛风散寒，明目的功能。生苍术辛温而燥烈，燥湿，祛风，散寒力强。麸炒后辛味减弱，燥性缓和，气变芳香，并增强了健脾和胃的作用。

（二）苍术饮片药典及地方炮制规范研究

现代炮制方法见表2。

表2　《中国药典》及各地炮制规范收载的苍术炮制方法

药典及规范	炮制方法
《中国药典》（1977年版）	苍术　除去杂质，洗净，润透，切片，干燥 炒苍术　取苍术片，照清炒法炒至微黄色
《中国药典》（1985年版） 《中国药典》（1990年版） 《中国药典》（1995年版） 《中国药典》（2000年版） 《中国药典》（2005年版） 《中国药典》（2010年版） 《中国药典》（2015年版）	苍术　除去杂质，洗净，润透，切厚片，干燥 麸炒苍术　取苍术片，照麸炒法炒至表面深黄色
《安徽省中药饮片炮制规范》（2005年版）	苍术　取原药材，除去杂质，洗净，润透，切厚片，干燥，筛去碎屑 麸炒苍术　取净苍术片，照麸炒法炒至表面呈深黄色。每100kg苍术，用麦麸10kg
《云南省中药饮片炮制规范》（1986年版）	生片　取原药拣净杂质，浸泡约2小时，捞出吸润约12小时至透心为度，取出切成厚约2.7mm的顺片，晒干即可 麸炒　取苍术片每50kg加炙麦麸5kg，用武火先将锅烧热，迅速撒入麦麸，冒白烟时，倒入药片，及时用竹刷迅速拌炒至深黄色，取出稍凉，筛去麦麸即可

七画

续表

药典及规范	炮制方法
《辽宁省中药炮制规范》（1975 年版）	苍术　拣去杂质，洗净，润透，切片，晒或烘干，筛除灰土 炒苍术　将麦麸撒于加热的锅内，待冒烟时，投入苍术片，炒至深黄色为度，筛去麦麸，放凉。每 100kg 苍术片用麦麸 10kg
《北京市中药饮片炮制规范》（2008 年版）	苍术　取原药材，除去杂质，洗净，浸泡 1～2 小时，约七成透时，取出，闷润 8～12 小时，至内外湿度一致，切厚片，干燥，筛去灰屑 麸炒苍术　取麸皮，撒入锅中，待冒烟时，加入苍术片，迅速翻动，用文火炒至表面深黄色，取出，筛去麸皮，晾凉。每 100kg 苍术片，用麸皮 10kg
《贵州省中药饮片炮制规范》（2005 年版）	苍术　取原药材，除去杂质，洗净，润透，切厚片，干燥 麸炒苍术　取净苍术片，照麸炒法炒至表面深黄色 米泔制苍术　取净苍术片，用米泔水浸泡 15～30 分钟，洗净，润透，切薄片，干燥，照麸炒法用文火炒至棕黄色 麸炒　除另有规定外，用蜜麸皮。取蜜麸皮洒在热锅中，加热直冒烟时，投入净药材，不断翻动，炒至药材表面呈黄色或颜色加深并透出香气时取出。筛去蜜麸皮，放凉，注意防止炒焦黏麸
《河南省中药饮片炮制规范》（2005 年版）	生用　拣去杂质，水泡至七、八成透，捞出，润透后切顺刀片 2.5～3mm 厚，晒干 麸炒　先将麸皮撒于锅内，待麸皮冒烟时，倒入苍术片，用文火炒至表面呈黄色为度，取出，除去麸皮，放凉。每 500g 苍术片，用麸皮 60～90g 米泔水炙　取苍术片，用米泔水喷洒湿润，置锅内用文火炒至微黄色；或取拣净的苍术，用米泔水浸泡，润透后切顺刀片 2.5～3mm 厚，晒干，配方前炒黄后用。每 500g 苍术片，用米泔水 90～120g 土炒　先将灶心土置热锅内炒松，倒入苍术片，用中火炒至闻到苍术固有香气为度，取出，筛去土，晾凉。每 500g 苍术片，用灶心土 150g
《湖南省中药饮片炮制规范》（2010 年版）	苍术　取原药材，除去杂质，洗净，润透，切厚片，干燥，筛去碎屑 麸炒苍术　取净苍术片，大小分开，照麸炒法炒至表面深黄色。每 100kg 苍术片，用麦麸 10kg 米泔制苍术　取净苍术，先用适量米泔水浸泡 15～30 分钟，洗净，润透，切厚片，干燥后，再照麸炒法炒至表面深黄色。每 100kg 苍术片，用米泔水适量，用麦麸 10kg
《江苏省中药饮片炮制规范》（2002 年版）	苍术　将原药拣去杂质洗净，润透，切厚片，晒干，筛去灰屑 炒苍术　取净苍术用武火炒至黄色，取出，筛去灰屑 米泔水制苍术　取净苍术用米泔水浸泡片刻，取出，用文火炒干
《江西省中药饮片炮制规范》（2008 年版）	苍术　取原药，除去杂质，洗净，浸透，切厚片，干燥 漂苍术　取苍术片，加米泔水浸漂 1 天，捞出，用清水漂 6 小时，洗净，干燥 麸炒苍术　取苍术片，用麦麸或谷糠炒至深黄色为度。每苍术 100kg，用麦麸或谷糠 20kg
《上海市中药饮片炮制规范》（2008 年版）	生苍术　将原药除去杂质，洗净，润透，切厚片，干燥，筛去灰屑 蜜麸炒苍术　取生苍术照麸炒法用蜜炙麸皮拌炒至棕黄色，筛去麸皮 制苍术　将原药除去杂质，洗净，略润，置蒸具内，蒸至外黑色内棕褐色，晒或晾至外干内润，切厚片，将蒸时所得汁水拌入，使之吸尽，干燥，筛去灰屑 米泔水苍术　将原药除去杂质，用米泔水浸 30 分钟，洗净，润透，切厚片，干燥，用蜜炙麸皮拌炒至棕黄色，筛去麸皮。米泔水制备每大米 100kg，用水淘取米泔水 500kg
《浙江省中药炮制规范》（2005 年版）	麸苍术　取麸皮，置热锅中翻炒，待其冒烟后，投入苍术，炒至表面深黄色时，取出，筛去麸皮，摊凉。每苍术 100kg，用麸皮 10kg 米泔制苍术　取原药，除去杂质，米泔水浸，取出，润软，切厚片，干燥，再按前法炒至表面深黄色时，取出，筛去麸皮，摊凉
《福建省中药炮制规范》（1988 年版）	苍术　除去杂质，洗净，润透，切厚片，干燥 漂苍术　取苍术片，照米泔水炙法，取出，干燥 焦苍术　取苍术片，照炒焦法炒至焦褐色 土炒苍术　取苍术片，照土炒法炒至尽染土色，透出香气 麸炒苍术　取苍术片，照麸炒法炒至深棕色
《广东省中药炮制规范》（1984 年版）	苍术　除去杂质，洗净，浸泡 3 小时，取出，闷润透心或用硫磺熏 24 小时，切薄片，干燥 泡苍术　取净苍术置沸米泔水中，再煮沸，取出，用清水迅速漂洗 1 次，沥干水，再干燥

七画

续表

药典及规范	炮制方法
《吉林省中药炮制标准》（1986年版）	苍术片　除去杂质，洗净泥土，用水浸泡至约五成透时，捞出，润透，切3mm片，晒干 炒苍术　取麦麸，撒在热锅内，加热至冒烟时，加入净药材，迅速翻动，炒至表面呈黄色，或色变深时，取出，筛去麸皮，放凉。每100kg苍术片，用麦麸10kg 米炒苍术　用米泔水喷淋苍术片内，拌匀，稍润，用文火炒至微变黄色，取出，晾干。每100kg苍术片，用米泔水20kg
《全国中药炮制规范》（1988年版）	苍术　取原药材，除去杂质，洗净，润透，切厚片，干燥 麸炒苍术　取麸皮撒入热锅内，用中火加热，俟冒烟时，加入苍术片，拌炒至表面呈深黄色，取出，筛去焦麸皮，放凉。每苍术片100kg，用麸皮10kg 制苍术　取苍术片，用米泔水浸泡片刻，取出，用文火炒干
《陕西省中药饮片标准》（2008年版）	苍术　取药材苍术，除去杂质，洗净，润透，切厚片，低温干燥 麸炒苍术　取饮片苍术，照麸炒法炒至表面深黄色 制苍术　取饮片苍术，照米泔水炙法炒至表面微黄色

1977年版药典中收载了炒苍术。1985年版以后，药典删去了炒苍术，改收载麸炒苍术。在以后版本中，对药材及饮片的质量控制标准不断完善，至2015年版，在苍术下单列饮片项，完善了饮片标准，检查项包括水分、总灰分限度要求，鉴别项增加了苍术素的薄层鉴别，含量测定项增加了苍术素的限度要求。

对16个地方炮制规范中苍术的炮制方法进行整理，其中山东省未收载该药的炮制方法。麸炒法除了广东、江苏两省外，被其余13个省的炮制规范收载，其中上海采用蜜麸炒法，其余地区采用麦麸炒法；米泔水制法除北京、安徽、辽宁、云南等省（市）外，被其余11个省的炮制规范所收载；此外，土炒法被福建和河南两省所收载，炒焦法被福建省收载，炒黄法被江苏省收载。全国炮制规范则收载了麸炒法和米泔水制法。《中国药典》2015年版则是收载了麸炒法。

（三）苍术饮片现代炮制研究

苍术清炒、麸炒、米泔水制，炮制品中挥发油含量与生品相比，均明显减少。挥发油主要成分苍术酮、苍术素、茅术醇及β-桉油醇的相对含量与生品相比均减少，而挥发油的物理常数，如比重、比旋度、折光率则有变化，而组成成分无明显改变；各炮制品之间则无显著差异。说明苍术去燥性可能与总挥发油含量降低有关，加热是挥发油含量降低的直接原因，而加热程度则与降低的幅度相关，而麸炒苍术挥发油含量降低与加热和麦麸吸附作用有关[1]。

以浸出物（水溶性浸出物和醇溶性浸出物）、挥发油含量以及β-桉叶醇含量为指标，采用加权法进行综合分析，采用L9（34）正交试验设计法筛选麸炒苍术炮制工艺为：每100g苍术加麦麸30g，150℃时投药，炒制5分钟，翻炒频率70次/分钟[2]。

有研究表明，采用烘制法制备苍术饮片，其最佳烘制工艺为：70℃温度下烘制30分钟或者80℃温度下烘制20分钟，这两种烘制品中挥发油含量与麸炒品最为接近[3]。也有研究比较生苍术、炒苍术、麸炒苍术、米泔水制苍术及苍术烘制品的挥发油含量和外观性状，结果显示苍术80℃ 30分钟烘制品和70℃ 30分钟烘制品的挥发油含量与米泔水品挥发油含量相近，在外观性状上相似[4]。

（四）苍术饮片炮制工艺研究总结

1．历史文献　净制（刮去皮）、切制（捣为末、锉细、切片）、麸制、炒制（微炒、炒黄、炒焦）、土制、泔制、盐制、制炭等，以泔制和麸制为最常见。

2．历版《中国药典》　米泔水制苍术和麸炒苍术等，以麸炒为最常用。

3．各省市炮制规范　米泔水制苍术和麸炒苍术，以麸炒为最常用。

4．现代研究文献 以麸炒为最常用。

综合上述研究结果，制定苍术的炮制工艺为：

苍术 去杂质，洗净，润透，切厚片，干燥。

麸炒苍术 将炒制容器加热，至撒入麸皮即刻烟起，随即投入净苍术片，迅速翻动，炒至表面呈深黄色时，取出，筛去麸皮，放凉。

参考文献

[1] 王文凯, 张正, 翁萍, 等. 近年苍术炮制研究进展[J]. 时珍国医国药, 2014, 25(1): 195-197.

[2] 刘艳菊, 许腊英, 李水清. 麸炒苍术炮制工艺研究[J]. 中国医院药学杂志, 2009, 29(15):1267-1269.

[3] 杜庆山. 中药苍术炮制方法及理论研究进展[J]. 中国药物警戒, 2012, 9(7):439-441.

[4] 罗学伦. 苍术炮制的实验研究[J]. 中国中医药科技, 2002, 9(5):291.

Cang er zi

苍耳子

药材来源 本品为菊科植物苍耳*Xanthium sibiricum* Patr.的干燥成熟带总苞的果实。

采收加工 秋季果实成熟时采收，干燥，除去梗、叶等杂质。

苍耳子饮片炮制规范

【饮片品名】苍耳子

【饮片来源】本品为苍耳药材经净制后的炮制品。

【炮制方法】取原药材，除去杂质。

【饮片性状】本品呈纺锤形或卵圆形，长1～1.5cm，直径0.4～0.7cm。表面黄棕色或黄绿色，全体有钩刺，顶端有2枚较粗的刺，分离或相连，基部有果梗痕。质硬而韧，横切面中央有纵隔膜，2室，各有1枚瘦果。瘦果略呈纺锤形，一面较平坦，顶端具1突起的花柱基，灰黑色，具纵纹。种皮膜质，浅灰色，子叶2，有油性。气微，味微苦。

【质量控制】

鉴别 （1）本品粉末淡黄棕色至淡黄绿色。总苞纤维成束，常呈纵横交叉排列。果皮表皮细胞棕色，类长方形，常与下层纤维相连。果皮纤维成束或单个散在，细长梭形，纹孔和孔沟明显或不明显。种皮细胞淡黄色，外层细胞类多角形，壁稍厚；内层细胞具乳头状突起。木薄壁细胞类长方形，具纹孔。子叶细胞含糊粉粒和油滴。

（2）取本品粉末2g，加甲醇25ml，超声处理20分钟，滤过，滤液浓缩至2ml，作为供试品溶液。另取苍耳子对照药材2g，同法制成对照药材溶液。照薄层色谱法，吸取上述两种溶液各4μl，分别点于同一硅胶G薄层板上，以正丁醇-冰醋酸-水（4∶1∶5）上层溶液为展开剂，展开，取出，晾干，置氨蒸气中熏至斑点显色清晰。供试品色谱中，在与对照药材色谱相应的位置上，显相同颜色的斑点。

检查 水分 不得过12.0%（第二法）。

总灰分 不得过5.0%。

羧基苍术苷 照高效液相色谱法测定。

色谱条件与系统适用性试验 以苯基键

合硅胶为填充剂；以乙腈-0.01mol/L磷酸二氢钠溶液（用4%氢氧化钠溶液调节pH值至5.4）（10∶90）为流动相。检测波长为203nm。理论板数按羧基苍术苷峰计算应不低于5000。

对照品溶液的制备　取羧基苍术苷三钾盐对照品适量，精密称定，加水制成每1ml含0.1mg的溶液，即得（羧基苍术苷重量=羧基苍术苷三钾盐重量/1.1482）。

供试品溶液的制备　取本品粉末（过三号筛）约1g，精密称定，置具塞锥形瓶中，精密加入水20ml，称定重量，超声处理（功率300W，频率40kHz）40分钟，放冷，再称定重量，用水补足减失的重量，摇匀，离心（转速为每分钟12 000转，5分钟），取上清液滤过，取续滤液，即得。

测定法　分别精密吸取对照品溶液与供拭品溶液各5μl，注入液相色谱仪，测定，即得。

本品按干燥品计算，含羧基苍术苷（$C_{31}H_{46}O_{18}S_2$）不得过0.35%。

含量测定　照高效液相色谱法测定。

色谱条件与系统适用性试验　以十八烷基硅烷键合硅胶为填充剂；以乙腈-0.4%磷酸溶液（10∶90）为流动相；检测波长为327nm。理论板数按绿原酸峰计算应不低于3000。

对照品溶液的制备　取绿原酸对照品适量，精密称定，置棕色量瓶中，加50%甲醇制成每1ml含50μg的溶液，即得（10℃以下保存）。

供试品溶液的制备　取本品粉末（过三号筛）约0.5g，精密称定，置具塞锥形瓶中，精密加入5%甲酸的50%甲醇溶液25ml，称定重量，超声处理（功率300W，频率40kH$_z$）40分钟，放冷，再称定重量，用5%甲酸的50%甲醇补足减失的重量，摇匀，滤过，取续滤液（置棕色瓶中），即得。

测定法　分别精密吸取对照品溶液与供试品溶液各5μl，注入液相色谱仪，测定，即得。

本品按干燥品计算，含绿原酸（$C_{16}H_{18}O_9$）不得少于0.25%。

【性味与归经】辛、苦，温；有毒。归肺经。

【功能与主治】散风寒，通鼻窍，祛风湿。用于风寒头痛，鼻塞流涕，鼻鼽，鼻渊，风疹瘙痒，湿痹拘挛。

【用法与用置】3～10g。

【贮藏】置阴凉干燥处，防蛀。

苍耳子饮片炮制操作规程

1．产品概述

（1）品名　苍耳子。

（2）规格　个。

2．生产依据　按照《中国药典》2015年版一部有关工艺要求及标准，以及拟定的饮片品种炮制工艺执行。

3．工艺流程　取原药材，除去杂质，包装，即得。

4．炮制工艺操作要求

（1）挑拣　除去杂质。

（2）包装　牛皮纸包装。

5．原料规格质量标准　符合《中国药典》2015年版一部苍耳子药材项下的相关规定。

6．成品质量标准　符合本规范苍耳子饮片项下的相关规定。

7．成品贮存及注意事项　置通风干燥处。

8．工艺卫生要求　符合中药饮片GMP相关工艺卫生要求。

9．主要设备　包装机等设备。

苍耳子饮片炮制规范起草说明

（一）苍耳子炮制方法历史沿革

1．净制 “凡采得，去心，取黄精，用竹刀细切拌之，同蒸，从巳至亥，去黄精，取出，阴干用”《证类》。“去刺”《普济方》。“鲜者连根带叶……洗净”《大成》。“去毛敲损”《全生集》。

2．切制 “捣末”《证类》，“捣碎”《普济方》，“切碎”《大成》。

历代炮制历史沿革见表1。

表1 苍耳子炮制历史沿革简况

朝代	沿用方法	新增方法	文献出处
宋代		凡采得，去心，取黄精用竹刀细切拌之，从巳至亥，去黄精，取出，阴干用	《雷公》
明代		去刺	《普济方》
清代	去刺	去毛敲损	《外科证治全生集》

从古代文献资料中可以看出，苍耳子的净制方法以去刺为主。现代沿用方法净制，以去除杂质为主，去刺已不见承袭。净制的目的为去除杂质，便于调剂以及下一步炮制。

（二）苍耳子饮片药典及地方炮制规范

净制 除去杂质。

现代炮制方法见表2。

表2 《中国药典》及各地炮制规范收载的苍耳子炮制方法

药典及规范	炮制方法
《中国药典》（1963年版）	苍耳子 拣去杂质，去刺，筛去屑末即得 炒苍耳子 取苍耳子置锅内文火炒至深黄色，取出放凉筛去刺，过筛即得
《中国药典》（1977年版）	取苍耳子照清炒法炒至黄褐色，去刺筛净
《中国药典》（1985年版） 《中国药典》（1990年版） 《中国药典》（1995年版） 《中国药典》（2000年版） 《中国药典》（2005年版） 《中国药典》（2010年版） 《中国药典》（2015年版）	苍耳子 除去杂质 炒苍耳子 取苍耳子照清炒法炒至黄褐色，去刺筛净
《安徽省中药饮片炮制规范》（2004年版）	苍耳子 取原药材，除去杂质，轧扁 炒苍耳子 取净苍耳子，照炒黄法，炒至刺焦棕黄色，取出，筛去刺屑
《贵州省中药饮片炮制规范》（2005年版）	苍耳子 取原药，除去杂质 炒苍耳子 取净苍耳子，照清炒法用文火炒至黄褐色、刺呈深棕色，取出，去刺，筛去刺屑
《河南省中药饮片炮制规范》（2005年版）	苍耳子 苍耳子除去杂质 炒苍耳子 取净苍耳子，照清炒法炒至黄褐色，去刺，筛净 麸炒苍耳子 取净苍耳子，照麸炒法炒至深黄色，去刺，筛净。每100kg苍耳子，用麸皮9kg
《湖南省中药饮片炮制规范》（2010年版）	苍耳子 取原药材，除去杂质 炒苍耳子 取净苍耳子，照清炒法炒至深黄色。取出，碾去毛刺，筛去刺屑，放凉
《江西省中药饮片炮制规范》（2008年版）	苍耳子 除去杂质 炒苍耳子 取净苍耳子，照清炒法炒至黄褐色。去刺，筛净 取净苍耳子，用文火炒至黄褐色，取出，搓去刺，筛去灰屑，用时打碎
《上海市中药饮片炮制规范》（2008年版）	苍耳子 取原药材，除去杂质 炒苍耳子 取原药除去杂质，照清炒法炒至黄褐色，微具焦斑，碾去刺尖，筛去灰屑

续表

药典及规范	炮制方法
《浙江省中药炮制规范》（2005 年版）	取原药，除去杂质。炒至表面黄褐色，香气逐出时，取出，摊凉。去刺，筛净
《山东省中药炮制规范》（2002 年版）	将苍耳子去净杂质，筛去灰屑。置锅内，文火炒至表面呈黄褐色，有香气逸出时，取出，放凉，串去刺，筛净

（三）苍耳子饮片现代炮制研究

刘海良等[1]改进了苍耳子的炮制工艺，使用碾米机去刺，具体方法为：取原药材，除去杂质，装入FN-9型铁辊碾米机料斗内，调节挡板至适当位置，开机后苍耳子苞刺呈末状由碾米机出糠口流出，净苍耳子果实在其出米口接收。

徐涛[2]采用砂烫法炮制苍耳子，具体操作为：取处理好的河沙或普通的细沙，置铁锅中超至翻动灵活时，投入适量的净苍耳子，不断拌炒至钩刺焦脆，整体呈焦黄色时取出，筛去砂，平铺于木板或干燥水泥地面上，迅速用搓板搓去刺。

（四）苍耳子饮片炮制工艺研究总结

苍耳子毒蛋白为其毒性成分之一，经水浸泡或加热处理，可降低毒性，如炒焦、炒炭后能破坏其毒性，因此，有人认为苍耳子药用必须炒至焦黄，使脂肪油中所含毒蛋白变性，凝固在细胞中不被溶出，而达到去毒目的。但其生品和炮制品的急性毒性均不大，未能测出LD_{50}，其最大耐受量为成人临床用量的277倍以上。生品消风止痒力强，多用于皮肤痒疹、疥癣等皮肤病。

1．历史文献 净制（去刺、去毛）。

2．历版《中国药典》 净制方法为除去杂质。

3．各省市炮制规范 净制方法均为除去杂质。

综合文献及企业调研表拟定苍耳子净制工艺为：

苍耳子 取原药材，除去杂质。

七画

参考文献

[1] 刘海良, 刘耀文, 刘耀武. 苍耳子炮制工艺改进[J]. 中华现代中医学杂志, 2006, 2(2):191-192.

[2] 徐涛. 苍耳子炮制工艺的改进[J]. 湖北中医杂志, 2007, 29(12):60.

Qian shi 芡实

药材来源 本品为睡莲科植物芡*Euryale ferox* Salisb.的干燥成熟种仁。

采收加工 秋末冬初采收成熟果实，除去果皮，取出种子，洗净，再除去硬壳（外种皮），晒干。

芡实饮片炮制规范

【饮片品名】芡实、麸炒芡实。

（一）芡实

【饮片来源】本品为芡实药材经净制后的炮制品。

【炮制方法】取原药材，除去硬壳等杂质，筛去灰屑。

【饮片性状】本品呈类球形、多为破粒，完整者直径5～8mm。表面有棕红色或红褐色内种皮，一端黄白色，约占体1/3，有凹点状的种脐痕，除去内皮显白色。质较硬，断面白色，粉性。

【质量控制】

鉴别 （1）本品粉末类白色。主为淀粉粒，单粒类圆形，直径1～4μm，大粒脐点隐约可见；复粒多数由百余分粒组成，类圆形，直径13～35μm，少数由2～3分粒组成。

（2）取本品粉末2g，加二氯甲烷30ml，超声处理15分钟，滤过，滤液蒸干，残渣加乙酸乙酯2ml使溶解，作为供试品溶液。另取芡实对照药材2g，同法制成对照药材溶液。照薄层色谱法试验，吸取上述两种溶液各10μl，分别点于同一硅胶G薄层板上，以正己烷－丙酮（5∶1）为展开剂，展开，取出，晾干，喷以10%硫酸乙醇溶液，在105℃加热至斑点显色清晰。供试品色谱中，在与对照药材色谱相应的位置上，显相同颜色的斑点。

检查 水分 不得过14.0%。

总灰分 不得过1.0%。

（二）麸炒芡实

【饮片来源】本品为芡实经麸炒后的炮制品。

【炮制方法】将炒制容器用中火加热至撒入麸皮即刻起黄烟时，撒入麸皮，随即投入芡实，迅速翻动，至芡实表面微黄色时，取出，筛去麸皮，放凉，即得。

每100kg芡实，用麸皮10kg。

【饮片性状】麸炒芡实形如芡实，表面黄色或微黄色。味淡、微酸。

【质量控制】

检查 水分 同芡实，不得过10.0%。

鉴别（2）、**检查**（总灰分） 同芡实。

【性味与归经】甘、涩，平。归脾、肾经。

【功能与主治】益肾固精，补脾止泻，除湿止带。芡实补脾肾而兼能祛湿，用于遗精，带下，白浊，小便不禁，兼有湿浊者尤宜。麸炒芡实以补脾固涩力胜，用于脾虚泄泻和肾虚精关不固的滑精，亦可用于脾虚带下。

【用法与用量】9～15g。

【贮藏】置阴凉干燥处，防蛀。

芡实饮片炮制操作规程

（一）芡实

1．产品概述

（1）品名 芡实。

（2）规格 种仁。

2．生产依据 按照《中国药典》2015年版一部有关工艺要求及标准，以及拟定的饮片品种炮制工艺执行。

3．工艺流程 取原药材，除去硬壳（外种皮）等杂质，筛去灰屑，包装，即得。

4．炮制工艺操作要求

（1）挑选 除去硬壳（外种皮）等杂质。

（2）过筛 筛去灰屑。

（3）包装 无毒乙烯塑料袋包装，封口，贴上标签。包装损耗应不超过1.0%。

5．原料规格质量标准 符合《中国药典》2015年版一部芡实药材项下的相关规定。

6．成品质量标准 符合本规范芡实饮片项下的相关规定。

7．成品贮存及注意事项 置通风干燥处，防蛀。

8．工艺卫生要求 符合中药饮片GMP相关工艺卫生要求。

9．主要设备 剥壳机、热风循环烘箱等设备。

（二）麸炒芡实

1．产品概述

（1）品名 麸炒芡实。

（2）规格 种仁。

2．生产依据 按照《中国药典》2015年版一部有关工艺要求及标准，以及拟定的饮片

品种炮制工艺执行。

3. 工艺流程 将炒制容器用中火加热至撒入麸皮即刻起黄烟时，撒入麸皮，随即投入芡实，迅速翻动，至芡实表面呈黄色或微黄色时，取出，筛去麸皮，放凉，即得。

每100kg芡实，用麸皮10kg。

4. 炮制工艺操作要求

（1）加热 炒药机用中火加热至撒入麸皮即刻起黄烟。

（2）加辅料 投入麦麸。

（3）投料 投入净芡实。

（4）炒制 不断翻炒，至芡实表面呈黄色，取出。

（5）过筛 筛去麸皮，放凉。

（6）包装 采用无毒乙烯塑料袋包装，封口。包装损耗应不超过1.0%。

5. 原料规格质量标准 符合本规范芡实饮片项下的相关规定。

6. 成品质量标准 符合本规范麸炒芡实饮片项下的相关规定。

7. 成品贮存及注意事项 置通风干燥处，防蛀。

8. 工艺卫生要求 符合中药饮片GMP相关工艺卫生要求。

9. 主要设备 炒药机等设备。

芡实饮片炮制规范起草说明

（一）芡实炮制方法历史沿革

1. 净制 明代有“去壳”《圣惠方》。以后多有记载“去壳，取细末”《准绳》、清朝记载有“连壳用，煮食”《食物》。

2. 切制 切制方法历代多有“研为细末”《普济方》、明有记载“舂取粉用”《大法》、清朝有“捣烂曝干，再捣研末”《本草述》。

3. 炮制

（1）蒸制 唐代有“可取蒸之，与烈日中曝之，其皮壳自开，挼去皮，取仁”《食疗》，宋代有“蒸，去壳”《济生》。

（2）药汁制 明代以“芡实一斗，以防风四两煎汤，浸过用，且经久不坏”《纲目》。

（3）炒制 明代有记载“炒黄”《景岳》、清代用以“去壳炒”《说约》。

历代炮制历史沿革见表1。

表1 芡实炮制历史沿革简况

朝代	沿用方法	新增方法	文献出处
唐代		蒸后，曝晒，皮壳开裂后，去皮，取仁	《食疗》
宋代	蒸，去壳		
明代	去壳	研为细粉	《普济方》
		舂取粉用；连壳用	《大法》
		炒黄	《景岳》
		芡实一斗，以防风四两煎汤，浸过用	《纲目》
清代	去壳 研末 炒制	连壳用，煮食	《食物》

从古代文献资料中可以看出，历代沿用过的芡实炮制方法有十余种，其中以去壳、晒干为常见方法。现代炮制方法仍沿用净制、麸炒、清炒为主流，其他方法少见承袭。芡实经炒黄或麸炒后可增强其补脾固涩作用。

（二）芡实饮片药典及地方炮制规范

1. 净制 除去杂质；或除去杂质及硬壳；或除去硬壳等杂质，筛去灰屑。

2. 炮制

（1）麸制 将炒制容器用中火加热，至撒入麸皮即刻烟起，撒入麸皮，随即投入芡实，迅速翻动，至芡实表面呈黄色或微黄色时，取出，筛去麸皮，放凉，即得。

每100kg芡实，用麸皮10kg。

（2）炒制　取芡实炒至表面微黄色时，取出，摊凉。

（3）土制　取伏龙肝粉置锅中，用文火加热炒至轻松时，放入芡实。炒至微黄色，取出，筛去伏龙肝粉，晾凉。每100kg芡实，用伏龙肝粉20kg。

（4）盐制　取净芡实，照盐炙法炒干。

（5）蒸制　取净芡实，照蒸法蒸至内无白心，取出，晾干。

现代炮制方法见表2。

表2　《中国药典》及各地炮制规范收载的芡实炮制方法

药典及规范	炮制方法
《中国药典》（1963 年版）	芡实　拣去杂质和硬壳 炒芡实　将麸皮撒于加热的锅内，待烟冒出时，加入净芡实，炒至微黄色，取出筛去麸皮，放凉。每芡实 100kg，用麸皮 10kg
《中国药典》（1977 年版）	芡实　除去杂质 炒芡实　取净芡实，照清炒法炒至微黄色
《中国药典》（1985 年版）	芡实　除去杂质 麸炒芡实　取净芡实，照麸炒法炒至微黄色。每芡实 100kg，用麸皮 10kg
《中国药典》（1990 年版）	芡实　除去杂质 麸炒芡实　取净芡实，照麸炒法炒至微黄色。每 100kg 芡实，用麸皮 10～15kg
《中国药典》（1995 年版） 《中国药典》（2000 年版） 《中国药典》（2005 年版）	芡实　除去杂质 麸炒芡实　取净芡实，照麸炒法炒至微黄色。每 100kg 芡实，用麸皮 10kg
《中国药典》（2010 年版） 《中国药典》（2015 年版）	芡实　除去杂质 麸炒芡实　取净芡实，照麸炒法炒至微黄色。每 100kg 芡实，用麸皮 10～15kg
《湖南省中药饮片炮制规范》（2010 年版）	麸炒芡实　取净芡实，照麸炒法炒至微黄色。每 100kg 芡实，用麦麸 10kg
《四川省中药饮片炮制规范》（2002 年版）	麸炒芡实　取净芡实，照麸炒法炒至微黄色。每 100kg 芡实，用麦麸 10kg
《贵州省中药饮片炮制规范》（2005 年版）	麸炒芡实　取净芡实，照麸炒法炒至微黄色。每 100kg 芡实，用蜜麸 10kg
《河南省中药饮片炮制规范》（2005 年版）	麸炒芡实　取净芡实，照麸炒法炒至微黄色。每 100kg 芡实，用麸皮 10kg 炒芡实　取净芡实，照清炒法炒至棕黄色 炒芡实　取净芡实，照炒黄法炒至表面黄色，具香气。每 100kg 芡实片，用灶心土 30kg
《内蒙古自治区中药饮片切制规范》（1977 年版）	麸炒芡实　将锅烧热，加入麸皮，待烟起时，放入芡实，用文火炒至微黄色，取出，筛去麸皮，晾凉。每 100kg 芡实，用麸皮 10kg 炒芡实　取净芡实，至热锅内，用文火炒至微黄色，取出，晾凉
《江西省中药饮片炮制规范》（2008 年版）	麸炒芡实　取净芡实，照麸炒法炒至微黄色。每 100kg 芡实，用麦麸 10kg 或谷糠 30kg
《北京市中药饮片炮制规范》（2008 年版）	麸炒芡实　取麸皮，撒入热锅内，待冒烟时，加入净芡实，迅速翻动，用中火炒至断面微黄色，取出，筛去麸皮，晾凉。每 100kg 芡实，用麸皮 10kg
《浙江省中药炮制规范》（2005 年版）	炒芡实　取芡实炒至表面微黄色时，取出，摊凉
《山东省中药炮制规范》（2002 年版）	麸芡实　先将锅用武火加热，均匀撒入麸皮，待冒烟时，投入净芡实，急速翻搅，熏炒至表面黄色时，及时取出，筛去焦麸皮，放凉。每芡实 100kg，用麸皮 10kg

七画

（三）芡实饮片现代炮制研究

宋率展等[1]在归纳分析现有坚果的脱壳工艺技术的基础上，结合芡实手工脱壳方法，提出了全新的芡实脱壳工艺流程，即分选、干燥、预破壳、柔性揉搓的组合脱壳新工艺，并对脱壳装备的关键参数进行了设计与优化。

刘宗华[2]采用芡实剥壳机研究了去壳取仁新方法：采用芡实种子剥壳机（专利号：02207847.9）去壳取仁。基本操作是：设备由料斗、刀辊A、刀辊B构成的剥壳部件和固定螺栓、刀辊安装板、螺旋调节机构构成的剥壳间隙调整机构以及电机传动部件和筛网等组成。芡实种子由料斗喂入，经双刀辊的切割和揉搓，剥去芡实种子外壳，再经筛网进行壳、仁分离。最后用筛子筛除芡实粉末，即可。

王红等[3]以芡实中总多糖、总酚、总黄酮、不同构型维生素E含量及抗氧化活性为指标，综合评价6种不同干燥方法对芡实品质的影响。结果表明，不同干燥方法对芡实中总多糖、总酚、总黄酮含量影响相差较大，其影响大小趋势为：微波干燥＞红外干燥＞真空冷冻干燥＞60℃烘干＞晒干＞阴干。不同干燥方法下芡实维生素E含量和抗氧化能力为：真空冷冻干燥＞阴干＞晒干＞60℃烘干＞红外干燥＞微波干燥。在真空冷冻干燥处理条件下，芡实中不同构型维生素E含量最高且清除自由基的能力最强，并在一定程度上尽可能地降低了芡实总多糖、总酚、总黄酮类成分的损失，通过实验认为，真空冷冻干燥可作为芡实产地加工适宜的干燥方法。

（四）芡实饮片炮制工艺研究总结

1. 历史文献 净制（去皮）、切制（捣为末）、炒制（炒黄）、土炒、蒸制、盐制等。

2. 历版《中国药典》 芡实、麸炒芡实等，以麸炒为最常用。

3. 各省市炮制规范 芡实、麸炒芡实、炒芡实、盐制芡实、土炒芡实、盐芡实、蒸芡实等，以麸炒为最常用。

4. 现代研究文献 净制、干燥等。

综合上述研究结果，制定芡实的炮制工艺为：

芡实 取原药材，除去硬壳等杂质，筛去灰屑。

麸炒芡实 先将锅用武火加热，均匀撒入麸皮，待冒烟时，投入净芡实，急速翻搅，熏炒至表面黄色时，及时取出，筛去焦麸皮，放凉。

每100kg芡实，用麦麸10kg。

参考文献

[1] 宋率展. 特色农产品芡实脱壳工艺及装备研究[D]. 合肥工业大学, 2006.

[2] 刘宗华. 芡实产地采制工艺的探讨[J]. 中医药导报, 2006, 12(11):66-66.

[3] 王红, 吴启南, 蒋征, 等. 干燥方式对芡实功能性成分含量及抗氧化活性的影响[J]. 食品科学, 2015, 36(7):19-25.

七画

Dou kou
豆蔻

药材来源 本品为姜科植物白豆蔻*Amomum kravanh* Pierre ex Gagnep.或爪哇白豆蔻*Amomum compactum* Soland ex Maton的干燥成熟果实。按产地不同分为“原豆蔻”和“印尼白蔻”。

豆蔻饮片炮制规范

【饮片品名】豆蔻。

【饮片来源】本品为豆蔻药材净制后的炮制品。

【炮制方法】取原药材，除去杂质，用时捣碎。

【饮片性状】原豆蔻　呈类球形，直径1.2～1.8cm。表面黄白色至淡黄棕色，有3条较深的纵向槽纹，顶端有突起的柱基，基部有凹下的果柄痕，两端均具浅棕色绒毛。果皮体轻，质脆，易纵向裂开，内分3室，每室含种子约10粒；种子呈不规则多面体，背面略隆起，直径3～4mm，表面暗棕色，有皱纹，并被有残留的假种皮。气芳香，味辛凉略似樟脑。

印尼白蔻　个略小。表面黄白色，有的微显紫棕色。果皮较薄，种子瘦瘪。气味较弱。

【质量控制】

鉴别　照薄层色谱法试验，取〔含量测定〕桉油精项下的供试品溶液和对照品溶液各10μl，分别点于同一硅胶G薄层板上，以环己烷-二氯甲烷-乙酸乙酯（15∶5∶0.5）为展开剂，展开，取出，晾干，喷以5%香草醛硫酸溶液，在105℃加热至斑点显色清晰，立即检视。供试品色谱中，在与对照品色谱相应的位置上，显相同颜色的斑点。

检查　杂质　原豆蔻不得过1%；印尼白蔻不得过2%。

水分　原豆蔻不得过11.0%；印尼白蔻不得过12.0%（第四法）。

含量测定　挥发油　取豆蔻仁适量，捣碎后称取30～50g，照挥发油测定法测定。

原豆蔻仁含挥发油不得少于5.0%（ml/g）；印尼白蔻仁不得少于4.0%（ml/g）。

桉油精　照气相色谱法测定。

色谱条件与系统适用性试验　以甲基硅橡胶（SE-54）为固定相。涂布浓度10%，柱温110℃，理论板数按桉油精峰计算应不低于1000。

对照品溶液的制备　取桉油精对照品适量，精密称定，加正己烷制成每1ml含25mg的溶液，即得。

供试品溶液的制备　取豆蔻仁粉末（过三号筛）约5g，精密称定，置圆底烧瓶中，加水200ml，连接挥发油测定器，自测定器上端加水至刻度3ml，再加正己烷2～3ml，连接回流冷凝管，加热至微沸，并保持2小时，放冷，分取正己烷液，通过铺有无水硫酸钠约1g的漏斗滤过，滤液置5ml量瓶中，挥发油测定器内壁用正己烷少量洗涤，洗液并入同一量瓶中，用正己烷稀释至刻度，摇匀，滤过，取续滤液，即得。

测定法　分别精密吸取对照品溶液与供试品溶液各1μl，注入气相色谱仪，测定，即得。

本品按干燥品计算，豆蔻仁含桉油精（$C_{10}H_{18}O$）不得少于3.0%。

【性味与归经】辛，温。归肺、脾、胃经。

【功能与主治】化湿行气，温中止呕，开胃消食。用于湿浊中阻，不思饮食，湿温初起，胸闷不饥，寒湿呕逆，胸腹胀痛，食积不消。

【用法与用量】3～6g，后下。

【贮藏】置阴凉干燥处，防蛀。

七画

豆蔻饮片炮制操作规程

1. 产品概述

（1）品名　豆蔻。

（2）规格　果实。

2. 生产依据　按照《中国药典》2015年版一部有关工艺要求及标准，以及饮片品种炮制规范执行。

3. 工艺流程　取原药材，除去杂质，用时捣碎。

4. 炮制工艺操作要求

（1）净选　除去果梗等杂质，筛去灰屑，用时捣碎。

（2）包装　称重，封装，封口。贴上标签。

5. 原料规格质量标准　符合《中国药典》2015年版一部豆蔻药材项下的相关规定。

6. 成品质量标准　符合本规范豆蔻饮片项下的相关规定。

7. 成品贮存及注意事项　置通风干燥处。

8. 工艺卫生要求

符合中药饮片GMP相关工艺卫生要求。

9. 主要设备　筛选机等设备。

豆蔻饮片炮制规范起草说明

（一）豆蔻饮片炮制历史沿革

1. 净制　去皮（宋《圣惠方》）。去壳（明《品汇》）。去皮膜（明《仁术》）。去净膛膜（清《逢原》）。

2. 切制　捣筛，更研细（宋《证类》）。碾破（宋《普本》）。去皮，捣细（元《宝鉴》）。研（明《必读》）。

3. 炮制

（1）炒制　碾破微炒（宋《普本》）。去皮，炒用（明《纲目》）。去皮微炒用（明《乘雅》）。炒焦（清《本草述》）。去壳，炒香研碎用（清《辨义》）。

（2）火炮　炮（明《医学》）。

（3）焙制　去皮膜，略焙研用（明《仁术》）。去衣微焙（明《必读》）。

（4）酒制　酒炒（清《幼幼》）。

历代炮制历史沿革见表1。

表1　豆蔻炮制历史沿革简况

朝代	炮制方法	文献出处
宋	捣碎，更研细	《图经》
明	去皮膜	《仁术》

从豆蔻的历史沿革来看，豆蔻主要是生品入药，净制，捣碎入药。

（二）豆蔻饮片药典及地方炮制规范研究

现代炮制方法见表2。

表2　《中国药典》及各地炮制规范收载的豆蔻炮制方法

药典及规范	炮制方法
《中国药典》（1963年版）	豆蔻　拣净杂质，筛去泥屑，用时捣碎即得
《中国药典》（1985—2015年版）	豆蔻　除去杂质，用时捣碎

续表

药典及规范	炮制方法
《上海市中药饮片炮制规范》（2008 年版）	豆蔻　将原药除去果柄等杂质，筛去灰屑 豆蔻仁　将豆蔻去壳取仁，筛去灰屑 豆蔻仁粉　将豆蔻仁研粉，过 60 目筛
《辽宁省中药炮制规范》（1987 年版）	豆蔻　拣去杂质，筛去灰土，用时捣碎
《河南省中药饮片炮制规范》（2005 年版）	豆蔻　拣去杂质，筛去泥屑，捣碎，或去外壳，捣碎
《湖南省中药饮片炮制规范》（2010 年版）	豆蔻　拣去杂质，除去果柄，筛去灰屑即得 豆蔻仁　拣去杂质，剥去壳，筛去灰屑即得
《安徽省中药饮片炮制规范》（2005 年版）	豆蔻　取原药材，除去杂质。用时捣碎 豆蔻仁　取净豆蔻，除去果壳、杂质。用时捣碎
《广东省中药炮制规范》（1984 年版）	豆蔻　除去杂质，用时捣碎
《吉林省中药炮制标准》（1986 年版）	净豆蔻　除去杂质，筛去灰屑，用时捣碎 蔻仁　取豆蔻，去皮取仁，用时捣碎 豆蔻皮　取豆蔻，去仁，取皮
《山东省中药炮制规范》（1990 年版）	白豆蔻　去尽杂质，筛去碎屑 豆蔻仁　将净豆蔻，剥去果壳，取净仁 豆蔻皮　将净豆蔻，剥去果皮。去净杂质，筛去灰屑
《浙江省中药炮制规范》（2005 年版）	豆蔻　取原药，除去果梗等杂质，筛去灰屑。用时捣碎 豆蔻仁　取原药，除去果壳。用时捣碎 豆蔻粉　取原药，除去果壳及白色隔膜。研成粉末；或取原药，研成粉末

药典收载豆蔻；各省市炮制规范收载的品种有豆蔻、豆蔻仁、豆蔻粉、豆蔻皮。以豆蔻为常用。

（三）豆蔻饮片现代炮制研究

丁蔚[1]通过对豆蔻不同后下方法及煎沸时间制得的煎液中挥发油含量的测定，寻求科学合理的豆蔻入煎方法和煎沸时间。发现豆蔻采用常规后下方法入煎，无论煎沸时间长短，煎液中挥发油均极微量，而采用入煎前浸泡30分钟、后下煎沸完毕立即连罐冷水浴放置，15分钟后再过滤取汁的方法，则煎液中挥发油含量最高。最佳煎沸时间为10分钟。

（四）豆蔻饮片炮制工艺研究总结

1. 历史文献　生品入药，净制，捣碎入药。

2. 历版《中国药典》　除去杂质，用时捣碎。

3. 各省市炮制规范　收载的品种有豆蔻、豆蔻仁、豆蔻粉、豆蔻皮。以豆蔻为常用。

4. 现代研究文献　除去杂质，用时捣碎。

综合上述研究结果，制定豆蔻的炮制工艺为：

豆蔻　取原药材，除去杂质，用时捣碎。

参考文献

[1] 丁蔚. 不同后下方法和煎沸时间对豆蔻煎液中挥发油含量的影响[J]. 基层中药杂志, 1992, 6(1):19-20.

Wu zhu yu

吴茱萸

药材来源 本品为芸香科植物吴茱萸*Euodia rutaecarpa* (Juss.) Benth.、石虎*Euodia rutaecarpa* (Juss.) Benth.var. *officinalis* (Dode)Huang或疏毛吴茱萸*Euodia rutaecarpa* (Juss.) Benth.var.*bodinieri* (Dode) Huang的干燥近成熟果实。

采收加工 8～11月果实尚未开裂时，剪下果枝，晒干或低温干燥，除去枝、叶、果梗等杂质。

吴茱萸饮片炮制规范

【饮片品名】吴茱萸、制吴茱萸。

（一）吴茱萸

【饮片来源】本品为吴茱萸药材经切制后的炮制品。

【炮制方法】取原药材，除去杂质。

【饮片性状】本品呈球形或略呈五角状扁球形，直径2～5mm。表面暗黄绿色至褐色，粗糙，有多数点状突起或凹下的油点。顶端有五角星状的裂隙，基部残留被有黄色茸毛的果梗。质硬而脆，横切面可见子房5室，每室有淡黄色种子1粒。气芳香浓郁，味辛辣而苦。

【质量控制】

鉴别 （1）本品粉末褐色。非腺毛2～6细胞，长140～350μm，壁疣明显，有的胞腔内含棕黄色至棕红色物。腺毛头部7～14细胞，椭圆形，常含黄棕色内含物；柄2～5细胞。草酸钙簇晶较多，直径10～25μm；偶有方晶。石细胞类圆形或长方形，直径35～70μm，胞腔大。油室碎片有时可见，淡黄色。

（2）取本品粉末0.4g，加乙醇10ml，静置30分钟，超声处理30分钟，滤过，取滤液作为供试品溶液。另取吴茱萸次碱对照品、吴茱萸碱对照品，加乙醇分别制成每1ml含0.2mg和1.5mg的溶液，作为对照品溶液。照薄层色谱法试验，吸取上述三种溶液各2μl，分别点于同一硅胶G薄层板上，以石油醚（60～90℃）-乙酸乙酯-三乙胺（7∶3∶0.1）为展开剂，展开，取出，晾干，置紫外光灯（365nm）下检视。供试品色谱中，在与对照品色谱相应的位置上，显相同颜色的荧光斑点。

检查 杂质 不得过7%。

水分 不得过15.0%（第二法）。

总灰分 不得过10.0%。

浸出物 用稀乙醇作溶剂，不得少于30.0%（热浸法）。

含量测定 照高效液相色谱法测定。

色谱条件与系统适用性试验 以十八烷基硅烷键合硅胶为填充剂；以[乙腈-四氢呋喃（25∶15）]-0.02%磷酸溶液（35∶65）为流动相；检测波长为215nm。理论板数按柠檬苦素峰计算应不低于3000。

对照品溶液的制备 取吴茱萸碱对照品、吴茱萸次碱对照品、柠檬苦素对照品适量，精密称定，加甲醇制成每1ml含吴茱萸碱80μg和吴茱萸次碱50μg、柠檬苦素0.1mg的混合溶液，即得。

供试品溶液的制备 取本品粉末（过三号筛）约0.3g，精密称定，置具塞锥形瓶中，精密加入70%乙醇25ml，称定重量，浸泡1小时，超声处理（功率300W，频率40kHz）40分钟，放冷，再称定重量，用70%乙醇补足减失的重量，摇匀，滤过，取续滤液，即得。

测定法 分别精密吸取对照品溶液与供试品溶液各10μl，注入液相色谱仪，测定，即得。

本品按干燥品计算，含吴茱萸碱（$C_{19}H_{17}N_3O$）和吴茱萸次碱（$C_{18}H_{13}N_3O$）的总量不得少于0.15%，柠檬苦素（$C_{26}H_{30}O_8$）不得少于0.20%。

（二）制吴茱萸

【饮片来源】本品为吴茱萸经甘草汁炮制后的炮制品。

【炮制方法】取甘草捣碎，加适量水，煎汤，去渣，加入净吴茱萸，闷润吸尽后，炒至微干，取出，干燥。

每100kg吴茱萸，用甘草6kg。

【饮片性状】本品形如吴茱萸，表面棕褐色至暗褐色。

【质量控制】

鉴别、检查（水分、总灰分）、浸出物、含量测定 同吴茱萸。

【性味与归经】辛、苦，热；有小毒。归肝、脾、胃、肾经。

【功能与主治】散寒止痛，降逆止呕，助阳止泻。用于厥阴头痛，寒疝腹痛，寒湿脚气，经行腹痛，脘腹胀痛，呕吐吞酸，五更泄泻。

【用法与用量】2～5g。外用适量。

【贮藏】置阴凉干燥处，防蛀。

吴茱萸饮片炮制操作规程

（一）吴茱萸

1．产品概述

（1）品名 吴茱萸。

（2）规格 果实。

2．生产依据 按照《中国药典》2015年版一部有关工艺要求及标准，以及拟定的饮片品种炮制工艺执行。

3．工艺流程 取原药材，除去杂质。

4．炮制工艺操作要求

（1）挑选 除去杂质。

（2）包装 采用无毒乙烯塑料包装，密封。

5．原料规格质量标准 符合《中国药典》2015年版一部吴茱萸药材项下的相关规定。

6．成品质量标准 符合本规范吴茱萸饮片项下的相关规定。

7．成品贮存及注意事项 置通风干燥处，防蛀。

8．工艺卫生要求 符合中药饮片GMP相关工艺卫生要求。

9．主要设备 包装机等设备。

（二）制吴茱萸

1．产品概述

（1）品名 制吴茱萸。

（2）规格 果实。

2．生产依据 按照《中国药典》2015年版一部有关工艺要求及标准，以及拟定的饮片品种炮制工艺执行。

3．工艺流程 取甘草捣碎，加适量水，煎汤，去渣，加入净吴茱萸，闷润吸尽后，炒至微干，取出，干燥。

每100kg吴茱萸，用甘草6kg。

4．炮制工艺操作要求

（1）辅料制备 甘草饮片，加水，浸泡，煎煮，煎煮液合并即得。

（2）加辅料 倒入甘草汁，闷润。

（3）炒制 不断翻炒，至吴茱萸表面颜色加深，取出，放凉。

5．原料规格质量标准 符合本规范吴茱萸饮片项下的相关规定。

6．成品质量标准 符合本规范制吴茱萸饮片项下的相关规定。

7．成品贮存及注意事项 置通风干燥处，防蛀。

8．工艺卫生要求 符合中药饮片GMP相关工艺卫生要求。

9．主要设备 炒药机等设备。

吴茱萸饮片炮制规范起草说明

（一）吴茱萸炮制方法历史沿革

1．净制 关于净制的记载，主要是洗法，如汉代张仲景的《伤寒论》中记载："洗，汤洗七遍"。明代方书《祖剂》、方论《绛雪园古方选注》、医方歌诀《长沙方歌括》《伤寒论》等书中记载吴茱萸"一升洗"。明代方书《医方考》、清代民国方书《成方切用》等中记载吴茱萸"一升泡"。此外，《苏沈良方》中有"汤洗去黑水，瓦上出油"的记载。《本草衍义》中记载："吴茱萸须深汤中浸去苦烈汁，凡六七过，始可用。《汤液本草》中记载："洗去苦味"。《本草求真》云："吴茱萸陈者良，泡去苦烈汁用"。《本草备要》等也有此记载。《本草蒙筌》记载："汤泡苦汁七次"。《奇效良方》中有水洗去毒的记载。《本草崇原集说》也提出："陈久者良，滚水泡一、二次，去其毒气用之"。水洗吴茱萸，巧妙地克制了其燥烈之性，又使温中散寒之性发挥尽致，甚为妥贴。说明净制能使吴茱萸减毒，也能看出浸洗次数多、用水量大同时开水泡更能去其烈性。

2．切制 关于切制的记载，《汤液本草》云："洗去苦味，日干，杵碎用"；《本草述校注》云："吴茱萸擂烂"。《本草蒙筌》云："烘干杵碎才煎"。可见吴茱萸这种果实类药材适合此种切制方法。

3．炮制

（1）炒制 宋代《太平圣惠方》记载："汤浸七遍，焙干，微炒"。《普济方集要》云："汤浸去性，炒黄"。《儒门事亲》云："洗一遍，焙干微炒"。《太平惠民和剂局方》《圣济总录》也有此记载。《奇效良方》中记载汤泡、焙炒等方法。宋元方书《御药院方》中记载："洗七次，焙干"。《绛雪园古方选注》中记载："汤淘，炒"。《本草述校注》中记载："汤，泡过炒……"。吴茱萸炒制法在宋代书籍中记载较多，历代沿用。

（2）盐炙 《雷公炮炙论》记载："凡使先去叶、核并杂物了，用大盆一口，使盐水洗一百转，自然无涎，日干，任入丸散中用"。《丹溪心法》记载盐炒。《得配本草》中也有盐水炒的记载。《医宗必读》云："盐汤泡过，焙干"。《本草汇》中记载："盐汤洗去苦烈汁，焙干用，开口者佳"。故盐炙也是吴茱萸较常用的炮制方法，一直沿用至今。

（3）醋炙 《雷公炮炙论》中记载："若用醋煮，即先沸醋三十余沸，后入茱萸，待醋尽，晒干"。明代《本草纲目》、清代《炮炙全书》等中均有相关记载。《得配本草》《御药院方》《本草求真》《本草备要》等中也有醋炒的记载。醋味酸入肝经，醋炙吴茱萸增强了其入厥阴肝经的作用，效果更佳。

（4）酒炙 孟诜《食疗本草》中记载酒煮服，"取茱萸一升，清酒五升，二味和煮，取半升去滓，以汗微暖洗"。《圣济总录》中出现"酒浸一宿炒"。《卫生宝鉴》中记载："好酒少许洗焙"。《千金翼方》中记载："吴茱萸，以清酒三升渍之半日，所煮令蚁鼻沸减得二升"。古代本草记载入药用酒始见于《名医别录》，炮制辅料用酒以黄酒居多，黄酒主行药势，杀百邪，恶毒气。故能增强吴茱萸温中下气、理气和胃的功效。

（5）黄连制 《奇效良方》云："同黄连一处炒，各半两"，《本草求真》云："止呕，黄连水炒"。《本草备要》也有此记载。《握灵本草》《得配本草》中记载："黄连二两，吴茱萸二两，汤泡七次同炒香，拣出，各自为末，赤痢甘草汤下黄连丸，白痢干姜汤下茱萸丸，赤白痢各用十五丸米饮下"。黄连味苦性寒，寒能清热；吴茱萸味苦性热，热能防黄连过寒冰伏湿热之邪，二者药性相反，有反佐之妙。可见黄连制吴茱萸炮制方法的绝妙之处。

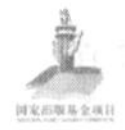

（6）姜制 《食疗本草》中记载："脚气冲心可和生姜汁饮"。《奇效良方》中记载有生姜汁和药或干姜炮姜共煮的炮制方法。《伤寒论》《千金翼方》等也记载生姜与吴茱萸共煮的制法。生姜有"呕家圣药"之誉，且能驱散寒邪，故姜制吴茱萸能使吴茱萸药用功效充分发挥。

（7）黑豆汁制 《圣济总录》中出现黑豆汤浸炒的记载。具体为汤浸去涎，大豆同炒，去大豆、黑豆同炒，黑豆汤浸洗炒干。黑豆味甘性平，入肾经，为清凉性滋补强壮药，既能补身，又能去疾。但现代吴茱萸炮制法中已很少出现黑豆汁制法。

（8）多辅料制 《类编朱氏集验医方》中记载："一斤，四两用酒浸，四两用醋浸，四两用汤浸，四两用童子小便浸，各浸一宿同焙干"。《普济方集要》中记载："拌酒醋浸一宿，焙干二两酒浸，二两醋浸，二两童子小便浸，二两米泔浸炒，一两分作四分，一分装猪尿泡带尿者，酒浸，煮；一分醋浸；一分童子小便浸；一分盐炒"。此种吴茱萸炮制方法在古籍中记载较少。

历代炮制历史沿革见表1。

表1 吴茱萸炮制历史沿革简况

朝代	沿用方法	新增方法	文献出处
汉代		洗，汤洗七遍	《伤寒论》
唐代	洗法	吴茱萸，以清酒三升渍之半日，所煮令蚁鼻沸减得二升	《千金翼》

（二）吴茱萸饮片药典及地方炮制规范

1. 净制 取原药材，除去杂质。

2. 炮制

（1）制吴茱萸 取净吴茱萸，先将定量甘草片，加适量水煎取汁，去渣，趁热加入净吴茱萸，泡至裂开或煮沸至透，待汁吸尽，用文火炒微干，取出，干燥。

（2）盐吴茱萸 取净甘草，打碎，加水约12倍量，煎煮，去渣，取汁，趁热加入净吴茱萸，泡至发胀，取出，低温干燥，再照盐水炙法用文火炒至发泡。每100kg净吴茱萸，用甘草10kg，食盐1.2kg。

（3）醋吴茱萸 取净吴茱萸，照醋炙法炒至裂开为度。每100kg吴茱萸，用醋18kg。

（4）泡吴茱萸 取净甘草捣碎，加水适量，煎汤，去渣，加入吴茱萸，浸泡约2小时，然后取出，低温干燥。每100kg吴茱萸，用甘草6kg。取吴茱萸，用开水泡约1小时至顶端开口，再置锅内炒热，洒入盐水至发香气，焙干。每100kg吴茱萸，用食盐3kg。

（5）酒吴茱萸 取净吴茱萸，照酒炙法炒至裂开为度。每100kg吴茱萸，用醋12kg。

（6）连吴茱萸 取净吴茱萸，先将定量黄连片，加适量水煎取汁，去渣，与净吴茱萸拌匀，稍闷，待汁吸尽，用文火炒干，取出，干燥。

（7）姜吴茱萸 取净吴茱萸，照姜汁炙法炒干。每100kg吴茱萸，用生姜25kg。

现代炮制方法见表2。

表2 《中国药典》及各地炮制规范收载的吴茱萸炮制方法

出处	炮制方法
《中国药典》（1963年版）	吴茱萸 拣净杂质，去梗即得 炙吴茱萸 取甘草，捣碎。置锅内加水煎汤捞出甘草渣，加入净吴茱萸，稍闷，待汤吸尽，不断翻炒至微干，取出晒干即得。每吴茱萸100斤，用甘草6斤4两
《中国药典》（1977年版）	吴茱萸 除去杂质 制吴茱萸 取甘草捣碎，加水适量，煎汤，去渣，加入净吴茱萸，稍润后，炒至微干，取出，晒干。每吴茱萸100kg，用甘草6.5kg
《中国药典》（1985年版） 《中国药典》（1990年版） 《中国药典》（1995年版） 《中国药典》（2000年版） 《中国药典》（2005年版）	吴茱萸 除去杂质 制吴茱萸 取甘草捣碎，加水适量，煎汤，去渣，加入净吴茱萸，稍润后，炒至微干，取出，晒干。每吴茱萸100kg，用甘草6kg

续表

出处	炮制方法
《中国药典》（2010年版） 《中国药典》（2015年版）	吴茱萸　除去杂质 制吴茱萸　取甘草捣碎，加适量水，煎汤，去渣，加入净茱萸，闷润吸尽后，炒至微干，取出，干燥。每100kg吴茱萸，用甘草6kg
《吉林省中药炮制标准》（1986年版）	净吴茱萸　除去果梗及杂质，筛去灰屑 制吴茱萸　取甘草片、食盐共置锅中，加适量水熬汁，捞去渣，将吴茱萸倒入锅中，煮至汁尽时，取出，晒干；再置锅中，用文火炒至稍鼓起变色，取出，晾凉。每100kg吴茱萸，用甘草5kg、盐2kg
《安徽省中药饮片炮制规范》（2005年版）	吴茱萸　取原药材，除去果柄、枝及杂质，筛去碎屑 甘草制吴茱萸　取净吴茱萸，先将定量甘草片，加适量水煎取汁，去渣，趁热加入净吴茱萸，泡至裂开或煮沸至透，待汁吸尽，用文火炒微干，取出，干燥 黄连制吴茱萸　取净吴茱萸，先将定量黄连片，加适量水煎取汁，去渣，与净吴茱萸拌匀，稍闷，待汁吸尽，用文火炒干，取出，干燥
《广西壮族自治区中药饮片炮制规范》（2007年版）	生吴茱萸　除去杂质，投入沸水中浸二分钟，捞出，晒干 制吴茱萸　取甘草捣碎，加适量水煎汤，去渣，加入生吴茱萸，闷润吸尽甘草水后，用文火炒至微干，取出，晒干
《贵州省中药饮片炮制规范》（2005年版）	吴茱萸　取原药材，除去杂质及果柄，枝梗，筛去灰屑 制吴茱萸　取净吴茱萸，用甘草汁照药汁炙法炒至微干，低温干燥。每100kg净吴茱萸，用甘草6kg 盐制吴茱萸　取净甘草，打碎，加水约12倍量，煎煮，去渣，取汁，趁热加入净吴茱萸，泡至发胀，取出，低温干燥，再照盐水炙法用文火炒至发泡。每100kg净吴茱萸，用甘草10kg，食盐1.2kg 姜制吴茱萸　取净吴茱萸，照姜汁炙法炒干。每100kg吴茱萸，用生姜25kg
《湖南省中药饮片炮制规范》（2010年版）	吴茱萸　取原药材，除去杂质及果柄，筛去灰屑 制吴茱萸　取甘草，捣碎，加盐及适量水煎汤，趁热去渣，加入吴茱萸，闷润吸尽甘草盐水后，用文火炒至微干，取出，晒干。再照炒黄法炒爆。每100kg吴茱萸，用甘草6kg，盐2kg
《江苏省中药炮制规范》（2002年版）	吴茱萸　取原药材，除去杂质及果柄、枝梗，筛去灰屑 制吴茱萸　取甘草捣汁，加适量水，煎汤，去渣，加入净吴茱萸，闷润吸尽后，炒至微干，取出，晒干。每100kg吴茱萸，用甘草6kg
《江西省中药饮片炮制规范》（2008年版）	吴茱萸　除去杂质，筛去灰屑 制吴茱萸　取甘草捣碎，加适量水，煎汤，去渣，加入净吴茱萸，闷润吸尽后，炒至微干，取出，低温干燥。每100kg吴茱萸，用甘草6kg 泡吴茱萸　取净甘草捣碎，加水适量，煎汤，去渣，加入吴茱萸，浸泡约2小时，然后取出，低温干燥。每100kg吴茱萸，用甘草6kg。取吴茱萸，用开水泡约1小时至顶端开口，再置锅内炒热，洒入盐水至发香气，焙干。每100kg吴茱萸，用食盐3kg
《天津市中药饮片炮制规范》（2005年版）	制吴茱萸　取甘草，加适量清水，熬煮至甘草味淡，捞出甘草。将净吴茱萸倒入甘草水中，煮1～2沸，捞出，摊开晒干或烘干。每净吴茱萸100kg，用甘草6.25kg
《上海市中药饮片炮制规范》（2008年版）	制吴茱萸　将原药除去梗等杂质；另取甘草捣碎，加适量水，煎汤，去渣，加入净吴茱萸闷润吸尽后，干燥，筛去灰屑。每吴茱萸100kg，用甘草6kg
《浙江省中药炮制规范》（2005年版）	制吴茱萸　取原药，除去杂质，与甘草水拌匀，稍闷，炒至微干时，取出，摊凉。每吴茱萸100kg，用甘草6kg（加水煎汁18～20kg）
《山东省中药炮制规范》（1990年版）	吴茱萸　去净果柄、枝梗及杂质 制吴茱萸　将净甘草片置锅内，加水适量，煎煮两次，去渣，合并两次煎液，趁热加入净吴茱萸内拌匀，稍润，待甘草汁液被吸净后，文火炒干，取出，放凉。每100kg吴茱萸，用甘草6kg 盐吴茱萸　将净吴茱萸用食盐水拌匀，闷润至盐水被吸净，置锅内，用文火炒至变色，取出，放凉。每100kg用食盐2kg 连吴茱萸　将净黄连片置锅内，加水适量，煎煮2次，去渣，合并两次煎液，趁热加入净吴茱萸拌匀，稍润，待黄连汁液被吸净后，文火炒干，取出，放凉。每100kg吴茱萸用黄连10kg

续表

出处	炮制方法
《江西中药饮片炮制规范》（2008 年版）	吴茱萸　除去杂质，筛去灰屑 制吴茱萸　取甘草捣碎，加适量水，煎汤，去渣，加入净吴茱萸，闷润吸尽后，炒至微干，取出，低温干燥。每 100kg 吴茱萸，用甘草 6kg 泡吴茱萸　（1）取净甘草捣碎，加水适量，煎汤，去渣，加入吴茱萸，浸泡约 2 小时，然后取出，低温干燥。每 100kg 吴茱萸，用甘草 6kg （2）取吴茱萸，用开水泡约 1 小时至顶端开口，再置锅内炒热，洒入盐水至发香气，焙干。每 100kg 吴茱萸，用食盐 3kg
《福建省中药炮制规范》（1998 年版）	泡吴茱萸　取甘草捣碎，加水适量，煎汤，去渣，加入净吴茱萸，闷润吸尽后，至膨胀裂开时，炒干或晒干。每吴茱萸 100kg，用甘草 5～7kg 黄连制吴茱萸　取黄连捣碎，加适量沸水浸至出味为度，过滤取液，加入净吴茱萸，闷润吸尽后，炒干或晒干。每吴茱萸 100kg，用黄连 3kg 生姜制吴茱萸　取生姜、甘草捣碎，加水适量，煎汤，去渣，加入净吴茱萸，闷润吸尽后，炒干或晒干。每吴茱萸 100kg，用生姜、甘草各 6.5kg
《北京市中药饮片炮制规范》（2008 年版）	制吴茱萸　取原药材，去除杂质。与甘草煎液同置锅内，煮至汤被吸净，取出，干燥。每 100kg 吴茱萸，用甘草片 6kg

七画

（三）吴茱萸现代炮制研究

现今对于吴茱萸的炮制研究中均以制吴茱萸饮片品种为主，因为吴茱萸经甘草炮制后能降低毒性、缓和燥性。盐吴茱萸、连吴茱萸2个饮片品种也有部分文献进行研究报道。而对于其他吴茱萸饮片品种则研究甚少。但在历代临床应用方面显示，制吴茱萸能降低毒性，盐吴茱萸能引药入肾，连吴茱萸能降逆止呕，醋吴茱萸能疏肝镇痛，姜吴茱萸能散寒止呕，酒吴茱萸治心腹气滞作痛等。说明利用不同炮制辅料得到的吴茱萸不同炮制品功效主治具有明显差别。提示吴茱萸不同辅料炮制饮片的功效是存在差异的，需要根据其特性结合临床特点选择不同的吴茱萸饮片，从而更好地开发和利用吴茱萸[1]。

（四）吴茱萸炮制工艺研究总结

1. 历史文献　茱萸、制吴茱萸、盐吴茱萸、醋吴茱萸、泡吴茱萸、酒吴茱萸、连吴茱萸、姜吴茱萸。

2. 历版《中国药典》　吴茱萸、制吴茱萸。

3. 各省市炮制规范　吴茱萸、制吴茱萸、盐吴茱萸、连吴茱萸为最常用。

4. 现代研究文献　吴茱萸、制吴茱萸、盐吴茱萸、连吴茱萸为最常用。

综合上述研究结果，制定吴茱萸的炮制工艺为：

吴茱萸　取原药材，除去杂质。

制吴茱萸　取净吴茱萸，先将定量甘草片，加适量水煎取汁，去渣，趁热加入净吴茱萸，泡至裂开或煮沸至透，待汁吸尽，用文火炒微干，取出，干燥。

参考文献

[1] 肖洋，段金芳，刘影，等. 吴茱萸炮制方法和功能主治历史沿革［J］. 中国实验方剂学杂志，2017, 23(3):223-227.

Mu dan pi

牡丹皮

药材来源　本品为毛茛科植物牡丹*Paeonia suffruticosa* Andr.的干燥根皮。

采收加工　秋季采挖根部，除去细根和泥沙，剥取根皮，晒干或刮去粗皮，除去木心，晒干。前者习称连丹皮，后者习称刮丹皮。

牡丹皮饮片炮制规范

【饮片品名】牡丹皮、牡丹皮炭。

（一）牡丹皮

【饮片来源】本品为牡丹皮药材的加工炮制品。

【炮制方法】取牡丹皮药材，迅速洗净，润后切薄片，晒干。

【饮片性状】本品呈圆形或卷曲形的薄片。连丹皮外表面灰褐色或黄褐色，栓皮脱落处粉红色；刮丹皮外表面红棕色或淡灰黄色。内表面有时可见发亮的结晶。切面淡粉红色，粉性。气芳香，味微苦而涩。

【质量控制】

鉴别　本品粉末淡红棕色。淀粉粒甚多，多为糊状，偶见完整淀粉粒。草酸钙簇晶较多，无木栓细胞。

检查　水分　不得过13.0%（第二法）。

总灰分　不得过5.0%。

浸出物　照醇溶性浸出物测定法项下的热浸法测定，用乙醇作溶剂，不得少于15.0%。

含量测定　照高效液相色谱法测定。

色谱条件与系统适用性试验　以十八烷基硅烷键合硅胶为填充剂；以甲醇-水（45:55）为流动相；检测波长为274nm。理论板数按丹皮酚峰计算应不低于5000。

对照品溶液的制备　取丹皮酚对照品适量，精密称定，加甲醇制成每1ml含20μg的溶液，即得。

供试品溶液的制备　取本品粗粉约0.5g，精密称定，置具塞锥形瓶中，精密加入甲醇50ml，密塞，称定重量，超声处理（功率300W，频率50kHz）30分钟，放冷，再称定重量，用甲醇补足减失的重量，摇匀，滤过，精密量取续滤液1ml，置10ml量瓶中，加甲醇稀释至刻度，摇匀，即得。

测定法　分别精密吸取对照品溶液与供试品溶液各10μl，注入液相色谱仪，测定，即得。

本品按干燥品计算，含丹皮酚（$C_9H_{10}O_3$）不得少于1.2%，

（二）牡丹皮炭

【饮片来源】本品为牡丹皮炒炭后的炮制品。

【炮制方法】取净牡丹皮适量，置炒制容器中，360℃下炒至表面焦褐色，内部褐色，喷淋少许清水，灭尽火星，取出晾干，筛去碎屑，晾干，即得。

【饮片性状】本品形如牡丹皮，为中空的类圆形薄片。外表面呈黑褐色，内褐色，气香，味微苦而涩。

【质量控制】

鉴别、检查、浸出物　同牡丹皮饮片。

【性味与归经】苦、辛，微寒。归心、肝、肾经。

【功能与主治】清热凉血，活血化瘀。

【用法与用量】6～12g。

【注意】孕妇慎用。

【贮藏】置阴凉干燥处，防蛀。

牡丹皮饮片炮制操作规程

（一）牡丹皮

1．产品概述

（1）品名　牡丹皮。

（2）规格　薄片。

2．生产依据　按照《中国药典》2015年版一部有关工艺要求及标准，以及拟定的饮片品种炮制工艺执行。

3．工艺流程　取牡丹皮药材，迅速洗净，润后切薄片，晒干。

4．炮制工艺操作要求

（1）洗润　取牡丹皮药材，迅速洗净，润透。

（2）切制　取牡丹皮药材润透后，切薄片。

（3）筛选　筛去碎屑。

（4）包装　称重，封装，封口。

5．原料规格质量标准　符合《中国药典》2015年版一部牡丹皮药材项下的相关规定。

6．成品质量标准　符合本规范牡丹皮饮片项下的相关规定。

7．成品贮存及注意事项　密闭，置阴凉干燥处。

8．工艺卫生要求　符合中药饮片GMP相关工艺卫生要求。

9．主要设备　切药机、筛选机等设备。

（二）牡丹皮炭

1．产品概述

（1）品名　牡丹皮炭。

（2）规格　薄片。

2．生产依据　按照《中国药典》2015年版一部有关工艺要求及标准，以及拟定的饮片品种炮制工艺执行。

3．工艺流程　取净牡丹皮适量，置炒制容器中，360℃下炒至表面焦褐色，内部褐色，喷淋少许清水，灭尽火星，取出晾干，筛去碎屑，晾干，即得。

4．炮制工艺操作要求

（1）细选　将牡丹皮置于洁净的操作台上，过10目筛。

（2）炒制　当温度为360℃时，取净牡丹皮置炒药机炒制约28分钟，外焦褐色，内褐色时出锅，晾凉。

（3）筛选　筛去碎屑。

（4）包装　称重，封装，封口。

5．原料规格质量标准　符合《中国药典》2015年版一部牡丹皮饮片项下的相关规定。

6．成品质量标准　符合本规范牡丹皮炭项下的相关规定。

7．成品贮存及注意事项　密闭，置阴凉干燥处。

8．工艺卫生要求　符合中药饮片GMP相关工艺卫生要求。

9．主要设备　筛选机、温控炒药机等设备。

牡丹皮饮片炮制规范起草说明

（一）牡丹皮炭饮片炮制历史沿革

1．净制　去心（汉《金匮》）。去骨（宋《证类》）。洗净（宋《洪氏》、元《活幼》）。酒洗去砼土（清《逢原》）。

2．切制　捶破（梁《集注》）。铜刀劈破，细剉如大豆许（宋《证类》）。切（宋《传信》）。剉（宋《宝产》）。研极细末（元《十药》）。切片（清《钩元》）。

3．炮制

（1）酒制

①酒蒸：采得后，日干，用铜刀劈破，去骨了，细剉如大豆许，用清酒拌蒸，从巳至未出，日干用（宋《证类》）。

②酒浸：酒浸一宿晒干（宋《传信》、清《本草述》）。

③酒洗：酒洗（明《济阴》）

④酒焙：酒洗焙（清《握灵》）。

⑤酒炒：酒炒（清《幼幼》）。

（2）焙制　洗、切、焙（宋《传信》）。

（3）炒制　去心枝杖剉炒（宋《背疽方》）。炒焦（清《医案》）。

（4）煮制　煮（宋《百问》）。

（5）制炭　烧炭存性，研极细末，用纸包，碗盖于地上一夕，出火毒（元《十药》）。

（6）醋制　去木水洗，醋浸焙（明《仁术》）。

（7）童便制　童便浸、炒（明《瑶函》）。

（8）煨制　面裹煨熟（清《全生集》）。

历代炮制方法见表1。

表1　牡丹皮炮制历史沿革简况

朝代	新增方法	文献出处
汉代	去心	《金匮》
南北朝	槌破去心	《集注》
	清酒拌蒸	《雷公》
宋代	酒浸、焙制	《传信》
	炒	《背疽》
	煮制	《伤寒百问》
金元	烧灰存性	《十药》
时期	铡细用	《宝鉴》
明代	醋制	《仁术》
	酒洗	《济阴》
	童便浸炒	《瑶函》
清代	面裹煨	《外科全生集》
	炒焦	《医案》

从古代文献资料中可以看出来，历代沿用过的牡丹皮炮制方法有10余种，主要有炒炭、煮制、醋制、酒制、童便制、面裹煨、炒焦等多种炮制方法。其中，牡丹皮炭有“烧灰存性”的作用，一直沿用至今，其他方法少见承袭。各省市地方规范中主要有牡丹皮、炒牡丹皮、牡丹皮炭、酒炙牡丹皮、鳖血牡丹皮等炮制品。

（二）牡丹皮饮片药典及地方炮制规范

现代炮制方法见表2。

表2　《中国药典》及各地炮制规范收载的牡丹皮炮制方法

药典及规范	炮制方法
《中国药典》（1963年版）	牡丹皮　捡去杂质，去除木心，洗净，润透后切片，晒干即得 丹皮炭　取去牡丹皮片，置锅内用武火炒至表面焦黄，边缘带黑色，但须存性，喷淋清水，取出，晒干即得
《中国药典》（1977年版） 《中国药典》（1985年版） 《中国药典》（1990年版） 《中国药典》（1995年版） 《中国药典》（2000年版）	牡丹皮　迅速洗净，润后切片，晒干

续表

药典及规范	炮制方法
《中国药典》（2005年版） 《中国药典》（2010年版） 《中国药典》（2015年版）	牡丹皮　迅速洗净，润后切片，晒干
《北京市中药饮片炮制规范》（2008年版）	牡丹皮　取原药材，除去残留木心，迅速洗净，闷润1～2小时，至内外湿度一致，切薄片，晒干或低温干燥，筛去碎屑
《上海市中药饮片炮制规范》（2008年版）	牡丹皮　将原药除去残留木心等杂质，快洗，润透，切薄片，晒或低温干燥，筛去灰屑 炒牡丹皮　取牡丹皮，照清炒法炒至微具焦斑，筛去灰屑 牡丹皮炭　取牡丹皮，照炒炭法炒至外呈黑褐色，内棕褐色，筛去灰屑
《安徽省中药饮片炮制规范》（2005年版）	牡丹皮　取原药材，除去杂质，抢水洗净，润透，切薄片，干燥。 丹皮炭　取净牡丹皮片，照炒炭法，用中火炒至表面黑褐色，内部棕黄色
《福建省中药炮制规范》（1998年版）	牡丹皮　迅速洗净，润透，切薄片，晒干 酒牡丹皮　取牡丹皮，照酒炙法炒干 鳖血牡丹皮　取牡丹皮片，将鲜鳖血滴入，拌匀，使尽染血色，干燥
《广东省中药炮制规范》（1984年版）	牡丹皮　除去杂质及残留木心，洗净，润透，切片，干燥 酒丹皮　取净丹皮与酒拌均，待酒被吸尽后，用文火微炒致丹皮变色，取出，晾干。每丹皮100kg，用酒10kg。酒炒后，内外均为黑色，气略淡，味微苦涩 牡丹皮炭　取净丹皮，用武火炒至外黑色，内呈焦褐色，焗灭火星或喷洒清水，灭尽火星，取出，摊凉。炒炭后为焦黑色，体轻质脆，有焦香气，味微涩
《贵州省中药饮片炮制规范》（2005年版）	牡丹皮　取原药材，除去杂质，抢水洗净，润后切成薄片，晒干或40℃以下低温干燥
《吉林省中药炮制标准》（1986年版）	牡丹皮　除去杂质，洗净泥土，捞出，润透，切1mm丝，晾干
《江西省中药炮制规范》（1991年版）	牡丹皮　取原药，除去杂质及残留木心，洗净，润透，横切或斜切为薄片，干燥 炒丹皮　取牡丹皮片，用文火炒至微呈黑色，取出，放凉
《山东省中药炮制规范》（1990年版）	牡丹皮　除去杂质，抢水洗净，润透，切薄片，干燥 牡丹皮炭　将净牡丹皮片置热锅内，用中火炒至表面黑褐色，内部褐色时，喷淋清水少许，灭尽火星，取出，及时摊晾，凉透
《浙江省中药炮制规范》（2005年版）	牡丹皮　取原药，除去木心等杂质，抢水洗净，润软，切薄片，低温干燥 炒牡丹皮　取牡丹皮，炒至香气逸出，表面黄色时，取出，摊凉 牡丹皮炭　取牡丹皮，炒至浓烟上冒、表面焦黑色、内部棕褐色时，微喷水，灭尽火星，取出，晾干
《辽宁省中药炮制规范》（1987年版）	拣净杂质，洗净，润透，切片，晒或低温烘干
《河南省中药饮片炮制规范》（2005年版）	牡丹皮　拣去杂质，除去残留木心，清水洗净，捞出，润透后切顶刀片0.3～0.6mm厚，晒干 炒牡丹皮　取丹皮片置锅内，用文火微炒，取出，放凉 酒丹皮　取丹皮片与黄酒拌匀，闷润至酒尽时，置锅内用文火微炒，取出，放凉。每500g丹皮片，用黄酒60g 牡丹皮炭　取丹皮片置锅内，用中火炒至外呈黑褐色、内呈焦褐色为度，喷洒凉水适量，灭尽火星，取出，晾一夜
《湖南省中药饮片炮制规范》（2010年版）	丹皮片　拣去杂质，除去木心，抢水洗净，捞出，沥干，润透，切1cm段片，晒干，筛去灰屑即得 丹皮炭　取丹皮片置锅内，用武火炒至外表黑色存性，取出，摊凉即得

（三）牡丹皮饮片现代炮制研究

周立艳等[1]对河南洛阳产牡丹皮进行了产地加工方法的研究，对水淘洗、水冲淋、未洗涤三种方法进行研究，发现水淘洗丹皮样品与未洗涤样品比较，丹皮酚含量损失较多，水冲淋样品中丹皮酚含量损失不多，水淘洗和水冲淋样品与未洗涤样品比较，总灰分和酸不溶灰分均降低，得出用水冲淋的洗涤方法较好。通过对不同干燥方法：直接晒干、40℃烘干、60℃烘干进行研究，发现不同干燥方法所得样品中丹皮酚的含量顺序为：晒干>40℃烘干>60℃烘干，由于丹皮酚的沸点约为50℃，因此60℃烘干样品中丹皮酚大量挥发损失较大，因此可采用晒干或40℃烘干来干燥样品。同时对牡丹皮不同部位：栓皮部、韧皮部及木心部进行测定，发现栓皮部与韧皮部比较，其丹皮酚的含量约高出1倍，不同粗细的木心部中含量差别不大，接近韧皮部的1/2。由于木心部占总重量的比重不大，因此可考虑只去木心。

周立艳等[2]通过正交设计分别对180℃，220℃，260℃分别炒制3分钟，5分钟，7分钟炮制得到9份牡丹皮炭样品进行研究，小鼠凝血实验表明随着炒制温度的升高和时间的延长，凝血时间缩短百分率呈显著先升高后降低的趋势；鞣质与碳素的含量与牡丹皮炭的止血作用基本呈正相关；得出牡丹皮炒炭的最佳炮制工艺为220℃炒5分钟。丁安伟等[3]以槲皮素、山柰素，异鼠李素等黄酮类成分为指标，比较了220℃，250℃，280℃，320℃炒制10，20，30分钟的12份丹皮炒炭品，发现丹皮炭中3种黄酮类成分含量随炒制时间的延长而降低，随炒制温度的升高而降低。赵学龙[4~5]等测定不同炮制程度牡丹皮炭的没食子酸和5-羟甲基糠醛的含量，得出在320℃以前，随着温度的升高两者含量不断升高，320℃时两者含量最高，温度再高则含量下降。

牡丹皮历来炮制方法较多，丘志春等[6]对不同炮制方法：去心、清炒、酒炙、制炭进行研究，结果发现丹皮酚的含量高低顺序为：去心>清炒>酒制>制炭。而芍药苷的含量则没有显著性区别；在抗炎、镇痛药理效应方面，酒制丹皮效果较好，丹皮炭效果较差。在护肝作用方面，清炒丹皮及净制丹皮效果较好；在止血及促进凝血效果方面，丹皮炭效果要优于其他炮制品。

（四）牡丹皮饮片炮制工艺研究总结

1. 历史文献 净制（去心）、切制（切片）、炒制（炒黄、炒焦）、酒制（酒浸、酒蒸、酒炒、酒焙、酒洗）、鳖血制、煮制、醋制、童便制、煨制、制炭等。以牡丹皮为最常用。

2. 历版《中国药典》 牡丹皮、丹皮炭等，以牡丹皮为最常用。

3. 各省市炮制规范 牡丹皮、酒丹皮、牡丹皮炭、鳖血牡丹皮、炒丹皮等。以牡丹皮为最常用。

4. 现代研究文献 净制、切制、制炭等。以牡丹皮为最常用。

综合上述研究结果，制定牡丹皮炭的炮制工艺为：

牡丹皮 取牡丹皮药材，迅速洗净，润后切薄片，晒干。

牡丹皮炭 取净牡丹皮适量，置炒制容器中，360℃下炒至表面焦褐色，内部褐色，喷淋少许清水，灭尽火星，取出晾干，筛去碎屑，晾干，即得。

参考文献

[1] 周立艳，王淑美，梁生旺，等．牡丹皮产地加工方法的研究[J]．时珍国医国药，2008，19(4):842-843.

[2] 周立艳，梁生旺，王淑美，等．丹皮炭的质量控制研究[J]．中药材，2007，30(12):1502-1505.

[3] 丁安伟，张丽，赵学龙，等．不同炮制工艺丹皮炭中黄酮类成分的动态变化[J]．中国中药杂志，2009，34(8):965-968.

[4] 赵学龙，丁安伟，谈暄忠，等．炮制程度对丹皮炭中没食子酸的含量影响[J]．中华中医药学

刊, 2010, 28(10):2217-2218.

[5] 张丽, 曹琳琳, 赵学龙, 等. 不同炮制程度牡丹皮炭中5-羟甲基糠醛的含量变化[J]. 中国药房, 2009, 20(33):2624-2626.

[6] 丘志春, 孙冬梅, 张诚光, 等. 不同炮制方法对牡丹皮中丹皮酚及芍药苷含量的影响[J]. 医学研究杂志, 2009, 38(4):131-133.

Mu li

牡蛎

药材来源 本品为牡蛎科动物长牡蛎*Ostrea gigas* Thunberg、大连湾牡蛎*Ostrea talienwhanensis* Crosse或近江牡蛎*Ostrea rivularis* Gould的贝壳。

采收加工 全年均可捕捞，去肉，洗净，晒干。

煅牡蛎饮片炮制规范

【饮片来源】煅牡蛎。

【炮制方法】取净牡蛎，置适宜的容器内，煅至酥脆，取出，放凉，打碎。

【饮片性状】本品为不规则碎块或粗粉。灰白色。质酥脆，断面层状。

【质量控制】

含量测定 取本品细粉约0.15g，精密称定，置锥形瓶中，加稀盐酸10ml，加热使溶解，加水20ml与甲基红指示液1滴，滴加10%氢氧化钾溶液至溶液显黄色，继续多加10ml，再加钙黄绿素指示剂少量，用乙二胺四醋酸二钠滴定液（0.05mol/L）滴定至溶液黄绿色荧光消失而显橙色。每1ml乙二胺四醋酸二钠滴定液（0.05mol/L）相当于5.004mg的碳酸钙（$CaCO_3$）。

本品含碳酸钙（$CaCO_3$）不得少于94.0%。

【性味与归经】咸，微寒归肝、胆、肾经。

【功能与主治】重镇安神，潜阳补阴，软坚散结。用于惊悸失眠，眩晕耳鸣，瘰疬痰核，癥瘕痞块。煅牡蛎收敛固涩，制酸止痛。用于自汗盗汗，遗精滑精，崩漏带下，胃痛吞酸。

【用法与用量】9～30g，先煎。

【贮藏】置阴凉干燥处。

煅牡蛎饮片炮制操作规程

1. 产品概述

（1）品名　煅牡蛎。

（2）规格　碎块。

2. 生产依据　按照本规范制订的工艺流程。

3. 工艺流程　取净牡蛎，置适宜容器内，煅至酥脆，取出，放凉，打碎。

4. 炮制工艺操作要求

（1）煅制　取净牡蛎，大小分档，置煅药炉中，煅（550℃，1小时）至酥脆。

（2）打碎　煅制后的牡蛎，放凉，打碎。

（3）包装　牛皮纸包装，包装损耗应不超过1.0%。

5. 原料规格质量标准　符合《中国药典》2015年版一部牡蛎药材项下的相关规定。

6. 成品质量标准　符合本规范制订的牡蛎炮制规范正文中的相关规定。

7. 成品贮存及注意事项　置干燥处。

8．工艺卫生要求　符合中药饮片GMP相关工艺卫生要求。

9．主要设备　煅药炉、破碎机、包装机等设备。

煅牡蛎饮片炮制规范起草说明

（一）煅牡蛎炮制方法历史沿革

1．净制　去壳《食疗》；米泔水浸去土《三因》；去黑鞭处《圣济》。

2．切制　打碎《普济方》；捣为粉《圣惠方》；捣罗用《宝鉴》。

3．炮制

（1）熬　熬令黄色《玉函》。

（2）煅

①火煅：以湿纸裹后却以泥更裹，候干用大火烧通赤《圣惠方》；用灰深培上，以三升米一煅，候尽，取八两为细末《普济方》；火煨通赤《史载》；用黄泥固一指厚，于文武火煨干后，以炭火煅通红，去外黑者，用粉，研细《普济方》；用韭叶捣盐泥固济，火煅，取白者研细《要诀》；醋纸泥济，火煅《百问》；煅炒《医醇》。

②药汁泡或煮后煅：凡修事，先用二十个东流水、盐一两，煮一伏时，后入火中烧令通赤，然后入钵中研为粉用也《雷公》；二两童便浸四十九日却用硫黄末一两涂，用纸裹之，米醋浸湿，盐泥固济，用炭煅《妇人》；用好醋和为丸子，入火烧令通赤，放冷《普济方》。

③煅淬：甘锅子内火煅用醋淬七次焙《普本》；火煅通红，淬入醋中，如此七次，研为飞面《保元》。

④煅后水飞：韭菜叶和泥煅水飞《朱氏》。

（3）炒

①炒：炒黄《总病论》；炒赤色《普济方》；炒成粉《准绳》。

②加辅料炒：童便炒《万氏》；煅，酒炒《增广》。

（4）醋制

①醋浸：用醋浸少时，生用《普济方》。

②醋煮：醋煮《要旨》。

历代炮制方法见表1。

表1　煅牡蛎炮制历史沿革简况

朝代	沿用方法	新增方法	文献出处
唐及唐以前		熬令黄色	《玉函》
		去壳	《食疗本草》
		烧令通赤 凡修事，先用二十个东流水盐煮一伏时后，入火中烧令通赤，然后入钵中研为粉用也	《雷公》
宋代	煅、粉碎	二两童便浸四十九日却用硫黄末一两涂，用纸裹之，米醋浸湿，盐泥固济用炭煅	《妇人》
		米泔水浸去土	《三因》
		去黑鞭处	《总录》
		捣为粉 以湿纸裹后却以泥更裹，候干用大火烧通赤	《圣惠方》
		火煨通赤	《史载》
		醋纸泥济，火煅	《百问》
		甘锅子内火煅用醋淬七次焙	《普本》
		韭菜叶和泥煅水飞	《朱氏》
		炒黄	《总病论》

续表

朝代	沿用方法	新增方法	文献出处
元代	粉碎	捣罗用	《宝鉴》
明代	煅、煅后醋淬、炒，煅后水飞	打碎 用灰深培上，以三升米一煅，候尽，取八两为细末 用黄泥固一指厚，于文武火煨干后，以炭火煅通红，去外黑者，用粉，研细 用好醋和为丸子，入火烧令通赤，放冷 炒赤色 用醋浸少时，生用	《普济方》
		火煅通红，淬入醋中，如此七次，研为飞面	《保元》
		炒成粉	《准绳》
		童便炒	《万氏》
		韭叶捣盐泥固济，火煅，取白者研细	《要诀》
清代	煅	煅，酒炒	《增广验方新编》
		醋煮	《要旨》
		煅炒	《医醇》

七画

（二）煅牡蛎饮片药典及地方炮制规范

1．煅制 取净牡蛎，适宜的容器内，用武火加热，煅至酥脆时，取出，放凉，碾碎。

2．煅淬 取净牡蛎，置适宜容器内，用武火加热，煅至红透时取出，喷洒盐水或醋，冷后研碎。

现代炮制方法见表2。

表2 《中国药典》及各地炮制规范收载的煅牡蛎炮制方法

药典及规范	炮制方法
《中国药典》（1963年版）	生牡蛎 用水洗刷净，晾干，碾碎即得 煅牡蛎 取刷净的牡蛎，至无烟炉火上煅至灰白色，取出，晾凉，碾碎即得
《中国药典》（1977年版）	牡蛎 洗净，干燥，碾碎。 煅牡蛎 取净牡蛎，照煅法煅至红透
《中国药典》（1985年版） 《中国药典》（1990年版） 《中国药典》（1995年版） 《中国药典》（2000年版） 《中国药典》（2005年版） 《中国药典》（2010年版） 《中国药典》（2015年版）	牡蛎 洗净，干燥，碾碎。 煅牡蛎 取净牡蛎，照明煅法煅至酥脆
《全国中药炮制规范》（1988年版）	牡蛎 取原药材，除去杂质及附着物，洗净，干燥，碾碎 煅牡蛎 取净牡蛎，置无烟炉火上，或适宜的容器内，用武火加热，煅至酥脆时，取出，放凉，碾碎
《广东省中药饮片炮制规范》（2011年版）	盐牡蛎 取净牡蛎，置适宜容器内，用武火加热，煅至红透时取出，加盐水拌匀，冷后研碎。每100kg牡蛎，用盐2kg 醋牡蛎 取净牡蛎置无烟炉火上或适宜容器内，武火加热，煅至红透时取出，喷洒米醋，冷后研碎。每100kg牡蛎，用米醋12.5kg
《湖南省中药饮片炮制规范》（2010年版）	牡蛎 取原药材，洗净，干燥，碾碎 煅牡蛎 取净牡蛎，照明煅法，煅至酥脆
《湖北省中药饮片炮制规范》（2009年版）	牡蛎 洗净，干燥，碾碎 煅牡蛎 取净牡蛎，置砂锅内，用武火煅至酥脆，取出，放凉，碾碎
《北京市中药饮片炮制规范》（2008年版）	牡蛎 取原药材，洗净，干燥，碾碎 煅牡蛎 取净牡蛎，置煅炉或适宜的容器内，煅（550℃，1小时）至酥脆，取出，晾凉

续表

药典及规范	炮制方法
《上海市中药饮片炮制规范》（2008年版）	牡蛎　取原药材，洗净，干燥，敲成小于2cm的小块，用50目筛，筛去灰屑 煅牡蛎　原药除去壳外附着物等杂质，洗净，干燥；照明煅法煅至酥脆，拍成块
《江西省中药饮片炮制规范》（2008年版）	牡蛎　洗净，干燥，碾碎 煅牡蛎　（1）取净牡蛎，照明煅法，煅至酥脆。 （2）取牡蛎，置适宜容器中，煅至红透，取出，放凉，用时碾碎
《重庆市中药饮片炮制规范及标准》（2006年版）	牡蛎　洗净，除去杂质及附着物，晒干，碾碎 煅牡蛎　取净牡蛎，照明煅法，煅至酥脆
《河南省中药饮片炮制规范》（2005年版）	牡蛎　取原药材，洗净，干燥，碾碎 煅牡蛎　取净牡蛎，照明煅法，煅至酥松
《天津市中药饮片炮制规范》（2005年版）	牡蛎　取原药材，除去杂质及黑褐色者，洗净，干燥，粉碎成粗粉 煅牡蛎　取牡蛎，放入煅炉中，煅至红透，取出，放凉，粉碎成粗粉
《浙江省中药炮制规范》（2005年版）	牡蛎　取原药材，除去杂质及黑褐色者，水浸2～4小时，洗净，干燥，砸成直径1cm左右的块片或细粒 牡蛎粉　取牡蛎，研成细粉 煅牡蛎　取原药，除去杂质，洗净，干燥。置无烟炉火上或砸碎置适宜容器内，煅至臭气逸出，上下翻动1～2次，至表面青灰色，质地酥脆时，取出，摊凉。砸成直径1cm左右的块片或细粒
《贵州省中药饮片炮制规范》（2005年版）	牡蛎　取原药材，洗净，干燥，碾碎，或碾成细粉 煅牡蛎　取净牡蛎，照明煅法，煅至酥脆，研成细粉
《安徽省中药饮片炮制规范》（2004年版）	牡蛎　取原药材，除去杂质，洗净，干燥，碾碎 煅牡蛎　取净牡蛎，照明煅法，煅至酥脆
《山东省中药炮制规范》（2002年版）	牡蛎　去净杂质及附着物，洗净，晒干，砸成碎块或碾成粉末 煅牡蛎　将净牡蛎块置无烟的炉火上，或将净牡蛎碎块装入耐火容器内，武火煅烧至显微红色时，取出，放凉，碾成粉末
《吉林省中药炮制标准》（1986年版）	牡蛎　取原药材，洗净，干燥，碾碎 煅牡蛎　取牡蛎，置适宜容器中，用武火煅至红透，取出，晾凉。用时捣碎或研细粉
《四川省中药饮片炮制规范》（1984年版）	牡蛎　洗净，晒干，碾碎 煅牡蛎　取净牡蛎，照明煅法煅至红透，取出，放冷，捣碎
《甘肃省中药炮制规范》（1980年版）	牡蛎　取原药材，洗净，干燥，碾碎 煅牡蛎　将经牡蛎装入砂罐中，盖严，放无烟炉火中，用武火煅至红透，倒出，摊开，晾凉，碾碎
《辽宁省中药炮制规范》（1975年版）	牡蛎　取原药材，洗净，干燥，碾碎 煅牡蛎　取净牡蛎，置锅中内，加热煅烧至内外红透为度，取出，放凉，粉碎成粗粉

从古代文献资料中可以看出，历代沿用过的牡蛎炮制方法有4种，所用的辅料有童便、酒、醋、米泔水等。其中以煅、煅淬、煅后水飞为常见方法，而煅法最为常用。现代炮制方法仍沿用，以煅法为主流，其他方法少见承袭。

（三）煅牡蛎饮片现代炮制研究

王萍等[1]采用茂福电炉煅制牡蛎，其工艺条件为750℃，60分钟，煅至红透，用醋量28%（kg/kg）。刘赞清[2]采用谷壳拌堆煅制牡蛎，具体方法为：先把谷壳置干净通风水泥地上放3cm厚，再把牡蛎一层层堆放，中间留一小孔，用干柴引火放入小孔内使谷壳燃烧冒烟后，在上面用谷壳盖住牡蛎，再加盖草纸保温，12小时后，待冷却，夹起牡蛎，筛去谷壳灰，打碎研粉。5kg牡蛎用谷壳75～100kg。陈锵锵[3]对牡蛎煅制方法进行了改进，具体操作为：取净牡蛎，置耐火容器内，于炉火中煅至红透，立即倒入盐水内淬之，取出，如此反复煅淬至酥脆为度，干燥后碾碎。每100kg净牡蛎用10%（g/ml）盐水20kg，该法将牡蛎通过高温加热，再倒入水中，使之骤然降温，可加速煅透，且所得制品符合炮制要求，同时供煅盐水咸寒之性，加强牡蛎入肾之力，增强其收敛固涩作用。刘萍等[4]以牡蛎煎出液中Ca^{2+}含量为指标，采用正交试验法对牡蛎炮制方法进行了优选，结果以550℃煅烧2.5小时为宜。

（四）煅牡蛎饮片炮制工艺研究总结

1．历史文献 净制（去壳、去土、去黑鞭处），切制（捣碎），煅，药汁泡或煮后煅（盐水煮后煅、童便泡后煅、醋泡后煅），煅淬（煅后醋淬），煅后水飞，炒（炒黄、炒赤、炒为粉），加辅料炒（童便炒，酒炒），醋制（醋浸、醋煮）等，以煅最为常见。

2．历版《中国药典》 煅牡蛎，只收载煅法。

3．各省市炮制规范 煅法和煅淬法，以煅法最为常用。

4．现代研究文献 以煅法研究为主。

综合上述研究结果，拟收载牡蛎煅制方法为：

煅牡蛎 取净牡蛎，置适宜的容器内，煅至酥脆，取出，放凉，打碎。

参考文献

[1] 王萍，肖富华. 茂福炉煅制牡蛎的工艺条件[J]. 中药通报，1988，13(11):23.

[2] 刘赞清. 牡蛎煅制新法[J]. 中药材，1989，12(7):25.

[3] 陈锵锵. 牡蛎煅制方法的改进[J]. 时珍国药研究，1996，7(5):313.

[4] 刘萍，吴清平. 正交试验法探讨牡蛎最佳炮制工艺[J]. 中成药，1993，15(10):19-20.

He shou wu

何首乌

药材来源 本品为蓼科植物何首乌*Polygonum multiflorum* Thunb.的干燥块根。

采收加工 秋、冬两季叶枯萎时采挖，削去两端，洗净，个大的切成块，干燥。

何首乌饮片炮制规范

【饮片品名】何首乌、制何首乌

（一）何首乌

【饮片来源】本品为何首乌药材的炮制加工品。

【炮制方法】取何首乌药材，除去杂质，洗净，稍浸，润透，切厚片或块，干燥。

【饮片性状】本品呈不规则的厚片或块。外表皮红棕色或红褐色，皱缩不平，有浅沟，并有横长皮孔样突起及细根痕。切面浅黄棕色或浅红棕色，显粉性；横切面有的皮部可见云锦状花纹，中央木部较大，有的呈木心。气微，味微苦而甘涩。

【质量控制】

鉴别 取本品粉末0.25g，加乙醇50ml，加热回流1小时，滤过，滤液浓缩至3ml，作为供试品溶液。另取何首乌对照药材0.25g，同法制成对照药材溶液。照薄层色谱法试验，吸取上述两种溶液各2μl，分别点于同一以羧甲基纤维素钠为黏合剂的硅胶H薄层板上使成条状，以三氯甲烷-甲醇（7:3）为展开剂，展至约3.5cm，取出，晾干，再以三氯甲烷-甲醇（20:1）为展开剂，展至约7cm，取出，晾干，置紫外光灯（365nm）下检视。供试品色谱中，在与对照药材色谱相应的位置上，显相同颜色的荧光斑点。

检查 水分 不得过10.0%（第二法）。

总灰分 不得过5.0%。

含量测定 照高效液相色谱法测定。

二苯乙烯苷 避光操作。

取本品粉末（过四号筛）约0.2g，精密称定，照何首乌药材〔含量测定〕项下的方法测定。

本品按干燥品计算，含2，3，5，4′-四羟基二苯乙烯-2-*O*-*β*-D-葡萄糖苷（$C_{20}H_{22}O_9$）不得少于0.70%。

游离蒽醌 照高效液相色谱法测定。

色谱条件与系统适用性试验 以十八烷基硅烷键合硅胶为填充剂；以甲醇-0.1%磷酸溶液（80∶20）为流动相；检测波长为254nm。理论板数按大黄素峰计算应不低于3000。

对照品溶液的制备 取大黄素对照品、大黄素甲醚对照品适量，精密称定，加甲醇分别制成每1ml含大黄素80μg，大黄素甲醚40μg的溶液，即得。

供试品溶液的制备 取本品粉末（过四号筛）约1g，精密称定，置具塞锥形瓶中，精密加入甲醇50ml，称定重量，加热回流1小时，取出，放冷，再称定重量，用甲醇补足减失的重量，摇匀，滤过，取续滤液，即得。

测定法 分别精密吸取上述对照品溶液与上述供试品溶液各10μl，注入液相色谱仪，测定，即得。

本品按干燥品计算，含游离蒽醌以大黄素（$C_{15}H_{10}O_5$）和大黄素甲醚（$C_{16}H_{12}O_5$）的总量计，不得少于0.10%。

（二）制何首乌

【饮片来源】本品为何首乌的炮制加工品。

【炮制方法】取何首乌片或块，大小分档，用黑豆汁拌匀，置非铁质的适宜容器内，密闭，炖32小时至汁液吸尽，放凉，取出，干燥；或清蒸或用黑豆汁拌匀后蒸，置于卧式蒸煮润药锅内，蒸至内外均呈棕褐色，放凉，取出，干燥，即得。

每100kg何首乌片（块），用黑豆10kg。

黑豆汁制法 取黑豆10kg，加水适量，煮约4小时，熬汁约15kg，豆渣再加水煮约3小时，熬汁约10kg，合并得黑豆汁约25kg。

【饮片性状】本品呈不规则皱缩状的块片，厚约1cm。表面黑褐色或棕褐色，凹凸不平。质坚硬，断面角质样，棕褐色或黑色。气微，味微甘而苦涩。

【质量控制】

鉴别、检查、含量测定 同何首乌饮片。

浸出物 照醇溶性浸出物测定法（热浸法），用乙醇作溶剂，不得少于5.0%。

【性味与归经】苦、甘、涩，温。归肝、心、肾经。

【功能与主治】补肝肾，益精血，乌须发，强筋骨，化浊降脂。用于血虚萎黄，眩晕耳鸣，须发早白，腰膝酸软，肢体麻木，崩漏带下，高脂血症。

【用法与用量】6～12g。

【贮藏】置阴凉干燥处，防霉，防蛀。

何首乌饮片炮制操作规程

（一）何首乌

1．产品概述

（1）品名 何首乌。

（2）规格 厚片或块。

2．生产依据 按照《中国药典》2015年版一部有关工艺要求及标准，以及拟定的饮片品种炮制工艺执行。

3．工艺流程 取何首乌药材，除去杂质，洗净，稍浸，润透，切厚片或块，干燥。

4. 炮制工艺操作要求

（1）净制　取何首乌药材，除去杂质。

（2）润制　取何首乌药材，洗净，稍浸，润透。

（3）切制　取润透何首乌药材，切厚片或块。

（4）干燥　将切制后的饮片置热风循环烘箱，干燥温度为60℃，干燥时间30小时，取出，再均匀平摊于阴凉区域，厚度不超过2cm，定时翻动，干燥时间48小时，至饮片干燥。

（5）包装　无毒乙烯塑料袋包装，封口，贴上标签。

5. 原料规格质量标准　符合《中国药典》2015年版一部何首乌药材项下的相关规定。

6. 成品质量标准　符合本规范何首乌饮片项下的相关规定。

7. 成品贮存及注意事项　置通风干燥处，防蛀。

8. 工艺卫生要求　符合中药饮片GMP相关工艺卫生要求。

9. 主要设备　切药机、烘干箱、包装机、炒药机等设备。

（二）制何首乌

1. 产品概述

（1）品名　制何首乌。

（2）规格　厚片或块。

2. 生产依据　按照《中国药典》2015年版一部有关工艺要求及标准，以及拟定的饮片品种炮制工艺执行。

3. 工艺流程　取何首乌片或块，大小分档，用黑豆汁拌匀，置非铁质的适宜容器内，密闭，炖32小时至汁液吸尽，放凉，取出，干燥；或清蒸或用黑豆汁拌匀后蒸，置于卧式蒸煮润药锅内，蒸至内外均呈棕褐色，放凉，取出，干燥，即得。

4. 炮制工艺操作要求

（1）炖　取何首乌片或块，大小分档，用黑豆汁拌匀，置非铁质的适宜容器内，密闭，炖32小时至汁液吸尽。

蒸　取生首乌片或块，置于卧式蒸煮润药锅内，清蒸或用黑豆汁拌匀后蒸，置于卧式蒸煮润药锅内，蒸至内外均呈棕褐色。

黑豆汁制法　取黑豆10kg，加水适量，煮约4小时，熬汁约10kg，，豆渣再加水煮约3小时，熬汁约10kg，合并得黑豆汁约25kg。

每100kg何首乌片或块，用黑豆10kg。

（2）干燥　将切制后的药材平摊于热风循环烘箱的烘箱烤盘上（铺药厚度不得超过2cm），干燥温度为60℃，干燥时间30小时，取出，再均匀平摊于阴凉区域，厚度不超过2cm，定时翻动，干燥时间48小时，至饮片干燥。

（3）细选　筛去灰屑。

（4）包装　无毒乙烯塑料袋包装，封口，贴上标签。

5. 原料规格质量标准　符合本规范何首乌饮片项下的相关规定。

6. 成品质量标准　符合本规范制何首乌项下的相关规定。

7. 成品贮存及注意事项　置通风干燥处，防蛀。

8. 工艺卫生要求　符合中药饮片GMP相关工艺卫生要求。

9. 主要设备　烘干箱、振动筛、包装机等设备。

何首乌饮片炮制规范起草说明

（一）何首乌饮片炮制方法历史沿革

1. 净制　采时乘湿以布拭去土（宋《证类》）。洗净，以竹刀刮去黑皮（宋《总录》）。去粗皮（元《活幼》）。用竹刀刮去黑皮及两面浮末，令净（明《普济方》）。

2. 切制　用竹刀字刮令碎（宋《圣惠

方》)。切厚半寸(宋《苏沈》)。以苦竹刀切(宋《证类》)。切作片子(金《儒门》)。竹刀切作薄片(明《普济方》)。去皮铜刀切薄片(明《纲目》)。竹刀刮去粗皮切片(明《禁方》)。捶碎如枣核大(明《保元》)。

3．炮制

(1)黑豆制

①黑豆蒸制：黑豆……同蒸煮(唐《理伤》)。水浸一日切厚片半寸，黑豆水拌匀令湿，何首乌重重相间蒸豆烂，去豆，阴干(宋《苏沈》)。去皮，黑豆拌，九蒸九晒、忌铁器(明《入门》《保元》)。

②黑豆煮制：水三碗，黑豆半碗煮熟去豆(明《奇效》)。

(2)黑豆、酒制　用黑豆酒煮七次(唐《理伤》)。酒浸软，切大片，黑豆一层，何首乌一层，蒸晒各七遍听用，忌铁器(明《仁术》)。

(3)醋制　醋煮(唐《理伤》)。

(4)煮制　水煮熟(唐《理伤》)。砂锅内煮去黑皮(明《奇效》)。

(5)蒸制　九蒸九曝捣罗为末(宋《圣惠方》)。打碎面包裹一炷香，去皮(明《禁方》)。

(6)泔制

①泔蒸：白米泔浸七日，夏月逐日换水，用竹刀子刮令碎，九蒸九曝(宋《圣惠方》)。单用米泔浸透，蒸之极熟(明《景岳》)。

②泔浸：以苦竹刀切，米泔浸经宿干，木杵臼捣之，忌铁(宋《证类》)。

③泔、麸炒：米泔浸透去黑皮，麸炒干(宋《总录》)。

④泔煮：泔浸一宿煮过切焙(宋《总录》)。

⑤泔、豆蒸：用何首乌……竹刀刮去粗皮，米泔浸一夜切片，用黑豆三斗，每次用三升三合三勺，以水泡过，砂锅内铺豆一层，首乌一层，重重铺尽蒸之，豆熟取出去豆，将何首乌晒干，再以豆蒸，如此九蒸九晒乃用(明《纲目》)。米泔水浸三宿，竹刀刮去粗皮，切片，黑豆五升同首乌滚水浸一时，蒸熟去豆(明《禁方》)。

(7)酒制

①酒炒：去黑皮酒炒。

②酒浸：以好酒同浸两宿，取出洗净(明《普济方》)。

③酒蒸：酒浸蒸极熟焙(明《景岳》)。

④酒煮：酒煮(清《拾遗》)。

(8)火炮　炮去黑皮(宋《总录》)。

(9)炒制　炒去黑皮(宋《总录》)。

(10)药汁制

①姜、甘草制：剉，用生姜汁同炮了，甘草……浸两宿，焙，再浸焙(宋《朱氏》)。

②泔豆枣蒸制(二斤)：米泔水浸软，竹刀子刮去皮，切作片子，用瓦甑蒸，先铺黑豆三升，干枣二升上放何首乌，上更铺枣二升，黑豆三升，用炊单复著上，用盆合定，候豆枣香熟，取出不用枣豆(金《儒门》)。

③泔、豆、牛膝蒸：将何首乌先用米泔水浸一日，以竹刀刮去粗皮，切作大片，用黑豆铺甑中一层，却铺何首乌一层，再铺豆一层，却铺牛膝一层，又豆一层重重相间，面上铺豆盖上，蒸以豆熟为度取起晒干，次日如前换豆再蒸，如此七次，去豆用(明《景岳》)。

④豆、牛膝蒸：黑豆拌、蒸一次，牛膝拌、蒸一次(明《保元》)。

⑤豆、牛膝、乳制：乌豆同牛膝蒸制如常法，最后用人乳浸晒三四十次(明《醒斋》)。

(11)乳制　人乳、牛乳拌蒸(清《切用》)。乳浸晒(清《治裁》)。

历代炮制方法历史沿革见表1。

七画

表1 何首乌炮制历史沿革简介

朝代	沿用方法	新增方法	文献出处
唐代		黑豆蒸制；醋煮；煮制	《理伤》
宋代	黑豆蒸制	采时乘湿以布拭去土 以苦竹刀切	《证类》
		洗净，以竹刀刮去黑皮	《总录》
		用竹刀字刮令碎	《圣惠方》
		切厚半寸	《苏沈》
金		（二斤），米泔水浸软，竹刀子刮去皮，切作片子，用瓦甑蒸，先铺黑豆三升，干枣二升上放何首乌，上更铺枣二升，黑豆三升，用炊单复著上，用盆合定，候豆枣香熟，取出不用枣豆	《儒门》
元代	净制		
明代	净制、切制、黑豆制	以好酒同浸两宿，取出洗净	《普济方》
清代	黑豆制，酒制	人乳、牛乳拌蒸	《切用》

从古代文献资料中可以看出，历代沿用过的何首乌炮制方法有净制、切制、黑豆制、醋制、泔制、蒸制、煮制、乳制等。辅料的种类有黑豆汁、醋、米泔水、酒、生姜汁、甘草汁等。其中以黑豆制最为常用，其他方法少见承袭。

（二）何首乌饮片药典及地方炮制规范

现代炮制方法见表2。

表2 《中国药典》及各地炮制规范收载的何首乌炮制方法

药典及规范	炮制方法
《中国药典》（1963年版）	生首乌 拣去杂质，洗净，用水泡至八成透，捞出，润至内外湿度均匀，切片或切成方块，干燥既得 制首乌 取何首乌块倒入盆内，用黑豆汁与黄酒拌匀，置罐内或适宜容器内，密闭，坐水锅中，隔水燉至汁液吸尽，取出，晒干即得。每何首乌块100斤，用黑豆10斤、黄酒25斤 黑豆汁的制法：取黑豆10斤，加水煮约4小时，熬汁约15斤，豆渣再加水煮约3小时，熬汁约10斤，两次共熬汁约25斤
《中国药典》（1985年版） 《中国药典》（1990年版） 《中国药典》（1995年版） 《中国药典》（2000年版） 《中国药典》（2005年版）	何首乌 除去杂质，洗净，稍浸，闷透，切厚片或块，干燥
《中国药典》（2010年版） 《中国药典》（2015年版）	何首乌 除去杂质，洗净，稍浸，闷透，切厚片或块，干燥 制首乌 取何首乌片或块，照炖法用黑豆汁拌匀，置非铁质的适宜容器内，炖至汁液吸尽；或照蒸法，清蒸或用黑豆汁拌匀后蒸，蒸至内外均呈棕揭色，或晒至半干，切片，干燥。每100kg何首乌片（块），用黑豆10kg 黑豆汁制法取黑豆10kg，加水适量，煮约4小时，熬汁约15kg，豆渣再加水煮约3小时，熬汁约10kg，合并得黑豆汁约25kg
山西中药炮制规范	制何首乌 取何首乌片或块，用黑豆汁拌匀，至汁液吸尽，蒸至棕褐时，取出，干燥 炆何首乌 取净首乌片，浸透，加黑豆，放入炆药罐内，加入温水，上盖，移至围灶内，罐四周放置木炭和干糠（何首乌100kg：木炭5kg：干糠80kg），点燃后炆1～2天，至糠烬灰冷或药透汁干，取出，晒干，筛去黑豆渣；再用黄酒拌匀，待吸尽后，蒸4～6小时，停火密闭一夜，取出，晒干。每何首乌100kg，用黑豆10kg、黄酒20kg

续表

药典及规范	炮制方法
《山东省中药炮制规范》（1990年版）	生首乌　除去杂质，大小分档，用清水洗净，再浸泡成六七成透，捞出，闷润至透，切厚片或小立方块，干燥 制首乌　将净首乌立方块或片与黑豆汁装入非铁质蒸罐内，拌和均匀，密封，隔水加热，炖至黑豆汁基本吸尽，首乌呈黑褐色时（约8～12小时），取出摊晒至外表微干，将罐中余汁拌入，吸尽，干燥；或将净首乌立方块（咀）或片与黑豆汁拌匀，闷润至吸透，放笼屉内，置锅上，武火加热，圆气后蒸约8小时，焖约4小时，至首乌呈黑褐色时（如不黑再复蒸1次），，取出，，摊晒至外表微干，再将蒸时所得原汁的浓缩液拌入，吸尽，干燥。每100kg何首乌块，用黑豆10kg 黑豆汁　将10kg净黑豆置锅内，加适量清水煮沸4小时，熬汁约15kg。豆渣再加清水煮沸3小时，熬汁约10kg。合并共得豆汁约25kg
《云南省中药饮片炮制规范》（1986年）	煮炙　取生首乌片，拣净杂质，放入水中浸泡半小时，捞出，每50kg用黑豆7.5～10kg，淘洗泥土，放入锅内用武火反复煮2次，每次煮约1～2小时，共取黑豆汁约20～25kg，滤净豆渣，将豆汁或首乌片放入锅内用武火共煮，煮约4～6小时。煮至汁液吸尽，再加炼蜜2.5kg拌匀收锅，至黑褐色，取出晒或烘干即可 蒸制　取生首乌片，拣净杂质。每50kg用黑豆7.5kg。淘洗泥土，放入锅内用武火反复煮2次，每次煮约1～2小时，2次共取黑豆汁20～25kg，滤净豆渣，将豆汁倾入首乌片内浸吸至豆汁吸干，再放入甑内用武火蒸约30～40小时，蒸至内外黑色，取出，用白酒7.5kg、蜂蜜2.5kg与酒调匀，拌吸透，晒或烘干即可
《上海市中药饮片炮制规范（2008年版）	制何首乌　将原只生干何首乌，除去杂质，分档，浸12～24小时，洗净，老气，大只劈开，中途淋水，润透，置蒸笼内，每天蒸足8小时（以上气后算起），焖过夜，翌晨上下翻动一下，再蒸，如此反复蒸制四天，焖四夜，至内外都呈滋润黑色。取出，晒至半干，切薄片将蒸时所得之原汁拌入，使之吸尽，干燥，筛去灰屑
《福建省中药炮制规范》（1998年版）	制首乌　取净生首乌，与黑豆汁拌匀，照炖法炖至汁液吸尽，或照蒸法蒸至棕褐色，取出干燥。每生首乌100kg，用黑豆10kg
《贵州省中药饮片炮制规范》（2005年版）	制首乌　取生首乌片，用黑豆汁拌匀，置非铁质容器内，密闭，隔水加热或用蒸汽加热，至汁液被吸尽；或用黑豆汁拌匀后置蒸笼或木甑内，蒸至棕褐色（一般蒸12小时，停火闷8小时，再反复一次）时取出，干燥。每生首乌片1000g，用黑豆100g
《江苏省中药饮片炮制规范》（1980年版）	制首乌　取净首乌片用黑豆汁拌匀，闷润12小时至黑豆汁被吸尽，蒸6小时，焖12小时，取出，晾干，将蒸时所得的原汁拌入吸尽，再如上法反复蒸至首乌表里均呈棕褐色，取出，干燥
《湖南省中药饮片炮制规范》（2010年版）	取何首乌先蒸6～8小时，闷一夜，晒或烘八成干，再拌黑豆汁，再蒸24小时
《广西壮族自治区中药饮片炮制规范》（2007年版）	生何首乌　除去杂质，洗净，稍浸，润透，切中片或块，晒干，筛去灰屑 制何首乌　（1）取生首乌，用黑豆汁拌匀，置非铁质的容器内，密闭，隔水加热或用蒸汽加热，炖或蒸至汁液吸尽并显棕红色，取出，干燥。每生首乌片100kg，用黑豆10kg（黑豆汁的制法：取黑豆10kg，加水适量，约煮4小时，熬汁约15kg，豆渣再加水煮约3小时，熬汁约10kg，合并得黑豆汁约25kg。） （2）取生何首乌，除去杂质，洗净，稍浸，润透，与黑豆同置锅内，加水煮12小时（可适量添水），煮至首乌熟透吸尽水分，取出，晾干外皮，切中片，干燥。每首乌100kg，用黑豆5kg 煮法　净何首乌个，稍浸，润透后与黑豆同煮12小时，煮至熟透并收尽水分，切片干燥
《河南省中药饮片炮制规范》（2005年版）	先与黑豆汁黄酒拌匀，密闭隔水蒸
《浙江省中药炮制规范》（2005年版）	何首乌　取原药，除去杂质，大小分档，水浸，洗净，润软，切厚片，干燥；产地已切片者，筛去灰屑 制何首乌　取何首乌，与黑豆汁拌匀，置非铁质的适宜容器内，隔水炖至汁液被吸尽；或清蒸或用黑豆汁拌匀后蒸至6小时，焖过夜至48小时，至内外均呈棕褐色时，取出，干燥。每何首乌100kg，用黑豆10kg 黑豆汁制法　取黑豆10kg，加水适量，煮约4小时，熬汁约15kg，豆渣再加水煮约3小时，熬汁约10kg，合并得黑豆汁约25kg
《北京市中药饮片炮制规范》（2008年版）	何首乌　取原药材，除去杂质，大小分开，洗净，浸泡12～24小时，约至七成透，取出，闷润6～12小时，切10～15mm片或直径约10mm块，干燥，筛去碎屑 制何首乌　取何首乌片或块，置非铁质的适宜容器内，加黄豆汁和黄酒拌匀，闷润4～8小时，装入蒸罐内，加水适量，密封蒸18～24小时，中间倒罐一次，至汁液被吸尽，内外均呈棕褐色至黑褐色时，取出，干燥。每100kg何首乌片（块），用黑豆10kg，黄酒25kg

七画

续表

药典及规范	炮制方法
《安徽省中药炮制规范》（2005年版）	生首乌　取原药材，除去杂质，稍浸，洗净，润透，切厚片或块，干燥，筛去碎屑 制何首乌　（1）取净何首乌片，置非铁质容器内，加黑豆及适量水同煮3～4小时，闷一夜，至外表黑色，内部褐色时，取出，去豆渣，晒至半干，将余液拌入，润透，切厚片，干燥 （2）取净何首乌片，用黑豆汁拌匀，待汁吸尽后，置非铁质容器内，照蒸法，蒸至内外均呈棕褐色时，取出，干燥 黑豆汁制法　取黑豆10kg，加水适量，煮约4小时，熬汁约15kg，豆渣再加水煮约3小时，熬汁约10kg，合并得黑豆汁25kg。每100kg何首乌，用黑豆10kg
《全国中药炮制规范》（1988年版）	何首乌　取原药材，除去杂质，洗净，稍浸，润透，切厚片或块，干燥 制首乌　取净何首乌片或块，用黑豆汁拌匀。置非铁质的适宜容器内，密闭，隔水加热或用蒸汽加热，炖至汁液被吸尽；或用黑豆汁拌匀，闷透后，置蒸笼或木甑内，蒸至棕褐色时，取出，干燥。每首乌片或块100kg，用黑豆10kg 黑豆汁制法　取黑豆10kg，加水适量，煮4小时，熬汁约15kg。豆渣再加水煮3小时，熬汁约10kg。合并得豆汁25kg

历代药典从1985年版开始一直收录何首乌和制何首乌炮制品种。对于制何首乌的炮制方法主要是蒸或炖法炮制，方法统一。各省市的炮制规范，何首乌的炮制品主要有何首乌和制何首乌，制何首乌收载于全国炮制规范和各省市的炮制规范中，为何首乌的主要炮制品种。关于制何首乌的炮制方法，主要是用黑豆汁蒸，个别省份如广西、云南省是煮法。

（三）何首乌饮片现代炮制研究

田源红等[1]以何首乌中二苯乙烯苷、多糖、大黄素为指标，采用综合评分法优化清蒸何首乌的工艺，结果发现清蒸28、32、36小时，干燥7～9小时，80～100℃干燥没有显著差异，故认为传统清蒸何首乌32小时为佳的观点值得商榷。田源红等[2]又以糖类成分为指标认为清蒸何首乌的最佳工艺条件为蒸36小时，干燥温度为100℃。张英华等[3]以二苯乙烯苷为指标采用正交实验法对清蒸炮制工艺进行优选研究，认为48小时为最佳蒸制时间。林秀英等[4]以蒽醌类成分（游离蒽醌和结合蒽醌）、卵磷脂为考察指标，分别对清蒸首乌、黑豆汁制首乌、米泔豆制首乌、酒制首乌研究发现结合蒽醌含量较炮制品均较低，游离蒽醌含量相对较高，认为各品种之间的差别，主要是炮制时间造成，也与切片厚薄有关，与是否加入辅料或加入种类几乎无关，其中清蒸法制首乌卵磷脂含量明显高于传统豆制首乌。

王柏喜等[5]研究何首乌不同蒸制时间糖类成分的含量变化，用硫酸－苯酚法测定何首乌及其炮制品中还原糖，水溶性糖和多糖的含量。结果：何首乌炮制后均较生品含糖量高，其中蒸制35小时，100℃干燥，还原糖和水溶性糖含量最高。结论：清蒸何首乌最佳条件为蒸制35小时，100℃干燥。

加压蒸制由于较传统的常压蒸制方法大大节省了时间，且节约能源，因此部分学者认为加压蒸是蒸制何首乌的首选。杨梓懿[6]等以二苯乙烯苷及大黄素的含量为考察指标，研究认为压力为0.10MPa，6小时，边长为1.5cm的丁块为加压清蒸的最佳工艺条件，经比较发现高压与常压清蒸品二苯乙烯苷及大黄素的含量测定，前者高于后者。

赵荣华等[7]以结合蒽醌和淀粉糊化程度为指标，研究了120℃下长、宽、高在0.8～1cm粒状何首乌和切片厚度在2～4mm厚片何首乌常用两种规格饮片的清蒸工艺，结果发现0.8～1cm粒状何首乌120℃清蒸6小时或6小时以上无致泻作用，此时淀粉粒完全糊化，为了最大保护有效成分二苯乙烯苷，蒸制6小时最佳；2～4mm厚片何首乌120℃清蒸4小时或4小时以上无致泻作用，此时淀粉粒完全糊化，为了最大保护有效成分二苯乙烯苷，蒸制4小时最佳。

许冬瑾等[8]分别以常压下清蒸、黄酒制、黑豆汁制24、32、40、72小时。以高压清蒸、黄酒制、黑豆汁制4、6、8、10小时；以何首乌炮制品中卵磷脂、二苯乙烯苷、多糖、结合型和游离型蒽醌的含量为指标，采用多指标综合评分法优选何首乌的炮制工艺。结果常压炮制和高压炮制工艺整体效果均是豆制 > 清蒸 > 酒制，高压豆制优于常压豆制工艺，综合评分最高的炮制工艺为高压豆制4小时。

许彩虹等[9]从何首乌的蒽醌类含量、二苯乙烯甙含量、淀粉粒组织方面比较了四种炮制方法：清蒸、黑豆炮制、姜制、酒制的炮制效果，并分析了四种炮制方法随时间变化炮制品有效成分的变化趋势，得出高压清蒸品（120℃，6小时）的游离蒽醌含量是其他三种炮制方法所得炮制品的1.78~1.84倍，二苯乙烯苷含量是1.06~1.61倍；炮制时间对有效成分影响显著（F、α=0.05）；同时发现淀粉粒在炮制过程中呈现分散、聚集、再分散、再聚集的现象。

罗跃龙[10]比较何首乌加压与常压、加辅抖与不加辅料炮制的差异，以二苯乙烯苷、大黄素的含量为评价指标，采用正交设计优选加压清蒸工艺，并以加压加辅料蒸与药典的常压加辅料蒸进行比较研究。结果加压蒸制品2种成分含量均高于常压蒸品；加辅料蒸比清蒸好，且以黄酒黑豆汁加压蒸法最好。结论加压炮制何首乌可行。

范世明[11]通过对炖制法和蒸制法炮制的何首乌进行TLC定性鉴别和HPLC含量测定，结果发现炖制的何首乌中游离大黄素及二苯乙烯苷的含量均高于蒸制法炮制的何首乌药材，认为炮制何首乌炖制效果优于蒸制。刘惠茹等[12]以蒽醌类成分、二苯乙烯苷、卵磷脂为指标，发现清蒸、豆制何首乌蒽醌类衍生物，卵磷脂含量相差不大，而作为降胆固醇二苯乙烯苷含量，清蒸品为黑豆制品的2.179倍，由此认为清蒸法完全能够替代传统的黑豆汁炮制法。田源红等[13]以二苯乙烯苷、多糖、大黄素的含量为指标，采用正交设计综合评分法优化黑豆汁炖何首乌的工艺，认为黑豆汁炖何首乌的最佳工艺为炖36小时，干燥9小时，干燥温度80℃。

刘振丽等[14]系统分析对比不同方法炮制后主要有效成分的含量，采用HPLC法分析了何首乌中具有保肝作用的二苯乙烯苷、抗氧化作用的游离蒽醌、泻下作用的结合蒽醌、止泻作用的鞣质和抗氧化作用的儿茶素和没食子酸在炮制前后含量的变化。不同炮制方法炮制相同时间结果显示，药典三种炮制方法中，以黑豆汁炖法有效成分二苯乙烯苷、游离蒽醌、儿茶素和没食子酸含量高于黑豆汁蒸法，然后为清蒸法；泻下作用成分三种方法无明显不同。豆汁炖不同时间各种成分含量测定结果显示；随炮制时间的延长；与制何首乌功效相一致的活性成分所占比例逐渐升高；由何首乌的77.0%到炮制32小时的95.1%，之后变化不明显；泻下成分所占比例逐渐降低，由何首乌的23.0%到炮制32小时的4.9%，之后变化不明显。从活性成分和泻下作用成分综合考虑，何首乌采用豆汁炖32小时比较恰当。

（四）何首乌饮片炮制工艺研究总结

1．历史文献　何首乌炮制品种比较多，各地和民间应用各不相同。炮制工艺也各不相同，但基本上是以何首乌和制何首乌为主要炮制品种。制何首乌的方法主要是黑豆汁蒸、炖或清蒸。

2．历版《中国药典》　何首乌、制何首乌等，以制何首乌为最常用。

3．各省市炮制规范　何首乌、制何首乌等，以制何首乌为最常用。

4．现代研究文献　何首乌、制何首乌等，以制何首乌为最常用。

综合上述研究结果，制定何首乌的炮制工艺为：

何首乌　取何首乌药材，除去杂质，洗净，稍浸，润透，切厚片或块，干燥。

制何首乌　取何首乌片或块，大小分档，用黑豆汁拌匀，置非铁质的适宜容器内，密闭，炖32小时至汁液吸尽，放凉，取出，干燥；或清蒸或用黑豆汁拌匀后蒸，置于卧式蒸煮润药锅内，蒸至内外均呈棕褐色，放凉，取出，干燥，即得。

每100kg何首乌片（块），用黑豆10kg。

黑豆汁制法　取黑豆10kg，加水适量，煮约4小时，熬汁约15kg，豆渣再加水煮约3小时，熬汁约10kg，合并得黑豆汁约25kg。

参考文献

[1] 田源红, 张丽艳, 杨玉琴, 等. 综合评分法优化清蒸何首乌炮制工艺[J]. 贵阳中医学院学报, 2007, 29(6):15-17.

[2] 田源红, 张丽艳, 杨玉琴, 等. 清蒸何首乌工艺及糖类成分的质量研究[J]. 中药材, 2006, 29(11):1146-1147.

[3] 张英华, 胡馨, 王平, 等. 何首乌炮制工艺的研究[J]. 中成药, 2005, 27(8):916-919.

[4] 林秀英. 不同炮制品种何首乌有效成分的对比研究[J]. 医学理论与实践, 2002, 15(12): 1466-1467.

[5] 王柏喜, 雷黎明. 何首乌清蒸工艺的探讨[J].中国医药导报, 2008, 5(27):23-24.

[6] 罗跃龙, 王晨晖, 杨梓懿, 等. 不同压力与辅料蒸制何首乌的比较研究[J]. 湖南中医药大学学报, 2007, 27(4):30-31.

[7] 赵荣华, 赵声兰, 解奉江, 等. 何首乌清蒸工艺研究[J]. 中草药, 2007, 38(2):210-212.

[8] 许冬瑾, 向飞军, 陶艳, 等. 多指标综合评分法优选何首乌炮制工艺[J]. 中国药师, 2011, 14(2):207-210.

[9] 许彩虹, 籍保平, 李博, 等. 四种炮制方法对何首乌有效成分的影响[J]. 食品科学, 2004, 25(6):84-88.

[10] 罗跃龙, 王晨晖, 杨梓懿, 等. 不同压力与辅料蒸制何首乌的比较研究[J]. 湖南中医药大学学报, 2007, 27(4):30-31.

[11] 范世明, 罗志毅. 炖制和蒸制何首乌的质量比较[J]. 福建中医学院学报, 2007, 17(1): 28-29.

[12] 刘惠茹, 罗选刚. 清蒸, 豆制何首乌主要成分比较研究[J]. 基层中药杂志, 2000, 14(1):39-40.

[13] 田源红, 张丽艳, 杨玉琴, 等. 综合评分法优化黑豆汁炖何首乌炮制工艺[J]. 时珍国医国药, 2007, 18(3):549-551.

[14] 刘振丽. 何首乌炮制后化学成分的变化及中药中的 Maillard 反应 [D]. 北京: 中国中医科学院, 2009.

七画

Fo shou 佛手

药材来源　本品为芸香科植物佛手*Citrus medica* L. var. *sarcodactylis* Swingle 的干燥果实。

采收加工　秋季果实尚未变黄或变黄时采收，纵切成薄片，晒干或低温干燥。

佛手饮片炮制规范

【饮片品名】佛手。

【饮片来源】本品为佛手药材经切制的果实。

【炮制方法】取原药材，除去杂质和霉变油黑者，淋水润透，切丝，低温干燥，筛去灰屑。

【饮片性状】本品呈长条丝状，常皱缩或卷曲，长6～10cm，宽4～8mm，厚2～4mm。外皮黄绿色或橙黄色，有皱纹及油点，果肉浅黄白色。质硬而脆，受潮后柔韧。气香，味微甜后苦。

【质量控制】

鉴别 （1）本品粉末淡棕黄色。中果皮薄壁组织众多，细胞呈不规则形或类圆形，壁不均匀增厚。果皮表皮细胞表面观呈不规则多角形，偶见类圆形气孔。草酸钙方晶成片存在于多角形的薄壁细胞中，呈多面形、菱形或双锥形。

（2）取本品粉末1g，加无水乙醇10ml，超声处理20分钟，滤过，滤液浓缩至干，残渣加无水乙醇0.5ml使溶解，作为供试品溶液。另取佛手对照药材1g，同法制成对照药材溶液。照薄层色谱法试验，吸取上述两种溶液各2μl，分别点于同一硅胶G薄层板上，以环己烷-乙酸乙酯（3:1）为展开剂，展开，取出，晾干，置紫外光灯（365nm）下检视。供试品色谱中，在与对照药材色谱相应的位置上，显相同颜色的荧光斑点。

检查 水分 不得过15.0%（第二法）。

浸出物 不得少于10.0%。（冷浸法）。

含量测定 照高效液相色谱法测定。

色谱条件与系统适用性试验 以十八烷基硅烷键合硅胶为填充剂；以甲醇-水-冰醋酸（33:63:2）为流动相；检测波长为284nm。理论板数按橙皮苷峰计算应不低于5000。

对照品溶液的制备 取橙皮苷对照品适量，精密称定，加甲醇制成每1ml含15μg的溶液，即得。

供试品溶液的制备 取本品粉末（过五号筛）约0.5g，精密称定，置具塞锥形瓶中，精密加入甲醇25ml，称定重量，加热回流1小时，放冷，再称定重量，用甲醇补足减失的重量，摇匀，滤过，取续滤液，即得。

测定法 分别精密吸取对照品溶液与供试品溶液各10μl，注入液相色谱仪，测定，即得。

本品按干燥品计算，含橙皮苷（$C_{28}H_{34}O_{15}$）不得少于0.030%。

【性味与归经】辛、苦、酸，温。归肝、脾、胃、肺经。

【功能与主治】疏肝理气，和胃止痛，燥湿化痰。用于肝胃气滞，胸胁胀痛，胃脘痞满，食少呕吐，咳嗽痰多。

【用法与用量】3～10g。

【贮藏】置阴凉干燥处，防霉，防蛀。

佛手饮片炮制操作规程

1．产品概述

（1）品名 佛手。

（2）规格 丝。

2．生产依据 按照《中国药典》2015年版一部有关工艺要求及标准，以及拟定的饮片品种炮制工艺执行。

3．工艺流程 取原药材，除去杂质和霉变油黑者，淋水润透，切丝，低温干燥，筛去灰屑。

4．炮制工艺操作要求

（1）净选 取原药材，至挑选工作台上，拣去药材中的杂质、异物、非药用部位，其余放置在干净的容器内。

（2）淋润 将精选后的原药材用适量的水淋湿润透。

（3）切制 将洗润净选过的药材用型号为QW22-300的切药机切成1～2mm的宽丝。

（4）干燥 将切制后的药材平摊于型号为DWT2·3的网带式干燥机的筛网上（铺药厚

度不得超过3cm），转速为100～200转/小时，干燥温度为50～60℃，至药材干燥。

（5）细选　将已干燥的药材过12目筛。

（6）包装　称重，封装，封口。贴上标签。

5．原料规格质量标准　符合《中国药典》2015年版一部佛手项下的相关规定。

6．成品质量标准　符合本规范佛手项下的相关规定。

7．成品贮存及注意事项　置阴凉干燥处，防霉，防蛀。

8．工艺卫生要求　符合中药饮片GMP相关工艺卫生要求。

9．主要设备　切药机、干燥机等设备。

佛手饮片炮制规范起草说明

（一）佛手炮制方法历史沿革

1．净制　捡去杂质（《中国药典》1963年版）。

2．切制　用水喷润后，切碎，晒干即得（《中国药典》1963年版）。

3．炮炙　蒸制　取佛手洗净，蒸1小时即可（《集成》）。

4．炮制　焙干"新瓦焙为末，至黄色后，烧酒送下"（明《滇南》）。

（二）佛手饮片药典及地方炮制规范

现代炮制方法见表1。

七画

表1 《中国药典》及各地炮制规范收载的佛手炮制方法

药典及规范	炮制方法
《中国药典》（1963年版） 《中国药典》（1977年版） 《中国药典》（1985年版） 《中国药典》（1990年版） 《中国药典》（1995年版） 《中国药典》（2000年版） 《中国药典》（2005年版） 《中国药典》（2010年版） 《中国药典》（2015年版）	拣去杂质，用水喷润后，切碎，晒干即得
《北京市中药饮片炮制规范》（2008年版）	取原药材，除去杂质，喷淋清水，闷润2～4小时，至内外湿度一致，切窄丝，晒干或低温干燥，筛去碎屑
《上海市中药饮片炮制规范》（2008年版）	广佛手　将原药除去杂质，喷潮，略润，切丝（宽2～3mm），晒或低温干燥，筛去灰屑 川佛手 将原药除去杂质，洗净，润软，切薄片，晒或低温干燥，筛去灰屑
《福建省中药炮制规范》（1998年版）	除去杂质，未切片者，洗净润透，切厚片，干燥
《广东省中药炮制规范》（1984年版）	除去杂质，或喷水后蒸2～3小时，取出，晒干
《贵州省中药饮片炮制规范》（2005年版）	取原药材，除去杂质，淋水润透，切丝或块，低温干燥
《吉林省中药炮制标准》（1986年版）	除去杂质，筛去灰屑。用时剪5mm丝
《江西省中药炮制规范》（1991年版）	取原药，除去杂质
《全国中药炮制规范》（1988年版）	取原药材，除去杂质
《山东省中药炮制规范》（1990年版）	去净杂质
《浙江省中药炮制规范》（2005年版）	取原药，除去杂质，刷净，切丝
《安徽省中药饮片炮制规范》（2005年）	取原药材，除去杂质，淋水润透，切丝或块，低温干燥，筛去碎屑
《河南省中药饮片炮制规范》（2005年版）	拣去杂质，用水喷润后，切碎，干燥
《辽宁省中药炮制规范》（1987年版）	拣去杂质

（三）佛手饮片现代炮制研究

李勇等[1, 2]以紫外-可见分光光度法，采用苯酚-硫酸法和$NaNO_2$-$AlCl_3$-NaOH法分别测定生佛手、炒佛手、蒸佛手、微波炮制佛手中总多糖和总黄酮的含量，测定结果表明，不同提取溶剂，水提取总多糖的含量优于50%乙醇提取，50%乙醇提取总黄酮的含量优于水提取；不同炮制方法对佛手中总多糖的含量基本无影响，总黄酮的含量依次为微波制佛手（90秒）>制佛手>生佛手>炒佛手；微波炮制法总多糖和总黄酮的含量都随着微波加热时间的增加而降低。

（四）佛手饮片炮制工艺研究总结

1．历版《中国药典》 净制、切制。

2．各省市炮制规范 净制、切制、蒸制。

3．现代研究文献 炮制工艺、方法研究较少。

综合上述研究结果，制定佛手的炮制工艺为：

佛手 取原药材，除去杂质和霉变油黑者，淋水润透，切丝，低温干燥，筛去灰屑。

参考文献

[1] 李勇，姚曦. 不同炮制方法对佛手总多糖含量的影响[J]. 中国药业, 2012, 21(4):24-26.

[2] 李勇，姚曦. 不同炮制方法对佛手总黄酮含量的影响[J]. 医药导报, 2012, 31(5):643-645.

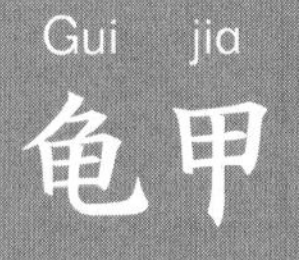

药材来源 本品为龟科动物乌龟*Chinemys reevesii* (Gray)的背甲及腹甲。

采收加工 全年均可捕捉，以秋、冬二季为多，捕捉后杀死，或用沸水烫死，剥取背甲和腹甲，除去残肉，晒干。

龟甲饮片炮制规范

【饮片品名】龟甲、醋龟甲。

（一）龟甲

【饮片来源】本品为龟甲加工后的炮制品。

【炮制方法】取龟甲，置蒸锅内，沸水蒸45分钟，取出，放入热水中，立即用硬刷除净皮肉，洗净，晒干。

【饮片性状】本品背甲及腹甲由甲桥相连，背甲稍长于腹甲，与腹甲常分离。背甲呈长椭圆形拱状，长7.5～22cm，宽6～18cm；外表面棕褐色或黑褐色，脊棱3 条；颈盾1块，前窄后宽；椎盾5块，第1椎盾长大于宽或近相等，第2～4椎盾宽大于长；肋盾两侧对称，各 4块；缘盾每侧11块；臀盾2块。腹甲呈板片状，近长方椭圆形，长6.4～21cm，宽5.5～17cm；外表面淡黄棕色至棕黑色，盾片12块，每块常具紫褐色放射状纹理，腹盾、胸盾和股盾中缝均长，喉盾、肛盾次之，肱盾中缝最短；内表面黄白色至灰白色，有的略带血迹或残肉，除净后可见骨板9块，呈锯齿状嵌接；前端钝圆或平截，后端具三角形缺刻，两侧残存呈翼状向斜上方弯曲的甲桥。质坚硬。气微腥，味微咸。

【质量控制】

鉴别 取本品粉末1g，加甲醇10ml，超声处理30分钟，滤过，滤液蒸干，残渣加甲醇1ml使溶解，作为供试品溶液。另取龟甲对照药材1g，同法制成对照药材溶液。再取胆固醇对照品，加甲醇制成每1ml含1mg的溶液，作为对照品溶液。照薄层色谱法试验，吸取供试品溶液和对照药材溶液各10～20μl、对照品溶液5～10μl，分别点于同一硅胶G薄层板上，以甲苯-乙酸乙酯-甲醇-甲酸（15∶2∶1∶0.6）为展开剂，展开16cm，取出，晾干，喷以硫酸无水乙醇溶液（1→10），在105℃加热至斑点显色清晰。供试品色谱中，在与对照药材色谱和对照品色谱相应的位置上，显相同颜色的斑点。

浸出物　不得过4.5%（热浸法）。

（二）醋龟甲

【饮片来源】本品为龟甲经砂烫醋淬后的炮制品。

【炮制方法】取净砂适量置炒制容器内，用武火加热至翻动较滑利时，投入净龟甲碎块，翻炒至质酥、表面呈淡黄色时，取出，趁热投入醋中稍浸，捞出，干燥。用时捣碎。

每100kg龟甲，用醋20kg。

【饮片性状】本品呈不规则的块状。背甲盾片略呈拱状隆起，腹甲盾片呈平板状，大小不一。表面黄色或棕褐色，有的可见深棕褐色斑点，有不规则纹理。内表面棕黄色或棕褐色，边缘有的呈锯齿状。断面不平整，有的有蜂窝状小孔。质松脆。气微腥，味微咸，微有醋香气。

【质量控制】

鉴别、浸出物　同龟甲。

【性味与归经】咸、甘，微寒。归肝、肾、心经。

【功能与主治】滋阴潜阳，益肾强骨，养血补心，固经止崩。用于阴虚潮热，骨蒸盗汗，头晕目眩，虚风内动，筋骨痿软，心虚健忘，崩漏经多。

【用法与用量】9～24g，先煎。

【贮藏】置阴凉干燥处，防蛀。

龟甲饮片炮制操作规程

（一）龟甲

1．产品概述

（1）品名　龟甲。

（2）规格　甲片。

2．生产依据　按照《中国药典》2015年版一部有关工艺要求及标准工艺执行。

3．工艺流程　取龟甲，置蒸锅内，沸水蒸45分钟，取出，放入热水中，立即用硬刷除净皮肉，洗净，晒干。

4．炮制工艺操作要求

（1）挑选　除去杂质。

（2）蒸制　置圆气蒸锅内，蒸制45分钟，放入热水中。

（3）刷去皮肉　立即用硬刷除净皮肉，洗净。

（4）干燥　晒干或烘干。

（5）包装　复合袋手工包装，包装损耗应不超过1.0%。

5．原料规格质量标准　符合《中国药典》2015年版一部龟甲药材项下的相关规定。

6．成品质量标准　符合本规范龟甲饮片项下的相关规定。

7．成品贮存及注意事项　置通风干燥处，防霉，防蛀。

8．工艺卫生要求　符合中药饮片GMP相关工艺卫生要求。

9．主要设备　蒸箱、热风循环烘箱等设备。

（二）醋龟甲

1．产品概述

（1）品名　醋龟甲。

（2）规格　砂烫醋淬品。

2．生产依据　按照《中国药典》2015年版一部有关工艺要求及标准工艺执行。

3．工艺流程 取净龟甲，照烫法用砂子炒至表面淡黄色，取出，醋淬，干燥，用时捣碎。

每100kg龟甲，用醋20kg。

4．炮制工艺操作要求

（1）加热 用中火将炒药机加热。

（2）加辅料 投入洁净中砂。

（3）投料 炒至砂热时，投入净龟甲。

（4）炒制 不断翻炒，至龟甲表面呈淡黄色，取出。

（5）醋淬 筛去砂子，立即投入米醋中，至米醋吸尽。

（6）干燥 晒干或烘干。

（7）包装 包装损耗应不超过1.0%。

5．原料规格质量标准 符合本规范龟甲饮片项下的相关规定。

6．成品质量标准 符合本规范醋龟甲饮片项下的相关规定。

7．成品贮存及注意事项 置通风干燥处。

8．工艺卫生要求 符合中药饮片GMP相关工艺卫生要求。

9．主要设备 炒药机等设备。

龟甲饮片炮制规范起草说明

（一）龟甲炮制方法历史沿革

1．净制 去肉，取壳《朱氏》。去胁用底，去黑皮《通玄》。

2．切制 镑末《总录》。修治，须用……龟甲当心前一处，四方透明如琥珀色者最佳，锯去四边，石上磨净《乘雅》。

3．炮制

（1）炙制 炙《千金翼》。炙令黄焦《圣惠方》。炙令赤《圣惠方》。炙酥《保元》。

（2）酥炙 涂酥，炙令黄《圣惠方》。入药酥炙用《证类》。酥油猪脂，皆可炙之《发挥》。甲酥炙令黄用肉血溺，生用肉或熟用《品汇》。刮去皮酥涂炙黄研细入药《品汇》。精制，择真酥油，或用猪脂醇酒，旋涂旋炙，真待脆黄，杵细末作丸《蒙筌》。酥炙透《明医》。经卜者更妙，以酥或酒炙黄用《纲目》。去边酥炙脆，微黄色《回春》。

（3）醋制 醋炙《苏沈》。米醋炙捣为末（《证类》《品汇》）。醋浸一宿，蘸醋炙令黄为度（《宝产》《普济方》）。米醋浸三日，炙黄色，再用醋淬《世医》。醋炙去襕《宝鉴》。醋洗，酥炙黄《普济方》。

（4）酒制 酒浸炙《总录》。酒炙《朱氏》。酒浸《丹溪》。酒炒黑色《丹溪》。酒洗《回春》。放炭火上炙焦，用白酒浆笔蘸涂上，反复炙涂三次，以焦黄为末《说约》。

（5）酒醋炙 酒醋涂炙令黄《局方》。取胁用底，刮去黑皮，或酒醋猪脂旋涂旋炙，或以酥、铫中熬黄，研极细《本草汇》。酥炙或酒炙，醋炙，猪脂炙、煅灰用，洗净捶碎。水浸三日用，桑柴熬膏良《备要》。

（6）煅制 去肉取壳，酸醋一碗，炙数次。醋尽为度。仍煅令白烟存性，用碗盖地出火毒《朱氏》。火煅存性《疮疡》。煅红，好醋制净令黄色《普济方》。

（7）童便制 童便浸七日，长流水洗净。醋煅酥润之《疮疡》。童便煎《本草汇》。

（8）脂制 猪脂炙《入门》。

（9）制炭 烧存性（酒服）（《纲目》《握灵》）。

（10）火炮 修治，须用……龟甲当心前一处，四方透明如琥珀色者最佳。锯去四边，石上磨净、灰火包过，涂酥炙黄用，亦有酒炙。醋炙，猪脂炙及炮灰用者，各有所宜《乘雅》。

（11）油制 麻油炙黄《奥旨》。

（12）熬制　熬胶《医案》。煎胶更良《便读》。

历代炮制历史沿革见表1。

表1　龟甲炮制历史沿革简况

朝代	沿用方法	新增方法	文献出处
唐代		炙	《千金翼》
宋代	炙令黄焦；炙令赤	去肉，取壳	《通玄》
		镑末	《总录》
		涂酥，炙令黄	《圣惠方》
		入药酥炙用	《证类》
		米醋炙捣为末	《证类》
		醋炙	《苏沈》
		醋浸一宿，蘸醋炙令黄为度	《宝产》
		酒浸炙	《总录》
		酒炙 去肉取壳。酸醋一碗，炙数次，醋尽为度。仍煅令白烟存性，用碗盖地出火毒	《朱氏》
		酒醋涂炙令黄	《局方》
		火煅存性 童便浸七日，长流水洗净 醋煅酥润之	《疮疡》
金元时期	醋炙去裥 酒浸	酒炒黑色	《丹溪》
明代	去肋用底，去黑皮 醋洗，酥炙黄 修治，须用……龟甲当心前一处，四方透明如琥珀色者最佳，锯去四边，石上磨净 炙酥透 酥油猪脂，皆可炙之 经卜者更妙，以酥或酒炙黄用 去边酥炙脆，微黄色 酒洗 米醋浸三日，炙黄色，再用醋淬	煅红，好醋制净令黄色	《普济方》
		甲酥炙令黄用用血溺，生用肉或熟用 刮去皮酥涂炙黄研细入药 米醋炙捣为末	《品汇》
		精制，择真酥油，或用猪脂醇酒，旋涂旋炙，真待脆黄，杵细末作丸	《蒙筌》
清代	放炭火上炙焦，用白酒浆笔蘸涂上，反复炙涂三次，以焦黄为末 取肋用底，刮去黑皮；或酒醋猪脂旋涂旋炙。或以酥、铫中熬黄，研极细 酥炙或酒炙，醋炙，猪脂炙，煅灰用，洗净捶碎	童便煎	《本草汇》
		水浸三日用，桑柴熬膏良	《备要》
		烧存性（酒服）	《握灵》
		麻油炙黄	《奥旨》
		熬胶	《医案》
		煎胶更良	《便读》

从古代文献资料中可知，历代沿用过的龟甲炮制方法有十余种，所用的辅料有猪脂、酥油、麻油、酒、醋、童便等。以净制、醋制、酥炙等为常见方法，现代炮制方法仍沿用净制、醋制为主流，熬胶方法也有应用。

（二）龟甲饮片药典及地方炮制规范

1. 净制

（1）用水没泡，除去皮肉、筋膜，洗净，捞出，晒干，砸成小块。

（2）置蒸锅内，沸水蒸45分钟，取出，放入热水中，立即用硬刷除净皮肉，洗净，晒干。

2．炮制 取净龟甲，照烫法用砂子炒至表面淡黄色，取出，醋淬，干燥用时捣碎。

现代炮制方法见表2。

表2 《中国药典》及各地炮制规范收载的山龟甲炮制方法

药典及规范	炮制方法
《中国药典》（1963年版）	龟甲 用水浸泡，去净皮肉，洗净，晒干即得 醋龟甲 取沙子，置锅内用武火炒至轻松，加入净龟甲，炒至表面微黄色，及时取出，筛除沙子，置醋盆内略浸，取出，用水漂洗，晒干即得。每龟甲100斤，用醋30斤
《中国药典》（1977年版）	龟甲 浸泡，去净皮肉，洗净，日晒夜露至无臭气 醋龟甲 取净龟甲，照烫法用砂子炒至表面淡黄色，取出，筛去砂子，醋淬，取出，晒干。每龟甲100kg，用醋20kg
《中国药典》（1985年版）	龟甲 置蒸锅内，沸水蒸45分钟。取出，放入热水中，立即用硬刷除净皮肉，洗净，晒干 醋龟甲 取净龟甲，照烫法用砂子炒至表面淡黄色，取出，醋淬，干燥。用时捣碎。每龟甲100kg，用醋20kg
《中国药典》（1990年版）	龟甲 置蒸锅内，沸水蒸45分钟。取出，放入热水中，立即用硬刷除净皮肉，洗净，晒干 醋龟甲 取净龟甲，照烫法用砂子炒至表面淡黄色，取出，醋淬，干燥。用时捣碎。每龟甲100kg，用醋20kg
《中国药典》（1995年版） 《中国药典》（2000年版） 《中国药典》（2005年版） 《中国药典》（2010年版） 《中国药典》（2015年版）	龟甲 置蒸锅内，沸水蒸45分钟，取出，放入热水中，立即用硬刷除净皮肉，洗净，晒干 醋龟甲 取净龟甲，照烫法用砂子炒至表面淡黄色，取出，醋淬，干燥。用时捣碎。每龟甲100kg，用醋20kg
《全国中药炮制规范》（1988年版）	龟甲 取原药材，用水浸泡，置蒸锅内，蒸45分钟，取出，放入热水中，立即用硬刷除净皮肉，洗净，洒干 醋龟甲 取砂子置锅内，用武火炒热，加入净龟甲片，拌炒至表面黄色、酥脆时，取出，筛去砂子，立即投入醋中淬之，捞出，干燥。每龟甲片100kg，用醋20kg
《安徽省中药饮片炮制规范》（2005年版）	龟甲 取原药材，置蒸锅内，沸水蒸45分钟，取出，放入热水中，立即用硬刷除去皮肉，洗净，干燥，打成碎块 醋龟甲 取净龟甲，照砂烫法，烫至淡黄色，趁热醋淬，干燥。用时打碎。每100kg龟甲，用米醋20kg
《北京市中药饮片炮制规范》（2008年版）	龟甲 取原药材，置适宜容器内，蒸约45分钟，取出，放入热水中，立即用硬刷除净皮肉，洗净，晒干 醋龟甲 取河砂，置热锅内，用火180～220℃炒至灵活状态，加入净龟甲，烫至表面黄色，取出，筛去河砂，趁热投入米醋中浸淬，取出，干燥。每100kg净龟甲，用米醋30kg
《福建省中药炮制规范》（1998年版）	龟甲 沸水蒸45分钟，取出，放入热水中，立即除净皮肉，洗净，晒干 醋龟甲 取净龟甲，照砂烫法炒至表面淡黄色，取出，醋淬，干燥。用时捣碎
《甘肃省中药炮制规范》（1980年版）	龟甲 将龟甲用水浸泡两周左右，用木棍尽力搅拌，使残存的皮肉脱落，捞出，清水洗净，晒干，配方时捣碎 制龟甲 用武火将细砂炒热，倒入净龟甲，炒成黄色时，筛去细砂，趁热倒入醋盆内，搅拌，浸泡，取出，晒干，配方时捣碎。每龟甲100kg，用醋30kg
《广东省中药炮制规范》（1984年版）	龟甲 取原药材用清水浸泡，不换水，至皮肉筋膜腐烂，与甲骨容易分离时取出，用清水洗净，晒干 制龟甲 将砂用武火炒至滑利容易翻动时，投入大小分档的净龟甲，炒至质酥，表面呈淡黄色取出，筛去砂，趁热入醋中淬后捞起，干燥
《广西壮族自治区中药饮片炮制规范》（2007年版）	生龟甲 用水浸泡，去净皮肉筋膜，洗净，日晒夜露至无臭气，用时打碎 醋龟甲 取生龟甲，大小分档，用热砂子炒烫至表面淡黄色，及时取出，筛去砂子，趁热倒入醋盆内淬酥，取出，干燥，同时打碎。每生龟甲100kg，用醋20kg
《河南省中药材炮制规范》（1983年版）	生用 用水浸泡至皮肉腐烂时，去净皮肉清水洗净，捞出，晒干，打碎 醋淬 取沙子置锅内炒松，倒入净龟甲块，用武火炒至表面呈焦黄色，及时取出，筛去沙子，趁热倒入醋内淬之，取出，晒干。用时碾碎。每500g龟甲，用醋150g

续表

药典及规范	炮制方法
《湖北省中药饮片炮制规范》（1979 年版）	龟甲　取龟甲，放于水中浸泡（不换水），盖严，至板上黑鳞皮易脱落，倾去水，冲洗干净，日晒夜露 2 星期，簸去鳞皮，敲成小块 炒龟甲　取净龟甲块，大小分档；另取砂置锅内，以武火加热 5～10 分钟，投入龟甲块，不断翻动，炒至深黄色，取出，筛去砂，乘热倾入醋中淬透，取出，晾干，配方时打碎。每净龟甲 1 斤 (500g)，用醋 5 两 (156.25g)
《湖南省中药材炮制规范》（1983 年版）	将龟甲用清水浸泡，春冬 5～7 天，夏秋 3～5 天、每天换水一次，捞出，除净黑壳及肉筋，洗净，干燥，用油砂炒至表面微黄色，取出，筛去油砂，趁热置入醋盆内渍淬，取出、烘干即得。每龟甲 100kg，用醋 20kg
《吉林省中药炮制标准》（1986 年版）	净龟甲　用水没泡，除去皮肉、筋膜，洗净，捞出，晒干，砸成小块 制龟甲　取净细砂，置锅中，武火炒热，投入净龟甲块，不断翻动，烫至表面黄色，取出，筛去沙，置醋盆内淬酥，晒干。每 100kg 龟甲块，用米醋 30kg
《江苏省中药饮片炮制规范》（1980 年版）	龟甲　将原药用水浸泡，去净皮肉，洗净，日晒夜露至无臭气。用时打碎 醋炙龟甲　取砂子置锅内炒至烫手，加入净龟甲，继续炒至表面呈淡黄色，及时取出，筛去砂子，趁热倒入醋内淬酥，取出，干燥。用时打碎。每龟甲 100kg，用醋 20kg
《江西省中药炮制规范》（1991 年版）	龟甲　取原药，用清水漂 3～5 天，用刀刮去筋肉，洗净，晒干 醋酥龟甲　取净龟甲，用砂炒至金黄色、体酥脆时，迅速取出，投入醋中淬之，晒干。用时捣碎。每龟甲 100kg，用醋 20kg
《山东省中药炮制规范》（1990 年版）	龟甲　用水浸泡，置笼屉内，加热蒸 45 分钟，取出，放入热水中，立即用硬刷除净皮肉，洗净，晒干，砸成碎片 醋龟甲　将净沙子置锅内，武火加热至翻动较滑利时，投入净龟甲碎片，翻炒至表面呈黄色时，迅即取出，筛去沙子，趁热投入米醋中浸淬数分钟，捞出，洗净，干燥。每 100kg 龟甲碎片，用米醋 20kg
《陕西省中药饮片标准》（2008 年版）	龟甲　取药材龟甲，除去杂质，置蒸锅内，沸水蒸 45 分钟，取出，放入热水中，立即用硬刷除净皮肉，洗净，晒干 醋龟甲　取饮片龟甲，照烫法用沙子炒至表面淡黄色，取出，醋淬，干燥，砸成小块。每 100kg 龟甲，用醋 20kg
《上海市中药饮片炮制规范》（1980 年版）	龟甲　将原药没 30 天左右（伏天），到期放去臭水，大块用棒捣碎，淘净，除去污衣。再漂 7 天，每天换水 2 次，捞起，日晒夜露至无臭气，簸去黑衣 炙龟甲　取漂净龟甲，用铁砂拌炒至黄色松脆时，取出立即投入米醋中淬之，待吸透后，取出，干燥。每漂净龟甲 100kg 用米醋 20kg
《四川省中药饮片炮制规范》（1977 年版）	生用　取龟甲，用水浸泡 10～15 天，每天换水一次，漂去腥味，去尽皮肉，洗净，晒干，打成小块 沙烫　每取净龟甲小块 5000g，用沙烫法烫至暗黄色，筛去沙，加醋 1000g，趁热反复喷洒均匀，晾干
《天津市中药饮片炮制规范》（1975 年版）	制龟甲　将锅加热，取净龟甲大小分开，分别置锅内，用铁耙翻动均匀，烫至表面黄色，及时取出，将龟甲倒入醋盆内淬酥，捞出洗净摊开晒干择净杂质即得。辅料：净龟甲 10 斤用醋 2～3 斤
《浙江省中药炮制规范》（2005 年版）	龟甲　取原药，置适宜容器内，蒸 45 分钟，取出，投入热水中，用硬刷刷去皮肉，洗净，干燥。砸成片块 炙龟甲　取沙子，置热锅中翻动，待其滑利，投入龟甲，炒至表面深黄色时，取出，筛去沙子，趁热投入醋中，淬至酥脆，取出，干燥。每龟甲 100kg，用醋 20kg

（三）龟甲饮片现代炮制研究

李明善[1]以蛋白质含量为主要指标，比较了蒸、高压蒸、水煮、砂烫等四种龟甲的炮制方法，以蒸法较佳；再以蒸法与传统方法比较，结果认为蒸法不仅比传统法简便、快速、卫生，且蛋白质含量也有显著提高。陈奇云[2]也对比了水蒸和浸泡腐烂法对龟甲成分的影响，发现水蒸龟甲不仅内在质量比烂制龟甲好，而且外观色泽也较好，且有操作简便、生产周期短，张志国等[3]针对该问题，采用食用碱浸泡后蒸的方法净制龟甲，取龟甲重量2%的食用碱溶于水，用该液淹盖药面浸泡，按档次分别泡8、7、7、6小时后，捞起冲洗，用沸水分别蒸约35、30、25、20 分钟后，放入40～50℃的温水中，用竹扫把反复搅刷，净选，随骨缝线捏断连块，洗净，干燥。沈郁等[4]报导了热泡法净制龟甲，将龟甲放在有盖搪瓷捅内，先用开水冲洗后，再加入沸水浸泡，盖上盖子闷1小时左右，这时皮肉大多已极易分离，个别不易分离的可用小刀剔去，用硬刷洗刷干净即得净龟甲。

（四）龟甲饮片炮制工艺研究总结

1．历史文献 从古代文献资料中可知，历代沿用过的龟甲炮制方法有十余种，主要有净制（取壳、去黑皮）、切制（镑末）、炙、酥炙、醋制、酒制、酒醋制、煅制、童便制、脂制、制炭、火炮、油制、熬制等，用的辅料有猪脂、酥油、麻油、酒、醋、童便等。以净制、醋制、酥炙等为常见方法，现代炮制方法仍沿用净制、醋制为主流，熬胶方法也有应用。

2．历版《中国药典》 龟甲、醋龟甲等，炮制方法均为净制和砂烫醋淬。

3．各省市炮制规范 龟甲、醋龟甲等，以净制和砂烫醋淬为最常用。

4．现代研究文献 净制、醋制、炙等，以净制和砂烫醋淬为最常用。

综合上述研究结果，制定龟甲的炮制工艺为：

龟甲 取原药材，置蒸锅内，沸水蒸45分钟，取出，放入热水中，立即用硬刷除净皮肉，洗净，晒干。

醋龟甲 取净砂适量置炒制容器内，用武火加热至翻动较滑利时，投入净龟甲碎块，翻炒至质酥、表面呈淡黄色时，取出，趁热投入醋中稍浸，捞出，干燥。用时捣碎。

每100kg龟甲，用醋20kg。

参考文献

[1] 李明善, 汤乐红, 曹国珍. 龟板、鳖甲炮制方法的研究[J]. 中药材科技, 1984, (6):27-28.

[2] 陈奇云. 两种龟板炮制方法的比较[J]. 中成药研究, 1986, (6):17.

[3] 张志国, 黄大香, 王奇成. 龟板两种炮制方法的比较[J]. 中药材, 1999, 22(4):187-188.

[4] 沈郁, 曹磊磊, 王燕. 热泡法净制龟板的初步研究[J]. 现代应用药学, 1997, 14(3):15-16.

Xin yi 辛夷

药材来源 本品为木兰科植物望春花*Magnolia biondii* Pamp.、玉兰*Magnolia denudata* Desr.或武当玉兰*Magnolia sprengeri* Pamp.的干燥花蕾。

采收加工 冬末春初花未开放时采收，除去枝梗，阴干。

辛夷饮片炮制规范

【饮片品名】辛夷。

【炮制方法】取原药材，除去杂质及残留的枝梗。

【饮片性状】望春花 呈长卵形，似毛笔头，长1.2～2.5cm，直径0.8～1.5cm。基部常具短梗，长约5mm，梗上有类白色点状皮孔。苞片2～3层，每层2片，两层苞片间有小鳞芽，苞片外表面密被灰白色或灰绿色茸毛，内表面类棕色，无毛。花被片9，棕色，外轮花被片3，条形，约为内两轮长的1/4，呈萼片状，内两轮花被片6，每轮3，轮状排列。雄蕊和雌蕊多数，螺旋状排列。体轻，质脆。气芳香，味

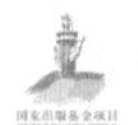

辛凉而稍苦。

玉兰　长1.5～3cm，直径1～1.5cm。基部枝梗较粗壮，皮孔浅棕色。苞片外表面密被灰白色或灰绿色茸毛。花被片9，内外轮同型。

武当玉兰　长2～4cm，直径1～2cm。基部枝梗粗壮，皮孔红棕色。苞片外表面密被淡黄色或淡黄绿色茸毛，有的最外层苞片茸毛已脱落而呈黑褐色。花被片10～12（15），内外轮无显著差异。

【质量控制】

鉴别　（1）本品粉末灰绿色或淡黄绿色。非腺毛甚多，散在，多碎断；完整者2～4细胞，亦有单细胞，壁厚4～13μm，基部细胞短粗膨大，细胞壁极度增厚似石细胞。石细胞多成群，呈椭圆形、不规则形或分枝状，壁厚4～20μm，孔沟不甚明显，胞腔中可见棕黄色分泌物。油细胞较多，类圆形，有的可见微小油滴。苞片表皮细胞扁方形，垂周壁连珠状。

（2）取本品粗粉1g，加三氯甲烷10ml，密塞，超声处理30分钟，滤过，滤液蒸干，残渣加三氯甲烷2ml使溶解，作为供试品溶液。另取木兰脂素对照品，加甲醇制成每1ml含1mg的溶液，作为对照品溶液。照薄层色谱法试验，吸取上述两种溶液各2～10μl，分别点于同一硅胶H薄层板上，以三氯甲烷-乙醚（5:1）为展开剂，展开，取出，晾干，喷以10%硫酸乙醇溶液，在90℃加热至斑点显色清晰。供试品色谱中，在与对照品色谱相应的位置上，显相同的紫红色斑点。

检查　水分　不得过18.0%（第五法）。

含量测定　挥发油　照挥发油测定法测定。本品含挥发油不得少于1.0%（ml/g）。

木兰脂素　照高效液相色谱法测定。

色谱条件与系统适用性试验　以辛基键合硅胶为填充剂；以乙腈-四氢呋喃-水（35:1:64）为流动相；检测波长为278nm。理论板数按木兰脂素峰计算应不低于9000。

对照品溶液的制备　取木兰脂素对照品适量，精密称定，加甲醇制成每1ml含木兰脂素0.1mg的溶液，即得。

供试品溶液的制备　取本品粗粉约1g，精密称定，置具塞锥形瓶中，精密加入乙酸乙酯20ml，称定重量，浸泡30分钟，超声处理（功率250W，频率33kHz）30分钟，放冷，再称定重量，用甲醇补足减失的重量，摇匀，滤过，精密量取续滤液3ml，加在中性氧化铝柱（100～200目，2g，内径为9mm，湿法装柱，用乙酸乙酯5ml预洗）上，用甲醇15ml洗脱，收集洗脱液，置25ml量瓶中，加甲醇至刻度，摇匀，滤过，取续滤液，即得。

测定法　分别精密吸取对照品溶液与供试品溶液各4～10μl，注入液相色谱仪，测定，即得。

本品按干燥品计算，含木兰脂素（$C_{23}H_{28}O_7$）不得少于0.40%。

【性味与归经】辛，温。归肺、胃经。

【功能与主治】散风寒，通鼻窍。用于风寒头痛，鼻塞流涕，鼻鼽，鼻渊。

【用法与用量】3～10g，包煎。外用适量。

【贮藏】置阴凉干燥处，防蛀。

辛夷饮片炮制操作规程

1．产品概述

（1）品名　辛夷。

（2）规格　个。

2．生产依据　按照《中国药典》2015年版一部有关工艺要求及标准，以及拟定的饮片品种炮制工艺执行。

3．工艺流程　除去杂质及残留的枝梗。

4．炮制工艺操作要求

（1）挑拣　除去杂质及残留的枝梗。

（2）包装　包装损耗应不超过1.0%。

5．原料规格（等级）质量标准

符合《中国药典》2015年版一部辛夷药材项下的相关规定。

6．成品质量标准 符合本规范制订的辛夷炮制规范正文中的相关规定。

7．成品贮存及注意事项 置阴凉干燥处。

8．工艺卫生要求 符合中药饮片GMP相关工艺卫生要求。

9．主要设备 包装机等设备。

辛夷饮片炮制规范起草说明

（一）辛夷炮制方法历史沿革

1．净制 凡用之，去粗皮，拭上赤肉毛了《鬼遗》；去中心及外毛《新修》；去蒂《疮疡》；剥去毛瓣取仁《逢原》。

2．切制 “切”《医醇》。

3．炮制

（1）芭蕉水制 “凡用之，去粗皮，拭上赤肉毛了，即以芭蕉水浸一宿，漉出，用浆水煮，从巳至未出，焙干用”《雷公》；“芭蕉水浸，焙干用”《得配》。

（2）炒 “刷去毛，微炒”《总微》；“水洗微炒”《本草述》；“去心及皮毛，甘草汤浸炒”《得配》。

（3）炙 入药微炙《证类》。

历代炮制历史沿革见表1。

表1 辛夷炮制历史沿革简况

朝代	沿用方法	新增方法	文献出处
唐以前及唐		凡用之，去粗皮，拭上赤肉毛了	《鬼遗》
		去中心及外毛	《新修》
		凡用之，去粗皮，拭上赤肉毛了，即以芭蕉水浸一宿，漉出，用浆水煮，从巳至未出，焙干用	《雷公》
宋	去毛	刷去毛，微炒	《总微》
		去蒂	《疮疡》
		入药微炙	《证类》
清	去毛，芭蕉水制，炒	剥去毛瓣取仁	《逢原》
		切	《医醇》
		芭蕉水浸，焙干用 去心及皮毛，甘草汤浸炒	《得配》
		水洗微炒	《本草述》

（二）辛夷饮片药典及地方炮制规范

1．净制 除去枝梗，阴干。

2．炒制 取净花蕾，用清炒法，炒至绒毛呈微黑色为度，筛去灰屑。

3．蜜炙 炼蜜加适量水稀释，熬至红黄色，加入辛夷花，润透，置炒制容器内，文火炒至不粘手为度，取出放凉。每100kg辛夷花，用炼蜜12kg。

现代炮制方法见表2。

表2 《中国药典》及各地炮制规范收载的辛夷炮制方法

药典及规范	炮制方法
《中国药典》（1963年版） 《中国药典》（1977年版） 《中国药典》（1985年版） 《中国药典》（1990年版） 《中国药典》（1995年版） 《中国药典》（2000年版） 《中国药典》（2005年版） 《中国药典》（2010年版） 《中国药典》（2015年版）	辛夷 拣去杂质及花柄，簸去泥屑即得

续表

药典及规范	炮制方法
《全国中药炮制规范》（1988年版）	辛夷　取原药材，除去杂质，残留的枝梗及灰屑
《湖南省中药饮片炮制规范》（2010年版）	辛夷　取原药材，除去杂质、硬杆，晒去灰屑
《湖北省中药饮片炮制规范》（2009年版）	辛夷　除去杂质，残留的枝梗及灰屑
《北京市中药饮片炮制规范》（2008年版）	辛夷　取原药材，除去杂质
《上海市中药饮片炮制规范》（2008年版）	辛夷　将原药除去等杂质（花柄残留部分不超过3mm），筛去灰屑
《江西省中药饮片炮制规范》（2008版）	辛夷　除去杂质，残留的枝梗及灰屑
《重庆市中药饮片炮制规范及标准》（2006年版）	辛夷　除去杂质，残留的枝梗及灰屑
《河南省中药饮片炮制规范》（2005年版）	辛夷　除去杂质、花柄及碎屑
《天津市中药饮片炮制规范》（2005年版）	辛夷　取原药材，除去杂质
《浙江省中药炮制规范》（2005年版）	辛夷　取原药，除去花梗等杂质
《贵州省中药饮片炮制规范》（2005年版）	辛夷　取原药材，除去杂质，用时捣碎，布包煎
《安徽省中药饮片炮制规范》（2004年版）	辛夷　取原药材，除去杂质、枝梗，筛去灰屑。用时捣碎
《山东省中药炮制规范》（2002年版）	辛夷　去净杂质及残留的枝梗，筛去灰屑
《四川省中药饮片炮制规范》（1984年版）	1. 净制　去净杂质及残留花梗 2. 清炒　取净花蕾，用清炒法，炒至绒毛呈微黑色为度，筛去灰屑
《甘肃省中药炮制规范》（1980年版）	辛夷　除去杂质及花柄，配方时捣碎
《辽宁省中药炮制规范》（1975年版）	拣净杂质，去梗
《广东省中药饮片炮制规范》（2011年版）	炒辛夷花　取净辛夷，用清炒法炒至茸毛呈黑色为度，筛去灰屑 蜜辛夷花　炼蜜加适量水稀释，熬至红黄色，加入辛夷花，润透，置炒制容器内，文火炒至不粘手为度，取出放凉。每100kg辛夷花，用炼蜜12kg
《江苏省中药饮片炮制规范》（1980年版）	辛夷将原药拣去花柄、杂质，筛去灰屑
《广西壮族自治区中药饮片炮制规范》（2007年版）	辛夷　将原药拣去花柄、杂质，筛去灰屑

从古代文献资料中可以看出，历代沿用过的辛夷炮制方法有5种，所用的辅料有甘草水、芭蕉水等。其中以净制为常见方法。现代炮制方法仍沿用净制为主流，其他方法少见承袭。

（三）辛夷饮片炮制工艺研究总结

1．历史文献　净制（去粗皮、去毛、去蒂）、切、芭蕉水浸、炒（微炒、甘草汤浸炒）、炙等。以净制最为常见。

2．历版《中国药典》　均为净制。

3．各省市炮制规范　净制、炒、蜜炙等，以净制最为常用。

综合以上多方面的调研结果，拟定辛夷的炮制工艺为：

辛夷　取原药材，除去杂质及残留的枝梗。

七画

mo yao

没药

药材来源 本品为橄榄科植物地丁树*Commiphora myrrha* Engl.或哈地丁树*Commiphora molmol* Engl.干燥树脂的加工炮制品。分为天然没药和胶质没药。

没药饮片炮制规范

【饮片品名】醋没药。

【饮片来源】本品为没药经醋炙后的炮制品。

【炮制方法】取净没药适量，置于炒制容器内，文火加热，炒至冒烟，表面微熔，均匀喷淋5%的米醋，再炒至表面光亮，取出，放凉，即得。

每100kg没药，用醋5kg。

【饮片性状】本品呈不规则小块状或类圆形颗粒状，表面棕褐色或黑褐色，有光泽。具特异香气，略有醋香气，味苦而微辛。

【质量控制】

鉴别 （1）取本品粉末0.1g，加乙醚3ml，振摇，滤过，滤液置蒸发皿中，挥尽乙醚，残留的黄色液体滴加硝酸，显褐紫色。

（2）取本品粉末少量，加香草醛试液数滴，天然没药立即显红色，继而变为红紫色，胶质没药立即显紫红色，继而变为蓝紫色。

（3）取〔含量测定〕项下的挥发油适量，加环己烷制成每1ml含天然没药10mg或胶质没药50mg的溶液，作为供试品溶液。另取天然没药对照药材或胶质没药对照药材各2g，照挥发油测定法（乙法）加环己烷2ml，缓缓加热至沸。并保持微沸约2.5小时，放置后，取环己烷溶液作为对照药材溶液。照薄层色谱法试验，吸取上述两种溶液各4μl，分别点于同一硅胶G薄层板上，以环己烷-乙醚（4∶1）为展开剂，展开，取出，晾干，立即喷以10%硫酸乙醇溶液，在105℃加热至斑点显色清晰。供试品色谱中。在与对照药材色谱相应的位置上，显相同颜色的斑点。

检查 酸不溶性灰分 不得过8.0%。

含量测定 取本品20g（除去杂质），照挥发油测定法（乙法）测定。

本品含挥发油不得少于2.0%（ml/g）。

【性味与归经】辛、苦，平。归心、肝、脾经。

【功能与主治】散瘀定痛，消肿生肌。用于胸痹心痛，胃脘疼痛，痛经经闭，产后瘀阻，癥瘕腹痛，风湿痹痛，跌打损伤，痈肿疮疡。

【用法与用量】3～5g，炮制去油，多入丸散用。

【注意】孕妇及胃弱者慎用。

【贮藏】置于阴凉干燥处。

没药饮片炮制操作规程

1．产品概述

（1）品名 醋没药。

（2）规格 颗粒。

2．生产依据 按照《中国药典》2015年版一部有关工艺要求及标准，以及拟定的饮片品种炮制工艺执行。

3．工艺流程 取净没药适量，置于炒制容器内，文火加热，炒至冒烟，表面微熔，均匀喷淋5%的米醋，再炒至表面光亮，取出，放凉，即得。

4．炮制工艺操作要求

（1）净选 取原药材，置于干净的挑选工作台上。过2号筛，筛上的药物手拣除去树皮等杂质，筛下的过4号筛，再拣去树皮杂质，其余放置在干净的容器内。

（2）切制 将分档净选过的药材用型号为

七画

CQJ型的袋泡茶颗粒切制机打碎。

（3）细选　将打碎分档的物料置于洁净的工作台上，过16号筛，筛去碎末，拣除去树皮等杂质。

（4）醋炙　将分档后的没药生品置于热锅内，在100℃下炒至冒烟，表面微熔，均匀喷淋5%的米醋，再炒至表面光亮，迅速取出，摊开放凉。

每100kg没药，用米醋5kg。

（5）细选　将炮制品置于洁净的工作台上，打散，捣碎，手拣除去树皮等杂质。

（6）包装　无毒乙烯塑料袋包装，封口，贴上标签。

5．原料规格质量标准　符合《中国药典》2015年版一部没药药材项下的相关规定。

6．成品质量标准　符合本规范没药饮片项下的相关规定。

7．成品贮存及注意事项　置于阴凉干燥处。

8．工艺卫生要求　符合中药饮片GMP相关工艺卫生要求。

9．主要设备　炒药机、切制机、包装机等设备。

没药饮片炮制规范起草说明

（一）没药饮片炮制历史沿革

1．净制　去石（宋《宝产》）。

2．切制　研为末（唐《产宝》、宋《洪氏》）。剉如皂子大（宋《总录》）。碾（宋《背疽方》）。以灯心同研或以糯米数粒同研，或以人指甲二三片同研，或以乳钵坐热水中乳之，云皆易细（明《大法》）。水飞研（清《四要》）。

3．炮制

（1）童便制　在宋代的《苏沈》有“没药三分已前，入物用童便五升，无灰酒二升，银器内熬令厚”的记载，首次提出用辅料童便炮制。

（2）蒸制　剉如皂子大，用生绢袋盛内黄米内蒸如胶候冷别研（宋《总录》）。总不如研细，和人乳略蒸再研匀晒干，研如飞尘为妙，药将沉下，一二沸即起，勿多煮（明《大法》）。

（3）酒制　酒浸少时研成膏（宋《传信》）。酒浸，焙（明《普济方》）。以酒研如泥，水飞晒干（明《通玄》）。

（4）药汁制　用黄连水飞过（明《普济方》）。

（5）炒制　入丸散竹叶上微炒杀毒不粘（明《原始》）。入砂锅内微火炒，出烟，细研（明《保元》）。炒干研用（清《玉楸》）。灯心炒去油（清《傅青主》《重楼》）。

（6）制霜　瓦上焙干去油（明《普济方》、清《笺正》）。置箬内，放瓦上炭火炙去油为末（明《保元》、清《玉衡》）。去油为末（明《正宗》）。熨去油，细末（明《一草亭》）。箬包烧红，用砖压出油（清《串雅内》）。

（7）灯心炒　每斤用灯心四两同炒，炒至圆脆可为粉为度，扇去灯心磨粉用（清《全生集》）。

（8）童便酒制　童便酒炒（清《金鉴》）。

历代炮制历史沿革见表1。

表1　没药饮片炮制历史沿革

朝代	沿用方法	新增方法	文献出处
唐代		研制	《产宝》

续表

朝代	沿用方法	新增方法	文献出处
宋代	研制	“碾” 蒸制 用辅料炮制	《总录》
		没药三分已前，入物用童便五升，无灰酒二升，银器内熬令厚	《苏沈》
		酒炮制	《传信》
明代	研制 碾制 蒸制 童便制 酒炮制	用黄连水飞过 去油制 酒浸，焙	《普济方》
		以灯心同研或以糯米数粒同研，或以人指甲二三片同研，或以乳钵坐热水中乳之，云皆易细	《大法》
		总不如研细，和人乳略蒸再研匀晒干，研如飞尘为妙，药将沉下，一二沸即起，勿多煮	
		炒干研用	《原始》
清代	去油制 人乳制 童便制 酒炮制 炒制 研制	每斤用灯心四两同炒，炒至圆脆可为粉为度，扇去灯心磨粉用	《全生集》
		童便酒炒	《金鉴》
		箬包烧红，用砖压出油	《串雅内》

乳香历代炮制方法主要有研、蒸、童便制、酒制、乳制、醋制、炒黄、炒去油等，古代关于醋炙记载较少，现在使用醋制较多。没药醋炙目的主要是消除刺激性，便于服用，增强药效。

（二）没药饮片药典及地方炮制规范研究

现代炮制方法见表2。

表2 《中国药典》及各地炮制规范收载的没药炮制方法

药典及规范	炮制方法
《中国药典》（1990年版） 《中国药典》（2010年版） 《中国药典》（2015年版）	没药　取净没药，照醋炙法炒至表面光亮。每没药100kg，用醋5kg
《全国中药炮制规范》（1988年版）	没药　取原药材，除去杂质，捣碎或剁碎 醋没药取净没药大小分开，置锅内用文火加热，炒至冒烟，表面微熔，喷淋米醋。再炒至表面显油亮光泽时，取出放凉。每没药100kg，用米醋5kg 炒没药　取净没药大小分开，置锅内用文火加热，炒至冒烟，表面显油亮光泽时，取出放凉
《北京市中药饮片炮制规范》（2008年版）	醋没药　取原药材，除去杂质，大小分开，置热锅内，用文火加热，炒至表面微熔化时，喷淋米醋，迅速翻炒至表面显油亮光泽时，取出，晒凉。每100kg净没药，用米醋5kg 没药粉　取醋没药，粉碎成细粉
《上海市中药饮片炮制规范》（2008年版）	制没药　将原药除去树皮等杂质，筛去灰屑，敲成小于2cm块，筛出过小碎粒另炒，分别照清炒法炒至外呈黑褐色，内棕褐色，混和
《福建省中药炮制规范》（1998年版）	生没药　除去杂质。用时打碎 制没药　取净没药，照清炒法炒至表面油亮 醋没药　取净没药碎块，用文火炒至表面微熔时，喷淋定量米醋，继续炒至表面油亮，取出摊晾。每没药100kg，用醋5kg
《贵州省中药饮片炮制规范》（2005年版）	没药　取原药材，除去杂质，敲成黄豆大小的碎块 炒没药　取净没药，照清炒法用文火炒至表面呈黑褐色，油亮光泽 醋没药　取净没药，加醋拌匀，用大火炒至表面微黑显焦黑色并有香气时，取出，放冷。每100kg没药，用醋6kg

续表

药典及规范	炮制方法
《安徽省中药饮片炮制规范》（2005 年版）	没药　取原药材，除去杂质，敲成如黄豆大小的碎块 醋没药　取净没药，大小分档，照醋炙法②，炒至表面显油亮光泽。每 100kg 没药，用米醋 5kg 炒没药　取净没药，大小分开，分别置锅内，用文火炒至冒烟，表面显油亮光泽时，取出放凉
《广东省中药炮制规范》（1984 年版）	没药　杂质去杂质，打成碎块 制没药　取净没药用文火炒至表面稍见熔融，取出放凉；或炒至表面稍见熔化时，喷洒醋，继续炒至外层明亮光透，取出放凉。每没药 100kg，用醋 6kg
《广西壮族自治区中药饮片炮制规范》（2007 年版）	生没药　除去杂质，打碎 炒没药　取生没药，用中火炒至光亮，取出，放凉 醋没药　取生没药，用中火炒至表面微熔时，喷醋，继续炒至表面光亮，取出，放凉。每没药 100kg，用醋 4～6kg
《吉林省中药炮制标准》（1986 年版）	没药　除去杂质，劈成小块，制锅中，用文火炒至表面稍溶化，取出，晾凉
《江西省中药炮制规范》（1991 年版）	没药　取原药，除去杂质，敲碎 炒没药　取没药，用微火炒至表面稍熔，即喷淋米醋，再炒至外层明亮光透，取出放晾。每没药 100kg，用醋 10kg
《山东省中药炮制规范》（1990 年版）	没药　去净杂质，将快大或粘结成团者打碎或剁成碎块 醋没药　将净没药块大小分档，置锅内，文火炒至表面微熔，随即喷淋米醋，再炒至表面显油光油亮光泽时，取出，放凉。每 100kg 没药块，用米醋 5kg
《浙江省中药炮制规范》（2005 年版）	没药　取原药，除去树皮等杂质。砸碎如黄豆大小 炒没药　取没药，炒至表面光亮时，取出，摊凉。砸碎如黄豆大小
《辽宁省中药炮制规范》（1987 年版）	炒没药　拣净杂质，打成碎块，置锅中，用微火加热拌炒，以炒至表面光泽呈黑褐色为度，取出放凉
《河南省中药饮片炮制规范》（2005 年版）	生用　拣去杂质，打成小块或捣碎 醋炙　取净没药，大者砸成小块，置锅内用文火炒至熔化后，再均匀的喷淋入醋液，炒至外层明亮为度，取出，放凉。每 500g 没药，用醋 48g
《湖南省中药饮片炮制规范》（2010 年版）	醋没药　拣去杂质，打成碎块，用文火炒制稍溶，喷淋醋，继续拌炒至焦黑色，取出放凉，研碎即得。每没药 100kg，用醋 10kg

没药仅《中国药典》1990年版、2010年版、2015年版收载，收载均为醋没药，且炮制工艺一致。各省市炮制规范收载没药、醋没药，以醋没药为最常用。

（三）没药饮片现代炮制研究

李伟华等[1]改进没药炮制方法：取没药原药材，净制、打碎，加适量水置于锅内（每10kg没药用1kg水），加热，加热过程中不断搅拌至溶化，沸腾，挥出杂质（在加热过程中可有刺激性浓烟和水蒸气冒出），继续加热搅拌，待水蒸至近干，烟气稍淡化，倒入一定量的米醋（每10kg没药，用0.5kg米醋），快速搅拌至匀，倾入准备好的冷却盘中，摊匀约5mm厚，冷却干燥后呈黑褐色具有油样光泽的大块状固体，敲碎即可使用。改进后的方法能够克服对火候控制要求，保证没药炮制品种质量的一致性。

焦念凤[2]通过比较炮制法认为夹层水煮后过滤、浓缩冷却的制法更好。刘星焰[3]将没药加醋拌匀，分层平铺在放有吸油草纸，再放在恒温箱里的方法，与传统的醋炒、炒溶、炒去油等方法相比主要是徐徐渗出油脂，有利于提高疗效，减少药物的损耗。

孙亦群等[4]通过GC-MS法比较生品、炒没药和醋没药挥发油化学成分及其含量的变化，发现生品挥发油含量最高，其化学成分最多，醋炙品次之，炒制品最少，炮制后，没药挥发油总量明显减少，挥发油中低沸点化学成分及其含量亦有所减少。

王淑杰等[5]采用新的没药炮制方法，与传统方法比较，能除去树脂内难以除去的一些杂质，炮制品的颗粒均匀，又可控制温度和时间，炮制品的质量可得到保证。

（四）没药饮片炮制工艺研究总结

1．历史文献 历代炮制方法主要有研、蒸、童便制、酒制、乳制、醋制、炒黄、炒去油等，古代关丁醋炙记载较少，现在使用醋制较多。

2．历版《中国药典》 没药、醋没药，以醋没药为最常用。

3．各省市炮制规范 没药、醋没药，以醋没药为最常用。

4．现代研究文献 没药、醋没药，以醋没药为最常用。

综合上述研究结果，制定醋没药的炮制工艺为：

醋没药 取净没药适量，置于炒制容器内，文火加热，炒至冒烟，表面微熔，均匀喷淋5%的米醋，再炒至表面光亮，取出，放凉，即得。

每100kg没药，用醋5kg。

参考文献

[1] 李伟华, 杨丽. 没药的炮制方法新探[J]. 吉林中医药, 2003, 23(4):45.

[2] 焦念凤. 对没药炮制工艺的探讨[J]. 山东中医杂志, 2001, 20(9):531.

[3] 刘星焰. 乳香没药炮制工艺改进[J]. 时珍国药研究, 1994, 4(4):24.

[4] 孙亦群, 魏刚, 周莉玲. 乳香、没药炮制前后挥发油化学成分及含量变化[J]. 中药材材, 2001, 24(8):566-567.

[5] 王淑杰, 陈生平. 炮制乳香、没药的新方法[J]. 现代中医药, 2005, 25(5):76.

He zi

诃子

药材来源 本品为使君子科植物诃子*Terminalia chebula* Retz.或绒毛诃子*Terminalia chebula Retz.var.tomentella* Kurt.干燥成熟果实。

采收加工 秋、冬二季果实成熟时采收，除去杂质，晒干。

诃子饮片炮制规范

【饮片品名】诃子肉、煨诃子肉。

（一）诃子肉

【饮片来源】本品为诃子药材经净制后的炮制品。

【炮制方法】取原药材，除去杂质，洗净，稍浸，闷润，去核，干燥，即得。

【饮片性状】本品为不规则片块状，或呈囊状。外表面黄褐色或深褐色，略具光泽，有纵皱纹、沟、棱。内表面粗糙、颗粒性，黄棕色或黄褐色。稍有酸气，味酸涩后甜。

【质量控制】

鉴别 （1）本品粉末黄白色或黄褐色。

诃子 纤维淡黄色，成束，纵横交错排列或与石细胞、木化厚壁细胞相连结。石细胞类方形、类多角形或呈纤维状，直径14～40μm，长至130μm，壁厚，孔沟细密；胞腔内偶见草酸钙方晶和砂晶。木化厚壁细胞淡黄色或无色，呈长方形、多角形或不规则形，有的一端膨大成靴状；细胞壁上纹孔密集；有的含草酸钙簇晶或砂晶。草酸钙簇晶直径5～40μm，单个散在或成行排列于细胞中。

绒毛诃子　非腺毛，2～3细胞，含黄棕色分泌物。

（2）取本品（去核）粉末0.5g，加无水乙醇30ml，加热回流30分钟，滤过，滤液蒸干，残渣用甲醇5ml溶解，通过中性氧化铝柱（100～200目，5g，内径为2cm），用稀乙醇50ml洗脱，收集洗脱液，蒸干，残渣用水5ml溶解后通过C18（300mg）固相萃取小柱，用30%甲醇10ml洗脱，弃去30%甲醇液，再用甲醇10ml洗脱，收集洗脱液，蒸干，残渣加甲醇1ml使溶解，作为供试品溶液。另取诃子对照药材（去核）0.5g，同法制成对照药材溶液。照薄层色谱法试验，吸取上述两种溶液各4μl，分别点于同一硅胶G薄层板上，以甲苯-冰醋酸-水（12∶10∶0.4）为展开剂，展开，取出，晾干，喷以10%硫酸乙醇溶液，在105℃加热至斑点显色清晰，置紫外光灯（365nm）下检视。供试品色谱中，在与对照药材色谱相应的位置上，显相同颜色的荧光斑点。

七画

检查　水分　不得过13.0%（第二法）。

总灰分　不得过5.0%。

浸出物　照水溶性浸出物测定法项下的冷浸法测定，不得少于30.0%。

（二）煨诃子肉

【饮片来源】本品为诃子经煨制后的炮制品。

【炮制方法】取诃子肉，置炒制容器内，与麦麸混合，用文火炒至麦麸呈焦黄色，诃子肉颜色加深，质地松脆，筛去麦麸，放凉，即得。

每100kg诃子，用麦麸50kg。

【饮片性状】本品形如诃子肉，表面深棕色或深褐色，质地松脆。味略酸涩，略有焦香气。

【质量控制】

鉴别、检查、浸出物　同诃子肉

【性味与归经】苦、酸、涩，平。归肺、大肠经。

【功能与主治】涩肠止泻，敛肺止咳，降火利咽。诃子长于清金敛肺利咽，用于治疗咽痛失音，肺虚久嗽。煨诃子肉涩敛之性增强，用于老人久泻久痢及脱肛。

【用法与用量】3～10g。

【贮藏】置阴凉干燥处，防霉，防蛀。

诃子饮片炮制操作规程

（一）诃子肉

1．产品概述

（1）品名　诃子肉。

（2）饮片规格　不规则块。

2．生产依据　按照《中国药典》2015年版一部有关工艺要求及标准，以及拟定的饮片品种炮制工艺执行。

3．工艺流程　取原药材，除去杂质，洗净，稍浸，闷润，去核，干燥，即得。

4．炮制工艺操作要求

（1）挑拣　除去杂质，大小分档。

（2）去核　用漏水容器进行水淘洗后，再经清水冲洗，在润药池中保湿润软，去核。

（3）干燥　烘干。

（4）筛选　用筛药机筛去碎末。

（5）包装　无毒聚乙烯塑料透明袋手工包装，包装损耗应不超过2.0%。

5．原料规格质量标准　符合《中国药典》2015年版一部诃子药材项下的相关规定。

6．成品质量标准　符合本规范诃子肉饮片项下的相关规定。

7．成品贮存及注意事项　置干燥处。

8．工艺卫生要求　符合中药饮片GMP相关工艺卫生要求。

9．主要设备　去核机、烘干箱、筛药机等设备。

（二）煨诃子肉

1．产品概述

（1）品名　煨诃子肉。

（2）饮片规格　不规则块。

2．生产依据　按照《中国药典》2015年版一部有关工艺要求及标准，以及拟定的饮片品种炮制工艺执行。

3．工艺流程　取诃子肉，置炒制容器内，与麦麸混合，用文火炒至麦麸呈焦黄色，诃子肉颜色加深，质地松脆，筛去麦麸，放凉，即得。

每100kg诃子，用麦麸50kg。

4．炮制工艺操作要求

（1）挑拣　除去杂质，大小分档。

（2）麸煨　取诃子肉，与麦麸混合，用文火炒至麦麸呈焦黄色，诃子肉颜色加深，质地松脆，筛去麦麸，放凉；同时符合煨诃子肉外观性状标准：表面深棕色或深褐色，质地松脆，味略酸涩，略有焦香气。

（3）筛选　用筛药机筛去碎末和麦麸。

（4）包装　无毒聚乙烯塑料透明袋手工包装，包装损耗应不超过2.0%。

5．原料规格质量标准　符合本规范诃子肉饮片项下的相关规定。

6．成品质量标准　符合本规范煨诃子肉饮片项下的相关规定。

7．成品贮存及注意事项　置干燥处。

8．工艺卫生要求　符合中药饮片GMP相关工艺卫生要求。

9．主要设备　筛药机、炒药机等设备。

诃子饮片炮制规范起草说明

（一）诃子饮片炮制方法历史沿革

1．净制　唐代有“去核”《外台》，宋代有“去壳”《总录》，明代有“去瓤、黑核”《普济方》。

2．切制　元代有“去核捣细用”《汤液》，明代有“剉碎用”《品汇》、“磨两头”《普济方》。

3．炮制

（1）酒制　宋代有“凡修事，先于酒内浸，然后蒸一伏时，其诃梨勒以刀削路细剉，焙干用之”《雷公》，“凡使，先于煻灰中炮，去核取肉，酒蒸一伏时，取出焙干，方入药用；明代有“凡使酒浸六时，蒸六时，刀削去路。用肉则去核，用核则去肉，并剉焙用”《乘雅》，清代有“酒蒸后蒸，去皮取肉，焙”《本草汇》。

（2）煨制　唐代有“去核煨”《外台》；宋代有“面裹，煻灰水中煨之，令面黄熟，去核，细研为末”《证类》，“湿纸裹煨”《证类》，“去核，大麦面裹，慢火煨黄熟，勿令烟出”《总微》；明代有“用面裹火煨熟，不要生亦不要焦，去面不用，就热咬破诃子，擘去核不用，只用皮焙干”《准绳》。

（3）火炮　唐有“炮去核”《外台》，宋代有“逐个面裹，火炮熟，去核，只使皮”《史载》，元代有“湿纸裹，炮，取皮用”《世医》，明代有“炮半熟去核”《产宝》。

（4）炒制　宋代有“微炒”《总微》，明代有“炒”《普济方》、“麸炒，去核”《普济方》、“麸炒黑色”《普济方》。

（5）熬制　唐代和宋代有“去核，熬为末”（《外台》《证类》）。

（6）炙制　唐代有“酥炙令黄”《外台》。

（7）蒸制　唐代和明代都有“蒸去核焙”（《产宝》《医宗》）。

（8）醋制　明代有“醋浸一宿，去核晒”《普济方》。

（9）煅制　明代有“烧过，盏内盖少时”《普济方》、“烧灰”《纲目》。

历代炮制历史沿革见表1。

表1　诃子炮制历史沿革简况

朝代	沿用方法	新增方法	文献出处
唐代		去核，熬为末	《外台》
		酥炙令黄	《产宝》
宋代	去核，熬为末	逐个面裹，火炮熟，去核，只使皮	《史载》
		去壳	《总录》
元代	去核	湿纸裹，炮，取皮用	《得效》
		去核捣细用	《汤液》
明代	去核蒸去核焙	炮半熟去核	《颅囟》
		用面裹火煨熟，不要生亦不要焦，去面不用，就热咬破诃子，擘去核不用，只用皮焙干	《准绳》
清代		酒蒸后蒸，去皮取肉，焙	《本草汇》

诃子的炮制方法很多，始载于南北朝刘宋时代，有“先于酒内浸，然后蒸一伏时，……细剉焙干用之”的记载。唐代有“炮半熟，去核”，去核煨、蒸制等方法。宋代大多采用面裹煨或湿纸煨后去核入药。至明代则出现麸炒、煅制、醋浸等法。清代基本沿用煨、酒蒸。

（二）诃子饮片药典及地方炮制规范

1．净制　除去杂质，洗净，干燥。

2．切制　取净诃子，稍浸，闷润，去核，干燥。

3．炮制

（1）炒制

①炒：取净诃子肉置锅内，用文火加热，炒至深黄色，取出放凉。

②土炒：将碾细过筛后的灶心土粉置锅内，用中火加热，至土呈灵活状态时投入净诃子，翻炒至焦黄色，鼓起，放凉，剥去核。每100kg诃子，用灶心土30kg。

③砂炒：洁净河砂置炒制容器内，用武火加热至滑利状态时，投入净诃子，不断翻动，炒至表面呈焦黄色，鼓起，放凉，剥去核。

（2）煨制　将原药除去杂质，洗净，润透，去核，取肉干燥，将其与麸皮同置炒制容器内，用文火煨至外呈深褐色，放凉，筛去麸皮。每诃子100kg，用生麸皮50kg。

（3）制炭　取诃子，炒至浓烟上冒，表面焦黑色，内部棕褐色时，微喷水，灭尽火星，取出，晾干。

现代炮制方法见表2。

表2　《中国药典》及各地炮制规范收载的诃子炮制方法

药典及规范	炮制方法
《中国药典》（1963 年版）	诃子肉　拣净，用水浸泡，闷润，砸开去核，干燥即得
《中国药典》（1977 年版） 《中国药典》（1985 年版） 《中国药典》（1990 年版） 《中国药典》（1995 年版） 《中国药典》（2000 年版） 《中国药典》（2005 年版） 《中国药典》（2010 年版） 《中国药典》（2015 年版）	诃子　除去杂质，洗净，去核，干燥 诃子肉　取净诃子，略浸，闷润，去核，干燥
《全国中药炮制规范》（1988 年版）	诃子　取原药材，除去杂质，洗净，干燥 诃子肉　取净诃子，用清水浸泡 3～5 小时，捞出，闷润至软，去核取肉，干燥 炒诃子肉　取净诃子肉置锅内，用文火加热，炒至深黄色，取出放凉
《北京市中药饮片炮制规范》（2008 年版）	诃子肉　取原药材，除去杂质，浸泡 1～2 小时，取出，闷润 2～4 小时至软，去核取肉，干燥。若为产地加工品，除去杂质
《山东省中药炮制规范》（1990 年版）	诃子　去除杂质，洗净，干燥 诃子肉　取净诃子，用清水浸泡 3～5 小时，捞出，闷润至软，去核取肉，干燥 炒诃子肉　将净诃子肉置锅内，文火炒至深黄色，取出，放凉

续表

药典及规范	炮制方法
《上海市中药饮片炮制规范》（2008年版）	煨诃子　将原药除去杂质，洗净，润透，去核，取肉干燥，照煨法（麸皮煨）煨至外呈深褐色，筛去麸皮。每诃子100kg，用生麸皮50kg
《安徽省中药饮片炮制规范》（2005年版）	诃子肉　取净诃子，敲破去核。或稍浸，闷润至软，去核取肉，干燥 煨诃子肉　取净诃子，照麸煨法，煨至表面深棕色，取出，敲开去核取肉。每100kg诃子，用麦麸50kg
《浙江省中药炮制规范》（2005年版）	诃子　取原药，除去杂质，洗净，润软，去核，干燥 炒诃子　取诃子，炒至表面微具焦斑，香气逸出时，取出，摊凉 诃子炭　取诃子，炒至浓烟上冒，表面焦黑色，内部棕褐色时，微喷水，灭尽火星，取出，晾干 炒诃子　取净诃子，用净砂炒至表面黑褐色，内部棕褐色为度
《江西省中药饮片炮制规范》（2008年版）	诃子　除去杂质，用时打碎 诃子肉　取净诃子，稍浸，闷润，去核，干燥 炒诃子　取净诃子，用净砂炒至表面黑褐色，内部棕褐色为度
《福建省中药炮制规范》（1988年版）	诃子肉　除去杂质，略浸，闷润，去核，干燥。或取净诃子，敲破去核。 煨诃子　取净诃子，照煨法取出放凉 炒诃子肉　取诃子肉，照砂烫法烫至表面呈黄褐色
《四川省中药饮片炮制规范》（2002年版）	诃子　除去杂质，洗净，干燥。用时捣碎 诃子肉　取净诃子，稍浸，闷润，去核，干燥 煨诃子　取净诃子，照麸煨法煨至深褐色。用时捣碎
《河南省中药饮片炮制规范》（2005年版）	诃子　除去杂质，洗净，干燥。用时捣碎 诃子肉　取净诃子，稍浸，闷润，去核，干燥 炒诃子肉　取净诃子肉，照清炒法炒至深黄色 土诃子　取净诃子，照土炒法炒至焦黄色，鼓起，放凉，剥去核。每100kg诃子，用灶心土30kg 砂烫诃子　取净诃子，照砂烫法炒至表面呈焦黄色，鼓起，放凉，剥去核 清蒸诃子　取净诃子，照清蒸法蒸至发黑，放凉，剥去核，晒干
《湖南省中药饮片炮制规范》（2010年版）	诃子　取原药材，除去杂质，洗净，干燥 诃子肉　取净诃子，浸泡3～5小时，取出，闷润至软，去核，干燥。或取净诃子，敲碎，去核取肉 煨诃子　以面粉糊或多层湿纸将诃子包裹，置热火灰煨至面糊或纸变焦黄色，取出，除去面团或纸干燥
《重庆市中药饮片炮制规范及标准》（2006年版）	诃子　除去杂质，洗净，干燥。用时捣碎 诃子肉　取净诃子，稍浸，闷润，去核，干燥 煨诃子　取净诃子，照麸煨法煨至深褐色，晒去焦麦麸，轧开，去核，取肉。用时捣碎。每100kg诃子，用麦麸30kg
《江苏省中药饮片炮制规范》（2002年版）	诃子　取原药材，除去杂质，洗净，干燥 诃子肉　取净诃子，用清水浸泡3～5小时，捞出，闷润至软，去核取肉，干燥；或取净诃子，敲破去核 炒诃子肉　取诃子肉，大小分档，分别置锅内，用文火加热，炒至焦黄色，具香气，取出放凉
《广东省中药炮制规范》（1984年版）	诃子　除去杂质，用时捣碎，去核 煨诃子　取净诃子，用湿草纸逐个包裹3～4层，置炭火中煨至纸烧焦，取出，去掉残纸及灰，摊凉；或用武火炒至外皮松泡，取出，摊凉
《广西壮族自治区中药饮片炮制规》（2007年版）	诃子　除去杂质，洗净，润透，去核，干燥，用时打碎 诃子肉　取诃子，洗净，润透，去核，干燥 煨诃子　以面粉糊或多层湿纸将诃子包裹，置热火灰煨至面糊或纸变黄色，取出，除去面团或纸，干燥
《贵州省中药饮片炮制规范》（2005年版）	诃子　取原药材，除去杂质，洗净，干燥。用时打碎 诃子肉　取净诃子，浸泡3～5小时，取出闷润至软，去核取肉，干燥。或取净诃子，敲碎，去核取肉 诃子炭　取净诃子，照炒炭法用武火炒至表面呈焦黑色。用时捣碎

诃子在各省市炮制规范中主要有诃子、诃子肉、土炒诃子、砂烫诃子、炒诃子肉、煨诃子肉等炮制品。诃子、诃子肉、煨诃子为炮制规范收载的常用品种。

其中，江西、四川、河南、湖南、江苏等省市同时收载诃子、诃子肉2种炮制品；北京、山东、浙江、福建、广西、广东等省市仅收载诃子肉，未收载诃子。

（三）诃子饮片现代炮制研究

罗霄山等[1]比较了生诃子、煨诃子、炒诃子、砂炒诃子中没食子酸的含量，结果炮制品高于生品，说明诃子经过炮制后增加固肠止泻作用的理论是具有科学性的。温聪聪等[2]采用苯酚－硫酸法测定了诃子炮制前后多糖的含量变化情况，使用该方法测得的不同产地诃子药材生品中多糖含量在4.35%～10.64%，制品中多糖含量在5.17%～10.79%，结果表明炮制后诃子中多糖含量略有增高。

韩燕萍等[3]以诃子水浸出物、鞣质、番泻苷A的含量作为考察指标，综合探讨了药材种类、烘制温度和时间对活性成分的影响，优选了诃子炮制的最佳方法为100℃，烘制1小时。张超等[4]以外观性状、游离没食子酸含量的综合评分为指标，采用L9（3）4正交试验考察麦麸用量、炮制时间和温度对诃子煨制工艺的影响。结果表明最佳煨制工艺为麦麸用量0.4倍，煨制时间20分钟，控温（140±5）℃。

（四）诃子饮片炮制工艺研究总结

1．历史文献 诃子在古代的炮制方法曾有净制、切制、酒制、煨制、火炮、炒制、炙制、蒸制等。

2．历版《中国药典》 均收载诃子、诃子肉。

3．各省市炮制规范 收载有诃子、诃子肉、煨诃子。

4．现代研究文献 主要对诃子的用药部位、炮制前后成分的变化和炮制工艺进行了研究，还对炮制前后固肠止泻、抗氧化和抗菌等药理作用进行了研究。

综合上述结果，制定诃子的炮制工艺为：

诃子肉 取原药材，除去杂质，洗净，稍浸，闷润，去核，干燥，即得。

煨诃子肉 取诃子肉，置炒制容器内，与麦麸混合，用文火炒至麦麸呈焦黄色，诃子肉颜色加深，质地松脆，筛去麦麸，放凉，即得。

每100kg诃子，用麦麸50kg。

参考文献

[1] 罗霄山, 庄玉坚, 孙冬梅. 高效液相色谱法测定诃子不同炮制品中没食子酸的含量[J]. 中国实用医药, 2008, 3(3):18-19.

[2] 温聪聪, 梁世凯, 曹美娇, 等. 诃子炮制前后多糖的含量变化研究[J]. 广州化工, 2016, 44(23):57-59.

[3] 韩燕萍, 朱丽, 雷国莲. 诃子炮制的实验研究[J]. 陕西中医, 2009, 30(7):897-899.

[4] 张超. 正交设计法优选诃子的麸煨工艺[J]. 中国实验方剂学杂志, 2014, 20(10):33-35.

七画

Bu gu zhi

补骨脂

药材来源 本品为豆科植物补骨脂*Psoralea corylifolia* L.的干燥成熟果实。

采收加工 秋季果实成熟时采收果序。晒干，搓出果实，除去杂质。

补骨脂饮片炮制规范

【饮片品名】补骨脂、盐补骨脂。

（一）补骨脂

【饮片来源】本品为补骨脂药材经净制后的炮制品。

【炮制方法】取补骨脂药材，除去杂质。

【饮片性状】本品呈肾形，略扁，长3～5mm，宽2～4mm，厚约1.5mm。表面黑色、黑褐色，微鼓起。气香，味辛、微苦。

【质量控制】

鉴别 取本品粉末0.5g，加乙酸乙酯20ml，超声处理15分钟，滤过，滤液蒸干，残渣加乙酸乙酯1ml使溶解，作为供试品溶液。另取补骨脂素对照品、异补骨脂素对照品，加乙酸乙酯制成每1ml各含2mg的混合溶液，作为对照品溶液。照薄层色谱法试验，吸取上述两种溶液各2～4μl，分别点于同一硅胶G薄层板上，以正己烷-乙酸乙酯（4:1）为展开剂，展开，取出，晾干，喷以10%氢氧化钾甲醇溶液，置紫外光灯（365nm）下检视。供试品色谱中，在与对照品色谱相应的位置上，显相同的两个荧光斑点。

检查 水分 不得过7.5%（第二法）。

总灰分 不得过5.0%。

含量测定 照高效液相色谱法测定。

色谱条件与系统适用性试验 以十八烷基硅烷键合硅胶为填充剂；以甲醇-水（55:45）为流动相；检测波长为246nm。理论板数按补骨脂素峰计算应不低于3000。

对照品溶液的制备 取补骨脂素对照品、异补骨脂素对照品适量，精密称定，分别加甲醇制成每1ml各含20μg的溶液，即得。

供试品溶液的制备 取本品粉末（过三号筛）约0.5g，精密称定，置索氏提取器中，加甲醇适量，加热回流提取2小时，放冷，转移至100ml量瓶中，加甲醇至刻度，摇匀，滤过，取续滤液，即得。

测定法 分别精密吸取对照品溶液与供试品溶液各5～10μl，注入液相色谱仪，测定，即得。

本品按干燥品计算，含补骨脂素（$C_{11}H_6O_3$）和异补骨脂素（$C_{11}H_6O_3$）的总量不得少于0.70%。

（二）盐补骨脂

【饮片来源】本品为补骨脂经盐炙后的炮制品。

【炮制方法】取净补骨脂，喷淋适量盐水，拌匀，闷润3～6小时，至盐水被吸尽，置已加热炒制容器内，用文火炒至表面微鼓起，并有香气溢出时，取出，晾凉，即得。

每100kg补骨脂，用食盐2kg。

【饮片性状】本品呈肾形，略扁，长3～5mm，宽2～4mm，厚约1.5mm。表面黑色、黑褐色，微鼓起。气微香，味微咸。

【质量控制】

鉴别、检查、含量测定 同补骨脂饮片。

【性味与归经】辛、苦，温。归肾、脾经。

【功能与主治】温肾助阳，纳气平喘，温脾止泻；外用消风祛斑。用于肾阳不足，阳痿遗精，遗尿尿频，腰膝冷痛，肾虚作喘，五更泄泻；外用治白癜风，斑秃。

【用法与用量】6～10g。外用20%～30%酊剂涂患处。

【贮藏】置阴凉干燥处，防蛀。

七画

补骨脂炮制操作规程

（一）补骨脂

1．产品概述

（1）品名　补骨脂。

（2）规格　种子。

2．生产依据　按照《中国药典》2015年版一部有关工艺要求及标准，以及饮片品种炮制规范执行。

3．工艺流程　取补骨脂药材，除去杂质。

4．炮制工艺操作要求

（1）净制　取补骨脂药材，除去杂质。

（2）过筛　平面式振动筛，筛去药屑碎末。

（3）包装　根据本品包装规格要求进行包装。

5．原料规格质量标准　符合《中国药典》2015年版一部补骨脂药材项下的相关规定。

6．成品质量标准　符合本规范补骨脂项下的相关规定。

7．成品贮存及注意事项　置通风干燥处，防蛀。

8．工艺卫生要求　符合中药饮片GMP相关工艺卫生要求。

9．主要设备　净药台等设备。

（二）盐补骨脂

1．产品概述

（1）品名　盐补骨脂。

（2）规格　种子。

2．生产依据　按照《中国药典》2015年版一部有关工艺要求及标准，以及饮片品种炮制规范执行。

3．工艺流程　取净补骨脂，喷淋适量盐水，拌匀，闷润3～6小时，至盐水被吸尽，置已加热炒制容器内，用文火炒至表面未鼓起，并有香气溢出时，取出，晾凉，即得。

每100kg补骨脂，用食盐2kg。

4．炮制工艺操作要求

（1）盐炙　取净制后补骨脂，用定量食盐水（定量食盐，4倍水溶化，即得）拌匀，闷润约30分钟，启动炒药机，小火至炒药机温度达180℃时，投入盐水拌闷的补骨脂，炒至颜色变深，鼓起时，约10～15分钟，取出，放凉。每100kg净补骨脂，用食盐2kg。

（2）过筛　平面式振动筛，筛去药屑碎末。

（3）包装　根据本品包装规格要求进行包装。

5．原料规格质量标准　符合本规范补骨脂饮片项下的相关规定。

6．成品质量标准　符合本规范盐补骨脂项下的相关规定。

7．成品贮存及注意事项　置通风干燥处，防蛀。

8．工艺卫生要求　符合中药饮片GMP相关工艺卫生要求。

9．主要设备　炒药机等设备。

补骨脂饮片炮制规范起草说明

（一）补骨脂饮片炮制历史沿革

1．净制　水淘净。

2．切制　杵碎。

3．炮制　补骨脂酒制最早见于南北朝刘宋时代雷敩的《雷公》，记载道："用酒浸一宿后，流出，却，用东流水浸三日夜，却蒸从巳至申出，日干用。"明代的《普济方》记："破故纸，酒浸，炒。"清代的《钩元》载其"酒浸一宿流出用水浸三宿蒸三时久曝干。"《杨氏家藏方》记载道："酒浸焙、酒浸一宿，焙干。"

补骨脂盐制，宋代有炒（《圣惠方》）、盐炒、芝麻制（《局方》）、酒浸炒（《洪氏》）

等法。明代增加有泽泻制（《普济方》）及盐、酒、芝麻同制（《仁术》）等炮制方法。清代增加了“童便乳浸盐水炒”（《备要》）、“盐水浸三日胡桃油炒”（《必用》）等法。

其他辅料制主要是取其不同的功效。《得配》记载，补骨脂“暖上焦，酒炒蒸，暖肾，盐水炒。恐其性燥，乳拌蒸，胡麻、胡桃拌蒸亦可。恐其热入心脏，童便浸蒸。”《普济方》中还有用辅料同炒，然后去辅料只用补骨脂，如“用芝麻同于银器内炒熟。”

历代炮制历史沿革见表1。

表1　补骨脂历代炮制历史沿革简况

朝代	沿用方法	新增方法	文献出处
南北朝		用酒浸一宿后，流出，却，用东流水浸三日夜，却蒸从巳至申出，日干用	《雷公》
宋代		炒	《圣惠方》
		盐炒、芝麻制	《局方》
		酒浸炒	《洪氏》
明代	破故纸，酒浸，炒	泽泻制	《普济方》
		盐、酒、芝麻同制	《仁术》
清代		酒浸一宿漉出用水浸三宿蒸三时久曝干 酒浸焙、酒浸一宿，焙干	《钩元》 《杨氏家藏方》
		童便乳浸盐水炒	《备要》
		盐水浸三日胡桃油炒	《必用》

补骨脂炮制方法考证，主要有酒制、盐制等。不同的炮制方法在流传的过程中虽然表述略有差异，但是炮制过程基本一致。

（二）补骨脂饮片药典及地方炮制规范

现代炮制方法见表2。

表2　《中国药典》及各地炮制规范收载的补骨脂炮制方法

药典及规范	炮制方法
《中国药典》（1977 年版） 《中国药典》（1985 年版） 《中国药典》（1990 年版） 《中国药典》（1995 年版） 《中国药典》（2000 年版） 《中国药典》（2005 年版） 《中国药典》（2010 年版） 《中国药典》（2015 年版）	补骨脂　除去杂质 盐补骨脂　取净补骨脂，照盐水炙法用盐水炒至微鼓起
《北京市中药饮片炮制规范》（2008 年版）	补骨脂　取原药材，除去杂质，漂洗，干燥 盐补骨脂　取补骨脂，与盐水拌匀，稍闷，炒至表面微鼓起，有爆裂声，香气逸出时，取出，摊凉
《上海市中药饮片炮制规范》（2008 年版）	盐补骨脂　将原药除去杂质，洗净，干燥，筛去灰屑，用定量食盐水趁热拌匀，待吸透涨干后，照盐水炙法用文火炒至微鼓起，有香气逸出时，取出，筛去灰屑
《福建省中药炮制规范》（1988 年版）	补骨脂　除去杂质 盐补骨脂　取净补骨脂，照盐水炙法炒至微鼓起
《广东省中药炮制规范》（1984 年版）	补骨脂　除去杂质 盐补骨脂　取净补骨脂，用盐水拌匀，待盐水被吸尽后，用武火炒至微鼓起，并有香气时，取出，摊凉
《贵州省中药饮片炮制规范》（2005 年）	补骨脂　取原药材，除去杂质，淘净。干燥 盐补骨脂　取净补骨脂，照盐炙法炒至微鼓起，有香气逸出

续表

药典及规范	炮制方法
《吉林省中药炮制标准》（1986年版）	补骨脂　除去杂质，筛去灰屑，洗净，捞出，晒干 盐补骨脂　取盐用适量水溶解，过滤，取滤液喷淋于补骨脂内，拌匀，取出，晾干
《江西省中药炮制规范》（1991年版）	补骨脂　除去杂质 盐补骨脂　取净补骨脂，照盐水炙法用文火炒至微鼓起，取出，放凉
《全国中药炮制规范》（1988年版）	补骨脂　取原药材，除去杂质，洗净，晒干 盐补骨脂　取净补骨脂，加入盐水拌匀，闷润后，置锅内，用文火加热，炒至微鼓起，有香气逸出时，取出放凉
《山东省中药炮制规范》（1990年版）	补骨脂　除去杂质，筛去灰屑 盐补骨脂　将净补骨脂用食盐水拌匀，闷润，置锅内，文火炒至微鼓起，有香气逸出时，取出，放凉
《浙江省中药炮制规范》（2005年版）	补骨脂　取原药，除去杂质，洗净，干燥。用时捣碎 盐补骨脂　取补骨脂，与盐水拌匀，稍闷，炒至表面微鼓起，有爆裂声，香气逸出时，取出，摊凉
《安徽省中药饮片炮制规范》（2005年版）	补骨脂　取原药材，除去杂质。用时捣碎 盐补骨脂　取净补骨脂，照盐炙法炒干，微鼓起，香气逸出
《河南省中药饮片炮制规范》（2005年版）	生用拣去杂质，清水洗净，捞出，晒干。用时捣碎 盐炙取净补骨脂与盐水拌匀，微润，置锅内用文火炒至鼓起，取出，晾干，用时捣碎
《辽宁省中药炮制规范》（1987年版）	补骨脂　簸净杂质，用时捣碎 盐补骨　脂取净补骨脂，用盐水拌匀，微润，置锅内炒至微鼓起，取出，放凉。用时捣碎
《湖南省中药饮片炮制规范》（2010年版）	补骨脂　取原药材，除去杂质，抢水洗净，干燥 盐补骨脂　取补骨脂，照盐水炙法文火炒至微鼓起，微有香气
《甘肃中药炮制规范》（1980年版）	盐补骨脂　取补骨脂除去杂质，筛去泥土，用盐水拌匀，文火炒干，出锅，晾凉

历版药典都收载了补骨脂和盐补骨脂，在盐补骨脂炮制工艺方面并无较大进展，盐制时间、盐水量缺乏量化指标，炮制操作过程表述不明确。各省市收载的补骨脂炮制方法对比，主要有补骨脂、盐补骨脂两个炮制品。

（三）补骨脂饮片炮制工艺研究总结

1．历史文献　主要有酒制、盐制等。

2．历版《中国药典》　以补骨脂、盐补骨脂为最常用。

3．各省市炮制规范　以补骨脂、盐补骨脂为最常用。

4．现代研究文献　补骨脂、盐补骨脂等，以盐补骨脂为最常用。

综合上述研究结果，制定补骨脂的炮制工艺为：

补骨脂　除去杂质。

盐补骨脂　取净补骨脂，喷淋适量盐水，拌匀，闷润3～6小时，至盐水被吸尽，置已加热炒制容器内，用文火炒至表面微鼓起，并有香气溢出时，取出，晾凉，即得。

每100kg补骨脂，用食盐2kg。

七画

E jiao

阿胶

药材来源 本品为马科动物驴*Equus asinus* L.的干燥皮或鲜皮经煎煮、浓缩制成的固体胶。

采收加工 将驴皮浸泡去毛，切块洗净，分次水煎，滤过，合并滤液，浓缩（可分别加入适量的黄酒、冰糖及豆油）至稠膏状，冷凝，切块，晾干，即得。

阿胶饮片炮制规范

【饮片品名】阿胶、阿胶珠。

（一）阿胶

【饮片来源】本品为马科动物驴*Equus asinus* L.的干燥皮或鲜皮经煎煮、浓缩制成的固体胶。

【炮制方法】将驴皮浸泡去毛，切块洗净，分次水煎，滤过，合并滤液，浓缩（可分别加入适量的黄酒、冰糖及豆油）至稠膏状，冷凝，切块，晾干，即得。

【饮片性状】本品呈长方形块、方形块或丁状。棕色至黑褐色，有光泽。质硬而脆，断面光亮，碎片对光照视呈棕色半透明状。气微，味微甘。

【质量控制】

鉴别 取本品粉末0.1g，加1%碳酸氢铵溶液50ml，超声处理30分钟，用微孔滤膜滤过，取续滤液100μl，置微量进样瓶中，加胰蛋白酶溶液10μl（取序列分析用胰蛋白酶，加1%碳酸氢铵溶液制成每1ml中含1mg的溶液，临用时配制），摇匀，37℃恒温酶解12小时，作为供试品溶液。另取阿胶对照药材0.1g，同法制成对照药材溶液。照高效液相色谱-质谱法试验，以十八烷基硅烷键合硅胶为填充剂（色谱柱内径为2.1mm）；以乙腈为流动相A，以0.1%甲酸溶液为流动相B，按下表中的规定进行梯度洗脱；流速为每分钟0.3ml。采用质谱检测器，电喷雾正离子模式（ESI^+），进行多反应监测（MRM），选择质荷比（m/z）539.8（双电荷）→612.4和m/z 539.8（双电荷）→923.8作为检测离子对。取阿胶对照药材溶液，进样5μl，按上述检测离子对测定的MRM色谱峰的信噪比均应大于3∶1。

时间（分钟）	流动相A（%）	流动相B（%）
0 ～ 25	5 → 20	95 → 80
25 ～ 40	20 → 50	80 → 50

吸取供试品溶液5μl，注入高效液相色谱-质谱联用仪，测定。以质荷比（m/z）539.8（双电荷）→612.4和m/z 539.8（双电荷）→923.8离子对提取的供试品离子流色谱中，应同时呈现与对照药材色谱保留时间一致的色谱峰。

检查 水分 取本品1g，精密称定，加水2ml，加热溶解后，置水浴上蒸干，使厚度不超过2mm，照水分测定法（第二法）测定，不得过15.0%。

重金属及有害元素 照铅、镉、砷、汞、铜测定法测定，铅不得过5mg/kg；镉不得过0.3mg/kg；砷不得过2mg/kg，汞不得过0.2mg/kg，铜不得过20mg/kg。

水不溶物 取本品1.0g，精密称定，加水5ml，加热使溶解，转移至已恒重10ml具塞离心管中，用温水5ml分3次洗涤，洗液并入离心管中，摇匀。置40℃水浴保温15分钟，离心（转速为每分钟2000转）10分钟，去除管壁浮油，倾去上清液，沿管壁加入温水至刻度，离心，如法清洗3次，倾去上清液，离心管在105℃加热2小时，取出，置干燥器中冷却30分钟，精密称定，计算，即得。

本品水不溶物不得过2.0%。

其他 应符合胶剂项下有关的各项规定。

含量测定 照高效液相色谱法测定。

色谱条件与系统适用性试验　以十八烷基硅烷键合硅胶为填充剂；以乙腈-0.1mol/L醋酸钠溶液（用醋酸调节pH值至6.5）（7:93）为流动相A，以乙腈-水（4:1）为流动相B，按下表中的规定进行梯度洗脱；检测波长为254nm；柱温为43℃。理论板数按L-羟脯氨酸峰计算应不低于4000。

时间（分钟）	流动相A（%）	流动相B（%）
0 ~ 11	100 → 93	0 → 7
11 ~ 13.9	93 → 88	7 → 12
13.9 ~ 14	88 → 85	12 → 15
14 ~ 29	85 → 66	15 → 34
29 ~ 30	66 → 0	34 → 100

对照品溶液的制备　取L-羟脯氨酸对照品、甘氨酸对照品、丙氨酸对照品、L-脯氨酸对照品适量，精密称定，加0.1mol/L盐酸溶液制成每1ml分别含L-羟脯氨酸80μg、甘氨酸0.16mg、丙氨酸70μg、L-脯氨酸0.12mg的混合溶液，即得

供试品溶液的制备　取本品粗粉约0.25g，精密称定，置25ml量瓶中，加0.1mol/L. 盐酸溶液20ml，超声处理（功率500W，频率40kHz）30分钟，放冷，加0.1mol/L盐酸溶液至刻度，摇匀。精密量取2ml，置5ml安瓿中，加盐酸2ml，150℃水解1小时，放冷，移至蒸发皿中，用水10ml分次洗涤，洗液并入蒸发皿中，蒸干，残渣加0.1mol/L盐酸溶液溶解，转移至25ml量瓶中，加0.1mol/L盐酸溶液至刻度，摇匀，即得。

精密量取上述对照品溶液和供试品溶液各5ml，分别置25ml量瓶中，各加0.1mol/L异硫氰酸苯酯（PITC）的乙腈溶液2.5ml，1mol/L三乙胺的乙腈溶液2.5ml，摇匀，室温放置1小时后，加50%乙腈至刻度。摇匀。取10ml，加正己烷10ml，振摇，放置10分钟，取下层溶液，滤过，取续滤液，即得。

测定法　分别精密吸取衍生化后的对照品溶液与供试品溶液各5μl，注入液相色谱仪，测定，即得。

本品按干燥品计算，含L-羟脯氨酸不得少于8.0%，甘氨酸不得少于18.0%，丙氨酸不得少于7.0%，L-脯氨酸不得少于10.0%。

（二）阿胶珠

【饮片来源】阿胶丁蛤粉烫珠。

【炮制方法】取净蛤粉，置炒制容器内，用中火加热至灵活状态时，投入净阿胶丁，翻炒至全体鼓起，呈圆球形，内无溏心时，迅速取出，筛去蛤粉，放凉。

每100kg净阿胶丁，用蛤粉30 ~ 50kg。

【饮片性状】本品呈类球形。表面棕黄色或灰白色，附有白色粉末。体轻，质酥，易碎。断面中空或多孔状，淡黄色至棕色。气微，味微甜。

【质量控制】

检查　水分　同药材，不得过10.0%。

总灰分　同药材，不得过4.0%。

鉴别、含量测定　同药材。

【性味与归经】苦、辛，温。归脾、胃经。

【功能与主治】消积，化癥，散痞，杀虫。用于肉食积滞，瘀血癥瘕，腹中痞块，虫积腹痛。

【用法与用量】1 ~ 1.5g，多入丸散和外用膏药。

【包装贮藏】密闭，置阴凉干燥处。

阿胶饮片炮制操作规程

（一）阿胶

1．产品概述

（1）品名　阿胶。

（2）规格　块。

2．生产依据　按照研究制订的工艺流程。

3．工艺流程　将驴皮浸泡去毛，切块洗净，分次水煎，滤过，合并滤液，浓缩（可分别加入适量的黄酒、冰糖及豆油）至稠膏状，

冷凝，切块，晾干，即得。

4．炮制工艺操作要求

（1）净制　将驴皮浸泡去毛，切块洗净。

（2）煎煮　分次水煎，滤过，合并滤液。

（3）浓缩　浓缩（分别加入适量的黄酒、冰糖及豆油）至稠膏状，冷凝。

（4）干燥　切块，晾干。

（5）包装　密封包装。

5．原料规格质量标准　符合《中国药典》2015年版一部阿胶药材项下的相关规定。

6．成品质量标准　符合研究制订的阿胶质量标准草案项下的相关规定。

7．成品贮存及注意事项　置通风干燥处，防蛀。

8．工艺卫生要求　符合中药饮片GMP相关工艺卫生要求。

9．主要设备　煎药机、包装机等设备。

（二）阿胶珠

1．产品概述

（1）品名　蛤粉炒阿胶丁。

（2）规格　个。

2．生产依据　按照研究制订的工艺流程。

3．工艺流程　取净蛤粉，置炒制容器内，用中火加热至灵活状态时，投入净阿胶丁，翻炒至全体鼓起，呈圆球形，内无溏心时，迅速取出，筛去蛤粉，放凉。

每100kg净阿胶丁，用蛤粉30～50kg。

4．炮制工艺操作要求

（1）净制　取阿胶原药材，除去外包装。

（2）制丁　取阿胶块，低温干烘，使回软后切成约0.5cm的小立方块。

（3）蛤粉炒　取适量净蛤粉，置炒药机内，用武火加热至蛤粉温度达180～200℃，即翻动较滑利时，投入阿胶丁，至鼓起呈圆球型，表面黄白色，内无溏心时，迅速取出，筛去蛤粉，放凉每100kg阿胶丁，用蛤粉50～70kg。

（4）过净　将蛤粉炒阿胶丁置振动筛中，筛去粉末，药屑。

（5）包装　取蛤粉炒阿胶丁饮片，用聚乙烯薄膜药用塑料包装袋密封包装。

5．原料规格质量标准　符合《中国药典》2015年版一部阿胶药材项下的相关规定。

6．成品质量标准　符合研究制订的蛤粉炒阿胶质量标准草案项下的相关规定。

7．成品贮存及注意事项　置通风干燥处，防蛀。

8．工艺卫生要求　符合中药饮片GMP相关工艺卫生要求。

9．主要设备　烘干箱、振动筛、包装机等设备。

阿胶饮片炮制规范起草说明

（一）阿胶炮制方法历史沿革

阿胶发源地在今山东谷阳县阿城镇岳家庄一带，由傅氏和尚发明，年代约在战国至秦之间，阿胶原料先用牛皮，后诸皮皆用，至唐宋时期，牛、驴皮成两大主流，张氏经过研究认为，隋唐以前有用鹿、马、牛、驴等皮制作阿胶原料的多样性，到唐代才逐渐认识到驴皮胶药用比牛皮胶要好，从而占据主导地位。如明代李时珍谓："大抵占方所用多是牛皮，今世乃贵驴皮，若伪者皆杂以马皮、旧革、鞍、靴之类，其气浊臭，不堪入药。"清以后渐以驴皮熬制。阿胶炙法在汉代《玉函》记"炙令尽沸"，汉代《本经》记载为"皆先炙使通体沸起燥，乃可捣"。宋代《证类》记载"先于猪脂内浸一宿，至明出，于柳木火上炙待泡了，细研了"。唐代《外台》记"炙珠"。

阿胶的炒制在唐《千金翼》"捣碎炒"。明代《普济方》记"炒酥"。阿胶的熬制在唐代《千金翼》"熬"。阿胶的麸炒制记于宋代《药证》"麸炒"。阿胶的蛤粉炒制记于宋《总录》"蛤粉炒黄去粉"。阿胶的米炒制在宋代《总录》中"剉入糯米二合，同炒去米"。阿胶的蚌粉炒制在宋《传信》"蚌粉炒成珠"。阿胶的面炒制记于宋代《朱氏》"面炒"。阿胶的蒸制记于宋代《朱氏》"水浸蒸"。阿胶的火炮记于元代《汤液》"炮用"。阿胶的酥制记于明代的《普济方》"酥炒"。

阿胶的草灰记于制明朝《准绳》以草灰炒成珠研末用，或以汤酒熔化。阿胶的酒制记于明代的《醒斋》"重汤酒顿化入药"，清《说约》"酒浸溶蜜内"。阿胶的牡蛎粉炒制记于清代《说约》。阿胶的葱姜汁制记于清代《大成》"用葱姜取汁，各一碗浸胶过一宿，文火煎胶化入"。阿胶的煮胶法在清代《钩元》"必取乌驴皮，牡者，刮净，急流水中浸七日，入火锅七口内，渐增阿井水煮至化，化后每日递减一口，聚其融化之极者，止得一口，熬时入鹿角一片即成胶。调经丸药用中，宜入醋重汤炖化，和药。胃弱作呕者，弗烊化服，打碎同蛤粉、蒲黄、牡蛎炒粉，随宜"。阿胶蒲黄炒在清《尊生》和《备要》都记载"蒲黄同炒"。

阿胶的童便制在清《备要》"童便和用"。阿胶的土制记于清《大全》"土炒"。

近年有学者从历代阿胶制备原料应用情况和化学成分分析上认为马皮胶与驴皮胶的功能、成分极为近似，马皮胶替代阿胶具有可行性。因为阿胶为动物皮熬制的胶质物，其性腻，味腥，不易粉碎，为了便于应用，古代即行炮制后方入药。如南北朝《雷公炮炙论》记曰"凡使，先于猪脂内浸一宿，至明出，于柳木火上炙，待泡了，细碾用"。梁代《本草经集注》载，"阿胶作药用之，皆火炙，丸散须极燋，入汤微炙"。宋朝《卫生家宝产科备要》要求将阿胶"锉碎，蛤粉炒令泡起，筛去蛤粉用"。元朝《卫生保鉴》记载用阿胶"净草灰炒透"。明朝《本草纲目》记述："今方法或炒成珠，或以面炒，或以酥炙，或以蛤粉炒，或以草灰炒，或酒化成膏，或水化成膏，当各从本方"。清朝《本草汇》曰"糯米粉炒成珠"等。现代炮制法中新加了烘箱炮制法、微波炮制法和炒药机炮制法。

历代炮制历史沿革见表1。

表1　阿胶炮制历史沿革简况

朝代	沿用方法	新增方法	文献出处
汉 南北朝		炙令尽沸 皆先炙使通体沸起燥，乃可捣 凡使，先于猪脂内浸一宿，至明出，于柳木火上炙，待泡了，细碾用 阿胶作药用之，皆火炙，丸散须极燋，入汤微炙	《玉函》 《本经》 《雷公》 《集注》
唐		炙珠 捣碎炒；熬	《外台》 《千金翼》
宋		先于猪脂内浸一宿，至明出，于柳木火上炙待泡了，细研了 麸炒 蛤粉炒制；米炒制 蚌粉炒制 面炒制；蒸制，水浸蒸 锉碎，蛤粉炒令泡起，筛去蛤粉用	《证类》 《药证》 《总录》 《传信》 《朱氏》 《宝产》
元		火炮，炮用 净草灰炒透	《汤液》 《卫生保鉴》
明		炒酥；酥炒 以草灰炒成珠研末用，或以汤酒熔化醋炒黑 重汤酒顿化入药 今方法或炒成珠，或以面炒，或以酥炙，或以蛤粉炒，或以草灰炒，或酒化成膏，或水化成膏，当各从本方	《普济方》 《准绳》 《醒斋》 《纲目》

续表

朝代	沿用方法	新增方法	文献出处
清	牡蛎粉炒制	酒浸溶蜜内； 用葱姜取汁，各一碗浸胶过一宿，文火煎胶化入 煮胶法 蒲黄炒 蒲黄炒；童便制 土制	《说约》 《大成》 《钩元》 《尊生》 《备要》 《大全》
		糯米粉炒成珠	《本草汇》

（二）阿胶饮片药典及地方炮制规范

现代炮制方法见表2。

表2 《中国药典》及各地炮制规范收载的阿胶炮制方法

药典及规范	炮制方法
《中国药典》（1977 年版）	阿胶 捣成碎块 阿胶珠 取阿胶丁，照烫法用蛤粉炒至全部鼓起
《中国药典》（1985 年版） 《中国药典》（1990 年版） 《中国药典》（1995 年版） 《中国药典》（2005 年版）	阿胶 捣成碎块 阿胶珠 取阿胶，烘软，切成丁，照烫法用蛤粉烫至成珠，内无溏心
《中国药典》（2010 年版） 《中国药典》（2015 年版）	阿胶 捣成碎块 阿胶珠 取阿胶，烘软，切成 1cm 左右的丁，照烫法用蛤粉烫至成珠，内无溏心时，取出，筛去蛤粉，放凉 本品呈类球形，表面棕黄色或灰白色，附有白色粉末。体轻，质酥，易碎，断面中空或多孔状，淡黄色至棕色。气微，味微甜
《北京市中药饮片炮制规范》（2008 年版）	阿胶 取原药材烘软，切成 1cm 左右的小方块（阿胶丁）或刨为小薄碎片
《全国中药炮制规范》（1988 年试行）	取原药材，捣成碎块，或烘软切成小块
《山东省中药炮制规范》（2002 年版）	捣成碎块，或烘软后切成 0.6cm 左右的立方块（丁）
《吉林省中药炮制标准》（1986 年版）	用时捣碎
《天津市中药饮片炮制规范》（2005 年版）	破碎成小块
《甘肃省中药炮制规范》（2009 年版）	取原药材，捣成碎块，用时烊化
《广西壮族自治区中药饮片炮制规范》（2007 年版）	用时捣成碎块，溶化兑服
《贵州省中药饮片炮制规范》（2005 年版）	取原药材，捣碎，或用文火烘软，切成小方块（每粒重约 0.5g，俗称“丁”）
《湖南省中药饮片炮制规范》（1986 年版）	将驴皮浸泡去毛，切块洗净，分次水煎，滤过，合并滤液，浓缩（可分别加入适量的黄酒、冰糖和豆油）至稠膏状，冷凝，切块，晾干
《江苏省中药饮片炮制规范》（2002 年版）	取原药材，捣成碎块或烘软切成小块（俗称“丁”）
《安徽省中药饮片炮制规范》（2002 年版）	原品入药。用时打碎或烘软成小块
《江西省中药饮片炮制规范》（2008 年版）	用时捣成碎块
《陕西省中药饮片标准》（2008、2009、2011 年版）	阿胶 将驴皮浸泡去毛，切块洗净，分次水煎，滤过，合并滤液，浓缩（可分别加入适量的黄酒、冰糖和豆油）至稠膏状，冷凝，切块，晾干，即得 阿胶珠取饮片阿胶，烘软，切成 1cm 左右的丁，照烫法用蛤粉烫至成珠，内无溏心
《河南省中药饮片炮制规范》（2005 年版）	用时捣成碎块或用火烘软后切成小方块

续表

药典及规范	炮制方法
《重庆市中药饮片炮制规范及标准》（2006版）	烤软，趁热切成立方小块或用时捣成碎块
《湖北省中药饮片炮制规范》（2009版）	取阿胶块，置文火上烘软，切成小方块

（三）阿胶饮片现代炮制研究

阿胶内含胶原蛋白，经炒珠后煎汤不粘锅，服用不腻肠，更有利于人体吸收。大量胶原蛋白吸收入血后，可增强血清的黏滞性，促进血液凝集。同时，阿胶经蛤粉炒后能提高钙的含量。钙离子为促凝血剂，可降低血管壁的通透性，以加强止血作用。阿胶中具有滋补作用的主要成分为蛋白水解物，这类物质均无臭味。但在制胶时，由于长期浸泡发生腐败，以后在煮胶、收胶、晾胶至出成品的过程中一直保留这异臭味。此臭味来源于氨基酸的腐败产物游离氨、三甲胺、吲哚、甲基吲哚等挥发性物质。内服时异臭味可引起恶心、呕吐等，甚至产生过敏反应。经蛤粉或蒲黄炒制后，不仅能使阿胶质地酥脆，便于粉碎，更重要的是此类氨基酸的腐败产物得以挥发，对消化道的刺激作用减轻。以外观、体积、硬度、溶散度为评价指标，6种炮制方法中优劣顺序是蛤粉炒＞真空法＞烘制法＞蒲黄烘＞蒲黄炒＞微波法。

阿胶主含胶原蛋白，《中国药典》阿胶项下是测定氨基酸含量，并规定含L-羟脯氨酸不得少于8.0%，甘氨酸不得少于18.0%，丙氨酸不得少于7.0%，L-脯氨酸不得少于10.0%。但炮制对这些成分影响不明显，故评价指标未将其入选，而以传统指标为主，可以反映其炮制品质量的优劣。

（四）阿胶饮片炮制工艺研究总结

1. 历史文献 炒制、熬制、麸炒制、蛤粉炒制、米粉炒制、面粉炒制等，以蛤粉炒为最常见。

2. 历版《中国药典》 以蛤粉炒为最常用。

3. 各省市炮制规范 捣碎、蛤粉炒等，以蛤粉炒为最常用。

4. 现代研究文献 切制、蛤粉炒等，以蛤粉炒为最常用。

综合上述研究结果，制定阿胶的炮制工艺为：

阿胶 将驴皮浸泡去毛，切块洗净，分次水煎，滤过，合并滤液，浓缩至稠膏状，冷凝，切块，晾干，即得。

阿胶珠 取净蛤粉，置炒制容器内，用中火加热至灵活状态时，投入净阿胶丁，翻炒至全体鼓起，呈圆球形，内无溏心时，迅速取出，筛去蛤粉，放凉。

每100kg净阿胶丁，用蛤粉30～50kg。

参考文献

[1] 蒋晓煌，蒋孟良，贺卫和，等. 不同炮制方法对阿胶珠品质影响的研究[J]. 中国现代中药，2012, 15(1): 53-55.

[2] 正交试验设计优选蛤粉炒阿胶珠最佳炮制工艺.

[3] 谢丽莎. 阿胶的炮制研究近况[J]. 中国中医药信息杂志，2003, 10(11): 45-49.

[4] 张保国. 阿胶的现代炮制研究[J]. 河南大学学报（医学科学版），2003, 22(2): 99-102.

Fu zi

附子

药材来源 本品为毛茛科植物乌头*Aconitum carmichaelii* Debx.的子根。

采收加工 6月下旬至8月上旬采挖，除去母根、须根及泥沙，习称“泥附子”。

附子饮片炮制规范

【饮片品名】附子、盐附子、淡附片、炮附片。

（一）附片

【饮片来源】本品为附子的炮制加工品。

【炮制方法】黑顺片　取附子（泥附子），大小分档，除去杂质，洗净，浸入胆巴的水溶液中数日，连同浸液煮至透心，捞出，水漂，纵切成5～6mm的厚片，再用水浸漂，用调色液使附片染成浓茶色，取出，蒸至出现油面、光泽后，烘至半干，再晒干或继续烘干，即得。

白附片　选择大小均匀的泥附子，洗净，浸入胆巴的水溶液中数日，连同浸液煮至透心，捞出，剥去外皮，纵切成厚约0.3cm的片，用水浸漂，取出，蒸透，晒干，即得。

【饮片性状】黑顺片　为纵切片，上宽下窄，长1.7～5cm，宽0.9～3cm。厚0.2～0.5cm。外皮黑褐色，切面暗黄色，油润具光泽，半透明状，并有纵向导管束。质硬而脆，断面角质样。气微，味淡。

白附片　无外皮，黄白色，半透明，厚约0.3cm。

【质量控制】

鉴别　取本品粉末2g，加氨试液3ml润湿，加乙醚25ml，超声处理30分钟，滤过，滤液挥干，残渣加二氯甲烷0.5ml使溶解，作为供试品溶液。另取苯甲酰新乌头原碱对照品、苯甲酰乌头原碱对照品、苯甲酰次乌头原碱对照品，加异丙醇-二氯甲烷（1∶1）混合溶液制成每1ml各含1mg的混合溶液，作为对照品溶液（单酯型生物碱）。再取新乌头碱对照品、次乌头碱对照品、乌头碱对照品，加异丙醇-二氯甲烷（1∶1）混合溶液制成每1ml各含1mg的混合溶液，作为对照品溶液（双酯型生物碱）。照薄层色谱法试验，吸取供试品溶液和对照品溶液各5～10μl，分别点于同一硅胶G薄层板上，以正己烷-乙酸乙酯-甲醇（6.4∶3.6∶1）为展开剂，置氨蒸气饱和20分钟的展开缸内，展开，取出，晾干，喷以稀碘化铋钾试液。供试品色谱中，黑顺片或白附片在与苯甲酰新乌头原碱对照品、苯甲酰乌头原碱对照品、苯甲酰次乌头原碱对照品色谱相应的位置上，显相同颜色的斑点。

检查　水分　不得过15%（第二法）。

双酯型生物碱　参照〔含量测定〕项下色谱条件、供试品溶液的制备方法试验。

对照品溶液的制备　取新乌头碱对照品、次乌头碱对照品、乌头碱对照品适量，精密称定，加异丙醇-二氯甲烷（1∶1）混合溶液制成每1ml各含5μg的混合溶液，即得。

测定法　分别精密吸取上述对照品溶液与〔含量测定〕项下供试品溶液各10μl，注入液相色谱仪，测定，即得。

黑顺片、白附片含双酯型生物碱以新乌头碱（$C_{33}H_{45}NO_{11}$）、次乌头碱（$C_{33}H_{45}NO_{10}$）和乌头碱（$C_{34}H_{47}NO_{11}$）的总量计，不得过0.020%；淡附片含双酯型生物碱以新乌头碱（$C_{33}H_{45}NO_{11}$）、次乌头碱（$C_{33}H_{45}NO_{10}$）和乌头碱（$C_{34}H_{47}NO_{11}$）的总量计，不得过0.020%。

含量测定　照高效液相色谱法测定。

色谱条件与系统适用性试验　以十八烷基硅烷键合硅胶为填充剂；以乙腈-四氢呋喃

（25∶15）为流动相A，以0.1mol / L醋酸铵溶液（每1000ml加冰醋酸0.5ml）为流动相B，按下表中的规定进行梯度洗脱，检测波长为235nm。理论板数按苯甲酰新乌头原碱峰计算应不低于3000。

时间（分钟）	流动相A（%）	流动相B（%）
0 ~ 48	15 → 26	85 → 74
48 ~ 49	26 → 35	74 → 65
49 ~ 58	35	65
58 ~ 65	35 → 15	65 → 85

对照品溶液的制备　取苯甲酰新乌头原碱对照品、苯甲酰乌头原碱对照品、苯甲酰次乌头原碱对照品适量，精密称定，加异丙醇-二氯甲烷（1∶1）混合溶液制成每1ml各含10μg的混合溶液，即得。

供试品溶液的制备　取本品粉末（过三号筛）约2g，精密称定，置具塞锥形瓶中，加氨试液3ml，精密加入异丙醇-乙酸乙酯（1∶1）混合溶液50ml，称定重量，超声处理（功率300W，频率40kHz，水温在25℃以下）30分钟，放冷，再称定重量，用异丙醇-乙酸乙酯（1∶1）混合溶液补足减失的重量，摇匀，滤过。精密量取续滤液25ml，40℃以下减压回收溶剂至干，残渣精密加入异丙醇-二氯甲烷（1∶1）混合溶液3ml溶解，滤过，取续滤液，即得。

测定法　分别精密吸取对照品溶液与供试品溶液各10μl，注入液相色谱仪，测定，即得。

黑顺片、白附片按干燥品计算，含苯甲酰新乌头原碱（$C_{31}H_{43}NO_{10}$）、苯甲酰乌头原碱（$C_{32}H_{45}NO_{10}$）和苯甲酰次乌头原碱（$C_{31}H_{43}NO_{9}$）的总量，不得少于0.010%。

（二）盐附子

【饮片来源】本品为附子的炮制加工品。

【炮制方法】选择个大、均匀的泥附子，洗净，浸入胆巴的水溶液中过夜，再加食盐，继续浸泡，每日取出晒晾，并逐渐延长晒晾时间，直至附子表面出现大量结晶盐粒（盐霜）、体质变硬为止，即得。

【饮片性状】呈圆锥形，长4 ~ 7cm，直径3 ~ 5cm。表面灰黑色，被盐霜，顶端有凹陷的芽痕，周围有瘤状突起的支根或支根痕。体重，横切面灰褐色，可见充满盐霜的小空隙和多角形形成层环纹，环纹内侧导管束排列不整齐。气微，味咸而麻，刺舌。

【质量控制】同附子。

（三）淡附片

【饮片来源】本品为附子的炮制加工品。

【炮制方法】取盐附子，用清水浸漂，每日换水2 ~ 3次，至盐分漂尽，与甘草、黑豆加水共煮透心，至切开后口尝无麻舌感时，取出，除去甘草，黑豆，切薄片，晒干，即得。每100kg盐附子，用甘草5kg、黑豆10kg。

【饮片性状】呈纵切片，上宽下窄，长1.7 ~ 5cm，宽0.9 ~ 3cm，厚0.2 ~ 0.5cm。外皮褐色。切面褐色，半透明，有纵向导管束。质硬，断面角质样。气微，味淡，口尝无麻舌感。

【质量控制】

检查　双酯型生物碱　同附片，含双酯型生物碱以新乌头碱（$C_{33}H_{45}NO_{11}$）、次乌头碱（$C_{33}H_{45}NO_{10}$）和乌头碱（$C_{34}H_{47}NO_{11}$）的总量计，不得过0.010%。

鉴别、检查（水分）、含量测定　同附子。

（四）炮附片

【饮片来源】本品为附片经砂烫后的炮制品。

【炮制方法】取洁净油砂置炒制容器内，武火炒制滑利状态，加入附片，翻炒至鼓起并微变色，取出，筛去油砂，放凉，即得。

【饮片性状】本品形如黑顺片或白附片，表面鼓起黄棕色，质松脆。气微，味淡。

【质量控制】

鉴别、检查　同附片。

含量测定　双酯型生物碱　参照高效液相色谱法测定。

色谱条件与系统适用性试验　以十八烷基硅烷键合硅胶为填充剂；以乙腈-四氢呋喃（25∶15）为流动相A，以0.1mol/L醋酸铵溶液（每1000ml加冰醋酸0.5ml）为流动相B，按下表中的规定进行梯度洗脱，检测波长为235nm。理论板数按苯甲酰新乌头原碱峰计算应不低于3000。

时间（分钟）	流动相A（%）	流动相B（%）
0～48	15→26	85→74
48～49	26→35	74→65
49～58	35	65
58～65	35→15	65→85

对照品溶液的制备　取新乌头碱对照品、次乌头碱对照品、乌头碱对照品适量，精密称定，加异丙醇-二氯甲烷（1∶1）混合溶液制成每1ml各含5μg的混合溶液，即得。

供试品溶液的制备　取本品粉末（过三号筛）约2g，精密称定，置具塞锥形瓶中，加氨试液3ml，精密加入异丙醇-乙酸乙酯（1∶1）混合溶液50ml，称定重量，超声处理（功率300W，频率40kHz，水温在25℃以下）30分钟，放冷，再称定重量，用异丙醇-乙酸乙酯（1∶1）混合溶液补足减失的重量，摇匀，滤过。精密量取续滤液25ml，40℃以下减压回收溶剂至干，残渣精密加入异丙醇-二氯甲烷（1∶1）混合溶液3ml溶解，滤过，取续滤液，即得。

测定法　分别精密吸取上述对照品溶液与供试品溶液各10μl，注入液相色谱仪，测定，即得。

本品含双酯型生物碱以新乌头碱（$C_{33}H_{45}NO_{11}$）、次乌头碱（$C_{33}H_{45}NO_{10}$）和乌头碱（$C_{34}H_{47}NO_{11}$）的总量计，不得过0.020%。

【性味与归经】辛、甘，大热；有毒。归心、肾、脾经。

【功能与主治】回阳救逆，补火助阳，散寒止痛。用于亡阳虚脱，肢冷脉微，心阳不足，胸痹心痛，虚寒吐泻，脘腹冷痛，肾阳虚衰，阳痿宫冷，阴寒水肿，阳虚外感，寒湿痹痛。炮附片温肺暖脾，用于心腹冷痛，虚寒吐泻。

【用法与用量】3～15g，先煎，久煎。

【注意】孕妇慎用；不宜与半夏、瓜蒌、瓜蒌子、瓜蒌皮、天花粉、川贝母、浙贝母、平贝母、伊贝母、湖北贝母、白蔹、白及同用。

【贮藏】置阴凉干燥处，防蛀。

附子饮片炮制操作规程

（一）附子

一）黑顺片

1．产品概述

（1）品名　黑顺片。

（2）规格　厚片。

2．生产依据　按照《中国药典》2015年版一部有关工艺要求及标准，以及拟定的饮片品种炮制工艺执行。

3．工艺流程

黑顺片　取附子（泥附子），大小分档，除去杂质，洗净，浸入胆巴的水溶液中数日，连同浸液煮至透心，捞出，水漂，纵切成5～6mm的厚片，再用水浸漂，用调色液使附片染成浓茶色，取出，蒸至出现油面、光泽后，烘至半干，再晒干或继续烘干，即得。

4．炮制工艺操作要求

（1）净制　除去杂质，大小分档。横断直径50mm以下为小档，50mm以上为大档。用洗药机清水洗去泥沙。

（2）浸泡　将洗净后的鲜附子放入浸泡池中用附子炮制用胆巴水溶液浸泡数日，至透心，习称“胆附子”。

七画

（3）煮制　将胆附子放入煮锅内，连同浸泡液煮至透心。

（4）降温（冰附子）　将煮好的附子倒入装有30℃以下清水浸漂池中降至常温。

（5）切制　用旋料式切片机切厚5～6mm的厚片。要求无斜片、“龟背”片。厚薄均匀。

（6）浸漂　将切好的附片，用清水浸漂12～24小时，换清水再浸漂12～24小时，如此反复浸漂至口尝稍有麻舌感（气温25℃以上浸漂12小时后换水，气温25℃以下浸漂24小时后换水，每6小时上下翻动一次）。

（7）蒸制　将漂好的附片放入压力蒸制容器内加热至120℃±2℃后，恒温续蒸40分钟或常压蒸至上汽后180分钟。要求出现油面、光泽（即无“生花”）。

（8）干燥　将蒸好的附片在烘干机中烘干或晾晒至全干，水分15%以内。

（9）过净　平面式振动筛，筛去药屑碎末。

（10）精选　将净药物平摊于工作台上，挑选出混在净药物中不符合质量要求的败片。

（11）包装　根据本品包装规格要求进行包装。

5．原料规格质量标准　符合《中国药典》2015年版一部黑顺片饮片项下的相关规定。

6．成品质量标准　符合本规范黑附片项下的相关规定。

7．成品贮存及注意事项　置通风干燥处，防蛀。

8．工艺卫生要求　符合中药饮片GMP相关工艺卫生要求。

9．主要设备　洗药机、浸漂池、煮药锅、切片机、蒸制箱或罐、烘干机、振动筛等设备。

二）白附片

1．产品概述

（1）品名　白附片。

（2）规格　厚片。

2．生产依据　按照《中国药典》2015年版一部有关工艺要求及标准，以及拟定的饮片品种炮制工艺执行。

3．工艺流程

白附片　选择大小均匀的泥附子，洗净，浸入胆巴的水溶液中数日，连同浸液煮至透心，捞出，剥去外皮，纵切成厚约0.3cm的片，用水浸漂，取出，蒸透，晒干，即得。

4．炮制工艺操作要求

（1）净制　除去杂质，大小分档。横断直径50mm以下为小档，50mm以上为大档。用洗药机清水洗去泥沙。

（2）浸泡　将净制后鲜附子药材用附子炮制用胆巴水溶液浸泡数日，至透心。

（3）煮制　将浸泡后的胆附子连同浸泡液在煮药锅中煮至透心。

（4）降温（冰附子）　将煮好的胆附子倒入装有30℃以下清水浸漂池中降至常温。

（5）切制　用旋料式切片机，切成厚5～6mm的顺片。要求无斜片、“龟背”片。厚薄均匀。

（6）浸漂　将切好的附片，用清水浸漂12～24小时，换清水一次继续浸漂12～24小时（气温25℃以上浸漂12小时，气温25℃以下浸漂24小时，每6小时上下翻动一次，换水次数），如此反复浸漂至口尝稍有麻舌感。

（7）蒸制　将漂好的附片置入蒸制容器中加压蒸制120℃±2℃后，恒温续蒸40分钟或常压蒸至上汽后180分钟以上。蒸制至出现油面、光泽（即无“生花”）。

（8）干燥　烘干或晾晒至全干，水分15%左右。

（9）过净　平面式振动筛，筛去药屑碎末。

（10）精选　将净药物平摊于工作台上，挑选出混在净药物中不符合质量要求的败片。

（11）包装　根据本品包装规格要求进行包装。

5. 原料规格质量标准 符合《中国药典》2015年版一部白附片饮片项下的相关规定。

6. 成品质量标准 符合本规范白附片项下的相关规定。

7. 成品贮存及注意事项 置通风干燥处，防蛀。

8. 工艺卫生要求 符合中药饮片GMP相关工艺卫生要求。

9. 主要设备 洗药机、浸漂池、煮药锅、切片机、蒸制箱或罐、烘干机、振动筛等设备。

（二）盐附子

1. 产品概述

（1）品名 盐附子。

（2）规格 块。

2. 生产依据 按照《中国药典》2015年版一部有关工艺要求及标准，以及拟定的饮片品种炮制工艺执行。

3. 工艺流程 选择个大、均匀的泥附子，洗净，浸入胆巴的水溶液中过夜，再加食盐，继续浸泡，每日取出晒晾，并逐渐延长晒晾时间，直至附子表面出现大量结晶盐粒（盐霜）、体质变硬为止，即得。

4. 炮制工艺操作要求

（1）净制 除去杂质，大小分档。横断直径50mm以下为小档，50mm以上为大档。用洗药机清水洗去泥沙。

（2）浸盐 将净附子浸泡在浸泡液中，浸泡72小时（净附子∶浸泡液=1∶1，浸泡液配制比例为胆巴∶盐∶水=4∶3∶3）。

（3）澄水（滤干浸盐） 将浸泡处理合格后的附子捞起，装塑料筐内，将水吊干，再倒入原浸泡池中。每天1次，连续3天。

（4）晒制

晒短水 将浸泡、滤水处理合格后的附子，日光晾晒（2小时）至表皮稍干，再倒入原浸泡池中，每天1次，连续3天。

晒半水 将晒短水合格的附子捞起，日光晾晒（4小时），再浸入原浸泡池中，每天1次，连续3天，至表皮发白，尾部变硬。

晒长水 将晒半水合格的附子捞起，日光晾晒（8小时），再浸入原浸泡池中，每天1次，连续7天，至表面出现盐结晶，断面可见细小盐结晶。

（5）沸盐水浸泡 晒长水合格的附子与浸泡液同煮至透心（煮沸后1小时），及时将附子同煮液一起倒入浸泡池，浸泡48小时，使盐水结晶。

（6）滤水 捞起滴干水分，表面出现盐结晶，断面可见细小盐结晶。

（7）精选 将净药物平摊于工作台上，挑选出混在净药物中不符合质量要求的部分，分选大小等级。

（8）包装 根据本品包装规格及等级要求进行包装。

5. 原料规格质量标准 符合《中国药典》2015年版第一增补本附子药材项下的相关规定。

6. 成品质量标准 符合本规范盐附子项下的相关规定。

7. 成品贮存及注意事项 置通风干燥处，防蛀。

8. 工艺卫生要求 符合中药饮片GMP相关工艺卫生要求。

9. 主要设备 洗药机、浸泡池、晒制帘、煮药锅等设备。

（三）淡附片

1. 产品概述

（1）品名 淡附片。

（2）规格 薄片。

2. 生产依据 按照《中国药典》2015年版一部有关工艺要求及标准，以及拟定的饮片品种炮制工艺执行。

3. 工艺流程 取盐附子，用清水浸漂，每日换水2～3次，至盐分漂尽，与甘草、黑豆加水共煮透心，至切开后口尝无麻舌感时，取出，除去甘草，黑豆，切薄片，晒

七画

干，即得。每100kg盐附子，用甘草5kg、黑豆10kg。

4．炮制工艺操作要求

（1）浸漂　将盐附子，倒入漂池中，加入超出附子50mm高的水，漂48～60小时。每12小时翻动一次，换水一次。漂至盐分漂尽。

（2）煮制　将漂好的盐附子与甘草、黑豆加水共煮透心，至切开后口尝无麻舌感时，取出，除去甘草，黑豆，晒干至外干内润。每100kg盐附子，用甘草5kg、黑豆10kg。

（3）切制　用旋料式切片机切2mm薄片。

（4）干燥　将片均匀地倒在干燥盘内低温烘干（烘干温度60℃以内）或晒至全干，水分15%以内。

（5）过净　平面式振动筛，筛去药屑碎末。

（6）精选　将净药物平摊于工作台上，挑选出混在净药物中不符合质量要求的败片。

（7）包装　根据本品包装规格要求进行包装。

5．原料规格质量标准　符合《中国药典》2015年版第一增补本附子药材项下的相关规定。

6．成品质量标准　符合本规范淡附片项下的相关规定。

7．成品贮存及注意事项　置通风干燥处，防蛀。

8．工艺卫生要求　符合中药饮片GMP相关工艺卫生要求。

9．主要设备　浸漂池、煮药锅、切片机、烘干机等设备。

（四）炮附片

1．产品概述

（1）品名　炮附片。

（2）规格　厚片。

2．生产依据　按照《中国药典》2015年版一部有关工艺要求及标准，以及拟定的饮片品种炮制工艺执行。

3．工艺流程　取洁净油砂置炒制容器内，武火炒制滑利状态，加入附片，翻炒至鼓起并微变色，取出，筛去油砂，放凉，即得。

4．炮制工艺操作要求

（1）炒制　将中砂投入炒药机内，炒至流动，再将净附片（黑顺片或白附片）投入砂烫至鼓起并微变色。

（2）过净　平面式振动筛，筛去药屑碎末及砂子。

（3）精选　将净药物平摊于工作台上，挑选出混在净药物中不符合质量要求的败片。

（4）包装　根据本品包装规格要求进行包装。

5．原料规格质量标准　符合《中国药典》2015年版第一增补本附子药材项下的相关规定。

6．成品质量标准　符合本规范炮附片项下的相关规定。

7．成品贮存及注意事项　置通风干燥处，防蛀。

8．工艺卫生要求　符合中药饮片GMP相关工艺卫生要求。

9．主要设备　炒药机、振动筛等设备。

附子饮片炮制规范起草说明

（一）附子饮片炮制历史沿革

1．净制　除去杂质及表面盐霜。取盐附子，加水浸泡至盐尽为度。

2．切制　切薄片，晒干。除去皮、脐，切片。蒸透后切极薄的顶刀片，晒干。

3．炮制　附子火炮法始见于汉代张仲景《玉函》载："炮去皮，破八片"；晋代《肘后》载有炒碳法；南北朝刘宋时期《雷公》

中云："夫修事十两，于文武火中炮，令皴坼者去之，用刀刮上孕子，并去底尖，微细劈破，于屋下午地上掘一坑，可深一尺，安于中一宿，至明取出，焙干用。夫欲炮者，灰火勿用杂木火，只用柳木最妙"；宋代《圣惠方》中记载："炭火内烧令黑勿令药过，取出用盆子盖之，候冷细研"。

煨法始见于唐代《理伤》中载"纸裹煨"；明代《宝元》载有面裹煨的方法。

炒法始见于明代《奇效》中载有"青盐炒，去青盐"；《宝元》曰："麸炒，去皮脐"；《普济方》记："蛤粉炒"；《奇效》"石灰炒埋"；《景岳》首次载有附子清炒的方法，曰："切，略炒燥"；清代《条辨》中记："生附子炒黑"；《本草述》中载："锉碎，炒黄色"。

附子清水浸法始见于《圣惠方》；《通玄》中还载有沸汤浸法，在此之前就有加入液体辅料浸泡的方法；唐代《千金》中记载"煻灰炮、蜜炙黄"；《证类》有"醋浸泡"；《普济方》有"盐水"；《理例》有"童便"；《景岳》载："用甘草盖以附子之性急得甘草而后缓，附子之性毒得甘草而后解，附子之性走得甘草而后益心脾，附子之性散得甘草而后调营卫"，故有"甘草汁浸数日，捻之软透入锅内炒至将干，口嚼尚有辣味是其度也"；《新编》亦有"甘草水浸"的记载。

附子清水煮法始见于《普济方》，此外还有加辅料共煮的方法，宋代《总录》："附子四两炮裂去皮脐，趁热切作片子厚薄如钱，用生姜半斤取汁，以慢火煮附子令汁尽焙干"；《三因》中"去皮脐，黑豆半斤，入瓷瓶内慢火煮，以附子烂为度"；《痘疹方》载有"童便煮"；《准绳》载有"盐水煮"；《霍乱》有"甘草水煮"。

附子的蒸制始载于清代《握灵》曰："去皮蒸过"。

表1　附子炮制历史沿革简况

朝代	沿用方法	新增方法	文献出处
南北朝		夫修事十两，于文武火中炮，令皴坼者去之，用刀刮上孕子，并去底尖，微细劈破，于屋下午地上掘一坑，可深一尺，安于中一宿，至明取出，焙干用。夫欲炮者，灰火勿用杂木灰，只用柳木最妙	《雷公》
唐代		纸裹煨制	《理伤》
		煻灰炮、蜜炙	《千金》
		醋浸泡	《证类》
		盐水制	《普济方》
		童便制 甘草汁浸数日，捻之软透入锅内炒至将干，口嚼尚有辣味是其度也	《理例》 《景岳》
宋代		附子四两炮裂去皮脐，趁热切作片子厚薄如钱，用生姜半斤取汁，以慢火煮附子令汁尽焙干	《总录》
	童便煮	去皮脐，黑豆半斤，入瓷瓶内慢火煮，以附子烂为度	《三因》 《痘疹方》
		炭火内烧令黑勿令药过，取出用盆子盖之，候冷细研	《圣惠方》
明代		青盐炒，去青盐	《奇效》
清代		去皮蒸过	《握灵》
		生附子炒黑	《条辨》

附子炮制历史沿革的考证，炮制方法很多，其中一些方法因其不科学性现在已不用如：童便制、蜜炙等，有些方法在流传中得到改进如火炮现演变为砂烫或微波加热制备炮附

片或炮附子。现今主要的炮制方法有盐制、浸泡、煮制、蒸制、砂炒等。

（二）附子饮片药典及地方炮制规范

表2 《中国药典》及各地炮制规范收载的附子炮制方法

药典及规范	炮制方法
《中国药典》（1963 年版）	盐附子 过箩去盐即得 淡附片 取盐附子，清水浸漂，每日换水 2～3 次，至盐分漂尽。与甘草黑豆加水共煮透心，至切开后口尝无麻舌感时，取出，除去甘草、黑豆，刮去皮，切为两半，置锅内加水煮约 2 小时，煮透后取出，晒晾，反复闷润数次，润透后切片，晒干即得。每 100kg 盐附子，用甘草 5kg，黑豆 10kg 炮附子 取附子，用水洗净，浸泡一夜，除去皮、脐，切片，再用水泡至口尝无麻舌感为度，用姜汤浸 1～3 天，捞出蒸熟，在焙至七成干，倒入锅内用武火炒至鼓起，取出，放凉即得或置铁丝网上在炽炭上反复炮至微鼓裂，倒出放凉即得
《中国药典》（1977 年版）	附片 黑顺片、白附片直接入药 淡附片 取盐附子，清水浸漂，每日换水 2～3 次，至盐分漂尽。与甘草黑豆加水共煮透心，至切开后口尝无麻舌感时，取出，除去甘草、黑豆，切薄片，晒干。每 100kg 附子，用甘草 5kg、黑豆 10kg 炮附片 取附片，照烫法，用砂烫至体积膨胀并微变色
《中国药典》（1985 年版） 《中国药典》（1990 年版） 《中国药典》（1995 年版） 《中国药典》（2000 年版） 《中国药典》（2005 年版）	附片 黑顺片、白附片直接入药 淡附片 取盐附子，清水浸漂，每日换水 2～3 次，至盐分漂尽。与甘草黑豆加水共煮透心，至切开后口尝无麻舌感时，取出，除去甘草、黑豆，切薄片，晒干。每 100kg 附子，用甘草 5kg，黑豆 10kg 炮附片 取附片，照烫法，用砂烫至鼓起并微变色
《中国药典》（2010 年版） 《中国药典》（2015 年版）	附片 （黑顺片、白附片）直接入药 淡附片 取盐附子，用清水浸漂，每日换水 2～3 次，至盐分漂尽，与甘草、黑豆加水共煮透心，至切开后口尝无麻舌感时，取出，除去甘草、黑豆，切薄片，晒干。每 100kg 盐附子，用甘草 5kg、黑豆 10kg。呈纵切片，上宽下窄，长 1.7～5cm，宽 0.9～3cm，厚 0.2～0.5cm。外皮褐色。切面褐色，半透明，有纵向导管束。质硬，断面角质样 炮附片 取附片，照烫法用砂烫至鼓起并微变色。形如黑顺片或白附片，表面鼓起黄棕色，质松脆
《山东省中药炮制规范》（2002 年版）	附片 将黑顺片、白附片，去净杂质，直接入药 生白附子 去净杂质，洗净，晒干
《云南省中药饮片炮制规范》（1986 年版）	制附片 原药经产地加工成片，捡净杂质即可 胆炙附片 每千克炙附片用猪胆汁 0.5kg，兑沸水适量（忌用生水），先将附片放入锅内炒热，边炒边洒胆水，炒至均匀吸透，水干呈黄褐色取出，即可 砂炒附片 先将河砂放入锅中炒热，倒入附片不断拌炒，炒至附片发泡呈黄色时，取出，筛去砂即可（该炮制法适用于中成药制剂及单独附子研粉服用）
《上海市中药饮片炮制规范》（2008 年版）	盐附子 用时将原药除去杂质，洗净，拭干，切薄片 熟附片 将盐附子洗净，漂去咸味，置锅内，加水和豆腐同煮，至口嚼无麻感，除去豆腐，摊晾至外干内润，切薄片，晾干，筛去灰屑 来货片子（附片、黑顺片） 将原药除去杂质，略浸，润透，置锅内，加水和豆腐同煮，至口嚼无麻感，除去豆腐，摊晾至外干内润，切薄片，晾干，筛去灰屑。每盐附子或附片、黑顺片 100kg，用豆腐 10kg 白附片 将原药除去杂质，筛去灰屑 黄附块 将原药除去杂质，筛去灰屑
《福建省中药炮制规范》（1988 年版）	附片 取黑顺片、白附片，除去杂质 淡附片 取盐附子，用清水浸泡，每日换水 2～3 次，漂尽盐分，与甘草黑豆液共煮透心，至切开后口尝无麻舌感时取出，切薄片，晒干。每附片 100kg，用甘草 5kg、黑豆 10kg 炮附片 取附片，照烫法用砂烫至鼓起并微变色
《贵州省中药饮片炮制规范》（2005 年版）	附片 黑顺片、白附片直接入药 淡附片 取盐附子，清水浸漂，每日换水 2～3 次，至盐分漂尽。与甘草黑豆加水共煮透心，至切开后口尝无麻舌感时，取出，除去甘草、黑豆，切薄片，晒干。每 100kg 附子，用甘草 5kg、黑豆 10kg

七画

续表

药典及规范	炮制方法
《江苏省中药饮片炮制规范》（1980 年版）	黑顺片、白附片　将黑顺片、白附片（黄附片）拣去杂质，打成黄豆大小碎块 淡附片　取盐附子清水浸漂，每日换水 2～3 次，至盐分漂尽。与甘草黑豆加水共煮透心，口尝微有麻辣感时，取出，除去甘草、黑豆，切薄片，干燥。每盐附子 100kg，用甘草 5kg、黑豆 10kg
《湖南省中药饮片炮制规范》（2010 年版）	黑顺片　取原药材(泥附子)，按大小分别洗净，浸入食盐胆巴水溶液中数日，连同浸液煮至透心，捞出，水漂，纵切成厚片，再用水浸漂，用调色液使附片染成浓茶色，取出，蒸至出现油面、光泽后，烘至半干，再晒干或烘干。习称“黑顺片” 白附片　选择个大均匀的原药材（泥附子），洗净，浸入食盐胆巴水溶液中数日，连同浸液煮至透心，捞出，剥去外皮，纵切成厚片，用水浸漂，取出，蒸透，晒干。习称“白附片” 淡附片　取盐附子，用清水浸泡，每日换水 2～3 次，至盐分漂尽，与甘草、黑豆加水共煮透心，至切开后口尝无麻舌感时，取出，除去甘草、黑豆，切薄片，晒干。每附片 100kg，用甘草 5kg、黑豆 10kg 炮附片　取黑顺片，照烫法用砂烫至鼓起并微变色。柜内烘干，取出，放凉，筛去灰屑即得
《河南省中药材炮制规范》（1983 年版）	生附片　拣去杂质，清水洗净，捞出，晒干 淡附片　取盐附子，用清水浸泡，每日换水 2～3 次，泡至无咸味为度，捞出，置锅内，加甘草，黑豆同煮，煮至口尝无麻辣感为度，取出，除去甘草、黑豆，刮去皮，切开两半，再置锅内，加水适量，煮透，取出，晾至半干，切极薄的顶刀片，晾干。每 500g 盐附子，用甘草、黑豆各 30g 附片　取白附片、黑顺片，拣去杂质，清水洗净，捞出，润透或置笼内蒸透后切极薄的顶刀片，晒干 炮附片　取生附子，清水洗净，浸泡一夜，除去皮、脐，润透后切顺刀片 2mm 厚，再用水浸泡至口尝稍有麻辣感为度，取出，用姜汤浸 1～3 天，捞出，蒸熟，在焙至七成干，倒入锅内用武火炒至鼓起，取出，放凉，或取黑顺片、白附片置锅内用武火炒至鼓起，取出，放凉。每 500g 附子，用生姜 150g。浸泡时，附子需低于水面 30cm，夏秋天防止太阳晒，否则易腐烂，必要时可加白矾少许，以防腐烂。黑顺片、白附片在配方投料时，应加以检查，如有麻辣感，应再进行炮制，方可应用
《浙江省中药炮制规范》（2005 年版）	附片　黑顺片、白顺片：原药应用 淡附片　①取盐附子，用清水浸漂至咸味基本消失，与豆腐加水共煮至内无白心，口尝微具麻舌感时，取出附子，刮去外皮，晾至半干，切厚片，干燥。每盐附子 100kg，用豆腐 25kg。②取盐附子，用清水浸漂至盐分漂尽，与甘草、黑豆加水共煮透心，至切开后口尝无麻舌感时，取出，切薄片，晒干。每盐附子 100kg，用甘草 5kg、黑豆 10kg
《江西省中药饮片炮制规范》（2008 年版）	附片　黑顺片、白附片直接入药 淡附片　取盐附子，清水浸漂，每日换水 2～3 次，至盐分漂尽。与甘草黑豆加水共煮透心，至切开后口尝无麻舌感时，取出，除去甘草、黑豆，切薄片，晒干。每 100kg 附子，用甘草 5kg、黑豆 10kg 炮附片　①取附片，照烫法用砂烫至鼓起并微变色。②取白附片，用砂炒至体积膨胀、表面黄白色为度，取出筛去砂，放凉 熟附片　取盐附子，用清水漂 3 天。每天换水 2～3 次，至盐分去尽后，用刀刮去外皮，清水漂净，横切 0.3～0.5cm 厚片；再用米泔水漂 1 天，清水漂 2～3 天，放人木甑内，大片放木甑中间，小片放木甑周围，蒸 6～8 小时，至表面露有油质，倒入竹筛内，平铺，用扇子扇风至其表面“结面”，用文火烘干 煨附子　取盐附子，洗净，用清水浸漂 7～10 天，每天换水 2～3 次，至盐分去尽，取出。晾干，然后均匀平铺于干净烧过的细糠灰中，上面覆盖一层净生姜片，生姜片上覆盖 2 张草纸，纸上再铺一层净细糠灰，4～5cm 厚，灰上平铺少量稻草、干糠壳，然后再于四角点火引燃，2～3 天后，待糠烬灰冷，取出附子，再蒸 8～10 小时，至口尝无或微有麻舌感时，取出，日摊夜闷至半干，切纵薄片，晾干。每 100kg 盐附子，用生姜 12kg（建昌帮）
《安徽省中药饮片炮制规范》（2005 年版）	附片　取黑顺片、白附片，除去杂质，直接入药 淡附片　取盐附子，用清水浸漂，每日换水 2～3 次，至咸味漂尽，取出，与甘草、黑豆加水同煮透心，至切开后口尝无麻舌感时，取出，除去甘草、黑豆，切薄片，干燥，筛去碎屑。每 100kg 盐附子，用甘草 5kg、黑豆 10kg 炮附片　取净附片，照砂烫法，烫至体积膨胀并微变色

续表

药典及规范	炮制方法
《北京市中药饮片炮制规范》（2008 年版）	附片　黑顺片、白附片直接入药
《广东省中药饮片炮制规范》（2011 年版）	附片　黑顺片、白附片直接入药 炮附片　将砂子用武火炒至滑利轻松时，投入净附片炒至体积膨胀，呈深黄褐色，有焦香气时，取出，筛去砂子，放凉 淡附片　取净盐附子，洗净，用水浸漂 5～7 天，每天早、中、晚换水各 1 次，每次换水要冲净残水，放入清水，至盐分漂尽后，用甘草、黑豆（打碎），置锅内加水适量煮 6～8 小时至透心，切开口尝无麻辣感为度，取出，除去甘草、黑豆残渣，放凉，切薄片，晒干。每附子 100kg，用甘草 5kg、黑豆 10kg
《全国中药炮制规范》（1988 年版）	附片　黑顺片、白附片直接入药 炮附片　取砂子置锅内，用武火炒热，加入净附片，拌炒至鼓起并微变色，取出，筛去砂子放凉 淡附片　取净盐附子，用清水浸漂，每日换水 2～3 次，至盐分漂尽，与甘草、黑豆加水共煮透心，至切开后口尝无麻舌感时，取出，除去甘草，黑豆，切薄片，干燥。每盐附子 100kg，用甘草 5kg、黑豆 10kg

历版药典主要收载了附片、淡附片、炮附片，并逐渐完善了质量评价指标，但泡胆巴时间、煮制时间、蒸制时间、加水量、浸漂时间各地并无统一的规定。煮制时间大多以“切开后口尝无麻舌感时”为判断的依据，缺乏量化指标。因此有必要对泡胆巴时间、煮制时间、蒸制时间、加水量、浸漂时间进行考察，优选最佳的工艺参数，并制定标准的操作规程。

各省市收载的附子炮制方法对比，主要有黑顺片、白附片、淡附片、生附片、煨附片等炮制品。黑顺片、白附片、淡附片为炮制规范收载的常用品种。附子各地炮制方法基本相同，但泡胆巴时间、煮制时间、蒸制时间、加水量、浸漂时间各地并无统一的规定。煮制时间大多以“切开后口尝无麻舌感时”为判断的依据，缺乏量化指标。

（三）附子饮片现代炮制研究

附子主要含有水溶性生物碱和脂溶性生物碱两类。而双酯型生物碱：如新乌头碱、次乌头碱和乌头碱是其主要的毒性成分，经炮制发生水解作用，转化为相应的单酯型生物碱：苯甲酰新乌头原碱、苯甲酰次乌头原碱、苯甲酰乌头原碱，毒性降低。因此，附子在炮制过程中，由于漂、浸、煮等操作程序，使生物碱类被水解或分解是附子炮制减毒的主要原理[1]。

周林[2]采用高效液相色谱法分析附子不同炮制品中6个生物碱的含量，研究《中国药典》炮制法、蒸制法、炒制法之间的差异。结果发现蒸制法、炒制法与《中国药典》炮制法一样，具有相同的炮制减毒能力，但蒸制法和炒制法又能增加毒性小、疗效好的单酯型生物碱类的量，优于《中国药典》炮制法。

有研究表明，白附片、黑附片的总生物碱含量下降为原生药的1/9～1/6，而双酯型乌头碱类生物碱的含量只相当于原药的1/100左右，盐附子总生物碱与上述附片类似，而双酯型生物碱含量明显高于白附片、黑附片[3]。

杨明等[4]用微波炮制附子。先将净附子去皮后，入50%老水中浸泡10～15小时，再换清水浸漂20～24小时。如此反复2～4次的水处理制成淡附子。再经蒸制10～20分钟晾干或烘干后，选用2450MHz或915MHz的微波机进行辐射干燥，制得含水量为10%以下的附子。该法生产效率高，易控制火候，成本低，制得附子毒性低，药效好。

刘惠茹[5]采用均匀实验设计方法，对样品进行含量测定及薄层限量测定，对主要因素进行分析，优化出附子最佳产地加工炮制工艺为鲜附子加0.1%胆巴，加水煎煮3小时，漂2天，蒸2小时，炮制时间可缩短8天，该学者认为该方法可量化指标，简化工艺，缩短时间，便于操作。

王莉等[6]采用加压加热的方法，先将附子洗净，浸入食用胆巴水中数日，经漂洗切片后，在110℃、0.7kg/cm^{2}条件下蒸30分钟干燥即得。此法既可破坏毒性成分生物碱、保留强心成分，又可简化工艺、节省时间。

王昌利等[7]对附子蒸制时间与总生物碱以及酯型生物碱含量的研究表明，随着加热时间的延长，附子总生物碱含量逐渐降低，在0～4小时内总生物碱含量降低率无明显差异，4～8小时总生物碱含量降低率很小，8小时后呈下降趋势。附子酯型生物碱含量在蒸制过程中逐渐下降，在加热10～12小时后含量趋于稳定，蒸制10小时附子中总生物碱含量较高，酯型生物碱含量则较低。

方莉[8]研究优选附子的高压蒸制工艺，以双酯型生物碱含量、总生物碱含量及外观质量为综合评价指标，对高压蒸制时间、压力及软化方式3个因素进行考察，采用$L_9(3^4)$正交试验法优选附子的高压蒸制工艺。结果发现附子经润湿法处理后，0.10MPa压力下蒸制150分钟为最佳工艺。该优选的工艺简便、易行、可控，可作为代替附子传统炮制工艺的新方法。

舒晓艳[9]通过高压蒸煮法炮制附子，测定炮制前后总生物碱、乌头碱、水浸出物和醇浸出物含量的变化，认为高压蒸煮法最佳工艺为附子在蒸汽压为0.10MPa，温度为121℃下蒸制30分钟。

盐附子采用盐浸，其目的是降低毒性。淡附片是盐附子去盐后再用甘草黑豆制，甘草有调和药性，解毒的功效，以附子之性急得甘草而后缓，附子之性毒，得甘草而后解，起到减毒的作用；用黑豆起增效减毒的作用。

苗艳萍等[10]研究认为盐附子最佳去盐方法为：取盐附子个子货，称重，用3倍量水漂洗至表面无盐分，去盐水，再加3倍量水漂洗，反复2次，取出盐附子，加入3倍量水，超声（低温、50Hz）5分钟，去水后再向附片中加入3倍量水，反复12次，取出附子切片，70℃烘5小时，得干燥的饮片。

（四）附子饮片炮制工艺研究总结

1. 历史文献 以盐制、浸泡、煮制、蒸制、砂炒为最常见。

2. 历版《中国药典》 以附片、淡附片、炮附片为最常用。

3. 各省市炮制规范 以附片、淡附片、炮附片为最常用。

4. 现代研究文献 以附片、淡附片、炮附片为最常用。

综合上述研究结果，制定附子的炮制工艺为：

黑顺片 取附子（泥附子），大小分档，除去杂质，洗净，浸入胆巴的水溶液中数日，连同浸液煮至透心，捞出，水漂，纵切成5～6mm的厚片，再用水浸漂，用调色液使附片染成浓茶色，取出，蒸至出现油面、光泽后，烘至半干，再晒干或继续烘干，即得。

白附片 选择大小均匀的泥附子，洗净，浸入胆巴的水溶液中数日，连同浸液煮至透心，捞出，剥去外皮，纵切成厚约0.3cm的片，用水浸漂，取出，蒸透，晒干，即得。

盐附子 选择个大、均匀的泥附子，洗净，浸入胆巴的水溶液中过夜，再加食盐，继续浸泡，每日取出晒晾，并逐渐延长晒晾时间，直至附子表面出现大量结晶盐粒（盐霜）、体质变硬为止，即得。

淡附片 取盐附子，用清水浸漂，每日换水2～3次，至盐分漂尽，与甘草、黑豆加水共煮透心，至切开后口尝无麻舌感时，取出，除去甘草，黑豆，切薄片，晒干，即得。每100kg盐附子，用甘草5kg、黑豆10kg。

炮附片 取洁净油砂置炒制容器内，武火炒制滑利状态，加入附片，翻炒至鼓起并微变色，取出，筛去油砂，放凉，即得。

参考文献

[1] 王昌利, 杨景亮, 雷建林, 等. 附子炮制机理及制品药效毒理研究[J]. 现代中医药, 2009, 29(1): 53-54.

[2] 周林, 任玉珍, 杜杰, 等. 附子不同炮制方法比较分析[J]. 中国现代中药, 2013, 15(2): 135-139.

[3] 陈璐. 药品侵权责任研究[M]. 北京:法律出版社, 2010: 160.

[4] 杨明, 徐楚江, 邹文铨. 附子炮制新方法[J].中国中药杂志, 1992, 6: 17.

[5] 刘惠茹, 卢竟, 李萍. 附子产地加工炮制方法的改革探讨[J]. 陕西中医, 2007, 28(4): 481-482.

[6] 王莉, 张振东, 杨又华. 附子炮制研究概况[J]. 中药研究, 1994, 10(1): 63.

[7] 王昌利, 雷建林, 张军武, 等. 炮制条件对附子总生物碱及酯型生物碱含量影响的动态研究[J]. 陕西中医学院学报, 2009, 32(2): 61.

[8] 方莉, 林华, 邓广海, 等. 正交试验法优选附子高压蒸制工艺[J]. 中国实验方剂学杂志, 2012, 18(23): 20-24.

[9] 舒晓燕, 赵祥升, 侯大斌, 等. 两种炮制方法对附子品质的影响[J]. 湖北农业科学, 2009, 48(3): 704-706.

[10] 苗艳萍, 李超英, 许衬心, 等. 盐附子去盐方法及其工艺研究[J]. 中药材, 2011, 34(11): 1684-1686.

Ji nei jin

鸡内金

药材来源 本品为雉科动物家鸡*Callus gallus domesticus* Brisson的干燥沙囊内壁。

采收加工 杀鸡后，取出鸡肫，立即剥下内壁，洗净，干燥。一年四季均可采收。

鸡内金饮片炮制规范

【饮片品名】鸡内金、砂炒鸡内金、清炒鸡内金、醋鸡内金。

（一）鸡内金

【饮片来源】本品为鸡内金药材经净制、干燥后的炮制品。

【炮制方法】洗净，干燥。

【饮片性状】本品为不规则卷片，厚约2mm。表面黄色、黄绿色或黄褐色，薄而半透明，具明显的条状皱纹。质脆，易碎，断面角质样，有光泽。气微腥，味微苦。

【质量控制】

检查 水分 不得过15.0%（第二法）。

总灰分 不得过2.0%。

浸出物 照醇溶性浸出物测定法项下的热浸法测定，用稀乙醇作溶剂，不得少于7.5%。

（二）砂炒鸡内金

【饮片来源】本品为鸡内金砂炒后的炮制品。

【炮制方法】取净河砂置炒制容器内，用武火加热至河砂达210～220℃，并保持砂温稳定，投入净鸡内金，不断翻炒约一分钟，至鼓起卷曲，酥脆，呈黄白色或深黄色时取出，筛去河砂。每100kg鸡内金，用砂4000kg。

【饮片性状】本品表面暗黄褐色或焦黄色，用放大镜观察，显颗粒状或微细泡状。轻折即断，断面有光泽。

【质量控制】

检查、浸出物 同鸡内金。

（三）清炒鸡内金

【饮片来源】本品为鸡内金清炒后的炮制品。

【炮制方法】将净鸡内金压成碎块，炒制容器文火预热至200～210℃，投入大小均匀鸡内金碎块，不断翻炒约一分钟，至鼓起，呈深黄色，取出，干燥。

【饮片性状】同砂炒鸡内金。

（四）醋鸡内金

【饮片来源】本品为鸡内金醋炒后的炮制品。

【炮制方法】将净鸡内金压成碎块，炒制容器文火预热至200～210℃，投入大小均匀鸡内金碎块，不断翻炒约一分钟，至鼓起，呈深黄色，喷醋，再炒干，取出，放凉。每100kg鸡内金饮片，用醋15kg。

【性味与归经】甘，平。归脾、胃、小肠、膀胱经。

【功能与主治】健胃消食，涩精止遗，通淋化石。用于食积不消，呕吐泻痢，小儿疳积，遗尿，遗精，石林涩痛，胆胀胁痛。

【用法与用量】3～10g。

【贮藏】置阴凉干燥处，防蛀。

鸡内金饮片炮制操作规程

（一）鸡内金

1．产品概述

（1）品名　鸡内金。

（2）规格　不规则卷片。

2．生产依据　按照《中国药典》2015年版一部有关工艺要求及标准，以及拟定的饮片品种炮制工艺执行。

3．工艺流程　洗净，干燥。

4．炮制工艺操作要求

（1）挑选　除去杂质。

（2）洗润　洗净。

（3）干燥　烘干。

（4）包装　复合袋手工包装，包装损耗应不超过1.0%。

5．原料规格质量标准　符合《中国药典》2015年版一部鸡内金药材项下的相关规定。

6．成品质量标准　符合本规范鸡内金饮片项下的相关规定。

7．成品贮存及注意事项　置通风干燥处，防蛀。

8．工艺卫生要求　符合中药饮片GMP相关工艺卫生要求。

9．主要设备　热风循环烘箱等设备。

（二）砂炒鸡内金

1．产品概述

（1）品名　炒鸡内金。

（2）规格　不规则卷片。

2．生产依据　按照《中国药典》2015年版一部有关工艺要求及标准，以及拟定的饮片品种炮制工艺执行。

3．工艺流程　取净河砂置炒制容器内，用武火加热至河砂达210～220℃，并保持砂温稳定，投入净鸡内金，不断翻炒约一分钟，至鼓起卷曲，酥脆，呈黄白色或深黄色时取出，筛去河砂。

4．炮制工艺操作要求

（1）加辅料　取净河砂置炒药机内。

（2）加热　中火加热至河砂温度达210～220℃，并保持砂温稳定。

（3）投料　待河砂温度在210～220℃保持稳定时，投入净鸡内金。

（4）炒制　不断翻埋至鸡内金鼓起卷曲，酥脆，呈黄白色或深黄色时取出。

（5）过筛　筛去河砂，放凉。每100kg鸡内金，用河砂4000kg。

（6）包装　复合袋手工包装，包装损耗应不超过1.0%。

5．原料规格质量标准 符合本规范鸡内金饮片项下的相关规定。

6．成品质量标准 符合本规范砂炒鸡内金饮片项下的相关规定。

7．成品贮存及注意事项 置通风干燥处，防蛀。

8．工艺卫生要求 符合中药饮片GMP相关工艺卫生要求。

9．主要设备 炒药机、振动筛、包装机等设备。

（三）炒鸡内金

1．产品概述

（1）品名 炒鸡内金。

（2）规格 不规则卷片。

2．生产依据 按照《中国药典》2015年版一部有关工艺要求及标准，以及拟定的饮片品种炮制工艺执行。

3．工艺流程 将净鸡内金压成碎块，炒制容器文火预热至200～210℃，投入大小均匀鸡内金碎块，不断翻炒约一分钟，至鼓起，呈深黄色，取出，干燥。

4．炮制工艺操作要求

（1）加热 炒药机中火预热至200～210℃。

（2）炒制 将净鸡内金压成碎块，投入大小均匀鸡内金碎块，炒至鸡内金鼓起，呈深黄色时取出，放凉。

（3）过筛 将炒鸡内金置振动筛中，筛去粉末，药屑。

（4）包装 复合袋手工包装，包装损耗应不超过1.0%。

5．原料规格质量标准 符合本规范炒鸡内金饮片项下的相关规定。

6．成品质量标准 符合本规范炒鸡内金饮片项下的相关规定。

7．成品贮存及注意事项 置通风干燥处，防蛀。

8．工艺卫生要求 符合中药饮片GMP相关工艺卫生要求。

9．主要设备 炒药机、振动筛、包装机等设备。

（四）醋鸡内金

1．产品概述

（1）品名 醋鸡内金。

（2）规格 不规则卷片。

2．生产依据 按照《中国药典》2015年版一部有关工艺要求及标准，以及拟定的饮片品种炮制工艺执行。

3．工艺流程 将净鸡内金压成碎块，炒制容器文火预热至200～210℃，投入大小均匀鸡内金碎块，不断翻炒约一分钟，至鼓起，呈深黄色，喷醋，再炒干，取出，放凉。每100kg鸡内金饮片，用醋15kg。

4．炮制工艺操作要求

（1）加热 炒药机中火预热至200～210℃。

（2）醋炙 将净鸡内金压成碎块，投入大小均匀鸡内金碎块，炒至鸡内金鼓起，呈深黄色时，喷醋，再炒干，取出，放凉。每100kg净鸡内金，用醋15kg。

（3）过筛 将醋鸡内金置振动筛中，筛去粉末，药屑。

（4）包装 复合袋手工包装，包装损耗应不超过1.0%。

5．原料规格质量标准 符合本规范醋鸡内金饮片项下的相关规定。

6．成品质量标准 符合本规范醋鸡内金饮片项下的相关规定。

7．成品贮存及注意事项 置通风干燥处，防蛀、防潮。

8．工艺卫生要求 符合中药饮片GMP相关工艺卫生要求。

9．主要设备 炒药机、振动筛、包装机等设备。

鸡内金饮片炮制规范起草说明

（一）鸡内金炮制方法历史沿革

1．净制　“洗净”《博济》。

2．切制　“哎咀”“捣”《千金》、“细锉”《圣惠方》、“研”《博济》。

3．干燥　“暴干”《千金》、“阴干”《外台》、“晒干”《总录》。

4．炒制

（1）炒　“熬”《外台》。

（2）焙制　“焙”《博济》。

（3）麸炒　“麸炒”《三因》。

（4）烧制　“煅”《疮疡》。

（5）煨法　“煨”《普济》。

5．蒸制　“蒸”《千金》。

6．炙法　“炙”《外台》、“蜜炙”《总录》、“酒炒”《景岳》、“猪胆汁浸炙”《大成》。

历代炮制历史沿革见表1。

表1　鸡内金炮制历史沿革简况

朝代	新增方法	文献出处
南北朝	哎咀 烧存性	《鬼遗》 《洪氏》
唐朝	煮汁、治下筛、蒸、捣 暴干、阴干、熬、炙	《千金》 《外台》
宋朝	细剉、炒 净洗、焙、研 蜜炙、晒干 麸炒	《圣惠方》 《博济》 《总录》 《三因》
元朝	煅	《疮疡》
明朝	煨 去秽净 酒炒	《普济方》 《保元》 《景岳》
清朝	猪胆汁浸炙 磨粉	《大成》 《全生集》

从古代文献资料可以看出，历史上鸡内金常用的炮制方法有烧制、炙法、焙制和炒制，通过查阅历版药典及地方炮制规范，现代鸡内金的炮制方法多是净制、炒制和醋制。鸡内金经过炒制和醋制之后均使鸡内金质地变的酥脆，易于粉碎，并且炒制后的鸡内金增强健脾消积作用，而醋鸡内金则增强疏肝助脾作用。

（二）鸡内金饮片药典及地方炮制规范

表2　《中国药典》及各地炮制规范收载的鸡内金炮制方法

药典及规范	炮制方法
《中国药典》（1977年版）	鸡内金　洗净，干燥 炒鸡内金　取净鸡内金，照清炒法炒至鼓起
《中国药典》（1985年版）	鸡内金　洗净，干燥 醋鸡内金　取净鸡内金，压碎，照清炒法炒至鼓起，喷醋，取出，干燥。每100kg鸡内金，用醋15kg
《中国药典》（1990年版） 《中国药典》（1995年版） 《中国药典》（2000年版） 《中国药典》（2005年版） 《中国药典》（2010年版） 《中国药典》（2015年版）	鸡内金　洗净，干燥 炒鸡内金　取净鸡内金，照清炒或砂炒法炒至鼓起 醋鸡内金　取净鸡内金，照清炒法炒至鼓起，喷醋，取出，干燥。每100kg鸡内金，用醋15kg

续表

药典及规范	炮制方法
《北京市中药饮片炮制规范》（2008 年版）	鸡内金　取原药材，除去杂质，洗净，干燥，加工成小块 焦鸡内金　取鸡内金块，置热锅内，用中火炒至卷边鼓起，呈焦褐色时，喷淋米醋，炒干，取出，晾凉。每 100kg 鸡内金块，用米醋 15kg 醋鸡内金　取鸡内金块，置热锅内，用文火炒至卷边鼓起，呈暗黄褐色时，喷淋米醋，炒干，取出，晾凉。每 100kg 鸡内金块，用米醋 15kg
《上海市中药饮片炮制规范》（2005 年版）	生鸡内金　将原药除去杂质，洗净，干燥，筛去灰屑 砂炒（砂炙）鸡内金　将生鸡内金分档，将洁净的粗黄砂或铁砂置锅内，炒至烫手，加入生鸡内金不断翻动拌炒，至松胖鼓起，筛去河砂；洗净，干燥；拣出未松胖者（可复炒）筛去灰屑 鸡内金炭　取生鸡内金，至烧热的锅内，用文火炒至焦褐色，筛去灰屑
《江西省中药饮片炮制规范》（2008 年版）	鸡内金　洗净，干燥 炒鸡内金　①取净鸡内金，置锅内快速炒动，使之受热均匀，至表面鼓起，取出放凉。②取净鸡内金，入砂中炒至发泡卷曲，取出，筛去砂 醋鸡内金　取净鸡内金置锅内，用文火炒至鼓起，喷醋，取出，干燥。每 100kg 鸡内金，用醋 15kg
《贵州省中药饮片炮制规范》（2005 年）	鸡内金　取原药材，洗净，干燥 炒鸡内金　取河砂置锅内，用武火炒热后，投入净鸡内金，不断翻埋烫炒，烫至黄褐色鼓起，取出，筛去河砂，放凉 醋鸡内金　取河砂置锅内，用武火炒热后，投入净鸡内金，不断翻埋烫炒，烫至鼓起，筛去河砂，喷醋，取出，干燥。每 100kg 鸡内金，用醋 15kg
《湖南省中药饮片炮制规范》（2010 年版）	鸡内金　取原药材，洗净，干燥 炒鸡内金　取净鸡内金，照河砂烫法炒至鼓起 醋鸡内金　取净鸡内金，照河砂烫法炒至鼓起，喷醋，取出，干燥。每 100kg 鸡内金，用醋 15kg
《湖北省中药饮片炮制规范》（2009 年版）	鸡内金　除去杂质，洗净，干燥 炒鸡内金　取鸡内金置热锅中，用中火加热，不断翻炒至鼓起，取出放凉 醋鸡内金　取鸡内金置热锅中，用中火加热，不断翻炒至鼓起，喷醋，取出，干燥。每 100kg 鸡内金，用醋 15kg 盐鸡内金　将鸡内金置锅内用文火炒至鼓起，喷洒适量盐水，炒干，取出，干燥
《河南省中药饮片炮制规范》（2005 年版）	鸡内金　洗净，干燥 炒鸡内金　取净鸡内金置热锅中，用中火加热，不断翻炒至鼓起，取出，放凉 醋鸡内金　取净鸡内金置热锅中，用中火加热，不断翻炒至鼓起，喷醋，取出，干燥。每 100kg 鸡内金，用醋 15kg

对《北京市中药饮片炮制规范》2008年版等7个地方炮制规范中鸡内金的炮制方法进行整理，通过各省中收载的鸡内金炮制方法对比发现鸡内金在各省地方规范中的炮制品种差异很大，主要有鸡内金、炒鸡内金、砂烫鸡内金、醋鸡内金等炮制品。其中鸡内金炭只收载个别规范中。鸡内金、炒鸡内金、砂烫鸡内金、醋鸡内金为炮制规范收载的常用品种（≥4个）。

炒鸡内金、砂烫鸡内金、醋鸡内金各地炮制方法基本相同，但炒制时间、炒制温度等条件各地并无统一的规定。炒制时间大多以“烫至鼓起”为判断的依据，缺乏量化指标。炒制温度无明确要求。

（三）鸡内金饮片现代炮制研究

鸡内金的主要成分为胃激素，胃蛋白酶，类角蛋白，维生素，谷氨酸及天门冬氨酸等 17 种氨基酸。陆维承等[1]报道鸡内金采用不同炮制方法，其蛋白酶活力，淀粉酶活力和氨基酸含量不同，以砂烫法最低。黄开颜等[2]报道鸡内金经过炮制后，水溶性浸出物含量，蛋白质含量增加，而醇溶性浸出物含量降低，胃蛋白酶和淀粉酶活力降低。通过比较不同工艺对鸡内金浸出率影响发现，醋鸡内金水溶性浸出率最高比生品提高了63%。李传俊等报道鸡内金经炮制后氨基酸含量增加。董彩光等报道炮制后鸡内金中的生物无机元素含量多数增加，有害元素Pb降低。可见，通过炮制可以使鸡内金中有效成分升高而有毒成分降低，并且可以增加溶出率。

《中国药典》共收载清炒（焦鸡内金）、砂烫、米醋做辅料清炒（醋鸡内金）3 种炮制方法。鸡内金一般经砂烫或清炒后入药使用，现在通行的方法是砂烫。黄开颜等[2]报道砂烫鸡内金的工艺为取鸡内金，大小分档，另取砂子倒入锅内，用武火加热250℃砂锅内翻炒20秒。当炮制至发泡卷曲呈焦黄色时，迅速出锅，并立即筛去砂子即可。刁诗东等报道在砂烫之前将鸡内金样品放入50～60℃温水中，加入适量食用碱溶化，快速洗，捞出放入竹筛中，用清水洗净碱液，及时晒干或烘干，再砂烫，可以提高疗效。

张兴国等[3]报道采用红外方法炮制鸡内金。先将药材鸡内金净选，拣去杂质，然后置于不锈钢托盘上（不用大小分档），均匀摊开，厚度2～3cm。然后将远红外线烤箱的温度定位于200℃，当温度指针升至规定的温度时，把摊好鸡内金的托盘置于烤箱中，烘烤5分钟即可关掉电源，取出托盘。此时鸡内金金黄膨松、无烫死片、无焦片及炭化现象，完全符合《中国药典》炮制要求，若需要醋炙，可将托盘取出，均匀喷淋已稀释好的醋液，再放入远红外烤箱中加热1～2分钟，使其干燥，取出摊凉即可。

（四）鸡内金饮片炮制工艺研究总结

1. 历史文献　古代鸡内金的炮制方法，主要有烧制、炙制、焙制和炒制等。以炒制最为常见。生品以攻积祛瘀，化石通淋力强。砂炒后增强健脾消积的作用。醋鸡内金有疏肝助脾作用。

2. 历版《中国药典》　鸡内金的炮制方法有清炒、砂烫和醋炒法，不同的炮制方法对鸡内金的有效成分含量以及药效具有显著的影响。

3. 各省市炮制规范　主要有鸡内金、炒鸡内金、砂烫鸡内金、醋鸡内金等炮制品。炒鸡内金、砂烫鸡内金、醋鸡内金各地炮制方法基本相同，但炒制时间、炒制温度等条件各地并无统一的规定。炒制时间大多以“烫至鼓起”为判断的依据，缺乏量化指标。炒制温度无明确要求。

4. 现代研究文献　鸡内金饮片以净制、炒制和醋制为主。

综合上述研究结果，制定鸡内金的炮制工艺为：

鸡内金　杀鸡后，取出鸡肫，立即剥下内壁，洗净，干燥。

砂炒鸡内金　取净河砂置炒制容器内，用武火加热至河砂达210～220℃，并保持砂温稳定，投入净鸡内金，不断翻炒约一分钟，至鼓起卷曲，酥脆，呈黄白色或深黄色时取出，筛去河砂。每100kg鸡内金，用砂4000kg。

清炒鸡内金　将净鸡内金压成碎块，炒制容器文火预热至200～210℃，投入大小均匀鸡内金碎块，不断翻炒约一分钟，至鼓起，呈深黄色，取出，干燥。

醋鸡内金　将净鸡内金压成碎块，炒制容器文火预热至200～210℃，投入大小均匀鸡内金碎块，不断翻炒约一分钟，至鼓起，呈深黄色，喷醋，再炒干，取出，放凉。每100kg鸡内金饮片，用醋15kg。

七画

参考文献

[1] 陆维承. 鸡内金传统炮制工艺之我见[J]. 中国药业, 2006, 15(13): 61-62.

[2] 黄开颜, 曹丽冰. 鸡内金沙烫与微波处理的比较[J]. 中药材, 2002, 25(7): 475-476.

[3] 张兴国, 乔立新. 鸡内金炮制方法的改进[J].时珍国医国药, 2003, 14(9): 536, 554.

Ku xing ren

苦杏仁

药材来源　本品为蔷薇科植物山杏*Prunus armeniaca* L. var. ansu Maxim.、西伯利亚杏*Prunus sibirica* L.、东北杏*Prunus mandshurica* (Maxim.) Koehne或杏*Prunus armeniaca* L.的干燥成熟种子。

采收加工　夏季采收成熟果实，除去果肉及核壳，取出种子，晒干。

苦杏仁饮片炮制规范

【饮片品名】苦杏仁、烊苦杏仁。

（一）苦杏仁

【饮片来源】本品为苦杏仁药材经净制后的炮制品。

【炮制方法】取苦杏仁药材，用时捣碎。

【饮片性状】本品呈扁心形。表面黄棕色至深棕色，一端尖，另端钝圆，肥厚，左右不对称，富油性。气微，味苦。

【质量控制】

鉴别　取本品粉末2g，置索氏提取器中，加二氯甲烷适量，加热回流2小时，弃去二氯甲烷液，药渣挥干，加甲醇30ml，加热回流30分钟，放冷，滤过，滤液作为供试品溶液。另取苦杏仁苷对照品，加甲醇制成每1ml含2mg的溶液，作为对照品溶液。照薄层色谱法试验，吸取上述两种溶液各3μl，分别点于同一硅胶G薄层板上，以三氯甲烷-乙酸乙酯-甲醇-水（15∶40∶22∶10）5～10℃放置12小时的下层溶液为展开剂，展开，取出，立即用0.8%磷钼酸的15%硫酸乙醇溶液浸板，在105℃加热至斑点显色清晰。供试品色谱中，在与对照品色谱相应的位置上，显相同颜色的斑点。

检查　过氧化值　不得过0.11。

含量测定　照高效液相色谱法测定。

色谱条件与系统适用性试验　以十八烷基硅烷键合硅胶为填充剂；以乙腈-0.1%磷酸溶液（8∶92）为流动相；检测波长为207nm。理论板数按苦杏仁苷峰计算应不低于7000。

对照品溶液的制备　取苦杏仁苷对照品适量，精密称定，加甲醇制成每1ml 含40μg的溶液，即得。

供试品溶液的制备　取本品粉末（过二号筛）约0.25g，精密称定，置具塞锥形瓶中，精密加入甲醇25ml，密塞，称定重量，超声处理（功率250W，频率50kHz）30分钟，放冷，再称定重量，用甲醇补足减失的重量，摇匀，滤过，精密量取续滤液5ml，置50ml量瓶中，加50%甲醇稀释至刻度，摇匀，滤过，取续滤液，即得。

测定法　分别精密吸取对照品溶液与供试品溶液各20μl，注入液相色谱仪，测定，即得。

本品含苦杏仁苷（$C_{20}H_{27}NO_{11}$）不得少于3.0%。

（二）烊苦杏仁

【饮片来源】本品为苦杏仁经烊制后的炮制品。

【炮制方法】取净苦杏仁适量，置10倍量的沸水中不断翻动至种皮舒展，捞出至冷水中稍浸，除去种皮，干燥，即得。

【饮片性状】本品呈扁心形。表面乳白色或黄白色，一端尖，另端钝圆，肥厚，左右不对称，富油性。有特异的香气，味苦。

【质量控制】**含量测定**　同苦杏仁，含苦杏仁苷（$C_{20}H_{27}NO_{11}$）不得少于2.4%。

鉴别、检查　同苦杏仁。

【性味与归经】苦，微温；有小毒。归肺、大肠经。

【功能与主治】降气止咳平喘，润肠通便。用于咳嗽气喘，胸满痰多，肠燥便秘。

【用法与用量】5～10g。生品入煎剂后下。

【注意】内服不宜过量，以免中毒。

八画

【贮藏】置阴凉干燥处，防蛀。

苦杏仁饮片炮制操作规程

（一）苦杏仁

1．产品概述

（1）品名　苦杏仁。

（2）规格　种子。

2．生产依据　按照《中国药典》2015年版一部有关工艺要求及标准，以及拟定的饮片品种炮制工艺执行。

3．工艺流程　取苦杏仁药材，用时捣碎。

4．炮制工艺操作要求

（1）筛选　用筛药机筛去碎末，碎末含量不超过3.0%。

（2）包装　用聚乙烯薄膜药用塑料包装袋密封包装，每袋500g，包装损耗应不超过2.0%。

5．原料规格质量标准　符合《中国药典》2015年版一部苦杏仁药材项下的相关规定。

6．成品质量标准　符合本规范苦杏仁饮片项下的相关规定。

7．成品贮存及注意事项　置通风干燥处，防蛀。

8．工艺卫生要求　符合中药饮片GMP相关工艺卫生要求。

9．主要设备　变频振动筛、包装机等设备。

（二）燀苦杏仁

1．产品概述

（1）品名　燀苦杏仁。

（2）规格　种仁。

2．生产依据　按照《中国药典》2015年版一部有关工艺要求及标准，以及拟定的饮片品种炮制工艺执行。

3．工艺流程　取净苦杏仁适量，置10倍量的沸水中不断翻动至种皮舒展，捞出至冷水中稍浸，除去种皮，干燥，即得。

4．炮制工艺操作要求

（1）燀制　取适量苦杏仁，置于10倍量的沸水中，保持沸腾10分钟左右后，捞起倒入冷水中，稍浸。

（2）去皮　待苦杏仁冷却后将苦杏仁皮去掉。

（3）干燥　置于烘箱中低温干燥。

（4）筛选　用筛药机筛去碎末，碎末含量不超过3.0%。

（5）包装　用聚乙烯薄膜药用塑料包装袋密封包装，每袋500g，包装损耗应不超过2.0%。

5．原料规格质量标准　符合《中国药典》2015年版一部燀苦杏仁饮片项下的相关规定。

6．成品质量标准　符合本规范燀苦杏仁饮片项下的相关规定。

7．成品贮存及注意事项　置通风干燥处，防蛀。

8．工艺卫生要求　符合中药饮片GMP相关工艺卫生要求。

9．主要设备　蒸煮箱、烘干箱、变频振动筛、包装机等设备。

苦杏仁饮片炮制规范起草说明

（一）燀苦杏仁饮片炮制历史沿革

1．净制　汤浸去尖及两仁者；去皮尖（汉《伤寒》）。去皮，双仁（南齐《鬼遗》）。汤柔，挞去皮（梁《集注》）。凡使，须以沸汤浸少时，去皮膜，去尖，擘作两片（宋《证类-雷公》）。用之汤浸去赤皮（唐《新修》）。去尖（唐《产宝》）。去皮尖，别研（唐《颅囟》）。去皮尖；去双仁、皮尖（宋《史载》）。泡去皮尖（宋《产育》）。不去皮尖（元《丹溪》）。

2．切制　别捣令如膏，乃稍纳药末中，更下粗箩（汉《玉函》）。捶碎（宋《证类》）。捣烂（元《瑞竹》）。洁古云须细研之（明《发挥》）。剉碎（明《医学》）。

3．炮制

（1）熬制　须泡去皮乃熬，勿取两仁者，作煮不熬（汉《玉函》）。熬黑；熬别作脂（汉《伤寒》）。熬（晋《肘后》）。诸有膏脂药，皆先熬黄黑，别捣令如膏（梁《集注》）。熬令变色（汉《千金翼》）。用之汤浸去赤皮熬令黄（唐《新修》）。去皮熬捣作脂（唐《食疗》）。酥熬（唐《外台》）。烂煮令香，取出，研（宋《博济》）。

（2）炒制　去皮尖（汉《金匮》）。炒去皮尖（宋《产育》）。微炒（宋《药证》）。炒令香熟（宋《普本》）。炒令焦（宋《济生方》）。炒赤（明《普济方》）。

（3）制炭　烧（晋《肘后》）。烧令黑（唐《千金翼》）。烧作灰（宋《圣惠方》）。连皮灯上烧作灰，略存性（宋《总微》）。炒令微黑（明《普济方》）。烧存性（清《拾遗》）。

（4）药汁制　用白火石并乌豆、杏仁三件于锅子中，下东流水煮，从巳至午，其杏仁色褐黄，则去尖，然用，每修事一斤用白火石一斤，乌豆（注：疑为豆之误）三合，水旋添，勿令阙，免反血为妙也（宋《证类-雷公》）。一两用桑白皮二两切细河水一碗同煮一复时，只用杏仁（宋《总录》）。

（5）油制　油煎令黑捣如膏（唐《外台》）。

（6）取汁　研滤取汁（唐《外台》）。热水泡去皮尖，用砂钵捣烂，又入水同捣，澄去浊渣，用青汁（明《保元》）。

（7）麸炒制　麸炒黄（唐《外台》）。麸炒令黄（宋《普本》）。麸炒黄别研（宋《局方》）。

（8）蒸制　汤浸去皮尖，细研以绢袋盛饭甑中蒸，乘热绞取脂（宋《圣惠方》）。

（9）童便制　汤浸去皮尖双仁，童子尿浸三宿，麸炒微黄（宋《圣惠方》）。童子小便浸一伏时，控干，蜜炒（明《普济方》）。便炒（清《尊生》）。

（10）蜜汁　蜜拌炒黄研（宋《总录》）。去皮尖童子小便浸一复时控干蜜炒（宋《总录》）。

（11）火炮　炮去皮尖（宋《指迷》）。

（12）焙制　焙（元《世医》）。

（13）蛤蚧粉炒　蛤蚧粉炒（明《普济方》）。

（14）牡蛎炒粉　用牡蛎煅成粉，与杏仁炒黄色，去牡蛎粉不用（明《奇效》）。

（15）姜制　姜水泡去皮尖，焙煎饮（清《本草汇》）。

（16）煨制　去皮面裹作三包，糠火煨熟去面，研烂压去油（清《本草述》）。

（17）盐制　盐水润焙（清《本草汇》）。

（18）酒制　酒浸（清《本草汇》）。

（19）醋制　醋煮杏仁二枚，灯上煅，研烂（清《释谜》）。

（20）燀制　最早见于汉代张仲景的《金匮要略》，曰："去皮尖"。南北朝梁有"汤柔，挞去皮"；南北朝宋有"凡使，须以沸汤浸少时，去皮膜，去尖，擘作两片，用白火石并乌豆、杏仁三件于锅子中，下东流水煮，从巳至午，其杏仁色褐黄，则去尖，然用"；唐代有"熬去皮尖及两仁者"；宋代有"汤浸去双仁"；明代有"汤浸去皮尖""连皮尖"；清代有"姜水泡"。

历代炮制历史沿革见表1。

八画

表1 苦杏仁炮制历史沿革简况

朝代	沿用方法	新增方法	文献出处
汉		去皮尖	《金匮》
		别捣令如膏，乃稍纳药末中，更下粗罗	《玉函》
南北朝宋	去皮膜，去尖	凡使，须以沸汤浸少时，擎作两片，用白火石并乌豆、杏仁三件于锅子中，下东流水煮，从巳至午，其杏人色褐黄，则去尖，然用	《雷公》
南北朝梁		汤柔，挞去皮	《集注》
唐		熬去皮尖及两仁者	《千金翼》
		去皮尖双仁，麸炒黄	《外台》
宋		汤浸去双仁	《局方》
		去皮尖炒令黄黑捣为末，用纸三两重裹压去油，又换纸油尽如白粉	《总录》
明		连皮尖	《纲目》

从苦杏仁各种炮制方法的考证可以看出，炮制方法主要有焯制、切制、炒制、蒸制、制霜等。不同的炮制方法在流传的过程中虽然表述略有差异，但是炮制过程基本一致，只有苦杏仁霜古今有所不同。焯苦杏仁自汉代沿用至今，仍以古人“汤浸去皮尖”为基本要求。苦杏仁炮制主要是以保存药效成分、降低毒性、改变药性为目的。

（二）苦杏仁饮片药典及地方炮制规范

表2 《中国药典》及各地炮制规范收载的苦杏仁炮制方法

药典及规范	炮制方法
《中国药典》（1977年版）	苦杏仁 除去杂质，用时捣碎
《中国药典》（1985年版） 《中国药典》（1990年版） 《中国药典》（1995年版） 《中国药典》（2000年版） 《中国药典》（2005年版） 《中国药典》（2010年版） 《中国药典》（2015年版）	苦杏仁 除去杂质，用时捣碎 焯苦杏仁 取净苦杏仁，照焯法去皮。用时捣碎 炒苦杏仁 取焯苦杏仁，照清炒法炒至黄色。用时捣碎
《北京市中药饮片炮制规范》（2008年版）	焯苦杏仁 取原药材，除去杂质，置沸水中烫至种皮膨胀时，取出，放入冷水中，除去种皮，晒干后簸净，收集种仁 炒苦杏仁 取焯苦杏仁，置热锅内，用文火炒至表面微黄色，略带焦斑时，取出，晾干
《上海市中药饮片炮制规范》（2008年版）	苦杏仁 将原药除去杂质，筛去灰屑 光杏仁（焯苦杏仁） 将带皮苦杏仁，投入沸水锅中略焯，至外皮微皱，立即放入清水中略浸，捞起擦之（随捞随擦），使皮肉分离，淘净，干燥。除去皮屑及褐色油粒，切碎 苦杏仁霜 将去皮苦杏仁研成粗粉，按制霜法去油成霜
《福建省中药炮制规范》（1988年版）	焯苦杏仁 取净苦杏仁，照焯法去皮取仁。用时捣碎 炒苦杏仁 取焯苦杏仁，照炒黄法炒至微黄色
《广东省中药炮制规范》（1984年版）	苦杏仁 除去杂质，用时捣碎 焯苦杏仁 取净苦杏仁，投入沸水中，至外皮由皱缩至舒展，能搓去种皮时，捞出，放冷水中浸泡，除去种皮，晒干 苦杏仁霜 取净苦杏仁，研成粉末或捣烂如泥，用数层草纸包裹，压榨去油，反复数次，至草纸不显油迹并松散成粉，不再粘结成饼，再研成细粉
《贵州省中药饮片炮制规范》（2005年）	苦杏仁 除去杂质及褐色油粒，筛去灰屑。用时捣碎 焯苦杏仁 去净苦杏仁，照焯法沸水焯5～10分钟，立即置冷水中，略泡，取出，搓去种皮，低温干燥，簸净。用时捣碎 炒苦杏仁 取焯苦杏仁，照清炒法炒至黄色。用时捣碎 苦杏仁泥 取焯苦杏仁，捣成泥状

续表

药典及规范	炮制方法
《吉林省中药炮制标准》（1986年版）	焯苦杏仁　除去杂质，置沸水锅中焯至外皮微皱时，捞出，浸入凉水中，搓去种皮，晒干，去皮 炒苦杏仁　取焯苦杏仁，置锅中，用文火炒至微黄色时，取出，晾凉，用时捣碎 苦杏仁霜　取焯苦杏仁，用碾串成泥状，用麻布包好，置笼屉内蒸透，取出，榨去油；反复操作至油榨不出时，研成面，过箩，放入铺有数层草纸的筐内，渗油，再蒸60分钟，晒干，碾碎
《江西省中药炮制规范》（1991年版）	苦杏仁　取原药，除去杂质。用时捣碎 焯苦杏仁　取净苦杏仁，置沸水中焯至皮鼓起，捞出，浸入冷水，搓去皮，干燥 苦杏仁霜　取焯苦杏仁，捣碎如泥，用草纸包裹后，置烈日下暴晒，反复换纸，吸去油分
《山东省中药炮制规范》（1990年版）	苦杏仁　除去杂质、残留的硬壳及霉烂者，筛去灰屑 炒苦杏仁　①将少量的净苦杏仁，投入多量的沸水中，沸烫至外皮微皱时，捞出，迅速摊开晾凉，及时晒干；再置锅内，文火炒至有焦黄斑，种皮表面显微黄色，并透出香气时，取出，放凉。②将苦杏仁置锅内，文火炒至有焦褐斑，种仁表面呈淡黄色，并透出浓郁的香气时，取出，放凉 蒸苦杏仁　将净苦杏仁平铺于蒸笼内，厚度不超过5cm，再将笼屉置沸水锅上，蒸20～30分钟，取出，干燥
《浙江省中药炮制规范》（2005年版）	蒸苦杏仁　取原药，除去杂质及油黑者，置适宜容器内，蒸至上汽，续蒸半个小时，取出，干燥。用时捣碎 焯苦杏仁　取原药，除去杂质及油黑者，投入10倍量以上的沸水中，翻动片刻，取出，搓去种皮，干燥。用时捣碎 炒苦杏仁　取焯苦杏仁，炒至表面微具焦斑时，取出，摊凉。用时捣碎
《安徽省中药饮片炮制规范》（2005年版）	苦杏仁　取原药材，除去褐色油粒、杂质 焯苦杏仁　取净苦杏仁，照焯法焯去皮。用时捣碎 炒苦杏仁　取焯苦杏仁或苦杏仁，照炒黄法，炒至种仁微黄色，或挂火色，有香气 苦杏仁霜　取净焯杏仁，照去油制霜法，制成乳白色或淡黄色的松散粉末
《河南省中药材炮制规范》（2005年版）	生用　拣去杂质及残留的硬壳，筛去灰屑。用时捣碎 炒黄　取净杏仁置沸水中略煮至外皮微胀，捞出，迅速浸入凉水中，搓去皮，干燥后簸净种皮，再置锅内用文火炒至微黄色为度，取出，放凉；或再碾碎 麸炒　先将麸皮撒于锅内，待麸皮冒烟时，倒入净苦杏仁（焯去皮），用文火炒至表面呈黄色，取出，除去麸皮，放凉。每500g苦杏仁，用麸皮90g 蜜炙　先将蜂蜜置锅内，加热至沸，倒入苦杏仁，用文火炒至深黄色，不粘手为度，取出，放凉。每500g苦杏仁，用炼熟蜂蜜60g
《辽宁省中药炮制规范》（1987年版）	炒杏仁　取净苦杏仁，置锦内用微火炒至深黄色并逸出香气为度，取出，放凉。用时掏碎 苦杏仁　饼取净苦杏仁，用机器榨去油，压成干燥薄片状饼，放冷，包装备用
《湖南省中药饮片炮制规范》（2010年版）	苦杏仁　取原药材，除去杂质，洗净，干燥 焯苦杏仁　取净杏仁，照焯法沸水烫至种皮颜色变深，取出，置冷水中略泡或趁热搓下、除去种皮，选除种皮未搓下者及油黑者后，及时晒干或低温烘干，簸去皮屑。用时捣碎
《甘肃省中药炮制规范》（2008年版）	苦杏仁　取原药材，除去杂质、残留的硬壳和褐色油粒及霉烂者，筛去尘屑。用时捣碎 焯苦杏仁　取净苦杏仁，置沸水锅内，稍烫俟皮微皱起，捞出，放凉水中稍浸，搓去种皮，晒干，簸去皮 炒苦杏仁　取焯苦杏仁，置锅内，用文火加热，炒至微黄色，有香气逸出，出锅，放凉。 蜜苦杏仁取炼蜜，用适量开水稀释后，加入焯苦杏仁拌匀，闷透，置锅内，用文火加热，炒至棕黄色不粘手为度，出锅，放凉。每苦杏仁100kg，用炼蜜10kg
《广西壮族自治区中药饮片炮制规范》（2007年版）	生苦杏仁　除去杂质 焯苦杏仁　取生苦杏仁，除去杂质，在10倍量沸水中焯5分钟，取出，去皮，及时干燥，用时捣碎 炒苦杏仁　取焯苦杏仁，用文火炒至黄色，用时捣碎 苦杏仁霜　生苦杏仁碾碎，在吸油纸上暴晒或烘烤，趁热包起，压榨去油，如此反复数次，至油几尽，研粉
《宁夏中药炮制规范》（1997年版）	苦杏仁　除去杂质，用时捣碎 焯苦杏仁　取净苦杏仁，置沸水锅中略烫，至外皮微胀时，捞出，用凉水稍浸，搓去种皮，晒干后簸净，取仁 炒苦杏仁　取焯苦杏仁置锅内，用文火加热，炒至表面微有黄色，取出，晾凉

八画

续表

药典及规范	炮制方法
《陕西省中药饮片标准》(2008年版)	焯苦杏仁　取饮片苦杏仁，照焯法去皮，低温干燥 炒苦杏仁　取焯苦杏仁，照清炒法炒至黄色 蜜苦杏仁　取焯苦杏仁，照蜜炙法炒至不粘手。每100kg焯苦杏仁，用炼蜜10kg
《天津市中药饮片炮制规范》（2005年版）	苦杏仁　取原药材，除去杂质 炒苦杏仁　取苦杏仁置锅内，炒至呈显火色，取出，放凉 苦杏仁饼　取苦杏仁，轧去油，成薄片状
《新疆维吾尔自治区中药维吾尔药饮片炮制规范》（2010年版）	苦杏仁　除去杂质，用时捣碎 焯苦杏仁　取净苦杏仁，置多量的沸水略烫，至外皮鼓胀，捞出，用凉水稍浸，搓去种皮，晒干后簸尽种皮，用时捣碎 炒苦杏仁　取焯苦杏仁置锅内，用文火炒至表面微黄色，逸出浓郁的香气，取出，晾凉。用时捣碎
《重庆市中药饮片炮制规范及标准》（2006年版）	苦杏仁　除去杂质。用时捣碎 焯苦杏仁　取净苦杏仁，照焯法去皮。用时捣碎 炒苦杏仁　取焯苦杏仁，照清炒法炒至黄色。用时捣碎 苦杏仁霜　取净苦杏仁，照制霜法制霜
《全国中药炮制规范》（1988年版）	苦杏仁　取原药材，除去杂质、残留的硬壳及霉烂者，筛去灰屑 焯苦杏仁　取净苦杏仁，置沸水锅中略烫，至外皮微胀时，捞出，用凉水稍浸，搓去种皮，晒干后簸净，取仁 炒苦杏仁　取焯苦杏仁置锅内，用文火加热，炒至表面微黄色，取出放凉

各省市规范中主要有苦杏仁、焯苦杏仁、炒苦杏仁、蒸苦杏仁，苦杏仁霜及苦杏仁饼等炮制品。苦杏仁、焯苦杏仁、炒苦杏仁为炮制规范收载的常用品种。1985年版以前，《中国药典》中主要收载了生苦杏仁。1985年版以后，《中国药典》陆续中增加了焯苦杏仁、炒苦杏仁两个炮制品种。

（三）苦杏仁现代炮制研究

侯嵘峤[1]发现不同苦杏仁炮制品中所含苦杏仁苷有所差异，苦杏仁含3.39%；炒苦杏仁含3.46%；焯苦杏仁含3.50%。说明苦杏仁中苦杏仁苷有部分在苦杏仁酶的作用下酶解生成氢氰酸、苯甲酸和葡萄糖。而炒苦杏仁和焯苦杏仁经加热处理，苦杏仁酶被破坏，失去活性，不能再酶解苦杏仁苷，所以苷的含量较高。三种炮制品放置一年后再测定苷的含量，苦杏仁所含苦杏仁苷由3.39%下降到3.00%，而炒苦杏仁仍含3.46%；焯苦杏仁仍含3.50%。陈俊怡等[2]采用苦味酸钠试验和普鲁士蓝试验对生苦杏仁、炒苦杏仁、焯苦杏仁、焯炒苦杏仁、蒸苦杏仁中苦杏仁酶活性进行检验，结果显示生品中酶的活性最高，最先变色，炮制品试纸不变色；并通过急性毒性实验，测定生苦杏仁、炒苦杏仁、焯苦杏仁、焯炒苦杏仁、蒸苦杏仁的LD_{50}依次为22.4874g/kg、30.9995g/kg、31.8890g/kg、33.9973g/kg、27.6662g/kg，说明苦杏仁加热炮制后能达到杀死酶的活性，降低毒性。

焯法炮制的目的在于加热杀死苦杏仁酶、保存苦杏仁苷及脱皮，水温、水量及煮烫时间是影响本法炮制效果的本质问题。张学义等[3]依焯法分别采用温水、沸水、7倍、10倍于苦杏仁的用水量及温浸20分钟、煮烫2、3、5分钟等不同条件进行苦杏仁的炮制，然后测定炮制品中氢氰酸的含量，以考察不同条件对有效成分和苦杏仁酶的影响，结果表明苦杏仁焯制宜水沸后再投入药材，用水量应为苦杏仁量的10倍以上，煮烫时间以5分钟为宜。

孙惠卿等[4]测定，用沸水泡煎苦杏仁，氢氰酸的煎出量为干品蒸馏的81.8%，而用冷水常规煎法，氢氰酸煎出量仅为干品蒸馏的40.4%。

周倩等[5]以灭酶程度和含苦杏仁苷量为评价指标，运用正交试验法对蒸汽流量、蒸制时间和厚度进行考察，优选苦杏仁的最佳蒸制工艺为苦杏仁厚度铺置3～5cm，以大流量蒸汽蒸制30分钟。采用优选的炮制工艺制备3批蒸苦杏仁，炮制工艺稳定可行。

张文娟等[6]通过对苦杏仁焯制品、蒸制品及原生药进行祛痰、镇咳、平喘作用的比较和半数死量的对比，结果表明以流通蒸汽蒸制30分钟的方法得到的炮制品疗效较好，毒性最低。

高家鉴等[7]通过比较沸水泡苦杏仁、沸水煮苦杏仁、蒸苦杏仁、烘苦杏仁等不同炮制条件的炮制品常规贮存一年，苦杏仁苷含量的变化，表明以流通蒸汽炮制苦杏仁，能使苦杏仁在较长贮存期内苦杏仁苷含量保持稳定。

付志玲等[8]采用正交试验法，以苦杏仁苷为指标，优选烘法炮制苦杏仁的最佳工艺；同考察温度、时间、物料厚度对苦杏仁苷的影响。结果表明烘法炮制苦杏仁的最佳工艺为：将净苦杏仁置电热干燥箱中，150℃烘烤30分钟。

（四）苦杏仁饮片炮制工艺研究总结

1．历史文献 燀制、切制、炒制、蒸制、制霜等，以燀制为最常见。

2．历版《中国药典》 燀制、炒制等。

3．各省市炮制规范 燀制、炒制、蒸制、制霜等，以燀制、炒制较为常用。

4．现代研究文献 燀制、蒸制、烘法，以燀制最为常见。

综合上述研究结果，制定燀苦杏仁的炮制工艺为：

苦杏仁 取净苦杏仁，用时捣碎。

燀苦杏仁 取净苦杏仁适量，置10倍量的沸水中不断翻动至种皮舒展，捞出至冷水中稍浸，除去种皮，干燥，即得。

参考文献

[1] 侯嵘峤. 苦杏仁的炮制原理[J]. 沈阳药科大学学报, 1997, 14(2): 131-132.

[2] 陈俊怡, 贾天柱. 对苦杏仁燀炒炮制意义的商榷[J]. 亚太传统医药, 2012, 8(6): 48-50.

[3] 张学义, 张泰来. 苦杏仁炮制方法的研究—燀法的研究[J]. 中成药研究, 1981, 9: 18-20.

[4] 孙惠卿, 叶定江. 谈谈杏仁的加工炮制[J]. 江苏中医, 1963 (8): 26.

[5] 周倩, 杨书斌, 孙立立, 等. 正交试验法优选蒸苦杏仁炮制工艺[J]. 中成药, 2012, 34(3): 532-534.

[6] 张文娟, 施觉民, 高家鉴, 等. 苦杏仁炮制品药效和急性毒性的比较[J]. 中药材, 1991, 14(8): 38-40.

[7] 高家鉴, 金茶琴. 苦杏仁不同炮制品常规贮存一年后苦杏仁苷含量比较[J]. 中国中药杂志, 1992, 17(11): 658-659.

[8] 付志玲, 房敏峰, 王启林, 等. 烘法炮制苦杏仁工艺及影响因素研究[J]. 云南民族大学学报（自然科学版）, 2010, 19(2): 140-142.

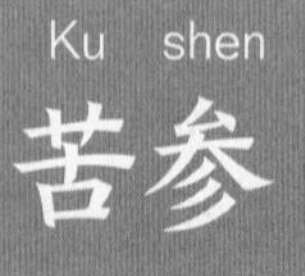

药材来源 本品为豆科植物苦参*Sophora flavescens* Ait.的干燥根。

采收加工 春、秋二季采挖，除去根头和小支根，洗净，干燥，或趁鲜切片，干燥。

苦参饮片炮制规范

【饮片品名】苦参。

【饮片来源】本品为苦参药材经切制后的炮

制品。

【炮制方法】除去残留根头，大小分开，洗净，浸泡至约六成透时，润透，切厚片，干燥。

【饮片性状】呈类圆形或不规则形的厚片。外表皮灰棕色或棕黄色，有时可见横长皮孔样突起，外皮薄，常破裂反卷或脱落，脱落处显黄色或棕黄色，光滑。切面黄白色，纤维性，具放射状纹理和裂隙，有的可见同心性环纹。气微，味极苦。

【质量控制】

鉴别 （1）本品粉末淡黄色。木栓细胞淡棕色，横断面观呈扁长方形，壁微弯曲；表面观呈类多角形，平周壁表面有不规则细裂纹，垂周壁有纹孔呈断续状。纤维和晶纤维，多成束；纤维细长，直径11～27μm，壁厚，非木化；纤维束周围的细胞含草酸钙方晶，形成晶纤维，含晶细胞的壁不均匀增厚。草酸钙方晶，呈类双锥形、菱形或多面形，直径约至237μm。淀粉粒，单粒类圆形或长圆形，直径2～20μm，脐点裂缝状，大粒层纹隐约可见；复粒较多，由2～12分粒组成。

（2）取本品横切片，加氢氧化钠试液数滴，栓皮即呈橙红色，渐变为血红色，久置不消失。木质部不呈现颜色反应。

（3）取本品粉末0.5g，加浓氨试液0.3ml、三氯甲烷25ml，放置过夜，滤过，滤液蒸干，残渣加三氯甲烷0.5ml使溶解，作为供试品溶液。另取苦参碱对照品、槐定碱对照品，加乙醇制成每1ml各含0.2mg的混合溶液，作为对照品溶液。照薄层色谱法试验，吸取上述两种溶液各4μl，分别点于同一用2%氢氧化钠溶液制备的硅胶G薄层板上，以甲苯-丙酮-甲醇（8∶3∶0.5）为展开剂，展开，展距8cm，取出，晾干，再以甲苯-乙酸乙酯-甲醇-水（2∶4∶2∶1）10℃以下放置的上层溶液为展开剂，展开，取出，晾干，依次喷以碘化铋钾试液和亚硝酸钠乙醇试液。供试品色谱中，在与对照品色谱相应的位置上，显相同的橙色斑点。

（4）取氧化苦参碱对照品，加乙醇制成每1ml含0.2mg的溶液，作为对照品溶液。照薄层色谱法试验，吸取〔鉴别〕（3）项下的供试品溶液和上述对照品溶液各4μl，分别点于同一用2%氢氧化钠溶液制备的硅胶G薄层板上，以三氯甲烷-甲醇-浓氨试液（5∶0.6∶0.3）10℃以下放置的下层溶液为展开剂，展开，取出，晾干，依次喷以碘化铋钾试液和亚硝酸钠乙醇试液。供试品色谱中，在与对照品色谱相应的位置上，显相同的橙色斑点。

检查 水分 不得过11.0%（第二法）。

总灰分 不得过8.0%。

浸出物 照水溶性浸出物测定法项下的冷浸法测定，不得少于20.0%。

含量测定 照高效液相色谱法测定。

色谱条件与系统适用性试验 以氨基键合硅胶为填充剂；以乙腈-无水乙醇-3%磷酸溶液（80∶10∶10）为流动相；检测波长为220nm。理论板数按氧化苦参碱峰计算应不低于2000。

对照品溶液的制备 取苦参碱对照品、氧化苦参碱对照品适量，精密称定，加乙腈-无水乙醇（80∶20）混合溶液分别制成每1ml含苦参碱50μg、氧化苦参碱0.15mg的溶液，即得。

供试品溶液的制备 取本品粉末（过三号筛）约0.3g，精密称定，置具塞锥形瓶中，加浓氨试液0.5ml，精密加入三氯甲烷20ml，密塞，称定重量，超声处理（功率250W，频率33kHz）30分钟，放冷，再称定重量，用三氯甲烷补足减失的重量，摇匀，滤过，精密量取续滤液5ml，加在中性氧化铝柱（100～200目，5g，内径1cm）上，依次以三氯甲烷、三氯甲烷-甲醇（7∶3）混合溶液各20ml洗脱，合并收集洗脱液，回收溶剂至干，残渣加无水乙醇适量使溶解，转移至10ml量瓶中，加无水乙醇至刻度，摇匀，即得。

测定法　分别精密吸取上述两种对照品溶液各5μl与供试品溶液5～10μl，注入液相色谱仪，测定，即得。

本品按干燥品计算，含苦参碱（$C_{15}H_{24}N_2O$）和氧化苦参碱（$C_{15}H_{24}N_2O_2$）的总量不得少于1.0%。

【性味与归经】苦，寒。归心、肝、胃、大肠、膀胱经。

【功能与主治】清热燥湿，杀虫，利尿。用于热痢，便血，黄疸尿闭，赤白带下，阴肿阴痒，湿疹，湿疮，皮肤瘙痒，疥癣麻风；外治滴虫性阴道炎。

【用法与用量】4.5～9g。外用适量，煎汤洗患处。

【注意】不宜与藜芦同用。

【贮藏】置阴凉干燥处，防蛀。

苦参饮片炮制操作规程

1．产品概述

（1）品名　苦参。

（2）规格　厚片。

2．生产依据　按照《中国药典》2015年版一部有关工艺要求及标准，以及拟定的饮片品种炮制工艺执行。

3．工艺流程　除去残留根头，大小分开，洗净，浸泡至约六成透时，润透，切厚片，干燥。

4．炮制工艺操作要求

（1）净制　除去杂质，粗细分档。

（2）洗润　洗净，加水浸润12～24小时，至内外水分一致。

（3）切制　切厚片。

（4）干燥　60℃±5℃，干燥4小时。

（5）包装　无毒聚乙烯塑料袋或复合袋包装，包装损耗应不超过1.0%。

5．原料规格质量标准　符合《中国药典》2015年版一部苦参药材项下的相关规定。

6．成品质量标准　符合本规范苦参饮片项下的相关规定。

7．成品贮存及注意事项　置通风干燥处，防蛀。

8．工艺卫生要求　符合中药饮片GMP相关工艺卫生要求。

9．主要设备　截断机、热风循环烘箱等设备。

八画

苦参饮片炮制规范起草说明

（一）苦参炮制方法历史沿革

苦参的净制方法始载于唐代，唐《外台》有记载“捣去筋脉”。宋《总病论》有记载“取皮”。宋《传信》有记载“去木，取皮”。

苦参的切制方法始载于晋代，晋《肘后》有记载“捣末”，唐《外台》中有记载“捣去筋脉取粉”，宋《证类-雷公》中记载“细剉”，宋《圣惠方》中记载“剉”，宋《证类》中记载“为末”。元《宝鉴》中记载“（铡）细剉，桶剉，竹筛齐之用”。明《普济方》中记载“碎切”。

苦参历代炮制方法，使用的辅料有醋、酒、米泔和油，炮制方法有煮、蒸、渍、炙、煨、炒、焙。往往采用单一辅料和单一方法进行炮制，很少采用多种辅料多种方法同时或者依次进行炮制的方法。

苦参最早的加辅料炮炙方法为醋煮，如汉《金匮》中有记载“苦酒煮服”。至清代出现了醋渍和醋炒的方法。如清《本草述》中有记载“腊月米醋渍”和“一两以醋三升煮取一升二合”。清《得配》中有记载“醋炒”。

以酒为辅料的炮制始载于晋代，如晋《肘后》中记载“酒煮服”。至宋代出现酒制，酒炒，宋《妇人》有记载“刮去薄黄皮，酒制”，宋《疮疡》有记载“酒炒”。至元代出现酒洗，元《宝鉴》中有记载“酒洗”。至明代出现了酒浸和酒蒸，明《发挥》中记载“酒浸晒七次”。酒蒸，清《本草述》中记载“五两切以好酒三斗渍三十日”。

此外，唐代出现了炙制，唐《外台》中记载“炙”。宋代出现了米泔汁制、煨制和炒制，宋《证类-雷公》中有记载“凡使，不计多少，先须用糯米浓泔汁浸一宿，上有腥秽气，并在水面上浮，并须重重淘过，即蒸，从巳至申，出（晒）干，细剉用之”。宋《圣惠方》中记载“水浸一宿细切煨干”。宋《证类》中记载“炒带烟出，为末”和“炒黄色，为末”。明代沿袭了炒制，如明《保元》中记载“去皮炒”。清代也沿袭了炒制，清《本草述》中记载“炒存性”，还出现了油制和焙制，如清《大成》中记载“油炒”，清《幼幼》中记载“切片略焙干”。

历代炮制历史沿革见表1。

表1　苦参炮制历史沿革简况

朝代	沿用方法	新增方法	文献出处
唐以前		苦酒煮服	《金匮》
唐		捣去筋脉，炙制	《外台》
宋代		取皮 去木，取皮 细剉，米泔汁制、煨制和炒制 剉 为末	《总病论》 《传信》 《证类－雷公》 《圣惠方》 《证类》
金元时期	细剉、桶剉		《宝鉴》
明代	碎切	去皮炒	《普济方》 《保元》
清代	炒制	米醋渍 切片略焙干 醋炒 油炒	《本草述》 《幼幼》 《得配》 《大成》

通过对苦参各种炮制方法的考证，我们发现历代苦参的炮制方法有净制、切制和炮炙，现代则使用净制和切制的方法，除了个别地方炮制规范使用炒炭的方法。

（二）苦参饮片药典及地方炮制规范

1. 净制　春、秋二季采挖，除去根头和小支根，洗净，干燥。

2. 切制　除去残留根头，大小分开，洗净，浸泡至约六成透时，润透，切厚片，干燥。

3. 炮制　炒炭取苦参片，置锅中，用武火加热，炒至表面呈焦黑色，内部焦黄色，喷淋清水少许，熄灭火星，取出，凉透。

现代炮制方法见表2。

表2 《中国药典》及各地炮制规范收载的苦参炮制方法

药典及规范	炮制方法
《中国药典》(1977年版) 《中国药典》(1985年版) 《中国药典》(1990年版) 《中国药典》(1995年版) 《中国药典》(2000年版) 《中国药典》(2005年版)	除去残留根头，大小分开，洗净，浸泡约六成透时，润透，切片，干燥
《中国药典》(2010年版) 《中国药典》(2015年版)	除去残留根头，大小分开，洗净，浸泡至约六成透时，润透，切厚片，干燥
《北京市中药饮片炮制规范》(2008年版)	取原药材，除去杂质，筛去灰屑
《上海市中药饮片炮制规范》(2008年版)	将原药除去杂质，分档，浸，洗，润透，切厚片，干燥，筛去灰屑。来货片子，则除去杂质，筛去灰屑，如不符合规定应改刀
《福建省中药炮制规范》(1988年版)	除去杂质及残留根头，洗净，润透，切厚片，干燥
《广东省中药炮制规范》(1984年版)	除去杂质和残留根头，洗净，浸泡至六成透，取出，润透，切片，干燥
《贵州省中药饮片炮制规范》(2005年)	苦参　取原药材，除去杂质及残留根头，洗净，浸泡至约六成透，取出，润透，切厚片，干燥 苦参炭　取净苦参片，照炒炭法炒至表面焦黑色、内部棕褐色
《吉林省中药炮制标准》(1986年版)	除去杂质，速洗净泥土，捞出，润透，切3mm片，晒干
《江西省中药炮制规范》(1991年版)	取原药，除去杂质及残留根头，洗净，略浸，取出，润透，切厚片，干燥
《全国中药炮制规范》(1988年版)	苦参　取原药材，除去残留根头及杂质，大小个分开，洗净，略浸，润透，切厚片，干燥 苦参炭　取苦参片，置锅中，用武火加热，炒至表面呈焦黑色，内部焦黄色，喷淋清水少许，熄灭火星，取出，凉透
《浙江省中药炮制规范》(2005年版)	苦参　取原药，除去残留根头等杂质，略浸，洗净，润软，切成厚3～6mm的片，干燥；产地已切片者，筛去灰屑
《安徽省中药饮片炮制规范》(2005年版)	苦参　取原药材，除去杂质、根头，大小分档，洗净，稍浸泡，润透，切厚片，干燥，筛去碎屑。产地加工成片者，除去杂质及碎屑
《河南省中药材炮制规范》(1983年版)	拣去杂质，除去残留根头，大小分开，清水洗净，捞出，润透后切顶刀片2～3mm厚，晒干
《辽宁省中药炮制规范》(1975年版)	拣净杂质，除去残茎，分开大小条，洗净，润透后切片，晒或烘干，筛去灰土
《湖南省中药饮片炮制规范》(2010年版)	取原药材，切去残留根头，大小分开，洗净，浸泡至约六成透时，润透，切圆片，干燥，筛去碎屑
《江苏省中药饮片炮制规范》(2010年版)	将原药切去残留根头，大小分档，洗净，浸泡约至六成透，润透，切厚片，干燥
《云南省中药饮片炮制规范》(1986年版)	取原药拣净杂质，用水浸泡3～4小时，捞出，吸润约24小时，如不透心再洒水吸润至透心为度，取出，切成厚约3.3mm的斜片，晒干，筛净灰屑，即可
《陕西省中药饮片标准》(2008年版)	苦参　取药材苦参个，除去残留根头，大小分开，洗净，浸泡至约六成透时捞出，润透，切厚片，干燥。或取药材苦参厚片，洗净，干燥 苦参炭　取饮片苦参，照炒炭法炒至表面焦黑色，内部焦黄色

（三）苦参饮片现代炮制研究

比较了4种饮片加工方法（产地鲜切、蒸后切制、水浸后切制、米水浸后切制）对苦参总碱含量的影响，结果显示，以新鲜药材直接加工的饮片生物碱含量最高，其次是蒸法、米水浸法和水浸法，建议软化方法以蒸法为宜。并且指出，由于产地加工的苦参往往太长，2～10cm不等，而《中国药典》规定苦参切片应为3～6mm，建议加强产地切片的管理[1]。

有报道，以苦参总碱含量为质量的考察指标，选择泡洗时间、软化方法、饮片厚度为三个主要因素，每个因素选择了三个水平，选用L_9（3^4）正交表进行优选，通过正交试验法，优选出苦参最佳炮制工艺为苦参个子泡洗0.5小时润透，切3～5mm厚度饮片晒干，可最大程度的保留苦参总碱，从而保证饮片的质量[2]。

（四）苦参饮片炮制工艺研究总结

1．历史文献 净制（去粗上皮）、切制（细研、水飞）、药汁制（盐、五花皮、地榆、阿胶制、地榆制）、烧制、煨制、蜜制、盐制（盐煮、盐炒、盐煅）、煅制、煮制、磨汁、童便制、醋制、汁制、焙制等，以煅制为最常见。

2．历版《中国药典》 只收载了苦参的净制方法和切制方法，以生苦参最为常用。

3．各省市炮制规范 生苦参、苦参炭等，以生苦参最为常用。

4．现代研究文献 净制、切制、生苦参，以生苦参为最常用。

综合上述研究结果，制定苦参的炮制工艺为：

苦参 除去残留根头，大小分开，洗净，浸润至内外水分一致时，切厚片，干燥。

参考文献

[1] 李丽杰，李冬梅，侯言凤．苦参炮制方法的探讨[J]．黑龙江医药科学，2000, 23(6): 28-29.

[2] 邓捷圆，胡馨，张英华，等．正交设计法优选苦参炮制工艺的研究[J]．中成药，2011, 33(7): 1206-1208.

Pi pa ye
枇杷叶

药材来源 本品为蔷薇科植物枇杷*Eriobotrya japonica* (Thunb.) Lindl.的干燥叶。

采收加工 全年均可采收，晒至七八成干时，扎成小把，再晒干。

枇杷叶饮片炮制规范

【饮片品名】枇杷叶。

【饮片来源】本品为蔷薇科植物枇杷*Eriobotrya japonica* (Thunb.) Lindl. 的干燥叶。

【炮制方法】除去绒毛，用水喷润，切丝，干燥。

【饮片性状】本品呈丝条状。表面灰绿色、黄棕色或红棕色，较光滑。下表面可见绒毛，主脉突出。革质而脆。气微，味微苦。

【质量控制】

鉴别 （1）取本品粉末1g，加甲醇20ml，超声处理20分钟，滤过，滤液蒸干，残渣加甲醇5ml使溶解，作为供试品溶液。另取枇杷叶对照药材1g，同法制成对照药材溶液。再取熊果酸对照品，加甲醇制成每1ml含1mg的溶液，作为对照品溶液。照薄层色谱法试验，吸取上述三种溶液各1μl，分别点于同一硅胶G薄层板上，以甲苯-丙酮（5∶1）为展开剂，展开，取出，晾干，喷以10%硫酸乙醇溶液，在105℃加热至斑点显色清晰。供试品色谱中，在与对照药材色谱和对照品色谱相应的位置上，显相同颜色的斑点。

检查　水分　不得过10.0%（第二法）。

总灰分　不得过7.0%。

浸出物　照醇溶性浸出物测定法项下的热浸法测定，用75%乙醇作溶剂，不得过16.0%。

含量测定　照高效液相色谱法测定。

色谱条件与系统适用性试验　以十八烷基硅烷键合硅胶为填充剂；以乙腈-甲醇-0.5%醋酸铵溶液（67∶12∶21）为流动相；检测波长为210nm。理论板数按熊果酸峰计算应不低于5000。

对照品溶液的制备　取齐墩果酸对照品、熊果酸对照品适量，精密称定，加乙醇制成每1ml含齐墩果酸50μg、熊果酸0.2mg的混合溶液，即得。

供试品溶液的制备　取本品粗粉约1g，精密称定，置具塞锥形瓶中，精密加入乙醇50ml，称定重量，超声处理（功率250W，频率50kHz）30分钟，放冷，再称定重量，加乙醇补足减失的重量，摇匀，滤过，取续滤液，即得。

测定法　分别精密吸取对照品溶液与供试品溶液各10μl，注入液相色谱仪，测定，即得。

本品按干燥品计算，含齐墩果酸（$C_{30}H_{48}O_3$）和熊果酸（$C_{30}H_{48}O_3$）的总量不得少于0.70%。

【性味与归经】苦，微寒。归肺、胃经。

【功能与主治】清肺止咳，降逆止呕。用于肺热咳嗽，气逆喘急，胃热呕逆，烦热口渴。

【用法与用量】6～10g。

【贮藏】置阴凉干燥处，防蛀。

八画

枇杷叶饮片炮制操作规程

1．产品概述

（1）品名　枇杷叶。

（2）规格　丝。

2．生产依据　按照《中国药典》2015年版一部有关工艺要求及标准，以及拟定的饮片品种炮制工艺执行。

3．工艺流程　取枇杷叶，刷去绒毛；喷淋清水，润软；切宽丝（10～15mm）；牛皮纸包装。

4．炮制工艺操作要求

（1）挑拣　刷去绒毛。

（2）润制　取刷去绒毛后的原药材，喷淋清水，润软。

（3）切制　切宽丝（10～15mm）。

（4）包装　牛皮纸包装，包装损耗应不超过1.0%。

5．原料规格质量标准　符合《中国药典》2015年版一部枇杷叶药材项下的相关规定。

6．成品质量标准　符合本规范制订的枇杷叶炮制规范正文中的相关规定。

7．成品贮存及注意事项　置干燥处。

8．工艺卫生要求　符合中药饮片GMP相关工艺卫生要求。

9．主要设备　切药机、包装机等设备。

枇杷叶饮片炮制规范起草说明

（一）枇杷叶炮制方法历史沿革

1. 净制 最早记载有枇杷叶“拭去毛”《肘后》；刷去毛《总病论》；用去毛刺《精义》；去毛，令净《普济方》；刷去毛净，不尔令人咳《通玄》；去毛筋《经纬》。

2. 切制 净刷去叶后毛，剉碎《活幼》。

3. 炮制

（1）炙 拭去毛炙《肘后》；炙去毛《博济》；用叶需火炙，布拭去毛，不尔射人肺，令咳不已《证类》；拭去毛尽，炙微黄《总微》。

（2）甘草、酥制 凡使，采得后秤，湿者一叶重一两，干者三叶重一两者，是气足，堪用，使粗布拭上毛令净，用甘草汤洗一遍，却用绵再拭令干。每一两以酥一分炙之，酥尽为度《雷公》。

（3）焙 温水浸，刷去毛，焙《普本》。

（4）蜜制 拭去毛蜜涂炙《外台》；去毛涂蜜慢火炙《总录》；洗，刷去毛尽，涂蜜，炙焦黄色《总微》；凡用刮去背上细毛，净尽，著蜜抹匀火烘《滇南》。

（5）枣汁制 净刷去毛，涂枣汁，炙香熟《总录》。

（6）姜制 拭去毛……姜汁炙《总录》；去毛尽，涂姜汁炙令香熟为度《局方》；去毛，姜汁炙黄《奇效》；凡入剂中，惟采叶用，以粗布拭去毛净，捣姜汁浸炙微黄，剉碎煎汤《蒙筌》。

（7）甘草、姜制，甘草、蜜制 凡用，拭去毛，甘草汤洗再拭，治胃病，以姜汁炙，肺病，以蜜水涂炙《纲目》。

历代炮制历史沿革见表1。

表1 枇杷叶炮制历史沿革简况

朝代	沿用方法	新增方法	文献出处
唐以前及唐		拭去毛 拭去毛炙	《肘后》
		凡使，采得后秤，湿者一叶重一两，干者三叶重一两者，是气足，堪用，使粗布拭上毛令净，用甘草汤洗一遍，却用绵再拭令干。每一两以酥一分炙之，酥尽为度	《雷公》
		拭去毛蜜涂炙	《外台》
宋代	拭去毛蜜炙	刷去毛	《总病论》
		温水发，刷去毛 水浸，刷去毛，焙	《普本》
		洗，刷去毛尽 拭去毛尽，炙微黄 洗，刷去毛尽，涂蜜，炙焦黄色	《总微》
		炙去毛	《博济》
		用叶需火炙，布拭去毛，不尔射人肺，令咳不已	《证类》
		去毛涂蜜慢火炙 净刷去毛，涂枣汁，炙香熟 拭去毛……姜汁炙	《总录》
		去毛尽，涂姜汁炙令香熟为度	《局方》
金元时期	去毛	去毛	《瑞竹》
		用去毛刺	《精义》
		净刷去叶后毛，剉碎	《活幼》
明代	去毛蜜炙	去毛，令净	《普济方》
		肥厚而大者良，刷去毛净，不尔令人咳	《通玄》
		凡用刮去背上细毛净尽，著蜜抹匀火烘	《滇南》

续表

朝代	沿用方法	新增方法	文献出处
明代	去毛蜜炙	去毛，姜汁炙黄	《奇效》
		凡入剂中，惟采叶用，以粗布拭去毛净，捣姜汁浸炙微黄，剉碎煎汤	《蒙筌》
		姜制，甘草、蜜制：凡用，拭去毛，甘草汤洗再拭，治胃病，以姜汁炙，肺病，以蜜水涂炙	《纲目》
清代	去毛	去毛筋	《经纬》

(二)枇杷叶饮片药典及地方炮制规范

1. 净制 除去绒毛。

2. 切制 除去绒毛，用水喷润，切丝，干燥。

3. 炮制 取炼蜜，加适量开水稀释，淋于枇杷叶丝内拌匀，闷润，置炒制容器内，用文火加热，炒至不粘手为度，取出晾凉。每100kg枇杷叶丝，用炼蜜20kg。

现代炮制方法见表2。

表2 《中国药典》及各地炮制规范收载的枇杷叶炮制方法

药典及规范	炮制方法
《中国药典》(1963年版)	枇杷叶 刷去绒毛，用水喷润，切丝，晒干即得 蜜枇杷叶 取枇杷叶丝，加炼熟的蜂蜜和开水少许，拌匀，稍闷，置锅内，用文火炒至不粘手为度，取出放凉。每100kg枇杷叶丝，用炼蜜25kg
《中国药典》(1977年版) 《中国药典》(1985年版) 《中国药典》(1990年版) 《中国药典》(1995年版) 《中国药典》(2000年版) 《中国药典》(2005年版) 《中国药典》(2010年版) 《中国药典》(2015年版)	枇杷叶 除去绒毛，用水喷润，切丝，干燥 蜜枇杷叶 取枇杷叶丝，照蜜炙法用蜜水炒至放凉后不粘手。每100kg枇杷叶丝，用炼蜜20kg
《全国中药炮制规范》(1988年版)	枇杷叶 取原药材，除去杂质，梗枝及绒毛，喷淋清水，润软，切丝，干燥 蜜枇杷叶 取炼蜜，加适量开水稀释，淋于枇杷叶丝内拌匀，闷透，置锅内，用文火加热，炒至微黄色，不粘手时，取出晾凉。每100kg枇杷叶丝，用炼蜜20kg
《湖南省中药饮片炮制规范》(2010年版)	枇杷叶 取原药材，除去绒毛，抢水洗净，捞出，沥干，切粗丝，干燥，筛去灰屑 蜜枇杷叶 取炼蜜，加适量开水稀释，淋于枇杷叶丝内拌匀，闷透，置锅内，用文火加热，炒至微黄色，不粘手时，取出晾凉。每100kg枇杷叶丝，用炼蜜20kg
《湖北省中药饮片炮制规范》(2009年版)	枇杷叶 除去绒毛及柄，洗净，切丝，干燥，筛去灰屑 蜜枇杷叶 取蜂蜜置锅内，以文火加热至沸投入净枇杷叶丝，炒至微黄疏散不粘手时，取出。每100kg枇杷叶，用炼蜜20kg
《北京市中药饮片炮制规范》(2008年版)	鲜枇杷叶 取鲜枇杷叶，刷净背面绒毛，洗净。用时剪成丝 枇杷叶 取原药材，除去杂质及梗，刷净背面绒毛，洗净或喷淋清水，闷润2～4小时，切宽丝，干燥，筛去碎屑 蜜枇杷叶 取炼蜜，加适量开水稀释，淋于枇杷叶丝内拌匀，闷透，置锅内，用文火加热，炒至微黄色，不粘手时，取出晾凉。每100kg枇杷叶丝，用炼蜜20kg
《上海市中药饮片炮制规范》(2008年版)	枇杷叶 将原药除去枯叶、枝梗、绒毛等杂质，喷潮，润软，切丝(5～10mm)，干燥，筛去灰屑 炒枇杷叶 将枇杷叶照清炒法炒至微具焦斑，筛去灰屑 蜜枇杷叶 将枇杷叶照蜜炙法用炼蜜拌炒，至蜜汁吸尽。每100kg枇杷叶，用炼蜜40kg

续表

药典及规范	炮制方法
《江西省中药饮片炮制规范》（2008年版）	枇杷叶　除去绒，用水喷润，切丝，干燥 蜜枇杷叶　①取枇杷叶丝，照蜜炙法炒至不粘手。②取枇杷叶丝，用蜜加适量开水稀释，拌匀，闷润，用文火加热，炒至不粘手为度。每100kg枇杷叶丝，用炼蜜20kg
《重庆市中药饮片炮制规范及标准》（2006年版）	枇杷叶　除去杂质及枝梗，刷净绒毛，用水喷润，切丝，干燥 蜜枇杷叶　取净枇杷叶丝，照蜜炙法炒至不粘手。每100kg枇杷叶丝，用炼蜜20kg
《河南省中药饮片炮制规范》（2005年版）	枇杷叶　除去绒毛，用水喷润，切丝，干燥 蜜枇杷叶　取枇杷叶丝，照蜜炙法炒至不粘手。每100kg枇杷叶丝，用炼蜜20kg
《天津市中药饮片炮制规范》（2005年版）	枇杷叶　取原药材，除去杂质，刷净绒毛，喷淋清水，润透，切丝，干燥 蜜枇杷叶　取枇杷叶丝置锅内加热，逐渐淋入蜜，炒至蜜不粘手时，取出，晾凉。每100kg枇杷叶丝，用炼蜜20kg
《浙江省中药炮制规范》（2005年版）	枇杷叶　取原药，除去绒毛等杂质，洗净，切丝，干燥 蜜枇杷叶　取枇杷叶，与炼蜜拌匀，稍闷，炒至不粘手时，取出摊凉。每100kg枇杷叶丝，用炼蜜20kg
《贵州省中药饮片炮制规范》（2005年版）	枇杷叶　取原药材，除去杂质及叶柄，刷去绒毛，喷水润软，切丝，干燥 蜜枇杷叶　取枇杷叶丝，照蜜炙法用文火炒至黄色，略粘手时，取出，烘干。每100kg枇杷叶丝，用炼蜜20kg
《安徽省中药饮片炮制规范》（2004年版）	枇杷叶　取原药材，除去绒毛，用水喷润，切丝，干燥，筛去碎屑 蜜枇杷叶　取枇杷叶丝，照蜜炙法炒至不粘手。每100kg枇杷叶丝，用炼蜜20kg
《山东省中药炮制规范》（2002年版）	枇杷叶　除去绒毛，用清水喷润，切丝，干燥 蜜枇杷叶　取炼蜜，加适量开水稀释，淋于枇杷叶丝内拌匀，闷透，置锅内，用文火加热，炒至老黄色，不粘手时，取出摊晾，凉透后及时收藏。每100kg枇杷叶丝，用炼蜜20kg
《吉林省中药炮制标准》（1986年版）	枇杷叶　除去杂质，剪去叶柄，刷去背面绒毛，喷淋清水，稍润，切3mm丝，晒干 蜜枇杷叶　取枇杷叶丝，照蜜炙法炒至不粘手。每100kg枇杷叶丝，用炼蜜20kg
《四川省中药饮片炮制规范》（1984年版）	枇杷叶　除去杂质，林润，切丝，干燥，筛去灰屑及绒毛 蜜枇杷叶　取枇杷叶丝，照蜜炙法炒至不粘手。每100kg枇杷叶丝，用炼蜜30kg
《甘肃省中药炮制规范》（1980年版）	枇杷叶　除去杂质，刷去背面绒毛，洗净泥土，润透，切丝，晾干 蜜枇杷叶　取枇杷叶丝，照蜜炙法炒至不粘手。每100kg枇杷叶丝，用炼蜜20kg
《辽宁省中药炮制规范》（1975年版）	枇杷叶　将枇杷叶背面绒毛刷去，洗净，润透，切丝，晒或烘干 蜜枇杷叶　取枇杷叶丝，照蜜炙法炒至不粘手。每100kg枇杷叶丝，用炼蜜20kg

从古代文献资料中可以看出，历代沿用过的枇杷叶炮制方法有9种，所用的辅料有蜜、姜汁、甘草、枣汁、酥油等。其中以去毛、蜜炙为常见方法，而蜜炙法最为常用。现代炮制方法仍沿用净制切丝、蜜炙为主流，其他方法少见承袭。枇杷叶炮制多以增强润肺止咳作用为目的。

（三）枇杷叶饮片炮制工艺研究总结

1．历史文献　净制（去毛）、切制（剉碎）、炙、甘草、酥制、焙、蜜炙、枣汁制、姜制、甘草和姜制、甘草和蜜制等，以蜜炙最为常见。

2．历版《中国药典》　枇杷叶、蜜枇杷叶等，以蜜炙最为常用。

3．各省市炮制规范　枇杷叶、蜜枇杷叶等，以蜜炙最为常见。

综合上述研究结果，制定枇杷叶的炮制工艺为：

枇杷叶　取原药材，除去绒毛，喷淋清水，润软，切宽丝（10~15mm）。

Ban lan gen
板蓝根

药材来源　本品为十字花科植物菘蓝*Isatis indigotica* Fort.的干燥根。
采收加工　秋季采挖，除去泥沙，晒干。

板蓝根饮片炮制规范

【饮片品名】板蓝根。

【饮片来源】本品为十字花科植物菘蓝*Isatis indigotica* Fort.的干燥根的炮制加工品。

【炮制方法】取原药材，除去杂质，洗净，润透，切厚片，干燥。

【饮片性状】本品呈圆形的厚片。外表皮淡灰黄色至淡棕黄色，有纵皱纹。切面皮部黄白色，木部黄色。气微，味微甜后苦涩。

【质量控制】

鉴别　（1）取本品粉末0.5g，加稀乙醇20ml，超声处理20分钟，滤过，滤液蒸干，残渣加稀乙醇1ml使溶解，作为供试品溶液。另取板蓝根对照药材0.5g，同法制成对照药材溶液。再取精氨酸对照品，加稀乙醇制成每1ml含0.5mg的溶液，作为对照品溶液。照薄层色谱法试验，吸取上述三种溶液各1～2μl，分别点于同一硅胶G薄层板上，以正丁醇-冰醋酸-水（19:5:5）为展开剂，展开，取出，热风吹干，喷以茚三酮试液，在105℃加热至斑点显色清晰。供试品色谱中，在与对照药材色谱和对照品色谱相应的位置上，显相同颜色的斑点。

（2）取本品粉末1g，加80%甲醇20ml，超声处理30分钟，滤过，滤液蒸干，残渣加甲醇1ml使溶解，作为供试品溶液。另取板蓝根对照药材1g，同法制成对照药材溶液。再取（*R*，*S*）-告依春对照品，加甲醇制成每1ml含0.5mg的溶液，作为对照品的溶液。照薄层色谱法试验，吸取上述三种溶液各5～10μl，分别点于同一硅胶GF_{254}薄层板上，以石油醚（60～90℃）-乙酸乙酯（1:1）为展开剂，展开，取出，晾干，置紫外光灯（254nm）下检视。供试品色谱中，在与对照药材色谱和对照品色谱相应的位置上，显相同颜色的斑点。

检查　水分　不得过13.0%（第二法）。

总灰分　不得过8.0%。

酸不溶性灰分　不得过2.0%。

浸出物　照醇溶性浸出物测定法项下的热浸法测定，用45%乙醇作溶剂，不得少于25.0%。

含量测定　照高效液相色谱法测定。

色谱条件与系统适用性试验　以十八烷基硅烷键合硅胶为填充剂；以甲醇-0.02%磷酸溶液（7:93）为流动相；检测波长为245nm。理论板数按（*R*，*S*）-告依春峰计算应不低于5000。

对照品溶液的制备　取（*R*，*S*）-告依春对照品适量，精密称定，加甲醇制成每1ml含40μg的溶液，即得。

供试品溶液的制备　取本品粉末（过四号筛）约1g，精密称定，置圆底瓶中，精密加入水50ml，称定重量，煎煮2小时，放冷，再称定重量，用水补足减失的重量，摇匀，滤过，取续滤液，即得。

测定法　分别精密吸取对照品溶液与供试品溶液各10～20μl，注入液相色谱仪，测定，即得。

本品按干燥品计算，含（*R*，*S*）-告依春（C_5H_7NOS）不得少于0.030%。

【性味与归经】苦，寒。归心、胃经。

【功能与主治】清热解毒，凉血利咽。用于温疫时毒，发热咽痛，温毒发斑，痄腮，烂喉丹痧，大头瘟疫，丹毒，痈肿。

【用法与用量】9～15g。

【贮藏】置阴凉干燥处，防霉，防蛀。

板蓝根饮片炮制操作规程

1．产品概述

（1）品名　板蓝根。

（2）饮片规格　厚片。

2．生产依据　按照《中国药典》2015年版一部有关工艺要求及标准，以及拟定的饮片品种炮制工艺执行。

3．工艺流程　取原药材，除去杂质，洗净，润透，切厚片，干燥。

4．炮制工艺操作要求

（1）挑拣　除去杂质，大小分档。

（2）洗润　取净药材，置润药容器内，润透。

（3）切制　切厚片。

（4）干燥　烘干，控制成品含水量在安全水分要求范围内。

（5）筛选　用筛药机筛去碎末。

（6）包装　无毒聚乙烯塑料透明袋手工包装，包装损耗应不超过1.0%。

5．原料规格质量标准　符合《中国药典》2015年版一部板蓝根药材项下的相关规定。

6．成品质量标准　符合本规范板蓝根饮片项下的相关规定。

7．成品贮存及注意事项　置干燥处，防霉，防蛀。

8．工艺卫生要求　符合中药饮片GMP相关工艺卫生要求。

9．主要设备　润药池、切药机、烘干箱、筛药机等设备。

板蓝根饮片炮制规范起草说明

（一）板蓝根炮制方法历史沿革

1．净制　板蓝根的净制见于明代，《医学》中载其为“洗，晒干”、《景岳》中记载为“洗净，晒干”。

2．炮制　麸炒见于宋代《总微》，曰：“麸炒，炒令黄”。

历代炮制历史沿革见表1。

表1　板蓝根炮制历史沿革简况

朝代	沿用方法	新增方法	文献出处
宋代		麸炒，炒令黄	《总微》
明代	洗，晒干		《医学》
	洗净，晒干		《景岳》

通过对板蓝根炮制历史沿革的梳理，发现古代文献中有关板蓝根的炮制方法较少，主要有净制。

（二）板蓝根饮片药典及地方炮制规范

1．净制　秋季采挖，除去泥沙，晒干。

2．切制　切厚片；切薄片；切短段或厚片，厚片为3～6mm；切短段；净选润制后切厚片。

现代炮制方法见表2。

表2 《中国药典》及各地炮制规范收载的板蓝根炮制方法

药典及规范	炮制方法
《中国药典》(1977年版) 《中国药典》(1985年版) 《中国药典》(1990年版) 《中国药典》(1995年版) 《中国药典》(2000年版) 《中国药典》(2005年版) 《中国药典》(2010年版) 《中国药典》(2015年版)	除去杂质，洗净，润透，切片，干燥
《安徽省中药饮片炮制规范》(2005年版)	取原药材，除去杂质，洗净，润透，切厚片，干燥，筛去碎屑
《广西壮族自治区中药饮片炮制规范》(2007年版)	除去杂质，抢水洗净，润透，切短段或厚片，干燥，筛去碎屑
《贵州省中药饮片炮制规范》(2005年版)	取原药材，除去杂质，抢水洗净，润透，切短段，干燥
《河南省中药饮片炮制规范》(2005年版)	除去杂质，洗净，润透，切厚片，干燥
《湖南省中药饮片炮制规范》(2010年版)	取原药材，除去杂质，洗净，润透，切短段片，干燥，筛去碎屑
《江苏省中药饮片炮制规范》(2002年版)	取原药材，除去杂质，洗净，润透，切厚片，干燥
《江西省中药饮片炮制规范》(2008年版)	除去杂质，抢水洗净，润软，切厚片，干燥
《上海市中药饮片炮制规范》(2008年版)	将原药除去残茎等杂质，快洗，润透，切厚片，干燥，筛去灰屑
《浙江省中药炮制规范》(2005年版)	取原药，除去杂质，洗净，润软，切成厚3～6mm的片或短段，干燥
《山东省中药炮制规范》(1990年版)	除去残茎及杂质，洗净，捞出，润透，切薄片，干燥
《福建省中药炮制规范》(1988年版)	除去杂质，洗净，切厚片，干燥
《四川省中药饮片炮制规范》(2002年版)	除去杂质，洗净，润透，切厚片，干燥
《北京市中药饮片炮制规范》(2008年版)	取原药材，除去杂质，洗净，闷润12～24小时，至内外湿度一致，切厚片，干燥，筛去碎屑
《全国中药炮制规范》(1988年版)	取原药材，除去杂质，洗净，润透，切薄片

历版药典中，板蓝根的切制工艺基本一致。板蓝根的炮制方法比较简单，全国大部分省市炮制规范规定净选润制后切厚片。

（三）板蓝根饮片现代炮制研究

董娟娥等[1]研究了干燥方法和提取温度对板蓝根有效成分量的影响，为确定板蓝根规范化生产的干燥技术参数提供理论依据。60℃烘干板蓝根有效成分损失最少，以60℃烘干为标准，高温（90℃以上）干燥使板蓝根有效成分损失40%～60%，阴干也能降低板蓝根中有效成分的含量。50～80℃烘干和晒干是板蓝根适宜的干燥方法，阴干和高温烘干的方法不可取。切制过程中水分处理对药物质量影响很大，规范板蓝根的切制工艺，对保证饮片的质量和疗效起着至关重要作用。

梁丽丽等[2]以（R，S）-告依春、水浸出物、醇浸出物的含量为综合评价指标，采用正交设计法对板蓝根药材浸润用水量、浸润时间、饮片厚度等因素进行了考察，并优选板蓝根饮片的浸润切制工艺条件，为板蓝根饮片炮制工艺的规范化及质量标准提供实验依据。结果，影响板蓝根饮片浸润切制的主要因素为切片厚度，其次为浸润时间和浸润用水量。优选的板蓝根饮片的浸润切制工艺为板蓝根药材加0.6倍量水浸润20小时，切片厚度3mm，60℃烘干。

李友等[3]以药材软化时加水量、润制时间和饮片切制厚度为考察因素，以水溶性浸出物

八画

为指标，采用正交设计法，优选板蓝根软化切制的条件，结果板蓝根软化切制的最佳工艺为：0.6倍量的水，浸润24小时，饮片厚度为2mm；并对板蓝根粗粉和水润切制后的饮片进行HPLC测定，并采用中药色谱指纹图谱相似度评价软件进行比较。板蓝根在切制前后，指纹图谱对照谱图差异明显，切制后中等极性部分损失较多。

（四）板蓝根饮片炮制工艺研究总结

1．历史文献　板蓝根在古代的炮制方法曾有净制、麸炒。净制自明代沿用至今。

2．历版《中国药典》　均收载板蓝根。

3．各省市炮制规范　收载有净制、切制，但切制方法不同，主要有3种：一是切薄片；二是切厚片；三是切短段。

4．现代研究文献　主要有对板蓝根切制工艺优选的研究。

综合上述研究结果，制定板蓝根的炮制工艺为：

板蓝根　取原药材，除去杂质，洗净，润透，切厚片，干燥。

参考文献

[1] 董娟娥, 龚明贵, 梁宗锁, 等. 干燥方法和提取温度对板蓝根、大青叶有效成分的影响[J]. 中草药, 2008, 39(1): 111-114.

[2] 梁丽丽, 王英姿, 李环环, 等. 板蓝根饮片的浸润切制工艺优选[J]. 中国实验方剂学, 2012, 18(21): 28-30.

[3] 李友, 马莉, 龚慕辛, 等. 板蓝根切制工艺的优选及切制前后指纹图谱的变化研究[J]. 中国中药杂志, 2009, 34(17): 2177-2180.

Ci wei pi

刺猬皮

药材来源　本品为刺猬科动物刺猬*Erinaceus europaeus* L.或短刺猬*Hemiechinus dauricus* Sundevall的干燥外皮。

采收加工　捕获后，将皮剥下，除去肉脂，撒上一层石灰，于通风处阴干。

刺猬皮饮片炮制规范

【饮片品名】制刺猬皮。

【饮片来源】本品为刺猬皮加入滑石粉炒制后的炮制品。

【炮制方法】取原药材，除去杂质，切成约3cm的方块。加6倍量2%纯碱溶液，煮沸，浸泡40分钟，洗净油垢，取出，用水反复漂去碱液，低温干燥。另取滑石粉，加热至370～380℃，投入刺猬皮块，翻炒6～7分钟，至黄色，鼓起，刺尖秃时取出，筛去滑石粉，摊凉。每100kg刺猬皮用滑石粉45～50kg。

【饮片性状】本品呈类方形的块状，皮部边缘向内卷曲。外表面密生硬刺，错综交叉，刺尖已枯焦、弯曲，棕黄色至棕褐色。内表面粗糙，棕黄色至黄褐色，附有少量滑石粉。质松而韧。气微腥。

【性味与归经】苦，平。归胃、大肠经。

【功能与主治】止血行瘀，止痛，固精缩尿。用于胃痛吐食，痔瘘下血，遗精、遗尿。

【用法与用量】6～9g。

【贮藏】置阴凉干燥处，防蛀。

刺猬皮饮片炮制操作规程

1．产品概述

（1）品名　制刺猬皮。

（2）规格　块。

2．生产依据　参照各省市中药饮片炮制规范有关工艺要求及标准，以及拟定的饮片品种炮制工艺执行。

3．工艺流程　取原药材，除去杂质，切成约3cm的方块。加6倍量2%纯碱溶液，煮沸，浸泡40分钟，洗净油垢，取出，用水反复漂去碱液，低温干燥。另取滑石粉，加热至370～380℃，投入刺猬皮块，翻炒6～7分钟，至黄色，鼓起，刺尖秃时取出，筛去滑石粉，摊凉。每100kg刺猬皮用滑石粉45～50kg。

4．炮制工艺操作要求

（1）挑选　除去杂质。

（2）切制　切成约3cm方块。

（3）浸煮　加6倍量2%纯碱溶液，煮沸，浸泡40分钟。

（4）清洗　洗净油垢，取出，用水漂去碱液。

（5）干燥　低温干燥。

（6）加辅料　投入滑石粉，加热至370～380℃。

（7）炒制　投入刺猬皮块，翻炒6～7分钟，至黄色，鼓起，刺尖秃时取出。

（8）过筛　筛去滑石粉，摊凉。

（9）包装　复合袋手工包装，包装损耗应不超过1.0%。

5．原料规格质量标准　符合本规范刺猬皮饮片项下的相关规定。

6．成品质量标准　符合本规范制刺猬皮饮片项下的相关规定。

7．成品贮存及注意事项　置通风干燥处，防蛀。

8．工艺卫生要求　符合中药饮片GMP相关工艺卫生要求。

9．主要设备　炒药机、切药机等设备。

刺猬皮饮片炮制规范起草说明

（一）刺猬皮炮制方法历史沿革

1．净制　唐代记载为“细切”《外台》，元代为“锉，研”《世医》，明代为“切片”《普济方》、“切方三指大”《医学》。

2．炮制

（1）酒制　刺猬皮炮制方法最早记载有汉代的“酒煮”《本经》，宋代有“酒浸炙”《总录》。

（2）炒　炒制是刺猬皮炮制的主要方法，唐代有“炙、炙令焦”《千金》、“炒令黑”《食疗》，宋代出现“炙令焦黄”《圣惠方》、“炒黄”《疮疡》，清炒法在明代记载有“炒菏”《疮疡》、“切片，再炒黄，为末”《正宗》。

（3）麸炒　加辅料炒法从明代起出现，记载有“麸炒”《普济方》。

（4）蛤粉炒　明代记载有“蛤粉炒”《瑶函》。

（5）清代记载有“土炒”《说约》。

（6）煅制　宋代记载“煅黑存性”《朱氏》。

（7）药汁制　明代记载有“酥炙”《品汇》，清代记载有“酒醋童便浸炙”《大成》。

历代炮制历史沿革见表1。

表1 刺猬皮炮制历史沿革简况

朝代	沿用方法	新增方法	文献出处
汉代		酒煮	《本经》
晋代		烧末	《肘后》
唐代		细切	《外台》
		炙、炙令焦	《千金》
		炒令黑	《食疗》
宋代	炙 炒	炙令焦黄	《圣惠方》
		酒浸炙	《总录》
		煅黑存性	《朱氏》
		炒黄	《疮疡》
金元时期		锉，研	《世医》
明代	切 炒黄	麸炒切片	《普济方》
		酥炙	《品汇》
		蛤粉炒	《瑶函》
		切方三指大	《医学》
		切片，再炒黄，为末	《正宗》
清代		土炒	《说约》
		酒醋童便浸炙土炒	《大成》

从古代文献资料中可以看出，历代沿用过的刺猬皮炮制方法有10余种，通过对刺猬皮各种炮制方法的考证，刺猬皮在应用时主要以炒制为主，清炒法或加辅料炒，其中辅料有滑石粉、蛤粉、砂、土等。

（二）刺猬皮饮片药典及地方炮制规范

《中国药典》1977年版~2015年版，均未收载刺猬皮及其炮制品，而在山东等16个省市炮制规范和《全国中药炮制规范》中，刺猬皮及其炮制品均有收载。通过比较各省中收载的刺猬皮炮制方法，刺猬皮主要有生刺猬皮、固体辅料炒刺猬皮、清炒刺猬皮和烧刺猬皮等炮制品。生刺猬皮除在全国规范中收载外，还有11个省市标准收载，固体制刺猬皮除在全国规范中收载外，还有6个省市标准收载，其中主要辅料为滑石粉，其次还有河砂。此外，1个省市收载了清炒刺猬皮；1个省市收载了烤刺猬皮[1]。

现代炮制方法见表2。

表2 各地炮制规范收载的刺猬皮炮制方法

规范	炮制方法
《全国中药炮制规范》（1988年试行版）	刺猬皮 取原药材，稍浸，刷去杂质，剁成小方块，干燥 制刺猬皮 取滑石粉置锅内，用文火炒热后，加入净刺猬皮块，拌炒至黄色，鼓起，刺尖秃时取出，筛去滑石粉放凉
《山东省中药炮制规范》（2002年版）	刺猬皮 去净头、足及不带刺的皮，用清水稍浸，刷去杂质，切成小方块，干燥
《甘肃省中药炮制规范》（2009年版）	刺猬皮 取原药材，以淡碱水清洗其污物，稍浸，刷去杂质，剁成小块，大小约2cm，干燥
《贵州省中药饮片炮制规范》（2005年版）	刺猬皮 取原药材，稍浸，刷净，刮尽残留的肉脂，剁成小块，干燥 烫刺猬皮 取净刺猬皮块，照烫法，用河砂或滑石粉烫至黄色，鼓起，刺尖秃

续表

规范	炮制方法
《湖南省中药饮片炮制规范》（2010年版）	刺猬皮　取原药材，稍浸，洗刷干净，刮去腐肉，切成小块，干燥 炒刺猬皮　取净刺猬皮块，照滑石粉烫法，烫至鼓起，表面黄色，刺尖秃
《江苏省中药饮片炮制规范》（2002年版）	刺猬皮　取原药材，稍浸，洗刷干净，刮尽残留的肉脂，剁成小块，干燥
《安徽省中药饮片炮制规范》（2005年版）	刺猬皮　取原药材，刷去灰土，或剔去软毛部分，切块 烫刺猬皮　取净刺猬皮块，照滑石粉烫法，烫至鼓起，表面黄色，刺尖秃
《江西省中药饮片炮制规范》（2008年版）	刺猬皮　取原药，放火中烧，使刺呈黑珠状，刮去黑刺，切成小方块，干燥
《陕西省中药饮标准》（2008、2009、2011年版）	刺猬皮　取药材刺猬皮，除去无刺边皮及腐肉、杂质，洗净，切成小块，干燥
《河南省中药饮片炮制规范》（2005年版）	刺猬皮　加水稍浸，除去杂质，切成小块，晒干
《重庆市中药饮片炮制规范及标准》（2006年版）	刺猬皮　加水稍浸，除去杂质，切成小块
《浙江省中药炮制规范》（2005年版）	刺猬皮　取原药，除去杂质，加入纯碱溶液，煮沸，浸泡，洗净油垢，取出，用水反复漂去碱性，干燥，切成方块。另取砂子，置热锅中翻动，待其滑利，投入刺猬皮，炒至刺、皮鼓起时，取出，筛去砂子，摊凉
《北京市中药饮片炮制规范》（2008年版）	烫刺猬皮　取原药材，除去杂质及残肉，加工成大块。取滑石粉，置热锅内，用文火炒至灵活状态，加入刺猬皮块，缓缓翻动，炒至刺尖卷曲焦，肉皮呈黄色鼓起，取出，晾凉，筛去滑石粉。每 100kg 刺猬皮块，用滑石粉 40kg
《天津市中药饮片炮制规范》（2005年版）	刺猬皮　取原药材，除去竹片杂质。取滑石粉置锅内，加热至滑利状态，投入净刺猬皮拌炒至棘刺鼓起、刺尖焦掉时取出，筛去滑石粉放凉，切段即得
《吉林省中药炮制标准》（1986年版）	刺猬皮　除去杂质，洗净泥土，沥水，剁成小块，晒干
《广西壮族自治区中药饮片炮制规范》（2007年版）	生刺猬皮　取刺猬皮，刷去灰土，或剔去软毛部分，切块
《上海市中药饮片炮制规范》（2008年版）	炒刺猬皮　将原药除去杂质，烫去刺尖，用 2% 热碱水洗去油污，清水洗净碱液，干燥，除去头足，切 2～3cm 类方块，清炒至微具焦斑，筛去灰屑

（三）刺猬皮饮片现代炮制研究

曹子文[1]用5%的纯碱溶液泡洗刺猬皮，温度60～70℃，时间15～20分钟，除去残肉及爪尖，洗涤，干净后捞出，用水漂洗至无碱味为度，趁软剪成小块，烘干至一折即断为度，否则不易发泡。李祖德[2]对比较新鲜的含脂过多的刺猬皮进行适当脱脂，方法为将刺猬皮内层放入适量刚风化的石灰末中7～10天，除去灰末。如油脂尚残留较多可反复用石灰末脱脂至油脂基本消除，再用浓度2.5%、温度45～60℃碱水浸泡5～10分钟，洗去杂质，沥干水分，切3cm见方小块，充分干燥，备用。如数量较多，而一时不需要炮制，可放在干燥石灰末中贮藏3～5个月，以防虫蛀变质。并比较了刺猬皮炮制的4种方法：砂炒醋炙法、滑石粉炒法、烫刺清炒法和锅烫去刺法，认为“锅烫去刺法”仅能烫去刺尖，不能令其酥脆，且易造成“刺焦内不熟”之状；“烫刺清炒法”无辅料作传热媒介拌炒，亦难以达到受热均匀之目的；滑石粉质地细腻，传热较慢；而砂子具有受热均匀、传热快、能在短时间内令其烫去刺尖、质变酥脆等优点。

孙颖[3]改进了刺猬皮的炮制方法为：将碱水洗净的干燥块，先用炭火燎去刺毛，待卷缩

八画

后（指刺尖），再投入炒过的热砂表面上。砂温在70～80℃，将燎过刺毛的猬皮，内侧贴紧热砂1～2小时，上盖铁锅盖，至药块焦黄色时取出，亦可喷入定量的醋后，晾干，供调配使用。其优点是：刺毛卷缩均匀，服用安全，缩短炮制时间，损耗量小，容易掌握火候。

（四）刺猬皮饮片炮制工艺研究总结

1. 历史文献 切制（细切、锉研、切片）、炒制（炒令黑、炒黄、炒蔫、炒制微焦）、土炒、麸炒、蛤粉炒、滑石粉炒、砂炒或砂炒醋浸、酒制（酒煮、酒浸炙）、酥炙、酒醋童便浸炙等，主要以炒制为主，可以是清炒法，辅料有滑石粉、蛤粉、砂、土等。

2. 历版《中国药典》 1977年版～2015年版的《中国药典》，均未收载刺猬皮及其炮制品。

3. 各省市炮制规范 生刺猬皮、固体辅料炒刺猬皮、清炒刺猬皮和烧刺猬皮等。

4. 现代研究文献 现今刺猬皮炒制过程中，滑石粉是用得最多的辅料。刺猬皮饮片规格以滑石粉烫制为主。

综合上述研究结果，制定刺猬皮的炮制工艺为：

制刺猬皮　取原药，除去杂质，切成约3cm的方块。加6倍量2%纯碱溶液，煮沸，浸泡40分钟，洗净油垢，取出，用水反复漂去碱液，低温干燥。另取滑石粉，加热至370～380℃，投入刺猬皮块，翻炒6～7分钟，至黄色，鼓起，刺尖秃时取出，筛去滑石粉，摊凉。每100kg刺猬皮用滑石粉45～50kg。

参考文献

[1] 曹子文. 加工刺猬皮要领[J]. 中药材, 1989, 12(8): 47.

[2] 李祖德, 张建平. 刺猬皮炮制经验介绍[J]. 中药通报, 1986, 11(2): 26-27.

[3] 孙颖, 林清义. 刺猬皮等四种中药传统炮制工艺的改进[J]. 时珍国医国药, 2004, 15(3): 149.

Yu li ren

郁李仁

药材来源 本品为蔷薇科植物欧李*Prunus humilis* Bge.、郁李*Prunus japonica* Thunb.或长柄扁桃*Prunus pedunculata* Maxim.的干燥成熟种子。前二种习称“小李仁”，后一种习称“大李仁”。

采收加工 夏、秋二季采收成熟果实，除去果肉和核壳，取出种子，干燥。

郁李仁饮片炮制规范

【饮片品名】郁李仁。

【饮片来源】本品为郁李仁药材经净制后的炮制品。

【炮制方法】除去杂质。用时捣碎。

【饮片性状】小李仁　呈卵形，长5~8mm，直径3~5mm。表面黄白色或浅棕色，一端尖，另端钝圆。尖端一侧有线形种脐，圆端中央有深色合点，自合点处向上具多条纵向维管束脉纹。种皮薄，子叶2，乳白色，富油性。气微，味微苦。

大李仁　长6～10mm，直径5～7mm。表面黄棕色。

【质量控制】

鉴别 取本品粉末0.5g，加甲醇10ml，超声处理15分钟，滤过，滤液蒸干，残渣加甲醇2ml使溶解，作为供试品溶液。另取苦杏仁苷对照品，加甲醇制成每1ml含4mg的溶液，作为对照品溶液。照薄层色谱法试验，吸取上述两种溶液各2μl，分别点于同一硅胶G薄层板上，以三氯甲烷-乙酸乙酯-甲醇-水（3∶8∶5∶2）10℃以下放置的下层溶液为展开剂，展开，取出，晾干，喷以磷钼酸硫酸溶液（磷钼酸2g，加水20ml使溶解，再缓缓加入硫酸30ml，混匀），在105℃加热至斑点显色清晰。供试品色谱中，在与对照品色谱相应的位置上，显相同颜色的斑点。

检查 水分 不得过6.0%（第二法）。

酸败度 照酸败度测定法测定。

酸值 不得过10.0。

羰基值 不得过3.0。

过氧化值 不得过0.050。

含量测定 照高效液相色谱法测定。

色谱条件与系统适用性试验 以十八烷基硅烷键合硅胶为填充剂，以乙腈-水（12∶88）为流动相；检测波长为210nm。理论板数按苦杏仁苷峰计算应不低于3000。

对照品溶液制备 取苦杏仁苷对照品适量，精密称定，加甲醇制成每1ml含20μg的溶液，即得。

供试品溶液制备 取本品粉末（过二号筛）约0.2g，精密称定，置具塞锥形瓶中，精密加入甲醇20ml，称定重量，加热回流1小时，放冷，再称定重量，用甲醇补足减失的重量，摇匀，滤过，精密量取续滤液1ml，置10ml量瓶中，加甲醇至刻度，摇匀，滤过，取续滤液，即得。

测定法 分别精密吸取对照品溶液与供试品溶液各10μl，注入液相色谱仪，测定，即得。

本品按干燥品计算，含苦杏仁苷（$C_{20}H_{27}NO_{11}$）不得少于2.0%。

【性味与归经】辛、苦、甘，平。归脾、大肠、小肠经。

【功能与主治】润肠通便，下气利水。用于津枯肠燥，食积气滞，腹胀便秘，水肿，脚气，小便不利。

【用法与用量】6～10g。

【贮藏】置阴凉干燥处，防蛀。

郁李仁饮片炮制操作规程

1．产品概述

（1）品名 郁李仁。

（2）规格 种仁。

2．生产依据 按照《中国药典》2015年版有关工艺要求及质量标准，以及拟定的饮片品种炮制工艺执行。

3．工艺流程 除去杂质。用时捣碎。

4．炮制工艺操作要求

（1）风选 除去杂质。

（2）包装 复合袋手工包装，包装损耗不超过1.0%。

5．原料规格质量标准 符合《中国药典》2015年版一部郁李仁药材项下的相关规定。

6．成品质量标准 符合本规范郁李仁项下的相关规定。

7．成品贮存及注意事项 置阴凉干燥处，防蛀。

8．工艺卫生要求 符合中药饮片GMP相关工艺卫生要求。

9．主要设备 包装机等设备。

八画

郁李仁饮片炮制规范起草说明

（一）郁李仁炮制方法历史沿革

1．净制 “去皮”“去皮尖”“汤浸去皮”“微汤退去皮及并仁者”“炮去皮”“去皮，小如麻子大，捣”“去壳”“泡去皮，压去油研”“汤浸去皮尖，研膏用”。

2．炮制

（1）“熟研”“碎”“研滤取汁”“捣碎”“研如杏酥”“研极烂”“另研如泥”“研如粉”“碎核取仁，汤泡去皮，研烂方用”。

（2）炒制 “汤浸去皮了捣研如膏看多少入白面滴水和溲硬软得所擀作饼子于鏊上（爆）令黄色”“汤浸去皮尖，微炒”“去皮炒”“汤退皮并双仁炒”“汤浸去皮尖双仁，炒干，研如粉”“炒熟”。

（3）焙制 “去皮，焙”。

（4）酒制 “酒浸去皮”“去惊风酒炒”。

（5）麸炒制 “去皮炒，汤浸去皮尖麸炒”。

（6）熬制 “汤去皮尖，熬紫色”。

（7）火炮 “炮去皮”。

（8）蜜炙 “凡使汤浸去皮尖，生蜜浸一宿，研如膏用”。

（9）制霜 “泡去皮，压去油研”。

（10）陈皮炒制 “同陈皮炒”。

（11）面炒制 “面炒”“拌面作饼，微炙使黄，勿令太熟，空腹食之，当得利，未利再进，以利为度，如利不止，以醋饭止之……汤浸去皮尖及双仁者，研如膏”。

历代炮制历史沿革见表1。

表1 郁李仁炮制历史沿革简况

朝代	沿用方法	新增方法	文献出处
唐代		去皮；熟研	《千金翼》
		碎	《外台》
		研滤取汁	《心鉴》
宋代	去皮尖	汤浸去皮了捣研如膏看多少入白面滴水和溲硬软得所擀作饼子于鏊上（爆）令黄色 汤浸去皮尖，微炒	《圣惠方》
		汤浸去皮	《博济》
	捣碎	微汤退去皮及并仁者 研如杏酥	《证类》
	研极烂		《衍义》
	去皮炒 汤退皮并双仁炒	酒浸去皮 去皮炒，汤浸去皮尖麸炒	《总录》
		去皮，焙	《药证》
		汤去皮尖，熬紫色	《普本》
元代	炮去皮		《世医》
	另研如泥		《脾胃论》
明代	去皮，小如麻子大，捣研如粉 汤浸去皮尖双仁，炒干，研如粉		《普济方》
		去壳	《要诀》
		泡去皮，压去油研	《仁术》
		汤浸去皮尖，研膏用 同陈皮炒	《准绳》
	碎核取仁，汤泡去皮，研烂方用		《蒙筌》

续表

朝代	沿用方法	新增方法	文献出处
明代		炒熟	《奇效》
		凡使汤浸去皮尖，生蜜浸一宿，研如膏用	《入门》
		面炒	《济阴》
		拌面作饼，微炙使黄，勿令太熟，空腹食之，当得利，未利再进，以利为度，如利不止，以醋饭止之……汤浸去皮尖及双仁者，研如膏	《通玄》
清代	酒炒		《得配》

从古代文献资料中可以看出，历代沿用过的郁李仁炮制方法有10多种。所用辅料酒、麦麸、面粉、陈皮等。其中以去壳、去皮尖、捣碎、研泥、炒制、制霜为常见方法，净制去皮壳、捣碎用最为常用。现代炮制方法多为净制去皮壳、炒制最为常用，其他方法少见承袭。

（二）郁李仁饮片药典及地方炮制规范

1. 净制 除去杂质。

2. 炮制

（1）研捣 用时捣碎。

（2）炒制 取净郁李仁置锅中，用文火加热，炒至深黄色并有香气逸出时，取出放凉。用时捣碎。

（3）制霜 取郁李仁净肉，研成粗粉，用吸油纸包好，置榨床内压榨去油，每隔1天换纸1次，换纸时须将郁李仁研成粉后，再压榨，如此反复压榨几次，至油几净，手捏松散成粉，取出研细。

（4）蜜制 取郁李仁按一般蜜炙法进行操作。每1kg郁李仁，用蜜120g。

现代炮制方法见表2。

表2 《中国药典》及各地炮制规范收载的郁李仁炮制方法

药典及规范	炮制方法
《中国药典》（1963年版）	簸净杂质，拣去残留硬壳，用时捣碎
《中国药典》（1977年版） 《中国药典》（1985年版） 《中国药典》（1990年版） 《中国药典》（1995年版） 《中国药典》（2000年版） 《中国药典》（2005年版） 《中国药典》（2010年版） 《中国药典》（2015年版）	除去杂质，用时捣碎
《安徽省中药饮片炮制规范》（2005年版）	取原药材，除去黑粒、杂质。用时捣碎
《北京市中药饮片炮制规范》（2008年版）	取原药材，除去杂质
《重庆市中药饮片炮制规范及标准》（2005年版）	除去杂质及泛油变质者。用时捣碎
《贵州省中药饮片炮制规范》（2005年版）	取原药材，除去杂质。用时捣碎
《广西壮族自治区中药饮片炮制规范》（2007年版）	除去杂质，簸去空壳，用时捣碎
《甘肃省中药炮制规范》（1980年版）	除去杂质核外壳，配方时捣碎

续表

药典及规范	炮制方法
《湖南省中药饮片炮制规范》（2010年版）	取原药材，除去杂质及残留的硬壳，干燥，筛去灰屑
《河南省中药饮片炮制规范》（2005年版）	郁李仁　除去杂质，用时捣碎 炒郁李仁　取净郁李仁，照清炒法炒至深黄色并有香气逸出
《江西省中药饮片炮制规范》（2008年版）	除去杂质，簸去灰屑，用时打碎
《江苏省中药饮片炮制规范》（1980年版）	将原药筛去灰屑杂质，簸去空壳。用时打碎
《吉林省中药炮制标准》（1986年版）	除去杂质，筛去灰屑。用时捣碎
《辽宁省中药炮制规范》（1975年版）	簸净杂质，拣去残留硬壳。用时捣碎 炒郁李仁　取净郁李仁，置锅内用微火炒至微黄，并有香气逸出时，取出放凉，用时捣碎
《上海市中药饮片炮制规范》（2008年版）	郁李仁　将原药除去残留硬壳等杂质，筛去灰屑 郁李仁霜　将郁李仁研成粗粉，照制霜法项下制霜
《山东省中药饮片炮制规范》（2012年版）	取净郁李仁，置锅内，文火炒至表面深黄色，或色泽加深，有香气逸出时，取出，放凉
《天津市中药饮片炮制规范》（2005年版）	取原药材，除去杂质及硬壳
《云南省中药饮片炮制规范》（1986年版）	生用取原药拣净杂质，用时捣碎
《浙江省中药炮制规范》（2005年版）	取原药，除去残留硬壳等杂质，洗净，干燥，用时捣碎

（三）郁李仁饮片炮制工艺研究总结

1．历史文献　净制、捣碎、研泥、炒制、焙、酒制、麸炒、熬制、蜜制、制霜、陈皮炒、面炒制等。

2．历版《中国药典》　簸净杂质，用时捣碎。

3．各省市炮制规范　簸净杂质、用时捣碎、清炒、制霜为常用。

综合上述研究结果，制定郁李仁的炮制工艺为：

郁李仁　除去杂质。用时捣碎。

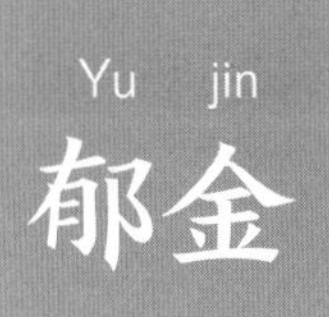

药材来源　本品为姜科植物温郁金*Curcuma wenyujin* Y. H. Chen et C. Ling、姜黄*Curcuma longa* L.、广西莪术*Curcuma kwangsiensis* S. G. Lee et C. F. Liang或蓬莪术*Curcuma phaeocaulis* Val.的干燥块根。

采收加工　冬季茎叶枯萎后采挖，除去泥沙和细根，蒸或煮至透心，干燥。

郁金饮片炮制规范

【饮片品名】郁金。

【饮片来源】本品为郁金药材经切制后的炮制品。

【炮制方法】取原药材，除去杂质，洗净，加水浸泡2～3小时，取出，闷润透，切薄片，50℃干燥，筛去碎屑，包装，即得。

【饮片性状】本品呈椭圆形或长条形薄片。外表皮灰黄色、灰褐色至灰棕色，具不规则的纵皱纹。切面灰棕色、橙黄色至灰黑色。角质样，内皮层环明显。

【质量控制】

鉴别　取本品粉末2g，加无水乙醇25ml，超声处理30分钟，滤过，滤液蒸干，残渣加乙醇1ml使溶解，作为供试品溶液。另取郁金对照药材2g，同法制成对照药材溶液。照薄层色谱法试验，吸取上述两种溶液各5μl，分别点于同一硅胶G薄层板上，以正己烷-乙酸乙酯（17∶3）为展开剂，预饱和30分钟，展开，取出，晾干，喷以10%硫酸乙醇溶液，在105℃加热至斑点显色清晰。置日光和紫外光灯（365nm）下检视。供试品色谱中，在与对照药材色谱相应的位置上，显相同颜色的主斑点或荧光斑点。

检查　水分　不得过15.0%（第四法）。

总灰分　不得过9.0%。

【性味与归经】辛、苦，寒。归肝、心、肺经。

【功能与主治】活血止痛，行气解郁，清心凉血，利胆退黄。用于胸胁刺痛，胸痹心痛，经闭痛经，乳房胀痛，热病神昏，癫痫发狂，血热吐衄，黄疸尿赤。

【用法与用量】3～10g。

【贮藏】置阴凉干燥处，防蛀。

郁金饮片炮制操作规程

1．产品概述

（1）品名　郁金。

（2）规格　薄片。

2．生产依据　按照《中国药典》2015年版一部有关工艺要求及标准，以及拟定的饮片品种炮制工艺执行。

3．工艺流程　取原药材，除去杂质，洗净，加水浸泡2～3小时，取出，闷润透，切薄片，50℃干燥，筛去碎屑，包装，即得。

4．炮制工艺操作要求

（1）净选　除去杂质。

（2）洗润　洗净，加水浸泡2～3小时，取出，闷润透，20～24小时。

（3）切制　切薄片。

（4）干燥　50℃干燥至水分为10%～15%。

（5）筛选　筛去药屑碎末。

（6）包装　复合袋包装，损耗应不超过1.0%。

5．原料规格质量标准　符合《中国药典》2015年版一部郁金药材项下的相关规定。

6．成品质量标准　符合本规范郁金饮片项下的相关规定。

7．成品贮存及注意事项　置干燥处，防蛀。

8．工艺卫生要求　符合中药饮片GMP相关工艺卫生要求。

9．主要设备　洗药机、切药机、热风循环烘箱、振动筛等设备。

郁金饮片炮制规范起草说明

（一）郁金炮制方法历史沿革

1．切制　宋代有“以一两捣为末”《证类》；锉法如明代有“锉碎或碾末用”《品汇》。

2．炮制

（1）火炮　最早记载有“去皮，火干之”

《新修》。

（2）清代　有“捣末用或磨汁用”《得配》。

（3）炒制　明代有“去皮，切，炒”《普济方》。

（4）制炭　明代记载有“烧炭存性”《蒙筌》。

（5）焙制　明代记载有“焙制”《入门》。

（6）醋制　明代记载有“醋煮”《入门》，清代有的采用“醋炒”《傅青主》。

（7）酒制

①酒炒　清代有记载“酒炒”《本草述》。

②酒浸　清代有记载“酒浸”《切用》。

（8）药汁制

①甘草制　明代记载“郁金一枚，甘草二钱半，水半碗煮干，去甘草，切片焙研为末，入真片脑半钱”《握灵》。

②防风巴豆制　明代最早记载“一两，入防风去叉，皂荚各半两，巴豆十四枚、用河水两碗，煮水尽，不用三味，只取郁金为末”《普济方》。

③白矾制　明代记载“用真郁金七两，明矾二两，为末，薄糊丸梧子大，每服五十丸，白汤下”《纲目》。

④浆水生姜皂荚煮后麸炒制　宋代记载有“浆水生姜皂荚煮后麸炒”《总录》。

⑤皂荚水浸后煮制　宋代记载有“皂荚水浸后煮”的方法《总录》。

（9）煨制　明代记载有“湿纸包煨”《保元》。

历代炮制历史沿革见表1。

表1　郁金炮制历史沿革简况

朝代	沿用方法	新增方法	文献出处
唐代		去皮，火干之	《新修》
宋代	去皮，火干之	以一两捣为末 浆水生姜皂荚煮后麸炒；皂荚水浸后煮	《证类》 《总录》
明代	去皮，火干之 捣为末	锉碎或碾末用 炒制；防风巴豆制 甘草制 白矾制 制炭 醋煮；焙制 湿纸包煨	《品汇》 《普济方》 《握灵》 《纲目》 《蒙筌》 《入门》 《保元》
清代	去皮，火干之 捣为末 炒制 醋制 甘草制 白矾制 制炭 焙制	捣末用或磨汁用 醋炒 酒炒 酒浸	《得配》 《傅青主》 《本草述》 《切用》

从古代文献资料中可以看出，历代沿用过的郁金炮制方法有近20种，所用的辅料有麦麸、酒、醋、甘草、姜汁、防风、巴豆、皂荚、矾等。其中以生用、切制、炒制、醋制、酒制为常见方法，醋制最为常用。现代炮制方法仍沿用净制切片、醋制、酒制为主流，其他方法少见承袭。郁金炮制多是为了增强和协同药效的。

（二）郁金饮片药典及地方炮制规范

1．净制　冬季茎叶枯萎后采挖，除去泥沙和细根，蒸或煮至透心，干燥。

2．切制　洗净，润透，切薄片，干燥。

3．炮制

（1）炒制取净郁金片，照清炒法炒至深

黄色。

（2）酒制取净郁金片，照酒炙法用酒炒至深黄色。每100kg郁金片，用黄酒10～20kg。

（3）醋制取净郁金片，照醋炙法炒至暗黄色。每100kg郁金片，用米醋20kg。

现代炮制方法见表2。

表2 《中国药典》及各地炮制规范收载的郁金炮制方法

药典及规范	炮制方法
《中国药典》（1963年版）	郁金 用水浸泡，洗净，捞出晒晾，润透后切片，晒干即得
《中国药典》（1977年版） 《中国药典》（1985年版） 《中国药典》（1990年版） 《中国药典》（1995年版） 《中国药典》（2000年版） 《中国药典》（2005年版）	郁金 洗净，润透，切片，干燥；或洗净，干燥，打碎
《中国药典》（2010年版） 《中国药典》（2015年版）	郁金 洗净，润透，切薄片，干燥
《安徽省中药饮片炮制规范》（2005年版）	郁金 取原药材，洗净，润透，切薄片，干燥，筛去碎屑；或洗净，干燥，捣碎
《北京市中药饮片炮制规范》（2008年版）	郁金 取原药材，除去杂质，洗净，浸泡4～8小时，至约七成熟透时，取出，闷润12～24小时，至内外程度一致，切厚片，干燥，筛去碎屑
《重庆市中药饮片炮制规范及标准》（2006年版）	郁金 洗净，润透，切薄片，干燥；或洗净，干燥，打碎 炒郁金 取净郁金片，照清炒法炒至深黄色 酒炙郁金 取净郁金片，照酒炙法用白酒炒至深黄色 醋炙郁金 取净郁金片，照醋炙法炒至暗黄色
《吉林省中药炮制标准》（1986年版）	郁金 除去杂质，用时捣碎
《山东省中药饮片炮制规范》（2012年版）	取净郁金片，用米醋拌匀，闷润至米醋被吸尽。置炒制容器内，用文火炒至表面色泽加深时，取出，放凉。每100kg郁金片，用米醋10kg
《上海市中药饮片炮制规范》（2008年版）	郁金 将原药除去杂质，分档，洗净，润透，切薄片，干燥，筛去灰屑
《浙江省中药炮制规范》（2005年版）	郁金 取原药除去杂质，洗净，润软，切厚片，干燥
《河南省中药饮片炮制规范》（2005年版）	郁金 洗净，润透，切薄片，干燥；或洗净，干燥，打碎 醋郁金 取郁金片，照醋炙法炒干或照醋煮法煮至水尽。每100kg郁金片，用醋24kg 酒郁金 取郁金片，照酒炙法炒至微干。每100kg郁金片，用黄酒12kg
《江苏省中药饮片炮制规范》（1980年版）	郁金 将原药拣去杂质，洗净，润透，切厚片，干燥，筛去灰屑（或取净郁金打成黄豆大碎块）
《贵州省中药饮片炮制规范》（2005年版）	郁金 取原药除去杂质，洗净，润透，切厚片，干燥
《四川省中药饮片炮制规范》（1977年版）	生用 取郁金洗净，润透，切薄片，干燥 清炒 取净郁金片，用清炒法炒至深黄色、有香气为度 酒炙 每取净郁金片5000g，加酒625g，加适量水拌匀，润透，微晾后，再炒至深黄色为度 醋炙 每取净郁金片5000g，加醋625g，拌匀，润透，待醋渗入，炒至暗黄色为度
《天津市中药饮片炮制规范》（2005年版）	郁金 取原药除去杂质，洗净，润透，切薄片，干燥

八画

续表

药典及规范	炮制方法
《江西省中药饮片炮制规范》（2008年版）	郁金　除去杂质，大小分开，洗净，润透，切斜或横薄片，干燥；或洗净，干燥，打碎 醋郁金　取原药除去杂质，大小分开，洗净，用温水浸3～5小时，闷一天至略透，加入醋、米汤及白矾闷煮至醋液吸干，反复日摊夜润至七八成干后，切斜或横薄片，干燥。每100kg郁金，用醋20kg、白矾1kg，米汤适量
《辽宁省中药炮制规范》（1975年版）	郁金　拣去杂质，砸成小块
《云南省中药饮片炮制规范》（1986年版）	生片　取原药拣去杂质，清水或米汤浸泡4小时，捞出，吸润约8小时，吸润时经常洒水，吸至内外透心，取出，切成厚约2mm的顺片，晒干即可 醋蒸切片　取原药拣去杂质，每50kg用醋5kg、兑水适量，浸润约2天（应经常翻动），吸透后，入甄内用武火蒸2～3小时，取出，切成厚约2mm的顺片，晒干即可 取生片，置锅内炒热，每50kg用醋5kg、兑水适量，边炒边洒，炒至醋干，呈黄棕色，取出晒干即可
《浙江省中药炮制规范》（2015年版）	郁金　取原药，除去杂质，洗净，润软，切厚片，干燥
《湖南中药饮片炮制规范》（2010年版）	郁金　取原药材洗净，润透，竖切厚片，干燥；或洗净，打碎，干燥，筛去灰屑 醋郁金　取净郁金片，照醋炙法炒干。每100kg郁金，用醋20kg
《四川省中药饮片炮制规范》（2015年版）	郁金　洗净，干燥，打碎 炒郁金　取郁金洗净，润透，切薄片，干燥，照清炒法炒至深黄色 酒郁金　取郁金洗净，润透，切薄片，干燥，照酒炙法炒至深黄色。每100kg郁金，用酒10kg 醋郁金　取郁金洗净，润透，切薄片，干燥，照醋炙法炒至暗黄色。每100kg郁金，用醋15kg
《广西壮族自治区中药饮片炮制规范》（2007年版）	生郁金　洗净，润透，切薄片，干燥；或洗净，打碎，干燥，筛去灰屑 醋郁金　（1）取生郁金，加醋拌匀，稍润，待醋被吸尽后，用文火炒干，取出，放凉。每100kg郁金，用醋20～40kg （2）取郁金至锅内，加醋与适量水淹过药面，煮至醋尽透心，取出晾至半干，切厚片，干燥，筛去灰屑。每100kg郁金，用醋20～40kg （3）将郁金用水洗净，捞出，置盆中倾入沸水中沸3分钟，滤去水分，加醋拌匀闷润一夜，取出刨成薄片，晒干，筛去灰屑。每100kg郁金，用醋5kg
《甘肃省中药炮制规范》（1980年版）	郁金　除去杂质，用清水浸泡2～4小时，捞出，润透，切片晒干；或配方时捣碎 制郁金　取郁金用醋和面汤共煮，至六七成透时，出锅，闷透，切片，晒干。每100kg郁金，用醋1.2kg

（三）郁金饮片现代炮制研究

石典花等[1]以郁金中姜黄素和吉马酮含量为指标，采用HPLC法考察不同炮制因素对两者含量的影响，优化了色谱条件，结果表明不同炮制因素对温郁金饮片中姜黄素和吉马酮含量影响不一，其中姜黄素含量为：生拌醋品＞生品＞清炒拌醋品=醋炙品＞清炒品；吉马酮含量为：生拌醋品＞生品=清炒拌醋品＞清炒品＞醋炙品。表明加醋可促使姜黄素和吉马酮溶出，加热可使其降低。

彭非等[2]研究了郁金的质量标准，用性状观察、显微鉴别和薄层色谱法对其进行鉴别研究，用气相色谱法进行成分含量测定研究，用高压浸润法进行炮制规范的研究。该研究保留了原药典中可取的性状鉴别部分，增加了薄层色谱鉴别和含量测定以及饮片炮制规范的部分。结果表明这是一套科学地控制郁金饮片质量的标准。

石典花等[3]优选了郁金最佳醋制工艺，以内在质量（姜黄素含量）和传统外观质量为指标，采用$L_9(3^4)$正交试验，对闷润时间、炒制温度、炒制时间3个因素进行考察。结果：优选的最佳醋制工艺为取净郁金片，加10%的醋，拌匀，闷润10分钟，130℃炒制10分钟。结论：优选得到的郁金醋制工艺合理可行，可用于指导醋郁金的规范化生产。

黄文华等[4]对郁金加压浸润切片工艺进行了研究，测定温郁金*Curcuma wenyujin*和桂郁金*C. kwangsiensis*水浸泡前后的药材质量变化、挥发油类成分变化、甲醇和三氯甲烷提取物质量变化和莪术烯醇的含量变化，以确定炮制的质量控制指标；并研究了不同大小的温郁金的最短加压浸制时间和闷润时间及最佳干燥温度。结果表明：①水浸泡过程郁金药材质量减少，挥发油类成分含量有变化，但甲醇和三氯甲烷提取物量和有效成分莪术烯醇的含量变化不明显，因而确定以尽可能短的浸泡时间为炮制控制指标。②加压浸泡能明显缩短药材浸泡时间，加压浸泡时间与药材断面的短径相关。③郁金加压浸泡工艺为：浸泡-0.095MPa，0.5小时与0.14MPa，10～16小时，闷润36～48小时，切片，室温晾干或不高于40℃烘干。

（四）郁金饮片炮制工艺研究总结

1．历史文献 火炮（去皮，火干之）、切制（捣为末、锉碎、碾末、磨汁）、炒制（去皮，切，炒）、制炭（烧炭存性）、焙制、醋制（温醋磨服、醋煮、醋炒）、酒制（酒炒、酒浸）、药汁制（甘草制、防风巴豆制、白矾制、浆水生姜皂荚煮后麸炒制、皂荚水浸后煮制）、煨制。

2．历版《中国药典》 郁金。

3．各省市炮制规范 郁金、醋郁金、酒郁金、炒郁金、制郁金等，以醋制最为常用。

4．现代研究文献 净制、切制、醋制、酒制等，以醋制最为常用。

综合上述研究结果，制定郁金的炮制工艺为：

郁金 取原药材，除去杂质，洗净，加水浸泡2～3小时，取出，闷润透，切薄片，50℃干燥至水分为10%～15%，筛去碎屑，包装，即得。

参考文献

[1] 石典花，孙立立，张军，等．不同炮制因素对温郁金中姜黄素和吉马酮含量的影响[J]．中国实验方剂学杂志，2013，19(11)：112-115.

[2] 彭非，薛健，刘慧灵，等．郁金饮片质量标准研究[J]．中药材，2007，30(11)：1462-1464.

[3] 石典花，苏本正，孙立立，等．正交试验法优选郁金的醋制工艺[J]．中国中药杂志，2011，36(10)：1291-1294.

[4] 黄文华，郭宝林，薛健，等．中药郁金加压浸润切片工艺研究[J]．中国中药杂志，2005，30(7)：498-500.

八画

Hu zhang

虎杖

药材来源 本品为蓼科植物虎杖*Polygonum cuspidatum* Sieb. et Zucc.的干燥根茎和根。

采收加工 春、秋二季采挖，除去须根，洗净，趁鲜切短段或厚片，晒干。

虎杖饮片炮制规范

【饮片品名】虎杖。

【饮片来源】本品为虎杖药材经净制或切制后的炮制品。

【炮制方法】取虎杖厚片，除去杂质及非药用部分，筛去碎屑，包装；或取虎杖短段，除去杂质及非药用部分，大小分档，洗净，闷润2～3小时，切厚片，筛去碎屑，即得。

【饮片性状】本品多为不规则厚片。外皮棕褐色，切面皮部较薄，木部宽广，棕黄色，射线放射状，皮部与木部较易分离。根茎髓中有隔或呈空洞状。质坚硬。气微，味微苦、涩。

【质量控制】

鉴别 （1）本品粉末橙黄色。草酸钙簇晶极多，较大，直径30～100μm。石细胞淡黄色，类方形或类圆形，有的呈分枝状，分枝状石细胞常2～3个相连，直径24～74μm，有纹孔，胞腔内充满淀粉粒。木栓细胞多角形或不规则形，胞腔充满红棕色物。具缘纹孔导管直径56～150μm。

（2）取本品粉末0.1g，加甲醇10ml，超声处理15分钟，滤过，滤液蒸干，残渣加2.5mol/L硫酸溶液5ml，水浴加热30分钟，放冷，用三氯甲烷振摇提取2次，每次5ml，合并三氯甲烷液，蒸干，残渣加三氯甲烷1ml使溶解，作为供试品溶液。另取虎杖对照药材0.1g，同法制成对照药材溶液。再取大黄素对照品、大黄素甲醚对照品，加甲醇制成每1ml各含1mg的溶液，作为对照品溶液。照薄层色谱法试验，吸取供试品溶液和对照药材溶液各4μl，对照品溶液各1μl，分别点于同一硅胶G薄层板上，以石油醚（30～60℃）-甲酸乙酯-甲酸（15:5:1）的上层溶液为展开剂，展开，取出，晾干，置紫外光灯（365nm）下检视。供试品色谱中，在与对照药材色谱和对照品色谱相应的位置上，显相同颜色的荧光斑点；置氨蒸气中熏后，斑点变为红色。

检查 水分 不得过12.0%（第二法）。

总灰分 不得过5.0%。

酸不溶性灰分 不得过1.0%。

浸出物 照醇溶性浸出物测定法项下的冷浸法测定，用乙醇作为溶剂，不得少于9.0%。

含量测定 含大黄素不得少于0.60%；虎杖苷不得少于0.15%。

【性味与归经】微苦，微寒。归肝、胆、肺经。

【功能与主治】利湿退黄，清热解毒，散瘀止痛，止咳化痰。用于湿热黄疸，淋浊、带下，风湿痹痛，痈肿疮痛，水火烫伤，经闭，癥瘕，跌打损伤，肺热咳嗽。

【用法与用量】9～15g。外用适量。

【贮藏】置阴凉干燥处，防霉、防蛀。

虎杖饮片炮制操作规程

1．产品概述

（1）品名 虎杖。

（2）规格 厚片。

2．生产依据 按照《中国药典》2015年版一部有关工艺要求及标准，以及拟定的饮片品种炮制工艺执行。

3．工艺流程 取虎杖厚片，除去杂质及非药用部分，筛去碎屑，包装；或取虎杖短段，除去杂质及非药用部分，大小分档，洗净，闷润2～3小时，切厚片，筛去碎屑，即得。

4．炮制工艺操作要求

（1）净制　除去杂质及非药用部分。

（2）洗润　洗净泥土，闷润2～3小时。

（3）切制　切厚片。

（4）干燥　摊铺厚度30～40mm，60～70℃干燥3～4小时至干。

（5）筛选　筛去碎屑。

（6）包装　复合袋手工包装，包装损耗应不超过2.0%。

5．原料规格质量标准　符合《中国药典》2015年版一部虎杖药材项下的相关规定。

6．成品质量标准　符合本规范虎杖饮片项下的相关规定。

7．成品贮存及注意事项　置通风干燥处，防霉，防蛀。

8．工艺卫生要求　符合中药饮片GMP相关工艺卫生要求。

9．主要设备　洗药机、润药机、切药机等设备。

虎杖饮片炮制规范起草说明

（一）虎杖炮制方法历史沿革

1．净制　除去杂质，洗净。

2．切制　洗净，润透，切厚片，干燥。

从古代文献资料中可以看出，虎杖以净制、切制为常见方法，现代仍在沿用。

（二）虎杖饮片药典及地方炮制规范

1．净制　春、秋二季采挖，除去须根，洗净。

2．切制　趁鲜切短段或厚片，干燥。

3．炮制　除去杂质，洗净，润透，切厚片，干燥。

现代炮制方法见表1。

表1　《中国药典》及各地炮制规范收载的虎杖炮制方法

药典及规范	炮制方法
《中国药典》（1977年版） 《中国药典》（1985年版） 《中国药典》（1990年版） 《中国药典》（1995年版） 《中国药典》（2000年版） 《中国药典》（2005年版） 《中国药典》（2010年版） 《中国药典》（2015年版）	虎杖　除去杂质，洗净，润透，切厚片，干燥
《四川省中药饮片炮制规范》（2002年版）	虎杖　取虎杖，除去残茎和杂质，洗净，润透，切成薄片，干燥
《江苏省中药饮片炮制规范》（1980年版）	虎杖　将原药洗净，润透，切厚片，干燥，筛去灰屑
《湖北省中药饮片炮制规范》（2009年版）	虎杖　除去杂质，洗净，润透，切厚片，干燥
《浙江省中药炮制规范》（2005年版）	虎杖　取原药，除去杂质，水浸，洗净，润软，切厚片，干燥；产地已切厚片者，筛去灰屑
《天津市中药饮片炮制规范》（2005年版）	虎杖　取原药材，除去杂质，洗净，润透，切厚片，干燥
《安徽省中药饮片炮制规范》（2005年版）	虎杖　取原药材，除去杂质，洗净，干燥，劈碎。或润透，切厚片，干燥，筛去碎屑

续表

药典及规范	炮制方法
《上海市中药饮片炮制规范》（1980、2008年版）	虎杖　将原药除去杂质，分档（特大者劈开），浸4～6小时，洗净，捞起，中途淋水，润透，切薄片，干燥，筛去灰屑 虎杖　将原药除去杂质，洗净，润透，切厚片，干燥，筛去灰屑
《河南省中药材炮制规范》（1982年版）	虎杖　拣去杂质，清水洗净，捞出，润透后切斜片2～3mm厚，干燥
《湖南省中药材炮制规范》（1983年版）	虎杖　拣去杂质，大小分开，洗净泥砂，浸泡4～6小时捞出润透，切2mm片，晒干或烘干，筛去灰屑即得
《福建省中药炮制规范》（1988年版）	虎杖　除去杂质，洗净，润透，切厚片，干燥

（三）虎杖饮片炮制工艺研究总结

1. 历史文献　净制（去须根）、切制（切片）。

2. 历版《中国药典》　虎杖片。

3. 各省市炮制规范　虎杖片。

4. 现代研究文献　盐制、醋制、酒制、豆汁制等，以酒制为最常用。

综合上述研究结果，制定虎杖的炮制工艺为：

虎杖　取虎杖厚片，除去杂质及非药用部分，筛去碎屑，包装；或取虎杖短段，除去杂质及非药用部分，大小分档，洗净，闷润2～3小时，切厚片，干燥，筛去碎屑，即得。

Shi jun zi

使君子

药材来源　本品为使君子科植物使君子*Quisqualis indica* L.的干燥成熟果实。

采收加工　秋季果皮变紫黑色时采收，除去杂质，干燥。

使君子饮片炮制规范

【饮片品名】使君子、使君子仁、炒使君子仁。

（一）使君子

【饮片来源】本品为使君子药材经净制后的炮制品。

【炮制方法】除去杂质。用时捣碎。

【饮片性状】本品呈椭圆形或卵圆形，具5条纵棱，偶有4～9棱，长2.5～4cm，直径约2cm。表面黑褐色至紫黑色，平滑，微具光泽。顶端狭尖，基部钝圆，有明显圆形的果梗痕。质坚硬，横切面多呈五角星形，棱角处壳较厚，中间呈类圆形空腔。种子长椭圆形或纺锤形，长约2cm，直径约1cm；表面棕褐色或黑褐色，有多数纵皱纹；种皮薄，易剥离；子叶2，黄白色，有油性，断面有裂隙。气微香，味微甜。

【质量控制】

鉴别　（1）本品粉末棕色。种皮网纹细胞较多，椭圆形或不规则形，壁稍厚，具密集网状纹孔。果皮木化细胞众多，纺锤状、类椭圆形或不规则形，多破碎，壁稍厚，具密集纹孔。果皮表皮细胞黄棕色，表面观呈多角形。种皮表皮细胞黄色至黄棕色，表面观呈类长方形或多角形，有的内含黄棕色物。纤维直径7～34μm，多成束。草酸钙簇晶，直径5～49μm，散在或存在于子叶细胞中。

（2）取本品粉末1g，加乙醚20ml，超声处理10分钟，滤过，滤液挥干，残渣加乙酸乙酯2ml使溶解，作为供试品溶液。另取使君子仁对照药材1g，同法制成对照药材溶液。照薄层色谱法试验，吸取上述两种溶液各1～2μl，分别点于同一硅胶G薄层板上，以石油醚（30～60℃）-乙酸乙酯（4∶1）为展开剂，展开，取出，晾干，喷以10%硫酸乙醇溶液，在105℃加热至斑点显色清晰。供试品色谱中，在与对照药材色谱相应的位置上，显相同颜色的斑点。

检查　黄曲霉毒素　照黄曲霉毒素测定法测定。

本品每1000g含黄曲霉毒素B_1不得过5μg，黄曲霉毒素 G_2、黄曲霉毒素G_1、黄曲霉毒素B_2和黄曲霉毒素B_1总量不得过10μg。

含量测定　照高效液相色谱法测定。

色谱条件与系统适用性试验　以氨基键合硅胶为填充剂；以乙腈-水（80∶20）为流动相；检测波长为265nm。理论板数按胡芦巴碱峰计算应不低于4000。

对照品溶液的制备　取胡芦巴碱对照品适量，精密称定，加50%甲醇制成每1ml含0.1mg的溶液，即得。

供试品溶液的制备　取本品种子粉末（过二号筛）约0.5g，精密称定，置具塞锥形瓶中，精密加入50%甲醇20ml，称定重量，超声处理（功率250W，频率33kHz）30分钟，放冷，再称定重量，用50%甲醇补足减失的重量，摇匀，滤过，取续滤液，即得。

测定法　分别精密吸取对照品溶液与供试品溶液各10μl，注入液相色谱仪，测定，即得。

本品种子含胡芦巴碱（$C_7H_7NO_2$）不得少于0.20%。

（二）使君子仁

【饮片来源】本品为净使君子经除去外壳后的炮制品。

【炮制方法】取净使君子，除去外壳。

【饮片性状】本品呈长椭圆形或纺锤形，长约2cm，直径约1cm。表面棕褐色或黑褐色，有多数纵皱纹。种皮易剥离，子叶2，黄白色，有油性，断面有裂隙。气微香，味微甜。

【质量控制】鉴别、含量测定　同使君子。

（三）炒使君子仁

【饮片来源】本品为使君子仁经炒制后的炮制品。

【炮制方法】取使君子仁，置炒制容器内，用文火加热，炒至有香气，取出晾凉。

【饮片性状】本品形如使君子仁，表面黄白色，有多数纵皱纹；有时可见残留有棕揭色种皮。气香，味微甜。

【质量控制】鉴别、含量测定　同使君子。

【性味与归经】甘，温。归脾、胃经。

【功能与主治】杀虫消积。用于蛔虫病，蛲虫病，虫积腹痛，小儿疳积。

【用法与用量】使君子9～12g，捣碎入煎剂；使君子仁6～9g，多入丸散或单用，作1～2次分服。小儿每岁1～1.5粒，炒香嚼服，1日总量不超过20粒。

【贮藏】置阴凉干燥处，防霉，防蛀。

使君子饮片炮制操作规程

（一）使君子

1．产品概述

（1）品名　使君子。

（2）规格　带壳果实。

2．生产依据　按照《中国药典》2015年版有关工艺要求及质量标准，以及拟定的饮片品种炮制工艺执行。

3．工艺流程　除去杂质。用时捣碎。

4．炮制工艺操作要求

（1）调选　除去杂质。

八画

（2）包装　复合袋手工包装，包装损耗不超过1.0%。

5．原料规格质量标准　符合《中国药典》2015年版一部使君子药材项下的相关规定。

6．成品质量标准　符合本规范使君子项下的相关规定。

7．成品贮存及注意事项　置通风干燥处，防霉，防蛀。

8．工艺卫生要求　符合中药饮片GMP相关工艺卫生要求。

9．主要设备　筛药机等设备。

（二）使君子仁

1．产品概述

（1）品名　使君子仁。

（2）规格　去壳种仁。

2．生产依据　按照《中国药典》2015年版有关工艺要求及质量标准，以及拟定的饮片品种炮制工艺执行。

3．工艺流程　取净使君子，除去外壳。

4．炮制工艺操作要求

（1）去壳　除去外壳。

（2）过筛　筛去硬壳、碎屑。

（3）包装　复合袋手工包装，包装损耗不超过1.0%。

5．原料规格质量标准　符合《中国药典》2015年版一部使君子项下的相关规定。

6．成品质量标准　符合本规范使君子仁项下的相关规定。

7．成品贮存及注意事项　置通风干燥处，防霉，防蛀。

8．工艺卫生要求　符合中药饮片GMP相关工艺卫生要求。

9．主要设备　筛药机等设备。

（三）炒使君子仁

1．产品概述

（1）品名　炒使君子仁。

（2）规格　炒去壳种仁。

2．生产依据　按照《中国药典》2015年版有关工艺要求及质量标准，以及拟定的饮片品种炮制工艺执行。

3．工艺流程　取使君子仁，置炒制容器内，用文火加热，炒至有香气，取出晾凉。

4．炮制工艺操作要求

（1）加热　炒药锅预热。

（2）炒制　翻炒至颜色加深、有香气，取出，放凉。

（3）过筛　筛去碎屑。

（4）包装　复合袋手工包装，包装损耗不超过1.0%。

5．原料规格质量标准　符合《中国药典》2015年版一部使君子仁项下的相关规定。

6．成品质量标准　符合本规范炒使君子仁项下的相关规定。

7．成品贮存及注意事项　置通风干燥处，防霉，防蛀。

8．工艺卫生要求　符合中药饮片GMP相关工艺卫生要求。

9．主要设备　炒药机等设备。

使君子饮片炮制规范起草说明

（一）使君子炮制方法历史沿革

1．净制　“去壳”“去皮”“汤浸，去黑皮”。

2．切制　“切薄”“切，捣为极细”。

3．炮制

（1）捣碎　“为末”“剉”。

（2）制炭　“烧令焦”“烧存性”“灯上烧成炭”。

（3）面煨制　“以面裹，于慢火中煨，候面熟为度取面”。

（4）蒸制　“蒸三度，蒸四五回，焙”“半生半熟蒸用”。

（5）焙制　“焙”。

（6）火炮　“用水和生面裹，炮以面熟为度”“先于热灰中和皮炮，去皮取仁，焙干入药用”“麸炮为末”。

（7）煨制　“煨去皮”“慢火煨香熟用”。

（8）炒制　“炒熟”。

（9）煮制　“用白煮，去油”。

历代炮制历史沿革见表1。

表1　使君子炮制历史沿革简况

朝代	沿用方法	新增方法	文献出处
宋代		去壳、为末	《总微》
		去皮、煨去皮	《传信》
		烧令焦	《圣惠方》
		烧存性	《普本》
		以面裹，于慢火中煨，候面熟为度取面	《博济》
		蒸三度，蒸四五回，焙；焙	《史载》
		用水和生面裹，炮以面熟为度	《总录》
		先于热灰中和皮炮，却去皮取仁，焙干入药用；麸炮为末	《局方》
元代		切薄	《活幼》
明代	汤浸，去黑皮	炒熟	《婴童》
		切，捣为极细；灯上烧成炭	《普济方》
		剉	《保元》
		慢火煨香熟用	《粹言》
		用白煮，去油	《瑶函》
清代		半生半熟蒸用	《说约》

从古代文献资料中可以看出，历代沿用过的使君子炮制方法有10余种。其中以去壳取仁、煨后去皮壳、种仁炒香为主，也有焙、炒炭、蒸等法，少有承袭。现代炮制方法多为净制、临用时捣碎、去壳取仁、炒黄入药。

（二）使君子饮片药典及地方炮制规范

1. 净制　除去杂质。除去外壳。

2. 炮制

（1）用时捣碎。

（2）制仁　取净使君子，除去外壳。

（3）炒制　取使君子，置锅内，用文火炒至有香气，取出，放凉。

（4）煨制　临用时在子母火（灰火）或微火中烧，皮焦仁黄时取出，去壳服用。

现代炮制方法见表2。

表2　《中国药典》及各地炮制规范收载的使君子炮制方法

药典及规范	炮制方法
《中国药典》（1963年版）	君子仁　除去外壳，取净仁即得 炒君子仁　取使君子仁，置锅内用文火炒至微有香气，取出，放凉
《中国药典》（1977年版）	使君子　除去杂质，用时捣碎 使君子仁　取使君子，除去外壳，取净仁

续表

药典及规范	炮制方法
《中国药典》(1985年版) 《中国药典》(1990年版) 《中国药典》(1995年版) 《中国药典》(2000年版) 《中国药典》(2005年版) 《中国药典》(2010年版) 《中国药典》(2015年版)	使君子　除去杂质，用时捣碎 使君子仁　取净使君子，除去外壳 炒君子仁　取使君子仁，照清炒法炒至有香气
《安徽省中药饮片炮制规范》(2005年版)	使君子　取原药材，除去杂质 使君子仁　取净使君子，除去外壳，取仁 炒使君子仁　取净使君子仁，照炒黄法，炒至表面呈黄色，有香气逸出
《北京市中药饮片炮制规范》(2008年版)	使君子　取原药材除去杂质 使君子仁　取原药材，除去杂质，去壳取仁
《重庆市中药饮片炮制规范及标准》(2006年版)	使君子　除去杂质，用时捣碎 使君子仁　取净使君子，除去外壳，取种仁 炒使君子仁　取使君子仁，照清炒法炒至有香气
《贵州省中药饮片炮制规范》(2005年版)	使君子　取原药材，除去杂质。用时捣碎 使君子仁　取净使君子，去壳取仁 炒使君子仁　取使君子仁，照清炒法用文火炒至有香气
《广西壮族自治区中药饮片炮制规范》(2007年版)	生使君子　除去杂质，用时捣碎 使君子仁　取生使君子，除去外壳 炒使君子仁　取生使君子仁，置锅内用文火炒至有香气，取出，放凉
《甘肃省中药炮制规范》(1980年版)	使君子　除去杂质，配方时捣碎 使君子仁　将使君子砸破，取仁，除去外壳 炒使君子仁　取净使君子仁，放入锅内，用文火炒至微有香气时，取出，晾凉
《湖南省中药饮片炮制规范》(2010年版)	使君子　取原药材，除去杂质，干燥，筛去灰屑 使君子仁　取净使君子，除去外壳 炒使君子仁　取净使君子仁，照清炒法，文火炒至有香气
《河南省中药饮片炮制规范》(2005年版)	使君子　除去杂质。用时捣碎 使君子仁　取净使君子，除去外壳，取仁 炒使君子仁　取使君子仁，照清炒法炒至有香气
《江苏省中药饮片炮制规范》(1980年版)	使君子　将原药拣去杂质。用时打碎 使君子仁　取净使君子去壳取仁
《吉林省中药炮制标准》(1986年版)	使君子　除去杂质。用时捣碎 使君子仁　去壳取净仁，用时捣碎
《辽宁省中药炮制规范》(1975年版)	君子仁　除去外壳，取净仁 炒君子仁　取使君子仁，置锅内炒至微有香气逸出时，取出，放凉
《四川省中药饮片炮制规范》(1977年版)	使君子　取使君子，除去虫蛀和变色品。或去壳，以仁入药，临用时捣碎
《上海市中药饮片炮制规范》(2008年版)	使君子　将原药除去杂质，筛去灰屑 使君子仁　将使君子敲裂，除去果壳及霉、油粒，筛去灰屑。来货已去壳者，除去霉、油粒，筛去灰屑
《天津市中药饮片炮制规范》(2005年版)	使君子　取原药材，除去杂质 使君子仁　取使君子，除去外壳
《云南省中药饮片炮制规范》(1986年版)	生用　取原药拣净杂质，用时舂碎或舂去壳取仁为使君子肉 烧煨　临用时在子母火或文火中烧，皮焦仁黄时取出，去壳服用 清炒　取净仁放入锅内，用武火炒至呈淡黄黑色，有香气，取出，晾凉，即可
《浙江省中药炮制规范》(2005年版)	使君子仁　取原药，除去硬壳等杂质及霉、油者。用时捣碎 炒使君子仁　取使君子仁，炒至表面微具焦斑，香气逸出时，取出，摊凉，用时捣碎

八画

（三）使君子饮片现代炮制研究

吕文海等[1]对使君子古今炮制进行辨析并总结，得使君子种仁、果壳均含有驱虫有效成分使君子酸钾，但果壳中含量低。炮制时，随温度升高，水浸物及其中使君子酸钾含量有不同程度的降低，但低温缓慢加热（100℃左右），炮制适中，水煎两次使用，可使果实中使君子酸钾及脂肪油的溶出呈增高趋势，有利于提高疗效。

吕海文等[2]以水浸物、水浸物及煎剂中使君子酸钾、脂肪油含量为指标，对使君子不同入药部位及炮制品进行了含量分析比较。证明三种主要成分种仁高于果实一倍以上。随炮制温度升高，水浸物及其中使君子酸钾含量有不同程度的降低，但炮制适中，水煎两次使用可使果实中使君子酸钾及脂肪油含量呈增高趋势，有利于提高疗效。

（四）使君子饮片炮制工艺研究总结

1．历史文献　去壳、去皮、切薄、捣碎、为末、制炭、煨（面裹煨、热灰煨、麸煨）、焙、炒、蒸、煮。

2．历版《中国药典》　净制、临用时捣碎、去壳取仁、炒黄。

3．各省市炮制规范　净制、临用时捣碎、去壳取仁、炒香、子母火煨。

4．现代研究文献　使君子仁。

综合上述研究结果，制定使君子的炮制工艺为：

使君子　除去杂质。用时捣碎。

使君子仁　取净使君子，除去外壳。

炒使君子　取使君子仁，置炒制容器内，用文火加热，炒至有香气，取出晾凉。

参考文献

[1] 吕文海, 田华. 使君子古今炮制辨析[J]. 中国中药杂志, 1991, (2): 87-89.

[2] 吕文海, 田华, 牛序莉. 使君子炮制前后主成分含量分析[J]. 中药材, 1989, (12): 33-35.

Ce bai ye
侧柏叶

药材来源　本品为柏科植物侧柏*Platycladus orientalis* (L.) Franco的干燥枝梢和叶。

采收加工　在夏、秋二季采收，阴干，除去硬梗及杂质。

侧柏叶饮片炮制规范

【饮片品名】侧柏叶、侧柏炭。

（一）侧柏叶

【饮片来源】本品为侧柏叶经净制后的炮制品。

【炮制方法】取侧柏叶，除去硬梗及杂质。

【饮片性状】本品多分枝，小枝扁平。叶细小鳞片状，交互对生，贴伏于枝上，深绿色或黄绿色。质脆，易折断。气清香，味苦涩、微辛。

【质量控制】

鉴别　（1）本品粉末黄绿色。叶上表皮细胞长方形，壁略厚。下表皮细胞类方形；气孔甚多，凹陷型，保卫细胞较大，侧面观呈哑铃状。薄壁细胞含油滴。纤维细长，直径约18μm。具缘纹孔管胞有时可见。

（2）取本品粉末3g，置索氏提取器中，加乙醚适量，加热回流至提取液无色，弃去乙醚液，药渣挥干乙醚，加70%乙醇50ml，加热回流1小时，趁热滤过，滤液蒸干，或渣加水25ml使溶解，加盐酸3ml，加热水解30分钟，立即冷却，用乙酸乙酯振摇提取2次，每次20ml，合并乙酸乙酯液，用水洗涤3次，每次10ml，水浴蒸干，残渣加甲醇5ml溶解，作为供试品溶液。另取槲皮素对照品，加乙醇制成每1ml含0.1mg的溶液，作为对照品溶液。照薄层色谱法试验，吸取上述供试品溶液和对照品溶液各3μl，分别点于同一高效硅胶G薄层板上，以甲苯-乙酸乙酯-甲酸（5∶2∶1）的上层溶液为展开剂，展开，取出，晾干，喷以1%三氯化铝乙醇溶液，置紫外光灯（365nm）下检视。供试品色谱中，在与对照品色谱相应的位置上，显相同颜色的荧光斑点。

检查 水分 不得过11.0%（第四法）。

浸出物 照醇溶性浸出物测定法项下的热浸法测定，用乙醇作溶剂，不得少于15.0%。

含量测定 照高效液相色谱法测定。

色谱条件与系统适用性试验 以十八烷基硅烷键合硅胶为填充剂；以甲醇-0.01mol/L磷酸二氢钾溶液-冰醋酸（40∶60∶1.5）为流动相；检测波长为254nm。理论板数按槲皮苷峰计算应不低于1500。

对照品溶液的制备 取槲皮苷对照品适量，精密称定，加甲醇制成每1ml含50μg的溶液，即得。

供试品溶液的制备 取本品粉末约0.5g，精密称定，置具塞锥形瓶中，精密加入甲醇20ml，密塞，称定重量，超声处理30分钟，放冷，再称定重量，用甲醇补足减失的重量，摇匀，滤过，取续滤液，即得。

测定法 分别精密吸取对照品溶液与供试品溶液各10μl，注入液相色谱仪，测定，即得。

本品按干燥品计算，含槲皮苷（$C_{21}H_{20}O_{11}$）不得少于0.10%。

（二）侧柏炭

【饮片来源】本品为侧柏叶经炒炭后的炮制品。

【炮制方法】取侧柏叶，置已加热的炒制容器内，用武火炒至表面焦黑色、内部焦黄色，喷淋清水少许，熄灭火星，取出，晾干，即得。

【饮片性状】本品形如侧柏叶，表面黑褐色。质脆，易折断，断面焦黄色。气香，味微苦涩。

【质量控制】

鉴别 取本品粉末4g，加甲醇20ml，超声处理1小时，放冷，滤过，滤液蒸干，残渣加甲醇1ml使溶解，作为供试品溶液。另取槲皮素对照品，加甲醇制成每1ml含0.3mg的溶液，作为对照品溶液。照薄层色谱法试验，吸取上述两种溶液各10μl，分别点于同一硅胶G薄层板上，以甲苯-乙酸乙酯-甲酸（5∶2∶1）为展开剂，展开，取出，晾干，喷以1%三氯化铝乙醇溶液，置紫外光灯（365nm）下检视。供试品色谱中，在与对照品色谱相应的位置上，显相同颜色的荧光斑点。

检查、浸出物 同侧柏叶。

【性味与归经】苦、涩，寒。归肺、肝、脾经。

【功能与主治】凉血止血，化痰止咳，生发乌发。用于吐血，衄血，咯血，便血，崩漏下血，肺热咳嗽，血热脱发，须发早白。

【用法与用量】6～12g。外用适量。

【贮藏】置阴凉干燥处，防蛀。

侧柏叶饮片炮制操作规程

（一）侧柏叶

1. 产品概述

（1）品名　侧柏叶。

（2）规格　段。

2. 生产依据　按照《中国药典》2015年版一部有关工艺要求及标准，以及拟定的饮片品种炮制工艺执行。

3. 工艺流程　取侧柏叶，除去硬梗及杂质。

4. 炮制工艺操作要求

（1）挑拣　取侧柏叶，除去硬梗及杂质。

（2）包装　复合袋手工包装，包装损耗应不超过2.0%。

5. 原料规格质量标准　符合《中国药典》2015年版一部侧柏叶药材项下的相关规定。

6. 成品质量标准　符合本规范侧柏叶饮片项下的相关规定。

7. 成品贮存及注意事项　置通风干燥处，防蛀。

8. 工艺卫生要求　符合中药饮片GMP相关工艺卫生要求。

9. 主要设备　净制台等设备。

（二）侧柏炭

1. 产品概述

（1）品名　侧柏炭。

（2）规格　段。

2. 生产依据　按照《中国药典》2015年版一部有关工艺要求及标准，以及拟定的饮片品种炮制工艺执行。

3. 工艺流程　取侧柏叶，置已加热的炒制容器内，用武火炒至表面焦黑色、内部焦黄色，喷淋清水少许，熄灭火星，取出，晾干，即得。

4. 炮制工艺操作要求

（1）挑拣　除去硬梗及杂质。

（2）炒炭　取净侧柏叶，置预热适度的炒制容器内，炒制表面黑褐色，内部焦黄色，喷淋清水少许，熄灭火星，取出，晾干。

（3）包装　复合袋手工包装，包装损耗应不超过2.0%。

5. 原料规格质量标准　符合本规范侧柏叶饮片项下的相关规定。

6. 成品质量标准　符合本规范侧柏炭饮片项下的相关规定。

7. 成品贮存及注意事项　置通风干燥处，防蛀。

8. 工艺卫生要求　符合中药饮片GMP相关工艺卫生要求。

9. 主要设备　炒药机等设备。

侧柏叶饮片炮制规范起草说明

（一）侧柏叶炮制方法历史沿革

1. 炮制　汉代首载“阴干”《本经》。唐代有“阴干”《新修》、“爆干；捣；水淋、水渍”、“但取叶，勿杂枝也”《千金翼》。宋代有取“捣罗为末”《圣惠方》、“炒黄”《妇人》、“九蒸九曝，捣罗为末”《圣惠方》。元代有“去粗梗”《世医》、“烧灰存性”《十药》、“蒸干”《世医》。明代有“阴干”《纲目》、“盐水炒，焙干”《保元》。清代有“炒黑”《汇纂》、“采取嫩枝隔纸炒干”《本草述》、“醋制”《大成》。

历代炮制历史沿革见表1。

表1　侧柏叶炮制历史沿革简况

朝代	沿用方法	新增方法	文献出处
汉代		阴干	《本经》
唐代	阴干	爆干；捣；水淋；水渍 但取叶，勿杂枝也	《新修》 《千金翼》
宋代	捣罗为末	炒黄 九蒸九曝，捣罗为末	《圣惠方》 《妇人》
元代		去粗梗 烧灰存性，研极细末，用纸包，碗盖于地上一夕，出火毒 蒸干	《世医》 《十药》
明代	阴干	盐水炒，焙干	《纲目》 《保元》
清代		炒黑 采取嫩枝隔纸炒干 醋制	《汇纂》 《本草述》 《大成》

对侧柏叶各种炮制方法的考证，侧柏叶的炮制方法主要有净制、切制、制炭、炒制、盐制、蒸制、醋制等。不同的炮制方法在流传的过程中虽然表述略有差异，但是炮制过程基本一致。侧柏炭自金元以来沿用至今。

（二）侧柏叶饮片药典及地方炮制规范

1. 侧柏叶　除去硬梗及杂质。

2. 侧柏炭　取净侧柏叶，照炒炭法炒至表面黑褐色，内部焦黄色。

现代炮制方法见表2。

表2　《中国药典》及各地炮制规范收载的侧柏叶炮制方法

药典及规范	炮制方法
《中国药典》（1963年版）	侧柏叶　拣去杂质，揉碎去梗，过筛 侧柏炭　取拣净的侧柏叶，置锅内用武火炒至焦褐色，但须存性，喷淋清水，取出，晒干即得
《中国药典》（1977年版）	侧柏叶　除去杂质 侧柏炭　取净侧柏叶，照炒炭法炒至表面焦褐色、内部焦黄色
《中国药典》（1985年版） 《中国药典》（1990年版） 《中国药典》（1995年版） 《中国药典》（2000年版） 《中国药典》（2005年版） 《中国药典》（2010年版） 《中国药典》（2015年版）	侧柏叶　除去硬梗及杂质 侧柏炭　取净侧柏叶，照炒炭法炒至表面焦褐色、内部焦黄色
《北京市中药饮片炮制规范》（2008年版）	侧柏叶　取原药材，除去硬梗及杂质，筛去灰屑 侧柏炭　取净侧柏叶，置热锅内，不断翻动，用武火 150～180℃炒至表面黑褐色，喷淋清水少许，熄灭火星，取出，晒干
《上海市中药饮片炮制规范》（2008年版）	生侧柏叶　除去硬梗、残留果实等杂质，筛去灰屑 侧柏炭　取生侧柏叶，照炒炭法清炒至外黑褐色，内棕褐色，筛去灰屑
《贵州省中药饮片炮制规范》（2005年版）	侧柏叶　取原药材，除去硬梗及杂质，筛去灰屑 侧柏叶炭　取净侧柏叶，照炒炭法炒至表面焦褐色，内部焦黄色
《吉林省中药炮制标准》（1986年版）	净侧柏　叶除去杂质、粗梗，筛去灰屑 侧柏炭　取净侧柏叶，置锅中，用武火炒至焦黑色，微有光泽（但须存性），喷水灭火星，取出，晾干
《江西省中药饮片炮制规范》（2008年版）	侧柏叶　除去枝梗及杂质 侧柏叶炭　取净侧柏叶，用武火炒至表面焦褐色，内部焦黄色时取出，摊凉

续表

药典及规范	炮制方法
《全国中药炮制规范》（1988年版）	侧柏叶　取原药材，除去杂质，粗梗及果实，筛去灰屑 侧柏叶炭　取净侧柏叶置锅内，用武火加热，炒至焦褐色，喷淋清水少许，灭尽火星，取出凉透
《山东省中药炮制规范》（1990年版）	侧柏叶　去净杂质及果实，搓下叶，再拣去粗梗，筛去灰屑，取净叶及碎嫩枝用 侧柏叶　炭将净侧柏叶置热锅内，中火炒至表面呈焦褐色时，喷淋清水少许，灭尽火星，取出，及时摊晾，凉透
《浙江省中药炮制规范》（2005年版）	侧柏叶　取原药，除去粗枝、果实等杂质。筛去灰屑 侧柏叶炭　取侧柏叶，炒至表面焦黑色时，微喷水，灭尽火星，取出，晾干
《安徽省中药饮片炮制规范》（2005年版）	侧柏叶　取原药材，除去杂质、硬梗及果实，筛去灰屑 侧柏叶炭　取净侧柏叶，照炒炭法，炒至表面焦褐色，内部焦黄色
《河南省中药炮制规范》（2005年版）	侧柏叶　除去硬叶及杂质 侧柏炭　取净侧柏叶，照炒炭法炒至表面焦褐色、内部焦黄色
《湖南省中药饮片炮制规范》（2010年版）	侧柏叶　取原药材，除去硬梗及杂质 侧柏炭　取净侧柏叶，照炒炭法用武火炒至表面焦褐色，内部焦黄色，喷淋清水，取出，晒干
《甘肃省中药炮制规范》（2009年版）	侧柏叶　取原药材，除去杂质，粗枝及果实，切段，筛去灰屑 醋侧柏叶　取净侧柏叶，加米醋拌匀，闷润至透，置锅内，用文火加热，炒干，出锅，放凉。每净侧柏叶100kg，用米醋20kg 侧柏叶炭　取净侧柏叶，置锅内，用武火加热，炒至表面焦褐色，内部焦黄色，喷淋清水少许，灭尽火星，出锅，放凉
《广西壮族自治区中药饮片炮制规范》（2007年版）	生侧柏叶　除去硬梗及杂质 侧柏炭　取生侧柏叶，用武火炒至表面焦褐色，内部焦黄色，喷淋清水，取出，晒干
《江苏省中药饮片炮制规范》（2002年版）	侧柏叶　取原药材，除去杂质及硬梗，筛去灰屑 侧柏叶炭　取净侧柏叶，置锅内，用武火炒至表面焦褐色，内部焦黄色，喷淋清水少许，灭尽火星，取出，晾透，晒干

历版《中国药典》的收载侧柏叶与侧柏叶炭两种，炮制工艺基本一致。各省市收载的侧柏叶主要有侧柏叶和侧柏叶炭这两种炮制品。基本操作大致相同，区别在于火候的选择。

（三）侧柏炭饮片现代炮制研究

孙立立等[1]用多种柱色谱技术对侧柏叶制炭后新产生的成分进行了提取、分离和结构鉴定，并用HPLC方法对生品及不同程度的炮制品中该成分的含量与槲皮苷的含量等进行了测定与比较。结果发现侧柏叶制炭后产生了新的成分槲皮素，槲皮素的含量可以明显地指示侧柏叶炭的炮制程度，槲皮素可作为侧柏叶炭含量测定的指标性成分。

于生等[2]以槲皮苷为对照品，采用分光光度法对侧柏叶和侧柏叶炭中的总黄酮进行含量测定比较，发现炮制前侧柏叶总黄酮含量为4.29%，炮制后侧柏炭总黄酮含量为3.15%，提示炮制后侧柏叶总黄酮含量下降。

赵婷等[3]采用正交试验法，以槲皮素、槲皮苷含量变化为指标，考察炒炭温度、炒炭时间、炒炭药材量对侧柏炭炒炭工艺的影响。结果表明：侧柏炭的最佳炒炭工艺为：取侧柏叶5kg炒炭温度为450℃，炒炭时间为20分钟。

（四）侧柏叶饮片炮制工艺研究总结

1. 历代文献　历代侧柏叶的炮制方法主要有净制、切制、制炭、炒制、盐制、蒸制、醋制等。侧柏炭自金元以来沿用至今。

2. 历版《中国药典》　收载侧柏叶、侧柏炭。

3. 各省市炮制规范　侧柏叶、侧柏叶炭为最常用。

4．现代研究文献　现代炮制方法主要有生品及炒炭。

综合上述研究结果，制定侧柏叶的炮制工艺为：

侧柏叶　以侧柏叶药材，除去硬梗及杂质。

侧柏炭　置已加热的炒制容器内，用武火炒至表面焦黑色、内部焦黄色，喷淋清水少许，熄灭火星，取出，晾干，即得。

参考文献

[1] 孙立立，杨书斌，江波，等. 炮制对侧柏叶化学成分的影响[J]. 中成药, 2006, 28(6): 821.

[2] 于生，单鸣秋，丁安伟，等. 侧柏叶炮制前后总黄酮的含量变化[J]. 现代中药研究与实践, 2010, 24(1): 51-54.

[3] 赵婷，刘力，冯双全，等. 正交实验法优化侧柏炭炮制工艺研究[J]. 上海中医药大学学报, 2009, 23(2): 70-73.

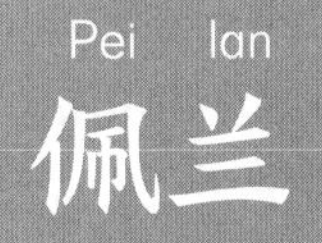

药材来源　本品为菊科植物佩兰*Eupatorium fortunei* Turcz.的干燥地上部分。

采收加工　夏、秋二季分两次采割，除去杂质，晒干。

佩兰饮片炮制规范

【饮片品名】佩兰。

【饮片来源】本品为佩兰药材经切制后的炮制品。

【炮制方法】取原药材，除去杂质、枯叶、老梗及残根，抢水洗净，闷润4～8小时，切段，热风40℃烘干，筛去碎屑，包装，即得。

【饮片性状】本品呈不规则的段。茎圆柱形，表面黄棕色或黄绿色，有的带紫色，有明显的节及纵横线。切断面髓部白色或中空。叶对生，叶片多皱缩、破碎，绿褐色。气芳香，味微苦。

【质量控制】

鉴别　（1）本品叶表面观：上表皮细胞垂周壁略弯曲；下表皮细胞垂周壁波状弯曲，偶见非腺毛，由3～6细胞组成，长可达105μm；叶脉上非腺毛较长，由7～8细胞组成，长120～160μm。气孔不定式。

（2）取本品粉末1g，加石油醚（30～60℃）15ml，超声处理10分钟，滤过，滤液挥干，残渣加石油醚（30～60℃）1ml使溶解，作为供试品溶液。另取佩兰对照药材1g，同法制成对照药材溶液。照薄层色谱法试验，吸取上述两种溶液各5μl，分别点于同一硅胶G薄层板上，以石油醚（30～60℃）-乙酸乙酯（19∶1）为展开剂，展开，取出，晾干，喷以香草醛硫酸试液，加热至斑点显色清晰。供试品色谱中，在与对照药材色谱相应的位置上，显相同颜色的斑点。

检查　水分　不得过11.0%（第二法）。

总灰分　不得过11.0%。

酸不溶性灰分　不得过2.0%。

含量测定　照挥发油测定法测定。本品含挥发油不得少于0.25%（ml/g）。

【性味与归经】辛，平。归脾、胃、肺经。

【功能与主治】芳香化湿，醒脾开胃，发表解暑。用于湿浊中阻，脘痞呕恶，口中甜腻，口臭，多涎，暑湿表证，湿温初起，发热倦怠，胸闷不舒。

【用法与用量】3～10g。

【贮藏】置阴凉干燥处，防蛀。

佩兰饮片炮制操作规程

1．产品概述

（1）品名　佩兰。

（2）规格　段。

2．生产依据　按照《中国药典》2015年版一部有关工艺要求及标准，以及拟定的饮片品种炮制工艺执行。

3．工艺流程　取原药材，除去杂质，枯叶、老梗及残根，抢水洗净，闷润4～8小时，切段，热风40℃烘干，筛去碎屑，包装，即得。

4．炮制工艺操作要求

（1）挑选　除去杂质、枯叶、老梗及残根。

（2）洗润　快速洗净，闷润4～8小时至内外湿度一致，柔软宜切。

（3）切制　切段。

（4）干燥　热风40℃烘15小时至干。

（5）过筛　筛去碎屑。

（6）包装　PA－PE双层复合真空袋包装，包装损耗应不超过1.0%。

5．原料规格质量标准　符合《中国药典》2015年版一部佩兰药材项下的相关规定。

6．成品质量标准　符合本规范佩兰饮片项下的相关规定。

7．成品贮存及注意事项　采用PA－PE双层复合真空袋包装，密封，置阴凉干燥处，防蛀。

8．工艺卫生要求　符合中药饮片GMP相关工艺卫生要求。

9．主要设备　切药机、热风循环烘箱等设备。

佩兰饮片炮制规范起草说明

（一）佩兰炮制方法历史沿革

佩兰始载于《本草再新》。佩兰在古代早期本草称之为“兰草”，《本经》列“兰草”于《本经》上品，其后，历代本草均有收载。

（二）佩兰饮片药典及地方炮制规范

现代佩兰的炮制方法以净制、切制为主。净制多以除去非用药部位、杂质及霉变品、虫蛀品、灰屑等，使其达到药用纯度标准。也有使用鲜品切段入药的。

1．佩兰

（1）净制　取干药材，除去杂质、枯叶、老梗及残留的根，抢水洗净。

（2）切制　闷润4～8小时，至内外湿度一致，切中段，干燥；或稍润，切段，低温干燥；或稍润，切段，晒干或干燥；或下半段略浸，上半段喷潮，润透，切短段，晒或低温干燥，筛去灰屑。

2．鲜佩兰　除去杂质，洗净，用时剪成段；或用时将新鲜原药材除去残留的根、枯叶等杂质，洗净，切短段。

（1）净制　取鲜药材，除去杂质、枯叶、老梗及残留根，抢水洗净。

八画

（2）切制　稍润，切段，低温干燥；或稍润，切段，晒干或干燥。

现代炮制方法见表1。

表1　《中国药典》及各地炮制规范收载的佩兰炮制方法

药典及规范	炮制方法
《中国药典》（2005年版）	佩兰　除去杂质，洗净，稍润，切段，晒干
《中国药典》（2010年版） 《中国药典》（2015年版）	佩兰　除去杂质，洗净，稍润，切段，干燥
《安徽省中药饮片炮制规范》（2005年版）	佩兰　取原药材，除去杂质，洗净，稍晾，切段，干燥
《广西壮族自治区中药饮片炮制规范》（2007年版） 《四川省中药饮片炮制规范》（2002年版） 《河南省中药饮片炮制规范》（2005年版）	佩兰　除去杂质，洗净，稍润，切段，晒干
《宁夏中药炮制规范》（1997年版）	佩兰　取原药材，除去杂质，喷水适量，稍润，切段，干燥
《吉林省中药炮制标准》（1986年版）	佩兰　除去杂质，速洗净泥土，捞出，沥水，切10mm段，晒干
《湖南省中药饮片炮制规范》（2010年版）	佩兰　取原药材，除去杂质，抢水洗净，稍润，切中段，晒干
《江苏省中药饮片炮制规范》（2002年版） 《贵州省中药饮片炮制规范》（2005年版）	佩兰　取原药材，除去杂质，洗净，稍晾，切段，干燥
《江西省中药炮制规范》（1991年版)	佩兰　除去杂质，抢水洗净，稍润，切段，低温干燥
《上海市中药饮片炮制规范》（2008年版）	鲜佩兰　用时将新鲜原药除去残留的根、枯叶等杂质，洗净，切短段 干佩兰　取原药材除去残留的根等杂质，下半段略浸，上半段喷潮，润透，切短段，晒或低温干燥，筛去灰屑
《浙江省中药炮制规范》（2005年版）	佩兰　取原药材，除去枯叶及直径5mm以上的老茎，下半段洗净，上半段喷潮，切段，低温干燥。筛去灰屑
《山东省中药炮制规范》（2012年版）	佩兰　去净杂质，抢水洗净，稍润，切段，晒干
《北京市中药饮片炮制规范》（2008年版）	鲜佩兰　除去杂质，洗净。用时剪成段
	佩兰　取原药材，除去杂质，迅速洗净，闷润4～8小时，至内外湿度一致，切中段，干燥

（三）佩兰饮片现代炮制研究

李旭冉等[1]以气质联用（GC-MS）技术考察了不同干燥方法对3个产地佩兰药材中5种挥发性成分的组成和含量变化。结果表明，热风干燥方法对1-甲基-3-甲氧基-4-异丙基苯、β-石竹烯、α-石竹烯成分的保留作用较好；温度对5种挥发性成分含量影响较大，成分保留作用呈现低温优于高温的趋势。实验表明，除氧化石竹烯外，40、50℃的低温干燥与60、70℃及自然干燥方式相比，更有利于挥发性成分的保留。自然干燥虽然干燥温度较低，但是可能由于变温且干燥周期长，导致了挥发性成分的损失。自然温度干燥和50℃干燥时，氧化石竹烯含量较高。此外，热风和红外干燥样品外观为鲜绿色至灰绿色，色泽较为鲜艳，质脆易碎，香味浓烈，而微波干燥样品可能因为新鲜样品快速失水而导致局部温度过高，偶见褐斑或焦斑。综合考虑佩兰药材干燥加工过程中的成分含量变化、干燥设备的成本以及操作难易程度，认为热风40℃干燥可以作为佩兰药材较为适宜的现代干燥加工方法。

何颖等[2]对佩兰饮片的包装方式进行比较，结果表明，在恒温22℃和相对湿度为60%的条件下贮藏，随着贮藏时间的延长，不同包装方式的挥发油含量均呈降低趋势，但真空包装饮片挥发油含量降低较缓，塑料袋包装和牛皮纸袋包装次之，塑料袋包装与牛皮纸袋包装挥发油含量降低趋势相差不多。90天后，塑料袋包装与牛皮纸袋包装已低于《中国药典》规定的挥发油含量；150天后，真空包装也低于《中国药典》规定的挥发油含量。本研究提示，佩兰不适宜长时间贮藏，真空袋包装更有利于佩兰饮片贮藏，是一种较好的贮藏保管方式。

（四）佩兰饮片炮制工艺研究总结

1．历史文献 净制（除去杂质）、切制（切成段）。

2．历版《中国药典》 佩兰。

3．各省市炮制规范 鲜佩兰、佩兰，以干佩兰为最常用。

4．现代研究文献 干燥方式、贮藏保管、鲜佩兰、干佩兰。

综合上述研究结果，制定佩兰的炮制工艺为：

佩兰 取原药材，除去杂质、枯叶、老梗及残根，抢水洗净，闷润4～8小时，切段，热风40℃烘干，筛去碎屑，包装，即得。

参考文献

[1] 李旭冉, 王梦溪, 朱邵晴, 等. 不同干燥方式对佩兰药材挥发性成分的影响与评价[J]. 中药材, 2016, 39(12): 2747-2752.

[2] 何颖, 杨继宏. 不同包装方式对佩兰挥发油含量的影响[J]. 山西中医, 2017, 33(1): 42-43.

Jin yin hua

金银花

药材来源 本品为忍冬科植物忍冬*Lonicera japonica* Thunb.的干燥花蕾或带初开的花。

采收加工 夏初花开放前采收，干燥。

金银花饮片炮制规范

【饮片品名】金银花、金银花炭。

（一）金银花

【饮片来源】本品为金银花药材的干燥花蕾。

【炮制方法】取原药材，净制，干燥。

【饮片性状】本品呈棒状，上粗下细，略弯曲，长2～3cm，上部直径约3mm，下部直径约1.5mm。表面黄白色或绿白色（贮久色渐深），密被短柔毛。偶见叶状苞片。花萼绿色，先端5裂，裂片有毛，长约2mm。开放者花冠筒状，先端二唇形；雄蕊5，附于筒壁，黄色；雌蕊1，子房无毛。气清香，味淡、微苦。

【质量控制】

鉴别 （1）本品粉末浅黄棕色或黄绿色。腺毛较多，头部倒圆锥形、类圆形或略扁圆形，4～33细胞，成2～4层，直径30～64～108μm，柄部1～5细胞，长可达700μm。非腺毛有两种：一种为厚壁非腺毛，单细胞，长可达900μm，表面有微细疣状或泡状突起，有的具螺纹；另一种为薄壁非腺毛，单细胞，甚长，弯曲或皱缩，表面有微细疣状突起。草酸钙簇晶直径6～45μm。花粉粒类圆形或三角形，表面具细密短刺及细颗粒状雕纹，具3孔沟。

（2）取本品粉末0.2g，加甲醇5ml，放置

12小时，滤过，取滤液作为供试品溶液。另取绿原酸对照品，加甲醇制成每1ml含1mg的溶液，作为对照品溶液。照薄层色谱法试验，吸取供试品溶液10～20μl、对照品溶液10μl，分别点于同一硅胶H 薄层板上，以乙酸丁酯-甲酸-水（7∶2.5∶2.5）的上层溶液为展开剂，展开，取出，晾干，置紫外光灯（365nm）下检视。供试品色谱中，在与对照品色谱相应的位置上，显相同颜色的荧光斑点。

检查　水分　不得过12.0%（第四法）。

总灰分　不得过10.0%。

酸不溶性灰分　不得过3.0%。

重金属及有害元素　照铅、镉、砷、汞、铜测定法原子吸收分光光度法或电感耦合等离子体质谱法测定，铅不得过5mg/kg；镉不得过0.3mg/kg；砷不得过2mg/kg；汞不得过0.2mg/kg；铜不得过20mg/kg。

含量测定　绿原酸　照高效液相色谱法测定。

色谱条件与系统适用性试验　以十八烷基硅烷键合硅胶为填充剂；以乙腈-0.4%磷酸溶液（13∶87）为流动相；检测波长为327nm。理论板数按绿原酸峰计算应不低于1000。

对照品溶液的制备　取绿原酸对照品适量，精密称定，置棕色量瓶中，加50%甲醇制成每1ml含40μg的溶液，即得（10℃以下保存）。

供试品溶液的制备　取本品粉末（过四号筛）约0.5g，精密称定，置具塞锥形瓶中，精密加入50%甲醇50ml，称定重量，超声处理（功率250W，频率35kHz）30分钟，放冷，再称定重量，用50%甲醇补足减失的重量，摇匀，滤过，精密量或续滤液5ml，置25ml棕色量瓶中，加50%甲醇至刻度，摇匀，即得。

测定法　分别精密吸取对照品溶液与供试品溶液各5～10μl注入液相色谱仪，测定，即得。

本品按干燥品计算，含绿原酸（$C_{16}H_{18}O_9$）不得少于1.5%。

木犀草苷　照高效液相色谱法测定。

色谱条件与系统适用性试验　用苯基硅烷键合硅胶为填充剂（Agilent ZORBAX SB-phenyl 4.6mm × 250mm，5μm），以乙腈为流动相A，以0.5%冰醋酸溶液为流动相B，按下表中的规定进行梯度洗脱；检测波长为350nm。理论板数按木犀草苷峰计算应不低于20 000。

时间（分钟）	流动相A（%）	流动相B（%）
0 ～ 15	10 → 20	90 → 80
15 ～ 30	20	80
30 ～ 40	20 → 30	80 → 70

对照品溶液的制备　取木犀草苷对照品适量，精密称定，加70%乙醇制成每1ml含40μg溶液，即得。

供试品溶液的制备　取本品粉末（过四号筛）约2g，精密称定，置具塞锥形瓶中，精密加入70%乙醇50ml，称定重量，超声处理（功率250W，频率35kHz）1小时，放冷，再称定重量，用70%乙醇补足减失的重量，摇匀，滤过。精密量取续滤液10ml，回收溶剂至干，残渣用70%乙醇溶解，转移至5ml量瓶中，加70%乙醇至刻度，即得。测定法分别精密吸取对照品溶液与供试品溶液各10μl，注入液相色谱仪，测定，即得。

本品按干燥品计算，含木犀草苷（$C_{21}H_{20}O_{11}$）不得少于0.050%。

【性味与归经】甘，寒。归肺、心、胃经。

【功能与主治】清热解毒，疏散风热。用于痈肿疔疮，喉痹，丹毒，热毒血痢，风热感冒，温病发热。

【用法与用量】6～15g。

【贮藏】置阴凉干燥处，防潮，防蛀。

（二）金银花炭

【饮片来源】本品为金银花炒炭后的炮制品。

【炮制方法】取适量净金银花，置于炒制容器中，中火炒至外焦褐色、内焦黄色出锅，放凉，晾干。

【饮片性状】金银花炭形同金银花，呈棒状，上粗下细，长2～3cm，上部直径约3mm，下部直径约1.5mm，表面焦褐色，手捻易碎。有焦香气，味微苦、涩。

【质量控制】

检查　水分　不得过10.0%（第四法）。

总灰分　不得过9.0%不得过10.0%。

酸不溶性灰分　不得过1.0%。

【性味与归经】甘，寒。归肺、心、胃经。

【功能与主治】清热解毒，凉血止血。用于热毒血痢，妇女崩漏。

【用法与用量】6～15g。

【贮藏】置阴凉干燥处，防潮，防蛀。

金银花饮片炮制操作规程

（一）金银花

1．产品概述

（1）品名　金银花。

（2）规格　花。

2．生产依据　按照《中国药典》2015年版一部有关工艺要求及标准，以及拟定的饮片品种炮制工艺执行。

3．工艺流程　取原药材，净制，干燥。

4．炮制工艺操作要求

（1）净选　将药材置于洁净的操作台上，过10目筛，筛上部分除去非药用部位，变质部分、碎屑沙粒等。

(2)包装　称重，封装，封口。贴上标签。

5．原料规格质量标准　符合《中国药典》2015年版一部金银花药材项下的相关规定。

6．成品质量标准　符合本规范金银花饮片项下的相关规定。

7．成品贮存及注意事项　置通风干燥处，防蛀。

8．工艺卫生要求　符合中药饮片GMP相关工艺卫生要求。

9．主要设备　筛分机、包装机等设备。

（二）金银花炭

1．产品概述

（1）品名　金银花炭。

（2）规格　花。

2．生产依据　按照《中国药典》2015年版一部有关工艺要求及标准，以及拟定的饮片品种炮制工艺执行。

3．工艺流程　取适量净金银花，置于炒制容器中，中火炒至外焦褐色内焦黄色出锅，放凉，晾干。

4．炮制工艺操作要求

（1）净选　将药材置于洁净的操作台上，过10目筛，筛上部分除去非药用部位，变质部分、碎屑沙粒等。

（2）炮制　取适量净金银花，置于炒制容器中，300℃炒18～22分钟，炒至外焦褐色内焦黄色出锅，放凉，晾干。

(3)包装　称重，封装，封口。贴上标签。

5．原料规格质量标准　符合《中国药典》2015年版一部金银花药材项下的相关规定。

6．成品质量标准　符合本规范金银花炭饮片项下的相关规定。

7．成品贮存及注意事项　置通风干燥处，防蛀。

8．工艺卫生要求　符合中药饮片GMP相关工艺卫生要求。

9．主要设备　炒药机等设备。

金银花饮片炮制规范起草说明

（一）金银花炮制方法历史沿革

1. 净制 洗净（宋《疮疡》）。去土（明《医学》）。去梗阴干（明《入门》）。去梗叶（明《正宗》）。去叶（明《瑶函》）。

2. 切制 剉研（明《奇效》）。剉（明《启玄》）。

3. 炮制

（1）酒制 洗净，于瓦罐内用无灰酒浸满，候火一伏时取出，晒干，末之（宋《疮疡》）。用酒煮服，或捣汁搀酒顿饮，或研烂拌酒厚敷（明《本草正》）。

（2）焙制 焙黄色（清《良朋》）。

（3）炒制 炒（清《医案》）。

（4）制炭 炒黑（清《条辨》）。炭（清《经纬》）。

（5）酿制 酿酒，带茶煎膏并炒（清《害利》）。

（6）制露 蒸露（清《害利》）。

历代炮制历史沿革见表1。

表1 金银花炮制历史沿革简况

朝代	沿用方法	新增方法	文献出处
宋代		洗净	《疮疡》
明代	净制	蒸制：金银花藤蒸晒为末	《解围元薮》
		焙制：焙干	《遵生八笺》
清代	炙法	以花烧存性，研末	《本草撮要》
		入铜锅内，焙枯存性	《经验方》
		酒炒	《绛囊撮要》
		焙黄色	《良朋》
		炒制	《医案》
		蜜制：摘取阴干，照豨莶草法，九制晒干	《食鉴本草》
		微炒	《寿世编》
		炒黑	《条辨》

从古代文献资料中可以看到，历代沿用过的金银花的炮制方法有近10种，主要有净制、炒黄、炒炭、酒炙等。不同的炮制方法在流传的过程中虽然表述略有差异，但是炮制过程基本一致。现代炮制方法仍沿用净制和制炭，其他方法少见承袭。金银花炒炭是为了“炒黑、焙枯存性”。

（二）金银花饮片药典及地方炮制规范

1. 净制 去净杂质，筛簸去泥屑，拣去残留梗叶即得。

2. 炒制 取金银花，照清炒法炒至微具焦斑，筛去灰屑。

3. 炒炭 取净银花，以中火炒至焦褐色，熄灭火星或喷洒清水，灭尽火星，取出摊凉。炒炭后表面呈焦黑色，内黄褐色。

4. 蜜制 取净金银花，加入少量冷开水稀释的炼蜜，拌匀，闷润，置炒制容器内，用文火炒至不粘手并有蜂蜜焦香气取出，放凉。蜜炙后呈金黄褐色，焦香气浓。每100kg净金银花，用炼蜜25kg。

现代炮制方法见表2。

表2 《中国药典》及各地炮制规范收载的金银花炮制方法

药典及规范	炮制方法
《中国药典》（1963年版）	金银花　去净杂质，筛簸去泥屑，拣去残留梗叶即得 银花炭　取拣净的金银花，置锅内用武火炒至焦褐色，但须存性，喷淋清水，去除晒干即得
《中国药典》（1977年版） 《中国药典》（1985年版） 《中国药典》（1990年版） 《中国药典》（1995年版）	金银花　干燥，或用硫黄熏后干燥
《中国药典》（2000年版） 《中国药典》（2005年版） 《中国药典》（2010年版） 《中国药典》（2015年版）	金银花　干燥
《北京市中药饮片炮制规范》（2008年版）	取原药材，除去杂质及残留的梗、叶
《上海市中药饮片炮制规范》（2008年版）	金银花　将原药除去梗、叶等杂质，筛去灰屑 炒金银花　取金银花，照清炒法炒至微具焦斑，筛去灰屑 金银花炭　取金银花，照清炒法炒至外呈棕褐色至黑褐色，筛去灰屑
《安徽省中药饮片炮制规范》（2005年版）	金银花　取原药材，除去梗、叶及杂质，筛去灰屑 金银花炭　取净金银花，照炭炒法，用中火炒至表面焦褐色
《福建省中药炮制规范》（1998年版）	金银花　除去杂质 金银花炭　取净金银花，照炒炭法用文火炒至焦黑色
《广东省中药饮片炮制规范》（1984年版）	金银花　除去杂质，筛去泥沙 金银花炭　取净银花，以中火炒至焦褐色，熄灭火星或喷洒清水，灭尽火星，取出摊凉。炒炭后表面呈焦黑色，内黄褐色。蜜炙后呈金黄褐色，焦香气浓 蜜金银花　取净金银花，加入少量冷开水稀释的炼蜜，拌匀，闷润，置炒制容器内，用文火炒至不粘手并有蜂蜜焦香气取出，放凉。每100kg净金银花，用炼蜜25kg
《广西壮族自治区中药饮片炮制规范》（2007年版）	金银花　除去枝叶杂质，晒干
《贵州省中药饮片炮制规范》（2005年版）	金银花　取原药材，除去枝梗杂质，筛去灰屑 金银花炭　取净金银花，照炒炭法用微火炒至表面黑色，内面棕褐色
《吉林省中药炮制标准》（1986年版）	金银花　除去叶、梗，筛去灰屑
《江西省中药炮制规范》（1991年版）	金银花　取原药，除去杂质，筛去灰屑 金银花炭　取净金银花，至锅内炒至炭黑色
《山东省中药炮制规范》（1990年版）	金银花　去净杂质、梗及叶，筛去灰屑 金银花炭　将净金银花至热锅内，中火炒至表面焦褐色，喷淋清水少许，灭尽火星，取出，迅速摊晾，凉透
《浙江省中药炮制规范》（2005年版）	金银花　取原药，除去叶等杂质。筛去灰屑 炒金银花　取金银花，炒至表面微具焦斑时，取出，摊凉 金银花炭　取金银花，炒至浓烟上冒，表面焦黑色时，微喷水，灭尽火星，取出，晾干
《辽宁省中药炮制规范》（1987年版）	金银花　拣净杂质及梗叶
《河南省中药饮片炮制规范》（2005年版）	金银花　拣去杂质及叶、梗，筛去灰屑 金银花炭　取净金银花置锅内，用中火炒至黑褐色，喷洒凉水适量，灭尽火星，取出，晾一夜
《湖南省中药饮片炮制规范》（2010年版）	金银花　拣去梗、叶及杂质，筛去灰屑即得

（三）金银花现代炮制工艺研究

解学超[1]采用HPLC法测定金银花不同炮制品中绿原酸的含量，结果绿原酸的含量顺序为：阴干金银花>蒸晒金银花>生晒金银花。结果表明，金银花晒后、蒸晒后绿原酸含量降低。

王淑美[2]通过对比直接晒干法、直接阴干法和烘干法以及水洗后烘干三种不同的加工方法对绿原酸含量的影响后发现，阴干法样品中绿原酸的含量最低，可能是由于干燥时间太长，干燥条件不易控制所致。如果条件允许，应尽量避免用阴干法干燥。

卢振宇[3]通过对金银花的快速烘干保质方法进行研究，摸索出金银花快速烘干过程中的温度、湿度、时间等参数范围，并以此作为标准，科学合理的控制金银花的快速烘干过程，保证了药材的质量，结果发现烘干保质法与普通烘干法及晾晒法相比，干花产率比普通烘干法高0.8%，比晾晒法高1.9%；干花优质率比普通烘干法高33%，比晾晒法高52%；挥发油含量比普通烘干法高0.05%，比晾晒法高0.01%；绿原酸含量比普通烘干法高0.26%，比晾晒法高0.28%。烘干保质法烘出的干花质量好，收率高，外观色泽纯正，手感好且干燥时间缩短10~18小时，每千克干花消耗燃料降低0.45kg和0.66kg。

崔永霞[4]用炭吸附色素来计算金银花炭的吸附力作为控制金银花炒炭存性质量标准，样品吸附力测定结果表明，200℃烘制15分钟的样品吸附力最强，其次是220℃烘制10分钟。生品、轻炭因炭化量不足，生成的炭量较少，故吸附量亦小，而重炭则炭化程度太过，表面灰化程度增大，导致孔隙不畅，故吸附力反而减小。药材炒炭后有一定的吸附力而具有收敛、止血的作用，用色素吸附法来控制金银花炭的质量简便、准确、快速等优点，可以作为金银花炒炭存性的质控依据。

（四）金银花饮片炮制工艺研究总结

1. 历史文献 净制、炒黄、炒炭、酒炙、蜜炙等，以净制和炒炭最为常见。

2. 历版《中国药典》 金银花、金银花炭、炒金银花等炮制品，炮制方法主要是净制和炒炭。

3. 各省市炮制规范 金银花、金银花炭、炒金银花、蜜金银花等炮制品，炮制方法主要是净制和炒炭。

4. 现代研究文献 金银花、金银花炭、炒金银花等炮制品，烘法和炒炭法。

综合上述研究结果，制定金银花的炮制工艺为：

金银花　干燥花蕾净制。

金银花炭　取适量净金银花，置于炒制容器中，中火炒至外焦褐色、内焦黄色出锅，放凉，晾干。

参考文献

[1] 解学超，王振华，闫秀国，等．不同炮制方法对金银花中绿原酸含量的影响[J]．首都医药2009(4)：53-54.

[2] 王淑美，崔永霞，吴明侠，等．GAP基地金银花产地加工方法的研究[J]．时珍国医国药，2007，18(5)：1061-1063.

[3] 卢振宇，刘道平．金银花采收炮制探讨[J]．实用中医药杂志，2005，21(7)：442.

[4] 崔永霞，王淑美，吴明侠，等．金银花炭的质量控制研究[J]．中国实验方剂学杂志，2007，3(3)：10-11.

Jin ying zi

金樱子

药材来源 本品为蔷薇科植物金樱子*Rosa laevigata* Michx.的干燥成熟果实。

采收加工 10～11月果实成熟变红时采收，干燥，除去毛刺。

金樱子饮片炮制规范

【饮片品名】金樱子。

【饮片来源】本品为金樱子成熟果实加工品。

【炮制方法】取净金樱子，略浸，润透，纵切两瓣，除去毛、核，干燥。

【饮片性状】本品呈倒卵形纵剖瓣。表面红黄色或红棕色，有突起的棕色小点。顶端有花萼残基，下部渐尖。花托壁厚1～2mm，内面淡黄色，残存淡黄色绒毛。气微，味甘、微涩。

【质量控制】

鉴别 （1）花托壁横切面：外表皮细胞类方形或略径向延长，外壁及侧壁增厚，角质化；表皮上的刺痕纵切面细胞径向延长。皮层薄壁细胞壁稍厚，纹孔明显，含有油滴，并含橙黄色物，有的含草酸钙方晶和簇晶；纤维束散生于近皮层外侧；维管束多存在于皮层中部和内侧，外韧型，韧皮部外侧有纤维束，导管散在或呈放射状排列。内表皮细胞长方形，内壁增厚，角质化；有木化的非腺毛或具残基。

花托粉末淡肉红色。非腺毛单细胞或多细胞，长505～1836μm，直径16～31μm，壁木化或微木化，表面常有螺旋状条纹，胞腔内含黄棕色物。表皮细胞多角形，壁厚，内含黄棕色物。草酸钙方晶多见，长方形或不规则形，直径16～39μm；簇晶少见，直径27～66μm。螺纹导管、网纹导管、环纹导管及具缘纹孔导管直径8～20μm。薄壁细胞多角形，木化，具纹孔，含黄棕色物。纤维梭形或条形，黄色，长至1071μm，直径16～20μm，壁木化。树脂块不规则形，黄棕色，半透明。

（2）取本品粉末2g，加乙醇30ml，超声处理30分钟，滤过，滤液蒸干，残渣加水20ml使溶解，用乙酸乙酯振摇提取2次，每次30ml，合并乙酸乙酯液，蒸干，残渣加甲醇2ml使溶解，作为供试品溶液。另取金樱子对照药材2g，同法制成对照药材溶液。照薄层色谱法试验，吸取上述两种溶液各2μl，分别点于同一硅胶G 薄层板上，以三氯甲烷-乙酸乙酯-甲醇-甲酸（5∶5∶1∶0.1）为展开剂，展开，取出，晾干，喷以10%硫酸乙醇溶液，在105℃加热至斑点显色清晰。供试品色谱中，在与对照药材色谱相应的位置上，显相同颜色的斑点。

检查 水分 不得过16.0%（第二法）。

含量测定 对照品溶液的制备 取经105℃干燥至恒重的无水葡萄糖60mg，精密称定，置100ml量瓶中，加水溶解并稀释至刻度，摇匀，即得（每1ml中含无水葡萄糖0.6mg）。

标准曲线的制备 精密量取对照品溶液0.5ml、1.0ml、1.5ml、2.0ml、2.5ml，分别置50ml量瓶中，各加水至刻度，摇匀。分别精密量取上述溶液2ml，置具塞试管中，各精密加4%苯酚溶液1ml，混匀，迅速精密加入硫酸 7ml，摇匀，置40℃水浴中保温30分钟，取出，置冰水浴中放置5分钟，取出，以相应试剂为空白，照紫外-可见分光光度法，在490nm的波长处测定吸光度，以吸光度为纵坐标，浓度为横坐标，绘制标准曲线。

测定法 取金樱子肉粗粉约0.5g，精密称定，置具塞锥形瓶中，精密加水50ml，称定重量，静置1小时，加热回流1小时，放冷，再称定重量，用水补足减失的重量，摇匀，滤过，精密量取续滤液1ml，置100ml量瓶中，加水至刻度，摇匀，精密量取25ml，置50ml量瓶中，加水至刻度，摇匀，精密量取2ml，置具塞试管中，照标准曲线的制备项下的方法，自“各精密加4%苯酚溶液1ml”起，依法测定吸光度，从标准曲线上读出供试品溶液中金樱子多糖的重量（μg），计算，即得。

本品金樱子肉按干燥品计算，含金樱子多糖以无水葡萄糖（$C_6H_{12}O_6$）计，不得少于25.0%。

【性味与归经】酸、甘、涩，平。归肾、膀胱、大肠经。

【功能与主治】固精缩尿，固崩止带，涩肠止泻。用于遗精滑精，遗尿尿频，崩漏带下，久泻久痢。

【用法与用量】6～12g。

【贮藏】置阴凉干燥处，防蛀。

金樱子饮片炮制操作规程

1. 产品概述

（1）品名　金樱子。

（2）规格　个。

2. 生产依据　按照《中国药典》2015年版一部有关工艺要求及标准，以及拟定的饮片品种炮制工艺执行。

3. 工艺流程　取净金樱子，略浸，润透，纵切两瓣，除去毛、核，干燥。

4. 炮制工艺操作要求

（1）净制　取原药材，除去杂质，洗净。

（2）浸泡　浸泡0.5～1小时，取出。

（3）闷润　闷润4～8小时。

（4）切制　纵切两瓣，除去毛、核。

（5）干燥　干燥至干。

（6）包装　牛皮纸包装。

5. 原料规格质量标准　符合《中国药典》2015年版一部金樱子药材项下的相关规定。

6. 成品质量标准　符合本规范金樱子饮片项下的相关规定。

7. 成品贮存及注意事项　置通风干燥处，防蛀。

8. 工艺卫生要求　符合中药饮片GMP相关工艺卫生要求。

9. 主要设备　包装机等设备。

金樱子饮片炮制规范起草说明

（一）金樱子炮制方法历史沿革

1. 净制　宋《朱氏集验方》中记载有：“干了，以新草鞋筛内擦刺令净，捶破去子，切，焙”。明《普济方》中记述为：“去子，洗净”；明《本草品汇精要》中记载有：“去其子并内毛”。清代《本草备要》“内多毛及子，必去之净”

2. 切制　明代《普济方》有“捣碎”。清代《本草述钩元》有“干，捣末用之”。

3. 炮制

（1）蒸制　明代《景岳全书》“去子，蒸熟”。清代《本草述》“去刺蒂蒸熟”，该方法现代少用。

（2）酒制　明代《普济方》“去核酒浸”；明代《本草原始》“制擘开去核并毛，酒洗入药”。清代《增广验方新编》“去心毛酒浸”，该方法现代少用。

（3）煎膏　明代《普济方》“去子，洗净，捣碎入瓶中，蒸令熟，用汤淋之，取汁，慢火成膏”。清代《本草汇》“去核并白毛，净捣末用，熬膏”，现代有成方制剂。

（4）炒制　明代《寿世保元》“炒”，该方法现代少用。

（5）焙制　明代《景岳全书》“取黄者去刺核，焙净肉”，该方法现代少用。

历代炮制历史沿革见表1。

表1　金樱子炮制历史沿革简况

朝代	沿用方法	新增方法	文献出处
宋代		干了，以新草鞋筛内擦刺令净，捶破去子，切，焙	《朱氏》
明代	净制	去子，洗净 捣碎 去核酒浸 煎膏	《普济方》
		去其子并内毛	《品汇》
		去子蒸熟 取黄者去刺核，焙净肉	《景岳》
		制擘开去核并毛，酒洗入药	《原始》
		炒	《保元》
清代	净制 切制 蒸制 酒制 煎膏	内多毛及子，必去之净	《备要》
		干，捣末用之	《钩元》
		去刺蒂蒸熟	《本草述》
		去心毛酒浸	《增广》
		去核并白毛，净捣末用，熬膏	《本草汇》

（二）金樱子饮片药典及地方炮制规范

净制　主要方法为切开后，除去毛、核。

现代炮制方法见表2。

表2　《中国药典》及各地炮制规范收载的金樱子炮制方法

药典及规范	炮制方法
《中国药典》（1963年版）	拣去杂质，切两瓣，用水稍洗泡，捞出，闷润后除去残留毛刺，挖净毛、核，干燥即得
《中国药典》（1977年版）	除去杂质及残留的毛刺，洗净，略浸，润透，纵切两瓣，除去毛、核，干燥
《中国药典》（1985年版） 《中国药典》（1990年版） 《中国药典》（1995年版） 《中国药典》（2000年版） 《中国药典》（2005年版）	除去杂质，洗净，干燥
《中国药典》（2010年版） 《中国药典》（2015年版）	取净金樱子，略浸，润透，纵切两瓣，除去毛、核，干燥
《全国中药炮制规范》（1988年版）	取原药材，除去杂质，洗净，略浸，润透，纵切成两瓣，除去毛、核，干燥
《湖南省中药饮片炮制规范》（2010年版）	取原药材，除去杂质，洗净，干燥
《湖北省中药饮片炮制规范》（2009年版）	除去杂质，洗净，干燥
《北京市中药饮片炮制规范》（2008年版）	取原药材，除去杂质，洗净，浸泡0.5～1小时，取出，闷润4～8小时，纵切两瓣，除去毛、核，干燥。若为产地加工品，除去杂质及残存的毛、核
《上海市中药饮片炮制规范》（2008年版）	将原药除去杂质，洗净，干燥，筛去灰屑，对切开，挖去毛及小瘦果

续表

药典及规范	炮制方法
《江西省中药饮片炮制规范》（2008年版）	取原药材，除去杂质，洗净，略浸，润透，纵切成两瓣，除去毛、核，干燥
《重庆市中药饮片炮制规范及标准》（2006年版）	除去杂质，洗净，纵切成两瓣，除去毛、核，干燥
《河南省中药饮片炮制规范》（2005年版）	取净金樱子，略浸，润透，纵切两瓣，除去毛、核，干燥
《天津市中药饮片炮制规范》（2005年版）	取原药材，除去杂质，洗净，润透，除去核、毛，干燥
《浙江省中药炮制规范》（2005年版）	取原药，除去杂质，洗净，干燥；或自中部纵剖两爿，除去毛、核，干燥
《贵州省中药炮制规范》（2005年版）	取原药材，除去杂质，撞擦除去残留绒毛，果柄及宿萼，淘净，干燥
《安徽省中药饮片炮制规范》（2004年版）	取原药材，除去杂质，洗净，稍浸泡，润透，纵切两瓣，除去毛、核，干燥

从古代文献资料和现代炮制方法可以看出，金樱子主要的炮制方法为净制，除去毛、核。其炮制多以除去非药用部位为目的。

（三）金樱子饮片现代炮制研究

邢保藏[1]对金樱子的炮制方法进行了改进，具体方法为：取金樱子，除去杂质及残留的刺，洗净，稍浸，然后用旋转式切药机进行切制，刀距调至0.5～1cm，切制后的金樱子大部分毛、核已与果肉剥离脱落，对个别未与果肉剥落的毛、核，可用工具剔去，筛去毛、核，干燥即可。

兰平权[2]报道了两种金樱子净制去核毛的方法：①磨制：磨前先把小石磨的磨心轴升高或用硬质橡胶小圆块填在磨心凹处，使其上下磨盘间距为3～4mm，将切制好的金樱片用小石磨磨制。其机制是使金樱片内的种子、黄绒毛、壳，达到相互分离的作用。然后选较比金樱种子稍大点的格筛筛选，除去黄绒毛及种子，留取格筛内的净金樱壳肉；②抢水淘洗：用一橡胶软管一头固定在水龙头上，另一头插入备好的中号水缸底部并固定（缸径为80cm左右），开启自来水，待水缸盛满水后，将自来水关小适当，使自来水不停地外溢，用格筛装金樱肉在水缸内抢水淘洗，除净黄绒毛及种子后立即取出，晒干或烘干即得。

王平等[3]改进了金樱子传统的炮制方法，具体操作为：取金樱子，用粉碎机破碎后，过6～8目筛，去除核及部分绒毛，于60～70℃干燥2～3小时（或晒干），取出稍加揉簸即得净金樱子。

丁蓉[4]报道了金樱子去核毛的体会，其方法为：取金樱子500g，纵切成两瓣，装入长70cm，宽10cm的布袋内，将口扎紧，左手抓住布袋口，右手捏住布袋中间，向石板上面摔打，使药物相互撞击，每次20～30分钟，然后筛去核毛，如有不净者挑选出来，再放入袋内重新摔打，至核掉毛去为止。

（四）金樱子饮片炮制工艺研究总结

1．历史文献　净制。

2．历版《中国药典》　净制。

3．各省市炮制规范　净制。

4．现代研究文献　净制。

综合上述研究结果，制定金樱子的炮制工艺为：

金樱子肉　取净金樱子，略浸，润透，纵切两瓣，除去毛、核，干燥。

参考文献

[1] 邢保藏. 金樱子炮制方法的改进[J]. 中成药, 1992, 14(9): 48.

[2] 兰平权. 金樱子炮制方法介绍[J]. 中国中药杂志, 1992, 17(8): 477.

[3] 王平, 何建勋. 金樱子炮制方法的改进[J]. 新疆中医药, 1998, 16(3): 39.

[4] 丁蓉. 金樱子去核毛炮制体会[J]. 中国误诊学杂志, 2011, 11(7): 1630.

Ru xiang 乳香

药材来源 本品为橄榄科植物乳香树*Boswellia carterii* Birdw.及同属植物*Boswellia bhaw-dajiana* Birdw.树皮渗出的树脂。分为索马里乳香和埃塞俄比亚乳香。

乳香饮片炮制规范

【饮片品名】醋乳香。

【饮片来源】本品为乳香经醋炙后的炮制品。

【炮制方法】取净乳香，置炒制容器内，用文火加热，炒至冒烟，表面熔化发亮，喷淋定量的米醋，再炒至表面光亮，迅速取出，摊开放凉。每100kg乳香，用醋5kg。

【饮片性状】本品呈长卵形滴乳状、类圆形颗粒或粘合成大小不等的不规则块状物。表面深黄色，显油亮，略具醋气。

【质量控制】

鉴别 （1）本品燃烧时显油性，冒黑烟，有香气；加水研磨成白色或黄白色乳状液。

（2）埃塞俄比亚乳香 取乙酸辛酯对照品，加无水乙醇制成每1ml含0.8mg的溶液，作为对照品溶液。照气相色谱法试验，以聚乙二醇（PEG-20M）毛细管柱。程序升温，初始温度为50℃，保持3分钟，以每分钟25℃的速率升温至200℃，保持1分钟；进样口温度为200℃，检测器温度为220℃，分流比为20:1。理论板数按α-蒎烯峰计算应不低于7000，分别取对照品溶液与供试品溶液各1μl，注入气相色谱仪，供试品色谱中应呈现与对照品溶液色谱峰保留时间相一致的色谱峰。

检查 杂质 乳香珠不得过2%，原乳香不得过10%。

含量测定 取本品20g，精密称定，照挥发油测定法（甲法）测定。

本品含挥发油不得少于1.5%（ml/g）。索马里乳香含挥发油不得少于6.0%（ml/g），埃塞俄比亚乳香含挥发油不得少于2.0%（ml/g）。

【性味与归经】辛、苦，温。归心、肝、脾经。

【功能与主治】活血定痛，消肿生肌。用于胸痹心痛，胃脘疼痛，痛经经闭，产后瘀阻，癥瘕腹痛，风湿痹痛，筋脉拘挛，跌打损伤，痈肿疮疡。

【用法与用量】煎汤或入丸、散，3～5g；外用适量，研末调敷。

【注意】孕妇及胃弱者慎用。

【贮藏】置于阴凉干燥处。

乳香饮片炮制操作规程

1．产品概述

（1）品名　醋乳香。

（2）规格　块。

2．生产依据　按照《中国药典》2015年版一部有关工艺要求及标准，以及拟定的饮片品种炮制工艺执行。

3．工艺流程　取净乳香，置炒制容器内，用文火加热，炒至冒烟，表面熔化发亮，喷淋定量的米醋，再炒至表面光亮，迅速取出，摊开放凉。每100kg乳香，用米醋5kg。

4．炮制工艺操作要求

（1）净选　取原药材，置于干净的挑选工作台上。过10号筛，筛上的药物手拣除去树皮等杂质，筛下的过16号筛，筛去碎末。

（2）醋炙　将分档后的乳香生品置于热锅内，文火加热7分钟，炒至冒烟，表面微熔，喷淋定量的米醋，再加热2分钟炒至表面显光亮光泽，迅速取出，摊开放凉。每100kg乳香，用米醋5kg。

（3）细选　将炮制品置于洁净的工作台上，打散，捣碎，手拣除去树皮等杂质。

（4）包装　无毒乙烯塑料袋包装，封口，贴上标签。

5．原料规格质量标准　符合《中国药典》2015年版一部乳香药材项下的相关规定。

6．成品质量标准　符合本规范乳香项下的相关规定。

7．成品贮存及注意事项　置通风干燥处，防蛀。

8．工艺卫生要求　符合中药饮片GMP相关工艺卫生要求。

9．主要设备　炒药机、切制机、包装机等设备。

乳香饮片炮制规范起草说明

（一）乳香饮片炮制历史沿革

1．净制　温水浴过（宋《洪氏》）。明净（明《启玄》）。去砂石用（明《保元》）。净末（明《正宗》）。

2．切制　研（唐《产宝》）。别研（唐《理伤》）。细研为末（宋《证类》）。挂窗孔中风干研，或用人指甲研，或以乳钵坐水盆中研（宋《普本》）。凡使，并须别研，令极细，方可入药用（宋《局方》）。柳木捶研（宋《三因》）。碾（明《背疽方》）。用井水磨为膏（明《普济方》）。入丸散微炒杀毒则不粘，或捣碎纸包，席上眠一宿，另研。一法用时以绘纸袋挂于窗隙间，良久取研之，乃不粘（明《入门》）。去油为末（明《正宗》）。水研（明《济阴》）。水飞过用钵坐热水中，以灯心同研（清《汇纂》）。

3．炮制

（1）炒制　入丸散微炒杀毒，得不粘（宋《证类》）。盏子内熔过研（宋《总录》）。炒软候冷研（宋《总录》）。微火上炒，勿令焦（宋《产育》）。漫火于银石器中炒，手指搅，使干可捻，急倾出在纸上，用扇扇冷，便研极令极细用（宋《普本》）。轻炒令熔，候冷研细（宋《传言》）。于银石器内，慢火炒令焦，只留一二分性，出火毒（明《普济方》）。入砂锅内，微火炒，出其烟，研细末（明《保元》）。炒香化再入（清《大成》）

（2）姜制　一两以姜自然汁一盏，煮乳香令软，于乳钵内研细，滤去滓，入面少许银器内，慢火熬成膏（宋《总录》）。生姜汁内煮软，俱（疑是“候”字误）冷，别研如膏（明《普济方》）。

（3）米制　剉如皂子大，用生绢袋盛内黄米内蒸如胶，候冷别研（宋《总录》）。用糯米数粒，同乳香一处研细（明《普济方》）。

（4）醋制　细研入米醋一碗熬令熟香（宋《局方》）。

（5）酒制　酒少许，化开，晒三日，再用火焙熔令干，研为末（宋《洪氏》）。或言乳香入丸药，以少酒研如泥，以水飞过，晒干用（明《纲目》）。用陈酒浸过一宿（明《保元》）。酒洗如泥，水飞晒干，箬上焙去油，同灯心研易碎（清《逢原》）。

（6）药汁制

①竹叶制　以竹叶盛，又以竹叶复上，熨斗略烫过，即研成末（宋《宝产》）。杵碎，用香炉盛火（竹）（箬）叶一片，虚架在香炉口上，约去火二寸许，次将乳香置箬叶上候炙熔滚，用水润湿小竹篦子，炒搅觉滚定，取出候冷研（宋《朱氏》）。（箬）叶上慢火炙黄同滑石研方细（宋《疮疡》）。箬包烧红，用砖压出油（清《串雅内》）。箬叶烘出汗（清《拾遗》）。

②黄连制　用黄连水飞过（明《普济方》）。

（7）去油　去油（宋《扁鹊》）。出汗尽（清《玉衡》）。

（8）熨制　火熨（元《世医》）。以蒻（箬）叶或芦叶盛，盖火熨，摊冷研（元《世医》）。

（9）煮制　净棉裹，用沸汤急滚过，研（明《普济方》）。用铜勺滚水煮之成块，在箬上炙煅去油（明《一草亭》）。

（10）煅制　作细块，火上烧，放于通风处吹（明《普济方》）。《外丹本草》云：乳香以韭实葱、蒜、煅伏成汁，最柔五金。《丹房镜源》云：乳香哑铜（明《纲目》）。用荷叶于炭火上炙，令半熔，放地上，碗盖，另研（明《准绳》）。

（11）灯心制　用灯心研末（明《奇效》）。箬盛烘燥、灯草同擂，若合散丸，罗细和入，倘煎汤液，临熟加调（明《蒙筌》）。粘则难研，同灯草研或隔纸略焙研（明《仁术》）。每斤用灯心四两同炒，炒至圆脆可为粉为度，扇去灯心，磨粉用（清《全生集》）。灯心炒去油（清《傅青主》、清《重楼》）。五钱，用灯心一钱二分同炒枯，去灯心不用（清《增广》）。

（12）焙制　瓦焙（明《保元》）。

（13）炙制　炙（明《景岳》）。炙研（清《拾遗》）。炙去油（清《拾遗》）。

（14）乳制　总不如研细和人乳略蒸再研匀晒干，研如飞尘为妙、药将沉下，一二沸即起，勿多煮（明《大法》）。打碎，人乳浸烂，研匀（明《醒斋》）。李时珍曰：凡使乳饼，诸乳皆可造，今惟以牛乳者为胜尔。《仙神隐书》云：造乳饼法，以牛乳一斗，绢滤入釜，煎五沸水解之，用醋点入，如豆腐法，渐渐结成，滤出以帛裹之，用石压成，入盐瓮底收之。又造乳团法，用酪五升，煎滚，入冷浆水半升，必自成块，未成，更入浆一盏至成，以帛包搦如乳饼样收之（清《指南》）。

（15）童便酒制　童便酒炒（清《金鉴》）。

历代炮制历史沿革见表1。

表1　乳香炮制历史沿革简况

朝代	沿用方法	新增方法	文献出处
唐		研	《产宝》
		别研	《理伤》

续表

朝代	沿用方法	新增方法	文献出处
宋	研	温水浴过	《洪氏》
		微火上炒勿令焦	《产育》
		漫火于银石器中炒，手指搅，使干可捻，急倾出在纸上，用扇扇冷，便研极令极细用	《普本》
		轻炒令熔，候冷研细	《传言》
		一两以姜自然汁一盏，煮乳香令软，于乳钵内研细，滤去滓，入面少许银器内，慢火熬成膏	《总录》
		剉如皂子大，用生绢袋盛内黄米内蒸如胶，候冷别研	
		细研入米醋一碗熬令熟香	《局方》
		以竹叶盛，又以竹叶复上，熨斗略烫过，即研成末	《宝产》
		去油	《扁鹊》
元		以蒻（箬）叶或芦叶盛，盖火熨，摊冷研	《世医》
明	净制、切制、炒、姜制、米制、酒制	用黄连水飞过	《普济方》
		净棉裹，用沸汤急滚过，研	
		用灯心研末	《奇效》
		瓦焙	《保元》
清	净制、切制、炒、姜制、米制、酒制、灯心制、煮制	童便酒炒	《金鉴》

（二）乳香饮片药典及地方炮制规范

表2 《中国药典》及各地炮制规范收载的乳香炮制方法

药典及规范	炮制方法
《中国药典》（1990年版） 《中国药典》（2010年版） 《中国药典》（2015年版）	乳香 取净乳香，照醋炙法炒至表面光亮。每乳香 100kg，用醋 5kg
《上海市中药饮片炮制规范》（2008年版）	生乳香 将原药除去树皮等杂质，敲成小于 1cm 块，筛去灰屑 制乳香 将生乳香打成粗粉，过 20 目筛，用水 20%～30%，置锅内煮沸，加入乳香粗粉，使之溶化，撩去残留树皮屑，煮至水尽，外呈棕黑色，摊平，冷却后，敲成小于 2cm 块
《福建省中药炮制规范》（1998年版）	乳香 除去杂质，块大者敲碎如黄豆大小 制乳香 取净乳香，打成粗粉，加水 20%～30%，用文火炒至烊化水尽，呈暗褐色，或直接用文火炒至烊化（防炒焦），倒出压扁，冷却，敲碎 醋乳香 取净乳香碎块，用文火炒至表面微熔时，喷淋定量米醋，继续炒至表面油亮，透出香气。每乳香 100kg，用醋 5kg
《贵州省中药饮片炮制规范》（2005年版）	乳香 取原药材，除去杂质，打成碎粒 制乳香 取净乳香，照清炒法用文火炒至表面黑褐色、油亮光泽，取出，放冷。或取净乳香，置已衬垫有 3～4 层吸水纸的铁丝晒网上，再覆盖 3～4 层吸水纸，置小火上加热，待吸水纸吸尽油后取出，换纸，重复以上操作，至吸水纸上无明显油渍后取出，放冷，研碎 醋乳香 取净乳香，照醋炙法用文火炒至表面熔化发亮，喷洒醋，再炒至表面显油亮光泽。每 100kg 乳香，用醋 5kg

续表

药典及规范	炮制方法
《安徽省中药饮片炮制规范》（2005年版）	乳香　取原药材，除去杂质，打成小碎块 制乳香　取净乳香，放入沸水中，待全部溶化后，除去飘浮的杂质，过滤，将滤液再浓缩成稠胶状，倒出，压扁，切成小块 醋乳香　取净乳香，置锅内，照醋炙法②，用文火炒至表面呈油亮光泽。每100kg 乳香，用米醋 5kg
《广东省中药饮片炮制规范》（1984年版）	乳香　拣净杂质，剁成小块 醋乳香　取净乳香，用文火炒至表面深化，用醋喷匀，再微炒，取出，摊凉，捣碎。每乳香 100kg，用醋 5kg
《广西壮族自治区中药饮片炮制规范》（2007年版）	生索马里乳香　除去杂质，大块打碎 生埃塞俄比亚乳香　除去杂质，大块打碎 制乳香　取净乳香，用中火炒至表面熔化光亮，取出，放凉 醋乳香　取净乳香，用中火炒至表面微熔时，喷醋，继续炒至表面光亮，取出，放凉。每乳香 100kg，用醋 4 ~ 6kg
《吉林省中药炮制标准》（1986年版）	乳香　除去杂质，劈成小块，置锅中，用文火炒至表面稍溶化，取出，晾凉
《江西省中药炮制规范》（1991年版）	乳香　取原药，除去杂质，敲成小块 醋制乳香　取乳香，用文火炒至冒黑烟、转黑褐色时，喷淋醋液，在炒至明亮、透香，取出，放凉。每乳香 100kg，用醋 10kg 炒乳香　取乳香，用文火炒至熔化、冒黑烟、表层呈黑褐色、明亮光透，取出，放凉
《山东省中药炮制规范》（1990年版）	乳香　去净杂质。将粘结成团者，打碎成颗粒状 醋乳香　将乳香大小分档，置锅内，文火炒至表面微溶，随即喷淋，米醋，再炒至表面显油亮光泽时，取出，放凉。每 100kg 乳香块，用米醋 5kg 炒乳香　将净没药大小分档，置锅内，文火炒至冒烟，表面显油亮光泽时，取出，放凉
《浙江省中药炮制规范》（2005年版）	乳香　取原药，除去树皮等杂质。砸碎如黄豆大小 制乳香　①取乳香，砸碎，炒至熔融，刺激性浓烟大量逸出时，继续炒至表面光亮，取出，摊凉。砸碎如黄豆大小。②取乳香，砸碎，置锅内，加水煮开，上下搅拌，除去杂质，刺激性气味大量散发时，继续煮至表面光亮，冷却后取出，干燥。砸碎如黄豆大小
《辽宁省中药炮制规范》（1987年版）	炒乳香　拣净杂质，置锅中，用微火徐徐加热，拌炒至表面油亮时，取出放凉
《河南省中药饮片炮制规范》（2005年版）	生用　取乳香，拣去杂质，大者剪成小块或捣碎 醋炙　取净乳香，大者剪成小块，置锅内用文火加热至熔化时，再均匀地喷淋入醋液，炒至外层明亮为度，取出，放凉。每 500g 乳香，用醋 48g
《湖南省中药饮片炮制规范》（2010年版）	醋炙　拣去杂质，筛尽砂石，打成小块，置铁锅内，用微火炒至稍溶，喷淋醋，拌炒至外层焦褐色，取出，放凉，研碎即得。每乳香 100kg，用醋 10kg

乳香在各省地方规范中主要有乳香、制乳香、醋乳香、炒乳香、乳香粉等炮制品。其中乳香粉仅仅收载于北京炮制规范中。乳香、醋制乳香、制乳香、炒乳香为炮制规范收载的常用品种。

（三）乳香饮片现代炮制研究

张蕾[1]以其制粉难易程度和中药制剂小活络丸的崩解时限为筛选指标，采用正交试验设计，优选其最佳炮制工艺条件为：辅料熏醋浓度60%，使用量为药材的6%，炮制时间20分钟。

夏磊等[2]以5种乳香酸类成分（α-乳香酸、β-乳香酸、3-乙酰-β-乳香酸、11-羰基-β-乳香酸、11-羰基-β-乙酰乳香酸）的质量分数为指标，采用HPLC法测定，比较了先加醋制、后加醋制和清炒3种炮制方法，并探讨不同炮制工艺对乳香中5种乳香酸类成分的影响。结果发现：随炮制温度的升高或炮制时间的延长，α-乳香酸、11-羰基-β-乳香酸和11-羰基-β-乙酰乳香酸的质量分数升高，β-乳香

八画

酸和3-乙酰-β-乳香酸的质量分数降低。

乔才娣[3]以出品率、水分含量、总灰分的含量、水溶性及醇溶性浸出物的为指标，比较5种炮制方法醋炙法、水煮法、吸附法、麸炒、砂炒的炮制效果，得出炮制乳香最好的方法为吸附法，不论是形状、色泽都表现最好，且其方法的出品率也很高，在进行操作时也没有出现烟雾。

孙亦群等[4]通过GC-MS法比较生品、炒乳香和醋乳香挥发油化学成分及其含量的变化，发现生品挥发油含量最高，其化学成分最多，醋炙品次之，炒制品最少，炮制后，乳香挥发油总量明显减少，挥发油中低沸点化学成分及其含量亦有所减少。

郑玉丽采用HPLC法测定11-羰基-β-乙酰乳香酸含量为指标，以加热温度、加热时间、醋用量和加醋后加热时间为醋炙的主要影响因素，进行正交实验设计，优选出醋炙乳香的炮制工艺，确定为180℃、加热5分钟后加醋5%，再加热4分钟。

张振凌等[5]以11-羰基-β-乙酰乳香酸含量为指标，采用高效液相色谱法，比较乳香生品、清炒品、醋炙品的炮制效果，结果：不同批次乳香炮制前后11-羰基-β-乙酰乳香酸含量不同，炮制后乳香中 11-羰基-β-乙酰乳香酸含量有升高的趋势。

高攀峰等[6]采用正交试验方法，以炮制乳香的醇提取物及挥发油为评价指标，优选出乳香烘制法的最佳炮制工艺：经过醋拌均匀闷润后放入烘箱，放置厚度为1cm 煤渣与毛边纸上，温度控制在120℃以内，烘制1小时。

（四）乳香饮片炮制工艺研究总结

1．历史文献　“研”“炒”“姜汁制”“酒制”“醋制”等10多种，除了《中国药典》2015年版收录的醋炙法，全国各地还有清炒、麸炒、砂炒、水煮、烘制、炒熔、炒去油等炮制方法。

2．历版《中国药典》　乳香、醋乳香，以醋乳香为最常用。

3．各省市炮制规范　乳香、醋乳香、炒乳香，以醋乳香为最常用。

4．现代研究文献　乳香、醋乳香，以醋乳香为最常用。

综合上述研究结果，制定醋乳香的炮制工艺为：

醋乳香　取净乳香，置炒制容器内，用文火加热，炒至冒烟，表面熔化发亮，喷淋定量的米醋，再炒至表面光亮，迅速取出，摊开放凉。每100kg乳香，用米醋5kg。

八画

参考文献

[1] 张蕾，贾忠，佘洪. 乳香炮制工艺改进[J]. 卫生职业教育，2005, 23(18): 140.

[2] 夏磊，宋志前，李青，等. 不同炮制工艺对乳香中5种乳香酸类成分的影响[J]. 中草药，2012, 43(6): 1087-1091.

[3] 乔才娣. 探索乳香炮制方法[J]. 医学信息，2011, 3: 1208-1209.

[4] 孙亦群，魏刚，周莉玲. 乳香、没药炮制前后挥发油化学成分及含量变化[J]. 中药材，2001, 24(8): 566-567.

[5] 张振凌，郑玉丽. HPLC 比较乳香炮制前后11-羰基-β-乙酰乳香酸含量[J]. 中国实验方剂学杂志，2010, 16(14): 51-53.

[6] 高攀峰，冯鹏飞. 乳香最佳炮制工艺探索[J]. 中医药临床杂志，2013, 25(6): 542-543.

Yu biao jiao

鱼鳔胶

药材来源　本品为石首鱼科动物大黄鱼*Pseudosciaena crocea*（Richardson）、小黄鱼*Pseudosciaena polyactis* Bleeker或鲟科动物中华鲟*Acipenser sinensis* Gray、鳇鱼*Huso dauricus* Georgi等的干燥鱼鳔。

采收加工　剥除鱼鳔外皮，除去血管及筋膜，洗净油脂，直接干燥或压扁干燥而成。

鱼鳔胶饮片炮制规范

【饮片品名】制鱼鳔胶。

【饮片来源】本品为鱼鳔胶经炒制后的炮制品。

【炮制方法】取原药材，低温烘软，锯成2～3cm的圆环片或切成1～2cm长方块，干燥。另取滑石粉，置炒制容器内，加热至330～340℃，投入鱼鳔胶片，翻炒2～3分钟，至表面鼓起，外表黄褐色时取出，筛去滑石粉，放凉。每100kg鱼鳔胶，用滑石粉50kg。

【饮片性状】本品为泡松的不规则条状或圆环状，表面粗糙，灰白色至黄白色，附有少量滑石粉，中间常空松，质松脆。气微香。

【性味与归经】甘、咸，平。归肾经。

【功能与主治】补肾益精，滋养筋脉，止血，散瘀，消肿。用于肾虚滑精，产后风痉，破伤风，吐血，血崩，创伤出血，痔疮。

【用法与用量】9～15g，多入丸散用；外用适量，溶化涂患处。

【贮藏】置阴凉干燥处，防蛀。

八画

鱼鳔胶饮片炮制操作规程

1．产品概述

（1）品名　制鱼鳔胶。

（2）规格　条状或圆环状。

2．生产依据　参照各省市中药炮制规范有关工艺要求及标准，以及拟定的饮片品种炮制工艺执行。

3．工艺流程　取原药材，低温烘软，锯成2～3cm的圆环片或切成1～2cm长方块，干燥。另取滑石粉，置炒制容器内，加热至330～340℃，投入鱼鳔胶片，翻炒2～3分钟，至表面鼓起，外表黄褐色时取出，筛去滑石粉，放凉，包装，即得。每100kg鱼鳔胶，用滑石粉50kg。

4．炮制工艺操作要求

（1）烘软　低温烘软。

（2）切制　锯成2～3cm的圆环片或切成1～2cm长方块。

（3）干燥　干燥。

（4）投滑石粉　取滑石粉，置炒制容器内，加热至330～340℃。

（5）投鱼鳔胶　投入鱼鳔胶片，翻炒2～3分钟，至表面鼓起，外表黄褐色时取出。

（6）过筛　筛去滑石粉，放凉。

（7）包装　无毒乙烯塑料袋包装，包装损耗应不超过1.0%。

5．原料规格质量标准　符合本规范鱼鳔胶药材项下的相关规定。

6．成品质量标准　符合本规范鱼鳔胶饮片项下的相关规定。

7．成品贮存及注意事项　置通风干燥处，防蛀。

8．工艺卫生要求　符合中药饮片GMP相关工艺卫生要求。

9．主要设备　炒药机等设备。

鱼鳔胶饮片炮制规范起草说明

（一）鱼鳔胶炮制方法历史沿革

1．净制 鱼鳔胶的净制始见于宋代，记载有“碎剉”《洪氏》、“细研”《传信》。

2．切制 明代记载有“切段”《正宗》、“切碎”《醒斋》。

3．炮制

（1）炒制 从宋代开始收载鱼鳔胶的炮制方法，如“炙令焦黄”《总录》、“烧七分留性”《三因》、“烧过存性”《传信》。明代出现“炮存性”《普济方》、“微焙”《正宗》。

（2）加辅料炒法 明代出现加辅料炒法——蛤粉炒制及切段、切碎。清代除沿用炒法、焙法等方法外，主要收藏的方法是加辅料炒法，在明代蛤粉炒法的基础上又增加了螺粉炒法、麸炒法、牡蛎粉炒法等。如“以蛤粉炒成珠，以无声为度”《醒斋》、“螺粉拌炒”《本草汇》。

（3）油炸法 清代记载有香油炸鱼鳔《大成》。

（4）制炭 宋代记载有制炭《三因》《传信》。

历代炮制历史沿革见表1。

表1 鱼鳔胶炮制历史沿革简况

朝代	沿用方法	新增方法	文献出处
宋代		炙令焦黄	《总录》
		烧七分留性 烧过存性 制炭	《三因》
		碎剉	《洪氏》
		细研	《传信》
明代	炒法	炮存性	《普济方》
		微焙 切段	《正宗》
		切碎 以蛤粉炒成珠，以无声为度	《醒斋》
清代	炒法 焙法	香油炸鱼鳔	《大成》

通过对鱼鳔胶各种炮制方法的考证，鱼鳔胶在应用时主要以炒制为主，常用辅料有蛤粉或滑石粉以及螺粉、牡蛎粉、麦麸等。鱼鳔胶炮制多以使药物质地酥脆，便于粉碎和煎煮、矫正腥臭气味、降低滋腻之性为目的。

（二）鱼鳔胶饮片药典及地方炮制规范

1．净制 取鱼鳔胶，低温烘软。

2．切制 锯成2～3cm的圆环片或切成1～2cm长方块，干燥。

3．炮制

（1）蛤粉或滑石粉制 取蛤粉或滑石粉置锅内。用文火炒热，放入鱼鳔胶块，拌炒至鼓胀松泡时，取出，筛去蛤粉或滑石粉，放凉。每鱼鳔块100kg，用蛤粉或滑石粉30kg。

（2）土制 将白土用武火炒热，取净鱼鳔块倒入，迅速搅拌，炒至全部鼓起，成黄色时，立即出锅，筛去白土，摊开，晾凉。

现代炮制方法见表2。

表2 各地炮制规范收载的鱼鳔胶炮制方法

规范	炮制
《全国中药炮制规范》（1988年试行版）	鱼鳔胶 取原药材，除去杂质，切成小方块 制鱼鳔胶 取蛤粉或滑石粉置锅内，用文火炒热，放入鱼鳔胶块，拌炒至鼓胀松泡时，取出，筛去蛤粉或滑石粉，放凉。每鱼鳔胶块100kg，用蛤粉或滑石粉30kg
《陕西省中药饮片标准》（2011年版）	鱼鳔胶 取鱼鳔胶药材，除去杂质，切成小方块 制鱼鳔胶 取饮片鱼鳔胶，照烫法用蛤粉或滑石粉拌炒至鼓胀松泡。每100kg鱼鳔胶，用蛤粉或滑石粉30kg
《湖北省中药饮片炮制规范》（2009年版）	鱼鳔胶 烘软，切成碎块 鱼鳔 除去杂质，切成小方块或丝
《北京市中药饮片炮制规范》（2008年版）	鱼鳔 取原药材，除去杂质，烘软，加工成块，晾干
《山东省中药炮制规范》（2002年版）	鱼鳔 去净杂质，刷去灰屑，烘软后切成小块
《天津市中药饮片炮制规范》（2005年版）	鱼鳔 取原药材，刷去灰屑
《甘肃省中药炮制规范》（2009年版）	鱼鳔 取原药材，烘软，切块，晒干
《湖南省中药饮片炮制规范》（2010年版）	鱼鳔 取原药材，烘软，切长段，晾干
《江西省中药饮片炮制规范》（2008年版）	鱼鳔 除去杂质，切成小方块
《河南省中药饮片炮制规范》（2005年版）	鱼鳔 除去杂质，刷净，烘软，切成小方块或丝状，晾干
《广西壮族自治区中药饮片炮制规范》（2007年版）	生鱼鳔 烘软，切段，干燥
《上海市中药饮片炮制规范》（2008年版）	蛤粉炒鱼胶 将原药刷去灰屑，烘软，切段（5～10mm），用蛤壳粉炒至松泡鼓起，筛去蛤壳粉
《浙江省中药炮制规范》（2005年版）	黄鱼鳔 取原药，刷净，烘软，切块或切成颗粒状 炒黄鱼鳔 取蛤粉，置热锅中翻动，待其滑利，投入黄鱼鳔，炒至表面鼓起时，取出，筛去蛤粉，摊凉

（三）鱼鳔胶饮片现代炮制研究

陈远彬[1]认为烫制鱼鳔胶的辅料应该为蒲黄，能够增加其止血的功效。

王道文[2]在实际工作当中，除了使用滑石粉和蛤粉烫制鱼鳔胶之外，还采用香油炸的方法来炮制鱼鳔胶。乔桂花等[3]将鱼鳔胶用恒温箱于185℃烘烤至鱼鳔形体鼓起，松泡，呈黄色时，取出放凉。此法简便易行，制品受热均匀，色泽一致，且无糊化现象。

关于鱼鳔胶炮制工艺研究的文献非常少，现今鱼鳔胶饮片以蛤粉或滑石粉烫制为主，但近10年都没有相关文献报道。从已有文献分析，基本是按照地方炮制规范进行炮制，但无具体的炮制工艺参数。必须完善制鱼鳔胶的炮制规范和质量标准，确保制鱼鳔胶的质量和临床疗效。

（四）鱼鳔胶饮片炮制工艺研究总结

1. 历史文献 以蛤粉或滑石粉烫制为最常用。

2. 历版《中国药典》 无。

3. 各省市炮制规范 鱼鳔胶、制鱼鳔胶、鱼鳔、生鱼鳔、蛤粉炒线鱼胶、黄鱼鳔、炒黄鱼鳔等，以蛤粉或滑石粉烫制为最常用。

4. 现代研究文献 现今鱼鳔胶饮片以蛤粉或滑石粉烫制为主。

综合上述研究结果，制定鱼鳔胶的炮制工艺为：

制鱼鳔胶 取鱼鳔胶，低温烘软，锯成2～3cm的圆环片或切成1～2cm长方块，干燥。另取滑石粉，置炒制容器内，加热至330～340℃，投入鱼鳔胶片，翻炒2～3分钟，至表面鼓起，外表黄褐色时取出，筛去滑石粉，放凉。每100kg鱼鳔胶，用滑石粉50kg。

参考文献

[1] 陈远彬. 鱼鳔胶、刺猬皮宜用蒲黄炒[J]. 中国中药杂志, 1992, 17(12): 728.

[2] 王道文. 鱼鳔的炮制及掺伪鉴别[J]. 中医药导报, 2007, 13(5): 94-104.

[3] 乔桂花, 孙桂明. 鱼鳔烫制方法的改进[J]. 中药材, 1996, 19(3): 158.

Gou ji 狗脊

药材来源 本品为蚌壳蕨科植物金毛狗脊*Cibotium barometz* (L.) J. Sm.的干燥根茎。

采收加工 秋、冬二季采挖，除去泥沙，干燥；或去硬根、叶柄及金黄色绒毛，切厚片，干燥，为“生狗脊片”；蒸后晒至六七成干，切厚片，干燥，为“熟狗脊片”。

狗脊饮片炮制规范

【饮片品名】狗脊、砂烫狗脊。

（一）狗脊

【饮片来源】本品为狗脊药材经切制后的炮制品。

【炮制方法】取狗脊药材，除去杂质，洗净，润透，切厚片，干燥。

【饮片性状】本品生狗脊片呈不规则长条形或圆形，长5～20cm，直径2～10cm，厚1.5～5mm；切面浅棕色，较平滑；质脆，易折断，有粉性。熟狗脊片呈黑棕色，质坚硬。

【质量控制】

鉴别 取本品粉末2g，加甲醇50ml，超声处理30分钟，滤过，滤液蒸干，残渣加甲醇1ml使溶解，作为供试品溶液。另取原儿茶醛对照品、原儿茶酸对照品，加甲醇制成每1ml各含0.5mg的混合溶液，作为对照品溶液。照薄层色谱法试验，吸取供试品溶液3～6μl、对照品溶液2μl，分别点于同一硅胶G薄层板上，使成条状，以三氯甲烷-乙酸乙酯-甲醇-甲酸（12∶2∶1∶0.8）为展开剂，展开，取出，晾干，喷以2%三氯化铁溶液-1%铁氰化钾溶液（1∶1）（临用配制）。供试品色谱中，在与对照品色谱相应的位置上，显相同颜色的斑点。

检查 水分 不得过13.0%（第二法）。

总灰分 不得过3.0%。

浸出物 照醇溶性浸出物测定法项下的热浸法测定，用稀乙醇作溶剂，不得少于20.0%。

含量测定 照高效液相色谱法测定。

色谱条件与系统适用性试验 以十八烷基硅烷键合硅胶为填充剂；以乙腈-1%冰醋酸溶液（5∶95）为流动相；检测波长为260nm。理论板数按原儿茶酸峰计算应不低于3000。

对照品溶液的制备 取原儿茶酸对照品适量，精密称定，加甲醇-1%冰醋酸溶液（70∶30）混合溶液制成每1ml含50μg的溶液，即得。

供试品溶液的制备 取本品粉末（过三号筛）约1g，精密称定，置具塞锥形瓶中，精密加入甲醇-1%冰醋酸溶液（70∶30）混合溶液25ml，称定重量，超声处理（功率250W，频率40kHz）30分钟，放冷，再称定重量，用甲醇-1%冰醋酸溶液（70∶30）混合溶液补足减失的重量，摇匀，滤过，取续滤液，即得。

测定法　分别精密吸取对照品溶液与供试品溶液各10μl，注入液相色谱仪，测定，即得。

本品按干燥品计算，含原儿茶酸（$C_7H_6O_4$）不得少于0.020%。

（二）*砂烫狗脊*

【饮片来源】本品为狗脊经炒制后的炮制品。

【炮制方法】取净河砂置炒制容器内，用武火加热至河砂滑利，并保持砂温稳定，投入大小分档的净生狗脊片，翻炒至鼓起，疏松，黄棕色，绒毛焦脆时，迅速取出，筛去河砂，即得。每100kg狗脊片，用河砂800kg。

【饮片性状】形如狗脊，表面略鼓起，棕褐色，残留金黄色绒毛，质松脆，易折断。气微，味淡、微涩。

【质量控制】

鉴别、检查、浸出物、含量测定　同狗脊。

【性味与归经】苦、甘，温。归肝、肾经。

【功能与主治】祛风湿，补肝肾，强腰膝。用于风湿痹痛，腰膝酸软，下肢无力。

【用法与用量】6～12g。

【贮藏】置通风干燥处，防潮。

狗脊饮片炮制操作规程

（一）狗脊

1．产品概述

（1）品名　狗脊。

（2）规格　厚片。

2．生产依据　按照《中国药典》2015年版一部有关工艺要求及标准，以及拟定的饮片品种炮制工艺执行。

3．工艺流程　取狗脊药材，除去杂质，洗净，润透，切厚片，干燥，筛去碎屑，包装，即得。

4．炮制工艺操作要求

（1）净制　取狗脊药材，除去杂质。

（2）润制　取除去杂质狗脊药材，洗净，润制。

（3）切制　取润透狗脊药材，切厚片。

（4）干燥　取狗脊片，干燥。

（5）包装　用聚乙烯薄膜药用塑料包装袋密封包装。

5．原料规格质量标准　符合《中国药典》2015年版一部狗脊药材相关规定。

6．成品质量标准　符合本规范狗脊饮片项下的相关规定。

7．成品贮存及注意事项　置通风干燥处，防蛀。

8．工艺卫生要求　符合中药饮片GMP相关工艺卫生要求。

9．主要设备　切药机、干燥箱、振动筛选机等设备。

（二）*砂烫狗脊*

1．产品概述

（1）品名　砂烫狗脊。

（2）规格　厚片。

2．生产依据　按照《中国药典》2015年版一部有关工艺要求及标准，以及拟定的饮片品种炮制工艺执行。

3．工艺流程　取净河砂置炒制容器内，用武火加热至河砂滑利，并保持砂温稳定，投入大小分档的净生狗脊片，翻炒至鼓起，疏松，黄棕色，绒毛焦脆时，迅速取出，筛去河砂，即得。

4．炮制工艺操作要求

（1）热砂　取净河砂置炒制容器内，用武火加热至河砂温度达220℃。

（2）投料　投入大小分档的净生狗脊片。

（3）砂烫　保持砂温稳定，不断翻炒，至鼓。

（4）过筛　迅速取出，筛去河砂。

（5）包装　用聚乙烯薄膜药用塑料包装袋密封包装。

5．原料规格质量标准　符合《中国药典》2015年版一部狗脊饮片相关规定。

6．成品质量标准　符合本规范砂烫狗脊饮片项下的相关规定。

7．成品贮存及注意事项　置通风干燥处，防蛀。

8．工艺卫生要求　符合中药饮片GMP相关工艺卫生要求。

9．主要设备　炒药机、筛选机等设备。

狗脊饮片炮制规范起草说明

（一）狗脊饮片炮制历史沿革

1．净制　狗脊的净制主要是去毛，由此可见，古代用狗脊多为金毛狗脊。去毛早见于宋《圣惠方》“去毛”，此外尚有“烧去毛”“酥炙去毛”“燎去毛”等，及至明清时期，也多强调去毛，方法类似。唐《理伤》还记载了金毛狗脊“去尾”，疑为去毛之误。

2．切制　狗脊的切制初见于《雷公》，至清代，多沿用旧法，清代本草多有类似记载。

3．炮制　狗脊的炮制方法初见于《雷公》中：“凡修事，细剉了，酒拌，蒸，从巳至申，出，晒干用”。《局方》载有：“凡使，先以猛火燎去毛，令净，以酒浸一宿，蒸过焙干用”。此法与雷公之酒蒸相近。《总录》尚有“去毛醋炙”的记载。至明《普济方》出现了煅用“盐泥固济，火煅红，去毛用肉，出火气，剉”。《纲目》除了收载雷公的“酒蒸”法外，还发明“今人惟剉，炒去毛须用”。至清代，基本沿用前代的炮制方法，未有新的建树，如《逢原》有“酒浸，炒去毛用”。

历代炮制历史沿革见表1。

表1　狗脊炮制历史沿革简况

朝代	沿用方法	新增方法	文献出处
南北朝		凡修事，细剉了	《雷公》
唐		金毛狗脊“去尾”，疑为去毛之误	《理伤》
宋	去毛	“去毛”“烧去毛”“酥炙去毛”“燎去毛” “去毛锉”“凡使，先以猛火燎去毛，令净，以酒浸一宿，蒸过焙干用” “炙去毛，净焙锉”“去毛醋炙”“生用捣罗为末”	《圣惠方》 《总录》
元	去毛		
明	去毛	“去皮毛，锉焙干”“用好米醋于砂铫内煮切片子焙干”“盐泥固济，火煅红，去毛用肉，出火气，剉” “今人惟剉，炒去毛须用”	《普济方》 《纲目》
清	去毛	“酒浸，炒去毛用”	《逢原》

历代狗脊的炮制方法主要有燎去毛、单蒸、酒蒸、醋炙等方法。不同的炮制方法在流传的过程中虽然表述略有差异，但是炮制过程基本一致。目前燎去毛的方法多改为砂烫的方法去毛。

（二）狗脊饮片药典及地方炮制规范

表2 《中国药典》及各地炮制规范收载的狗脊炮制方法

药典及规范	炮制方法
《中国药典》（1963年版） 《中国药典》（1977年版） 《中国药典》（1985年版） 《中国药典》（1990年版） 《中国药典》（1995年版） 《中国药典》（2000年版） 《中国药典》（2005年版） 《中国药典》（2010年版）	狗脊　除去杂质；未切片者，洗净，润透，切厚片，干燥 炒狗脊　取狗脊片，照烫法用砂子烫至鼓起，并显棕黄色，放凉后除去残存绒毛
《中国药典》（2015年版）	狗脊　除去杂质；未切片者，洗净，润透，切厚片，干燥 烫狗脊　取生狗脊片，照烫法用砂烫至鼓起，放凉后除去残存绒毛
《上海市中药饮片炮制规范》（2005年版）	生狗脊　将原药除去残留绒毛等杂质，浸、洗，润透，切厚片，干燥，筛去灰屑。来货片子，将原药除去残留绒毛等杂质。如不符合本版《规范》规定者，应重新改刀切制 制狗脊　将原药除去残留绒毛等杂质。浸6～12小时，洗净，润透。置蒸具内，蒸至外黑内棕褐色，晒或晾至外干内润，切厚片，干燥，筛去灰屑
《江西省中药饮片炮制规范》（2008年版）	狗脊　①除去杂质；未切片者，洗净，润透，切厚片，干燥。②取原药，刮去毛绒，洗净，用水浸2～3天，捞出，润透，切厚片，干燥 烫狗脊（砂炒狗脊）　取净狗脊片，照烫法用砂烫至鼓起，放凉后除去残存绒毛
《贵州省中药饮片炮制规范》（2005年版）	生狗脊　取原药材，去硬根、叶柄及金黄色绒毛，洗净，润透，切厚片，干燥
	熟狗脊　取原药材，洗净，蒸透，晒至六七成干，切厚片，干燥
	炒狗脊　取生狗脊片，照烫法用砂烫至鼓起并呈微黄色、有香气逸出，立即筛去残存绒毛，趁热喷洒黄酒，晾干。每100kg生狗脊片，用黄酒12kg
《北京市中药饮片炮制规范》（2008年版）	狗脊　取原药材，除去杂质；未切片者，洗净，浸泡0.5～1小时，取出，闷润4～8小时，至内外湿度一致，切厚片，干燥，筛去碎屑 烫狗脊　取河砂，置热锅内，用武火180～220℃炒至灵活状态，加入狗脊片，烫至表面鼓起呈棕色时，筛去河砂，晾凉后除去残存绒毛
《河南省中药饮片炮制规范》（2005年版）	狗脊　除去杂质；未切片者，洗净，润透，切厚片，干燥 烫狗脊　取生狗脊片，照烫法用砂烫至鼓起，放凉后，除去残存绒毛 酒蒸狗脊　①取净狗脊片，加黄酒拌匀，润透后置蒸笼内，用武火加热蒸4～6小时停火，闷6～8小时，取出，干燥。每100kg狗脊片，用黄酒15kg。②取净狗脊片，水泡1天后，与黄酒拌匀，闷润至酒尽时，置笼内6小时，闷1天，取出，晒至半干，将锅内余汁拌入狗脊内再蒸，反复3次，蒸至内外呈黑色为度，取出，干燥。每100kg狗脊片，用黄酒18kg
《湖北省中药饮片炮制规范》（2009年版）	狗脊　除去杂质；未切片者，洗净，润透，切厚片，干燥
	烫狗脊　将沙置锅内，以武火加热5～10分钟，投入狗脊或狗脊片，不断翻动，炒至外表微黑色，取出，筛去沙，刮去毛，置水中浸1～2小时，洗净，取出，润透，整只切片；若已成片，改刀切成小片，干燥 制狗脊　取净狗脊片，置笼内以武火蒸4～6小时，停火，焖6～8小时，取出，干燥
	酒制狗脊　取净狗脊片，加酒拌匀，吸尽后置笼内，以武火蒸4～6小时，停火焖6～8小时，取出，干燥。每100kg狗脊，用酒6kg
《湖南省中药饮片炮制规范》（2010年版）	狗脊　取原药材，除去杂质；未切片者，洗净，润透，切厚片，干燥，筛去碎屑 烫狗脊　取生狗脊片，照烫法烫至鼓起，放凉后除去残存绒毛 蒸狗脊　取净狗脊片，加酒拌匀，照蒸法蒸4～6小时，闷6～8小时，取出，干燥。每100kg狗脊，用黄酒15kg

续表

药典及规范	炮制方法
《全国中药炮制规范》（1988年版）	狗脊　取原药材，除去杂质。未切片者，除去绒毛，略泡，洗净，润透，切厚片，干燥 制狗脊　取净砂子，置锅内，用武火加热，炒热后加入净狗脊片，拌炒至鼓起，取出，筛去砂子，放凉后除去残存绒毛 蒸狗脊　取净狗脊片置蒸笼内，用武火加热，蒸4～6小时，停火，闷6～8小时，取出干燥 酒狗脊　取净狗脊片，加黄酒拌匀，润透后置蒸笼内，用武火加热蒸4～6小时，停火，闷6～8小时，取出干燥，每狗脊片100kg，用黄酒15kg

（三）狗脊饮片现代炮制研究

狗脊中含有酚酸、多糖、蕨素和挥发油等活性成分，其中酚酸和蕨素成分具有良好的抗炎和抗氧化活性，多糖具有补益和调节免疫作用，水浸出物有镇痛和改变血液流变学的作用，故生品狗脊具有良好的抗炎活性，对实验性关节炎具有良好抑制作用[1]。砂烫后狗脊成分的组成和比例有较大变化，产生多种美拉德反应产物的同时酚苷类成分也发生分解反应。新产生的γ-吡喃酮类成分，如麦芽酚、5-羟基麦芽酚、曲酸等具有良好的抗氧化、清除自由基和抗骨质疏松作用。同时，作为美拉德反应的反应物和产物，狗脊中的糖、氨基酸、糠醛类成分炮制前后也有明显变化。狗脊中含有多种对骨的重建、转化有调节作用的酚苷类成分。此类成分在狗脊砂烫过程中发生了苷键裂解和其他裂解反应，使酚性成分在狗脊砂烫前后也发生明显含量改变。另外，狗脊烫制后质地疏松，易于有效成分煎出[2]。上述化学成分的综合性变化致使狗脊烫制后抗氧化作用和抗骨质疏松作用明显增强。故烫狗脊宜用于肝肾阴虚的腿脚不利、腰膝酸软等症。狗脊在蒸制过程中也发生了相类似的反应。

万启华等[3]受《本草汇》"火燎去须"的启发，研究发现一种狗脊去毛新方法，采用"砂烫火燎"炮制狗脊，使脱毛率提高到95%以上，且操作简便，成本低廉。袁叶飞等[4]做了狗脊膨化炮制实验研究，发现采用膨化技术炮制狗脊，有利于去毛，膨化炮制后质地疏松，有利于有效成分溶出，进而可以提高药效，且操作简便，值得推广。

（四）狗脊饮片炮制工艺研究总结

1．历史文献　历代沿用的狗脊的炮制方法不是很多，主要有燎去毛、单蒸、酒蒸、醋炙等方法。

2．历版《中国药典》　生狗脊、烫狗脊等，烫狗脊为常用。

3．各省市炮制规范　生狗脊、烫狗脊、蒸狗脊、酒狗脊等，以烫狗脊、蒸狗脊为最常用。

4．现代研究文献　砂烫、酒蒸、炒焦、砂烫、土炒、单蒸、盐水煮等，以砂烫最为常用。

综合上述研究结果，制定狗脊的炮制工艺为：

狗脊　取狗脊药材，除去杂质，洗净，润制，切厚片，干燥，筛去碎屑，包装，即得。

烫狗脊　取净河砂置炒制容器内，用武火加热至河砂滑利，并保持砂温稳定，投入大小分档的净生狗脊片，翻炒至鼓起，疏松，黄棕色，绒毛焦脆时，迅速取出，筛去河砂，即得。每100kg狗脊片，用河砂800kg。

参考文献

[1] 王本祥. 现代中药药理与临床[M]. 天津：天津科技翻译出版公司, 2004：955.
[2] 许枡, 贯天柱. 烫狗脊炮制过程的化学反应及产物研究[J]. 中国中药杂志, 2011, 36(15): 2066-2070.
[3] 万启华, 付光辉. 金毛狗脊去毛新法[J]. 中药材, 1989, 12(1): 48.
[4] 袁叶飞, 欧贤红, 余昕, 等. 狗脊膨化炮制实验研究[J]. 时珍国医国药, 2008, 19(7): 1751.

Jing da ji

京大戟

药材来源　本品为大戟科植物大戟*Euphorbia pekinensis* Rupr.的干燥根。

采收加工　秋、冬二季采挖，洗净，晒干，除去杂质，洗净，润透，切厚片，干燥。

京大戟饮片炮制规范

【饮片品名】京大戟、醋京大戟。

（一）京大戟

【饮片来源】本品为京大戟药材经切制后的炮制品。

【炮制方法】取原药材，除去杂质，大小分档，洗净，加水浸泡2小时，取出闷润3小时，稍晾，切厚片，50℃干燥2小时，筛去碎屑，即得。

【饮片性状】本品呈类圆形的厚片。表面类白色或淡黄白色，质脆，易折断，断面类白色，富粉性。本品呈不整齐的长圆锥形，略弯曲，常有分枝，长10～20cm，直径1.5～4cm。表面灰棕色或棕褐色，粗糙，有纵皱纹、横向皮孔样突起及支根痕。顶端略膨大，有多数茎基及芽痕。质坚硬，不易折断，断面类白色或淡黄色，纤维性。

【质量控制】

鉴别　（1）本品粉末淡黄色。淀粉粒单粒类圆形或卵圆形，直径3～15μm，脐点点状或裂缝状；复粒由2～3分粒组成。草酸钙簇晶直径19～40μm。具缘纹孔导管和网纹导管较多见，直径26～50μm。纤维单个或成束，壁较厚，非木化。无节乳管多碎断，内含黄色微细颗粒状乳汁。

（2）取本品手切薄片2片，一片加冰醋酸与硫酸各1滴，置显微镜下观察，在韧皮部乳管群处呈现红色，5分钟后渐褪去；另一片加氢氧化钾试液，呈棕黄色。

（3）取本品粉末0.5g，加石油醚（60～90℃）5ml，浸渍1小时，滤过，滤液浓缩至1ml，作为供试品溶液。另取京大戟对照药材1g，同法制成对照药材溶液。再取大戟二烯醇对照品，加甲醇制成每1ml含1mg的溶液，作为对照品溶液。照薄层色谱法试验，吸取上述三种溶液各2μl，分别点于同一硅胶G薄层板上，以石油醚（30～60℃）-丙酮（5:1）为展开剂，展开，取出，晾干，喷以10%硫酸乙醇溶液，在105℃加热至斑点显色清晰。分别置日光及紫外光灯（365nm）下检视。供试品色谱中，在与对照药材和对照品色谱相应的位置上，显相同颜色的斑点或荧光斑点。

检查　水分　不得过11.0%（第二法）。

浸出物　照醇溶性浸出物测定法项下的冷

浸法测定，用乙醇作溶剂，不得少于8.0%。

含量测定 照高效液相色谱法测定。

色谱条件与系统适用性试验 以辛烷基硅烷键合硅胶为填充剂；以乙腈-水（92:8）为流动相；检测波长为210nm。理论板数按大戟二烯醇峰计算应不低于5000。

对照品溶液的制备 取大戟二烯醇对照品适量，精密称定，加甲醇制成每1ml含0.2mg的溶液，即得。

供试品溶液的制备 取本品粉末（过四号筛）约1g，精密称定，置具塞锥形瓶中，精密加入乙醇50ml，密塞，称定重量，超声处理（功率200W，频率40kHz）30分钟，放冷，再称定重量，用乙醇补足减失的重量，摇匀，滤过，精密量取续滤液10ml，蒸干，残渣加甲醇溶解，转移至5ml量瓶中，加甲醇稀释至刻度，摇匀，滤过，取续滤液，即得。

测定法 分别精密吸取对照品溶液10μl与供试品溶液5～10μl，注入液相色谱仪，测定，即得。

本品按干燥品计算，含大戟二烯醇（$C_{30}H_{50}O$）不得少于0.60%。

（二）醋京大戟

【饮片来源】本品为京大戟的炮制加工品。

【炮制方法】取净大戟片，置煮制容器内，加入定量的醋与适量水，浸润1～2小时，用文火加热，煮至醋液吸尽，内无白心时，取出，晾至6～7成干时，切厚片，干燥。每100kg净京大戟，用醋30kg。

【饮片性状】本品为不规则长圆形或圆形厚片，表面棕色，纤维性，周边灰棕色或棕褐色，质坚硬，微有醋气，味微苦涩。

【性味与归经】苦，寒；有毒。归肺、脾、肾经。

【功能与主治】泻水逐饮，消肿散结。用于水肿胀满，胸腹积水，痰饮积聚，气逆咳喘，二便不利，痈肿疮毒，瘰疬痰核。

【用法与用量】1.5～3g。入丸散服，每次1g；内服醋制用。外用适量，生用。

【贮藏】置阴凉干燥处，防蛀。

京大戟饮片炮制操作规程

（一）京大戟

1．产品概述

（1）品名 京大戟。

（2）规格 厚片。

2．生产依据 按照《中国药典》2015年版一部有关工艺要求及标准，以及拟定的饮片品种炮制工艺执行。

3．工艺流程 取原药材，除去杂质，大小分档，洗净，加水浸泡2小时，取出闷润3小时，稍晾，切厚片，50℃干燥2小时，筛去碎屑，即得。

4．炮制工艺操作要求

（1）挑选 除去杂质。

（2）洗润 洗净，加水浸泡2小时，取出闷润3～5小时至透。

（3）切制 切厚片。

（4）干燥 50℃干燥2～4小时至干。

（5）包装 复合袋手工包装，包装损耗应不超过1.0%。

5．原料规格质量标准 符合《中国药典》2015年版一部京大戟药材项下的相关规定。

6．成品质量标准 符合本规范京大戟饮片项下的相关规定。

7．成品贮存及注意事项 置通风干燥处，防蛀。

8．工艺卫生要求 符合中药饮片GMP相关工艺卫生要求。

9．主要设备 截断机、热风循环烘箱等设备。

（二）醋京大戟

1．产品

（1）品名　醋京大戟。

（2）规格　厚片。

2．生产依据　按照《中国药典》2015年版一部有关工艺要求及标准，以及拟定的饮片品种炮制工艺执行。

3．工艺流程　取净大戟片，置煮制容器内，加入定量的醋与适量水，浸润1～2小时，用文火加热，煮至醋液吸尽，内无白心时，取出，晾至6～7成干时，切厚片，干燥。每100kg净京大戟，用醋30kg。

4．炮制工艺操作要求

（1）浸润　加入30%的醋与适量水（醋与水的比例为1∶9）盖过药面，浸润1～2小时。

（2）醋煮　文火（300～500W）煮30～60分钟，至醋被吸尽。

（3）干燥　50℃干燥2～4小时至干。

（4）包装　复合袋手工包装，包装损耗不应超过2.0%。

5．原料规格质量标准　符合本规范京大戟饮片项下的相关规定。

6．成品质量标准　符合本规范京大戟饮片项下的相关规定。

7．成品贮存及注意事项　置通风干燥处，防蛀。

8．工艺卫生要求　符合中药饮片GMP相关工艺卫生要求。

9．主要设备　蒸煮罐、热风循环烘箱等设备。

京大戟饮片炮制规范起草说明

（一）京大戟炮制方法历史沿革

1．净制　始见于宋“除去杂质，洗净”《总录》。

2．切制　见于宋“细锉”《圣惠方》《博济》。后有“切片：除去杂质，洗净，润透，切厚片，干燥”《瑞竹》。此外有“细锉”《雷公》，“切片”《产宝》，“去心”《博济》，“刮去皮”《总微》，“去芦”《瑞竹》。

3．炮制

（1）醋制　见于金“醋浸制，焙干用”《儒门》。又有“醋浸，炒”《景岳》。现行，取净大戟置锅内，用米醋和适量水，浸拌1～2小时，用文火煮至醋液被吸尽时，取出，晾至六七成干时，切厚片，干燥。或取净大戟片，用米醋拌匀，闷润至透，置锅内，用文火炒干，取出放凉。大戟每100kg，用米醋30kg。

（2）煨制　见于宋“生姜汁和面裹煨熟”《圣惠方》。明代有“微煨”《普济方》。现行，取净大戟以面皮包裹，置炉旁煨至面皮焦黄色，取出，剥去面皮，趁热切薄片，放凉。大戟每100kg，用面粉50kg。

（3）炒制　见于唐“熬令变色”《外台》。有“炒令黄”《博济》。写道“炒令紫色”“去皮锉，炒黄”《圣惠方》。现行，取大戟片，置锅内，文火炒至黄色，出锅，放凉。

（4）酒制　宋代时首先提到“酒炙”《总录》，随后又有“酒浸三宿”的记载《三因》。明代也出现“酒浸三宿，切片焙干”的记载《医学》。

（5）浆水制　宋代有“浆水软去骨，日中曝干，复内汁中煮，汁尽焙干为末”《药证》。明代记载有“凡得以浆水煮软，去骨，晒干用”《纲目》。

历代炮制历史沿革见表1。

表1　京大戟炮制历史沿革简况

朝代	沿用方法	新增方法	文献出处
唐以前		细锉	《雷公》
唐代		切片	《产宝》
		炒制	《外台》
宋代	切制：细锉		《圣惠方》《博济》
		净制 去心	《总录》 《博济》
		去皮	《总微》
		煨制	《圣惠方》
	炒制		《博济》《圣惠方》
		酒制	《总录》 《三因》
		浆水制	《药证》
金元时期		醋制	《儒门》
	切片		《瑞竹》
		去皮	《医学》
明代	酒制		《纲目》
		浆水制	《药证》《纲目》

对京大戟各种炮制方法进行考证，发现京大戟的炮制方法很多，主要有切制、醋制、煨制、炒制、酒制等。不同的炮制方法在流传的过程中虽然表述略有差异，但是炮制过程基本一致。

（二）京大戟饮片药典及地方炮制规范

1. 京大戟　除去杂质，洗净，润透，切厚片，干燥。

2. 醋京大戟　取净京大戟，照醋煮法煮至醋吸尽。每100kg京大戟，用醋30kg。

现代炮制方法见表2。

表2　《中国药典》及各地炮制规范收载的京大戟炮制方法

药典及规范	炮制方法
《中国药典》(1977年版)	京大戟　除去杂质，洗净，润透，切片，晒干 醋京大戟　取净药材，加醋，醋用量照各该品炮制下的规定煮至醋完全吸尽，或切开无白心时，干燥。每大 100kg，用 20～30kg
《中国药典》(1985年版) 《中国药典》(1990年版) 《中国药典》(1995年版) 《中国药典》(2000年版) 《中国药典》(2005年版) 《中国药典》(2010年版) 《中国药典》(2015年版)	大戟　除去杂质，洗净，润透，切厚片，干燥 醋大戟　取净药材，加醋，醋用量照各该品炮制下的规定煮至醋完全吸尽，或切开无白心时，干燥。每大戟 100kg，用醋 30kg
《全国饮片炮制规范》(1988年版)	大戟　取原药材，除去杂质，洗净，润透，切厚片，干燥 醋大戟　取大戟置锅内，用米醋和适量水，浸拌 1～2 小时，用文火加热，煮至醋液被吸尽时，取出，晾至六七成干时，切厚片，干燥。每大戟 100kg，用米醋 30kg
《贵州省中药饮片炮制规范》(2005年版)	京大戟　取原药材，除去杂质，洗净，润透，切厚片，干燥 醋京大戟　取净京大戟片，照醋炙法用文火炒干，或取净京大戟，照醋煮法煮至醋吸尽。每 100kg 净京大戟片，醋炙法用食醋 12kg，醋煮法用食醋 30kg
《江西省中药饮片炮制规范》(2008年版)	京大戟　除去杂质，洗净，润透，切厚片，干燥 醋京大戟　取净京大戟，照醋煮法煮至醋吸尽。每 100kg 京大戟，用醋 30kg

续表

药典及规范	炮制方法
《浙江省中药炮制规范》（2005年版）	醋京大戟　取原药，除去杂质，洗净，润软，切厚片，干燥，与醋拌匀，待醋被吸尽，置适宜容器内，蒸3～4小时，取出，摊凉。每京大戟100kg，用醋30kg
《安徽省中药饮片炮制规范》（2005年版）	大戟　取原药材，除去杂质，洗净，润透，切厚片，干燥，筛去碎屑 醋大戟　①取净大戟片，照醋炙法，炒干。②取净原药材，照煮法，煮至醋吸尽，内无白心时，取出，晾至六七成干时，切厚片，干燥，筛去碎屑
《河南省中药饮片炮制规范》（2005年版）	京大戟　除去杂质，洗净，润透，切厚片，干燥 醋京大戟　取净京大戟，照醋煮法煮至醋吸尽。每100kg京大戟，用醋30kg 煨京大戟　取面粉，加水适量，制成适宜的团块，然后将京大戟逐个包裹，置炉旁煨至面皮焦黄色，取出，剥去面皮，趁热切厚片，放凉。每100kg京大戟，用面粉50kg
《湖南省中药饮片炮制规范》（2010年版）	京大戟　取原药材，除去杂质，洗净，润透，切圆厚片，干燥，筛去灰屑 醋京大戟　①取净京大戟片，照醋炙法炒干。每100kg京大戟，用米醋30kg。②取净京大戟片，照醋煮法煮至醋液被吸尽，内无白心时，取出，晾至六七成干时，切厚片，干燥。每100kg京大戟，用米醋30kg
《甘肃省中药炮制规范》（2009年版）	生京大戟　取原药材，除去杂质，抢水洗净，润透，切厚片，干燥 醋京大戟　取净生京大戟，喷入米醋，拌匀，闷润，置锅内，用文火加热，炒干，出锅，放凉。每净生京大戟100kg，用米醋25kg
《广西壮族自治区中药饮片炮制规范》（2007年版）	生京大戟　除去杂质，洗净，润透，切厚片，干燥，筛去灰屑 熟京大戟　取生京大戟，加醋，煮至醋吸尽，取出，干燥。每100kg生京大戟，用醋30kg
《江苏省中药饮片炮制规范》（2002年版）	京大戟　取原药材，除去杂质，洗净，润透，切厚片，干燥 醋京大戟　取京大戟与醋同煮，至醋吸尽，取出，晾至半干，切厚片，干燥。每100kg京大戟，用醋30kg
《陕西省中药饮片标准》（2011年版）	生京大戟　取药材京大戟，除去杂质，洗净，润透，切厚片，干燥 醋京大戟　取药材京大戟，除去杂质，洗净，加入醋和水适量，浸润1～2小时，照煮法煮至醋液被吸尽，取出，晾至6～7成干时，切厚片，干燥；或取饮片京大戟，照醋煮法煮至醋液被吸尽，干燥；或照醋炙法炒干。每100kg京大戟，用醋30kg

（三）京大戟饮片现代炮制研究

张乐林等[1]分别灌胃昆明种小鼠京大戟和醋京大戟石油醚部位、乙酸乙酯部位、正丁醇部位、水提物和醇提物样品溶液，进行碳末肠推进试验、利尿试验和小鼠耳肿胀试验，发现乙酸乙酯部位是京大戟的毒性部位，同时京大戟和醋京大戟的半数致死量（LD_{50}）分别为160.3、234.8g/kg，表明京大戟醋制后药性缓和，毒性作用明显降低，抗炎作用明显增强。

通过京大戟生品与不同醋浓度醋制品比较，在相同量煎煮、浓缩至每毫升8g生药的情况下，发现京大戟生品对小鼠的LD_{50}显著低于各浓度醋制品对小鼠的LD_{50}，生品LD_{50}为157.35g/kg，而10%、30%、50%、70%的京大戟醋制品依次为188.31、176.43、214.60、197.49g/kg，由此可以看出，京大戟经醋炮制后毒性作用显著降低（$P<0.05$），而各种不同浓度醋液炮制的京大戟，它们的毒性在统计学上无显著性差异[2]。

邱韵萦等[3]采用肠推进运动模型及巨噬细胞炎症模型，评价3种大戟属根类有毒中药炮制前后的毒性。结果发现：京大戟、甘遂、狼毒可诱导炎症反应的发生并促进肠推进运动，产生强烈的泻下作用，醋制后致炎推进作用显著减弱，表明醋制可缓和京大戟、甘遂、狼毒的泻下作用。

张乐林等[4]综合京大戟炮制各项评价指标，采用综合加权系数法归纳分析，得到京大戟最佳炮制工艺为每100g药材加醋30g，按照醋水比例为1∶9加水，200℃小火煮制。

孙立立[5]优选出京大戟最佳炮制工艺为每100g药材加入醋30g和水270g的醋水混合液，拌匀，闷润，文火煮至醋水被吸尽，取出，晾至6～7成干，切厚片。

（四）京大戟饮片炮制工艺研究总结

1．历史文献 净制（刮去皮、去心）、切制（锉细、切片）、炒制（微炒、炒黄）、酒制（酒浸、酒炙）、醋制（醋浸、醋炒）、煨制（生姜汁和面裹煨）、浆水制等，以醋制为最常见。

2．历版《中国药典》 京大戟、醋京大戟等，以醋制为最常用。

3．各省市炮制规范 京大戟、醋京大戟、煨京大戟等，以醋制为最常用。

4．现代研究文献 净制、切制、生京大戟、醋京大戟等，以醋制为最常用。

综合上述研究结果，制定京大戟的炮制工艺为：

京大戟　取原药材，除去杂质，大小分档，洗净，加水浸泡2小时，取出闷润3小时，稍晾，切厚片，50℃干燥2小时，筛去碎屑，即得。

醋京大戟　取净大戟片，置煮制容器内，加入定量的醋与适量水，浸润1～2小时，用文火加热，煮至醋液吸尽，内无白心时，取出，晾至6～7成干时，切厚片，干燥。每100kg净京大戟，用醋30kg。

参考文献

[1] 张乐林，葛秀允，孙立立，等. 醋制对京大戟毒性和药效的影响[J]. 中国实验方剂学杂志，2013，19(19): 276-279.

[2] 汪素岩. 京大戟醋制后毒性和作用改变的探讨[J]. 浙江中医杂志，1985，20(9): 420.

[3] 邱韵萦，郁红礼，吴皓，等. 大戟属根类有毒中药醋制前后的毒性比较研究[J]. 中国中药杂志，2012，37(6): 796-799.

[4] 张乐林. 京大戟炮制原理的初步研究[D]. 济南:山东中医药大学，2011.

[5] 孙立立，张乐林，石典花. 多指标正交试验法优选京大戟醋制工艺[J]. 中国中药杂志，2012，37(11): 1575-1578.

Juan bai

卷柏

药材来源　本品为卷柏科植物卷柏*Selaginella tamariscina* (Beauv.) Spring或垫状卷柏*Selaginella pulvinata* (Hook. et Grev.) Maxim.的干燥全草。

采收加工　全年均可采收，除去须根和泥沙，晒干。

卷柏饮片炮制规范

【饮片品名】卷柏、卷柏炭。

（一）卷柏

【饮片来源】本品为卷柏药材经切制后的炮制品。

【炮制方法】取卷柏药材，净选除杂，抢水洗净，切段，干燥，筛去碎屑，包装，即得。

【饮片性状】本品呈卷缩的段状，枝扁而有分枝，绿色或棕黄色，向内卷曲，枝上密生鳞片状小叶。叶先端具长芒。中叶（腹叶）两行，卵状矩圆形或卵状披针形，斜向上或直向上排列，叶缘膜质，有不整齐的细锯齿或全缘；背叶（侧叶）背面的膜质边缘常呈棕黑色。气微，味淡。

【质量控制】

鉴别　取本品粉末2g，加甲醇50ml，加热回流1小时，滤过，滤液蒸干，残渣加无水乙醇3ml使溶解，作为供试品溶液。另取卷柏对照药材2g，同法制成对照药材溶液。照薄层色谱法试验，吸取上述两种溶液各3μl，分别点于同一硅胶G薄层板上，以异丙醇-浓氨试液-水（13∶1∶1）为展开剂，展开，取出，晾干，喷以2%三氯化铝甲醇溶液，置紫外光灯（365nm）下检视。供试品色谱中，在与对照药材色谱相应的位置上，显相同颜色的荧光斑点。

检查　水分　不得过10.0%（第二法）。

含量测定　照高效液相色谱法测定。

色谱条件与系统适用性试验　以十八烷基硅烷键合硅胶为填充剂；以甲醇为流动相A，以0.1%磷酸溶液为流动相B，按下表中的规定进行梯度洗脱；检测波长为330nm。理论板数按穗花杉双黄酮峰计算应不低于3000。

时间（分钟）	流动相A（%）	流动相B（%）
0 ~ 30	60	40
30 ~ 45	60 → 85	40 → 15

对照品溶液的制备　取穗花杉双黄酮对照品适量，精密称定，加甲醇制成每1ml含0.1mg的溶液，即得。

供试品溶液的制备　取本品粉末（过三号筛）约0.2g，精密称定，置具塞锥形瓶中，精密加入甲醇50ml，称定重量，加热回流5小时，放冷，再称定重量，用甲醇补足减失的重量，摇匀，滤过，取续滤液，即得。

测定法　分别精密吸取对照品溶液10μl与供试品溶液20μl，注入液相色谱仪，测定，即得。

本品按干燥品计算，含穗花杉双黄酮（$C_{30}H_{18}O_{10}$）不得少于0.30%。

【性味与归经】辛，平。归肝、心经。

【功能与主治】活血通经。用于经闭痛经，癥瘕痞块，跌扑损伤。

【用法与用量】5～10g。

【注意】孕妇慎用。

【贮藏】置阴凉干燥处，防蛀。

（二）卷柏炭

【饮片来源】本品为卷柏经炒炭后的炮制品。

【炮制方法】取净卷柏，置热锅内，用武火炒至表面焦黑色、内部焦褐色，即得。

【饮片性状】形同卷柏段，外表焦黑色，内部黑褐色，质脆易碎。

【质量控制】

鉴别、检查、含量测定　同卷柏。

【性味与归经】辛，平。归肝、心经。

【功能与主治】化瘀止血。用于吐血，崩漏，便血，脱肛。

【用法与用量】5～10g。

【注意】孕妇慎用。

【贮藏】置阴凉干燥处，防蛀。

卷柏饮片炮制操作规程

（一）卷柏

1．产品概述

（1）品名　卷柏。

（2）饮片规格　段。

2．生产依据　按照《中国药典》2015年版一部有关工艺要求及标准，以及拟定的饮片品种炮制工艺执行。

3．工艺流程　取卷柏药材，净选除杂，抢水洗净，切段，干燥，筛去碎屑，包装，即得。

4．炮制工艺操作要求

（1）净选　去除杂质、异物及非药用部位。

（2）洗润　抢水洗净，加水浸泡2小时，取出闷润3～5小时至透。

（3）切制　切成中段10mm。

（4）干燥　60℃干燥6～8小时。

（5）过筛　过1号筛，筛去碎屑。

（6）包装　复合袋包装，包装损耗应不超过1.0%。

5. 原料规格质量标准　符合《中国药典》2015年版一部卷柏药材项下的相关规定。

6. 成品质量标准　符合本规范卷柏饮片项下的相关规定。

7. 成品贮存及注意事项　置通风干燥处，防蛀。

8. 工艺卫生要求　符合中药饮片GMP相关工艺卫生要求。

9. 主要设备　截断机、热风循环烘箱等设备。

（二）卷柏炭

1. 产品概述

（1）品名　卷柏炭。

（2）饮片规格　炭。

2. 生产依据　按照《中国药典》2015年版一部有关工艺要求及标准，以及拟定的饮片品种炮制工艺执行。

3. 工艺流程　取净卷柏，置热锅内，武火炒至表面焦黑色或黑褐色，内部焦黄色，喷淋清水少许，熄灭火星，取出，晾凉，筛去碎屑，包装，即得。

4. 炮制工艺操作要求

（1）炒炭　启动炒药机，加热至温度300℃；取净卷柏饮片，320～350℃炒5～8分钟至表面焦黑色，内部棕褐色时，取出，放凉。

（2）过筛　筛去碎屑。

（3）包装　称重，装入相应的塑料包装袋内，封口，贴上标签。

5. 原料规格质量标准　符合本规范卷柏饮片项下的相关规定。

6. 成品质量标准　符合本规范卷柏炭饮片项下的相关规定。

7. 成品贮存及注意事项　置通风干燥处，防蛀。

8. 工艺卫生要求　符合中药饮片GMP相关工艺卫生要求。

9. 主要设备　炒药机、筛药机等设备。

卷柏饮片炮制规范起草说明

（一）卷柏炮制方法历史沿革

1. 净制　宋代《苏沈》始载其炮制方法“去尘土”。

2. 炮炙　唐代多生用破血，炙用止血；宋代有醋炙法《济生方》、炒法《总录》，元代增加了盐煮制《世医得救方》。《瑞竹》记载多酒制、醋炙，滋血注心；明代多盐水煮；清代记载多烧炭存性《本草述》《钩元》。

历代炮制历史沿革见表1。

表1　卷柏炮制历史沿革简况

朝代	沿用方法	新增方法	文献出处
宋代		去尘土	《苏沈》
		醋炙	《济生方》
金元时期	醋炙	凡用，以盐水煮半日，再以井水煮半日，晒干焙用	《世医》
		酒炙	《瑞竹》
清代	醋炙、酒炙	烧存性为末	《本草述》

综合古代的文献，卷柏出自《神农》，列为上品。对于卷柏的形态及产地最早记载见于《名医别录》。卷柏其性味辛、平。具有活血通经之功效。用于经闭痛经，癥瘕痞块，跌打损伤等症。卷柏炭能化瘀止血，用于吐血、崩漏、便血、脱肛等症。其炮制方法有醋制、盐制、酒制、制炭。

（二）卷柏饮片药典及地方炮制规范

1．净制　除去残留须根及杂质，用水洗净。

2．切制　剪段、晒干；也有润软，切长段，干燥，筛去灰屑。

3．炮制　取洁净的卷柏，置锅内用武火炒至外表现焦黑色，内呈焦黄色，但须存性。喷淋清水，取出晒干即得。

现代炮制方法见表2。

表2　《中国药典》及各地炮制规范收载的卷柏炮制方法

药典及规范	炮制方法
《中国药典》（1963年版）	卷柏　除去残留须根及杂质，用水洗净，剪段、晒干即得 卷柏炭　取洁净的卷柏，置锅内用武火炒至外表现焦黑色，内呈焦黄色，但须存性。喷淋清水，取出晒干即得
《中国药典》（1977年版） 《中国药典》（1985年版） 《中国药典》（1990年版） 《中国药典》（1995年版） 《中国药典》（2000年版） 《中国药典》（2005年版） 《中国药典》（2010年版） 《中国药典》（2015年版）	卷柏　除去残留须根及杂质，用水洗净，剪段、晒干即得 卷柏炭　取净卷柏，照炒炭法炒至外表显焦黑色
《上海市中药饮片炮制规范》（2008年版）	卷柏　将原药除去纤细须根等杂质，洗净，润软，切长段，干燥，筛去灰屑 卷柏炭　取净卷柏，照炒炭法炒至表面显焦黑色
《安徽省中药饮片炮制规范》（2005年版）	卷柏　取原药材，除去残留须根、杂质，洗净，稍晾，切段，干燥 卷柏炭　取净卷柏段，照炒炭法，炒至表面焦黑色，内部褐色
《贵州省中药饮片炮制规范》（2005年版）	卷柏　取原药材，除去残留须根及杂质，洗净，切段，晒干 卷柏炭　取净卷柏，照炒炭法炒至表面显焦黑色
《湖南省中药饮片炮制规范》（2010年版）	卷柏　取原药材，除去杂质及残留的须根，洗净，稍润，切中段，干燥 卷柏炭　取净卷柏段，置锅内，用武火加热，炒至焦黑色，喷淋清水少许，灭尽火星，取出，凉透
《北京市中药饮片炮制规范》（2008年版）	卷柏　取原药材，除去杂质及残留的须根、枯叶，洗净，干燥；或闷润1～2小时，至内外湿度一致，切中段，干燥，筛去碎屑 卷柏炭　取净卷柏，置热锅内，用火150～180℃炒至表面焦黑色或黑褐色，内部焦黄色，喷淋清水。少许，熄灭火星，取出，晾干
《浙江省中药炮制规范》（2006年版）	卷柏　取原药，除去残留须根等杂质，洗净，切段，干燥 卷柏炭　取卷柏，炒至浓烟上冒，表面焦黑色，内部棕褐色时，微喷水，灭尽火星，取出，晾干
《山东省中药炮制规范》（1990年版）	卷柏　除去杂质及残留的须根，洗净，稍润，切段，干燥 卷柏炭　将净卷柏段置热锅内，武火炒至表面呈焦黑色，内部呈褐色时，喷淋清水少许，灭尽火星，取出，及时摊晾，凉透
《福建省中药炮制规范》（1988年版）	卷柏　除去残留的须根及杂质，洗净，切中段，干燥 卷柏炭　取净卷柏段，照炒炭法，炒至表面显焦黑色
《广西壮族自治区中药饮片炮制规范》（2007年版）	生卷柏　除去残留须根及杂质，洗净，切段，晒干 卷柏炭　取生卷柏，置热锅内，用中火炒煅至外表焦黑色为度，取出，放凉
《广东省中药饮片炮制规范》（1984年版）	卷柏　除去杂质及残留须根，洗净，切长段，干燥 卷柏炭　取净卷柏，用中火炒至外表显焦黑色，熄灭火星或喷洒清水，灭尽火星，取出，摊凉

续表

药典及规范	炮制方法
《吉林省中药炮制标准》（2008年版）	净卷柏　除去杂质，洗净泥沙，捞出，晒干 卷柏炭　取净卷柏置锅中，用武火炒至黑色（但须存性），喷水灭火星，取出，晾干
《江西省中药炮制规范》（1991年版）	卷柏　取原药，除去杂质及残留须根，洗净，切段，干燥 卷柏炭　取卷柏段，武火炒至外显焦黑色，内呈深黄色时，取出，喷淋清水，灭尽火星，放凉
《全国中药炮制规范》（1988年版）	卷柏　取原药材，除去杂质及残留的须根，洗净，稍润，切段，干燥 卷柏炭　取净卷柏段，置锅内，用武火加热，炒至焦黑色
《河南省中药饮片炮制规范》（2005年版）	卷柏　除去残留须根及杂质，洗净，切段，晒干 卷柏炭　取净卷柏段，照炒炭法炒至表面显焦黑色

（三）卷柏饮片现代炮制研究

李根林等[1]研究发现卷柏炒炭炮制后卷柏中总黄酮含量降低。卷柏生品中总黄酮的含量之所以低于卷柏原药材中总黄酮的含量可能是因为卷柏在进行冲洗和闷润的时候导致有效成分的流失，卷柏炭的总黄酮含量最低，可能与卷柏中总黄酮受温度影响，使其发生结构变化或破坏有关。

吴彩霞等[2]用 HPLC 方法测定卷柏及炮制品中穗花杉双黄酮的含量，结果表明不同炮制方法后，卷柏中穗花杉双黄酮的含量变化较大。焦卷柏的含量远远高于卷柏生品，而卷柏炭的含量较卷柏生品又有明显降低。清炒过程中温度升高，使药材质地变疏松，有利于黄酮的提取，致使穗花杉双黄酮含量增加；而炒炭温度过高使其含量降低的原因可能是温度过高黄酮被破坏。

孙兴力[3]比较兖州卷柏炭制前后穗花杉双黄酮的含量变化，发现兖州卷柏炭制后，有效成分穗花杉双黄酮的提取率远高于生药，可为兖州卷柏的质量控制提供理论依据。

杨瑞芳等[4]通过对照研究卷柏炒炭前后对小鼠出血时间和凝血时间的影响，将卷柏生品、卷柏炭分别制成1、0.5g/ml两种质量分数的药液。各给药组灌胃相应药液，给药剂量为20μl/g，连续给药3天，1天1次。生理盐水组灌胃等体积的生理盐水作为对照。采用剪尾法取血，采用玻璃毛细管法和玻片法分别测定卷柏炭灌胃后对小鼠出血时间和凝血时间的影响。卷柏生品具有抗凝血作用；卷柏炭具有促凝血作用，且随着浓度的增加，效果更显著。为进一步探讨卷柏炮制前后作用机制的研究提供前期的实验基础。

目前，卷柏的生制品未见到系统性实验报道。其炮制工艺还不完善，仍需进一步研究。

（四）卷柏饮片炮制工艺研究总结

1. 历史文献　净制（去尘土）、切制、醋制、盐制、酒制、制炭。以净制较为常用。

2. 历版《中国药典》　卷柏、卷柏炭。以生品较为常用。

3. 各省市炮制规范　卷柏、卷柏炭。以生品较为常用。

4. 现代研究文献　卷柏、卷柏炭。以生品较为常用。

综合上述研究结果，制定卷柏的炮制工艺为：

卷柏　取卷柏药材，净选除杂，抢水洗净，切段，干燥，筛去碎屑，包装，即得。

卷柏炭　取净卷柏，置热锅内，用武火炒至表面焦黑色、内部焦褐色，喷淋清水少许，熄灭火星，取出，晾干。包装。

参考文献

[1] 李根林, 魏术会, 张振凌, 等. 卷柏不同炮制品总黄酮含量比较[J]. 中医学报, 2011, 26(153): 194-195.

[2] 吴彩霞, 杨宇婷, 康文艺. HPLC法测定卷柏及其炮制品中穗花杉双黄酮的含量[J]. 天然产物研究与开发, 2013, 25(8): 1089-1091.

[3] 孙兴力, 龙红萍, 骆航, 等. 兖州卷柏炭制前后穗花杉双黄酮的含量变化[J]. 湖南师范大学学报（医学版）, 2011, 8(2): 82-84.

[4] 杨瑞芳, 吴宿慧, 魏术会, 等. 卷柏炒炭前后对小鼠出血时间和凝血时间的影响[J]. 中医研究, 2015, 28(12): 70-73.

Lu gan shi

炉甘石

药材来源　本品为碳酸盐类矿物方解石族菱锌矿，主含碳酸锌（$ZnCO_3$）。

采收加工　采挖后，洗净，晒干，除去杂石。

炉甘石饮片炮制规范

【饮片品名】炉甘石、煅炉甘石。

（一）炉甘石

【饮片来源】本品为碳酸盐类矿物方解石族菱锌矿，主含碳酸锌（$ZnCO_3$）。采挖后，洗净，晒干，除去杂石。

【炮制方法】除去杂质，打碎。

【饮片性状】本品为块状集合体，呈不规则的块状。灰白色或淡红色，表面粉性，无光泽，凹凸不平，多孔，似蜂窝状。体轻，易碎。气微，味微涩。

【质量控制】

鉴别　（1）取本品粗粉1g，加稀盐酸10ml，即泡沸，发生二氧化碳气，导入氢氧化钙试液中，即生成白色沉淀。

（2）取本品粗粉1g，加稀盐酸10ml使溶解，滤过，滤液加亚铁氰化钾试液，即生成白色沉淀，或杂有微量的蓝色沉淀。

含量测定　取本品粉末约0.1g，在105℃干燥1小时，精密称定，置锥形瓶中，加稀盐酸10ml，振摇使锌盐溶解，加浓氨试液与氨-氯化铵缓冲液（pH 10.0）各10ml，摇匀，加磷酸氢二钠试液10ml，振摇，滤过。锥形瓶与残渣用氨-氯化铵缓冲液（pH 10.0）1份与水4份的混合液洗涤3次，每次10ml，合并洗液与滤液，加30%三乙醇胺溶液15ml与铬黑T指示剂少量，用乙二胺四醋酸二钠滴定液（0.05mol/L）滴定至溶液由紫红色变为纯蓝色。每1ml乙二胺四醋酸二钠滴定液（0.05mol/L）相当于4.069mg的氧化锌（ZnO）。

本品按干燥品计算，含氧化锌（ZnO）不得少于40.0%。

（二）煅炉甘石

【饮片来源】本品为炉甘石经煅制后的炮制品。

【炮制方法】取净炉甘石块，置适宜的容器内，煅至红透，立即倒入水中浸淬，搅拌，倾出混悬液，未透者，沥干，再煅，反复浸淬3～4次。合并混悬液，静置，倾去上层清水，干燥，研散。

【饮片性状】本品呈白色、淡黄色或粉红色的粉末；体轻，质松软而细腻光滑。气微，味微涩。

【质量控制】

鉴别　同炉甘石。

含量测定 同炉甘石，含氧化锌（ZnO）不得少于56.0%。

【性味与归经】甘，平。归肝、脾经。

【功能与主治】解毒明目退翳，收湿止痒敛疮。用于目赤肿痛，睑弦赤烂，翳膜遮睛，胬肉攀睛，溃疡不敛，脓水淋漓，湿疮瘙痒。

【用法与用量】外用适量。

【贮藏】置阴凉干燥处。

炉甘石饮片炮制操作规程

（一）炉甘石

1．产品概述

（1）品名 炉甘石。

（2）规格 细粉。

2．生产依据 按照本规范研究制订的工艺流程。

3．工艺流程 除去杂质，打碎。

4．炮制工艺操作要求

5．原料规格（等级）质量标准 符合《中国药典》2015年版一部炉甘石药材项下的相关规定。

6．成品质量标准 符合本规范研究制订的炉甘石炮制规范正文中的相关规定。

7．成品贮存及注意事项 置干燥处。

8．工艺卫生要求 符合中药饮片GMP相关工艺卫生要求。

9．主要设备 粉碎机、包装机等设备。

（二）煅炉甘石

1．产品概述

（1）品名 煅炉甘石。

（2）规格 细粉。

2．生产依据 按照《中国药典》2015年版一部有关工艺要求及标准，以及拟定的饮片品种炮制工艺执行。

3．工艺流程 取净炉甘石，置适宜的容器内，煅至红透，立即倒入水中浸淬，搅拌，倾出混悬液，未透者，沥干，再煅，反复浸淬3～4次。合并混悬液，静置，倾去上层清水，干燥，研散。

4．炮制工艺操作要求

（1）煅制 取净炉甘石，置煅药炉中，700℃煅至红透。

（2）水淬 取煅至红透的炉甘石，倒入水中浸淬，搅拌，倾出混悬液，未透者，沥干，再煅1小时，反复操作4次。

（3）沉淀 取混悬液，静置沉淀，倾去上层清水。

（4）干燥 干燥。

（5）粉碎 粉碎过120目筛。

（6）包装 牛皮纸包装。

5．原料规格质量标准 符合《中国药典》2015年版一部炉甘石药材项下的相关规定。

6．成品质量标准 符合本规范炉甘石饮片项下的相关规定。

7．成品贮存及注意事项 置干燥处。

8．工艺卫生要求 符合中药饮片GMP相关工艺卫生要求。

9．主要设备 煅药炉、粉碎机、烘干机、包装机等设备。

炉甘石饮片炮制规范起草说明

（一）炉甘石炮制方法历史沿革

1．净制 研极细末，用水飞过《急救》。

2．切制 研极细末《博济》，擂碎《普济方》。

3. 炮制

（1）煅　烧赤《儒门》《普济方》；煅过，净水飞《医学》。

（2）煅后水飞　上火一煅，用水飞，出细粉，粗渣不用，晒干《儒门》。煅后水飞法现代仍为常用方法。

（3）煅后药汁淬

① 煅后黄连淬　火煅，黄连水淬七次《银海精微》；黄连水飞《瑞竹》；用坩埚盛，火煅七次，入黄连水淬浸一宿，去滓，将煅甘石淬七次《普济方》。该法现代仍有保存。

② 煅后黄连等药汁淬　炭火煅通红，钳在药内（黄连等煎汤）……皆要令酥……将瓦盆盖地上一昼夜，收去火毒《急救》；黄连煎膏制一半，铅汞制一半，后用苏木膏三钱，入人乳半盏，干收入药《一草亭》；用黄连、龙胆各二两煎汁，将炉甘石煅赤，淬汁内以酥为度，研细末仍入前汁内晒干《尊生》；煅红，用黄连、黄柏、荆芥煎水淬入，再煅再淬共七次，焙干研《增广》。该法现已不用。

③ 煅后黄连童便等淬　火煅以黄连汁童便共淬七八次研细《急救仙方》；童便煅浸三十次，却研极细，用黄连、龙胆草各一两，当归二钱，煎水两碗飞过讫，重汤蒸干，再研约百次，要冷如冰，面极细《普济方》；以炉甘石不拘多少，先用童便煅七次，次用黄连浓煎汁煅七次，次用谷雨前茶清浓煎煅七次，又并三汁余者一次，再煅三次，然后安放地上，一宿，出火气《医学》；将炉甘石置倾银罐内，炭火煅成碧色取起，以黄连汁、童便淬之，如此煅淬七次，加朱砂三钱，同研为末，水飞去脚，候干又研，极细如尘，收贮听用《一草亭》；真炉甘石半斤，火煅，童尿淬五七次，用黄连四两剉豆大，水二碗，煮二伏时，去黄连为末《握灵》；用黄连一两，归身、木贼、羌活、麻黄各五钱，河水二升，童便一升，同煮去滓……将甘石丸如弹子大，多刺以孔，煅赤淬药汁内，以汁尽为度，置地上一宿，去火气，收贮待用《治裁》。该法现已不用。

④ 煅后三黄汤（黄连、黄芩、黄柏）等淬　用倾银罐煅红，倾出在三黄汤内三五次尤佳，然后用三黄汤悬液煮干露一宿，焙干用《粹言》；煅三黄汤内七次《大成》；用三黄煎水而煅炼，善疗目疾《便读》；用黄连、黄柏、黄芩、甘菊、薄荷煎水煅，再用童便煅一次，将药水飞，晒干《拾遗》。该法现已不用。

⑤ 煅后童便淬　火煅红，童子便淬七次，研极细末用水飞过《急救》；童便一大碗，炭火烧红淬之令小便尽，炉甘石粉白为度，研细末《宝鉴》；于炭火中煅令通赤，以童便或黄连水淬之，再煅再淬九次，细研水飞过用《入门》。该法现已不用。

⑥ 煅后醋淬　火煅醋淬五次《良朋》。该法现已不用。

⑦ 煅后羌活汤淬　用羌活煎汤煅七次，飞去脚，晒干用《重楼》。该法现已不用。

（4）药汁煮或泡后煅

① 药汁煮或泡后煅　用黄连四两如豆大，于银石器内煮一伏时，去黄连，取石研《济生方》；童便浸七日，用灰、火硝银砂锅内煅，投入童便内共十日，晒干，细研《保元》；打如莲子大……用新铜罐盛入童便，浸四十九日。滤去宿童便，再入新童便煮，一炷香咬咸酸味，不必再煮……研为细末……用硬炭火煅一炷香久，甘石渐渐转如松花色，细心谨慎取起，总称匀分，作四份：一份姜汁煮三次，候干，细研筛过，另用瓷罐盛之，不可出气。一份用细辛、荆芥穗、薄荷各一两，煮浓汁大半盅，亦煮三次，如前研细筛过，另用瓷罐收贮。一份用晚蚕沙三升炒为灰，滚水淋灰汁大半盅，亦煮三次，候干研细，另用瓷罐收贮。一份用童便煮三次，候干，细研，另用瓷罐收贮《一草亭》；用童便泡一日夜，越久越好，炭火内烧红，再泡一日，再烧一次，又用川黄连水泡一日夜，越久越好，炭火烧红，再

泡一日，再烧一次用《增广》。该法现已不用。

② 醋泡后煅　用好醋泡一昼夜，瓦上焙干《增广》。该法现已不用。

（5）药汁浸拌、药汁飞　另以黄连一两，童便浸一宿，晒干为末《准绳》；用火煅酥，研细无声，将黄连、当归挑头，童子小便浓煎汤，滤净，飞，淘去沙石，焙干《普济方》；用童便浸，春五夏三，秋七冬十《一草亭》；炉甘石入大银罐内，盐泥封固，用炭火煅一炷香，以罐通红为度，取起为末，用黄连水飞过，再入黄芩黄连黄檗汤内，将汤煮干，以甘石如松花色《金鉴》；用好田泥做成大窝球二个，外以硼砂、硝石不拘多少共为末……用上好羊脑甘石一斤装在窝内……以大炭周围架之，居中煅至三炷香尽，色如松花样为度，取出淬于童便内，略轻研一遍……重浊不碎者，装入照前复煅，又淬再研……细末须炙烘得极干，再用三黄汤开列于后，煮过晒干，收贮听用《瑶函》。该法现已不用。

历代炮制历史沿革见表1。

表1　炉甘石炮制历史沿革简况

朝代	沿用方法	新增方法	文献出处
唐代		火煅，黄连水淬七次	《银海精微》
宋（金）代	煅后黄连水淬 煅后童便淬	研极细末	《博济》
		火煅红，童子便淬七次，研极细末用水飞过 火煅以黄连汁童便共淬七八次研细 童便制 炭火煅通红，钳在药内（黄连等煎汤）……皆要令酥……将瓦盆盖地上一昼夜，收去火毒	《急救》
		用黄连四两如豆大，于银石器内煮一伏时，去黄连，取石研	《济生》
元代	煅后黄连水淬 煅后童便淬	黄连水飞	《瑞竹》
		童便一大碗，炭火烧红淬之令小便尽，炉甘石粉白为度，研细末	《宝鉴》
明代	煅后黄连水淬 煅后童便淬	童便浸七日，用灰、火硝银砂锅内煅，投入童便内共十日，晒干，细研	《保元》
		擂碎 烧赤 用坩埚盛，火煅七次，入黄连水淬浸一宿，去淬，将煅甘石淬七次 童便煅浸三十次，却研极细，用黄连、龙胆草各一两，当归二钱，煎水两碗飞过讫，重汤蒸干，再研约百次，要冷如冰，面极细 用火煅酥，研细无声，将黄连、当归挑头，童子小便浓煎汤，滤净，飞，淘去沙石，焙干	《普济方》
		用倾银罐煅红，倾出在三黄汤内三五次尤佳，然后用三黄汤悬液煮干露一宿，焙干用	《粹言》
		烧赤 上火一煅用水飞，出细粉，粗渣不用，晒干	《儒门》
		黄连煎膏制一半，铅汞制一半，后用苏木膏三钱，入人乳半盏，干收入药 将炉甘石置倾银罐内，炭火煅成碧色取起，以黄连汁、童便淬之，如此煅淬七次，加朱砂三钱同研为末，水飞去脚，候干又研，极细如尘，收贮听用 打如莲子大……用新铜罐盛入童便，浸四十九日。滤去宿童便，再入新童便煮，一炷香咬咸酸味，不必再煮……研为细末……用硬炭火煅一炷香久，甘石渐渐转如松花色，细心谨慎取起①姜汁煮三次，候干，细研过筛，另用瓷罐盛之，不可出气。②用细辛、荆芥穗、薄荷各一两煮浓汁大半盅，亦煮三次，如前研细筛过，另用瓷罐收贮。③用晚蚕沙三升炒为灰，滚水淋灰汁大半盅，亦煮三次，候干研细，另用瓷罐收贮。④用童便煮三次，候干，细研，另用瓷罐收贮 童便浸，春五夏三，秋七冬十	《一草亭》

续表

朝代	沿用方法	新增方法	文献出处
明代	煅后黄连水淬 煅后童便淬	用好田泥做成大窝球二个，外以硼砂、硝石不拘多少共为末……用上好羊脑甘石一斤装在窝内……以大炭周围架之，居中煅至三炷香尽，色如松花样为度，取出淬于童便内，略轻研一遍……重浊不碎者，装入照前复煅，又淬再研……细末须炙烘得极干，再用三黄汤开列于后，煮过晒干，收贮听用	《瑶函》
		另以黄连一两，童便浸一宿，晒干为末	《准绳》
		于炭火中煅令通赤，以童便或黄连水淬之，再煅再淬九次，细研水飞过用	《入门》
		煅过，净水飞 以炉甘石不拘多少，先用童便煅七次，次用黄连浓煎汁煅七次，次用谷雨前茶清浓煎煅七次，又并三汁余者一次，再煅三次，然后安放地上，一宿，出火气	《医学》
清代	煅 煅后水飞 煅后黄连童便淬 煅后黄连龙胆淬 煅后三黄汤（黄连黄芩黄柏）淬 煅后	火煅醋淬五次	《良朋》
		用三黄煎水而煅炼，善疗目疾	《便读》
		真炉甘石半斤，火煅，童尿淬五七次，用黄连四两剉豆大，水二碗，煮二伏时，去黄连为末	《握灵》
		用黄连、龙胆各二两煎汁，将炉甘石煅赤，淬汁内以酥为度，研细末仍入前汁内晒干	《尊生》
		用黄连一两，归身、木贼、羌活、麻黄各五钱，河水二升，童便一升同煮去滓。……将甘石丸如弹子，多刺以孔，煅赤淬药汁内，以汁尽为度，置地上一宿去火气，收贮待用	《治裁》
		用羌活煎汤煅七次，飞去脚，晒干用	《重楼》
		煅三黄汤内七次	《大成》
		煅红，用黄连、黄柏、荆芥煎水淬入，再煅再淬共七次，焙干研 用童便泡一日夜，越久越好，炭火内烧红，再泡一日，再烧一次，又用川黄连水泡一日夜，越久越好，炭火烧红，再泡一日，再烧一次用 用好醋泡一昼夜，瓦上焙枯	《增广》
		用黄连、黄柏、黄芩、甘菊、薄荷煎水煅，再用童便煅一次，将药水飞晒干	《拾遗》
		炉甘石入大银罐内，盐泥封固，用炭火煅一炷香，以罐通红为度，取起为末，用黄连水飞过，再入黄芩黄连黄檗汤内，将汤煮干，以甘石如松花色	《金鉴》

（二）炉甘石饮片药典及地方炮制规范

1．净制　除去杂质。

2．切制　打碎。

3．炮制　煅制取净炉甘石，照明煅法锻至红透，再照水飞法水飞，干燥。

现代炮制方法见表2。

表2　《中国药典》及各地方炮制规范收载的炉甘石炮制方法

药典及规范	炮制方法
《中国药典》（1963年版）	炉甘石　拣去杂质，打碎即得 煅炉甘石　取净炉甘石，打碎，置坩埚内，在无烟炉火中煅烧至微红，取出，立即倒入水盆中浸淬，搅拌，倾出混悬液，将石渣晾干，再煅烧3～4次，最后将石渣倒掉，取混悬液澄清，倾去清水，将滤出的细粉干燥即得
《中国药典》（1977年版）	炉甘石　除去杂质，打碎 煅炉甘石　取炉甘石，煅红，再照水飞法水飞，晒干

续表

药典及规范	炮制方法
《中国药典》(1985年版) 《中国药典》(1990年版) 《中国药典》(1995年版) 《中国药典》(2000年版) 《中国药典》(2005年版) 《中国药典》(2010年版)	炉甘石　除去杂质，打碎 煅炉甘石　取净炉甘石，照明煅法煅红透，再照水飞法水飞，晒干
《中国药典》(2015年版)	炉甘石　除去杂质，打碎 煅炉甘石　取净炉甘石，照明煅法锻至红透，再照水飞法水飞，干燥
《全国中药炮制规范》(1988年版)	炉甘石　除去杂质，打碎 煅炉甘石　取净炉甘石置耐火容器中，放无烟的炉火内，煅至红透，取出，立即倒入水中浸淬，搅拌，倾出混悬液，未透者，沥干，再烧煅，反复浸淬3～4次。合并混悬液，静置，倾去上层清水，干燥，研散 黄连汤制炉甘石　黄连煎汤，过滤去渣，加入煅炉甘石细粉中拌匀，吸尽后，干燥。每煅炉甘石细粉100kg，用黄连12.5kg 三黄汤制炉甘石　取黄芩、黄连、黄柏煎汤，过滤去渣，加入煅炉甘石细粉中拌匀，吸尽后，干燥。每净炉甘石100kg，用黄连、黄芩、黄柏各12.5kg
《湖南省中药饮片炮制规范》(2010年版)	炉甘石　除去杂质，打碎 煅炉甘石　取净炉甘石，照明煅法煅至红透，水飞，晒干，再研粉即得
《湖北省中药饮片炮制规范》(2009年版)	炉甘石　除去杂质，打碎 煅炉甘石　取净炉甘石，照明煅法煅至红透，再照水飞法水飞，晒干
《北京市中药饮片炮制规范》(2008年版)	炉甘石　除去杂质，打碎 煅炉甘石　取净炉甘石，置煅炉或适宜容器内，煅至红透，取出，趁热倒入水盆中浸淬，搅拌。将混悬液倒入第二盆中，再搅拌，并将第二盆中的混悬液倒入第三盆中。剩的余渣再置煅药炉内，如此反复多次至无混悬液为止，弃渣，待混悬液澄清后，倾去清水，用纸封固盆口，干燥，取出，用乳钵研成细粉
《上海市中药饮片炮制规范》(2008年版)	制炉甘石　将原药置锅内，照明煅法煅约2小时，至色红时取出，倒入下列药汁中淬之，如有未煅透者，再煅1.5小时，再淬。经几次煅淬，最后弃去煅不透的沉淀石渣。另用铜锅一只，内放清水，将煅透的炉甘石倒入，用力搅拌，取其浮起者，弃去沉底的砂石杂质。再照水飞法研至放在舌上尝之无渣感，干燥，研细，过120目筛。每100kg炉甘石，用黄连、黄柏、黄芩各2.5kg，加水煎煮2次，第1次1小时，第2次煎30分钟，去渣，取药汁
《江西省中药饮片炮制规范》(2008年版)	炉甘石　除去杂质，打碎 煅炉甘石　①取净炉甘石，照明煅法煅至红透，再照水飞法水飞，干燥。②取净炉甘石，置适宜的容器内，煅至红透，取出，放凉，碾碎 飞炉甘石　取煅炉甘石，用三黄汤浸1小时，碾细，再用多量的三黄汤水飞成细粉，干燥。每100kg炉甘石，用黄芩、黄柏、黄连各20kg煎汤
《重庆市中药饮片炮制规范及标准》(2006年版)	炉甘石　除去杂质，打碎 煅炉甘石　取净炉甘石，照明煅法煅至红透，再照水飞法水飞，晒干
《河南省中药饮片炮制规范》(2005年版)	炉甘石　除去杂质，打碎 煅炉甘石　取净炉甘石，照明煅法煅至红透，再照水飞法水飞，晒干 制炉甘石　①黄连汤制黄连煎汤，过滤去渣，加入煅炉甘石细粉中拌匀，吸尽后，干燥。每煅炉甘石细粉100kg，用黄连12.5kg。②三黄汤制取黄芩、黄连、黄柏煎汤，过滤去渣，加入煅炉甘石细粉中拌匀，吸尽后，干燥。每净炉甘石100kg，用黄连、黄芩、黄柏各12.5kg。③五黄汤淬制法同黄连水淬。每100kg炉甘石，用黄连、黄柏、黄芩、栀子、大黄各1.2kg
《天津市中药饮片炮制规范》(2005年版)	炉甘石　除去杂质，打碎 煅炉甘石　取炉甘石烧煅至红透，取出，放凉，粉碎，再用水飞法分取极细粉，干燥

续表

药典及规范	炮制方法
《浙江省中药炮制规范》（2005年版）	炉甘石　除去杂质，打碎 煅炉甘石　取原药，除 去杂质，或砸碎，置无烟炉火上或适宜容器内，煅至红透，取出，立即投入水中，静置，待水面停沸后，倾取混悬液。沉淀物如此操作 3～4 次。合并混悬液，静置，倾去上清液，沉淀物干燥。研成最细粉 制炉甘石　取煅炉甘石，投入黄连汁中，拌匀，吸尽，干燥，研散。每煅炉甘石 100kg，用黄连 12.5kg(切片，加水 60L，分煎 3 次，去渣浓缩至 20L)
《贵州省中药饮片炮制规范》（2005年版）	炉甘石　除去杂质，打碎 煅炉甘石　取净炉甘石，照明煅法煅至红透，再照水飞法制成最细粉
《安徽省中药饮片炮制规范》（2004年版）	炉甘石　除去杂质，打碎 煅炉甘石　取净炉甘石碎块，照明煅法，煅至红透，取出，放凉，再照水飞法，水飞成极细粉末 三黄汤制炉甘石　取净黄连片、黄芩片、黄柏片置锅内，加适量清水煎煮，煮沸约 30 分钟，滤过，残渣再如法煎煮，滤过，合并 2 次煎液，加入炉甘石细粉中，拌匀，待吸尽，干燥，碾成细粉。每 100kg 炉甘石，用黄连、黄芩、黄柏各 12.5kg
《山东省中药炮制规范》（2002年版）	炉甘石　除去杂质，打碎 煅炉甘石　将净炉甘石碎块装入耐火容器内，置无烟的炉火上，武火煅烧至红透时，取出，放凉，加水适量共研细，再加多量的水，搅拌，倾出混悬液，下沉部分再按上法反复操作数次，去净杂质，合并混悬液，静置后，分取沉淀，干燥，研散 制炉甘石　取净黄连片、黄芩片、黄柏片置锅内，加适量清水煎煮，煮沸约 30 分钟，滤过，残渣再如法煎煮，滤过，合并 2 次煎液，加入炉甘石细粉中，拌匀，待吸尽，干燥，研散。每 100kg 炉甘石，用黄连、黄芩、黄柏各 12.5kg，或单用黄连 12.5kg
《吉林省中药炮制标准》（1986年版）	炉甘石　除去杂质，打碎 煅炉甘石　取净炉甘石置适宜容器中，用武火煅至红透，取出，晾凉。以水飞法研极细粉
《四川省中药饮片炮制规范》（1984年版）	炉甘石　除去杂质，打碎 煅炉甘石　取净炉甘石，煅红，取出放冷，加入三黄汤煎液，照水飞法水飞，晒干。每炉甘石 100kg，用黄连、黄柏、黄芩各 2.5kg
《甘肃省中药炮制规范》（1980年版）	炉甘石　除去杂质，打碎 煅炉甘石　将黄连放入锅内，加水煮沸 30 分钟，倒入磁盆内，捞出黄连渣子；另取炉甘石装入砂罐内，放在无烟火炉中，用武火煅至红透时，取出趁热倒入熬好的黄连汤内，及时搅动，将漂浮在水面的炉甘石细粉，沥入另一个磁盆内，盖严，沉淀，如此反复煅烧、漂三四次后，将剩余的渣子弃去，次日将盆中清水倒出，把沉淀的炉甘石细粉取出，包严，晾干。每炉甘石 100kg，用黄连 12.5kg
《辽宁省中药炮制规范》（1975年版）	炉甘石　除去杂质，打碎 煅炉甘石　拣净杂质，打碎，置容器内，用强火煅烧至微红，取出，立即研成细粉，过筛，如有未煅透的碎屑，再煅，取出，放冷，研细粉

从古代文献资料中可以看出，历代沿用过的炉甘石炮制方法很多，所用的辅料多为药汁，如黄连、黄芩、黄柏、当归、羌活、麻黄、薄荷、荆芥等，也有童便、醋、乳汁等，方法不一，传承脉络并不十分清晰。现在主要的炮制方法有煅淬、黄连汤及三黄汤制等。炉甘石一般不生用，也不作内服，多作外敷剂使用，经煅淬水飞后，质地纯洁细腻，适宜于眼科及外敷用，消除了由于颗粒较粗而造成的对敏感部位的刺激性。采用黄连及三黄汤煅淬或拌制，可增强清热明目，敛疮收湿的功效。

（三）炉甘石饮片现代炮制研究

周灵君等[1]对炉甘石的炮制工艺进行了研究，认为炉甘石煅淬的最佳方法为：取原药材粉碎，过40目筛，放入坩埚内，置马弗炉中，在700℃下煅烧6小时，取出，用10倍量水淬，加水进行水飞，搅拌后静置5～10秒，倾出上层混悬液，混悬液放置12小时后弃去上层清液，沉淀于105℃烘干，即得。

炉甘石煅后，质地纯洁细腻，消除了对黏膜、创面的刺激性，性质温和。适用于眼科及皮肤科使用。

（四）炉甘石饮片炮制工艺研究总结

1．历史文献 净制、切制（水飞）、煅、煅后药汁淬、药汁煮或泡后煅等几种方法，以煅制水飞或药汁〔黄连、童便、三黄汤（黄连、黄芩、黄柏）〕飞最为常用。

2．历版《中国药典》 炉甘石、煅炉甘石等，以煅炉甘石为最常用。

3．各省市炮制规范 炉甘石、煅炉甘石等，还有黄连、三黄汤制等方法，以煅炉甘石为最常用。

4．现代研究文献 主要是煅制水飞的方法。

综合上述研究结果，制定炉甘石的炮制工艺为：

炉甘石 除去杂质，打碎。

煅炉甘石 取净炉甘石块，置适宜的容器内，煅至红透，立即倒入水中浸淬，搅拌，倾出混悬液，未透者，沥干，再煅，反复浸淬3～4次。合并混悬液，静置，倾去上层清水，干燥，研散。

参考文献

[1] 周灵君，张丽，丁安伟．炉甘石炮制工艺研究[J]．南京中医药大学学报，2011，27(3)：269-272.

Xi xin 细辛

药材来源 本品为马兜铃科植物北细辛*Asarum heterotropoides* Fr. Schmidt var. *mandshuricum* (Maxim.) Kitag.、汉城细辛*Asarum sieboldii* Miq. var. *seoulense* Nakai或华细辛*Asarum sieboldii* Miq.的干燥根和根茎。前二种习称“辽细辛”。

采收加工 夏季果熟期或初秋采挖，除净地上部分和泥沙，阴干。

细辛饮片炮制规范

【饮片品名】细辛。

【饮片来源】本品为细辛药材经切制后的炮制品。

【炮制方法】取原药材，除去杂质和非药用部位，喷淋清水，闷润5分钟，切2～3cm长的段，阴干，筛去碎屑，包装，即得。

【饮片性状】本品呈不规则的段。根茎呈不规则圆形，外表皮灰棕色，有时可见环形的节。根细，表面灰黄色，平滑或具纵皱纹。切面黄白色或白色。气辛香，味辛辣、麻舌。

【质量控制】

鉴别 取本品粉末0.5g，加甲醇20ml，超声处理45分钟，滤过，滤液蒸干，残渣加甲醇2ml使溶解，作为供试品溶液，另取细辛对照药材0.5g，同法制成对照药材溶液。再取细辛脂素对照品，加甲醇制成每1ml含1mg的溶液，作为对照品溶液。照薄层色谱法试验，吸取上述三种溶液各10μl，分别点于同一硅胶G薄层板上，以石油醚（60～90℃）－乙酸乙酯（3：1）为展开剂，展开，取出，晾干，喷以1%香草醛硫酸溶液，热风吹至斑点显色清晰。供试品色谱中，在与对照药材色谱和对照品色谱相应的位置上，显相同颜色的斑点。

检查 水分 不得过10.0%（第三法）。

总灰分 不得过12.0%。

酸不溶性灰分 不得过5.0%。

马兜铃酸Ⅰ限量 照高效液相色谱法测定。

色谱条件与系统适用性试验 以十八烷基硅烷键合硅胶为填充剂；以乙腈为流动相A，以0.05%磷酸溶液为流动相B，按下表中的规定进行梯度洗脱；检测波长为260nm。理论板数按马兜铃酸Ⅰ峰计算应不低于5000。

时间（分钟）	流动相A（%）	流动相B（%）
0～10	30→34	70→66
10～18	34→35	66→65
18～20	35→45	65→55
20～30	45	55
30～31	45→53	55→47
31～35	53	47
35～40	53→100	47→0

对照品溶液的制备 取马兜铃酸Ⅰ对照品适量，精密称定，加甲醇制成每1ml含0.2μg的溶液，即得。

供试品溶液的制备 取本品中粉约0.5g，精密称定，置具塞锥形瓶中，精密加入70%甲醇25ml，密塞，称定重量，超声处理（功率500W，频率40kHz）40分钟，放冷，再称定重量，用70%甲醇补足减失的重量，摇匀，滤过，取续滤液，即得。

测定法 分别精密吸取对照品溶液与供试品溶液各10μl，注入液相色谱仪，测定，即得。

本品按干燥品计算，含马兜铃酸Ⅰ（$C_{17}H_{11}NO_7$）不得过0.001%。

含量测定 挥发油 照挥发油测定法测定。

本品含挥发油不得少于2.0%（ml/g）。

细辛脂素 照高效液相色谱法测定。

色谱条件与系统适用性试验 以十八烷基硅烷键合硅胶为填充剂；以乙腈为流动相A，以水为流动相B，按下表中的规定进行梯度洗脱；柱温40℃，检测波长为287nm。理论板数按细辛脂素峰计算应不低于10000。

时间（分钟）	流动相A（%）	流动相B（%）
0～20	50	50
20～26	50→100	50→0

对照品溶液的制备 取细辛脂素对照品适量，精密称定，加甲醇制成每1ml含50μg的溶液，即得。

供试品溶液的制备 取本品粉末（过三号筛）约0.5g，精密称定，置具塞锥形瓶中，精密加入甲醇15ml，密塞，称定重量，超声处理（功率500W，频率40kHz）45分钟，放冷，再称定重量，用甲醇补足减失的重量，摇匀，滤过，取续滤液，即得。

测定法 分别精密吸取对照品溶液与供试品溶液各10μl，注入液相色谱仪，测定，即得。

本品按干燥品计算，含细辛脂素（$C_{20}H_{18}O_6$）不得少于0.050%。

【性味与归经】辛，温。归心、肺、肾经。

【功能与主治】解表散寒，祛风止痛，通窍，温肺化饮。用于风寒感冒，头痛，牙痛，鼻塞流涕，鼻鼽，鼻渊，风湿痹痛，痰饮喘咳。

【用法与用量】1～3g。散剂每次服0.5～1g。外用适量。

【注意】不宜与藜芦同用。

【贮藏】置阴凉干燥处，防蛀。

八画

细辛饮片炮制操作规程

1. 产品概述

（1）品名　细辛。

（2）规格　段。

2. 生产依据　按照《中国药典》2015年版一部有关工艺要求及标准，以及拟定的饮片品种炮制工艺执行。

3. 工艺流程　取原药材，除去杂质和非药用部位，喷淋清水，闷润5分钟，切2～3cm长的段，阴干，筛去碎屑，包装，即得。

4. 炮制工艺操作要求

（1）净制　除去杂质和非药用部位。

（2）洗润　取净药材，喷淋清水，闷润5分钟。

（3）切制　切2～3cm长的段。

（4）干燥　阴干。

（5）过筛　将细辛段置振动筛中，筛去粉末，药屑。

（6）包装　用聚乙烯薄膜药用塑料包装袋密封包装，包装损耗应不超过1.0%。

5. 原料规格质量标准　符合《中国药典》2015年版一部细辛药材项下的相关规定。

6. 成品质量标准　符合本规范细辛饮片项下的相关规定。

7. 成品贮存及注意事项　置通风干燥处，防蛀。

8. 工艺卫生要求　符合中药饮片GMP相关工艺卫生要求。

9. 主要设备　切药机、振动筛、包装机等设备。

细辛饮片炮制规范起草说明

（一）细辛饮片炮制历史沿革

1. 净制　细辛的净制是历史最为悠久且最为常见的一种炮制方法，其最早记载有“细辛，凡使，一一拣去双叶，服之害人，须去头土了，用瓜水浸一宿，至明漉出，曝干用之”《雷公》、“去苗，洗，去叶”《理伤》、“用之去其头节”《证类》、“凡使先去土并苗，焙干方入药用”《局方》、“去芦并叶”《汤液》、“洗净，日干，去叶，不见火”《世医》、“去苗血，去心”《奇效》。历代本草多记载了去除地上部分的净制过程，故古代使用细辛时基本用其地下部分。

2. 切制　细辛的切制在本草中的记载并不多见，最早见于：“斩折之”《玉函》、“三分斩之……青中细剉也”《千金》、“剉焙”《宝产》、“（侧）细用”《宝鉴》。此后历代本草中也有切制的记载，表述各异但内容基本相同。

3. 炮制　宋代细辛的炮制工艺有了长足的发展，细辛的炒制始见于宋代：“去苗叶炒”《总录》、“去苗并叶炒”《宝产》、明朝的《普济方》以及《奇效良方》等也有炒制的记载。到了清代则出现了炒焦的方法：“去叶节炒焦”《拾遗》。

4. 炮炙　历代本草有使用辅料炮制细辛的记载仅有两个，“酒浸”《儒门》以及“醋浸一宿，晒干为末”《本草述》。

历代炮制历史沿革见表1。

表1　细辛炮制历史沿革简况

朝代	沿用方法	新增方法	文献出处
唐以前		一一拣去双叶，服之害人，须去头土了，用瓜水浸一宿，至明漉出，曝干用之	《雷公》
唐代	去叶	去苗，洗，去叶	《理伤》
		三分折之……膏中细剉也	《千金》
宋代	去叶 去苗	用之去其头节	《证类》
		凡使先去土并苗，焙干方入药用	《局方》
		去苗并叶炒	《总录》
		剉焙	《宝产》
金元时期	去叶	酒浸	《儒门》
		去芦并叶	《汤液》
		洗净，日干，去叶，不见火	《世医》
		（侧）细用	《宝鉴》
明代	去叶 去苗	去苗血，去心	《奇效》
清代	去叶	去叶节炒焦	《拾遗》
		醋浸一宿，晒干为末	《本草述》

从古代文献资料可以看出，历代沿用过的细辛炮制方法主要有切制、净制，使用辅料炮制的记载很少见。

（二）细辛饮片药典及地方炮制规范

1．净制　夏季果熟期或初秋采挖，除净地上部分和泥沙。

2．切制　取原药材，除去杂质，喷淋清水，稍润，切段，阴干；也有取原药材，除去杂质，迅速洗净，闷润约1小时，切长段。还有将原药材除去杂质，洗净，润透，切短段。

表2　《中国药典》及各地炮制规范收载的细辛炮制方法

药典及规范	炮制方法
《中国药典》（1977年版） 《中国药典》（1985年版） 《中国药典》（1990年版） 《中国药典》（1995年版） 《中国药典》（2000年版） 《中国药典》（2005年版） 《中国药典》（2010年版） 《中国药典》（2015年版）	细辛　除去杂质，喷淋清水，稍润，切段，阴干
《北京市中药饮片炮制规范》（2008年版）	细辛　取原药材，除去杂质，迅速洗净，闷润约1小时，切长段，阴干筛去碎屑
《上海市中药饮片炮制规范》（2005年版）	细辛　将原药除去杂质，洗净，润透，切短段，干燥，筛去碎屑 蜜炙细辛　取细辛，照蜜炙法用炼蜜拌炒至蜜汁吸尽。每细辛100kg，用炼蜜20kg

续表

药典及规范	炮制方法
《江西省中药饮片炮制规范》（2008年版）	细辛　除去杂质，喷淋清水，稍润，切段，阴干
《贵州省中药饮片炮制规范》（2005年）	细辛　取原药材，除去杂质，喷淋清水，稍润，切段，阴干
《湖南省中药饮片炮制规范》（2010年版）	细辛　取原药材，除去杂质，喷淋清水，稍润，切段片，阴干，筛去杂质
《湖北省中药饮片炮制规范》（2009年版）	细辛　除去杂质，喷淋清水，稍润，切段，干燥
《河南省中药饮片炮制规范》（2005年版）	细辛　除去杂质，喷淋清水，稍润，切段，阴干
《广东省中药炮制规范》（1984年版）	细辛　除去杂质，洗净，切长段，干燥
《吉林省中药炮制标准》（1986年版）	细辛　除去杂质，少淋清水（喷潮），稍润，切10mm，阴干（或干切）
《江西省中药炮制规范》（2008年版）	细辛　除去杂质，喷淋清水，稍润，切段，阴干 细辛　取原药材，除去杂质，抢水洗净，稍晾，切段，晾干
《山东省中药炮制规范》（1990年版）	细辛　除去杂质，抢水洗净，稍润，切段，晾干
《浙江省中药炮制规范》（2005年版）	细辛　取原药，除去杂质，喷水稍润，切段，低温干燥
《陕西省中药饮片标准》	细辛　取原药材细辛，除去杂质，抢水洗净，稍晾，切段，晾干
《全国中药炮制规范》（1988年版）	细辛　取原药材，除去杂质，抢水洗净，稍晾，切段，晾干

历版药典收载细辛。各省地方规范中主要有细辛、蜜炙细辛两种炮制品。其中蜜炙细辛只收载于上海炮制规范中，细辛为炮制规范收载的常用品种。

（三）细辛饮片现代炮制研究

细辛的毒性与所含的黄樟醚等挥发性成分以及马兜铃酸有关，其中黄樟醚毒性较大，在大鼠饲料中混入1%黄樟醚，2年后可使28%的大鼠发生肝癌，混入0.1%也能导致肝肿瘤，如饮食中缺乏维生素B和维生素E，致癌作用更强[1]。经久煎煮后，黄樟醚等挥发油逐渐挥发而减少，毒性大减。细辛煎煮5、10、20、30、60分钟后挥发油损失率分别是30%、38%、55%、66%、74%。随煎煮时间延长挥发油损失增加。细辛煎煮30分钟其有毒成分黄樟醚仅有原成分的2%，煎煮后挥发油含量只有生药的1/12，这是因为挥发油中的黄樟醚随煎煮时间延长而逸出[2]。王智华等[3]通过对细辛根末与全草煎剂所含挥发油及黄樟醚的测定分析后指出，根末所含挥发油中有毒成分黄樟醚的含量分别是全草煎煮10、20、30分钟后的4、12、50倍。

黄鲛等[4]对北细辛和华细辛分别遵古法炒黄、炒焦、炒炭并采用HPLC法测定生品及各炮制品中黄樟醚、甲基丁香酚和细辛脂素的含量。结果表明在炒制过程中，甲基丁香酚和黄樟醚的含量不断下降，且黄樟醚含量降低的程度显著高于甲基丁香酚，而细辛脂素的含量呈现先升后降的趋势：炒黄细辛中主要毒性成分黄樟醚降低10%～20%，而药效成分甲基丁香酚和细辛脂素增加10%～20%；炒焦细辛中黄

八画

樟醚降低50%，甲基丁香酚降低20%～30%，细辛脂素降低约 10%；炒炭细辛中黄樟醚降低约90%，甲基丁香酚降低约 70%，细辛脂素降低30%～50%。得出炒制可显著降低毒性成分黄樟醚的含量，较好地保留药效成分甲基丁香酚和细辛脂素，即起到减毒存效的效果的结论。一定程度上为古人用细辛时“去叶节炒焦”“先去土并苗，焙干”提供了科学依据。

以细辛的主要毒性成分马兜铃酸A的去除率为主要指标对酒制、醋制、姜制、蜜炙、米制、甘草制方法进行考察，马兜铃酸A的去除率分别为：17.47%、2.89%、5.53%、13.06%、1.65%、6.23%。其中酒制与蜜炙的减毒效果较好，其炮制方法分别为：取细辛（华细辛地下部分）50g，加入10g黄酒拌匀，闷润，待黄酒被吸尽后，置烘箱内25℃烘干；取细辛（华细辛地下部分）50g，加入12g炼蜜拌匀，闷润，待蜜汁被吸尽后，置烘箱内25℃烘干[5]。

综合文献分析，虽有学者以降低细辛毒性为目的进行了各种炮制方法的探讨，但目前细辛最常用的炮制方法只有净制和切制法，其他炮制方法仍需进一步的研究和完善。

（四）细辛饮片炮制工艺研究总结

1．历史文献 通过对细辛各种炮制方法的考证，细辛的炮制方法较少，主要有切制、净制，使用辅料炮制的记载很少见。不同的炮制方法在流传的过程中虽然表述略有差异，但是炮制过程基本一致。

2．历代《中国药典》 细辛以净制、切制为主。

3．各省市炮制规范 净制、切制为主。蜜制等其他炮制方法较少使用。

4．现代研究文献 炒制、碱制等研究为主。

综合上述研究结果，制定细辛的炮制工艺为：

细辛 取原药材，除去杂质和非药用部位，喷淋清水，闷润5分钟，切2～3cm长的段，阴干，筛去碎屑，包装，即得。

八画

参考文献

[1] 周祯祥，李军，陈泽斌，等. 细辛散剂半数致死量的测定[J]. 湖北中医杂志, 2003, 25(10): 52.

[2] 朱妍. 细辛的毒性与炮制[J]. 中外妇儿健康, 2011, 6: 319.

[3] 王智华，洪筱坤. 从细辛根末与全草煎剂所含挥发油及黄樟醚的测定分析论细辛用量与剂型的关系[J]. 上海中医药杂志, 1987, 9: 2-3.

[4] 黄鲛，易进海，刘玉红，等. 炒制对细辛中黄樟醚、甲基丁香酚和细辛脂素含量的影响[J]. 中国实验方剂学杂志, 2013, 19: 90-92.

[5] 刘雅婧. 细辛中马兜铃酸的炮制脱毒研究[D]. 长春:吉林农业大学, 2008.

Jing jie

荆芥

药材来源 本品为唇形科植物*Schizonepeta tenuifolia* Briq.的干燥地上部分

采收加工 夏、秋二季花开到顶、穗绿时采割，除去杂质，晒干。

荆芥饮片炮制规范

【饮片品名】荆芥、荆芥炭。

（一）荆芥

【饮片来源】本品为荆芥药材的加工炮制品。

【炮制方法】取荆芥药材，除去杂质，喷淋清水，洗净，润透，于50℃烘1小时，切段，干燥。

【饮片性状】本品呈不规则的段。茎呈方柱形，表面淡黄绿色或淡紫红色，被短柔毛。切面类白色。叶多已脱落。穗状轮伞花序。气芳香，味微涩而辛凉。

【质量控制】

鉴别 本品粉末黑色。外果皮细胞表面观多角形，壁黏液化多不明显，胞腔含棕色物。内果皮石细胞淡棕色，表观垂周壁深波状弯曲，密具纹孔。纤维成束，壁平直或微波状。宿萼表皮细胞垂周壁深波状弯曲。腺鳞头部8细胞，直径95～110μm，柄单细胞。非腺毛1～6细胞，大多具壁疣。

浸出物 照醇溶性浸出物测定法项下的热浸法规定，用70%乙醇作溶剂，不得少于8.0%。

（二）荆芥炭

【饮片来源】本品为荆芥经炒炭后的炮制品。

【炮制方法】取荆芥段，置已加热的炒制容器内，武火加热，炒至表面焦黑色，内部焦黄色，喷淋清水少许，熄灭火星，取出，晾干，即得。

【饮片性状】本品呈不规则段，长5mm。全体黑褐色。茎方柱形，体轻，质脆，断面焦褐色。叶对生，多已脱落。花冠多脱落，宿萼钟状。略具焦香气，味苦而辛。

【质量控制】

鉴别、浸出物 同荆芥。

【性味与归经】辛、涩，微温。归肺、肝经。

【功能与主治】收敛止血。用于便血，崩漏，产后血晕。

【用法与用量】5～10g。

【贮藏】置阴凉干燥处，防蛀。

荆芥饮片炮制操作规程

（一）荆芥

1．产品概述

（1）品名 荆芥炭。

（2）规格 段。

2．生产依据 按照《中国药典》2015年版一部有关工艺要求及标准，以及拟定的饮片品种炮制工艺执行。

3．工艺流程 取荆芥药材，除去杂质，喷淋清水，洗净，润透，于50℃烘1小时，切段，干燥。

4．炮制工艺操作要求

（1）净制 取荆芥药材，除去杂质。

（2）润制 取净荆芥药材，喷淋清水，洗净，润透。

（3）烘制 取净荆芥药材，于50℃烘1小时。

（4）切制 取荆芥药材，切段。

（5）干燥 取荆芥段，干燥。

（6）包装 复合袋手工包装，包装损耗应不超过2.0%。

5．原料规格质量标准 符合《中国药典》

2015年版一部荆芥药材项下的相关规定。

6．成品质量标准 符合本规范荆芥饮片项下的相关规定。

7．成品贮存及注意事项 置阴凉干燥处。

8．工艺卫生要求 符合中药饮片GMP相关工艺卫生要求。

9．主要设备 切药机、干燥箱等设备。

（二）荆芥炭

1．产品概述

（1）品名 荆芥炭。

（2）规格 段。

2．生产依据 按照《中国药典》2015年版一部有关工艺要求及标准，以及拟定的饮片品种炮制工艺执行。

3．工艺流程 取荆芥段，置已加热的炒制容器内，武火加热，炒至表面焦黑色，内部焦黄色，喷淋清水少许，熄灭火星，取出，晾干，即得。

4．炮制工艺操作要求

（1）炒制 取荆芥段，置热锅中，控制炒制温度在230～260℃，炒制约30分钟，炒至表面焦黑色，内部焦黄色，喷淋清水少许，熄灭火星，取出，晾干。

（2）包装 复合袋手工包装，包装损耗应不超过2.0%。

5．原料规格质量标准 符合《中国药典》2015年版一部荆芥饮片项下的相关规定。

6．成品质量标准 符合本规范荆芥炭饮片项下的相关规定。

7．成品贮存及注意事项 置阴凉干燥处。

8．工艺卫生要求 符合中药饮片GMP相关工艺卫生要求。

9．主要设备 炒药机等设备。

荆芥饮片炮制规范起草说明

九画

（一）荆芥饮片炮制历史沿革

1．净制 荆芥最早以“假苏”一名载于《神农本草经》。唐代有“剉”，宋代有“不见火”，金元时期有“去根、老梗和去枝”。

2．切制 金元时期有“和根碎剉”。

3．炮制 宋代有焙法，即“纸七八裹焙”，同时有荆芥烧灰法。金元时期，沿用制炭。明代，有炒法，有微炒，在制炭工艺上，亦称烧为炒黑，有“烧灰存性为细末”。清代有“微焙为细末”“不得犯油火”“以新瓦半生半炒”“童便制”“童便炒黑”“醋炒黑”“敷毒醋调”。

表1 荆芥炮制历史沿革简况

朝代	沿用方法	新增方法	文献出处
唐		剉	《理伤》
宋		不见火 纸七八裹焙 荆芥烧灰法	《宝产》 《普本》 《局方》
金元		去根、老梗 去枝 和根碎剉	《活幼》 《瑞竹》 《世医》
明		炒 微炒，烧灰存性为细末 炒黑	《宋氏》 《济阴》 《万氏》
清		微焙为细末，不得犯油火，以新瓦半生半炒 童便制 童便炒黑 敷毒醋调	《本草述》 《逢原》 《得配》 《玉楸》

历代荆芥炮制工艺技术有剉、净制、焙法、烧灰法、制炭、去根、老梗、去枝、和根碎剉、炒法、微炒、童便制、醋制等多种炮制方法，其中主要方法是净制、制炭。

（二）荆芥饮片药典及地方炮制规范

表2 《中国药典》及各地炮制规范收载的荆芥炮制方法

药典及规范	炮制方法
《中国药典》（1963年版）	荆芥　拣去杂质，除去穗、叶及细枝，分开粗细，用水浸泡，捞出切段，及时晒干即得 荆芥炭　取荆芥段，置锅内用武火炒至黑褐色，但须存性，喷淋清水，取出，晒干即得 荆芥穗　取荆芥中摘除的穗，去梗，过筛即得 炒芥穗　取拣净的荆芥穗，置锅内用文火微炒，取出，放凉即得 芥穗炭　取拣净的荆芥穗，置锅内用武火炒至焦褐色，但须存性，喷淋清水，取出，晒干即得
《中国药典》（1977年版）	荆芥　除去杂质，喷淋清水，切段，晒干 荆芥炭　取荆芥段，照炒炭法炒至表面黑褐色 荆芥穗　摘取花穗
《中国药典》（1990年版） 《中国药典》（1995年版） 《中国药典》（2000年版）	荆芥　除去杂质，喷淋清水，洗净，润透，切段，晒干 荆芥穗　摘取花穗 荆芥炭　取荆芥段，照炒炭法炒至表面黑褐色 芥穗炭　取净荆芥穗，照炒炭法炒至表面焦黑色
《中国药典》（2005年版）	荆芥　除去杂质，喷淋清水，洗净，润透，于60℃烘1小时，切段，烘干
《中国药典》（2010年版）	荆芥　除去杂质，喷淋清水，洗净，润透，于50℃烘1小时，切段，干燥 荆芥炭　取荆芥段，照炒炭法炒至表面焦黑色，内部焦黄色，喷淋清水少许，熄灭火星，取出，晾干 荆芥穗　夏、秋二季花开到顶、穗绿时采摘，除去杂质，晒干 荆芥穗炭　取荆芥穗段，照炒炭法炒至表面黑褐色，内部焦黄色，喷淋清水少许，熄灭火星，取出，晾干
《中国药典》（2015年版）	荆芥　除去杂质，喷淋清水，洗净，润透，于50℃烘1小时，切段，干燥 荆芥炭　取荆芥段，照炒炭法炒至表面焦黑色，内部焦黄色，喷淋清水少许，熄灭火星，取出，晾干
《北京市中药饮片炮制规范》（2008年版）	荆芥　取原药材，除去杂质，摘去花穗，粗细分开，迅速洗净，闷润2～4小时，至内外湿度一致，切中段，晒干或低温干燥，筛去碎屑
《上海市中药饮片炮制规范》（2008年版）	荆芥　将原药除去杂质，喷潮，略润，切短段，晒干（本品不宜烘焙，以防香气走失），筛去灰屑 炒荆芥　取荆芥，照清炒法炒至微具焦斑 荆芥炭　取荆芥，照炒炭法炒至表面焦褐色，筛去灰屑 荆芥穗　将原药除去杂质，剪取花穗，筛去灰屑 荆芥穗炭　取荆芥穗，照炒炭法炒至表面焦黑色，内部焦黄色，喷淋清水少许，熄灭火星，晾干，筛去灰屑
《安徽省中药饮片炮制规范》（2005年版）	荆芥　取原药材，除去杂质，用水喷淋，稍晾，切段，干燥 荆芥穗　摘取荆芥花穗，除去杂质，切段 荆芥炭　取净荆芥段，照炒炭法，炒至表面黑褐色，内部焦黄色
《广西壮族自治区中药饮片炮制规范》（2007年版）	生荆芥　除去杂质，喷淋清水，洗净，润透，于50℃烘1小时，切段，晒干 生荆芥穗　摘取荆芥花穗，除去杂质，切断 荆芥穗炭　取生荆芥穗，用中火炒至表面黑焦色，内部焦黄色，喷淋清水少许，熄灭火呈，取出，晾干
《浙江省中药炮制规范》（2005年版）	荆芥　取原药，除去杂质，下半段洗净，上半段喷潮，润软，切段，低温干燥。筛取灰屑 荆芥炭　取荆芥，炒至浓烟上冒，表面焦黑色，内部棕褐色时，微喷水，灭尽火星，取出，晾干
《贵州省中药饮片炮制规范》（2005年版）	荆芥　取原药材，除去杂质，喷淋清水洗净，润透，切段，晒干 荆芥穗　取原药材，剪取花穗 荆芥炭　取荆芥段，照炒炭法炒至表面黑褐色、内部棕褐色 芥穗炭　取净荆芥穗，照炒炭法炒至表面焦黑色，内部棕褐色

续表

药典及规范	炮制方法
《吉林省中药炮制标准》（1968 年）	荆芥段　除去杂质，洗净泥土，稍泡，捞出，沥水，润透，切 10mm 段 荆芥炭　取荆芥段置锅中，用武火炒至外呈黑色，内呈褐色（但须存性）时，喷水灭火星，取出，晾干
《江西省中药饮片炮制规范》（2008 年版）	荆芥　①除去杂质，喷淋清水，洗净，润透，于 50℃烘 1 小时，切段，干燥。②除去杂质，抢水洗净或喷水润湿，切段，干燥 荆芥炭　取荆芥段，照炒炭法用武火炒至焦褐色，内部焦黄色，喷淋清水少许，熄灭火星，取出，晾干
《山东省中药炮制规范》（1990 年版）	荆芥　除去残根及杂质，抢水洗净，稍润，切段，晾干 荆芥炭　取荆芥段置锅内，中火炒至表面呈黑褐色，内部呈褐色时，喷淋清水少许，熄灭火星，取出，晾干 荆芥穗　摘取荆芥花穗，筛去灰尘，切段 荆芥穗炭　将荆芥穗段置锅内，中火炒至表面焦褐色，内部褐色时，喷淋清水少许，熄灭火星，取出，晾干凉透
《全国中药炮制规范》（1988 年版）	荆芥　取原药材，除去残根及杂质，抢水洗净，稍润，切段，晾干 炒荆芥　取荆芥段置锅内，用文火加热，炒至微黄色，取出，放凉 荆芥炭　取荆芥段置锅内，用武火加热，炒至表面焦黑色，内部焦褐色时，喷淋清水少许，熄灭火星，取出，晾干 荆芥穗　摘取荆芥花穗，筛去灰尘，切段 荆芥穗炭　摘取芥穗，置锅内，用武火加热，炒至表面焦黑色，内部焦褐色时，喷淋清水少许，熄灭火星，取出，晾干凉透

《中国药典》收载有荆芥、荆芥炭、荆芥穗、荆芥穗炭。各省中收载的荆芥、荆芥穗炮制方法对比，发现荆芥、荆芥穗在各省地方规范中主要有荆芥、荆芥炭、荆芥穗、荆芥穗炭炮制品。

（三）荆芥饮片现代炮制研究

杨建平等[1]采用正交优选法，考察干燥温度、干燥时间2个因素，以胡薄荷酮、挥发油、水分含量为指标采用高效液相色谱法优选出荆芥饮片最佳炮制工艺为：50℃烘1小时。

包贝华等[2]利用分光光度法对荆芥及其炭品中总黄酮的含量进行测定，发现荆芥经炒炭后，总黄酮的含量增高，荆芥生品为16.41%，荆芥炭为19.72%。荆芥炭具有止血作用，其止血成分主要存在于酯性提取物中。传统制炭一般使用炒制法，由于炒制法的温度及时间不易掌握，因此饮片质量只能靠经验控制。

陈伟启[3]对部分单位所用荆芥炭饮片的性状进行比较，并对各样品的水分、灰分、浸出物、挥发油含量等项目进行测定，结合TLC图谱分析，认为荆芥炭应在270℃左右，炒至外表黑褐色，内部棕黄色，为较合理的炮制品质量标准。

（四）荆芥饮片炮制工艺研究总结

1．历史文献　剉、净制、焙法、烧灰法、制炭、去根、老梗、去枝、和根碎剉、炒法、微炒、童便制、醋制等多种炮制方法，以净制和制炭最为常见。

2．历版《中国药典》　荆芥、荆芥炭、荆芥穗、荆芥穗炭等，以净制和制炭为最常用。

3．各省市炮制规范　荆芥、荆芥炭、炒荆芥、荆芥穗、荆芥穗炭等，以净制和制炭为最常用。

4．现代研究文献　荆芥、荆芥炭、荆芥穗、荆芥穗炭等，以净制和制炭为最常用。

综合上述研究结果，制定荆芥的炮制工艺为：

荆芥　取荆芥药材，除去杂质，喷淋清水，洗净，润透，于50℃烘1小时，切段，干燥。

荆芥炭　取荆芥段，置已加热的炒制容器内，武火加热，炒至表面焦黑色，内部焦黄色，喷淋清水少许，熄灭火星，取出，晾干，即得。

参考文献

[1] 杨建平, 张丽, 包贝华, 等. 荆芥饮片的炮制工艺研究[J]. 南京中医药大学学报, 2005, 21(3): 178-179.

[2] 包贝华, 张丽, 丁安伟. 分光光度法测定荆芥炭中总黄酮的含量[J]. 时珍国医国药, 2004, 15(5): 264-265.

[3] 陈伟启. 中药饮片荆芥炭质量标准的研究[J]. 山东医药工业, 2000, 19(4): 5-7.

Qian cao

茜草

药材来源 本品为茜草科植物茜草*Rubia cordifolia* L.的干燥根和根茎。

采收加工 春、秋二季采挖，除去泥沙，干燥。

茜草饮片炮制规范

【饮片品名】茜草、茜草炭。

(一) 茜草

【饮片来源】本品为茜草药材经切制后的炮制品。

【炮制方法】取茜草药材，除去杂质，大小分档，洗净，每隔2小时喷水一次，润6～10小时，切厚片或段，60℃干燥3～4小时至干，除去茎叶和碎屑，即得。

【饮片性状】本品呈不规则的厚片或段。根呈圆柱形，外表皮红棕色或暗棕色，具细纵纹；皮部脱落处呈黄红色。切面皮部狭，紫红色，木部宽广，浅黄红色，导管孔多数。气微，味微苦，久嚼刺舌。

【质量控制】

鉴别 (1) 本品根横切面 木栓细胞6～12列，含棕色物。栓内层薄壁细胞有的含红棕色颗粒。韧皮部细胞较小。形成层不甚明显。木质部占根的主要部分，全部木化，射线不明显。薄壁细胞含草酸钙针晶束。

(2) 取本品粉末0.2g，加乙醚5ml，振摇数分钟，滤过，滤液加氢氧化钠试液1ml，振摇，静置使分层，水层显红色；醚层无色，置紫外光灯（365nm）下观察，显天蓝色荧光。

(3) 取本品粉末0.5g，加甲醇10ml，超声处理30分钟，滤过，滤液浓缩至1ml，作为供试品溶液。另取茜草对照药材0.5g，同法制成对照药材溶液。再取大叶茜草素对照品，加甲醇制成每1ml含2.5mg的溶液，作为对照品溶液。照薄层色谱法试验，吸取上述三种溶液各5μl，分别点于同一硅胶G薄层板上，以石油醚（60～90℃）-丙酮（4∶1）为展开剂，展开，取出，晾干，置紫外光灯（365nm）下检视。供试品色谱中，在与对照药材色谱和对照品色谱相应的位置上，显相同颜色的荧光斑点。

检查 水分 不得过12.0%（第二法）。

总灰分 不得过15.0%。

酸不溶性灰分 不得过5.0%。

浸出物 不得少于9.0%（热浸法乙醇作溶剂）。

含量测定 照高效液相色谱法测定。

色谱条件与系统适用性试验 以十八烷基硅烷键合硅胶为填充剂；以甲醇-乙腈-0.2%磷酸溶液（25∶50∶25）为流动相；检测波长为250nm。理论板数按大叶茜草素、羟基茜草素峰计算均应不低于4000。

对照品溶液的制备　取大叶茜草素对照品、羟基茜草素对照品适量，精密称定，加甲醇分别制成每1ml含大叶茜草素0.1mg、含羟基茜草素40μg的溶液，即得。

供试品溶液的制备　取本品粉末（过二号筛）约0.5g，精密称定，置具塞锥形瓶中，精密加入甲醇100ml，密塞，称定重量，放置过夜，超声处理（功率250W，频率40kHz）30分钟，放冷，再称定重量，用甲醇补足减失的重量，摇匀，滤过，精密量取续滤液50ml，蒸干，残渣加甲醇-25%盐酸（4:1）混合溶液20ml溶解，置水浴中加热水解30分钟，立即冷却，加入三乙胺3ml，混匀，转移至25ml量瓶中，加甲醇至刻度，摇匀，滤过，取续滤液，即得。

测定法　分别精密吸取对照品溶液10μl与供试品溶液20μl，注入液相色谱仪，测定，即得。

本品按干燥品计算，含大叶茜草素（$C_{17}H_{15}O_4$）不得少于0.20%，羟基茜草素（$C_{14}H_8O_5$）不得少于0.080%。

（二）茜草炭

【饮片来源】本品为茜草经炒炭后的炮制品。

【炮制方法】取茜草厚片或段，大小分档，220～240℃炒制8～10分钟，至表面黑褐色，内部棕褐色，取出，晾凉，筛去碎屑，即得。

【饮片性状】本品形如茜草片或段，表面黑褐色，内部棕褐色，气微，味苦、涩。

【质量控制】

鉴别　取本品粉末0.4g，加乙醚5ml，振摇数分钟，滤过，滤液加氢氧化钠试液1ml，振摇，静置使分层，水层显红色，醚层无色，置紫外光灯（365nm）下观察，显天蓝色荧光。

检查　水分　不得过8.0%（第二法）。

浸出物　不得过10.0%（热浸法乙醇作溶剂）。

【性味与归经】苦，微寒。归肝经。

【功能与主治】凉血，祛瘀，止血，通经。用于吐血，衄血，崩漏，外伤出血，瘀阻经闭，关节痹痛，跌扑肿痛。

【用法与用量】6～10g。

【贮藏】置阴凉干燥处，防蛀。

茜草饮片炮制操作规程

（一）茜草

1．产品概述

（1）品名　茜草。

（2）饮片规格　厚片或段。

2．生产依据　按照《中国药典》2015年版一部有关工艺要求及标准，以及拟定的饮片品种炮制工艺执行。

3．工艺流程　取茜草药材，除去杂质，大小分档，洗净，润6～10小时，切制厚片或段，60℃干燥3～5小时，用鼓风机吹去茎叶和碎屑，包装。

4．炮制工艺操作要求

（1）挑选　除去杂质，大小分档。

（2）洗润　抢水洗净，每隔2小时喷水一次，闷润6～10小时，至不易折断。

（3）切制　切制成厚度为2～4mm的厚片或5～10mm短段。

（4）干燥　60℃干燥3～5小时至干。

（5）细选　吹去茎叶及碎屑。

（6）包装　复合袋包装，包装损耗应不超过1.0%。

5．原料规格质量标准　符合《中国药典》2015年版一部茜草药材项下的相关规定。

6．成品质量标准　符合本规范茜草饮片项下的相关规定。

7．成品贮存及注意事项　置通风干燥处，防蛀。

8．工艺卫生要求

符合中药饮片GMP相关工艺卫生要求。

9．主要设备 洗药机、切药机、烘箱等设备。

（二）茜草炭

1．产品概述

（1）品名 茜草炭。

（2）饮片规格 炭。

2．生产依据 按照《中国药典》2015年版一部有关工艺要求及标准，以及拟定的饮片品种炮制工艺执行。

3．工艺流程 取茜草厚片或短段，大小分档，220～240℃炒制8～10分钟，至表面黑褐色，内部棕褐色，取出，晾凉，包装。

4．炮制工艺操作要求

（1）炒炭 锅底温度220℃投料，控制温度220～240℃，炒制8～10分钟，至表面焦褐色，断面棕红色，晾凉。

（2）包装 复合袋包装，包装损耗应不超过1.0%。

5．原料规格质量标准 符合本规范茜草饮片项下的相关规定。

6．成品质量标准 符合本规范茜草炭饮片项下的相关规定。

7．成品贮存及注意事项 置通风干燥处，防蛀。

8．工艺卫生要求 符合中药饮片GMP相关工艺卫生要求。

9．主要设备 炒药机等设备。

茜草饮片炮制规范起草说明

（一）茜草炮制方法历史沿革

1．净制 宋代《总录》有记载“茜草，净制”。明代《发挥》“茜草，去枝用蕙”。《奇效》“洗”。

2．切制 南北朝《雷公》“凡使茜根，用铜刀于槐砧上剉，日干勿犯铅铁器”。到宋代《圣惠方》“茜草：剉”。《证类》“茜根入药锉炒用，生捣罗为散”。

3．炮制

（1）炒制 宋代《总微》“剉，焙”。

（2）焙制 清代《钩元》“铜刀剉。勿犯铁铅器，入药焙用”。

（3）制炭 金元时期《儒门》“烧灰”。《十药》“烧灰存性，研极细末，用纸包，碗盖于地上一夕，出火毒”。

（4）酒制 明代《启玄》“酒洗”。清代《得配》“勿犯铅铁器。酒炒行血”。

（5）童便炒 清代《得配》“童便炒止血”。

历代炮制历史沿革见表1。

表1 茜草炮制历史沿革简况

朝代	沿用方法	新增方法	文献出处
南北朝		用铜刀于槐砧上剉，日干勿犯铅铁器	《雷公》
宋代	剉	净制	《总录》
		剉	《圣惠方》
		茜根入药锉炒用，生捣罗为散	《证类》
		剉，焙	《总微》
金元时期	剉，焙	烧灰	《儒门》
		烧灰存性，研极细末，用纸包，碗盖于地上一夕，出火毒	《十药》

续表

朝代	沿用方法	新增方法	文献出处
明代	剉，烧灰	洗	《奇效》
		酒洗	《启玄》
清代	剉，焙	茜草，去枝用蒽	《发挥》
		铜刀剉。勿犯铁铅器，入药焙用	《钩元》
		勿犯铅铁器。酒炒行血。童便炒止血	《得配》

古代文献资料，有14余本相关书籍记载着茜草的炮制方法，所用炮制方法有净制切制、炒炭、焙制、酒炒、童便炒等方法。其中，以剉、烧灰为常见方法。现代炮制方法仍沿用净制切片、炒炭为主流，其他方法少见承袭。茜草炮制多以烧灰存性为目的。

（二）茜草饮片药典及地方炮制规范

1．净制 春、秋二季采挖，除去泥沙。

2．切制 润透，切厚片或段，干燥。

3．炮制

（1）制炭 取茜草片或段，置热锅内，用武火炒至表面焦黑色、内部焦褐色或至规定程度时，喷淋清水少许，熄灭火星，取出，晾干。

（2）酒炙 取茜草片或段，加黄酒拌匀，闷透，置炒制容器内，用文火炒至规定的程度时，取出，放凉。每100kg茜草片，用黄酒10～20kg。

现代炮制方法见表2。

表2 《中国药典》及各地炮制规范收载的茜草炮制方法

药典及规范	炮制方法
《中国药典》（1977年版） 《中国药典》（1985年版） 《中国药典》（1990年版） 《中国药典》（1995年版） 《中国药典》（2000年版） 《中国药典》（2005年版） 《中国药典》（2010年版） 《中国药典》（2015年版）	茜草 除去杂质，洗净，润透，切厚片或段，干燥 茜草炭 取茜草片或段，照炒炭法炒至表面焦黑色
《安徽省中药饮片炮制规范》（2005年版）	茜草 取原药材，除去杂质，洗净，润透，切厚片或段，干燥，筛去碎屑 茜草炭 取茜草段，置加热容器内，用武火或中火加热，不断翻动，炒至表面焦黑色，内部棕褐色
《河南省中药饮片炮制规范》（2005年版）	茜草 除去杂质，洗净，润透，切厚片或段，干燥 茜草炭 取茜草片或段，照炒炭法炒至表面焦黑色 酒茜草 取茜草片或段，照酒炙法炒干
《福建省中药炮制规范》（1988年版）	茜草 除去杂质，洗净，润透，切厚片，干燥 茜草炭 取茜草片，置热锅内用武火或中火炒至表面焦黑色，断面焦黄色或焦褐色
《北京市中药饮片炮制规范》（2008年版）	茜草 取原药材，除去杂质及残留的苗，洗净，浸泡2～4小时，约七成透时，取出，闷润10～16小时，至内外湿度一致，切厚片或小段，干燥，筛去碎屑 茜草炭 取茜草片或段，置热锅内，用火180～220℃炒至表面焦黑色，内部棕褐色，喷淋清水少许，熄灭火星，取出，晾干
《广东省中药炮制规范》（1984年版）	茜草 除去杂质，洗净，润软，切片或段，干燥 茜草炭 取净茜草，用武火炒至外表黑色，熄灭火星或喷洒清水，灭尽火星，取出，摊凉
《广西壮族自治区中药饮片炮制规范》（2007年版）	生茜草 除去杂质，洗净，润透，切厚片或段，干燥，筛去灰屑 茜草炭 取茜草片或段。置锅内用武火炒至外表呈焦黑色，内部呈焦黄色，喷淋适量清水，取出，晾干

九画

续表

药典及规范	炮制方法
《贵州省中药饮片炮制规范》（2005 年版）	茜草　取原药材，除去杂质，洗净，润透，切厚片或段，干燥 茜草炭　取茜草片或段，用武火或中火炒至表面焦黑色，内部焦黄色或焦褐色喷洒少许水，取出，摊开，放凉
《上海市中药饮片炮制规范》（2008 年版）	茜草　将原药材除去残茎等杂质，洗净，润透，切厚片或短段，干燥，用 50 目筛筛去灰屑 茜草炭　取茜草，照炒炭法炒至外焦黑色，内棕褐色，筛去灰屑
《吉林省中药炮制标准》（1986 年版）	茜草片　除去杂质，洗净泥土，捞出，润透，切 1.5mm 片，晒干 茜草炭　取茜草片置锅中，用强火不断翻炒，至焦黑色（但须存性），喷水灭火星，取出，晾干
《江西省中药饮片炮制规范》（2008 年版）	茜草　取原药，除去杂质及残茎，大小分开，洗净，润透，切厚片，干燥 茜草炭　取茜草片，用武火炒至外面焦黑色，内部棕褐色时，取出，放凉
《全国中药炮制规范》（1988 年版）	茜草　取原药材，除去杂质，洗净，润透，切厚片或段，干燥 茜草炭　取茜草片或段，置锅内，用武火加热，炒至表面焦黑色，内部棕褐色，喷淋清水少许，灭尽火星，取出晾干，凉透
《山东省中药炮制规范》（1990 年版）	茜草　除去杂质，用清水洗净，润透，切厚片或段，干燥 茜草炭　将净茜草片或段，置热锅内，武火炒至表面焦黑色了，内部棕褐色时，喷淋清水少许灭尽火星，取出，及时摊晾，凉透
《浙江省中药炮制规范》（2005 年版）	茜草　取原药，除去残茎等杂质，洗净、润软，切厚片或段，干燥 茜草炭　取茜草，炒至浓烟上冒，表面焦黑色、内部棕褐色时，微喷水，灭尽火星，取出，晾干
《湖南省中药饮片炮制规范》（2010 年版）	茜草　取原药材，除去杂质，洗净，润透。切短段片，干燥，筛去碎屑 茜草炭　取净茜草片或段，照炒炭法炒至表面焦黑色
《重庆市中药饮片炮制规范及标准》（2006 年版）	茜草　除去杂质，洗净，润透，切厚片或段，干燥 茜草炭　取净茜草，照清炒法炒至表面焦黑色
《江苏省中药饮片炮制规范》（1980 年版）	茜草　将原药拣去杂质，切去残茎，洗净，润透，切薄片，干燥，筛去灰屑 茜草炭　取净茜草片用武火炒至表面焦黑色，喷水少许，取出凉透
《四川省中药饮片炮制规范》（1977 年版）	茜草　取茜草，除去残茎和杂质，洗净，润透，切成节，干燥 茜草炭　取净茜草节，用武火炒至焦黑色为度，取出，喷洒少许水，放冷

（三）茜草饮片现代炮制研究

茜草生用时偏于活血化瘀，其炮制工艺对作用影响不大；而茜草炭为中医临床常用止血药物，其炮制工艺对临床疗效及饮片质量影响较大，现代对茜草的研究也主要集中在炒炭工艺上。

高思英等[1]采用炒炭及烘法对茜草的炮制工艺进行研究，以止血作用为指标，结合浸出物和鞣质含量测定，作综合比较，认为烘品止血比炒炭较好，温度180～200℃。安伟等[2]采用正交设计试验法对茜草炭的炮制工艺进行优选，认为茜草炭的最佳炮制工艺为230℃，炒制9秒。陈朝军等[3]用传统方法对茜草进行炒炭，计算得率，并以凝血时间为指标对其主要影响因素进行量化，通过正交实验对各主要因素进行考察，得出优化工艺为：炒至温度220～260℃，时间12～17分钟，粒度2～5mm。

杨于婷[4]等以大叶茜草素含量为茜草内在质量的指标性成分，采用HPLC法对茜草生品、炒茜草和茜草炭中大叶茜草素进行检测和分析，探讨炮制对茜草中大叶茜草素的影响。结果显示，茜草生品中大叶茜草素的质量分数为0.52%，炒茜草为1.07%，茜草炭为0.66%。不同的炮制方法对大叶茜草素的量产生不同的影响。应用时要根据不同的需要，采用不同的炮制方法。

张娟等[5]以大叶茜草素、茜草素的含量为指标，通过正交试验考察含水量、切片厚度、干燥温度对茜草趁鲜切制饮片的影响，并与传统切制饮片进行大叶茜草素和茜草素的含量对

九画

比。优选出茜草饮片趁鲜切制工艺为干燥至含水量为25%、切5mm段、70℃烘干；趁鲜切制饮片大叶茜草素的含量是传统切制饮片的1.4倍左右，茜草素含量是传统切制饮片的1.2倍左右。优选出来的趁鲜切制工艺简单、可行。

单鸣秋等[6]研究了茜草及茜草炭中1，3，6-三羟基-2-甲基蒽醌的UPLC测定方法。实验结果显示，茜草炒炭后1，3，6-三羟基-2-甲基蒽醌含量显著升高。在茜草炭中为主要成分，符合作为含量测定指标的要求。为茜草炭饮片质量标准的建立及茜草炭炮制工艺的优选提供了科学依据。

（四）茜草饮片炮制工艺研究总结

1．历史文献 净制、切制（剉）、焙、酒炒、童便炒、炒炭等。以炒炭为最常见。

2．历版《中国药典》 茜草、茜草炭等，以茜草最为常用。

3．各省市炮制规范 茜草、酒茜草、茜草炭等，以茜草最为常用。

4．现代研究文献 茜草、茜草炭等炮制工艺、化学成分、药理作用。

综合上述研究结果，制定茜草的炮制工艺为：

茜草　取茜草药材，除去杂质，大小分档，洗净，每隔2小时喷水一次，润6～10小时，切厚片或段，60℃干燥3～4小时至干，除去茎叶和碎屑，即得。

茜草炭　取茜草厚片或段，大小分档，220～240℃炒制8～10分钟，至表面黑褐色，内部棕褐色，取出，晾凉，筛去碎屑，即得。

参考文献

[1] 高思英, 陆免林. 茜草炭炮制工艺试验分析[J]. 江苏药学与临床研究, 1997, 5(1): 64-65.

[2] 安伟, 吴玉兰, 盛瑞才, 等. 茜草炭炮制工艺及质量标准研究[J]. 山西中医, 1999, 15(3): 36-38.

[3] 陈朝军, 刘利平, 王美龄, 等. 茜草炭炮制规范化研究[J]. 时珍国医国药, 2009, 20(2): 305-306.

[4] 杨宇婷, 康文艺. HPLC法测定茜草及不同炮制品中大叶茜草素[J]. 中成药, 2011, 33(12): 2125-2127.

[5] 张娟, 张振凌, 孟冉, 等. 茜草饮片趁鲜切制工艺及与传统切制比较[J]. 中国现代中药, 2017, 19(4): 548-552.

[6] 单鸣秋, 陈星, 王侃, 等. 炒炭前后茜草中1, 3, 6-三羟基-2-甲基蒽醌含量的UPLC测定[J]. 中国现代中药, 2012, 14(12): 9-11.

Cao guo 草果

药材来源　本品为姜科植物草果*Amomum tsao-ko* Crevost et Lemaire 的干燥成熟果实。

采收加工　秋季果实成熟时采收，除去杂质，晒干或低温干燥。

草果饮片炮制规范

【饮片品名】姜草果仁。

【饮片来源】本品为草果仁药材经姜制后的炮制品。

【炮制方法】取草果，除去杂质，用武火加

热，炒至焦黄色并鼓起，取出稍凉，去壳取仁。取净草果仁，与定量（加适量水混匀）姜汁拌匀，闷润至透，至姜汁被吸尽后，于110～120℃的炒锅内，炒制20～25分钟至假种皮呈深黄色，取出，晾凉。每100kg草果仁，用生姜15kg。

【饮片性状】本品呈圆锥形多面体，直径约5mm，表面棕褐色，偶见焦斑。种脊为一条纵沟，尖端有凹状的种脐。有特异香气，味辛辣、微苦。

【质量控制】

鉴别 取〔含量测定〕项下的挥发油，加乙醇制成每1ml含50μl的溶液，作为供试品溶液。另取桉油精对照品，加乙醇制成每1ml含20μl的溶液，作为对照品溶液。照薄层色谱法试验，吸取上述两种溶液各1μl，分别点于同一硅胶G薄层板上，以正己烷-乙酸乙酯（17∶3）为展开剂，展开，取出，晾干，喷以5%香草醛硫酸溶液，在105℃加热至斑点显色清晰。供试品色谱中，在与对照品色谱相应的位置上，显相同的蓝色斑点。

检查 水分 不得过10.0%（第四法）。

总灰分 不得过6.0%。

含量测定 照挥发油测定法测定。本品种子团含挥发油不得少于0.7%（ml/g）。

【性味与归经】辛，温。归脾、胃经。

【功能与主治】燥湿温中，截疟除痰。用于寒湿阻滞脾胃，脘腹胀满，反胃呕吐；亦用于疟疾。

【用法与用量】3～6g。

【规格】每袋500g。

【贮藏】置阴凉干燥处，防蛀。

草果饮片炮制操作规程

1．产品概述

（1）品名 姜草果仁。

（2）规格 种仁。

2．生产依据 按照《中国药典》2015年版一部有关工艺要求及标准，以及拟定的饮片品种炮制工艺执行。

3．工艺流程 取草果，除去杂质，用武火加热，炒至焦黄色并鼓起，取出稍凉，去壳取仁。取净草果仁，与定量（加适量水混匀）姜汁拌匀，闷润至透，至姜汁被吸尽后，于110～120℃的炒锅内，炒制20～25分钟至假种皮呈深黄色，取出，晾凉。每100kg草果仁，用生姜15kg。

姜汁制法：生姜压榨得到的姜汁加适量水混匀至1:1即可。

4．炮制工艺操作要求

（1）挑选 除去杂质。

（2）炒制 用武火加热，炒至焦黄色并鼓起，取出。

（3）去壳 去壳取仁。

（4）浸润 取净草果仁，与定量（加适量水混匀）姜汁拌匀，闷润至透。

（5）姜制 姜汁被吸尽后，于110～120℃的炒锅内，炒制20～25分钟至假种皮呈深黄色，取出。

（6）干燥 晾凉。

（7）包装 复合袋手工包装，包装损耗应不超过1.0%。

5．原料规格质量标准 符合《中国药典》2015年版一部草果药材项下的相关规定。

6．成品质量标准 符合本规范草果饮片项下的相关规定。

7．成品贮存及注意事项 置通风干燥处，防蛀。

8．工艺卫生要求 符合中药饮片GMP相关工艺卫生要求。

9．主要设备 粉碎机、炒药机等设备。

草果炮制规范起草说明

（一）草果炮制方法历史沿革

1．净制　草果的净制首见于宋代“去皮”“煨去皮”《普本》，之后窦材提出“去壳生用”《扁鹊》。元代在沿用宋代的净制方法的同时，又进一步提出“去皮膜，净洗”《世医》。明代对草果净制内容较多，有“去壳并白皮”《普济方》，“去皮膜”《仁术》，“去壳”“炮去皮”《济阴》等。清代仍沿用明代的净制方法。

2．切制　最早的草果切制方法首推明“切碎”《普济方》，接着有记载“去皮杵仁”《品汇》，陈嘉谟提出“凡资入剂，取子剉成”《蒙筌》。清代在继承前人经验基础上，又提出“捣末用”《说约》、“研”《金鉴》。

3．炮制

（1）煨制　为草果最早的炮制方法，始见于宋“面裹煨，面裂为度”《局方》、“面裹煨至香熟，去皮，取净肉，须是刮尽皮膜”《洪氏》。

（2）炒制　宋代记载有“草果，去壳炒”《扁鹊》。清代对炒法又具体化“去皮膜，净洗，炒黄”《暑疫》。

（3）制炭　明代记载有“草果，炒存性”《奇效》。

（4）焙制　明代在丰富草果炮制内容的同时，又首创焙制“去皮膜，切焙”《仁术》。

（5）麝香制　始见于明代“一个去皮，入麝香一小块，用面饼裹，火炮焦黄，留性，取出和面用之”《医学》。

（6）茴香制　明代有“一两以舶上茴香一两炒，除去同炒之药”（《准绳》）。

（7）药汁制

①醋制　清代在沿用前人的制法同时，开创了醋制《尊生》。

②姜汁制　清代首次提出姜汁制，如“姜汁炒极熟”《幼幼》、“草果，姜制”《增广》。

历代炮制历史沿革见表1。

表1　草果炮制历史沿革简况

朝代	沿用方法	新增方法	文献出处
宋代		去皮、煨去皮	《普本》
		面裹煨，面裂为度	《局方》
		面裹煨至香熟，去皮，取净肉，须是刮尽皮膜	《洪氏》
		草果，去壳炒	《扁鹊》
元代	净制	去皮膜，净洗	《世医》
明代	净制 炒制	切碎 去壳并白皮	《普济方》
		去皮膜	《仁术》
		去壳 炮去皮	《济阴》
		去皮杵仁	《品汇》
		凡资入剂，取子剉成	《蒙筌》
		草果，炒存性	《奇效》
		去皮膜，切焙	《仁术》
		一个去皮，入麝香一小块，用面饼裹，在烧焦黄留性，取出和面用之	《医学》
		一两以舶上茴香一两炒，除去同炒之药	《准绳》

续表

朝代	沿用方法	新增方法	文献出处
清代	净制 切制 炒制	去皮膜，净洗，炒黄	《暑疫》
		醋制	《尊生》
		姜汁炒极熟	《幼幼》
		捣末用	《说约》
		研	《金鉴》
		草果，姜制	《增广》

综合历代炮制工艺，发现草果炮制方法主要为净制与火制及辅料制。净制历代主要是去壳及皮膜，以除去非药用部位。加热制从宋代至清代有煨、炮、炒、制炭、焙等，即通过加热，除去部分挥发油，对缓和药物燥性是有一定道理的。辅料制直至明代才开始出现，有麝香制、茴香制、醋制与姜制；只有姜制沿用至今，其他制法及辅料制现已基本不用，尤其煨制，历代本草都有收载，目前却未沿用，值得进一步探讨。不同的炮制方法在流传的过程中虽然表述略有差异，但是炮制过程基本一致。

（二）草果饮片药典及地方炮制规范

1963~2015年版《中国药典》及16个省市的中药炮制规范均有收载草果及其炮制品。通过各省中收载的草果仁炮制方法对比，发现草果仁在各省地方规范中主要有草果、炒草果、焦草果、（净）草果仁、炒草果仁、盐水炒草果仁及姜草果仁等炮制品。其中盐水炒草果仁、焦草果只收载个别规范中（<4个）。草果、草果仁、炒草果仁、姜草果仁为炮制规范收载的常用品种（≥4个）。

现代炮制方法见表2。

表2　《中国药典》及各地炮制规范收载的草果炮制方法

药典及规范	炮制方法
《中国药典》（1963年版）	草果仁　拣去杂质，置锅内用文火炒至焦黄色并微鼓起时，取出，稍晾，碾去壳，过筛，取仁即得 姜草果仁　取草果仁，加姜汁与水少许，拌匀，置锅内用文火微炒，取出，放凉即得。每草果仁100kg，用鲜姜10kg取汁
《中国药典》（1977年版）	草果仁　取草果，照清炒法炒至焦黄色并微鼓起，用时捣碎，取仁 姜草果仁　取净草果仁，照姜汁炙法用姜汁微炒
《中国药典》（1985年版） 《中国药典》（1990年版） 《中国药典》（1995年版） 《中国药典》（2000年版） 《中国药典》（2005年版） 《中国药典》（2010年版） 《中国药典》（2015年版）	草果仁　取草果，照清炒法炒至焦黄色并微鼓起，去壳，取仁。用时捣碎 姜草果仁　取净草果仁，照姜汁炙法炒干。用时捣碎
《北京市中药饮片炮制规范》（2008年版）	炒草果仁　取原药材，除去杂质，置热锅内，用文火炒至鼓起时，取出，晾凉，捣碎，去皮，取仁。取草果仁，置热锅内，用文火炒至表面鼓起、并有香气逸出时，取出，晾凉
《上海市中药饮片炮制规范》（2008年版）	草果仁　将原药除去杂质，照清炒法炒至外壳焦黄色并微鼓起，除去果壳及隔膜，筛去灰屑
《广东省中药炮制规范》（1984年版）	草果　除去杂质，用时捣碎
	炒草果　取净草果，用文火炒至外皮焦黄色，并稍鼓起，取出，放凉，用时捣碎
	姜草果　取净草果，用姜汁拌匀，闷润，待姜汁被吸尽后，用文火微炒，取出，摊凉。每草果100kg，用姜汁20kg

续表

药典及规范	炮制方法
《天津市中药饮片炮制规范》（2005 年版）	炒草果　取原药材，除去杂质，破碎，去皮，置锅内加热，炒至鼓起，微显火色，取出，放凉
《广西壮族自治区中药饮片炮制规范》（2007 年版）	生草果　除去杂质，用时捣碎
《重庆市中药饮片炮制规范及标准》（2006 年版）	草果　除去杂质
《云南省中药饮片标准》（2005 年版）	焦草果　取药材，挑选。将草果置锅内，用武火炒至果实膨胀，表面焦褐色至黑褐色，气香时，取出，晾凉，筛去灰屑，即得
《贵州省中药饮片炮制规范》（1986 年）	盐水炒草果仁　取原药材，除去外壳后，将仁搓散，加盐水拌匀，闷透，放入锅中，用小火加热，不断翻炒，至有香气发出，继续炒干后取出，放冷。每 1000g 草果仁，用食盐 12g
《陕西省中药饮片标准》（2011 年版）	草果仁　取药材草果，照清炒法炒或照煨法用砂煨至焦黄色并鼓起，去壳，取仁
	姜草果仁　取饮片草果仁，照姜汁炙法炒干
《吉林省中药炮制标准》（1986 年版）	净草果仁　除去杂质，置锅中，用强火炒至外皮鼓起时，取出，晾凉，串碎，簸去外皮及瓤
	炒草果仁　取净草果仁，置锅中用文火炒至微变色时，取出，晾凉
《江西省中药炮制规范》（1991 年版）	草果仁　取原药，除去杂质，捣碎拣净外壳
	姜汁炒草果仁　取草果仁，用姜汁拌匀，闷润，吸尽后用文火炒至焦黄色，鼓起，取出，摊凉。每草果仁 100kg，用生姜 10kg
《江苏省中药饮片炮制规范》（2002 年版）	草果仁　取原药材，除去杂质，大小分档，置锅内，用武火炒至果皮呈焦黄色，微鼓起，取出稍凉，捣碎，去壳取仁
《全国中药炮制规范》（1988 年版）	草果仁　取原药材，除去杂质，置锅内，用武火加热，炒至果皮呈焦黄色，鼓起为度，取出，稍凉，去壳取仁
	姜草果仁　取草果仁加姜汁拌匀，闷透，置锅内，用文火加热，炒干。取出放凉。每草果仁 100kg，用生姜 10kg 或干姜 3kg
《山东省中药炮制规范》（1990 年版）	草果仁　将草果去净杂质，置锅内，武火炒至鼓起，果皮表面焦黄色，有香气逸出时，取出，稍凉，串轧去壳，取净仁
《浙江省中药炮制规范》（2005 年版）	草果　取原药，除去杂质，炒至表面焦黄色，鼓起时，取出，稍凉，去壳取仁。用时捣碎
《安徽省中药饮片炮制规范》（2005 年版）	草果　取原药材，除去杂质
	草果仁　取原药材，除去杂质，大小分档，用武火炒至果皮呈焦黄色，微鼓起，取出稍凉，捣碎，去壳取仁。用时捣碎
	姜草果仁　取净草果仁，照姜炙法，炒干，至颜色加深。每 100kg 草果仁，用生姜 10kg，或干姜 3kg
《河南省中药饮片炮制规范》（2005 年版）	草果仁　取草果，照清炒法炒至姜黄色并鼓起，去壳，取仁。用时捣碎
《湖北省中药饮片炮制规范》（2009 年版）	草果仁　将砂置锅内，以武火加热 5 ~ 10 分钟，投入草果，炒至鼓泡，色微黑，取出，筛去砂，稍凉去壳。再取净仁微炒，至有香气时取出。筛去灰屑，配方时捣碎
《湖南省中药材炮制规范》（1999 年版）	盐草果仁　拣去杂质，用油砂炒炮，除尽壳皮，将果仁锉散，用盐水搅匀，文火炒至微香，取出，放凉，筛去灰屑，即得。每草果 100kg，用食盐 2kg

九画

（三）草果饮片现代炮制研究

陈福北等[1]采用微波消解-电感耦合等离子体发射光谱（ICP-AES）联合电感耦合等离子体质谱法（ICP-MS）法对云南草果中的Mn、Fe、Co、Ni、Cu、Zn等元素的含量进行了测定，结果显示在所测定的24种元素之中，含量最高为K，可达24980μg/g，其次为Ca（3910μg/g）、Mg（3605μg/g），而Be最少，仅0.001μg/g。且这24种元素含量大小依次为：K＞Ca＞Mg＞P＞Mn＞Fe＞Al＞Zn＞Ba＞Cu＞Na＞Sr＞B＞Cr＞Ti＞Ni＞Mo＞Co＞Pb＞Cd＞Li＞V＞T1＞Be。

金传山等[2]对草果不同部位的生品、炮制品中浸出物含量、挥发油进行薄层分析及含量测定，实验结果表明：不同部位草果生品、炮制品挥发油含量明显不同，草果仁＞姜炙草果仁＞清炒草果，草果＞姜炙草果；而生品与炮制品的折光率、比旋度、比重变化不大；同时，薄层分析也显示草果的炮制品与生品在物理常数、化学组分上基本无变化，说明草果经炮制后，挥发油的含量有所降低，从而达到缓和其辛散之性。然而不同部位草果生品、炮制品的浸出物含量数据表明，姜炙草果仁与清炒草果较生品含量有明显提高，姜制草果也高于生草果，说明草果炮制后有利于水溶性成分的煎出。但果壳、隔膜浸出物含量高于其他样品，可能是其质地轻，较疏松之缘故。

谭庆佳[3]认为传统的炮制方法费时、不适合大批量化生产，为达到速度快、质量好这一目的，他采用现代化机械去皮壳的方法炮制草果取仁，具体方法为：将草果置热砂中炒制，不断翻动，待草果表面鼓起呈灰暗褐色时，筛去灰砂，待凉后，将草果倒入旋转带式切药机内（将刀片倒装或装上不锋利的旧刀片，刀与药的接触处要离一定距离，约为草果仁大小空隙）运转，即能将果皮压碎而种子不至破碎，随着机转的振动，壁膜分离脱落，使果仁清晰均匀，供调配或姜制用。

（四）草果饮片炮制工艺研究总结

1. 历史文献 净制（去皮、煨去皮）、切制（切碎、去皮杵仁）、炮制（煨、炒、炮、制炭、焙、醋制、姜汁制）等，以煨制为最常见。

2. 历版《中国药典》 草果、草果仁、姜草果仁等，以姜制为最常用。

3. 各省市炮制规范 草果、草果仁、姜草果仁等，以姜制为最常用。

4. 现代研究文献 净制、切制、姜制、炒制等，以麸炒为最常用。

综合上述研究结果，制定草果的炮制工艺为：

姜草果仁 取原药材，除去杂质，用武火加热，炒至焦黄色并鼓起，取出稍凉，去壳取仁。取净草果仁，与定量（加适量水混匀）姜汁拌匀，闷润至透，至姜汁被吸尽后，于110～120℃的炒锅内，炒制20～25分钟至假种皮呈深黄色，取出，晾凉。每100kg草果仁，用生姜15kg。

参考文献

[1] 陈福北, 刘辉庭, 陈少东. 云南草果中元素含量的测定[J]. 中国调味品, 2012, 37(7): 69-70, 80.

[2] 金传山, 庞国兴, 周本春, 等. 草果炮制的初步研究[J]. 中成药, 1998, 20(2): 15-16.

[3] 谭庆佳. 草果的加工炮制工艺[J]. 中药通报, 1987, 12(5): 28.

九画

Fu ling

茯苓

药材来源　本品为多孔菌科真菌茯苓*Poria cocos*（Schw.）Wolf的干燥菌核。

采收加工　多于7～9月采挖，挖出后除去泥沙，堆置“发汗”后，摊开晾至表面干燥，再“发汗”，反复数次至现皱纹、内部水分大部散失后，阴干，称为“茯苓个”；或将鲜茯苓按不同部位切制，阴干，分别称为“茯苓块”和“茯苓片”。

茯苓饮片炮制规范

【饮片品名】茯苓。

【饮片来源】本品为茯苓药材经切制后的炮制品。

【炮制方法】

（1）趁鲜切制　将采收的新鲜茯苓个刷去泥土，洗净，剥去外皮，趁鲜切制成块或厚片，在60℃干燥4.5～6小时，筛去碎屑，即得。

（2）药材切制　取发汗干燥后的茯苓个，浸泡24小时，取出加其重量30%的水润制，待水分完全吸尽后，蒸40分钟，取出后趁热去皮，切制成块或厚片，60℃干燥4.5～6小时，筛去碎屑，即得。

【饮片性状】

（1）茯苓块　为去皮后切制的茯苓，呈立方块状或方块状厚片，大小不一。白色、淡红色或淡棕色。气微，味淡，嚼之粘牙。

（2）茯苓片　为去皮后切制的茯苓，呈不规则厚片，厚薄不一。白色、淡红色或淡棕色。气微，味淡，嚼之粘牙。

【质量控制】

鉴别　（1）本品粉末灰白色。不规则颗粒状团块和分枝状团块无色，遇水合氯醛液渐溶化。菌丝无色或淡棕色，细长，稍弯曲，有分枝，直径3～8μm，少数至16μm。

（2）取本品粉末少量，加碘化钾碘试液1滴，显深红色。

（3）取本品粉末1g，加乙醚50ml，超声处理10分钟，滤过，滤液蒸干，残渣加甲醇1ml使溶解，作为供试品溶液。另取茯苓对照药材1g，同法制成对照药材溶液。照薄层色谱法试验，吸取上述两种溶液各2ml，分别点于同一硅胶G薄层板上，以甲苯-乙酸乙酯-甲酸（20∶5∶0.5）为展开剂，展开，取出，晾干，喷以2%香草醛硫酸溶液-乙醇（4∶1）混合溶液，在105℃加热至斑点显色清晰。供试品色谱中，在与对照药材色谱相应的位置上，显相同颜色的主斑点。

检查　水分　不得过18.0%（第二法）。

总灰分　不得过2.0%。

浸出物　不得少于2.5%（热浸法稀乙醇作溶剂）。

【性味与归经】甘、淡，平。归心、肺、脾、肾经。

【功能与主治】利水渗湿，健脾，宁心。用于水肿尿少，痰饮眩悸，脾虚食少，便溏泄泻，心神不安，惊悸失眠。

【用法与用量】10～15g。

【贮藏】置阴凉干燥处，防蛀。

茯苓饮片炮制操作规程

1．产品概述

（1）品名　茯苓。

（2）饮片规格　块或厚片。

2．生产依据　按照《中国药典》2015年版一部有关工艺要求及标准，以及拟定的饮片品种炮制工艺执行。

3．工艺流程

（1）趁鲜切制　将采收的新鲜茯苓刷去

泥土，洗净，剥去外皮，趁鲜切制成块或厚片，在60℃干燥4.5～6小时，筛去碎屑，即得。

（2）药材切制　取发汗干燥后的茯苓个，浸泡24小时，取出加其重量30%的水润制，待水分完全吸尽后，蒸40分钟，取出后趁热去皮，切制成块或厚片，60℃干燥4.5～6小时，筛去碎屑，即得。

4．炮制工艺操作要求

（1）挑选　去除杂质。

（2）洗润　大小分档，洗净，浸泡24小时，蒸40分钟。

（3）切制　趁热去皮，切厚片或块。

（4）干燥　60℃干燥4.5-6小时至干。

（5）包装　复合袋手工包装，包装损耗应不超过1.0%

5．原料规格质量标准　符合《中国药典》2015年版一部茯苓药材项下的相关规定。

6．成品质量标准　符合本规范茯苓饮片项下的相关规定。

7．成品贮存及注意事项　置通风干燥处，防蛀。

8．工艺卫生要求　符合中药饮片GMP相关工艺卫生要求。

9．主要设备　切药机、干燥箱等设备。

茯苓饮片炮制规范起草说明

（一）茯苓炮制方法历史沿革

1．净制　多以削去皮为主，“去皮”“削除去黑皮”“削去皮”。

2．切制　切制方法有“细切”“削去皮，切为方寸块”“咀片”。

3．炮制

（1）煮

①清水煮　首见唐代“作丸散者，皆先煮之两三沸，乃切，曝干”“去黑皮，劈破如枣大，清水渍，经一日一夜再易水出，于日中暴干为末”“咀片水煎、黑皮净削，研末丸服、赤筋尽淘”。

②猪苓同煮　最早见于宋代“四两一块同猪苓一两于瓷器内煮二十余沸，漉出日干，不用猪苓”。

（2）蒸

①糯米蒸　较早见于金元时期“去皮，用糯米一处蒸熟为用”。

②人乳拌蒸　明代除沿用历代大部分方法外，还增加了人乳拌晒蒸，“半斤，用人乳汁拌浸透，晒干，蒸过”“去皮木净，人乳浸日晒夜露七日七夜，四两切碎同猪苓二两煮半日，去猪苓”。

③砂仁拌蒸　见于清代“同砂仁合碗内，饭上蒸熟，只用茯苓”。

④姜汁拌蒸　见于清代“切片姜汁拌蒸晒干”。

（3）雄黄染　见于清代“雄黄染黄”。

（4）焙制　见于宋代“剉焙”。

（5）炒制

①清炒　见于明代“微炒”“炒令黄”。

②酒炒　见于清代“酒炒”。

历代炮制历史沿革见表1。

表1　茯苓炮制历史沿革简况

朝代	沿用方法	新增方法	文献出处
汉代		去皮	《华经》
梁代	去外皮	削除去黑皮	《本经》

九画

续表

朝代	沿用方法	新增方法	文献出处
唐代	去外皮、切片	细切	《千金翼》
		作丸散者，皆先煮之两三沸，乃切，曝干	《新修》
		去黑皮，劈破如枣大，清水渍，经一日一夜再易水出，于日中暴干为末	《外台》
宋代	去皮、切块、微炒	削去皮，切为方寸块	《良方》
		剉焙	《局方》
		微炒	《总徽》
		四两一块同猪苓一两于瓷器内煮二十余沸，漉出日干，不用猪苓	《妇人》
金元时期	去外皮、蒸	去皮，用糯米一处蒸熟为用	《儒门》
明代	去外皮、蒸	半斤，用人乳汁拌浸透，晒干，蒸过	《准绳》
		炒令黄	《普济方》
		咀片水煎、黑皮净削，研末丸服、赤筋尽淘	《蒙筌》
		去皮木净，人乳浸日晒夜露七日七夜，四两切碎同猪苓二两煮半日，去猪苓	《宋氏》
清代	切片、蒸	同砂仁合碗内，饭上蒸熟，只用茯苓	《大成》
		切片姜汁拌蒸晒干、酒炒	《集成》
		雄黄染黄	《时病》

综合历代有关炮制的文献资料，茯苓的炮制方法记载较为丰富，约有10余种，所用辅料有酒、姜汁、砂仁、人乳等。其中去皮、切块或片、蒸法为常见方法，去皮最为常见。唐代有煮两三沸、清水渍暴干。宋代有剉焙、微炒、与猪苓同煮。至明代除沿用历代大部分方法外，还增加了糯米蒸、人乳拌晒蒸。清代又有了同砂仁合蒸、姜汁拌蒸、酒炒。

（二）茯苓饮片药典及地方炮制规范

1．净制 取茯苓个，洗净，除去泥沙。

2．切制 取茯苓个，大小个分开，浸泡，洗净，润后稍蒸，及时切取皮、块、厚片或薄片，晒干。外皮为茯苓皮，带赤色者为赤茯苓，白色者为白茯苓，抱木心者为茯神。

3．炮制

（1）朱茯苓 取切好的茯苓，置盆内喷水少许，微润，加朱砂细粉，撒布均匀，并随时翻动，至外面拌匀朱砂为度，取出，晾干即得。每茯苓100kg，用朱砂2kg。

（2）朱砂拌赤茯苓 将赤茯苓用朱砂拌匀。每100g赤茯苓，用朱砂2g。

（3）朱砂拌茯神 将茯神用朱砂拌匀。每100g茯神，用朱砂2g。

（4）炒茯苓 取茯苓片，照清炒法炒至表面微黄色，微具焦斑，取出，摊凉，筛去灰屑。

现代炮制方法见表2。

表2 《中国药典》及各地炮制规范收载的茯苓炮制方法

药典及规范	炮制方法
《中国药典》（1963年版）	茯苓 用水浸泡，洗净，捞出闷透后切片晒干。切取外皮者为茯苓皮，切取带赤色者为赤茯苓，切取白色片为白茯苓，抱木心者为茯神 朱茯苓 取切好的茯苓，置盆内喷水少许，微润，加朱砂细粉，撒布均匀，并随时翻动，至外面拌匀朱砂为度，取出，晾干即得。每茯苓5kg，用朱砂150g 朱茯神 取切好的茯神，按上述朱茯苓的方法炮制即得

续表

药典及规范	炮制方法
《中国药典》（1977 年版）	茯苓　取茯苓个，浸泡，洗净，润后稍蒸，及时切取茯苓皮和茯苓块，晒干
《中国药典》（1985 年版） 《中国药典》（1990 年版） 《中国药典》（1995 年版） 《中国药典》（2000 年版） 《中国药典》（2005 年版）	茯苓　取茯苓个，浸泡，洗净，润后稍蒸，及时切取皮和块或切厚片，晒干
《中国药典》（2010 年版） 《中国药典》（2015 年版）	取茯苓个，浸泡，洗净，润后稍蒸，及时削去外皮，切制成块或切厚片，晒干
《安徽省中药饮片炮制规范》（2005 年版）	茯苓　取茯苓块，除去杂质；或取茯苓个，浸泡，洗净，润后稍蒸，切厚片或块，干燥 朱茯苓　取净茯苓片或块，喷水少许，微润，用朱砂细粉拌匀，染成红色，干燥
《广西壮族自治区中药饮片炮制规范》（2007 年版）	茯苓　取茯苓，浸泡，洗净，润后稍蒸，及时切取皮和块或切厚片，晒干
《贵州省中药饮片炮制规范》（2005 年版）	茯苓皮　取原药材（茯苓个），除去杂质，洗净，润后稍蒸，及时切取外皮，得茯苓皮 茯苓　剩余的茯苓块切成厚片，晒干
《河南省中药饮片炮制规范》（2005 年版）	茯苓块　大小个分开，浸泡，洗净，润后稍蒸，及时切取皮和块或切厚片，晒干 茯苓皮　取茯苓皮，除去杂质 朱茯苓　取茯苓块，加定量朱砂细粉搅匀。每 100kg 茯苓块，用朱砂 1.8～2kg
《湖南省中药饮片炮制规范》（2010 年版）	茯苓　取原药材，浸泡，洗净，润后稍蒸，趁热切厚片、块或丁，同时切取茯苓皮，分别干燥 茯苓皮　取茯苓皮，除去杂质 茯神　取原药材，浸泡，洗净，稍润，去皮，润后稍蒸，趁热切片，干燥，筛去灰屑 朱茯苓　取净茯苓，加定量朱砂粉拌匀。每 100kg 茯苓，用朱砂 2kg
《上海市中药饮片炮制规范》（2008 年版）	白茯苓、赤茯苓　将原药除去杂质，筛去灰屑，敲成小于 2cm 的块；未切块者，将原药除去杂质，分档，除去泥沙，洗净，润透，去皮，置蒸具内稍蒸，趁热切成小于 2cm 的块，干燥，筛去灰屑 朱砂拌白茯苓　将白茯苓用朱砂拌匀。每 100g 白茯苓，用朱砂 2g 朱砂拌赤茯苓　将赤茯苓用朱砂拌匀。每 100g 赤茯苓，用朱砂 2g 带皮苓　将原药除去杂质，筛去灰屑；未切片者，将原药除去杂质，分档，除去泥沙，洗净，润透，置蒸具内稍蒸，趁热切片（厚 4～5mm），干燥，筛去灰屑 茯神　将原药除去杂质，筛去灰屑 茯苓皮　将原药除去残留茯苓等杂质，洗净，片大者撕成小块，干燥，筛去灰屑 朱砂拌茯神　将茯神用朱砂拌匀。每 100g 茯神，用朱砂 2g 茯神木　将原药除去残留茯苓等杂质，浸润，切薄片，干燥，筛去灰屑
	茯苓　取原药，除去杂质，筛去灰屑；或轧碎，筛去灰屑 茯神　取原药，除去杂质。筛去灰屑 炒茯苓　取茯苓片，照清炒法炒至表面微黄色，微具焦斑，取出，摊晾，筛去灰屑
《浙江省中药炮制规范》（2015 年版）	茯苓　产地加工成片者，筛去灰屑即得；带皮的茯苓个，大小分档，用水稍泡，洗净，润透，用刀剥去外皮（另作茯苓皮药用），切薄片或块，干燥 朱茯苓　取茯苓块或骰子块，用清水喷淋，待全部湿润后，少量多次撒入朱砂粉，随撒随拌，至茯苓表面均匀粘着朱砂粉，晾干。每 100kg 茯苓片或块，用朱砂粉 3kg 茯苓皮　除去杂质，筛去灰屑
《山东省中药炮制规范》（1990 年版）	茯苓　取原药材，除去杂质，过筛 茯苓皮　取原药材，除去杂质，洗净，干燥，过筛
《北京市中药饮片炮制规范》（2008 年版）	茯苓　取原药材，大小个分开，浸泡，洗净，润透，稍蒸后趁热切厚片或块，同时切取茯苓皮，干燥 朱茯苓　取茯苓片，加定量朱砂细粉拌匀。每茯苓 100kg，用朱砂 2kg 茯苓皮　取茯苓皮，除去杂质

（三）茯苓饮片现代炮制研究

雷高明等[1]从浸出物、多糖和总糖含量、HPLC色谱图等方面来考察趁鲜加工和发汗后加工对茯苓饮片化学成分的影响。结果表明，趁鲜处理的饮片水溶性浸出物含量大于发汗后处理的饮片，对碱溶性浸出物影响不明显；趁鲜处理的茯苓片总糖和多糖含量均高于发汗后处理的茯苓片，茯苓丁相反；炮制加工前后的茯苓饮片HPLC色谱图中主要峰群的整体图貌基本一致，但化学成分含量有一定的差别。

贺海花等[2]考察不同干燥方法对茯苓饮片的影响，确定饮片的最佳干燥温度。方法：按照《中国药典》（附录Ⅸ H水分测定法）测定水分；采用苯酚-硫酸比色法对茯苓多糖、总糖的含量进行测定，并观察烘干温度对饮片产率和外观的影响。结果确定茯苓饮片的最佳干燥温度为60℃。

许腊英等[3]采用正交设计的方法，以茯苓有效成分茯苓多糖含量为主要考察指标，对茯苓的炮制工艺进行比较系统的研究。获得了茯苓的最佳炮制工艺的量化指标为发汗2次，加12倍量水，洗2次，每次洗3分钟，蒸20分钟，趁热去皮后用刀切成大小约为0.5cm × 0.5cm × 0.5cm的茯苓丁于60℃烘8小时，其间翻动2次。

王海燕等[4]以茯苓酸和茯苓多糖含量的为指标，采用正交试验设计综合评分法，对发汗次数、饮片规格和烘干温度进行考察，发现各因素影响的主次顺序为：发汗次数 > 烘干温度 > 饮片规格，确定炮制方法为：趁鲜，去皮，切制成厚片或丁，70℃烘干。

徐雷等[5]采用分光光度法以茯苓多糖和三萜类化合物含量为评价指标，研究传统发汗切制和趁鲜切制2种初加工方法对其品质的影响。趁鲜切制与发汗切制的茯苓饮片三萜类成分平均含量分别为2.318‰和2.334‰，方差分析结果表明茯苓采用不同初加工方法对多糖含量有极显著影响，发汗切制法高于趁鲜切制法，对三萜类成分无显著影响。

张平等[6]将茯苓采后加工流程划分为“预处理”“剥皮”“切制”“干燥”4个环节。基于经济指标、效率指标、品质指标对3种采后加工工艺模式进行了综合评价。结果表明，“发汗”预处理与真空脉动干燥技术的结合应用能够有效地保证茯苓品质。

李习平等[7]考察不同加工方法对茯苓及茯苓皮中茯苓酸含量的影响，结果认为茯苓酸对热压不稳定，茯苓经过蒸制后，其含量降低，茯苓皮中茯苓酸的含量 > 茯苓，且经蒸制后两者的含量均明显降低，其中生切品 > 传统法蒸品 > 高压蒸品。

（四）茯苓饮片炮制工艺研究总结

1．历史文献 净制（去皮）、切制（细切、削除去黑皮）、乳制（人乳汁拌浸）、姜制（姜汁拌）、酒炒、蒸等。以去皮较为常见。

2．历版《中国药典》 茯苓、朱茯苓、朱茯神、茯苓皮等。以茯苓较为常见。

3．各省市炮制规范 茯苓、朱茯苓、茯苓皮、茯神等。以茯苓、茯神较为常见。

4．现代研究文献 茯苓、朱茯苓、茯苓皮、茯神等。以茯苓较为常见。

综合上述研究结果，制定茯苓的炮制工艺为：

趁鲜加工 将采收的新鲜茯苓个刷去泥土，洗净，剥去外皮，趁鲜切制，切制成块或厚片，在60℃干燥4.5～6小时，筛去碎屑，即得。

发汗后加工 取茯苓个药材，浸泡24小时，取出加其重量30%的水润制，待水分完全吸尽后，蒸40分钟，取出后趁热去皮，切制成块或厚片，60℃干燥4.5～6小时，筛去碎屑，即得。

九画

参考文献

[1] 雷高明, 李晓坤, 杨云. 炮制加工对茯苓饮片中化学成分的影响[J]. 河南科学, 2009, 27(4): 429-432.

[2] 贺海花, 杨云, 孙维英, 等. 茯苓趁鲜加工工艺研究[J]. 中华中医药学刊, 2009, 27(2): 360-361.

[3] 许腊英, 付文强, 万芳, 等. 茯苓炮制工艺的研究[J]. 湖北中医学院学报, 2007, 9(1): 44-45.

[4] 王海燕, 杨俊杰, 梁利香. 茯苓最佳炮制工艺的综合评分法研究[J]. 江苏中医药, 2015, 47(9): 64-65, 68.

[5] 徐雷, 刘常丽, 张群, 等. 不同初加工方法对茯苓多糖和三萜类成分的影响[J]. 北方园艺, 2014, (10): 148-151.

[6] 张平, 郑志安, 张卫鹏, 等. 茯苓采后不同加工工艺模式评价[J]. 农业工程学报, 2016, 32(19): 287-295.

[7] 李习平, 庞雪, 周逸群, 等. 不同加工方法对茯苓及茯苓皮中茯苓酸含量的影响[J]. 中国药师, 2015, 18(9): 1453-1455.

Chong wei zi

茺蔚子

药材来源　本品为唇形科植物益母草*Leonurus japonicus* Houtt.的干燥成熟果实。

采收加工　秋季果实成熟时采割地上部分，晒干，打下果实，除去杂质。

茺蔚子饮片炮制规范

【饮片品名】炒茺蔚子。

【饮片来源】本品为茺蔚子经炒制后的炮制品。

【炮制方法】取净茺蔚子适量，置炒制容器中，300℃炒至爆鸣声减弱，微鼓起，表面颜色加深，断面淡黄色，有香气逸出，取出，晾凉，即得。

【饮片性状】本品呈三棱形，长2～3mm，宽约0.5mm。炒茺蔚子形同茺蔚子，表面颜色加深，质地酥脆，断面淡黄色。微有香气。

【质量控制】

鉴别　（1）本品粉末黄棕色至深棕色。外果皮细胞横断面观略径向延长，长度不一，形成多数隆起的脊，脊中央为黄色网纹细胞，壁非木化；表面观类多角形，有条状角质纹理，网纹细胞具条状增厚壁。内果皮厚壁细胞断面观略切向延长，内壁极厚，外壁薄，胞腔偏靠外侧，内含草酸钙方晶；表面观呈星状或细胞界限不明显，方晶明显。中果皮细胞表面观类多角形，壁薄，细波状弯曲。种皮表皮细胞类方形，壁稍厚，略波状弯曲，胞腔内含淡黄棕色物。内胚乳细胞含脂肪油滴及糊粉粒。

（2）取本品粉末3g，加乙醇20ml，加热回流1小时，放冷，滤过，滤液浓缩至约5ml，加在活性炭-氧化铝柱（活性炭0.5g；中性氧化铝100～200目，2g；内径为10mm）上，用乙醇30ml洗脱，收集洗脱液，蒸干，残渣加乙醇0.5ml使溶解，作为供试品溶液。另取盐酸水苏碱对照品，加乙醇制成每1ml含5mg的溶液，作为对照品溶液。照薄层色谱法试验，吸取上述两种溶液各10μl，分别点于同一硅胶G薄层板上，以正丁醇-盐酸-水（4:1:

0.5）为展开剂，展至约3cm，取出，晾干，喷以稀碘化铋钾试液。供试品色谱中，在与对照品色谱相应的位置上，显相同颜色的斑点。

检查 水分 不得过7.0%（第二法）。

总灰分 不得过10.0%。

浸出物 照醇溶性浸出物测定法项下的热浸法测定，用乙醇作溶剂，不得少于17.0%。

【性味与归经】辛、苦，微寒。归心包、肝经。

【功能与主治】活血调经，清肝明目。用于月经不调，经闭痛经，目赤翳障，头晕胀痛。

【用法与用量】5～10g。

【贮藏】置阴凉干燥处，防霉，防蛀。

茺蔚子饮片炮制操作规程

1．产品概述

（1）品名 炒茺蔚子。

（2）规格 果实。

2．生产依据 按照《中国药典》2015年版一部有关工艺要求及标准，以及拟定的饮片品种炮制工艺执行。

3．工艺流程 取净茺蔚子适量，置炒制容器中，300℃炒至爆鸣声减弱，微鼓起，表面颜色加深，断面淡黄色，有香气逸出，取出，晾凉，即得。

4．炮制工艺操作要求

（1）净选 将药材簸净杂质，置于洁净工作台上，过20目筛，筛去泥土，筛上手拣除去非药用部位、变质部分及杂质。

（2）炮制 预热型号为CY-640的温控炒药机，当温度为300℃时，取净茺蔚子约15kg，置炒药机炒制约11分钟，当药物表面略带焦斑，爆鸣声减弱，微鼓起，表面颜色加深，断面淡黄色，有香气逸出时，取出，晾凉。

（3）细选 将炮制后的药物置于洁净工作台上，过20目筛，筛去碎屑。

（4）包装 称重，封装，封口。贴上标签。

（5）原料规格质量标准 符合《中国药典》2015年版一部炒茺蔚子饮片项下的相关规定。

（6）成品质量标准 符合本规范下的炒茺蔚子项下的相关规定。

（7）成品贮存及注意事项 置通风干燥处，防蛀。

（8）工艺卫生要求 符合中药饮片GMP相关工艺卫生要求。

（9）主要设备 炒药机等设备。

茺蔚子饮片炮制规范起草说明

（一）茺蔚子炮制方法历史沿革

（1）炒制

①明代有“微炒香，亦或蒸熟，烈日曝燥，舂簸去壳，取仁用”《纲目》。清代有“微炒香蒸熟，烈日曝燥，杵去壳拌童便陈酒，九蒸九晒”《逢原》。

②炒焦 宋代有“炒焦黄色”（宋《产育》）。

（2）蒸制 “凡用，微炒香，亦或蒸熟，烈日曝燥，舂簸去壳，取仁用”（明《纲目》）。

（3）童便酒制 “微炒香蒸熟，烈日曝燥，杵去壳拌童便陈酒，九蒸九晒”（清《逢原》）。

（4）酒制 “酒洗透”（清《拾遗》）。

（5）焙制 “隔纸烘”（清《要旨》）。

历代炮制历史沿革见表1。

表1　茺蔚子炮制历史沿革简况

朝代	沿用方法	新增方法	文献出处
宋		炒	《产育》
明	炒	蒸制	《纲目》
清	炒	童便酒制	《逢原》
		酒制	《拾遗》

从古代文献资料可以看出，茺蔚子炮制方法有炒法、蒸法、酒制法等，其中以炒法最为常见。茺蔚子炒制目的主要是为了增加有效成分的溶出。

（二）茺蔚子饮片药典及地方炮制规范

表2 《中国药典》及各地炮制规范收载的茺蔚子炮制方法

药典及规范	炮制方法
《中国药典》（1963 年版）	茺蔚子　簸净杂质，筛去泥土，洗净，晒干即得
《中国药典》（1985 年版） 《中国药典》（1990 年版） 《中国药典》（1995 年版） 《中国药典》（2000 年版） 《中国药典》（2005 年版） 《中国药典》（2010 年版） 《中国药典》（2015 年版）	茺蔚子　除去杂质，洗净，干燥 炒茺蔚子　取净茺蔚子，照清炒法炒至有爆声
《上海市中药饮片炮制规范》（2008 年版）	将原药除去杂质，淘净，干燥
《安徽省中药饮片炮制规范》（2005 年版）	茺蔚子　取原药材，除去杂质，筛去碎屑
《福建省中药炮制规范》（1998 年版）	茺蔚子　除去杂质，洗净，干燥 盐茺蔚子　取净茺蔚子，照盐水炙法炒干并有爆裂声。每茺蔚子 100kg，用食盐 4kg
《广东省中药炮制规范》（1984 年版）	茺蔚子　除去杂质
《贵州省中药饮片炮制规范》（2005 年版）	茺蔚子　取原药材，除去杂质，洗净，干燥 炒茺蔚子　取净茺蔚子，照清炒法用文火炒至有爆裂声、有香气逸出。比茺蔚子色泽加深，微有香气
《吉林省中药炮制标准》（1986 年版）	茺蔚子　除去杂质，筛去灰屑
《江西省中药炮制规范》（1991 年版）	茺蔚子　取原药，除去杂质，筛去灰屑
《山东省中药炮制规范》（1990 年版）	茺蔚子　除去杂质，洗净，干燥 炒茺蔚子　将茺蔚子置锅内，文火炒至微鼓起，有香气逸出时，取出，放凉
《浙江省中药炮制规范》（2005 年版）	茺蔚子　取原药，除去杂质，洗净，干燥
《辽宁省中药炮制规范》（1987 年版）	茺蔚子　簸净杂质，筛去泥土
《河南省中药饮片炮制规范》（2005 年版）	茺蔚子　拣去杂质，筛去泥土，清水洗净，捞出，干燥；或微炒。用时捣碎
《湖南省中药饮片炮制规范》（2010 年版）	茺蔚子　拣去杂质，筛去灰屑，抢水洗净，捞出，晒干或烘干即得

各省市炮制规范收载了净制法，炒黄法主要是山东省、贵州省收载。从历版《中国药典》收载来看，历版《中国药典》均收载净制法，从1985年版开始收载炒黄法。茺蔚子和炒茺蔚子是目前的主要两个应用炮制品种。

(三)炒茺蔚子饮片现代炮制研究

茺蔚子的炮制方法现今仅沿用了“净制”和“炒制”两法，蒋纪洋[1]选其水溶性成分含量为质量指标，对茺蔚子生品、微炒品、炒黄品、炒焦品、酒炒茺蔚子(酒炒品)、焙茺蔚子(焙品)，不同茺蔚子炮制样品进行了实验比较。结果发现，炒焦品水溶性成分含量微高于生品，低于其他几种炮制品。这可能与炒焦品在炒制中受热温度较高，使其水溶性成分破坏损失有关。酒炒品含量较高，可能与茺蔚子经酒制后增加了黄酒成分有关。微炒品、炒黄品、焙品均高于生品，这与中药传统炮制理论中“逢子必炒”可使其成分易于浸出的理论是相吻合的。

(四)茺蔚子饮片炮制工艺研究总结

1. 历史文献 历代茺蔚子炮制方法有炒黄法、蒸法、酒制法等，但各个时期均收载炒黄法。

2. 历版《中国药典》 茺蔚子、炒茺蔚子等，以炒茺蔚子最为常用。

3. 各省市炮制规范 茺蔚子、炒茺蔚子、盐茺蔚子等，以炒茺蔚子最为常用。

4. 现代炮制研究 茺蔚子的炮制方法现今仅沿用了“净制”和“炒制”两法。

综合上述研究结果，制定茺蔚子的炮制工艺为：

炒茺蔚子 取净茺蔚子适量，置炒制容器中，300℃炒至爆鸣声减弱，微鼓起，表面颜色加深，断面淡黄色，有香气逸出，取出，晾凉，即得。

参考文献

[1] 蒋纪洋，潘明湖. 不同炮制方法对茺蔚子水溶性成分含量的影响[J]. 时珍国药研究，1993, 3: 28-29.

九画

Hu lu ba 胡芦巴

药材来源 本品为豆科植物胡芦巴*Trigonella foenum-graecum* L.的干燥成熟种子。

采收加工 夏季果实成熟时采割植株，晒干，打下种子，除去杂质。

胡芦巴饮片炮制规范

【饮片品名】胡芦巴、盐胡芦巴。

(一)胡芦巴

【饮片来源】本品为胡芦巴药材经净制后的炮制品。

【炮制方法】取胡芦巴，除去杂质，抢水洗，60℃干燥3～5小时至干，即得。

【饮片性状】本品略呈斜方形或矩形，长3～4mm，宽2～3mm，厚约2mm。表面黄绿色或黄棕色，平滑，两侧各具一深斜沟，相交处有点状种脐。质坚硬，不易破碎。种皮薄，胚乳呈半透明状，具黏性；子叶2，淡黄色，胚根弯曲，肥大而长。气香，味微苦。

【质量控制】

鉴别 (1)本品粉末棕黄色。表皮栅状细胞1列，外壁和侧壁上部较厚，有细密纵沟纹，下部胞腔较大，具光辉带；表面观类多角形，壁较厚，胞腔较小。支持细胞1列，略呈哑铃状，上端稍窄，下端较宽，垂周壁显条状纹理；底面观呈类圆形或六角形，有密集的放射状条纹增厚，似菊花纹状，胞腔明显。子叶细胞含糊粉粒和脂肪油滴。

（2）取本品粉末1g，加石油醚（30～60℃）30ml，超声处理30分钟，静置，弃去上清液，残渣挥干，加甲醇30ml，超声处理30分钟，滤过，滤液蒸干，残渣加甲醇1ml使溶解，作为供试品溶液。另取胡芦巴碱对照品，加甲醇制成每1ml含2mg的溶液，作为对照品溶液。照薄层色谱法试验，吸取上述两种溶液各1μl，分别点于同一硅胶G薄层板上，以正丁醇-盐酸-乙酸乙酯（8∶3∶1）为展开剂，展开，取出，晾干，在105℃加热1小时，放冷，喷以稀碘化铋钾试液-三氯化铁试液（2∶1）混合溶液。供试品色谱中，在与对照品色谱相应的位置上，显相同颜色的斑点。

（3）取〔鉴别〕（2）项下的供试品溶液，加甲醇稀释至10ml，作为供试品溶液。另取胡芦巴对照药材0.1g，按〔鉴别〕（2）供试品溶液制备方法，制成对照药材溶液。照薄层色谱法试验，吸取上述两种溶液各1μl，分别点于同一聚酰胺薄膜上，以乙醇-丁酮-乙酰丙酮-水（3∶3∶1∶13）为展开剂，展开，取出，晾干，喷以三氯化铝试液，热风加热5分钟，置紫外光灯（365nm）下检视。供试品色谱中，在与对照药材色谱相应的位置上，显相同颜色的荧光斑点。

检查 水分 不得过11.0%（第二法）。

总灰分 不得过7.5%。

酸不溶性灰分 不得过1.0%。

浸出物 照醇溶性浸出物测定法项下的热浸法测定，用稀乙醇作溶剂，不得少于18.0%。

含量测定 照高效液相色谱法测定。

色谱条件与系统适用性试验 以十八烷基硅烷键合硅胶为填充剂；以甲醇-0.05%十二烷基磺酸钠溶液-冰醋酸（20∶80∶0.1）为流动相；检测波长为265nm。理论板数按胡芦巴碱峰计算应不低于4000。

对照品溶液的制备 取胡芦巴碱对照品适量，精密称定，加50%甲醇制成每1ml含60μg的溶液，即得。

供试品溶液的制备 取本品粉末（过三号筛）约0.5g，精密称定，精密加入50%甲醇50ml，密塞，称定重量，放置1小时，超声处理（功率300W，频率50kHz）45分钟，放冷，密塞，再称定重量，用50%甲醇补足减失的重量，摇匀，滤过，取续滤液，即得。

测定法 分别精密吸取对照品溶液与供试品溶液各10μl，注入液相色谱仪，测定，即得。

本品按干燥品计算，含胡芦巴碱（$C_7H_7NO_2$）不得少于0.45%。

（二）盐胡芦巴

【饮片来源】本品为胡芦巴经盐炙后的炮制品。

【炮制方法】取净胡芦巴，加盐水拌匀，闷润2小时，置热锅中，180～200℃炒10分钟，至微鼓起，表面黄棕色至棕色，有香味时，取出，放凉，即得。每100kg葫芦巴，用食盐2kg。

【饮片性状】本品形如胡芦巴，表面黄棕色至棕色，偶见焦斑。略具香气，味微咸。

【质量控制】

检查 水分 不得过11.0%（第二法）。

总灰分 不得过7.5%。

鉴别、浸出物、含量测定 同胡芦巴。

【性味与归经】苦，温。归肾经。

【功能与主治】温肾助阳，祛寒止痛。用于肾阳不足，下元虚冷，小腹冷痛，寒疝腹痛，寒湿脚气。

【用法与用量】5～10g。

【贮藏】置阴凉干燥处，防蛀。

九画

胡芦巴饮片炮制操作规程

（一）胡芦巴

1．产品概述

（1）品名　胡芦巴。

（2）饮片规格　种子。

2．生产依据　按照《中国药典》2015年版一部有关工艺要求及标准，以及拟定的饮片品种炮制工艺执行。

3．工艺流程　取葫芦巴，除去杂质，抢水洗，60℃干燥3～5小时至干，包装，即得。

4．炮制工艺操作要求

（1）净选　风选机除去杂质。

（2）洗净　抢水洗。

（3）干燥　60℃干燥3～5小时至干。

（4）包装　复合袋手工包装，包装损耗应不超过1.0%。

5．原料规格质量标准　符合《中国药典》2015年版一部胡芦巴药材项下的相关规定。

6．成品质量标准　符合本规范胡芦巴饮片项下的相关规定。

7．成品贮存及注意事项　置通风干燥处，防蛀。

8．工艺卫生要求　符合中药饮片GMP相关工艺卫生要求。

9．主要设备　风选机等设备。

（二）盐胡芦巴

1．产品概述

（1）品名　盐胡芦巴。

（2）饮片规格　盐炙品。

2．生产依据　按照《中国药典》2015年版一部有关工艺要求及标准，以及拟定的饮片品种炮制工艺执行。

3．工艺流程　取净胡芦巴加入盐水拌匀，闷润2小时。置热锅中，180～200℃炒10分钟至微鼓起，表面黄棕色至棕色，有香味时，取出，放凉，包装，即得。每100kg胡芦巴，用食盐2kg。

4．炮制工艺操作要求

（1）净选　风选机除去杂质。

（2）辅料配制　取食盐，加5倍水溶解，制备成盐水。

（3）闷润　取葫芦巴加入盐水搅拌均匀，闷润2小时。

（4）炒制　置受热的炒制容器中，180～200℃炒10分钟至微鼓起，表面黄棕色至棕色，有香味时，取出，放凉。

（5）包装　复合袋手工包装，包装损耗应不超过1.0%。

5．原料规格质量标准　符合本规范胡芦巴饮片项下的相关规定。

6．成品质量标准　符合本规范盐胡芦巴饮片项下的相关规定。

7．成品贮存及注意事项　置通风干燥处，防蛀。

8．工艺卫生要求　符合中药饮片GMP相关工艺卫生要求。

9．主要设备　风选机等设备。

胡芦巴饮片炮制规范起草说明

（一）胡芦巴炮制方法历史沿革

1．净制　最早记载于明《纲目》"淘净"。

2．切制　切制方法最早记载于明《品汇》"研细用"。

3．炮制

（1）炒制　炒法最早收载于宋《圣惠方》"炒"，后代多有沿用，元《宝鉴》载"炒香"，《苏沈》《普本》《济生》《奇效》《金鉴》等皆

九画

有记载"炒"。清《傅青主》"醋炒"。

（2）酒制　最早载于《妇人》"酒浸炒"，《瑞竹》《丹溪》《奇效》载"酒浸炒"。《纲目》载"凡入药，淘净，以酒浸一宿，晒干，蒸熟，或炒过用"。

《备要》载"胡芦巴，酒浸曝，或蒸或炒"。现在已少用。

（3）盐制　元《瑞竹》首次记载盐制"盐炒黄"，清《害利》载"入肾盐水炒"，现代多沿用。

（4）芝麻制　元《瑞竹》载"生，芝（脂）麻炒"，现在已不用。

（5）山茱萸制　明《普济方》载"胡芦巴，以山茱萸炒，候香熟，去山茱萸"，此法现在已不用。

（6）海金沙制　宋《朱氏》"二钱半用海金沙一钱炒，不用金沙"。此法现已不用。

（7）海金沙、巴豆制　明《普济方》载"胡芦巴，二两，一两同海金沙炒赤色，去沙不用；一两同去壳巴豆十四粒炒巴豆色赤，去巴豆不用"，此法现在已不用。

（8）火炮　明《普济方》载"炮"。

（9）焙制　明《准绳》载"同故纸入羊肠内煮焙"，此法现已不用。

（10）醋制　清《傅青主》"醋炒"，此法现已不用。

（11）土炒　清《害利》载"入脾胃土炒"，此法现已不用。

历代炮制历史沿革见表1。

表1　胡芦巴炮制历史沿革简况

朝代	沿用方法	新增方法	文献出处
宋代		炒	《圣惠方》 《苏沈》 《普本》
		炒	《济生》
		海金沙制：二钱半用海金沙一钱炒，不用金沙	《朱氏》
		酒浸炒	《妇人》
金元时期	炒 酒浸炒	炒香	《宝鉴》
		酒浸炒；酒浸一宿；生，芝（脂）麻炒；盐炒黄	《瑞竹》
		炒、酒炒、酒浸炒	《丹溪》
明代	炒 酒浸炒 盐炒黄	炮 山茱萸制：胡芦巴，以山茱萸炒，侯香熟，去山茱萸 海金沙、巴豆制：胡芦巴，二两，一两同海金沙炒赤色，去沙不用；一两同去壳巴豆十四粒炒巴豆色赤，去巴豆不用	《普济方》
		炒；酒浸炒	《奇效》
		凡入药，淘净，以酒浸一宿，晒干，蒸熟，或炒过用	《纲目》
		同故纸入羊肠内煮焙干	《准绳》
清代	炒 酒浸炒 盐炒黄	炒	《金鉴》
		酒浸曝，或蒸或炒	《备要》
		醋炒	《傅青主》
		入脾胃土炒 入肾盐水炒	《害利》

从古代文献资料中可以看出，历代胡芦巴炮制方法有10余种，其中炒法、盐炒为常见方法，而盐炒最为常用。现代炮制方法仍沿用盐炒，其他方法少见承袭。胡芦巴盐制可引药入肾，温补肾阳力专，专用于疝气疼痛，肾虚腰疼，阳痿遗精。

（二）胡芦巴饮片药典及地方炮制规范

1．净制 除去杂质，洗净，干燥。

2．炮炙

（1）盐胡芦巴 取净胡芦巴，照盐水炙法炒至鼓起，微具焦斑，有香气溢出时，取出，晾凉。用时捣碎。

（2）炒胡芦巴 取净胡芦巴置锅内，用文火加热，炒至爆裂，有香气逸出，取出放凉。

（3）酒胡芦巴 取胡芦巴，与酒拌匀，稍闷，炒至表面深黄棕色时，取出，摊凉。用时捣碎。每胡芦巴100kg，用酒5kg。

现代炮制方法见表2。

表2 《中国药典》及各地炮制规范收载的胡芦巴炮制方法

药典及规范	炮制方法
《中国药典》（1963 年版）	胡芦巴 簸去杂质，洗净泥土，晒干即得 炒胡芦巴 取净胡芦巴，置锅内用文火微炒，取出，放凉即得
《中国药典》（1977 年版）	胡芦巴 除去杂质，洗净，晒干 炒胡芦巴 取净胡芦巴，照清炒法微炒
《中国药典》（1985 年版） 《中国药典》（1990 年版） 《中国药典》（1995 年版） 《中国药典》（2000 年版） 《中国药典》（2005 年版）	胡芦巴 除去杂质，洗净，干燥 盐胡芦巴 取净胡芦巴，照盐水炙法炒至鼓起，有香气。用时捣碎
《中国药典》（2010 年版） 《中国药典》（2015 年版）	胡芦巴 除去杂质，洗净，干燥 盐胡芦巴 取净胡芦巴，照盐水炙法炒至鼓起，微具焦斑，有香气溢出时，取出，晾凉。用时捣碎
《全国中药炮制规范》（1988 年版）	胡芦巴 取原药材，除去杂质，洗净，干燥 盐胡芦巴 取净胡芦巴与盐水拌匀，闷润至透，置锅内，用文火加热，炒至有爆裂声，香气逸出时，取出放凉。每胡芦巴 100kg，用食盐 2kg 炒胡芦巴 取净胡芦巴置锅内，用文火加热，炒至爆裂，有香气逸出，取出放凉
《安徽省中药饮片炮制规范》（2005 年版）	胡芦巴 取原药材，除去杂质，淘净，干燥 盐胡芦巴 取净胡芦巴，照盐炙法，炒至爆裂，有香气逸出。每 100kg 胡芦巴，用食盐 2kg
《广西壮族自治区中药饮片炮制规范》（2010 年版）	生胡芦巴 除去杂质，洗净，干燥 盐胡芦巴 取生胡芦巴，置锅内加盐水拌匀，稍闷，用文火炒至鼓起，有香气，用时捣碎。每 100kg 生胡芦巴，用盐 2kg
《贵州省中药饮片炮制规范》（2005 年版）	胡芦巴 取原药材，除去杂质，淘净，干燥。每 100kg 胡芦巴，用食盐 1.2kg 盐胡芦巴 取净胡芦巴，照盐炙法用文火炒至鼓起，有香气，用时捣碎 炒胡芦巴 取净胡芦巴，照清炒法用文火炒至鼓起、有爆裂声并逸出香气
《河南省中药饮片炮制规范》（2005 年版）	胡芦巴 除去杂质，洗净，干燥 盐胡芦巴 取净胡芦巴，照盐水炙法炒至鼓起，有香气。用时捣碎 炒胡芦巴 取净胡芦巴，照清炒法炒至颜色加深，有香气
《湖南省中药饮片炮制规范》（2010 年版）	胡芦巴 取原药材，除去杂质，洗净，干燥 盐胡芦巴 取净胡芦巴，照盐水炙法用文火炒至鼓起，有香气
《吉林省中药炮制标准》（2008 年版）	净胡芦巴 除去杂质，洗净灰土，捞出，干燥 盐胡芦巴 取盐用适量水溶解，过滤，取滤液喷淋净胡芦巴内，拌匀，稍润，置锅中，用文火炒至老黄色，取出，晾干。用时捣碎。每 100kg 胡芦巴，用食盐 2kg
《江西省中药饮片炮制规范》（2011 年版）	胡芦巴 取原药，除去杂质，洗净，晒干 盐水炒胡芦巴 取净胡芦巴，用文火边炒边洒盐水，炒至发响、有香气为度。用时捣碎。每胡芦巴 100kg，用食盐 2kg
《上海市中药饮片炮制规范》（2008 年版）	胡芦巴 将原药除去杂及灰屑，淘净，干燥

九画

续表

药典及规范	炮制方法
《浙江省中药炮制规范》（2005年版）	胡芦巴　取原药，除去杂质，洗净，干燥。用时捣碎 盐胡芦巴　取胡芦巴，与盐水拌匀，稍闷，炒至表面深黄棕色，微具焦斑时，取出，摊凉。用时捣碎。每胡芦巴100kg，用盐2kg 炒胡芦巴　取胡芦巴，炒至表面鼓起，有爆裂声，有香气逸出时，取出，摊凉。用时捣碎 酒胡芦巴　取胡芦巴，与酒拌匀，稍闷，炒至表面深黄棕色时，取出，摊凉。用时捣碎。每胡芦巴100kg，用酒5kg
《山东省中药炮制规范》（1990年版）	胡芦巴　除去杂质，洗净，干燥 盐胡芦巴　将胡芦巴用食盐水拌匀，闷润，置锅内，文火炒至微鼓起，有香气逸出时，取出，放凉。每100kg胡芦巴，用食盐2kg 炒胡芦巴　将净胡芦巴置锅内，文火炒至微鼓起，有香气逸出时，取出，放凉
《福建省中药炮制规范》（1988年版）	胡芦巴　除去杂质，洗净，干燥。用时捣碎 炒胡芦巴　取净胡芦巴，照炒黄法炒至黄棕色并透出香气。用时捣碎 盐胡芦巴　取净胡芦巴，照盐水炙法炒至鼓起，透出香气。用时捣碎
《四川省中药饮片炮制规范》（2015年版）	胡芦巴　除去杂质，晒干 炒胡芦巴　取胡芦巴，除去杂质，照清炒法炒至深黄色，有爆声，微有香气
《北京市中药饮片炮制规范》（2008年版）	盐胡芦巴　取原药材，除去杂质，洗净，干燥。取净胡芦巴，喷淋适量盐水，拌匀，闷润2～4小时，至盐水被吸尽，置热锅内，用文火炒至有爆裂声，并有香气溢出时，取出，晾凉。每100kg净胡芦巴，用食盐2kg
《山西中药炮制规范》（1984年版）	胡芦巴　取原药材，除去杂质，洗净，干燥。用时捣碎 盐胡芦巴　取净胡芦巴，用盐水拌匀，待吸尽后，置锅内，用文火加热炒至闻爆裂声，有香气逸出，取出晾凉。每胡芦巴100kg，用食盐2kg 炒胡芦巴　取净胡芦巴，置锅内，用文火加热炒至爆裂，有香气逸出、放凉
《内蒙古自治区中药饮片切制规范》（1977年版）	胡芦巴　除去杂质，筛净土末 盐胡芦巴　取净胡芦巴，用盐水拌匀，稍闷，置锅内，用文火炒至鼓起、有香味，取出，晾凉。用时捣碎。净胡芦巴50kg，用盐1.5kg，以开水5kg化开，取上清液用
《江苏省中药饮片炮制规范》（2002年版）	胡芦巴　取原药材，除去杂质，筛去灰屑，淘净，干燥 盐胡芦巴　取净胡芦巴，用盐水拌匀，稍闷，置锅内，用文火炒至爆裂，有香气逸出，取出放凉。每胡芦巴100kg，用食盐2kg
《湖北省中药饮片炮制规范》（2009年版）	胡芦巴　除去杂质，洗净，干燥 盐胡芦巴　取净胡芦巴，照盐水炙法，炒至鼓起，有香气。用时捣碎。每100kg胡芦巴，用食盐2kg
《重庆市中药饮片炮制规范及标准》（2006年版）	胡芦巴　除去杂质，晒干 盐炙胡芦巴　取净胡芦巴，照盐水炙法炒至鼓起，有香气 炒胡芦巴　取净胡芦巴，照清炒法炒至深黄色，微鼓起，有裂纹，有爆声，微有香气
《陕西省中药饮片标准》（2007年版）	胡芦巴　取药材胡芦巴，除去杂质、洗净，干燥 盐炙胡芦巴　取饮片胡芦巴，照盐炙法炒至鼓起，有香气 炒胡芦巴　取饮片胡芦巴，照清炒法炒至爆裂，并有香气逸出
《甘肃省中药炮制规范》（2009年版）	胡芦巴　取原药材，除去杂质，洗净，干燥。用时捣碎 盐炙胡芦巴　取净胡芦巴，喷淋盐水，拌匀，稍闷润，置锅内，用文火加热，炒至表面深黄棕色，微具焦斑，出锅，放凉。每净胡芦巴100kg，用食盐1kg 酒胡芦巴　取净胡芦巴，用黄酒拌匀，稍闷润，置锅内，用文火加热，炒至表面深黄棕色，出锅，放凉。用时捣碎。每净胡芦巴100kg，用黄酒5kg
《宁夏中药炮制规范》（1997年版）	胡芦巴　除去杂质、洗净，干燥。用时捣碎 盐胡芦巴　取净胡芦巴用盐水拌匀，闷润至透，置锅内，用文火加热，炒至有爆裂声，香气逸出时，取出，晾凉。用时捣碎。每胡芦巴100kg，用食盐2kg 炒胡芦巴　取净胡芦巴，置锅内，用文火炒加热，炒至爆裂，有香气逸出，取出，晾凉
《辽宁省中药炮制规范》（1986版）	胡芦巴　除去杂质、洗净，干燥。用时捣碎 炒胡芦巴　取净胡芦巴、置锅内用微火炒至稍变色，有香气，取出、放凉。用时捣碎

九画

本草记载的胡芦巴炮制方法较多，《中国药典》从1985年版起均收录净制及盐炙两种炮制方法，其他各省炮制规范中除有盐胡芦巴和胡芦巴外，另有炒胡芦巴、酒胡芦巴等。

（三）胡芦巴饮片现代炮制研究

杨云等[1]在做胡芦巴碱含量和盐胡芦巴炮制工艺的相关性研究中，以胡芦巴碱为指标探讨胡芦巴的盐制工艺，取胡芦巴100g，加规定浓度盐水40ml，闷润4小时，炒至胡芦巴呈现深黄色，有爆裂声并逸出香气。可以看出，采用较高温度和较长时间对胡芦巴加热，导致该生物碱含量下降，因为胡芦巴碱分解点是214～215℃，但各因素之间无显著相差异。胡芦巴含有多种化学成分，胡芦巴碱是有效成分之一，仅以此指标制定炮制工艺有一定片面性。

孙维英等[2]在胡芦巴盐水炙工艺研究中得出各因素对盐胡芦巴炮制工艺影响依次为：炮制程度>加水量>闷润时间。通过正交试验筛选出最佳工艺为：加水40ml、闷润6小时、轻微炒制（炒至略有香气逸出）。

杨云等[3]对胡芦巴净制和炒制工艺对胡芦巴碱含量的影响中得出不同炮制品中都含有胡芦巴碱；和淘洗法相比，淋洗法损失胡芦巴碱较少；随着干燥温度升高，胡芦巴碱含量呈下降趋势；按照传统的方法和标准制备炒胡芦巴，文火炒制约4分钟所得到的炒胡芦巴中胡芦巴碱含量最高。结论：实验结果为胡芦巴饮片的规范化炮制提供依据。

王子寿等[4]用正交试验法筛选胡芦巴盐炙工艺，其以炒制温度、炒制时间、翻动次数为因素，采用正交设计$L_9(3^4)$，以醇溶性浸出物、胡芦巴碱的含量为指标，进行盐炙工艺的优选。结果：最佳盐炙工艺为胡芦巴100g，用食盐2g加水40ml溶解后，与胡芦巴拌匀，闷润2小时，在200℃下炒炙10分钟，每分钟翻炒20次。优选得到的工艺稳定、合理、可行。

现代药理实验表明，胡芦巴具有降血糖、调节血脂、治疗酒精性和化学性肝损伤、保护心肌细胞、抗抑郁、免疫调节作用、预防治疗胆结石、降低丙烯酰胺引起的毒性等作用[5]。其中胡芦巴碱、4-羟基异亮氨酸和载体皂苷是主要的降糖活性成分。胡芦巴碱可通过改善胰岛素抵抗、提高抗氧化酶的活性，保护胰岛B细胞，达到降糖效果[6]。

（四）胡芦巴饮片炮制工艺研究总结

1．历史文献　净制、炒制、蒸制、盐制等。

2．历版《中国药典》　胡芦巴、盐胡芦巴，以盐胡芦巴较为常见。

3．各省市炮制规范　胡芦巴、炒胡芦巴、盐胡芦巴等，以盐胡芦巴较为常见。

4．现代研究文献　胡芦巴、盐胡芦巴、炒胡芦巴，以盐胡芦巴较为常见。

综合上述研究结果，制定胡芦巴饮片的炮制工艺为：

胡芦巴　取胡芦巴，除去杂质，抢水洗，60℃干燥3～5小时至干，即得。

盐胡芦巴　取净胡芦巴，加盐水拌匀，闷润2小时，置热锅中，180～200℃炒10分钟，至微鼓起，表面黄棕色至棕色，有香味时，取出，放凉，即得。每100kg葫芦巴，用食盐2kg。

参考文献

[1] 杨云, 孙维英, 弓建红, 等. 胡芦巴碱含量和盐胡芦巴炮制工艺的相关性研究[J]. 河南科技, 2007, 25(3): 398-400.

[2] 孙维英, 杨云, 弓建红. 胡芦巴盐水炙工艺研究

[J]. 中药材, 2007, 30(9): 1070-1072.

[3] 杨云, 石延榜, 孙维英, 等. 胡芦巴净制和炒制工艺对胡芦巴碱含量的影响[J]. 中成药, 2007, 29(8): 1184-1186.

[4] 王子寿, 李金连, 胡昌, 等. 正交试验法筛选胡芦巴盐炙工艺的研究[J]. 四川中医, 2008, 26(6): 43-44.

[5] 刘颖, 郑彧, 郭忠成, 等. 中药胡芦巴的研究进展[J]. 实用药物与临床, 2017, 20(1): 98-101.

[6] Chou J, Chou S, Deng S. Experimental diabetes treated with trigonometrical: effect on beta cell and pancreatic oxidation para Meters[J]. Fun Dam Cain Pharmaco, 2013, 27(3): 279-287.

Li zhi he

荔枝核

药材来源　本品为无患子科植物荔枝*Litchi chinensis* Sonn.的干燥成熟种子。

采收加工　夏季采摘成熟果实，除去果皮和肉质假种皮，洗净，晒干。

荔枝核饮片炮制规范

【饮片品名】盐荔枝核。

【饮片来源】本品为荔枝核经盐水炙后的炮制品。

【炮制方法】取净荔枝核适量，捣碎，加入食盐水拌匀，闷润至盐水吸尽，置已加热炒制容器内，文火加热，炒干时，取出，放凉，即得。每100kg荔枝核，用食盐2kg。

【饮片性状】本品多数呈不规则形的碎块状，大小不等，棕红色或紫棕色，表面偶见焦斑，无光泽，质硬而脆，味微咸而涩。

【质量控制】

鉴别　本品粉末棕黄色。镶嵌层细胞黄棕色，呈长条形，由数个细胞为一组，作不规则方向嵌列。星状细胞淡棕色，呈不规则星状分枝，分枝先端平截或稍钝圆，细胞间隙大，壁薄。石细胞成群或单个散在，呈类圆形、类方形、类多角形、长方形或长圆形，多有突起或分枝。子叶细胞呈类圆形或类圆多角形，充满淀粉粒，并可见棕色油细胞。

【性味与归经】甘、微苦，温。归肝、肾经。

【功能与主治】行气散结，祛寒止痛。用于寒疝腹痛，睾丸肿痛。

【用法与用量】5～10g

【贮藏】置阴凉干燥处，防蛀。

荔枝核饮片炮制操作规程

1．产品概述

（1）品名　盐荔枝核。

（2）规格　种子。

2．生产依据　按照《中国药典》2015年版一部有关工艺要求及标准，以及拟定的饮片品种炮制工艺执行。

3．工艺流程　取净荔枝核适量，捣碎，加入食盐水拌匀，闷润至盐水吸尽，置已加热炒制容器内，文火加热，炒干时，取出，放凉，即得。每100kg荔枝核，用食盐2kg。

4．炮制工艺操作要求

（1）净选　取原药材，置于干净的挑选工

作台上。拣去药材中的杂质、异物，其余放置在干净的容器内。

（2）切制　将净选过的药材用型号为PS-200A型的中药破碎机进行破碎。

（3）细选　将物料置于洁净的工作台上，过7号筛，筛去碎末。

（4）盐炙　取食盐，加水（水与盐的比例10∶1）溶解。另取净荔枝核置入润药池，加入食盐水拌匀，闷润1小时，倒入预热的CY-640恒温炒药机中，表盘温度设为300℃，至炒干时，出锅，摊开放凉。每100kg荔枝核，用食盐2kg。

（5）细选　将炮制品置于洁净的工作台上，过7号筛，筛去碎末，筛上的药物手拣除去炒焦的部分。

（6）包装　无毒乙烯塑料袋包装，封口，贴上标签。

5．原料规格质量标准　符合《中国药典》2015年版一部荔枝核饮片项下的相关规定。

6．成品质量标准　符合本规范盐荔枝核饮片项下的相关规定。

7．成品贮存及注意事项　置通风干燥处，防蛀。

8．工艺卫生要求　符合中药饮片GMP相关工艺卫生要求。

9．主要设备　炒药机、烘箱等设备。

荔枝核饮片炮制规范起草说明

（一）荔枝核饮片炮制方法历史沿革

1．净制　去皮（清《串雅外》）。

2．切制　砍碎（明《回春》）。捣碎（明《景岳》）。为末（明《景岳》）。

3．炮制

（1）制炭　以核慢火烧存性为末（宋《衍义》）。烧存性用（宋《妇人》、清《备要》）。煅灰（宋《疮疡》）。火烧（明《滇南》）。烧灰（清《治裁》）。

（2）火炮　炮（宋《妇人》）。

（3）炒制　炒焦黄（元《瑞竹》）。炒黄色，烟尽为度，置土上以碗覆之，少时取出研末（明《回春》、清《串雅内》）。

（4）煨制　煨熟，捣碎（明《景岳》）。煨焦（明《景岳》）。煨存性（清《钩元》）。治心胃痛疼，别用火煨熟（清《正义》）。

（5）盐制　盐水浸炒（清《尊生》、清《增广》）。

（6）焙制　研碎焙（清《必用》）。

历代炮制方法历史沿革见表1。

表1　荔枝核炮制历史沿革简况

朝代	沿用方法	新增方法	文献出处
宋代		以核慢火烧存性为末	《衍义》
		烧存性用炮	《妇人》
		煅灰	《疮疡》
元代		炒焦黄	《瑞竹》
明代	炒焦黄	煨熟，捣碎煨焦	《景岳》
清代	煨制	盐水浸炒	《尊生》
		研碎焙	《必用》

从古代文献资料中可以看出，历代沿用过的荔枝核炮制方法有制炭、火炮、炒制、煨制、盐制和焙制。其中以净制、盐制为常见方法，而盐制法最为常用。现代炮制方法仍以盐制为主流，其他方法少见承袭。荔枝核炮制后可引药入肾，可增强疗疝止痛的功效。

九画

（二）荔枝核饮片药典及地方炮制规范研究

表2 《中国药典》及各地炮制规范收载的荔枝核炮制方法

药典及规范	炮制方法
《中国药典》（1963 年版）	荔枝核　簸去杂质，用水洗净，晒干，用时捣碎即得
《中国药典》（1977 年版）	荔枝核　除去杂质，用水洗净，晒干，用时捣碎
《中国药典》（1985 年版）	荔枝核　除去杂质，用水洗净，晒干，用时捣碎 盐荔枝核　取净荔枝核，捣碎后照盐水炙法炒干
《中国药典》（1990 年版）	荔枝核　除去杂质，用水洗净，晒干，用时捣碎 盐荔枝核　取净荔枝核，捣碎后照盐水炙法炒干（注：盐制：包括盐炙、盐蒸等。盐制时，应先将食盐加适量水溶解后，滤过，备用） 盐炙荔枝核　取净药材，加盐水拌匀，闷透，置锅内，以文火加热，炒至规定的程度时，取出，放凉
《中国药典》（1995 年版） 《中国药典》（2000 年版） 《中国药典》（2005 年版）	荔枝核　除去杂质，用水洗净，晒干，用时捣碎 盐荔枝核　取净荔枝核，捣碎后照盐水炙法炒干
《中国药典》（2010 年版） 《中国药典》（2015 年版）	荔枝核　用时捣碎 盐荔枝核　取净荔枝核，捣碎，照盐水炙法炒干
《全国中药炮制规范》（1988 年版）	荔枝核　取原药材，除去杂质，洗净，干燥 盐荔枝核　取净荔枝核捣碎后，用盐水拌匀，闷透，置锅内，用文火加热，炒干，取出放凉。每荔枝核 100kg，用食盐 2kg
《北京市中药饮片炮制规范》（2008 年版）	荔枝核　取原药材，除去杂质，洗净，干燥
《上海市中药饮片炮制规范》（2008 年版）	荔枝核　将原药除去杂质，洗净，干燥；或润软，轧扁使外皮破裂，干燥，筛去灰屑
《福建省中药炮制规范》（1998 年版）	荔枝核　除去杂质，洗净，晒干。用时捣碎 盐荔枝核　取净荔枝核，捣碎后，照盐水炙法炒干
《贵州省中药饮片炮制规范》（2005 年版）	荔枝核　取原药材，除去杂质，洗净，干燥，用时捣碎 盐荔枝核　取净荔枝核，捣碎后照盐水炙法炒干
《安徽省中药饮片炮制规范》（2005 年版）	荔枝核　取原药材，除去杂质。用时捣碎 盐荔枝核　取净荔枝核，捣碎，照盐炙法，炒干。每荔枝核 100kg，用食盐 2kg
《广东省中药炮制规》（1984 年版）	荔枝核　除去杂质，用时捣碎
《广西壮族自治区中药饮片炮制规范》（2007 年版）	生荔枝核　除去杂质，洗净，干燥，用时捣碎 蒸荔枝核　取生荔枝核置蒸笼内蒸透心，取出，晒干 盐荔枝核　取生荔枝核，捣碎后置锅内用盐水拌匀，稍闷，用文火炒干，取出，放凉。每生荔枝核 100kg，用食盐 2kg
《吉林省中药炮制标准》（1986 年版）	荔枝核　除去杂质，筛去灰屑，用时捣碎
《江西省中药炮制规范》（1991 年版）	荔枝核　取原药，除去杂质，洗净，晒干。用时捣碎 盐水炒荔枝核　取净荔枝核，用盐水拌匀，闷润至盐水吸尽时，用文火微炒，取出，放晾。每荔枝核 100kg，用食盐 4kg
《山东省中药炮制规范》（1990 年版）	荔枝核　除去杂质，洗净，干燥 盐荔枝核　将净荔枝核用食盐水拌匀，闷润，置锅内，文火炒至微鼓起，有香气逸出时，取出，放凉。每 100kg 荔枝核，用食盐 2kg
《浙江省中药炮制规范》（2005 年版）	荔枝核　取原药，除去杂质，洗净，干燥。用时捣碎 炒荔枝核　取荔枝核，炒至表面微具焦斑时，取出，摊凉
《辽宁省中药炮制规范》（1987 年版）	盐荔枝核　拣去杂质，串碎，用盐水拌匀，晾至半干，置锅内用微火炒干，取出，放凉。每 100kg 荔枝核，用盐 2kg
《河南省中药饮片炮制规范》（2005 年版）	生用　拣去杂质，清水洗净，捞出，晒干，捣碎 盐炙　将荔枝核碎块与盐水拌匀，闷润至盐水尽时，置锅内用文火微炒，取出，放凉。每 500g 荔枝核，用食盐 9g，加水适量，化开澄清
《湖南省中药饮片炮制规范》（2010 年版）	盐荔枝核　拣去杂质，洗净，捞出，用盐水煮沸至盐水吸尽为度，捞出，晒干或烘干，捣碎即得。每荔枝核 100kg，用食盐 2kg

九画

各省市炮制规范　荔枝核、盐荔枝核、炒荔枝核、蒸荔枝核、盐炙荔枝核等，以盐制为最常用。历版《中国药典》：荔枝核、盐荔枝核、盐炙荔枝核等，以盐制为最常用。

（三）荔枝核饮片现代炮制工艺研究

沈烈行等[1]认为荔枝核药材颗粒较大，种皮坚硬致密，直接采取盐炙法，食盐水闷润炒制的方法，盐水很难掺入药材组织内部；且在炒制过程中，受热不均，往往外皮已焦，而内部并未受热，致使药材难以达到盐炙的目的。采用先打碎后盐炒的方法，取得了较好效果。

汪燕[2]发现醋炙荔枝核的临床功效优于生品，使用效果更好。炮制方法：取净荔枝核，用取下刀片的转盘式切药机将之研破或研碎，然后用醋拌匀，待醋被药料吸收后，再置锅内用文火翻炒，待炒至表面略有焦斑，微具香气时取出，放凉。其中用醋量为药料重量的10%。荔枝核甘温，入肝经血分，散滞祛寒止痛，行血中之气，醋的性味酸、苦、微温，能入肝经，收敛止痛，故荔枝核经醋炙后，可增强散寒止痛行气之功。荔枝核含皂苷类成分，具辛辣味，对胃黏膜有一定的刺激性，醋炙后能矫味、矫臭，减低药物的刺激性，便于服用及煎出有效成分。

（四）荔枝核饮片炮制工艺研究总结

1．历史文献　有火炮、炒黄、煨焦、焙法、煨热和盐水浸炒。主要有盐炙等。

2．历版《中国药典》　荔枝核、盐荔枝核、盐炙荔枝核等，以盐制为最常用。

3．各省市炮制规范　荔枝核、盐荔枝核、炒荔枝核、蒸荔枝核、盐炙荔枝核等，以盐制为最常用。

4．现代研究文献　荔枝核、盐炙荔枝核、醋炙荔枝核，以盐炙最为常用。

综合上述研究结果，制定荔枝核的炮制工艺为：

盐荔枝核　取净荔枝核适量，捣碎，加入食盐水拌匀，闷润至盐水吸尽，置已加热炒制容器内，文火加热，炒干时，取出，放凉，即得。每100kg荔枝核，用食盐2kg。

参考文献

[1] 沈烈行，徐志，王辉．荔枝核炮制方法的改进[J]．中成药，1995(9): 48.

[2] 汪燕．荔枝核宜醋炙[J]．中国中药杂志，1998, 23(10): 605.

枳实

Zhi shi

药材来源　本品为芸香科植物酸橙*Citrus aurantium* L.及其栽培变种或甜橙*Citrus sinensis* Osbeck的干燥幼果。

采收加工　5～6月收集自落的果实，除去杂质，自中部横切为两半，晒干或低温干燥，较小者直接晒干或低温干燥。

枳实饮片炮制规范

【饮片品名】枳实、麸炒枳实。

（一）枳实

【饮片来源】本品为枳实药材经切制后的炮制品。

【炮制方法】除去杂质，洗净，润透，切薄片，干燥。

【饮片性状】本品呈不规则弧状条形或圆形薄片。切面外果皮黑绿色至暗棕绿色，中果皮部分黄白色至黄棕色，近外缘有1～2列点状油室，条片内侧或圆片中央具棕褐色瓤囊。气清香，味苦、微酸。

【质量控制】

鉴别　（1）本品粉末淡黄色或棕黄色。中果皮细胞类圆形或形状不规则，壁大多呈不均匀增厚。果皮表皮细胞表面观多角形、类方形或长方形，气孔环式，直径18～26μm，副卫细胞5～9个；侧面观外被角质层。草酸钙方晶存在于果皮和汁囊细胞中，呈斜方形、多面体形或双锥形，直径2～24μm。橙皮苷结晶存在于薄壁细胞中，黄色或无色，呈圆形或无定形团块，有的显放射状纹理。油室碎片多见，分泌细胞狭长而弯曲。螺纹导管、网纹导管及管胞细小。

（2）取本品粉末0.5g，加甲醇10ml，超声处理20分钟，滤过，滤液蒸干，残渣加甲醇0.5ml使溶解，作为供试品溶液。另取辛弗林对照品，加甲醇制成每1ml含0.5mg的溶液，作为对照品溶液。照薄层色谱法试验，吸取上述两种溶液各2μl，分别点于同一硅胶G薄层板上，以正丁醇-冰醋酸-水（4:1:5）的上层溶液为展开剂，展开，取出，晾干，喷以0.5%茚三酮乙醇溶液，在105℃加热至斑点显色清晰。供试品色谱中，在与对照品色谱相应的位置上，显相同颜色的斑点。

检查　水分　不得过15.0%（第四法）。

总灰分　不得过7.0%。

浸出物　照醇溶性浸出物测定法项下的热浸法，用70%乙醇作溶剂，不得少于12.0%。

含量测定　照高效液相色谱法测定。

色谱条件与系统适用性试验　以十八烷基硅烷键合硅胶为填充剂；以甲醇-磷酸二氢钾溶液（取磷酸二氢钾0.6g，十二烷基磺酸钠1.0g，冰醋酸1ml，加水溶解并稀释至1000ml）（50:50）为流动相；检测波长为275nm。理论板数按辛弗林峰计算应不低于2000。

对照品溶液的制备　取辛弗林对照品适量，精密称定。加水制成每1ml含30μg的溶液，即得。

供试品溶液的制备　取本品中粉约1g，精密称定，置具塞锥形瓶中，精密加入甲醇50ml，称定重量，加热回流1.5小时，放冷，再称定重量，用甲醇补足减失的重量，摇匀，滤过，精密量取续滤液10ml，蒸干，残渣加水10ml使溶解，通过聚酰胺柱（60～90目，2.5g，内径为1.5cm，干法装柱），用水25ml洗脱，收集洗脱液，转移至25ml量瓶中，加水至刻度，摇匀，即得。

测定法　分别精密吸取对照品溶液与供试品溶液各10～20μl，注入液相色谱仪，测定，即得。

本品按干燥品计算，含辛弗林（$C_9H_{13}NO_2$）不得少于0.30%。

（二）麸炒枳实

【饮片来源】本品为枳实药材经麸炒后的炮制品。

【炮制方法】先将炒制容器加热，至撒入麸皮即刻烟起，随即投入枳实片，迅速翻动，炒至色变深，取出，筛去麸皮，放凉。每100kg枳实片，用麦麸10kg。

【饮片性状】本品形如枳实片，色较深，有的有焦斑。气焦香，味微苦，微酸。

【质量控制】

检查　水分　同枳实，不得过12.0%。

鉴别、检查（总灰分）、浸出物、含量测定　同枳实。

【性味与归经】苦、辛、酸，微寒。归脾、胃经。

【功能与主治】破气消积，化痰散痞。用于积滞内停，痞满胀痛，泻痢后重，大便不通，痰滞气阻，胸痹，结胸，脏器下垂。

【用法与用量】3～10g。

【注意】孕妇慎用。

【贮藏】置阴凉干燥处，防蛀。

枳实饮片炮制操作规程

（一）枳实

1．产品概述

（1）品名　枳实。

（2）规格　薄片。

2．生产依据　按照《中国药典》2015年版一部有关工艺要求及标准，以及拟定的饮片炮制工艺执行。

3．工艺流程　除去杂质，洗净，润透，切薄片，干燥。

4．炮制工艺操作要求

（1）挑选　除去杂质。

（2）洗润　洗净，润透。

（3）切制　切薄片。

（4）干燥　将饮片置烘箱内，控制温度和时间至干燥。

（5）包装　复合袋手工或机械包装。

5．原料规格质量标准　符合《中国药典》2015年版一部枳实药材项下的相关规定。

6．成品质量标准　符合本规范枳实饮片项下的相关规定。

7．成品贮存及注意事项　置阴凉干燥处，防蛀。

8．工艺卫生要求　符合中药饮片GMP相关工艺卫生要求。

9．主要设备　切药机、热风循环烘箱等设备。

（二）麸炒枳实

1．产品概述

（1）品名　麸炒枳实。

（2）规格　薄片。

2．生产依据　按照《中国药典》2015年版一部有关工艺要求及标准，以及拟定的饮片炮制工艺执行。

3．工艺流程　先将炒制容器加热，至撒入麦麸即刻烟起，随即投入枳实片，迅速翻动，炒至色变深，取出，筛去麦麸，放凉。每100kg枳实片，用麦麸10kg。

4．炮制工艺操作要求

（1）加热　炒药机加热至规定程度。

（2）加辅料　投入麦麸。

（3）投料　炒至烟量较大时投入净枳实片。

（4）炒制　不断翻炒，至枳实表面呈淡黄色，取出。

（5）过筛　筛去麦麸，放凉。

（6）包装　复合袋手工或机械包装。

5．原料规格质量标准　符合本规范枳实饮片项下的相关规定。

6．成品质量标准　符合本规范麸炒枳实饮片项下的相关规定。

7．成品贮存及注意事项　置阴凉干燥处，防蛀。

8．工艺卫生要求　符合中药饮片GMP相关工艺卫生要求。

9．主要设备　炒药机等设备。

枳实饮片炮制规范起草说明

（一）枳实炮制方法历史沿革

1．净制　净制的记载由汉代至清代均有“去瓤”《玉函》《华氏中藏经》《千金》《苏沈》《旅舍》《总病论》《药证》等，“凡使，要陈者，先以汤浸，磨去瓤”《局方》。梁代有“去其核止用皮”《集注》，其后有“用当去核及中瓤乃佳”《新修》，“枳实采破令干，除核，微炙令香，用以陈者为良”《纲目》。宋代有

"去白"《百问》。

2．切制 唐代有"细切"《千金》、"细剉"《外台》。切制其后多沿用，"水渍切软片"《回春》、"切片"《本草汇》。清代有"打碎"《医案》。

3．炮制

（1）炒制

①炒法 最早出现在汉代"炒"《玉函》，后代多沿用。

②炒黄 唐代、宋代、金元时期均记载有"炒黄"《外台》《活人书》《脾胃论》《丹溪》。

③麸炒 汉代有"麸炒"《华氏中藏经》。宋代有"麸炒微黄色"《圣惠方》、"麸炒去瓤"《苏沈》、"汤浸洗去瓤薄切麸炒"《普本》、"凡使，要陈者，先以汤浸，磨去瓤，焙干，以麸炒焦。候香熟为度"《局方》。清代有"麸炒炭用"《得配》。麸炒法沿用至今。

④面炒 "面炒"《史载》《三因》《宝产》《儒门》《必读》《增广》。

⑤土炒 清代有"土炒"《丛话》。

（2）炙制历代多记载有"炙《金匮》《肘后》《集注》《苏沈》《药证》《百问》《汤液》《普济方》《准绳》《崇原》等。

（3）制炭汉代记载有"烧令黑勿太过"《金匮》。唐代记载有"炒令黑，拗破看内外相似"《颅囟》。明代记载有"炒令黑勿太过"《济阴》。

（4）熬制唐代记载有"熬令黄"《千金》、"熬黄"《外台》。

（5）醋制"去瓤麸炒捣末米醋二升别煎为膏"《总录》，"醋炒"《妇人》《良朋》。

（6）煏制"煏"《局方》《保命》。此法现已不用。

（7）米泔制"米泔制，去瓤麸炒"《普济方》。

（8）蜜制"以蜜炙用，则破水积以泄气，除内热"《纲目》、"蜜炙"《钩元》。

（9）姜制"面炒，若恶心加姜汁炒"《准绳》。

（10）蒸制"饭上蒸"《景岳》。此法现已不用。

（11）焙制"焙干"《局方》。此法现已不用。

（12）酒制"酒炒"《幼幼》。

历代炮制历史沿革见表1。

表1 枳实炮制历史沿革简况

朝代	沿用方法	新增方法	文献出处
唐以前		去瓤 炒	《玉函》
		炙 烧令黑勿太过	《金匮》
		水浸炙令黄 破，水渍炙干	《新辑宋本伤寒论》
		麸炒	《华氏中藏经》
		去核	《集注》
唐代	去瓤 炙	细切 熬令黄	《千金》
		去核	《新修》
		熬黄 细剉	《外台》
		炒令黑	《颅囟》

续表

朝代	沿用方法	新增方法	文献出处
宋代	去瓤 炙 麸炒	面炒过	《史载》
		炒黄	《活人书》
		爁，汤浸，焙干	《局方》
		面炒	《三因》
		剉	《宝产》
		醋炒	《妇人》
		去白	《百问》
金元时期	去瓤 炙 麸炒 面炒 炒黄 剉	去瓤，爁	《保命》
		去瓤剉片	《活幼》
		去瓤，捣罗过用	《宝鉴》
明代	去瓤 炙 麸炒 面炒 炒黄 炒	米泔制	《普济方》
		以蜜炙用，则破水积以泄气，除内热	《纲目》
		水浸，切	《仁术》
		水渍软切片	《回春》
		去核	《原始》
		面炒，若恶心加姜汁炒	《准绳》
		水浸，切片	《保元》
		饭上蒸	《景岳》
清代	去瓤 炙 麸炒 面炒 炒黄 炒 醋炒	蜜炙	《钩元》
		去核，微炙令干	《指南》
		酒炒	《幼幼》
		麸炒炭用	《得配》
		打碎	《医案》
		土炒	《从话》

从古代文献资料中可以看出，历代沿用过的枳实炮制方法有20余种，所用的辅料有主要为麦麸、面、醋、酒、蜜、土等。其中以去瓤、切制、麸炒、面炒为常见方法，而麸炒法最为常用。现代炮制方法仍沿用净制切片、麸炒为主流，其他方法少见承袭。枳实炮制多以改变药性、缓和其峻烈之性为目的。

（二）枳实饮片药典及地方炮制规范

1. 净制　除去杂质，洗净。

2. 切制　切薄片，干燥。

3. 炮制

（1）麸制　将麸皮撒于热锅内，加热至烟冒出时，加入净枳实片，迅速翻炒至枳实表面呈淡黄色，取出，筛去麸皮，放凉。每枳实片100kg，用麸皮10kg。

（2）烫制　取河砂置炒制容器内，用武火加热至滑利状态，容易翻动时，加入净枳实，烫至表面鼓起，质变松泡，取出，筛去河砂，晾凉。

（3）炒制　取生枳实，置炒制容器内，用武火加热炒至外呈黑褐色，取出晾凉，筛去碎屑。

（4）蜜麸制　将蜜麸撒于热锅内，加热至烟冒出时，加入净枳实片，迅速翻炒至枳实表面呈淡黄色，取出，筛去麸，放凉。每枳实片100kg，用麸皮10kg。

（5）蜜制　取枳实，与炼蜜拌匀，稍闷，炒至不粘手时，取出，摊凉。每枳实100kg，用炼蜜15～20kg。

现代炮制方法见表2。

表2 《中国药典》及各地炮制规范收载的枳实炮制方法

药典及规范	炮制方法
《中国药典》（1963年版）	枳实　拣去杂质，用水泡至八成透，捞出，润至无硬心为度，切片，干燥即得 炒枳实　将麸皮撒于热锅内，待烟冒出时，加入枳实片，炒至淡黄色，取出，筛去麸皮，放凉即得。每枳实片50kg，用麸皮5kg
《中国药典》（1977年版） 《中国药典》（1985年版） 《中国药典》（1990年版） 《中国药典》（1995年版） 《中国药典》（2000年版） 《中国药典》（2005年版） 《中国药典》（2010年版） 《中国药典》（2015年版）	枳实　除去杂质，洗净，润透，切片，干燥 炒枳实　取枳实片，照麸炒法炒至淡黄色。每枳实100kg，用蜜麸皮10kg
《湖南省中药饮片炮制规范》（2010年版）	枳实　取原药材，除去杂质，洗净，浸泡1～2小时，润透，切薄片，干燥，筛去灰屑 麸炒枳实　取麦麸或蜜麸皮撒在热锅内，加热至冒烟时，投入净枳实，不断翻动，炒至微黄色，取出，筛去蜜麸皮，放凉。每100kg枳实，用蜜麸皮10～15kg
《北京市中药饮片炮制规范》（2008年版）	枳实　取原药材，除去杂质 麸炒枳实　取麸皮，撒入热锅内，待冒烟时，加入枳实片，迅速翻动，用火10～140℃炒至表面深黄色，取出，筛去麸皮，晾凉。每枳实片100kg，用麸皮10kg 烫枳实　取河砂，置热锅内，用武火180～220℃炒至灵活状态，加入净枳实，烫至表面鼓起，稍有裂隙时，取出，筛去河砂，晾凉
《天津市中药饮片炮制规范》（2008年版）	炒枳实　取原药材，除去杂质，堆润至透，切薄片，干燥。另将锅加热，投入麸皮，待冒烟时再将枳实片投入锅内，炒至表面色泽加深，筛去麸皮及碎末，取出，放凉。每净枳实100kg，用麸皮3kg
《上海市中药饮片炮制规范》（2008年版）	蜜麸炒枳实　取生枳实，照麸炒法用蜜炙麸皮炒至淡黄色，筛去麸皮。每净枳实100kg，用蜜麸5～10kg 枳实炭　取生枳实，照炒炭法炒至外呈黑褐色，筛去灰屑
《浙江省中药炮制规范》（2005年版）	蜜枳实　取枳实，与炼蜜拌匀，稍闷，炒至不粘手时，取出，摊凉。每枳实100kg，用炼蜜15～20kg 枳实炭　取枳实，炒至浓烟上冒，表面焦黑色，内部棕褐色时，微喷水，灭尽火星，取出，晾干
《江苏省中药饮片炮制规范》（2002年版）	枳实　取原药材，除去杂质及霉烂变黑者，洗净，润透，切薄片，低温干燥 麸炒枳实　取麸皮撒入热锅内，用武火加热，待冒烟时，迅速加入净枳实片，炒至表面深黄色，麸皮焦褐色，取出放凉，筛去麸皮。每枳实100kg，用麸皮10kg
《贵州省中药饮片炮制规范》（2005年版）	枳实　取原药材，除去杂质，洗净，润透，切薄片（枳实片）或纵剖为两瓣（金钱枳实），干燥 砂烫枳实　取直径0.3～1.5cm的原药材（习称"鹅眼枳实"），大小分开，照砂烫法烫至表面暗灰黄色、有香气逸出、质变松泡，捣碎 麸炒枳实　取净枳实片或金钱枳实，照麸炒法炒至表面深黄色、麸皮焦褐色。不必去瓤

（三）枳实饮片现代炮制研究

马雪松等[1]以出膏率、辛弗林及柚皮苷、橙皮苷和新橙皮苷总含量为指标，采用正交设计优选炮制工艺。结果优选出的枳实炮制工艺为每100g枳实用麦麸量为20g，于190～210℃，炒制70～90秒。

林桂梅等[2]以出膏率、辛弗林的含量及柚皮苷和橙皮苷的总含量为指标，采用正交设计优选炮制工艺。结果优选出的枳实炮制工艺为，取直径为1.5～2.5cm枳实，投麸量100∶10，于180℃，炒制1分钟。

于欢等[3]采用水蒸气蒸馏法提取枳实中挥

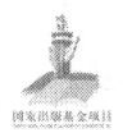

发油，建立GC-MS分析方法鉴定不同枳实炮制品中挥发油成分，质谱条件为电子轰击能量70eV，离子源温度230℃，加速电压34.6V，倍增器电压1388V，四极杆温度150℃，扫描数4.45次/秒，利用峰面积归一化法测定各成分相对质量分数。结果从枳实4种炮制品中共鉴定出163个化合物，加辅料炮制后均有新化合物产生且成分种类增多，麸炒枳实中含有的挥发油种类最多。麸炒品、蜜糠炒品、蜜麸炒品和生品中分别鉴定出99、87、81、79种，四者共有挥发油成分42种。与枳实生品相比，麸炒后新增52种化合物，蜜麸炒后新增26种化合物，蜜糠炒后新增28种化合物。

刘振丽等[4]将同一批次枳实药材按大小分档，对两个产地药材进行炮制。HPLC法测定黄酮类成分橙皮苷和柚皮苷含量、生物碱类辛弗林含量，《中国药典》法测定挥发油含量。结果柚皮苷含量随药材直径的增大而升高，橙皮苷与辛弗林含量则相反，随直径的增大而降低。但柚皮苷与橙皮苷含量之和随大小变化不大。药材经炮制成麸炒饮片后，橙皮苷、柚皮苷、辛弗林和挥发油含量均降低。

蒋以号等[5]用HPLC法对枳壳的江西炮制方法及其《中国药典》法炮制品中柚皮苷、橙皮苷和新橙皮苷含量进行测定。建立的方法简单、准确，可用于枳壳药材的质量控制；樟帮炮制法对枳壳的成分影响较大，并且有新的成分产生。

（四）枳实饮片炮制工艺研究总结

1. 历史文献 净制（去瓤、去核、去白）、切制（细切、细剉、切片、打碎）、炒制（炒、炒黄）、麸炒、面炒、土炒、炙制、制炭、熬制、醋制、熘制、米泔制、蜜制、姜制、蒸制、焙制、酒制等，以麸炒为最常见。

2. 历版《中国药典》 枳实、麸炒枳实等，以麸炒为最常见。

3. 各省市炮制规范 枳实、麸炒枳实、蜜枳实、砂烫枳实、枳实炭等，以麸炒为最常见。

4. 现代研究文献 净制、切制、生枳实、麸炒、蜜麸炒、蜜制、枳实炭等，以麸炒为最常见。

综合上述研究结果，制定的枳实炮制工艺为：

枳实　取原药材，除去杂质，洗净，润透，切薄片，干燥。

麸炒枳实　先将炒制容器加热，至撒入麸皮即刻烟起，随即投入枳实片，迅速翻动，炒至色变深，取出，筛去麸皮，放凉。每100kg枳实片，用麦麸10kg。

参考文献

[1] 马雪松，邹兵，尹丽波，等. 多指标优选麸炒枳实的炮制工艺研究[J]. 中国医药指南，2012，10(9): 72.

[2] 林桂梅，来有雪，于晓黎，等. 麸炒枳实的炮制工艺优化[J]. 中国实验方剂学杂志，2010，16(18): 21-25.

[3] 于欢，钟凌云，宁希鲜，等. 枳实不同炮制品挥发油GC-MS分析[J]. 中国实验方剂学杂志，2015(15): 12-18.

[4] 刘振丽，宋志前，李林福，等. 枳实炮制前后化学成分含量的变化[J]. 中成药，2006，28(8): 1148-1150.

[5] 蒋以号，吕妍，曹旻旻，等. HPLC法测定枳壳不同炮制品中柚皮苷、橙皮苷和新橙皮苷的含量[J]. 中华中医药杂志，2011，26(3): 601-603.

Bai zi ren

柏子仁

药材来源　本品为柏科植物侧柏*Platycladvs orientalis* (L.) Franco的干燥成熟种仁。

采收加工　秋、冬二季采收成熟种子，晒干，除去种皮，收集种仁。

柏子仁饮片炮制规范

【饮片品名】柏子仁、炒柏子仁、柏子仁霜。

（一）柏子仁

【饮片来源】本品为柏子仁药材经净制后的炮制品。

【炮制方法】取原药材，除去杂质及残留的种皮，筛去灰屑，即得。

【饮片性状】本品呈长卵形或长椭圆形，长4～7mm，直径1.5～3mm。表面黄白色或淡黄棕色，外包膜质内种皮，顶端略尖，有深褐色的小点，基部钝圆。质软，富油性。气微香，味淡。

【质量控制】

鉴别　本品粉末深黄色至棕色。种皮表皮细胞长条形，常与含棕色色素的下皮细胞相连。内胚乳细胞类多角形或类圆形，胞腔内充满较大的糊粉粒和脂肪油滴，糊粉粒溶化后留有网格样痕迹。子叶细胞呈长方形，胞腔内充满较小的糊粉粒和脂肪油滴。

检查　酸败度　照酸败度测定法测定。

酸值　不得过40.0。

羰基值　不得过30.0。

过氧化值　不得过0.26。

黄曲霉毒素　照黄曲霉毒素测定法测定。

本品每1000g含黄曲霉毒素B_1不得过5μg，黄曲霉毒素G_2、黄曲霉毒素G_1、黄曲霉毒素B_2和黄曲霉毒素B_1总量不得过10μg。

（二）炒柏子仁

【饮片来源】本品为柏子仁药材经炒制后的炮制品。

【炮制方法】取净柏子仁，置锅中，用文火加热，炒至油黄色，有香气逸出为度，取出，放凉。

【饮片性状】本品呈长卵形或长椭圆形，长4～7mm，直径1.5～3mm。表面油黄色，偶见焦斑；外包膜质内种皮，顶端略尖，有深褐色的小点，基部钝圆。质软，富油性。具焦香气。

【质量控制】

鉴别、检查　同柏子仁。

（三）柏子仁霜

【饮片来源】本品为柏子仁经制霜法加工后的炮制品。

【炮制方法】取净柏子仁，碾成泥状，用吸油纸包裹数层，上压重物，微微加热，每日换纸两次，吸去油脂，至柏子仁泥变为松散黄色粉末，碾细，即得。

【饮片性状】本品为均匀、疏松的淡黄色粉末，微显油性，气微香。

【质量控制】检查　同柏子仁。

【性味与归经】甘，平。归心、肾、大肠经。

【功能与主治】养心安神，润肠通便，止汗。用于阴血不足，虚烦失眠，心悸怔忡，肠燥便秘，阴虚盗汗。

【用法与用量】3～10g。

【贮藏】置阴凉干燥处，防蛀。

柏子仁饮片炮制操作规程

（一）柏子仁

1．产品概述

（1）品名　柏子仁。

（2）规格　种子。

2．生产依据　按照《中国药典》2015年版一部有关工艺要求及标准，以及拟定的饮片品种炮制工艺执行。

3．工艺流程　取原药材，除去杂质及残留的种皮，筛去灰屑，即得。

4．炮制工艺操作要求

（1）挑选　除去杂质和残留的种皮。

（2）包装　复合袋手工包装，包装损耗应不超过1.0%。

5．原料规格质量标准　符合《中国药典》2015年版一部柏子仁药材项下的相关规定。

6．成品质量标准　符合本规范柏子仁饮片项下的相关规定。

7．成品贮存及注意事项　置阴凉干燥处，防热，防蛀。

8．工艺卫生要求　符合中药饮片GMP相关工艺卫生要求。

9．主要设备　包装机等设备。

（二）炒柏子仁

1．产品概述

（1）品名　炒柏子仁。

（2）规格　炒制品。

2．生产依据　按照《中国药典》2015年版清炒法工艺要求及标准，以及拟定的饮片品种炮制工艺执行。

3．工艺流程　取净柏子仁，置锅中，用文火加热，炒至油黄色，有香气逸出为度，取出，放凉。

4．炮制工艺操作要求

（1）加热　炒药机预热。

（2）投料　投入净柏子仁。

（3）炒制　用文火加热，炒至油黄色，有香气逸出，取出。

（4）过筛　筛去灰屑，放凉。

（5）包装　复合袋手工包装，包装损耗应不超过1.0%。

5．原料规格质量标准　符合《中国药典》2015年版一部柏子仁药材项下的相关规定。

6．成品质量标准　符合本规范炒柏子仁饮片项下的相关规定。

7．成品贮存及注意事项　置阴凉干燥处，防热，防蛀。

8．工艺卫生要求　符合中药饮片GMP相关工艺卫生要求。

9．主要设备　炒药机、包装机等设备。

（三）柏子仁霜

1．产品概述

（1）品名　柏子仁霜。

（2）规格　制霜品。

2．生产依据　按照《中国药典》2015年版一部有关工艺要求及标准，以及拟定的饮片品种炮制工艺执行。

3．工艺流程　取净柏子仁，碾成泥状，用吸油纸包裹数层，上压重物，微微加热，每日换纸两次，吸去油脂，至柏子仁泥变为松散黄色粉末，碾细，即得。

4．炮制工艺操作要求

（1）碾碎　将柏子仁碾碎成泥状。

（2）包裹　用吸油纸将柏子仁泥包裹4～5层。

（3）去油　上压重物，微微加热，每日换纸2次，油吸附于纸上，至柏子仁泥变为松散黄色粉末。

（4）碾细　将其碾细，得松散粉末。

（5）包装　复合袋手工包装，包装损耗应不超过1.0%。

5．原料规格质量标准　符合本规范柏子仁饮片项下的相关规定。

6．成品质量标准　符合本规范柏子仁霜饮片项下的相关规定。

7．成品贮存及注意事项 置通风干燥处，防热，防蛀。

8．工艺卫生要求 符合中药饮片GMP相关工艺卫生要求。

9．主要设备 烘箱等设备。

柏子仁饮片炮制规范起草说明

（一）柏子仁炮制方法历史沿革

1．净制 拣去壳《总病论》。去皮《百问》。擂水，澄粉《普济方》。霜白采取实去壳《害利》。

2．切制 去核，研《总病论》。末《证类》。研细《普本》《宝产》。澄粉《普济方》。

3．炮制

（1）药汁制

①酒、黄精制 凡使柏子仁，先以酒浸一宿，至明漉出，（晒）干，却用黄精自然汁于日中煎，手不住搅，若天久阴，即于铛中著水，用瓶器盛柏子仁，著火缓缓煮成煎为度。每煎三两柏子仁，用酒五两，浸干为度《雷公》。霜后采实，去壳取仁，先以醇酒浸曝干，次取黄精汁和煮，热（箸）速搅尽方休，研细成霜，入剂方效《蒙筌》。

②熬制 熬《外台》。

（2）制霜 研，用纸裹压去油《博济》。拣去壳用，入丸以温火隔纸微焙，压去油为末，若油黑色勿用《辨义》。

（3）炒制 炒《证类》。炒研《指迷》。炒别研《妇人》。去壳炒《朱氏》。去壳取仁，微炒去油《入门》。微炒去油，已油者勿用《入门》《钩元》。去油炒《保元》。

（4）酒制 酒浸焙炒《总录》。去油者，酒并蒸，另捣如泥或蒸熟曝烈，舂（舂）簸取仁，炒研入药《大法》。去油者，好酒浸一宿，砂锅上蒸《醒斋》。拣净酒蒸《醒斋》。去壳，以醇酒浸曝干研用，或隔纸焙去油《握灵》。

（5）蒸制 将蒸暴干舂（擂）去壳取仁用《品汇》。此法（指雷敩曰）是服食家用者。寻常用，只蒸熟曝烈，舂簸取仁，炒研入药《纲目》。水浸略蒸，晴日晒爆，开口取仁，焙，另研《仁术》。修治，蒸熟去皮壳，捣作饼子，日干收用《乘雅》。蒸熟曝干自裂，入药炒研《逢原》。蒸晒《必用》。蒸晒舂簸取仁，炒研烧沥取油《玉楸》。霜白采取实去壳，蒸曝舂（擂）取仁炒研去油用，油透者勿入药《本草汇》《害利》。

（6）焙制 隔纸焙去油《景岳》。

历代炮制历史沿革见表1。

表1 柏子仁炮制历史沿革简况

朝代	沿用方法	新增方法	文献出处
唐代		熬	《外台》
		熟者和蜜	《食疗》
宋代	去皮 末 研细 炒研 炒别研 去壳炒	拣去壳 去核，研	《总病论》
		炒	《证类》
		酒、黄精制：凡使柏子仁，先以酒浸一宿，至明漉出，（晒）干，却用黄精自然汁于日中煎，手不住搅，若天久阴，即于铛中著水，用瓶器盛柏子仁著火缓缓煮成煎为度。每煎三两柏子仁，用酒五两，浸干为度	《雷公》
		研，用纸裹压去油	《博济》
		酒浸焙炒	《总录》

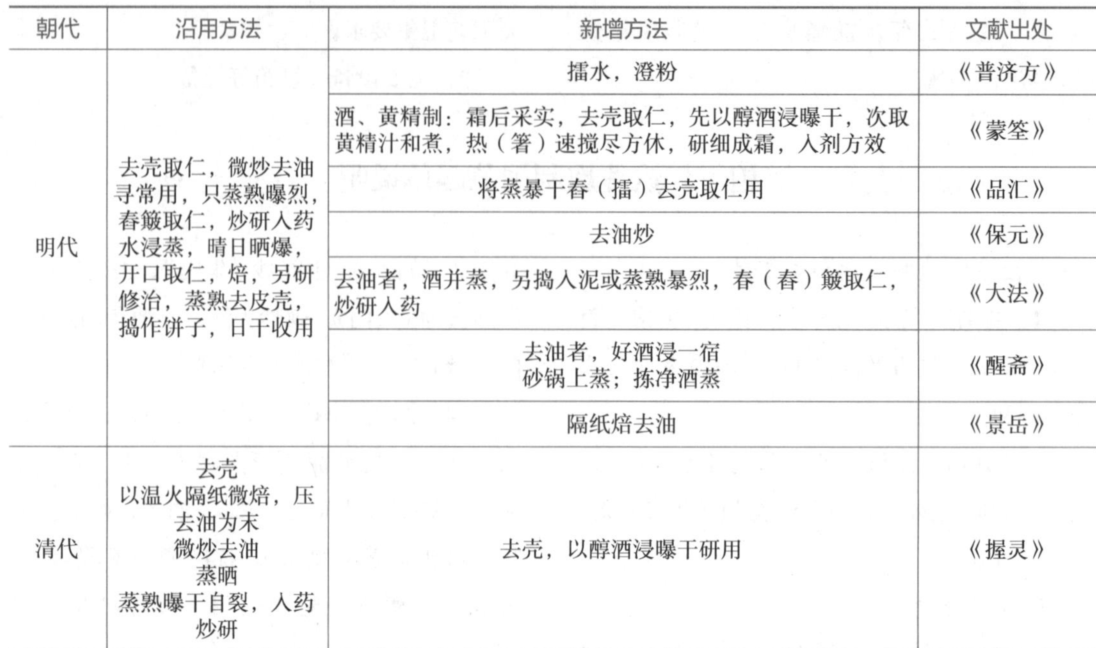

续表

朝代	沿用方法	新增方法	文献出处
明代	去壳取仁，微炒去油寻常用，只蒸熟曝烈，舂簸取仁，炒研入药水浸蒸，晴日晒爆，开口取仁，焙，另研修治，蒸熟去皮壳，捣作饼子，日干收用	擂水，澄粉	《普济方》
		酒、黄精制：霜后采实，去壳取仁，先以醇酒浸曝干，次取黄精汁和煮，热（箸）速搅尽方休，研细成霜，入剂方效	《蒙筌》
		将蒸暴干舂（擂）去壳取仁用	《品汇》
		去油炒	《保元》
		去油者，酒并蒸，另捣入泥或蒸熟暴烈，舂（舂）簸取仁，炒研入药	《大法》
		去油者，好酒浸一宿 砂锅上蒸；拣净酒蒸	《醒斋》
		隔纸焙去油	《景岳》
清代	去壳 以温火隔纸微焙，压去油为末 微炒去油 蒸晒 蒸熟曝干自裂，入药炒研	去壳，以醇酒浸曝干研用	《握灵》

从古代文献资料中可以看出，历代沿用过的柏子仁炮制方法有10余种，所用的辅料有黄精、酒、蜜等。以去壳、蒸制、焙制、炒制、制霜为常见方法，而炒制和制霜法最为常用。现代炮制方法仍沿用净制、制霜为主流。柏子仁炮制多以降低副作用为目的。

（二）柏子仁饮片药典及地方炮制规范

1．净制 拣去杂质，除去残留的外壳和种皮即得。

2．炮制

（1）制霜取拣净的柏子仁，碾碎，用吸油纸包裹，加热，压榨去油，碾细即得。

（2）炒制取净柏子仁，采用清炒法，炒至黄色至黄棕色，有香气逸出为度，取出，放凉。

现代炮制方法见表2。

表2 《中国药典》及各地炮制规范收载的柏子仁炮制方法

药典及规范	炮制方法
《中国药典》（1963年版）	柏子仁 拣去杂质，除去残留的外壳和种皮即得 柏子霜 取拣净的柏子仁，碾碎，用吸油纸包裹，加热微炕，压榨去油，碾细即得
《中国药典》（1977年版）	柏子仁 除去杂质及残留的种皮 柏子仁霜 取净柏子仁，碾碎，用纸包裹，加热微炕，压榨去油，碾细
《中国药典》（1985年版） 《中国药典》（1990年版） 《中国药典》（1995年版） 《中国药典》（2005年版） 《中国药典》（2010年版） 《中国药典》（2015年版）	柏子仁 除去杂质及残留的种皮 柏子仁霜 取净柏子仁，照制霜法制霜
《全国中药炮制规范》（1988年版）	柏子仁 取原药材，除去杂质及残留的种皮，筛去灰屑 炒柏子仁 取净柏子仁，置锅中，用文火加热，炒至油黄色，有香气逸出为度，取出，放凉 柏子仁霜 取净柏子仁，碾成泥状，用布包严，经加热后，压去油脂，碾细
《安徽省中药饮片炮制规范》（2005年版）	柏子仁 取原药材，除去残留种皮、杂质 柏子仁霜 取净柏子仁，照去油制霜法，制成淡黄色松散粉末

续表

药典及规范	炮制方法
《上海市中药饮片炮制规范》（2008 年版）	柏子仁　将原药除去残留硬壳、黑色油粒等杂质，筛去灰屑 柏子仁霜　将柏子仁研成粗粉，照制霜法制霜去油至手捏松散成粉，研碎，过 40 目筛
《四川省中药饮片炮制规范》（2015 年版）	炒柏子仁　取柏子仁，除去杂质，照清炒法炒至黄色至黄棕色，有香气逸出为度，取出，放凉
《甘肃省中药炮制规范》（1980 年版）	柏子仁　除去杂质及残留的外壳，簸净皮，小火炒成微黄色时，出锅，摊开，晾凉，配方时捣碎 柏子霜　将炒柏子仁，趁热碾碎，用吸油纸包严，加热微炕，压榨去净油
《广东省中药炮制规范》（1984 年版）	柏子仁　除去杂质及残留种皮 柏子仁霜　取净柏子仁，研成粉末或捣烂如泥，用草纸数层包裹，蒸熟，压榨去油，反复数次，至草纸不显油迹，不再粘结成饼，再研成细粉
《广西壮族自治区中药饮片炮制规范》（2007 年版）	生柏子仁　除去杂质及残留的种皮 柏子仁霜　取生柏子仁，碾碎，用纸包裹，加热微炕，压榨去油，如此反复数次，至粉末松散且不粘结成饼为度，碾细
《贵州省中药炮制规范》（2005 年版）	柏子仁　取原药材，除去杂质及残留种皮 炒柏子仁　取净柏子仁，照清炒法用文火炒至黄色有香气逸出 柏子仁霜　取净柏子仁，照制霜法用布包严，微热。压榨除去油脂，至粉末松散，研细
《河南省中药饮片炮制规范》（2005 年版）	柏子仁　除去杂质及残留的种皮 柏子仁霜　取净柏子仁，照制霜法制霜 炒柏子仁　取净柏子仁，照清炒法炒至微黄色
《湖北省中药饮片炮制规范》（1979 年版）	柏子仁　除去杂质及残留外壳，筛去灰土 柏子仁霜　取净柏子仁置锅内，以文火炒热，榨去油或碾细，用能吸油的纸包裹多层，上压重物，使油渗透纸上，换纸，将如法操作，至油脂大部吸尽，药渣疏散不粘连为度
《湖南省中药饮片炮制标准》（2010 年版）	柏子仁　取原药材，除去杂质及残留的种皮，筛去灰屑 柏子仁霜　取净柏子仁，照制霜法碾碎，用纸包裹，加热微烘，压榨去油，如此反复数次，至粉末松散且不粘结成饼为度，碾细
《北京市中药饮片炮制规范》（2008 年版）	取原药材，除去杂质及残留的种皮
《吉林省中药炮制标准》（1986 年版）	柏子仁　拣去杂质，除去残留的外壳，取仁 柏子仁霜　取柏子仁，用碾串成泥状，用麻布包好，置笼屉蒸透，取出，榨去油，反复操作至油不出时，研面，过箩，放入铺有数层草纸的筐内，摊开，渗油，晾干
《江苏省中药饮片炮制规范》（1980 年版）	柏子仁　将原药筛去灰屑杂质，去壳取仁 柏子仁霜　取净柏子仁研碎，压榨去油，至粉末松散，过筛
《江西省中药炮制规范》（1991 年版）	柏子仁　取原药，除去杂质及硬壳 柏子仁霜　取净柏子仁，研成粗粉，用草纸包裹，置烈日下曝晒，或微烘加热，或压榨去袖，研细
《山东省中药炮制规范》（1990 年版）	柏子仁　除去残留的种皮及杂质 炒柏子仁　将净柏子仁置锅内，文火微炒，取出，放凉 柏子仁霜　取净柏子仁，碾轧成泥状，用数层吸油纸包裹，加热微炕，上压重物，使油吸附，不断换纸，至纸上不再出现油痕时，取出，过箩，取粉末备用
《陕西省中药饮片标准》	取药材柏子仁，除去杂质及残留的种皮
《四川省中药饮片炮制规范》（1990 年版）	生用　取柏子仁，除去杂质和残留的种皮 清炒　取净柏子仁，用清炒法，炒至油黄色，有香气为度 制霜　收净柏子仁，碾细，用吸油纸包裹，加热微炕，反复压榨去油，过筛
《云南省中药饮片标准》（2005 年版）	取药材，拣净杂质，即得
《浙江省中药炮制规范》（2005 年版）	柏子仁　取原药，除去残留硬壳（外种皮）及油黑者。筛去灰屑 炒柏子仁　取柏子仁，炒至表面微具焦斑时，取出，摊凉 柏子仁霜　取柏子仁，研成糊状，用吸水纸包裹，压榨，间隔一日剥去纸，研散。如此反复多次，至油几尽，质地松散时，研成粗粉

九画

续表

药典及规范	炮制方法
《重庆市中药饮片炮制规范及标准》（2006年版）	柏子仁　除去杂质及残留的种皮 柏子仁霜　取净柏子仁，照制霜法制霜，研成粗粉

（三）柏子仁饮片现代炮制研究

赵厚松[1]提出柏子仁的炮制工艺商榷，用于养心安神者，用柏子仁霜，而用于润燥通便者，则应用柏子仁。

王昭云[2]报道，采用电热恒温干燥箱对柏子仁进行去油制霜的方法，具有简便、耗时短、温度易于控制等优点。

张怀等[3]以制霜效率、脂肪油含量以及酸败度为指标，考察了柏子仁不同制霜方法的优劣，采用薄层色谱法和气相色谱法比较了二者的脂肪油成分，结果表明机械压榨法与传统法相比，制霜效率高，成品质量均一，酸败度变化较小，脂肪油化学成分基本一致，可以机械压榨法取代传统法制柏子仁霜。

李瑞海等[4]建立了柏子仁中二萜类成分的含量测定方法，发现柏子仁中总二萜含量和脂肪油含量具有显著的正相关性，柏子仁经蒸制、炒制后总二萜和脂肪油含量显著增加，制霜后二者含量显著下降。

孙付军等[5]实验观察了0%～40%含油量柏子仁霜的泻下作用，随含油量的增加，其肠推进率逐渐提高，至含油量30%时，与空白组比较具有显著性差异，其泻下作用可能主要与含油量相关，且需达到一定的含油量才具有明显的泻下作用，含油量超过25%时泻下作用具有明显增强的趋势，至30%时具有统计学差异；炮制后脂肪油含量降低，从而减小了滑肠的弊端。而总二萜类[6]成分能抑制小鼠的自发活动，延长戊巴比妥钠诱导的小鼠睡眠时间，增加小鼠睡眠个数，延长缺氧小鼠的存活时间，因此认为柏子仁总萜类成分具有镇静、催眠和耐缺氧作用。

（四）柏子仁饮片炮制工艺研究总结

1. 历史文献　净制（去皮、去壳）、切制（研、末、澄粉）、药汁制（酒、黄精制）、制霜、炒制（炒、微炒去油）、酒制（酒蒸、酒浸焙炒、酒浸曝干）、蒸制（水浸蒸、蒸熟、蒸晒、蒸曝干）、焙制。以蒸制为最常见。

2. 历版《中国药典》　柏子仁、柏子仁霜。

3. 各省市炮制规范　柏子仁、柏子仁霜、炒柏子仁，以柏子仁、柏子仁霜为最常用。

4. 现代研究文献　净制、制霜、炒制、蒸制等，以制霜最为常用。

综合上述研究结果，制定柏子仁的炮制工艺为：

柏子仁　取原药材，除去杂质及残留的种皮，筛去灰屑，即得。

炒柏子仁　取净柏子仁，置锅中，用文火加热，炒至油黄色，有香气逸出为度，取出，放凉。

柏子仁霜　取净柏子仁，碾成泥状，用布包严，经加热后，压去油脂，碾细。

参考文献

[1] 赵厚松. 柏子仁炮制工艺的商榷[J]. 中药通报, 1986, 11(11): 24-25.

[2] 王昭云. 柏子仁用干燥箱制霜法简介[J]. 中药通报, 1987, 12(5): 29.

[3] 张怀, 单国顺, 于晓黎, 等. 柏子仁制霜工艺比较研究[J]. 时珍国医国药, 2010, 21(8): 1987-

九画

1989.

[4] 李瑞海, 冯琳, 马欣悦, 等. 脂肪油和总二萜含量与柏子仁质量的相关性分析[J]. 中国实验方剂学杂志, 2015, 21(12): 9-11.

[5] 孙付军, 宋卫国, 虞慧娟, 等. 不同含油量柏子仁药效学作用研究[J]. 中华中医药学刊, 2010, 28(9): 1836-1838.

[6] 马欣悦, 李瑞海, 贾天柱. 柏子仁总萜类成分药理活性及提取工艺研究[J]. 实用药物与临床, 2017, 20(1): 65-68.

Zhi zi 栀子

药材来源　本品为茜草科植物栀子*Gardenia jasminodes* Ellis的干燥成熟果实。

采收加工　9～11月果实成熟呈红黄色时采收，除去果梗和杂质，蒸至上气或置沸水中略烫，取出，干燥。

栀子饮片炮制规范

【饮片品名】栀子、焦栀子。

（一）栀子

【饮片来源】本品为栀子药材经净制后的炮制品。

【炮制方法】除去杂质，碾碎。

【饮片性状】本品呈不规则的碎块。果皮表面红黄色或棕红色，有的可见翅状纵横。种子多数，扁卵圆形，深红色或红黄色。气微，味微酸而苦。

【质量控制】

鉴别　（1）本品粉末红棕色。内果皮石细胞类长方形、类圆形或类角形，常上下层交错排列或与纤维连结，直径14～34μm，长约至75μm，壁厚4～13μm；胞腔内常含草酸钙方晶。内果皮纤维细长，梭形，直径约10μm，长约至110μm，常交错、斜向镶嵌状排列。种皮石细胞黄色或淡棕色，长多角形、长方形或形状不规则，直径60～112pm，长至230μm，壁厚，纹孔甚大，胞腔棕红色。草酸钙簇晶直径19～34μm。

（2）取本品粉末1g，加50%甲醇10ml，超声处理40分钟，滤过，取滤液作为供试品溶液。另取栀子对照药材1g，同法制成对照药材溶液。再取栀子苷对照品，加乙醇制成每1ml含4mg的溶液，作为对照品溶液。照薄层色谱法试验，吸取上述三种溶液各2μl，分别点于同一硅胶G薄层板上，以乙酸乙酯-丙酮-甲酸-水（5∶5∶1∶1）为展开剂，展开，取出，晾干。供试品色谱中，在与对照药材色谱相应的位置上，显相同颜色的黄色斑点；再喷以10%硫酸乙醇溶液，在110℃加热至斑点显色清晰。供试品色谱中，在与对照药材色谱和对照品色谱相应的位置上，显相同颜色的斑点。

检查　水分　不得过8.5%（第二法）。

总灰分　不得过6.0%。

含量测定　照高效液相色谱法测定。

色谱条件与系统适用性试验　以十八烷基硅烷键合硅胶为填充剂；以乙腈-水（15∶85）为流动相；检测波长238nm。理论板数按栀子苷峰计算应不低于1500。

对照品溶液的制备　取栀子苷对照品适量，精密称定，加甲醇制成每1ml含30μg的溶液，即得。

供试品溶液的制备　取本品粉末（过四号筛）0.1g，精密称定，置具塞锥形瓶中，精密加入甲醇25ml，称定重量，超声处理20分钟，放冷，再称定重量，用甲醇补足减失的重量，摇匀，滤过，精密量取续滤液10ml，至25ml量瓶中，加甲醇至刻度，摇匀，即得。

测定法　分别精密吸取对照品溶液与供试品溶液各10μl，注入液相色谱仪，测定，即得。

本品按干燥品计算，含栀子苷（$C_{17}H_{24}O_{10}$）不得少于1.8%。

【性味与归经】苦，寒。归心、肺、三焦经。

【功能与主治】泻火除烦，清热利湿，凉血解毒；外用浮肿止痛。用于热病心烦，湿热黄疸，淋证涩痛，血热吐衄，目赤肿痛，火毒疮疡；外治扭挫伤痛。

【用法与用量】6～10g。外用生品适量，研末调敷。

【贮藏】置通风干燥处。

（二）焦栀子

【饮片来源】本品为栀子经炒制后的炮制品。

【炮制方法】取栀子，或碾碎，用中火炒至表面焦褐色或焦黑色，果皮内表面和种子表面为黄棕色或棕褐色，取出，放凉。

【饮片性状】本品形状同栀子或为不规则的碎块，表面焦褐色或焦黑色。果皮内表面棕色，种子表面为黄棕色或棕褐色。气微，味微酸而苦。

【质量控制】

鉴别、检查　同栀子。

含量测定　同栀子。含栀子苷（$C_{17}H_{24}O_{10}$）不得少于1.0%。

【性味与归经】苦，寒。归心、肺、三焦经。

【功能与主治】凉血止血。用于血热吐血，衄血，尿血，崩漏。

【用法与用量】6～9g。

【贮藏】置通风干燥处，防蛀。

栀子饮片炮制操作规程

（一）栀子

1．产品概述

（1）品名　栀子。

（2）规格　果实。

2．生产依据　按照《中国药典》2015年版一部有关工艺要求及标准，以及拟定的饮片品种炮制工艺执行。

3．工艺流程　取原药材，除去杂质，包装或碾碎后包装。

4．炮制工艺操作要求

（1）净制　除去杂质。

（2）包装　无毒聚乙烯塑料袋或复合袋包装，包装损耗应不超过1.0%。

5．原料规格及质量标准　符合《中国药典》2015年版一部栀子药材项下的相关规定。

6．成品质量标准　符合本规范栀子饮片项下的相关规定。

7．成品贮存及注意事项　置通风干燥处，防蛀。

8．工艺卫生要求　符合中药饮片GMP相关工艺卫生要求。

9．主要生产设备　筛选机、包装机等设备。

（二）焦栀子

1．产品概述

（1）品名　焦栀子。

（2）规格　果实。

2．生产依据　按照《中国药典》2015年版一部有关工艺要求及标准，以及拟定的饮片品种炮制工艺执行。

3．工艺流程　取栀子，或碾碎，用中火炒至表面焦褐色或焦黑色，果皮内表面和种子表面为黄棕色或棕褐色，取出，放凉。

4．炮制工艺操作要求

（1）加热　将炒制容器加热至120～150℃。

（2）炒制　取净栀子，碾碎，置预热的

炒制设备中，用中火炒至表面焦褐色或焦黑色，果皮内表面和种子表面为黄棕色或棕褐色，取出，放凉。

（3）包装　无毒聚乙烯塑料袋或复合袋，包装损耗率不超过1.0%。

5．原料规格及质量标准　符合本规范栀子饮片项下的相关规定。

6．成品质量标准　符合本规范焦栀子饮片项下的相关规定。

7．成品贮存及注意事项　置通风干燥处，防蛀。

8．工艺卫生要求　符合中药饮片GMP相关工艺卫生要求。

9．主要生产设备　炒药机、包装机等设备。

栀子饮片炮制规范起草说明

（一）栀子饮片炮制方法历史沿革

1．净制　栀子的净制最早见于南齐《鬼遗》"去皮"。宋代"去皮须了""取人（仁），去壳""去壳，取仁"。明代"剥去皮，去仁用壳""去顶蒂""去皮尖""折梗及顶"。清代"不用皮""连皮""拣净仁"。

2．炮制　栀子炮制最早见于汉代张仲景《伤寒》"擘破"，并有"栀子生用吐，炒黑则不吐"对其炮制目的有记述。晋代"炒炭烧末"。宋代"炒香"。元代"炒令十分有二分焦黑"。明代"微炒""炒透""炒焦"。宋代"烧半过""烧灰""烧灰存性，研极细末，用纸包，碗盖于地上一夕，出火毒""连皮烧半过"。

3．加辅料炮制　栀子加辅料炮制自南北朝以后有甘草制，唐代"酒炒""炒""姜汁炒焦黄"。宋代"以甘草水浸一宿，漉出，焙干""炙酥拌微炒"。明代"纸裹煨""酒浸"，"童便炒""蜜制""盐水炒黑""炒焦""酒洗"。清代"酒炒""姜汁炒黑""乌药拌炒、蒲黄炒"。

历代炮制历史沿革见表1。

九画

表1　栀子炮制历史沿革简况

朝代	沿用方法	新增方法	文献出处
汉代		擘破	《伤寒》
晋代		炒炭烧末	《肘后》
唐代		酒炒、炒	《千金方》
		姜汁炒焦黄	《银海精微》《产宝》
宋代		去皮须了；以甘草水浸一宿，漉出，焙干	《雷公》
		取人（仁），去壳	《总病论》
	去壳，取仁		《总微》
		炒香	《总录》
		烧半过	《苏沈》
		烧灰 烧灰存性，研极细末，用纸包，碗盖于地上一夕，出火毒	《证类》
		连皮烧半过	《三因》
		炙酥拌微炒	《圣惠方》
元代		炒令十分有二分焦黑	《丹溪》
		治心须留热，小便赤涩，去皮，山栀子火煨；用仁去心胃中热，去皮去肌表热	《汤液》

续表

朝代	沿用方法	新增方法	文献出处
明代		剥去皮；去仁用壳	《普济方》
		去顶蒂；纸裹煨	《奇效》
		酒浸	《理例》
		童便炒	《入门》
		蜜制	《保元》
		炒焦	《景岳》
		酒洗	《瑶函》
		折顿及须，研碎才炒(止血用须炒黑色)、去热用但燥而已，留皮除热于肌表，去皮却热于心胸	《蒙筌》
		凡使先皮须了，取九棱者，仁以甘草水浸一宿，滤出，焙干，捣晒如赤金末用，大率治上焦，中焦连壳用，下焦去壳、沉去黄浆炒用，治血病炒黑用”	《大法》
清代	酒炒		《大成》
		姜汁炒黑	《逢原》
		乌药拌炒、蒲黄炒	《得配》

（二）栀子饮片药典及地方炮制规范研究

现代炮制方法见表2。

表2 《中国药典》及各地炮制规范收载的栀子炮制方法

药典及规范	炮制方法
《中国药典》（1977 年版）	栀子 除去杂质，打碎 炒栀子 取净栀子，照清炒法炒至黄褐色 焦栀子 取净栀子，照炒焦法炒至焦黑色
《中国药典》（1985 年版） 《中国药典》（1990 年版） 《中国药典》（1995 年版） 《中国药典》（2000 年版） 《中国药典》（2005 年版） 《中国药典》（2010 年版）	栀子 除去杂质，碾碎 炒栀子 取净栀子，照清炒法炒至黄褐色 焦栀子 取净栀子，照清炒法炒至焦黑色
《中国药典》（2015 年版）	栀子 除去杂质，碾碎 炒栀子 取净栀子，照清炒法炒至黄褐色 焦栀子 取栀子，或碾碎，照清炒法用中火炒至表面焦褐色或焦黑色，果皮内表面和种子表面为黄棕色或棕褐色，取出，放凉
《北京市中药饮片炮制规范》（2008 年版）	栀子 取原药材，除去杂质 炒栀子 取净栀子，碾碎，置热锅内，用文火 90～120℃炒至表面黄褐色，喷淋鲜姜汁适量，炒干，取出，晾凉 焦栀子 取净栀子，碾碎，置热锅内，用中火炒至表面焦褐色或焦黑色，喷淋鲜姜汁适量，炒干，取出，晾凉
《上海市中药饮片炮制规范》（2008 年版）	生栀子 将原药除去杂质，筛去灰屑 焦栀子 取生栀子，照炒炭法炒至表面焦褐色或焦黑色，种子呈棕褐色
《福建省中药炮制规范》（1988 年版）	栀子 除去杂质，用时捣碎 栀子仁 取净栀子，剥去皮取仁 炒栀子 取净栀子块，照炒黄法炒至深黄色。用时捣碎 黑栀子 取净栀子，或碾碎，照炒焦法炒至表面焦黑色，内部焦黄色，喷洒清水或盐水，炒干 姜栀子 取净栀子块，照姜炙法炒干
《广东省中药炮制规范》（1984 年版）	栀子 除去杂质，用时捣碎 栀子炭 取净栀子，用武火炒至松脆，呈焦黑色，熄灭火星或喷洒清水，灭尽火星，取出，摊凉 炒栀子 取净栀子，用中火炒至黄褐色时，取出，摊凉

续表

药典及规范	炮制方法
《吉林省中药炮制标准》(1986年版)	生栀子　除去杂质，筛去灰屑，串碎 炒栀子　将捣碎的栀子，置锅中，用文火炒至稍变色，取出，晾凉 栀子炭　将捣碎的栀子，置锅中，用武火炒至黑褐色（但须存性），取出，晾凉
《江西省中药炮制规范》(1991年版)	栀子　取原药，除去杂质及残留果柄。碾碎，过筛取仁，或用时打碎 炒栀子　取净栀仁，用文火炒至焦黄色为度 焦栀子　取净栀仁，用武火炒至焦黑色为度
《全国中药炮制规范》(1988年版)	栀子　取原药材，除去杂质，碾碎 炒栀子　取栀子碎块置锅内，用文火加热炒至深黄色，取出，放凉 焦栀子　取栀子碎块置锅内，用武火加热炒至焦黄色，取出放凉 栀子炭　取栀子碎块置锅内，用武火加热炒至表面黑褐色，喷淋清水，灭尽火星，取出晾干 姜栀子　取栀子碎块，加姜汁拌匀。润透，置锅内，用文火加热炒干，取出放凉。每栀子100kg，用鲜生姜10kg，或干姜3kg
《山东省中药炮制规范》(1990年版)	栀子　除净杂质，碾碎 炒栀子　将净栀子碎块置锅内，文火炒至色变深时，取出，放凉 焦栀子　将净栀子碎块置锅内，武火炒至焦黄色，取出，放凉
《安徽省中药饮片炮制规范》(2005年版)	栀子　取原药材，除去杂质。用时捣碎 焦栀子　取净栀子碎块，照炒焦法，炒至表面呈焦黄包或焦褐色
《河南省中药饮片炮制规范》(2005年版)	栀子　除去杂质，碾碎 炒栀子　取净栀子块，照清炒法炒至黄褐色 焦栀子　取净栀子，或碾碎，照炒法用中火炒至焦褐色或焦黑色，果皮内面和种子表面为黄褐色或棕褐色，取出，放凉 栀子炭　取净栀子块，照炒炭法炒至黑褐色 酒栀子　取净栀子块，照酒炙法炒干。每栀子块100kg，用黄酒12kg 姜栀子　取净栀子块，照姜炙法炒干。每栀子块100kg，用鲜生姜12kg 栀子皮　取净栀子横切，去仁，取壳 栀子仁　取净栀子横切，去壳，取仁
《辽宁省中药炮制规范》(1975年版)	栀子　捡净杂质，碾碎 焦栀子　将碾碎的栀子，置锅内炒至棕褐色，取出，放凉 栀子炭　将碾碎的栀子，置锅内用强火炒至黑褐色，但需存性，取出，放凉
《湖南省中药饮片炮制规范》(2010年版)	栀子　取原药材，除去果梗、宿萼等杂质，干燥，筛去灰屑。捣碎 炒栀子　取净栀子，大小分档，照清炒法，用文火炒至表面黄褐色，内部色加深 焦栀子　取净栀子，大小分档，照炒焦法，用中火炒至表面焦褐色，内部棕色或棕褐色 栀子炭　取净栀子，大小分档，照炒炭法，用武火炒至表面焦黑色，内部焦黄或焦褐色，存性

（三）栀子饮片现代炮制研究

黄弦等[1]以水浸出物、醇浸出物、栀子苷、西红花苷Ⅰ及西红花苷Ⅱ的综合评分为指标，采用单因素试验和正交试验考察炒制温度和炒制时间对炒栀子炮制工艺的影响来优选炒栀子的炮制工艺。实验结果发现，炒制时间对炮制工艺的影响＞炒制温度，最佳炮制工艺为150℃炒15分钟，优选的炮制工艺稳定性好，能更好地保证炒栀子的质量。

程合丽[2]以栀子苷、水浸出物、醇浸出物含量为指标，确定炒栀子的最佳工艺，以栀子苷、水浸出物、醇浸出物含量为指标，采用正交实验法，优选炒栀子的工艺参数。实验结果表明，炒栀子的最佳炮制工艺为：设定炒药机控温仪的温度为A℃，转速为20r/min，并加热至温度恒定。取净栀子，大小分档。取大小均匀的净栀子10kg，置炒药机内，A℃炒制9～12分钟至略鼓起，爆裂声减弱，表面深黄色，有香气时，取出晾凉，筛去碎屑，破碎（脱皮机或轧扁机，对辊间隙调4mm），过筛（筛孔内径8mm），即得。

黄弦等[3]选取炒制时间和炒制温度为考察因素，以水浸出物、醇浸出物及栀子苷质量分数为综合评价指标，采用正交试验法优选焦栀子的炮制工艺，通过HPLC测定炮制过程中西红花苷-Ⅰ和西红花苷-Ⅱ的含量。结果表明，焦栀子的最佳炮制工艺为180℃炒30分钟。西红花苷-Ⅰ和西红花苷-Ⅱ含量在炮制过程中逐渐降低，温度过高可致其彻底分解。

刘瑞连等[4]焦栀子的最佳炮制工艺为160℃，烘10分钟，堆放厚度2cm，过1号筛粉末。

张村等[5]采用HPLC同时测定2个主要成分（京尼平龙胆二糖苷，京尼平苷）含量对栀子不同饮片环烯醚萜苷类成分进行比较研究。结果表明，生、炒、焦、炭栀子随着炒制程度的加重，整体上看京尼平龙胆二糖苷、京尼平苷含量呈现下降趋势，各产地不同饮片生品、炒黄品、炒焦品变化幅度不大，变化程度不一；但炒炭品含量下降最为明显，约为60%，个别产地碾碎炒焦品的含量高于炒焦品，同时，碾碎炒黄品、碾碎炒焦品与相应炒黄品、炒焦品相比，不同产地2个成分的含量变化不相一致，此与炒制时间和炒制程度有关。4个二萜色素类成分研究表明，栀子不同炮制品的色素类成分总量呈现一定的变化规律，由生品、炒黄品、碾碎炒黄品、炒焦品、碾碎炒焦品至炒炭品，色素类成分的总量随炮制过程的变化、炮制温度的升高，呈明显下降趋势，再次证明色素类成分含量与炮制过程密切相关。

陈红等[6]采用HPLC法。Kromasil色谱柱，200mm×4.6mm，5μm；流动相：甲醇-水（50∶50），检测波长：440nm；流速为1.0ml/min比较栀子不同饮片中藏红花素含量。结果显示，用HPLC法测得不同产地10批次栀子、炒栀子、焦栀子中藏红花素的含量随着炮制程度的加重依次明显递减。

姚蓝等[7]采用比色法比较测定栀子及炒焦、炒炭品的色素吸附力、鞣质含量、pH与电导率的变化。结果表明，栀子炒制后吸附率与鞣质含量明显上升，以炭药最高；栀子炒炭品的pH普遍高于炒焦品；栀子及其炒制品电导率没有规律性的变化。

（四）栀子饮片炮制工艺研究总结

1．历史文献　净制、切制、炒制（炒黄、炒焦、制炭）、酒制、姜制、姜制炭、盐制等，以炒制为最常见。

2．历版《中国药典》　栀子、炒栀子、焦栀子为主，以焦栀子为最常用。

3．各省市炮制规范　栀子、炒栀子、焦栀子、栀子炭为主，以焦栀子为最常用。

4．现代研究文献　栀子、炒栀子、焦栀子为主，以焦栀子为最常用。

综合上述研究结果，制定栀子的炮制工艺为：

栀子　除去杂质，碾碎。

焦栀子　取栀子，或碾碎，用中火炒至表面焦褐色或焦黑色，果皮内表面和种子表面为黄棕色或棕褐色，取出，放凉。

参考文献

[1] 黄弦，罗光明，左月明，等．正交试验法优选炒栀子的炮制工艺[J]．中国实验方剂学杂志，2013，19(3)：12-15.

[2] 程合丽．栀子饮片炮制规范化研究[D]．济南：山东中医药大学，2005.

[3] 黄弦，罗光明，罗扬婧，等．焦栀子的炮制工艺优化及西红花苷类成分含量变化[J]．中国实验方剂学杂志，2013，19(14)：10-13.

[4] 刘瑞连，蒋晓煌，陈胜璜，等．正交设计法优化烘法炮制焦栀子的工艺[J]．中南药学，2011，9(12)：906-909.

[5] 张村，肖永庆，李丽，等．栀子不同饮片环烯醚萜苷类成分比较研究[J]．中国中药杂志，2008，33(10)：1138-1140.

九画

[6] 陈红, 肖永庆. 炒制对栀子中藏红花素含量的影响[J]. 辽宁中医药大学学报, 2009, 11(6): 222-223.

[7] 姚蓝, 孟江, 张村, 等. 炒制对栀子饮片中鞣质含量及吸附性的影响[J]. 中国实验方剂学杂志, 2014, 20(4): 45-48.

Wei ling xian

威灵仙

药材来源 本品为毛茛科植物威灵仙*Clematis chinensis* Osbeck、棉团铁线莲*Clematis hexapetala* Pall.或东北铁线莲*Clematis manshurica* Rupr.的干燥根和根茎。

采收加工 秋季采挖，除去泥沙，晒干。

威灵仙饮片炮制规范

【饮片品名】威灵仙。

【饮片来源】本品为威灵仙药材经切制后的炮制品。

【炮制方法】除去杂质，洗净，润透，切段，干燥。

【饮片性状】本品呈不规则的段。表面黑褐色、棕褐色或棕黑色，有细纵纹，有的皮部脱落，露出黄白色木部。切面皮部较广，木部淡黄色，略呈方形或近圆形，皮部与木部间常有裂隙。

【质量控制】

鉴别 取本品粉末1g，加乙醇50ml，加热回流2小时，滤过，滤液浓缩至20ml，加盐酸3ml，加热回流1小时，加水10ml，放冷，加石油醚（60～90℃）25ml振摇提取，石油醚蒸干，残渣用无水乙醇10ml使溶解，作为供试品溶液。另取齐墩果酸对照品，加无水乙醇制成每1ml含0.45mg的溶液，作为对照品溶液。照薄层色谱法试验，吸取上述两种溶液各3μl，分别点于同一硅胶G薄层板上，以甲苯-乙酸乙酯-甲酸（20∶3∶0.2）为展开剂，薄层板置展开缸中预饱和30分钟，展开，取出，晾干，喷以10%硫酸乙醇溶液，在105℃加热至斑点显色清晰。供试品色谱中，在与对照品色谱相应的位置上，显相同颜色的斑点。

检查 水分 不得过15.0%（第二法）。

总灰分 不得过10.0%。

酸不溶性灰分 不得过4.0%。

浸出物 照醇溶性浸出物测定法项下的热浸法测定，用乙醇作溶剂，不得少于15.0%。

含量测定 照高效液相色谱法测定。

色谱条件与系统适用性试验 以十八烷基硅烷键合硅胶为填充剂；以乙腈-水（90∶10）为流动相；检测波长为205nm。理论板数按齐墩果酸峰计算应不低于3000。

对照品溶液的制备 取齐墩果酸对照品适量，精密称定，加甲醇制成每1ml含1mg的溶液，即得。

供试品溶液的制备 取本品粉末（过四号筛）约4g，精密称定，置索氏提取器中，加乙酸乙酯适量，加热回流3小时，弃去乙酸乙酯液，药渣挥干溶剂，连同滤纸筒转移至锥形瓶中，精密加入稀乙醇50ml，称定重量，加热回流1小时，放冷，再称定重量，用稀乙醇补足减失的重量，摇匀，滤过，精密量取续滤液25ml，置水浴上蒸干，残渣加2mol/L盐酸溶液30ml使溶解，加热回流2小时。立即冷却，移入分液漏斗中，用水10ml分次洗涤容器，洗液并入分液漏斗中。加乙酸乙酯振摇提取3次，每次15ml，合并乙酸乙酯液，70℃以下浓缩至近干，加甲醇溶解，转移至10ml量瓶中，加甲醇至刻度，摇匀，即得。

测定法　分别精密吸取对照品溶液与供试品溶液各10μl，注入液相色谱仪，测定，即得。

本品按干燥品计算，含齐墩果酸（$C_{30}H_{48}O_3$）不得少于0.30%。

【性味与归经】辛、咸、温。归膀胱经。

【功能与主治】祛风湿，通经络。用于风湿痹痛，肢体麻木，筋脉拘挛，屈伸不利。

【用法与用量】6～10g。

【贮藏】置阴凉干燥处，防蛀。

威灵仙饮片炮制操作规程

1．产品概述

（1）品名　威灵仙。

（2）规格　段。

2．生产依据　按照《中国药典》2015年版一部有关工艺要求及标准，以及拟定的饮片炮制工艺执行。

3．工艺流程　取原药材，除去杂质，洗净，润透，切段，干燥。

4．炮制工艺操作要求

（1）挑选　除去杂质。

（2）洗润　洗净，润透。

（3）切制　切段。

（4）干燥　将饮片置烘箱内，控制温度和时间至干燥。

（5）包装　复合袋手工或机械包装。

5．原料规格质量标准　符合《中国药典》2015年版一部威灵仙药材项下的相关规定。

6．成品质量标准　符合本规范威灵仙饮片项下的相关规定。

7．成品贮存及注意事项　置干燥处。

8．工艺卫生要求　符合中药饮片GMP相关工艺卫生要求。

9．主要设备　截断机、热风循环烘箱等设备。

威灵仙饮片炮制规范起草说明

（一）威灵仙炮制方法的历史沿革

1．净制　最早记载有“去苗土”《理伤》。以后多有记载“去苗土”《总录》、“去根土”《宝产》、“拣土”《普济方》。宋代净制要求“煖水浸过，削取其背不用，其根冷水淘三五度令净”《圣惠方》、“去芦头洗”《局方》、“去苗洗”《普本》，其后明代有“去茎”《普济方》。

2．切制　切制方法历代多有捣研：“暴干捣细罗末”《圣惠方》、“洗焙干木石臼中捣”《总录》、“洗，焙，为末”《证类》、“末”《儒门》。剉法历代有“去芦，剉用”《宝鉴》、“拣净，剉碎，水淘洗过，焙干”《普济方》、“去芦水淘细剉”《品汇》等。

3．炮制

（1）炒

①炒制　金代记载有“炒，末”《儒门》。此法现已不用。

②麸炒　宋代记载有“净洗麸炒”《总录》。

（2）酒制

①酒蒸　宋代记载有“以好酒和令微湿，入竹筒内，牢塞口，九蒸九曝。如干，添酒重洒之”《证类》。此法现已不用。

②酒浸　宋代记载有“酒浸焙干”《苏沈》《总录》、其后有“酒浸”《传信》《丹溪》《蒙筌》《医学》《金鉴》《四要》。此法现已不用。

③酒洗　宋代记载有“酒洗忌茶”《疮

疡》，其后有“酒洗”《世医》《大法》《醒斋》《说约》《钩元》。此法现已不用。

④酒拌　“酒拌”《丹溪》《集解》。此法现已不用。

⑤酒炒　“酒炒”《丹溪》《品汇》《串雅补》，酒炒法现今仍有沿用，即酒炙法。

（3）米泔制　“米泔浸”《总录》。此法现已不用。

（4）焙制　“去芦头洗焙干”《局方》、“洗，焙”《证类》。此法现已不用。

（5）苦葶苈制　“苦葶苈同入”《世医》。此法现已不用。

（6）醋制　“用醋煮数沸，焙”《普济方》、“醋……炒用”《得配》。此法现已不用。

（7）童便制　“醋酒童便俱可炒用”《得配》。此法现已不用。

（8）酒、醋制　“酒浸，用醋煮数沸”《奇效》。此法现已不用。

历代炮制历史沿革见表1。

表1　威灵仙炮制历史沿革简况

朝代	沿用方法	新增方法	文献出处
唐代		去苗土	《理伤》
宋代	去土	煖水浸过，削取其背不用，其根冷水淘三五度令冷，暴干捣细罗末	《圣惠方》
		以酒浸焙干	《苏沈》
		洗，焙，为末，以好酒微和湿，入竹筒内，牢塞口，九蒸九暴，入干，添酒重洒之	《证类》
		麸炒	《总录》
		去苗洗	《普本》
		去芦头	《局方》
		去芦洗	《传信》
		炒，末	《儒门》
		酒洗忌茶	《疮疡》
元代	去芦 酒浸	剉用	《宝鉴》
		酒炒 酒拌	《丹溪》
明代	酒浸 焙 洗 去芦 酒洗 酒炒	剉碎，用醋煮数沸，去茎	《普济方》
		酒浸，用醋煮数沸	《奇效》
		酒炒，水润细剉	《品汇》
清代	去芦 酒洗 焙 酒浸 酒炒 酒拌	去根	《大成》
		醋酒童便俱可炒用	《得配》
		去心	《四要》

从古代文献资料中可以看出，历代沿用过的威灵仙炮制方法有10余种，所用的辅料有麦麸、酒、醋、童便等。其中以去芦、切制、酒制为常见方法，而酒浸法最为常用。现代炮制方法仍沿用净制切片，生用为主，亦有用酒炒法，其他方法少见承袭。威灵仙炮制多根据临床病情改变辅料以增强药效。

（二）威灵仙饮片药典及地方炮制规范

1．净制　秋季采挖，除去泥沙，晒干。

2．切制　取原药材，除去杂质，洗净，润透，切段，干燥。

3. 炮制 酒威灵仙，取净威灵仙段或片，加入定量黄酒拌匀，稍闷润，待酒被吸进后，置炒制容器内，用文火加热，炒干，取出，晾凉。筛去碎屑。每100kg威灵仙段或片，用黄酒10kg。

现代炮制方法见表2。

表2 《中国药典》及各地炮制规范收载的威灵仙炮制方法

药典及规范	炮制方法
《中国药典》（1963年版）	威灵仙 拣去杂质，除去残茎，用水浸泡，捞出，润透后切段，及时干燥，簸去须毛即得 酒威灵仙 取净威灵仙段，用黄酒拌匀，闷透，置锅内用文火微炒干，取出，放凉即得。每威灵仙段50kg，用黄酒6～7.5kg
《中国药典》（1977年版） 《中国药典》（1985年版） 《中国药典》（1990年版） 《中国药典》（1995年版） 《中国药典》（2000年版） 《中国药典》（2005年版） 《中国药典》（2010年版） 《中国药典》（2015年版）	威灵仙 除去杂质，洗净，润透，切段，干燥
《湖南省中药饮片炮制规范》（2010年版）	威灵仙 取原药材，除去杂质，洗净，润透，切短段片，干燥，筛去碎屑 酒威灵仙 取净威灵仙段，加入白酒拌匀，照酒炙法用文火炒干。每威灵仙100kg，用黄酒10kg
《贵州省中药饮片炮制规范》（2005年版）	威灵仙 取原药材，除去杂质，洗净，略泡，润透，切厚片，细根切短段，干燥 酒威灵仙 取净威灵仙片或断，加黄酒拌匀，闷润过夜，照麸炒法炒至表面淡黄色。每威灵仙100kg，用蜜麸皮10kg
《云南省中药咀片炮制规范》（1974年版）	威灵仙 取原药，拣净杂质，用水洗净泥土，捞出，吸润约4小时，去芦头，铡成中节片，晒干，簸净须毛，即可 酒威灵仙 取生片用白酒10%，用文火边炒边洒，炒至酒干色变深为度
《浙江省中药炮制规范》（1994年版）	威灵仙 取原药，除去残茎等杂质，洗净，润软，切厚片，干燥

（三）威灵仙饮片现代炮制研究

张余生等[1]采用小鼠扭体法、热板法进行镇痛作用研究；采用小鼠耳肿法及毛细血管通透性实验法进行抗炎实验研究，比较炮制对威灵仙镇痛抗炎作用的影响。实验结果显示，威灵仙生品及酒炙品均具镇痛、抗炎作用，其中以酒炙后威灵仙作用较强。上述实验结果与威灵仙酒炙后增强祛风除痹、通经止痛作用的传统中医理论相吻合。

郝宁等[2]采用正交设计并使用模糊概率法进行多指标综合评价，用以筛选酒制威灵仙的最佳炮制工艺，结果筛选出最佳炮制工艺为威灵仙切短段（10～15mm）、闷润30分钟、每100g药材使用30ml 56%的白酒、0.070MPa高压蒸制30分钟。

郝宁等[3]采用正交设计，以齐墩果酸、常春藤皂苷元以及总皂苷含量的总评归一值为指标筛选酒制威灵仙的最佳炮制工艺。结果威灵仙切短段（15～20mm）、加入14°的黄酒、每100g药材使用25ml的黄酒、闷润45分钟、使用文火炒制炮制品的总评归一值为最高。

（四）威灵仙饮片炮制工艺研究总结

1. 历史文献 净制（去苗土、去芦头、去茎）、切制（捣细、为末、剉碎）、炒制（炒）、麸炒、酒制（酒蒸、酒浸、酒洗、酒拌、酒炒）、米泔制、焙制、苦葶苈制、醋制、童便制、酒醋制等，以酒制为最常见。

2. 历版《中国药典》 威灵仙、酒威灵仙，以威灵仙生品饮片为最常见。

九画

3．各省市炮制规范 威灵仙、酒威灵仙，以威灵仙生品饮片为最常见。

4．现代研究文献 净制、切制、酒炙威灵仙等，以威灵仙生品饮片为最常见。

综合上述研究结果，制定的威灵仙炮制工艺为：

威灵仙 取原药材，除去杂质，洗净，润透，切段，干燥。

参考文献

[1] 张余生, 陆兔林. 炮制对威灵仙镇痛抗炎作用的影响[J]. 中药材, 2001, 24(11): 815-816.

[2] 郝宁, 朴钟云, 李松花, 等. 多指标正交优选加压酒制威灵仙炮制工艺[J]. 中华中医药杂志, 2017, 32(9): 4255-4258.

[3] 郝宁, 朴钟云, 臧健, 等. 总评归一值优选酒炒威灵仙炮制工艺[J]. 中药材, 2015, 38(1): 65-68.

Hou po

厚朴

药材来源 本品为木兰科植物厚朴*Magnolia officinalis* Rehd. et Wils.或凹叶厚朴*Magnolia officinalis* Rehd. et Wils. var. *bilobaRehd.* et Wils.的干燥干皮、根皮及枝皮。

采收加工 4～6月剥取，根皮和枝皮直接阴干；干皮置沸水中微煮后，堆置阴湿处，“发汗”至内表面变紫褐色或棕褐色时，蒸软，取出，卷成筒状，干燥。

厚朴饮片炮制规范

【饮片品名】厚朴、姜厚朴。

（一）厚朴

【饮片来源】本品为厚朴药材经切制后的炮制品。

【炮制方法】刮去粗皮，洗净，润透，切丝，干燥。

【饮片性状】本品为弯曲丝条状或单、双卷筒状，外表面灰褐色，有时可见椭圆形皮孔或纵皱纹。内表面紫棕色或深紫褐色，较平滑，具细密纵纹，划之显油痕。切面颗粒性，有油性，有的可见小亮星。气香，味辛辣、微苦。

【质量控制】

鉴别 （1）粉末棕色。纤维甚多，直径15～32μm，壁甚厚，有的呈波浪形或一边呈锯齿状，木化，孔沟不明显。石细胞类方形、椭圆形、卵圆形或不规则分枝状，直径11～65μm，有时可见层纹。油细胞椭圆形或类圆形，直径50～85μm，含黄棕色油状物。

（2）取本品粉末0.5g，加甲醇5ml，密塞，振摇30分钟，滤过，取滤液作为供试品溶液。另取厚朴酚对照品、和厚朴酚对照品，加甲醇制成每1ml各含1mg的混合溶液，作为对照品溶液。照薄层色谱法试验，吸取上述两种溶液各5μl，分别点于同一硅胶G薄层板上，以甲苯-甲醇（17:1）为展开剂，展开，取出，晾干，喷以1%香草醛硫酸溶液，在100℃加热至斑点显色清晰。供试品色谱中，在与对照品色谱相应的位置上，显相同颜色的斑点。

检查 水分 不得过10.0%（第二法）。

总灰分 不得过5.0%。

酸不溶性灰分 不得过3.0%。

含量测定 照高效液相色谱法测定。

色谱条件与系统适用性试验 以十八烷基硅烷键合硅胶为填充剂；以甲醇-水（78∶22）为流动相；检测波长为294nm。理论板数按厚朴酚峰计算应不低于3800。

对照品溶液的制备 取厚朴酚对照品、和厚朴酚对照品适量，精密称定，加甲醇分别制成每1ml含厚朴酚40μg、和厚朴酚24μg的溶液，即得。

供试品溶液的制备 取本品粉末（过三号筛）约0.2g，精密称定，置具塞锥形瓶中，精密加入甲醇25ml，摇匀，密塞，浸渍24小时，滤过，精密量取续滤液5ml，置25ml量瓶中，加甲醇至刻度，摇匀，即得。

测定法 分别精密吸取上述两种对照品溶液各4μl与供试品溶液3～5μl，注入液相色谱仪，测定，即得。

本品按干燥品计算，含厚朴酚（$C_{18}H_{18}O_2$）与和厚朴酚（$C_{18}H_{18}O_2$）的总量不得少于2.0%。

（二）姜厚朴

【饮片来源】本品为厚朴经姜制后的炮制品。

【炮制方法】取厚朴丝，加姜汁拌匀，置炒制容器内，用文火炒干，取出，晾干。每100kg厚朴，用生姜10kg。

【饮片性状】本品形如厚朴丝，表面灰褐色，偶见焦斑。略有姜辣气。

【质量控制】

鉴别、检查 同厚朴。

含量测定 同厚朴，含厚朴酚（$C_{18}H_{18}O_2$）与和厚朴酚（$C_{18}H_{18}O_2$）的总量不得少于1.6%。

【性味与归经】苦、辛，温。归脾、胃、肺、大肠经。

【功能与主治】燥湿消痰，下气除满。用于湿滞伤中，脘痞吐泻，食积气滞，腹胀便秘，痰饮喘咳。

【用法与用量】3～10g。

【贮藏】置阴凉干燥处，防蛀。

厚朴饮片炮制操作规程

（一）厚朴

1．产品概述

（1）品名 厚朴。

（2）规格 丝。

2．生产依据 《中国药典》2015年版一部有关工艺要求及标准，以及拟定的饮片品种炮制工艺执行。

3．工艺流程 刮去粗皮，洗净，润透，切丝，干燥。

4．炮制工艺操作要求

（1）净制 除去杂质，刮去粗皮。

（2）洗润 取净厚朴药材经洗药池清水洗去泥沙，泡1小时后放去浸泡水，再润，闷润透20～24小时，闷润途中喷淋清水1～2次，取出；或放入不锈钢蒸锅内，蒸汽蒸透，取出。

（3）切制 直线往复式切药机，切丝6mm。

（4）干燥 热风循环烘箱，烘干温度50℃，干燥厚度3cm。

（5）过净 平面式振动筛，筛去药屑碎末。

（6）精选 将净药物平摊于工作台上，挑选出混在净药物中不符合质量要求的败片。

（7）包装 根据本品包装规格要求进行包装。

5．原料规格质量标准 符合《中国药典》2015年版一部厚朴药材项下的相关规定。

6．成品质量标准 符合本规范厚朴饮片项下关规定。

7．成品贮存及注意事项 置通风干燥处，防蛀、防油。

8．工艺卫生要求 符合中药饮片GMP相关工艺卫生要求。

9．主要设备 蒸煮锅、切药机、烘箱、振动筛等设备。

（二）姜厚朴

1．产品概述

（1）品名 姜厚朴。

（2）规格 丝（6mm）。

2．生产依据 《中国药典》2015年版一部有关工艺要求及标准，以及拟定的饮片品种炮制工艺执行。

3．工艺流程 取厚朴丝，加姜汁拌匀，置炒制容器内，用文火炒干，取出，晾干。每100kg厚朴，用生姜10kg。

4．炮制工艺操作要求

（1）炮炙 取厚朴丝，加姜汁拌匀，置炒制容器内，用文火炒干，取出，晾干。每100kg厚朴，用生姜10kg。

（2）过净 平面式振动筛，筛去药屑碎末。

（3）精选 将净药物平摊于工作台上，挑选出混在净药物中不符合质量要求的败片

（4）包装 根据本品包装规格要求进行包装。

5．原料规格质量标准 符合本规范厚朴饮片项下的相关规定。

6．成品质量标准 符合本规范姜厚朴项下的相关规定。

7．成品贮存及注意事项 置通风干燥处，防蛀、防油。

8．工艺卫生要求 符合中药饮片GMP相关工艺卫生要求。

9．主要设备 切药机、烘箱、炒药机、振动筛等设备。

厚朴饮片炮制规范起草说明

（一）厚朴饮片炮制方法历史沿革

汉代有去皮炙法；唐代有姜汁炙；宋代有生姜枣制、糯米粥制等法；明代有炒、盐炒、煮制、醋制、酥炙及姜汁浸后炒干、醇醋淬透再炒、酒浸炒等方法；清代有醋炒等法。近代有姜炙、姜汁煮、姜汁浸、姜汁蒸、生姜紫苏汁蒸、生姜紫苏加水煮等方法。

历代炮制历史沿革见表1。

表1 厚朴炮制历史沿革简况

朝代	沿用方法	新增方法	文献出处
汉代		去皮炙法	《伤寒》
南北朝		酥炙和姜炙	《雷公》
唐代	姜汁制		《产宝》
宋代		制炭生姜枣制、糯米粥制	《总录》
明代		炒、盐炒、煮制	《普济方》
		醋制、酥炙	《入门》
		姜汁浸后炒干醇醋淬透再炒	《准绳》
		酒浸炒	《必读》
清代		醋炒	《集解》

厚朴炮制方法始载于南北朝时期的《雷公炮炙论》，为酥炙和姜炙。至唐代，炮制方法主要为净制法、姜炙法和酥炙法。宋代是厚朴炮制方法发展较快的历史时期，出现了

较多创新的炮制方法，例如：姜煮焙法、姜枣制法、糯米粥制法、土姜酒制法、姜淹法等。明代对于厚朴炮制方法的创新和发展贡献较大，如李时珍的《本草纲目》在继承前人姜汁制的基础上，又增加了姜甘草同制的方法。并且这一时期对于炮制辅料的用量、炮制程度、炮制工艺等也有较为详尽的记载。清代主要是继承了前人的炮制方法，未见有创新之法。综上所述，厚朴的历代炮制方法有净制、切制、炒制、辅料制几大类，超过16种炮制方法。

（二）厚朴饮片药典及地方炮制规范

现代炮制方法见表2。

表2 《中国药典》及各地炮制规范收载的厚朴炮制方法

药典及规范	炮制方法
《中国药典》（1977年版）	厚朴 洗净，润透，刮去粗皮，切丝，晒干
《中国药典》（1985年版） 《中国药典》（1990年版） 《中国药典》（1995年版） 《中国药典》（2000年版） 《中国药典》（2005年版）	厚朴 刮去粗皮，洗净，润透，切丝，晒干 姜厚朴 取厚朴丝，照姜汁炙法炒干
《中国药典》（2010年版）	厚朴 刮去粗皮，洗净，润透，切丝，干燥 姜厚朴 取厚朴丝，照姜汁炙法炒干
《中国药典》（2015年版）	厚朴 刮去粗皮，洗净，润透，切丝，干燥 姜厚朴 取厚朴丝，照姜汁炙法
《山东省中药炮制规范》（2002年版）	厚朴 去净杂质，刮去粗皮，洗净，润透，切丝，干燥
《天津市中药饮片炮制规范》（2005年版）	姜厚朴 取原药材，刷去泥土，刮去绿苔，捆成小捆；另取姜碾压破碎后，水煮两次，煮至姜味淡时，弃去姜渣，合并两次姜液，以此姜液浸润药材至透，切宽丝，干燥。每厚朴100kg，用鲜姜10kg（干姜1kg折合鲜姜3kg）
《贵州省中药饮片炮制规范》（2005年版）	厚朴 取原药材，刮去粗皮，润透，切丝，晾干
《湖南省中药饮片炮制规范》（2010年版）	厚朴 取原药材，刮去粗皮，洗净，润透，切细丝片或小块，干燥，筛去灰屑
《江苏省中药饮片炮制规范》（2002年）	厚朴 取原药材，刮去粗皮，洗净，润透，切丝，低温干燥
《安徽省中药饮片炮制规范》（2002年版）	厚朴 取原药材，刮去粗皮，洗净，润透，切丝，干燥
《江西省中药饮片炮制规范》（2008年版）	厚朴 ①刮去粗皮，洗净，润透，切丝，低温干燥；②除去杂质，洗净，略浸，润透，刮去粗皮，切丝片或肚片，低温干燥
《陕西省中药饮片标准》（2008、2009、2011年版）	厚朴 取药材厚朴，除去粗皮，洗净，润透，切丝，低温干燥
《河南省中药饮片炮制规范》（2005年版）	厚朴 刮去粗皮，洗净，润透，切丝，晒干
《重庆市中药饮片炮制规范及标准》（2006年版）	厚朴 除去杂质，刮去粗皮，洗净，润软，切丝，干燥
《湖北省中药饮片炮制规范》（2009年版）	厚朴 刮去粗皮，洗净，润透，切丝，晒片
《浙江省中药炮制规范》（2005年版）	厚朴 取原药，刮去粗皮，洗净，润软，先切成宽约3cm的条，再横切成丝，低温干燥。与姜汁拌匀，煮至姜汁被吸尽时，再低温干燥。每厚朴100kg，用鲜生姜10kg
《吉林省中药炮制标准》（1986年版）	厚朴 除去杂质，刮净粗皮，用水浸泡约七成透时，捞出闷润，待内外水分一致时，切3mm丝，晒干

九画

续表

药典及规范	炮制方法
《广西壮族自治区中药饮片炮制规范》（2007 年版）	厚朴　刮去粗皮。洗净，润透，切丝，晒片
《上海市中药饮片炮制规范》（2008 年版）	厚朴　将原药除去杂质，略浸，润透，摊开卷筒，铲去粗皮，洗净，开直条，切丝，晒或低温干燥，筛去灰屑
《北京市中药饮片炮制规范》（2008 年版）	姜厚朴　取原药材，刮去粗皮，洗净，闷润 4～6 小时，至内外湿度一致，切细丝，晒干。取鲜姜煎液与厚朴丝同置锅内，煮至煎液被吸尽，取出，干燥。每 100kg 厚朴丝，用鲜姜 10kg。鲜姜煎液制法取鲜姜片 10kg，加水适量（约鲜姜量的 10 倍）煎煮两次，每次 1 小时，合并煎液，滤过，取滤液（约 80L）
《甘肃省中药炮制规范》（2009 年版）	厚朴　取原药材，洗净，润透，展开，刮去粗皮，切丝，晒干，筛去灰屑

（三）厚朴饮片现代炮制研究

李安娟[1]实验证明，厚朴产地加工中煮、“发汗”、蒸的过程中，有效成分厚朴酚与和厚朴酚含量稍有增加。厚朴粗皮中基本不含厚朴酚与和厚朴酚。净制中要求除去粗皮是合理的。潘三红[2]用双波长薄层扫描法测定厚朴及其姜制品中的厚朴酚含量，证明姜炙和姜煮均使厚朴酚含量降低，减少量在20%以内。有研究证明，在相同实验条件下，对姜汁炒、姜汁煮、姜汁浸三类炮制方法的炮制品与生品进行了对照测试，其主要成分厚朴酚与和厚朴酚为指标，证明不同工艺的炮制品在加入辅料姜汁并经过适当的加热处理后，厚朴酚与和厚朴酚的含量有所变化，姜汁炒的炮制品中，以10%姜汁炒干、10%姜汁炒微焦两种炮制品中酚性成分含量较高，姜煮和姜汁浸的炮制品中以10%姜汁煮、10%姜汁浸两种炮制品酚性成分含量较高，质量较好[3]。亦有人实验证明，姜汁制品与生品相比，挥发油含量略有减少，比重增大，折光率微有增大，比旋度减少明显。薄层色谱结果表明，生品与炮制品的挥发油及醇浸液化学油成分基本无变化。证明厚朴刺人喉舌的副作用不是挥发油所致，而是挥发油以外其他成分所致[4]。

（四）厚朴饮片炮制工艺研究总结

1．历史文献　去皮炙法、姜汁炙、生姜枣制、糯米粥制、炒、盐炒、煮制、醋制、酥炙及姜汁浸后炒干，醇醋淬透再炒，酒浸炒、醋炒等。

2．历版《中国药典》　厚朴、姜厚朴。

3．各省市炮制规范　净制、姜制。

4．现代研究文献　姜汁炒、姜汁煮、姜汁浸。

综合上述研究结果，制定厚朴的炮制工艺为：

厚朴　刮去粗皮，洗净，润透，切丝，干燥。

姜厚朴　取厚朴丝，加姜汁拌匀，置炒制容器内，用文火炒干，取出，晾干。每100kg厚朴，用生姜10kg。

参考文献

[1] 李安娟，郭信芳，冯海龙，等. 厚朴的不同药用部位中酚类成分的含量及产地加工对含量的影响[J]. 中药通报，1985，10(4)：13.

[2] 潘三红，陈康，徐焱琛，等. 厚朴不同炮制品中厚朴酚的扫描测定[J]. 中药材，1990，11(2)：31-32.

[3] 阴健，郭力弓. 中药现代研究与临床应用[M]. 北京：学苑出版社，1993：495.

[4] 欧阳荣，周新蓓，胡铁骊，等. 正交试验法优选姜厚朴炮制工艺[J]. 湖南中医药大学学报，2007，27(6)：37-39.

Qian niu zi

牵牛子

药材来源　本品为旋花科植物裂叶牵牛*Pharbitis nil* (L.) Choisy或圆叶牵牛*Pharbitis purpurea* (L.) Voigt的干燥成熟种子。

采收加工　秋末果实成熟、果壳未开裂时采割植株，晒干，打下种子，除去杂质。

牵牛子饮片炮制规范

【饮片品名】牵牛子、炒牵牛子。

（一）牵牛子

【饮片来源】本品为牵牛子药材经净制后的炮制品。

【炮制方法】除去杂质，用时捣碎。

【饮片性状】本品似橘瓣状，长4～8mm，宽3～5mm。表面灰黑色或淡黄白色，背面有一条浅纵沟，腹面棱线的下端有一点状种脐，微凹。质硬，横切面可见淡黄色或黄绿色皱缩折叠的子叶，微显油性。气微，味辛、苦，有麻感。

【质量控制】

鉴别　（1）取本品，加水浸泡后种皮呈龟裂状，手捻有明显的黏滑感。

（2）本品粉末淡黄棕色。种皮表皮细胞深棕色，形状不规则，壁波状。非腺毛单细胞，黄棕色，稍弯曲，长50～240μm。子叶碎片中有分泌腔，圆形或椭圆形，直径35～106μm。草酸钙簇晶直径10～25μm。栅状组织碎片和光辉带有时可见。

（3）取本品粉末1g，置索氏提取器中，用石油醚（60～90℃）适量，加热回流提取2小时，弃去石油醚液，药渣挥干溶剂，加入二氯甲烷-甲醇（3:1）混合溶液提取6小时，回收溶剂至5ml，作为供试品溶液。另取牵牛子对照药材1g，同法制成对照药材溶液。再取咖啡酸对照品，加甲醇制成每1ml含1mg的溶液，作为对照品溶液。照薄层色谱法试验，吸取供试品溶液和对照药材溶液各10～20μl、对照品溶液3μl，分别点于同一高效硅胶G薄层板上，以二氯甲烷-甲醇-甲酸（93:9:4）为展开剂，展开，取出，晾干，喷以磷钼酸试液，在110℃加热至斑点显色清晰。供试品色谱中，在与对照药材色谱和对照品色谱相应的位置上，显相同的蓝黑色斑点。

检查　水分　不得过10.0%（第二法）。

总灰分　不得过5.0%。

浸出物　不得少于15.0%（冷浸法乙醇作溶剂）。

（二）炒牵牛子

【饮片来源】本品为牵牛子经炒制后的炮制品。

【炮制方法】将炒制容器加热至150℃时，投入净药材，温度150～180℃，翻炒8～10分钟，至微鼓起，表面黑褐色或黄棕色，取出放凉，即得。

【饮片性状】本品形如牵牛子，表面黑褐色或黄棕色，稍鼓起。微具香气。

【质量控制】

检查　水分　同牵牛子，不得过8.0%。

浸出物　同牵牛子，不得少于12.0%。

鉴别（除显微粉末外）、**检查**（总灰分）　同牵牛子。

【性味与归经】苦、寒；有毒。归肺、肾、大肠经。

【功能与主治】泻水通便，消痰涤饮，杀虫攻积。用于水肿胀满，二便不通，痰饮积聚，气逆喘咳，虫积腹痛。

【用法与用量】3～6g。入丸散服，每次1.5～3g。

【注意】孕妇禁用；不宜与巴豆、巴豆霜同用。

【贮藏】置阴凉干燥处，防蛀。

九画

牵牛子饮片炮制操作规程

（一）牵牛子

1．产品概述

（1）品名　牵牛子。

（2）饮片规格　种子。

2．生产依据　按照《中国药典》2015年版一部有关工艺要求及标准，以及拟定的饮片品种炮制工艺执行。

3．工艺流程　取牵牛子原药材，除去杂质，包装，即得。

4．炮制工艺操作要求

（1）净选　去除药材中的杂质。

（2）包装　复合袋手工包装，包装损耗应不超过1.0%。

5．原料规格质量标准　符合《中国药典》2015年版一部牵牛子药材项下的相关规定。

6．成品质量标准　符合本规范牵牛子饮片项下的相关规定。

7．成品贮存及注意事项　置通风干燥处，防蛀。

8．工艺卫生要求　符合中药饮片GMP相关工艺卫生要求。

9．主要设备　挑选台等设备。

（二）炒牵牛子

1．产品概述

（1）品名　炒牵牛子。

（2）饮片规格　种子。

2．生产依据　按照《中国药典》2015年版一部有关工艺要求及标准，以及拟定的饮片品种炮制工艺执行。

3．工艺流程　锅底温度150℃时，投入净牵牛子，控制温度150～180℃，翻炒8～10分钟，至微鼓起，表面黑褐色或黄棕色，取出放凉，包装，即得。

4．炮制工艺操作要求

（1）加热　炒药机用加热至150℃。

（2）投料　投入净牵牛子。

（3）炒制　150～180℃，翻炒8～10分钟，至牵牛子表面微鼓起，表面黑褐色或黄棕色，取出放凉。

（5）包装　复合袋手工包装，包装损耗应不超过1.0%。

5．原料规格质量标准　符合本规范牵牛子饮片项下的相关规定。

6．成品质量标准　符合本规范炒牵牛子饮片项下的相关规定。

7．成品贮存及注意事项　置通风干燥处，防蛀。

8．工艺卫生要求　符合中药饮片GMP相关工艺卫生要求。

9．主要设备　炒药机等设备。

牵牛子饮片炮制规范起草说明

（一）牵牛子炮制方法历史沿革

1．净制　“淘去浮者，揩拭干热，热捣取末四两，余滓不用”《苏沈》、“净洗”《总录》、“拣净”《儒门》、“取仁”“生取末”《世医》、“去头尾”《普济方》、“水去浮者，取沉者晒干”《入门》、“取子，淘去浮者，舂去皮”《从新》。

2．切制　“研烂取头末用”《药证》《说约》、“取粉”《传信》、“去皮取末”《疮疡》、“舂去皮”《备要》。

3．炮制

（1）酒制　牵牛子最早的炮制见于南北朝刘宋时代《雷公》“凡用，（晒）干，却入水中淘，浮者去之，取沉者（晒）干，拌酒蒸，从巳至未，（晒）干，临用舂去黑皮用”。“酒浸一宿，煮令熟即去酒，空（控?）干，再炒，取起”“一大升，用无灰酒半升浸一宿，取出焙干”《普济方》。“水淘去浮者，取沉者晒干，酒拌蒸三时，炒熟舂去皮，每斤取头末四两”《入门》。“取子，淘去浮者，舂去皮酒蒸研细”《必读》《汇纂》。“酒拌晒”《全生集》。

（2）熬制　唐代有了新的炮制方法“熬制”《外台》，熬炒缓其峻泻之性，以免损气之虑。

（3）炒制　“炒熟”《理伤》、“用新瓦入火（爆）得通赤，便以牵牛顿在瓦上，自然一半生一半熟，不得拨动”《博济》《普本》、“微炒捣取头末有力”《旅舍》《粹言》、“半生半炒”《总病论》、“一斤，生捣末八两，馀以新瓦炒香再捣，取四两”《总录》《串雅内》、“炒黄取末”《总微》、“瓦上炒，令干”《洪氏》、“烧热瓦上浦，不可拨动，盖欲半生半熟”《朱氏》、“五两，内将二两杵取末半两，余三两于铫内炒，候匀熟便杵为末，称三分”“八两，择净，慢火轻炒四两，生用四两，同取头末两”“炒焦”《普济方》、“炒，锅内煮数沸”“一斤，炒碾，头末半斤”《奇效》、“炒研煎汤，并头末”《蒙筌》、“半生半炒取头末”《幼幼》、“头末炒半”《串雅内》。

（4）燃制“燃”《局方》。

（5）蒸制　“净洗，饭上炊气才透便出摊，微冷捣为末”“淘洗令净，炊令气透，便取出摊，令微冷，便杵取末”《总录》。

（6）药汁制

①生姜、酒制　“三两以生姜汁半升酒一升，慢火熬如膏”《圣惠方》。

②茱萸制　“四两，拣净，用茱萸二两，慢火同炒，候茱萸焦，只取牵牛子一味研，取末”《总录》。

③牙皂制　“用牙皂煎浓汁浸半日，铺锅底焙，一半生一半熟，取出研末”《保元》。

（7）米炒制　“五两入糯米百粒同炒，米色黄即住捣罗取米三两渣不用”《总录》。

（8）麸炒制　“麸炒”《博济》、“半生，半麸炒”《普济方》。

（9）盐制　“盐炒黄”《总录》、“盐炒，去盐”《宝鉴》、“炒黑，去盐，取头末”《医学》、“牵牛能达右肾命门，走精隧，人所不知，惟李明之知之，故明之治下焦阳虚天真丹用牵牛以盐水炒黑……”《握灵》。

（10）醋制　“醋煮熟，焙干”“四两，醋熬，二两焙干，二两生使”《普济方》、“醋浸令软，去醋，炒令”《奇效》。

历代炮制历史沿革见表1。

表1　牵牛子炮制历史沿革简况

朝代	沿用方法	新增方法	文献出处
南北朝		拌酒蒸，晒干	《雷公》
唐代	酒蒸	熬制	《外台》
		炒制	《理伤》
宋代	酒蒸；炒制	燃制	《局方》
		蒸制、茱萸制、米炒制、盐炒	《总录》
		姜酒制	《圣惠方》
		麸炒制	《博济》
金元时期	盐炒制		《宝鉴》
明代	酒蒸；炒制；麸炒制；盐炒制	醋煮、酒煮	《普济方》
		牙皂制	《保元》
清代	酒蒸；炒制；盐炒		《从新》

九画

牵牛子最早的炮制见于南北朝刘宋时代，酒蒸制，唯恐泄伤元气，酒蒸缓和药性。唐代有了熬制新的炮制方法，熬炒缓其峻泻之性，以免损气之虑。宋代有炒制、爁制、蒸制，爁蒸与炒，异曲同工；宋代又新增有麸炒、茱萸制、姜酒制、米炒、盐炒炮制方法；牵牛能达右肾命门，金元用入补肾药，而沿用盐炒法；明代新增有醋煮、酒煮、牙皂制炮制方法；清代沿袭古制酒蒸法等。综合古代牵牛子的炮制方法，主要有熬、炒、蒸。加辅料炮制，以酒炙为最常见，并有不同的炙法和要求，如酒煮、姜酒制、酒蒸等。

（二）牵牛子饮片药典及地方炮制规范

1. 净制　除去杂质。用时捣碎。

2. 炮炙

（1）炒制　取净牵牛子，置锅内用文火炒至微黄色，取出，放凉，即得。

现代炮制方法见表2。

表2　《中国药典》及各地炮制规范收载的牵牛子炮制方法

药典及规范	炮制方法
《中国药典》（1963年版）	牵牛子　除去杂质。用时捣碎 炒牵牛子　取洗净的牵牛子，置锅内用文火炒至微鼓起，取出，放凉，即得
《中国药典》（1977年版）	牵牛子　除去杂质。用时捣碎 炒牵牛子　取净牵牛子，照清炒法炒至稍鼓起
《中国药典》（1985年版） 《中国药典》（1990年版） 《中国药典》（1995年版） 《中国药典》（2000年版） 《中国药典》（2005年版） 《中国药典》（2010年版） 《中国药典》（2015年版）	牵牛子　除去杂质。用时捣碎 炒牵牛子　取净牵牛子，照清炒法炒至稍鼓起。用时捣碎
《全国中药炮制规范》（1988年版）	炒牵牛子　取净牵牛子置锅内，用文火加热，炒至微鼓起颜色加深时，取出放凉
《山西中药炮制规范》（1984年版）	炒牵牛子　取净牵牛子，置锅内，用文火加热炒至微鼓起，有香气时，取出，放凉
《内蒙古自治区中药饮片切制规范》（1977年版）	炒牵牛子　取净牵牛子，置锅内，用文火炒至稍鼓起，取出，晾凉
《辽宁省中药炮制规范》（1986年版）	炒牵牛子　取牵牛子，除去杂质，置锅内用微火炒至稍鼓起，取出，放凉。用时捣碎
《吉林省中药炮制标准》（1986年版）	炒牵牛子　除去杂质，洗净，捞出，晒干；另置锅中，用文火炒至稍鼓起，取出，晾凉。用时捣碎
《安徽省中药饮片炮制规范》（2005年版）	炒牵牛子　取净牵牛子，照炒黄法，炒至微鼓起，表面微焦
《宁夏中药炮制规范》（1997年版）	炒牵牛子　取净牵牛子，置锅内用文火加热，炒至稍鼓起，颜色加深时，取出，晾凉，用时捣碎
《陕西省中药饮片标准》（2007年版）	炒牵牛子　取饮片牵牛子，照炒黄法炒至稍鼓起
《浙江省中药炮制规范》（2006年版）	炒牵牛子　取牵牛子，炒至表面稍鼓起，有爆裂声、香气逸出时，取出，摊凉。用时捣碎
《贵州省中药饮片炮制规范》（2005年版）	炒牵牛子　取净牵牛子，照清炒法炒至微鼓起、有香气逸出。用时捣碎
《广西壮族自治区中药饮片炮制规范》（2007年版）	炒牵牛子　取生牵牛子，置锅内用文火炒至稍鼓起，取出，放凉，用时捣碎
《福建省中药炮制规范》（1988年版）	炒牵牛子　取净牵牛子，照炒黄法炒至黄色或微变色，鼓起，透出香气。用时捣碎
《北京市中药饮片炮制规范》（2008年版）	炒牵牛子　取原药材，除去杂质，置热锅内，用文火炒至表面颜色变深，微鼓起时，取出，晾凉
《天津市中药饮片炮制规范》（2012年版）	炒牵牛子　取净牵牛子，照清炒法炒至稍鼓起。用时捣碎

续表

药典及规范	炮制方法
《广东省中药炮制规范》（1984 年版）	炒牵牛子　取净牵牛子，用文火炒至稍微鼓起，取出，摊凉
《江西省中药饮片炮制规范》（2008 年版）	炒牵牛子　取净牵牛子，置锅内炒至鼓起、爆裂、有香气，取出，放凉。用时捣碎
《河南省中药饮片炮制规范》（2005 年版）	炒牵牛子　取净牵牛子，照清炒法炒至稍鼓起。用时捣碎
《湖北省中药饮片炮制规范》（2009 年版）	炒牵牛子　取净牵牛子，照清炒法炒至稍鼓起。用时捣碎
《湖南省中药饮片炮制规范》（2010 年版）	炒牵牛子　取净牵牛子，照清炒法文火炒至稍鼓起。颜色加深
《山东省中药炮制规范》（1990 年版）	炒牵牛子　将净牵牛子置锅内，文火炒至鼓起，带焦斑，有香气逸出时，取出，放凉
《四川省中药饮片炮制规范》（2002 年版）	炒牵牛子　取净牵牛子，照清炒法炒至稍鼓起。用时捣碎
《重庆市中药饮片炮制规范及标准》（2006 年版）	炒牵牛子　取净牵牛子，照清炒法炒至稍鼓起。用时捣碎
《江苏省中药饮片炮制规范》（2002 年版）	炒牵牛子　取净牵牛子，置锅内，用文火炒至微鼓起，表面微焦，取出，放凉

（三）牵牛子饮片现代炮制研究

田连起等[1]表明牵牛子经炒制后中咖啡酸含量降低为原来的10%左右，且高效液相色谱图显示炮制后化学成分发生了变化，含量有升有降，并有新成分产生。田连起等[2]发现牵牛子（黑丑、白丑）生、熟饮片水提液的紫外谱线组有明显差异，用紫外谱线组法可以鉴别其生、熟饮片。冯鑫等[3]发现不同产地牵牛子生品经炒制后咖啡酸含量均有不同程度的降低。李亭亭等[4]表明牵牛子炒制前后化学成分发生变化，其中咖啡酸、绿原酸、异绿原酸B炒后含量降低，新绿原酸、隐绿原酸、异绿原酸A及异绿原酸C炒后含量升高。炮制加热可能使具有强烈的泻下作用的苷类分解，如牵牛子苷，起到缓和药性的目的；咖啡酸对高温不稳定，导致炒制后咖啡酸含量降低。传统理论认为牵牛子经炒制后泻下作用缓和，临床使用更加安全。

（四）牵牛子饮片炮制工艺研究总结

1. 历史文献　牵牛子有酒蒸、炒制及熬制等，现今牵牛子饮片以炒制为主。

2. 历版《中国药典》　牵牛子、炒牵牛子，以炒制为最常用。

3. 各省市炮制规范　牵牛子、炒牵牛子，以炒制为最常用。

4. 现代研究文献　牵牛子、炒牵牛子，以炒制为最常用。

综合上述研究结果，制定牵牛子的炮制工艺为：

牵牛子　除去杂质，包装。用时捣碎。

炒牵牛子　将炒制容器加热至150℃时，投入净药材，温度150～180℃，翻炒8～10分钟，至微鼓起，表面黑褐色或黄棕色，取出放凉，即得。

参考文献

[1] 田连起, 郑玉丽, 白吉星, 等. 牵牛子（黑丑、白丑）炮制前后咖啡酸的含量比较[J]. 中医学报, 2011, 26(5): 595-597.

[2] 田连起, 石延榜, 张振凌, 等. 牵牛子（黑丑、白丑）生熟饮片的紫外谱线组法鉴别研究[J]. 中国民族民间医药, 2010, 19(17): 23-24.

九画

[3] 冯鑫，袁杰，金传山，等. 不同产地牵牛子生品及炒制品咖啡酸含量测定[J]. 安徽中医药大学学报，2016, 35(2): 91-93.

[4] 李亭亭，徐新房，王子健，等. 牵牛子生品、炒品酚酸类成分的HPLC-MS分析[J]. 中医药学报，2016, 44(1): 11-14.

Gu sui bu

骨碎补

药材来源 本品为水龙骨科植物槲蕨*Drynaria fortunei* (Kunze) J. Sm.的干燥根茎。

采收加工 全年均可采挖，除去泥沙，干燥，或再燎去茸毛（鳞片）。

骨碎补饮片炮制规范

【饮片品名】骨碎补、砂烫骨碎补。

（一）骨碎补

【饮片来源】本品为骨碎补药材经切制后的炮制品。

【炮制方法】除去杂质，洗净，润透，切厚片，干燥。

【饮片性状】为不规则的厚片。表面深棕色至棕褐色，常残留细小棕色的鳞片，有的可见圆形的叶痕。切面红棕色，黄色的维管束点状排列成环。气微，味淡、微涩。

【质量控制】

鉴别 （1）本品横切面 表皮细胞1列，外壁稍厚。鳞片基部着生于表皮凹陷处，由3～4列细胞组成；内含类棕红色色素。维管束周韧型，17～28个排列成环；各维管束外周有内皮层，可见凯氏点；木质部管胞类多角形。

粉末棕褐色。鳞片碎片棕黄色或棕红色，体部细胞呈长条形或不规则形，直径13～86μm，壁稍弯曲或平直，边缘常有毛状物，两细胞并生，先端分离；柄部细胞形状不规则。基本组织细胞微木化，孔沟明显，直径37～101μm。

（2）取本品粉末0.5g，加甲醇30ml，加热回流1小时，放冷，滤过，滤液蒸干，残渣加甲醇1ml使溶解，作为供试品溶液。另取柚皮苷对照品，加甲醇制成每1ml含0.5mg的溶液，作为对照品溶液。照薄层色谱法，吸取上述两种溶液各4μl，分别点于同一硅胶G薄层板上，以甲苯-乙酸乙酯-甲酸-水（1∶12∶2.5∶3）的上层溶液为展开剂，展开，取出，晾干，喷以三氯化铝试液，置紫外光灯（365nm）下检视。供试品色谱中，在与对照品色谱相应的位置上，显相同颜色的荧光斑点。

检查 水分 不得过14.0%（第二法）。

总灰分 不得过7.0%。

浸出物 照醇溶性浸出物测定法项下的热浸法测定，用稀乙醇作溶剂，不得少于16.0%。

含量测定 照高效液相色谱法测定。

色谱条件与系统适用性试验 以十八烷基硅烷键合硅胶为填充剂；以甲醇-醋酸-水（35∶4∶65）为流动相；检测波长为283nm。理论板数按柚皮苷峰计算应不低于3000。对照品溶液的制备取柚皮苷对照品适量，精密称定，加甲醇制成每1ml含柚皮苷60μg的溶液，即得。

供试品溶液的制备 取本品粗粉约0.25g，精密称定，置锥形瓶中，加甲醇30ml，加热回流3小时，放冷，滤过，滤液置50ml量瓶中，用少量甲醇分数次洗涤容器，洗液滤入同一量瓶中，加甲醇至刻度，摇匀，即得。

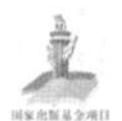

测定法　分别精密吸取对照品溶液与供试品溶液各10μl，注入液相色谱仪，测定，即得。

本品按干燥品计算，含柚皮苷（$C_{27}H_{32}O_{14}$）不得少于0.50%。

（二）*砂烫骨碎补*

【饮片来源】本品为骨碎补经砂炒后的炮制品。

【炮制方法】取净砂适量置炒制容器内，用武火加热至滑利状态时，投入净骨碎补片，翻炒至鼓起，取出，筛去砂，放凉，撞去毛，筛净。

【饮片性状】呈扁圆状鼓起，质轻脆，表面棕褐色或焦黄色，无鳞叶。断面淡棕褐色或淡棕色，味微涩，气香。

【性味与归经】苦，温。归肝、肾经。

【功能与主治】疗伤止痛，补肾强骨；外用消风祛斑。用于跌扑闪挫，筋骨折伤，肾虚腰痛，筋骨痿软，耳鸣耳聋，牙齿松动；外治斑秃，白癜风。

【用法与用量】3～9g。

【贮藏】置阴凉干燥处，防蛀。

骨碎补饮片炮制操作规程

（一）*骨碎补*

1．产品概述

（1）品名　骨碎补。

（2）规格　厚片。

2．生产依据　按照《中国药典》2015年版一部有关工艺要求及标准，以及拟定的饮片品种炮制工艺执行。

3．工艺流程　取原药材，除去杂质，洗净，浸泡4～8小时，取出，闷润8～12小时，至内外湿度一致，切厚片，干燥，筛去碎屑。

4．炮制工艺操作要求

（1）挑选　除去杂质。

（2）洗润　洗净，加水浸泡4～8小时，闷润8～12小时至透。

（3）切制　切厚片。

（4）干燥　50℃干燥2～4小时至干。

（5）包装　复合袋手工包装，包装损耗应不超过1.0%。

5．原料规格质量标准　符合《中国药典》2015年版一部骨碎补药材项下的相关规定。

6．成品质量标准　符合本规范骨碎补饮片项下的相关规定。

7．成品贮存及注意事项　置通风干燥处，防蛀。

8．工艺卫生要求　符合中药饮片GMP相关工艺卫生要求。

9．主要设备　截断机、烘箱等设备。

（二）*砂烫骨碎补*

1．产品概述

（1）品名　烫骨碎补。

（2）规格　厚片。

2．生产依据　按照《中国药典》2015年版一部有关工艺要求及标准，以及拟定的饮片品种炮制工艺执行。

3．工艺流程　取净砂适量置炒制容器内，用武火加热至滑利状态时，投入净骨碎补片，翻炒至鼓起，取出，筛去砂，放凉，撞去毛，筛净。

4．炮制工艺操作要求

（1）加辅料　投入河砂置炒药机。

（2）加热　加热至河砂达180～190℃即翻动较滑利状态。

（3）投料　翻动至河砂较滑利时投入净骨碎补片。

（4）炒制　不断翻炒，至骨碎补鼓起，表面黄棕色，绒毛微焦时，迅速取出。

（5）过筛　筛去砂，放凉后除去残存绒毛。

（6）包装　复合袋手工包装，包装损耗应不超过1.0%。

5．原料规格质量标准　符合本规范骨碎补饮片项下的相关规定。

6．成品质量标准 符合本规范砂烫骨碎补饮片项下的相关规定。

7．成品贮存及注意事项 置通风干燥处，防蛀。

8．工艺卫生要求 符合中药饮片GMP相关工艺卫生要求。

9．主要设备 炒药机、振动筛、包装机等设备。

骨碎补饮片炮制规范起草说明

（一）骨碎补炮制方法历史沿革

1．净制 骨碎补表面，有许多绒毛，须除去，消除其副作用。历代骨碎补的净制主要是去毛，宋《朱氏》“去毛”“去毛炒”。唐《理伤》记载有“去毛”“去毛炒”。到了宋代《雷公》“刮去上黄赤毛尽”、《总录》“去毛”、《普本》“洗去毛”、《局方》骨碎补“煤去毛”。元《瑞竹》“去毛”。明《普济方》“去毛”“去皮毛”。清《本草述》“竹刀去皮毛，切薄片，晒干，石碾为末”。

2．切制 饮片切制历史悠久，它是由“㕮咀”发展而来，㕮咀指以口咬碎。早在汉代以前的《病方》中就载有“细切”“削”等早期饮片切制用语。骨碎补的切制在宋《总录》记载有“细剉”。清《本草述》有“骨碎补二两铜刀细剉”。

3．炮制

（1）火炮 宋《证类》“用治耳聋，削作细条，火炮，乘热塞耳”。宋《雷公》“炮猪肾，空心吃，治耳鸣，亦能止诸杂痛”。

（2）蜜制 历代以来对骨碎补的炮制方法记载颇多，较早出现在南北朝刘宋时代雷敩撰著的《雷公》中：“骨碎补，凡使，采得后，先用铜刀刮去黄赤毛尽，便细切，用蜜拌令润，架柳甑蒸一日后出，暴干用”。又《乾宁记》“去毛细切后，用生蜜拌蒸，巳时至亥，暴干，捣末用”。明《纲目》“凡采得，用铜刀刮去黄赤毛，细切蜜拌润，甑蒸一日，晒干用”。明《入门》“铜刀削去毛，细切，蜜水蒸晒干”。清《逢原》“苦温无毒，蜜水焙用”。

（3）炒制 明《普济方》“炒”。明《本草正》“炒熟研末，猪腰夹煨，空心食之，能治耳鸣及肾虚，久痢牙痛”。清《握灵》“有人久泻，诸药无效，用骨碎补末入猪肾中煨熟与食，顿住，盖肾主大小便久泄属肾虚，不可专从脾胃也”“炒末揩牙，不独治病，极能坚骨”。

（4）姜制 《理伤》记载有“六两姜制焙”。

（5）盐制 宋《总录》“去毛，一两剉以盐水半两同炒令黄，去盐不用”。元《瑞竹》“去毛，盐炒”。

（6）酒制 宋《局方》“凡使，用刀刮去上黄皮毛令尽，细剉，用酒拌蒸一日，取出晒干用。缓急，只焙干，不蒸亦得”。宋《妇人》“焙，酒浸炒”。

（7）焙制 明《纲目》“急用只焙干，不蒸亦得也”。

（8）制炭 明《普济方》“炒黑色”。清《本草述》有“瓦锅慢火炒黑为末”“骨碎补烧存性，五钱酒或米饮服”。

（9）炙制 明《理例》“骨碎补炙”。

（10）蒸制 清《本草汇》“铜刀刮去黄黑毛，蒸焙”。

历代炮制历史沿革见表1。

九画

表1　骨碎补炮制历史沿革简况

朝代	沿用方法	新增方法	文献出处
南北朝		骨碎补，凡使，采得后，先用铜刀刮去黄赤毛尽，便细切，用蜜拌令润，架柳甑蒸一日后出，暴干用 去毛细切后，用生蜜拌蒸，巳时至亥，暴干，捣末用	《雷公》 《乾宁记》
汉代		细切；削	《病方》
唐代	去毛；去毛炒	六两姜制焙	《理伤》
宋代	去毛；去毛炒 刮去上黄赤毛尽 细剉	用治耳聋，削作细条，火炮，乘热塞耳 炮猪肾，空心吃，治耳鸣，亦能止诸杂痛 去毛，一两剉以盐水半两同炒令黄，去盐不用 凡使，用刀刮去上黄皮毛令尽，细剉，用酒拌蒸一日，取出晒干用。缓急，只焙干，不蒸亦得 焙，酒浸炒	《朱氏》 《雷公》 《总录》 《普本》 《证类》 《局方》 《妇人》
元代	去毛 去毛，盐炒		《瑞竹》
明代	去毛 凡采得，用铜刀刮去黄赤毛，细切蜜拌润，甑蒸一日，晒干用 铜刀削去毛，细切，蜜水蒸晒干	炒、炒熟研末，猪腰夹煨，空心食之，能治耳鸣及肾虚，久痢牙痛 急用只焙干，不蒸亦得也 炒黑色 骨碎补炙	《普济方》 《纲目》 《入门》 《本草正》 《理例》
清代	去毛 骨碎补二两铜刀细剉 苦温无毒，蜜水焙用 用骨碎补末入猪肾中煨熟与食、炒末揩牙 瓦锅慢火炒黑为末；骨碎补烧存性，五钱酒或米饮服	铜刀刮去黄黑毛，蒸焙	《本草述》 《逢原》 《握灵》 《本草汇》
现代	炒制、酒制、盐制	砂烫法 取骨碎补片，置锅内，炒制鼓起呈老黄色，取出，放冷 取去毛骨碎补片，加酒拌匀，用文火炒干为度	《广州药典》 《四川药典》

通过对骨碎补各种炮制方法的考证，发现骨碎补的炮制方法很多，主要有净制、切制、火炮、蜜制、炒制、姜制、盐制、酒制、焙制、制炭、炙制、蒸制等。不同的炮制方法在流传的过程中虽然表述略有差异，但是炮制过程基本一致。骨碎补的炮制最早始于《雷公炮炙论》，沿用至今，主流炮制方法重在去毛。而现代砂烫法为主要炮制方法，简便易行，其受热均匀，易于粉碎入药等优点，因此比历代各炮制方法好。在其他炮制方法的应用上沿用较少，但根据中医用药的特点一些通过辅料炮制的方法有待于通过现代的科研手段对其进行科学的验证，使一些有效的炮制方法，更科学的应用于临床。

（二）骨碎补饮片药典及地方炮制规范

现代炮制方法药典只收录了砂烫法，其他方法在地方也仍有沿用如炒制、酒制、盐制等。现代炮制方法见表2。

表2　《中国药典》及各地炮制规范收载的骨碎补炮制方法

药典及规范	炮制方法
《中国药典》（1963 年版）	骨碎补　取砂子，置锅内炒至轻松，加入炼净的骨碎补，炒至鼓起并毛呈焦黄状，取出，筛去砂子，放凉后撞去毛，即得

续表

药典及规范	炮制方法
《中国药典》（1985年版） 《中国药典》（1990年版） 《中国药典》（1995年版） 《中国药典》（2000年版） 《中国药典》（2005年版） 《中国药典》（2010年版） 《中国药典》（2015年版）	骨碎补　除去杂质，洗净，润透，切厚片，干燥 烫骨碎补　取净骨碎补或片，照烫法用砂烫至鼓起，撞去毛
《广西壮族自治区中药饮片炮制规范》（2007年版）	生骨碎补　除去杂质，刮去毛（或沙烫去毛），洗净，润透，切厚片，干燥，筛去灰屑 烫骨碎补　取生骨碎补或片，取河砂置锅内，用武火炒热后，加入生骨碎补或片，不断翻动，烫至表面鼓起、酥脆或至规定的程度时，取出，筛去辅料，放凉
《北京市中药饮片炮制规范》（2008年版）	骨碎补　取原药材，除去杂质，洗净，浸泡4～8小时，取出，闷润8～12小时，至内外湿度一致，切长段，干燥，筛去碎屑 烫骨碎　取河砂，置热锅内，用武火180～220℃炒至灵活状态，加入净骨碎补片，烫至表面鼓起时，取出，筛去河砂，放凉后除去残存绒毛，加工成长段。每100kg骨碎补，用1500kg河砂
《天津市中药饮片炮制规范》（2005年版）	骨碎补　取原药材大小分开，除去杂质。另取砂子置锅内加热，加入净骨碎补，炒至鼓起，取出，筛去砂子，闯去毛，过筛
《贵州省中药饮片炮制规范》（2005年版）	骨碎补　取原药材，除去杂质，洗净，润透，切厚片，干燥，筛去灰屑 烫骨碎补　取净骨碎补或片，照烫法用砂烫至松泡鼓起，撞去毛，筛净
《湖南省中药饮片炮制规范》（2010年版）	骨碎补　取原药材，除去杂质，洗净，润透，切中段片，干燥，筛去灰屑 沙炒骨碎补　取净骨碎补片，照沙炒法烫至鼓起，撞去毛，筛去碎屑
《江苏省中药饮片炮制规范》（2002年版）	骨碎补　取原药材，除去杂质，洗净，润透，切厚片，干燥，筛去灰屑
《安徽省中药饮片炮制规范》（2002年版）	骨碎补　取原药材，除去杂质，洗净，润透，切厚片，干燥，筛去碎屑 烫骨碎补　取净骨碎补片，照沙炒法烫炒至鼓起，毛呈焦黄色，放凉后，撞去毛，筛去碎屑
《江西省中药饮片炮制规范》（2008年版）	骨碎补　除去杂质，洗净，润透，切厚片，干燥 烫骨碎补　①取净骨碎补片，照烫法用砂烫炒至鼓起，撞去毛。②取净骨碎补片，用砂炒至鼓起，毛呈焦黄色，取出，筛去砂，撞去毛
《河南省中药饮片炮制规范》（2005年版）	骨碎补　除去杂质，洗净，润透，切厚片，晒干 烫骨碎补　取净骨碎补片，照烫法用砂烫至鼓起，撞去毛
《重庆市中药饮片炮制规范及标准》（2006版年）	骨碎补　除去杂质，洗净，润透，切厚片，干燥 烫骨碎补　取净骨碎补片，照烫法用砂烫至鼓起，撞去毛 酒炙骨碎补　取净骨碎补片，照酒炙法用白酒炒干 盐炙骨碎补　取净骨碎补片，照盐水炙法炒干
《上海市中药饮片炮制规范》（2008年版）	鲜骨碎补　用时将原药除去毛、叶等杂质，洗净，切片 干骨碎补　将原药材去杂质，擦去毛状鳞片，洗净，润透，切厚片，干燥，筛去灰屑

通过各省中收载的骨碎补炮制方法对比，发现骨碎补在各省地方规范中主要有骨碎补、生骨碎补、鲜骨碎补、烫骨碎补等炮制品。其中生骨碎补、鲜骨碎补只收载个别规范中（≤4个）。烫骨碎补为炮制规范收载的常用品种（≥4个）。

各地炮制方法基本相同，但润透程度、切片厚度，各地并无统一的规定。润透程度、切片厚度除北京市有规定，其余各省都无要求。因此有必要对润透程度、切片厚度进行考察，优选最佳。

1985年版以前，《中国药典》中主要收载了骨碎补。1985年版以后，《中国药典》陆续中增加了烫骨碎补的炮制品种，并不断完善了饮片的质量标准，改良了含量测定的方法，使饮片的质量标准趋于完善。但是历版《中国药典》中，在烫骨碎补炮制工艺方面并无较大进展，烫法缺乏量化指标，炮

九画

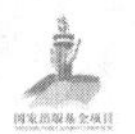

制操作过程表述含糊，缺乏操作细则及指南。因此有必要制定烫骨碎补的标准操作规程。

（三）骨碎补饮片现代炮制研究

杨中林等[1]报道，骨碎补活性成分为柚皮苷等二氢黄酮类化合物，用分光光度法测定骨碎补不同炮制品中总黄酮的含量，HPLC法测定柚皮苷的含量。实验结果表明，骨碎补经去毛净制后，可提高总黄酮及柚皮苷的含量；经砂烫、酒制、盐制后，并不影响总黄酮及柚皮苷的含量，却有利于有效成分的溶出。该实验结果与传统炮制作用相吻合，为砂烫法炮制骨碎补及现代用砂烫骨碎补炮制酒骨碎补、盐骨碎补，提供了科学依据。

李孟广等[2]报道，从骨碎补甲醇提取液（经聚酰胺柱净化）的紫外吸收图谱看，282nm处有主峰，在330hm左右有肩峰，呈二氢黄酮苷的特征吸收。以陈皮苷为对照，考察了样品的二氢黄酮苷含量和炮制前后含量的变化情况，结果发现烫制前后二氢黄酮苷含量变化不大，但烫制后却能明显提高溶出率。

（四）骨碎补饮片炮制工艺研究总结

1．历史文献 净制、切制、火炮、蜜制、炒制、姜制、盐制、酒制、焙制、制炭、炙制、蒸制。

2．历版《中国药典》 骨碎补、烫骨碎补。

3．各省市炮制规范 骨碎补、烫骨碎补。

4．现代研究文献 砂烫法、炒制、酒制、盐制。

综合上述研究结果，制定骨碎补的炮制工艺为：

骨碎补 除去杂质，洗净，润透，切厚片，干燥。

砂烫骨碎补 取净砂适量置炒制容器内，用武火加热至滑利状态时，投入净骨碎补片，翻炒至鼓起，取出，筛去砂，放凉，撞去毛，筛净。

参考文献

[1] 杨中林，韦英杰，何执静，等．骨碎补不同炮制品中总黄酮及柚皮苷含量测定[J]．中国中药杂志，2001，26(10)：34-36.

[2] 李孟广，李晓东，蔡逢庆．烫制对骨碎补中二氢黄酮甙含量和溶出率的影响[J]．中药材，1992，15(3)：28-29.

Xiang fu

香附

药材来源 本品为莎草科植物莎草*Cyperus rotundus* L.的干燥根茎。

采收加工 秋季采挖，燎去毛须，置沸水中略煮或蒸透后晒干，或燎后直接晒干。

香附饮片炮制规范

【饮片品名】香附、醋香附、酒香附。

（一）香附

【饮片来源】本品为香附药材经切制后的炮制品。

【炮制方法】香附除去毛须及杂质，切厚片或碾碎。

【饮片性状】本品为不规则厚片或颗粒状。外表皮棕褐色或黑褐色，有时可见环节。切面色白或黄棕色，质硬，内皮层环纹明显。气香，味微苦。

【质量控制】

鉴别 取本品粉末1g，加乙醚5ml，放置1小时，时时振摇，滤过，滤液挥干，残渣加乙酸乙酯0.5ml使溶解，作为供试品溶液。另取α-香附酮对照品，加乙酸乙酯制成每1ml含1mg的溶液，作为对照品溶液。照薄层色谱法试验，吸取上述两种溶液各2μl，分别点于同一硅胶GF_{254}薄层板上，以二氯甲烷-乙酸乙酯-冰醋酸（80∶1∶1）为展开剂，展开，取出，晾干，置紫外光灯（254nm）下检视。供试品色谱中，在与对照品色谱相应的位置上，显相同的深蓝色斑点；喷以二硝基苯肼试液，放置片刻，斑点渐变为橙红色。

检查 水分 不得过13.0%（第四法）。

总灰分 不得过4.0%。

浸出物 照醇溶性浸出物测定法项下的热浸法测定，用稀乙醇作溶剂，不得少于11.5%。

含量测定 挥发油 照挥发油测定法测定。

本品含挥发油不得少于1.0%（ml/g）。

（二）醋香附

【饮片来源】本品为香附经醋炙后的炮制品。

【炮制方法】取香附粒（片），加入米醋和水，拌匀，闷透，置炒制容器内，用文火炒干，即得。每100kg香附，用米醋20kg。

【饮片性状】本品形如香附片（粒），表面黑褐色。微有醋香气，味微苦。

【质量控制】

鉴别、检查 同香附。

浸出物 同香附，不得少于13.0%。

含量测定 同香附，含挥发油不得少于0.8%（ml/g）。

（三）酒香附

【饮片来源】本品为香附经酒炙后的炮制品。

【炮制方法】取香附片（粒），加入黄酒和水，拌匀，闷润，置炒制容器内，用文火炒至红棕色或红紫色，即得。每100kg香附，用黄酒20kg。

【饮片性状】本品形如香附片（粒），表面红棕色或红紫色。微有酒香气，味微苦。

【质量控制】

鉴别、检查、浸出物、含量测定 同醋香附。

【性味与归经】辛、微苦、微甘，平。归肝、脾、三焦经。

【功能与主治】疏肝解郁，理气宽中，调经止痛。用于肝郁气滞，胸胁胀痛，疝气疼痛，乳房胀痛，脾胃气滞，脘腹痞闷，胀满疼痛，月经不调，经闭痛经。生品多入解表剂中，以理气解郁为主。醋香附专入肝经，疏肝止痛作用强，并能消积化滞。酒香附能通经脉，散结滞，多用于治寒疝腹痛。

【用法与用量】6～10g。

【贮藏】置阴凉干燥处，防蛀。

香附饮片炮制操作规程

（一）香附

1. 产品概述

（1）品名 香附。

（2）饮片规格 厚片或颗粒状。

2. 生产依据 按照《中国药典》2015年版一部有关工艺要求及标准，以及拟定的饮片品种炮制工艺执行。

3. 工艺流程 香附除去毛须及杂质，切厚片或碾碎。

4. 炮制工艺操作要求

（1）净制 取香附药材，除去毛须及杂质。

（2）洗润 取净香附药材，洗净，润透。

（3）切片　取润透香附药材，切厚片或碾碎。

（4）筛选　用筛药机筛去碎末，碎末含量不超过3.0%。

（5）包装　无毒聚乙烯塑料透明袋手工包装，包装损耗应不超过2.0%。

5. 原料规格质量标准　符合《中国药典》2015年版一部香附药材项下的相关规定。

6. 成品质量标准　符合本规范香附饮片项下的相关规定。

7. 成品贮存及注意事项　置阴凉干燥处，防蛀。

8. 工艺卫生要求　符合中药饮片GMP相关工艺卫生要求。

9. 主要设备　筛药机、切药机、烘箱等设备。

（二）醋香附

1. 产品概述

（1）品名　醋香附。

（2）饮片规格　厚片或颗粒。

2. 生产依据　按照《中国药典》2015年版一部有关工艺要求及标准，以及拟定的饮片品种炮制工艺执行。

3. 工艺流程　取香附粒（片），加入米醋和水，拌匀，闷透，置炒制容器内，用文火炒干，即得。

4. 炮制工艺操作要求

（1）拌润　取香附粒（片），加入米醋和水，拌匀，闷润。

（2）醋炙　取拌润香附粒（片），置炒制容器内，用文火炒干。

（3）筛选　用筛药机筛去碎末，碎末含量不超过3.0%。

（4）包装　无毒聚乙烯塑料透明袋手工包装，包装损耗应不超过2.0%。

5. 原料规格质量标准　符合本规范香附饮片项下的相关规定。

6. 成品质量标准　符合本规范醋香附饮片项下的相关规定。

7. 成品贮存及注意事项　置阴凉干燥处，防蛀。

8. 工艺卫生要求　符合中药饮片GMP相关工艺卫生要求。

9. 主要设备　筛药机、炒药机等设备。

（三）酒香附

1. 产品概述

（1）品名　酒香附。

（2）饮片规格　厚片或颗粒状。

2. 生产依据　按照《中国药典》2015年版一部有关工艺要求及标准，以及拟定的饮片品种炮制工艺执行。

3. 工艺流程　取香附片（粒），加入黄酒和水，拌匀，闷润，置炒制容器内，用文火炒至红棕色或红紫色，即得。每100kg香附，用黄酒20kg。

4. 炮制工艺操作要求

（1）拌润　取香附粒（片），加入黄酒和水，拌匀，闷润。

（2）酒炙　取拌润香附粒（片），置炒制容器内，用文火炒干。

（3）筛选　用筛药机筛去碎末，碎末含量不超过3.0%。

（4）包装　无毒聚乙烯塑料透明袋手工包装，包装损耗应不超过2.0%。

5. 原料规格质量标准　符合本规范香附饮片项下的相关规定。

6. 成品质量标准　符合本规范酒香附饮片项下的相关规定。

7. 成品贮存及注意事项　置阴凉干燥处，防蛀。

8. 工艺卫生要求　符合中药饮片GMP相关工艺卫生要求。

9. 主要设备　筛药机、炒药机等设备。

香附饮片炮制规范起草说明

（一）香附饮片炮制历史沿革

1. 净制　始载于宋代，"舂去皮毛，中断之"《普本》。

2. 切制　始载于宋代，"去皮毛，用水煮一时久，细切焙干"《传信》。明代以后，增加碎法。

3. 炮制

（1）炒制　最早出现于唐代，"微炒"《理伤》，宋代也沿用此法，《苏沈》和《总录》中均有记载。

（2）胆汁制　始载于宋代，"同猪胆炒令香"《总录》。

（3）蒸制　始载于宋代，"水浸一宿捣去黑皮令净，饭上蒸过一次焙干"《洪氏》。

（4）制炭　出现于宋代，"炒令极黑"《济生》。"剉大块，慢火炒令变紫黑色"《朱氏》。

（5）酒制　始载于宋代"酒炒"《朱氏》。明清增加酒浸，"用醇酒浸春三、夏一、秋五、冬七日，淘净晒捣微焙为末"《医学》《本草述》。

（6）石灰制　始载于宋代"石灰炒"。《朱氏》。

（7）醋制　从古代沿用至今，包括醋煮、醋炒、醋浸、醋洗等。

（8）麸炒制　载于元代的"麸炒，去毛"《瑞竹》。

（9）盐制　在元代的《丹溪》、明代的《明医》中载为"杵碎，淡盐水浸炒"。

（10）姜制　明代有"用生姜一斤，取自然汁浸三宿，候香附子透焙干，炒焦碾"《普济方》。"（半斤）去粗皮，细剉，以生姜一斤研取汁拌和，浸五七日，取出去姜滓汁不用"《奇效》。

历代炮制历史沿革见表1。

表1　香附炮制历史沿革简况

朝代	沿用方法	新增方法	文献出处
唐代		微炒	《理伤》
宋代	微炒	舂去皮毛，中断之	《普本》
		水浸一宿捣去黑皮，令净。水浸一宿捣去黑皮令净，饭上蒸过一次焙干	《洪氏》
		去皮毛，用水煮一时久，细切焙干	《传信》
		去毛水浸一昼夜，炒老黄色	《苏沈》
		同猪胆炒令香	《总录》
明代	去皮 去毛 杵碎，淡盐水浸炒	凡采得，连苗暴干，以火燎去苗及毛，用时以水洗净石上磨去皮	《纲目》
		去毛，以水洗净，拣去砂石于石臼内捣去皮	《大法》
		长流水浸三日，砂锅炒干为末	《禁方》
		瓦器炒黑色	《准绳》
		烧存性	《普济方》
		蜜水煮透	《保元》
清代	去皮 为末	以长流水浸三日，擦去皮	《串雅内》
		瓦器炒令黄色，取净末	《本草述》
		醋洗七次焙干研为末，人乳拌五次	《要旨》

香附的炮制始载于唐代，有炒制法。宋代有蒸制、煮制、酒制、米泔浸后蒜仁制、石灰制、胆汁制、童便醋盐水制、制炭等法。元代有醋煮制、童便制、麸炒制。明、清时代除沿用元代以前的炮制方法外，最突出的是在辅料制方面增加较多，如有酒、醋、姜、童便的“四制香附”“五制香附”“六制香附”“七制香附”等炮制方法。

（二）香附饮片药典及地方炮制规范

1．净制 取香附药材，除去毛须及杂质。

2．切制 取润透香附药材，切厚片或碾碎。

3．炮制

（1）醋香附 取净香附碎块或片加入米醋拌匀闷润至透，置锅内，用文火加热，炒干，取出放凉。每香附碎块或片100kg，用米醋20kg。

（2）香附炭 取净香附，大小个分开，置锅内，用中火加热，炒至表面焦黑色，内部焦褐色，喷淋清水少许，灭尽火星，取出晾干，凉透。

（3）四制香附 取净香附碎块或片。用姜汁、盐水、黄酒、米醋拌匀，闷透，置锅内，用文火加热，炒干，取出放凉。每香附块或片100kg，用黄酒、米醋各10kg，生姜5kg，食盐2kg。

（4）酒香附 取香附碎块或片加黄酒拌匀，闷透，置锅内，用文火加热，炒干，取出放凉。每香附100kg，用黄酒20kg。

（5）七制香附 取原药，干炒去毛须，过筛；趁热入童便浸约1周，再用清水漂至无气味，晒干；炒热，加醋、酒、盐、生姜汁、红糖、人乳汁，带汁被吸尽后，用文火炒至黑褐色，取出，放凉。每香附100kg、用生姜5kg（绞汁）、酒10kg、盐1kg、红糖2kg、人乳汁适量、童便适量。

（6）制香附 将原药除去杂质。略浸，洗净，置锅内，加黄酒、米醋和水适量与香附成平面，用文火煮透，至汁吸尽。置蒸具内，蒸至外黑内深褐色，晒至外干内润，切薄片，再将蒸时所得汁水拌入，使之吸尽，干燥，筛去灰屑。每生香附100kg，用黄酒10kg，米醋10kg。

（7）姜香附 取净香附，照姜汁炙法炒干。每100kg香附，用生姜10kg。

（8）盐香附 取净香附，照盐水炙法炒。每100kg香附，用盐1kg。

现代炮制方法见表2。

表2 《中国药典》及各地炮制规范收载的香附炮制方法

药典及规范	炮制方法
《中国药典》（1963年版）	香附 拣去杂质，碾成小豆大的碎粒，簸去细毛并筛去细末即得 醋香附 取净香附粒，加醋拌匀，闷一夜，俟醋吸尽。置锅内用文火炒至微黄色，取出，晒干即得 香附炭 取净香附，置锅内用武火炒至表面焦黑色，内部焦黄色，但须存性，喷淋清水，取出，晒干即得
《中国药典》（1977年版）	香附 除去毛须及杂质，碾碎 醋香附 取香附粒，照醋炒法用醋炒至色变深
《中国药典》（1985年版） 《中国药典》（1990年版）	香附 除去毛须及杂质，碾碎或切薄片 醋香附 取香附粒，照醋炙法炒干
《中国药典》（1995年版） 《中国药典》（2000年版） 《中国药典》（2005年版） 《中国药典》（2010年版） 《中国药典》（2015年版）	香附 除去毛须及杂质，碾碎或切薄片 醋香附 取香附粒（片），照醋炙法炒干

九画

续表

药典及规范	炮制方法
《全国中药炮制规范》（1988 年版）	香附　取原药材，除去毛须及杂质，碾成绿豆大粒块，或切薄片 醋香附　取净香附碎块或片加入米醋拌匀闷润至透，置锅内，用文火加热，炒干，取出放凉。每香附碎块或片 100kg，用米醋 20kg 香附炭　取净香附，大小个分开，置锅内，用中火加热，炒至表面焦黑色，内部焦褐色，喷淋清水少许，灭尽火星，取出晾干，凉透 四制香附　取净香附碎块或片。用姜汁、盐水、黄酒、米醋拌匀，闷透，置锅内，用文火加热，炒干，取出放凉。每香附块或片 100kg，用黄酒、米醋各 10kg，生姜 5kg、食盐 2kg 酒香附　取香附碎块或片加黄酒拌匀，闷透，置锅内，用文火加热，炒干，取出放凉。每香附 100kg，用黄酒 20kg
《北京市中药饮片炮制规范》（2008 年版）	醋香附　取原药材，除去毛须及杂质，破碎成香附粒，加米醋拌匀，闷润 1～2 小时，至米醋被吸尽，置热锅内，用文火炒至表面棕黑色，取出，晾凉。每香附粒 100kg，用醋 20kg
《山东省中药炮制规范》（1990 年版）	香附　将毛香附铺高垄于石碾上碾串，串压至毛须掉净后，簸或筛去毛须及杂质，即为光香附。将净光香附铺高垄，串压成豆粒大小的颗粒，或粉碎成粗颗粒，即为香附米。或将净光香附洗净，润透后，切成拨片，干燥 醋香附　将香附米或片用米醋拌匀，闷润至米醋被吸尽，置锅内，文火炒至带焦斑，并嗅有浓郁的香附与醋的混合气味时，取出，放凉。每香附米或片 100kg，用米醋 20kg 香附炭　将净香附米或片置热锅内，武火炒制表面焦黑色，内部焦褐色，喷淋清水少许，灭尽火星，取出，及时摊晾，凉透 酒香附　将净香附米或片用黄酒拌匀，闷润至黄酒被吸尽，置锅内，文火炒至带焦斑时，取出，放凉。每香附米或片 100kg，用黄酒 20kg
《上海市中药饮片炮制规范》（2008 年版）	生香附　将原药除去杂质，洗净，润透，切薄片，干燥，筛去灰屑 制香附　将原药除去杂质。略浸，洗净，置锅内，加黄酒、米醋和水适量与香附成平面，用文火煮透，至汁吸尽。置蒸具内，蒸至外黑内深褐色，晒至外干内润，切薄片，再将蒸时所得汁水拌入，使之吸尽，干燥，筛去灰屑。每生香附 100kg，用黄酒 10kg、米醋 10kg
《安徽省中药饮片炮制规范》（2005 年版）	香附　取原药材，除去毛须、杂质，洗净，碾成粗粒，干燥。或洗净，润透，切薄片，干燥，筛去碎屑 醋香附　取净香附粒或片，照醋炙法，炒干，颜色加深。每香附 100kg，用米醋 20kg 四制香附　取净香附粒或片，加醋、红糖、酒、盐（将红糖、盐溶于醋和酒中），拌匀，吸尽，文火炒至焦黑色。每香附 100kg，用米醋 100kg、红糖 3kg、黄酒 5kg、食盐 10kg
《浙江省中药炮制规范》（2005 年版）	香附　取原药，除去杂质，洗净，润软，切厚片，干燥 醋香附　取香附，与醋及适量水拌匀，待吸尽，煮至内外均呈深褐色时，取出，干燥。 每香附 100kg，用醋 20kg 四制香附　取香附，加入醋、酒、盐水、姜汁的混合物及适量水没过药面，煮 8～10 小时，焖过夜，次日再煮至药汁被吸尽时，取出，干燥。每香附 100kg，用醋 20kg、酒 20kg、食盐 2kg、生姜 10kg
《江西省中药炮制规范》（1991 年版）	醋制香附　取原药，干炒去毛须，过筛；加醋拌润，待吸尽后，用文火炒至色变深，取出，摊晾。每香附 100kg，用醋 20kg 四制香　附取原药，干炒去毛须，过筛；加米醋、酒、食盐、生姜汁拌匀，闷至吸干，用文火炒至香附外表黑褐色为度。每香附 100kg，用醋 10kg、酒 10kg、食盐 2kg、生姜 10kg 七制香附　取原药，干炒去毛须，过筛；趁热入童便浸约 1 周，再用清水漂至无气味，晒干；炒热，加醋、酒、盐、生姜汁、红糖、人乳汁，带汁被吸尽后，用文火炒至黑褐色，取出，放凉。每香附 100kg，用生姜 5kg（绞汁）、酒 10kg、盐 1kg、红糖 2kg、人乳汁适量、童便适量
《福建省中药炮制规范》（1988 年版）	香附　除去毛须及杂质。用时捣碎 香附炭　取净香附，照炒炭法至外呈焦黑色，内呈焦黄色。用时捣碎 醋香附　取净香附，照醋炙法炒干。用时捣碎 四制香附　取净香附，加辅料润透，炒干。每香附 100kg，用黄酒 10kg、醋 10kg、盐 2kg、生姜 5kg

九画

续表

药典及规范	炮制方法
《四川省中药饮片炮制规范》（2005年版）	香附　除去杂质，照清炒法炒至毛须焦脆时，趁热撞去毛须，碾碎（香附粒）或润透切薄片，干燥，晒去碎屑（香附片） 四制香附　取净香附，加姜汁、酒、醋、盐的混合液拌匀，稍闷润，待汁被吸尽后，照清炒法炒至棕黑色。每香附100kg，用生姜5kg（取汁）、白酒5kg、盐1kg、醋5kg；或用生姜5kg（取汁）、黄酒10kg、食盐2kg、米醋10kg 姜香附　取净香附，照姜汁炙法炒干。每100kg香附，用生姜10kg 酒香附　取净香附，照酒炙法炒干。每香附100kg，用白酒10kg 盐香附　取净香附，照盐水炙法炒。每香附100kg，用盐1kg 醋香附　取净香附，照醋炙或醋蒸法炒干或蒸5小时。每香附100kg，用醋10kg 香附炭　取净香附，大小分开，照炒炭法炒至焦黑色
《河南省中药饮片炮制规范》（2005年版）	香附　除去毛须及杂质，碾碎或切薄片 醋香附　取净香附粒（片），照醋炙法炒干。每香附粒或片100kg，用米醋20kg 酒香附　取净香附粒（片），照酒炙法炒干。每香附粒（片）100kg，用黄酒20kg 香附炭　取净香附粒（片），照炒炭法炒至表面焦黑色，内部焦褐色 四制香附　①取香附粒（片），用姜汁、盐水、黄酒、米醋拌匀，闷透，置锅内，用文火加热，炒干，取出，放凉。每香附粒（片）100kg，用黄酒、米醋各10kg、生姜5kg、食盐2kg。②将净香附粒（片），分成四等分，分别与盐水、黄酒、醋、乳汁拌匀，闷润至汁尽时，分别用置锅内用文火微炒，取出，放凉后将四份混匀即四制香附。或将四种辅料混合后，再与净香附粒或片拌匀，闷润至汁尽时，置锅内用文火微炒，取出，放凉。每香附粒（片）100kg，用黄酒、乳汁、醋各6kg，食盐0.9kg
《广西壮族自治区中药饮片炮制规范》（2007年版）	香附　取原药材，炒去毛须及杂质，筛去碎屑 醋香附　取净香附粒，照醋炙法炒干。每香附100kg，用醋20kg 酒香附　取净香附粒（片），照酒炙法炒干。每香附100kg，用黄酒20kg 四制香附　取净香附粒（片），加入定量的生姜汁、米醋、酒、食盐水拌匀，闷润至汁液被吸尽后，用文火炒干。每香附100kg，用生姜10kg（取汁）、米醋5kg、黄酒5kg、食盐2.5kg（用适量水溶解）

历版《中国药典》收载香附炮制有香附、醋制香附和香附炭，以香附和醋制香附为主。各省市炮制规范主要收载有香附、醋香附、酒香附、四制香附、香附炭及盐香附、姜香附、七制香附等炮制品，以香附、醋香附、酒香附、四制香附、香附炭为主。

（三）香附饮片现代炮制研究

香附主要含有挥发油类、黄酮类、苷类、生物碱类、糖类、酚类、萜类、甾醇类、蒽醌类等成分。香附主要含有挥发油类成分，故文献中多对炮制引起的香附挥发油的变化进行研究。研究结果一致认为，香附经醋制后，挥发油含量降低[1, 2]。对香附不同片型的研究表明，醋香附片挥发油含量与生香附相比，降低最多，其次为醋香附粉、醋香附粒，全香附则降低最少[2]。

李英霞等[3]研究表明，因各地炮制方法不同，所得醋炙香附中α-香附酮含量有一定差异，山东菏泽单县购买的含量最高（0.10%），上海雷允上药店出售含量最低（0.038%），其他地区的差别不大，均大于0.06%，可能与上海市炮制规范中规定香附加酒、醋煮后又蒸制，引起α-香附酮成分损失较大有关。李英霞等[4]采用高效液相色谱法，对不同产地香附及醋炙香附中黄酮类成分木犀草素的含量进行测定，结果显示香附醋制后木犀草素含量有不同程度的升高。

卢君蓉等[5]采用正交实验法，α-香附酮、木樨草素及挥发油含量的综合加权评分值为评价指标，优选出醋制香附的最佳工艺为：香附100g，醋25ml，用15ml水稀释后与药材拌匀，闷润6小时，150℃炒制8分钟。黄开云[6]等对香附醋炙新工艺进行优化，采用$L_9(3^4)$正交表设计试验，以α-香附酮和稀醇浸出物的量为考察指标，加权评分，筛选醋炙香附烘烤炮制工艺的最佳条件，结果得香附粉碎过65目筛，加醋20%，浸润1小时，烘烤温度控制在40℃，充分干燥为最优炮制工艺。

陈华师[7]等对醋蒸香附炮制工艺进行研究，采用浸出物检测、挥发油定量检测分析方法，考察辅料米醋稀释倍数、闷润时间、蒸制压力、蒸制温度及蒸制时间对醋香附质量的影响，结果通过对不同炮制工艺得到的醋香附样品外观及指标成分测定比较，表明取药物质量20%的米醋，用米醋质量20%的水进行稀释搅匀，闷润70小时，蒸制压力为0.10MPa，蒸制温度为110℃，蒸制时间为4.5小时（大档）或4小时（小档），效果最佳。

（四）香附饮片炮制工艺研究总结

1．历史文献 香附在古代的炮制方法主要有净制、切制、炒制、胆汁制、蒸制、制炭、酒制、石灰制、麸制、姜制、盐制。

2．历版《中国药典》 均收载香附、醋制香附，1963年版《中国药典》还收载了香附炭。

3．各省市炮制规范 香附、醋香附、酒香附、四制香附、香附炭等，以香附、醋香附、酒香附为最常用。

4．现代研究文献 通过对不同制品的化学成分测定及药理作用比较，对香附的炮制原理进行了研究。目前香附炮制工艺研究主要集中在醋制工艺的研究，对酒制、炒炭、四制等具他工艺的研究尚很少。

综合上述研究结果，制定香附的炮制工艺为：

香附 取原药材，除去毛须及杂质，洗净，润透，切厚片，干燥，即得；或除去毛须及杂质，碾碎。

醋香附 取香附粒（片），加入米醋和水，拌匀，闷润，置炒制容器内，用文火炒干，即得。每100kg香附，用米醋20kg。

酒香附 取香附片（粒），加入黄酒和水，拌匀，闷润，置炒制容器内，用文火炒至红棕色或红紫色，即得。每100kg香附，用黄酒20kg。

参考文献

[1] 李英霞, 于静之, 侯立静, 等. 综合加权评分法优化香附醋炙工艺[J]. 中成药, 2011, 33(4): 641-644.

[2] 孙景卫, 李光胜, 吕绍方, 等. 不同规格香附及炮制品的质量研究[J]. 现代中药研究与实践, 2003, 17(2): 24.

[3] 李英霞, 侯立静, 刘青, 等. 不同地区市售香附饮片中α-香附酮含量测定[J]. 中国中医药信息杂志, 2011, 18(1): 59-60.

[4] 李英霞, 陆永辉, 冯文, 等. HPLC测定不同产地香附及醋炙香附中木犀草素的含量[J]. 中国实验方剂学杂志, 2011, 17(1): 56-58.

[5] 卢君蓉, 王世宇, 傅超美, 等. 香附醋制工艺的优化研究[J]. 成都中医药大学学报, 2012, 35(1): 60-62.

[6] 黄开云, 张晓燕, 杨娜娜. 正交试验法优化香附醋炙新工艺[J]. 中国药师, 2013, 16(4): 543-545.

[7] 陈华师, 杨克义, 郑芝銮, 等. 醋蒸香附炮制工艺研究[J]. 中草药, 2013, 44(19): 2693-2695.

Du huo
独活

药材来源　本品为伞形科植物重齿毛当归 *Angelica pubescens* Maxim. f. *biserrata* Shan et Yuan 的干燥根。

采收加工　春初苗刚发芽或秋末茎叶枯萎时采挖，除去须根和泥沙，烘至半干，堆置2～3天，发软后再烘至全干。

独活饮片炮制规范

【饮片品名】独活。

【饮片来源】本品为独活药材经切制后的炮制品。

【炮制方法】除去杂质，洗净，润透，切薄片，晒干或低温干燥。

【饮片性状】本品呈类圆形薄片。外表皮灰褐色或棕褐色，具皱纹。切面皮部灰白色至灰褐色，有多数散在棕色油点，木部灰黄色至黄棕色，形成层环棕色。有特异香气。味苦、辛、微麻舌。

【质量控制】

鉴别　（1）本品横切面　木栓细胞数列。栓内层窄，有少数油室。韧皮部宽广，约占根的1/2；油室较多，排成数轮，切向径约至153μm，周围分泌细胞6～10个。形成层成环。木质部射线宽1～2列细胞；导管稀少，直径约至84μm，常单个径向排列。薄壁细胞含淀粉粒。

（2）取本品粉末1g，加甲醇10ml，超声处理15分钟，滤过，取滤液作为供试品溶液。另取独活对照药材1g，同法制成对照药材溶液。再取二氢欧山芹醇当归酸酯对照品、蛇床子素对照品，加甲醇分别制成每1ml含0.4mg的溶液，作为对照品溶液。照薄层色谱法试验，吸取供试品溶液和对照药材溶液各8μl、对照品溶液各4μl，分别点于同一硅胶G薄层板上，以石油醚（60～90℃）-乙酸乙酯（7:3）为展开剂，展开，取出，晾干，置紫外光灯（365nm）下检视。供试品色谱中，在与对照药材色谱和对照品色谱相应的位置上，显相同颜色的荧光斑点。

检查　水分不得过10.0%（第四法）。

总灰分　不得过8.0%。

酸不溶性灰分　不得过2.0%。

含量测定　照高效液相色谱法测定。本品按干燥品计算，含蛇床子素（$C_{15}H_{16}O_3$）不得少于0.50%，含二氢欧山芹醇当归酸酯（$C_{19}H_{20}O_5$）不得少于0.080%。

【性味与归经】辛、苦，微温。归肾、膀胱经。

【功能与主治】祛风除湿，通痹止痛。用于风寒湿痹，腰膝疼痛，少阴伏风头痛，风寒挟湿头痛。

【用法与用量】3～10g。

【贮藏】置干燥处，防霉，防蛀。

独活饮片炮制操作规程

1．产品概述

（1）品名　独活。

（2）规格　薄片。

2．生产依据　按照《中国药典》2015年版一部有关工艺要求及标准，以及拟定的饮片品种炮制工艺执行。

3．工艺流程　取原药材，除去杂质，洗净，润透，晒干或低温干燥。

4．炮制工艺操作要求

（1）挑选　除去杂质。

（2）洗润　洗净，加水浸泡2～4小时，取出闷润12～18小时至透。

（3）切制　切薄片。

（4）干燥　晒干或50℃干燥2～4小时至干。

（5）包装　复合袋手工包装，包装损耗应不超过1.0%。

5．原料规格质量标准　符合《中国药典》2015年版一部独活药材项下的相关规定。

6．成品质量标准　符合本规范独活饮片项下的相关规定。

7．成品贮存及注意事项　置通风干燥处，防霉，防蛀。

8．工艺卫生要求　符合中药饮片GMP相关工艺卫生要求。

9．主要设备　截断机、烘箱等设备。

独活饮片炮制规范起草说明

（一）独活炮制方法历史沿革

1．净制　最早记载唐代有“去芦头”。以后多有记载“去芦洗焙”“去毛”“净洗”“去皮净用”“去苗芦”。明代记载有“去节”“去毛土，洗晒”。

2．切制　切制方法宋代多有：“细剉”“捣碎”“凡使，须剉碎焙干，放入药用”、元代有“去皮净剉过，桶剉过，竹筛齐之用”。明代有“切碎”“去毛土，洗晒切”。

3．炮制

（1）淫羊藿制　宋代记载有“采得后，细剉，拌淫羊藿裹二日后，暴干，去淫羊藿用，免烦人心”。

（2）盐制　“盐水浸焙”。

（3）炒制　“去节，炒”。

（4）焙制　“焙制，此乃服食家治法，寻常去皮或焙用尔”“去皮，焙用”。

（5）酒制

①酒浸　清代有记载“酒浸”。

②酒洗　明代有记载“酒洗用”。

③酒炒　清代记载“酒炒”。

历代炮制历史沿革见表1。

表1　独活炮制历史沿革简况

朝代	沿用方法	新增方法	文献出处
唐代	去芦头	去芦头	《理伤》
宋代	去芦 洗净 捣碎 淫羊藿拌	去芦洗焙	《普本》
		去毛	《局方》
		净洗	《宝产》
		捣碎	《圣惠方》
		细剉 采得后，细剉，拌淫羊藿裹二日后，暴干，去淫羊藿用，免烦人心	《雷公》
金元时期	去皮 细剉	去皮净用	《汤液》
		去毛芦	《丹溪》
		去皮净剉过，桶剉过，竹筛齐之用	《宝鉴》
明代	去节 洗净，晒 盐水浸 焙制 酒洗	去节	《理例》
		去毛土，洗晒切	《仁术》
		盐制，盐水浸焙	《普济方》
		炒制，去节，炒	《理例》
		焙制，此乃服食家治法，寻常去皮或焙用尔	《纲目》
		酒洗	《回春》

续表

朝代	沿用方法	新增方法	文献出处
清代	去皮，焙制 酒炒 酒浸	去皮，焙用	《本草汇》
		酒炒	《串雅补》
		酒浸	《玉尺》

从古代文献资料中可以看出，历代沿用过的独活炮制方法有7余种，所用的辅料有酒、食盐、淫羊藿等。其中以净制、切制为常见方法。现代炮制方法仍沿用净制、切制为主流，其他方法少见承袭。独活炮制多以改变药性、便于保存为目的，也有根据临床病情改变辅料以增强协同药效的。

（二）独活饮片药典及地方炮制规范

1．净制　秋末春初采挖，洗净，除去杂质、须根和泥沙。

2．切制　分开大小个，润透，切薄片，晒干或低温干燥。

现代炮制方法见表2。

表2　《中国药典》及各地炮制规范收载的独活炮制方法

药典及规范	炮制方法
《中国药典》（1963 年版）	独活　拣去杂质，分开大小个，洗净，润透后切片，干燥即得
《中国药典》（1977 年版） 《中国药典》（1985 年版） 《中国药典》（1990 年版） 《中国药典》（1995 年版） 《中国药典》（2000 年版） 《中国药典》（2005 年版） 《中国药典》（2010 年版） 《中国药典》（2015 年版）	独活　除去杂质，洗净，润透，切薄片。晒干或低温干燥
《安徽省中药饮片炮制规范》（2005 年版）	独活　取原药材，除去杂质及走油变黑者，大小分档，抢水洗净，润透，切薄片，低温干燥，筛去碎屑
《广东省中药炮制规范》（1984 年版）	独活　除去杂质，洗净，润透，切薄片。晒干或低温干燥
《广西壮族自治区中药饮片炮制规范》（2007 年版）	独活　除去杂质及黑色油枝，抢水洗净，润透，切薄片，晒干或低温干燥
《贵州省中药饮片炮制规范》（2005 年版）	独活　除去杂质及变黑者，抢水洗净，润透，切薄片，低温干燥
《河南省中药饮片炮制规范》（2005 年版）	独活　拣去杂质，清水洗净，捞出，润透后切顶刀片 0.2 ~ 0.3 分厚，晒干
《吉林省中药炮制标准》（1986 年版）	独活　除去杂质，洗净泥土，捞出，润透，切 2mm 片，晒干
《甘肃省中药炮制规范》（2009 年版）	九眼独活　取原药材，除去杂质，洗净，润透，切厚片，干燥
《湖南省中药饮片炮制规范》（2010 年版）	独活　取原药材，除去杂质，洗净，润透，切圆厚片，晒干或低温干燥，筛去碎屑
《江苏省中药饮片炮制规范》（2002 年版）	独活　取原药材，除去杂质及走油变黑者，大小分档，抢水洗净，润透，切薄片，低温干燥
《江西省中药饮片炮制规范》（2008 年版）	独活　除去杂质，大小分开，抢水洗净，稍润，切薄片，低温干燥
《天津市中药饮片炮制规范》（2012 年版）	独活　除去杂质，洗净，润透，切薄片。晒干或低温干燥
《上海市中药饮片炮制规范》（2008 年版）	独活　将原药材除去黑色油枝等杂质，洗净，润透，切薄片，晒干或低温干燥，筛去灰屑
《浙江省中药炮制规范》（2005 年版）	独活　取原药，抢水洗净，切薄片，低温干燥

续表

药典及规范	炮制方法
《山东省中药炮制规范》（1990 年版）	独活　除去杂质及泛油变黑者，大小分档，抢水洗净，闷润至透，切薄片，干燥或低温干燥
《福建省中药饮片炮制规范》（1998 年版）	独活　除去杂质，洗净，润透，切薄片，低温干燥
《北京市中药饮片炮制规范》（2008 年版）	独活　取原药材，除去杂质，大小分开，洗净，浸泡 2～4 小时，至约七成透时，取出，闷润 12～18 小时，至内外湿度一致，切薄片，晒干或低温干燥，筛去碎屑

（三）独活饮片现代炮制研究

张亚中等[1]考察了不同粉碎方法对独活中蛇床子素和二氢欧芹醇当归酸酯含量的影响，发现铜钵法处理的样品中蛇床子素的含量明显高于粉碎机处理的样品，而二氢欧芹醇当归酸酯的含量却有所降低。

（四）独活饮片炮制工艺研究总结

1. 历史文献　净制（去芦头，去苗，洗净）、切制（细剉，切碎）、炒制（去节，炒）、焙制、酒制（酒浸、酒炒、酒洗）、盐制（盐水浸焙）、淫羊藿制等，以净制切制为最常见。

2. 历版《中国药典》　独活。

3. 各省市炮制规范　独活。

4. 现代研究文献　净制、切制、炒制等，以净制切制为最常用。

综合上述研究结果，制定独活的炮制工艺为：

独活　除去杂质，洗净，润透，切薄片。晒干或低温干燥。

参考文献

[1] 张亚中，蒲婧哲，刘军玲，等. 不同粉碎方法对独活中蛇床子素和二氢欧芹醇当归酸酯含量测定的影响[J]. 安徽医药，2013, 17(4): 563-564.

Jiang huang 姜黄

药材来源　本品为姜科植物姜黄*Curcuma Longa* L. 的干燥根茎。

采收加工　冬季茎叶枯萎时采挖，洗净，煮或蒸至透心，晒干，除去须根。

姜黄饮片炮制规范

【饮片品名】姜黄。

【饮片来源】本品为姜黄药材经切制后的炮制品。

【炮制方法】取原药材，除去杂质，略泡，洗净，润透，切厚片，干燥。

【饮片性状】本品为不规则或类圆形厚片，外表皮深黄色，有的可见环节。切面棕黄色至金黄色，角质样，内皮层环纹明显，维管束呈点状散在，气香特异，味辛辣。

【质量控制】

鉴别　（1）本品横切面　表皮细胞扁平，壁薄。皮层宽广，有叶迹维管束；外侧近表皮处有6～8列木栓细胞，扁平；内皮层细胞凯氏点明显。中柱鞘为1～2列薄壁细胞；维管束外韧型，散列，近中柱鞘处较多，向内渐减少。薄壁细胞含油滴、淀粉粒及红棕色色素。

（2）取本品粉末0.2g，加无水乙醇20ml，振摇，放置30分钟，滤过，滤液蒸干，残渣加无水乙醇2ml使溶解，作为供试品溶液。另取姜黄对照药材0.2g，同法制成对照药材溶液。再取姜黄素对照品，加无水乙醇制成每1ml含0.5mg的溶液，作为对照品溶液。照薄层色谱法试验，吸取上述三种溶液各4μl，分别点于同一硅胶G薄层板上，以三氯甲烷-甲醇-甲酸（96∶4∶0.7）为展开剂，展开，取出，晾干，分别置日光和紫外光灯（365nm）下检视。供试品色谱中，在与对照药材色谱和对照品色谱相应的位置上，分别显相同颜色的斑点或荧光斑点。

检查　水分　不得过13.0%（第四法）。

总灰分　不得过7.0%。

浸出物　照醇溶性浸出物测定法项下的热浸法测定，用稀乙醇作溶剂，不得少于12.0%。

含量测定　挥发油　照挥发油测定法测定。本品含挥发油不得少于5.0%(ml/g)。

姜黄素　照高效液相色谱法测定。

色谱条件与系统适用性试验　以十八烷基硅烷键合硅胶为填充剂；以乙腈-4%冰醋酸溶液（48∶52）为流动相；检测波长为430nm。理论板数按姜黄素峰计算应不低于4000。

对照品溶液的制备　取姜黄素对照品适量，精密称定，加甲醇制成每1ml含10μg的溶液，即得。

供试品溶液的制备　取本品细粉约0.2g，精密称定，置具塞锥形瓶中，精密加入甲醇10ml，称定重量，加热回流30分钟，放冷，再称定重量，用甲醇补足减失的重量，摇匀，离心，精密量取上清液1ml，置20ml量瓶中，加甲醇稀释至刻度，摇匀，即得。

测定法　分别精密吸取对照品溶液与供试品溶液各5μl，注入液相色谱仪，测定，即得。

本品按干燥品计算，含姜黄素（$C_{21}H_{20}O_6$）不得少于0.90%。

【性味与归经】辛、苦，温。归脾、肝经。

【功能与主治】破血行气，通经止痛。用于胸胁刺痛，胸痹心痛，痛经经闭，癥瘕，风湿肩臂疼痛，跌扑肿痛。

【用法与用量】3～10g。外用适量。

【贮藏】置阴凉干燥处，防蛀。

姜黄饮片炮制操作规程

1. 产品概述

（1）品名　姜黄。

（2）规格　厚片。

2. 生产依据　按照《中国药典》2015年版一部有关工艺要求及标准，以及拟定的饮片品种炮制工艺执行。

3. 工艺流程　取原药材，除去杂质，略泡，洗净，润透，切厚片，干燥。

4. 炮制工艺操作要求

（1）挑选　除去杂质，筛去灰屑。

（2）洗润　洗净，润透。

（3）切制　切厚片。

（4）干燥　常压下烘干，新鲜姜黄药材适量置于烘箱中，温度分别为60℃，得到烘干样品。

（5）包装　复合袋手工包装，包装损耗应不超过1.0%。

5. 原料规格质量标准　符合《中国药典》2015年版一部姜黄药材项下的相关规定。

6. 成品质量标准　符合本规范姜黄饮片项下的相关规定。

7. 成品贮存及注意事项　置通风干燥处，防蛀。

九画

8．工艺卫生要求　符合中药饮片GMP相关工艺卫生要求。

9．主要设备　干燥箱等设备。

姜黄饮片炮制规范起草说明

（一）姜黄炮制方法历史沿革

1．净制　明代首次提出姜黄“洗去泥土”净制要求，《奇效良方》中也记述有“洗”的方法。

2．切制　唐慎微首次提出了“采根，片切，曝晒”的炮制方法。吴康健明确提出了“切片”的加工方法。

3．炮制

（1）煨　最早见于唐代蔺道人的《仙授理伤续断秘方》，在书中载有“湿纸裹煨”炮制方法。

（2）米泔水制　宋代出现“米泔水浸一宿，切，焙”和“炮，剉”等辅料炮制。

（3）炒法　最早出现在宋代在《寄生方》中有“片子姜黄，炒”的记载，《万氏女科》里还明确提出“炒”的方法。

①醋炒　在《医学入门》中首次提出了“醋炒用”的炮制方法

②酒炒　在《医方集解》中首次提出了“酒炒”的方法。

③蚌粉炒在《类编朱氏集验医方》中“水调拌蚌粉，合湿，再令炒干”。

历代炮制历史沿革见表1。

表1　姜黄炮制历史沿革简况

朝代	沿用方法	新增方法	文献出处
唐代		湿纸裹煨	《理伤》
宋代	湿纸裹煨	采根，片切，曝晒	《证类》
		切片	《总微》
		米泔水浸一宿，切，焙 炮，剉	《洪氏》
		片子姜黄，炒	《寄生方》
		水调拌蚌粉，合湿，再令炒干	《朱氏》
明清代	切片，炮，焙	洗去泥土	《要诀》
		洗	《奇效》
		炒	《万氏》
		醋炒用	《入门》
		不宜见火，盖辛胜是其功用，见火则辛去矣	《述钩元》
		酒炒 酒蒸	《集解》
		乳汁蒸晒	《幼幼》

从古代文献资料中可以看出，姜黄在古代共有洗、洗去泥土、洗去灰尘、米泔水浸、水调拌蚌粉、剉、曝晒、湿纸裹煨、焙、炮、炒、炒干、酒炒、醋炒等，所用的辅料有酒、醋、米泔水、蚌粉4种。现代炮制方法出现了简单化，主要以生用、麸炒为主，其他炮制方法未见有记载。姜黄炮制多以改变药性、便于保存为目的，也有根据临床病情改变辅料以增强协同药效的。

（二）姜黄饮片药典及地方炮制规范

1．净制　冬季茎叶枯萎时采挖，洗净，煮或蒸至透心，晒干，除去须根。

2．切制　取原药材，除去杂质，略泡，洗净，润透，切厚片，干燥。

3．炮制

（1）切片阴干　取新鲜姜黄药材适量，将其切片，厚度为2～3mm，置阴凉通风处摊晾，并经常翻动使其干燥均匀，得干燥样品。

（2）蒸煮晒干　取新鲜姜黄药材适量放于沸水中煮10分钟，捞出沥干，平铺于筛网上晒干，平均温度5～15℃，日晒至干燥得到样品。

（3）常压下烘干　新鲜姜黄药材适量置于烘箱中，温度分别为60℃，得到烘干样品。

（4）炒姜黄　取生姜黄，置锅内用文火炒至微黄时，取出，放凉。

（5）麸炒姜黄　将锅烧热，撒入适量麦麸，待冒烟时，加入生姜黄，用中火炒至表面呈黄色，取出，筛去麦麸，放凉。每100kg姜黄，用麦麸10kg。

（6）土怀姜黄　取净怀姜黄片，照土炒法炒至片面呈焦黄、内呈黄色。每100kg怀姜黄片，用灶心土30kg。

（7）蜜麸姜黄　取生姜黄用蜜炙麸皮拌炒至微黄色，筛去麸皮。每100kg姜黄片，用蜜麸皮15～30kg。

现代炮制方法见表2。

表2　《中国药典》及各地炮制规范收载的姜黄炮制方法

药典及规范	炮制方法
《中国药典》（1963年版）	姜黄　拣去杂质，分开大小个，用水泡透后，捞出，晒晾，切片，及时干燥即得
《中国药典》（1977年版）	姜黄　除去杂质，分开大小个，略泡，润透，捞出，晒晾，切片，及时干燥即得
《中国药典》（1985年版） 《中国药典》（1990年版） 《中国药典》（1995年版）	姜黄　除去杂质，分开大小个，泡润至透，切厚片，干燥
《中国药典》（2000年版） 《中国药典》（2005年版） 《中国药典》（2010年版） 《中国药典》（2015年版）	姜黄　除去杂质，略泡，洗净，润透，切厚片，干燥
《安徽省中药饮片炮制规范》（2005年版）	麸炒姜黄　取净姜黄片，照麸炒法炒至黄色。每100kg姜黄，用麦麸10kg
《广西壮族自治区中药饮片炮制规范》（2007年版）	炒姜黄　取生姜黄，置锅内用文火炒至微黄时，取出，放凉
	麸炒姜　黄将锅烧热，撒入适量麦麸，待冒烟时，加入生姜黄，用中火炒至表面呈黄色，取出，筛去麦麸，放凉。每100kg姜黄，用麦麸10kg
《贵州省中药饮片炮制规范》（2005年版）	麸炒姜黄　取净姜黄片，照麸炒法炒至黄色。每100kg姜黄片，用蜜麸10kg
《河南省中药饮片炮制规范》（2005年版）	麸炒怀姜黄　取净怀姜黄片，照麸炒法炒至黄色。每100kg姜黄片，用麸皮10kg
	土怀姜黄　取净怀姜黄片，照土炒法炒至片面呈焦黄、内呈黄色。每100kg怀姜黄片，用灶心土30kg
《湖南省中药饮片炮制规范》（2010年版）	麸炒姜黄　取净姜黄片，照麸炒法炒至黄色。每100kg姜黄片，用麦麸10kg
	土炒姜黄　取净姜黄片，照土炒法炒至表面均匀挂土粉。每100kg姜黄片，用灶心土30kg
《江苏省中药饮片炮制规范》（2002年版）	麸炒姜黄　将锅烧热，撒入麸皮，待冒烟时，投入姜黄片，炒至黄色，取出，筛去麸皮，放凉。每100kg姜黄片，用麸皮10kg
	土炒姜黄　先将灶心土或洁净黄土置锅内加热至土粉呈灵活状态时投入姜黄片，不断翻动，至姜黄表面微挂土色时，取出，筛去土，放凉。每100kg姜黄，用灶心土或黄土30kg
《江西省中药饮片炮制规范》（2008年版）	麸炒姜黄　取净姜黄片，用麦麸或谷糠炒至鲜黄色，取出，筛去麦麸或谷糠，放凉。每100kg姜黄，用麦麸10kg或谷糠30kg
《上海市中药饮片炮制规范》（2008年版）	蜜麸姜黄　取生姜黄用蜜炙麸皮拌炒至微黄色，筛去麸皮。每100kg姜黄片，用蜜麸皮15～30kg

续表

药典及规范	炮制方法
《浙江省中药饮片炮制规范》（2005 年版）	姜黄　取原药，除去杂质，略浸，洗净，润软，切厚片，干燥
《山东省中药饮片炮制规范》（1990 年版）	麸姜黄先　将锅用武火加热，均匀撒入规定量的麦麸皮，待冒烟时，投入净姜黄片，筛去焦麸皮，放凉。每姜黄 100kg，用麦麸皮 10kg
《北京市中药饮片炮制规范》（2008 年版）	麸炒姜黄　取麸皮，撒入热锅内，待冒烟时，加入姜黄片，迅速翻动，用中火炒至淡棕黄色，取出，筛去麸皮，晾凉。每 100kg 黄片，用麸皮 10kg

（三）姜黄饮片炮制工艺研究总结

1．历史文献　净制（洗、洗去泥土、洗去灰尘）、切制（切片）、炒制（炒、炒干、酒炒、醋炒）、米泔水浸、水调拌蚌粉、剉、曝晒、湿纸裹煨、焙、炮等，所用的辅料有酒、醋、米泔水、蚌粉4种。以净制切片最常见。

2．历版《中国药典》　只记载了姜黄厚片的炮制方法。

3．各省市炮制规范　姜黄、炒黄、麸炒姜黄、蜜麸姜黄、土炒姜黄等，以净制切片、麸炒为最常用。

4．现代研究文献　净制、切制、生姜黄、清炒、麸炒、土炒、蜜麸制等，以净制切片、麸炒为最常用。

综合上述研究结果，制定姜黄的炮制工艺为：

姜黄　取原药材，除去杂质，略泡，洗净，润透，切厚片，干燥。

Qian　hu

前胡

药材来源　本品为伞形科植物白花前胡 *Peucedanum praerup torum* Dunn 的干燥根。

采收加工　冬季至次春茎叶枯萎或未抽花茎时采挖，除去须根，洗净，晒干或低温干燥。

前胡饮片炮制规范

【饮片品名】前胡、蜜前胡。

（一）前胡

【饮片来源】本品为前胡药材切制后的炮制品。

【炮制方法】取原药材，除去杂质及残茎，洗净，润透，切薄片，晒干，筛去碎屑。

【饮片性状】本品呈类圆形或不规则形的薄片。外表皮黑褐色或灰黄色，有时可见残留的纤维状叶鞘残基。切面黄白色至淡黄色，皮部散有多数棕黄色油点，可见一棕色环纹及放射状纹理。气芳香，味微苦、辛。

【质量控制】

鉴别　取本品粉末0.5g，加三氯甲烷10ml，超声处理10分钟，滤过，滤液蒸干，残渣加甲醇5ml使溶解，作为供试品溶液。另取白花前胡甲素对照品、白花前胡乙素对照品，加甲醇制成每1ml各含0.5mg的混合溶液，作为对照品溶液。照薄层色谱法试验，吸取上述两种溶液各5μl，分别点于同一硅胶G薄层板上，以石油醚（60～90℃）-乙酸乙酯（3∶1）为展开剂，展开，取出，晾干，置紫外光灯（365nm）下检视。供试品色谱中，在与对照品色谱相应的位置上，显相同颜色的荧光斑点。

检查　水分　不得过12.0%（第二法）。

总灰分　不得过6.0%。

浸出物 不得少于20.0%（冷浸法）。

含量测定 照高效液相色谱法测定。

色谱条件与系统适用性试验 以十八烷基硅烷键合硅胶为填充剂；以甲醇-水（75:25）为流动相；检测波长为321nm。理论板数按白花前胡甲素峰计算应不低于3000。

对照品溶液的制备 取白花前胡甲素对照品和白花前胡乙素对照品适量，精密称定，加甲醇制成每1ml各含50μg的混合溶液，即得。

供试品溶液的制备 取本品粉末（过三号筛）约0.5g，精密称定，置具塞锥形瓶中，精密加入三氯甲烷25ml，密塞，称定重量，超声处理（功率250W，频率33kHz）10分钟，放冷，再称定重量，用三氯甲烷补足减失的重量，摇匀，滤过；精密量取续滤液5ml，蒸干，残渣加甲醇溶解并转移至25ml量瓶中，加甲醇至刻度，摇匀，即得。

测定法 分别精密吸取对照品溶液与供试品溶液各10μl，注入液相色谱仪，测定，即得。

本品按干燥品计算，含白花前胡甲素（$C_{21}H_{22}O_7$）不得少于0.90%，含白花前胡乙素（$C_{24}H_{26}O_7$）不得少于0.24%。

（二）蜜前胡

【饮片来源】本品为前胡饮片蜜炙后的炮制品。

【炮制方法】取炼蜜用适量开水稀释后，淋入前胡片内拌匀，润透，至蜜液被吸尽后，置炒制容器内，用文火加热，炒至不粘手为度，取出，放凉。每100kg前胡片，用炼蜜25kg。

【饮片性状】本品形如前胡片，表面黄褐色，略具光泽，滋润。味微甜。

【质量控制】

检查 水分 不得过13.0%。

总灰分 不得过8.0%。

酸不溶性灰分 不得过2.0%。

鉴别、浸出物、含量测定 同前胡。

【性味与归经】苦、辛，微寒。归肺经。

【功能与主治】降气化痰，散风清热。用于痰热喘满，咳痰黄稠，风热咳嗽痰多。

【用法与用量】3～10g。

【贮藏】置阴凉干燥处，防霉，防蛀。

前胡饮片炮制的操作规程

(一)前胡

1．产品概述

（1）品名 前胡。

（2）规格 薄片。

2．生产依据 按照《中国药典》2015年版一部有关工艺要求及标准，以及拟定的饮片品种炮制工艺执行。

3．工艺流程 取原药材，除去杂质及残茎，洗净，润透，切薄片，晒干，筛去碎屑。

4．炮制工艺操作要求

（1）挑选 除去杂质。

（2）洗润 抢水冲洗，至前胡外表无泥沙，沥水，堆润至透；10～12小时。

（3）切制 切1～2mm薄片。

（4）干燥 50～60℃干燥3～4小时至干；上料厚度为不超过35cm（以方便干燥过程中翻料）。

（5）包装 复合袋手工包装，包装损耗应不超过1.0%。

5．原料规格质量标准 符合《中国药典》2015年版一部前胡药材项下的相关规定。

6．成品质量标准 符合本规范前胡饮片项下的相关规定。

7．成品贮存及注意事项 置通风干燥处，防潮。

8．工艺卫生要求 符合中药饮片GMP相关工艺卫生要求。

9．主要设备 烘箱、筛药机等设备。

（二）蜜前胡

1．产品概述

（1）品名　蜜前胡。

（2）规格　薄片。

2．生产依据　按照《中国药典》2015年版一部有关工艺要求及标准，以及拟定的饮片品种炮制工艺执行。

3．工艺流程　取炼蜜用适量开水稀释后，淋入前胡片内拌匀，润透，至蜜液被吸尽后，置炒制容器内，用文火加热，炒至不粘手为度，取出，放凉。每100kg前胡片，用炼蜜25kg。

4．炮制工艺操作要求

（1）挑选　除去杂质。

（2）加辅料　取前胡饮片，加炼蜜拌匀，闷润2～4小时。

（3）炒制　置120～150℃热锅内文火加热炒至10～15分钟。取出，放晾。

（4）包装　复合袋手工包装，包装损耗应不超过1.0%。

5．原料规格质量标准　符合本规范前胡饮片项下的相关规定。

6．成品质量标准　符合本规范蜜前胡饮片项下的相关规定。

7．成品贮存及注意事项　置通风干燥处，防潮。

8．工艺卫生要求　符合中药饮片GMP相关工艺卫生要求。

9．主要设备　炒药机等设备。

前胡饮片炮制规范起草说明

（一）前胡炮制方法历史沿革

1．净制　最早记载有“水洗用竹刀刮去上苍黑皮并髭土了”《雷公》《证类》《大法》。以后多记载“去毛”《史载》、“去芦头”《圣惠方》《丹溪》《普济方》、“去苗净洗”《普本》、“拣净”《宝产》、“内有硬者，名雄前胡，须拣去勿用”《从新》。

2．切制　切制的记载方法有“切”《鬼遗》、“细剉”《雷公》《证类》、“洗焙干”《局方》。

3．炮制

（1）甜竹沥制　宋代有记载“凡修事，先用刀刮去上苍黑皮并髭土了，细剉，用甜竹沥浸令润，于日中（晒）干用之”《雷公》《证类》。此法现已不用。

（2）熬制　唐代记载“熬”《千金翼》。此法现已不用。

（3）姜制　“生姜汁制炒”《局方》。此法现已不用。

历代炮制历史沿革见表1。

表1　前胡炮制历史沿革简况

朝代	沿用方法	新增方法	文献出处
唐以前		竹刀刮黑皮 细剉 甜竹沥制	《雷公》
		切	《鬼遗》
唐代		熬	《千金翼》
宋代	竹刀刮黑皮 细剉 甜竹沥制	去毛	《史载》
		去芦头	《圣惠方》
		去苗净洗	《普本》
		拣净	《宝产》
		洗焙干 生姜汁制炒	《局方》
元代	去芦		《丹溪》
明代	去芦头 竹刀刮黑皮		《普济方》
清代	去芦头	须拣去勿用	《从新》

从古代文献资料中可以看出，历代沿用过的前胡炮制方法并不多，所用的辅料有甜竹、姜汁等，而明、清时代多去芦头生用。现代炮制方法多为蜜制，其他方法少见承袭。前胡炮制多以增强其作用趋向为目的。

（二）前胡饮片药典及地方炮制规范

1．净制 冬季至次春茎叶枯萎或未抽花茎时采挖，除去须根，洗净。

2．切制 除去杂质，洗净，润透，切薄片，晒干，也有低温干燥。还有润透后切厚片。

3．炮制

（1）蜜制 先取定量的炼蜜，加适量开水稀释，与净前胡片拌匀，闷润，待蜜逐渐渗入药材组织内部，置锅内用文火炒至颜色加深，松散不粘手时，出锅放凉后及时收贮。每100kg前胡，用炼蜜25kg。

（2）炒制 药材净制或切制后，置热锅内，用中火或武火加热翻炒至药材表面焦黄色或焦褐色，并具焦香气，取出摊凉。

现代炮制方法见表2。

表2 《中国药典》及各地炮制规范收载的前胡炮制方法

药典及规范	炮制方法
《中国药典》（1963年版）	前胡 拣去杂质，除去残茎，用水洗净泥土，捞出，润透后切片，晒干即得 蜜前胡 取前胡片，加炼熟的蜂蜜与开水少许，拌匀，稍焖，置锅内用文火炒至不粘手为度，取出，放凉即得。每前胡片50kg，用练熟蜂蜜10kg
《中国药典》（1977年版）	前胡 除去杂质，洗净，润透，切片，晒干
《中国药典》（1985年版） 《中国药典》（1990年版） 《中国药典》（1995年版） 《中国药典》（2000年版） 《中国药典》（2005年版） 《中国药典》（2010年版）	前胡 除去杂质，洗净，润透，切薄片，晒干 蜜前胡 取前胡片，照蜜炙法炒至不粘手
《中国药典》（2015年版）	前胡 除去杂质，洗净，润透，切薄片，晒干 蜜前胡 取前胡片，照蜜炙法炒至不粘手。每100kg待炮制品，用炼蜜25kg
《安徽省中药饮片炮制规范》（2005年版）	蜜前胡 取净前胡片，照蜜炙法炒至不粘手。每100kg前胡，用炼蜜25kg
《广西壮族自治区中药饮片炮制规范》（2007年版）	蜜前胡 取炼蜜加开水适量化开，加生前胡拌匀，稍闷，置锅内用文火炒至不粘手，取出，放凉。每100kg生前，胡用炼蜜25kg
《贵州省中药饮片炮制规范》（2005年版）	蜜前胡 取净前胡片，照蜜炙法炒至不粘手。每100kg生前胡，用炼蜜25kg
《河南省中药饮片炮制规范》（2005年版）	蜜前胡 取净前胡片，照蜜炙法炒至不粘手
	炒前胡 取净前胡片，照清炒法炒至表面呈黄色
《湖南省中药饮片炮制规范》（2010年版）	蜜前胡 取净前胡片，照蜜炙法炒至不粘手。每100kg前胡，用炼蜜25kg
《江苏省中药饮片炮制规范》（2002年版）	蜜前胡 取炼蜜加开水少许化开，与净前胡片拌匀，稍闷，用文火炒至不粘手，取出。每100kg前胡，用炼蜜20kg
《江西省中药饮片炮制规范》（2008年版）	蜜前胡 取前胡片，照蜜炙法炙至不粘手
《上海市中药饮片炮制规范》（2008年版）	蜜前胡 取前胡，照蜜炙法炒至蜜汁吸尽不粘手。每100kg前胡，用炼蜜25kg
《浙江省中药炮制规范》（2015年版）	炒前胡 取前胡饮片，照清炒法炒至表面深黄色，微具焦斑时，取出，摊凉
《北京市中药饮片炮制规范》（2008年版）	蜜前胡 取炼蜜，加适量沸水稀释，淋入前胡片中，拌匀，闷润2～4小时，置热锅内，用文火炒至表面深黄色，不粘手时，取出，晾凉。每100kg前胡片，用炼蜜25kg
《重庆市中药饮片炮制规范及标准》（2006年版）	蜜前胡 取净前胡片，照蜜炙法炒至不粘手
《甘肃省中药炮制规范》（1980年版）	制前胡 取蜂蜜文火炼沸，兑水适量，将前胡倒入，拌匀，炒至不粘手为度，出锅，晾凉。每前胡100kg，用蜂蜜20kg

九画

续表

药典及规范	炮制方法
《天津市中药饮片炮制规范》（2012年版）	蜜前胡　取前胡，至锅内加热，随即淋入炼蜜，拌匀，炒至不粘手时，取出，放凉。每前胡100kg，用炼蜜20kg
《全国中药炮制规范》（1988年版）	蜜前胡　取炼蜜，用适量开水稀释后，加入前胡片拌匀，润透，置锅内，用文火加热，炒至不粘手为度，取出放凉。每前胡片100kg，用炼蜜25kg

（二）前胡饮片现代炮制研究

现代研究表明，前胡的主要成分及有效成分为香豆素类成分，且以角型二氢吡喃香豆素类成分为主。该类成分如白花前胡甲素具有显著的钙离子拮抗活性，可松弛支气管平滑肌，抑制过敏性介质的释放等，这些药理活性与前胡在中医临床上治疗支气管炎、风热感冒以及上呼吸道感染的功效基本相符；张村等[1]研究结果表明，前胡不同饮片中3个香豆素类成分均以白花前胡甲素最高，白花前胡乙素次之，白花前胡E素最低，后2种成分含量差别不大。经蜜炙后，3个成分的含量及总量较生片均有不同程度的增加，但增加幅度不一。此为探讨前胡蜜炙的炮制原理提供了可靠线索。

梁益敏等[2]采用4因素3水平正交试验法，以水溶性浸出物含量、醇溶性浸出物含量及白花前胡丙素含量为考察指标，优选白花前胡蜜炙工艺。其实验所优选的工艺为：取净白花前胡饮片100g，加蜂蜜25g，闷润1.5小时，于80℃炒干。此研究还将以上工艺由炒制改为烘干，其他条件不变，结果发现两种方法的成分指标差异不大，但烘法时间长于炒法。而张坚等[3]人以白花前胡甲素和饮片外观为指标，利用正交试验法，优选前胡炮制的最佳工艺。结果发现净制条件为浸润水量50ml/100g，切3mm薄片，干燥温度60℃；蜜制条件为嫩蜜闷润6小时后中火炒制10分钟，白花前胡甲素含量最高，外观最佳。

鞠康等[4]采用薄层色谱法和UPLC法测定前胡蜜炙前后前胡甲素、前胡乙素的含量变化。结果发现薄层色谱法显示生前胡与蜜前胡中前胡甲素、前胡乙素的含量无明显差异；UPLC表明前胡蜜炙后前胡甲素、前胡乙素含量均有不同程度的增加。这为前胡的质量控制与炮制规范提供依据。

张村等[5]以小鼠气管酚红祛痰法、氨水喷雾致咳法、豚鼠磷酸组胺喷雾致喘法，观察前胡蜜炙前后的祛痰、镇咳和平喘作用的差异。结果显示祛痰作用以蜜前胡中剂量最强，蜜前胡高剂量镇咳效果较佳，平喘作用以蜜前胡低剂量和生前胡低剂量明显。

（四）前胡饮片炮制工艺研究总结

1. 历史文献　净制（竹刀刮黑皮、去杂质）、切制（切、细剉）、甜竹沥制、熬制、姜制等，明清时多去芦生用。

2. 历版《中国药典》　前胡、蜜前胡等，以蜜前胡最为常用。

3. 各省市炮制规范　前胡、蜜前胡、炒前胡等，以蜜前胡最为常用。

4. 现代研究文献　净制、切制、蜜前胡等，以蜜前胡最为常用。

综合上述研究结果，制定前胡的炮制工艺为：

前胡　取原药材，除去杂质及残茎，洗净，润透，切薄片，晒干，筛去碎屑。

蜜前胡　取炼蜜用适量开水稀释后，淋入前胡片内拌匀，润透，至蜜液被吸尽后，置炒制容器内，用文火加热，炒至不粘手为度，取出，放凉。每100kg前胡片，用炼蜜25kg。

九画

参考文献

[1] 张村, 肖永庆, 李丽, 等. HPLC测定白花前胡蜜炙前后3种香豆素类成分的含量[J]. 中国药学杂志, 2010, 45(1): 14-16.

[2] 梁益敏, 俞年军, 刘守金, 等. 蜜炙白花前胡最佳炮制工艺研究[J]. 中成药, 2007, 29(3): 399-401.

[3] 张坚, 马琳, 陈志娟. 中药前胡炮制工艺优化的考察[J]. 天津中医药大学学报, 2008, 27(1): 36-38.

[4] 鞠康, 胡云飞, 赵利敏, 等. 前胡药材蜜炙前后香豆素类成分的比较分析[J]. 齐齐哈尔医学院学报, 2016, 37(35): 4425-4427.

[5] 张村, 殷小杰, 李丽, 等. 白花前胡蜜炙前后的药效学比较研究[J]. 中国实验方剂学杂志, 2010, 16(15): 146-148.

Chuan shan jia 穿山甲

药材来源　本品为鲮鲤科动物穿山甲*Manis pentadactylayla* Linnaeus的鳞甲，收集鳞甲，洗净，晒干。

采收加工　全年均可捕捉，捕后杀死，剥取甲皮，放入沸水中烫，等鳞片自行脱落，捞出，洗净，晒干。

穿山甲饮片炮制规范

【饮片品名】穿山甲、炮山甲。

（一）穿山甲

【饮片来源】本品为穿山甲的加工炮制品。

【炮制方法】取穿山甲药材，除去杂质，洗净，干燥。

【饮片性状】本品呈扇面形、三角形、菱形或盾形的扁平片状或半折合状，大小不一。外表面黑褐色或黄褐色，有光泽。角质，半透明，坚韧而有弹性，不易折断。气微腥，味淡。

【质量控制】

鉴别　（1）本品粉末浅黄棕色。不规则碎片近无色或微黄棕色，布满大小不等的孔穴。

（2）取本品粗粉1g，加三氯甲烷60ml，加热回流4小时，放冷，滤过，滤液蒸干，残渣加三氯甲烷1ml使溶解，作为供试品溶液。另取穿山甲对照药材1g，同法制成对照药材溶液。照薄层色谱法试验，吸取上述两种溶液各10μl，分别点于同一硅胶G薄层板上，以甲苯-丙酮（20:1）为展开剂，展开，取出，晾干，喷以醋酐-硫酸（9:1）混合溶液，在80℃加热数分钟，分别置日光和紫外光灯（365nm）下检视。供试品色谱中，在与对照药材色谱相应的位置上，显相同颜色的斑点或荧光斑点。

检查　杂质　不得过4%。

总灰分　不得过6%。

（二）炮山甲

【饮片来源】本品为穿山甲经砂炒后的炮制品。

【炮制方法】取砂适量置炒制容器内，用武火加热至滑利状态时，投入大小分档的净穿山甲，炒至鼓起，呈金黄色时，取出，筛去砂，放凉。

【饮片性状】本品为不规则泡状卷曲的块状物，呈金黄色，质酥脆，易碎。气微腥，味淡。

【质量控制】

鉴别（2）、**检查** 同穿山甲。

【性味与归经】咸，微寒。归肝、胃经。

【功能与主治】活血消癥，通经下乳，消肿排脓，搜风通络。用于经闭癥瘕，乳汁不通，痈肿疮毒，风湿痹痛，中风瘫痪，麻木拘挛。

【用法与用量】5～10g，一般炮制后用。

【贮藏】置阴凉干燥处，防蛀。

穿山甲饮片炮制操作规程

（一）穿山甲

1．产品概述

（1）品名 穿山甲。

（2）规格 鳞甲。

2．生产依据 按照《中国药典》2015年版一部有关工艺要求及标准，以及饮片品种炮制规范执行。

3．工艺流程 取穿山甲药材，除去杂质，洗净，干燥。

4．炮制工艺操作要求

（1）净制 取穿山甲药材，除去杂质。

（2）干燥 取净穿山甲药材，洗净，干燥。

（3）精选 将净药物平摊于工作台上，挑选出混在净药物中不符合质量要求的败片。

（4）包装 根据本品包装规格要求进行包装。

5．原料规格质量标准 符合《中国药典》2015年版一部穿山甲药材项下的相关规定。

6．成品质量标准 符合本规范穿山甲饮片项下的相关规定。

7．成品贮存及注意事项 置通风干燥处，防蛀。

8．工艺卫生要求 符合中药饮片GMP相关工艺卫生要求。

9．主要设备 拣选台、干燥箱等设备。

（二）炮山甲

1．产品概述

（1）品名 炮山甲。

（2）规格 鳞甲。

2．生产依据 按照《中国药典》2015年版一部有关工艺要求及标准，以及饮片品种炮制规范执行。

3．工艺流程 取砂适量置炒制容器内，用武火加热至翻动较滑利时，投入大小分档的净穿山甲，翻炒至鼓起，呈金黄色时，取出，筛去砂，放凉。

4．炮制工艺操作要求

（1）热砂 取油砂置炒制容器内，用武火加热至滑利状态。

（2）砂烫 投入大小一致的净穿山甲，不断翻动，炒至表面全体膨胀呈卷曲状，黄色，质酥脆，易碎时，取出。

（3）筛砂 取砂烫穿山甲，筛去河砂，放凉。

（4）精选 将净药物平摊于工作台上，挑选出混在净药物中不符合质量要求的败片。

（5）包装 根据本品包装规格要求进行包装。

5．原料规格质量标准 符合《中国药典》2015年版一部穿山甲饮片项下的相关规定。

6．成品质量标准 符合本规范炮山甲饮片项下的相关规定。

7．成品贮存及注意事项 置通风干燥处，防蛀。

8．工艺卫生要求 符合中药饮片GMP相关工艺卫生要求。

9．主要设备 炒药机等设备。

穿山甲饮片炮制规范起草说明

（一）穿山甲饮片炮制历史沿革

1．净制 除去杂质，洗净，干燥。

2．炮制

（1）烫制

①取净穿山甲，大小分开，取砂子置锅内，一般用武火炒热后，加入净穿山甲，不断翻动，用砂烫至鼓起，洗净，干燥。用时捣碎。

②用清水浸泡3～5天，每天换水1次，刮去肉筋，洗净，晒干，大小分开，用油砂炒至鼓起呈金黄色时，取出，筛去油砂，放凉即得。

（2）醋制 取净穿山甲，大小分开，按上法烫至鼓起，醋淬，取出，干燥。用时捣碎。每穿山甲100kg，用醋30kg。

（3）油制 取净穿山甲片，分开大小。另将麻油置锅内，加热至沸，倒入穿山甲片，炸至鼓起，呈金黄色为度，捞出，晾凉。用时捣碎。每穿山甲500g，用麻油90g。

（4）红土制 取穿山甲片，刮洗去皮肉，晒干，分开大小炒。先将红土置锅内用文武火炒热，加入甲片拌炒，炒至甲片全部鼓起呈球形，色红黄或金黄色，味香，取出筛去土，晾凉，用时舂碎。

（5）滑石粉制 先将净细砂或滑石粉放在锅内加热，再取净山甲片，大小分次投入热砂或滑石粉中不停翻动，烫至全部鼓起呈深黄色为度。

历代炮制历史沿革见表1。

表1 穿山甲炮制历史沿革简况

朝代	沿用方法	新增方法	文献出处
唐代		烧灰法	《千金翼》
		炒黄	《理伤》
宋代	炒黄	炙黄、童便浸炙	《圣惠方》
		炙焦	《总病论》
		醋浸炒	《产育》
		蚌粉炒	《普本》
		蛤粉炒	《局方》
		酒制	《朱氏》
		土炒	《急救》
元代	醋炒	石灰炒制	《世医》
		酥制	《瑞竹》
		火炮	《宝鉴》
明代	醋制	桑灰制、热灰炮焦、谷芒灰炒、醋炙、麸炒	《普济方》
		皂角灰制	《奇效》
		油煎	《纲目》
		砂土炒	《仁术》
清代	醋制	乳制	《得配》
		红花牙皂紫草节苏木制	《串雅内》

通过对穿山甲各种炮制方法的考证，穿山甲的炮制方法很多，主要有炒制、油煎制等。各种辅料炒制法居多。

（二）穿山甲饮片药典及地方炮制规范

表2 《中国药典》及各地炮制规范收载的穿山甲炮制方法

药典及规范	炮制方法
《中国药典》（1963 年版）	炮山甲　取拣净的穿山甲片，分开大小，另将砂子置锅内炒至轻松，加入穿山甲片，炒至鼓起呈金黄色时，取出，筛去沙子即得 醋山甲　用上述方法炮至鼓起呈金黄色时，筛去砂子，立即将炮穿山甲片倒入醋盆内，搅拌略浸，捞出，用水漂洗，晒干即得。每穿山甲片 50kg，用醋 25kg
《中国药典》（1977 年版）	穿山甲　除去杂质，洗净，晒干 炮山甲　取净穿山甲片，照烫法用砂子炒至鼓起呈黄色 醋山甲　将上述炮山甲，趁热倒入醋内，搅拌，略浸，捞出，晒干。每穿山甲片 100kg，用醋 20 ~ 25kg
《中国药典》（1985 年版） 《中国药典》（1990 年版） 《中国药典》（1995 年版） 《中国药典》（2000 年版） 《中国药典》（2005 年版） 《中国药典》（2010 年版） 《中国药典》（2015 年版）	穿山甲　除去杂质，洗净，干燥 炮山甲　取净穿山甲，大小分开，照烫法用砂烫至鼓起，洗净，干燥。用时捣碎 醋山甲　取净穿山甲，大小分开，按上法烫至鼓起，醋淬，取出，干燥。用时捣碎。每 100kg 穿山甲，用醋 30kg
《山东省中药炮制规范》（1975 年版）	穿山甲　除去残皮、爪等杂质。如为整张穿山甲，水泡至皮肉腐烂、甲片脱落时取出，洗净后，再漂洗数日，捞出，干燥 烫穿山甲　取净穿山甲，大小片分开，按沙烫法烫至全部鼓起、呈金黄色时取出，趁热醋淬，洗净，干燥。用时捣碎。每穿山甲 50kg，用食醋 20kg
《云南省中药饮片炮制规范》（1986 年版）	红土或砂炒　取穿山甲片，刮去筋肉，分开大小片。先将河砂或红土置锅内，用文武火炒热，放入甲片炒至全部鼓起发泡，呈红黄色或焦黄色、有香气时，取出，筛去砂或土，晾冷，用时捣碎
《上海市中药饮片炮制规范》（2008 年版）	炮山甲　将原药除去残留皮肉等杂质，分档，照炒法用砂炒至鼓起，洗净，干燥，筛去灰屑；或敲成小于 2cm 的块，筛去灰屑
《福建省中药饮片炮制规范》（1998 年版）	穿山甲　除去杂质，洗净，干燥。用时捣碎 炮山甲　取净穿山甲，大小分开，照砂烫法炒制鼓起，洗净，干燥。用时捣碎 醋山甲　取净穿山甲，大小分开，照烫法用砂烫至鼓起，醋淬，取出，干燥。用时捣碎
《贵州省中药饮片炮制规范》（2005 年版）	穿山甲　取原药材，除去杂质及残肉，洗净，干燥 炮山甲　取净穿山甲，大小分开照烫法用砂烫至穿山甲片全部膨胀、疏松并呈黄色。用时捣碎 醋山甲　取净穿山甲，大小分开照烫法用砂烫至全部膨胀、疏松并呈黄色，醋淬，取出，干燥。用时捣碎。每 100kg 净穿山甲，用醋 30kg
《江苏省中药饮片炮制规范》（1980 年版）	穿山甲　将原药拣去杂质，洗净，干燥，大小分档 炮山甲　取砂子炒热，加入净山甲片炒至鼓起，边缘向内卷曲，表面呈金黄色时，取出，筛去砂子 醋炙穿山甲　取炮山甲趁热入醋中淬之，取出，干燥。每净山甲片 50kg，用醋 10kg
《湖南省中药饮片炮制规范》（2010 版）	穿山甲　取原药材，除去杂质，洗净，干燥 炮山甲　取净山甲，大小分档，照河砂烫法烫至鼓起。用时捣碎 醋山甲　取净穿山甲，大小分档，按上法烫至鼓起，醋淬，取出，干燥。用时捣碎。每 100kg 穿山甲，用醋 30kg
《广西壮族自治区中药饮片炮制规范》（2007 版）	生穿山甲　除去杂质，洗净，干燥
《河南省中药炮制规范》（1983 年版）	砂烫取净穿山甲片，分开大小。另将砂子置锅内炒松，倒入穿山甲，炒至鼓起，呈金黄色为度，取出，筛去砂子，趁热入醋内淬之，取出，晒干。用时捣碎。每 500g 穿山甲片，用醋 120g 油炸取净穿山甲片，分开大小。另将麻油置锅内，加热至沸，倒入穿山甲片，炸至鼓起，呈金黄色为度，捞出，晾凉。用时捣碎。每 500g 穿山甲片，用麻油 90g

九画

续表

药典及规范	炮制方法
《浙江省中药炮制规范》（1986年版）	炮山甲　取原药，除去杂质及残留爪，大小分档。先将砂子炒至烫手，投入甲片，炒至全部膨胀向内卷曲并呈黄色微具焦斑时，取出，筛去砂子，趁热醋淬，洗净，干燥，敲成碎片 醋山甲　取砂子，置热锅中翻动，待其滑利，投入大小分档后的原药，炒至通体膨胀，四周向内卷曲时，取出，筛去砂子，趁热投入醋中，淬至松脆，取出，漂净，干燥。轧成直径2～3cm的块片或用时捣碎。每穿山甲100kg，用醋30kg
《安徽省中药饮片炮制规范》（2005年版）	穿山甲　取原药材，除去残肉、杂质，洗净，干燥 醋山甲　取净穿山甲，照砂烫法，烫至全部鼓起，表面呈黄色时，趁热醋淬，干燥。用时捣碎。每100kg穿山甲，用米醋25kg
《北京市中药饮片炮制规范》（1986年版）	醋山甲　取原药材，除去杂质，洗净，干燥，大小分开。取河砂，置热锅内，用火180～220℃炒至灵活状态，加入净穿山甲，烫至表面鼓起，呈金黄色时，取出，筛去河砂，趁热投入米醋中浸淬，取出，干燥。每100kg净穿山甲，用米醋30kg
《全国中药炮制规范》（1988年版）	穿山甲　取原药材，除去杂质及残肉，筛去灰屑，洗净，晒干。按大小个分开
《甘肃省中药炮制规范》（1980年版）	炮穿山甲　取净穿山甲，按大小分开；另将砂子置锅内炒热，将穿山甲倒入，炒至鼓起呈金黄色时，筛去砂子 醋穿山甲　用上方法炮好的穿山甲，趁热倒入醋盆内，搅拌略浸，取出，用水漂净，晒干。每穿山甲100kg，用醋50kg
《四川省中药饮片炮制规范》（2002年版）	穿山甲　除去杂质，洗净，干燥 炮山甲　取净穿山甲，大小分开，照烫制法用砂烫至鼓起，洗净，干燥。用时捣碎。或照砂烫法烫至全部发泡，边缘卷起，呈金黄色 醋山甲　取净穿山甲，大小分开，照烫制法烫至鼓起，醋淬，取出，干燥。用时捣碎。每100kg穿山甲，用醋30kg
《辽宁省中药炮制规范》（1987年版）	穿山甲　拣净杂质，洗净，晒或烘干，按大小分开 炙山甲　取洁净细砂，置锅中加热后，投入穿山甲，拌炒，至全部鼓起时，取出，筛去细砂，放凉。用时捣碎 醋山甲　砂烫后立即投入米醋中淬酥，取出。每100kg穿山甲，用米醋25kg

各省市规范中主要有穿山甲、炮山甲、醋山甲、油炸等炮制品。穿山甲、炮山甲和醋山甲为常用炮制品。炮山甲各地炮制方法基本相同，但烫制时间以及辅料标准各地并无统一的规定。烫制时间大多以“鼓起”为判断的依据，缺乏量化指标。

历版《中国药典》都收载了穿山甲、炮山甲和醋山甲，1963年版《中国药典》对于穿山甲的炮制品只收载了炮山甲和醋山甲。但是历版《中国药典》中，在炮山甲和醋山甲炮制工艺方面以及辅料质量标准方面并无较大进展。

（三）穿山甲饮片现代炮制研究

彭善祥[1]研究了不同温度砂烫对穿山甲质量的影响，并测定其水溶性浸出物以及蛋白质含量，炮山甲的性状符合《中国药典》及《中药炮制规范》要求，其烫制温度应在230～250℃，并以半导体点温计控制砂温较好，炮制过程中，把甲片大小分档，大片温度适当提高，小片温度适当降低，这样能够保证炮山甲的外观质量。烫山甲的水溶性浸出物230℃以下者较230℃以上者有显著降低，并发现烫山甲的蛋白质含量250℃以上者较250℃以下者有显著性降低，故为了保证炮制品的内在质量，砂烫穿山甲的温度应控制在230～250℃。醋山甲的水溶性浸出物比烫山甲的水溶性浸出物增加28.99%～40.94%，因此入煎剂醋山甲较烫山甲为优。

曹站霞[2]比较了穿山甲的几种炮制方法，有砂烫醋淬法、油炸法、爆米机机制法，以性状以及水溶性浸出物为指标，爆米机机制法的成品质地均匀，体积膨胀度增大，更加疏松易碎；爆米机机制法制成的成品比砂烫醋淬法的

九画

成品水溶性浸出物有明显提高。爆米机机制法炮制穿山甲无论从成品的外观形状还是从其内在质量上均优于传统的砂烫醋淬法和油炸法。

朱晓明[3]将醋制穿山甲与盐矾水制穿山甲在称重、疗效等方面作比较。将两者分别用蒸馏水、浸泡、烘干、称重及在组方中分别加入观察疗效。醋制穿山甲重大于盐矾水制穿山甲，疗效好。盐矾水制穿山甲有副作用产生。

王绪平[4]比较了传统砂烫法和爆花机制方法，爆花机制方法为将穿山甲大中小分为三档。将爆花机打开阀门预热，加入适量穿山甲，关紧安全阀，中火加热并旋转机罐。4～6分钟后当压力达到80～101kPa时，打开阀门，将穿山甲倾出。比较了两种饮片的性状、功效以及水溶性浸出物，机制法炮制穿山甲，穿山甲饮片均匀，体积膨胀增大，质地更加疏松，并提高功效，且机制法比砂烫法水溶性浸出物有明显提高。所以，从成品的外观性状、内在质量和功效比较，机制法都优于砂烫法。

朱卫星[5]以“鼓起，卷曲，呈金黄色或棕黄色，质酥脆”为标准，优选出微波炮制穿山甲的最佳工艺条件；测定炮山甲中水溶性浸出物、蛋白质的含量，并比较其成品率。微波炮制穿山甲的最佳工艺条件为100%的微波火力，烘烤3.5分钟。与传统砂烫法比较，其水溶性浸出物以及蛋白质含量都较高。

（四）穿山甲饮片炮制工艺研究总结

1．历史文献 收载穿山甲、炮山甲、醋山甲、油炸等，砂烫为最常见。

2．历版《中国药典》 以穿山甲、炮山甲和醋山甲为最常用。

3．各省市炮制规范 穿山甲、炮山甲和醋山甲为常用炮制品。

4．现代研究文献 穿山甲饮片以生品、炮山甲和醋山甲为最常用。

综合上述研究结果，制定穿山甲的炮制工艺为：

穿山甲　取穿山甲药材，除去杂质，洗净，干燥。

炮山甲　取砂适量置炒制容器内，用武火加热至翻动较滑利时，投入大小分档的净穿山甲，翻炒至鼓起，呈金黄色时，取出，筛去砂，放凉。

参考文献

[1] 彭善祥，王艳霞．不同温度砂烫对穿山甲质量的影响[J]．实用中医药杂志，2004, 20(1): 48.

[2] 曹站霞，唐进法，付敏．穿山甲的几种炮制方法的比较[J]．河南中医药学刊，2002, 17(6): 24 .

[3] 朱晓明．浅析穿山甲醋制与盐矾水制的差异[J]．时珍国医国药，2004, 15(2): 93-94.

[4] 王绪平，贾善学．穿山甲炮制方法改革[J]．山东中医杂志，1999, 18(7): 36.

[5] 朱卫星．微波炮制穿山甲的工艺初探[J]．中国药房，2008, 19(9): 672-673.

九画

Qin jiao

秦艽

药材来源 本品为龙胆科植物秦艽*Gentiana macrophylla* Pall.、麻花秦艽*Gentiana straminea* Maxim.、粗茎秦艽*Gentiana crassicaulis* Duthie ex Burk.或小秦艽 *Gentiana dahurica* Fisch.的干燥根。前三种按性状不同分别习称"秦艽"和"麻花艽"，后一种习称"小秦艽"。

采收加工 春、秋二季采挖，除去泥沙；秦艽和麻花艽晒软，堆置"发汗"至表面呈红黄色或灰黄色时，摊开晒干，或不经"发汗"直接晒干；小秦艽趁鲜时搓去黑皮，晒干。

秦艽饮片炮制规范

【饮片品名】秦艽。

【饮片来源】本品为秦艽药材经"发汗"或不经"发汗"直接晒干（秦艽或麻花艽）或搓去黑皮晒干（小秦艽），经除去杂质，洗净，润透，切制后的炮制品。

【炮制方法】取原药材，除去杂质，洗净，润透，切厚片，干燥即得。

【饮片性状】本品呈类圆形的厚片。外表皮黄棕色、灰黄色或棕褐色，粗糙，有扭曲纵纹或网状孔纹。切面皮部黄色或棕黄色，木部黄色，有的中心呈枯朽状。气特异，味苦、微涩。

【质量控制】

鉴别 （1）取本品粉末0.5g，加甲醇10ml，超声处理15分钟，滤过，取滤液作为供试品溶液。另取龙胆苦苷对照品，加甲醇制成每1ml含1mg的溶液，作为对照品溶液。照薄层色谱法试验，吸取供试品溶液5μl、对照品溶液1μl，分别点于同一硅胶GF_{254}薄层板上，以乙酸乙酯-甲醇-水（10∶2∶1）为展开剂，展开，取出，晾干，置紫外灯（254nm）下检视。供试品色谱中，在与对照品色谱相应的位置上，显相同颜色的斑点。

（2）取栎瘿酸对照品，加三氯甲烷制成每1ml含0.5mg的溶液，作为对照品溶液。照薄层色谱法试验，吸取〔鉴别〕（1）项下的供试品溶液5μl和上述对照品溶液1μl，分别点于同一硅胶G薄层板上，以三氯甲烷-甲醇-甲酸（50∶1∶0.5）为展开剂，展开，取出，晾干，喷以10%硫酸乙醇溶液，在105℃加热至斑点显色清晰。供试品色谱中，在与对照品色谱相应的位置上，显相同颜色的斑点。

检查 水分 不得过12.0%（第二法）。

总灰分 不得过5.0%。

酸不溶性灰分 不得过3.0%。

浸出物 照醇溶性浸出物测定法项下的热浸法测定，用乙醇作溶剂，不得少于24.0%。

含量测定 照高效液相色谱法测定。

色谱条件与系统适用性试验 以十八烷基硅烷键合硅胶为填充剂；以乙腈-0.1%醋酸溶液（9∶91）为流动相；检测波长为254nm。理论塔板数按龙胆苦苷峰计算应不低于3000。

对照品溶液的制备 取龙胆苦苷对照品、马钱苷酸对照品适量，精密称定，加甲醇分别制成每1ml含龙胆苦苷0.5mg、马钱苷酸0.3mg的溶液，即得。

供试品溶液的制备 取本品粉末（过三号筛）约0.5g，精密称定，置具塞锥形瓶中，精密加入甲醇20ml，超声处理（功率500W，频率40kHz）30分钟，放冷，再称定重量，用甲醇补足减失的重量，摇匀，滤过，取续滤液，即得。

测定法 分别精密吸取两种对照品溶液与供试品溶液各5～10μl，注入液相色谱仪，测定，即得。

本品按干燥品计算，含龙胆苦苷（$C_{16}H_{20}O_9$）和马钱苷酸（$C_{16}H_{24}O_{10}$）的总量不得少于2.5%。

【性味与归经】辛、苦，平。归胃、肝、胆经。

【功能与主治】祛风湿，清湿热，止痹痛，退虚热。用于风湿痹痛，中风半身不遂，筋脉拘挛，骨节酸痛，湿热黄疸，骨蒸潮热，小儿疳积发热。

【用法与用量】3～10g。

【贮藏】置阴凉干燥处，防霉，防蛀。

秦艽饮片炮制操作规程

1．产品概述

（1）品名　秦艽。

（2）规格　厚片。

2．生产依据　按照《中国药典》2015年版一部有关工艺要求及标准，以及拟定的饮片品种炮制工艺执行。

3．工艺流程　取原药材，除去杂质，洗净，润透，切厚片，干燥，筛去碎屑，包装，即得。

4．炮制工艺操作要求

（1）挑选　除去杂质。

（2）洗润　洗净，闷润至透。

（3）切制　切厚片。

（4）干燥　50℃干燥2～4小时至干。

（5）包装　复合袋手工包装，包装损耗应不超过1.0%。

5．原料规格质量标准　符合《中国药典》2015年版一部秦艽药材项下的相关规定。

6．成品质量标准　符合本规范秦艽饮片项下的相关规定。

7．成品贮存及注意事项　置通风干燥处，防蛀。

8．工艺卫生要求　符合中药饮片GMP相关工艺卫生要求。

9．主要设备　截断机、烘箱等设备。

秦艽饮片炮制规范起草说明

（一）秦艽炮制方法历史沿革

1．净制　历史上的记载有“去土”“去苗”“去芦”“去黄白毛”“去裂纹”“去黑皮”等。

2．切制　主要有“去芦头切焙”“细切”“剉”。

3．炮制

（1）炒法　最早出现在明代“秦艽（去目合口者，炒出汗）”。

（2）焙制　宋代出现“秦艽（童子小便浸一宿，洗焙）”“去芦头切焙”“焙出汗”。

（3）蒸制　宋代出现蒸制法“去芦，蒸出擘破，于槐砧上碎锉”。

（4）炼　明代出现“去苗土，炼”。

（5）酒制　此法现已不用。

①酒洗　清代记载有“酒洗”。

②酒炒　清代记载“酒炒”。

（6）童便制　南北朝记载有“凡用秦，先以布拭上黄肉毛尽，然后用还元汤（童便）浸一宿，至明出，日干用”“童便浸一宿，炒干”“童子小便浸一宿，洗焙”此法现已不用。

（7）乳汁制　唐《贞元广利方》中记载有“秦艽十二分，牛乳一大升，同煮，取七合去滓”。此法现已不用。

历代炮制历史沿革见表1。

表1　秦艽炮制历史沿革简况

朝代	沿用方法	新增方法	文献出处
唐以前		凡用秦，先以布拭上黄肉毛尽，然后用童便浸一宿，至明出，晒干用	《雷公》
唐代		去土 曝 炙 细切	《外台》
		秦艽十二分，牛乳一大升，同煮，取七合去滓	《贞元广利方》
宋	去土 净 去苗	净洗，切	《杨氏家藏方》
		去芦 净洗，去芦	《严氏济生方》
		去土去苗，洗焙干 去土，锉	《普本》
		炒	《幼幼》
		去芦切焙 去芦炒 去芦，切，焙	《总微》
		去芦头切焙	《药证》
		去苗土锉	《三因》
		童子小便浸一宿，洗焙 净洗焙干	《总录》
		去根 去苗锉	《医心方》
		炙 去芦，蒸出擘破，于槐砧上碎锉	《博济》
金元时期	去芦	去裂纹	《瑞竹》
明代	凡用秦艽，以布拭去黄白毛尽，然后用还元汤，浸一宿，日曝干用之 小便浸一宿，焙 秦去苗 去芦 去头，切焙 去裂纹	去芦毛，酒洗浸	《仁术》
		去黑皮 秦艽焙出汗	《普济方》
		去苗土，炼	《证治准绳·类方》
清代	去苗 去芦 去苗土 去土 去芦 童便浸一宿，晒干用 去黄白毛	春秋采根，阴干用	《钩元》
		酒洗五钱	《医方集宜》
		酒炒	《跌打损伤回生集》
		二八月采根，曝干用	《害利》
		以布刷去黄白毛，童便浸一宿，炒干用	《得配》

从古代文献资料中可以看出，历代沿用过的秦艽炮制方法有20余种，其中以去芦、去苗、去土、炒、酒炒、童便浸等为常见方法，去芦、去苗、去土为最常见的方法。现代炮制方法仍沿用净制切片，其他方法少见承袭。秦艽炒制主要有缓和寒性作用，酒制主要有缓和寒性增强祛风湿、舒经络的作用。

（二）秦艽饮片药典及地方炮制规范

1. 净制　春、秋季采挖，除去泥沙；秦艽和麻花艽晒软，堆置“发汗”至表面呈红黄色或灰黄色时，摊开晒干，或不经“发汗”直接晒干；小秦艽趁鲜时搓去黑皮，晒干。

2．切制 洗净，润透，切厚片，干燥。

3．炮制

（1）酒制取秦艽片与黄酒拌匀，闷润至酒尽时，晾干。每100kg秦艽片，用黄酒12kg。

（2）酒炒取秦艽片，用酒拌匀，稍闷，待酒吸尽后，用文火炒至微干，略有酒香气为度。照江西省中药饮片炮制规范炒至深黄色。

现代炮制方法见表2。

表2 《中国药典》及各地炮制规范收载的秦艽炮制方法

药典及规范	炮制方法
《中国药典》（1963年版）	秦艽 洗净，拣去杂质，去芦，略浸捞出，润透后切片，及时干燥即得
《中国药典》（1977年版） 《中国药典》（1985年版）	秦艽 除去杂质，洗净，润透，切片，晒干
《中国药典》（1990年版） 《中国药典》（1995年版） 《中国药典》（2000年版） 《中国药典》（2005年版） 《中国药典》（2010年版） 《中国药典》（2015年版）	秦艽 除去杂质，洗净，润透，切厚片，晒干
《安徽省中药饮片炮制规范》（2005年版）	秦艽 取原药材除去杂质，大小分档，洗净，润透，切厚片，干燥，筛去碎屑
《广西壮族自治区中药饮片炮制规范》（2007年版）	秦艽 取原药材除去杂质，洗净，润透，切厚片，干燥，筛去碎屑
《贵州省中药饮片炮制规范》（2005年版）	秦艽 取原药材除去杂质，抢水洗净，润透，切厚片，干燥
《河南省中药饮片炮制规范》（2005年版）	秦艽 取原药材除去杂质，洗净，润透，切厚片，干燥
	酒秦艽 取秦艽片与黄酒拌匀，闷润至酒尽时，晾干。每100kg秦艽片，用黄酒12kg
《湖南省中药饮片炮制规范》（2010年版）	秦艽 取原药材，除去杂质，洗净，润透，切短段片，干燥，筛去碎屑
《江苏省中药饮片炮制规范》（2002年版）	秦艽 取原药材，除去杂质，大小分档，洗净，切厚片，干燥，筛去碎屑
《江西省中药饮片炮制规范》（2008年版）	秦艽 除去杂质，抢水洗净，润透，切厚片，干燥
	酒秦艽（酒炒秦艽） 取秦艽片，照酒炙法炒至深黄色
《上海市中药饮片炮制规范》（2008年版）	秦艽 将原药除去残茎、砂石等杂质，洗净，略润，切厚片，晒干，用50目筛，筛去灰屑
《浙江省中药炮制规范》（2005年版）	秦艽 取原药，除去杂质，洗净，润软，切厚片或短段（小秦艽），干燥，簸去脱落的叶鞘
《山东省中药炮制规范》（1990年版）	秦艽 除去芦头及杂质，大小分档，用清水洗净，再略泡，闷润至透，切厚片，干燥
《北京市中药饮片炮制规范》（2008年版）	秦艽 取原药材，除去杂质及残茎，大小分开，洗净，闷透1～2小时，至内外湿度一致，切中段，干燥，筛去碎屑

（三）秦艽饮片现代炮制研究

呼延玲等[1]测定了秦艽不同部位龙胆苦苷的含量，对秦艽中芦头、根外皮部、根木心部龙胆苦苷含量测定结果表明，芦头含有龙胆苦苷，但含量仅为根外皮部的10%，不能按正常药材投料，因此，药用时应去除芦头以保证药材质量。

何禄仁等[2]采用HPLC法测定秦艽炮制品中龙胆苦苷的含量，以探讨炮制方法对秦艽中龙胆苦苷含量的影响，结果发现20个炒制样品中，16个样品呈现龙胆苦苷含量下降的趋势；20个酒炙样品中，15个样品呈现龙胆苦苷含量下降的趋势。张霞等[3]采用RP-HPLC法优选秦艽最佳炮制工艺，并比较不同炮制品中龙胆苦苷含量的差异，结果发现清炒法龙胆苦苷含量最高，优化工艺条件为炒制温度100℃，炒制时间10分钟。高娟等[4]研究加工炮制对秦艽中龙胆苦苷的影响，发现龙胆苦苷的量在清炒品中最高，阴干品中量较少，酒制品中龙胆苦苷量稍有降低，龙胆苦苷的量在奶煮后药材中最低，在奶蒸后药材中较高。

（四）秦艽饮片炮制工艺研究总结

1．历史文献 净制（去土、去苗、去头、去芦头、去黄白毛）、切制（去芦头切焙、锉细）、炒制（炒出汗、去芦头炒）、焙（童子小便浸一宿，洗焙、去芦头切焙）、酒制（酒浸、酒炒）、童便制、乳汁制。

2．历版《中国药典》 秦艽多用生品。

3．各省市炮制规范 秦艽、酒秦艽、酒炒秦艽等，以生品为最常用。

4．现代研究文献 净制、切制、炒制、酒炒、乳汁制等，以生品为最常用。

综合上述研究结果，制定秦艽的炮制工艺为：

秦艽 取原药材，除去杂质，洗净，润透，切厚片，干燥，即得。

参考文献

[1] 呼延玲, 解娟, 陈世虎. 高效液相色谱法测定秦艽不同部位龙胆苦苷的含量[J]. 中国中医药信息杂志, 2005, 12(10):38.

[2] 何禄仁, 赵建邦, 玛潇, 等. HPLC法测定秦艽炮制品中龙胆苦苷的含量[J]. 中国药师, 2008, 22(8): 689-691.

[3] 张霞, 陈靖, 候延辉, 等. 基于龙胆苦苷含量的秦艽炮制工艺研究[J]. 时珍国医国药, 2012, 23(5): 1221-1222.

[4] 高娟, 王亚洲, 孙文基, 等. 加工炮制对秦艽中龙胆苦苷的影响[J]. 中草药, 2006, 37(9): 1357-1358.

十画

Lai fu zi

莱菔子

药材来源 本品为十字花科植物萝卜*Raphanus sativus* L.干燥成熟种子。

采收加工 夏季果实成熟时采割植株，晒干，搓出种子，除去杂质，再晒干。

莱菔子饮片炮制规范

【饮片品名】莱菔子、炒莱菔子。

（一）莱菔子

【饮片来源】本品为莱菔子药材经净制后的炮制品。

【炮制方法】取原药材，除去杂质，洗净，干燥。用时捣碎。

【饮片性状】本品呈类卵圆形或椭圆形，稍扁，长2.5～4mm，宽2～3mm。表面黄棕色、红棕色或灰棕色。一端有深棕色圆形种脐，一侧有数条纵沟。种皮薄而脆，子叶2，黄白色，有油性。气微，味淡、微苦辛。

【质量控制】

鉴别 （1）本品粉末淡黄色至棕黄色。种皮栅状细胞成片，淡黄色、橙黄色、黄棕色或红棕色，表面观呈多角形或长多角形，直径约至15μm，常与种皮大形下皮细胞重叠，可见类多角形或长多角形暗影。内胚乳细胞表面观呈类多角形，含糊粉粒和脂肪油滴。子叶细胞无色或淡灰绿色，壁薄，含糊粉粒及脂肪油滴。

（2）取本品粉末1g，加乙醚30ml，加热回流1小时，弃去乙醚液，药渣挥干，加甲醇20ml，加热回流1小时，滤过，滤液蒸干，残渣加甲醇2ml使溶解，作为供试品溶液。另取莱菔子对照药材1g，同法制成对照药材溶液。再取芥子碱硫氰酸盐对照品，加甲醇制成每1ml含1mg的溶液，作为对照品溶液。照薄层色谱法试验，吸取上述三种溶液各3～5μl，分别点于同一硅胶G薄层板上，以乙酸乙酯-甲酸-水（10∶2∶3）的上层溶液为展开剂，展开，取出，晾干，置紫外光灯（365nm）下检视。供试品色谱中，在与对照药材色谱和对照品色谱相应的位置上，显相同颜色的荧光斑点；喷以1%香草醛的10%硫酸乙醇溶液，加热至斑点显色清晰，显相同颜色的斑点。

检查 水分 不得过8.0%（第四法）。

总灰分 不得过6.0%。

酸不溶性灰分 不得过2.0%。

浸出物 照醇溶性浸出物测定法项下的热浸法测定，用乙醇作溶剂，不得少于10.0%。

含量测定 照高效液相色谱法测定。

色谱条件与系统适用性试验 以苯基硅烷键合硅胶为填充剂；以乙腈-3%冰醋酸溶液（15∶85）为流动相；检测波长为326nm。理论板数按芥子碱峰计算应不低于5000。

对照品溶液的制备 取芥子碱硫氰酸盐对照品适量，精密称定，置棕色量瓶中，加甲醇制成每1ml含40μg的溶液，即得。

供试品溶液的制备 取本品粉末（过三号筛）约0.5g，精密称定，置具塞锥形瓶中，精密加入70%甲醇50ml，密塞，称定重量，超声处理（功率250W，频率50kHz）30分钟，放冷，再称定重量，用70%甲醇补足减失的重量，摇匀，滤过，取续滤液，置棕色瓶中，即得。

测定法 分别精密吸取对照品溶液与供试品溶液各5μl，注入液相色谱仪，测定，即得。

本品按干燥品计算，含芥子碱以芥子碱硫氰酸盐（$C_{16}H_{24}NO_5 \cdot SCN$）计，不得少于0.40%。

（二）炒莱菔子

【饮片来源】本品为莱菔子经炒黄后的炮制品。

【炮制方法】取净莱菔子，置炒制容器内，用文火炒至微鼓起，取出，放凉，即得。用时捣碎。

【饮片性状】

本品形如莱菔子，表面微鼓起，色泽加深，质酥脆，气微香。

【质量控制】

鉴别、检查、浸出物、含量测定 同莱菔子。

【性味与归经】辛、甘，平。归肺、脾、胃经。

【功能与主治】消食除胀，降气化痰。莱菔子长于涌吐风痰。炒莱菔子长于消食除胀、降气化痰。用于饮食停滞，脘腹胀痛，大便秘结，积滞泻痢，痰壅喘咳。

【用法与用量】5～12g。

【贮藏】置通风干燥处，防蛀。

莱菔子炮制操作规程

（一）莱菔子

1．产品概述

（1）品名 莱菔子。

（2）饮片规格 种子。

2．生产依据 按照《中国药典》2015年版一部有关工艺要求及标准，以及拟定的饮片品种炮制工艺执行。

3．工艺流程 取原药材，除去杂质，洗净，干燥。用时捣碎。

4．炮制工艺操作要求

（1）挑拣 除去杂质，大小分档。

（2）清洗 用漏水容器进行水淘洗后，再

十画

经清水冲洗。

（3）干燥　烘干。

（4）包装　无毒聚乙烯塑料透明袋手工包装，包装损耗应不超过2.0%。

5．原料规格质量标准　符合《中国药典》2015年版一部莱菔子药材项下的相关规定。

6．成品质量标准　符合本规范莱菔子饮片项下的相关规定。

7．成品贮存及注意事项　置通风干燥处，防蛀。

8．工艺卫生要求　符合中药饮片GMP相关工艺卫生要求。

9．主要设备　烘干箱等设备。

（二）炒莱菔子

1．产品概述

（1）品名　炒莱菔子。

（2）饮片规格　种子。

2．生产依据　按照《中国药典》2015年版一部有关工艺要求及标准，以及拟定的饮片品种炮制工艺执行。

3．工艺流程　取净莱菔子，置炒制容器内，用文火炒至微鼓起，取出，放凉，即得。用时捣碎。

4．炮制工艺操作要求

（1）挑拣　除去杂质，大小分档。

（2）清炒　取净莱菔子，照清炒法炒至微鼓起，取出，放凉。用时捣碎。同时符合炒莱菔子外观性状标准：炒制时有密集爆裂声，表面鼓起，口尝几无辛辣味，有特异香味，易碾碎，内部种仁颜色发黄，富油性，无明显颜色改变，有香气。

（3）包装　无毒聚乙烯塑料透明袋手工包装，包装损耗应不超过2.0%。

5．原料规格质量标准　符合本规范莱菔子饮片项下的相关规定。

6．成品质量标准　符合本规范炒莱菔子饮片项下的相关规定。

7．成品贮存及注意事项　置通风干燥处，防蛀。

8．工艺卫生要求　符合中药饮片GMP相关工艺卫生要求。

9．主要设备　炒药机等设备。

莱菔子饮片炮制规范起草说明

（一）莱菔子饮片炮制历史沿革

1．净制　宋代有“淘择洗”《证类》。明代有“淘净”《医学》。

2．切制　宋代有“研”《宝产》。明代有“生研”《必读》、“生捣”《景岳》。清代有“研碎”《串雅外》。

3．炮制

（1）炒制

①炒　宋代有“微炒”《圣惠方》、“炒令熟，捣细罗取末，微黄”《圣惠方》、“淘择洗，焙干，于铫子内炒令黄熟，为末”《证类》。清代有“略炒香研用，不宜经久”《辨义》。

②巴豆炒　宋代有“半两，用巴豆肉一分拍破，同炒至黑色，去巴豆不用”《总微》。明代有“半两，用巴豆肉二钱半，同炒黄，去巴豆不用”《奇效》。

③砂仁炒　宋代有“研自然汁，浸缩砂仁一宿，炒干又浸，又炒，不压，萝卜子汁多，浸数次炒干”《朱氏》。

（2）焙制　元代有“用屋瓦慢火焙”《活幼》。明代有“瓦上慢火干焙”《准绳》。

（3）蒸制　元代、明代均有“淘洗，蒸令熟，晒干，为末”《医学》《丹溪》。清代有“淘洗净蒸熟晒”《本草述》。

（4）姜制　明代有“生姜炒”《禁方》。

历代炮制历史沿革见表1。

表1 莱菔子炮制历史沿革简况

朝代	沿用方法	新增方法	文献出处
宋代		淘择洗	《证类》
		微炒	《圣惠方》
		研	《宝产》
		半两，用巴豆肉一分拍破，同炒至黑色，去巴豆不用	《总微》
		研自然汁浸缩砂仁一宿，炒干又浸，又炒，不压，萝卜子汁多，浸数次炒干	《朱氏》
明代	淘洗，蒸令熟，晒干，为末 半两，用巴豆肉二钱半，同炒黄，去巴豆不用	生捣	《景岳》
		生姜炒	《禁方》
清代	淘洗净	研碎	《串雅外》
		略炒香研用，不宜经久	《辨义》
		蒸熟晒	《本草述》

莱菔子的炮制始载于宋代，历代记载的炮制方法主要有净制、切制、炒黄、巴豆炒、焙法、蒸法、生姜炒等。

（二）莱菔子饮片药典及地方炮制规范

1．净制 取原药材，除去杂质，洗净，干燥。

2．炮制

（1）炒制 取原药材，除去杂质，置热锅内，用文火炒至表面微鼓起，有香气逸出时，取出，晾凉。

（2）盐制 取净莱菔子，加盐水拌匀，闷透，置炒制容器内，以文火加热，炒干，并透出香气。用时捣碎。每100kg莱菔子，用食盐2kg。

现代炮制方法见表2。

表2 《中国药典》及各地炮制规范收载的莱菔子炮制方法

药典及规范	炮制方法
《中国药典》（1963年版）	莱菔子 簸去杂质，漂净泥土，捞出，晒干，用时捣碎即得 炒莱菔子 取净莱菔子，置锅内用文火炒至微鼓起，并有香气为度，取出，放凉即得
《中国药典》（1977年版）	莱菔子 除去杂质，洗净，干燥，用时捣碎 炒莱菔子 取净莱菔子，照清炒法炒至鼓起并有香气
《中国药典》（1985年版） 《中国药典》（1990年版） 《中国药典》（1995年版） 《中国药典》（2000年版） 《中国药典》（2005年版） 《中国药典》（2010年版） 《中国药典》（2015年版）	莱菔子 除去杂质，洗净，干燥。用时捣碎 炒莱菔子 取净莱菔子，照清炒法炒至微鼓起。用时捣碎
《全国中药炮制规范》（1988年版）	莱菔子 取原药材，除去杂质，洗净，干燥 炒莱菔子 取净莱菔子，置锅内，用文火加热，炒至微鼓起。有香气逸出，取出，放凉
《北京市中药饮片炮制规范》（2008年版）	炒莱菔子 取原药材，除去杂质，置热锅内，用文火炒至表面微鼓起，有香气逸出时，取出，晾凉
《山东省中药炮制规范》（1990年版）	莱菔子 去净杂质，洗净，干燥 炒莱菔子 将净莱菔子置锅内，文火炒至鼓起，有香气逸出时，取出，放凉
《上海市中药饮片炮制规范》（2008年版）	炒莱菔子 将原药除去杂质及灰屑，淘净，干燥，照清炒法炒至微鼓起，筛去灰屑

续表

药典及规范	炮制方法
《安徽省中药饮片炮制规范》（2005年版）	莱菔子　取原药材，除去杂质。用时捣碎 炒莱菔子　取净莱菔子，照炒黄法，炒至微鼓起，有香气逸出
《江西省中药饮片炮制规范》（2008年版）	莱菔子　除去杂质，洗净，干燥。用时捣碎 炒莱菔子　取净莱菔子，照清炒法用文火炒至微鼓起、爆裂并有香气，用时捣碎
《福建省中药炮制规范》（1988年版）	莱菔子　除去杂质。用时捣碎 炒莱菔子　取净莱菔子，照炒黄法炒至部分爆裂，透出焦香气。用时捣碎 盐莱菔子　取净莱菔子，照盐水炙法炒干，并透出香气。用时捣碎
《河南省中药饮片炮制规范》（2005年版）	莱菔子　除去杂质，洗净，干燥。用时捣碎 炒莱菔子　取净莱菔子，照清炒法，炒至微鼓起。用时捣碎
《四川省中药饮片炮制规范》（2002年版）	莱菔子　除去杂质，洗净，干燥。用时捣碎 炒莱菔子　取净莱菔子，照清炒法炒至微鼓起并有香气。用时捣碎
《湖南省中药饮片炮制规范》（2010年版）	莱菔子　取原药材，除去杂质，抢水洗净，干燥。用时捣碎 炒莱菔子　取净莱菔子，照清炒法，文火炒至微鼓起，有爆裂声，有香气溢出
《贵州省中药饮片炮制规范》（2005年版）	莱菔子　取原药材，除去杂质，筛去灰屑，洗净，干燥。用时捣碎 炒莱菔子　取净莱菔子，照清炒法用文火炒至微鼓起、逸出香气。用时捣碎
《广西壮族自治区中药饮片炮制规范》（2007年版）	生莱菔子　莱菔子除去杂质，洗净，干燥，用时捣碎 炒莱菔子　取生莱菔子，置锅内用文火炒至微鼓起，取出，放凉，用时捣碎
《重庆市中药饮片炮制规范及标准》（2006年版）	莱菔子　除去杂质，淘净，干燥。用时捣碎 炒莱菔子　取净莱菔子，照清炒法炒至微鼓起并有香气。用时捣碎
《江苏省中药饮片炮制规范》（2002年版）	莱菔子　取原药材，除去杂质，淘净，干燥 炒莱菔子　取净莱菔子，置锅内，用文火炒至微鼓起，有香气逸出，取出放凉
《浙江省中药炮制规范》（2005年版）	莱菔子　取原药，除去杂质，洗净，干燥。用时捣碎 炒莱菔子　取莱菔子，炒至表面微鼓起，有爆裂声、香气逸出时，取出，摊凉。用时捣碎
《广东省中药炮制规范》（1984年版）	莱菔子　除去杂质，洗净，晒干 炒莱菔子　取净莱菔子，用文火炒至微鼓起，有爆裂声，并有香气时，取出，摊凉，用时捣碎

十画

历版《中国药典》均收载莱菔子和炒莱菔子这2种炮制品。

各省市炮制规范中主要有莱菔子、炒莱菔子、盐莱菔子等炮制品。其中盐莱菔子只收载在福建省炮制规范中。莱菔子、炒莱菔子为炮制规范收载的常用品种。

（三）莱菔子饮片现代化炮制研究

任涛[1]研究了炮制前后莱菔子的成分变化，结果发现莱菔子炒制具有抑制酶解机制，确认了能够产生新化合物A209、B221的前体物质C3。通过成分群的变化，表明莱菔子炮制可通过影响煎煮过程使生、炒品煎出成分不同而产生不同的临床疗效。孙忠迪[2]探讨炮制对莱菔子及水煎液中脂肪油含量及GC-MS组分的影响。结果显示，炒制有利于莱菔子中脂肪油在水煎液中的溶出，对其组分和含量没有影响。吕文海[3]探索了莱菔子炒制前后量变与质变特征成分A209、B221的生成机制。发现莱菔子中的萝卜苷可在内源性酶作用下生成莱菔子素，莱菔子在不同的煎煮条件下可生成含硫化合物A209、B221。

张庆英[4]比较不同产地药材中芥子碱硫氰酸盐的含量，并研究炒制对药材中芥子碱硫氰酸盐含量的影响。发现芥子碱硫氰酸盐进样量在0.0472～1.8880μg之间有良好线性关系；生莱菔子的加样平均回收率为99.30%，*RSD*=0.4%（*n*=6）；炒制莱菔子的加样平均回收率为94.58%，*RSD*=0.3%（*n*=6）。

任涛等[5]发现随着炒制时间延长，莱菔子中硫苷含量会逐渐降低。在炒制温度200～250℃，炒制时间1～1.5分钟时，硫苷含量达到最大，是生品含量的4.2倍。

（四）莱菔子饮片炮制工艺总结

1．历史文献 莱菔子在古代的炮制方法曾有净制、切制、炒制、焙制、蒸制、姜制等。炒莱菔子自宋代沿用至今。

2．历版《中国药典》 均收载莱菔子、炒莱菔子。

3．各省市炮制规范 收载莱菔子、炒莱菔子、盐莱菔子。

4．现代文献研究 主要围绕莱菔子炒制前后化学成分和药理作用变化展开研究，并对莱菔子的炒制工艺、微波炮制工艺进行了研究。

综合上述结果，制定莱菔子的炮制工艺为：

莱菔子 取原药材，除去杂质，洗净，干燥。用时捣碎。

炒莱菔子 取净莱菔子，置炒制容器内，用文火炒至微鼓起，取出，放凉，即得。用时捣碎。

参考文献

[1] 任涛, 吕文海, 张欣, 等. 莱菔子炮制前后成分群变化的初步研究[J]. 中成药, 2009, 31(11): 1715-1718.

[2] 孙忠迪, 王群, 李书云, 等. 炮制对莱菔子中脂肪油的含量影响及GC-MS分析[J]. 中国实验方剂学杂志, 2013, 19(1): 67-69.

[3] 吕文海, 任涛, 苏永汶, 等. 炮制抑制莱菔子中萝卜苷酶解转化的初步研究[J]. 中国中药杂志, 2011, 36(8): 980-983.

[4] 张庆英. 生莱菔子和炒莱菔子中芥子碱硫氰酸盐的含量测定[J]. 实用药物与临床, 2015, 18(3): 316-318.

[5] 任涛, 吕文海. 以硫代葡萄糖苷相对含量优选莱菔子炮制工艺研究[J]. 中成药, 2010, 32(7): 1159-1162.

Lian zi xin 莲子心

药材来源 本品为睡莲科植物莲*Nelumbo nucifera* Gaertn.的成熟种子中的干燥幼叶及胚根。

采收加工 果实成熟后采收。剥取种子，取出幼叶及胚根，晒干。

莲子心饮片炮制规范

【饮片品名】莲子心。

【饮片来源】本品为莲子心药材经净制后的炮制品。

【炮制方法】取原药材，除去杂质，筛去灰屑。

【饮片性状】本品略呈细棒状，长1～1.4cm，直径约0.2cm。幼叶绿色，一长一短，卷成箭形，先端向下反折，两幼叶间可见细小胚芽。胚根圆柱形，长约3mm，黄白色。质脆，易折断，断面有数个小孔。气微，味苦。

【质量控制】

鉴别 （1）本品粉末灰绿色。表皮细胞略呈长方形，壁薄。叶肉细胞壁薄，类圆形，细胞内含众多淀粉粒与绿色色素。胚根细胞呈长方形，排列整齐，壁菲薄，有的含脂肪油滴。幼叶组织中细胞间隙较大。

（2）取本品粉末2g，加甲醇30ml，超声处理30分钟，滤过，滤液蒸干，残渣加甲醇1ml使溶解，作为供试品溶液。另取莲心碱高氯酸盐对照品，加甲醇制成每1ml含1mg的溶液，作为对照品溶液。照薄层色谱法试验，吸取供试品溶液4～6μl、对照品溶液4μl，分别点于同一硅胶G薄层板上，以三氯甲烷-乙酸乙酯-二乙胺（5∶4∶1）为展开剂，展开，取出，晾干，喷以稀碘化铋钾试液。供试品色谱中，在与对照品色谱相应的位置上，显相同颜色的斑点。

检查　水分　不得过12.0%（第二法）。

总灰分　不得过5.0%。

含量测定　照高效液相色谱法测定。

色谱条件与系统适用性试验　以十八烷基硅烷键合硅胶为填充剂；以乙腈-0.015mol/L十二烷基磺酸钠溶液（取十二烷基磺酸钠0.41g，加水100ml使溶解）-冰醋酸（56∶43∶1）为流动相；检测波长为282nm。理论板数按莲心碱峰计算应不低于5000。

对照品溶液的制备　取莲心碱高氯酸盐对照品适量，精密称定，加甲醇制成每1ml含25μg的溶液，即得（莲心碱重量=莲心碱高氯酸盐重量/1.3587）。

供试品溶液的制备　取本品粉末（过四号筛）约0.5g，精密称定，精密加入2%盐酸甲醇溶液25ml，称定重量，加热回流30分钟，放冷，再称定重量，用2%盐酸甲醇溶液补足减失的重量，摇匀，滤过，精密量取续滤液5ml，置10ml量瓶中，加流动相稀释至刻度，摇匀，即得。

测定法　分别精密吸取对照品溶液与供试品溶液各10μl，注入液相色谱仪，测定，即得。

本品按干燥品计算，含莲心碱（$C_{37}H_{42}N_2O_6$）不得少于0.20%。

【性味与归经】苦，寒。归心、肾经。

【功能与主治】清心安神，交通心肾，涩精止血。用于热入心包，神昏谵语，心肾不交，失眠遗精，血热吐血。

【用法与用量】2～5g。

【贮藏】置通风干燥处，防潮，防蛀。

莲子心饮片炮制操作规程

1．产品概述

（1）品名　莲子心。

（2）规格　种子中的干燥幼叶及胚根。

2．生产依据　按照《中国药典》2015年版有关工艺要求及质量标准，以及拟定的饮片品种炮制工艺执行。

3．工艺流程　取原药材，除去杂质，筛去灰屑。

4．炮制工艺操作要求

（1）风选　簸去杂质。

（2）包装　复合袋包装，包装损耗不超过1.0%。

5．原料规格质量标准　符合《中国药典》2015年版一部莲子心药材项下的相关规定。

6．成品质量标准　符合本规范莲子心项下的相关规定。

7．成品贮存及注意事项　置通风干燥处，防潮，防蛀。

8．工艺卫生要求　符合中药饮片GMP相关工艺卫生要求。

9．主要设备　包装机等设备。

莲子心饮片炮制规范起草说明

（一）莲子心炮制方法历史沿革

（1）“为末”。

（2）“微炒”“炒食”。

历代炮制历史沿革见表1。

表1　莲子心炮制历史沿革简况

朝代	新增方法	文献出处
明代	微炒	《奇效》
清代	为末	《备要》
	炒食	《害利》

从古代文献资料中可以看出，历代沿用过的莲子心的炮制方法主要为研末、微炒。现代炮制方法多为净制后晒干。

（二）莲子心饮片药典及地方炮制规范

1．净制　筛去杂质。

2．炮制　晒干。

现代炮制方法见表2。

表2　《中国药典》及各地炮制规范收载的莲子心炮制方法

药典及规范	炮制方法
《中国药典》（1963年版）	莲子心　筛去杂质
《中国药典》（1977年版） 《中国药典》（1985年版） 《中国药典》（1990年版） 《中国药典》（1995年版） 《中国药典》（2000年版） 《中国药典》（2005年版） 《中国药典》（2010年版） 《中国药典》（2015年版）	莲子心　莲花的成熟种子中的干燥幼叶及培根，取出，晒干
《安徽省中药饮片炮制规范》（2005年版） 《北京市中药饮片炮制规范》（2008年版）	莲子心　取原药材，除去杂质
《重庆市中药饮片炮制规范及标准》（2006年版） 《广西壮族自治区中药饮片炮制规范》（2007年版） 《江西省中药饮片炮制规范》（2008年版）	莲子心　除去杂质
《贵州省中药饮片炮制规范》（2005年版）	莲子心　莲花的成熟种子中的干燥幼叶及培根，取出，晒干
《甘肃省中药炮制规范》（1980年版）	莲子心　将加工莲子是取出的心，除去杂质，晒干
《湖南省中药饮片炮制规范》（2010年版）	莲子心　取原药材，除去杂质，干燥
《河南省中药饮片炮制规范》（2005年版）	莲子心　除去杂质，筛去灰屑
《江苏省中药饮片炮制规范》（1980年版）	莲子心　将原药拣去杂质
《吉林省中药炮制标准》（1986年版）	莲子心　取莲子，用水浸泡至七成透时，捞出，润透，取心，晒干
《辽宁省中药炮制规范》（1975年版）	莲子心　除净杂质及碎莲子肉
《上海市中药饮片炮制规范》（2008年版）	莲子心　将原药材除去杂质，筛去灰屑
《天津市中药饮片炮制规范》（2005年版）	莲子心　取原药材，除去杂质
《浙江省中药炮制规范》（2005年版）	莲子心　取原药，除去杂质。筛去灰屑

（三）莲子心饮片现代炮制研究

陈锦荣[1]使用HPLC法测定不同炮制工艺莲子心中生物碱的含量。通过对经过不同干燥方式，不同干燥温度的莲子心中的总生物碱含量进行测定，得出结论：莲子心热风干燥的总生物碱含量明显高于晒干、远红外、微波三种干燥方式；莲子心在热风干燥60℃时，总生物碱的含量高于热风干燥50℃时的总生物碱含量。用热风干燥设备干燥莲子心虽然总生物碱含量明显比晒干的方法好，但最佳温度是多少度，还有待进一步实验研究。

（四）莲子心饮片炮制工艺研究总结

1．历史文献　研末、微炒。

2．历版《中国药典》　净制、晒干。

3．各省市炮制规范　净制、晒干。

4．现代研究文献　烘干。

综合上述研究结果，制定莲子心的炮制工艺为：

莲子心　取原药材，除去杂质，筛去灰屑。

参考文献

[1] 陈锦容. HPLC法测定不同炮制工艺莲子心中生物碱的含量[J]. 海峡药学, 2009, 21(9): 33-36.

E zhu

莪术

药材来源　本品为姜科植物蓬莪术*Curcuma phaeocaulis* Val.、广西莪术*Curcuma kwangsiensis* S. G. Lee et C. F. Liang或温郁金*Curcuma wenyujin* Y. H. Chen et C. Ling的干燥根茎。

采收加工　冬季茎叶枯萎后采挖，洗净，蒸或煮至透心，晒干或低温干燥后除去须根和杂质。

莪术饮片炮制规范

【饮片品名】莪术、醋莪术。

（一）莪术

【饮片来源】本品为莪术药材加工炮制品。

【炮制方法】取莪术药材，除去杂质，略泡，洗净，蒸软，切厚片，干燥。

【饮片性状】本品呈类圆形或椭圆形的厚片。外表皮灰黄色或灰棕色，有时可见环节或须根痕。切面黄绿色、黄棕色或棕褐色，内皮层环纹明显，散在“筋脉”小点。气微香，味微苦而辛。

【质量控制】

鉴别　取本品粉末0.5g，置具塞离心管中，加石油醚（30～60℃）10ml，超声处理20分钟，滤过，滤液挥干，残渣加无水乙醇1ml使溶解，作为供试品溶液。另取吉马酮对照品，加无水乙醇制成每1ml含0.4mg的溶液，作为对照品溶液。照薄层色谱法试验，吸取上述两种溶液各10μl，分别点于同一硅胶G薄层板上，以石油醚（30～60℃）-丙酮-乙酸乙酯（94∶5∶1）为展开剂，展开，取出，晾干，喷以1%香草醛硫酸溶液，在105℃加热至斑点显色清晰。供试品色谱中，在与对照品色谱相应的位置上，显相同颜色的斑点。

检查　吸光度　不得低于0.45。

水分　不得过14.0%（第二法）。

总灰分　不得过7.0%。

酸不溶性灰分　不得过2.0%。

浸出物　不得过7.0%（热浸法）。

含量测定　照挥发油测定法测定，含挥发油不得少于1.0%（ml/g）。

（二）醋莪术

【饮片来源】本品为莪术经醋煮后的炮制品。

【炮制方法】取净莪术，置煮制容器内，与米醋及适量清水共煮至透心，取出，稍晾，切厚片，干燥，即得。每100kg莪术，用米醋20kg。

【饮片性状】本品呈类圆形或椭圆形的厚片。外表皮深灰黄色或灰棕色，角质样，微有醋香气。

【质量控制】

鉴别、检查、浸出物、含量测定　同莪术。

【性味与归经】辛、苦，温。归肝、脾经。

【功能与主治】行气破血，消积止痛。用于癥瘕痞块，瘀血经闭，胸痹心痛，食积胀痛。

【用法与用量】6～9g。

【贮藏】置阴凉干燥处，防蛀。

十画

莪术饮片炮制操作规程

（一）莪术

1．产品概述

（1）品名　莪术。

（2）规格　厚片。

2．生产依据　按照《中国药典》2015年版一部有关工艺要求及标准，以及拟定的饮片品种炮制工艺执行。

3．工艺流程　取莪术药材，除去杂质，略泡，洗净，蒸软，切厚片，干燥。

4．炮制工艺操作要求

（1）挑选　除去杂质。

（2）洗净　略泡，洗净。

（3）蒸制　取净莪术药材，蒸至无白心时，取出。

（4）切制　取蒸莪术药材，切厚片。

（5）干燥　低温干燥，温度不超过50℃。

（6）包装　复合袋手工包装，包装损耗应不超过1.0%。

5．原料规格质量标准　符合《中国药典》2015年版一部莪术药材项下的相关规定。

6．成品质量标准　符合本规范莪术饮片项下的相关规定。

7．成品贮存及注意事项　置干燥处，防蛀。

8．工艺卫生要求　符合中药饮片GMP相关工艺卫生要求。

9．主要设备　蒸煮锅、截断机、干燥机等设备。

（二）醋莪术

1．产品概述

（1）品名　醋莪术。

（2）规格　厚片。

2．生产依据　按照《中国药典》2015年版一部有关工艺要求及标准，以及拟定的饮片品种炮制工艺执行。

3．工艺流程　取净莪术，置煮制容器内，与米醋及适量清水共煮至透心，取出，稍晾，切厚片，干燥，即得。每100kg莪术，用米醋20kg。

4．炮制工艺操作要求

（1）挑选　除去杂质。

（2）洗净　略泡，洗净。

（3）蒸煮切制　取净莪术药材，加食醋及适量清水共煮，至切开内无白心时，取出，稍晾，切厚片。每100kg莪术，用米醋20kg。

（4）干燥　低温干燥，温度不超过50℃。

（5）包装　复合袋手工包装，包装损耗应不超过1.0%。

5．原料规格质量标准　符合《中国药典》2015年版一部莪术药材项下的相关规定。

6．成品质量标准　符合本规范醋莪术饮片项下的相关规定。

7．成品贮存及注意事项　置干燥处，防蛀。

8．工艺卫生要求　符合中药饮片GMP相关工艺卫生要求。

9．主要设备　蒸煮锅、截断机、干燥机等设备。

醋莪术饮片炮制规范起草说明

（一）莪术炮制方法历史沿革

1．净制　宋代有“削去粗皮”《证类》。元代有“去毛”《活幼》。明代有“泡”《保婴》。

2．切制　宋代有“捣为末”《证类》、“剉”《指迷》、“切”《局方》和“去皮切片”《朱氏》。元代有“铡开捣细”《宝鉴》。明代有“锤碎"《普济方》。

3．炮制

（1）醋制

①醋磨　宋代记载有"凡使于砂盆中以醋磨，令尽，然后于火畔吸令干，重筛过用"《雷公》。明代记载有"削去粗皮，蒸熟曝干，临用时于砂盆中醋磨令尽，然后火畔干，重筛过用"《乘雅》。

②醋煮　宋代记载"焙醋煮令透彻，焙"《局方》，元代记载有"醋煮透，滤干，锉焙"《活幼》。明代有"醋煮，切片，焙干，为末"《普济方》。

③醋炒　宋代记载有"醋浸炒"《妇人》、"醋拌晒炒"《疮疡》。元代有"醋炒"。

④醋炙　元代有"醋炙"《瑞竹》。明代有"醋炙透"《医学》。

⑤醋浸　元代有"醋浸"《宝鉴》。明代有"醋浸，冬三日，夏一日"《普济方》；"火炮醋浸煨切"《大法》。清代"去毛，醋浸煨熟"《幼幼》。

⑥醋煨　明代有"醋煨"《济阴》。

（2）煨制宋代有"煨"《圣惠方》；"煨熟"《博济》；"湿纸裹煨，去皮切片"《苏沈》《朱氏》。明代有"用纸数重裹，油内浸，灯上烧过，剉碎""和白面裹，慢慢煨熟。去面，就热杵碎"《普济方》；"湿纸包灰中煨透切片"《济阴》。

（3）酒制

①酒磨　宋代有"酒磨酒研服之"《证类》。清代有"酒磨"《备要》。

②酒炒　宋代有"酒炒"《妇人》。明代有"酒制，微炒"《理例》；"去毛……酒炒"《仁术》。

③酒洗　元代有"酒洗、炒"《丹溪》。

（4）酒醋制　宋代有"酒醋磨服"《证类》。明代有"合酒醋磨服"《品汇》。清代有"莪术一味与酒醋煎服"《握灵》。

（5）火炮　宋代有"炮炒"《总录》；"用慢火炮，取出，乘热剉碎"《宝产》；"炮香熟，切"《济生》。元代有"火炮，铡开捣细，纱罗罗过用"《宝鉴》。

（6）药汁制

①巴豆制　宋代有"细剉，一两用去壳巴豆三十粒同炒黄色，去巴豆不用"《济生》。明代有"醋浸，剉碎，用去皮巴豆二十粒，于银石器内炒黄色，去巴豆不用""一两，用酒浸，入巴豆二十粒，同炒黄"《奇效》。

②虻虫制　明代有"用虻虫等分同炒赤，去虻虫"《奇效》。

（7）油制　宋代有"麻油煎，乘热切片子"《朱氏》。

（8）羊血或鸡血炙　清代"羊血或鸡血拌炒"《逢原》。

（9）蒸制　清代有"去粗皮，蒸熟暴干"《害利》。

历代炮制历史沿革见表1。

表1　莪术炮制历史沿革简况

朝代	沿用方法	新增方法	文献出处
南北朝		凡使于砂盆中以醋磨，令尽，然后于火畔吸令干，重筛过用	《雷公》
宋代		净制削去粗皮，蒸熟曝干用，捣为末；尔后锉；切；去皮切片；铡开捣细；捶碎	《证类》
		切，焙为末；醋煮令透	《局方》
		醋浸一宿，煨	《总录》
		醋浸一宿，焙	《博济》

续表

朝代	沿用方法	新增方法	文献出处
元代		去毛，炒；醋煮透，滤干锉焙	《活幼》
		醋煮一伏时	《丹溪》
明代		九月采术，削去粗皮，蒸熟曝干，临用时于砂盆中醋磨令尽，然后火畔干，重筛过用	《乘雅》
		一法火炮醋浸煨切，得酒醋良	《大法》
	醋炙	醋煮令透切焙为末；醋浸一宿煨锉	《普济》
	醋制		《仁术》

综合古代莪术的炮制方法，主要有醋磨、醋煮、醋炒、醋炙、醋浸、醋煨、煨制、酒磨、酒洗、酒炒、酒醋制等。加辅料炮制，以醋炙为最常见，并有不同的炙法和要求。

（二）醋莪术饮片药典及地方炮制方法

1．净制 除去杂质，略泡，洗净。

2．切制

（1）蒸制 洗净，蒸软，切薄片，干燥。

（2）润切 洗净，润透，切片，干燥。

3．炮制

（1）醋制

①取净莪术，加醋共煮至醋尽透心，取出，稍晾，切厚片，干燥。每莪术100kg，用醋20kg，必要时可加适量水稀释。

②取莪术片与醋拌匀，闷润至醋尽时，置锅内用文火炒至微带焦斑为度，取出放凉。每500g莪术片，用醋90g。

③取莪术，淋醋拌透，约1天至醋被吸尽，切片晒干。每莪术100kg，用醋25kg。

（2）酒制 取莪术片，用微火加热，炒热后，均匀喷入酒，继续炒干，取出晾凉。每500g莪术片，用酒60g。

（3）炒制 取莪术片用微火炒至有小黑斑点为度。

现代炮制方法见表2。

表2 《中国药典》及各地炮制规范收载的莪术炮制方法

药典及规范	炮制方法
《中国药典》（1963年版）	莪术 拣去杂质，用水浸泡，润透后，置笼屉内蒸透，取出，切片，晒干即得 醋莪术 拣去杂质，洗净，置锅中，加醋与热水使浸没，用文火煮透，捞出，晾至六成干，切薄片，阴干即得。每莪术50kg，用醋5～10kg
《中国药典》（1977年版） 《中国药典》（1985年版）	莪术 除去杂质，略泡，洗净，润透，切片，干燥 醋莪术 取净莪术，照醋煮法用醋与适量的热水淹没，煮至醋尽透心，取出，稍晾，切片，干燥
《中国药典》（1990年版） 《中国药典》（1995年版） 《中国药典》（2000年版） 《中国药典》（2005年版） 《中国药典》（2010年版） 《中国药典》（2015年版）	莪术 除去杂质，略泡，洗净，蒸软，切薄片，干燥 醋莪术 取净莪术，照醋煮法煮至透心，取出，稍晾，切厚片，干燥
《安徽省中药饮片炮制规范》（2005年版）	莪术 取原药材，除去杂质，大小分档，洗净，略浸泡，取出，润透，切薄片，干燥，筛去碎屑 醋莪术 取净莪术片，照醋炙法，炒干。每100kg莪术，用米醋20kg
《广西壮族自治区中药饮片炮制规范》（2007年版）	莪术 除去杂质，略泡，洗净，蒸软，切中片或薄片，干燥 醋莪术 ①取莪术除去杂质，大小分档，略泡，洗净后置锅内，用醋与适量热水浸没，煮至醋吸尽透心（或醋水浸润透，蒸透心），取出切中片或薄片，干燥，筛去灰屑。②取莪术除去杂质，加醋拌匀，置适宜容器内，加热蒸至透心，取出，稍凉，切厚片，干燥。每100kg莪术，用醋20kg

续表

药典及规范	炮制方法
《贵州省中药饮片炮制规范》（2005 年版）	莪术　取原药材，除去杂质，洗净，略泡，润透或蒸软，切薄片，干燥 醋莪术　取净莪术片，照醋炙法炒干
《湖南省中药饮片炮制规范》（2010 年版）	莪术　取原药材，除去杂质，略泡，洗净，蒸软，切厚片，干燥，筛去碎屑 醋莪术　①取净莪术片，照醋炙法炒干。②取净莪术片（或药材），照醋煮法煮至透心，取出，稍晾（药材切厚片），干燥。每 100kg 莪术用醋 20kg
《吉林省中药炮制标准》（1986 年版）	莪术　除去杂质，洗净泥土，与米醋共置锅中，加适量水，用武火煮至醋水尽时，取出，润透，晒六成干，切 3mm 片，晒干。每 100kg 莪术，用米醋 30kg
《江苏省中药饮片炮制规范》（2002 年版）	莪术　取原药材，除去杂质，大小分档，洗净，略泡，润透，切薄片，干燥 醋莪术　取净莪术置锅中，加醋与适量水浸没，使液面与药材平，煮至醋液被吸尽，切开无白心时取出，稍晾，切薄片，干燥。每 100kg 莪术，用醋 20kg
《江西省中药饮片炮制规范》（2008 年版）	莪术　①除去杂质，略泡，洗净，蒸软，切薄片，干燥。②除去杂质，用水浸 3～4 小时，润透，蒸软，趁热切薄片，干燥。 醋莪术　①取净莪术，照醋煮法煮至透心，取出，稍晾，切厚片，干燥。②取净莪术，加醋和水平药面，煮至醋尽透心，取出，稍晾，切薄片，干燥。每 100kg 莪术，用米醋 20kg
《山东省中药炮制规范》（1990 年版）	莪术　除去杂质，大小分档，洗净，略泡，闷润至透，切薄片，干燥 醋莪术　取净莪术片置锅内，加米醋及适量清水浸没，文火煮至醋液被吸尽，切开检视无白心时，取出，稍晾，切厚片，干燥。每 100kg 莪术片，用米醋 20kg
《浙江省中药炮制规范》（2015 年版）	醋莪术　取莪术饮片，照醋炙法炒至表面色较深时，取出，摊凉。每莪术 100kg，用醋 10～20kg
《北京市中药饮片炮制规范》（2008 年版）	醋莪术　①取原药材，除去杂质，大小分开，置锅内，加米醋和水适量，煮 3～4 小时至米醋被吸尽、内无干心（如有不透着，可加温水再煮），取出，稍晾，切厚片，晒干或低温干燥，筛去碎屑。②取原药材，除去杂质，大小分开，浸泡 4～8 小时，取出，闷润 8～12 小时，至内外湿度一致，切厚片，晒干或低温干燥，筛去碎屑。取莪术片，置锅内，加米醋和水适量，煮 1～2 小时至米醋被吸尽，取出，晒干或低温干燥。每 100kg 净莪术（片），用米醋 20kg

（三）莪术饮片现代炮制研究

醋莪术饮片现代炮制研究显示，陆兔林等[1]通过分析炮制对莪术挥发油成分的影响，显示莪术在醋制过程中部分组分消失，如1-（1，1-二甲基乙氧基）-2-甲基-苯、γ-榄香烯、2，4，6-五甲基苯胺、1，3，5-三乙基苯等成分。同时产生两个新的组分，如4-异丙基苯甲酸、2-甲基-5-（1-甲基乙烯基）-环已酮等。

王普霞等[2]采用血小板聚集功能测定法、血液流变性测定法及小鼠抗凝法进行试验，观察莪术不同炮制品的活血化瘀作用，结果显示莪术不同炮制品均具显著的抗血小板聚集、抗凝血及调节血液流变性作用。其中以醋炙莪术作用最为显著。鲁汉兰等[3]用体外血小板黏附率测定法和血液流变学测定法进行活血化瘀实验，研究莪术醋制后的活血化瘀功效，结果显示血小板黏附性降低，血瘀模型动物血液黏、浓、凝性明显减轻。

十画

鲁汉兰等[3]用热板法和扭体法进行止痛实验，研究莪术醋制后的止痛功效，表明莪术生用能提高小鼠痛阈，增强止痛作用。

宋珅等[4]以姜黄素、挥发油含量为指标选择润制时间、蒸制时间、切制规格3个因素，用L_9（3^4）正交设计表，采用方差分析的数学分析方法，对莪术进行水处理工艺的优选。结果表明：最佳炮制工艺为润制20分钟，蒸制30分钟切制规格为3mm的饮片。

陆兔林等[5]以姜黄素、挥发油含量为指标选择炒制温度、炒制时间、用醋量、润制时间4个因素，用L_9（3^4）正交设计表，采用方差分析的数学分析方法，对莪术进行醋处理工艺的优选。结果表明：炒制时间、炒制温度、用醋量对莪术中姜黄素、挥发油含量影响显著，最佳炮制工艺为加入20%醋拌匀，闷润20分钟后，置炒制容器内，100℃炒制5分钟。

唐婉等[6]采用星点设计-效应面优化法

（CCD-RSM），以姜黄素含量和挥发油含量为评价指标，优选加米醋量、烘制时间、烘制温度等莪术醋煮工艺参数。结果表明，莪术醋煮最佳工艺为取莪术饮片适量，加入30%米醋，拌匀闷润2小时，煮至醋液收干，置于120℃中干燥30分钟，取出稍冷即得。

莪术炮制品种主要有生莪术、醋炙莪术和醋煮莪术，各地和民间应用各不相同，炮制工艺也各不相同，且没有规范的炮制工艺参数。从《中国药典》看莪术的炮制方法只有醋煮法，该炮制方法对莪术的有效成分含量以及药效具有显著的影响。通过调查临床应用醋莪术饮片较多，而醋莪术的炮制没有规范的炮制工艺和严格的指标来控制，因此必须完善醋莪术的炮制规范和质量标准，确保醋莪术的质量和临床疗效。

（四）莪术饮片炮制工艺研究总结

1．历史文献　醋磨、醋煮、醋炒、醋炙、醋浸、醋煨、煨制、酒磨、酒洗、酒炒、酒醋制、火炮、巴豆制、虻虫制、油制、羊血或鸡血炙、蒸制等，以醋制法最为常见。

2．历版《中国药典》　莪术、醋莪术等，以醋煮和醋炙为最常用。

3．各省市炮制规范　莪术、醋煮、醋炙等，以醋煮和醋炙为最常用。

4．现代研究文献　醋炙法和醋煮法等，以醋煮和醋炙为最常用。

综合上述研究结果，制定莪术的炮制工艺为：

莪术　取莪术药材，除去杂质，略泡，洗净，蒸软，切厚片，干燥。

醋莪术　取净莪术，置煮制容器内，与米醋及适量清水共煮至透心，取出，稍晾，切厚片，干燥，即得。每100kg莪术，用米醋20kg。

参考文献

[1] 陆兔林, 杨光明, 宋珅, 等. 气质联用法分析炮制对莪术挥发油成分的影响[J]. 中成药, 2003, 25(10): 810－811.

[2] 王普霞, 周春祥, 陆兔林. 莪术不同炮制品活血化瘀作用研究[J]. 中成药, 2004, 26(11): 905－906.

[3] 鲁汉兰, 彭智聪, 刘勇, 等. 莪术炮制后对止痛及活血化瘀作用的影响[J]. 中成药, 2000, 22(2): 135–137.

[4] 宋珅, 陆兔林, 陈海龙. 正交法优选莪术水处理工艺[J]. 中成药, 2004, 2(4): 297–300.

[5] 陆兔林, 毛春芹, 宋珅, 等. 正交法优选莪术醋处理工艺[J]. 中成药, 2006, 28(9): 1306－1308.

[6] 唐婉, 傅舒, 刘芳, 等. 星点设计–效应面优化法优选蓬莪术醋制工艺[J]. 中药与临床, 2011, 2(6): 22–24.

十画

He ye

荷叶

药材来源　本品为睡莲科植物莲*Nelumbo nucifera* Gaertn.的干燥叶。

采收加工　夏、秋二季采收，晒至七八成干时，除去叶柄，折成半圆形或折扇形，干燥。

荷叶饮片炮制规范

【饮片品名】荷叶、荷叶炭。

（一）荷叶

【饮片来源】本品为荷叶药材经切制后的炮

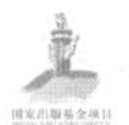

制品。

【炮制方法】取原药材，喷淋清水，稍闷润，切丝，干燥，筛去碎屑，即得。

【饮片性状】本品呈不规则的丝状。上表面深绿色或黄绿色，较粗糙，下表面淡灰棕色，较光滑，叶脉明显突起。质脆，易破碎。稍有清香气，味微苦。

【质量控制】

鉴别　本品粉末灰绿色。上表皮细胞表面观多角形，外壁乳头状或短绒毛状突起，呈双圆圈状；断面观长方形，外壁呈乳头状突起；气孔不定式，副卫细胞5～8个。下表皮细胞表面观垂周壁略波状弯曲，有时可见连珠状增厚。草酸钙簇晶多见，直径约至40μm。

检查　水分不得过15.0%（第二法）。

总灰分　不得过12.0%。

浸出物　照醇溶性浸出物测定法项下的热浸法测定，用70%乙醇作溶剂，不得少于10.0%。

含量测定　照高效液相色谱法测定。

色谱条件与系统适用性试验　以十八烷基硅烷键合硅胶为填充剂；以乙腈–水–三乙胺–冰醋酸(27：70.6：1.6：0.78)为流动相；检测波长为270nm。理论板数按荷叶碱峰计算应不低于2000。

对照品溶液的制备　取荷叶碱对照品适量，精密称定，加甲醇制成每1ml含16μg的溶液，即得。

供试品溶液的制备　取本品粗粉约0.5g，精密称定，置具塞锥形瓶中，精密加入甲醇50ml，称定重量，加热回流2.5小时，放冷，再称定重量，用甲醇补足减失的重量，摇匀，滤过，精密量取续滤液5ml，置10ml量瓶中，加水至刻度，摇匀，即得。

测定法　分别精密吸取对照品溶液与供试品溶液各20μl，注入液相色谱仪，测定，即得。

本品按干燥品计算，含荷叶碱($C_{19}H_{21}NO_2$)不得少于0.10%。

（二）荷叶炭

【饮片来源】本品为荷叶经煅炭后的炮制品。

【炮制方法】取净荷叶，置煅锅内装满，上面覆盖一锅，两锅接合处用黄泥封固，上压重物，用文武火煅至贴在盖锅底上的白纸显焦黄色为度，挡住火门，待凉后，取出即得。

【饮片性状】

本品呈不规则的片状，表面棕褐色或黑褐色。气焦香，味涩。

【性味与归经】苦，平。归肝、脾、胃经。

【功能与主治】荷叶清暑化湿，升发清阳，凉血止血。用于暑热烦渴，暑湿泄泻，脾虚泄泻，血热吐衄，便血崩漏。荷叶炭收涩化瘀止血。用于出血症和产后血晕。

【用法与用量】荷叶3～10g，荷叶炭3～6g。

【贮藏】置通风干燥处，防蛀。

荷叶饮片炮制操作规程

（一）荷叶

1．产品概述

（1）品名　荷叶。

（2）规格　宽丝。

2．生产依据　按照《中国药典》2015年版一部有关工艺要求及标准，以及拟定的饮片品种炮制工艺执行。

3．工艺流程　取原药材，喷淋清水，稍闷润，切丝，干燥，筛去碎屑，即得。

4．炮制工艺操作要求

（1）挑选　除去杂质。

（2）洗润　喷淋清水，稍闷润。

（3）切制　切宽丝。

（4）干燥　烘干或晾干。

（5）包装　复合袋包装，包装损耗应不超过1.0%。

5．原料规格质量标准　符合《中国药典》2015年版一部荷叶药材项下的相关规定。

6．成品质量标准　符合本规范荷叶饮片项下的相关规定。

7．成品贮存及注意事项　置通风干燥处，防蛀。

8．工艺卫生要求　符合中药饮片GMP相关工艺卫生要求。

9．主要设备　截断机、干燥机等设备。

（二）荷叶炭

1．产品概述

（1）品名　荷叶炭。

（2）规格　煅炭品。

2．生产依据　按照《中国药典》2015年版一部有关工艺要求及标准，以及拟定的饮片品种炮制工艺执行。

3．工艺流程　取净荷叶，置煅锅内装满，上面覆盖一锅，两锅接合处用黄泥封固，上压重物，用文武火煅至贴在盖锅底上的白纸显焦黄色为度挡住火门，待凉后，取出即得。

4．炮制工艺操作要求

（1）装锅　煅锅内装满，上面覆盖一锅，两锅接合处用黄泥封固，上压重物。

（2）煅制　用文武火，煅至贴在盖锅底上的白纸显焦黄色为度，关火门，放凉取出。

（3）包装　复合袋包装，包装损耗应不超过1.0%。

5．原料规格质量标准　符合《中国药典》2015年版一部荷叶药材项下的相关规定。

6．成品质量标准　符合本规范荷叶炭饮片项下的相关规定。

7．成品贮存及注意事项　置通风干燥处，防蛀。

8．工艺卫生要求　符合中药饮片GMP相关工艺卫生要求。

9．主要设备　煅药炉等设备。

荷叶饮片炮制规范起草说明

（一）荷叶炮制方法历史沿革

1．炒制　荷叶的炒制开始于唐代，但不同医书对荷叶的炒制要求有不同，唐《经效产宝》中提到荷叶“炒令黄”，《外台秘要》则多次提到荷叶“炙”用，配以蒲黄、甘草等药治疗产后血晕、心闷。至宋代，基本沿袭唐代炮制方法，《证类本草》提到“荷叶，止渴，落胞，杀蕈毒，并产后口干，心肺燥，烦闷，入药炙用之”，《太平圣惠方》载“炒香，为末”，用以治疗产后心痛，恶血不尽。明代沿袭宋法，《本草纲目》收载有“炒香，为末”，此法为沿袭《太平圣惠方》荷叶用法，另收载有“荷叶（炒香，童尿服）”，治疗血气痛。至清代时期，《本草述钩元》提到荷叶“炒香”为末。沸汤或童便调下，可用于产后心痛，恶血不尽也。《得配本草》对荷叶的炒制要求有了新的要求，记载荷叶“活血生用，止血炒焦用”。

2．烧法　首见于唐代，《外台秘要》载荷叶“烧作灰，暖水和服，煮取汁”，用以治疗产后血不尽，血痛闷方。宋《证类本草》提到“烧令烟尽，细研”，用以治疗食蟹中毒。《传信适用方》提到“烧令欲尽，以碗盖灭火，研”。元《十药神书》载荷叶“烧灰存性，研极细末，用纸包，碗盖于地上一夕，出火毒”。明《本草纲目》提到“败荷叶，烧存性，研末”，水服用以治疗阳水浮肿；荷叶（烧研，童尿服），利血甚效。清《本草述钩元》提到荷叶“烧存性”，米饮调下，单服可消阳水浮肿之气，阳水浮肿。

3．其他制法　宋《伤寒总病论》修治药法篇中提到荷叶“焙”；《证类本草》提到荷叶“焙干，为末”，以米汤下，主吐血咯血；《太平惠民和剂局方》中提到“爁”；《证类本

十画

草》有救急方：治产后血不尽，疼闷心痛。荷叶"熬令香，为末"，煎水下。

历代炮制历史沿革见表1。

表1 荷叶炮制历史沿革简况

朝代	沿用方法	新增方法	文献出处
唐代	炒令黄		《产宝》
	炙 烧作灰		《外台》
宋代		炒香，为末	《圣惠方》
		烧令烟尽 焙干 熬令香，为末	《证类》
		烧令欲尽	《传信》
		焙	《总病论》
		爁	《局方》
金元时期		烧灰存性	《十药》
明代	炒香，为末	荷叶（炒香，童尿服）	《纲目》
	烧存性	烧研，童尿服	
清代	炒香，为末 烧存性		《钩元》
		炒焦	《得配》

从古代文献资料中可以看出，历代沿用过的荷叶炮制方法有10余种。其中以炒制、炒炭为常见方法。现代炮制方法仍沿用切制、炒炭法，其他方法少见承袭。荷叶炮制多以改变药性为目的。

（二）荷叶饮片药典及地方炮制规范

1．净制 夏、秋二季采收，晒至七八成干时，除去叶柄，折成半圆形或折扇形。

2．切制 喷水，稍润，切丝，干燥。

3．炮制

（1）炒炭 取净荷叶，分档，置热锅内，用武火炒至焦褐色时，喷淋清水少许，熄灭火星，取出，晾干。

（2）煅炭 取净荷叶，照闷煅法煅透有存性，放凉，取出；或照炒炭法炒至表面焦黑色时，微喷水，灭尽火星，取出，晾干。

现代炮制方法见表2。

表2 《中国药典》及各地炮制规范收载的荷叶炮制方法

药典及规范	炮制方法
《中国药典》（1963年版）	荷叶 去净杂质，喷润，切丝即得 荷叶炭 取净荷叶，置煅锅内装满，上面覆盖一锅，两锅接合处用黄泥封固，上压重物，用文武火煅至贴在盖锅底上的白纸显焦黄色为度挡住火门，待凉后，取出即得
《中国药典》（1977年版） 《中国药典》（1985年版） 《中国药典》（1990年版） 《中国药典》（1995年版） 《中国药典》（2000年版） 《中国药典》（2005年版） 《中国药典》（2010年版） 《中国药典》（2015年版）	荷叶 喷水，稍润，切丝，干燥 荷叶炭 取净荷叶，照煅炭法煅成炭
《上海市中药饮片炮制规范》（2008年版）	鲜荷叶 将原药除去蒂，裁成三角形 干荷叶 将原药除去蒂等杂质，喷潮，先切成宽约3cm条，再横切丝，干燥，筛去灰屑

续表

药典及规范	炮制方法
《陕西省中药饮片标准》（2008 年版）	荷叶　取药材荷叶，除去杂质及残留叶柄，喷水，稍润，切丝，干燥 荷叶炭　①取药材荷叶，除去杂质及残留叶柄，照煅炭法煅成炭。②取饮片荷叶，照炒炭法炒至表面乌黑色
《福建省中药炮制规范》（1988 年版）	荷叶　除去杂质，洗净，剪去叶基，切丝，干燥 荷叶炭　取净荷叶，照煅炭法煅至焦黄色
《广东省中药炮制规范》（1984 年版）	荷叶　除去杂质，切成宽丝片状
《贵州省中药饮片炮制规范》（2005 年版）	荷叶　取原药材，除去杂质，喷水，稍润，切丝，干燥 荷叶炭　取净荷叶丝，照闷煅法用文火煅至黑褐色
《吉林省中药炮制标准》（1986 年版）	净荷叶丝　除去杂质，筛去灰屑，切 5mm 丝 荷叶炭　取净荷叶，置锅中炒干，上扣一小锅，两锅结合处用盐泥封固，扣锅上压以重物，布撒白米数粒，用武火加热至白米变成焦黄色（或滴水于盖锅上即沸溅起）时，停火，待锅凉透后，取出
《江西省中药饮片炮制规范》（2008 年版）	荷叶　①喷水，稍润，切丝，干燥。②取原药，洗净，卷成筒状，切 3～4cm 长的条，再横切成丝，干燥 荷叶炭　①取净荷叶，照煅炭法煅成炭。②取荷叶丝，用武火炒至炭黑色，取出，摊晾
《山东省中药炮制规范》（2002 年版）	荷叶　去净杂质及叶柄，抢水洗净，稍润，切丝，干燥 荷叶炭　①将净荷叶丝置煅锅内，密封，焖煅至透，放凉，取出。②将净荷叶丝置热锅内，中火炒至表面成焦褐色时，喷淋清水少许，灭尽火星，炒干，取出，及时摊晾，凉透
《浙江省中药炮制规范》（2005 年版）	荷叶　取干原药，除去叶柄等杂质，纵切宽 3～4cm 条，再横切成丝。筛去灰屑 荷叶炭　取荷叶，炒至表面焦黑色时，微喷水，灭尽火星，取出，晾干
《安徽省中药饮片炮制规范》（2005 年版）	鲜荷叶　取鲜荷叶，除去杂质，洗净，切丝 荷叶　取原药材，用水喷淋，稍润，切丝，干燥 荷叶炭　取净荷叶丝，照暗煅法，煅制成炭
《河南省中药饮片炮制规范》（2005 年版）	荷叶　喷水，稍润，切丝，干燥 荷叶炭　取净荷叶，置煅锅内，密封，闷煅至透，放凉，取出 炒荷叶炭　取净荷叶，分档，置热锅内，用武火炒至焦褐色时，喷淋清水少许，熄灭火星，取出，晾干
《湖南省中药饮片炮制规范》（2010 年版）	鲜荷叶　取新鲜荷叶，除去杂质，洗净，切丝 荷叶　取原药材，除去杂质及梗，喷水稍润，切粗丝，干燥 荷叶炭　取净荷叶，照闷煅法煅透有存性，放凉，取出；或照炒炭法炒至表面焦黑色时，微喷水，灭尽火星，取出，晾干
《广西壮族自治区中药饮片炮制规范》（2007 年版）	鲜荷叶　取新鲜荷叶，除去杂质，洗净，切丝 生荷叶　除去杂质，喷水稍润，切丝。干燥，筛去灰屑 荷叶炭　取生荷叶，置煅锅内，密封，煅透有存性，放凉，取出
《全国中药炮制规范》（1988 年版）	荷叶　取原药材，除去杂质及叶柄，抢水洗净，稍润，切丝，干燥 荷叶炭　取净荷叶折叠后平放锅内，留有空隙，上扣一个口径较小的锅，两锅接合处用盐泥封固，上压重物，并贴一白纸条或大米数粒，用文武火加热，煅至白纸条或大米呈焦黄色时，停火，待锅凉后，取出

（三）荷叶饮片现代炮制研究

董春永等[1]通过测定荷叶生品、煅炭品、炒炭品中荷叶碱和槲皮素含量，发现荷叶经煅炭或炒炭后荷叶碱损失殆尽，荷叶生品中荷叶碱含量为0.59%，煅荷叶炭和炒荷叶炭中的荷叶碱含量分别为0.003%、0.005%，而槲皮素含量较生品增加6倍多，说明加热炮制对荷叶中荷叶碱和槲皮素含量有显著影响。分析指出荷叶碱熔点较低，为165℃，在荷叶的制炭过程中，荷叶碱经高温加热受到破坏，致使荷叶炭中荷叶碱含量大幅降低；而槲皮素含量显著升高，分析认为荷叶中槲皮素多以结合苷如金丝桃苷、异槲皮苷的形式存在，二者的熔点均在200℃左右，炮制后槲皮素含量的升高可能与加热使金丝桃苷、异槲皮苷受热分解生成槲皮素有关，对此有待于进一步

十画

研究。

关于荷叶制炭可增强止血能力，有学者以促凝血时间为药理指标，实验表明，荷叶生品和炭品均有较好的止血作用，但制炭后止血作用更强。廖立等[2]通过对荷叶炭不同提取部位化学成分进行小鼠凝血试验，研究表明，荷叶炭止血作用最强的是正丁醇部位，在凝血时间方面与空白组相比具有显著性差异。

吴鹏等[3]通过HPLC-ESI/MS技术对荷叶炒炭过程中散发的烟雾进行成分分析，结果在炒炭散发的烟雾中检出了5种生物碱，分别为莲心碱、杏黄罂粟碱、2-羟基-1-甲氧基阿朴啡、原荷叶碱、荷叶碱，说明荷叶在炒炭过程中这些生物碱受热升华，导致荷叶炭饮片中生物碱类成分含量降低。另外在模拟炮制品中均检出了槲皮素，而荷叶中以槲皮素为苷元的金丝桃苷、异槲皮苷和槲皮素-3-*O*-桑布双糖苷含量均不同程度降低，推测可能为这些苷类成分受热分解生成其苷元槲皮素，从而导致荷叶炭中槲皮素含量升高的主要原因。

李坤等[4]在温度280℃条件下，以不同炮制时间分别以炒制3、5、8、10、12、15、17、20分钟制备了8种不同炮制程度的荷叶炭，分别编为荷叶炭1～8号。炒制时间3～8分钟的荷叶炭饮片颜色较浅，部分叶片颜色泛绿，未达到炭药的炮制标准，炒制10～15分钟的荷叶炭表面棕褐色至黑褐色，炒制17～20分钟的荷叶炭饮片焦黑已经炭化，边缘部分已经灰化。进一步通过对8种荷叶炭饮片以及生荷叶中金丝桃苷、异槲皮苷和槲皮素进行含量测定。结果表明，金丝桃苷、异槲皮苷含量下降，而槲皮素含量出现先升后降的趋势，槲皮素含量的峰值出现在280℃温度下炒制10分钟的样品，槲皮素含量可达生品的12倍之多，从而确定荷叶的最佳炮制工艺为280℃炒制10分钟。

（四）荷叶饮片炮制工艺研究总结

1．历史文献 炒制（炒令黄、炒香、炙、炒焦）、烧法（烧作灰、烧令烟尽、烧灰存性、烧研、烧存性）、焙法（焙干）、爁法、熬法（熬令香）等，以炒制为最常见。

2．历版《中国药典》 荷叶、荷叶炭等，二者均常用。

3．各省市炮制规范 鲜荷叶、干荷叶、净荷叶丝、荷叶、炒荷叶炭、煅荷叶炭等，以煅荷叶炭为最常用。

4．现代研究文献 净制、切制、炒制、煅制等，以炒制为最常用。

综合上述研究结果，制定荷叶的炮制工艺为：

荷叶　取原药材，喷淋清水，稍闷润，切丝，干燥，筛去碎屑，即得。

荷叶炭　取净荷叶，置煅锅内装满，上面覆盖一锅，两锅接合处用黄泥封固，上压重物，用文武火煅至贴在盖锅底上的白纸显焦黄色为度，挡住火门，待凉后，取出即得。

参考文献

[1] 董春永, 张学兰, 李慧芬. 炮制对荷叶中荷叶碱和槲皮素含量的影响[J]. 中成药, 2010, 32(6): 973-976.

[2] 廖立, 舒展, 李笑然, 等. 荷叶炭的止血作用与炮制工艺研究[J]. 中药材, 2010, 33(2): 1852-1855.

[3] 吴鹏, 李慧芬, 张学兰, 等. 炒炭对荷叶主要化学成分转化机制的研究[J]. 中成药, 2015, 37(8): 1767-1770.

[4] 李坤, 王明芳, 张朔生, 等. 荷叶炒炭过程中金丝桃苷、异槲皮素与槲皮素含量变化规律研究[J]. 世界科学技术-中医药现代化, 2016, 18(1): 112-117.

十画

Gui zhi

桂枝

药材来源　本品为樟科植物肉桂*Cinnamomum cassia* Presl的干燥嫩枝。

采收加工　春、夏二季采收，除去叶，晒干，或切片晒干。

桂枝饮片炮制规范

【饮片品名】桂枝。

【饮片来源】本品为桂枝药材经切制后的炮制品。

【炮制方法】除去杂质，洗净，润透，切厚片，干燥。

【饮片性状】本品呈类圆形或椭圆形的片或类圆柱形段。表面红棕色至棕色，有时可见点状皮孔或纵棱线。切面皮部红棕色，木部黄白色或浅黄棕色，髓部类圆形或略呈方形，有特异香气，味甜、微辛。

【质量控制】

鉴别　（1）粉末红棕色。石细胞类方形或类圆形，直径30～64μm，壁厚，有的一面菲薄。韧皮纤维大多成束或单个散离，无色或棕色，梭状，有的边缘齿状突出，直径12～40μm，壁甚厚，木化，孔沟不明显。油细胞类圆形或椭圆形，直径41～104μm。木纤维众多，常成束，具斜纹孔或相交成十字形。木栓细胞黄棕色，表面观多角形，含红棕色物。导管主为具缘纹孔，直径约至76μm。

（2）取本品粉末0.5g，加乙醇10ml，密塞，浸泡20分钟，时时振摇，滤过，取滤液作为供试品溶液。另取桂皮醛对照品，加乙醇制成每1ml含1μl的溶液，作为对照品溶液。照薄层色谱法试验，吸取供试品溶液10～15μl、对照品溶液2μl，分别点于同一硅胶G薄层板上，以石油醚（60～90℃）-乙酸乙酯（17:3）为展开剂，展开，取出，晾干，喷以二硝基苯肼乙醇试液。供试品色谱中，在与对照品色谱相应的位置上，显相同的橙红色斑点。

（3）取本品粉末2g，加乙醚10ml，浸泡30分钟，时时振摇，滤过，滤液挥干，残渣加三氯甲烷1ml使溶解，作为供试品溶液。另取桂枝对照药材2g，同法制成对照药材溶液。照薄层色谱法试验，吸取上述两种溶液各15μl，分别点于同一硅胶G薄层板上，使成条状，以石油醚（60～90℃）-乙酸乙酯（17:3）为展开剂，展开，取出，晾干，喷以香草醛硫酸试液，在105℃加热至斑点显色清晰。供试品色谱中，在与对照药材色谱相应的位置上，显相同颜色的斑点。

检查　水分　不得过12.0%（第四法）。

总灰分　不得过3.0%。

浸出物　不得过6.0%（热浸法乙醇作溶剂）。

含量测定　照高效液相色谱法测定。

色谱条件与系统适用性试验　以十八烷基硅烷键合硅胶为填充剂；以乙腈-水（32：68）为流动相；检测波长为290nm。理论板数按桂皮醛峰计算应不低于3000。

对照品溶液的制备　取桂皮醛对照品适量，精密称定，加甲醇制成每1ml含10μg的溶液，即得。

供试品溶液的制备　取本品粉末（过四号筛）约0.5g，精密称定，置具塞锥形瓶中，精密加入甲醇25ml，称定重量，超声处理（功率250W，频率40kHz）30分钟，放冷，再称定重量，用甲醇补足减失的重量，摇匀，滤过，精密量取续滤液1ml，置25ml量瓶中，加甲醇至刻度，摇匀，即得。

测定法　分别精密吸取对照品溶液与供试品溶液各10μl，注入液相色谱仪，测定，即得。

本品按干燥品计算，含桂皮醛（C_9H_8O）不得少于1.0%。

【性味与归经】辛、甘，温。归心、肺、膀胱经。

【功能与主治】发汗解肌，温通经脉，助阳化气，平冲降气。用于风寒感冒，脘腹冷痛，血寒经闭，关节痹痛，痰饮，水肿，心悸，奔豚。

【用法与用量】3～10g。

【注意】孕妇慎用

【贮藏】置阴凉干燥处，防蛀。

桂枝饮片炮制操作规程

1．产品概述

（1）品名　桂枝。

（2）饮片规格　片。

2．生产依据　按照《中国药典》2015年版一部有关工艺要求及标准，以及拟定的饮片品种炮制工艺执行。

3．工艺流程　除去杂质，洗净，润透，切厚片，干燥。

4．炮制工艺操作要求

（1）软化切制

①净选　除去药材中的杂质及叶子、较粗（直径大于10mm）树枝等非药用部位，并将药材进行粗细分拣。

②洗润　洗去尘土杂质，直径小于5mm者，浸泡4～8小时至约8成透时，取出，闷润24小时；直径大于5mm且不超过10mm者，浸泡24小时，至约8成透时，取出，闷润72小时，至内外湿度一致。

③切制　切成2～4mm的厚片。

④干燥　阴干或用网带式干燥机，厚度不超过20mm，温度40℃，网带走速0.5m/min，排湿风机5分钟，22分钟后至干。

⑤过筛　过1号筛。

⑥包装　复合袋手工包装，包装损耗应不超过1.0%

（2）趁鲜切制

①净选　取鲜桂枝药材，除去药材中的杂质及叶子等杂质。

②洗润　清水洗净，沥干。

③切制　切斜片。

④干燥　40℃干燥4小时至干。

⑤过筛　过1号筛。

⑥包装　复合袋手工包装，包装损耗应不超过1.0%

5．原料规格质量标准　符合《中国药典》2015年版一部桂枝药材项下的相关规定。

6．成品质量标准　符合本规范桂枝饮片项下的相关规定。

7．成品贮存及注意事项　置通风干燥处，防蛀。

8．工艺卫生要求　符合中药饮片GMP相关工艺卫生要求。

9．主要设备　洗药机、干燥机等设备。

桂枝饮片炮制规范起草说明

（一）桂枝炮制方法历史沿革

1．净制　历代收载所述多以去皮为主，首见于汉代“去皮”“去粗皮”等。明代认为去皮“桂之毒在皮，故方中皆去皮用”。一直沿用至明清。

2．切制　较早见于元代“以（铡）碎用”。

3．炮制

（1）阴干　较早见于明代“敝必阴干”。

（2）蜜炙　见于清代“蜜炙”“蜜水炒”。沿用至今。

（3）加辅料炮制　见于清代“甘草汁浸，焙干用”。此法不多用。

历代炮制历史沿革见表1。

表1　桂枝炮制历史沿革简况

朝代	沿用方法	新增方法	文献出处
汉至元		去皮 以（铡）碎用	《金匮》 《宝鉴》
明代	去皮（桂之毒在皮，故方中皆去皮用）	敝必阴干	《准绳》
清代	蜜炙	甘草汁浸，焙干用 蜜炙 蜜水炒	《得配》

（二）桂枝饮片药典及地方炮制规范

1．净制　春、夏二季采收，除去叶，杂质。

2．切制　除去杂质，大小分档，洗净，稍浸泡，润透，切片或段，晾干或低温干燥。已切段者，除去杂质。

3．炮制

（1）炒桂枝　取桂枝，炒至表面变深，微具焦斑时，取出，摊凉。

（2）蜜桂枝　取桂枝，与炼蜜拌匀，炒至老黄色，不粘手，取出，摊凉。每桂枝100kg，用炼蜜6～20kg。

现代炮制方法见表2。

表2　《中国药典》及各地炮制规范收载的桂枝炮制方法

药典及规范	炮制方法
《中国药典》（1963年版）	桂枝　用水浸泡，捞出，闷润后，切段，晾干即得
《中国药典》（1977年版） 《中国药典》（1985年版） 《中国药典》（1990年版） 《中国药典》（1995年版） 《中国药典》（2000年版） 《中国药典》（2005年版）	桂枝　除杂，稍泡，洗净，润透，切薄片，晾干
《中国药典》（2010年版） 《中国药典》（2015年版）	桂枝　除去杂质，洗净，润透，切厚片，干燥
《安徽省中药饮片炮制规范》（2005年版）	桂枝　取原药材，除去杂质，大小分档，洗净，稍浸泡，桂枝润透，切片或段，晾干或低温干燥。已切段者，除去杂质
《北京市中药饮片炮制规范》（2008年版）	桂枝　取原药材，除去杂质，粗细分开，洗净，浸泡8～12小时，至约八成透时，取出，闷润8～12小时，至内外湿度一致，切薄片或小段，干燥，筛去碎屑；若为产地片，除去杂质
《贵州省中药饮片炮制规范》（2005年版）	桂枝　取原药材，除去杂质，淋水润透，切厚片，晾干或低温干燥
《广西壮族自治区中药饮片炮制规范》（2007年版）	桂枝　除杂，洗净，润透，切薄片，晾干，筛去碎屑
《湖南省中药饮片炮制规范》（2010年版）	桂枝　取原药材，除去杂质，洗净，润透，切短段，晾干，筛去灰屑
《河南省中药饮片炮制规范》（2005年版）	桂枝　除去杂质，稍泡，洗净，润透，切薄片或短段，晾干 蜜桂枝　取净桂枝片，照蜜炙法炒至老黄色，不粘手
《山东省中药炮制规范》（1990年版）	桂枝　除去杂质，干剁成段，或粗细条分开，用清水洗净，稍泡，淋透，切薄片，晾干或低温干燥

十画

续表

药典及规范	炮制方法
《浙江省中药炮制规范》（2015 年版）	桂枝　取原药材，除去杂质及直径在 1cm 以上者，洗净，润软，切厚片或短段，低温干燥。已切片者，筛去灰屑 炒桂枝　取桂枝，炒至表面变深，微具焦斑时，取出，摊凉 蜜桂枝　取桂枝，与炼蜜拌匀，炒至不粘手时，取出，摊凉。每桂枝 100kg，用炼蜜 6kg
《江西省中药炮制规范》（1991 年版）	桂枝　取原药，除去杂质，粗细分开稍浸，洗净，润透，切斜薄片，晾干或者低温干燥
《上海市中药饮片炮制规范》（2008 年版）	桂枝　将原药除去杂质，稍泡，洗净，润透，切薄片，晾干 蜜炙桂枝　取桂枝，照蜜炙法拌炒至蜜汁吸尽。每桂枝 100kg，用炼蜜 20kg
《全国中药炮制规范》（2005 年版）	桂枝　除去杂质，稍泡，洗净，润透，切薄片，晾干
《全国中药炮制规范》（1988 年版）	桂枝　取原药材，除去杂质，粗细分开稍浸，洗净，润透，切薄片，晾干或者低温干燥
《广东省中药炮制规范》（1984 年版）	桂枝　除去杂质，用水浸 4 小时，捞起，堆放阴处，外盖湿麻袋，润 1～2 天，每天淋水两次，至透心，再洗洁净，切薄片，阴干或低温干燥
《福建省中药炮制规范》（1988 年版）	桂枝　将原药除去杂质，稍泡，洗净，润透，切薄片，晾干

（三）桂枝饮片现代炮制研究

杨海玲等[1]采用HPLC法测定广西产桂枝中桂皮醛、肉桂酸含量，结果：生桂枝＞炒桂枝＞蜜桂枝；采用苯酚硫酸法测定多糖，结果：蜜桂枝＞炒桂枝＞生桂枝。认为加热炮制及加辅料炮制均对桂枝多糖含量产生明显影响。

刘威等[2]采用HPLC法测定不同商品规格桂枝中香豆素、肉桂醇、肉桂酸、桂皮醛的含量，桂枝小粒、桂枝中粒、桂枝大粒、桂枝统货、桂糠等5个规格样品的典型色谱图色谱峰峰数及峰形一致，但峰面积有差别，桂枝小粒中香豆素、肉桂醇、肉桂酸、桂皮醛的含量明显高于其他规格桂枝，随着桂枝直径的增大4个活性的含量逐渐降低。

梁可等[3]建立了UPLC法同时测定桂枝中5种活性成分的方法：HSS T3色谱柱（2.1mm×100mm，1.8μm）流动相乙腈（A）–0.05%的磷酸水溶液（B）；线性梯度洗脱（0～1分钟，20%～25%A，1～2分钟，25%A，2～5分钟，25%～43%A，5～6分钟，43%～47%A）；流速0.5ml/min；检测波长254nm；柱温30℃；进样量1μl，快速、准确、重现性好。

王元清等[4]建立11批桂枝饮片的HPLC化学指纹图谱：安捷伦C_{18}柱（250mm×4.6mm，5μm）流动相：乙腈（A）–0.1%磷酸溶液（B），梯度洗脱（0～8分钟，23%～26%A；8～15分钟，26%～29%A；15～18分钟，29%～32%A；18～27分钟，32%～37%A；27～32分钟，37%～85%A；32～35分钟，85%～91%A；35～40分钟，91%～23%A）；检测波长：254nm；流速：0.8ml/min；柱温：30℃。共标定了11个共有峰，指认了香豆素、肉桂醇、肉桂酸、肉桂醛、2–甲氧基桂皮醛等5个成分峰，为桂枝质量评价提供参考方法。

（四）桂枝饮片炮制工艺研究总结

1. 历史文献　净制（去粗皮）、切制、甘草炙、蜜炙等，以桂枝生用为主。

2. 历版《中国药典》　桂枝，以桂枝为主。

3. 各省市炮制规范　桂枝、蜜桂枝，以桂枝为主。

4. 现代研究文献　净制、切制、蜜炙等，以桂枝为主。

综合上述研究结果，制定桂枝的炮制工艺为：

桂枝　除去杂质，洗净，润透，切厚片，干燥。

十画

参考文献

[1] 杨海玲, 张振凌, 宋永龙, 等. 趁鲜切制桂枝饮片工艺研究[J]. 中药材, 2014, 37(7): 1167-1169.

[2] 刘威, 李红娟, 张帅, 等. HPLC测定不同商品规格桂枝中香豆素、肉桂醇、肉桂酸、桂皮醛的含量[J]. 中国实验方剂学杂志, 2013, 19(18): 134-138.

[3] 梁可, 崔思娇, 张琦, 等. UPLC同时测定桂枝中5种活性成分的含量[J]. 中国中药杂志, 2011, 36(23): 3298-3301.

[4] 王元清, 韩彬, 陈婷, 等. 桂枝指纹图谱的建立及识别模式研究[J]. 中药材, 2017, 40(7): 1622-1627.

Jie geng

桔梗

药材来源 本品为桔梗科植物桔梗 *Platycodon grandiflorum*（Jacq.）A. DC.干燥根。

采收加工 春、秋二季采挖，洗净，除去须根，趁鲜剥去外皮或不去外皮，干燥。

桔梗饮片炮制规范

【饮片品名】桔梗。

【饮片来源】本品为桔梗药材经切制后的炮制品。

【炮制方法】取原药材，除去杂质，洗净，取出闷润8～10小时，切厚片，60℃干燥至水分为8%～12%，筛去碎屑，包装，即得。

【饮片性状】本品呈椭圆形或不规则厚片。外皮多已除去或偶有残留。切面皮部黄白色，较窄；形成层环纹明显，棕色；木部宽，有较多裂隙。气微，味微甜后苦。

【质量控制】

鉴别 （1）取本品，切片，用稀甘油装片，置显微镜下观察，可见扇形或类圆形的菊糖结晶。

（2）取本品粉末1g，加7%硫酸乙醇-水（1∶3）混合溶液20ml，加热回流3小时，放冷，用三氯甲烷振摇提取2次，每次20ml，合并三氯甲烷液，加水洗涤2次，每次30ml，弃去洗液，三氯甲烷液用无水硫酸钠脱水，滤过，滤液蒸干，残渣加甲醇1ml使溶解，作为供试品溶液。另取桔梗对照药材1g，同法制成对照药材溶液。照薄层色谱法试验，吸取上述两种溶液各10μl，分别点于同一硅胶G薄层板上，以三氯甲烷-乙醚（2∶1）为展开剂，展开，取出，晾干，喷以10%硫酸乙醇溶液，在105℃加热至斑点显色清晰。供试品色谱中，在与对照药材色谱相应的位置上，显相同颜色的斑点。

检查 水分 不得过12.0%（第二法）。

总灰分 不得过5.0%。

浸出物 照醇溶性浸出物测定法项下的热浸法测定，用乙醇作溶剂，不得少于17.0%。

含量测定 照高效液相色谱法测定，本品按干燥品计算，含桔梗皂苷D（$C_{57}H_{92}O_{28}$）不得少于0.10%。

【性味与归经】苦、辛，平。归肺经。

【功能与主治】宣肺，利咽，祛痰，排脓。

用于咳嗽痰多，胸闷不畅，咽痛音哑，肺痈吐脓。

【用法与用量】3～10g。

【贮藏】置通风干燥处，防蛀。

桔梗饮片炮制操作规程

1．产品概述

（1）品名　桔梗。

（2）规格　片。

2．生产依据　按照《中国药典》2015年版一部有关工艺要求及标准，以及拟定的饮片品种炮制工艺执行。

3．工艺流程　取原药材，除去杂质，洗净，取出闷润8～10小时，切厚片，60℃干燥至水分为8%～12%，筛去碎屑，包装，即得。

4．炮制工艺操作要求

（1）净选　除去杂质。

（2）洗润　洗净，取出闷润透8～10小时。

（3）切制　切厚片。

（4）干燥　60℃干燥至水分为8%～12%。

（5）筛选　筛去药屑碎末。

（6）包装　复合袋包装，损耗应不超过1.0%。

5．原料规格质量标准　符合《中国药典》2015年版一部桔梗药材项下的相关规定。

6．成品质量标准　符合本规范桔梗饮片项下的相关规定。

7．成品贮存及注意事项　置通风干燥处，防蛀。

8．工艺卫生要求　符合中药饮片GMP相关工艺卫生要求。

9．主要设备　洗药机、切药机、干燥机、振动筛等设备。

桔梗饮片炮制规范起草说明

（一）桔梗炮制方法历史沿革

1．净制　唐代最先记载有“去芦，去苗”《理伤》。宋代有“去芦”《指迷》。清代有“刮去浮皮”《得配》。

2．切制　宋代有“洗净，去头尾，薄切”《洪氏》，“锉碎和捣罗为散”《证类》，“细切”《活人书》，“切作小块”《普本》，“切碎”《普济方》。

3．炮制

（1）炒制　宋代最先记载有“去芦头炒”《圣济》，“炒令紫黑”《朱氏》。元代后有“炒黄色”《丹溪》。明代有“锉细，微炒；锉碎，炒微焦为度”《普济方》。

（2）姜汁浸制　宋代记载有“切作小块，姜汁浸，炒”《普本》。

（3）米泔水制　元代记载有“去芦，米泔浸一宿”《汤液》，后又有“去芦，米泔水浸一宿，焙干用”《汤液》。明代记载有“入药芦苗去尽，泔渍洗，米泔浸一宿，焙干”《蒙筌》，“米泔浸一宿，焙干，竹筛齐用”《准绳》，“米泔浸，去芦，蒸”《醒斋》，“今但刮去浮皮，米泔水浸一夜，切片，微炒用”《纲目》。清代后多记载“刮去浮皮，米泔水浸一夜，微炒”《得配》。

（4）蜜制　宋代记载有“切，用蜜拌，于饭上蒸三日”《圣济》。元代后记载有“锉用蜜水浸透，米水炒，锉用”《活幼》，“蜜拌，甑上蒸”《宝鉴》。明代后多记载有“锉，蜜拌，甑上蒸”《普济方》，又有“锉片，蜜水炒过”《准绳》。清代有“蜜炙”《大成》。

（5）酒炙　明代记载有“取芦头，切碎，酒炒金黄色”《普济方》。

（6）麸炒　明代多记载“麸炒”《奇效》。

（7）醋炙　明代记载有“醋炒”《奇效》。

（8）火炮　晋代最先记载有“烧末”《肘后》。

（9）百合制　清有记载“百合制”《本草汇》。

（10）药制　南北朝最先记载有“用百合水浸一伏时，漉出，缓火熬令干用，每修事四两，用生百合五分捣作膏，投于水中浸”《雷公》。

历代炮制历史沿革见表1。

表1　桔梗炮制历史沿革简况

朝代	沿用方法	新增方法	文献出处
唐代以前		火炮 药制	《雷公》
唐代	火炮 百合水浸制	去芦，去苗	《理伤》
宋代	火炮	洗净，去头尾，薄切	《洪氏》
		去芦头炒 切，用蜜拌，于饭上蒸三日	《总录》
		炒令紫黑	《朱氏》
		锉碎和捣罗为散	《证类》
		姜汁浸，炒	《普本》
元代	火炮 百合水浸制 去芦，去苗 薄切 去芦头炒 姜汁浸，炒 切，用蜜拌，于饭上蒸三日 锉碎和捣罗为散	去芦，米泔水浸一宿，焙干用	《汤液》
		炒黄色	《丹溪》
		蜜拌，甑上蒸	《宝鉴》
明代	火炮 药制 去芦，去苗 薄切 炒黄 姜汁浸，炒 锉碎和捣罗为散 蜜拌，甑上蒸	炒微焦	《普济方》
		米泔水浸，微炒	《纲目》
		麸炒、醋炒	《奇效》
		米泔浸，蒸	《醒斋》
		酒炒	《普济方》
		蜜炒 米泔浸一宿，焙干，竹筛齐用	《准绳》
清代	蜜制 百合水浸制 薄切 炒黄 姜汁浸，炒 锉碎和捣罗为散 蜜拌，甑上蒸 米泔制	百合制	《本草汇》

从古代文献资料中可以看出，历代沿用过的桔梗炮制方法有10余种，所用的辅料有麦麸、酒、醋、米泔水、蜜、姜汁、百合等。其中以去芦、去苗、去皮、切制、炒制、蜜制、泔水制为常见方法，而蜜制法最为常用。现代炮制方法仍沿用净制切片、蜜制为主流，其他方法少见承袭。桔梗炮制多以改变药性、增强疗效，便于保存为目的。

（二）桔梗饮片药典及地方炮制规范

1．净制　春、秋二季采挖，洗净，除去须根，趁鲜剥去外皮或不去外皮，干燥。

2．切制　洗净，润透，切厚片，干燥。

3．炮制

（1）蜜制　先将炼蜜加适量沸水稀释后，加入桔梗片中拌匀，闷透，置炒制容器内，用文火炒至规定程度时，取出，放凉。蜜炙时，用炼蜜。

除另有规定外，每100kg待炮炙品，用炼蜜25kg。

（2）炒制　取桔梗，炒至表面微黄色，微具焦斑时，取出摊凉。

现代炮制方法见表2。

表2　《中国药典》及各地炮制规范收载的桔梗炮制方法

药典及规范	炮制方法
《中国药典》（1963年版）	桔梗　拣去杂质，去芦，洗净，捞出，润透后切片，晒干即得
《中国药典》（1977年版）	桔梗　除去杂质，稍泡，洗净，润透，切片，晾干
《中国药典》（1985年版） 《中国药典》（1990年版）	桔梗　除去杂质，洗净，润透，切厚片，干燥
《中国药典》（1995年版） 《中国药典》（2000年版） 《中国药典》（2005年版） 《中国药典》（2010年版） 《中国药典》（2015年版）	桔梗　洗净，润透，切厚片，干燥
《安徽省中药饮片炮制规范》（2005年版）	桔梗　取原药材，除去杂质，洗净，润透，切薄片，干燥，筛去碎屑 蜜桔梗　取净桔梗片，照蜜炙法，炒至不粘手，表面呈黄色。每100kg桔梗，用炼蜜20kg
《北京市中药饮片炮制规范》（2008年版）	桔梗　取原药材，除去杂质，洗净，稍浸，取出，闷润8～12小时，至内外湿度一致，切薄片，干燥，筛去碎屑
《重庆市中药饮片炮制规范及标准》（2006年版）	桔梗　除去杂质，洗净，润透，切厚片，干燥
《吉林省中药炮制标准》（1986年版）	桔梗　除去杂质，洗净泥土，捞出，沥水，切1.5mm片，晒干
《上海市中药饮片炮制规范》（2008年版）	桔梗　将原药除去残茎等杂质，洗净，润透，切厚片，干燥，筛去碎屑 蜜桔梗　取桔梗，照蜜炙法炒至不粘手
《浙江省中药炮制规范》（2005年版）	桔梗　取原药材，除去杂质，洗净，润软，切厚片或薄片，干燥 炒桔梗　取桔梗，炒至表面微黄色，微具焦斑时，取出摊凉 蜜桔梗　取桔梗，与炼蜜拌匀，稍闷，炒至不粘手时，取出摊凉。每桔梗100kg，用炼蜜15～25kg
《河南省中药饮片炮制规范》（2005年版）	桔梗　除去杂质，洗净，润透，切厚片，干燥 蜜桔梗　取桔梗片，照蜜炙法炒至片面呈黄色，不粘手
《江苏省中药饮片炮制规范》（1980年版） 《贵州省中药饮片炮制规范》（2005年版） 《四川省中药饮片炮制规范》（1977年版） 《天津市中药饮片炮制规范》（2005年版）	桔梗　将原药除去杂质，洗净，润透，切薄片，干燥
《江西省中药饮片炮制规范》（2008年版）	桔梗　除去杂质，洗净，润透，切厚片，干燥；或除去杂质及芦头，洗净，润透，切薄片，干燥
《辽宁省中药炮制规范》（1975年版）	桔梗　拣净杂质，洗净，润透，稍晾，切片，晒或烘干
《云南省中药饮片炮制规范》（1986年版）	生片　取原药拣净杂质，用水淘洗后捞出，冬春吸润8～12小时，夏秋吸润4～6小时，取出，铡成厚约2mm的原片，晒干即可
《广西壮族自治区中药饮片炮制规范》（2007年版）	桔梗　除去杂质，洗净，稍润，切中片或厚片，干燥，筛去灰屑
《甘肃省中药炮制规范》（1980年版）	桔梗　除去杂质，用清水洗净泥土，捞出，润透，切片，晒干
《湖南中药饮片炮制规范》（2010年版）	桔梗　取原药材，除去杂质，洗净，润透，切短段片，干燥，筛去碎屑
《浙江省中药炮制规范》（2015年版）	桔梗　取原药材，除去杂质，洗净，润软，切薄片，干燥；产地已切片者，筛去灰屑

（三）桔梗饮片现代炮制研究

张振凌等[1]采用RP–HPLC法比较了桔梗不同炮制品中桔梗皂苷D含量，结果表明桔梗不同炮制品皂苷D含量高低如下：原药材>蜜炙品>炒黄品>生品。结论为不同炮制方法对桔梗皂苷D含量有一定影响。

刘汉珍等[2]对生品桔梗、烘品桔梗及其传统的炮制品桔梗总皂苷粗品含量进行了比较，采用了重量法进行测量。结果表明各种炮制品的桔梗总皂苷粗品含量均比生品高。尤其以蜜制的桔梗总皂苷粗品含量为最高。得到结论为以浓度20%蜜制桔梗炮制品中桔梗总皂苷粗品含量为最高，是较为合理的炮制方法。

王正益等[3]选择蜂蜜用量、烘制温度、烘制时间3个主要影响因素，用正交设计，以总皂苷含量为指标，对蜜制桔梗的炮制工艺进行了研究。另外还比较了生品、信阳生品、传统方法蜜水拌炒样品及去年所炮制的炒黄老、炒黄中、炒黄嫩、蜜炙老、蜜炙中、蜜炙嫩六个样品的总皂苷含量，从而得到了桔梗饮片的最佳炮制工艺加蜜量为25kg/100kg，烘制温度为80℃，烘制时间为1.5小时。

（四）桔梗饮片炮制工艺研究总结

1．历史文献 净制（去芦，去苗、刮去皮）、切制（薄切、锉碎、捣罗为散、细切、切作小块、切碎）、炒制（炒令紫黑、微炒、炒黄、炒微焦）、火炮、麸炒、酒炙、百合制、醋制、姜汁浸制、蜜制、米泔水制、以蜜制为最常见。

2．历版《中国药典》 桔梗最为常用。

3．各省市炮制规范 桔梗、蜜制桔梗、炒桔梗，以桔梗最为常用。

4．现代研究文献 净制、切制、蜜制、炒制，以桔梗最为常用。

综合上述研究结果，制定桔梗的炮制工艺为：

桔梗　取原药材，除去杂质，洗净，取出闷润8～10小时，切厚片，60℃干燥至水分为8%～12%，筛去碎屑，包装，即得。

参考文献

[1] 张振凌，杨海玲，张红伟，等．炮制对桔梗不同饮片中桔梗皂苷D含量的影响[J]．中成药，2008，30(4)：554-556.

[2] 刘汉珍，张晖．不同炮制法对桔梗总皂苷粗品含量的影响[J]．时珍国医国药，2006，17(4)：586-587.

[3] 王正益，曹继华，李风雷．正交法优选蜜制桔梗的最佳炮制工艺[J]．中药材，2000，23(12)：750-752.

Tao ren

桃仁

药材来源　本品为蔷薇科植物桃*Prunus persica* (L.) Batsch或山桃*Prunus davidiana* (Carr.) Franch.的干燥成熟种子。

采收加工　果实成熟后采收，除去果肉及核壳，取出种子，晒干。

桃仁饮片炮制规范

【饮片品名】桃仁，燀桃仁。

（一）桃仁

【饮片来源】本品为桃仁药材的净制后的炮制品。

【炮制方法】取桃仁药材，用时捣碎。

【饮片性状】桃仁　呈扁长卵形，长1.2～1.8cm，宽0.8～1.2cm，厚0.2～0.4cm。表面黄棕色至红棕色，密布颗粒状突起。端尖，中部膨大，另端钝圆稍偏斜，边缘较薄。尖端侧有短线形种脐，圆端有颜色略深不甚明显的合点，自合点处散出多数纵向维管束。种皮薄，子叶2，类白色，富油性。气微，味微苦。

山桃仁　呈类卵圆形，较小而肥厚，长约0.9cm，宽约0.7cm，厚约0.5cm。

【质量控制】

鉴别　（1）本品种皮粉末（或解离）片：桃仁石细胞黄色或黄棕色，侧面观贝壳形、盔帽形、弓形或椭圆形，高54～153μm，底部宽约至18μm，壁一边较厚，层纹细密；表面观类圆形、圆多角形或类方形，底部壁上纹孔大而较密。

山桃仁　石细胞淡黄色、橙黄色或橙红色，侧面观贝壳形、矩圆形、椭圆形或长条形，高81～198（279）μm，宽约至128（198）μm；表面观类圆形、类六角形、长多角形或类方形，底部壁厚薄不匀，纹孔较小。

（2）取本品粗粉2g，加石油醚（60～90℃）50ml，加热回流1小时，滤过，弃去石油醚液，药渣再用石油醚25ml洗涤，弃去石油醚，药渣挥干，加甲醇30ml，加热回流1小时，放冷，滤过，取滤液作为供试品溶液。另取苦杏仁苷对照品，加甲醇制成每1ml含2mg的溶液，作为对照品溶液。照薄层色谱法试验，吸取上述两种溶液各5μl，分别点于同一硅胶G 薄层板上，以三氯甲烷-乙酸乙酯-甲醇-水（15∶40∶22∶10）5～10℃放置12小时的下层溶液为展开剂，展开，取出，立即喷以磷钼酸硫酸溶液（磷钼酸2g，加水20ml使溶解，再缓缓加入硫酸30ml，混匀），在105℃加热至斑点显色清晰。供试品色谱中，在与对照品色谱相应的位置上，显相同颜色的斑点。

检查　酸值　不得过10.0。

羰基值　不得过11.0。

黄曲霉毒素　本品每1000g含黄曲霉毒素B_1不得过5μg，含黄曲霉毒素G_2、黄曲霉毒素G_1、黄曲霉毒素B_2和黄曲霉毒素B_1的总量不得过10μg测定。

含量测定　照高效液相色谱法测定。

色谱条件与系统适用性试验　以十八烷基硅烷键合硅胶为填充剂；以甲醇-水（20∶80）为流动相；检测波长为210nm。理论板数按苦杏仁苷峰计算应不低于3000。

对照品溶液的制备　取苦杏仁苷对照品适量，精密称定，加70%甲醇制成每1ml含苦杏仁苷80μg的溶液，即得。

供试品溶液的制备　取本品粗粉约0.3g，精密称定，置具塞锥形瓶中，加石油醚（60～90℃）50ml，加热回流1小时，放冷，滤过，弃去石油醚液，药渣及滤纸挥干溶剂，放入原锥形瓶中，精密加入70%甲醇50ml，称定重量，加热回流1小时，放冷，再称定重量，用70%甲醇补足减失的重量，摇匀，滤过。精密量取续滤液5ml，置10ml量瓶中，加50%甲醇至刻度，摇匀，即得。

测定法　分别精密吸取对照品溶液与供试品溶液各10μl，注入液相色谱仪，测定，即得。

本品按干燥品计算，含苦杏仁苷（$C_{20}H_{27}NO_{11}$）不得少于2.0%。

（二）燀桃仁

【饮片来源】本品为桃仁经燀制后的炮制品。

【炮制方法】取净桃仁适量，置10倍量的沸水中不断翻动10分钟，取出至冷水中稍浸，取出去皮，低温干燥。

【饮片性状】

燀桃仁　呈扁长卵形，长1.2～1.8cm，宽0.8～1.2cm，厚0.2～0.4cm。表面浅黄白色，一端尖，中部膨大，另端钝圆稍偏斜，边缘较薄。子叶2，富油性。气微香，味微苦。

燀山桃仁　呈类卵圆形，较小而肥厚，长约1cm，宽约0.7cm，厚约0.5cm。

【质量控制】

鉴别 （1）本品横切面 内胚乳细胞1～3列，呈类方形。子叶细胞较大，内含糊粉粒和脂肪油滴，有的可见细小拟晶体。

鉴别（2）、**检查** 同桃仁

含量测定 同桃仁，含苦杏仁苷（$C_{20}H_{27}NO_{11}$）不得少于1.6%。

【性味与归经】苦、甘，平。归心、肝、大肠经。

【功能与主治】活血祛瘀，润肠通便，止咳平喘。用于经闭痛经，癥瘕痞块，肺痈肠痈，跌扑损伤，肠燥便秘，咳嗽气喘。

【用法与用量】5～10g，生品入煎剂宜后下。

【注意】孕妇慎用。

【贮藏】置阴凉干燥处，防蛀。

桃仁饮片炮制操作规程

（一）桃仁

1．产品概述

（1）品名 桃仁。

（2）规格 种子。

2．生产依据 按照《中国药典》2015年版一部有关工艺要求及标准，以及拟定的饮片品种炮制工艺执行。

3．工艺流程 取桃仁药材，用时捣碎。

4．炮制工艺操作要求

（1）筛选 用筛药机筛去碎末，碎末含量不超过3.0%。

（2）包装 用聚乙烯薄膜药用塑料包装袋密封包装，每袋500g，包装损耗应不超过2.0%。

5．原料规格质量标准 符合《中国药典》2015年版一部桃仁药材项下的相关规定。

6．成品质量标准 符合本规范桃仁饮片项下的相关规定。

7．成品贮存及注意事项 置通风干燥处，防蛀。

8．工艺卫生要求 符合中药饮片GMP相关工艺卫生要求。

9．主要设备 振动筛、包装机等设备。

（二）燀桃仁

1．产品概述

（1）品名 燀桃仁。

（2）规格 种子。

2．生产依据 按照《中国药典》2015年版一部有关工艺要求及标准，以及拟定的饮片品种炮制工艺执行。

3．工艺流程 取净桃仁适量，置10倍量的沸水中不断翻动10分钟，取出至冷水中稍浸，取出去皮，低温干燥。

4．炮制工艺操作要求

（1）燀制 取净桃仁适量，置10倍量的沸水锅中煎煮10分钟，取出至冷水中稍浸。

（2）去皮 待桃仁冷却后将桃仁皮去掉。

（3）干燥 置于干燥机中低温干燥。

（4）筛选 用筛药机筛去碎末，碎末含量不超过3.0%。

（5）包装 用聚乙烯薄膜药用塑料包装袋密封包装，每袋500g，包装损耗应不超过2.0%。

5．原料规格质量标准 符合《中国药典》2015年版一部桃仁饮片项下的相关规定。

6．成品质量标准 符合本规范燀桃仁饮片项下的相关规定。

7．成品贮存及注意事项 置通风干燥处，防蛀。

8．工艺卫生要求 符合中药饮片GMP相关工艺卫生要求。

9．主要设备 蒸煮箱、烘干箱、振动筛、包装机等设备。

桃仁饮片炮制规范起草说明

（一）桃仁炮制方法历史沿革

（1）燀制　最早见于汉代张仲景的《玉函》“去皮尖”或“须泡去皮乃熬，勿取两仁者，作煮不熬”。晋代有“去皮捣”《肘后》。梁代有“汤柔，挞去皮”“汤浸去皮尖研如泥”《集注》。

（2）药汁制　南北朝刘宋时代的《雷公炮炙论》记为“凡使，须择去皮，浑用白术、乌豆二味，和桃仁同于埚子中煮一伏时后，漉出，用手擘作两片，其心黄如金色，任用之”《雷公》。

（3）炒法

①去皮尖炒　唐代有“去皮尖、炒熟，研如膏”《经效产宝》。

②麸炒（宋《圣惠方》《济生》）。

③炒焦、面炒（宋《圣惠方》）。

④盐炒法（宋《朱氏》）。

⑤吴茱萸炒　“桃仁半斤，用茱萸四两炒桃仁令紫色，去茱萸，另碾桃仁为细末”（明《普济方》）。

⑥干漆炒（清《金鉴》）。

⑦黄连水炒（明《普济方》）。

⑧童便酒炒（清《金鉴》）。

（4）制碳（清《金鉴》）。

（5）酒蒸法（刘宋《雷公》）。

（6）酒制　汤浸去皮尖双仁炒，二两，研以温酒二升煎成膏。

（7）其他

①童便浸（宋《圣惠方》）。

②水洗去毒（明《普济方》）。

历代炮制历史沿革见表1。

表1　桃仁炮制历史沿革简况

朝代	沿用方法	新增方法	文献出处
汉		去皮尖或须泡去皮乃熬，勿取两仁者，作煮不熬	《玉函》
晋代		去皮捣	《肘后》
梁代		汤柔，挞去皮	《集注》
南北朝刘宋时代		凡使，须择去皮，浑用白术、乌豆二味，和桃仁同于埚子中煮一伏时后，漉出，用手擘作两片，其心黄如金色，任用之	《雷公》
唐代		去皮尖、炒熟，研如膏	《产宝》
宋代		麸炒 炒焦、面炒 童便浸 盐炒法	《济生》 《圣惠方》 《朱氏》
		吴茱萸炒	《普济方》
清代		干漆炒、童便酒炒、制炭	《金鉴》

从古代文献资料看出，历代沿用过的桃仁炮制方法10余种，所用的辅料有白术、乌豆、麦麸、童便、盐水、吴茱萸、干漆、酒等。其中以去皮、燀制、炒黄为主。现代炮制方法仍沿用燀制、炒为主流，其他方法少见传承。桃仁炮制多以改变药性、去除非药用部位为目的。

（二）桃仁饮片药典及地方炮制规范

表2　《中国药典》及各地炮制规范收载的桃仁炮制方法

药典及规范	炮制方法
《中国药典》（1977年版）	桃仁　除去杂质，置沸水中煮至外皮皱缩，捞出，放在冷水中浸漂，去皮，晒干
《中国药典》（1985年版）	桃仁　除去杂质，用时捣碎
《中国药典》（1990年版） 《中国药典》（1995年版） 《中国药典》（2000年版） 《中国药典》（2010年版） 《中国药典》（2015年版）	桃仁　除去杂质，用时捣碎 燀桃仁　取净桃仁，照燀法去皮。用时捣碎 炒桃仁　取燀桃仁，照清炒法炒至黄色。用时捣碎

十画

续表

药典及规范	炮制方法
《上海市中药饮片炮制规范》（2008 年版）	桃仁　将原药除去残留硬壳、褐色油粒等杂质，筛去灰屑 光桃仁（焯桃仁）　将带皮桃仁投入沸水锅中略焯，至外皮微皱，立即放入清水中略浸，捞起擦之（随捞随擦），使皮肉分离，淘净，干燥，除去皮屑及褐色油粒 桃仁霜　将焯桃仁研成粗粉，照制霜法制霜，即得
《福建省中药炮制规范》（1988 年版）	(焯) 桃仁　取净桃仁，照焯法，去皮。用时捣碎
《广东省中药炮制规范》（1984 年版）	(焯) 桃仁　除去杂质，置沸水中煮至皮微皱，捞出，放在冷水中浸漂，去皮，干燥 炒桃仁　取净桃仁，用文火炒至微黄色，取出，摊凉
《贵州省中药饮片炮制规范》（2005 年）	桃仁　取原药材，除去杂质。用时捣碎 焯桃仁　取净桃仁，照焯法去皮，干燥，簸去皮屑。用时捣碎 炒桃仁　取焯桃仁，照清炒法用文火炒至黄色。用时捣碎
《吉林省中药炮制标准》（1986 年版）	焯桃仁　除净杂质，置沸水中，焯至外皮微皱时，捞起放入冷水中，待凉后取出，搓去外皮，晒干 炒桃仁　取焯桃仁，置锅中，用文火炒至表面焦黄色，取出，晾凉。用时捣碎
《江西省中药炮制规范》（1991 年版）	桃仁　取桃仁，除去黑色油粒及杂质 焯桃仁　取桃仁，置沸水中焯至外皮微皱，取出，放在冷水中浸漂，搓去种皮，晒干
《全国中药炮制规范》（1988 年版）	桃仁　取原药材，除去杂质及残留的硬壳，筛去灰屑 焯桃仁　取净桃仁置沸水锅中，煮至外皮由皱缩至舒展，能搓去种皮时，捞出，放在冷水中浸泡，搓去种皮，晒干，簸净 炒桃仁　取去皮桃仁置锅内，用文火加热炒至微黄色，取出，放凉
《山东省中药炮制规范》（1990 年版）	桃仁　除去杂质及残留的硬壳，筛去灰屑
《安徽省中药饮片炮制规范》（2005 年版）	桃仁　取原药材，除去杂质及走油发黑者，筛去碎屑。用时捣碎 焯桃仁　取净桃仁，照焯法，烫 5 ~ 10 分钟，去皮。用时捣碎 炒桃仁　取净焯桃仁，照炒黄法，炒至微黄色，显焦斑。用时捣碎
《河南省中药饮片炮制规范》（2005 年版）	桃仁　拣去杂质及残留的硬壳，清水洗净，捞出，晒干。用时捣碎 炒黄　取净桃仁置沸水中煮至外皮微皱，捞出，迅速浸入凉水中，搓去皮，干燥后簸净种皮，置锅内用文火炒至黄色为度，取出，放凉；或再碾碎 麸炒桃仁　先将麸皮撒于锅内，待麸皮冒烟时，倒入去掉种皮的桃仁，用文火炒至表面呈黄色，取出，除去麸皮，放凉。每 500g 桃仁，用麸皮 60g
《辽宁省中药炮制规范》（1986 年版）	桃仁　拣去杂质及残留的硬壳，置沸水锅中煮至外皮微皱，捞出，入凉水中浸漂，搓去皮，晒干，簸净
《湖南省中药饮片炮制规范》（2010 年版）	桃仁　取原药材，除去残留硬壳等杂质，干燥 焯桃仁　取净桃仁，照焯法烫至种皮颜色变深，取出，置冷水中略泡或趁热搓下、除去种皮，选去未搓下者及油黑者后，及时晒干或低温烘干，簸去灰屑
《广西壮族自治区中药饮片炮制规范》（2007 年版）	生桃仁　除去杂质及走油发黑者。用时捣碎 焯桃仁　取生桃仁，倾入沸水中浸泡，以能搓出外皮为度，取出，浸入冷水，搓出外皮，晒干，用时捣碎 炒桃仁　取焯桃仁，置锅内用文火炒至黄色，取出，放凉，用时捣碎

（三）桃仁现代炮制研究进展

马新华等[1]比较了不同桃仁炮制品水溶性浸出物的含量，结果表明，桃仁如不粉碎，水溶性浸出物含量焯桃仁＞炒桃仁＞带皮桃仁＞生桃仁，说明桃仁去皮有利于有效成分的溶出煎出；桃仁粉碎后，水溶性煎出物的含量明显提高，且水溶性煎出物含量生桃仁＞焯桃仁＞带皮桃仁＞炒桃仁，说明桃仁焯的过程和炒的过程有一部分水溶性成分流失和遭到破坏。马新华还测定了生桃仁、焯桃仁、带皮桃仁的总灰分，分别为2.66%、2.35%、2.55%，桃仁焯后去皮或不去皮，总灰分含量都较生桃仁为低，说明桃仁在焯制过程中起到了净化药材的作用。综上分析，桃仁焯后去皮一方面可以洁净药物，另一方面有利于有效成分的煎出。

吕文海等[2]对桃仁4种不同炮制品（生、焯、炒、蒸），进行了水、醇、醚溶性浸出物和苦杏仁苷含量测定，结果表明，桃仁不捣碎入药，炮制有利于成分的溶出，但炮制过程会导致水、醇、醚溶性成分不同程度的流失。

吕文海等[3]比较了生桃仁、焯桃仁、炒桃仁、蒸桃仁、桃仁皮对小鼠抗凝血、抗血栓、抗炎、润肠作用的影响。结果表明，生桃仁与桃仁皮有显著延长小鼠出血时间、凝血时间的作用，燀、炒、蒸品虽也有延长小鼠出血时间、凝血时间的趋势，但作用缓和；生、燀桃仁及桃仁皮均有显著的体内抗血栓作用；生桃仁与对照组比呈现明显地减轻老鼠耳肿胀的作用，燀品、桃仁皮亦具有一定作用；除了桃仁皮，其他桃仁品种均具有显著的促进肠推进的作用，其中以燀品、生品的作用强。

（四）桃仁饮片炮制工艺研究总结

1．历史文献 燀制、药汁制、麸炒、炒焦、面炒、童便浸、盐炒法、吴茱萸炒、干漆炒、童便酒炒、制炭等，以燀制为最常见。

2．历版《中国药典》 燀制、炒制等。

2．各省市炮制规范 燀制、炒制、制霜法等，以燀制、炒制较为常用。

4．现代研究文献 燀制、蒸制、炒法等，以燀制最为常见。

综合上述研究结果，制定桃仁的炮制工艺为：

桃仁 取桃仁药材，用时捣碎。

燀桃仁 取净桃仁适量，置10倍量的沸水中不断翻动10分钟，取出至冷水中稍浸，取出去皮，低温干燥。

参考文献

[1] 马新华，熊鹰，贺军. 桃仁炮制研究初探[J]. 黑龙江中医药，1990(6): 43-45.

[2] 吕文海，于少华. 桃仁炮制的初步实验研究[J]. 中国中药杂志，1993, 18(4): 214-217.

[3] 吕文海，卜永春. 桃仁炮制品的初步药理研究[J]. 中药材，1994, 17(3): 29-32.

十画

Chai hu 柴胡

药材来源 本品为伞形科植物柴胡*Bupleurum chinense* DC.或狭叶柴胡*Bupleurum scorzonerifolium* Willd.的干燥根。

采收加工 春、秋二季采挖，除去茎叶和泥沙，干燥。

柴胡饮片炮制规范

【饮片品名】柴胡、醋柴胡。

（一）柴胡

【饮片来源】本品为柴胡药材加工炮制品。

【炮制方法】北柴胡 取北柴胡药材，除去杂质和残茎，洗净，润透，切厚片，干燥。

南柴胡 取南柴胡药材，除去杂质，洗净，润透，切厚片，干燥。

【饮片性状】北柴胡 本品呈不规则厚片。外表皮黑褐色或浅棕色，具纵皱纹和支根痕。切面淡黄白色，纤维性。质硬。气微香，味微苦。

南柴胡 本品呈类圆形或不规则片。外表皮红棕色或黑褐色。有时可见根头处具细密环纹或有细毛状枯叶纤维。切面黄白色，平坦。具败油气。

【质量控制】

鉴别 北柴胡 取本品粉末0.5g，加甲醇20ml，超声处理10分钟，滤过，滤液浓缩至5ml，作为供试品溶液。另取北柴胡对照药材0.5g，同法制成对照药材溶液。再取柴胡皂苷a对照品、柴胡皂苷d对照品，加甲醇制成每1ml各含0.5mg的混合溶液，作为对照品溶液。照薄层色谱法试验，吸取上述三种溶液各5μl，分别点于同一硅胶G薄层板上，以乙酸乙酯-乙醇-水（8∶2∶1）为展开剂，展开，取出，晾干，喷以2%对二甲氨基苯甲醛的40%硫酸溶液，在60℃加热至斑点显色清晰，分别置日光和紫外光灯（365nm）下检视。供试品色谱中，在与对照药材色谱和对照品色谱相应的位置上，显相同颜色的斑点或荧光斑点。

检查　水分　不得过10.0%(第二法)。

总灰分　不得过8.0%。

酸不溶性灰分　不得过3.0%。

浸出物　照醇溶性浸出物测定法项下的热浸法测定，用乙醇作溶剂，不得少于11.0%。

（二）醋柴胡

【饮片来源】本品为柴胡经醋炙后的炮制品。

【炮制方法】取净柴胡片适量，加米醋拌匀，于室温闷透，待醋被吸尽后，置炒制容器内，用文火炒干，取出，放凉，即得。每100kg柴胡，用米醋20kg。

【饮片性状】本品呈不规则厚片，表面淡棕黄色，微有醋香气，味微苦。

【质量控制】

鉴别、检查、浸出物　同北柴胡。

（三）酒柴胡

【饮片来源】本品为柴胡经酒炙后的炮制品。

【炮制方法】取净柴胡片适量，加黄酒拌匀，于室温闷透，待酒液被吸尽后，置炒制容器内，用文火炒干，取出，放凉，即得。每100kg柴胡，用黄酒40kg。

【饮片性状】

本品呈不规则厚片，表面淡棕黄色，微有酒香气，味微苦。

【质量控制】

鉴别、检查　同醋柴胡。

【性味与归经】辛、苦，微寒。归肝、胆、肺经。

【功能与主治】疏散退热，疏肝解郁，升举阳气。与生品比，升散之性缓和，疏肝解郁作用增强。用于肝气郁滞，胸胁胀痛，月经不调。

【用法与用量】3～10g。

【贮藏】置阴凉干燥处，防蛀。

柴胡饮片炮制操作规程

（一）柴胡

1．产品概述

（1）品名　柴胡。

（2）规格　厚片。

2．生产依据　按照研究制订的工艺流程。

3．工艺流程　北柴胡　取北柴胡药材，除去杂质和残茎，洗净，润透，切厚片，干燥。

南柴胡　取南柴胡药材，除去杂质，洗净，润透，切厚片，干燥。

4．炮制工艺操作要求

（1）净制　取柴胡药材，除去杂质和残茎。

（2）润制　取除去杂质的柴胡药材，洗净，润透。

（3）切制　将润制的柴胡药材切厚片。

（4）干燥　取柴胡片，干燥。

（5）包装　取柴胡饮片，用聚乙烯薄膜药用塑料包装袋密封包装，每袋1kg。

5．原料规格质量标准　按照《中国药典》2015年版一部有关工艺要求及标准，以及拟定的饮片品种炮制工艺执行。

6．成品质量标准　符合本规范柴胡药材项下的相关规定。

7．成品贮存及注意事项　置通风干燥处，防蛀。

8．工艺卫生要求　符合中药饮片GMP相关工艺卫生要求。

9．主要设备　切药机、振动筛、包装机等设备。

（二）醋柴胡

1．产品概述

（1）品名　醋柴胡。

（2）规格　厚片。

2．生产依据 按照研究制订的工艺流程。

3．工艺流程 取净柴胡片适量，加米醋拌匀，于室温闷透，待醋被吸尽后，置炒制容器内，用文火炒干，取出，放凉，即得。每100kg柴胡，用米醋20kg。

4．炮制工艺操作要求

（1）净选 取柴胡片，除去杂质。

（2）醋制 将净柴胡片置炒锅内，加入米醋（醋水比3∶1）拌匀，闷至醋被吸尽，炒药机小火至炒药机温度达160℃时，投入醋拌匀的柴胡，炒至柴胡色泽加深，略具醋香气时，取出放凉。每100kg柴胡，用食醋15kg。

（3）过净 将醋柴胡置筛药机中，筛去粉末，药屑。

（4）包装 取醋柴胡饮片，用聚乙烯薄膜药用塑料包装袋密封包装，每袋1kg或2kg，得醋柴胡成品。

5．原料规格质量标准 按照《中国药典》2015年版一部有关工艺要求及标准，以及拟定的饮片品种炮制工艺执行。

6．成品质量标准 符合本规范醋柴胡饮片项下的相关规定。

7．成品贮存及注意事项 置通风干燥处，防蛀。

8．工艺卫生要求 符合中药饮片GMP相关工艺卫生要求。

9．主要设备 炒药机、振动筛、包装机等设备。

（三）酒柴胡

1．产品概述

（1）品名 酒柴胡。

（2）规格 厚片。

2．生产依据 按照研究制订的工艺流程。

3．工艺流程 取净柴胡片适量，加黄酒拌匀，于室温闷透，待酒液被吸尽后，置炒制容器内，用文火炒干，取出，放凉，即得。每100kg柴胡，用黄酒40kg。

4．炮制工艺操作要求

（1）净选 取柴胡片，除去杂质和非药用部位。

（2）酒制 将净柴胡片置炒锅内，加入黄酒拌匀，闷至酒被吸尽，120 ℃炒5分钟，取出，60 ℃干燥。每100kg柴胡，用酒40kg。

（3）注意事项 120℃为锅壁温度；干燥过程应控制温度在60℃左右；成品置通风阴凉干燥处放置，防蛀。

（4）过筛 将酒柴胡置筛药机中，筛去粉末，药屑。

（5）包装 取酒柴胡，用聚乙烯薄膜药用塑料包装袋密封包装，每袋1kg或2kg，得酒柴胡成品。

5．原料规格质量标准 符合本规范柴胡饮片项下的相关规定。

6．成品质量标准 符合本规范酒柴胡饮片项下的相关规定。

7．成品贮存及注意事项 置通风干燥处，防蛀。

8．工艺卫生要求 符合中药饮片GMP相关工艺卫生要求。

9．主要设备 炒药机、振动筛、包装机等设备。

柴胡饮片炮制规范起草说明

（一）柴胡饮片炮制方法历史沿革

1．净制 南北朝有“去髭并头”“柴胡，去髭并头，用银刀削去上赤薄皮少许，却以粗布拭了，细锉用之。勿令犯火，立便无效也”《雷公》。宋代有“去芦”《博济》，“去苗洗净”《本事方》，“去苗土，水洗，切”《仁术》，“柴胡，先去芦头，洗，锉，焙干，方入药用”《局方》，“去往来寒热，胆痹，非柴胡梢子不能除”《宝鉴》，

十画

"(铡)碎锉，桶锉，过竹筛齐之用"《备要》。

2. 炒制 唐代有"熬制"《千金》。宋代有"焙制"《总录》。元代有"酒拌制"《丹溪》，"酒炒"《原机》。明代有"醋炒"《医学》，"炒制"《一草亭》。清代有"炙制"《条辨》，"鳖血法"《长沙方歌括》，"酒炒三遍"《本草述》。

表1 柴胡历史炮制沿革简况

朝代	沿用方法	新增方法	文献出处
南北朝		去髭并头	《雷公》
唐代		熬制	《千金》
宋代		去芦 去苗洗净 去苗土，水洗，切 柴胡，先去芦头，洗，锉，焙干，方入药用；焙制 去苗 去往来寒热，胆痹，非柴胡梢子不能除 (铡)碎锉，桶锉，过竹筛齐之用 柴胡，外感生用	《博济》 《本事方》 《仁术》 《局方》 《总录》 《珍珠囊》 《宝鉴》 《备要》
金元时期		酒拌制 酒炒	《丹溪》 《原机》
明代		醋炒 炒制 欲上升则用根酒浸。欲中行下降，则生用梢 外感生用。内伤升气酒炒三遍。有咳汗者，蜜水炒	《医学》 《一草亭》 《发挥》 《入门》
清代		炙制 鳖血法 酒炒三遍 酒拌烘 内伤升气酒炒用根，行下降用梢 制以酒拌，领入血分，以清抑郁之气而血虚之热自退 入解药生用	《条辨》 《长沙方歌括》 《本草述》 《要旨》 《备要》 《从新》 《撮要》 《辨义》 《逢原》

通过对柴胡各种炮制方法的梳理和考证，可见古代本草记载了柴胡的多种炮制方法，如酒制、炒制、蜜制等，现在临床以生用和醋制为主，《中国药典》也收载了生品和醋制品。部分地方标准还收载了鳖血制，但用量较少。现在一般认为，疏散风热宜用柴胡生品，升阳举陷宜用酒柴胡，疏肝解郁宜用醋柴胡，退虚热宜用鳖血柴胡。

(二)柴胡饮片药典及地方炮制规范

表2 《中国药典》及各地方炮制规范收载的柴胡炮制方法

药典及规范	炮制方法
《中国药典》(1977年版) 《中国药典》(1985年版)	柴胡　除去杂质和残茎，洗净，润透，切厚片，干燥 醋柴胡　取南、北柴胡片，照醋炙法炒干
《中国药典》(1990年版) 《中国药典》(1995年版) 《中国药典》(2000年版) 《中国药典》(2005年版) 《中国药典》(2010年版) 《中国药典》(2015年版)	北柴胡　除去杂质和残茎，洗净，润透，切厚片，干燥 醋柴胡　取南、北柴胡片，照醋炙法炒干
《河南省中药饮片炮制规范》(2005年版)	柴胡　去除杂质及残茎，洗净，闷润，切厚片，干燥 醋柴胡　取柴胡片，照醋炙法炒干 酒柴胡　取柴胡片，照酒炙法炒至黄色 蜜柴胡　取柴胡片，照蜜炙法以文火炒至深黄色 柴胡炭　取柴胡片，照炒炭法炒炭存性 炒柴胡　取柴胡片，照清炒法炒至黄色 鳖血柴胡　取柴胡片，用鳖血和适量水拌匀，稍闷，用文火炒干。每100kg柴胡片，用鳖血12.5kg

续表

药典及规范	炮制方法
《上海市中药饮片炮制规范》（2005年版）	柴胡　将原药去除残茎等杂质，洗净，润透，切厚片，干燥，筛去碎屑 炒柴胡　取柴胡，照清炒法炒至微具焦斑，筛去灰屑 鳖血柴胡　将柴胡用鳖血、黄酒的混合液拌匀，使之吸尽，干燥。每100g柴胡，用鳖血12g、黄酒25g
《贵州省中药饮片炮制规范》（2005年版）	柴胡　取原药材，去除杂质及残茎，洗净，闷润，切厚片，干燥 麸炒柴胡　取净柴胡片，照麸炒法炒制表面黄棕色 醋柴胡　取净柴胡片，照醋炙法炒干
《湖南省中药饮片炮制规范》（2010年版）	柴胡　取原药材，去除杂质及残茎，洗净，闷润，切短段片，干燥，筛去碎屑 麸炒柴胡　取净柴胡片，照麸炒法炒至微黄色 醋柴胡　取净柴胡片，照醋炙法炒干 鳖血柴胡　取净柴胡片，加入定量洁净的鳖血和适量冷开水（或酒）拌匀，闷至鳖血被吸尽，置炒制容器内，用文火加热炒干。每100kg柴胡，用鳖血13kg、酒25kg（或冷开水适量）
《湖北省中药饮片炮制规范》（2009年版）	柴胡　去除杂质及残茎，洗净，闷润，切厚片，干燥 醋柴胡　取净柴胡片，加入定量的米醋拌匀，闷润至醋被吸尽，置炒制容器内，文火加热，炒干，晾凉。每100kg柴胡，用醋20kg 酒柴胡　取净柴胡片，加入定量的黄酒拌匀，闷润至酒被吸尽，置炒制容器内，文火加热，炒干，晾凉。每100kg柴胡，用黄酒10kg
《江西省中药饮片炮制规范》	柴胡　去除杂质及残茎，洗净，闷润，切厚片，干燥 醋柴胡　①取柴胡片，用醋拌匀，待吸尽，用文火炒干，取出。每100kg柴胡，用醋20kg。②取柴胡片，用醋拌匀，待吸尽，取出，晾干，用麦麸炒至淡黄色为度。每100kg柴胡，用醋20kg、麦麸30kg 鳖血柴胡　取柴胡片，加入新鲜鳖血与黄酒清水拌匀，待吸尽后，用文火或麦麸炒至颜色加深。每100kg柴胡，用3～4鳖取出鲜血

各省市的地方规范中主要有柴胡、醋柴胡、酒柴胡、鳖血柴胡等炮制品。其中柴胡、醋柴胡、酒柴胡为炮制规范及《中国药典》收载的常用品种。醋柴胡、酒柴胡各地炮制方法基本相同，但炒制时间、辅料用量，各地并无统一的规定，且缺乏量化指标。

（三）柴胡饮片现代炮制研究

柴胡皂苷具明显的保肝、降血脂和利胆作用。范秦鹤等[1]对柴胡原生药、生品、酒、醋、蜜炙品的皂苷及挥发油进行定性定量比较，结果表明，柴胡经不同方法炮制前后总皂苷含量发生变化，其含量为蜜柴胡>酒柴胡>醋柴胡>原生药>生柴胡，即原生药加工成饮片后，皂苷含量降低，经醋炙、酒炙、蜜炙后较生品有所升高，特别是蜜炙品，含量升高较多。因此，在临床上，柴胡的炮制品用于疏肝解郁具有科学道理。经炮制后挥发油的含量为蜜柴胡>醋柴胡>酒柴胡>生柴胡，即经不同方法炮制后挥发油含量普遍升高，生品与原生药无差异。对不同炮制品的植物油室组织微观结构进行初步观察后发现，经炒炙加工的炮制品同于加热的影响，油室组织受到一定程度破坏，油滴向周围组织扩散，皮层细胞间隙增大。这种组织结构的变化使挥发油含量较生品升高可能与此有关。薄层色谱显示，各种炮制品的柴胡皂苷斑点清晰，相对大小没有明显差异，在挥发油的TLC图谱上，原生药、生品、醋炙品、酒炙品的挥发油组成没有明显差异，蜜柴胡增加了新成分。这可能由于辅料蜂蜜含有蜜糖类及维生素等，化学成分较为复杂。与药物共同受热后，使药物产生新的挥发油组成。同时也是蜜柴胡挥发油及皂苷含量较其他炮制品高的因素。

郭炳新[2]以紫外分光光度法和薄层扫描定量法对生柴胡、酒炙柴胡中主要有效成分挥发油和柴胡皂苷a、柴胡皂苷d分别进行了测定。并以挥发油、柴胡皂苷（a+d）为定量指标，利用正交实验来探讨生品、醋炙品、酒炙品质量的优劣及最佳工艺。结果：酒炙品中两种有效成分挥发油和柴胡皂苷（a+d）含量均高于生品和醋炙品，而醋炙品中挥发油含量高于生品，皂苷（a+d）含量低于生品。由此可知，柴胡经酒炙后易于有效成分的溶出，这对于柴胡炮制品和柴胡药材的应用具有一定的参考价值，即以柴胡药材为主药的制剂，为提高其有效成分的溶出率，在提取前，可先行对柴胡药材进行酒炙，然后再进行提取制剂工艺，以增强药材的使用价值。从化学成分溶出量角度出发，可否用酒炙柴胡替代生品柴胡或其他柴胡炮制品种，以提高其疗效。

夏明衍等[3]对柴胡不同炮制品（柴胡、醋柴胡、酒柴胡）进行质量研究，从薄层色谱对比实验结果来看，柴胡、醋柴胡和酒柴胡色谱图谱斑点数目，相应位置及其颜色完全一致。由此表明柴胡及不同炮制品之间的化学成分无明显变化。但柴胡炮制前后，醇溶性浸出物含量有显著差异（$P<0.01$），所测结果为酒柴胡>醋柴胡>柴胡。水溶性浸出物含量均有显著差异（均为$P<0.01$），其结果为醋柴胡>酒柴胡>柴胡。柴胡炮制前后及其不同炮制品之间柴胡粗皂苷含量均有非常显著差异（均为$P<0.01$），其结果为酒柴胡>醋柴胡>柴胡。柴胡炮制前后以及不同炮制品之间的挥发油含量均有显著差异（均为$P<0.01$），结果表明柴胡>酒柴胡>醋柴胡。

据刘伟等[4]报道，从有效成分溶出度可知：酒制品优于醋制品，这可能是由于酒炙后易于挥发油的溶出，而醋炙则使皂苷这一有效成分在酸、热的作用下，发生转化，进而使醋制品有效成分溶出量低，而酒炙品有效成分溶出量高。柴胡的不同炮制品在单用时，就相当于一个复方应用，辅料以及使用有效成分转化而得到的转化物起到相应的协同作用，但是这尚需要进一步的药理研究来证实。

余晖等[5]应用苯酚－硫酸法对柴胡不同炮制品中多糖含量进行测定，结果表明，柴胡经炮制后多糖含量降低。从提高免疫功能角度分析，在临床应用中宜以生柴胡入药。

柴胡炮制品种比较多，各地和民间应用各不相同，炮制工艺也各不相同，且没有规范的炮制工艺参数，《中国药典》中柴胡的炮制方法只有醋制法。炮制对柴胡皂苷的有效成分含量和药效作用具有较为显著的影响。调查显示，柴胡临床多以生用和醋制为主，但醋柴胡的炮制没有规范的炮制工艺和严格的指标来控制，因此必须完善醋柴胡的炮制规范和质量标准，确保制柴胡的质量和临床疗效。

（四）柴胡饮片炮制工艺研究总结

1．历史文献 通过对柴胡各种炮制方法的考证，发现古代本草记载了酒制、炒制、蜜制等炮制方法，但现在多以生用和醋制为主。

2．历版《中国药典》 柴胡、醋柴胡等，以醋柴胡为最常用。

3．各省市炮制规范 醋柴胡、酒柴胡、鳖血柴胡等，以醋柴胡和酒柴胡为最常用。

4．现代研究文献 醋制、酒制等，以醋制为最常用。

综合上述研究结果，制定柴胡的炮制工艺为：

柴胡 除去杂质和残茎，洗净，润透，切厚片，干燥。

醋柴胡 取柴胡片适量，加米醋拌匀，于室温闷透，待醋被吸尽后，置炒制容器内，用文火炒干，取出，放凉，即得。每100kg柴胡，用米醋20kg。

酒柴胡 取净柴胡片适量，加黄酒拌匀，于室温闷透，待酒液被吸尽后，置炒制容器内，用文火炒干，取出，放凉，即得。每100kg柴胡，用黄酒40kg。

参考文献

[1] 范秦鹤，王俊芳，陈会平．柴胡及其炮制品有效成分比较[J]．中成药．1994, 16 (2):20-23.

十画

[2] 郭炳新,刘伟,郭庭江,等. 柴胡不同炮制方法对其有效成分及药理作用影响的研究[J]. 河南中医药学刊, 1995, 10(5): 52-54.

[3] 夏明衍, 陈科力. 柴胡炮制品质量研究[J]. 中成药, 1992, 14(8): 19-22.

[4] 刘伟, 黄国理. 柴胡的不同炮制方法对其有效成分影响的研究[J]. 中药材, 1995, 18(1): 21-23.

[5] 余晖, 陆兔林. 炮制对柴胡中多糖的影响[J]. 时珍国药研究, 1997, 8(5): 447-449.

Dang shen

党参

药材来源　本品为桔梗科植物党参*Codonopsis pilosula*（Franch.）Nannf.、素花党参*Codonopsis pilosula* Nannf. var. *modesta*（Nannf.）L. T. Shen或川党参*Codonopsis tangshen* Oliv. 的干燥根。

采收加工　秋季采挖，洗净，晒干。

党参饮片炮制规范

【饮片品名】党参、米炒党参。

（一）党参

【饮片来源】本品为党参药材经切制后的炮制品。

【炮制方法】取原药材，除去杂质，洗净，闷润1～2小时，切厚片，干燥，筛去碎屑，即得。

【饮片性状】本品呈类圆形的厚片。外表皮灰黄色、黄棕色至灰棕色，有时可见根头部有多数疣状突起的茎痕和芽。切面皮部淡棕色至黄棕色，木部淡黄色至黄色，有裂隙或放射状纹理。有特殊香气，味微甜。

【质量控制】

鉴别　（1）本品横切面　木栓细胞数列至10数列，外侧有石细胞，单个或成群。栓内层窄。韧皮部宽广，外侧常现裂隙，散有淡黄色乳管群，并常与筛管群交互排列。形成层成环。木质部导管单个散在或数个相聚，呈放射状排列。薄壁细胞含菊糖。

（2）取本品粉末1g，加甲醇25ml，超声处理30分钟，滤过，滤液蒸干，残渣加水15ml使溶解，通过D101型大孔吸附树脂柱（内径为1.5cm，柱高为10cm），用水50ml洗脱，弃去水液，再用50%乙醇50ml洗脱，收集洗脱液，蒸干，残渣加甲醇1ml使溶解，作为供试品溶液。另取党参炔苷对照品，加甲醇制成每1ml含1mg的溶液，作为对照品溶液。照薄层色谱法试验，吸取供试品溶液2～4μl、对照品溶液2μl，分别点于同一高效硅胶G薄层板上，以正丁醇-冰醋酸-水（7∶1∶0.5）为展开剂，展开，取出，晾干，喷以10%硫酸乙醇溶液，在100℃加热至斑点显色清晰，分别置日光和紫外光灯（365nm）下检视。供试品色谱中，在与对照品色谱相应的位置上，显相同颜色的斑点或荧光斑点。

检查　水分　不得过16.0%（第二法）。

总灰分　不得过5.0%。

二氧化硫残留量　不得过400mg/kg。

浸出物　照醇溶性浸出物测定法项下热浸法测定，用45%乙醇作溶剂，不得少于55.0%。

（二）米炒党参

【饮片来源】本品为党参经炒制后的炮制品。

【炮制方法】取党参片，大小分档。165℃投入大米，炒至大米起烟时，投入大小一致的党参片，迅速翻动，炒至党参表面深黄色，米呈焦黄色，取出放凉，筛去大米，即得。

每100kg党参片，用米20kg。

【饮片性状】

本品形如党参片，表面深黄色，偶有焦斑。

【质量控制】

检查　水分　不得过10.0%。

其余各项同党参。

【性味与归经】甘，平。归脾、肺经。

【功能与主治】健脾益肺，养血生津。用于脾肺气虚，食少倦怠，咳嗽虚喘，气血不足，面色萎黄，心悸气短，津伤口渴，内热消渴。

【用法与用量】9～30g。

【注意】不宜与藜芦同用。

【贮藏】置通风干燥处，防蛀。

党参饮片炮制操作规程

（一）党参

1．产品概述

（1）品名　党参。

（2）规格　厚片。

2．生产依据　按照《中国药典》2015年版一部有关工艺要求及标准，以及拟定的饮片品种炮制工艺执行。

3．工艺流程　取原药材，除去杂质，洗净，闷润1～2小时，切厚片，干燥，过1号筛，包装，即得。

4．炮制工艺操作要求

（1）净选　除去药材中的杂质、异物、芦头。

（2）洗润　洗净后的党参，闷润1～2小时。

（3）切制　厚片。

（4）干燥　网带式干燥机，物料厚度不超过20mm；温度70℃；网带走速调整至每分钟0.5m；排湿风机设定时间5分钟；至全部干燥；控制蒸汽压力，且温度以不超过80℃为宜。

（5）过筛　过1号筛。

（6）包装　复合袋手工包装，包装损耗应不超过1.0%。

5．原料规格质量标准　符合《中国药典》2015年版一部党参药材项下的相关规定。

6．成品质量标准　符合本规范党参饮片项下的相关规定。

7．成品贮存及注意事项　置通风干燥处，防蛀。

8．工艺卫生要求　符合中药饮片GMP相关工艺卫生要求。

9．主要设备　洗药机、切药机、干燥机等设备。

（二）米炒党参

1．产品概述

（1）品名　米炒党参。

（2）规格　米炒品。

2．生产依据　按照《中国药典》2015年版一部有关工艺要求及标准，以及拟定的饮片品种炮制工艺执行。

3．工艺流程　将炒制容器加热至165℃，投入大米，加热至起烟时，投入大小一致的党参片，迅速翻动，炒至党参表面深黄色，米呈焦黄色，取出放凉，即得。

每100kg党参片，用米20kg。

4．炮制工艺操作要求

（1）加热　炒药机用加热至165℃。

（2）加辅料　投入大米。

（3）投料　炒至大米起烟时投入大小一致的党参片

（4）炒制　不断翻炒至党参表面深黄色，米呈焦黄色，取出。

（5）过筛　筛去米，放凉。

（6）包装　复合袋手工包装，包装损耗应

不超过1.0%。

5．原料规格质量标准 符合本规范党参饮片项下的相关规定。

6．成品质量标准 符合本规范米炒党参饮片项下的相关规定。

7．成品贮存及注意事项 置通风干燥处，防蛀。

8．工艺卫生要求 符合中药饮片GMP相关工艺卫生要求。

9．主要设备 炒药机等设备。

党参饮片炮制规范起草说明

（一）党参饮片炮制方法历史沿革

1．净制 清代有“去梢”《治全》、“竹刀刮暴干”《害利》。

2．炮制

（1）蜜制 此法首见于清代，清代有“补肺，蜜拌蒸熟”《得配》、“蜜炙”《治全》。

（2）米炒 《时病》记载“米炒，治脾土虚寒泄泻”等方法。

历代炮制历史沿革见表1。

表1 党参炮制历史沿革简况

朝代	炮制方法	文献出处
清代	蜜拌蒸熟	《得配》
	去梢 蜜炙	《治全》
	竹刀刮暴干	《害利》
	米炒	《时病》

（二）党参饮片药典及地方炮制规范

1．净制 取原药材，除芦头、杂质。

2．切制 洗净，润透，切厚片或段，干燥。

3．炮制

（1）米炒党参 取党参片，照炒法用米拌炒至表面深黄色，取出，筛去米，放凉。

每100kg党参片，用米20kg。

（2）土党参 取净党参片，照土炒法炒至挂土，有香气溢出。每100kg党参片，用灶心土30kg。

（3）蜜党参 取净党参片，照蜜炙法炒至深黄色，不粘手。每100kg党参片，用炼蜜18kg。

（4）麸炒党参 取净党参片，照麸炒法炒至党参呈黄色。每100kg党参片，用麦麸15～20kg。

（5）蜜麸炒党参将党参用蜜麸拌炒至黄色，筛去麸皮。

（6）炒党参 取党参，炒至表面深黄色，微具焦斑时，取出，摊凉。

（7）熟党参 取净党参，蒸2小时至有香甜味时，取出，干燥。

现代炮制方法见表2。

表2 《中国药典》及各地炮制规范收载的党参炮制方法

药典及规范	炮制方法
《中国药典》（1963年版）	党参 用水洗净，润透后去芦，切段或切片，干燥即得 米炒党参 将米置锅内加热，喷水少许至米粘贴锅上，俟烟冒出时，加入党参段，轻轻翻炒至显黄色，取出，放凉，去净米粒即得。每党参段100斤，用米20斤
《中国药典》（1977年版）	党参 除去杂质，洗净，润透，切段，干燥
《中国药典》（1985年版） 《中国药典》（1990年版） 《中国药典》（1995年版） 《中国药典》（2000年版） 《中国药典》（2005年版）	党参 除去杂质，洗净，润透，切厚片，干燥

十画

续表

药典及规范	炮制方法
《中国药典》（2010 年版） 《中国药典》（2015 年版）	党参　除去杂质，洗净，润透，切厚片，干燥 米炒党参　取党参片，照炒法用米拌炒至表面深黄色，取出，筛去米，放凉。每 100kg 党参片，用米 20kg
《河南省中药饮片炮制规范》（2005 年版）	党参　除去杂质，洗净，润透，切厚片，干燥 米炒党参　取净党参片，照米炒法炒至深黄色。每 100kg 党参片，用米 12kg 土党参　取净党参片，照土炒法炒至挂土，有香气溢出。每 100kg 党参片，用灶心土 30kg 蜜党参　取净党参片，照蜜炙法炒至深黄色，不粘手。每 100kg 党参片，用炼蜜 18kg
《湖南省中药饮片炮制规范》（2010 年版）	党参　取原药材，除去杂质，洗净，润透，切长段片，干燥，筛去碎屑 米炒党参　取净党参片，照米炒法用中火炒至党参呈黄色。每 100kg 党参片，用米 20kg 麸炒党参　取净党参片，照麸炒法炒至党参呈黄色。每 100kg 党参片，用麦麸 15～20kg 蜜炙党参　取净党参片，照蜜炙法炒至药物呈深黄色，不粘手。每 100kg 党参片，用炼蜜 25kg
《上海市中药饮片炮制规范》（2008 年版）	党参　将原药材除去杂质，洗净，润透，切厚片，干燥，筛去碎屑 蜜麸炒党参　将党参用蜜麸拌炒至黄色，筛去麸皮
《北京市中药饮片炮制规范》（2008 年版）	党参　取原药材，除去杂质，根据干湿程度，洗净后直接切 8～10mm 段或润 6～16 小时或浸泡 1 小时，取出，闷润 6～14 小时，至软硬适宜，切 8～10mm 段，干燥，筛去碎屑
《浙江省中药炮制规范》（2005 年版）	党参　取原药，除去杂质，洗净，略润，切厚片或段，干燥 米炒党参　取米，洗净，置热锅中翻动，待其热气上冒，投入党参，炒到米呈焦黄色时，取出，筛去米粒，摊凉。每党参 100kg，用粳米 20kg 炒党参　取党参，炒至表面深黄色，微具焦斑时，取出，摊凉
《安徽省中药饮片炮制规范》（2005 年版）	党参　取原药材，除芦头、杂质，洗净，稍润，切厚片，干燥，筛去碎屑 米炒党参　取净党参片，照米炒法，炒至米呈老黄色。每党参 100kg，用米 20kg 蜜党参　取净党参片，照蜜炙法①，炒至不粘手。每 100kg 党参，用炼蜜 20kg
《贵州省中药饮片炮制规范》（2005 年版）	党参　取原药材，除去杂质，洗净，润透，切厚片或段，干燥 米炒党参　取净党参，照米炒法炒至党参和米均呈黄色。每 100kg 净党参，用米 18kg 蜜党参（炙党参）　取净党参，照蜜炙法炒至淡黄色时取出，低温烘干。每 100kg 净党参，用炼蜜 12kg
《广西壮族自治区中药饮片炮制规范》（2007 年版）	党参　除去杂质，抢水洗净，沥干水，稍润，切厚片或短段，如原药已回软则不用洗直接切厚片或短段，干燥，筛去灰屑 米炒党参　把米放入锅内，洒少量清水，加入党参片或短段，用中火共炒至米微焦黄，取出，筛去米，放凉。每 100kg 党参片（段），用米 20kg 制（炙）党参　取炼蜜加开水适量化开，加净党参片（或段）稍闷，置锅内用文火炒至深黄色不粘手为度，取出，放凉。每 100kg 党参（片或段）用炼蜜 20～25kg
《广东省中药炮制规范》（1984 年版）	党参　除去杂质，洗净，润透，切片或段，干燥 熟党参　取净党参，蒸 2 小时至有香甜味时，取出，干燥 蜜党参　取净党参，加入用适量酒稀释的炼蜜，润渍 1 夜，待炼蜜被吸后，用文火炒至金黄色，不粘手时，取出，摊凉
《江西省中药炮制规范》（1991 年版）	党参　取原药材，除去杂质及芦头，抢水洗净，略润，切段，干燥 米炒党参　先将糯米或大米热锅炒热，倒入党参片，不断拌炒至米呈老黄色时，取出，筛去米，摊凉。每党参 100kg，用米 10～20kg 炙党参　取党参片，将蜜加适量开水稀释后拌匀，润透，用文火炒至黄棕色、不粘手时，取出，放凉。每党参 100kg，用蜜 25kg
《山东省中药炮制规范》（1990 年版）	党参　除去杂质及芦头，用清水洗净，略浸润透，切厚片或小段，干燥
《全国中药炮制规范》（1988 年版）	党参　取原药材，除去芦头，洗净，润透，切厚片，干燥 米炒党参　取大米置锅内，用文火加热，倒入党参片，炒至大米呈老黄色时，取出，筛去米，放凉。每党参片 100kg，用大米 20kg 蜜党参　取炼蜜用适量开水稀释后，加入党参片拌匀，闷透，置锅内，用文火加热，炒至黄棕色，不粘手时取出放凉

十画

续表

药典及规范	炮制方法
《四川省中药饮片炮制规范》（2015 年版）	党参段　除去杂质，洗净，润透，切断，干燥 米炒党参　取党参段与适量的大米同置锅内，加热炒至深黄色时，取出，除去米，放凉 土党参　取净党参片，照土炒法炒炒至挂土色，有香气溢出 蒸党参　取党参段，照蒸法蒸至透心，有香甜味时，取出，干燥
《天津市中药饮片炮制规范》（2012 年版）	党参　除去杂质，洗净，润透，切厚片，干燥 米炒党参　将大米置热的炒药锅内，用中火加热至米冒烟时，投入净党参片拌炒，至呈黄色时取出，筛去米，放凉。每 100kg 党参，用米 20kg
《湖北省中药饮品炮制规范》（2009 年版）	党参　除去杂质，洗净，润透，切厚片，干燥 炙党参　取炼蜜用适量开水稀释后，与净党参片拌匀，闷透，用文火加热，不断翻炒至黄棕色，不粘手时取出，放凉。每 100kg 党参，用炼蜜 20kg 麸炒党参　将锅烧热，撒入麦麸，待其冒烟时，投入净党参片，用中火加热，不断翻炒至呈深黄色时取出，筛去麦麸，放凉，每 100kg 党参，用麦麸 10kg 土党参　将土粉置锅内，用中火加热至灵活状态，再投入净党参片拌炒，至表面均匀挂土粉时，取出，筛去土粉，放凉。每 100kg 党参，用灶心土 30kg
《山西中药炮制规范》（1984 年版）	党参　取原药材，除去杂质，洗净润透，切 10～15mm 长的小段，干燥
《内蒙古自治区中药饮片切制规范》（1977 年版）	党参　除去杂质，用清水洗净，捞出，闷润至透，切片，晒干
《辽宁省中药炮制规范》（1986 年版）	党参　除去杂质，洗净，润透，切片，平燥，筛去灰屑
《吉林省中药炮制标准》（1986 年版）	党参　除去杂质，洗净泥土，捞出，润透，切 3mm 片，晒干
《江苏省中药饮片炮制规范》（2002 年版）	党参　取原药材，除去杂质及芦头，洗净，稍闷，切厚片，干燥 炒党参　取净党参片，用文火炒至黄棕色，微有焦斑，取出，凉透
《重庆市中药饮片炮制规范及标准》（2006 年版）	党参　除去杂质及芦头，淋洗，切厚片或段，干燥 米炒党参　取净党参片，照米炒法炒至深黄色。每 100kg 党参，用米 20kg 土党参　取净党参片，照土炒法炒至黄色，有香气溢出。每 100kg 党参，用灶心土 25kg
《陕西省中药饮片标准》（2008 年版）	党参　取药材党参，除去杂质，洗净，润透，切厚片，干燥 蜜党参　取饮片党参，照蜜炙法炒至不粘手。每 100kg 党参，用炼蜜 20kg
《宁夏中药炮制规范》（1997 年版）	党参　取原药材，除去芦头及杂质，置沸水中稍浸，迅速捞出，冲洗，润透，切厚片或段，干燥
《云南省中药饮片标准》（2005 年版）	蜜党参　取药材，挑选，冲淋，晾干，切成段，长不超过 3cm，干燥。将党参段置锅内，加炼蜜，用文火炒至表明棕黄色至棕色，有香气，不粘手时，取出，晾凉，即得。每 1kg 净药材，用炼蜜 100～150g

省市的地方规范中主要有党参、米炒党参、蜜炙党参等炮制品。其中米炒党参为炮制规范收载的常用品种。米炒党参各地炮制方法基本相同，但加入辅料大米的比例及火力大小不尽相同。

（三）党参饮片现代炮制研究

陈玉武[1]以党参中浸出物与党参炔苷含量为观察指标，评价不同干燥方法对党参质量的影响。通过阴干法、晒干法与室内烘干法干燥的比较，发现3种干燥法对党参的浸出物与党参炔苷含量影响不大，能确保党参原药材质量不受影响，所以选择室内烘干法为党参药材采挖后的最佳干燥方法。李成义等[2]在产地加工中硫熏对党参品质的影响研究中，用HPLC法，测定党参硫熏前后党参炔苷含量。结果显示采用硫熏加工对它的活性成分之一党参炔苷损失较大，且熏蒸后的药材中残留的SO_2对人体有害，建议在今后的产地加工过程中对党参应严格控制硫熏，避免活性成分的下降，保证药材质量。黄健等[3]在药材加工过程中，使用硫黄熏蒸既可以使药材保鲜、防虫、防霉变，又易于切制、干燥，且饮片成品的形状整齐、颜色美观。但是经实验证明硫黄熏蒸对党参中党参炔苷的含量影响较大。熏药材所用的天然

十画

硫黄主含98.0%以上的单质硫，尚有少量钙、铁、铝、镁、铅、砷等近二十种元素。在熏蒸过程中药材容易被污染，药材或饮片中的重金属残留物对人体是有害的，尤其是对肝肾功能不全的患者更为严重。因此在加工生产中，禁止使用硫黄熏蒸药材。

靳凤云等[4]在探讨炮制对党参的影响中，按醇溶性浸出物测定法项下的热浸法测定党参及其炮制品浸出物的含量。结果表明不同的炮制方法对党参中的醇溶性浸出物的含量有显著影响，党参及其炮制品中浸出物含量依次排列为：蜜炙>酒炙>麸制>米制>生品>土炒>55.00%。刘海萍等[5]利用水蒸气蒸馏法比较了米炒与麸炒党参挥发性成分的差异，分别提取党参片、米炒党参、麸炒党参，利用GC-MS联用技术对挥发油成分进行分离鉴定。实验结果表明，党参经炮制后化学成分发生了变化，米炒党参的挥发油性成分鉴定分析出25种主要化合物，除以烯烃类物质形式存在外，还有少量的醇类、酯类、酮类物质等；而麸炒党参分析鉴定出32种主要化学成分，其中以醇类物质和烷烃类物质居多，另外还有少量的酯类、醚类、杂环化合物等，麸炒党参能否取代米炒党参值得进一步探讨。宋英等[6]参照药典法测定党参饮片中的浸出物和水分，以析因设计-效应面法优化党参饮片的炮制工艺。党参片以干燥温度（℃）与干燥时间（小时）两因素为自变量，麸炒党参以炒制温度（℃）与炒制时间（分钟）两因素为自变量，以各自的水分和浸出物的综合“归一值”（OD值）为因变量，分别进行多元线性回归和二项式方程拟合，用效应面法预测最佳工艺。结果两者的二项式方程拟合度均较好，预测性均较好。优化出的最佳炮制工艺：党参饮片为干燥温度80℃和干燥时间2小时，麸炒党参为炒制温度250℃和炒制时间1分钟。

（四）党参饮片炮制工艺研究总结

1. 历史文献 蜜炙、蜜拌蒸熟、米炒等。

2. 历版《中国药典》 党参、米炒党参等，以生用为主。

3. 各省市炮制规范 党参、米炒党参等，以生用为主。

4. 现代研究文献 党参、米炒党参、蜜炙党参等，以生用为主。

综合上述研究结果，制定党参的炮制工艺为：

党参　取原药材，除去杂质，洗净，闷润1～2小时，切厚片，干燥，筛去碎屑，即得。

米炒党参　取党参片，大小分档。165℃投入大米，炒至大米起烟时，投入大小一致的党参片，迅速翻动，炒至党参表面深黄色，米呈焦黄色，取出放凉，筛去大米，即得。

每100kg党参片，用米20kg。

参考文献

[1] 陈玉武, 刘汉斌, 张凤萍, 等. 不同干燥方法对党参质量的影响[J]. 甘肃中医, 2010, 23(7):69-71.

[2] 李成义, 魏学明, 王明伟, 等. 硫熏对党参中党参炔苷含量的影响[J]. 中国现代中药, 2010, 12(12):11-13.

[3] 黄健, 李洋, 庄志宏, 等. 不同炮制方法对党参中党参炔苷含量的影响[J]. 世界中医药, 2011, 6(4):351-352.

[4] 靳凤云, 田源红, 龙安治. 炮制对党参醇溶性浸出物的影响[J]. 贵阳中医学院学报[J], 2001, 22(4):63.

[5] 刘海萍, 郭雪清, 王英锋, 等. 米炒党参与麸炒党参挥发性成分GC-MS分析[J]. 首都师范大学学报. 2006, 27(3):41-44.

[6] 宋英, 周小初, 王冰, 等. 析因设计-效应面法优化党参饮片炮制工艺[J]. 中国中医药信息杂志, 2008, 15(11):49-51.

十画

Gao liang jiang

高良姜

药材来源　本品为姜科植物高良姜*Alpinia officinarum* Hance的干燥根茎。

采收加工　夏末秋初采挖，除去须根和残留的鳞片，洗净，切段，晒干。

高良姜饮片炮制规范

【饮片品名】高良姜。

【饮片来源】本品为高良姜药材经切制后的炮制品。

【炮制方法】取原药材，除去杂质，洗净，润透，切薄片，晒干或烘干。

【饮片性状】本品呈类圆形或不规则形的薄片。外表皮棕红色至暗棕色，有的可见环节和须根痕。切面灰棕色至红棕色，外周色较淡，具多数散在的筋脉小点，中心圆形，约占1/3。气香，味辛辣。

【质量控制】

鉴别　取本品粉末5g，置圆底烧瓶中，加水200ml，连接挥发油测定器，自测定器上端加水使充满刻度部分，并溢流入烧瓶为止，加正己烷3ml，连接回流冷凝管，加热至微沸，并保持2小时，放冷，取正己烷液作为供试品溶液。另取高良姜对照药材5g，同法制成对照药材溶液。照薄层色谱法试验，吸取上述两种溶液各10μl，分别点于同一硅胶G薄层板上，以甲苯-乙酸乙酯（19:1）为展开剂，展开，取出，晾干，喷以5%香草醛硫酸溶液，在105℃加热至斑点显色清晰。供试品色谱中，在与对照药材色谱相应的位置上，显相同颜色的斑点。

检查　水分　不得过13.0%（第四法）。

总灰分　不得过4.0%。

含量测定　照高效液相色谱法测定。

色谱条件与系统适用性试验　以十八烷基硅烷键合硅胶为填充剂；以甲醇-0.2%磷酸溶液（55:45）为流动相；检测波长为266nm。理论板数按高良姜素峰计算应不低于6000。

对照品溶液的制备　取高良姜素对照品适量，精密称定，加甲醇制成每1ml含40μg的溶液，即得。

供试品溶液的制备　取本品粉末（过四号筛）约0.2g，精密称定，置具塞锥形瓶中，精密加入甲醇50ml，密塞，称定重量，加热回流1小时，放冷，再称定重量，用甲醇补足减失的重量，摇匀，滤过，取续滤液，即得。

测定法　分别精密吸取对照品溶液与供试品溶液各10μl，注入液相色谱仪，测定，即得。

本品按干燥品计算，含高良姜素（$C_{15}H_{10}O_5$）不得少于0.70%。

【性味与归经】辛，热。归脾、胃经。

【功能与主治】温胃止呕，散寒止痛。用于脘腹冷痛，胃寒呕吐，嗳气吞酸。

【用法与用量】3～6g。

【贮藏】置阴凉干燥处。

高良姜饮片炮制操作规程

1．产品概述

（1）品名　高良姜。

（2）规格　薄片。

2．生产依据　按照《中国药典》2015年版一部有关工艺要求及标准，以及拟定的饮片品种炮制工艺执行。

3．工艺流程　取高良姜药材，除去杂质，大小分开，浸泡8～12小时，至约七成透，取出，闷润12～24小时，至内外湿度一致，切1～2mm薄片，晒干或低温干燥，筛去碎屑。

十画

4．炮制工艺操作要求

（1）挑选　除去杂质。

（2）洗润　置洗药池中清洗，或用滚筒洗药机清洗；把高良姜按大小分别清洗至外表无泥沙，沥水，堆润至透切开无硬心（4~6小时）。

（3）切制　切薄片。

（4）干燥　用箱式干燥机，干燥温度为50~60℃，上料厚度不超过35cm（以方便干燥过程中翻料），干燥时间为3~5小时。

（5）包装　复合袋包装，包装损耗应不超过1.0%。

5．原料规格质量标准　符合《中国药典》2015年版一部高良姜药材项下的相关规定。

6．成品质量标准　符合本规范高良姜饮片项下的相关规定。

7．成品贮存及注意事项　置通风干燥处，防蛀。

8．工艺卫生要求　符合中药饮片GMP相关工艺卫生要求。

9．主要设备　切药机、干燥机、筛药机等设备。

高良姜饮片炮制规范起草说明

（一）高良姜炮制方法历史沿革

1．净制　宋代最早记载有“去芦”《普本》，后多沿用。

2．切制　切制方法历代多有剉碎：“捶碎”《外台》、“剉碎”《心鉴》《指迷》、“薄片”《苏沈》、“杵末”《证类》、“细剉”《证类》、“去芦，剉碎洗焙”《传信》、“（铡）细用”《宝鉴》、“切片”《普济方》《从众录》、“剉片”《准绳》。

3．炮制

（1）酒制　酒制最早出现唐代“在火炙令焦香……酒煮服”《外台》。后代多有沿用“酒浸炒”《世医》、“凡男女心口一点痛者……用高良姜以酒洗七次焙研”《握灵》、“酒炒”《增广》。此法现已不用。

（2）炒制　宋代以后多有记载“去芦炒”《苏沈》《普本》、“细剉，微炒，杵末”《证类》、“高良姜、红豆蔻，并宜炒过入药”《纲目》。此法现已不用。

（3）制炭　宋代以后记载有“炒令黑色”《总录》、“烧灰”《医学》、“煅黑”《集解》。此法现已不用。

（4）油制　宋代开始均有记载麻油炒：“切麻油炒”《普本》、“去芦用麻油炒”《局方》、“剉碎，入油炒黄”《传信》《普济方》、“水浸软，切片，用麻油炒令深黄色，取出”《普济方》、“四两，用好油四两，（炸）令紫色”《奇效》、“朱氏集验方脾虚寒疟，高良姜麻油炒”《指南》。此法现已不用。

（5）药汁制

①斑蝥制　宋代记载“入斑蝥一百个同炒即去斑蝥”《局方》。此法现已不用。

②巴豆制　明代记载“剉细，同巴豆十四粒捶碎同炒焦黄色，用纸包定，安土地上，候冷去巴豆用”《普济方》。此法现已不用。

③土、斑猫、巴豆、米制　明代记载“四两，分作四分，一两用陈壁土半两，同炒黄色，去土。一两用斑猫三十四个，同炒黄色，去斑猫。一两用巴豆三十四个，去壳，同炒黄色，去豆。一两用陈仓米半合，同炒黄，去米”《奇效》。此法现已不用。

④吴茱萸、土制　“亦有同吴茱萸东壁土拌炒用过者”《纲目》《害利》。此法现已不用。

⑤蓬术、三棱、醋制　明代记载“同蓬术、三棱用米醋壹升于瓷瓶内煮干，乘热切焙”《准绳》。此法现已不用。

⑥猪胆、土制　清代有“永类钤方治妇人妊娠疟疾，用高良姜三钱剉，以豮猪胆汁浸一宿，东壁土炒黑去土”《握灵》。此法现已不用。

十画

⑦吴茱萸制　清代记载“吴茱萸煎汤浸炒”《得配》。此法现已不用。

（6）土炒制　“剉用东壁土炒”《朱氏》《活幼》。此法现已不用。

（7）火炮　“炮，去芦头”《急救》《世医》。此法现已不用。

（8）醋制　宋代开始记载有“醋浸炒”《产宝》、“用米醋一升于瓷瓶内煮干，乘热切碎，焙”《世医》、“用醋炮七次”《良朋》。此法现已不用。

（9）煨制　最早出现在元代，“湿纸裹，煨”《世医》、“煨，切，油炒”《普济方》、“煨熟”《逢原》。此法现已不用。

（10）煮制　元代记载有“水煮六七沸，曝干”《世医》、“沸水泡三次，切焙”《普济方》、“一两，百年壁上土三合，敲碎，用水二碗煮干，切成薄片”《世医》《普济方》。此法现已不用。

（11）炙制　明代记载有“炙”《普济方》。此法现已不用。

（12）盐制　明代记载有“一两，以青盐半两炒”《奇效》。此法现已不用。

历代炮制历史沿革见表1。

表1　高良姜炮制历史沿革简况

朝代	沿用方法	新增方法	文献出处
唐		捶碎、剉碎	《外台》《心鉴》
		酒煮服	《外台》
宋代	剉碎	去芦（炒）	《普本》
		杵末	《证类》
		炒令黑色	《总录》
		切麻油炒	《普本》
		入斑蝥一百个同炒即去斑蝥	《局方》
		剉用东壁土炒	《朱氏》
		炮，去芦头	《急救》
		醋浸炒	《产宝》
元代	去芦头 剉用东壁土炒 醋浸炒	酒浸炒	《世医》
		湿纸裹，煨	
		水煮六七沸，曝干	
明代	剉片 煨制 油炒	烧灰	《医学》
		四两，用好油四两，（炸）令紫色	《奇效》
		剉细，同巴豆十四粒捶碎同炒焦黄色，用纸包定，安土地上，候冷去巴豆用	《普济方》
		四两，分作四分，一两用陈壁土半两，同炒黄色，去土。一两用斑猫三十四个，同炒黄色，去斑猫。一两用巴豆三十四个，去壳，同炒黄色，去豆。一两用陈仓米半合，同炒黄，去米	《奇效》
		吴茱萸、土制……亦有同吴茱萸东壁土拌炒用过者	《纲目》
		同蓬术、三棱用米醋壹升于瓷瓶内煮干，乘热切焙	《准绳》
		炙	《普济方》
		一两，以青盐半两炒	《奇效》
清代	切片 酒炒 麻油炒 煅黑 吴茱萸、土制 炮 煨制	永类钤方治妇人妊娠疟疾，用高良姜三钱剉，以豮猪胆汁浸一宿，东壁土炒黑去土	《握灵》
		吴茱萸煎汤浸炒	《得配》
		用醋炮七次	《良朋》

从古代文献资料中可以看出，历代沿用过的高良姜炮制方法有20余种，所用的辅料有麻油、东壁土、醋、斑蝥、巴豆、吴茱萸、土、蓬术、三棱、青盐、豮猪胆汁等。其中以去

芦、剉碎、切制、炒制为常见方法。现代炮制方法仍沿用净制、润透、切薄片为主流，其他方法少见承袭。高良姜炮制多以易于切制为目的，也有根据临床病情改变辅料以增强协同药效的。

（二）高良姜饮片药典及地方炮制规范

1．净制　夏末秋初采挖，除去须根和残留的鳞片，洗净。

2．切制　除去杂质，洗净，润透，切薄片，晒干或低温干燥，筛去灰屑。

现代炮制方法见表2。

表2　《中国药典》及各地炮制规范收载的高良姜炮制方法

药典及规范	炮制方法
《中国药典》（1963 年版）	高良姜　拣去杂质，用水浸泡，洗净，捞出，润透后切片，干燥即得
《中国药典》（1985 年版）	高良姜　除去杂质，洗净，润透，切薄片，晒干
《中国药典》（1990 年版）	高良姜　除去杂质，迅速洗净，切段，阴干
《中国药典》（2005 年版） 《中国药典》（2010 年版） 《中国药典》（2015 年版）	高良姜　除去杂质，洗净，润透，切薄片，晒干
《安徽省中药饮片炮制规范》（2005 年版）	高良姜　取原药材，除去杂质，洗净，润透，切薄片，低温干燥，筛去碎屑
《广西壮族自治区中药饮片炮制规范》（2007 年版）	高良姜　除去杂质，洗净，润透，切薄片，干燥，筛去灰屑
《贵州省中药饮片炮制规范》（2005 年版）	高良姜　取原药材，除去杂质，洗净，润透，切 0.2～0.3cm 厚的片，低温干燥
《湖南省中药饮片炮制规范》（2010 年版）	高良姜　取原药材，除去杂质，洗净，润透，切薄片，干燥，筛去碎屑
《江苏省中药饮片炮制规范》（1980 年版）	高良姜　将原药拣去杂质，浸泡至 7 成透，洗净，润透，切薄片，低温干燥，筛去灰屑
《江西省中药炮制规范》（2008 年版）	高良姜　除去杂质，洗净，润透，切薄片，低温干燥
《上海市中药饮片炮制规范》（2008 年版）	高良姜　将原药除去杂质，洗净，润透，切薄片，晒或低温干燥，筛去灰屑
《浙江省中药炮制规范》（2005 年版）	高良姜　取原药，除去杂质，水浸，洗净，润软，切薄片，干燥
《北京市中药饮片炮制规范》（2008 年版）	高良姜　取原药材，除去杂质，大小分开，浸泡 8～12 小时，至约七成透，取出，闷润 12～24 小时，至内外湿度一致，切薄片，晒干或低温干燥，筛去碎屑
《全国中药炮制规范》（1988 年版）	高良姜　取原药材，除去杂质，略泡，洗净，润透。切薄片，晒干或低温干燥

（三）高良姜饮片现代炮制研究

王成军[1]指出姜科药物的炮制作用中其中一方面就是减少活性成分的损失：黄酮类、酚类成分水溶性较强，易溶于水而流失，如山柰、高良姜、姜黄的炮制常经过水洗、切片、干燥工序，若水洗时间长，干燥温度高，则黄酮类、挥发油类成分含量必然大量减少。因此，有效的炮制方法应采取少泡多润，低温干燥，才能减少活性成分的损失，保证疗效。

彭芍丹[2]采用色差仪、紫外分光光度仪、高效液相色谱仪、固相微萃取-气相色谱-质谱联用仪考察 6 种干燥方法对高良姜片色泽、总酚含量、总黄酮含量、高良姜素含量、挥发性成分的影响。结果表明：冷冻干燥对总酚、总黄酮和高良姜素的综合保留最大，其次为真空加热干燥、热风干燥、微波干燥、太阳晒干、自然风干；自然风干和太阳干燥后的挥发性物质峰面积更低，其他 4 种干燥方式峰面积统计值差别较小；微波干燥后色泽最深，热风干燥次之，冷冻干燥颜色最浅。不考虑成本生产高端产品时可选用冷冻干燥；考虑环保节能时选用太阳能干燥；一般工业生产建议选用传统热风干燥。

（四）高良姜饮片炮制工艺研究总结

1. 历史文献 唐代有火炙焦香酒煮炮制法（《外台》）。宋代有去芦炒制（《苏沈》）、炒黑（《总录》）、麻油炒制（《普本》）、斑蝥炒制（《局方》）、东壁土炒制（《朱氏》）、火炮（《急救》）、醋炒（《产宝》）等炮制方法。元代新增湿纸裹煨法，用水煮制法（《世医》）。明代增加了炙制、巴豆炒制（《普济方》），陈壁土、斑蝥、巴豆、陈仓米分炒而合用，青盐炒制（《奇效》），吴茱萸、东壁土拌炒（《纲目》），与莪术、三棱、米醋共煮炮制法（《准绳》）。清代有猪胆汁浸后东壁土炒黑炮制法（《握灵》），吴茱萸汤浸炒法（《害利》）等。此时，其炮制方法已达15种之多。

2. 历版《中国药典》 高良姜，以净制、切制为最常用。

3. 各省市炮制规范 高良姜，以净制、切制为最常用。

4. 现代研究文献 高良姜，以净制、切制为最常用。

综合上述研究结果，制定高良姜的炮制工艺为：

高良姜 除去杂质，洗净，润透，切薄片，晒干或烘干。

参考文献

[1] 王成军, 陈永兰. 论姜科药物的炮制[J]. 中药天地, 2000, 9(2):43.

[2] 彭芍丹, 黄晓兵, 静玮, 等. 干燥方式对高良姜片理化特性的影响[J]. 食品科学, 2017, 38(1):165-170.

十画

Fen ge

粉葛

药材来源 本品为豆科植物甘葛藤*Pueraria thomsonii* Benth.的干燥根。

采收加工 秋、冬二季采挖，除去外皮，稍干，截段或再纵切两半或斜切成厚片，干燥。

粉葛饮片炮制规范

【饮片品名】粉葛。

【饮片来源】本品为粉葛药材经切制后的炮制品。

【炮制方法】取原药材，除去杂质，洗净，润透，切厚片或切块，干燥，即得。

【饮片性状】本品呈不规则的厚片或立方块状。外表面黄白色或淡棕色。切面黄白色，横切面有时可见由纤维形成的浅棕色同心性环纹，纵切面可见由纤维形成的数条纵纹。体重，质硬，富粉性。气微，味微甜。

【质量控制】

鉴别 （1）本品粉末黄白色。淀粉粒甚多，单粒少见，圆球形，直径8～15μm，脐点隐约可见；复粒多，由2～20多个分粒组成。纤维多成束，壁厚，木化，周围细胞大多含草酸钙方晶，形成晶纤维，含晶细胞壁木化增厚。石细胞少见，类圆形或多角形，直径25～43μm。具缘纹孔导管较大，纹孔排列极为紧密。

（2）取本品粉末0.8g，加甲醇10ml，放置2小时，滤过，滤液蒸干，残渣加甲醇0.5ml使溶解，作为供试品溶液。另取葛根素对照品，加甲醇制成每1ml含1mg的溶液，作为对照品溶液。照薄层色谱法试验，吸取上述两种溶液各10μl，分点于同一硅胶G薄层板上，使成条状，以二氯甲烷-甲醇-水（7∶2.5∶0.25）为展开剂，展开，取出，晾干，置紫外光灯（365nm）下检视。供试品色谱中，在与对照品色谱相应的位置上，显相同颜色的荧光斑点。

检查 水分 不得过12.0%（第二法）。

总灰分 不得过5.0%。

二氧化硫残留量 照二氧化硫残留量测定法测定，不得过400mg/kg。

浸出物 照醇溶性浸出物测定法项下的热浸法测定，用70%乙醇作溶剂，不得少于10.0%。

含量测定 照高效液相色谱法测定。

色谱条件与系统适用性试验 以十八烷基硅烷键合硅胶为填充剂；以甲醇-水（25∶75）为流动相；检测波长为250nm。理论板数按葛根素峰计算应不低于4000。

对照品溶液的制备 取葛根素对照品适量，精密称定，加30%乙醇制成每1ml含80μg的溶液，即得。

供试品溶液的制备 取本品粉末（过三号筛）约0.8g，精密称定，置具塞锥形瓶中，精密加入30%乙醇50ml，密塞，称定重量，加热回流30分钟，放冷，再称定重量，用30%乙醇补足减失的重量，摇匀，滤过，取续滤液，即得。

测定法 分别精密吸取对照品溶液与供试品溶液各10μl，注入液相色谱仪，测定，即得。

本品按干燥品计算，含葛根素（$C_{21}H_{20}O_9$）不得少于0.30%。

【性味与归经】甘、辛，凉。归脾、胃经。

【功能与主治】解肌退热，生津止渴，透疹，升阳止泻，通经活络，解酒毒。用于外感发热头痛，项背强痛，口渴，消渴，麻疹不透，热痢。泄泻，眩晕头痛，中风偏瘫，胸痹心痛，酒毒伤中。

【用法与用量】10～15g。

【贮藏】置通风干燥处，防蛀。

粉葛饮片炮制操作规程

1．产品概述

（1）品名　粉葛。

（2）规格　厚片或方块。

2．生产依据　按照《中国药典》2015年版一部有关工艺要求及标准，以及拟定的饮片品种炮制工艺执行。

3．工艺流程　取原药材，除去杂质，洗净，润透，切厚片或块，干燥，即得。

4．炮制工艺操作要求

（1）挑拣　除去杂质，大小分档。

（2）洗润　取净药材置润药池内，保湿润透。

（3）切制　切厚片或方块。

（4）干燥　烘干，控制成品含水量在安全水分要求范围内。

（5）筛选　用筛药机筛去碎末。

（6）包装　无毒聚乙烯塑料透明袋手工包装，包装损耗应不超过2.0%。

5．原料规格质量标准　符合《中国药典》2015年版一部粉葛药材项下的相关规定。

6．成品质量标准　符合本规范粉葛饮片项下的相关规定。

7．成品贮存及注意事项　置通风干燥处，防蛀。

8．工艺卫生要求　符合中药饮片GMP相关工艺卫生要求。

9．主要设备　切药机、烘干箱、筛药机等设备。

粉葛饮片炮制规范起草说明

（一）粉葛饮片炮制方法历史沿革

1. 净制　梁代有“捶破，去心”《集注》，唐代有“水洗，晒干，切”《外台》，宋代有“去粗皮”《圣惠方》、“去心微炙”《总录》，金元时期有“去皮”《宝鉴》，明代有“刮去皮”“洗”《原始》。

2. 切制　唐代有“绞取汁”《外台》，宋代有“剉”《圣惠方》《宝产》、“为屑取根皮捣为末”《证类》、“以水中揉出成粉用”、“切，焙”《洪氏》、“剉片”《总微》《疮疡》，金元时期有“桶剉、竹筛齐之用”《宝鉴》，明代有“捣末”《原始》。

3. 炮制

（1）蒸制　唐代有“蒸食之”《食疗本草》。

（2）炒制　明代有“微炒”《普济方》、“炒黑”《保元》。

（3）炙制　明代有“炙黄”《普济方》。

（4）焙制　明代有“焙，捣，筛粉，去皮”《普济方》。

（5）煮制　明代有“干煮”《普济方》。

（6）煨制　清代有“煨熟”《食物》。

历代炮制历史沿革见表1。

表1　粉葛炮制历史沿革简况

朝代	沿用方法	新增方法	文献出处
梁		捶破，去心	《集注》
唐代	绞取汁	绞取汁	《千金》
		水洗，晒干，切	《外台》
		蒸食之	《食疗》
宋代		去粗皮 剉 醋拌炒令干	《圣惠方》
		为屑 取根皮捣为末，醋和	《证类》
		剉片	《总微》 《疮疡》
		以水中揉出成粉用 切，焙	《洪氏》
		去心微炙	《总录》
		剉，焙	《宝产》
金元 时期	去皮 切	桶剉、竹筛齐之用	《宝鉴》
		炒	《丹溪》
明代	去皮 水洗，晒干，切 以水中揉出成粉用 剉	捣末	《原始》
		炙黄 焙，捣，筛粉，去皮 微炒 干煮	《普济方》
		炒黑	《保元》
清代	去皮 水洗，晒干，切 以水中揉出成粉用 剉 捣末	煨熟	《食物》

历代炮制粉葛的方法很多，始载于梁代，有“捶破，去心”的记载。唐代有蒸食之、切

片用法。宋代有醋制、去心微炙、焙制等法。元代增加了炒制。明代出现了炙黄、微炒、干煮、炒黑法。清代首次提出煨制法。

（二）粉葛饮片药典及地方炮制规范

1．净制 秋、冬二季采挖，除去外皮。

2．切制 截段或再纵切两半或斜切成厚片，干燥。

3．炮制

（1）煨制 取麦麸撒在热锅中，加热，俟冒烟时，加入葛根片，拌炒至葛根片呈焦黄色，取出，筛去焦麸，放凉。每100kg葛根片，用麦麸30kg。

（2）炒制 取蜜炙麸皮，置热锅中，翻动，待其冒烟，投入葛根，炒至表面深黄色，微具焦斑时，取出，筛去麸皮，摊凉。每100kg葛根，用蜜炙麸皮10kg。

现代炮制方法见表2。

表2 《中国药典》及各地炮制规范收载的粉葛炮制方法

药典及规范	炮制方法
《中国药典》（1963年版）	粉葛 拣去杂质，洗净，用水浸泡，捞出，润透后及时切片，晒干即得
《中国药典》（1977年版）	粉葛 除去杂质，洗净，润透，切片，晒干
《中国药典》（1985年版） 《中国药典》（1990年版） 《中国药典》（1995年版） 《中国药典》（2000年版）	粉葛 除去杂质，洗净，润透，切厚片，晒干
《中国药典》（2005年版）	粉葛 除去杂质，洗净，略泡润透，切厚片，晒干
《中国药典》（2010年版）	粉葛 除去杂质，洗净，润透，切厚片或块，干燥
《中国药典》（2015年版）	粉葛 除去杂质，洗净，润透，切厚片或切块，干燥
《全国中药炮制规范》（1988年版）	葛根 取原药材，除去杂质，洗净，润透，切厚片，干燥 煨葛根 取麦麸撒在热锅中，加热，俟冒烟时，加入葛根片，拌炒至葛根片呈焦黄色，取出，筛去焦麸，放凉。每100kg葛根片，用麦麸30kg
《北京市中药饮片炮制规范》（2008年版）	粉葛 取原药材，除去杂质，筛去灰屑
《上海市中药饮片炮制规范》（2008年版）	粉葛 将原药除去杂质，浸洗，润透，切厚片，干燥，筛去灰屑。来货为葛根丁，筛去灰屑 蜜麸炒粉葛 取粉葛照麸炒法用蜜麸皮伴炒至深黄色，筛去麸皮
《安徽省中药饮片炮制规范》（2005年版）	葛根 取原药材，除去杂质，洗净，润透，切厚片或小块，干燥，筛去碎屑。产地已加工成片者，除去杂质及碎屑 煨葛根 取净葛根片或块，照麸煨法，煨至表面焦黄色。每100kg葛根，用麦麸40kg
《浙江省中药炮制规范》（2005年版）	葛根 取原药，除去杂质及黑色者，筛去灰屑，干燥 炒葛根 取蜜炙麸皮，置热锅中，翻动，待其冒烟，投入葛根，炒至表面深黄色，微具焦斑时，取出，筛去麸皮，摊凉。每100kg葛根，用蜜炙麸皮10kg
《江西省中药炮制规范》（2008年版）	粉葛 除去杂质，洗净，润透，切小方块片或厚片，干燥 煨粉葛 取净粉葛，用3层湿纸包好，在灰火中煨至纸呈黑色，去纸，放凉 麸炒粉葛 取净粉葛，用麦麸炒至深黄色为度。每100kg粉葛，用麦麸30kg
《福建省中药炮制规范》（1988年版）	葛根 除去杂质，洗净，润透，切厚片，晒干 煨葛根 取葛根片，照麸炒法炒至深黄色
《四川省中药饮片炮制规范》（2002年版）	葛根 除去杂质，洗净，润透，切块或厚片，干燥 煨葛根 取净葛根块或片，照纸裹煨法煨至呈焦黑色；或照麸煨法煨至黄色
《湖南省中药饮片炮制规范》（2010年版）	粉葛 取原药材，除去杂质，洗净，润透，切1cm丁片，干燥，筛去碎屑 煨粉葛 （1）湿纸煨：取净粉葛根丁片，用三层湿纸包好，埋入无烟热火灰中，煨至纸呈焦黑色，药材微黄色时取出，去纸放凉，备用 （2）麦麸煨：取粉葛片，照煨制法煨至药材表面呈焦黄色。每100kg粉葛，用麦麸30kg

续表

药典及规范	炮制方法
《广东省中药饮片炮制规范》（2011 年版）	煨粉葛　先将炒制容器加热，至撒入麸皮即刻烟起，随即投入粉葛片，不断使麸皮盖住粉葛片，至表面呈焦黄色，取出，筛去麸皮，放凉。每 100kg 粉葛片，用麦麸 30kg
《重庆市中药饮片炮制规范及标准》（2006 年版）	粉葛　取原药材，除去杂质，洗净，润透，切厚片及小块，干燥，筛去碎屑 煨粉葛　取净粉葛片或块，照纸裹煨法煨至纸呈焦黑色；或照麸煨法煨至表面呈黄色或焦黄色。每 100kg 粉葛，用麦麸 40kg
《江苏省中药饮片炮制规范》（2002 年版）	葛根　取原药材，除去杂质，大小分档，洗净，润透，切厚片，干燥 煨葛根　取麸皮撒在锅中，加热，带冒烟时加入葛根片或块，拌炒至表面呈深黄色，取出，筛去麸皮，放凉。每 100kg 葛根，用麦麸 30kg
《广西壮族自治区中药饮片炮制规范》（2007 年版）	粉葛　除去杂质，洗净，润透，切厚片或小块，干燥，筛去灰屑 煨粉葛　取生粉葛根片，用湿纸（约三层）包好，埋于无烟热火灰中，煨至纸呈黑色，药材微黄色为度，取出，去纸，放凉
《贵州省中药饮片炮制规范》（2005 年版）	葛根　取原药材，除去杂质，洗净，润透，切厚片，低温干燥 煨粉葛　取净葛根片，用麦麸照麸炒法炒至焦黄色
《山东省中药炮制规范》（1990 年版）	葛根　除去杂质，用清水洗净，捞出，润透，及时切成小方块，干燥
《河南省中药饮片炮制规范》（2005 年版）	粉葛根　除去杂质，洗净，润透，切厚片，晒干 煨粉葛根　取净粉葛根片，照纸裹煨法煨至纸呈焦黑色；或照麸煨法煨至焦黄色。每 100kg 粉葛根片，用麸皮 30kg

历版《中国药典》仅收载粉葛，所收载炮制方法均为除去杂质，洗净，润透，切厚片或块，干燥。

各省地方规范中炮制方法有切制、煨制、蜜麸炒等。北京、山东、上海、安徽、浙江、江西、福建、四川、河南、湖南等省市与《全国中药炮制规范》均收载粉葛，其中，北京、山东仅收载粉葛，与历版药典一致。广东、湖南、河南、四川、福建、安徽等省市收载麸煨粉葛，浙江、上海收载蜜麸炒，江西收载麸炒和煨粉葛。可见各省市炮制规范对于粉葛的炮制方法收载很不一致，体现了炮制品使用的地方特色，有的省市偏用煨品，有的省市偏用蜜麸炒品，但大部分省市偏用生品。

（三）粉葛饮片现代炮制研究

吴可等[1]采用乙醇回流及薄层色谱，应用紫外分光光度法检测不同炮制品中葛根素的含量，实验结果表明炮制后葛根素含量升高，且麸煨品高于麸烘品和生葛根。刘舒平[2]采用HPLC法测定葛根生品及其米汤煨、麸煨、醋炙、炒炭、炒黄等炮制品种葛根素的含量，结果葛根素含量醋炙品＞炒品＞麸煨品＞米汤煨品＞生葛根＞炒炭品。

刘文山等[3]重点考察了不同炮制方法对葛根中总异黄酮含量的影响。结果葛根炮制品中总异黄酮含量，醋制品>麸烘品>麸煨品>炒制品>生品。钟可等[4]对葛根不同炮制品中的总黄酮含量进行了测定，结果发现总黄酮含量醋制＞米汤煨＞滑石粉煨＞麦麸煨＞湿纸煨＞炒制＞生品。于少军[5]对生葛根和煨葛根中的水浸出物、醇浸出物、葛根素含量、水煎液中总黄酮含量进行了比较，发现水分含量生品＞麸煨品＞麸烘品，说明炮制后更干燥，更有利于贮存。醇溶性浸出物生品＞麸烘品＞麸煨品，表明葛根经麸烘或麸煨后不利于醇溶物的溶出，提示麸烘或麸煨可能对醇溶性成分有破坏。裘维瀚等[6]比较了生、煨葛根的指纹图谱，并对部分特征峰进行了归属和定量测定。结果发现了生葛根的14个特征峰和煨葛根的19个特征峰，确定葛根炮制前后成分的种类没有变化，但炮制后葛根素、大豆苷和大豆苷元的量分别增加1倍多，这可能是葛根煨制后疗效增强的原因之一。

郁红礼等[7]采用HPLC法比较晒干、直接热风干燥及硫熏后热风干燥粉葛中葛根素的含量。并建立小鼠醉酒模型，以SOD含量为指标，灌胃给予硫熏和非硫熏粉葛样品的水煎煮提取物，比较硫熏对粉葛提高醉酒模型小鼠肝脏、血清中SOD含量的影响。同时比较了不同包装及贮存条件下，硫熏及非硫熏样品的霉变及虫蛀情况。证实了硫熏后粉葛中的葛根素含量随硫熏次数及硫黄用量的提高而降低，粉葛能提高醉酒模型小鼠肝脏、血清中SOD含量的作用也随之降低。可见，未经硫熏直接热风干燥的样品无论在主要药效成分含量、药效还是贮藏结果方面均显示其优越性，值得推广。

钟凌云等[8]采用$L_9(3^4)$正交试验法，以麦麸煨制葛根外观性状、葛根素含量和对番泻叶所致小鼠腹泻的止泻作用为考察指标，用综合加权评分法优选葛根麦麸煨制工艺。结果表明炮制时间为主要影响因素，炮制温度影响不显著。优选的炮制工艺为：每100g葛根用麦麸30g，160℃炮制2分钟。优选得到的炮制工艺简便易行，有良好的重复性和可操作性，有助于麦麸煨制葛根质量控制。

（四）粉葛饮片炮制工艺研究总结

1．历史文献　粉葛在古代的炮制方法主要有净制、切制、蒸制、炒制、炙制、焙制、煮制、煨制等。

2．历版《中国药典》　均收载粉葛，其他炮制品未见收载。

3．各省市炮制规范　收载粉葛、煨粉葛。有的省市偏用煨品，有的省市偏用蜜麸炒品，但大部分省市偏用生品。

4．现代研究文献　葛根的炮制研究主要是以总黄酮、总异黄酮或葛根素等的含量为指标，对不同炮制方法（醋制、米汤煨、滑石粉煨、麦麸煨、湿纸煨、炒制等）进行比较，结果多见炒炭对葛根素破坏严重，其他炮制品中各成分含量均比生品高。亦有文献对煨制前后粉葛的止泻作用及其机理进行了研究。

综合上述研究结果，制定粉葛的炮制工艺为：

粉葛　取原药材，除去杂质，洗净，润透，切厚片或块，干燥，即得。

参考文献

[1] 吴可, 谢朝晖, 王芳, 等. 炮制对葛根中总黄酮及葛根素含量的影响[J]. 中国医药导报, 2011, 8(1): 64-66.

[2] 刘舒平, 王静竹, 刘春生, 等. HPLC法测定葛根炮制品种葛根素的含量[J]. 中国中药杂志, 1998, 23(12): 723-725.

[3] 刘文山, 杨梓懿. 不同炮制方法对葛根中总异黄酮含量的影响[J]. 中国现代药物应用, 2008, 2(1): 39-41.

[4] 钟可, 何健亿. 葛根不同炮制品中总黄酮的含量测定[J]. 贵阳中医学院学报, 2004, 26(4): 59-61.

[5] 于少军, 王月敏, 李绍华, 等. 葛根炮制前后化学成分的对比[J]. 中国中药杂志, 1992, 17(9): 534-536.

[6] 裘维瀚, 戴辉, 胡泓, 等. 葛根煨制前后成分的比较研究[J]. 中成药, 2013, 35(10): 2213-2217.

[7] 郁红礼, 张倩, 金羊平, 等. 硫熏和直接热风加热的粉葛中葛根素含量及药效的比较研究[J]. 中国中药杂志, 2016, 41(14): 2571-2575.

[8] 钟凌云, 潘亮亮, 马冰洁, 等. 多指标正交试验法优选葛根麦麸煨制工艺[J]. 中国中医药信息杂志, 2014, 21(8): 89-92.

Yi zhi

益智

药材来源　本品为姜科植物益智*Alpinia oxyphylla* Miq.的干燥成熟果实。

采收加工　夏、秋间果实由绿变红时采收，晒干或低温干燥。

益智饮片炮制规范

【饮片品名】益智仁、盐益智仁。

（一）益智仁

【饮片来源】本品为益智仁经净制后的炮制品。

【炮制方法】取益智仁药材，除去杂质及外壳。用时捣碎。

【饮片性状】本品呈不规则的扁圆形，略有钝棱，直径约3mm。表面棕色或灰棕色。质硬，胚乳白色。有特异香气，味辛、微苦。

【质量控制】

鉴别　（1）粉末黄棕色。种皮表皮细胞表面观呈长条形，直径约至29μm，壁稍厚，常与下皮细胞上下层垂直排列。色素层细胞皱缩，界限不清楚，含红棕色或深棕色物，常碎裂成不规则色素块。油细胞类方形、长方形，或散列于色素层细胞间。内种皮厚壁细胞黄棕色或棕色，表面观多角形，壁厚，非木化，胞腔内含硅质块；断面观细胞1列，栅状，内壁和侧壁极厚，胞腔偏外侧，内含硅质块。外胚乳细胞充满细小淀粉粒集结成的淀粉团。内胚乳细胞含糊粉粒和脂肪油滴。

（2）取本品粉末1g，加无水乙醇5ml，超声处理30分钟，滤过，滤液作为供试品溶液。另取益智仁对照药材1g，同法制成对照药材溶液。照薄层色谱法试验，吸取上述两种溶液各10μl，分别点于同一硅胶G薄层板上，以石油醚（60～90℃）-丙酮（5∶2）为展开剂，展开，取出，晾干，喷以5%香草醛硫酸溶液，在105℃加热至斑点显色清晰，分别置日光和紫外光灯（365nm）下检视。供试品色谱中，在与对照药材色谱相应的位置上，显相同颜色的斑点或荧光斑点。

检查　总灰分　不得过8.5%。

酸不溶性灰分　不得过1.5%。

（二）盐益智仁

【饮片来源】本品为益智仁经盐水炙后的炮制品。

【炮制方法】取益智仁，用食盐水溶液拌匀，闷润约30分钟，置已加热炒制容器内，炒至水分干，有香气溢出，取出，放晾，即得。

每100kg益智仁，用食盐2kg。

【饮片性状】本品呈不规则的扁圆形，略有钝棱，直径约3mm。外表棕褐至黑褐色，质硬，胚乳白色。有特异香气。味辛、微咸。

【质量控制】〔鉴别〕〔检查〕同益智仁。

【性味与归经】辛，温。归脾、肾经。

【功能与主治】暖肾固精缩尿，温脾止泻摄唾。用于肾虚遗尿，小便频数，遗精白浊，脾寒泄泻，腹中冷痛，口多唾涎。

【用法与用量】3～10g。

【贮藏】置阴凉干燥处，防蛀。

益智饮片炮制操作规程

（一）益智仁

1．产品概述

（1）品名　益智仁。

（2）规格　果实。

2．生产依据　按照《中国药典》2015年版一部有关工艺要求及标准，以及拟定的饮片品种炮制工艺执行。

3．工艺流程　取益智仁药材，除去杂质

十画

及外壳。用时捣碎。

4．炮制工艺操作要求

（1）净制　除去杂质及外壳。

（2）精选　将净药物平摊于工作台上，挑选出混在净药物中不符合质量要求的败片。

（3）包装　根据本品包装规格要求进行包装。

5．原料规格质量标准　符合《中国药典》益智仁药材项下的相关规定。

6．成品质量标准　符合本规范益智仁饮片项下的相关规定。

7．成品贮存及注意事项　置通风干燥处，防蛀，防油。

8．工艺卫生要求　符合中药饮片GMP相关工艺卫生要求。

9．主要设备　振动筛等设备。

（二）盐益智仁

1．产品概述

（1）品名　盐益智仁。

（2）规格　果实。

2．生产依据　按照《中国药典》2015年版一部有关工艺要求及标准，以及拟定的饮片品种炮制工艺执行。

3．工艺流程　取益智仁，用食盐水溶液拌匀，闷润约30分钟，置已加热炒制容器内，炒至水分干，有香气溢出，取出，放晾，即得。

每100kg益智仁，用食盐2kg。

4．炮制工艺操作要求

（1）净制　除去杂质、筛去灰屑。

（2）炮制　取净制后益智，用定量食盐水（取定量食盐，用4倍水溶化，即得）拌匀，闷润约30分钟，启动炒药机，中火至炒药机温度达200℃时，投入盐拌益智，炒至水分干，有香气溢出时（约10～15分钟），取出，放凉。

每100kg净益智，用食盐2kg。

（3）过净　平面式振动筛，筛去药屑碎末。

（4）精选　将净药物平摊于工作台上，挑选出混在净药物中不符合质量要求的败片。

（5）包装　根据本品包装规格要求进行包装。

5．原料规格质量标准　符合《中国药典》益智仁饮片项下的相关规定。

6．成品质量标准　符合本规范盐益智仁饮片项下的相关规定。

7．成品贮存及注意事项　置通风干燥处，防蛀，防油。

8．工艺卫生要求　符合中药饮片GMP相关工艺卫生要求。

9．主要设备　炒药机、振动筛等设备。

十画

益智饮片炮制规范起草说明

（一）益智饮片炮制方法历史沿革

1．净制　除去杂质及外壳。

2．切制　用时捣碎。

3．炮制　益智炒制加工最早见于唐朝蔺道人之《理伤》一书中："益智，去壳炒。"宋代许叔微撰《普本》记载"炒"。明代缪希雍撰《大法》曰："去壳炒，临用研。"清代《钩元》："去壳，或炒或煨，临用研。"

益智盐制最早见于宋朝唐慎微《证类》："益智主遗精虚漏，小便余沥，益气安神，补不足，安三焦，调诸气，夜多小便者取二十四枚碎入盐同煎服有奇验"，其后齐仲甫撰《百问》中出现有"益智子，褪碎盐炒"的说法。明朝李时珍于《纲目》记：治"小便频数……盐炒去盐"，治"白浊腹满……盐水浸炒"。《本草正》（公元1615年），《乘雅》（公元1647年）亦有类似叙述，"益智治遗精余沥赤白带浊及夜多小便者，取二十余枚研碎入盐少许，同煎服之有奇验""夜多小便者……入盐同煎服有奇验"。明朝陈嘉谟编著《蒙筌》："去壳取仁，研碎入药，盐煎。”杜文燮著《药鉴》一书曰：“盐煎。”稻生宣义著《炮炙全书》记载：“去壳，盐水炒研用。”徐大椿著《药性切用》记载：“盐水炒用。”张璐著《逢原》记载：“去壳，盐水炒用。”李中梓著《通玄》：“去壳盐水炒。”

益智姜汁炒最早见于在明代朱棣等编著的《普济方》，记录了数种益智仁的炮制和应用方法，如“去皮”“连壳”“水浸出肉，姜汁炒”“二两用盐，二两炒”“四两擎破，盐二两于瓷器内同炒令香熟，筛去盐不用，将益智研为细末”“柑水浸三宿，焙干”等。

明代武之望著《济阴》曰：“炒黑为末，盐米饮调下。”

明代张景岳著《景岳》中记载为“酒炒”。

明代董宿原撰《奇效》记载为“青盐酒煮”。

明代朱棣（周定王）、滕硕、刘醇等编《普济方》记载为“米泔制、姜汁炒”。

历代炮制历史沿革见表1。

表1　益智炮制历史沿革简况

朝代	沿用方法	新增方法	文献出处
唐代		益智，去壳炒	《理伤》
宋代	醋制		《普本》
		益智主遗精虚漏，小便余沥，益气安神，补不足，安三焦，调诸气，夜多小便者取二十四枚碎入盐同煎服有奇验	《证类》
明代		去壳炒，临用研	《大法》
		小便频数，盐炒去盐；治白浊腹满，盐水浸炒	《纲目》
		去壳取仁，研碎入药，盐煎	《蒙筌》
		盐煎	《药鉴》
		去壳，盐水炒研用	《炮炙全书》
	盐水炒用		《药性切用》
		去壳，盐水炒用	《逢原》
	去壳盐水炒		《通玄》
		去皮；连壳；水浸出肉，姜汁炒；二两用盐，二两炒；四两擎破，盐二两于瓷器内同炒令香熟，筛去盐不用，将益智研为细末；柑水浸三宿，焙干	《普济方》
		炒黑为末，盐米饮调下	《济阴》
		酒炒	《景岳》
		青盐酒煮	《奇效》
		蜜炙	《明医》
清代	去壳，或炒或煨，临用研		《钩元》

历代益智的炮制方法很多，主要有炒制、盐制、姜汁制、蜜炙等。不同的炮制方法在流传的过程中虽然表述略有差异，但是炮制过程基本一致。

（二）益智饮片药典及地方炮制规范

现代炮制方法见表2。

表2　《中国药典》及各地炮制规范收载的益智炮制方法

药典及规范	炮制规范
《中国药典》（1963年版）	盐益智　取沙子，置锅内用武火炒至轻松，加入净益智，炒至外壳鼓起并显焦黄色，取出，筛去沙子，碾去壳，簸净取仁，用盐水拌匀，微炒，取出，放凉，即得

十画

续表

药典及规范	炮制规范
《中国药典》（1977 年版）	盐益智仁　取净益智，先照烫法用沙子炒至外壳鼓起并显焦黄色后，去壳取仁，再照盐水炙法用盐水拌匀，微炒
《中国药典》（1985 年版） 《中国药典》（1990 年版） 《中国药典》（1995 年版） 《中国药典》（2000 年版） 《中国药典》（2005 年版） 《中国药典》（2010 年版） 《中国药典》（2015 年版）	益智仁　除去杂质及外壳，用时捣碎 盐益智仁　取益智仁，照盐水炙法炒干。用时捣碎
《吉林省中药炮制标准》（1986 年版）	净益智仁　取净细沙置锅中，用武火炒热后，将选净益智置于其中，以文火炒至黄褐色并至鼓起时，去除，晾凉，串去皮
《广西壮族自治区中药饮片炮制规范》（2007 年版）	生益智仁　除去杂质及外壳，用时捣碎
《安徽省中药饮片炮制规范》（2005 年版）	益智　取原药材，除去杂质
《浙江省中药炮制规范》（2005 年版）	益智　取原药材，炒至表面焦黄色，鼓起时，取出，除去外壳。与盐水拌匀，稍闷，再炒至灰褐色、有香气溢出时，取出，摊凉。用时捣碎。每益智 100kg，用盐 2kg
《山东省中药炮制规范》（2002 年版）	益智仁　去净杂质及外壳，筛去尘屑
《甘肃省中药炮制规范》（2009 年版）	益智仁　取原药材，除去外壳及杂质，筛去尘屑，用时捣碎
《贵州省中药饮片炮制规范》（2005 年版）	益智仁　取原药材，除去外壳及杂质，用时捣碎
《江西省中药饮片炮制规范》（2008 年版）	益智仁　除去杂质及外壳，用时捣碎
《河南省中药饮片炮制规范》（2005 年版）	益智仁　除去杂质及外壳，用时捣碎
《重庆市中药饮片炮制规范及标准》（2006 年版）	益智仁　除去杂质及外壳，用时捣碎
《湖北省中药饮片炮制规范》（2009 年版）	益智仁　除去杂质及外壳，用时捣碎
《天津市中药饮片炮制规范》（2005 年版）	盐益智　取原药材，除去杂质。将锅加热，取净益智置锅内，炒至显火色，随即喷淋盐水，炒至微干，取出，放凉。每净益智 100kg，用盐 1kg，四倍水溶化
《云南省中药饮片标准》（2005 年版）	盐益智　取药材，挑选。将药材置容器中，洒入食盐水，拌匀稍吸，置锅内，用文火炒至外壳鼓起，表面棕褐色至褐色，气香时，取出，晾凉，即得。每 1kg 净药材，用食盐 20g。食盐水取食盐 20g，加水 200g 使溶解，即得
《上海市中药饮片炮制规范》（2008 年版）	盐益智仁　将原药材除去杂质，清炒至外壳焦黑色并微鼓起，碾碎，除去外壳及灰屑，照盐水制法炒干，筛去灰屑。每益智仁 100kg 用食盐 2kg（加开水 5kg 溶化）
《湖南省中药饮片炮制规范》（2010 年版）	益智仁　取原药材，除去杂质及外壳，干燥
《江苏省中药饮片炮制规范》（2002 年版）	益智仁　取原药材，除去杂质，置锅内，用武火炒至果皮呈焦黄色，微鼓起，取出，稍凉，捣碎，去壳取仁
《陕西省中药饮片标准》（2008、2009、2011 年版）	益智仁　取药材益智，除去杂质及外壳
《北京市中药饮片炮制规范》（2008 年版）	盐益智仁　取原药材，除去杂质，置热锅内，用火 150～180℃炒至表面鼓起、呈黄褐色，取出，晾凉，串碎，去皮取仁。再用盐水拌匀，闷润 1～2 小时至盐水吸尽，置热锅内，用文火炒干，取出，晾凉。每 100kg 净益智仁，用食盐 2kg

历版药典中均收载了盐益智仁饮片。各省地方规范中主要是净制法、炒制法和盐制法。

（三）益智饮片现代炮制研究

益智饮片现代炮制原理研究显示，黄勤挽等[1]对中药益智仁盐炙前后的挥发油成分进行对比研究，采用水蒸气蒸馏法分别提取益智仁和盐益智仁的挥发油，并进行气相色谱-质谱（GC/MS）联用分析，结果益智仁挥发油中通过鉴定的化合物有68种，盐益智仁挥发油中通过鉴定的化合物有49种，两者共有的化合物有33种，盐炙后消失的化合物有35 种，盐炙后增加的化合物有16 种，益智仁盐炙前后挥发油的组成和组分的相对含量均发生了较大的变化。阳波等[2]考察炮制前后益智果实中挥发油成分的变化，以水蒸气蒸馏法提取样品中挥发油，采用GC-MS联用技术对挥发油进行成分分析。益智仁经炮制后含油量降低，挥发油中成分的数目和相对含量发生改变。其中，两者的主要成分：诺卡酮的相对含量均>12%，艾里莫芬烯的相对含量均>10%，且炮制前后相对含量基本未发生变化，提示这2种成分可能为两者临床用途相同的共性部分，诺卡酮是益智缩尿作用的主要有效成分。益智炮制品缩尿涩精作用显著增强，实验结果显示：炮制品中C-古芸烯的相对含量占8.58%，荜澄茄烯占2.46%，生品中相对含量分别为1.84%和<0.10%，差异较大，可能是其药效增强的主要因素；对伞花素、丁香烯、B-榄香烯等相对含量则低于生品，莰烯、苯甲醛、月桂烯等成分在炮制品中未检出，可能是其药性变缓的主要因素。

李兴迎等[3]选择闷润时间、炒制时间、炒制温度这3个主要因素，采用正交实验设计$L_9(3^4)$，以益智仁中的诺卡酮及水浸出物、挥发油的含量为指标，对盐炙益智仁的炮制工艺进行优选，确定盐炙益智仁的最佳炮制工艺，为益智仁饮片炮制的规范化、产业化和盐炙共性技术的研究提供了参考依据。

（四）益智饮片炮制工艺研究总结

1. 历史文献 主要有炒制、盐制、姜汁制、蜜炙，盐制为最常见。

2. 历版《中国药典》 主要为净制法和盐制法。

3. 各省市炮制规范 主要为净制法、炒制法和盐制法。

4. 现代研究文献 对益智炮制工艺及成分进行研究。

综合上述研究结果，制定益智的炮制工艺为：

益智仁 除去杂质及外壳。用时捣碎。

盐益智仁 取益智仁，用食盐水溶液（2kg→8000ml）拌匀，闷润约30分钟，置已加热炒制容器内，炒至水分干，有香气溢出，取出，放凉，即得。

每100kg益智仁，用食盐2kg。

参考文献

[1] 黄勤挽, 胡昌江, 李兴迎, 等. 益智仁盐炙前后挥发油成分对比研究[J]. 药物研究, 2008, 17(5):3-4.

[2] 阳波, 李湘斌. 炮制前后益智果实中挥发油成分对比研究[J]. 中南药学, 2010, 8(11):817-820.

[3] 李兴迎, 胡昌江, 林辉, 等. 中药益智仁盐炙工艺的正交实验法研究[J]. 时珍国医国药, 2008, 19(7):1574-1576.

十画

Sang ye
桑叶

药材来源　本品为桑科植物桑*Morus alba* L.的干燥叶。

采收加工　初霜后采收，除去杂质，晒干。

桑叶饮片炮制规范

【饮片品名】桑叶。

【饮片来源】本品为桑科植物桑*Morus alba* L.的干燥叶。

【炮制方法】除去杂质，搓碎，去柄，筛去灰屑。

【饮片性状】本品多皱缩、破碎。叶片先端渐尖，基部截形、圆形或心形，边缘有锯齿或钝锯齿，有的不规则分裂。上表面黄绿色或浅黄棕色，有的有小疣状突起；下表面颜色稍浅，叶脉突出，小脉网状，脉上被疏毛，脉基具簇毛。质脆。气微，味淡、微苦涩。

【质量控制】

鉴别　（1）本品粉末黄绿色或黄棕色。上表皮有含钟乳体的大型晶细胞，钟乳体直径47～77μm。下表皮气孔不定式，副卫细胞4～6个。非腺毛单细胞，长50～230μm。草酸钙簇晶直径5～16μm；偶见方晶。

（2）取本品粉末2g，加石油醚（60～90℃）30ml，加热回流30分钟，弃去石油醚液，药渣挥干，加乙醇30ml，超声处理20分钟，滤过，滤液蒸干，残渣加热水10ml，置60℃水浴上搅拌使溶解，滤过，滤液蒸干，残渣加甲醇1ml使溶解，作为供试品溶液。另取桑叶对照药材2g，同法制成对照药材溶液。照薄层色谱法试验，吸取上述两种溶液各5μl，分别点于同一硅胶G薄层板上，以甲苯-乙酸乙酯-甲酸（5∶2∶1）的上层溶液为展开剂，置用展开剂预饱和10分钟的展开缸内，展开约至8cm，取出，晾干，置紫外光灯（365nm）下检视。供试品色谱中，在与对照药材色谱相应的位置上，显相同颜色的荧光斑点。

检查　水分　不得过15.0%（第二法）。

总灰分　不得过13.0%。

酸不溶性灰分　不得过4.5%。

浸出物　照醇溶性浸出物测定法项下的热浸法测定，用无水乙醇作溶剂，不得少于5.0%。

含量测定　照高效液相色谱法测定。

色谱条件与系统适用性试验　以十八烷基硅烷键合硅胶为填充剂；以甲醇为流动相A，以0.5%磷酸溶液为流动相B，按下表中的规定进行梯度洗脱；检测波长为358nm。理论板数按芦丁峰计算应不低于5000。

时间（分钟）	流动相A（%）	流动相B（%）
0～5	30	70
5～10	30→35	70→65
10～15	35→40	65→60
15～18	40→50	60→50

对照品溶液的制备　取芦丁对照品适量，精密称定，用甲醇制成每1ml含0.1mg的溶液，即得。

供试品溶液的制备　取本品粉末（过三号筛）约1g，精密称定，置圆底烧瓶中，加甲醇50ml，加热回流30分钟，滤过，滤渣再用甲醇50ml，同法提取2次，合并滤液，减压回收溶剂，残渣用甲醇溶解，转移至25ml量瓶中，加甲醇至刻度，摇匀，滤过，取续滤液，即得。

测定法　分别精密吸取对照品溶液与供试品溶液各10μl，注入液相色谱仪，测定，即得。

本品按干燥品计算，含芦丁（$C_{27}H_{30}O_{16}$）不得少于0.10%。

【性味与归经】甘、苦，寒。归肺、肝经。

【功能与主治】疏散风热，清肺润燥，清肝明目。用于风热感冒，肺热燥咳，头晕头痛，目赤昏花。

【用法与用量】5～10g。

【贮藏】置阴凉干燥处，防蛀。

桑叶饮片炮制操作规程

1．产品概述

（1）品名　桑叶。

（2）规格　碎片。

2．生产依据　按照《中国药典》2015年版一部有关工艺要求及标准，以及拟定的饮片品种炮制工艺执行。

3．工艺流程　桑叶除去杂质，搓碎，去柄，牛皮纸包装。

4．炮制工艺操作要求

（1）挑拣　除去杂质。

（2）搓碎　取除去杂质的原药材，搓碎，去柄。

（3）包装　牛皮纸包装，包装损耗应不超过1.0%。

5．原料规格质量标准　符合《中国药典》2015年版一部桑叶药材项下的相关规定。

6．成品质量标准　符合本规范桑叶饮片项下的相关规定。

7．成品贮存及注意事项　置干燥处。

8．工艺卫生要求　符合中药饮片GMP相关工艺卫生要求。

9．主要设备　包装机设备。

桑叶饮片炮制规范起草说明

（一）桑叶炮制方法历史沿革

1．净制　洗净《纲目》；去蒂洗净《切用》。

2．切制　研末《指南》。

3．炮制

（1）制炭　烧灰淋汁《食疗》；烧存性《纲目》。

（2）炒制　微炒《圣惠方》；炒《尊生》。

（3）焙制　焙《准绳》；焙干《串雅外》。

（4）蜜制　蜜炙《准绳》；蜜水拌蒸《逢原》。

（5）蒸制　洗净，蒸熟一宿，日干为末《纲目》；九蒸九晒《醒斋》；酒拌蒸晒《醒斋》；阴干，芝麻研碎，拌蒸用《得配》。

历代炮制历史沿革见表1。

表1　桑叶炮制历史沿革简况

<table>
<tr><th>朝代</th><th>沿用方法</th><th>新增方法</th><th>文献出处</th></tr>
<tr><td>唐以前及唐</td><td></td><td>烧灰淋汁</td><td>《食疗》</td></tr>
<tr><td>宋代</td><td></td><td>微炒</td><td>《圣惠方》</td></tr>
<tr><td rowspan="4">明代</td><td rowspan="4">制炭</td><td>洗净
烧存性
洗净，蒸熟一宿，日干为末</td><td>《纲目》</td></tr>
<tr><td>焙
蜜炙</td><td>《准绳》</td></tr>
<tr><td>九蒸九晒
酒拌蒸晒</td><td>《醒斋》</td></tr>
<tr><td>阴干，芝麻研碎，拌蒸用</td><td>《得配》</td></tr>
</table>

十画

续表

朝代	沿用方法	新增方法	文献出处
清代	净制、炒制、蒸制	去蒂洗净	《切用》
		研末	《指南》
		炒	《尊生》
		焙干	《串雅外》
		蜜水拌蒸	《逢原》

（二）桑叶饮片药典及地方炮制规范

1. 净制 除去杂质。

2. 切制 除去杂质，搓碎，去柄，筛去灰屑。

现代炮制方法见表2。

表2 《中国药典》及各地炮制规范收载的桑叶炮制方法

药典及规范	炮制方法
《中国药典》（1963 年版）	桑叶 拣去杂质，搓碎，簸去梗，筛去泥屑即得 蜜桑叶 取净桑叶，加炼熟的蜂蜜和开水少许，拌匀，稍闷，置锅内，用文火炒至不粘手为度，取出放凉。每 100kg 桑叶，用炼蜜 20～25kg
《中国药典》（1977 年版） 《中国药典》（1985 年版） 《中国药典》（1990 年版） 《中国药典》（1995 年版） 《中国药典》（2000 年版） 《中国药典》（2005 年版） 《中国药典》（2010 年版） 《中国药典》（2015 年版）	桑叶 除去杂质，搓碎，去柄，筛去灰屑
《全国中药炮制规范》（1988 年版）	桑叶 取原药材，除去杂质，搓碎 蜜桑叶 取炼蜜，用适量开水稀释后，加入净桑叶碎片拌匀，闷润后置锅内，用文火加热，炒至表面深黄色，微有光泽，不粘手为度，取出放凉。每 100kg 桑叶，用炼蜜 25kg
《安徽省中药饮片炮制规范》（2005 年版）	取原药材，除去杂质，搓碎，去柄
《贵州省中药饮片炮制规范》（2005 年版）	取原药材，除去杂质，搓碎，去叶柄，筛去灰屑
《河南省中药饮片炮制规范》（2005 年版）	桑叶 除去杂质，搓碎，去柄，筛去灰屑 蜜桑叶 取净桑叶，照蜜炙法炒至不粘手
《湖南省中药饮片炮制规范》（2010 年版）	桑叶 取原药材，除去杂质及柄，稍润，切粗丝片，晒去灰屑 蜜桑叶 取净桑叶，照蜜炙法加炼蜜水拌匀，稍闷，用文火炒至表面深黄色，微有光泽，不粘手，取出，放凉。每 100kg 桑叶，用炼蜜 25kg
《江西省中药饮片炮制规范》（2008 年版）	除去杂质，搓碎，去柄，筛去灰屑
《上海市中药饮片炮制规范》（2008 年版）	桑叶 将原药除去杂质，揉碎，去粗柄，筛去灰屑 炒桑叶 将桑叶照清炒法炒至微具焦斑，筛去灰屑 蜜炙桑叶 将桑叶照蜜炙法用炼蜜拌炒，至蜜汁吸尽。每 100kg 枇杷叶丝，用炼蜜 40kg
《浙江省中药炮制规范》（2005 年版）	桑叶 取原药，搓碎，除去杂质及叶柄。筛去灰屑 炒桑叶 取桑叶，炒至表面深黄色时，取出，摊凉 蜜桑叶 取桑叶，与炼蜜拌匀，稍闷，炒至不粘手时，取出，摊凉。每 100kg 桑叶，用炼蜜 25kg
《山东省中药炮制规范》（2002 年版）	桑叶 去净杂质，搓碎，去柄，筛去灰屑 蜜桑叶 炼蜜用适量开水稀释后，加入净桑叶碎片拌匀，闷润，置热锅内，用文火炒至表面深黄色，微有光泽，不粘手时，取出放凉。每 100kg 桑叶，用炼蜜 25kg
《北京市中药饮片炮制规范》（2008 年版）	取原药材，除去杂质，搓碎，去柄，筛去灰屑

续表

药典及规范	炮制方法
《湖北省中药饮片炮制规范》（2009年版）	桑叶　除去杂质，切碎，去柄，筛去灰屑 蜜桑叶　炼蜜用适量开水稀释后，加入净桑叶碎片拌匀，闷润，用文火加热炒至表面深黄色，微有光泽，不粘手为度，取出放凉。每100kg桑叶，用炼蜜25kg
《重庆市中药饮片炮制规范及标准》（2006年版）	除去杂质，搓碎，去柄，筛去灰屑
《天津市中药饮片炮制规范》（2005年版）	桑叶　取原药材，除去杂质等长柄，搓碎过1cm筛 蜜桑叶　取净桑叶与蜂蜜置设备内加热拌炒，炒至蜜不粘手，显深黄色，微有光泽为度，取出放凉。每100kg桑叶，用炼蜜25～35kg
《吉林省中药炮制规范》（1986年版）	除去杂质、叶柄及黑色叶，筛去灰屑
《四川省中药饮片炮制规范》（1984年版）	除去杂质，筛去灰屑
《甘肃省中药炮制规范》（1980年版）	桑叶　除去杂质和梗，搓碎，筛去灰屑 蜜桑叶　取蜂蜜文火炼沸，兑水适量，取净桑叶倒入，拌匀，炒至不粘手为度，取出，摊开，晾凉。每100kg桑叶，用蜂蜜20kg
《辽宁省中药炮制规范》（1975年版）	拣去杂质，去梗，筛净灰土

从古代文献资料中可以看出，历代沿用过的桑叶炮制方法有7种，所用的辅料有酒、蜜、芝麻等。其中以净制、切制、炒制和蒸制为常见方法。现代炮制方法仍沿用净制，部分地方规范还有蜜炙等，其他方法少见承袭。

（三）桑叶饮片炮制工艺研究总结

1. 历史文献　净制（洗净、去蒂）、切制（研末）、制炭（烧存性）、炒制、焙制、蜜制（蜜炙、蜜水拌蒸）、蒸制（蒸熟、九蒸九晒、酒拌蒸晒、芝麻拌蒸）等，以炒制、蒸制相对常见，但是现在均未使用。

2. 历版《中国药典》　只收载桑叶，方法为净制。

3. 各省市炮制规范　只收载桑叶，方法为净制。

4. 现代研究文献　未见有关桑叶炮制的现代研究文献。

综合以上多方面的研究结果，拟定桑叶的净制工艺为：

桑叶　取原药材，除去杂质，搓碎，去柄。

十画

Sang bai pi 桑白皮

药材来源　桑科植物桑*Morus alba* L.的干燥根皮。

采收加工　秋末叶落时至次春发芽前采挖根部，刮去黄棕色粗皮，纵向剖开，剥取根皮，晒干。

桑白皮饮片炮制规范

【饮片品名】桑白皮、蜜桑白皮。

（一）桑白皮

【饮片来源】本品为桑白皮药材经净制后的炮制品。

【炮制方法】取原药材，除去杂质，洗净，稍润，切丝，干燥。

【饮片性状】本品呈扭曲的卷筒状、槽状或板片状，长短宽窄不一，厚1～4mm。外表面白色或淡黄白色，较平坦，有的残留橙黄色或棕黄色鳞片状粗皮；内表面黄白色或灰黄色，有细纵纹。体轻，质韧，纤维性强，难折断，易纵向撕裂，撕裂时有粉尘飞扬。气微，味微甘。

【质量控制】

鉴别　（1）本品横切面　韧皮部射线宽2～6列细胞；散有乳管；纤维单个散在或成束，非木化或微木化；薄壁细胞含淀粉粒，有的细胞含草酸钙方晶。较老的根皮中，散在夹有石细胞的厚壁细胞群，胞腔大多含方晶。

粉末淡灰黄色。纤维甚多，多碎断，直径13～26μm，壁厚，非木化至微木化。草酸钙方晶直径11～32μm。石细胞类圆形、类方形或形状不规则，直径22～52μm，壁较厚或极厚，纹孔和孔沟明显，胞腔内有的含方晶。另有含晶厚壁细胞。淀粉粒甚多，单粒类圆形，直径4～16μm；复粒由2～8分粒组成。

（2）取本品粉末2g，加饱和碳酸钠溶液20ml，超声处理20分钟，滤过，滤液加稀盐酸调节pH值至1～2，静置30分钟，滤过，滤液用乙酸乙酯振摇提取2次，每次10ml，合并乙酸乙酯液，蒸干，残渣加甲醇1ml使溶解。作为供试品溶液。另取桑白皮对照药材2g，同法制成对照药材溶液。照薄层色谱法试验，吸取上述两种溶液各5μl，分别点于同一聚酰胺薄膜上，以醋酸为展开剂，展开约10cm，取出，晾干，置紫外光灯（365nm）下检视。供试品色谱中，在与对照药材色谱相应的位置上，显相同的两个荧光主斑点。

（二）蜜桑白皮

【饮片来源】本品为桑白皮丝经蜜炙后的炮制品。

【炮制方法】取炼蜜，加适量沸水稀释，淋入桑白皮丝内拌匀，闷透，文火加热，炒至深黄色、不粘手时，取出晾凉。

每100kg桑白皮丝，用炼蜜25kg。

【饮片性状】本品呈不规则的丝条状。表面深黄色或棕黄色，略具光泽，滋润，纤维性强，易纵向撕裂。气微，味甜。

【质量控制】〔鉴别〕（除横切面外）同桑白皮。

【性味与归经】甘、寒。归肺经。

【功能与主治】泻肺平喘，利水消肿。用于肺热喘咳，水肿胀满尿少，面目肌肤浮肿。

【用法与用量】6～12g。

【贮藏】置通风干燥处，防蛀。

桑白皮饮片炮制操作规程

（一）桑白皮

1．产品概述

（1）品名　桑白皮。

（2）规格　丝。

2．生产依据　按照《中国药典》2015年版一部有关工艺要求及标准，以及拟定的饮片品种炮制工艺执行。

3．工艺流程　取原药材，除去杂质，洗净，稍润，切丝，干燥。

4．炮制工艺操作要求

（1）挑拣　除去杂质，杂质量不超过3.0%。

（2）洗净、稍润、切丝、干燥　用筛选机筛去碎屑，碎末含量不超过5.0%。

（3）包装　聚乙烯薄膜药用塑料袋机器包装，损耗应不超过1.0%。

5．原料规格质量标准　符合《中国药典》2015年版一部桑白皮药材项下的相关规定。

6．成品质量标准　符合本规范桑白皮饮片项下的相关规定。

7．成品贮存及注意事项　置通风干燥处，防潮，防蛀。

8．工艺卫生要求　符合中药饮片GMP相关工艺卫生要求。

9．主要设备　风选机、洗药机、润药机、切药机、干燥机、筛选机、包装机等设备。

（二）蜜桑白皮

1．产品概述

（1）品名　蜜桑白皮。

（2）规格　丝。

2．生产依据　按照《中国药典》2015年版一部有关工艺要求及标准，以及拟定的饮片品种炮制工艺执行。

3．工艺流程　取炼蜜，加适量沸水稀释，淋入桑白皮丝内拌匀，闷透，文火加热，炒至深黄色、不粘手时，取出晾凉。

每100kg桑白皮丝，用炼蜜25kg。

4．炮制工艺操作要求

（1）蜜炙　将炼蜜加适量沸水稀释后，加入桑白皮丝中拌匀，闷透，置炒制容器内，用文火炒至不粘手时，取出，放凉。每100kg桑白皮丝，用炼蜜25kg。

（2）筛选　放凉，筛选机筛去碎屑，碎末含量不超过5.0%。

（3）包装　聚乙烯薄膜药用塑料袋机器包装，包装损耗应不超过1.0%。

5．原料规格质量标准　符合本规范桑白皮饮片项下的相关规定。

6．成品质量标准　符合本规范蜜桑白皮饮片项下的相关规定。

7．成品贮存及注意事项　置通风干燥处，防潮，防蛀。

8．工艺卫生要求　符合中药饮片GMP相关工艺卫生要求。

9．主要设备　炒药机、筛选机、包装机等设备。

桑白皮饮片炮制规范起草说明

（一）桑白皮饮片炮制方法历史沿革

（1）净制　铜刀剥上青薄皮一重，只取第二重白嫩青涎者（宋《雷公》）。去粗皮（宋《急救》）。去黄皮（宋《疮疡》）。去骨，铜刀刮去薄皮（明《入门》）。竹刀或铜刀刮去黄粗皮（明《大法》）。米泔浸三宿刮去黄皮（清《本草述》）。

（2）切制　细切（晋《肘后》）。于槐砧上用铜刀锉了（宋《证类—雷公》）。锉碎（宋《圣惠方》、宋《局方》）。以铜刀剥去上粗皮，取其里白切（宋《证类》）。手折成丝（明《大法》）。

（3）炮制

①制炭　烧灰存性，勿令灰过（汉《金匮》）。烧为灰（晋《肘后》）。煅过存性（清《从话》）。

②焙制　焙令干（宋《雷公》）。铜刀刮去黄皮切焙干用（明《原始》）。取白肉切焙（清《全生集》）。

③炙制　切，入地三尺者，炙令黄黑（唐《千金翼》）。微炙（宋《圣惠方》）。炙令黄色（明《普济方》）。

④炒制　炒（宋《博济》）。微炒（宋《指迷》）。炒黄（元《宝鉴》）。

⑤蜜制　蜜炒微赤再泔浸一宿焙（宋《局方》）。蜜炙三度，白泔浸一宿，控干（宋《三因》）。用蜜涂，慢火炙黄色为度（金《儒门》）。皮取近木洗净，留白去青，并用铜刀咀成，恶铅忌铁，稀蜜拌透，文火炒干（明《蒙筌》）。蜜蒸（明《入门》）。

⑥豆制　以水二升同豆煮候豆烂，滤取汁（宋《总录》）。

⑦麸制　麸炙（明《奇效》）。

⑧酒制　刮去红皮，切碎用酒炒微黄色为度（明《粹言》）。

历代炮制历史沿革见表1。

十画

表1　桑白皮炮制历史沿革简况

朝代	沿用方法	新增方法	文献出处
汉		烧灰存性，勿令灰过	《金匮》
晋	烧为灰	细切	《肘后》
唐		切，入地三尺者，炙令黄黑	《千金翼》
宋	于槐砧上用铜刀锉了	铜刀剥上青薄皮一重，只取第二重白嫩青涎者；焙令干	《雷公》
		去粗皮	《急救》
		去黄皮	《疮疡》
	锉碎；微炙		《圣惠方》
	锉碎	蜜炒微赤再泔浸一宿焙	《局方》
	以铜刀剥去上粗皮，取其里白切		《证类》
		炒	《博济》
	微炒		《指迷》
	蜜炙三度白泔浸一宿控干		《三因》
		以水二升同豆煮候豆烂，滤取汁	《总录》
金	用蜜涂，慢火炙黄色为度		《儒门》
元	炒黄		《宝鉴》
明	去骨，铜刀刮去薄皮	蜜蒸	《入门》
	竹刀或铜刀刮去黄粗皮	手折成丝	《大法》
	铜刀刮去黄皮切焙干用		《原始》
	炙令黄色		《普济方》
	皮取近木洗净，留白去青，并用铜刀咀成，恶铅忌铁，稀蜜拌透，文火炒干		《蒙筌》
		麸炙	《奇效》
		刮去红皮，切碎用酒炒微黄色为度	《粹言》
清		米泔浸三宿刮去黄皮	《本草述》
	煅过存性		《从话》
	取白肉切焙		《全生集》

历代桑白皮的炮制方法包括净制、切制和炮制等，其中炮制包括制炭、焙制、炙制、炒制、蜜制、豆制、麸制、酒制等。桑白皮炮制始见于汉“烧灰存性，勿令灰过”，蜜炙始载于宋“蜜炒微赤再泔浸一宿焙”，并沿用至今。

（二）桑白皮饮片药典及地方炮制规范研究

现代炮制方法见表2。

表2　《中国药典》及各地炮制规范收载的桑白皮炮制方法

药典及规范	炮制方法
《中国药典》（1963 年版）	桑白皮　刷去灰屑，洗净，润透后切丝，干燥即得 蜜桑白皮　加炼熟的蜂蜜与开水少许，拌匀，稍闷，置锅内用文火炒至变为黄色、不粘手为度，取出，放凉即得
《中国药典》（1977 年版）	桑白皮　洗净，稍润，切丝，干燥 蜜桑白皮　取桑白皮丝，照蜜炙法用蜜水炒至黄色、放凉后不粘手

续表

药典及规范	炮制方法
《中国药典》（1985 年版） 《中国药典》（1990 年版） 《中国药典》（1995 年版） 《中国药典》（2000 年版） 《中国药典》（2005 年版） 《中国药典》（2010 年版） 《中国药典》（2015 年版）	桑白皮　洗净，稍润，切丝，干燥 蜜桑白皮　取桑白皮丝，照蜜炙法炒至不粘手
《北京市中药饮片炮制规范》（2008 年版）	桑白皮　取原药材，除去杂质，迅速洗净，闷润 2～4 小时，至内外湿度一致，切窄丝，干燥，筛去碎屑 蜜桑白皮　取炼蜜，加适量沸水稀释，淋入桑白皮丝中，拌匀，闷润 2～4 小时，置热锅内，用文火炒至表面深黄色，不粘手时，取出，放凉。每 100kg 桑白皮丝，用炼蜜 30kg
《浙江省中药炮制规范》（2005 年版）	桑白皮　取原药材，除去杂质，刮去粗皮，抢水洗净，晒至表面略干时，切丝，干燥 炒桑白皮　取桑白皮，炒至表面微黄色，微具焦斑时，取出，摊凉 蜜桑白皮　取桑白皮，与炼蜜拌匀，稍闷，炒至不粘手时，取出，摊凉。每桑白皮 100kg，用炼蜜 20kg
《浙江省中药炮制规范》（2015 版）	炒桑白皮　取原药材，照清炒法炒至表面微黄色，微具焦斑时，取出，摊凉
《上海市中药饮片炮制规范》（2008 年版）	桑白皮　将原药材除去杂质，洗净，过软者略晒，切丝，干燥，筛去灰屑 炒桑白皮　取桑白皮丝，照清炒法炒至微具焦斑，筛去灰屑 蜜桑白皮　取桑白皮丝，照蜜炙法炒至蜜汁吸尽。每桑白皮 100kg，用炼蜜 25kg
《陕西省中药饮片标准》（2008、2009、2011 年版）	桑白皮　取原药材，除去杂质，洗净，稍润，切丝，干燥 蜜桑白皮　取桑白皮丝，照蜜炙法炒至不粘手
《湖南省中药饮片炮制规范》（2010 年版）	桑白皮　取原药材，除去杂质，洗净，稍润，切细丝片，干燥，筛去灰屑 蜜桑白皮　取桑白皮丝，照蜜炙法炒至黄色。每 100kg 桑白皮丝，用炼蜜 25～30kg
《山东省中药炮制规范》（2002 年版）	蜜桑白皮　将炼蜜加适量沸水稀释后，加入桑白皮丝中，拌匀，闷透，置炒制容器内，用文火炒至表面深黄色，不粘手时，取出，放凉
《河南省中药饮片炮制规范》（2005 年版）	桑白皮　取原药材，洗净，稍润，切丝，干燥 蜜桑白皮　取桑白皮丝，照蜜炙法炒至不粘手
《天津市中药饮片炮制规范》（2005 年版）	桑白皮　取原药材，洗净，稍润，切丝，干燥 蜜桑白皮　取桑白皮丝，置锅内，加热，加入炼蜜拌炒至蜜不粘手，显金黄色，取出，放凉。每桑白皮 100kg，用炼蜜 37.5kg
《重庆市中药饮片炮制规范及标准》（2006 年版）	桑白皮　取原药材，除去杂质，刮去粗皮，洗净，稍润，切丝或段，干燥 蜜炙桑白皮　取净桑白皮丝，照蜜炙法炒至黄色，不粘手
《贵州省中药饮片炮制规范》（2005 年版）	桑白皮　取原药材，除去杂质及残留粗皮，洗净，稍润，切丝，干燥 蜜桑白皮　取净桑白皮丝，照蜜炙法炒至深黄色、不粘手。每 100kg 净桑白皮，用炼蜜 30kg
《吉林省中药炮制标准》（1986 年版）	桑白皮　取原药材，除去杂质，抢水洗净泥土，速捞，沥水，稍晾，切 3mm 丝，晒干 蜜桑白皮　取炼蜜，用开水化开，喷淋于桑白皮丝内，拌匀，置锅内，用文火炒至变黄色而不粘手时，取出，晾凉。每 100kg 桑白皮丝，用炼蜜 30kg
《江苏省中药饮片炮制规范》（2002 年版）	桑白皮　取原药材，除去杂质和残留的黄棕色粗皮，洗净，稍润，切丝，干燥 蜜桑白皮　取炼蜜用开水适量化开，与净桑白皮丝拌匀，稍闷，用文火炒至黄色，不粘手，取出。每 100kg 桑白皮，用炼蜜 25kg
《江西省中药饮片炮制规范》（2008 年版）	桑白皮　取原药材，除去杂质，抢水洗净，润透，刮去残留粗皮，切丝，干燥 蜜桑白皮（炙桑白皮）　（1）取桑白皮丝，照蜜炙法炒至不粘手 （2）取桑白皮丝，用蜜加适量开水稀释后拌匀，稍闷，文火炒至黄色、不粘手为度。每 100kg 桑白皮，用炼蜜 30kg 炒桑白皮　取桑白皮丝，用麦麸或谷糠炒至黄色为度。每 100kg 桑白皮，用麦麸或谷糠 20kg

十画

续表

药典及规范	炮制方法
《广西壮族自治区中药饮片炮制规范》（2007年版）	生桑白皮　取原药材，除去杂质，洗净，稍润，切丝，干燥，筛去灰屑 蜜桑白皮　炼蜜加开水化开，加桑白皮丝，拌匀，闷透，用文火炒至黄色，不粘手，取出，放凉。每100kg桑白皮丝用炼蜜25～30kg
《安徽省中药饮片炮制规范》（2005年版）	桑白皮　取原药材，除去杂质，抢水洗净，稍润，切丝，干燥 蜜桑白皮　取净桑白皮丝，照蜜炙法①，炒至不粘手，表面深黄色。每100kg桑白皮，用炼蜜25kg
《黑龙江省中药饮片炮制规范及标准》（2012年版）	桑白皮　取原药材，除去杂质，刮去残留粗皮，洗净，稍润，切丝，干燥，即得 蜜桑白皮　取炼蜜，用沸水适量稀释后，加入桑白皮饮片，拌匀，稍润，待蜜水吸尽，用文火加热，炒至不粘手时，取出，摊凉，即得。每100kg桑白皮饮片，用炼蜜25kg
《全国中药炮制规范》（1988年版）	桑白皮　取原药材，除去杂质，抢水洗净，沥干，及时切丝，干燥 蜜桑白皮　取炼蜜，用适量开水稀释后，加入净桑皮丝，拌匀，润透，置锅内，用文火加热，炒至不粘手为度，取出，放凉。每100kg桑白皮丝，用炼蜜30kg

历版药典均收载了桑白皮、蜜桑白皮两种炮制规格。各省市炮制规范收载常用桑白皮和蜜桑白皮。各地桑白皮炮制的方法大多为：取桑白皮，除去杂质和残留的黄棕色粗皮，洗净，稍润，切丝，干燥。蜜桑白皮的炮制方法大多为：取炼蜜，用适量开水稀释后，加入净桑白皮丝，拌匀，润透，置锅内，用文火加热，炒至不粘手为度，取出，放凉。

（三）桑白皮饮片现代炮制研究

徐小飞[1]对桑白皮蜜炙前后东莨菪内酯含量变化进行研究，结果桑白皮蜜炙后，东莨菪内酯质量分数平均增加了6.6%。张会敏等[2]对桑白皮蜜炙前后总黄酮高效液相色谱指纹图谱进行比较研究，结果桑白皮与由其蜜炙而得蜜桑白皮总黄酮提取物指纹图谱相似度均大于0.975，而同一产地批次不相对应的桑白皮与蜜桑白皮总黄酮提取物指纹图谱相似度为0.528～0.856；中试样品蜜炙前后的相似度平均为0.988。表明桑白皮蜜炙前后差异较小，而相同产地市售桑白皮与蜜桑白皮之间存在较大差异，说明蜜炙工艺参数不统一对饮片内在质量的影响较大。

刘红英等[3]对不同干燥方法对桑白皮中DNJ（1-脱氧野尻霉素）含量的影响进行了考察，结果烘干桑白皮中DNJ含量最高，晒干、阴干条件下含量递减，霉变后的含量最低，综合不同干燥方法对外观性状的影响，认为烘干法为最佳干燥方法。寿旦等[4]对桑白皮不同炮制方法及采收期的东莨菪碱内酯含量进行比较研究，结果认为春、夏为最佳采收期，加工方法去粗皮和不去粗皮均可。李群等[5]以传统外观质量和内在质量（总黄酮量、东莨菪内酯量）为评价指标，采用$L_9(3^4)$正交试验，对桑白皮炮制的蜜与水比例、闷润时间、炒制温度及炒制时间4个因素进行考察。结果桑白皮最佳蜜炙工艺为取炼蜜25g加入37.5g沸水稀释，淋入100g桑白皮净制饮片拌匀，闷润60分钟，置炒制容器内，240 ℃炒制18分钟，取出晾凉。

（四）桑白皮饮片炮制工艺研究总结

1. 历史文献　古代桑白皮的炮制方法包括净制、切制和炮制等，其中炮制包括制炭、焙制、炙制、炒制、蜜制、豆制、麸制、酒制等。

2. 历版《中国药典》　桑白皮、蜜桑白皮等。

3. 各省市炮制规范　桑白皮、蜜桑白皮等。

4. 现代研究文献　对桑白皮炮制工艺及成分等开展研究。

综合上述研究结果，制定桑白皮的炮制工艺为：

桑白皮　取桑白皮，除去杂质和残留的黄棕色的粗皮，洗净，稍润，切丝。

蜜桑白皮　取炼蜜，加适量沸水稀释，淋入桑白皮丝内拌匀，闷透，文火加热，炒至深黄色、不粘手时，取出晾凉。

每100kg桑白皮丝，用炼蜜25kg。

参考文献

[1] 徐小飞, 陈康, 陈燕霞, 等. 桑白皮蜜炙前后东莨菪内酯含量变化研究[J]. 广东药学院学报, 2011, 27(6):579-581.

[2] 张会敏, 李群. 桑白皮蜜炙前后总黄酮高效液相指纹图谱研究[J]. 时珍国医国药杂志, 2015, 26(10):2402-2404.

[3] 刘红英, 何军, 何珺. 不同干燥方法对桑白皮中DNJ含量的影响[J]. 中药材, 2012, 35(7):1053-1055.

[4] 寿旦, 孙静芸. 桑白皮不同炮制方法及采收期的东莨菪碱内酯含量比较[J]. 中成药, 2001, 23(9):650-651.

[5] 李群, 王瑾, 张会敏. 正交试验法优选桑白皮蜜炙工艺[J]. 中草药, 2013, 44(3):286-290.

Sang zhi

桑枝

药材来源　本品为桑科植物桑*Morus alba* L.干燥嫩枝。

采收加工　春末夏初采收，去叶，晒干，或趁鲜切片，晒干。

桑枝饮片炮制规范

【饮片品名】桑枝、炒桑枝。

（一）桑枝

【饮片来源】本品为桑枝药材经切制后的炮制品。

【炮制方法】取未切片桑枝，洗净，润透，切厚片，干燥，即得。

【饮片性状】本品呈类圆形或椭圆形的厚片。外表皮灰黄色或黄褐色，有点状皮孔。切面皮部较薄，木部黄白色，射线放射状，髓部白色或黄白色。气微，味淡。

【质量控制】

鉴别　本品粉末灰黄色。纤维较多，成束或散在，淡黄色或无色，略弯曲，直径10～30μm，壁厚5～15μm，弯曲处呈皱襞，胞腔甚细。石细胞淡黄色，呈类圆形、类方形，直径15～40μm，壁厚5～20μm，胞腔小。含晶厚壁细胞成群或散在，形状、大小与石细胞近似，胞腔内含草酸钙方晶1～2个。草酸钙方晶存在于厚壁细胞中或散在，直径5～20μm。木栓细胞表面观呈多角形，垂周壁平直或弯曲。

检查　水分　不得过10.0%（第二法）。

总灰分　不得过4.0%。

浸出物　照醇溶性浸出物测定法项下的热浸法测定，用乙醇作溶剂，不得少于3.0%。

（二）炒桑枝

【饮片来源】本品为桑枝经炒制后的炮制品。

【炮制方法】取桑枝片，置炒制容器内，用文火炒至微黄色时，取出，放凉，即得。

【饮片性状】本形如桑枝片，切面深黄色。微有香气。

【质量控制】〔鉴别〕〔检查〕〔浸出物〕同桑枝。

【性味与归经】微苦，平。归肝经。

【功能与主治】祛风湿，利关节。桑枝生用以祛血中风热为主，可用于风热入营血所致遍体风痒，肌肤干燥，紫白癜风。炒桑枝善达四肢经络，通利关节，用于风湿痹病，肩臂、关节酸痛麻木。

【用法与用量】9～15g。

【贮藏】置阴凉干燥处，防蛀。

桑枝饮片炮制操作规程

（一）桑枝

1．产品概述

（1）品名　桑枝。

（2）规格　厚片。

2．生产依据　按照《中国药典》2015年版一部有关工艺要求及标准，以及拟定的饮片品种炮制工艺执行。

3．工艺流程　取未切片桑枝，洗净，润透，切厚片，干燥，即得。

4．炮制工艺操作要求　未在产地切厚片者则需按照以下工艺进行炮制。

（1）挑拣　除去杂质，大小分档，枝、叶分开入药。

（2）清洗　用漏水容器进行淘洗后，再经清水冲洗。

（3）淋润　将清洗后的桑枝在润药池中保湿润透。

（4）切制　将淋润后的桑枝经切药机切制成厚片。

（5）干燥　烘干。

（6）筛选　用筛药机筛去碎末。

（7）包装　无毒聚乙烯塑料透明袋手工包装，包装损耗应不超过2.0%。

5．原料规格质量标准　符合《中国药典》2015年版一部桑枝药材项下的相关规定。

6．成品质量标准　符合本规范桑枝饮片项下的相关规定。

7．成品贮存及注意事项　置干燥处。

8．工艺卫生要求　符合中药饮片GMP相关工艺卫生要求。

9．主要设备　切药机、烘干箱、筛药机等设备。

（二）炒桑枝

1．产品概述

（1）品名　炒桑枝。

（2）规格　厚片。

2．生产依据　按照《中国药典》2015年版一部有关工艺要求及标准，以及拟定的饮片品种炮制工艺执行。

3．工艺流程　取桑枝片，置炒制容器内，用文火炒至微黄色时，取出，放凉，即得。

4．炮制工艺操作要求

（1）炒制　取桑枝片，置炒制容器内，用文火炒至微黄色时，取出，放凉。

（2）筛选　用筛药机筛去碎末。

（3）包装　无毒聚乙烯塑料透明袋手工包装，包装损耗应不超过2.0%。

5．原料规格质量标准　符合本规范桑枝饮片项下的相关规定。

6．成品质量标准　符合本规范炒桑枝饮片项下的相关规定。

7．成品贮存及注意事项　置干燥处。

8．工艺卫生要求　符合中药饮片GMP相关工艺卫生要求。

9．主要设备　炒药机、筛药机等设备。

桑枝饮片炮制规范起草说明

（一）桑枝饮片炮制方法历史沿革

1．净制 最早记载于唐朝“去皮叶”《理伤》。

2．切制 唐朝最早记载为“细切”《外台》，之后各朝代常用“细剉”《局方》和“捶碎”《景岳》。

3．炮制

（1）醋制 唐代有“醋淬”《理伤》，宋代有“醋炙”《总录》。

（2）制炭 唐代有“灰火煅”《理伤》，清代有“炒炭存性”《本草述》《奥旨》。

（3）其他 宋代记载有“炒制”《普本》，明代有“石灰制”《入门》，清代有“制桑枝”《指南》、“蜜制”《良朋》。

历代炮制历史沿革见表1。

表1 桑枝炮制历史沿革简况

朝代	沿用方法	新增方法	文献出处
唐代		去皮叶，灰火煅 醋淬	《理伤》
		细切	《外台》
宋代	细切	细剉	《局方》
		醋制、炒香	《普本》
		醋炙、米醋炒黑存性为末	《总录》
明代	为末 细剉 炒香	石灰制	《入门》
		捶碎	《景岳》
清代	炭火煅	酒蒸	《得配》
		制炭、制桑枝	《指南》
		蜜炙	《良朋》
		炒炭存性	《本草述》《奥旨》

桑枝的炮制方法始载于唐代，有净制（去皮叶）、切制、醋淬、制炭等方法。宋代增加了醋炙、米醋炒、细切炒等法。清代又增加了酒蒸、蜜炙等法。但一直沿用至今的炮制方法为炒制。

（二）桑枝饮片药典及地方炮制规范

1．切制 未切片者，洗净，润透，切厚片，干燥。

2．炮制

（1）炒制 取桑枝片置锅内，用文火加热，炒至微黄，偶有焦斑时，取出，放凉。

（2）酒制 取桑枝片，用酒喷洒拌匀，待药透汁尽，用麦麸炒至微黄色为度。每桑枝片100kg，用酒10kg、麦麸30kg。

现代炮制方法见表2。

表2 《中国药典》及各地炮制规范收载的桑枝炮制方法

药典及规范	炮制方法
《中国药典》（1963年版）	桑枝 拣去杂质，洗净，用水浸泡，润透后切段，晒干即得

十画

续表

药典及规范	炮制方法
《中国药典》（1977年版） 《中国药典》（1985年版） 《中国药典》（1990年版） 《中国药典》（1995年版） 《中国药典》（2000年版） 《中国药典》（2005年版） 《中国药典》（2010年版） 《中国药典》（2015年版）	桑枝　未切片者，洗净，润透，切厚片，干燥 炒桑枝　取桑枝片，照清炒法炒至微黄色
《全国中药炮制规范》（1988年版）	桑枝　取原材料，除去杂质，稍浸洗净，润透，切厚片，干燥 炒桑枝　取桑枝片置锅内，用文火加热，炒至微黄，偶有焦斑时，取出，放凉
《北京市中药饮片炮制规范》（2008年版）	桑枝　取原药材，除去杂质
《山东省中药炮制规范》（1990年版）	桑枝　去净杂质，粗细条分开，洗净，稍浸，润透，切厚片，干燥 炒桑枝　取净桑枝片，置热锅中，用文火，不断翻动，炒至微黄，取出，放凉
《上海市中药饮片炮制规范》（2008年版）	炒桑枝　切片者，除去杂质，筛去灰屑；未切片者，洗净、润透，切厚片，干燥，筛去灰屑。照清炒法清炒至表面黄色，微具焦斑，筛去灰屑
《安徽省中药饮片炮制规范》（2005年版）	桑枝　取原药材，除去老枝、杂质，洗净，稍浸泡，润透，切厚片，干燥，筛去碎屑 炒桑枝　取净桑枝片，照炒黄法，炒至表面微黄色，偶有焦斑 酒桑枝　取净桑枝片，照酒炙法，炒至表面黄色，偶有焦斑。每100kg桑枝，用黄酒10kg
《江西省中药饮片炮制规范》（2008年版）	桑枝　（1）未切片者，洗净，润透，切厚片，干燥 （2）除去杂质，干品浸4～6天，润透，鲜品洗净，刮去皮，切斜薄片，干燥 炒桑枝　取桑枝片，照清炒法炒至微黄色 酒炒桑枝　取桑枝片，用酒喷洒拌匀，待药透汁尽，用麦麸炒至微黄色为度。每100kg桑枝片，用酒10kg、麦麸30kg
《福建省中药炮制规范》（1988年版）	桑枝　除去杂质，洗净，润透，切薄片，干燥 酒桑枝　取桑枝片，照酒炙法炒干
《河南省中药饮片炮制规范》（2005年版）	桑枝　除去杂质，洗净，润透，切斜厚片，晒干 炒桑枝　取桑枝片，照清炒法炒至微黄色
《湖南省中药饮片炮制规范》（2010年版）	桑枝　取原药材，除去杂质，洗净，润透，切薄片，干燥，筛去灰屑 炒桑枝　取净桑枝片，照炒黄法用武火炒至表面微黄色，偶有焦斑 酒桑枝　取净桑枝片，照酒炙法炒干。每100kg生桑枝，用黄酒10kg
《广东省中药炮制规范》（1984年版）	桑枝　除去杂质，洗净，捞出，润软，切厚片，晒干
《广西壮族自治区中药饮片炮制规范》（2007年版）	生桑枝　除去杂质，洗净，润透，切厚片，晒干，筛去灰屑 炒桑枝　取生桑枝，文火加热翻炒，炒至表面微黄色，偶有焦斑，取出，放凉 酒桑枝　取生桑枝，加酒拌匀，闷透，置锅内，文火炒至表面黄色，偶有焦斑，取出，放凉。每100kg生桑枝，用黄酒10kg
《重庆市中药饮片炮制规范及标准》（2006年版）	桑枝　洗净，润透，切厚片，晒干 炒桑枝　取桑枝片，照清炒法炒至微黄色 酒炙桑枝　取净桑枝片，照酒炙法用白酒炒干
《江苏省中药饮片炮制规范》（2002年版）	桑枝　未切片者，除去老枝、杂质，洗净，润透，切厚片，干燥 炒桑枝　取净桑枝片，置锅内用文火炒至微黄色，略有焦斑时，取出，放凉
《浙江省中药炮制规范》（2005年版）	桑枝　取原药，筛去灰屑。未切片者，洗净，润透，切厚片，干燥 炒桑枝　取桑枝，炒至表面黄色、微具焦斑时，取出，摊凉
《贵州省中药饮片炮制规范》（2005年版）	桑枝　取原药材，除去杂质，洗净，润透，粗枝切厚片，细枝切段，晒干 炒桑枝　取净桑枝，照鼓炒法炒至黄色

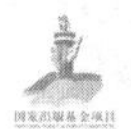

1963年版药典只收载有桑枝，自1977年版药典开始增加了炒桑枝，而且炒桑枝的炮制方法始终未变，均为“取桑枝片，照清炒法炒至微黄色”。

各省市炮制规范中主要有桑枝、炒桑枝、酒桑枝3种炮制品。山东、上海、安徽、江西、河南、湖南、广西、江苏等省市与《全国中药炮制规范》中均收载有炒桑枝。安徽、福建、湖南、广西等省（自治区）收载有酒桑枝，江西省酒桑枝炒制中除了加酒外还加入麦麸，贵州省所收载炒桑枝为麸炒。

（三）桑枝饮片现代炮制研究

张长林[1]研究了桑枝炮制前后的成分变化，结果桑枝与炒桑枝的薄层色谱基本一致，而桑枝炒后总黄酮含量有所降低。

雷岚芬[2]等采用正交设计优选了酒炙桑枝的最佳炮制工艺：闷润桑枝加酒量为30%、烤制时间为6分钟，烤制温度为100℃。陈建明等[3]也优选了桑枝的酒制工艺，结果为：加药材20%量的黄酒闷润，待酒被吸尽后，置炒制容器中，于130℃炒制9分钟，取出，放凉。

李秋红[4]等对桑枝的炒制工艺、炮制前后的成分、药理作用进行了系统研究，结果桑枝炒制的最佳炒制工艺为：锅底温度为235℃，炒制时间为3分钟。桑枝炒后，黄酮类成分和多糖成分具有不同程度的提高，抗氧化作用高于生品。

（四）桑枝饮片炮制工艺研究总结

1. 历代文献 桑枝在古代的炮制方法主要有净制、切制、蜜制、蒸制、熬制、炙制、炒制等。

2. 历版《中国药典》 收载有桑枝、炒桑枝。

3. 各省市炮制规范 收载有桑枝、炒桑枝、酒桑枝3种炮制品，个别地方在制备炒桑枝和酒桑枝时加入麦麸。

4. 现代研究文献 主要对桑枝炒制前后总黄酮、多糖类成分和抗氧化作用进行了比较，并优选了炒桑枝和酒桑枝的炮制工艺。

综合上述研究结果，制定桑枝的炮制工艺为：

桑枝 未切片桑枝，洗净，润透，切厚片，干燥，即得。

炒桑枝 取桑枝片，置炒制容器内，用文火炒至微黄色时，取出，放凉，即得。

十画

参考文献

[1] 张长林, 王玲. 炮制对桑枝黄酮含量的影响[J]. 时珍国医国药, 2000, 11(8):696-697.

[2] 雷岚芬, 陈少敏, 张朔生. 正交试验设计优选酒炙桑枝的最佳炮制工艺[J]. 世界中西医结合杂志, 2012, 7(8):664-665.

[3] 陈建明, 陈彬, 陈建真. 正交设计法优选桑枝的酒制工艺[J]. 中成药, 2010, 32(12):2121-2122.

[4] 李秋红. 菟丝子等十三味中药最佳炒制工艺研究[D]. 哈尔滨:黑龙江中医药大学, 2009.

Huang qin

黄芩

药材来源　本品为唇形科植物黄芩*Scutellaria baicalensis* Georgi的干燥根。

采收加工　春、秋二季采挖，除去须根和泥沙，晒后撞去粗皮，晒干。

黄芩饮片炮制规范

【饮片品名】黄芩片、酒黄芩。

（一）黄芩片

【饮片来源】本品为黄芩药材经切制后的炮制品。

【炮制方法】取原药材，除去杂质，置沸水中煮10分钟，取出，闷透，切薄片，干燥；或蒸半小时，取出，切薄片，干燥。

【饮片性状】本品为类圆形或不规则形薄片。外表皮黄棕色或棕褐色。切面黄棕色或黄绿色，具放射状纹理。

【质量控制】

鉴别　（1）本品粉末黄色。韧皮纤维单个散在或数个成束，梭形，长60～250μm，直径9～33μm，壁厚，孔沟细。石细胞类圆形、类方形或长方形，壁较厚或甚厚。木栓细胞棕黄色，多角形。网纹导管多见，直径24～72μm。木纤维多碎断，直径约12μm，有稀疏斜纹孔。淀粉粒甚多，单粒类球形，直径2～10μm，脐点明显，复粒由2～3分粒组成。

（2）取本品粉末1g，加乙酸乙酯-甲醇（3∶1）的混合溶液30ml，加热回流30分钟，放冷，滤过，滤液蒸干，残渣加甲醇5ml使溶解，取上清液作为供试品溶液。另取黄芩对照药材1g，同法制成对照药材溶液。再取黄芩苷对照品、黄芩素对照品、汉黄芩素对照品，加甲醇分别制成每1ml含1mg、0.5mg、0.5mg的溶液，作为对照品溶液。照薄层色谱法试验，吸取上述供试品溶液、对照药材溶液各2μl以及上述三种对照品溶液各1μl，分别点于同一聚酰胺薄膜上，以甲苯-乙酸乙酯-甲醇-甲酸（10∶3∶1∶2）为展开剂，预饱和30分钟，展开，取出，晾干，置紫外光灯（365nm）下检视。供试品色谱中，在与对照药材色谱相应的位置上，显相同颜色的斑点；在与对照品色谱相应的位置上，显三个相同的暗色斑点。

检查　水分　不得过12.0%（第二法）。

总灰分　不得过6.0%。

浸出物　照醇溶性浸出物测定法项下的热浸法测定，用稀乙醇作溶剂，不得少于40.0%。

含量测定　照高效液相色谱法测定。

色谱条件与系统适用性试验　以十八烷基硅烷键合硅胶为填充剂；以甲醇-水-磷酸（47∶53∶0.2）为流动相；检测波长为280mn。理论板数按黄芩苷峰计算应不低于2500。

对照品溶液的制备　取在60℃减压干燥4小时的黄芩苷对照品适量，精密称定，加甲醇制成每1ml含60μg 的溶液，即得。

供试品溶液的制备　取本品中粉约0.3g，精密称定，加70%乙醇40ml，加热回流3小时，放冷，滤过，滤液置100ml量瓶中，用少量70%乙醇分次洗涤容器和残渣，洗液滤入同一量瓶中，加70%乙醇至刻度，摇匀。精密量取1ml，置10ml量瓶中，加甲醇至刻度，摇匀，即得。

测定法　分别精密吸取对照品溶液与供试品溶液各10μl，注入液相色谱仪，测定，即得。

本品按干燥品计算，含黄芩苷（$C_{21}H_{18}O_{11}$）不得少于8.0%。

（二）酒黄芩

【饮片来源】本品为黄芩经酒制后的炮制品。

【炮制方法】取黄芩片，加黄酒拌匀，稍闷，待酒被吸尽后，用文火炒至药物表面微干，深黄色，嗅到药物与辅料的固有香气，取出，晾凉。

每100kg黄芩片，用黄酒10kg。

【饮片性状】本品形如黄芩片，略带焦斑，微有酒香气。

【质量控制】〔鉴别〕〔含量测定〕同黄芩片。

【性味与归经】苦，寒。归肺、胆、脾、大肠、小肠经。

【功能与主治】清热燥湿，泻火解毒，止血，安胎。用于湿温、暑温、胸闷呕恶，湿热痞满，泻痢，黄疸，肺热咳嗽，高热烦渴，血热吐衄，痈肿疮毒，胎动不安。

【用法与用量】3～10g。

【贮藏】置通风干燥处，防潮。

黄芩饮片炮制操作规程

（一）黄芩

1．产品概述

（1）品名　黄芩片。

（2）规格　薄片。

2．生产依据　按照《中国药典》2015年版一部有关工艺要求及标准，以及拟定的饮片品种炮制工艺执行。

3．工艺流程　取原药材，除去杂质，大小分档，洗净，置沸水中煮10分钟，取出，闷透，切薄片，干燥，筛去碎屑，包装，即得；或蒸半小时，取出，切薄片，干燥（注意避免暴晒），筛去碎屑，包装，即得。

4．炮制工艺操作要求

（1）挑选　除去杂质，大小分档。

（2）洗润　洗净，沸水中煮10分钟，取出闷润3～5小时至透；用流通蒸汽蒸约30分钟。

（3）切制　切薄片。

（4）干燥　50℃干燥2～4小时至干。

（5）包装　复合袋手工包装，损耗应不超过1.0%。

5．原料规格质量标准　符合《中国药典》2015年版一部黄芩药材项下的相关规定。

6．成品质量标准　符合本规范黄芩饮片项下的相关规定。

7．成品贮存及注意事项　置通风干燥处，防潮。

8．工艺卫生要求　符合中药饮片GMP相关工艺卫生要求。

9．主要设备　切片机、干燥机、蒸汽锅等设备。

（二）酒黄芩

1．产品概述

（1）品名　酒黄芩。

（2）规格　薄片。

2．生产依据　按照《中国药典》2015年版一部有关工艺要求及标准，以及拟定的饮片品种炮制工艺执行。

3．工艺流程　取黄芩片，加黄酒拌匀，稍闷，待酒被吸尽后，用文火炒至药物表面微干，深黄色，嗅到药物与辅料的固有香气，取出，晾凉。

每100kg黄芩片，用黄酒10kg。

4．炮制工艺操作要求

（1）拌药　净黄芩片，加黄酒拌匀。每100kg黄芩片，用黄酒10kg。

（2）加热　炒药机用文火加热。

（3）投料　投入闷透至酒被吸尽的黄芩片。

（4）炒制　不断翻炒，至黄芩表面呈深黄色或略带焦斑点。

（5）过筛　取出，放凉，过筛。

（6）包装　复合袋手工包装，包装损耗应不超过1.0%。

5．原料规格质量标准　符合本规范黄芩饮片项下的相关规定。

6．成品质量标准　符合本规范酒黄芩饮

十一画

片项下的相关规定。

7．成品贮存及注意事项 置通风干燥处，防蛀。

8．工艺卫生要求 符合中药饮片GMP相关工艺卫生要求。

9．主要设备 炒药机等设备。

黄芩饮片炮制规范起草说明

（一）黄芩炮制方法历史沿革

1．净制 黄芩为多年生草本植物，药用根部。根部表面往往具有粗栓皮，并带有部分茎叶。为保证药材质量，需要将杂质、非药用部位或质劣部分去除。古人在这方面有深刻的认识，如《银海精微》要求“去黑心”；《太平惠民和剂局方》要求“去芦”、“去粗皮”、“去土”等。目前仍然要求去除地上部分，干燥后撞去粗皮等。

2．切制 黄芩根部粗大，为便于配方与应用，需进行适当切制。关于切制的方法，古代文献中记载有多种。如《肘后备急方》要求“切”；《太平圣惠方》要求“锉”；成书于清朝的《医学正传》明确要求“切片”，并一直沿用至今。

3．炮制

（1）炒制 孙思邈在《银海精微》清空膏中最早提到“炒”；宋代《太平惠民和剂局方》中有“凡使，先须锉碎，微炒过，方入药用”的记载；苏轼和沈括在《苏沈良方》中有“新瓦上炒，令香”的描述；陈自明等在《校注妇人良方》中提及“条芩炒焦”；《济阴纲目》《仁术便览》均称要“炒黑”；《寿世保元》要求“炒紫黑”。

（2）煮制 薛己在《外科枢要》九味羌活汤中要求黄芩“煮软切片”后再用；清代吴迈在《方证会要》清空膏中用“熟黄芩”；杨继洲在《针灸大成》中用“煮黄芩”治鼻衄出血。

（3）酒制 唐代孙思邈在《银海精微》中有用“酒洗黄芩”“酒炒黄芩”的记载；《东垣医集》提到“酒炒”“酒浸透，晒干为末”；明《医宗必读》要求“酒浸，蒸熟，暴之”；虞抟在《医学正传》中提到“片黄芩，酒拌湿炒，再拌再炒，如此三次，不可令焦”“酒浸焙干”；朱丹溪《丹溪心法》清膈丸中的黄芩要求“酒浸炒黄”。关于酒制黄芩的作用，元代《汤液本草》有“病在头面及手梢皮肤者，须用酒炒之，借酒力以上腾也。咽之下脐上须酒洗之，在下生用”的阐述；明代虞抟在《医学正传》中云：“凡去上焦湿热，须酒洗黄芩，以泻肺火”；清《医宗说约》提到“除风热生用，入血分酒炒”。

（4）姜汁制 姜汁制黄芩最早出现在宋代的《三因极—病证方论》载称“为末，姜汁和作饼”；明代《丹溪心法》中有“姜汁炒，解食积，去湿痰”的描述；《孙文垣医案》治头晕作呕要求用姜汁炒黄芩；《宋氏女科秘书》提到“淡姜汁炒”；《医学入门》青礞石丸中用“姜汁炒黄芩”。

（5）醋制 南宋王硕在《卫生简易方》中最早提及：“一米醋浸七日，炙干，又浸，又炙，如此七次”；《普济方》提到“醋浸一宿，晒”；《寿世保元》也有“醋炒”之说。

（6）猪胆汁制 明代虞抟在《医学正传》中有“以猪胆汁拌炒，能泻肝胆火”的说法；《本草通玄》也提到黄芩“得猪胆除肝胆火”；清代《医说约》提到“治胆热用猪胆汁制”；清代《本草述钩元》提到用“猪胆汁拌炒”。

（7）蜜制 明代《痰火点雪》中用蜜炒黄芩治咳嗽、肺痿、自汗盗汗、梦遗滑精等。此外，清代《女科秘要》加味四物丸中用“蜜炙黄芩”，《竹林女科证治》芎归补中汤中用“蜜制”黄芩。

（8）米泔水制 明代武之望在《济阴纲目》中，用芩心丸治月经过期不止，其中“黄芩取心、枝条，二两，米泔浸七日，炙干，又浸又炙，如此七次”。明代王肯堂在《证治准绳》中亦用米泔浸的方法炮制黄芩，清代吴谦在《妇科心法要诀》中沿用了米泔浸法。

（9）土炒　南宋杨士瀛在《仁斋直指方论》中最早提到黄芩用“陈壁土炒”，用于治吞酸。此后，元代朱震亨的《丹溪治法心要》、明代龚廷贤的《寿世保元》均沿用了此法。

（10）童便制　宋代刘昉在《幼幼新书》中最早提及了童便浸黄芩。明代武之望在《济阴纲目》中，用童便炒黄芩治经病发热。明代李梴《医学入门》治疗经后潮热用“便炒黄芩”，并称“便炒下行”。

（11）其他制法　吴茱萸制：《本草述》称“吴茱萸炙者为其入肝散滞火也”；《本草述钩元》称“用吴萸制芩者，欲其入肝散滞火也”。大黄制：清代李用粹在《证治汇补》中用“大黄炒黄芩”治疗胀满。盐制：清代张宗良在《喉科指掌》三黄汤中用“盐水炒黄芩”。

历代炮制历史沿革见表1。

表1　黄芩炮制历史沿革简况

朝代	沿用方法	新增方法	文献出处
唐以前		用铜刀切去上赤皮	《雷公》
唐代	刮去皮	炒	《银海精微》
		酒洗黄芩、酒炒黄芩	《银海精微》
宋代	刮去皮 炒 酒炒 酒浸	锉	《圣惠方》
		凡使，先须锉碎，微炒过，方入药用	《局方》
		条芩炒焦	《妇人》
		为末，姜汁和作饼	《三因》
		一米醋浸七日，炙干，又浸，又炙，如此七次	《卫生简易方》
		童便浸黄芩	《幼幼新书》
金元时期	刮去皮 炒 酒炒 酒浸 锉碎 炒焦 姜制 醋制 童便制	酒炒、酒浸透，晒干为末	《东垣医集》
		酒浸炒黄	《丹溪》
		酒制黄芩	《汤液》
		陈壁土炒	《仁斋直指方论》
明代	刮去皮 炒 酒炒 酒浸 锉碎 炒焦 姜制 醋制 童便制 土炒	炒黑	《济阴》 《仁术》
		炒紫黑	《保元》
		煮软切片	《外科枢要》
		酒浸，蒸熟，暴之	《必读》
		片黄芩，酒拌湿炒，再拌再炒，如此三次，不可令焦	《医学正传》
		醋浸一宿，晒	《普济方》
		醋炒	《保元》
		以猪胆汁拌炒	《医学正传》
		蜜炒黄芩	《痰火点雪》
		黄芩取心、枝条，二两，米泔浸七日，炙干，又浸又炙，如此七次	《济阴》
		米泔浸	《准绳》
		童便炒黄芩	《济阴》

十一画

续表

朝代	沿用方法	新增方法	文献出处
清代	刮去皮 炒 酒炒 酒浸 锉碎 炒焦 姜制 醋制 童便制 土炒 猪胆汁制 蜜制 米泔水制	吴茱萸炙者为其入肝散滞火也	《本草述》
		用吴萸制芩者，欲其入肝散滞火也	《钩元》
		大黄炒黄芩	《证治汇补》
		三黄汤中用“盐水炒黄芩”	《喉科指掌》
		米泔浸法	《妇科心法要诀》
		切片	《医学正传》
		猪胆汁拌炒	《钩元》
		蜜炙黄芩	《女科秘要》

尽管黄芩应用历史悠久，但其加工炮制直至唐代才有发展，后来逐渐出现了炒黄芩、酒黄芩、醋黄芩、姜黄芩、蜜黄芩、猪胆汁制黄芩、童便制黄芩及盐制等。随着社会的发展，部分炮制工艺已经逐渐被淘汰，如童便制、吴茱萸制、大黄制等。现代常用的炮制方法有蒸、煮、酒炙和炒炭等。目前，黄芩的炮制方法和炮制品种中，只有黄芩片、炒黄芩、黄芩炭、酒黄芩、蜜黄芩、姜黄芩这6种炮制品种仍沿用，其中以黄芩片、酒黄芩、黄芩炭使用最为广泛。其他的一些炮制品种已很少，濒于被淘汰，仅小规模使用。

（二）黄芩饮片药典及地方炮制规范

1. 净制 春、秋二季采挖，除去须根和泥沙，晒后撞去粗皮，晒干。

2. 切制 分开大小个，除去杂质，洗净，置沸水中煮10分钟，取出，闷透，切薄片，干燥；或蒸半小时，取出，切薄片，干燥（注意避免暴晒）。

3. 炮制

（1）炒炭 取净黄芩片，置热锅中，用武火加热，炒至表面焦褐色，内部焦黄色时，喷淋消水少许，熄灭火星，取出晾干。

（2）酒制 取净黄芩片，加黄酒拌匀，闷透至酒被吸尽，置炒制容器内，用文火炒至表面呈深黄色或略带焦斑点，取出，放凉。每100kg黄芩片，用黄酒10kg。

现代炮制方法见表2。

表2 《中国药典》及各地炮制规范收载的黄芩炮制方法

药典及规范	炮制方法
《中国药典》（1990年版） 《中国药典》（1995年版） 《中国药典》（2000年版） 《中国药典》（2005年版） 《中国药典》（2010年版） 《中国药典》（2015年版）	黄芩 取原药材，除去杂质，置沸水中煮10分钟，取出，闷透，切薄片，干燥；或蒸半小时，取出，切薄片，干燥（注意避免暴晒） 酒黄芩 取黄芩片，照酒炙法炒干
《安徽省中药饮片炮制规范》（2005年版）	黄芩 取原药材，除去杂质，大小分档，流通蒸汽蒸约30分钟至透，取出，趁热切薄片，及时干燥。或取原药材，除去杂质，大小分档，倒入沸水中，煮10分钟，取出，闷透，趁热切薄片，及时干燥，筛去碎屑 酒黄芩 取净黄芩片，加黄酒拌匀，闷透至酒被吸尽，置炒制容器内，用文火炒至表面呈深黄色或略带焦斑点，取出，放凉。每100kg黄芩片，用黄酒10kg 黄芩炭 取净黄芩片，置热锅中，用武火加热，炒至表面焦褐色，内部焦黄色时，喷淋清水少许，熄灭火星，取出晾干
《广东省中药饮片炮制规范》（2011年版）	黄芩炭 取黄芩片，置炒制容器内，用武火炒至表面焦黑色，内部黄褐色，喷洒清水少许，熄灭火星，取出，晾干

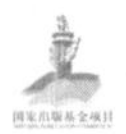

续表

药典及规范	炮制方法
《贵州省中药饮片炮制规范》（2005年版）	黄芩　取原药材，除去杂质，置沸水中煮10分钟，取出，闷透，切薄片，干燥；或蒸半小时，取出，切薄片，干燥（注意避免暴晒） 酒黄芩　取黄芩片，加黄酒拌匀，闷透至酒被吸尽，置炒制容器内，用文火炒干，取出，放凉。每100kg黄芩片，用黄酒10kg
《湖南省中药饮片炮制规范》（2010年版）	黄芩　取原药材，除去杂质，置沸水中煮10分钟，或置蒸笼内隔水加热至软化，取出，闷透，切短段片，干燥筛去碎屑 酒黄芩　取净黄芩片，加黄酒拌匀，闷透至酒被吸尽，置炒制容器内，用文火炒至表面呈深黄色或略带焦斑点，取出，放凉。每100kg黄芩片，用黄酒10kg 黄芩炭　取净黄芩片，置热锅中，用武火加热，炒至药物表面黑褐色，内部深黄色，喷淋消水少许，熄灭火星，取出晾干
《山东省中药饮片炮制规范》（2012年版）	黄芩炭　取净黄芩段或黄芩片，置热锅中，武火炒至表面黑褐色，内部黄褐色时，喷淋清水少许，灭尽火星，取出，及时摊凉，凉透

（三）黄芩饮片现代炮制研究

宋双红[1]以新鲜黄芩为材料，分别采用冷浸法、蒸法和煮法3种加工方法，并用HPLC法对不同加工方法所得黄芩饮片中黄芩苷、黄芩素、汉黄芩素进行了含量测定，以3种有效成分含量及药材饮片外观性状为指标，确定最佳加工方法并优化其工艺参数，结果表明，蒸法和煮法既可以软化切片，又可以破坏酶的活性，使用过程应根据实际情况选用不同的方法。结论：煮法以等体积水，加热10分钟，80℃干燥为宜：蒸法时间取20分钟，干燥温度以80℃为宜。

吴凤琪等[2]研究新鲜黄芩的炮制工艺并测定黄芩苷的含量。采收黄芩，于自然条件下贮存43天后，以切片、炮制、干燥温度和时间为4个因素，采用正交试验设计。结果显示在自然条件下新鲜黄芩自身酶解变化不显著。炮制工艺参数为：斜片、酒炙黄芩、25℃下干燥1.5小时，此时黄芩苷收率最大，为9.836%。

窦志英等[3]采用紫外分光光度法检测黄芩苷含量，并通过正交试验对酒炙黄芩的微波热力、加水量、微波时间三因素进行微波炮制黄芩的工艺考察。结果：可用微波法炮制酒黄芩，微波法炮制黄芩的工艺为微波热力40%，微波时间2.5分钟，加水量20%。结果显示微波法炮制的酒黄芩中黄芩苷含量高于炒黄芩，正交设计中的微波时间对工艺影响显著，其次是微波热力，第三是加水量。

杨中林等[4]采用正交实验设计，利用二阶导数光谱法，以黄芩苷的含量测定为指标，筛选了酒炙黄芩的最佳炮制条件：加酒量10%、加热温度120℃、加热40分钟。章仲懿等[5]对黄芩酒炙时间与成分的关系进行考察，认为酒炙黄芩用黄酒焖润6小时左右为宜。袁俊贤等[6]采用正交试验法，以HPLC法测定黄芩苷的含量，对酒炙黄芩的加酒量、加酒方式及炙炒温度进行实验研究。结果表明，炙炒温度为主要因素，从而优选了酒炙黄芩炮制工艺为每黄芩饮片100kg，用黄酒10kg拌匀，焖30分钟，以130℃（药温）炒干。并比较烘干法与干法炮制酒黄芩，结果二者黄芩苷含量基本相等，且烘干法成品色泽较炒干法色泽均匀，且无焦斑，因此是否可以烘法代替炒法，有待于进一步研究。章仲懿等[7]以黄芩苷和黄芩苷元为指标，用反相高效液相色谱法，考察酒的类别及浓度对黄芩炮制品主要活性成分黄芩苷和黄芩苷元含量的影响，结果表明：酒炙黄芩的黄芩苷和黄芩苷元的含量仅与酒的类别有关，用白酒炙的含量明显高于用黄酒炙的含量。这可能是由于白酒的乙醇含量（50%）高于黄酒（含乙醇量14%）的乙醇含量，引起白酒炙品黄芩苷元溶解度增加所致。

（四）黄芩饮片炮制工艺研究总结

1. 历史文献　净制（刮去皮）、切制（切、锉、切片）、炒制（炒、微炒、炒焦、炒黑、炒紫黑）、煮制（煮软、煮）、酒制（酒洗、

十一画

酒炒、酒浸、酒拌湿炒、酒浸炒黄）、姜汁制（姜汁和作饼、姜汁炒、淡姜汁炒）、醋制（醋浸、醋炒）、猪胆汁制（猪胆汁拌炒）、蜜制（蜜炒、蜜炙、蜜制）、米泔水制（米泔浸）、土炒（陈壁土炒）、童便制（童便浸、童便炒）、吴茱萸制、大黄制、盐制等，以酒制为最常见。

2．历版《中国药典》 黄芩、黄芩片、酒黄芩。以酒黄芩最为常用。

3．各省市炮制规范 黄芩、黄芩片、酒黄芩、黄芩炭，以黄芩炭最为常用。

4．现代研究文献 净制、切制、生黄芩、清炒、炒炭、酒制等，以酒制黄芩为最常用。

综合上述研究结果，制定黄芩的炮制工艺为：

黄芩 除去杂质，置沸水中煮10分钟，取出，闷透，切薄片，干燥；或蒸半小时，取出，切薄片，干燥。

酒黄芩 取净黄芩片，加黄酒拌匀，闷透至酒被吸尽，置炒制容器内，用文火炒至表面呈深黄色或略带焦斑点，取出，放凉，即得。

每100kg黄芩片，用黄酒10kg。

参考文献

[1] 宋双红，王炳利，冯军康，等. 不同加工方法对黄芩炮制品质量影响的研究[J]. 中药材，2006, 29(9): 893-895.

[2] 吴凤琪，李磊，汪志仁. 新鲜黄芩炮制工艺研究[J]. 中国药房，2007, (06): 420-422.

[3] 窦志英，张毅，陈新培，等. 酒黄芩炮制方法的研究[J]. 天津药学，2004, (06): 17-19.

[4] 杨中林，卢凤兰. 正交试验设计筛选酒炙黄芩的最佳条件[J]. 中药材，1996, 19(9): 453-455.

[5] 章仲懿，谈宣忠. 黄芩酒炙时间与成分的关系考察[J]. 中成药，1993, 15(10): 17-19.

[6] 袁俊贤，邵依因，许培坚. 酒炙黄芩炮制工艺的研究[J]. 中成药，1994, 16(2): 22-23.

[7] 章仲懿，戴鸾春，边崇安. 酒的类别对黄芩炮制的影响[J]. 中药材，1994, 17(6): 28-29.

Huang qi

黄芪

药材来源 本品为豆科植物蒙古黄芪*Astragalus membranaceus*（Fisch.）Bge. var. *mongholicus*（Bge.）Hsiao或膜荚黄芪*Astragalus membranaceus*（Fisch.）Bge.的干燥根经炮制加工后制成的饮片。

采收加工 春、秋二季采挖，除去须根及根头，晒干；或晒至6～7成干，区分大小，理直，捆成小捆，再晒干，趁鲜加工。

黄芪饮片炮制规范

【饮片品名】黄芪、炙黄芪。

（一）黄芪

【饮片来源】本品为黄芪药材经切制后的炮制品。

【炮制方法】除去杂质，大小分开，洗净，润透，切厚片，干燥。

【饮片性状】呈类圆形或椭圆形的厚片，外表皮黄白色或淡棕褐色，可见纵皱纹或纵沟。切面皮部黄白色，木部淡黄色，有放射状纹理及裂隙，有的中心偶有枯朽状，黑褐色或呈空洞。气微，味微甜，嚼之有豆腥味。

【质量控制】

鉴别 （1）本品横切面：木栓细胞多列；

栓内层为3～5列厚角细胞。韧皮部射线外侧常弯曲，有裂隙；纤维成束，壁厚，木化或微木化，与筛管群交互排列；近栓内层处有时可见石细胞。形成层成环。木质部导管单个散在或2～3个相聚；导管间有木纤维：射线中有时可见单个或2～4个成群的石细胞。薄壁细胞含淀粉粒。

粉末黄白色。纤维成束或散离，直径8～30μm，壁厚，表面有纵裂纹，初生壁常与次生壁分离，两端常断裂成须状，或较平截。具缘纹孔导管无色或橙黄色，具缘纹孔排列紧密。石细胞少见，圆形、长圆形或形状不规则，壁较厚。

（2）取本品粉末3g，加甲醇20ml，加热回流1小时，滤过，滤液加于中性氧化铝柱（100～120目，5g，内径为10～15mm）上，用40%甲醇100ml洗脱，收集洗脱液，蒸干，残渣加水30ml使溶解，用水饱和的正丁醇振摇提取2次，每次20ml，合并正丁醇液，用水洗涤2次，每次20ml，弃去水液，正丁醇液蒸干，残渣加甲醇0.5ml使溶解，作为供试品溶液。另取黄芪甲苷对照品，加甲醇制成每1ml含1mg的溶液，作为对照品溶液。照薄层色谱法试验，吸取上述两种溶液各2μl，分别点于同一硅胶G薄层板上，以三氯甲烷-甲醇-水（13:7:2）的下层溶液为展开剂，展开，取出，晾干，喷以10%硫酸乙醇溶液，在105℃加热至斑点显色清晰。供试品色谱中，在与对照品色谱相应的位置上，日光下显相同的棕褐色斑点；紫外光灯（365nm）下显相同的橙黄色荧光斑点。

（3）取本品粉末2g，加乙醇30ml，加热回流20分钟，滤过，滤液蒸干，残渣加0.3%氢氧化钠溶液15ml使溶解，滤过，滤液用稀盐酸调节pH值至5～6，用乙酸乙酯15ml振摇提取，分取乙酸乙酯液，用铺有适量无水硫酸钠的滤纸滤过，滤液蒸干。残渣加乙酸乙酯1ml使溶解，作为供试品溶液。另取黄芪对照药材2g，同法制成对照药材溶液。照薄层色谱法试验，吸取上述两种溶液各10μl，分别点于同一硅胶G薄层板上，以三氯甲烷-甲醇（10:1）为展开剂，展开，取出，晾干。置氨蒸气中熏后，置紫外光灯（365nm）下检视。供试品色谱中，在与对照药材色谱相应的位置上，显相同颜色的荧光主斑点。

检查　水分　不得过10.0%（第二法）。

总灰分　不得过5.0%。

重金属及有害元素　照铅、镉、砷、汞、铜测定法测定，铅不得过5mg/kg：镉不得过0.3mg/kg：砷不得过2mg/kg：汞不得过0.2mg/kg：铜不得过20mg/kg。

有机氯农药残留量　照农药残留量测定法（第一法）测定。含总六六六（α-BHC、β-BHC、γ-BHC、δ-BHC之和）不得过0.2mg/kg；总滴滴涕（pp'-DDE、pp'-DDD、op'-DDT、pp'-DDT之和）不得过0.2mg/kg；五氯硝基苯不得过0.1mg/kg。

浸出物　不得少于17.0%。

含量测定　（1）黄芪甲苷　照高效液相色谱法测定。

色谱条件与系统适用性试验　以十八烷基硅烷键合硅胶为填充剂；以乙腈-水（32:68）为流动相；蒸发光散射检测器检测。理论板数按黄芪甲苷峰计算应不低于4000。

对照品溶液的制备　取黄芪甲苷对照品适量，精密称定，加甲醇制成每1ml含0.5mg的溶液，即得。

供试品溶液的制备　取本品中粉约4g，精密称定，置索氏提取器中，加甲醇40ml，冷浸过夜，再加甲醇适量，加热回流4小时，提取液回收溶剂并浓缩至干，残渣加水10ml，微热使溶解，用水饱和的正丁醇振摇提取4次，每次40ml，合并正丁醇液，用氨试液充分洗涤2次，每次40ml，弃去氨液，正丁醇液蒸干，残渣加水5ml使溶解，放冷，通过D101型大孔吸附树脂柱（内径为1.5cm，柱高为12cm），以水50ml洗脱，弃去水液，再用40%乙醇30ml洗脱，弃去洗脱液，继用70%乙醇80ml洗脱，收集洗脱液，蒸干，残渣加甲醇溶解，转移至5ml

量瓶中，加甲醇至刻度，摇匀，即得。

测定法　分别精密吸取对照品溶液10μl、20μl，供试品溶液20μl，注入液相色谱仪，测定，用外标两点法对数方程计算，即得。

本品按干燥品计算，含黄芪甲苷（$C_{41}H_{68}O_{14}$）不得少于0.040%。

（2）毛蕊异黄酮葡萄糖苷　照高效液相色谱法测定。

色谱条件与系统适用性试验　以十八烷基硅烷键合硅胶为填充剂；以乙腈为流动相A，以0.2%甲酸溶液为流动相B，梯度洗脱，0～20分钟，20%～40%A；20～30分钟，40%A。检测波长260nm。理论板数按毛蕊异黄酮葡萄糖苷峰计算应不低于3000。

对照品溶液的制备　取毛蕊异黄酮葡萄糖苷对照品适量，精密称定，加甲醇制成每1ml含50μg的溶液，即得。

供试品溶液的制备　取本品粉末（过四号筛）1g，精密称定，置圆底烧瓶中，精密加入甲醇50ml，称定重量，加热回流4小时，放冷，再称定重量，用甲醇补足减失的重量，摇匀，滤过，精密量取续滤液25ml，回收溶剂至干，残渣加甲醇溶解，转移至5ml量瓶中，加甲醇至刻度，摇匀，即得。

测定法　分别精密吸取对照品溶液与供试品溶液各10μl，注入液相色谱仪，测定，即得。

本品按干燥品计算，含毛蕊异黄酮葡萄糖苷（$C_{22}H_{22}O_{10}$）不得少于0.020%。

【性味与归经】甘，微温。归肺、脾经。

【功能与主治】补气升阳，固表止汗，利水消肿，生津养血，行滞通痹，托毒排脓，敛疮生肌。用于气虚乏力，食少便溏，中气下陷，久泻脱肛，便血崩漏，表虚自汗，气虚水肿，内热消渴，血虚萎黄，半身不遂，痹痛麻木，痈疽难溃，久溃不敛。

（二）炙黄芪

【饮片来源】本品为黄芪经蜜炙后的炮制品。

【炮制方法】取炼蜜，加适量水稀释，加入净黄芪片中，闷透，置炒制设备内，用文火炒至不粘手时，取出，放凉。每100kg黄芪片，用炼蜜25kg。

【饮片性状】本品呈圆形或椭圆形的厚片，直径0.8～3.5cm，厚0.1～0.4cm。外表皮淡棕黄色或淡棕褐色，略有光泽，可见纵皱纹或纵沟。切面皮部黄白色，木部淡黄色，有放射状纹理和裂隙，有的中心偶有枯朽状，黑褐色或呈空洞。具蜜香气，味甜，略带黏性，嚼之微有豆腥味。

【质量控制】

鉴别　同黄芪〔鉴别〕项下（2）（3）。

检查　水分　同黄芪。

总灰分　不得过4.0%。

含量测定　（1）黄芪甲苷　取本品中粉约4g，精密称定，照黄芪〔含量测定〕项下的方法测定。本品按干燥品计算，含黄芪甲苷（$C_{41}H_{68}O_{14}$）不得少于0.030%。

（2）毛蕊异黄酮葡萄糖苷　取本品粉末（过四号筛）2g，精密称定，照黄芪〔含量测定〕项下的方法测定。本品按干燥品计算，含毛蕊异黄酮葡萄糖苷（$C_{22}H_{22}O_{10}$）不得少于0.020%。

【性味与归经】甘，温。归肺、脾经。

【功能与主治】益气补中。用于气虚乏力，食少便溏。

【用法与用量】9～30g。

【贮藏】置阴凉通风干燥处，防潮，防蛀。

黄芪饮片炮制操作规程

（一）黄芪

1．产品概述

（1）品名　黄芪。

（2）规格　厚片。

2．生产依据　按照《中国药典》2015年版一部有关工艺要求及标准，以及拟定的饮片

品种炮制工艺执行。

3．工艺流程　取原药材，大小分开，洗净，润透，切厚片，干燥。

4．炮制工艺操作要求

（1）挑选　除去杂质，粗细分档。

（2）洗润　洗净，加水浸润12小时至内外湿度一致（可弯曲约90°）。

（3）切制　切厚片。

（4）干燥　50℃±5℃，干燥2～4小时。

（5）包装　无毒聚乙烯塑料袋或复合袋包装，包装损耗应不超过1.0%。

5．原料规格质量标准　符合《中国药典》2015年版一部黄芪药材项下的相关规定。

6．成品质量标准　符合本规范黄芪饮片项下的相关规定。

7．成品贮存及注意事项　置通风干燥处，防蛀。

8．工艺卫生要求　符合中药饮片GMP相关工艺卫生要求。

9．主要生产设备　截断机、干燥机等设备。

（二）炙黄芪

1．产品概述

（1）品名　炙黄芪。

（2）规格　厚片。

2．生产依据　按照《中国药典》2015年版一部有关工艺要求及标准，以及拟定的饮片品种炮制工艺执行。

3．工艺流程　取炼蜜，加适量水稀释，加入净黄芪片中，拌匀，闷透，置炒制设备内，用文火炒至不粘手时，取出，放凉。每100kg黄芪片，用炼蜜25kg。

4．炮制工艺操作要求

（1）辅料　取炼蜜，加适量水稀释，加入净黄芪片中，拌匀，闷透。

（2）加热　将炒制容器加热至80～120℃。

（3）炒制　将已拌炼蜜润透的黄芪片，置预热的炒制容器内，炒至不粘手时，取出放凉。

（4）包装　无毒聚乙烯塑料袋或复合袋包装，包装损耗率不超过1.0%。

5．原料规格质量标准　符合本规范黄芪饮片项下的相关规定。

6．成品质量标准　符合本规范炙黄芪饮片项下的相关规定。

7．成品贮存及注意事项　置通风干燥处，防蛀。

8．工艺卫生要求　符合中药饮片GMP相关工艺卫生要求。

9．主要生产设备　炒药机等设备。

黄芪饮片炮制规范起草说明

（一）黄芪饮片炮制方法历史沿革

黄芪蒸制始载于南北朝《雷公炮炙论》；宋代蜜炙、蜜蒸、盐焙制、酒煮等；明朝“蜜炙”“去芦头，细剉，焙干，为细末，入白蜜一匙，好酒一升，煮好糊”“净洗，寸截，捶碎，擘如丝状，以盐汤浸透，微火炙酥，剉”“微炙炒，“蜜炙”“姜汁炙”；《证治准绳》提出“盐汤浸、炙”“米泔拌炒”；清代九制黄芪。我国历史上炮制黄芪的方法有切制、蒸制、蜜炙、蜜蒸、蜜炒、盐焙制、盐蒸、酒蒸、酒炒、酒煮、姜汁炙、人乳制、米泔制等，其中主要方法是蜜炙、盐制和酒制。现代常用的炮制方法为蜜炙。

历代炮制历史沿革见表1。

表1　黄芪炮制历史沿革简况

朝代	沿用方法	新增方法	文献出处
南北朝		“须去头上皱皮，蒸半天，掰细在槐砧上锉碎用”	《雷公》

续表

朝代	沿用方法	新增方法	文献出处
宋代		“蒸过焙干”“蜜涂炙”“洗打破手擘如丝，以盐少许和水揉，猛火焙干”	《总录》
		“去芦并叉附不用，一半生使，细剉焙干；一半炒，作寸长截，捶匾，以蜜水浸润湿，瓦器盛，盖于饭甑上，蒸三次，取出，焙干，剉碎”“拣不用叉附及蛀者，剉作二寸长，截拍匾，以冷盐汤湿润之，瓦器盛，盖甑，上蒸三次，焙干，剉细用”	《背疽》
元代		“去芦皴，（锄）剉碎，桶剉，竹筛齐之用（切制）”	《宝鉴》
明代	“蜜炙”	“去芦头，细剉，焙干，为细末，入白蜜一匙，好酒一升，煮好糊”“净洗，寸截，捶碎，擘如丝状，以盐汤浸透，微火炙酥，剉”“微炙炒，略炙炒”	《普济方》
		“今人却将黄芪捶扁，蜜水炙数次以熟为止，盛在器皿中，在汤瓶内蒸熟切片用”	《纲目》
	“蜜炙”	“姜汁炙”	《仁术》
		“盐汤浸、炙”“米泔拌炒”	《准绳》
清代		九制黄芪：“一斤，用防风一两，先将防风用水十碗煎数沸，漉去防风之渣，泡黄芪二刻，湿透，以火炒之干，再泡透又炒干，以汁干为度，再用北五味三钱煎汤一大碗又泡，半干半湿复炒之，火焙干得地气然后用之”	《新编》
		“人乳制七次”	《拾遗》
		“蜜浸、炒”“酒浸一宿”	《治全》

（二）黄芪饮片药典及地方炮制规范

现代炮制方法见表2。

表2 《中国药典》及各地炮制规范收载的黄芪炮制方法

药典及规范	炮制方法
《中国药典》（1977年版） 《中国药典》（1985年版）	黄芪　除去杂质，洗净，润透，切厚片，晒干 蜜黄芪　取黄芪片，照蜜炙法用蜜水炒至黄色、放凉后不粘手
《中国药典》（1990年版） 《中国药典》（1995年版）	黄芪　除去杂质，大小分开，洗净，润透，切厚片，晒干 蜜黄芪　取黄芪片，照蜜炙法炒至不粘手
《中国药典》（2000年版） 《中国药典》（2005年版）	黄芪　除去杂质，洗净，润透，切厚片，晒干 炙黄芪　取黄芪片，照蜜炙法用蜜水炒至黄色、放凉后不粘手
《中国药典》（2010年版） 《中国药典》（2015年版）	黄芪　除去杂质，大小分开，洗净，润透，切厚片，干燥 炙黄芪　取黄芪片，照蜜炙法炒至不粘手
《北京市中药饮片炮制规范》（2008年版）	黄芪　取原药材，除去杂质，大小分开，洗净，闷润12～14小时至柔韧；或投入浸润罐，加水适量，浸润至可弯曲（约90°），取出，晾至内外软硬适宜，切2～3mm片，干燥，筛去碎屑 炙黄芪　取炼蜜，加适量沸水稀释，淋入黄芪，拌匀，闷润约2小时，置热锅内，用文火炒至表面深黄色，不粘手时，取出，晾凉。每100kg黄芪片，用炼蜜30～35kg
《上海市中药饮片炮制规范》（2008年版）	黄芪　将原药除去杂质，洗净，润透，切厚片，干燥，筛去灰屑 蜜麸炒黄芪　取黄芪，照麸炒法用蜜麸拌炒至微黄色，筛去麸皮 蜜炙黄芪　取黄芪，照蜜炙法炒至不粘手。每黄芪100kg，用炼蜜38kg
《福建省中药炮制规范》（1988年版）	黄芪　除去杂质，洗净，润透，切厚片，干燥 炙黄芪　取黄芪片，照蜜炙法炒至不粘手 盐黄芪　取黄芪片，照盐水炙法炒干

十一画

续表

药典及规范	炮制方法
《广东省中药炮制规范》（1984年版）	黄芪　除去杂质，刮去粗皮洗净，润透，切片，干燥 蜜黄芪　取净黄芪，加入用适量酒稀释的炼蜜，拌匀，润渍一夜，待炼蜜被吸尽后，用文火炒至深黄色，不粘手时，取出，摊凉。每黄芪100kg，用炼蜜50kg，酒5kg 米炒黄芪　先将米炒至微黄，然后投入净黄芪，用文火炒至米转黄色时、黄芪片颜色转深、有香气时，取出，筛去米，摊凉。每黄芪100kg，用米20～30kg
《贵州省中药饮片炮制规范》（2005年）	黄芪　将原药材，除去杂质，洗净，润透，切厚片，干燥 蜜黄芪　取净黄芪片，照蜜炙法炒至深黄色、不粘手
《吉林省中药炮制标准》（1986年版）	黄芪片　除去杂质，洗净泥土，捞出，润透，切3mm片，晒干 蜜黄芪　取炼蜜用开水化开，喷淋黄芪片内，拌匀，稍润，置锅中，用文火炒至深黄色，不粘手时，取出，晾凉
《江西省中药炮制规范》（1991年版）	黄芪　取原药，除去杂质，大小分开，稍润，切斜片，干燥 炙黄芪　取黄芪片，用蜜加适量开水稀释后拌匀，润透，用文火炒至金黄色、不粘手为度。每黄芪100kg，用蜜25kg
《全国中药炮制规范》（1988年版）	黄芪　取原药材，除去杂质，洗净，润透，切厚片，干燥 炙黄芪　取炼蜜加适量开水稀释后，加入黄芪片拌匀，稍闷，置锅内，用文火加热，炒至深黄色，不粘手为度，取出放凉。每黄芪片100kg，用炼蜜25kg
《山东省中药炮制规范》（1990年版）	黄芪　去净残茎及杂质，浸泡，洗净，闷透，及时切厚片，干燥 炙黄芪　取净黄芪片，按蜜炙法炒至不粘手时，取出，放凉。每黄芪片100kg，用炼蜜25kg
《安徽省中药饮片炮制规范》（2005年版）	黄芪　取原药材，除去杂质，大小分档，洗净，润透，切厚片，干燥，筛去碎屑 蜜黄芪　取净黄芪片，照蜜炙法①，炒至不粘手，表面深黄色。每100kg黄芪片，用炼蜜25kg
《辽宁省中药炮制规范》（1986年版）	黄芪　捡净杂质，除去残茎，洗净，润透，切片，晒或烘干 蜜黄芪　取黄芪片，加炼熟的蜂蜜与开水少许，拌匀，稍闷，置锅内用微火炒至棕黄色，不粘手为度，取出，放凉。每100kg黄芪片，用蜂蜜30kg
《湖南省中药饮片炮制规范》（2010年版）	黄芪　取原药材，除去杂质，大小分开，洗净，润透，切斜片（柳叶片）或圆片，干燥，筛去碎屑 蜜黄芪　取净黄芪片，照蜜炙法炒至深黄色，不粘手。每100kg黄芪片，用炼蜜25kg
《浙江省中药炮制规范》（2005年版）	黄芪　取原药，除去杂质，洗净，润软，切薄片或厚片，干燥；产地已切片者，筛去灰屑 炒黄芪　取黄芪，炒至表面深黄色，微具焦斑时，取出，摊凉 蜜黄芪　取黄芪，与炼蜜拌匀，炒至不粘手时，取出，摊凉。每黄芪100kg，用炼蜜35kg
《河南省中药饮片炮制规范》（2005年版）	生用　拣去杂质，剪去根头，清水洗净，捞出，润透后切斜片1～1.2mm厚，晒干 蜜炙　先将蜂蜜置锅内，加热至沸，倒入黄芪片，用文火炒至表面呈深黄色或微带焦斑，不粘手为度，取出，放凉。每500g黄芪片，用炼熟蜂蜜180g 盐炙　将黄芪片与盐水拌匀，闷润至盐水尽时，置锅内用文火微炒，取出，放凉。每500g黄芪片，用食盐9g，加水适量，化开澄清

（三）黄芪饮片现代炮制研究

王静竹等[1]通过HPLC法测定黄芪、蜜黄芪、炒黄芪、酒黄芪、盐黄芪及盐麸黄芪六种炮制品中黄芪甲苷的含量，发现炮制对黄芪中黄芪甲苷含量影响较大，从0.272～0.842mg/g不等，但总体上炮制品均比生品中黄芪甲苷的含量低。这可能是因为炮制过程中高温加热或液体辅料长时间浸泡，造成黄芪甲苷受到破坏或与其他成分发生反应而使结构改变。

宋肖炜等[2]分别采用高效液相色谱法和紫外分光光度法对黄芪、蜜黄芪、米黄芪、酒黄芪、盐黄芪不同炮制品中的毛蕊异黄酮-7-O-β-D-葡萄糖苷、芒柄花素-7-O-β-D-葡萄糖苷、毛蕊异黄酮、芒柄花素4个黄酮类成分和总黄酮的含量进行测定，结果显示，毛蕊异黄酮-7-O-β-D-葡萄糖苷、芒柄花素-7-O-β-D-葡萄糖苷、毛蕊异黄酮、芒柄花素的质量浓度分别在2.120～42.40mg/L，1.360～27.20mg/L，1.060～21.20mg/L，0.3600～7.200mg/L。酒制黄芪中毛蕊异黄酮的含量较黄芪生品有所增加，蜜制黄芪中4种黄酮成分及总黄酮含量均较生品组有所降低。米制、盐制黄芪中4种黄酮成分和总黄酮含量略显降低，但未见统计学差异，说明盐制、米制未对黄芪的黄酮类成分产生。由于辅料在药材表面的附着以及不同程度地渗入药材组织内部，对于药材中化学成分的溶出起到了不同程度的促进或者抑制作用。黄酒中的乙醇可能起到助溶作用，而炼蜜经开水稀释，由于其黏度较大，减缓了有效成分的溶出，米炙黄芪中的有效化学成分可能在炮制过程中部分被吸附在米的表面从而流失。黄芪炮制品中4种成分的含量上的变化也许是导致药物作用趋势及药效作用强度发生变化的物质基础，这有待于对不同黄芪炮制品进行进一步的药理活性实验研究。

杨中林等[3]对炙黄芪及生黄芪在提供小鼠非特异性免疫水平进行了研究，结果显示炙黄芪及生黄芪与对照组存在显著性差异，实验证明补气用蜜炙黄芪有科学道理，可能与蜜的协同作用有关。刘星楷[4]实验结果说明，蜜炙黄芪效用的增强，可能是由于皂苷成分的脱乙酰化和糖苷的水解所致。

刘萍等[5]报道，以蜜炙黄芪炮制品的外观、还原糖含量等多项指标，采用正交试验法，对蜜炙黄芪炮制工艺进行优选。实验得出最佳工艺条件为炼蜜与稀释水之比为2∶1，闷润时间为3小时，烘制温度为90℃，加热时间为3小时。

（四）黄芪饮片炮制工艺研究总结

1．历史文献 净制、切制、炒制、酒制、蜜制、米制、盐制、麸制等，以蜜炙为最常见。

2．历版《中国药典》 黄芪、蜜黄芪等，以蜜黄芪最为常用。

3．各省市炮制规范 黄芪、蜜黄芪、生黄芪、炙黄芪、盐炙黄芪等，以蜜黄芪为最常用。

4．现代研究文献 净制、切制、生黄芪、蜜制等，以蜜炙为最常用。

综合上述研究结果，制定黄芪的炮制工艺为：

黄芪 除去杂质，大小分开，洗净，润透，切厚片，干燥。

炙黄芪 先将炼蜜加适量开水稀释后，加入黄芪片拌匀，闷透，置炒制设备内，用文火炒至不粘手时，取出，放凉。

每100kg黄芪片，用炼蜜25kg。

参考文献

[1] 王静竹, 阎汝南, 关莹, 等. HPLC 法测定黄芪炮制品中黄芪甲甙含量[J]. 中国中药杂志, 1998, 23(2): 85-88.

[2] 宋肖炜, 李清, 叶静, 等. 黄芪不同炮制品中黄酮类成分的含量比较[J]. 中国实验方剂学杂志, 2013, 19(9): 85-88.

[3] 杨中林, 王立新, 李晓毛. 炮制黄芪对免疫功能的影响[J]. 中药材, 1990, 13(7): 26-27.

[4] 刘星楷. 黄芪蜜炙方法的历史沿革及效用的探讨[J]. 中国中药杂志, 1993, 18(2): 87-88.

[5] 刘萍, 张雅芳, 胡汉昆, 等. 蜜炙黄芪饮片炮制工艺探讨[J]. 中成药, 1995, 17(9): 19-22. .

Huang bo
黄柏

药材来源　本品为芸香科植物黄皮树*Phellodendron chinense* Schneid.的干燥树皮。习称“川黄柏”。

采收加工　剥取树皮后，除去粗皮，晒干。

黄柏饮片炮制规范

【饮片品名】黄柏、盐黄柏、黄柏炭。

（一）黄柏

【饮片来源】本品为黄柏药材经切制后的炮制品。

【炮制方法】除去杂质，喷淋清水，润透，切丝，干燥。

【饮片性状】本品呈丝条状。外表面黄褐色或黄棕色。内表面暗黄色或淡棕色，具纵棱纹。切面纤维性，呈裂片状分层，深黄色。味极苦。

【质量控制】

鉴别　（1）本品粉末鲜黄色。纤维鲜黄色，直径16～38μm，常成束，周围细胞含草酸钙方晶，形成晶纤维；含晶细胞壁木化增厚。石细胞鲜黄色，类圆形或纺锤形，直径35～128μm，有的呈分枝状，枝端锐尖，壁厚，层纹明显；有的可见大型纤维状的石细胞，长可达900μm。草酸钙方晶众多。

（2）取本品粉末0.2g，加1%醋酸甲醇溶液40ml，于60℃超声处理20分钟，滤过，滤液浓缩至2ml，作为供试品溶液。另取黄柏对照药材0.1 g，加1% 醋酸甲醇20ml，同法制成对照药材溶液。再取盐酸黄柏碱对照品，加甲醇制成每1 ml含0.5mg的溶液，作为对照品溶液。照薄层色谱法试验，吸取上述三种溶液各3～5μ1，分别点于同一硅胶G薄层板上，以三氯甲烷-甲醇-水（30∶15∶4）的下层溶液为展开剂，置氨蒸气饱和的展开缸内，展开，取出，晾干，喷以稀碘化铋钾试液。供试品色谱中，在与对照药材色谱和对照品色谱相应的位置上，显相同颜色的斑点。

检查　水分　不得过12.0%（第二法）。

总灰分　不得过8.0%。

含量测定　（1）小檗碱　照高效液相色谱法测定。

色谱条件与系统适用性试验　以十八烷基硅烷键合硅胶为填充剂；以乙腈-0.1% 磷酸溶液（50∶50）（ 每 100ml 加十二烷基磺酸钠0.1g）为流动相；检测 波长为265nm。理论板数按盐酸小檗碱峰计算应不低于4000。

对照品溶液的制备　取盐酸小檗碱对照品适量，精密称定，加流动相制成每 1ml 含0.1mg 的溶液，即得。

供试品溶液的制备　取本品粉末（过三号筛）约 0.1g，精密称定，置100ml 量瓶中，加流动相80ml，超声处理（功率250W，频率 40kHz）40分钟，放冷，用流动相稀释至刻度，摇匀，滤过，取续滤液，即得。

测定法　分别精密吸取对照品溶液5μl与供试品溶液5～20μl注入液相色谱仪，测定，即得。

本品按干燥品计算，含小檗碱以盐酸小檗碱（$C_{20}H_{17}NO_4 \cdot HCl$）计，不得少于3.0%。

（2）黄柏碱　照高效液相色谱法测定。

色谱条件与系统适用性试验　以十八烷基硅烷键合硅胶为填充剂：以乙腈-0.1% 磷酸溶液（ 每100ml 加十二烷基磺酸钠 0.2g）（36∶64）为流动相；检测 波长为284nm。理论板数按盐酸黄柏碱峰计算应不低于 6000。

对照品溶液的制备　取盐酸黄柏碱对照品适量，精密称定，加流动相制成每1ml含0.1mg的溶液，即得。

供试品溶液制备　取本品粉末（过四号筛）约0.5g，精密称定，置具塞锥形瓶中，精密加入流动相25ml，称定重量，超声处理（功率250W，频率40kHz）30分钟，放冷，再称定重量，用流动相补足减失的重量，摇匀，滤过，取续滤液，即得。

测定法　分别精密吸取对照品溶液与供试品溶液各5μl，注入液相色谱仪，测定，即得。

本品按干燥品计算，含黄柏碱以盐酸黄柏碱（$C_{20}H_{23}NO_4 \cdot HCl$）计，不得少于0.34%。

（二）盐黄柏

【饮片来源】本品为黄柏经盐炙后的炮制品。

【炮制方法】取净黄柏丝，用盐水拌匀，闷润，待盐水被吸尽后，置炒制容器内，用文火加热，炒干，取出，放凉。每100kg净黄柏丝，用食盐2kg。

【饮片性状】本品形如黄柏丝，表面深黄色、偶有焦斑。味极苦，微咸。

【质量控制】〔鉴别〕〔检查〕〔含量测定〕同药材。

（三）黄柏炭

【饮片来源】本品为黄柏经炒炭后的炮制品。

【炮制方法】取净黄柏丝，置炒制容器内，用武火加热，炒至表面焦黑色，内部深褐色，喷淋少许清水，灭尽火星，取出，放凉。

【饮片性状】本品形如黄柏丝，表面焦黑色，内部深褐色或棕黑色。体轻，质脆，易折断。味苦涩。

【性味与归经】苦，寒。归肾、膀胱经。

【功能与主治】清热燥湿，泻火除蒸，解毒疗疮。用于湿热泻痢，黄疸尿赤，带下阴痒，热淋涩痛，脚气痿躄，骨蒸劳热，盗汗，遗精，疮疡肿毒，湿疹湿疮。盐黄柏滋阴降火。用于阴虚火旺，盗汗骨蒸。

【用法与用量】3～12g。外用适量。

【贮藏】置通风干燥处，防潮。

黄柏饮片炮制操作规程

（一）黄柏

1．产品概述

（1）品名　黄柏。

（2）规格　丝条。

2．生产依据　按照《中国药典》2015年版一部有关工艺要求及标准，以及拟定的饮片品种炮制工艺执行。

3．工艺流程　取原药材，除去杂质，喷淋清水，润透，切丝，干燥。

4．炮制工艺操作要求

（1）挑选　除去杂质。

（2）洗润　洗净，喷淋清水，闷润3～5小时至透。

（3）切制　切丝。

（4）干燥　50℃干燥2～4小时至干。

（5）包装　复合袋手工包装，包装损耗应不超过1.0%。

5．原料规格质量标准　符合《中国药典》2015年版一部黄柏药材项下的相关规定。

6．成品质量标准　符合本规范黄柏饮片项下的相关规定。

7．成品贮存及注意事项　置通风干燥处，防潮。

8．工艺卫生要求　符合中药饮片GMP相关工艺卫生要求。

9．主要设备　切丝机、干燥机等设备。

（二）盐黄柏

1．产品概述

（1）品名　盐黄柏。

（2）规格　丝条。

2．生产依据　按照《中国药典》2015年版一部有关工艺要求及标准，以及拟定的饮片品种炮制工艺执行。

3．工艺流程　取净黄柏丝，用盐水拌匀，稍润至盐水被吸尽，置锅内，文火炒干，取出，放凉。每100kg黄柏丝，用食盐2kg。

4．炮制工艺操作要求

（1）闷润　食盐加适量水溶解后，滤过，备用，取净黄柏丝，用盐水拌匀，稍润至盐水被吸尽。

（2）加热　炒药机加热至120℃。

（3）炒制　黄柏丝置锅内，文火炒干。

（4）放凉　取出，放凉。

（5）包装　复合袋手工包装，包装损耗应不超过1.0%。

5．原料规格质量标准　符合本规范黄柏饮片项下的相关规定。

6．成品质量标准　符合本规范盐黄柏饮片项下的相关规定。

7．成品贮存及注意事项　置通风干燥处，防潮。

8．工艺卫生要求　符合中药饮片GMP相关工艺卫生要求。

9．主要设备　炒药机等设备。

（三）黄柏炭

1．产品概述

（1）品名　黄柏炭。

（2）规格　丝条。

2．生产依据　按照《中国药典》2015年版一部有关工艺要求及标准，以及拟定的饮片品种炮制工艺执行。

3．工艺流程　取净黄柏丝，置锅内，武火炒至冒火星，外焦黑色，内黄棕色，取出，放凉。

4．炮制工艺操作要求

（1）加热　炒药机加热至大于300℃。

（3）炒制　黄柏丝置锅内，武火炒至冒火星，外焦黑色，内黄棕色。

（4）放凉　取出，放凉。

（5）包装　复合袋手工包装，包装损耗应不超过1.0%。

5．原料规格质量标准　符合本规范黄柏饮片项下的相关规定。

6．成品质量标准　符合本规范黄柏炭饮片项下的相关规定。

7．成品贮存及注意事项　置通风干燥处，防潮。

8．工艺卫生要求　符合中药饮片GMP相关工艺卫生要求。

9．主要设备　炒药机等设备。

黄柏饮片炮制规范起草说明

（一）黄柏炮制方法历史沿革

1．净制　在净制方面，要求黄柏入药前去粗皮，《雷公炮炙论》中已有明确记载。唐代《外台秘要》对此进行了转述："刮去上皮，取里好处，薄斜削"，此后宋代官方的《太平惠民和剂局方》中规定："凡使先去粗皮……方入药用"，此净制方法沿用至今。

2．切制　切制方面，有"细锉""切""咀""捣"等记载。切制在宋代《三因析一病证方论》中载有"去粗皮切"，明代对切制工艺的记载更加详细和具体，在《普济方》中载有"去粗皮细切"，在《仁术便览》中载有"去粗皮，洗切"。至此，黄柏的生品加工已趋完善。

3．炮制

（1）蜜炙　《雷公炮炙论》载有："用生蜜水浸半日、滤出、晒干、用蜜涂、文武火炙令蜜尽为度，凡修事五两，用蜜三两。"认为蜜炙黄柏可治口疮，始于元代。《汤液本草》中有"蜜炒为细末，治口疮如神"，《卫生宝鉴》也有"蜜炒为细末治口疮瘫痪必用药也"。明清医家多认为蜜制可使黄柏治中而不伤胃，如明《医学入门》"蜜制则治中而不伤胃"；清《本草备要》"生用降实火，蜜炙不伤胃，炒黑止崩……蜜制治中”。清代《本草汇纂》《得配本草》《本草辑要》等也有类似的记载。

（2）胆汁、葱汁制　宋元时期，有古文记载“去粗皮，猪胆汁润，炙褐色”和“葱汁拌炒干”。

（3）乳汁、童便、多种辅料混合制　明《景岳全书》载有：“人乳浸，晒干，炒褐色。”《审视瑶函》载有：“去粗皮净，切片八两，二两酒浸，二两盐水浸，二两人乳浸，二两蜜浸，各一昼夜，晒干，炒黑色。”至清，《本草述》则载有“皮刮净，人乳浸透，炙干”之法。童便制，《本草纲目》载有：“黄檗一斤，分作四分，用酒、蜜汤、盐水、童便浸洗，晒、炒为末。”又杨诚经验方百补丸：“专治诸虚赤白浊，将刮净川檗皮用酒、蜜、人乳、糯米泔各浸透，炙干切研，廪米饭丸。”

（4）药汁制　药汁制在清有较大发展，《本经逢原》载有：“附子汁制”和“姜汁炒黑”之法。

（5）酒制　一是“恐寒伤胃气”。元《汤液本草》、明《医学纲目》《审视瑶函》等著作中均有记载。二是“酒制治上”。自元王好古在《汤液本草》中提出“病在头面及手稍皮肤者，须用酒炒之，借酒力以上腾也，咽之下脐之上，须酒洗之”始，明、清两代医家大都有“治上酒制”的共识。清《本草述钩元》《握灵本草》《本草从新》《本草辑要》《得配本草》《本草害利》《本草汇纂》《本草必备》等，至清代张仲岩在《修事之南》中归纳为对现在影响很大的“酒制升提”的理论。

（6）盐制　黄柏的盐制初载于宋代《扁鹊心书》，谓之：“盐水炒。”此后沿革为“盐水拌炒，盐水泡”。明清时期有“青盐水炒、秋石水浸炒”。盐制黄柏的炮制理论清代《本草述》曰：“资肾水，泻膀胱，必资于盐炒。”《药品辨义》曰：“盐水炒，使咸以入肾，主降阴火，以救肾水。”黄柏盐制是炮制方法中的从制法，可增其下行入肾之功，以提高临床疗效，故为药典所收载。自明代《医学入门》首载“入肾用盐”，此后明、清的大多数医家都有此相同的认识，形成了“盐制入肾”的理论。

（7）炭制　初载于宋代《小儿卫生总微论方》曰“烧存性”。此后历代文献均有沿用，如“炒焦”“炒至赤黑色”“炒黑色”。黄柏炭制的炮制理论在清代《医方集解》中载有“炒黑，以止血”，《药品辨义》中载有“炒褐色，治肠红痔漏、遗精白浊”。黄柏炭制既有清热凉血作用，又有固涩止血的功效。炭制亦为药典所收载。

历代炮制历史沿革见表1。

表1　黄柏炮制历史沿革简况

朝代	沿用方法	新增方法	文献出处
西晋		锉	《肘后》
南北朝		净制、蜜制	《雷公》
唐代	蜜炙	切制	《千金翼》
		酒制	《银海精微》
		去栓皮炙	《外台》
		醋制	《食疗》
宋代	净制、蜜炙	炒制	《苏沈》
		鸡子清制	《总录》
		炭制	《总微》
		盐制	《扁鹊》
		猪胆汁制、葱汁制	《疮疡》

续表

朝代	沿用方法	新增方法	文献出处
金元时期	净制、蜜炙、盐制、炭制	盐酒合制	《丹溪》
		酒洗	《用药法象》
		酒巴拌	《大法》
明代	酒制、盐制	童便制	《准绳》
		乳汁制	《保元》
		酒、盐、乳汁、蜂蜜四制	《瑶函》
清代		姜制、药汁制	《逢原》

从古代文献资料中可以看出，历代沿用过的黄柏炮制方法有19余种，所用的辅料有酒、醋、蜜、姜汁、乳汁、食盐、童便、药汁、鸡子清等。其中以去皮、切制、炒制为常见方法。现代炮制方法仍沿用净制切片、酒炒法或盐炒法为主流，其他方法少见承袭。黄柏炮制多以改变药性、便于保存为目的，也有根据临床病情改变辅料以增强协同药效的。

（二）黄柏饮片药典及地方炮制规范

1．净制、切制 除去杂质，刮去残留的栓皮，喷淋清水，润透，切丝或块，干燥。

2．炮制

（1）盐黄柏 取净黄柏丝，用盐水拌匀，稍润至盐水被吸尽，置锅内，文火炒干，取出，放凉。

每100kg黄柏丝，用食盐2kg。

（2）黄柏炭 取黄柏丝，照炒炭法，炒至表面焦黑色，内部焦黄色。

现代炮制方法见表2。

表2 《中国药典》及各地炮制规范收载的黄柏炮制方法

药典及规范	炮制方法
《中国药典》（1995年版） 《中国药典》（2000年版） 《中国药典》（2005年版） 《中国药典》（2010年版） 《中国药典》（2015年版）	黄柏 取原药材，除去杂质，喷淋清水，润透，切丝，干燥 盐黄柏 取黄柏丝，照盐水炙法炒干 黄柏炭 取黄柏丝，照炒炭法炒至表面焦黑色
《湖南省中药饮片炮制规范》（2010年版）	黄柏 取原药材，除去杂质，喷淋清水，润透，切丝片，干燥，筛去灰屑 盐黄柏 取黄柏丝，照盐水炙法炒干 黄柏炭 取黄柏丝，照炒炭法炒至表面焦黑色
《山东省中药饮片炮制规范》（2012年版）	酒黄柏 取净黄柏丝，用黄酒拌匀，稍润至黄酒被吸尽，置锅内，文火炒干，取出，放凉。每100kg黄柏丝，用黄酒10kg
《贵州省中药饮片炮制规范》（2005年版）	黄柏 取原药材，除去杂质，刮去残留的栓皮，喷淋清水，润透，切丝或块，干燥 盐黄柏 取黄柏丝，照盐水炙法炒至焦黄色 黄柏炭 取黄柏丝，照炒炭法，炒至表面焦黑色，内部焦黄色

（三）黄柏饮片现代炮制研究

张凡等[1]研究发现黄柏在软化和盐炙过程中，其生物碱的含量均有所降低，且软化过程降低得最多；在代表方剂中，盐炙品入药较之生品入药，其检测出的指标成分更多。

廉莲等[2]在研究黄柏药材时发现，盐酸小檗碱单体在130℃加热10分钟就开始有微量小檗红碱生成，且随着温度的升高和时间的延

十一画

长，小檗红碱的含量先是呈现上升趋势，后又逐渐下降。由于药材细胞壁的保护作用及其所含各种化学成分的相互影响，小檗碱的转化要比其单体需要更高的温度和更长的时间。在170℃前，小檗碱单体转化为小檗红碱的转化率要高于药材；但超过了该温度，黄柏药材中小檗碱的转化率要高于其单体，结果表明，辅料盐的加入可使盐制黄柏的有效化学成分更好的溶出。

（四）黄柏饮片炮制工艺研究总结

1．历史文献 净制（刮去皮）、切制（切丝）、炒制、酒制、药汁制、醋制、姜制、蜜制、乳制、葱盐炒、盐制等，以盐制、炭制最为常见。

2．历版《中国药典》 黄柏、盐黄柏、黄柏炭。

3．各省市炮制规范 黄柏、黄柏炭、酒黄柏等。

4．现代研究文献 净制、切制、盐制、酒制等。

综合上述研究结果，盐黄柏、黄柏炭更为常见，临床应用更加广泛，因此制定黄柏的炮制工艺为：

黄柏 除去杂质，喷淋清水，润透，切丝，干燥。

盐黄柏 取净黄柏丝，用盐水拌匀，稍润至盐水被吸尽，置锅内，文火炒干，取出，放凉。

每100kg黄柏丝，用食盐2kg。

黄柏炭 取黄柏丝，照炒炭法，炒至表面焦黑色，内部焦黄色。

参考文献

[1] 张凡, 刘蓬蓬, 徐珊, 等. 黄柏系统炮制学研究[J]. 亚太传统医药, 2016, 12(24):21-23.

[2] 廉莲. 黄柏炮制原理研究[D]. 辽宁中医药大学, 2008..

Huang jing 黄精

药材来源 本品为百合科植物滇黄精*Polygonatum kingianum* Coll. et Hemsl.、黄精*Polygonatum sibiricum* Red.或多花黄精*Polygonatum cyrtonema* Hua的干燥根茎。

采收加工 按形状不同，习称“大黄精”“鸡头黄精”“姜形黄精”。春、秋二季采挖，除去须根，洗净，置沸水中略烫或蒸至透心，干燥。

黄精饮片炮制规范

【饮片品名】黄精、酒黄精。

（一）黄精

【饮片来源】本品为黄精药材经切制后的炮制品。

【炮制方法】取原药材，除去杂质，洗净，略润，切厚片，干燥，即得。

【饮片性状】本品呈不规则厚片，外表皮淡黄色至黄棕色。切面略呈角质样，淡黄色至黄棕色，可见多数淡黄色筋脉小点。质稍硬而韧。气微，味甜，嚼之有黏性。

【质量控制】

鉴别 取本品粉末1g，加70%乙醇20ml，加热回流1小时，抽滤，滤液蒸干，残渣加水10ml使溶解，加正丁醇振摇提取2次，每次20ml，合并正丁醇液，蒸干，残渣加甲醇1ml

使溶解，作为供试品溶液。另取黄精对照药材1g，同法制成对照药材溶液。照薄层色谱法试验，吸取上述两种溶液各10μl，分别点于同一硅胶G薄层板上，以石油醚（60～90℃）-乙酸乙酯-甲酸（5:2:0.1）为展开剂，展开，取出，晾干，喷以5%香草醛硫酸溶液，在105℃加热至斑点显色清晰。供试品色谱中，在与对照药材色谱相应的位置上，显相同颜色的斑点。

检查 水分 不得过15.0%（第四法）。

总灰分 取本品，80℃干燥6小时，粉碎后测定，不得过4.0%。

浸出物 照醇溶性浸出物测定法项下的热浸法测定，用稀乙醇作溶剂，不得少于45.0%。

含量测定 对照品溶液的制备 取经105℃干燥至恒重的无水葡萄糖对照品33mg，精密称定，置100ml量瓶中，加水溶解并稀释至刻度，摇匀，即得（每1ml中含无水葡萄糖0.33mg）。

标准曲线的制备 精密量取对照品溶液0.1ml、0.2ml、0.3ml、0.4ml、0.5ml、0.6ml，分别置10ml具塞刻度试管中，各加水至2.0ml，摇匀，在冰水浴中缓缓滴加0.2%蒽酮-硫酸溶液至刻度，混匀，放冷后置水浴中保温10分钟，取出，立即置冰水浴中冷却10分钟，取出，以相应试剂为空白。照紫外-可见分光光度法，在582nm波长处测定吸光度。以吸光度为纵坐标，浓度为横坐标，绘制标准曲线。

测定法 取60℃干燥至恒重的本品细粉约0.25g，精密称定，置圆底烧瓶中，加80%乙醇150ml，置水浴中加热回流1小时，趁热滤过，残渣用80%热乙醇洗涤3次，每次10ml，将残渣及滤纸置烧瓶中，加水150ml，置沸水浴中加热回流1小时，趁热滤过，残渣及烧瓶用热水洗涤4次，每次10ml，合并滤液与洗液，放冷，转移至250ml量瓶中，加水至刻度，摇匀，精密量取1ml，置10ml具塞干燥试管中，照标准曲线的制备项下的方法，自“加水至2.0ml”起，依法测定吸光度，从标准曲线上读出供试品溶液中含无水葡萄糖的重量（mg），计算，即得。

本品按干燥品计算，含黄精多糖以无水葡萄糖（$C_6H_{12}O_6$）计，不得少于7.0%。

（二）酒黄精

【饮片来源】本品为黄精药材经酒制后的炮制品。

【炮制方法】取净黄精，加黄酒拌匀，置蒸制容器内，蒸透，或密闭隔水炖至酒被吸尽，色泽黑润，口尝无麻味时，取出，稍晾，切厚片，干燥。

每100kg黄精，用黄酒20kg。

【饮片性状】本品呈不规则的厚片。表面棕褐色至黑色，有光泽，中心棕色至浅褐色，可见筋脉小点。质较柔软。味甜，微有酒香气。

【质量控制】〔鉴别〕〔检查〕〔浸出物〕同黄精。

含量测定 同黄精，含黄精多糖以无水葡萄糖（$C_6H_{12}O_6$）计，不得少于4.0%。

【性味与归经】甘，平。归脾、肺、肾经。

【功能与主治】补气养阴，健脾，润肺，益肾。生黄精具麻味，刺人咽喉，酒制后可除去麻味，以免刺激咽喉，降低滋腻之性，更好地发挥补益作用。用于脾胃气虚，体倦乏力，胃阴不足，口干食少，肺虚燥咳，劳嗽咳血，精血不足，腰膝酸软，须发早白，内热消渴。

【用法与用量】9～15g。

【贮藏】置通风干燥处，防霉，防蛀。

十一画

黄精饮片炮制操作规程

（一）黄精

1．产品概述

（1）品名　黄精。

（2）规格　厚片。

2．生产依据　按照《中国药典》2015年版一部有关工艺要求及标准，以及拟定的饮片品种炮制工艺执行。

3．工艺流程　取原药材，除去杂质，洗净，略润，切厚片，干燥，即得。

4．炮制工艺操作要求

（1）挑拣　除去杂质，大小分档。

（2）洗润　取净药材，用漏水容器进行水淘洗后，再经清水冲洗；将清洗后的黄精在润药池中保湿润透。

（3）切制　将润透的黄精经切药机切制成厚片。

（4）干燥　烘干。

（5）筛选　用筛药机筛去碎末。

（6）包装　无毒聚乙烯塑料透明袋手工包装，包装损耗应不超过1.0%。

5．原料规格质量标准　符合《中国药典》2015年版一部黄精药材项下的相关规定。

6．成品质量标准　符合本规范黄精饮片项下的相关规定。

7．成品贮存及注意事项　置通风干燥处，防霉，防蛀。

8．工艺卫生要求　符合中药饮片GMP相关工艺卫生要求。

9．主要设备　切药机、烘干箱、筛药机等设备。

（二）酒黄精

1．产品概述

（1）品名　酒黄精。

（2）规格　厚片。

2．生产依据　按照《中国药典》2015年版一部有关工艺要求及标准，以及拟定的饮片品种炮制工艺执行。

3．工艺流程　取净黄精，加黄酒拌匀，置蒸制容器内，蒸透，或密闭隔水炖至酒被吸尽，色泽黑润，口尝无麻味时，取出，稍晾，切厚片，干燥。

每100kg黄精，用黄酒20kg。

4．炮制工艺操作要求

（1）挑拣　除去杂质，大小分档。

（2）酒制　取净黄精，照酒炖法或酒蒸法，炖透或蒸透。

（3）干燥、切制　蒸透后取出，切厚片，烘干，放凉。所制得酒黄精饮片应符合下面外观性状标准：表面棕褐色至黑色，有光泽，中心棕色至浅褐色，质较柔软。味甜，微有酒香气。

（4）筛选　用筛药机筛去碎末。

（5）包装　包装损耗应不超过1.0%。

5．原料规格质量标准　符合《中国药典》2015年版一部黄精药材项下的相关规定。

6．成品质量标准　符合本规范酒黄精饮片项下的相关规定。

7．成品贮存及注意事项　置通风干燥处，防霉，防蛀。

8．工艺卫生要求　符合中药饮片GMP相关工艺卫生要求。

9．主要设备　切药机、烘干箱、筛药机等设备。

黄精饮片炮制规范起草说明

（一）黄精炮制方法历史沿革

1．净制　黄精的净制始载于宋代的《证类—雷公》，记曰："以溪水洗净。"清代《得配》载其曰："洗净砂泥。"又增"去须"的做法，见于《从新》。

2. 切制　黄精的切制，宋代《证类—雷公》、清代《指南》中均有记载，曰："薄切片。"《圣惠方》中记载"细切"，后又有剉。捣末的方法，宋代《证类本草》记载："细剉，阴干，捣末。"

3. 炮制

（1）蒸制　黄精的蒸制在《雷公》中记为："凡采得，以溪水洗净后蒸，从巳至子，刀薄切，曝干用。"唐代《食疗》中载其为："饵黄精……可取瓮子，去底，釜上安置，令得所盛黄精，令满，密盖，蒸之，令气溜，即曝之第一遍，蒸之亦如此，九蒸九曝。"明代沿用"九蒸九曝"，《入门》载为："入药生用，若单服之，先用滚水绰去苦汁，九蒸九晒。"清代《玉楸》记为："砂锅蒸晒用。"

（2）酒制　黄精的酒蒸出现于明代的《保元》中。

（3）煮制　黄精的煮制始载于明代的《粹言》，记曰："黄精鲜者，用水煮，勿动盖，直煮烂熟，漉起，晒干复蒸之，又晒。"清代在煮后又加了煎膏、成末的工艺，《指南》记曰："二三月采根，水煮，可去苦味，取斗煎膏，以炒黑黄豆末相和作饼，亦可焙干筛末，水服。"

（4）黑豆制　黄精的黑豆制始载于明代的《禁方》，有"四两，黑豆二升，同煮熟去豆，忌铁器"。

历代炮制历史沿革见表1。

表1　黄精炮制历史沿革简况

朝代	沿用方法	新增方法	文献出处
唐		蒸制	《食疗》
宋	蒸制	净制	《雷公》
		切制	
		蒸制	
		捣末	《证类》
明	净制 蒸制 切片	蒸制	《入门》
		煮制	《粹言》
		黑豆制	《禁方》
		酒蒸	《保元》
清	净制 蒸制 切片	煎膏、成末	《指南》
		去须	《从新》

从古代文献资料中可以看出，黄精净选自宋代至清代均为"洗净砂泥"。其切制始载于宋代，沿用至清代均为切片。历代有关黄精的炮制方法很多，蒸法始载于南北朝刘宋时代。唐代有九蒸九曝法。宋代有水蒸法。明代增加了黑豆煮法、酒蒸法。清代有煮后煎膏、成末法。目前常用的炮制品有黄精、酒黄精和蒸黄精。

（二）黄精饮片药典及地方炮制规范

1. 净制　春、秋二季采挖，除去须根，洗净，置沸水中略烫或蒸至透心，干燥。

2. 酒制　取净黄精，照酒炖法或酒蒸法炖透或蒸透，稍晾，切厚片，干燥。

每100kg黄精，用黄酒20kg。

现代炮制方法见表2。

表2　《中国药典》及各地炮制规范收载的黄精炮制方法

药典及规范	炮制方法
《中国药典》（1963年版）	黄精　洗净泥土，略润，切片，晒干即得 酒黄精　取拣净的黄精，洗净，置盆内用黄酒拌匀，装入罐内或适宜容器内，密闭，坐水锅中，隔水炖至酒吸尽，取出，切段，晾干即得 蒸黄精　取拣净的黄精，洗净，置笼屉内加热蒸透，取出，切段，晾干即得

十一画

续表

药典及规范	炮制方法
《中国药典》（1977 年版）	黄精　除去杂质，洗净，略润，切片，晒干 制黄精　（1）取净黄精，照蒸法反复蒸至内外呈滋润黑色，取出，稍晾；切片或段，干燥。（2）取净黄精，照酒制法用黄酒炖透或蒸透，取出，稍晾，切片或段，干燥
《中国药典》（1985 年版） 《中国药典》（1990 年版） 《中国药典》（1995 年版） 《中国药典》（2000 年版） 《中国药典》（2005 年版） 《中国药典》（2010 年版） 《中国药典》（2015 年版）	黄精　除去杂质，洗净，略润，切厚片，干燥 酒黄精　取净黄精，照酒炖法或酒蒸法炖透或蒸透，稍晾，切厚片，干燥。每100kg黄精，用黄酒20kg
《全国中药炮制规范》（1988 年版）	黄精　取原药材，洗净，略润、切厚片，干燥 酒黄精　取净黄精，用黄酒拌匀，置炖药罐内，密闭，隔水加热或用蒸汽加热，至酒被吸尽。或置适宜容器内，蒸至内外滋润、色黑，取出，晒至外皮稍干时，切厚片，干燥。每黄精100kg，用黄酒20kg 蒸黄精　取净黄精，洗净，蒸至色棕黑滋润时取出，切厚片，干燥
《北京市中药饮片炮制规范》（2008 年版）	酒黄精　取原药材，除去杂质，大小分开，加黄酒拌匀，闷润4～8小时，装入蒸罐内，密封，隔水加热或用蒸气加热，蒸24～32小时，至黄酒被吸尽，色泽黑润时，取出，稍晾，切厚片，干燥。每100kg净黄精，用黄酒20kg
《山东省中药炮制规范》（1990 年版）	黄精　除去杂质，洗净，略润，切厚片，干燥 制黄精　（1）将净黄精片用黄酒拌匀，闷润至黄酒被吸尽，放笼屉内，置锅上，武火加热，圆气后蒸约8小时，闷润4小时，至内外均呈黑褐色时，取出，摊晒至外皮微干，再将蒸时所得原汁的浓缩液拌入，吸尽，干燥 （2）将净黄精片与黄酒装入蒸罐内，拌和均匀，密封，隔水加热，炖约12小时，闷约8小时，至黄酒基本吸尽，内外均呈黑褐色时，取出，摊晒至外皮微干，再将罐中余汁拌入，吸尽后干燥。每100kg黄精片，用黄精20kg
《上海市中药饮片炮制规范》（2008 年版）	制黄精　将原药除去杂质，洗净，润透，置蒸具内，蒸至内外滋润黑色，晒或晾至外干内润，切厚片，再将蒸时所得汁水拌入，均匀吸尽，干燥，筛去灰屑
《安徽省中药饮片炮制规范》（2005 年版）	黄精　取原药材，除去杂质，洗净，略润，切厚片，干燥，筛去碎屑 蒸黄精　取原药材，除去杂质，洗净，照蒸法，蒸至棕黑色、滋润时，取出，切厚片，干燥
《浙江省中药炮制规范》（2005 年版）	蒸黄精　取原药，除去杂质，洗净，置适宜容器内，蒸约8小时，焖过夜。如此反复蒸至内外均滋润黑褐色时，取出，晾至半干，切厚片，干燥；或先切厚片，再蒸至内外均滋润黑褐色时，取出，干燥
《江西省中药饮片炮制规范》（2008 年版）	黄精　除去杂质，洗净，略润，切厚片，干燥 制黄精　（1）酒黄精　取净黄精，照酒炖法或酒蒸法炖透或蒸透，稍晾，切厚片，干燥。每100kg黄精，用黄酒20kg （2）蒸黄精　取净黄精，漂过夜，捞起，干燥，加入酒拌匀，待吸尽后，入锅蒸至内外黑色为度，取出，干燥至半干，横切厚片，干燥。每100kg黄精，用黄酒20kg （3）炆黄精　取原药，除去杂质，洗净，用清水漂约1天，取出，沥干水，放入炆药罐内，每罐装药至2/3，加入温水，上盖，移至围灶内，罐间放少量木炭，并堆放干糠，点燃后炆1天，至药熟透汁尽，取出，干燥；用酒喷洒均匀，闷润，待吸尽后，蒸4～6小时，焖一夜，至转黑色时，取出，干燥至半干，切斜厚片，干燥。每100kg黄精，用黄酒20kg
《福建省中药炮制规范》（1988 年版）	黄精　除去杂质，洗净，略润，切厚片，晒干 制黄精　取净黄精，照蒸发反复蒸或用黑豆、黄酒煮至内外滋润黑色，取出，稍晾，切厚片或短段，干燥 酒黄精　取净黄精，照酒制法炖透或蒸透，取出，稍晾，切厚片或短段，干燥

续表

药典及规范	炮制方法
《四川省中药饮片炮制规范》（2002 年版）	黄精　除去杂质，洗净，略润，切厚片，晒干 制黄精　取黑豆，熬取浓汁与黄精共煮，（用黑豆汁平过药面）沸后文火煮至水尽，取出，微晾，再置容器内蒸5～8小时，或黑豆汁拌浸黄精，润透心，蒸至内外呈滋润黑色，取出，切厚片，干燥。每100kg黄精，用黑豆10kg 酒黄精　取净黄精，照酒炖法或酒蒸法炖透或蒸透，稍晾，切厚片，干燥。每100kg黄精，用黄酒20kg
《河南省中药饮片炮制规范》（2005 年版）	黄精　除去杂质，洗净，略润，切厚片，干燥 酒黄精　取净黄精，照酒炖法或酒蒸法炖透或蒸透，稍晾，切厚片，干燥。每100kg黄精，用黄酒20kg 蒸黄精　取黄精，蒸至色棕黑滋润时取出，切厚片，干燥
《湖南省中药饮片炮制规范》（2010 年版）	黄精　取原药材，除去杂质，洗净，略润，切厚片，干燥，筛去碎屑 酒黄精　取净黄精，照酒炖法或酒蒸法炖透或蒸透，稍晾，切厚片，干燥。每100kg黄精，用黄酒20kg 蒸黄精　取净黄精，照蒸法，反复蒸至内外呈滋润黑色，取出，稍晾，切厚片，干燥
《贵州省中药饮片炮制规范》（2005 年版）	蒸黄精　取原药材，除去杂质，洗净，大小分开，略泡，润透，置适宜容器内蒸8～12小时，停火，置容器内闷润过夜，取出，切厚片，干燥 酒黄精　取原药材，除去杂质，洗净，略泡，润透，置适宜容器内蒸8～12小时，切厚片，晾至半干；加酒拌匀，闷透，照酒蒸法反复蒸至表面棕黑色、内部深褐色，切厚片，干燥。或取蒸黄精片，照酒蒸法反复蒸至表面棕黑色、内部深褐色，干燥
《广西壮族自治区中药饮片炮制规范》（2007 年版）	生黄精　除去杂质，洗净，略润，切厚片，干燥 蒸黄精　除去杂质，洗净，置锅中加水煮至透心（中心出现黄色），取出晒至半干，置适宜容器内蒸8～12小时，取出再晒。如此反复蒸晒至内外呈滋润黑色并带有甜味为度，取出，晒至半干，切厚片，干燥 酒黄精　取净黄精，置适宜容器，加入黄酒，炖透或蒸透，稍晾，切厚片，干燥。每100kg黄精，用黄酒20kg
《江苏省中药饮片炮制规范》（2002 年版）	蒸黄精　取原药材，除去杂质，洗净，蒸至棕黑色、滋润时，取出，切厚片，干燥 酒黄精　取原药材，除去杂质，洗净，切厚片，干燥。再用黄酒拌匀，置炖药罐内密闭，隔水加热或用蒸汽加热，至酒被吸尽。使表面呈黑色，中心呈棕褐色，取出，干燥

历版药典和各省市炮制规范均收载黄精，大部分收载酒黄精和蒸黄精。黄精炮制方法基本一致，均为除去杂质，洗净，略润，切厚片，干燥。酒黄精炮制方法基本一致，均为取净黄精，照酒炖法或酒蒸法炖透或蒸透，稍晾，切厚片，干燥。此外部分版本药典和各省市炮制规范还收载了制黄精、炆黄精、生黄精。

（三）黄精饮片现代炮制研究

研究发现，生黄精中总多糖的含量为11.74%，制黄精中总多糖含量为3.77%，认为黄精多糖减少的原因可能与其在炮制过程中黏液质被大量去除有关[1]。

吴良发等[2]研究表明黄精炮制后增加了功能性成分的含量，从而增强了抗氧化性和抗自由基作用，有助于减少肌体氧化损伤，预防相关疾病，增强生理作用。曾林燕等[3]认为黄精炮制后化学成分的变化可能与不良反应减少和疗效增加具有相关性。吴毅等[4]研究表明不同黄精生品中氨基酸的含量差异显著，炮制后各黄精中总氨基酸都有相应的增加，不同炮制方法会导致氨基酸含量产生较大差异。

以正交试验设计[5]，采用蒸制时间、闷制时间、蒸制次数、黄酒用量为因素，优选出酒黄精饮片最佳炮制工艺为：以蒸制时间为1小时，闷制时间为1小时，反复蒸制4次为最佳炮制工艺。冯英等[6]以黄精中多糖、醇浸出物和水浸出物为指标，采用正交试验、综合评分法，优选出酒炖工艺为：加20%黄酒、炖10小时、再闷润8小时、70℃干燥。张英等[7]以黄精中多糖、醇浸出物和水浸出物为指标，采用均匀试验设计及综合评分法优选清蒸黄精工艺为：清蒸6小时，闷润12小时，70℃干燥。

刘玲等[8]研究发现黄精多次蒸制可增加浸出物含量，但较单次蒸制法相比其总多糖及总皂苷含量会有所降低，同时指出亦采用单次蒸制8小时的炮制方法，还发现不同炮制方法会引起黄精多糖含量变化，指出最佳炮制工艺为蒸制3小时，闷制3小时，反复4次。王永禄等[9]采用HPLC-DAD法对常压及高压蒸制酒黄精炮制前后化学成分的变化进行了比较，结果表明酒黄精经蒸制后化学成分发生明显变化，高压酒蒸黄精可达到传统蒸制的要求，且节省时间，操作简单。

（四）黄精饮片炮制工艺研究总结

1．历史文献 黄精在古代的炮制方法曾有净制、切制、蒸制、酒制（酒蒸）、煮制、黑豆制。酒黄精自明代沿用至今，蒸黄精自宋代沿用至今。

2．历版《中国药典》 均收载黄精和酒黄精（1977年版除外）。

3．各省市炮制规范 收载有黄精、酒黄精、蒸黄精、制黄精、炆黄精、生黄精等。生黄精饮片炮制方法基本一致，均为取原药材，洗净，略润、切厚片，干燥。

4．现代研究文献 主要对炮制前后对黄精中化学成分的变化，和黄精多糖含量的变化对药理作用的影响，还有对黄精进行炮制工艺的优化研究。

综合上述研究结果，制定黄精的炮制工艺为：

黄精 取原药材，除去杂质，洗净，略润，切厚片，干燥，即得。

酒黄精 取净黄精，加黄酒拌匀，置蒸制容器内，蒸透，或密闭隔水炖至酒被吸尽，色泽黑润，口尝无麻味时，取出，稍晾，切厚片，干燥。

每100kg黄精，用黄酒20kg。

参考文献

[1] 徐世忱，王彩霞，徐险峰，等．黄精炮制前后总多糖含量的比较分析[J]．中国中药杂志，1993，18(10):601-602.

[2] 吴良发，宁火华，岳翃熠，等．正交设计研究黄精炮制中美拉德反应产物的抗氧化活性[J]．中国药师，2015，18(6):916-919.

[3] 曾林燕，宋志前，魏征，等．黄精炮制过程中新产生成分分离及含量变化[J]．中草药，2013，44(12):1584-1588.

[4] 吴毅，姜军华，许妍，等．黄精炮制前后氨基酸含量的柱前衍生化高效液相色谱法测定[J]．时珍国医国药，2015，26(4):884-886.

[5] 吴建华，崔衸．酒黄精饮片炮制工艺研究[J]．陕西中医，2011，32(11):1542-1543.

[6] 冯英，田源红，汪毅，等．酒炖黄精工艺研究[J]．四川中医，2010，28(3):35-37.

[7] 张英，田源红，王建科，等．均匀设计优化清蒸黄精的炮制工艺[J]．中华中医药杂志，2011，26(8):1862-1864.

[8] 刘玲，鲍家科，刘建军，等．酒黄精的不同炮制方法比较[J]．中国实验方剂学杂志，2015，21(10):26-30.

[9] 王永禄，王丽瑶，朱欣佚，等．常压蒸制和高压蒸制对酒黄精化学成分的影响研究[J]．中国生化药物杂志，2014，34(8):173-175.

十一画

Ju hua

菊花

药材来源 本品为菊科植物菊*Chrysanthemum morifolium* Ramat.的干燥头状花序。

采收加工 9～11月花盛开时分批采收，阴干或焙干，或熏、蒸后晒干。药材按产地和加工方法不同，分为“亳菊”“滁菊”“贡菊”“杭菊”。

菊花饮片炮制规范

【饮片品名】菊花。

【饮片来源】本品为菊花药材经净制后的炮制品。

【炮制方法】取原药材，除去残留的梗叶和杂质。

【饮片性状】亳菊 呈倒圆锥形或圆筒形，有时稍压扁呈扇形，直径1.5～3cm，离散。总苞碟状；总苞片3～4层，卵形或椭圆形，草质，黄绿色或褐绿色，外面被柔毛，边缘膜质。花托半球形，无托片或托毛。舌状花数层，雌性，位于外围，类白色，劲直，上举，纵向折缩，散生金黄色腺点；管状花多数，两性，位于中央，为舌状花所隐藏，黄色，顶端5齿裂。瘦果不发育，无冠毛。体轻，质柔润，干时松脆。气清香，味甘、微苦。

滁菊 呈不规则球形或扁球形，直径1.5～2.5cm。舌状花类白色，不规则扭曲，内卷，边缘皱缩，有时可见淡褐色腺点；管状花大多隐藏。

贡菊 呈扁球形或不规则球形，直径1.5～2.5cm。舌状花白色或类白色，斜升，上部反折，边缘稍内卷而皱缩，通常无腺点；管状花少，外露。

杭菊 呈碟形或扁球形，直径2.5～4cm，常数个相连成片。舌状花类白色或黄色，平展或微折叠，彼此粘连，通常无腺点；管状花多数，外露。

【质量控制】

鉴别 取本品1g，剪碎，加石油醚（30～60℃）20ml，超声处理10分钟，弃去石油醚，药渣挥干，加稀盐酸1ml与乙酸乙酯50ml，超声处理30分钟，滤过，滤液蒸干，残渣加甲醇2ml使溶解，作为供试品溶液。另取菊花对照药材1g，同法制成对照药材溶液。再取绿原酸对照品，加乙醇制成每1ml含0.5mg的溶液，作为对照品溶液。照薄层色谱法试验，吸取上述三种溶液各0.5～1μl，分别点于同一聚酰胺薄膜上，以甲苯-乙酸乙酯-甲酸-冰醋酸-水（1∶15∶1∶1∶2）的上层溶液为展开剂，展开，取出，晾干，置紫外光灯（365nm）下检视。供试品色谱中，在与对照药材色谱和对照品色谱相应的位置上，显相同颜色的荧光斑点。

检查 水分 不得过15.0%（第二法）。

含量测定 照高效液相色谱法测定。

色谱条件与系统适用性试验 以十八烷基硅烷键合硅胶为填充剂；以乙腈为流动相A，以0.1%磷酸溶液为流动相B，按下表中的规定进行梯度洗脱；检测波长为348nm。理论板数按3，5-*O*-二咖啡酰基奎宁酸峰计算应不低于8000。

时间（分钟）	流动相A（%）	流动相B（%）
0 ～ 11	10→18	90→82
11 ～ 30	18→20	82→80
30 ～ 40	20	80

对照品溶液的制备 取绿原酸对照品、木犀草苷对照品、3，5-*O*-双咖啡酰基奎宁酸对照品适量，精密称定，置棕色量瓶中，加70%甲醇制成每1ml含绿原酸35μg，木犀草苷25μg，3，5-*O*-二咖啡酰基奎宁酸80μg的混合溶液，即得（10℃以下保存）。

供试品溶液的制备 取本品粉末（过一号筛）约0.25g，精密称定，置具塞锥形瓶中，精密加入70%甲醇25ml，密塞，称定重量，超声处理（功率300W，频率45kHz）40分钟，放冷，再称定重量，用70%甲醇补足减失的重量，摇匀，滤过，取续滤液，即得。

测定法　分别精密吸取对照品溶液与供试品溶液各5μl，注入液相色谱仪，测定，即得。

本品按干燥品计算，含绿原酸（$C_{16}H_{18}O_9$）不得少于0.20%，含木犀草苷（$C_{21}H_{20}O_{11}$）不得少于0.080%，含3，5-*O*-二咖啡酰基奎宁酸（$C_{25}H_{24}O_{12}$）不得少于0.70%。

【性味与归经】甘、苦，微寒。归肺、肝经。

【功能与主治】散风清热，平肝明目，清热解毒。用于风热感冒，头痛眩晕，目赤肿痛，眼目昏花，疮痈肿毒。

【用法与用量】5～10g。

【贮藏】置阴凉干燥处，密闭保存，防霉，防蛀。

菊花饮片炮制操作规程

1．产品概述

（1）品名　菊花。

（2）规格　花。

2．生产依据　按照《中国药典》2015年版一部有关工艺要求及标准，以及拟定的饮片品种炮制工艺执行。

3．工艺流程　取原药材，除去残留的梗叶和杂质，包装，即得。

4．炮制工艺操作要求

（1）挑选　除去梗叶和杂质。

（2）包装　复合袋包装，包装损耗应不超过1.0%。

5．原料规格质量标准　符合《中国药典》2015年版一部菊花药材项下的相关规定。

6．成品质量标准　符合本规范菊花饮片项下的相关规定。

7．成品贮存及注意事项　置阴凉干燥处，密闭保存，防霉，防蛀。

8．工艺卫生要求　符合中药饮片GMP相关工艺卫生要求。

9．主要设备　包装机等设备。

菊花饮片炮制规范起草说明

（一）菊花炮制方法历史沿革

1．净制　菊花的净制最早记载有“择去梗”及“摘去萼”《总录》，以后多有记载“去萼梗”《普本》、“去梗叶”《卫济》、“去枝梗”《济生》、“去根枝净”《普济方》、“去土”《医学》、“去蒂”《醒斋》、“去心蒂”《得配》。

2．切制　切制方法历代多为粉碎为末：“甘菊花，头子研为末”《脚气》、“研为末”《药症》、“晒干为末”《瑶函》、“阴干捣末”及“晒干为末”《钩元》。

3．炮制

（1）蒸制　“蒸湿捣如膏”《圣惠方》。

（2）炒制　“炒”《朱氏》、“微炒”《普济方》。

（3）酝制　“用九月九日菊花暴干，取家糯米一斗，蒸熟，用五两菊花末拌如常酝法，多用细面曲，为候酒熟即压之去滓”《履巉岩》。

（4）酒制

①酒拌　“酒伴晒”《疮疡》、“炊一服时，不住洒酒，泡干，取末”《普济方》、“去核，酒拌”《理例》。

②酒洗　“有酒洗者”《仁术》、“酒洗晒干用”《说约》。

③酒浸　“酒浸晒干用”《回春》、“酒浸取肉，焙”《奇效》。

④酒蒸　“酒拌蒸，日干用”《得配》、“酒蒸去核”《禁方》、“酒蒸”《宋氏》。

十一画

（5）浆制　“忌火，去蒂，浆过晒干，乘燥入磨”《通玄》。

（6）阴干　“修治唯阴干”《乘雅》。

（7）制炭　“烧灰存性”《大成》、“或炒黑，或煨炭”《害利》。

（8）童便制　“童便浸一宿晒干为末”《钩元》。

（9）药制　“去心蒂，地骨皮煎汁拌蒸，日干用”《得配》、“烧灰”《奥旨》。

历代炮制历史沿革见表1。

表1　菊花炮制历史沿革简况

朝代	沿用方法	新增方法	文献出处
宋代		择去梗；摘去萼；菊花焙	《总录》
		去萼梗	《普本》
		去梗叶	《卫济》
		去枝梗	《济生》
		甘菊花，头子研为末	《脚气》
		研为末	《药症》
		炒	《朱氏》
		取九月九日菊花暴干，取家糯米一斗，蒸熟，用五两菊花末拌如常酝法，多用细面曲，为候酒熟即压之去滓	《履巉岩》
		酒拌晒	《疮疡》
金元时期	去皮 白矾水洗 锉作小块 慢火炒令热透	酒浸取肉，焙	《奇效》
		去核，酒拌	《理例》
		酒蒸去核	《禁方》
		酒蒸	《宋氏》
明代	去皮 白矾水洗 锉作小块 慢火炒令热透	去土	《医学》
		去萼；有酒洗者	《仁术》
		去蒂	《醒斋》
		晒干为末	《瑶函》
		去根枝净；微炒；炊一服时，不住酒洒，泡干，取末	《普济方》
		酒浸，晒干用	《回春》
		忌火，去蒂，浆过晒干，乘燥入磨	《通玄》
		修治唯阴干	《乘雅》
清代	去皮 白矾水洗 锉作小块 慢火炒令热透 阴干	去心蒂；酒拌蒸，日干用；去心蒂，地骨皮煎汁拌蒸，日干用	《得配》
		酒洗晒干用	《说约》
		烧灰	《奥旨》
		烧灰存性	《大成》
		阴干捣末、晒干为末；阴干捣末，空腹取一方寸匕，和无灰酒服之；皆阴干用；童便浸一宿晒干为末	《钩元》
		或炒黑，或煨炭	《害利》

综观历代中药炮制资料，菊花的炮制方法有焙制、蒸制、炒制、酝制、酒制。宋代医家即以酒作为液体辅料来炮制菊花。酒制是菊花炮制记载最多的一种方法，在宋代首次出现“酒拌”的方法后，明清时代得到充分的发展和补充，先后出现了“酒洗”“酒浸”“酒蒸”等方法。明代还沿用了前人炒制的方法，并出现了浆制的新型炮制方法。清代除沿用了酒制的方法外，还出现了制炭、童便制、药汁制等新方法。

（二）菊花饮片药典及地方炮制规范

1．净制　除去梗叶和杂质。

2．炮制

（1）炒制　取菊花，照清炒法炒至微具焦斑，筛去灰屑。

十一画

（2）制炭　取净菊花，照炒炭法炒至焦黑色。　　现代炮制方法见表2。

表2　《中国药典》及各地炮制规范收载的菊花炮制方法

药典及规范	炮制方法
《中国药典》（1963年版）	菊花　拣去杂质，除去残留的梗叶即得 菊花炭　取拣净的菊花，置锅内炒至焦褐色，但须存性，喷淋清水，取出，晒干即得
《中国药典》（1977年版） 《中国药典》（1985年版） 《中国药典》（1990年版） 《中国药典》（1995年版） 《中国药典》（2000年版） 《中国药典》（2005年版） 《中国药典》（2010年版） 《中国药典》（2015年版）	菊花　拣去杂质，除去残留的梗叶即得
《全国中药炮制规范》（1988年版）	菊花　取原药材，除去杂质及残留的梗叶，筛去灰屑 菊花炭　取净菊花置锅内，用中火加热炒至焦褐色。喷淋清水少许，灭尽火星，取出干燥
《北京市中药饮片炮制规范》（2008年版）	菊花　取原药材，除去杂质及残留的梗、叶，筛去灰屑
《天津市中药饮片炮制规范》（2012年版）	菊花　取原药材，除去杂质及长柄 菊花炭　取菊花，整碎分开，分别置锅内加热，翻动均匀，炒至焦褐色及时喷淋清水，灭尽火星，取出，散热，干燥
《黑龙江省中药饮片炮制规范及标准》（2012年版）	菊花　取原药材，除去杂质及残留的梗叶，筛去灰屑，即得
《上海市中药饮片炮制规范》（2008年版）	白菊花　将原药除去花柄、霉变花朵等杂质，筛去灰屑 黄菊花　将原药除去花柄、霉变花朵等杂质，筛去灰屑 炒白菊花　取白菊花，照清炒法炒至微具焦斑，筛去灰屑 炒黄菊花　取黄菊花，照清炒法炒至微具焦斑
《江苏省中药饮片炮制规范》（2002年版）	菊花　取原药材，除去杂质及残留的茎、叶、梗，筛去灰屑
《安徽省中药饮片炮制规范》（2005年版）	菊花　取原药材，除去梗、叶及杂质，筛去灰屑 菊花炭　取净菊花，照炒炭法，用中火加热，炒至花瓣成焦褐色，取出，及时晾干，凉透
《浙江省中药炮制规范》（2015年版）	菊花　取原药，除去总花梗、叶等杂质，筛去灰屑 炒菊花　取菊花饮片，照清炒法炒至表面黄白色、微具焦斑时，取出，摊凉 菊花炭　取菊花饮片，照炒炭法炒至浓烟上冒、表面焦黑色时，微喷水，灭尽火星，取出，晾干 胎菊　取原药，除去总花梗、叶等杂质，筛去灰屑
《江西省中药饮片炮制规范》（2008年版）	菊花　取原药，除去杂质及梗叶
《河南省中药饮片炮制规范》（2005年版）	菊花　除去残留的花梗、叶片等杂质，筛去灰屑 菊花炭　取净菊花，照炒炭法炒至焦黑色
《贵州省中药饮片炮制规范》（2005年版）	菊花　取原药材，除去杂质及残留的茎、叶、梗，筛去灰屑
《重庆市中药饮片炮制规范及标准》（2006年版）	菊花　除去杂质和枝梗
《山东省中药饮片炮制规范》（2012年版）	菊花炭　取净菊花置热锅中，中火炒至表面焦褐色，喷淋清水少许，灭净火星，取出，及时摊晾，凉透
《广东省中药饮片炮制规范》（2011年版）	菊花炭　取净菊花置炒至容器内，用中火加热炒至焦褐色，喷淋清水少许灭尽火星，取出，放晾

（三）菊花饮片现代炮制研究

彭小冰等[1]通过紫外分光光度法测定总黄酮含量的方法，分析不同炮制方法对黔产野菊花中总黄酮含量的影响。实验结果表明野菊花经过不同的炮制方法炮制后，总黄酮含量变化有所不同，炒炭品比生品的含量高，而酒炙品和蒸制品均比生品的含量低。表明炮制方法与野菊花中总黄酮含量有一定的关系。

白雁等[2]分析药用菊花不同炮制品的红外谱图，找出怀菊花、炒菊花及菊花炭的红外原谱、二阶导数谱及二维相关谱的谱图特征，实验结果表明怀菊花、炒菊花及菊花炭红外原谱、二阶导数谱及二维相关谱特征性明显。

王莹等[3]通过对不同炮制品怀小白菊挥发油成分的GC-MS法分析我国河南菊花GAP基地自然送风干燥怀小白菊和蒸制怀小白菊的挥发油成分，自然送风干燥怀小白菊挥发油收率为0.26%，蒸制怀小白菊挥发油收率为0.10%，两者相差近1.5倍；两者挥发油组成有一定区别。

杨秀伟等[4]通过对微波加工和蒸制杭白菊挥发油成分的GC-MS分析，分析我国浙江省国家杭白菊GAP基地微波加工杭白菊和蒸制杭白菊的挥发油成分，采用微波干燥技术加工杭白菊，可尽量多地保留了原形挥发油化学成分；与传统的蒸制加工方法比较，大大改善了菊花的等级和质量。

刘贵霞等[5]通过对菊花炭中总黄酮含量的研究，菊花属花类药材，炮制火候和程度比较难掌握。菊花炭炒制后样品个别表面颜色呈焦黑色，说明炮制程度略过，则总黄酮含量就偏低，可以看出，菊花炭中总黄酮含量的高低能够反映出饮片的炮制程度及质量的优劣，得出菊花炮制程度不同，黄酮含量差异较大。

代光秀等[6]采用TLC、HPLC色谱法对不同加工方法的菊花饮片中绿原酸、木犀草苷、3，5-*O*-双咖啡酰基奎宁酸进行定性和定量研究，同时对其水分、浸出物等进行测定，实验结果表明不同炮制加工方法对菊花饮片的外观、水分以及绿原酸、木犀草苷、3，5-*O*-双咖啡酰基奎宁酸的含量影响不同，烘干的菊花饮片的有效成分的含量最高，硫黄熏的菊花饮片最低；硫黄熏蒸菊花饮片含水量明显升高。

谭文影等[7]采用纸片法、稀释法以及空间抑菌法等进行抑菌试验，通过电导率法比较野菊花鲜品与蒸制品的提取物对细菌电导率改变的差异。实验结果表明各提取物对受试的4种菌均表现出一定的抗菌活性，鲜品醇提物对金黄色葡萄球菌的抑菌效果最优，抑菌直径在11mm以上，最小抑菌浓度为0.125g/ml；鲜品挥发油对链球菌以及痢疾杆菌抑菌效果最优，抑菌直径 11mm 以上，最小抑菌浓度均为 0.25%；空间抑菌法最优的是野菊花鲜品醇提物，杀菌率为91.41%。各提取物对上述细菌的培养基电导率均有影响，效果最优的是鲜品醇提物作用于痢疾杆菌 5小时，电导率增加18.2%（$P<0.05$）。可以看出不同炮制加工方法对野菊花的抑菌活性有影响，鲜品的炮制方法优于蒸制品[7]。

苏靖等[8]以愈创木酚为底物，采用分光光度法测定菊花过氧化物酶的酶学特性，并比较不同加工工艺下菊花过氧化物酶学特性及总黄酮含量。实验结果表明菊花反应时间不宜超过2分钟，最适pH 7.0，最适温度36℃，100℃处理30秒后，过氧化物酶活性完全丧失。过氧化物酶催化的酶促褐变反应动力学符合米氏方程，动力学参数 $Km=1.58\times10^{-2}$ mol/L，Vmax=14.278U/min。四种炮制工艺比较过氧化物酶的抑制效果为水蒸气＞微波干燥＞80℃热风干燥＞自然阴干。分光光度计法测定样品总黄酮含量，蒸制干燥＞微波干燥＞80℃热风干燥＞自然阴干。表明了菊花过氧化物酶适应温度范围广，20～80℃，相对耐热性好。

十一画

现代文献中对净制的要求多为去除杂质及残留的梗叶，筛去灰屑。现代文献鲜有菊花切制的记载。

（四）菊花饮片炮制工艺研究总结

1．历史文献 净制、焙、炒、蒸、酒制、制炭等。

2．历版《中国药典》 菊花、菊花炭等，以生用为主。

3．各省市炮制规范 菊花、炒菊花、菊花炭等，以生用为主。

4．现代研究文献 菊花，炒炭。以生品较为常见。

综合上述研究结果，制定菊花的炮制工艺为：

菊花　取原药材，除去残留的梗叶和杂质，即得。

参考文献

[1] 彭小冰，胡皓东. 野菊花不同炮制品中总黄酮含量的分析[J]. 贵阳中医学院学报, 2005, 27(02):64-66.

[2] 白雁，鲍红娟，王东，等. 菊花不同炮制品的红外原谱、二阶导数谱及二维相关谱谱图分析[J]. 中药材, 2006, 29(06):544-547.

[3] 王莹，杨秀伟. 不同炮制品怀小白菊挥发油成分的GC-MS分析[J]. 中国中药杂志, 2006, 31(6):456-459.

[4] 杨秀伟，韩美华，陶海燕，等. 微波加工和蒸制杭白菊挥发油成分的GC-MS分析[J]. 中国中药杂志, 2007, 32(3):227-230.

[5] 刘贵霞，李英霞，侯立静，等. 菊花炭中总黄酮含量研究[J]. 陕西中医, 2013, 34(1):81-83.

[6] 代光秀，曲永胜，葛秀允. 不同加工方法对菊花饮片质量影响的综合评价[J]. 长春中医药大学学报, 2015, 31(02):251-253.

[7] 谭文影，李钟，张维维，等. 野菊花不同炮制品提取物抑菌效果比较研究[J]. 甘肃医药, 2016, 35(01):1-4.

[8] 苏靖，刘守金，朱晶晶，等. 中药菊花过氧化物酶酶学特性及炮制工艺的研究[J]. 湖南中医药大学学报, 2017, 37(03):259-263.

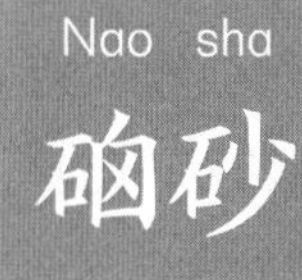

药材来源　本品为氯化物矿物硇砂 *Sal Ammoniac* 或紫色石盐 *Halite Violaceous*。前者称白硇砂，主含氯化铵，后者称紫硇砂，主含氯化钠。

采收加工　挖出后除去杂质即得。白硇砂以块整、色白、不含杂质为佳。紫硇砂以质坚、色紫、断面明亮、有臭气、味咸者为佳。

硇砂饮片炮制规范

【饮片品名】硇砂、醋硇砂。

（一）硇砂

【饮片来源】本品为矿物药硇砂经净制后的炮制品。

【炮制方法】取原药材，除去杂质，碾碎。

【饮片性状】白硇砂　本品为不规则碎块状结晶体。表面灰白色或暗白色，稍有光泽，质重而脆，断面显束针状纹理。土腥气、味咸苦而刺舌。

紫硇砂　本品多呈立方形或不定形。有

棱角，凹凸不平，表面暗红色或紫红色，质重、臭气浓、味咸。

【质量控制】

鉴别 白硇砂 本品的水溶液显铵盐与氯化物的鉴别反应。

紫硇砂 本品的水溶液显钠盐与氯化物的鉴别反应。

（二）*醋硇砂*

【饮片来源】本品为矿物药硇砂经醋制后的炮制品。

【炮制方法】取原药材，研碎，置适量的沸水中溶化，过滤后倒入搪瓷盆中，加入适量醋，将盆放在水锅中，隔水加热蒸发，随时捞取液面上析出的结晶，直至无结晶为止，干燥；或直火加热蒸发至干，干燥。

每100kg药材，用醋50kg。

【饮片性状】本品为白色或微带黄色粉末。味咸，苦。

【质量控制】〔鉴别〕同硇砂。

【性味与归经】咸、苦、辛，温；有毒。归肝、脾、胃经。

【功能与主治】消积软坚，破瘀散结。用于癥瘕痃癖，噎膈反胃，痰饮喉痹，积痢经闭；外治目翳、息肉、疣赘、疔疮、瘰疬、痈肿、恶疮。

【用法与用量】0.3～0.9g，或入丸、散用，外用适量，研细末点、撒或调敷，或入膏药中贴，或化水点、涂患处。

【贮藏】置阴凉干燥处。

硇砂饮片炮制操作规程

（一）*硇砂*

1．产品概述

（1）品名 硇砂。

（2）规格 白硇砂为白色或暗白色粉末，紫硇砂为紫红色或紫棕色粉末。

2．生产依据 依据本课题研究制定的技术工艺流程。

3．工艺流程 取原药材，除去杂质，碾碎。

4．炮制工艺操作要求

（1）粉碎 取原药材，捣碎。损失率不得高于2.0%。

（2）包装 无毒乙烯塑料袋包装，包装损耗应不超过2.0%。

5．原料规格质量标准 符合本规范硇砂饮片项下的相关规定。

6．成品质量标准 符合本规范硇砂饮片项下的相关规定。

7．成品贮存及注意事项 置通风干燥处，防蛀。

8．工艺卫生要求 符合中药饮片GMP相关工艺卫生要求。

9．主要设备 粉碎机等设备。

（二）*醋硇砂*

1．产品概述

（1）品名 硇砂。

（2）规格 灰白色或微黄色粉末。

2．生产依据 依据本课题研究制定的技术工艺流程。

3．工艺流程 取原药材，研碎，置适量的沸水中溶化，过滤后倒入搪瓷盆中，加入适量醋，将盆放在水锅中，隔水加热蒸发，随时捞取液面上析出的结晶，直至无结晶为止，干燥；或直火加热蒸发至干，干燥。

每100kg药材，用醋50kg。

4．炮制工艺操作要求

（1）粉碎 取原药材，捣碎。损失率不得高于2.0%。

（2）溶解 将药材粉末至适量的沸水中搅拌溶解，过滤。每100kg药材，需沸水量300kg。

十一画

（3）结晶　滤液中加适量的醋，搅拌均匀，然后隔水加热，不断捞出液面析出的结晶；或者滤液加入适量的醋，搅拌均匀，直火加热蒸干。收集结晶。每100kg药材，用米醋50kg。

（4）包装　无毒乙烯塑料袋包装，包装损耗应不超过2.0%。

5. 原料规格质量标准　符合药材项下的质量控制。

6. 成品质量标准　符合本规范醋硇砂饮片项下的相关规定。

7. 成品贮存及注意事项　置通风干燥处，防蛀。

8. 工艺卫生要求　符合中药饮片GMP相关工艺卫生要求。

9. 主要设备　蒸煮锅等设备。

硇砂饮片炮制规范起草说明

（一）硇砂炮制方法历史沿革

1. 净制　最早记载有“光净者良”（明《粹言》）。

2. 炮制

（1）煅制　凡修制硇砂，用黄丹、石灰作柜煅赤使用，并无毒（五代《日华子》）。

（2）结晶法　以酢浆上自器中浸，日中暴之，三日药著器皿畔干者，取如粟米大（唐《千金翼》）。硇砂，用须水飞过，入瓷器中，于重汤中煮其器，使自干，杀其毒，去其尘秽（宋《衍义》）。硇砂，今时人多用水飞净，醋煮干如霜，刮下用之（明《纲目》）。

历代炮制历史沿革见表1。

表1　硇砂炮制历史沿革简况

朝代	沿用方法	新增方法	文献出处
唐代		光净者良	《药性论》
	净制	以酢浆上自器中浸，日中暴之，三日药著器皿畔干者，取如粟米大	《千金翼》
	净制	凡修制硇砂，用黄丹、石灰作柜煅赤使用，并无毒	《日华子》
宋代	净制	细研	《圣惠方》
明代	净制	硇砂，用须水飞过，入瓷器中，于重汤中煮其器，使自干，杀其毒，去其尘秽	《衍义》
	净制	硇砂，今时人多用水飞净，醋煮干如霜，刮下用之	《纲目》

从古代文献资料中可以看出，历代沿用过的硇砂炮制方法有净制、煅制和结晶法，所用的辅料主要是醋。现代炮制方法仍沿用净制和结晶法，其他方法少见承袭。

（二）硇砂饮片药典及地方炮制规范

1. 净制　去原药材，除去杂质，碾碎。

2. 炮制

（1）煅制　将净硇砂碎块装入耐火容器内，置无烟的炉火中，武火煅烧至红透时，取出，放凉，碾成粉末。

（2）结晶法　取净硇砂块，置沸水中溶化，过滤后倒入搪瓷盆中，加入适量醋，将盆放入水锅内，隔水加热蒸发，随时捞取液面上析出的结晶，直至无结晶为止，干燥；或将上法滤过获得的清夜置锅中，加入适量醋，加热蒸发至干，取出。

历版《中国药典》中均未收载硇砂的炮制方法，各地硇砂炮制方法见表2。

表2　各地炮制规范收载的硇砂炮制方法

规范	炮制方法
《河南省中药饮片炮制规范》（2005年版）	硇砂　拣去杂质，刷净泥屑，砸成小块
《辽宁省中药炮制规范》（1986年版）	醋硇砂　取硇砂，砸成小块，置沸水中溶化，沉淀后，除去沉渣，将上清液倒入瓷盆中，再加入米醋，将盆放在盛水的铁锅内隔水加热蒸发，随时捞出液面的白色浮霜，置白纸上呈白色结晶状，干燥。每100kg硇砂，用米醋50kg
《甘肃中炮制规范》（2009年版）	除去杂质，研成细粉
《上海市中药饮片炮制规范》（2008年版）	将原药除去杂质
《广东省中药炮制规范》（1984年版）	硇砂　除去杂质 醋硇砂　（1）将原药砸碎，置沸水中溶化，沉淀后，除去沉淀（或过滤）将上清液倒入搪瓷盆中，再加入定量醋，将盆放在水锅内，隔水加热蒸发，随时捞取液面上析出的结晶，随析出随捞取，至无结晶为止，干燥 （2）将上法滤过的上清液置锅中，加入定量醋，加热蒸发至干，取出。每硇砂100kg，用醋50kg
《吉林省中药炮制标准》（1986年版）	白硇砂　刷去泥土，砸成小块 净紫硇砂　除去杂质，研粉 制紫硇砂　取净紫硇砂，置适宜容器，用沸水溶化，过滤，除去残渣，取续滤液倾入瓷盆，加适量米醋，加热煮沸至液面析出白色浮霜时，随时捞出，放入适宜容器内，直至捞尽为止。白霜晒干呈白色片状结晶。每100kg紫硇砂，用米醋50kg
《全国中药炮制规范》（1988年版）	硇砂　取原药材，除去杂质，砸成小块 醋硇砂　取净硇砂块，置沸水中溶化，过滤后倒入搪瓷盆中，加入适量醋，将盆放入水锅内，隔水加热蒸发，随时捞取液面上析出的结晶，直至无结晶为止，干燥；或将上法滤过获得的清液置锅中，加入适量醋，加热蒸发至干，取出。每100kg硇砂，醋50kg
《山东省中药炮制规范》（1990年版）	硇砂　去净杂质及泥屑，砸成碎块 煅硇砂　将净硇砂碎块装入耐火容器内，置无烟的炉火中，武火煅烧至红透时，取出，放凉，碾成粉末 制硇砂　将净硇砂碎块放搪瓷盆内，加入米醋与适量清水，水浴加热至溶解后，滤除杂质，静止后取上清液，再倒入搪瓷盆内，水浴加热浓缩，随着水分的蒸发，液面析出结晶，随析随捞，至无结晶析出为止，将结晶干燥，研细。每100kg硇砂块，用米醋30kg
《浙江省中药炮制规范》（2005年版）	硇砂　取原药，除去杂质。砸碎如米粒大小 醋硇砂　取硇砂，投入沸水中溶化，滤过，滤液置适宜容器内，加醋，隔水蒸煮，待析出结晶时，随时捞取，干燥；或滤液加醋后，加热蒸发，待干燥时，取出。每硇砂100kg，用醋50kg

（三）硇砂饮片现代炮制研究

现代的中医药典籍中记载硇砂的来源有两种：一种为紫色石盐称紫硇砂，主成分为NaCl；一种为氯化铵矿石称白硇砂，主成分为NH_4Cl。而在2010年版药典一部附录“成方制剂中本药典未收载的药材及炮制品”中记载“硇砂为紫色石盐矿石，主含氯化钠”，药典中硇砂是指白硇砂还是紫硇砂，含糊不清，与典籍中的记载不符[1]。

邓水荣[2]等通过本草考证确证古本草记载的硇砂来源、性状、产地、功效与《中药大辞典》载硇砂相符，即白硇砂，说明现代所指的白硇砂是本草硇砂。紫硇砂是近代才出现的药名，首见于《中药志》，在青盐项下记载“有时石盐因含有少量硫和锂元素而现暗红色”，即“紫硇砂”。郑末晶[3]从性状特征、基源、名称三个方面对硇砂药材进行了考证，确认本草硇砂药材是指现代的白硇砂，不是紫硇砂，也不包括紫硇砂；硇砂药材基源因为天然的氯化钠矿石，不可用人工合成硇砂代替天然硇砂用；古方中硇砂不应以紫硇砂带白硇砂配方使用；紫硇砂不应称硇砂、盐硇，建议更名为紫色石盐。

索有瑞等[4]就矿物藏药紫硇砂和硇砂的药物学特征及矿物学特征进行了比较，发现紫硇砂与硇砂是不同的两味药材：矿物藏药紫硇砂主含氯化钠，是伴有微量元素Fe、Li以及含有机质的天然矿物质—石盐。因呈紫红或暗红色又名藏红盐、红硇砂、藏硇砂、咸硇砂等；硇砂为主含氯化铵，伴有元素Ca、Mg、Fe的天然氯化物类矿物质，又名淡硇砂、白硇砂、戎盐等。由于二者皆为天然盐类矿物质，别名繁杂，同时均因含有相同或相近的微量元素（如Fe、Ca、Mg等），性味功能相近，致使在药物临床应用中，时有混淆。

杨全伟等[5]采用紫外分光光度法在276nm处测定紫硇砂生品及其3种炮制品中硫的含量，结果紫硇砂生品中硫的含量为111.05μg/g，3中炮制品中硫的含量分别为：水煮法为14.37μg/g，隔水醋制浮霜法为21.11μg/g和36.90μg/g，直火醋制法为42.40μg/g。紫硇砂隔水浮霜法和直火醋制法中硫的含量明显低于生品，但明显高于水煮法，说明紫硇砂炮制方法既可以除去部分硫，减少不良反应，又保留了部分硫，保证其疗效。

李轩贞[6]等用紫外分光光度法间接测定了紫硇砂生品、醋制品、煅品和单煮品中多硫化物的含量，结果生品中多硫化物含量最高，醋制品次之，煅品和单煮品未检测到多硫化物，因此认为紫硇砂炮制减毒主要是因为炮制后多硫化物的减少。

余玖霞等[7]以混酸对紫硇砂、白硇砂进行微波消解制样，采用电感耦合等离子体发射光谱法测定了两种药材及其炮制品中Al、As、B、Be等26中元素，结果表明白硇砂中检出20种元素，紫硇砂中检出19种元素；各炮制品中检出的微量元素种类与生品基本相同，经加工炮制后，白硇砂和紫硇砂中As、Cd、Cr、Pd等有害元素的量降低。

（四）硇砂饮片炮制工艺研究总结

1．历史文献 净制、煅制和结晶法，以净制和结晶法最为常见。

2．历版《中国药典》 正文中均未收载。

3．各省市炮制规范 净制、煅制和结晶法，以净制和结晶法最为常见。

4．现代研究文献 净制和结晶法最为常用。

综合上述研究结果，制定硇砂的炮制工艺为：

硇砂 取原药材，除去杂质，碾碎。

醋硇砂 取原药材，研碎，置适量的沸水中溶化，过滤后倒入搪瓷盆中，加入适量醋，将盆放在水锅中，隔水加热蒸发，随时捞取液面上析出的结晶，直至无结晶为止，干燥；或直火加热蒸发至干，干燥。

每100kg 药材，用醋50kg。

参考文献

[1] 过全兴, 王水潮. 对1990年版中国药典一部附录中所载“硇砂”的质疑[J]. 中国药学杂志, 1993, 28(4):246.

[2] 邓水荣, 刘能俊, 李发英, 等. 硇砂的本草考证[J]. 中国中药杂志, 1997, 22(5):259-261.

[3] 郑末晶. 硇砂名实考[J]. 中药材, 1992, 15(5):41-42.

[4] 索有瑞, 李天才. 矿物藏药紫硇砂与硇砂的一些特征比较[J]. 中国民族医药杂志, 2000(S1):53-55.

[5] 杨全伟, 韩建伟, 姜丽. 紫硇砂及其3种炮制品中硫的含量测定及比较[J]. 中国药师, 2011, 14(4):502-503.

[6] 李轩贞, 吴玢. 紫硇砂炮制除毒探讨[J]. 中国中药杂志, 1989, 14(10):594-596.

[7] 余玖霞, 陆兔林, 毛春芹, 等. 白硇砂和紫硇砂及其炮制品中微量元素的测定[J]. 中药草, 2012, 43(2):270-274.

Ma huang
麻黄

药材来源 本品为麻黄科植物草麻黄*Ephedra sinica* Stapf、中麻黄*Ephedra intermedia* Schrenk et C.A.Mey.或木贼麻黄*Ephedra equisetina* Bge.的干燥草质茎。

采收加工 秋季采割绿色的草质茎，晒干。

麻黄饮片炮制规范

【饮片品名】麻黄、蜜麻黄。

（一）麻黄

【饮片来源】本品为麻黄药材经切制后的炮制品。

【炮制方法】取原药材，除去木质茎、残根及杂质，切段。

【饮片性状】本品为呈圆柱形的段。表面淡黄绿色至黄绿色，粗糙，有细纵脊线，节上有细小鳞叶。切面中心显红黄色。气微香，味涩、微苦。

【质量控制】

鉴别 （1）取本品粉末0.2g，加水5ml与稀盐酸1～2滴，煮沸2～3分钟，滤过。滤液置分液漏斗中，加氨试液数滴使呈碱性，再加三氯甲烷5ml，振摇提取。分取三氯甲烷液，置二支试管中，一管加氨制氯化铜试液与二硫化碳各5滴，振摇，静置，三氯甲烷层显深黄色；另一管为空白，以三氯甲烷5滴代替二硫化碳5滴，振摇后三氯甲烷层无色或显微黄色。

（2）取本品粉末1g，加浓氨试液数滴，再加三氯甲烷10ml，加热回流1小时，滤过，滤液蒸干，残渣加甲醇2ml充分振摇，滤过，取滤液作为供试品溶液。另取盐酸麻黄碱对照品，加甲醇制成每1ml含1mg的溶液，作为对照品溶液。照薄层色谱法试验，吸取上述两种溶液各5μl，分别点于同一硅胶G薄层板上，以三氯甲烷-甲醇-浓氨试液（20∶5∶0.5）为展开剂，展开，取出，晾干，喷以茚三酮试液，在105℃加热至斑点显色清晰。供试品色谱中，在与对照品色谱相应的位置上，显相同的红色斑点。

检查 杂质 不得过5%。

水分 不超过9.0%（第二法）。

总灰分 不超过9.0%。

含量测定 照高效液相色谱法测定。

色谱条件与系统适用性试验 以极性乙醚连接苯基键合硅胶为填充剂；以甲醇-0.092%磷酸溶液（含0.04%三乙胺和0.02%二正丁胺）（1.5∶98.5）为流动相；检测波长为210nm。理论板数按盐酸麻黄碱峰计算应不低于3000。

对照品溶液的制备 取盐酸麻黄碱对照品、盐酸伪麻黄碱对照品适量，精密称定，加甲醇分别制成每1ml各含40μg的混合溶液，即得。

供试品溶液的制备 取本品细粉约0.5g，精密称定，置具塞锥形瓶中，精密加入1.44%磷酸溶液50ml，称定重量，超声处理（功率600W，频率50kHz）20分钟，放冷，再称定重量，用1.44%磷酸溶液补足减失的重量，摇匀，滤过，取续滤液，即得。

测定法 分别精密吸取对照品溶液与供试品溶液各10μl，注入液相色谱仪，测定，即得。

本品按干燥品计算，含盐酸麻黄碱（$C_{10}H_{15}NO \cdot HCl$）和盐酸伪麻黄碱（$C_{10}H_{15}NO \cdot HCl$）的总量不得少于0.80%。

（二）蜜麻黄

【饮片来源】本品为麻黄饮片经蜜炙后的炮制品。

【炮制方法】取炼蜜，加适量沸水稀释，淋入麻黄段内拌匀，闷透，文火加热，炒至不粘手时，取出晾凉。

每100kg麻黄段，用炼蜜20kg。

【饮片性状】本品形如麻黄段。表面深黄色，微有光泽，略具黏性。有蜜香气，味甜。

【质量控制】

检查 总灰分 不超过8.0%。

其余各项同麻黄。

十一画

【性味与归经】辛、微苦，温。归肺、膀胱经。

【功能与主治】发汗散寒，宣肺平喘，利水消肿。用于风寒感冒，胸闷喘咳，风水浮肿。蜜麻黄润肺止咳。多用于表证已解，气喘咳嗽。

【用法与用量】2～10g。

【贮藏】置通风干燥处，防潮。

麻黄饮片炮制操作规程

（一）麻黄

1．产品概述

（1）品名　麻黄。

（2）规格　段。

2．生产依据　按照《中国药典》2015年版一部有关工艺要求及标准，以及拟定的饮片品种炮制工艺执行。

3．工艺流程　取原药材，除去木质茎、残根及杂质，喷润，切段，晒或机器烘干，筛去碎屑。

4．炮制工艺操作要求

（1）挑选　除去木质茎、残根及杂质。

（2）喷润　润至药材软硬度适中，适于切制。

（3）切制　切段。

（4）干燥　晒至含水量不超过成品水分标准规定或机器烘干至含水量不超成品水分标准规定。

（5）包装　手工包装，包装损耗应不超过1.0%。

5．原料规格质量标准　符合《中国药典》2015年版一部麻黄药材项下的相关规定。

6．成品质量标准　符合《中国药典》2015年版一部麻黄饮片项下的相关规定。

7．成品贮存及注意事项　置通风干燥处，防潮。

8．工艺卫生要求　符合中药饮片GMP相关工艺卫生要求。

9．主要设备　切片机、烘房、筛药机等设备。

（二）蜜麻黄

1．产品概述

（1）品名　蜜麻黄。

（2）规格　段。

2．生产依据　按照《中国药典》2015年版一部有关工艺要求及标准，以及拟定的饮片品种炮制工艺执行。

3．工艺流程　取炼蜜，加适量沸水稀释，淋入麻黄段中，拌匀，闷润，置炒制容器内，文火不断翻炒至不粘手，取出，放凉。

每100kg麻黄，用炼蜜20kg。

4．炮制工艺操作要求

（1）辅料　将20%的炼蜜与麻黄段拌匀，闷润一段时间至蜜汁吸尽。

（2）加热　将炒药机打开火源，使温度上升至规定值。

（3）投料　将拌了炼蜜的麻黄段投入炒药机中。

（4）炒制　文火不断翻炒数分钟至不粘手，取出。

（5）摊凉　凉至常温。

（6）包装　手工包装，包装损耗应不超过1.0%。

5．原料规格质量标准　符合本规范麻黄饮片项下的相关规定。

6．成品质量标准　符合本规范蜜麻黄饮片项下的相关规定。

7．成品贮存及注意事项　置通风干燥处，防潮。

8．工艺卫生要求　符合中药饮片GMP相关工艺卫生要求。

9．主要设备　炒药机等设备。

麻黄饮片炮制规范起草说明

（一）麻黄炮制方法历史沿革

1．净制 汉代对于麻黄的净制以去节为主，认为折去节为佳；南北朝时期仍然延续了汉代的去节处理，同时还认为根与节一样具有止汗作用，表达了根茎同株异用的炮制意图；唐代最早提出了根节并除的净制处理方法；宋代在净制方面各家几乎都提到了去根节，认为根节的主要作用是止汗，与麻黄茎主要的发汗解表作用相反，因此要加以除去；金元时期对麻黄的净制出现了两种截然相反的观点，一种是与前代相同，即去根节，另一种则要去节存根，目的是为了“功全表里”；明代对于麻黄根茎节三者的用途都有各自的表述，有文献认为要去根节用，认为根节止汗固虚作用强，另有文献则认为去节就可以了，因为不去节则会闭汗，与前代观点相同的是，认为去节存根目的同样是为了“功全表里”，可见在去根节的问题及根节的作用功效上，仍然存在一定的认识分歧；清代对于麻黄的净制的观点得到了较好的统一，大部分认为麻黄的茎和根节的作用不同，因此有了将茎和根节药效分别加以描述并分开药用的记载，认为用茎有发汗作用，而用根节则有止汗敛表的功效，与现代对于麻黄根茎的看法基本一致。

2．切制 汉代对于麻黄的切制方面认为将麻黄切为豆大为好；南北朝时期切制时强调锉细；唐代切制时切成寸段；宋代认为前期主要的切制方法“锉”不如“碎”好，“碎”可使药力易出而无遗力；金元时期切制仍以细切、碎和捣为主；明代在切制方面与前代同，或捣或切细或为粗末；清代在切制方面较简单，认为切断即可。

3．炮制 汉代炮制均以煮制为主，认为生品使人烦躁，而经过煮制之后可缓和汗出不止的副作用。与此同时还最早出现了去沫的记载，但对为何去沫没有明确其炮制目的；南北朝时期炮制同样有煮制并去沫的记载，并说明去沫的作用是因为“沫令人烦”；唐代同样记载了煮制并去沫的炮制工艺，对去沫的目的与南北朝时期相同，认为不去沫“令烦”；宋代在炮炙上，除了煮制之外，开始出现了各种各样的炮制工艺，包括炒、焙、炒焦黄、煮后焙、炮等，并第一次出现了加辅料与麻黄共同炮制的方法，包括以酒煎煮、与蜜共同拌炒等，这是麻黄蜜炙方法在历史上的首次记载，但未说明蜜炙麻黄的炮制目的；金元时期在炮炙方面又有所发展，延续了前代的炒法、汤煮焙干等工艺，但缺少了加辅料共同炮制的方法，并出现烧灰的炮制记载，但也同样未对其炮制目的加以说明；明代在炮炙方面除了延续和发展前代的煮沸、焙、炒、炒黑、烧存性外，加辅料制的方法再一次出现，其中就有蜜炙或蜜酒共同炮制，但对其炮制目的仍然没有明确。还出现醋制和姜汁制的炮制方法，其中对于加醋炮制认为可以“庶免太发”；清代在炮炙方面，煮制和烧存性的记载仍可见，但蜜炙方法成了该时期主流的炮制方法，尤其值得一提的是对蜜炙等各法的炮制目的进行了详尽说明，认为蜜炒、蜜炙后用于“治暴喘、疹初无汗作喘急”，蜜炒还可“庶免太发”，蜜炙“则和”等。

从古代文献资料综合来看，历代关于麻黄的炮制方法有20余种，其中以“去节”“去根节”“水煮去沫”等应用最多，沿用历史最长，至明清始到现今要求根与茎分开入药，广泛沿用蜜炒（炙）方法，因去节的工艺费工费时，今已无此要求。

麻黄去节一直就有比较统一的认识，而去根的观点到了清代形成较为一致的看法，认为根、茎功效不同，应该分开应用，并以茎作为麻黄的主要药用部位。切制方面，历代变化不大，由最初的碎锉、细锉、做末，后来又出现切寸段、捣碎，到清代的“切断”，以及现代切成段状使用，目的均是使药力易于煎出。炮炙方面，从以水煮沸为主，发展出炒法、酒煮法、酒炙、姜炙、醋炙、蜜炒（炙）、炒炭（烧灰）等，明、清时期大量文献记载蜜炒（炙），并以蜜炒（炙）为主流的炮制工艺，沿用至今（目前某些地区，还在沿用沸水泡麻黄及炒麻黄工艺）。

（二）麻黄饮片药典及地方炮制规范

现代炮制方法见表1。

表1 《中国药典》及各地炮制规范收载的麻黄炮制方法

药典及规范	炮制方法
《中国药典》（1963年版）	麻黄　取原药材，拣去杂质、去尽木质茎及残根，用水洗尽，微润后切段，干燥 蜜麻黄　取麻黄段，加炼熟的蜂蜜与开水少许，拌匀，稍闷，置锅内文火炒至不粘手为度，取出，放凉。每麻黄段2.5kg，用炼熟蜂蜜5～7.5kg
《中国药典》（1977年版）	麻黄　取原药材，除去木质茎、残根及杂质，洗尽，闷润，切段，干燥 蜜麻黄　取麻黄段，照蜜炙法用蜜水炒至放凉后不粘手，每麻黄段100kg，用炼蜜12.5kg
《中国药典》（1985年版） 《中国药典》（1990年版） 《中国药典》（1995年版） 《中国药典》（2000年版） 《中国药典》（2005年版） 《中国药典》（2010年版） 《中国药典》（2015年版）	麻黄　取原药材，除去木质茎、残根及杂质，切段 蜜麻黄　取麻黄段，照蜜炙法炒至不粘手，每100kg麻黄，用炼蜜20kg
《安徽省中药饮片炮制规范》（2005年版）	麻黄　取原药材，将药材除去木质茎、残根及杂质，清水喷淋，稍润，切段，干燥 蜜麻黄　取净麻黄段，照蜜炙法炒至不粘手，每100kg麻黄，用炼蜜20kg
《广西壮族自治区中药饮片炮制规范》（2007年版）	麻黄　取原药材，将药材除去木质茎、残根及杂质，切短段，筛去灰屑 蜜麻黄　取炼蜜加开水适量化开，加生麻黄段，拌匀，稍闷，置锅内用文火炒至不粘手，取出，放凉。每100kg麻黄，用炼蜜20kg
《贵州省中药饮片炮制规范》（2005年版）	麻黄　取原药材，将药材除去木质茎、残根及杂质，切段 蜜麻黄　取净麻黄段，照蜜炙法炒至黄色、不粘手。每100kg麻黄，用炼蜜20kg 麻黄绒　取净麻黄，碾成绒状，筛去灰屑 蜜麻黄绒　取麻黄绒，照蜜炙法炒至黄色、不粘手。每100kg麻黄绒，用炼蜜20kg
《河南省中药饮片炮制规范》（2005年版）	麻黄　取原药材，将药材除去木质茎、残根及杂质，切段 蜜麻黄　取麻黄段，照蜜炙法炒至不粘手。每100kg麻黄段，用炼蜜20kg 麻黄绒　取麻黄段，碾绒，筛去粉末 蜜麻黄绒　取麻黄绒，照蜜炙法炒至深黄色、不粘手，每100kg麻黄绒，用炼蜜25kg
《湖南省中药饮片炮制规范》（2010年版）	麻黄　取原药材，将药材除去木质茎、残根及杂质，抢水洗净，切长段，干燥 蜜麻黄　取炼蜜用开水适量稀释后，加入麻黄拌匀，闷透，置锅内，用文火加热，炒至不粘手为度，取出，放凉。每100kg麻黄，用炼蜜20kg 麻黄绒　取麻黄，碾成绒，筛去细粉 蜜麻黄绒　取炼蜜用开水适量稀释后，加入麻黄绒拌匀，闷透，置锅内，用文火加热，炒至深黄色不粘手为度，取出，放凉。每100kg麻黄绒，用炼蜜25kg
《江西省中药饮片炮制规范》（2008年版）	麻黄　取原药材，将药材除去木质茎、残根及杂质，抢水洗净后闷润，切段，干燥 蜜麻黄（炙麻黄）　取麻黄段，照蜜炙法用文火炒至金黄色、不粘手为度。每100kg麻黄，用炼蜜20kg 麻黄绒　取麻黄段，置铁碾槽中推成绒，筛去细粉
《江苏省中药饮片炮制规范》（2002年版）	麻黄　取原药材，将药材除去木质茎、残根及杂质，切段 蜜炙麻黄　取炼蜜用适量开水稀释后，加入麻黄段拌匀，闷透，置锅内，用文火炒至不粘手，取出放凉。每100kg麻黄，用炼蜜20kg 麻黄绒　取麻黄段，碾成绒，筛去细粉 蜜炙麻黄绒　取炼蜜用适量开水稀释后，加入麻黄绒拌匀，闷透，置锅内，用文火炒至深黄色，不粘手，取出放凉。每100kg 麻黄绒，用炼蜜25kg

续表

药典及规范	炮制方法
《浙江省中药炮制规范》（2015 年版）	炒麻黄　取麻黄饮片，照清炒法炒至香气溢出，表面呈黄色，微具焦斑时，取出，摊凉
《上海市中药饮片炮制规范》（2008 年版）	麻黄　取原药材，将药材除去木质茎、残根等杂质，洗净，润软，切短段，干燥，筛去灰屑 蜜炙麻黄　取麻黄，照蜜炙法用炼蜜拌炒至蜜汁吸尽，不粘手。每100kg麻黄，用炼蜜35kg
《北京市中药饮片炮制规范》（2008 年版）	麻黄　取原药材，将药材除去杂质及木质茎、残根，迅速洗净，闷润2～4小时（草麻黄闷润1～2小时），至内外湿度一致，切中段，干燥，筛去碎屑 蜜麻黄　取炼蜜，加适量沸水稀释，淋入麻黄段中，拌匀，闷润2～4小时，置热锅内，用文火炒至不粘手时，取出，晾凉。每100kg麻黄段，用炼蜜20kg

（三）麻黄饮片现代炮制研究

古代麻黄的炮制，去节是主要内容之一。麻黄碱、去甲基麻黄碱主要存在于节间，节上的含量仅有节间的1/3～1/2。也有动物实验表明，节和茎之间对小鼠有更大的毒性。而现代麻黄所用量大，如麻黄去节则易增加生产成本，故很少去节，且未见有麻黄毒性增加的报道，所以认为去节可能是为了提高药材质量[1]。

麻黄茎中所含的多种麻黄碱型生物碱主要在节间，尤其是髓部含量最高。节所含生物碱类型与节间相同，含量仅为节间的1/3，但节的伪麻黄碱含量比节间高。麻黄茎与根的化学成分不同，茎主要含麻黄型生物碱，根则含大环精胺生物碱、咪嗪生物碱及酪氨酸甜菜碱等。贾元印等报道，麻黄上部（草质茎）生物碱含量高，下部（木质茎）生物碱的含量很低，前者为后者的35倍多，草质茎至少含包括麻黄碱在内的5种生物碱，而木质茎中不含麻黄碱，只有少量其他生物碱[2]。

麻黄根与茎的作用完全相反，麻黄茎有发汗作用和升压作用；麻黄根有止汗作用和降压作用。实验表明，麻黄根能使离体心脏收缩力减弱，血压下降，呼吸幅度增大，并能使末梢血管扩张，子宫和肠管平滑肌收缩，故传统上将茎与根区分入药。而麻黄节与节间的多种药理作用在本质上是相同的，只是节的药理作用比节间为弱。麻黄碱系生物碱，左旋麻黄碱和右旋伪麻黄碱的药理作用没有质的不同，为简化操作，现在炮制多不去节[3]。

现代研究表明麻黄根的化学成分与麻黄的草质茎有着较大的区别。麻黄中主要含生物碱，以麻黄碱和伪麻黄碱为代表，麻黄根中虽然也含有生物碱，但主要为大环精胺类生物碱，另外麻黄根中还含有黄酮类成分以及一些微量元素[4]。

钟凌云等[5]选择麻黄生品、蜜炙麻黄以及在相同炮制工艺条件下不加炼蜜炒制的清炒麻黄，通过大鼠足跖汗液分泌着色法和喷雾致喘法测定麻黄不同炮制品及各药效部位发汗、平喘作用。结果：生品麻黄发汗作用最强，发汗作用的主要有效部位是挥发油和醇提部位；蜜炙麻黄的平喘作用最强，平喘的主要有效部位是生物碱和挥发油。结论：炮制对发汗作用的影响主要在于挥发油类的变化，对平喘作用的影响主要在于生物碱和挥发油的变化。毛春芳[6]也以相同试验方法得出类似结论。

陈康等[7]用气质联用方法分析麻黄蜜炙后挥发性成分的变化，按《中国药典》测麻黄总碱的方法比较蜜炙后麻黄总碱的变化情况。分析麻黄蜜炙后生物碱与挥发油两类主要成分的变化，结果蜜炙后挥发性成分变化较大，其中异桉叶素、对-聚伞花素、D-柠檬烯、桉叶素、τ-萜品烯等含量显著升高，苯甲醛、四甲基吡嗪、对乙烯基茴香醚、1-α-松油醇、τ-松油醇等含量均降低；总生物碱含量则均表现为减少。认为麻黄蜜炙后辛散发汗力减弱，润肺平喘作用增强，可能与总碱含量减少及挥发油特征变化有关。

钟凌云等[8]通过多指标正交试验法优选麻黄蜜炙炮制工艺。采用正交试验法，以盐酸麻黄碱含量、豚鼠平喘潜伏期和外观性状为指标，考察炼蜜加入量、炮制温度、炒制时间三个因素，各取三个水平，优选蜜炙麻黄工艺。结果：三个因素对实验结果均有显著性影响，蜜炙麻黄的最佳工艺为：每100kg麻黄，用炼蜜20kg，在110℃炒制10分钟。

杨培民等[9]研究表明，麻黄经制绒后具有发汗作用的挥发油类成分损失20.6%，生物碱类成分下降高达60.2%，药力较之麻黄段大为缓和。

（四）麻黄饮片炮制工艺研究总结

1. 历史文献 切制、炮制，先期以煮法为主，至明清始以蜜炒（蜜炙）为主流。

2. 历版《中国药典》 麻黄、蜜麻黄，皆为常用。

3. 各省市炮制规范 麻黄、蜜麻黄、麻黄绒、蜜麻黄绒、炒麻黄等，以麻黄、蜜麻黄为最常用。

4. 现代研究文献 净制、切制、麻黄、蜜麻黄、麻黄绒、蜜麻黄绒、炒麻黄等，以麻黄、蜜麻黄为最常用。

综合上述研究结果，制定麻黄的炮制工艺为：

麻黄　取原药材，除去木质茎、残根及杂质，喷润，切段，晒或机器烘干，筛去碎屑。

蜜麻黄　取炼蜜，加适量沸水稀释，淋入麻黄段内，拌匀，闷透，文火加热，炒至不粘手时，取出晾凉。

每100kg麻黄，用炼蜜20kg。

参考文献

[1] 钟凌云, 龚千锋, 祝婧. 麻黄炮制历史沿革分析[J].《中成药》, 2008, 30(12):1822-1825.

[2] 张苗海. 对麻黄“去节先煮去上沫”的认识与研究[J].《辽宁中医药大学学报》, 2008(11):11-12.

[3] 祝婧, 张萍, 曾文雪, 等. 麻黄炮制的现代研究进展[J].《江西中医药大学学报》, 2010, 22(4):99-100.

[4] 吴和珍, 陆毅, 艾伦强, 等. 麻黄根化学成分与药理作用研究进展[J].《亚太传统医药》, 2008, 4(11):144-147.

[5] 钟凌云, 祝婧, 龚千锋, 等. 炮制对麻黄发汗、平喘药效影响研究[J].《中药药理与临床》, 2008, 24(6):53-56.

[6] 毛春芳. 不同炮制方法对麻黄发汗与平喘药效的影响研究[J].《临床医学研究与实践》, 2016, 1(20):129.

[7] 陈康, 林文津, 林励. 中药麻黄炮制前后生物碱和挥发油的变化[J].《中成药》, 2005, 27(2):173-176.

[8] 钟凌云, 祝婧, 龚千锋. 多指标正交试验法优选麻黄蜜炙工艺[J].《中药材》, 2008, 32(8):1126-1128.

[9] 杨培民, 邵晓慧, 刘咏梅. 麻黄绒炮制研究[J].《中药材》, 1998, 21(11):564.

Shang lu 商陆

药材来源 本品为商陆科植物商陆*Phytolacca acinosa* Roxb.或垂序商陆*Phytolacca americana* L.的干燥根。

采收加工 秋季至次春采挖，除去须根和泥沙，切成块或片，晒干或阴干。

商陆饮片炮制规范

【饮片品名】商陆、醋商陆。

（一）商陆

【饮片来源】本品为商陆药材的加工炮制品。

【炮制方法】取商陆药材，除去杂质，洗净，润透，切厚片或块，干燥。

【饮片性状】本品为横切片或纵切的不规则厚片或块，厚薄不等。表面黄棕色，味稍甜，久嚼麻舌。

【质量控制】

鉴别 （1）本品横切面：木栓细胞数列至10余列。栓内层较窄。维管组织为三生构造，有数层同心性形成层环，每环有几十个维管束。维管束外侧为韧皮部，内侧为木质部；木纤维较多，常数个相连或围于导管周围。薄壁细胞含草酸钙针晶束，并含淀粉粒。

粉末灰白色。商陆 草酸钙针晶成束或散在，针晶纤细，针晶束长40～72μm，尚可见草酸钙方晶或簇晶。木纤维多成束，直径10～20μm，壁厚或稍厚，有多数十字形纹孔。木栓细胞棕黄色，长方形或多角形，有的含颗粒状物。淀粉粒单粒类圆形或长圆形，直径3～28μm，脐点短缝状、点状、星状和人字形，层纹不明显；复粒少数，由2～3分粒组成。

垂序商陆 草酸钙针晶束稍长，约至96μm；无方晶和簇晶。

（2）取本品粉末3g，加稀乙醇25ml，超声处理30分钟，滤过，取滤液作为供试品溶液。照薄层色谱法试验，吸取供试品溶液和〔含量测定〕项下的对照品溶液各10μl，分别点于同一硅胶G薄层板上，以三氯甲烷-甲醇-水（7∶3∶1）的下层溶液为展开剂，展开，取出，晾干，喷以10%硫酸乙醇溶液，加热至斑点显色清晰。供试品色谱中，在与对照品色谱相应的位置上，显相同颜色的斑点。

检查 杂质 不得过2%。

水分 不得过13.0%（第二法）。

酸不溶性灰分 不得过2.0%。

浸出物 照水溶性浸出物测定法项下的冷浸法测定，不得少于15.0%。

含量测定 照高效液相色谱法测定。

色谱条件与系统适用性试验 以十八烷基硅烷键合硅胶为填充剂；以甲醇-0.4%冰醋酸溶液（70∶30）为流动相；蒸发光散射检测器检测。理论板数按商陆皂苷甲峰计算应不低于2000。

对照品溶液的制备 取商陆皂苷甲对照品适量，精密称定，加甲醇制成每1ml含 0.5mg的溶液，即得。

供试品溶液的制备 取本品粉末（过三号筛）约 lg，精密称定，置具塞锥形瓶中，精密加入稀乙醇25ml，称定重量，超声处理（功率500W，频率40kHz）30分钟，放冷，再称定重量，用稀乙醇补足减失的重量，摇匀，滤过，取续滤液，即得。

测定法 分别精密吸取对照品溶液10μl、20μl，供试品溶液 20μl，注入液相色谱仪，测定，用外标两点法对数方程计算，即得。

本品按干燥品计算，含商陆皂苷甲（$C_{42}H_{66}O_{16}$）不得少于0.20%。

（二）醋商陆

【饮片来源】本品为商陆经醋炙后的炮制品。

【炮制方法】取净商陆片，加入定量米醋拌匀，闷润，待醋被吸尽后，置炒制容器内，用文火加热，炒干，取出，放凉。

每100kg净商陆片，用米醋30kg。

【饮片性状】本品形如商陆片（块）。表面黄棕色，微有醋香气，味稍甜，久嚼麻舌。

【质量控制】〔鉴别〕（2）及其余各项同商陆。

【性味与归经】苦，寒；有毒。归肺、脾、肾、大肠经。

【功能与主治】逐水消肿，通利二便；外用解毒散结。用于水肿胀满，二便不通；外治痈肿疮毒。

【用法与用量】3～9g。外用适量，煎汤熏洗。

【贮藏】置阴凉干燥处，防霉，防蛀。

商陆饮片炮制操作规程

（一）商陆

1．产品概述

（1）品名　商陆。

（2）规格　厚片或块。

2．生产依据　按照《中国药典》2015年版一部有关工艺要求及标准，以及拟定的饮片品种炮制工艺执行。

3．工艺流程　取商陆药材，除去杂质，洗净，润透，切厚片或块，干燥。

4．炮制工艺操作要求

（1）净制　取商陆药材，除去杂质。

（2）润制　取净商陆药材，洗净，润透。

（3）切制　取商陆药材，切厚片或块。

（4）干燥　取商陆厚片或块，干燥。

（5）包装　复合袋手工包装，包装耗损应不超过1.0%。

5．原料规格质量标准　符合《中国药典》商陆药材项下的相关规定。

6．成品质量标准　符合本规范商陆饮片项下的相关规定。

7．成品贮存及注意事项　置通风干燥处，防霉，防蛀。

8．工艺卫生要求　符合中药饮片GMP相关工艺卫生要求。

9．主要设备　切药机、干燥机等设备。

（二）醋商陆

1．产品概述

（1）品名　醋商陆。

（2）规格　厚片或块。

2．生产依据　按照《中国药典》2015年版一部有关工艺要求及标准，以及拟定的饮片品种炮制工艺执行。

3．工艺流程　取净商陆片，加入定量米醋拌匀，闷润，待醋被吸尽后，置炒制容器内，用文火加热，炒干，取出，放凉。

每100kg净商陆片，用米醋30kg。

4．炮制工艺操作要求

（1）挑拣　除去杂质。

（2）炙制　取净商陆，加醋拌匀，闷润8小时，置预热适度的炒制容器内文火炒干，取出放凉；炒制温度160～180℃。

（3）包装　复合袋手工包装，包装耗损应不超过1.0%。

5．原料规格质量标准　符合《中国药典》商陆饮片项下的相关规定。

6．成品质量标准　符合本规范醋商陆饮片项下的相关规定。

7．成品贮存及注意事项　置通风干燥处，防霉，防蛀。

8．工艺卫生要求　符合中药饮片GMP相关工艺卫生要求。

9．主要设备　炒药机等设备。

商陆饮片炮制规范起草说明

（一）商陆饮片炮制方法历史沿革

1．净制 始见于南北朝刘宋时期的《雷公》，曰："每修事，先以铜刀刮去上皮。"唐代沿用了净制"去皮"的方法，宋代除继续要求"去皮"外，《证类》进一步要求"去粗皮"，明代受《雷公》影响，《入门》《纲目》《乘雅》均强调用"铜刀刮"去皮，清代沿用此法。

2．切制 始见于《雷公》，曰"薄切"。唐代王焘的《外台》要求"去皮取白者，不用赤色，切如小豆""捣"，宋代除沿用前人经验，《证类》亦曰"为末"。明代除了沿用"薄切"的方法外，在《普济方》中出现"锉片子"的记载。清代沿用"薄切"的方法，《本草述》亦记曰"为末"。

3．炮制

（1）炒制 最早的商陆炮炙方法称"熬"（炒），始见于汉代《玉函》。至宋代《活人书》除沿用"熬"的说法外，《圣惠方》载有"炒令黄"的要求。明至清代，如明《医学》、清《金鉴》《经纬》均仍沿用"熬"的说法。

（2）蒸制 始见于《雷公》，曰"以东流水浸两宿，豆叶同蒸"，唐代《外台》载"捣蒸之"。明代《入门》载"绿豆同蒸"，亦有沿用《雷公》方法者。明代《必读》载"水浸一宿，黑豆拌蒸"。清代蒸制商陆的炮制方法比较盛行，所用辅料有豆叶、黑豆、米泔等。清代《握灵》记曰"入药米泔与浸两宿，豆叶蒸"。《辑要》曰"黑豆汤浸蒸用"。

（3）焙制 始见于宋代《鸡峰》，记曰"切焙"。此后，焙作为商陆饮片的一种干燥方法，明、清两代均有沿用。

（4）浸法 浸法用于商陆始见于明代《原始》，记曰"用铜刀刮皮，豆汤浸，晒干"。此后，清代《本经逢原》将"豆汤浸"改为"水浸"。

（5）煮法 仅见于清代《握灵》，记曰"切细煮熟，更以绿豆同煮为饭"。此后未再见此法。

（6）醋制 醋炙法炮制商陆首见于清代《本草述》，记曰"醋炒"，此即为现代《中药炮制学》中所载的醋炙法。此法在《本经逢原》和《辑要》中仍沿用。

（7）酒制 仅见于清代《本草述》，记曰"炒干出火毒，以酒浸一夜，晒干为末"。此后文献未再现此法。

历代炮制历史沿革见表1。

表1 商陆炮制历史沿革简况

朝代	沿用方法	新增方法	文献出处
汉		熬	《玉函》
南北朝		以东流水浸两宿，豆叶同蒸	《雷公》
唐		捣蒸之	《外台》
宋	熬		《活人书》
		炒令黄	《圣惠方》
		切焙	《鸡峰》
明	熬		《医学》
		绿豆同蒸	《入门》
		水浸一宿，黑豆拌蒸	《必读》
		用铜刀刮皮，豆汤浸，晒干	《原始》

续表

朝代	沿用方法	新增方法	文献出处
清	熬		《金鉴》《经纬》
		入药米泔与浸两宿，豆叶蒸；切细煮熟，更以绿豆同煮为饭	《握灵》
		黑豆汤浸蒸用	《辑要》
		水浸	《逢原》
		醋炒；炒干出火毒，以酒浸一夜，晒干为末	《本草述》

历代商陆的炮制方法主要有切制、炒（熬）制、蒸制、焙制、浸法、煮法、醋制等。清代至今保留了醋制法。

（二）商陆饮片药典及地方炮制规范研究

1．净制 秋季至次春采挖，除去须根和泥沙。

2．切制 切成块或片，晒干或阴干。

3．炮制 （1）醋炙法 取商陆片（块），加醋拌匀，闷透，置炒制容器内，炒至规定的程度时，取出，放凉。每100kg商陆，用醋30kg。

（2）醋煮法 取商陆片（块）置锅内，加入米醋及适量清水，文火共煮至透心，醋液被吸尽时，取出，晾晒，再闷润至软硬适宜，切小块或厚片，干燥。每100kg商陆块片，用米醋30kg。

现代炮制方法见表2。

表2 《中国药典》及各地炮制规范收载的商陆炮制方法

药典及规范	炮制方法
《中国药典》（1963年版）	商陆 拣去杂质 醋商陆 取净商陆，加醋拌匀，稍闷，侯醋吸尽，置锅内用文火炒至微干，取出，切块，干燥。每商陆100斤，用醋30～50斤
《中国药典》（1977年版）	商陆 除去杂质，洗净，润透，切条或块，干燥 醋商陆 取净商陆，照醋炒法用醋炒至微干。每商陆100kg，用醋30～50kg
《中国药典》（1985年版） 《中国药典》（1990年版） 《中国药典》（1995年版） 《中国药典》（2000年版） 《中国药典》（2005年版） 《中国药典》（2010年版）	商陆 除去杂质，洗净，润透，切厚片或块，干燥 醋商陆 取净商陆，照醋炙法炒干。每商陆100kg，用醋30kg
《中国药典》（2015年版）	生商陆 除去杂质，洗净，润透，切厚片或块，干燥 醋商陆 取商陆片（块），照醋炙法炒干。每100kg商陆，用醋30kg
《北京市中药饮片炮制规范》（2008年版）	醋商陆 取原药材，除去杂质，加米醋拌匀，闷润2～4小时，至米醋被吸尽，置热锅内，用文火炒干，取出，晾凉。每100kg商陆片（块），用米醋30kg
《上海市中药炮制规范》（2008年版）	商陆 将原药除去杂质，洗净，润透，切块（8～12mm）或宽丝（2～3mm），干燥，筛去灰屑
《浙江省中药炮制规范》（2005年版）	商陆 取原药，除去杂质；切块者洗净，润软，切厚片，干燥 醋商陆 取商陆，与醋拌匀，稍闷，炒至表面色变深时，取出摊凉。每商陆100kg，用醋30kg
《山东省中药炮制规范》（1990年版）	生商陆 将原块片除去杂质 醋商陆 将大小厚薄分档的净商陆块、片置锅内，加入米醋及适量清水，文火共煮至透心，醋液被吸尽时，取出，晾晒，再闷润至软硬适宜，切小块或厚片，干燥。每100kg商陆块片，用米醋30kg
《江西省中药饮片炮制规范》（2008年版）	生商陆 除去杂质，洗净，润透，切厚片或块，干燥 醋商陆 取净商陆，照醋炙法炒干，每100kg商陆，用醋30kg

续表

药典及规范	炮制方法
《吉林省中药炮制标准》（1986年版）	商陆片　除去杂质，洗净泥土，稍浸，捞出，润透，切3mm片，晒干 醋商陆　取米醋喷淋于商陆片内，拌匀，稍润，置锅内，用文火炒至变黄色，取出，晾干。每100kg商陆，用醋20kg
《贵州省中药饮片炮制规范》（2005年版）	生商陆　取原药材，除去杂质，洗净，润透，切厚片或块，干燥 醋商陆　取净商陆片或块，加醋拌匀，闷润，晾至半干，用文火炒干或照麸炒法炒至表面呈黄色。每100kg净生商陆片，用食醋18kg
《广西壮族自治区中药饮片炮制规范》（2007年版）	生商陆　除去杂质，洗净，润透，切中片或块，干燥，筛去灰屑 醋商陆　取生商陆，加醋拌匀，稍闷，置锅内用文火炒干（或略蒸），取出，放凉。每100kg商陆片用醋30kg
《安徽省中药饮片炮制规范》（2005年版）	商陆　取原药材，除去杂质，洗净，润透，切厚片，干燥，筛去碎屑 醋商陆　取净商陆片，照醋炙法①炒干。每100kg商陆，用米醋40kg
《全国饮片炮制规范》（1988年版）	生商陆　取原药材，除去杂质，洗净，润透，切厚片，干燥 醋商陆　取商陆片，加米醋拌匀，闷润至透，置锅内用文火加热，炒干，取出放凉。每商陆100kg，用醋30kg
《湖南省中药饮片炮制规范》（2010年版）	商陆　取原药材，除去杂质，洗净，润透，横切厚片，干燥，筛去碎屑 醋商陆　取净商陆，照醋炙法炒干。每100kg商陆，用醋30kg
《河南省中药饮片炮制规范》（2005年版）	生商陆　除去杂质，洗净，润透，切厚片或块，干燥 醋商陆　取净商陆，照醋炙法炒干。每100kg商陆，用醋30kg
《陕西省中药饮片标准》（2008年版）	商陆　取药材商陆，除去杂质，洗净，润透，切厚片或块，干燥 醋商陆　取饮片商陆，照醋炙法炒干。每100kg商陆，用醋30kg
《新疆维吾尔自治区药品标准》（1980年版）	生商陆　拣净杂质，清水泡至6成，洗净捞出，润透切厚片，晒干 醋商陆　取商陆片，置于锅内加醋煮至吸尽，取出晒干。每商陆100斤，用醋30斤
《云南中药饮片炮制规范》（1986年版）	生片　取原药用水浸泡10小时，捞出吸润约48小时，铡成厚约2mm的平片，晒干即可 醋煮炙　取原药拣净杂质，每50kg加醋10kg，加入锅内兑水适量，用文火煮约1～2小时，随时翻动，煮至醋吸尽透心，取出切成厚约2mm的平片，晒干即可
《辽宁省中药炮制规范》（1986年版）	生商陆　拣去杂质，浸泡，捞出，润透，切片，晒或烘干 醋商陆　取净商陆片，加米醋拌匀，稍润，使醋吸尽，置锅内用火炒干，取出。每100kg商陆片用米醋30～50kg
《湖北省中药炮制规范》（1983年版）	商陆片　拣去杂质，洗净，沥干，润透后用刀切成小片。晒干或烘干 醋炒商陆　取净商陆片与醋拌匀，吸尽后置锅内，以文火炒干。每净商陆片1斤（500g），用醋4两（125g）
《四川中药饮片炮制规范》（1978年版）	商陆　生用，取白色商陆，洗去泥沙灰炭，用湿帕覆盖润透，切六分长方片，晒干

历版药典均收载生商陆及醋商陆（醋炙）两个品种，并不断提高饮片质量标准。各省市炮制规范收载主要有生商陆、醋炙商陆、醋煮商陆三种炮制品。醋炙商陆的各地炮制在辅料用量方面稍有差异。商陆醋炙方法在各地基本相同，但醋炙炒制温度及炒制时间并无统一规定。

（三）商陆饮片现代炮制研究

查文清[1]小鼠腹腔注射给药，醋煮品、清蒸品、醋炙品、生品、原药材丝的LD_{50}值显示，炮制后商陆的毒性有不同程度的下降，其中以清蒸品和醋煮品毒性最小，且各炮制品的利尿作用与原药材相比均有不同程度的下降。这与商陆传统炮制目的主要是降低毒性、增强祛痰作用及缓和利尿逐水作用一致。宫乐等[2]研究亦发现，商陆提取物具有显著的致炎毒性，可导致家兔眼结膜水肿、小鼠腹腔渗出液中 PGE_2含量升高以及巨噬细胞释放 NO 含量升高。经醋制后，商陆提取物对家兔眼结膜刺激性显著减弱，使小鼠腹腔渗出液中 PGE_2含量降低、巨噬细胞释放 NO 含量降低，显示醋制法能够降低商陆毒性成分的毒性作用。

陈琳等[3]采用正交试验设计，以商陆皂苷甲的量为主要药效成分指标及以小鼠胃肠道试验评价刺激性毒性，通过多指标综合评分法优选醋商陆的最佳炮制工艺为：加入 30%醋拌匀，闷润至醋被吸尽，于 120℃（药温）炒制30分钟。经中试放大生产[4]，将炒制温度由药温120℃调整为160℃（锅壁温度）炒约45分钟至干。

孟祥龙等[5]考察了清蒸法不同蒸制时间对商陆中商陆皂苷甲含量的影响。发现清蒸1小时商陆皂苷甲含量最高，之后随着炮制时间的延长，商陆皂苷甲的含量又逐渐下降。

李林等[6]考察绿豆拌蒸法炮制商陆中商陆皂苷甲的含量，绿豆和商陆的比例为1:1，发现绿豆蒸制后商陆皂苷甲含量下降，10小时趋于稳定。黑豆蒸方法为：将商陆饮片，在笼屉李铺上两层用水浸湿的纱布，然后取浸泡好的黑豆2.5倍和商陆生品铺在笼屉内，蒸制30分钟，将商陆取出，自然冷却，再放入温度为60℃的烘箱内烘5小时。取出自然晾干[7]。

蒙药中对商陆采用奶制的方法，陈建军[8]采用正交方法得出商陆奶制方法的最佳工艺条件为每1kg商陆生药加奶800ml，炮制20分钟，60℃干燥5.5小时。

（四）商陆饮片炮制工艺研究总结

1. 历史文献　切制、炒（熬）制、蒸制、焙制、浸法、煮法、醋制等。清代后期到现在，仅保留了醋制法。

2. 历版《中国药典》　收载商陆、醋炙商陆。

3. 各省市炮制规范　醋炙商陆、醋煮商陆，以醋炙商陆最常用。

4. 现代研究文献　醋炙、醋煮、清蒸、绿豆蒸、黑豆蒸、奶制。以醋制最为常用。

综合上述研究结果，制定商陆的炮制工艺为：

商陆　除去杂质，洗净，润透，切厚片或块，干燥。

醋商陆　取净商陆，加米醋拌匀，闷润至醋被吸尽，置炒制容器内，于160～180℃炒至干，取出，放凉，即得。

每100kg净商陆，用米醋30kg。

参考文献

[1] 查文清, 王孝涛, 原思通. 炮制对直序商陆毒性及利尿作用的影响[J]. 安徽中医学院学报, 1999, 18(5):80-81.

[2] 宫乐, 吴皓, 郁红礼, 等. 商陆提取物醋制前后毒性作用的比较研究[J]. 中国中药杂志, 2013, 38(10): 1610-1613.

[3] 陈琳, 吴皓, 王媚, 等. 醋商陆饮片的炮制工艺[J]. 中草药, 2011, 42(6) :1101-1104.

[4] 陈琳. 醋商陆饮片的炮制工艺及质量标准研究[D]. 南京中医药大学, 2011:73.

[5] 孟祥龙, 张朔生, 孙珊珊. 不同蒸制方法及蒸制时间对商陆中商陆皂苷甲含量动态变化影响的研究[J]. 药物分析杂志, 2012, 32(11):1968-1971.

[6] 李林, 陆兔林, 殷放宙, 等. 商陆皂苷甲的测定及其在商陆蒸制过程中的动态变化[J]. 上海中医药大学学报, 2010, 24(3) :76-78.

[7] 薛光辉, 宋宏春. 蒙医药三种不同炮制方法对商陆总皂苷含量和小鼠LD_{50}的影响[J]. 中国民族医药杂志, 2009, 2:44-45.

[8] 陈建军, 宋宏春, 张宏宇. 正交试验优化蒙药商陆炮制工艺[J]. 中国民族医药杂志, 2007, 12:60-61.

Yin yang huo

淫羊藿

药材来源　本品为小檗科植物淫羊藿*Epimedium brevicornu* Maxim.、箭叶淫羊藿*Epimedium sagittatum*(Sieb. et Zucc.)Maxim.、柔毛淫羊藿*Epimedium pubescens* Maxim.或朝鲜淫羊藿*Epimedium koreanum* Nakai的干燥叶。

采收加工　夏、秋季茎叶茂盛时采收，晒干或阴干。

淫羊藿饮片炮制规范

【饮片品名】淫羊藿、炙淫羊藿。

（一）淫羊藿

【饮片来源】本品为淫羊藿药材经切制后的炮制品。

【炮制方法】取原药材，除去杂质及非药用部位，喷淋清水，闷润0.5～2小时，切宽丝，60～80℃干燥，筛去碎屑，即得。

【饮片性状】本品呈丝片状。上表面绿色、黄绿色或浅黄色，下表面灰绿色，网脉明显，中脉及细脉凸出，边缘具黄色刺毛状细锯齿。近革质。

【质量控制】

鉴别　取本品粉末0.5g，加乙醇10ml，温浸30分钟，滤过，滤液蒸干，残渣加乙醇1ml使溶解，作为供试品溶液。照薄层色谱法试验，吸取供试品溶液和〔含量测定〕淫羊藿苷项下的对照品溶液各10μl，分别点于同一硅胶H薄层板上，以乙酸乙酯-丁酮-甲酸-水（10∶1∶1∶1）为展开剂，展开，取出，晾干，置紫外光灯（365nm）下检视。供试品色谱中，在与对照品色谱相应的位置上，显相同的暗红色斑点；喷以三氯化铝试液，再置紫外光灯（365nm）下检视，显相同的橙红色荧光斑点。

检查　杂质　不得过3.0%。

水分　不得过12.0%（第二法）。

总灰分　不得过8.0%。

浸出物　照醇溶性浸出物测定法项下的冷浸法测定，用稀乙醇作溶剂，不得少于15.0%。

含量测定　（1）总黄酮　精密量取淫羊藿苷测定项下的供试品溶液0.5ml，置50ml量瓶中，加甲醇至刻度，摇匀，作为供试品溶液。另取淫羊藿苷对照品适量，精密称定，加甲醇制成每1ml含10μg的溶液，作为对照品溶液。分别取供试品溶液和对照品溶液，以相应试剂为空白，照紫外-可见分光光度法，在270nm波长处测定吸光度，计算，即得。

本品按干燥品计算，含总黄酮以淫羊藿苷（$C_{33}H_{40}O_{15}$）计，不得少于5.0%。

（2）淫羊藿苷　照高效液相色谱法测定。

色谱条件与系统适用性试验　以十八烷基硅烷键合硅胶为填充剂；以乙腈-水（30∶70）为流动相；检测波长为270nm。理论板数按淫羊藿苷峰计算应不低于1500。

对照品溶液的制备　取淫羊藿苷对照品适量，精密称定，加甲醇制成1ml含0.1mg的溶液，即得。

供试品溶液的制备　取本品粉末（过三号筛）约0.2g，精密称定，置具塞锥形瓶中，精密加入稀乙醇20ml，称定重量，超声处理1小时，再称定重量，用稀乙醇补足减失的重量，摇匀，滤过，取续滤液，即得。

测定法　分别精密吸取对照品溶液与供试品溶液各10μl，注入液相色谱仪，测定，即得。

本品按干燥品计算，含淫羊蕾苷（$C_{33}H_{40}O_{15}$）不得少于0.40%。

（二）炙淫羊藿

【饮片来源】本品为淫羊藿丝经油炙后的炮制品。

十一画

【炮制方法】取羊脂油加热熔化，加入淫羊藿丝，用文火炒至均匀有光泽，取出，放凉，即得。

每100kg淫羊藿，用羊脂油20kg。

【饮片性状】本品形如淫羊藿丝。表面浅黄色显油亮光泽。微有羊脂油气。

【质量控制】

鉴别 同淫羊藿。

检查 水分 不得过8.0%。

总灰分 不得过8.0%。

含量测定 照高效液相色谱法测定。

色谱条件与系统适用性试验 以十八烷基硅烷键合硅胶为填充剂；以乙腈为流动相A，水为流动相B，按下表中的规定进行梯度洗脱；检测波长为270nm。理论板数按淫羊藿苷峰计算应不低于1500。

时间（分钟）	流动相A（%）	流动相B（%）
0 ~ 29	25	75
29 ~ 30	25 → 41	75 → 59
30 ~ 55	41	59

对照品溶液的制备 取淫羊藿苷对照品、宝藿苷Ⅰ对照品适量，精密称定，加甲醇分别制成每1ml各量含0.1mg的溶液，即得。

供试品溶液的制备 取本品粉末（过三号筛）约0.2g，精密称定，置具塞锥形瓶中，精密加入稀乙醇20ml，称定重量，超声处理（功率200W，频率40kHz）1小时，放冷，再称定重量，用稀乙醇补足减失的重量，摇匀，滤过，取续滤液，即得。

测定法 分别精密吸取上述两种对照品溶液与供试品溶液各10μl，注入液相色谱仪，测定，即得。

本品按干燥品计算，含淫羊藿苷（$C_{33}H_{40}O_{15}$）和宝藿苷Ⅰ（$C_{27}H_{30}O_{10}$）的总量不得少于0.60%。

【性味与归经】辛、甘，温。归肝、肾经。

【功能与主治】补肾阳，强筋骨，祛风湿。用于肾阳虚衰，阳痿遗精，筋骨痿软，风湿痹痛，麻木拘挛。其中淫羊藿生品以祛风湿、强筋骨作用为主。油炙淫羊藿补肾壮阳的作用增强。

【用法与用量】6～10g。

【贮藏】置通风干燥处，防霉。

淫羊藿饮片炮制操作规程

（一）淫羊藿

1．产品概述

（1）品名 淫羊藿。

（2）规格 丝。

2．生产依据 按照《中国药典》2015年版一部有关工艺要求及标准，以及拟定的饮片品种炮制工艺执行。

3．工艺流程 取原药材，除去杂质及非药用部位，喷淋清水，闷润0.5～2小时，切宽丝，60～80℃干燥，筛去碎屑，即得。

4．炮制工艺操作要求

（1）净制 取淫羊藿药材，除去杂质及非药用部位。

（2）洗润 喷淋清水，闷润0.5～2小时至软化。

（3）切制 切成5～10mm的宽丝。

（4）干燥 用烘干箱将切制后的淫羊藿上盘干燥，铺盘厚度2～4cm，干燥温度60～80℃，干燥至水分不得过12.0%。

（5）过筛 筛去碎屑，饮片符合药屑杂质不得过3%。

（6）包装 根据本品包装规格要求进行包装。

5．原料规格质量标准 符合《中国药典》2015年版一部淫羊藿药材项下的相关规定。

6．成品质量标准 符合本规范淫羊藿饮片项下的相关规定。

7. 成品贮存及注意事项 置通风干燥处。

8. 工艺卫生要求 符合中药饮片GMP相关工艺卫生要求。

9. 主要设备 切药机、干燥机、筛药机等设备。

（二）炙淫羊藿

1. 产品概述

（1）品名 炙淫羊藿。

（2）规格 丝。

2. 生产依据 按照《中国药典》2015年版一部有关工艺要求及标准，以及拟定的饮片品种炮制工艺执行。

3. 工艺流程 取羊脂油加热熔化，加入淫羊藿丝，用文火炒至均匀有光泽，取出，放凉，即得。

每100kg淫羊藿，用羊脂油20kg。

4. 炮制工艺操作要求

（1）炮制 取羊脂油加热熔化，加入淫羊藿丝，用文火炒至均匀有光泽，取出，放凉，即得。

每100kg淫羊藿，用羊脂油20kg。

（2）包装 复合袋手工包装，包装损耗应不超过1.0%。

5. 原料规格质量标准 符合本规范淫羊藿饮片项下的相关规定。

6. 成品质量标准 符合本规范炙淫羊藿饮片项下的相关规定。

7. 成品贮存及注意事项 密闭，置于通风干燥处。

8. 工艺卫生要求 符合中药饮片GMP相关工艺卫生要求。

9. 主要设备 炒药机等设备。

淫羊藿饮片炮制规范起草说明

（一）淫羊藿炮制历史沿革

1. 净制 最初宋代记载有“须用夹刀夹去叶、四畔花（枝）去后”《雷公》。之后多有记载“去茎干”《博济》、“去粗茎”《总录》、“洗”《世医》。

2. 切制 切制方法历代多有切、锉；宋时有“细锉”《雷公》、“一片细锉”《圣惠方》；其后明代出现切制方法“切”《普济方》；清代有“去花枝洗净，锉细末”《得配》。

3. 炮制

（1）脂炙

①羊脂炙 最早记载于宋代：“用羊脂相对拌炒过，待羊脂尽为度。每修事一斤，用羊脂四两为度也”《雷公》。此后多有沿用，明代有“对拌羊脂，每一斤用羊脂四两。火炒脂尽为度；去叶边上刺，羊油炒”《普济方》，此法至今沿用。

②鹅脂炙 宋明时期皆有记录：“锉，鹅脂一两炒”《总录》《普济方》，此法现已少用。

（2）蒸制 宋代记载：“蒸过”《圣惠方》，此法现已不用。

（3）酒制 此法现已少用。

① 酒煮 宋代记载有“以酒七升煮至二升，滤出滓”《圣惠方》。

② 酒浸 最早记载于宋代“酒浸一宿”《苏沈》。“以无灰酒二斗浸之”《圣惠方》。其后清代有“单用浸酒”《本草正》。

③ 酒润 “酒润”《本草汇》。

④ 酒蒸 清时记载有“取叶一斤去毛酒拌蒸”《制裁》。

⑤ 酒焙 清时记载有“去四弦刺酒焙”《拾遗》。

（4）蜜制 宋代记载有“剪去边弦蜜水

十一画

炙"《扁鹊》。此法现已不用。

（5）醋制　"醋炒"《普济方》。此法现已不用。

（6）米泔制　明代记载有"米泔水浸"《保元》。此法现已不用。

（7）煎膏　清代记载有"淫羊藿每次五斤，略操碎以滚水泡缸内三日，大锅煮汁至浓者弦取起，又添水煎之，以色淡为度，去滓，将浓汁再煎如糊，乃用锡锅之，再蒸煮如厚糊，少投鹿角胶，取其粘也，候冷切块晒之，则成胶矣"《新编》。此法现已不用。

历代炮制历史沿革见表1。

表1　淫羊藿炮制历史沿革简况

朝代	沿用方法	新增方法	文献出处
唐以前		须用夹刀夹去叶、四畔花（枝）尽，细剉，用羊脂相对拌炒过，待羊脂尽为度。每修事一斤，用羊脂四两为度也	《雷公》
宋代		去茎生用，剉碎，羊脂拌炒过；细剉，羊脂拌炒；凡使，用羊脂拌炒过，候羊脂尽为度，每修事一斤，用羊脂四两	《博济》
		仙灵脾二两去粗皮炙微黄，蒸过一片细剉，以酒七升煮至二升，滤出滓以无灰酒二斗浸之	《圣惠方》
		酒浸一宿	《苏沈》
		剪去边弦蜜水炙	《扁鹊》
		剉鹅脂一两炒	《总录》
金元时期	羊脂炒，洗		《世医》
		羊脂炒，仙灵脾三钱酥炙	《丹溪》
明代		凡采制，须先酒浸过，曝干剉碎切对拌羊脂，每一斤用羊脂四两。火炒脂尽为度；去叶边上刺，羊油炒。取叶用，酥炙，剉碎羊脂拌炒，去茎生用，剉，鹅脂一两炒，醋炒	《普济方》
		米泔水浸	《保元》
清代		去花枝洗净，剉细末取叶一斤去毛，酒拌蒸酒润 羊脂或酒炒用	《逢原》
		去四弦刺酒焙	《拾遗》

从古代文献资料中可以看出，历代沿用过的淫羊藿炮制方法有十余种，所用的辅料有羊脂油、鹅脂油、酒、蜜、醋、米泔水等。其中以去枝梗、切制、酒煮、脂炙为常见方法，而羊脂油炙最为常用。现代炮制方法仍沿用净制、切丝、羊脂油炙为主流，其他方法少见承袭。羊脂油炙淫羊藿可增强补肾阳的功效。

（二）淫羊藿饮片药典及地方炮制规范

现代炮制方法见表2。

表2　《中国药典》及各地炮制规范收载的淫羊藿炮制方法

药典及规范	炮制方法
《中国药典》（1963 年版）	淫羊藿　拣去杂质，去梗，干切宽丝，筛去碎屑即得 炙淫羊藿　取羊脂油，置锅内加热熔化，去渣，加入捡净去梗的淫羊藿叶，微炒，使羊脂油吸尽，放凉即得。每100kg淫羊藿，用羊脂油（炼油）25kg

续表

药典及规范	炮制方法
《中国药典》（1977年版） 《中国药典》（1985年版） 《中国药典》（1990年版） 《中国药典》（1995年版） 《中国药典》（2000年版） 《中国药典》（2005年版） 《中国药典》（2010年版） 《中国药典》（2015年版）	淫羊藿　除去杂质，喷淋清水，稍润，切丝，晒干 炙淫羊藿　取羊脂油加热熔化，加入淫羊藿丝，用文火炒至微黄，取出放凉。每100kg淫羊藿，用羊脂油（炼油）20kg
《安徽省中药饮片炮制规范》（2005年版）	淫羊藿　取原药材，用水喷淋，稍润，叶切丝，茎切段，干燥 炙淫羊藿　取羊脂油加热熔化，加入净淫羊藿丝，用文火炒至表面微黄色，均匀有光泽，取出，放凉。每100kg淫羊藿，用羊脂油（炼油）20kg
《广西壮族自治区中药饮片炮制规范》（2007年版）	淫羊藿　除去杂质，切去残留根茎，喷淋清水，稍润，切丝，筛去灰屑 炙淫羊藿　取羊脂油（炼油）加热熔化，加入生淫羊藿，拌匀，用文火炒至微黄色，有油量光泽，取出，放凉。每100kg淫羊藿，用羊脂油（炼油）20kg
《贵州省中药饮片炮制规范》（2005年版）	淫羊藿　取原药材，除去杂质和残根，洗净，稍润，切短段或丝，干燥 炙淫羊藿　取净淫羊藿丝，照羊脂油炙法用文火炒至表面成微黄色，均匀有光泽
《河南省中药炮制规范》（2005年版）	淫羊藿　除去杂质，摘取叶片，喷淋清水，稍润，切丝，干燥 炙淫羊藿　取羊脂油加热熔化，加入淫羊藿丝，用文火炒至均匀有光泽，取出，放凉
《湖南省中药炮制规范》（2010年版）	淫羊藿　取原药材，除去杂质，蔸根，摘取叶片，喷淋清水，稍润，切粗丝，干燥 炙淫羊藿　取羊脂油加热熔化，加入淫羊藿丝，用文火炒至均匀有光泽，取出，放凉。每100kg淫羊藿，用羊脂油（炼油）20kg
《江西省中药炮制规范》（1991年版）	淫羊藿　取原药材，除去杂质，摘取叶片，喷淋清水，稍润，切丝，晒干 炙淫羊藿　取羊脂油加热熔化，加入淫羊藿丝，用文火炒至均匀有光泽，取出，放凉。每100kg淫羊藿，用羊脂油（炼油）20kg
《上海市中药炮制规范》（2008年版）	淫羊藿　将原药除去下半段直径2mm　以上的老梗等杂质，喷潮，略润，切短段，干燥，筛去灰屑
《浙江省中药炮制规范》（2005年版）	淫羊藿　取原药，出去杂质，切段。筛去灰屑
《山东省中药炮制规范》（1990年版）	淫羊藿　去除杂质及枝梗，将叶片切成丝，筛去灰屑 炙淫羊藿　先将羊脂油置锅内，文火加热熔化后，再倒入净淫羊藿丝，拌炒至表面均匀的油亮光泽，呈微黄色是，取出，放凉。每100kg淫羊藿，用羊脂油（炼油）20kg
《天津市中药饮片炮制规范》（2005年版）	淫羊藿　取原药材，除去杂质，喷淋清水，稍润，切丝，干燥 炙淫羊藿　取淫羊藿丝，置锅内加热，淋入炼成的羊脂油，炒至油脂分布均匀，取出，摊晾。每100kg淫羊藿，用羊脂油（炼过）20kg
《福建省中药炮制规范》（1998年版）	淫羊藿　除去杂质，摘取叶片，喷淋清水，稍润，切丝，干燥 炙淫羊藿　取羊脂油加热熔化，加入淫羊藿丝，用文火炒至均匀有光泽，取出，放凉。每100kg淫羊藿，用羊脂油（炼过）20kg
《吉林省中药炮制标准》（1986年版）	淫羊藿　除去杂质，剪去叶柄，喷淋适量清水，闷润切约5mm丝，晒干 炙淫羊藿　取羊脂油，置锅中，用微火加热至全部熔化时，投入净淫羊藿丝，用文火翻炒至表面显微黄色，油脂吸尽，出现光泽，取出，放凉
《北京市中药饮片炮制规范》（2008年版）	淫羊藿　取净药材，除去杂质，摘取叶片。或喷淋清水，闷润约30分钟，切宽丝，干燥 炙淫羊藿　取羊脂油加热熔化，加入淫羊藿片或丝拌匀，用文火炒至表面均匀有光泽，成黄绿色时，取出，晾凉。每100kg淫羊藿片或丝，用羊脂油（炼油）20～30kg

（三）淫羊藿饮片现代炮制研究

周一帆等[1]采用星点设计-效应面法优选淫羊藿油炙工艺，最终结果表明，最佳炮制工艺为炮制温度160℃，炮制时间7分钟。

朱粉霞等[2]建立了朝鲜淫羊藿和柔毛淫羊藿药材的超高效液相色谱（UPLC）指纹图谱分析法，实验结果表明，两个品种的指纹图谱差别较大，朝鲜淫羊藿标出35个共有峰，质谱鉴定了26个峰，柔毛淫羊藿标出13个共有峰，质谱鉴定了9个峰：研究了朝鲜淫羊藿和柔毛淫羊藿炮制前后UPLC指纹图谱的变化规律，指纹图谱发生了五处变化。

崔莉等[3]在淫羊藿生品及不同炮制品小鼠药代动力学特征的比较研究中表明，辅料羊脂油的加入提高了淫羊藿的生物利用度。推测其原因可能是，羊脂油中含有大量的高级饱和脂肪酸、少量饱和脂肪酸和不饱和脂肪酸，如甘油酯、棕榈酸、硬脂酸、油酸等，这些成分在药剂学上类似于表面活性剂，可提高黄酮类成分的膜透过性并改善药物的溶解性，从而提高其生物利用度。制淫羊藿炮制作用可分为炮制辅料“羊脂油”和炮制过程“热”的作用2个关键环节。在“羊脂油”和“热”共同作用下，淫羊藿的体内吸收增加，生物利用度得到提高。

孙娥等[4]研究表明，淫羊藿饮片中5种主要黄酮类化合物，淫羊藿苷不存在品种间差异，是淫羊藿药材或饮片考察的共性指标；而朝藿定A、B、C、宝藿苷Ⅰ在不同品种中的含量存在较大差异，这些差异性成分的 HPLC峰可分别作为各品种的特征鉴别峰。淫羊藿饮片在加热炮制后其主要黄酮类成分发生了复杂变化，淫羊藿苷和宝藿苷Ⅰ含量急剧上升，除朝藿定A、B、C 外其他黄酮苷类化合物也参与了淫羊藿苷和宝藿苷Ⅰ的转化。

陆兔林等[5]报道淫羊藿饮片经酒制、盐制和油炙后活性成分淫羊藿苷均有不同程度的下降，说明加热可能促使淫羊藿苷分解，其有效活性部位总黄酮经炮制后含量变化不大，提示在加工炮制过程中，可能造成部分苷分解或转化为其他黄酮类成分，因而其总有效组分变化不大。

蔡垠等[6]研究表明：朝鲜淫羊藿水浴加热回流12小时，在60℃下，淫羊藿苷变化缓慢，12小时后仅从0.483%增长到0.583%，增长幅度为20.7%。而100℃下，淫羊藿苷变化很快，12小时后从0.458%增长到0.941%，增长幅度为105.5%，同时朝藿定C的含量有所降低，从0.168%到0.126%，降低幅度为25%。但淫羊藿苷的生成量并不等同于朝藿定A、B、C黄酮苷类成分的减少量，说明淫羊藿苷并不是全部从其他3种黄酮类转化而来，而是淫羊藿中多种成分共同参与的复杂的转换过程。

（四）淫羊藿饮片炮制工艺研究总结

1. 历史文献 净制（去茎干）、切制（细锉，切，锉细末）、脂炙（羊脂炙，鹅脂炙）、蒸制、酒制（酒煮，酒浸，酒润，酒蒸）、蜜制、醋制、米泔制等，以羊脂油炙最常用。

2. 历版《中国药典》 淫羊藿，羊脂油炙淫羊藿等，以切丝和羊脂油炙最常用。

3. 各省市炮制规范 淫羊藿，羊脂油炙淫羊藿等，以切丝和羊脂油炙最常用。

4. 现代研究文献 净制、切制淫羊藿，羊脂油炙淫羊藿等，以羊脂油炙淫羊藿为最常用。

综合上述研究结果，制定淫羊藿的炮制工艺为：

淫羊藿 取原药材，除去杂质及非药用部位，喷淋清水，闷润0.5～2小时，切宽丝，60～80℃干燥，筛去碎屑，即得。

炙淫羊藿 取羊脂油加热融化，加入淫羊藿丝，用文火炒至均匀有光泽，取出，放凉，即得。

每100kg淫羊藿，用羊脂油（炼油）20kg。

参考文献

[1] 周一帆, 胡昌江, 余凌英, 等. 星点设计-效应面法优选淫羊藿油炙工艺[J]. 中国实验方剂学杂志, 2012, 18(16):16-18.

[2] 朱粉霞, 赵永刚, 贾晓斌, 等. 淫羊藿炮制前后UPLC-PDA-MS的指纹图谱研究[J]. 化学学报, 2012, 70(5):635-642.

[3] 崔莉, 孙娥, 钱浅, 等. 淫羊藿生品及不同炮制品小鼠药代动力学特征的比较研究[J]. 中国中药杂志, 2013, 38(10):1614-1617.

[4] 孙娥, 陈玲玲, 贾晓斌, 等. 药材品种与受热时间对淫羊藿饮片中主要黄酮类成分的影响规律研究[J]. 中药材, 2012, 35(9):1402-1407.

[5] 陆兔林, 张余生, 毛春芹, 等. 炮制对淫羊藿中淫羊藿苷及总黄酮的影响[J]. 中国中药杂志, 2002, 27(6):64-65.

[6] 蔡垠, 陈彦, 贾晓, 等. 受热温度和时间对淫羊藿中黄酮成分含量的影响[J]. 中国中药杂志, 2007, 32(22):2441-2442.

Xu duan 续断

药材来源　本品为川续断科植物川续断*Dipsacus asper* Wall. ex Henry的干燥根。

采收加工　秋季采挖，除去根头和须根，用微火烘至半干，堆置“发汗”至内部变绿色时，再烘干。

续断饮片炮制规范

【饮片品名】续断、酒续断、盐续断。

（一）续断

【饮片来源】本品为续断药材经切制后的炮制品。

【炮制方法】取原药材，除去杂质，大小分档，洗净，加水浸泡2小时，取出闷润3小时，稍晾，切厚片，50℃干燥2小时，筛去碎屑，即得。

【饮片性状】本品呈类圆形或椭圆形的厚片。外表皮灰褐色至黄褐色，有纵皱。切面皮部墨绿色或棕褐色，木部灰黄色或黄褐色，可见放射状排列的导管束纹，形成层部位多有深色环。气微，味苦、微甜而涩。

【质量控制】

鉴别　（1）取本品粉末3g，加浓氨试液4ml，拌匀，放置1小时，加三氯甲烷30ml，超声处理30分钟，滤过，滤液用盐酸溶液（4→100）30ml分次振摇提取，提取液用浓氨试液调节pH值至10，再用三氯甲烷20ml分次振摇提取，合并三氯甲烷液，浓缩至0.5ml，作为供试品溶液。另取续断对照药材3g，同法制成对照药材溶液。照薄层色谱法试验，吸取上述两种溶液各5μl，分别点于同一硅胶G薄层板上，以乙醚-丙酮（1:1）为展开剂，展开，取出，晾干，喷以改良碘化铋钾试液。供试品色谱中，在与对照药材色谱相应的位置上，显相同颜色的斑点。

（2）取本品粉末0.2g，加甲醇15ml，超声处理30分钟，滤过，滤液蒸干，残渣加甲醇2ml使溶解，作为供试品溶液。另取川续断皂苷Ⅵ对照品，加甲醇制成每1ml含1mg的溶液，作为对照品溶液。照薄层色谱法试验，吸取上述两种溶液各5μl，分别点于同一硅胶G薄层板上，以正丁醇-醋酸-水（4:1:5）的上层溶液为展开剂，展开，取出，晾干，喷以10%硫酸乙醇溶液，加热至斑点显色清晰。供试品色谱中，在与对照品色谱相应的位置上，显相同颜色的斑点。

检查 水分 不得过10.0%（第二法）。

总灰分 不得过12.0%。

酸不溶性灰分 不得过3.0%。

浸出物 照水溶性浸出物测定法项下的热浸法测定，不得少于45.0%。

含量测定 照高效液相色谱法测定。

色谱条件与系统适用性试验 以十八烷基硅烷键合硅胶为填充剂；以乙腈-水（30∶70）为流动相；检测波长为212nm。理论板数按川续断皂苷Ⅵ峰计算应不低于3000。

对照品溶液的制备 取川续断皂苷Ⅵ对照品适量，精密称定，加甲醇制成每1ml含1.5mg的溶液。精密量取1ml，置10ml量瓶中，加流动相稀释至刻度，摇匀，即得。

供试品溶液的制备 取本品细粉约0.5g，精密称定，置具塞锥形瓶中，精密加入甲醇25ml，密塞，称定重量，超声处理（功率100W，频率40kHz）30分钟，放冷，再称定重量，用甲醇补足减失的重量，摇匀，滤过，精密量取续滤液5ml，置50ml量瓶中，加流动相稀释至刻度，摇匀，即得。

测定法 分别精密吸取对照品溶液与供试品溶液各20μl，注入液相色谱仪，测定，即得。

本品按干燥品计算，含川续断皂苷Ⅵ（$C_{47}H_{76}O_{18}$）不得少于1.5%。

（二）酒续断

【饮片来源】本品为续断经酒炙后的炮制品。

【炮制方法】取净续断片，加入定量黄酒，闷润，至酒被吸尽，置于预热至120℃的炒制容器中，用文火加热，炒至微带黑色时，取出晾凉，筛去碎屑，即得。

每100kg续断片，用黄酒10kg。

【饮片性状】本品形如续断片，表面浅黑色或灰褐色，略有酒香气。

【质量控制】同续断。

（三）盐续断

【饮片来源】本品为续断经盐炙后的炮制品。

【炮制方法】取净续断片，加入定量盐水，闷润，至盐水被吸尽，置于预热至120℃的炒制容器中，用文火加热，炒至微带黑色时，取出晾凉，筛去碎屑，即得。

每100kg续断片，用食盐2kg，食盐加5倍量水溶解为盐水。

【饮片性状】本品形如续断片，表面黑褐色，味微咸。

【质量控制】同续断。

【性味与归经】苦、辛，微温。归肝、肾经。

【功能与主治】补肝肾，强筋骨，续折伤，止崩漏。用于肝肾不足，腰膝酸软，风湿痹痛，跌扑损伤，筋伤骨折，崩漏，胎漏。酒续断多用于风湿痹痛，跌扑损伤，筋伤骨折。盐续断多用于腰膝酸软。

【用法与用量】9～15g。

【贮藏】置阴凉干燥处，防蛀。

十一画

续断饮片炮制操作规程

（一）续断

1．产品概述

（1）品名 续断。

（2）规格 厚片。

2．生产依据 按照《中国药典》2015年版一部有关工艺要求及标准，以及拟定的饮片品种炮制工艺执行。

3．工艺流程 取原药材，除去杂质，大小分档，洗净，加水浸泡2小时，取出闷润3小时，稍晾，切厚片，50℃干燥2小时，筛去碎屑，即得。

4．炮制工艺操作要求

（1）净制　除去杂质。

（2）分档　按大小分档。

（3）洗润　洗净，加水浸泡2小时，取出闷润3～5小时至透，稍晾。

（4）切制　切厚片。

（5）干燥　50℃干燥2～4小时至干。

（6）包装　根据本品包装规格要求进行包装，复合袋手工包装损耗应不超过1.0%。

5．原料规格质量标准　符合《中国药典》2015年版一部续断药材项下的相关规定。

6．成品质量标准　符合本规范续断饮片项下的相关规定。

7．成品贮存及注意事项　置干燥处，防蛀。

8．工艺卫生要求　符合中药饮片GMP相关工艺卫生要求。

9．主要设备　截断机、干燥机等设备。

（二）酒续断

1．产品概述

（1）品名　酒续断。

（2）规格　厚片。

2．生产依据　按照《中国药典》2015年版一部有关工艺要求及标准，以及拟定的饮片品种炮制工艺执行。

3．工艺流程　取净续断片，加入定量黄酒，闷润，至酒被吸尽，置于预热至120℃的炒制容器中，用文火加热，炒至微带黑色时，取出晾凉，筛去碎屑，即得。

每100kg续断片，用黄酒10kg。

4．炮制工艺操作要求

（1）炙制　取净续断片，加入定量黄酒，闷润，至黄酒被吸尽，置于预热至120℃的炒制容器中，用文火加热，炒至微带黑色时，取出晾凉，筛去碎屑，即得。

每100kg续断片，用黄酒10kg。

（2）过净　平面式振动筛，筛去药屑碎末。

（3）精选　将净药物平摊于工作台上，挑选出混在净药物中不符合质量要求的败片。

（4）包装　根据本品包装规格要求进行包装，复合袋手工包装，包装损耗应不超过1.0%。

5．原料规格质量标准　符合《中国药典》2015年版一部续断药材项下的相关规定。

6．成品质量标准　符合本规范酒续断饮片项下的相关规定。

7．成品贮存及注意事项　置干燥处，防蛀。

8．工艺卫生要求　符合中药饮片GMP相关工艺卫生要求。

9．主要设备　炒药机等设备。

（三）盐续断

1．产品概述

（1）品名　盐续断。

（2）规格　厚片。

2．生产依据　按照《中国药典》2015年版一部有关工艺要求及标准，以及拟定的饮片品种炮制工艺执行。

3．工艺流程　取净续断片，加入定量盐水，闷润，至盐水被吸尽，置于预热至120℃的炒制容器中，用文火加热，炒至微带黑色时，取出晾凉，筛去碎屑，即得。

每100kg续断片，用食盐2kg，食盐加5倍量水溶解为盐水。

4．炮制工艺操作要求

（1）炙制　取净续断片，加入定量盐水，闷润，至盐水被吸尽，置于预热至120℃的炒制容器中，用文火加热，炒至微带黑色时，取出晾凉，筛去碎屑，即得。

每100kg续断片，用食盐2kg，食盐加5倍量水溶解为盐水。

（2）过净　平面式振动筛，筛去药屑碎末。

（3）精选　将净药物平摊于工作台上，挑选出混在净药物中不符合质量要求的败片。

（4）包装　根据本品包装规格要求进行包装，复合袋手工包装，包装损耗应不超过1.0%。

5. 原料规格质量标准　符合《中国药典》2015年版一部续断药材项下的相关规定。

6. 成品质量标准　符合本规范盐续断饮片项下的相关规定。

7. 成品贮存及注意事项　置干燥处，防蛀。

8. 工艺卫生要求　符合中药饮片GMP相关工艺卫生要求。

9. 主要设备　炒药机等设备。

续断饮片炮制规范起草说明

（一）续断炮制方法历史沿革

1. 净制　宋代《普本》首次出现了："洗"，《宝产》要求"洗，去根"，《传信》提出"去芦"。明代《万氏》首次提出"酒洗"，《奇效》去筋脉的方法是"碎去筋脉"。清代《得配》要"去梗筋"，《汇纂》要求"去皮硬筋酒浸"。续断的净制至明代以后基本为洗、去芦、去向里筋脉。

2. 切制　最早的切制方法出现在刘宋《雷公》中，为"横切，剉之"。明代，《蒙筌》首次有了与现代相同的切薄片的方法，"烈日曝过，薄片咀成"，另《保元》亦有"酒洗切片"。清代继承了"剉""碎"和切制，《幼幼》。现代多为切薄片。

3. 炮制

（1）焙法　此法现已不用。宋代《普本》记载"洗，推去节，剉，焙"，《宝产备要》记载"去根，洗，焙干"。

（2）炒法　此法沿用至今。明代《医学》记载"炒"。

（3）米泔制　此法现已不用。此法为续断最早的炮制方法，首见于唐代的"米汁浸"。

（4）酒制

①酒浸　此法现已不用。宋代记载"酒浸"，明代记载"酒浸一宿，晒干"，"去向里硬筋，以醇酒浸宿，烈日曝过，薄片咀成"，清代也有类似记载"状如鸡脚皮黄者佳，酒浸一宿切，晒干"。

②酒洗　此法现已不用。明代的《万氏》记载"酒洗"，《回春》"酒浸洗用"。《保元》"酒洗切片"。

③酒拌　此法现已不用。明代《宋氏》记载"酒拌"。

④酒蒸　此法现已不用。明代《醒斋》"酒蒸"。清代《良朋》"酒洗蒸"，《玉尺》"酒煎"。

⑤酒焙　此法现已不用。刘宋代记载"采得后，横切，锉之，又去向里硬筋了，用酒浸一伏时，焙干用"，清代记载"酒浸一伏时，捶碎去筋焙干"。

⑥酒炒　宋代和明代均为"酒浸炒"，清代为"切片酒炒"和"去硬筋，酒浸炒"。酒炒法沿用至今。

⑦酒煎　清代《玉尺》记载"酒煎"。

（5）面制　此法现已不用。元代《世医》记载"面水炒"。

（6）醋制　此法现已不用。《滇南》有"五钱，醋半杯炒干"的记载。

历代炮制历史沿革见表1。

表1　续断炮制历史沿革简况

朝代	沿用方法	新增方法	文献出处
唐以前		横切，剉之，用酒浸一伏时，焙干用	《雷公》

续表

朝代	沿用方法	新增方法	文献出处
唐代	横切	米汁浸	《理伤》
宋代	横切	剉，焙干，洗	《普本》
		洗，去根，焙干	《宝产》
		去芦	《传信》
		酒浸炒	《妇人》
		酒浸	《百问》
元代		横切，剉，焙干，面水炒	《世医》
明代	去芦，酒浸，酒浸炒，洗，剉	碎去筋脉	《奇效》
		酒洗	《万氏》
		烈日曝过，薄片咀成	《蒙筌》
		酒洗切片	《保元》
		酒浸洗用	《回春》
		醋制	《滇南》
		酒拌	《宋氏》
		炒	《医学》
		酒蒸	《醒斋》
清代	酒炒，酒洗，酒浸	酒焙，切片，洗，去芦，剉，去梗筋	《得配》
		酒拌炒	《增广》
		酒洗蒸	《良朋》
		酒煎	《玉尺》

从古代文献资料中可以看出，历代沿用过的续断炮制方法有20余种，所用的辅料有酒、醋、米泔水等，其中酒用到的最多。现代产地加工方法为去芦头、根头及须根，用微火烘至半干，堆置“发汗”至内部变绿色时，再烘干。原药材主要切成薄片或厚片。炮制方面，在继承了古代的炒法和酒制基础上，发展了盐制、炒炭、麸炒等方法。

（二）续断饮片药典及地方炮制规范

现代炮制方法见表2。

表2 《中国药典》及各地炮制规范收载的续断炮制方法

药典及规范	炮制方法
《中国药典》（1963年版）	续断片　拣去杂质，除去残留根头，洗净泥土，润透后切片，干燥
《中国药典》（1977年版） 《中国药典》（1985年版）	续断片　洗净，润透，切厚片，干燥
《中国药典》（1990年版） 《中国药典》（1995年版） 《中国药典》（2000年版） 《中国药典》（2005年版）	续断片　洗净，润透，切薄片，干燥 酒续断　取续断片，照酒炙法炒至微带黑色 盐续断　取续断片，照盐炙法炒干
《中国药典》（2010年版）	续断片　洗净，润透，切厚片，干燥 酒续断　取续断片，照酒炙法炒至微带焦斑 盐续断　取续断片，照盐炙法炒干

续表

药典及规范	炮制方法
《中国药典》（2015 年版）	续断片　洗净，润透，切厚片，干燥 酒续断　取续断片，照酒炙法炒至微带焦斑。100kg续断片，用黄酒10kg 盐续断　取续断片，照盐炙法炒干。100kg续断片，用食盐2kg
《安徽省中药饮片炮制规范》（2005 年版）	酒续断　取续断片，照酒炙法炒干。100kg续断片，用黄酒10kg 盐续断　取续断片，照盐炙法文火炒至微具焦斑，出锅，放凉。100kg续断片，用食盐2kg
《广西壮族自治区中药饮片炮制规范》（2007 年版）	盐续断　取续断片，加盐水拌匀，稍闷，文火炒干，或置蒸屉内蒸至上蒸汽为度，取出，晒干。100kg续断片，用食盐2kg 酒续断　取续断片，照酒炙法炒至微带黑色。100kg续断片，用黄酒15kg 麸炒　续断撒入适量麦麸，待冒烟时，加入生续断，炒至焦香气，取出，筛去麦麸，放凉
《贵州省中药饮片炮制规范》（2005 年版）	酒续断　取续断片，加酒拌匀，闷润过夜，照炒干或麸炒法，炒至表面呈黄色。100kg续断片，用黄酒12.5kg 盐续断　取续断片，照盐炙法炒干。100kg续断片，用食盐2kg
《河南省中药炮制规范》（2005 年版）	盐续断　取续断片，照盐炙法炒干。100kg续断片，用食盐2kg 酒续断　取续断片，照酒炙法炒至微带黑色。100kg续断片，用黄酒10kg 炒续断　照清炒法炒至微焦 续断炭　照清炒法炒至外呈黑褐色
《四川省中药炮制规范》（2002 年版）	酒续断　取续断片，照酒炙法炒至微带黑色。100kg续断片，用黄酒10kg 盐续断　取续断片，照盐炙法炒干。100kg续断片，用食盐2kg
《江苏省中药炮制规范》（2002 年版）	盐续断　取续断片，照盐炙法文火炒至微具焦斑，出锅，放凉。100kg续断片，用食盐2kg
《江西省中药炮制规范》（2008 年版）	盐续断　取续断片，照盐炙法文火炒干；或加麦麸炒至微黄色。100kg续断片，用食盐2kg 酒续断　取续断片，照酒炙法炒至微带黑色。100kg续断片，用黄酒10kg
《浙江省中药炮制规范》（2005 年版）	盐续断　取续断片，照盐炙法炒干 。100kg续断片，用食盐2kg 续断炭　照清炒法炒至浓烟上冒，外呈黑褐色、内呈棕褐色时，微喷水，灭尽火星，取出，晾干
《陕西省中药饮片标准》（2008 年版）	酒续断　取续断片，照酒炙法炒至微带黑色。100kg续断片，用黄酒10kg 盐续断　取续断片，照盐炙法炒干。100kg续断片，用食盐2kg
《湖北省中药饮片炮制规范》（2009 年版）	酒续断　取续断片，照酒炙法炒至微带黑色。100kg续断片，用黄酒10kg 盐续断　取续断片，照盐炙法炒干。100kg续断片，用食盐2kg
《湖南省中药饮片炮制规范》（2010 年版）	酒续断　取续断片，照酒炙法炒至微带黑色。100kg续断片，用黄酒10kg 盐续断　取续断片，照盐炙法炒干。100kg续断片，用食盐2kg
《云南省中药饮片炮制规范》（1986 年版）	盐续断　取续断片，武火炒至淡黑褐色，出锅，放凉。100kg续断片，用食盐2kg
《重庆市中药饮片炮制规范及标准》（2006 年版）	酒续断　取续断片，照酒炙法炒至微带黑色。100kg续断片，用黄酒10kg 盐续断　取续断片，照盐炙法炒干。100kg续断片，用食盐2kg
《甘肃省中药炮制规范》（2009 年版）	酒续断　取续断片，加酒拌匀，闷润至酒被吸干，文火炒至水汽逸尽，内表面深黄色，微具焦斑，出锅，放凉。100kg续断片，用黄酒10kg 盐续断　取续断片，照盐炙法文火炒至微具焦斑，出锅，放凉。100kg续断片，用食盐2kg 续断炭　照清炒法炒至浓烟上冒，外呈黑褐色、内呈棕褐色时，水汽逸尽，灭尽火星，取出，晾干
《上海市中药饮片炮制规范》（2008 年版）	炒续断　照清炒法炒至微焦

续表

药典及规范	炮制方法
《北京市中药饮片炮制规范》（2008年版）	酒续断　取续断片，照酒炙法炒至微带黑色。100kg续断片，用黄酒10kg

通过各省中收载的续断炮制方法对比，发现续断在各省地方规范中主要收载了酒续断、盐续断，其次是炒续断、续断炭。其中麸炒续断只收载于个别规范中。

自1963年版至1985年版，历年《中国药典》中均只收载了续断片。1990年版到2015年版新增了酒续断、盐续断，并不断完善了饮片的质量标准，改良了含量测定的方法，使续断饮片的质量标准趋于完善。

（三）续断饮片现代炮制研究

樊媛洁等[1]探讨了不同炮制方法对续断中川续断皂苷Ⅵ、Ⅹ含量的影响。采用 HPLC同时测定续断中川续断皂苷Ⅵ、Ⅹ含量，考察不同炮制方法对川续断皂苷Ⅵ，Ⅹ含量的影响。与续断生品相比，炮制后川续断皂苷Ⅵ含量增加，川续断皂苷Ⅹ含量减少。不同炮制方法均能影响续断中皂苷类成分含量，证明了传统炮制方法的合理性。

金奇等[2]采用正交试验，以续断水溶性浸出物和川续断皂苷Ⅵ为测定指标，考察了盐使用量、炒制温度、炒制时间、炒药机转速4个因素对盐续断质量的影响，并采用多指标综合评分法优化盐续断中试炮制工艺。结果表明，盐续断中试最佳炮制工艺为每100kg续断饮片用2kg食盐，210℃炒12分钟，炒药机转速40r/min。

张丹等[3]以HPLC测定川续断皂苷Ⅵ含量为评价指标，研究了盐炙工艺对川续断皂苷Ⅵ含量的影响，优选出盐炙续断炮制工艺为每500g续断药材用10g盐浸润45分钟，150℃炒制8分钟。

汪建平等[4]探讨了续断炮制前后的理化性质的变化。对药材性状进行了描述，用显微镜观察其显微特征，采用《中国药典》规定的方法测定水分及溶出率，用原子吸收火焰法测定Zn、Ca，以石墨炉原子化法测定Mn、Se，用HPLC法测定熊果酸的含量。结果表明，炮制前后药材性状和显微特征略有变化，炮制品水分含量下降，溶出率升高，酒制、盐制的续断中Zn、Mn、Se含量均上升，生品、酒制品所含Ca量略高，炮制品熊果酸含量略高。

李华鹏等[5]研究了不同炮制方法和条件对续断化学物质群的影响。比较了6个产地的药材切制的续断片及相应的2种酒续断、一种盐续断的TLC和 HPLC色谱图，结果显示三种饮片的TLC和 HPLC色谱行为一致。在此研究基础上，将由亳州饮片厂购买的一个批次的续断片按6个酒炙条件和2个盐制条件分批次进行炮制，然后进行TLC和 HPLC分析。结果表明，随炮制方法和条件的变化，9个化学成分的含量发生变化，但未发现不同续断饮片之间化学成分种类的差异。

罗君等[6]考察了不同炮制方法对续断浸出物及有效成分的影响，为科学评价不同炮制方法提供依据。采用盐炙闷润、盐炙拌炒、酒炙和酒麸炙法等6种方法炮制续断，以其浸出物和川续断皂苷Ⅵ含量为指标，评价炮制品质量。结果炮制后川续断皂苷Ⅵ和浸出物的含量均较生品有所增加，不同炮制品间两者含量有差异。酒炙和酒麸炙法炮制续断与传统炮制方法质量较一致。

王强等[7]研究了续断生品及不同炮制品中化学成分含量变化，探讨了不同炮制方法对续断中各化学成分含量的影响。采用LC-MS法，对续断不同炮制品中各类型化合物进行含量测定。与续断生药相比较，各炮制品的指标

十一画

成分含量略有增加，皂苷类化合物在酒炙品含量中最高，Dimethylsecologanol在盐炙品中含量高于酒炙品、清炒品及生药，而苯丙素类化合物（+）-1-羟基松脂醇4'-*O*-*β*-D-吡喃葡萄糖苷含量在酒炙、盐炙及清炒品中含量相差不大。

许腊英等[8]以续断皂苷Ⅵ为指标对续断的炮制工艺进行优选。采用正交试验进行筛选。结果表明，用10倍的黄酒浸润，150℃的下锅温度，炒6分钟时为续断酒炙的最佳炮制工艺。

（四）续断饮片炮制工艺研究总结

1．历史文献 净制（去芦、去筋）、切制（横切、锉细、切片）、炒制（炒黄、炒焦）、焙制、米汁制、酒制（酒洗、酒浸、酒蒸、酒炒、酒煮）、面制、醋制，以酒制为最常见。

2．历版《中国药典》 续断、酒续断、盐续断等，以续断、酒续断、盐续断为最常用。

3．各省市炮制规范 续断、酒续断、盐续断、麸炒续断、续断炭等，以续断、酒续断、盐续断为最常用。

4．现代研究文献 续断、酒续断、盐续断、酒麸炒续断、麸炒续断、续断炭等，以续断、酒续断、盐续断为最常用。

综合上述研究结果，制定续断的炮制工艺为：

续断 取原药材，除去杂质，大小分档，洗净，加水浸泡2小时，取出闷润3小时，稍晾，切厚片，50℃干燥2小时，筛去碎屑，即得。

酒续断 取净续断片，加入定量黄酒，闷润，至酒被吸尽，置于预热至120℃的炒制容器中，用文火加热，炒至微带黑色时，取出晾凉，筛去碎屑，即得。

每100kg续断片，用黄酒10kg。

盐续断 取净续断片，加入定量盐水，闷润，至盐水被吸尽，置于预热至120℃的炒制容器中，用文火加热，炒至微带黑色时，取出晾凉，筛去碎屑，即得。

每100kg续断片，用食盐2kg，食盐加5倍量水溶解为盐水。

参考文献

[1] 樊媛洁，翟永松，王满元．不同炮制方法对续断饮片中川续断皂苷Ⅵ，Ⅹ含量的影响[J]．中国实验方剂学杂志，2013，19(17):22-24.

[2] 金奇，来平凡，杜伟锋，等．盐续断中试工艺的优化[J]．湖北农业科学，2013，52(18):4481-4483.

[3] 张丹，颜学伟，王刚，等．正交试验优选盐炙续断炮制工艺[J]．中国实验方剂学杂志，2012，18(07):27-29.

[4] 汪建平，张长弓，刘先超，等．炮制对续断理化性质的影响研究[J]．中药材，2006，(09):895-897.

[5] 李华鹏．不同炮制方法和条件对续断化学物质群的影响研究[D]．山东大学，2011.

[6] 罗君，卿娟，赵琳珺，等．续断酒炙前后无机元素含量及其灰关联度对比分析[J]．中国实验方剂学杂志，2015，21(05):79-82.

[7] 王强，刘二伟，王磊，等．LC-MS法测定不同炮制工艺对续断化学成分含量影响[J]．中医药导报，2015，21(20): 18-20.

[8] 许腊英，陈华曦，杨庆，等．酒炙续断最佳炮制工艺的研究[J]．中国医院药学杂志，2008，(17):1475-1477.

Mian ma guan zhong

绵马贯众

药材来源　本品为鳞毛蕨科植物粗茎鳞毛蕨*Dryopteris crassirhizoma* Nakai的干燥根茎和叶柄残基。

采收加工　秋季采挖，削去叶柄、须根，除去泥沙，晒干。

绵马贯众饮片炮制规范

【饮片品名】绵马贯众、绵马贯众炭。

（一）绵马贯众

【饮片来源】本品为绵马贯众药材的加工炮制品。

【炮制方法】取绵马贯众药材，除去杂质，喷淋清水，洗净，润透，切厚片，干燥，筛去灰屑，即得。

【饮片性状】本品呈不规则的厚片或碎块，根茎外表皮黄棕色至黑褐色，多被有叶柄残基，有的可见棕色鳞片，切面淡棕色至红棕色，有黄白色维管束小点，环状排列。气特异，味初淡而微涩，后渐苦、辛。

【质量控制】

鉴别　（1）本品叶柄基部横切面：表皮为1列外壁增厚的小形细胞，常脱落。下皮为10余列多角形厚壁细胞，棕色至褐色，基本组织细胞排列疏松，细胞间隙中有单细胞的间隙腺毛，头部呈球形或梨形，内含棕色分泌物；周韧维管束5～13个，环列，每个维管束周围有1列扁小的内皮层细胞，凯氏点明显，有油滴散在，其外有1～2列中柱鞘薄壁细胞，薄壁细胞中含棕色物和淀粉粒。

（2）取本品粉末0.5g，加环己烷20ml，超声处理30分钟，取续滤液10ml，浓缩至5ml，作为供试品溶液。另取绵马贯众对照药材0.5g，同法制成对照药材溶液。照薄层色谱法试验，吸取供试品溶液4μl、对照药材溶液5μl，分别点于同一硅胶G薄层板上[取硅胶G10g、枸橼酸-磷酸氢二钠缓冲液（pH 7.0）10ml、维生素C 60mg、羧甲基纤维素钠溶液20ml调匀，铺板，室温避光晾干，50℃活化2小时后备用]，以正己烷-三氯甲烷-甲醇（30：15：1）为展开剂，薄层板置展开缸中预饱和2小时，展开，展距8cm以上，取出，立即喷以0.3%坚牢蓝BB盐的稀乙醇溶液，在40℃放置1小时。供试品色谱中，在与对照药材色谱相应的位置上，显相同颜色的斑点。

检查　水分　不得过12.0%（第二法）。

总灰分　不得过5.0%。

酸不溶性灰分　不得过3.0%。

浸出物　照醇溶性浸出物测定法项下的热浸法测定，用稀乙醇作溶剂，不得少于25.0%。

【性味与归经】苦，微寒；有小毒。归肝、胃经。

【功能与主治】清热解毒，驱虫。用于虫积腹痛，疮疡。

【用法与用量】4.5～9g。

（二）绵马贯众炭

【饮片来源】本品为绵马贯众经炒炭后的炮制品。

【炮制方法】取绵马贯众片，置已加热的炒制容器内，用武火炒至表面焦黑色，喷淋清水少许，熄灭火星，取出，晾干，即得。

【饮片性状】本品为不规则的厚片或碎片。表面焦黑色，内部焦褐色。味涩。

【质量控制】〔鉴别〕〔检查〕同绵马贯众。

浸出物　照醇溶性浸出物测定法项下的热浸法测定，用稀乙醇作溶剂，不得少于16.0%。

【性味与归经】苦、涩，微寒；有小毒。归肝、胃经。

【功能与主治】收涩止血。用于崩漏下血。

【用法与用量】5～10g。

【贮藏】置通风干燥处。

绵马贯众饮片炮制操作规程

（一）绵马贯众

1．产品概述

（1）品名　绵马贯众。

（2）规格　厚片。

2．生产依据　按照《中国药典》2015年版一部有关工艺要求及标准，以及拟定的饮片品种炮制工艺执行。

3．工艺流程　取绵马贯众药材，除去杂质，喷淋清水，洗净，润透，切厚片，干燥，筛去灰屑，即得。

4．炮制工艺操作要求

（1）净制　取绵马贯众药材，除去杂质、筛去灰屑。

（2）润制　取绵马贯众药材，喷淋清水，洗净，润透。

（3）切制　取润透绵马贯众药材，切厚片。

（4）干燥　取绵马贯众片，干燥后筛去药屑碎末。

（5）包装　根据本品包装规格要求进行包装。

5．原料规格质量标准　符合《中国药典》绵马贯众药材项下的相关规定。

6．成品质量标准　符合本规范绵马贯众饮片项下的相关规定。

7．成品贮存及注意事项　置通风干燥处，防蛀、防油、防潮。

8．工艺卫生要求　符合中药饮片GMP相关工艺卫生要求。

9．主要设备　切药机、振动筛等设备。

（二）绵马贯众炭

1．产品概述

（1）品名　绵马贯众炭。

（2）规格　厚片。

2．生产依据　按照《中国药典》2015年版一部有关工艺要求及标准，以及拟定的饮片品种炮制工艺执行。

3．工艺流程　取绵马贯众片，置已加热的炒制容器内，用武火炒至表面焦黑色，喷淋清水少许，熄灭火星，取出，晾干，即得。

4．炮制工艺操作要求

（1）净制　除去杂质、筛去灰屑。

（2）炒炭　取净制后的绵马贯众，启动炒药机，武火至炒药机温度达240℃时，投入绵马贯众，照炒炭法炒制10～12分钟，至绵马贯众成焦黑色时，喷淋清水少许，熄灭火星，取出，晾干。

（3）过净　平面式振动筛，筛去药屑碎末。

（4）精选　将净药物平摊于工作台上，挑选出混在净药物中不符合质量要求的败片。

（5）包装　根据本品包装规格要求进行包装。

5．原料规格质量标准　符合《中国药典》绵马贯众饮片项下的相关规定。

6．成品质量标准　符合本规范绵马贯众炭饮片项下的相关规定。

7．成品贮存及注意事项　置通风干燥处，防蛀、防油、防潮。

8．工艺卫生要求　符合中药饮片GMP相关工艺卫生要求。

9．主要设备　炒药机、振动筛等设备。

绵马贯众饮片炮制规范起草说明

（一）绵马贯众饮片炮制方法历史沿革

绵马贯众的净制较早见于唐《外台》“去毛”。宋代有刮去黑皮、去土须。及至明、清时期，也多强调去毛、去须，方法类似，如去芦、去须、去毛净、只揉去毛及花萼等。可见历史上净制主要是“去毛”“去须”及“去皮”等，这可能缘于贯众采挖后，密被叶柄残基及鳞片，并有弯曲的须根，这些被当作杂质和非药用部位除去，历代医方本草多基于此意图。此外宋《总微》、明《大法》还强调“洗净”，主要针对贯众采掘后须根附着的泥土。

绵马贯众的切制初见于唐《外台》“切片”。明《滇南》《大法》也记载了“切片”的切制方法，后代多沿用此法，这与贯众“形如大瓜”需切片入药有关。“为末”则见于宋《证类》《圣惠方》，主要是生用，便于调服。另外，宋代《总微》载：“拣，洗净，焙干。”焙干实际上是干燥的方法，明《必读》、清《本草汇》《本草述》也有“剉焙”的记述。

绵马贯众的炮制方法初见于唐《外台》“熬”。熬即炒，《汤液》载：“方言熬者，即今之炒也。”宋《圣惠方》则首次记载了制炭“烧灰”。至明代，《大法》记录了炒制“洗净切片，炒”。清代以煅炭为主，清《得配》中提到“煅炭，童便下，治乳痈”，清《良朋》也有“烧存性”的记述。除上述不加辅料炮炙之外，还出现了加辅料炮炙，主要有醋炙，极少数用酒炙。明《纲目》中提到“用贯众状为刺猬者一个，全用不剉，只揉去毛及花萼，以好醋蘸湿，慢火炙令香熟，候冷为末”。明《准绳》、清《本草述》及《奇效》亦有相似记载。酒炙则出现在明《滇南》，记有“去毛，切片子火上，白酒汁蘸上焙干”。

历代炮制历史沿革见表1。

表1　绵马贯众炮制历史沿革简况

朝代	沿用方法	新增方法	文献出处
唐代		去毛；熬；切片	《外台》
		方言熬者，即今之炒也	《汤液》
宋代		拣，洗净，焙干	《总微》
		烧灰；为末	《圣惠方》
	为末		《证类》
明代		剉焙	《必读》
		去毛，切片子火上，白酒汁蘸上焙干	《滇南》
	洗净切片，炒		《大法》
		用贯众状为刺猬者一个，全用不剉，只揉去毛及花萼，以好醋蘸湿，慢火炙令香熟，候冷为末	《纲目》
清代		剉焙	《本草汇》 《本草述》
		煅炭，童便下，治乳痈	《得配》
		烧存性	《良朋》

推测古人的炮制意图，炒法主要是缓和药性，而醋炙、酒炙等加辅料炮炙以增强疗效为主。

（二）绵马贯众饮片药典及地方炮制规范研究

现代炮制方法见表2。

表2　《中国药典》及各地炮制规范收载的绵马贯众炮制方法

药典及规范	炮制方法
《中国药典》（1977年版）	绵马贯众　除去杂质，用时打碎 绵马贯众炭　取净绵马贯众，照炒炭法炒至表面焦黑色
《中国药典》（1995年版）	绵马贯众　除去杂质。用时打碎 绵马贯众炭　取净贯众，照炒炭法炒至表面焦黑色

续表

药典及规范	炮制方法
《中国药典》（2000 年版）	绵马贯众　除去杂质。用时打碎 绵马贯众炭　取净绵马贯众，照炒炭法炒至表面焦黑色
《中国药典》（2005 年版） 《中国药典》（2010 年版） 《中国药典》（2015 年版）	绵马贯众　除去杂质，喷淋清水，洗净，润透，切厚片，干燥，筛去灰屑，即得 绵马贯众炭　取绵马贯众片，照炒炭法炒至表面焦黑色时，喷淋清水少许，熄灭火星，取出，晾干
《北京市中药饮片炮制规范》（2008 年版）	绵马贯众　取原药材，除去杂质，洗净，闷润8～12小时，至内外湿度一致，切厚片，干燥，筛去碎屑 绵马贯众炭　取绵马贯众片，置热锅内，用火180～220℃炒至表面焦黑色
《上海市中药饮片炮制规范》（2008 年版）	绵马贯众　将原药除去须根等杂质，洗净，润透，切厚片，干燥，筛去灰屑 绵马贯众炭　取生贯众，照清炒法炒至外焦黑色，内深褐色，筛去灰屑
《福建省中药炮制规范》（1988 年版）	绵马贯众　除去杂质，略泡，洗净，润透，切厚片，干燥 绵马贯众炭　取贯众，照炒炭法炒至表面焦黑色，存性
《广东省中药炮制规范》（1984 年版）	绵马贯众　除去杂质，用水浸泡1天，沥干水，用硫黄熏至透心，取出，切片，干燥
《贵州省中药饮片炮制规范》（2005 年版）	绵马贯众　取原药材，除去杂质，洗净，润透，切厚片或块，干燥。用时打碎 绵马贯众炭　取净绵马贯众片，照炒炭法炒至表面焦黑色、内部褐色
《江西省中药饮片炮制规范》（2008 年版）	绵马贯众　除去杂质，喷淋清水，洗净，润透，切厚片，干燥，筛去灰屑 绵马贯众炭　取净绵马贯众片，照炒炭法炒至表面焦黑色时，喷淋清水少许，熄灭火星，取出，晾干
《山东省中药炮制规范》（1990 年版）	绵马贯众　除去杂质及残留的须根，用清水洗净，润透，切厚片或小块，干燥 绵马贯众炭　将大小分档的净贯众片或块，置热锅内，武火炒至表面焦黑色，内部棕褐色时，喷淋清水少许，灭尽火星，取出，及时摊晾，凉透
《浙江省中药炮制规范》（2005 年版）	绵马贯众　取原药，除去杂质，水浸，洗净，润软，切厚片，干燥；产地已切片者，筛去灰屑 绵马贯众炭　取贯众，炒至浓烟上冒，表面焦黑色，内部棕褐色，微喷水，灭尽火星，取出，晾干
《安徽省中药饮片炮制规范》（2005 年版）	绵马贯众　取原药材，除去杂质，劈碎。或略泡，洗净，润透，切厚片，干燥，筛去碎屑。用时捣碎 绵马贯众炭　取净贯众片，大小分档，照炒炭法，炒至表面焦褐色
《河南省中药材炮制规范》（1983 年版）	绵马贯众　拣去杂质，除去残留的须根，清水洗净，捞出，晒干后捣碎 绵马贯众炭　将捣碎之贯众，置锅内用武火炒至外呈黑色，内呈黑褐色，喷洒凉水适量，灭尽火星，取出，晾一夜
《辽宁省中药炮制规范》（1986 年版）	绵马贯众　拣去杂质，用水洗净，晒干。用时砸成小块 绵马贯众炭　取净贯众块，置锅内用强火炒至外面焦黑色，喷淋少许清水，取出，晒干
《湖南省中药饮片炮制规范》（2010 年版）	绵马贯众　取原药材，除去杂质，喷淋清水，洗净，润透，切厚片或块，干燥，筛去灰屑 绵马贯众炭　取净绵马贯众片，照炒炭法炒至表面焦黑色
《江苏省中药饮片炮制规范》（1980 年版）	绵马贯众　将原药拣去杂质，稍浸，洗净，润透，切厚片，干燥，筛去灰屑 绵马贯众炭　取净贯众片用武火炒至焦黑色，取出，凉透
《四川中药饮片炮制规范》（1978 年版）	绵马贯众　取绵马贯众，用水微泡，润透，切成薄片，干燥 炒绵马贯众　取净贯众片，用清炒法炒至外表微带黑色，内部褐色为度，筛去毛屑，为贯众炭
《云南省中药饮片炮制规范》（1986 年版）	绵马贯众　取原药拣净杂质，用清水浸泡3～5天（每天换水一次），捞出，吸润约2～3天（每天洒水2次），吸至身软透心，取出铡成厚约3.3～5mm的平片，晒干，筛簸净灰屑，即可 绵马贯众炭　将生贯众放入锅内，用武火炒至外表焦黑色，内部黄褐色（须存性），喷淋少许清水，扑灭余火，取出晾冷即可

十一画

各省市炮制规范：绵马贯众、绵马贯众炭等，以炒炭为最常用。历版《中国药典》：绵马贯众、绵马贯众炭等，以炒炭为最常用。

（三）绵马贯众饮片现代炮制研究

绵马贯众微寒，经炒炭，寒性减弱，长于收敛止血。周小菲[1]用比色法测定了12批绵马贯众药材、12批绵马贯众饮片以及3批绵马贯众炭的总间苯三酚含量，结果表明，对照品的浓度在12.12～48.48μg/ml范围内与吸收度值呈良好的线性关系，得回归方程y=19.1x−0.084。其中，绵马贯众药材总间苯三酚的含量为3.47%～16.60%，饮片的总间苯三酚含量为2.38%～13.47%，炭的总间苯三酚含量为0.49%～1.79%。由上述测定结果可知，购自不同地区的绵马贯众药材、饮片所含总间苯三酚的量绝大部分具有较好的一致性。3批绵马贯众炭的含量测定结果显示，其总间苯三酚含量在药材含量的十分之一以下，说明炮制过程中大部分间苯三酚类成分已经遭到破坏。

黄勤挽等[2]对炮制绵马贯众饮片的“火力”与“火候”进行探讨，研究“火力”“火候”对绵马贯众炒制质量的影响。通过采用红外非接触测温仪对绵马贯众炒炭投药时锅温、炮制过程锅温、锅内药材温度进行定量测定，以控制炮制“火力”；从性状、显微特征、薄层色谱、高效液相色谱、紫外分光光谱、红外光谱、浸出物含量及急性毒性实验等方面，对绵马贯众饮片炮制的“火候”进行初步研究。结果表明，绵马贯众片炮制前后形状差异不大，炭品表面颜色和内部颜色较生品有所加深，气、味有略微变化；炒炭后组织结构破坏，无法进行显微鉴别；绵马贯众炭比绵马贯众片吸光度值有所增大，炒炭后总酚类成分含量增加；绵马贯众炒炭后醇浸出物含量降低；绵马贯众毒性较小，炒炭后较生品毒性有一定程度的下降，其他方面无明显变化。研究表明，红外非接触测温仪能够对绵马贯众炒炭的“火力”进行量化控制，经不同炒制火候炮制后，绵马贯众炭外观及内在质量均较炮制前有所改变。

叶茂[3]通过对实验小鼠凝血时间测定结果进行统计学分析，与空白对照组比较，求得不同炒炭方法对凝血时间的影响，并以此为指标对绵马贯众炒炭的正交试验进行分析，从中优选出绵马贯众炒炭的最佳工艺组合为：取净绵马贯众片，大小分开，炒药机锅内温度为350℃时投料，翻炒7分钟，炒药机转速23r/min，炒至饮片表面焦黑色、内部焦褐色时，喷淋清水少许，熄灭火星，取出，放凉，质检，分装，即得。

（四）绵马贯众饮片炮制工艺研究总结

1．历史文献 净制（刮去皮）、切制（捣为末、锉细、切片）、炒制（微炒、炒黄、炒焦），以炒炭为最常见。

2．各省市炮制规范 绵马贯众、绵马贯众炭等，以炒炭为最常用。

3．历版《中国药典》 绵马贯众、绵马贯众炭等，以炒炭为最常用。

4．现代研究文献 绵马贯众的炮制方法为炒炭，不同的炮制方法对绵马贯众的有效成分含量以及药效有显著的影响。

综合上述研究结果，制定绵马贯众的炮制工艺为：

绵马贯众 除去杂质，喷淋清水，洗净，润透，切厚片，干燥，筛去灰屑，即得。

绵马贯众炭 取绵马贯众片，置已加热的炒制容器内，用武火炒至表面焦黑色，喷淋清水少许，熄灭火星，取出，晾干，即得。

参考文献

[1] 周小菲. 绵马贯众的质量控制方法研究[D]. 北京: 北京中医药大学, 2012.

[2] 黄勤挽, 齐红艺, 刘蕾, 等. 绵马贯众饮片“火力”与“火候”的探讨[A]. 中华中医药学会中药炮制分会. 中华中医药学会第四届中药炮制分会学术会议论文集[C]. 中华中医药学会中药炮制分会, 2004:7.

[3] 叶茂. 贯众炮制规范化研究及其与紫萁、单芽狗脊贯众的初步对比研究[D]. 成都: 成都中医药大学, 2004.

Ban mao

斑蝥

药材来源　本品为芫青科昆虫南方大斑蝥*Mylabris phalerata* Pallas或黄黑小斑蝥*Mylabris cichorii* Linnaeus 的干燥体经炮制加工制成的饮片。

采收加工　夏、秋二季捕捉，闷死或烫死，晒干，包装。

斑蝥饮片炮制规范

【饮片品名】生斑蝥、米斑蝥。

（一）生斑蝥

【饮片来源】本品为斑蝥药材经加工后制成的炮制品。

【炮制方法】除去杂质，即得。

【饮片性状】南方大斑蝥　呈长圆形，长1.5～2.5cm，宽0.5～1cm。头及口器向下垂，有较大的复眼及触角各1对，触角多已脱落。背部具革质鞘翅1对，黑色，有3条黄色或棕黄色的横纹；鞘翅下面有棕褐色薄膜状透明的内翅2片。胸腹部乌黑色，胸部有足3对。有特殊的臭气。

黄黑小斑蝥　体型较小，长1～1.5cm。

【质量控制】

鉴别　取本品粉末2g，加三氯甲烷20ml，超声处理（功率400W，频率40kHz）15分钟，滤过，滤液蒸干，残渣用石油醚（30～60℃）洗2次，每次5ml，小心倾去上清液，残渣加三氯甲烷1ml使溶解，作为供试品溶液。另取斑蝥素对照品，加三氯甲烷制成每1ml含5mg的溶液，作为对照品溶液。照薄层色谱法试验，吸取上述两种溶液各5μl，分别点于同一硅胶G薄层板上，以三氯甲烷－丙酮（49∶1）为展开剂，展开，展距6cm，取出，晾干，喷以0.1%溴甲酚绿乙醇溶液，加热至斑点显色清晰。供试品色谱中，在与对照品色谱相应的位置上，显相同颜色的斑点。

含量测定　照高效液相色谱法测定。

色谱条件与系统适用性试验　以十八烷基硅烷键合硅胶为填充剂；以甲醇-水（23∶77）为流动相；检测波长为230nm。理论板数按斑蝥素计算应不低于3000。

对照品溶液的制备　取斑蝥素对照品适量，精密称定，加甲醇制成每1ml含1mg的溶液，即得。

供试品溶液的制备　取本品粉末约1g，精密称定，置具塞锥形瓶中，用三氯甲烷作溶剂，超声处理（功率400W，频率40kHz）2次（30ml，30ml），每次15分钟，提取液滤过，用少量三氯甲烷分次洗涤容器，滤液和洗液滤入同一蒸发皿中，于50℃水浴上蒸干，残渣用甲醇溶解，转移至5ml量瓶中，加甲醇至刻度，摇匀，离心（转速每分钟3000转）5分钟，取上清液，即得。

测定法　分别精密吸取对照品溶液和供试品溶液各10μl，注入液相色谱仪，测定，即得。

本品含斑蝥素（$C_{10}H_{12}O_4$）不得少于0.35%。

（二）米斑蝥

【饮片来源】本品为芫青科昆虫南方大斑蝥或黄黑小斑蝥的干燥体经炮制加工后制成的饮片。

【炮制方法】取米置300℃热锅中，先炒制2分钟，再投入净斑蝥，继续炒制3分钟，至米呈黄棕色，取出，放凉，拣去米，除去头、足、翅，即得。

每100kg斑蝥，用米20kg。

【饮片性状】南方大斑蝥　体型较大，头、足、翅偶有残留。色乌黑发亮，头部去除后的断面不整齐，边缘黑色，中心灰黄色。质脆易碎。有焦香气。

黄黑小斑蝥　体型较小。

【质量控制】

鉴别　同生斑蝥。

含量测定　同生斑蝥，含斑蝥素（$C_{10}H_{12}O_4$）应为0.25%～0.65%。

【性味与归经】辛，热；有大毒。归肝、胃、肾经。

【功能与主治】破血消癥，攻毒蚀疮，引赤发泡。用于癥瘕肿块，积年顽癣，瘰疬，赘疣，痈疽不溃，恶疮死肌。

【用法与用量】0.03～0.06g，炮制后多入丸散用。外用适量，研末或浸酒醋，或制油膏涂敷患处，不宜大面积用。

【注意】本品有大毒，内服慎用，孕妇禁用。

【贮藏】置阴凉干燥处，防蛀。

斑蝥饮片炮制操作规程

（一）生斑蝥

1．产品概述

（1）品名　生斑蝥。

（2）规格　虫体。

2．生产依据　按照《中国药典》2015年版一部有关工艺要求及标准，以及拟定的饮片品种炮制工艺执行。

3．工艺流程　取原药材，净选，包装，即得。

4．炮制工艺操作要求

（1）净选　去除杂质、异物。

（2）包装　复合袋包装，封口，包装损耗应不超过1.0%。

5．原料规格质量标准　符合《中国药典》2015年版一部斑蝥药材项下的相关规定。

6．成品质量标准　符合本规范斑蝥饮片项下的相关规定。

7．成品贮存及注意事项　置通风干燥处，防蛀。

8．工艺卫生要求　符合中药饮片GMP相关工艺卫生要求。

9．主要设备　振荡筛等设备。

（二）米斑蝥

1．产品概述

（1）品名　米斑蝥。

（2）规格　米炒品。

2．生产依据　按照《中国药典》2015年版一部有关工艺要求及标准，以及拟定的饮片品种炮制工艺执行。

3．工艺流程　先以300℃炒米2分钟，再投入净斑蝥，继续炒3分钟至米呈黄棕色，取出，放凉，除去米及头、足、翅，包装，即得。

每100kg斑蝥，用米20kg。

4．炮制工艺操作要求

（1）称量　按生斑蝥每100kg用大米20kg，称取大米。

（2）米炒　待滚筒内壁温度升至300℃，立即投入大米，并开始计时，将大米炒2分钟后立即投入生斑蝥，继续炒制3分钟，停止炒制，立即出锅，此时大米为棕黄色，放凉。拣去大米，除去头、足、翅。

（3）包装　复合袋包装，封口，包装损耗应不超过1.0%。

5．原料规格质量标准　符合《中国药典》2015年版一部斑蝥药材项下的相关规定。

6．成品质量标准　符合本规范斑蝥饮片项下的相关规定。

7．成品贮存及注意事项　置通风干燥处，防蛀。

8．工艺卫生要求　符合中药饮片GMP相关工艺卫生要求。

9．主要设备　炒药机、振荡筛等设备。

斑蝥饮片炮制规范起草说明

（一）斑蝥炮制方法历史沿革

1．净制　去头、去翅《指迷》。去头足翅《朱氏》。去足翅《急救》。去头足《精义》。

2．切制　去头翅足，研《苏沈》。

3．炮制

（1）炙制　“去头翅炙”《肘后》。“去翅足，微炙”《证类》。“去翅足，炙黄用”《求真》。

（2）熬制　“熬”《肘后》。“去翅足熬”《千金翼》。“去头足熬”《外合》。

（3）烧制　“烧令绝烟”《肘后》。“烧末”《证类》。

（4）小麻子制　“凡修事斑蝥，用糯米小麻子相伴同炒，待米黄黑出，去麻子等，去两翅足并头，用血余裹，悬于东墙角上一夜，至明取用”《证类-雷公》。首次提出辅料制的方法。

（5）米炒

①糯米炒　宋代“糯米伴炒”《圣惠方》《博济》《活幼》。“糯米炒令黑色”《普济方》。清代时期，“川米炒去翅足”《大成》。“去翅足用糯米同浸一夜，炒干，去米不用，此米倒沟中”《良朋》。

②粟米炒　宋代时期有“粟米炒”《证类》。

③秫米炒　宋代时期，用秫米同炒黑，去羽足《朱氏》。此法现已不用。

（6）酒制　宋代记载“去翅足，酒浸后炒令焦黑止”《博济》，明代有“去头足并翅，酒洗和湿糯米铜勺内炒，米熟为度”《醒斋》。“酒浸洗，和糯米同炒”《得配》。

（7）醋制　此法现已不用。

①醋煮　宋代“少醋煮熟”《苏沈》《三因》，元代“醋煮熟”《宝鉴》，明代有“醋煮用之”《纲目》。

②醋炙　宋代“少醋炙熟”《局方》。

③酒浸炒　明代“以苦酒浸半日，晒干，铜器炒熟为末”《纲目》。

（8）麸炒　宋代“去翅足，麸慢火炒令黄色，去却麸后捣为末”《博济》。

（9）豆面炒　宋代“去头翅……著豆面炒焦黄为度”《博济》。此法现已不用。

（10）炒制　“去头翅足炒”《证类》《总微》《普济方》《医学》。

（11）巴豆炒　明代记载“去翅足，同糯米同巴（豆）炒”《朱氏》。此法现已不用。

（12）焙制　明代有“去头足翼，瓦上焙干”《普济方》。此法现已不用。

（13）麦面炒　明代有“麦面炒熟”《普济方》《禁方》。

（14）牡蛎炒　明代有“以牡蛎同炒之”《粹言》。

（15）蒸制　清代记载有“蒸”《本草述》。

（16）米泔制　清代记载有“糯米泔浸一宿炒黄色勿令焦”《串雅补》。

（17）土炒　清代记载有“陈土炒去头足”《治全》。

历代炮制历史沿革见表1。

十二画

表1 斑蝥炮制历史沿革简况

朝代	沿用方法	新增方法	文献出处
晋		去头翅炙、熬、烧令绝烟	《肘后》
南北朝	去头翅炙	辅料制：凡修事斑蝥，用糯米小麻子相伴同炒，待米黄黑出，去麻子等，去两翅足并头，用血余裹，悬于东墙角上一夜，至明取用	《雷公》
唐代	去头足翅、熬		《千金翼》
宋代	净制、清炒	糯米伴炒、酒浸后烧令焦黑，麸炒，著豆面炒，糯米巴豆炒，粟米炒、秫米同炒	《博济方》
金元时期	糯米伴炒、酒浸后烧令焦黑，麸炒，著豆面炒，糯米巴豆炒，粟米炒、秫米同炒		《博济方》 《活幼》
明代	醋煮、麸炒	辅料米由糯米扩至粳米、大米，醋煮、麸炒，醋煮、焙干，麦面炒、酒浸、牡蛎同炒	《普济方》 《粹言》
清代	麸炒	米炒	《良朋》

由此可见，斑蝥的炮制最早见于晋代的《肘后》，南北朝时期中发展了“用糯米小麻子相伴同炒”的“辅料制”方法，到了宋代，对牡丹皮的炮制研究才较为成熟，新增了“糯米伴炒”“酒浸后烧令焦黑”“麸炒”“著豆面炒”“糯米巴豆炒”等方法，明代在继承上述炮制方法的基础上，由糯米扩至粳米、大米，醋煮、麸炒，醋煮、焙干，麦面炒、牡蛎同炒等方法，清代时期，炮制方法基本成熟，逐步肯定了米炒法。经过历代的衍变，至今仍沿用的炮制方法有“米炒”“焙干”，尤其以“米炒”后入药的炮制方法为主，“烘斑蝥”仅有少部分地区沿用，临床上应用较少。

（二）斑蝥饮片药典及地方炮制规范

1. 净制 去除杂质，去除头、足、翅。

2. 炮制 将米淘净，置锅内加热，至米贴附锅上，微冒热气时，放入斑蝥，轻轻翻炒，至米呈黄褐色；也有净斑蝥与米拌炒，至米呈黄棕色，取出。

现代炮制方法见表2。

表2 《中国药典》及各地炮制规范收载的斑蝥炮制方法

药典及规范	炮制方法
《中国药典》（1963年版）	斑蝥 拣去杂质，去头翅即得 米斑蝥 将米置锅内加热，喷水少许至米粘贴锅上，俟烟冒出时，加入斑蝥，轻轻翻炒，取出，去净米粒，除去足翅即得。每斑蝥10斤，用米2斤
《中国药典》（1977年版）	斑蝥 除去头、足、翅及杂质 米斑蝥 将米置锅内加热，喷水少许，至米粘贴锅上，待烟冒出时，加入净斑蝥，轻轻翻炒，至米呈黄棕色，取出，除去米粒，放凉。每斑蝥10kg，用米2kg
《中国药典》（1985年版） 《中国药典》（1990年版） 《中国药典》（1995年版） 《中国药典》（2000年版） 《中国药典》（2005年版） 《中国药典》（2010年版） 《中国药典》（2015年版）	生斑蝥 除去杂质 米斑蝥 取净斑蝥与米拌炒，至米呈黄棕色，取出，除去头、翅、足。每100kg斑蝥，用米20kg
《河南省中药饮片炮制规范》（2005年版）	生斑蝥 除去杂质 米斑蝥 取净斑蝥与米拌炒，炒至米呈黄棕色，取出，除去头、足、翅。每10kg斑蝥，用米2kg
《湖南省中药饮片炮制规范》（2010年版）	生斑蝥 取原药材，除去杂质及灰屑，干燥 米斑蝥 取净斑蝥，照米炒法炒至米呈黄棕色，取出，除头、足、翅

续表

药典及规范	炮制方法
《北京市中药饮片炮制规范》（2008 年版）	斑蝥　取原药材，除去头、翅、足及杂质 米斑蝥　将米清水浸湿后，在锅内均匀平铺一层，文火加热，待冒烟时，加入净斑蝥，轻轻翻炒，至米呈黄棕色，取出，筛去米粒，晾凉。每100kg净斑蝥，用大米20kg
《安徽省中药饮片炮制规范》（2005 年版）	生斑蝥　取原药材，除去头、翅、足及杂质 米炒斑蝥　取净生斑蝥，照米炒法，炒至米呈黄色。每100kg斑蝥，用米20kg
《福建省中药炮制规范》（1988 年版）	生斑蝥　除去头、翅、足及杂质 米斑蝥　取生斑蝥，照米炒法炒至米呈黄棕色，取出，除头、足、翅
《广东省中药炮制规范》（1984 年版）	斑蝥　除去杂质，清炒，用时去头、足、翅 米斑蝥　先将锅烧热，撒上浸湿的糯米，使其平贴锅上，待冒烟时投入净斑蝥，轻轻翻动，炒至米呈老黄色时，取出，筛去米。每斑蝥100kg，用糯米400kg
《贵州省中药饮片炮制规范》（2005 年版）	生斑蝥　取原药材，除去头、足、翅 米斑蝥　取净生斑蝥，照米斑蝥文火炒至米呈深黄，斑蝥显黄色。每100kg生斑蝥，用糯米100kg
《上海市中药饮片炮制规范》（2008 年版）	生斑蝥　将原药材除去杂质，筛去灰屑 米斑蝥　将米淘净，置锅内加热，至米贴附锅上，微冒热气时，放入斑蝥，轻轻翻炒，至米呈黄褐色，除去米及头、足、翅。每100g生斑蝥，用米100g
《吉林省中药炮制标准》（1986 年版）	斑蝥　除去头、翅、足及杂质 制斑蝥　取糯米置锅中加热，喷水少许至糯米粘贴锅上，待冒烟时，加入净斑蝥，轻轻翻炒，至米变黄色时，除去米粒
《全国中药炮制规范》（1988 年版）	生斑蝥　除去头、翅、足及杂质 米炒斑蝥　取米与净斑蝥置锅内，文火加热，炒至米呈黄棕色，取出，除去米粒，放凉。每100kg斑蝥，用米20kg
《山东省中药炮制规范》（1990 年版）	生斑蝥　去净头、翅、足及杂质 米斑蝥　先将大米或小米清水浸湿后，在锅内均匀平铺一层，文火加热，待冒烟时，迅速加入净斑蝥，用笤帚轻轻翻炒，熏炒至米变色时，及时将药扫出，筛去焦米，放凉或先将锅加热，置大米或小米于锅内，待冒烟时，迅即倒入净斑蝥，翻炒至米焦黄，及时取出筛去焦米，放凉。每100kg净斑蝥，用大米或小米20kg
《浙江省中药炮制规范》（2005 年版）	生斑蝥　取原药，除去杂质，筛去灰屑 炒斑蝥　取粳米，置热锅中翻动，待其冒热气，投入生斑蝥，炒至米呈黄棕色时，取出，筛去米粒，摊凉，除去头、翅、足。每生斑蝥10g，用米100g
《江西省中药炮制规范》（1991 年版）	斑蝥　除去头、翅、足及杂质 米斑蝥　取原药材，用米拌炒至米呈黄棕色，取出，除去头、足、翅。每10kg斑蝥，用米2kg
《山东省中药饮片炮制规范》（2012 年版）	烘斑蝥　取净斑蝥，置恒温干燥箱内120℃加热35分钟，取出，放凉

（三）斑蝥饮片现代炮制研究

王艳杰等[1]利用可见分光光度法对炮制前后的蛋白质含量进行测定；利用HPLC法对其氨基酸进行测定。加过发现炮制前后各种氨基酸含量各不同，蛋白质含量为生斑蝥＞净制斑蝥＞米炒斑蝥，总含量为净制斑蝥＞生斑蝥＞米炒斑蝥。

张振凌等[2]通过药理实验对碱制法炮制斑蝥进行研究，使斑蝥素直接在虫体内转化成溶于水的斑蝥酸二钠盐。相比米炒斑蝥，低浓度的碱溶液炮制斑蝥后，毒副作用明显降低，弥补了传统炮制方法的不足。

王一硕等[3]通过比较中药斑蝥炮制前后11种微量元素含量的变化，探究其炮制原理。发现斑蝥各样品中微量元素的含量从高至低依次为：K＞Mg＞Fe＞Ca＞Zn＞Mn＞Cu＞

Pb＞As＞Hg＞Cd。斑蝥经米炒炮制后Pb、As、Hg、Cd、Fe元素降低，Cu、Mg、Ca元素增高；斑蝥头足翅中Hg、Pb元素的含量比其他部位偏高，内翅As元素的含量最高。说明中药斑蝥传统去头足翅、米炒的炮制方法具有科学性。

刘沁等[4]采用GC-MS联用技术分析斑蝥炮制前后脂肪酸组成，用峰面积归一化法确定各成分相对含量。得到炮制对斑蝥脂肪酸组成影响不大。为斑蝥炮制前后的成分研究提供理论依据。

李晓飞[5]在采用不同炮制方法处理3种斑蝥后，测定它们体内的游离斑蝥素和结合斑蝥素的损失率。结果显示：在浅程度炮制方法的处理下，3种斑蝥体内的游离斑蝥素损失率均小于60%，而结合斑蝥素损失率均大于60%；深程度炮制方法的处理下，3种斑蝥体内的游离斑蝥素损失率均小于80%，而结合斑蝥素损失率均大于80%。结合斑蝥素的损失率及损失的量均超过游离斑蝥素。

（四）斑蝥饮片炮制工艺研究总结

1．历史文献 晋代有去头翅炙、熬、烧令绝烟等；南北朝有辅料制：糯米小麻子相伴同炒；宋代有净制、清炒、糯米拌炒、酒浸后烧令焦黑、麸炒、著豆面炒、糯米巴豆炒、粟米炒等；明代辅料米由糯米扩至粳米、大米，同时有醋煮、麸炒等；清代有米炒法。

2．历版《中国药典》 斑蝥、米斑蝥，以米斑蝥最为常用。

3．各省市炮制规范 斑蝥、米斑蝥，以米斑蝥最为常用。

4．现代研究文献 斑蝥、米斑蝥，以米斑蝥最为常用。

综合上述研究结果，制定斑蝥饮片的炮制工艺为：

生斑蝥 除去杂质，即得。

米斑蝥 取米置300℃热锅中，先炒制2分钟，再投入净斑蝥，继续炒制3分钟，至米呈黄棕色，取出，放凉，拣去米，除去头、足、翅，即得。

每100kg斑蝥，用米20kg。

参考文献

[1] 王艳杰, 董欣, 刘晓波, 等. 斑蝥炮制前后蛋白质及氨基酸含量测定[J]. 吉林中医药, 2010, 30(10):904-905.

[2] 张振凌, 赵丽娜. 中药斑蝥炮制工艺及其药理作用的研究进展[C]. 中华中医药学会中药炮制分会2009年学术研讨会论文集, 2009.

[3] 王一硕, 赵丽娜, 张振凌. 中药斑蝥炮制前后微量元素含量的比较研究[J]. 中药材, 2013, 36(5):718-720.

[4] 刘沁, 陈建伟, 武露凌, 等. 斑蝥炮制前后脂肪酸成分的GC-MS分析[J]. 中国药房, 2011(19):1788-1789.

[5] 李晓飞. 不同炮制方法对斑蝥体内有效物质的影响[J]. 应用昆虫学报, 2011, 48(4):1107-1110.

Kuan dong hua

款冬花

药材来源 本品为菊科植物款冬*Tussilago farfara* L.的干燥花蕾。

采收加工 12月或地冻前当花尚未出土时采挖，除去花梗和泥沙，阴干。

款冬花饮片炮制规范

【饮片品名】款冬花、蜜款冬花。

（一）款冬花

【饮片来源】本品为款冬药材净制后的炮制品。

【炮制方法】除去杂质及残梗。

【饮片性状】本品呈长圆棒状。单生或2～3个基部连生，长1～2.5cm，直径0.5～1cm。上端较粗，下端渐细或带有短梗，外面被有多数鱼鳞状苞片。苞片外表面紫红色或淡红色，内表面密被白色絮状茸毛。体轻，撕开后可见白色茸毛。气香，味微苦而辛。

【质量控制】

鉴别 （1）本品粉末棕色。非腺毛较多，单细胞，扭曲盘绕成团，直径5～24μm 。腺毛略呈棒槌形，头部4～8细胞，柄部细胞2列。花粉粒细小，类球形，直径25～48μm，表面具尖刺，3萌发孔。冠毛分枝状，各分枝单细胞，先端渐尖。分泌细胞类圆形或长圆形，含黄色分泌物。

（2）取本品粉末1g，加乙醇20ml，超声处理1小时，滤过，滤液蒸干，残渣加乙酸乙酯1ml使溶解，作为供试品溶液。另取款冬花对照药材1g，同法制成对照药材溶液。另取款冬酮对照品，加乙酸乙酯制成每1ml含1mg的溶液，作为对照品溶液。照薄层色谱法试验，吸取供试品溶液和对照药材溶液各2～5μl、对照品溶液2μl，分别点于同一硅胶 GF_{254}薄层板上，以石油醚（60～90℃）-丙酮（6∶1）为展开剂，展开，取出，晾干，再以同一展开剂展开，取出，晾干，置紫外光灯（254nm）下检视。供试品色谱中，在与对照药材色谱和对照品色谱相应的位置上，显相同颜色的斑点。

浸出物 照醇溶性浸出物测定法项下的热浸法测定，用乙醇作溶剂，不得少于20.0% 。

含量测定 照高效液相色谱法测定。

色谱条件与系统适用性试验 以十八烷基硅烷键合硅胶为填充剂；以甲醇-水（85∶15）为流动相；检测波长为220nm。理论板数按款冬酮峰计算应不低于5000。

对照品溶液的制备 取款冬酮对照品适量，精密称定，加流动相制成每1ml含50μg的溶液，即得。

供试品溶液的制备 取本品粉末（过四号筛）约1g，精密称定，置具塞锥形瓶中，精密加入乙醇20ml，称定重量，超声处理（功率200W，频率40kHz）1小时，放冷，再称定重量，用乙醇补足减失的重量，摇匀，滤过，取续滤液，即得。

测定法 分别精密吸取对照品溶液与供试品溶液各20μl，注入液相色谱仪，测定，即得。

本品按干燥品计算，含款冬酮（$C_{23}H_{34}O_5$）不得少于 0.070%。

（二）蜜款冬花

【饮片来源】本品为款冬花经蜜炙后的炮制品。

【炮制方法】先将炼蜜加适量沸水稀释后，加入款冬花中拌匀，闷透，置已加热的炒制容器内，用文火炒至款冬花表面呈棕黄色时，取出，放凉，即得。

每100kg款冬花，用炼蜜25kg。

【饮片性状】蜜炙款冬花形如款冬花，表面棕黄色或棕褐色，稍带黏性。具蜜香气，味微甜。

【质量控制】〔鉴别〕〔含量测定〕同款冬花。

浸出物 同款冬花，不得少于22.0%。

【性味与归经】辛、微苦，温。归肺经。

【功能与主治】润肺下气，止咳化痰。用于新久咳嗽，喘咳痰多，劳嗽咳血。

【用法与用量】5～10g。

【贮藏】置干燥处，防潮，防蛀。

款冬花饮片炮制操作规程

（一）款冬花

1．产品概述

（1）品名　款冬花。

（2）规格　花蕾。

2．生产依据　按照《中国药典》2015年版一部有关工艺要求及标准，以及拟定的饮片品种炮制工艺执行。

3．工艺流程　除去杂质及残梗。

4．炮制工艺操作要求

（1）净制　除去杂质。

（2）分档　按大小分档。

（3）干燥　50℃干燥2～4小时至干。

（4）过筛　平面式振动筛，筛去药屑碎末。

（5）包装　根据本品包装规格要求进行包装，复合袋手工包装，包装损耗应不超过1.0%。

5．原料规格质量标准　符合《中国药典》2015年版一部款冬花药材项下的相关规定。

6．成品质量标准　符合本规范款冬花饮片项下的相关规定。

7．成品贮存及注意事项　置干燥处，防潮，防蛀。

8．工艺卫生要求　符合中药饮片GMP相关工艺卫生要求。

9．主要设备　干燥机等设备。

（二）蜜款冬花

1．产品概述

（1）品名　蜜款冬花。

（2）规格　花蕾。

2．生产依据　按照《中国药典》2015年版一部有关工艺要求及标准，以及拟定的饮片品种炮制工艺执行。

3．工艺流程　先将炼蜜加适量沸水稀释后，加入款冬花中拌匀，闷透，置已加热的炒制容器内，用文火炒至款冬花表面呈棕黄色时，取出，放凉，即得。

每100kg款冬花，用炼蜜25kg。

4．炮制工艺操作要求

（1）蜜炙　先将炼蜜加适量沸水稀释后，加入款冬花中拌匀，闷透，置已加热的炒制容器内，用文火炒至款冬花表面呈棕黄色、不粘手时取出，放凉，即得。

每100kg款冬花片，用炼蜜25kg。

（2）过净　平面式振动筛，筛去药屑碎末。

（3）精选　将净药物平摊于工作台上，挑选出混在净药物中不符合质量要求的败品。

（4）包装　根据本品包装规格要求进行包装，复合袋手工包装，包装损耗应不超过1.0%。

5．原料规格质量标准　符合本规范款冬花饮片项下的相关规定。

6．成品质量标准　符合本规范蜜款冬花饮片项下的相关规定。

7．成品贮存及注意事项　置通风干燥处，防潮，防蛀。

8．工艺卫生要求　符合中药饮片GMP相关工艺卫生要求。

9．主要设备　炒药机等设备。

款冬花饮片炮制规范起草说明

（一）款冬花炮制方法历史沿革

1. 净制 净制最早记载《雷公》："择未舒嫩蕊去向外裹壳。"宋代《传信》和《疮疡》及明代《要诀》《必读》和《景岳》均有"去梗"的记载。明代《医学》记载为"去枝梗"，宋代《洪氏》、明代《普济方》均记载"去萼"。明代《奇效》记载："去芦、枝、梗。"元代《世医》记载"去皮。"明代《医方考》记载"择洗"，还明确指出用"款冬花蕊""款冬花带叶者""浮者、净者"。

2. 炮制

（1）炒制 宋《博济》记载"去尘炒"，明代《医方考》记载"炒"，清代《要药分剂》记载"微炒"。

（2）焙制 宋代《洪氏》记载："去枝杖，细锉，焙干，为细末。"明代《医方考》记载"焙"，清代《要药分剂》记载"去萼焙干"，清代《必用》记载"蜜水焙"。

（3）甘草汁制 《雷公》记载："凡采得，须去向里裹花蕊壳、并向里实如粟零壳者，并枝、叶用。凡用，以甘草水浸一宿，却，取款冬花叶相拌一夜。临用时，即干晒，去两件拌者叶了，用。"明代《仁术》和《大法》记载："去枝梗，甘草汤浸一宿，晒干用。"清代《得配》记载"甘草水浸一宿，曝干用，蜜水拌更润"，《从新》记载"拣净花。甘草水浸一宿。曝用"。

（4）蜜制 清代《求真》记载"十一月采花蕊，未舒者佳，阴干，或蜜水炒用"，《药性切用》记载"去梗用花，虚甚蜜炙"，《小儿推拿广意》记载"蜜水炒"，《本经逢原》记载"蜜水拌微火炒"，其中在方剂中亦涉及款冬花（蜜水炙）、款冬花（蜜水拌炒）。

（5）乳制 清代《验方新编》记载："乳汁浸。"

历代炮制历史沿革见表1。

表1 款冬花炮制历史沿革简况

朝代	沿用方法	新增方法	文献出处
宋以前		择未舒嫩蕊去向外裹壳	《雷公》
宋代		去枝梗	《传信》 《疮疡》
		去萼，去枝杖，细锉，焙干，为细末	《洪氏》
		浮者、净者	《药证》
		微炒	《总录》
		去尘炒	《博济》
元代		去皮	《世医》
明代		凡采得，须去向里裹花蕊壳、并向里实如粟零壳者，并枝、叶用。凡用，以甘草水浸一宿，却，取款冬花叶相拌一夜。临用时，即干晒，去两件拌者叶了，用	《雷公》 《炮炙全书》
		去梗焙、焙、炒	《医方考》
	去枝梗		《医学》
		去向外裹花零壳、甘草汤浸一宿，待干，揉碎才煎	《蒙筌》
		去梗蒂，甘草水浸一时晒干用	《大法》
		去萼	《普济方》
		去枝	《奇效》

续表

朝代	沿用方法	新增方法	文献出处
清代		焙	《疡医大全》
		炒	《验方新编》
		去萼焙干、炒	《要药分剂》
		蜜水焙	《必用》 《顾松园医镜》 《经验奇方》 《张聿青医案》 《王旭高临证医案》
		拣净花。甘草水浸一宿。曝用	《从新》
		去枝梗，甘草汤浸一宿，晒干用	《仁术》
		甘草水浸晒干用	《握灵》
		甘草水浸一宿	《本草汇》
		去梗蒂甘草水浸一时，晒干用	《本草述》
		拣净花，甘草水浸一宿，曝用	《备要》
		蜜水炒用	《求真》
		甘草水浸一宿，曝干用，蜜水拌更润	《得配》
		去梗用花，虚甚蜜炙	《药性切用》
		蜜水炙	《小儿推拿广意》
		蜜水拌炒	《麻科活人全书》
		蜜拌润焙干	《叶天士医案精华》
	去枝，蜜水炒		《随息居重订霍乱论》
		阴干或蜜水炒用	《害利》
	蜜水拌微炒		《逢原》
		乳汁浸，晒干	《验方新编》

从古代文献资料中可以看出，历代沿用过的款冬花炮制方法有10余种，所用的辅料有甘草汁、蜜、乳汁等。其中以去枝梗、焙、甘草汁炙、蜜炙为常见方法，而蜜炙法最为常用。现代炮制方法仍沿用蜜炙法为主流，其他方法少见承袭。款冬花炮制多以改变药性、增强疗效为目的。

（二）款冬花饮片药典及地方炮制规范

现代炮制方法见表2。

表2 《中国药典》及各地炮制规范收载的款冬花炮制方法

药典及规范	炮制方法
《中国药典》（1963年版）	款冬花　拣去残梗、沙石、土块即得 蜜冬花　取拣净的款冬花，加炼熟的蜂蜜与开水少许，拌匀，稍闷，置锅内用文火炒至微黄色、不粘手为度，取出，放凉即得。每款冬花100斤，用炼熟蜂蜜25斤
《中国药典》（1977年版） 《中国药典》（1985年版）	款冬花　除去杂质及残梗 蜜款冬花　取净款冬花，照蜜炙法用蜜水炒至微黄色、放凉后不粘手
《中国药典》（1990年版） 《中国药典》（1995年版） 《中国药典》（2000年版） 《中国药典》（2005年版） 《中国药典》（2010年版） 《中国药典》（2015年版）	款冬花　除去杂质及残梗 蜜款冬花　取净款冬花，照蜜炙法用蜜水炒至不粘手。每100kg款冬花，用炼蜜25kg

续表

药典及规范	炮制方法
《安徽省中药饮片炮制规范》（2005年版）	款冬花　取原药材，除去枝梗、杂质，筛去灰屑 蜜款冬花　取净款冬花，照蜜炙法①，炒至不粘手。每100kg款冬花，用炼蜜25kg
《广西壮族自治区中药饮片炮制规范》（2007年版）	生款冬花　除去杂质及残梗 蜜款冬花　取炼蜜与适量开水化开，与生款冬花拌匀，稍闷，置锅内用文火炒至不粘手，取出，放凉。每100kg生款冬花，用炼蜜40kg
《贵州省中药饮片炮制规范》（2005年版）	款冬花　取原药材，除去杂质及残梗 蜜款冬花　取净款冬花，照蜜炙法炒至不粘手
《河南省中药饮片炮制规范》（2005年版）	款冬花　除去杂质及残梗 蜜款冬花　取净款冬花，照蜜炙法炒至不粘手
《湖南省中药饮片炮制规范》（2010年版）	款冬花　取原药材，除去杂质及残梗，筛去灰屑 蜜款冬花　取净款冬花，照蜜炙法，用蜜水炒至不粘手。每100kg款冬花，用蜂蜜25kg
《江苏省中药饮片炮制规范》（2002年版）	款冬花　取原药材，除去杂质及残梗，筛去灰屑 蜜款冬花　取炼蜜用适量开水稀释后，加入款冬花中，拌匀，闷透，用文火炒至不粘手，取出，放凉。每100kg款冬花，用炼蜜25kg
《江西省中药饮片炮制规范》（2008年版）	款冬花　除去杂质及残梗，筛去灰屑 蜜款冬花（炙款冬花）　取净款冬花，照蜜炙法用文火炒至微黄色、不粘手为度。每l00kg款冬花，用麦麸l0kg或谷糠30kg
《上海市中药饮片炮制规范》（2008年版）	生款冬花　将原药除去杂质及残梗，筛去灰屑 炒款冬花　将生款冬花，照清炒法清炒至微具焦斑，筛去灰屑 蜜炙款冬花　取生款冬花，照蜜炙法用炼蜜炒至不粘手。每100kg生款冬花，用炼蜜38kg
《浙江省中药炮制规范》（2005年版）	款冬花　取原药，除去梗等杂质。筛去灰屑 蜜款冬花　取款冬花，与炼蜜拌匀，稍闷，炒至不粘手时，取出，摊凉。每款冬花100kg，用炼蜜25kg
《山东省中药炮制规范》（1990年版）	款冬花　去净杂质，残梗及沙土，筛去灰屑 蜜款冬花　将炼蜜用适量开水稀释后，加入净款冬花中，拌匀，闷润，置热锅内，文火炒至表面棕黄色，不粘手为度，取出，摊晾，凉后及时收藏。每100kg款冬花，用炼蜜25kg
《吉林省中药炮制标准》（1986年版）	净款冬花　除去杂质，筛去灰屑 蜜制款冬花　取炼蜜，用开水化开，喷淋于款冬花内，拌匀，稍闷，用文火炒至颜色加深，不粘手时，取出，晾干。每100kg款冬花，用炼蜜30kg
《北京市中药饮片炮制规范》（2008年版）	款冬花　取原药材，除去杂质及残梗，筛去灰屑 蜜款冬花　取炼蜜，加适量沸水稀释，淋入净款冬花中，拌匀，闷润2～4小时，置热锅内，用文火炒至不粘手时，取出，晾凉。每100kg净款冬花，用炼蜜25kg
《全国中药炮制规范》（1988年版）	款冬花　取原药材，除去杂质及残梗，筛去灰屑 蜜款冬花　取炼蜜用适量开水稀释后，加入款冬花中，拌匀，闷透，置锅内，用文火加热，炒至不粘手为度，取出放凉。每款冬花100kg，用炼蜜25kg

根据各省的款冬花炮制方法和各版药典的记载，发现款冬花的炮制方法主要是净制法、蜜制法。

（三）款冬花饮片现代炮制研究

李明晓等[1]以款冬花总生物碱含量为指标，通过正交试验优选甘草制款冬花的炮制减毒工艺，分别考察了甘草水煎煮次数、烘制温度及甘草用量（甘草质量/款冬花质量）这三个因素，得出款冬花甘草制最佳减毒工艺条件为甘草用量10%，水煎煮数3次，烘制温度90℃。并且与生品相比，款冬花甘草制品中总生物碱含量显著减少，款冬酮和醇浸出物含量增加。

刘效栓等[2]以性状、款冬酮和醇溶性浸出物的质量分数为综合评价指标，选取闷润时间、蜂蜜用量、炒炙温度及时间为考察因素，采用$L_9(3^4)$正交试验优选蜜炙款冬花的炮制工艺。得到最佳炮制工艺条件为加蜂蜜40%，闷润4小时，100～110℃温度下炒炙6分钟。

王明芳等[3]采用酸性染料比色法比较款冬花不同炮制品总生物碱的含量。发现款冬花生品经炮制后，总生物碱含量发生变化，且炮制方法不同，总生物碱含量变化不同。蜜炙品的总生物碱含量最高，生品次之，甘草炙品最低。

王福刚等[4]建立 HPLC法同时测定生品款冬花与蜜炙款冬花中4种黄酮的含有量，结果得出款冬花经蜜炙后，芦丁和金丝桃苷质量浓度降低，槲皮素和山柰酚质量分数变化不大。

李娟等[5]基于 NMR代谢组学技术对款冬花生品和蜜炙品进行分析，采用主成分分析（PCA）、正交偏最小二乘法辨别分析（OPLS-DA）以及单变量分析对款冬花蜜炙前后化学成分进行比较。结果款冬花的代谢指纹图谱共指认出40种代谢物，多元统计结果显示款冬花蜜炙品和生品之间存在显著差异，蜜炙后初级代谢产物1-*O*-乙基-*β*-D-葡萄糖苷、*β*-葡萄糖、蔗糖、*α*-葡萄糖的量明显升高，缬氨酸、天冬氨酸、苏氨酸的量降低；次级代谢产物款冬酮、芦丁的量升高，绿原酸、咖啡酸等有机酸的量有所降低。该实验从整体化学组成上比较了款冬花生品与蜜炙品的差异，为其蜜炙的科学内涵研究奠定了基础。

李红军等[6]采用超高效液相色谱-飞行时间质谱联用（UPLC-Q-TOF/MS）技术对款冬花蜜炙前后的化学成分进行鉴定分析，结果款冬花蜜炙后，其蔗糖、葡萄糖、芦丁、反式阿魏酸、棕榈酸、款冬酮的含量升高，绿原酸、芹菜素、亚麻酸、亚油酸的含量降低，肝毒吡咯里西啶生物碱成分（克氏千里光碱）含量下降。款冬花蜜炙前后指纹图谱的差异结果显示，蔗糖、芦丁、绿原酸可作为区分款冬花生品与炮制品的指标性成分。

（四）款冬花饮片炮制工艺研究总结

1．历史文献 净制（去枝梗、择洗、去梗、去萼、去皮）、炒制（微炒、炒、去尘炒）、焙（焙、去萼焙干、蜜水焙、蜜润焙干）、甘草汁制、蜜制（蜜水炒、蜜水炙）、乳制（乳汁浸）等，以蜜制为最常见。

2．历版《中国药典》 款冬花、蜜款冬花。

3．各省市炮制规范 款冬花、炒款冬花、蜜款冬花等，以蜜炙为最常用。

4．现代研究文献 蜜款冬花、甘草汁制款冬花等，以蜜炙为最常用。

综合上述研究结果，制定款冬花的炮制工艺为：

款冬花 取原药材，除去杂质及残梗，筛去灰屑。

蜜款冬花 取炼蜜与适量开水化开，与生款冬花拌匀，稍闷，置锅内用文火炒至不粘手，取出，放凉。

每100kg款冬花片，用炼蜜25kg。

参考文献

[1] 李明晓, 周臻, 田素英, 等. 正交试验优选甘草制款冬花的炮制减毒工艺[J]. 中国实验方剂学杂志, 2016, 22(18):17-20.

[2] 刘效栓, 高小恒, 李喜香. 正交试验法优选蜜炙款冬花的炮制工艺[J]. 中国实验方剂学杂志, 2012, 18(24):56-58.

[3] 王明芳, 李坤, 孟祥龙, 等. 款冬花炮制前后总生物碱含量比较[J]. 中国药事, 2015, 29(02):178-182.

[4] 王福刚, 曹娟, 齐永秀, 等. HPLC法测定蜜炙款冬花中4种黄酮类成分[J]. 中成药, 2012, 34(07):1333-1336.

[5] 李娟, 张松, 秦雪梅, 等. 基于NMR代谢组学技术的款冬花生品与蜜炙品化学成分比较[J]. 中

草药, 2015, 46(20):3009-3016.

[6] 李红军, 王增绘, 李文涛, 等. UPLC-Q-TOF/MS法分析款冬花蜜炙前后的化学成分变化[J]. 中国药房, 2015, 26(06):792-794.

Ge gen

葛根

药材来源　本品为豆科植物野葛*Pueraria lobata*（Willd.）Ohwi的干燥根。习称野葛。

采收加工　秋、冬二季采挖，趁鲜切成厚片或小块；干燥。

葛根饮片炮制规范

【饮片品名】葛根。

【饮片来源】本品为葛根药材经切制后的炮制品。

【炮制方法】取原药材，除去杂质，大小分档，洗净，加水浸泡，取出闷润，稍晾，切厚片、粗丝或边长为0.5～1.2cm的方块，干燥，筛去碎屑，即得。

【饮片性状】本品呈不规则的厚片、粗丝或边长为0.5～1.2cm的方块。切面浅黄棕色至棕黄色。质韧，纤维性强。

【质量控制】

鉴别　（1）本品粉末淡棕色。淀粉粒单粒球形，直径3～37μm，脐点点状、裂缝状或星状；复粒由2～10分粒组成。纤维多成束，壁厚，木化，周围细胞大多含草酸钙方晶，形成晶纤维，含晶细胞壁木化增厚。石细胞少见，类圆形或多角形，直径38～70μm。具缘纹孔导管较大，具缘纹孔六角形或椭圆形，排列极为紧密。

（2）取本品粉末0.8g，加甲醇10ml，放置2小时，滤过，滤液蒸干，残渣加甲醇0.5ml使溶解，作为供试品溶液。另取葛根对照药材0.8g，同法制成对照药材溶液。再取葛根素对照品，加甲醇制成每1ml含1mg的溶液，作为对照品溶液。照薄层色谱法试验，吸取上述三种溶液各10μl，分别点于同一硅胶G薄层板上，使成条状，以三氯甲烷-甲醇-水（7∶2.5∶0.25）为展开剂，展开，取出，晾干，置紫外光灯（365nm）下检视。供试品色谱中，在与对照药材色谱和对照品色谱相应的位置上，显相同颜色的荧光条斑。

检查　**水分**　不得过13.0%（第二法）。

总灰分　不得过6.0%。

浸出物　照醇溶性浸出物测定法项下的热浸法测定，用稀乙醇作溶剂，不得少于24.0%。

含量测定　照高效液相色谱法测定。

色谱条件与系统适用性试验　以十八烷基硅烷键合硅胶为填充剂；以甲醇-水（25∶75）为流动相；检测波长为250nm。理论板数按葛根素峰计算应不低于4000。

对照品溶液的制备　取葛根素对照品适量，精密称定，加30%乙醇制成每1ml含80μg的溶液，即得。

供试品溶液的制备　取本品粉末（过三号筛）约0.1g，精密称定，置具塞锥形瓶中，精密加入30%乙醇50ml，称定重量，加热回流30分钟，放冷，再称定重量，用30%乙醇补足减失的重量，摇匀，滤过，取续滤液，即得。

测定法　分别精密吸取对照品溶液与供试品溶液各10μl，注入液相色谱仪，测定，即得。

本品按干燥品计算，含葛根素（$C_{21}H_{20}O_9$）不得少于2.4%。

【性味与归经】甘、辛，凉。归脾、胃、肺经。

【功能与主治】解肌退热，生津止渴，透疹，升阳止泻，通经活络，解酒毒。用于外感发热头痛，项背强痛，口渴，消渴，麻疹不透，热痢，泄泻，眩晕头痛，中风偏瘫，胸痹心痛，酒毒伤中。

【用法与用量】10～15g。

【贮藏】置通风干燥处，防蛀。

葛根饮片炮制操作规程

1．产品概述

（1）品名　葛根。

（2）规格　厚片、粗丝或方块。

2．生产依据　按照《中国药典》2015年版一部有关工艺要求及标准，以及拟定的饮片品种炮制工艺执行。

3．工艺流程　取原药材，除去杂质，大小分档，洗净，加水浸泡，取出闷润，稍晾，切厚片、粗丝或边长为0.5～1.2cm的方块，干燥，筛去碎屑，即得。

4．炮制工艺操作要求

（1）净制　除去杂质。

（2）分档　按大小分档。

（3）洗润　洗净，加水浸泡，取出闷润至透。

（4）切制　切厚片、粗丝或边长为0.5～1.2cm的方块。

（5）干燥　50℃干燥至干。

（6）包装　根据本品包装规格要求进行包装。复合袋手工包装，包装损耗应不超过1.0%。

5．原料规格质量标准　符合《中国药典》2015年版一部葛根药材项下的相关规定。

6．成品质量标准　符合本规范葛根饮片项下的相关规定。

7．成品贮存及注意事项　置通风干燥处，防蛀。

8．工艺卫生要求　符合中药饮片GMP相关工艺卫生要求。

9．主要设备　截断机、干燥机等设备。

十二画

葛根饮片炮制规范起草说明

（一）葛根炮制方法历史沿革

1．净制　最早梁代《集注》记载有“去心”；唐代有《外台》有“水洗”的净制方法，《千金》记载有“绞取汁”的方法；宋代陈师文提出“去粗皮”的方法；明代《品汇》亦有“去皮”的记载。

2．切制　梁代《集注》记载有“捶破”，唐代有《外台》有“切”的方法，《产宝》记载有“切”法；宋代《证类本草》记载“取根皮捣为末”“为屑”，《圣惠方》记载有“剉”，《小儿卫生总微论方》记载有“剉片”；明代《原始》提出“冬月掘取生根，捣烂之，水中揉出澄粉”的制法。

3．炮制

（1）蒸制　唐代《食疗》记载有“蒸食之”。此法现已不用。

（2）焙制　唐代《产宝》记载有“焙”。此法现已不用。

（3）炒制

①金元时代《丹溪》首次提出“炒”法，明代《普济方》记载有“微炒”。此法现已不用。

②炒黑　明代《保元》记载有“炒黑”。此法现已不用。

（4）炙法　明代《总录》记载有“微炙”，《普济方》记载有“炙黄”。此法现已不用。

（5）煮法　宋代《普本》记载有“干煮”。此法现已不用。

（6）煨制　清代《食物疗法》记载有“煨熟”。此法沿用至今。

（7）醋制　宋代《圣惠方》中记载“醋拌炒令干”，《证类本草》记载“取根皮捣为末，醋和”。此法现已不用。

历代炮制历史沿革见表1。

表1　葛根炮制历史沿革简况

朝代	沿用方法	新增方法	文献出处
唐以前		捶破、去心	《集注》
唐代		水洗，切	《外台》
		绞取汁	《千金》
		蒸食之	《食疗》
		焙	《产宝》
宋代		洗，捣为末，醋和	《证类》
		剉	《圣惠方》
		剉片	《总微》
		干煮	《普本》
		醋拌炒令干	《圣惠方》
金元时期		去皮，洗，切，炒	《丹溪》
	去皮，洗，切，	桶剉	《宝鉴》
明代	去皮，炒，剉，焙，捣	微炒	《普济方》
		掘取生根，捣烂之，水中揉出澄粉	《原始》
		炒黑	《保元》
		微炙	《总录》
		炙黄	《普济方》
清代	去皮，炒，剉，焙，捣	煨熟	《食物疗法》

从古代文献资料中可以看出，历代沿用过的葛根炮制方法有10余种，所用的辅料有麦麸、醋等，其中以去皮、切制、炒制、煨制为常见方法。现代炮制方法仍沿用净制、切片、煨制，其他方法少见承袭。葛根炮制多以改变药性、增强药效为目的。

（二）葛根饮片药典及地方炮制规范

现代炮制方法见表2。

表2　《中国药典》及各地炮制规范收载的葛根炮制方法

药典及规范	炮制方法
《中国药典》（1963 年版）	葛根　除去杂质，洗净，捞出，润透后及时切片，晒干
《中国药典》（1977 年版） 《中国药典》（1985 年版）	葛根　除去杂质，洗净，润透，切片，晒干
《中国药典》（1990 年版） 《中国药典》（1995 年版） 《中国药典》（2000 年版） 《中国药典》（2005 年版） 《中国药典》（2010 年版） 《中国药典》（2015 年版）	葛根　除去杂质，洗净，润透，切厚片，晒干
《安徽省中药饮片炮制规范》（2005 年版）	煨葛根　取葛根片或块，照麸煨法，煨至表面焦黄色。每100kg葛根片，用麸皮40kg

续表

药典及规范	炮制方法
《广西壮族自治区中药饮片炮制规范》（2007年版）	煨葛根　取葛根片或块用三层湿纸包好，放入无烟热火灰中，煨至纸呈焦黑色，葛根呈微黄色，取出，去纸，放凉
《河南省中药饮片炮制规范》（2005年版）	煨葛根　取葛根片，照纸裹煨法，煨至纸呈焦黑色，或麸煨法煨至黄色。每100kg葛根片，用麸皮30kg
《重庆市中药饮片炮制规范及标准》（2006年版）	炒葛根　取葛根片或块，置锅中，炒至黄色，取出，放凉 煨葛根　取葛根片或块，照纸裹煨法，煨至纸呈焦黑色，或麸煨法煨至黄色
《江苏省中药饮片炮制规范》（2002年版）	麸炒葛根　取麸皮，撒在热锅中，加热至冒烟时，投入葛根，炒至表面深黄色，取出，筛去麦麸，放凉。每100kg葛根片，用麸皮30kg
《江西省中药饮片炮制规范》（2008年版）	麸炒葛根　取麸皮，撒在热锅中，加热至冒烟时，投入葛根，炒至表面深黄色，取出，筛去麦麸，放凉。每100kg葛根片，用麸皮30kg 煨葛根　取葛根片，包3层湿纸，在灰火中煨至纸呈黑色。每100kg葛根片，用蜜麸10kg
《浙江省中药炮制规范》（2005年版）	蜜麸炒葛根　取葛根，照麸炒法，用蜜麦麸炒至表面深黄色，微具焦斑，取出，筛去麦麸，放凉
《上海市中药饮片炮制规范》（2008年版）	蜜麸炒葛根　取葛根，照麸炒法，用蜜麦麸炒至表面深黄色，取出，筛去麦麸，放凉
《湖南省中药饮片炮制规范》（2010年版）	煨葛根　取葛根片，照纸裹煨法，煨至纸呈焦黑色，葛根呈焦黄色；或麸煨法煨至葛根表面呈黄色。每100kg葛根片，用麸皮30kg
《湖北省中药饮片炮制规范》（2009年版）	麸炒葛根　取麸皮，撒在热锅中，加热至冒烟时，投入葛根，炒至表面焦黄色，取出，筛去麦麸，放凉。每100kg葛根片，用麸皮30kg
《宁夏中药炮制规范》（1997年版）	麸炒葛根　取麸皮，撒在热锅中，加热至冒烟时，投入葛根，炒至表面焦黄色，取出，筛去麦麸，放凉。每100kg葛根片，用麸皮30kg

各省市收载的葛根炮制方法对比，主要有炒葛根、麸炒葛根、煨葛根、蜜麸炒葛根。煨葛根、麸炒葛根为炮制规范收载的常用品种，且各地炮制方法基本相同。

（三）葛根饮片现代炮制研究

刘文山等[1]比较了不同炮制方法对葛根中总异黄酮含量的影响。采用超声和乙醇回流联合法提取葛根异黄酮，应用紫外分光光度法测定总异黄酮含量。结果表明，葛根炮制品中总异黄酮含量，醋制品＞麸烘品＞麸煨品＞炒制品＞生品。

吴可等[2]采用乙醇回流及薄层层析，应用紫外分光光度法比较了不同炮制方法对葛根中总黄酮及葛根素含量的影响。结果表明：总黄酮及葛根素含量，麸煨品高于麸烘品和生葛根；总黄酮及葛根素含量以麸煨法为好。

裘维瀚等[3]建立了生、煨葛根的HPLC指纹图谱，探讨葛根炮制前后成分的差异。采用HPLC法，流动相为甲醇-水梯度洗脱，体积流量1.0ml/min，检测波长250nm，建立的HPLC指纹图谱采用《中药色谱指纹图谱相似度评价系统A版》软件进行了指纹图谱的比较分析，并对部分特征峰进行了归属和定量测定。确定了生葛根的14个特征峰和煨葛根的19个特征峰。葛根炮制前后成分的种类没有变化，但炮制后葛根素、大豆苷和大豆苷元的量分别增加1倍多。煨葛根指纹图谱研究表明成分量的增加可能是葛根煨制后疗效增强的原因之一。

钟凌云等[4]采用正交试验法，以麦麸煨制葛根外观性状、葛根素含量和对番泻叶所致小鼠腹泻的止泻作用为考察指标，用综合加权评分法优选麦麸煨制葛根工艺。结果表明，炮制时间为主要影响因素，炮制温度影响不显著。优选的炮制工艺为：每100g葛根用麦麸30g，160℃炮制2分钟。

张丹等[5]探讨了葛根煨法炮制前后的止泻作用及作用机理。将昆明小鼠和SD大鼠分别分为正常组，模型组，阳性对照组，生、煨葛根低、中、高剂量组。除正常组外每组以番泻叶水煎液灌胃，造模成功后分别给予治疗药物，测定小鼠的腹泻指数、胃内残留率和小肠推进率。采用ELISA法检测大鼠血清肿瘤坏死因子α（TNF-α）、白细胞介素1β（IL-1β）和白细胞介素10（IL-10），及胃动素（MTL）、胃泌素（GAS）、血管活性肠肽（VIP）的水平。结果表明，与模型组比较，生、煨葛根中、高剂量组均可显著降低腹泻小鼠的腹泻指数（$P<0.05$），各给药组均能提高腹泻小鼠的胃内残留率，降低小肠推进率（$P<0.05$）；与同剂量的生葛根比较，煨葛根高剂量组小鼠的腹泻指数和胃内残留率有显著性差异（$P<0.05$）；生、煨葛根中、高剂量可降低腹泻大鼠的IL-1β、TNF-α、VIP的水平，升高IL-10、GAS和MTL的水平；与同剂量生葛根比较，煨葛根高剂量组大鼠的IL-10和MTL水平显著升高（$P<0.05$）。

钟燕珠等[6]以煎出量为主要考察指标，探究了在同等煎煮条件下饮片炮制方法对煎出量的影响，为今后炮制工艺的改进提供实验基础。选取临床常用但不能煎煮透心或不能煎煮完全的中药饮片以及其捣碎品分别煎煮，对煎出物称重，取出干心部分后称重，计算干心比例。结果表明：饮片捣碎后煎出物的含量有明显的增加，葛根、干姜、浙贝母、山药、茯苓、黄连、法半夏、瓜蒌子、生附子含量的变化分别为1.72倍、2.60倍、1.86倍、1.95倍、1.66倍、2.38倍、2.61倍、4.69倍、8.11倍。

钟丽云等[7]采用米汤、滑石粉、麦麸三种煨制材料炮制葛根，其中用米汤和滑石粉作为煨制材料的样品采用传统炮制工艺，而以麦麸作为煨制材料的样品分别采用传统工艺和现代机器——干燥机烘制法，除此以外，还采用醋制法和炒制法。生品经过六种炮制方法制作后，与之分别标记为一到七号样品。将七个样品分别进行打粉、过筛，用乙醇作为溶剂进行提取，取得样品溶液，比较了葛根炮制前后总黄酮含量的差异以及各种炮制方法对葛根总黄酮含量的影响。利用实验室提供的紫外分光光度计进行含量测定，结果表明各样品中总黄酮百分含量大小关系为醋制品＞炒制品＞米汤煨制品＞滑石粉煨制品＞麦麸煨制品＞麦麸烘制品＞生品。

张蓉等[8]探讨了不同炮制法对葛根中总异黄酮含量的影响。应用超声波和乙醇提取方法对不同炮制法的葛根中总异黄酮进行提取，观察不同炮制法的葛根中总异黄酮的含量变化。结果表明，炒制的葛根总异黄酮含量最高（2.440g），其次为麦麸煨（2.1466g）、米汤煨（1.5833g）、生品（1.3533g）以及湿纸煨（1.1010g）。采用不同炮制法的葛根中总异黄酮含量有着明显的差异。

张丹等[9]观察生、煨葛根对大鼠离体十二指肠平滑肌运动的影响，以探讨葛根炮制前后的止泻作用差异和相关作用机制。采用离体肠张力检测装置，以平均张力为主要指标，观察生、煨葛根对大鼠离体十二指肠平滑肌自发运动的影响以及氯化钡（$BaCl_2$）、乙酰胆碱（Ach）、去甲肾上腺素（NA）、异丙肾上腺素（ISO）与生、煨葛根对肠肌作用的相互影响。结果表明，生、煨葛根在2.4~29.1g/L范围内能抑制肠肌的自发运动，使平均张力降低且呈剂量依赖性：生、煨葛根低（5.0g/L）、中（14.8g/L）、高（29.1g/L）剂量均能抑制$BaCl_2$引起的痉挛性收缩；生、煨葛根对Ach引起的肠肌兴奋有拮抗作用，但Ach对生、煨葛根抑制作用后的肠肌未显示出兴奋作用：生、煨葛根对NA、ISO引起的肠肌抑制有抑制作用，NA、ISO对生、煨葛根引起的肠肌抑制仍能表现出抑制作用。生、煨葛根均能抑制大鼠离体十二指肠平滑肌运动，煨葛根较生葛根作用明显；其作用

十二画

机制可能是通过阻断M受体或直接作用于平滑肌，降低平滑肌细胞内Ca^{2+}浓度实现的。

（四）葛根饮片炮制工艺研究总结

1．历史文献 净制（去皮）、切制（捣为末、锉细、切片）、炒制（微炒、炒黑）、焙制、醋制（醋和、醋炒）、煨制等。

2．历版《中国药典》 只收载切制一种炮制方法。

3．各省市炮制规范 葛根、麸炒葛根、蜜麸葛根、煨葛根等，以葛根、煨葛根为最常用。

4．现代研究文献 醋制、炒制、米汤煨制、滑石粉煨制、麦麸煨制、麦麸烘制等，以生品和煨葛根为最常用。

综合上述研究结果表明，制定葛根的炮制工艺为：

葛根 取原药材，除去杂质，大小分档，洗净，加水浸泡2小时，取出闷润3小时，稍晾，切厚片，50℃干燥2小时，筛去碎屑，即得。

参考文献

[1] 刘文山, 杨梓懿. 不同炮制方法对葛根中总异黄酮含量的影响[J]. 中国现代药物应用, 2008, 01:39-41.

[2] 吴可, 谢朝晖, 王芳. 炮制对葛根中总黄酮及葛根素含量的影响[J]. 中国医药导报, 2011, 01:64-66.

[3] 裘维瀚, 戴辉, 胡泓, 等. 葛根煨制前后成分的比较研究[J]. 中成药, 2013, 10:2213-2217.

[4] 钟凌云, 潘亮亮, 马冰洁, 等. 多指标正交试验法优选葛根麦麸煨制工艺[J]. 中国中医药信息杂志, 2014, 08:89-92.

[5] 张丹, 祝伦伦, 徐敏, 等. 葛根煨制前后的止泻作用及机理[J]. 中成药, 2014, 10:2140-2144.

[6] 钟燕珠, 雷旭, 区炳雄, 等. 炮制方法对葛根等9种药材成分煎出量的影响[J]. 中医药导报, 2014, 14:45-46.

[7] 钟丽云, 陈筱霞. 比较几种炮制方法对葛根总黄酮含量的影响[J]. 北方药学, 2014, 12:11-12.

[8] 张蓉, 乔明. 不同炮制法对葛根中总异黄酮含量的影响[J]. 现代医药卫生, 2013, 24:3803-3804.

[9] 张丹, 邢姝丽, 李蒙, 等. 生、煨葛根对大鼠离体十二指肠平滑肌运动的影响[J]. 上海中医药杂志, 2013, 12:70-73.

Ting li zi 葶苈子

药材来源 本品为十字花科植物播娘蒿*Descurainia sophia*（L.）Webb. ex Prantl.或独行菜*Lepidium apetalum* Willd.的干燥成熟种子。前者习称“南葶苈子”，后者习称“北葶苈子”。

采收加工 夏季果实成熟时采割植株，晒干，搓出种子，除去杂质。

葶苈子饮片炮制规范

【饮片品名】葶苈子、炒葶苈子。

（一）葶苈子

【饮片来源】本品为葶苈子药材经净制后的炮制品。

【炮制方法】取原药材，除去杂质，筛去灰屑。

【饮片性状】南葶苈子 本品呈长圆形略扁，

长约0.8～1.2mm，宽约0.5mm。表面棕色或红棕色，微有光泽，具纵沟2条，其中1条较明显。一端钝圆，另端微凹或较平截，种脐类白色，位于凹入端或平截处。气微，味微辛、苦，略带黏性。

北葶苈子　本品呈扁卵形，长1～1.5mm，宽0.5～1mm。一端钝圆，另端尖而微凹，种脐位于凹入端。味微辛辣，黏性较强。

【质量控制】

鉴别　（1）取本品少量，加水浸泡后，用放大镜观察，南葶苈子透明状黏液层薄，厚度约为种子宽度的1/5以下。北葶苈子透明状黏液层较厚，厚度可超过种子宽度的1/2以上。

（2）南葶苈子　本品粉末黄棕色。种皮外表皮细胞为黏液细胞，断面观类方形，内壁增厚向外延伸成纤维素柱，纤维素柱长8～18μm，顶端钝圆、偏斜或平截，周围可见黏液质纹理。种皮内表皮细胞为黄色，表面观呈长方多角形，直径15～42μm，壁厚5～8μm。

北葶苈子　种皮外表皮细胞断面观略呈类长方形，纤维素柱较长，长24～34μm，种皮内表皮细胞表面观长方多角形或类方形。

（3）南葶苈子　取本品粉末1g，加70%甲醇20ml，加热回流1小时，滤过，取滤液作为供试品溶液。另取槲皮素-3-*O*-*β*-D-葡萄糖-7-*O*-*β*-D龙胆双糖苷对照品，加30%甲醇制成每1ml含90μg的溶液，作为对照品溶液。照薄层色谱法试验，吸取上述两种溶液各1μl，分别点于同一聚酰胺薄膜上，以乙酸乙酯-甲醇-水（7:2:1）为展开剂，展开，取出，晾干，喷以2%三氯化铝乙醇溶液，热风吹干，置紫外光灯（365nm）下检视。供试品色谱中，在与对照品色谱相应的位置上，显相同的黄色荧光斑点。

检查　水分　不得过9.0%（第二法）。

总灰分　不得过8.0%。

酸不溶性灰分　不得过3.0%。

膨胀度　取本品0.6g，称定重量，照膨胀度测定法测定。南葶苈子不得低于3，北葶苈子不得低于12。

含量测定　南葶苈子　照高效液相色谱法测定。

色谱条件与系统适用性试验　以十八烷基硅烷键合硅胶为填充剂；以乙腈-0.1%醋酸溶液（11:89）为流动相；检测波长为254nm。理论板数按槲皮素-3-*O*-*β*-D-葡萄糖-7-*O*-*β*-D-龙胆双糖苷峰计算应不低于5800。

对照品溶液的制备　取槲皮素-3-*O*-*β*-D-葡萄糖-7-*O*-*β*-龙胆双糖苷对照品适量，精密称定，加30%甲醇制成每1ml含20μg的溶液，即得。

供试品溶液的制备　取本品粉末（过四号筛）约1g，精密称定，置具塞锥形瓶中，精密加入70%甲醇50ml，密塞，称定重量，加热回流1小时，放冷，再称定重量，用70%甲醇补足减失的重量，摇匀，滤过，取续滤液，即得。

测定法　分别精密吸取对照品溶液与供试品溶液各25μl，注入液相色谱仪，测定，即得。

本品按干燥品计算，含槲皮素-3-*O*-*β*-D-葡萄糖-7-*O*-*β*-D-龙胆双糖苷（$C_{33}H_{40}O_{22}$）不得少于0.075%。

（二）炒葶苈子

【饮片来源】本品为南葶苈子或北葶苈子经清炒后的炮制品。

【炮制方法】将炒制容器用文火加热至规定温度。取净葶苈子，投入已预热的炒制容器内，翻炒至微鼓起，有爆声，并有香气逸出时，取出，摊凉，即得。

【饮片性状】本品形如葶苈子，微鼓起，表面棕黄色。有油香气，不带黏性。

【质量控制】

检查　水分　同葶苈子，不得过5.0%。

含量测定　南葶苈子　同葶苈子，含槲皮素-3-*O*-*β*-D-葡萄糖-7-*O*-*β*-D-龙胆双糖苷

（$C_{33}H_{40}O_{22}$）不得少于0.080%。

〔鉴别〕〔检查〕项中总灰分、酸不溶性灰分同葶苈子。

【性味与归经】辛、苦，大寒。归肺、膀胱经。

【功能与主治】泻肺平喘，利水消肿。葶苈子长于利水消肿，宜于实证。用于胸水积滞和全身水肿。炒葶苈子药性缓和，免伤肺气。多用于咳嗽喘逆，腹水涨满。

【用法与用量】3～10g。

【贮藏】置阴凉干燥处，防蛀。

葶苈子饮片炮制操作规程

（一）葶苈子

1．产品概述

（1）品名　葶苈子。

（2）规格　种子。

2．生产依据　按照《中国药典》2015年版一部有关工艺要求及标准，以及拟定的饮片品种炮制工艺执行。

3．工艺流程　取原药材，除去杂质，筛去灰屑。

4．炮制工艺操作要求

（1）净制　除去杂质。

（2）过筛　筛去灰屑。

（3）包装　采用无毒聚乙烯塑料袋包装，封口。包装损耗应不超过1.0%。

5．原料规格质量标准　符合《中国药典》2015年版一部葶苈子药材项下的相关规定。

6．成品质量标准　符合本规范葶苈子饮片项下的相关规定。

7．成品贮存及注意事项　置通风干燥处，防蛀。

8．工艺卫生要求　符合中药饮片GMP相关工艺卫生要求。

9．主要设备　筛选机等设备。

（二）炒葶苈子

1．产品概述

（1）品名　炒葶苈子。

（2）规格　种子。

2．生产依据　按照《中国药典》2015年版一部有关工艺要求及标准，以及拟定的饮片品种炮制工艺执行。

3．工艺流程　将炒制容器用文火加热至规定温度。取净葶苈子，投入已预热的炒制容器内，翻炒至微鼓起，有爆声，并有香气逸出时，取出，摊凉，即得。

4．炮制工艺操作要求

（1）预热　炒药机用文火加热至规定温度。

（2）投药　取净葶苈子，投入已预热的炒制容器内。

（3）炒制　迅速翻炒，炒至表面微鼓起，有爆声，并有香气逸出时，取出。

（4）摊凉　置耐热容器内，摊薄，放凉。

（5）包装　根据本品包装规格要求进行包装。采用无毒聚乙烯塑料袋包装，封口。包装损耗应不超过1.0%。

5．原料规格质量标准　符合本规范葶苈子饮片项下的相关规定。

6．成品质量标准　符合本规范炒葶苈子饮片项下的相关规定。

7．成品贮存及注意事项　置通风干燥处，防蛀。

8．工艺卫生要求　符合中药饮片GMP相关工艺卫生要求。

9．主要设备　炒药机等设备。

葶苈子饮片炮制规范起草说明

（一）葶苈子炮制方法历史沿革

1．净制 宋代有“以水净过，日晒干”《圣惠方》、“去土”《鸡峰》的记载。至明有“净洗”《普济方》、“洗净”《逢原》的记载。

2．切制 汉代起有捣后入药的记载，“别捣”《千金翼》、“捣末”《证类》、“研捣取汁”《暑疫》、“研泥”《金鉴》。

3．炮制

（1）熬制 “皆熬黑色”《玉函》。“熬令黄色，捣令黄色，捣丸如弹丸大”《金匮》。“熬令紫色，捣如泥”《肘后》。“熬令黑，捣如泥”《圣惠方》。“微火熬，捣筛为散”《证类》。“纸衬，熬令黑”《证类》。

（2）炒制 “隔纸炒”《外台》。“隔纸炒，令香熟”《圣惠方》。“铫子内纸衬，慢火内炒热”《博济》。“隔纸炒，研”《总病论》。“炒黄色，捣末”《证类》。“隔纸炒令紫色，捣如膏”《证类》。“微炒”《圣惠方》。“用湿纸炒”《痘疹方》。“炒微焦”《普济方》。“糯米和炒半熟，去米不用”《普济方》。“净瓦上炒”《医学》。“纸衬，炒令黑”《纲目》。“酒淘净晒干，纸上同糯米炒，去米，研用”《得配》。

（3）焙制 “凡使，以糯米相合，于焙（瓦）上微焙，待米熟去米，单捣用”《证类》。“隔纸焙”《儒门》。“洗净焙”《逢原》。

（4）浆水制 “以水净过，日晒干，却用浆水浸一炊久，取出又日晒干”《圣惠方》。“洗净，曝干，浆水浸半日，布内盛，蒸一炊久，取出曝干，捣末”《普济方》。

（5）酒制 “酒洗炒、酒浸炒”《普济方》。“酒润炒”《本草汇》。“酒拌炒”《从新》。

（6）黑枣制 “用黑枣拌匀，蒸用”《普济方》。

（7）制霜 “纸上炒令紫色，捣如膏，裹两瓦子合床脚下，漉去油”《普济方》。

（8）炙制 “炙”《医学》。“隔纸炙紫”《准绳》。

（9）蒸制 “蒸熟”《入门》。“绢包饭上蒸熟”《本草述》。

历代炮制历史沿革见表1。

表1 葶苈子炮制历史沿革简况

朝代	沿用方法	新增方法	文献出处
唐以前		熬黑色	《玉函》
		熬令黄色，捣令黄色，捣丸如弹丸大	《金匮》
		熬令紫色，捣如泥	《肘后》
唐代	熬，别捣		《千金翼》
		隔纸炒	《外台》
		生用	《千金》
宋代		炒、熬，浆水制	《圣惠方》
金元	炒	焙，隔纸焙	《儒门》
明代	炒、熬、焙	净洗、炒微焦	《普济方》
		净瓦上炒	《医学》
		隔纸炙紫	《准绳》
		醋炒	《准绳》
		蒸熟	《入门》
		用黑枣拌匀，蒸用	《普济方》
清代	炒、焙、熬，醋制		《本草述》

十二画

从古代文献资料中可以看出，历代沿用过的葶苈子炮制方法有10余种，其中以净制、切制、炒制为常见方法。现代炮制方法仍沿用净制、炒制为主流，其他方法少见承袭。葶苈子生用力峻，降泄肺气作用较强，长于利水消肿，宜于实证。用于胸水积滞和全身水肿。炒葶苈子药性缓和，免伤肺气，同时外壳破裂，酶被破坏，易于煎出药效成分，利于苷类成分的保存。多用于咳嗽喘逆，腹水涨满。

（二）葶苈子饮片药典及地方炮制规范

现代炮制方法见表2。

表2 《中国药典》及各地炮制规范收载的葶苈子炮制方法

药典及规范	炮制方法
《中国药典》（1963年版）	葶苈子　拣去杂质，筛去灰屑，即得 炒葶苈子　取葶苈子，置锅内，用文火炒至微鼓起，并有香气为度，取出，放凉，即得
《中国药典》（1977年版）	葶苈子　筛去杂质及灰屑 炒葶苈子　取净葶苈子，照清炒法炒至微鼓起并有香气
《中国药典》（1985年版） 《中国药典》（1990年版） 《中国药典》（1995年版） 《中国药典》（2000年版） 《中国药典》（2005年版） 《中国药典》（2010年版） 《中国药典》（2015年版）	葶苈子　除去杂质和灰屑 炒葶苈子　取净葶苈子，照清炒法炒至有爆声
《天津省中药饮片炮制规范》（2012年版）	葶苈子　除去杂质和灰屑
《贵州省中药饮片炮制规范》（2005年版）	葶苈子　取原药材，除去杂质，筛去灰屑 炒葶苈子　取净葶苈子，照清炒法用微火炒至有爆裂声、有香气逸出
《北京市中药饮片炮制规范》（2008年版）	葶苈子　取原药材，除去杂质，筛去灰屑
《山西中药炮制规范》（1984年版）	葶苈子　取原药材，除去杂质，筛去灰屑
《上海市中药饮片炮制规范》（2008年版）	炒葶苈子　取葶苈子，照清炒法炒至有爆声 蜜葶苈子　取葶苈子，照蜜炙法炒至不粘手
《安徽省中药饮片炮制规范》（2005年版）	葶苈子　取原药，除去杂质 炒葶苈子　取净葶苈子，照炒黄法，炒至有爆裂声
《浙江省中药炮制规范》（2005年版）	炒葶苈子　取葶苈子，炒至表面微鼓起，有爆裂声，香气逸出时，取出，摊凉 蜜葶苈子　取葶苈子，与炼蜜拌匀，稍闷，炒至不粘手时，取出，摊凉，每葶苈子100kg，用炼蜜10kg

通过各省收载的葶苈子炮制方法对比，发现葶苈子在各省地方规范中主要是净制和炒制。其中蜜葶苈子只收载于个别规范中（2个）。

自1963年版至今，历年药典中均收载了葶苈子、炒葶苈子，并不断完善了饮片的质量标准，改良了含量测定的方法，使葶苈子饮片的质量标准趋于完善。

（三）葶苈子饮片现代炮制研究

李红伟等[1]采用均匀试验设计，以外观性状、水溶性浸出物、总黄酮、脂肪油、芥子碱硫氰酸盐和多糖含量为指标，综合评价，优选葶苈子的清炒工艺，结果葶苈子清炒炮制的最佳工艺为200℃（投药前锅底恒定温度），炒制4分钟。

余金喜等[2]以微波火力和加热时间为变量，采用均匀试验设计，以外观性状、水溶性浸出物、醇溶性浸出物、脂肪油和芥子碱硫氰酸盐含量为考察指标，优选葶苈子微波炮制的

十二画

最佳工艺，结果葶苈子微波炮制的最佳工艺为微波小火力，加热7分钟。

余金喜等[3]观察葶苈子微波炮制品的镇咳、祛痰和利尿作用，并与传统炒制品进行比较。结果表明，葶苈子微波炮制品镇咳、祛痰和利尿作用与传统炒制品相比，无显著性差异。

马梅芳等[4]采用HPLC法测定南葶苈子饮片中芥子碱硫氰酸盐的含量。结果显示，南葶苈子炒后芥子碱硫氰酸盐含量明显升高，但是炒老品含量明显降低。

刘波等[5]以芥子苷作含量指标，对葶苈子炒用进行了探讨。实验结果表明，葶苈子炒后芥子苷含量是生品的1.77倍；炒品水煎液中含苷量是生品水煎液的2.73倍。故为了增强葶苈子的止咳作用，葶苈子炒用是有道理的。

（四）葶苈子饮片炮制工艺研究总结

1. 历史文献 净制、切制（捣为末）、炒制、熬制、焙制、浆水制、酒制、黑枣制、制霜、炙制、蒸制、醋制等，以炒制为最常见。

2. 历版《中国药典》 葶苈子、炒葶苈子。

3. 各省市炮制规范 葶苈子、炒葶苈子、蜜葶苈子等，以炒葶苈子为最常用。

4. 现代研究文献 净制、清炒、微波法等。

综合上述研究结果，制定葶苈子的炮制工艺为：

葶苈子 取原药材，除去杂质，筛去灰屑，即得。

炒葶苈子 将炒制容器用文火加热至规定温度。取净葶苈子，投入已预热的炒制容器内，翻炒至微鼓起，有爆声，并有香气逸出时，取出，摊凉，即得。

参考文献

[1] 李红伟, 司金光, 石延榜, 等. 南葶苈子清炒炮制工艺研究[J]. 中国新药杂志, 2016, 25(1):98-101.

[2] 余金喜, 马梅芳, 殷扬. 均匀试验优选葶苈子的微波炮制工艺[J]. 中国医院药学杂志, 2010, 30(19):1712-1714.

[3] 余金喜, 马梅芳, 刘成亮. 葶苈子微波炮制品药效学实验研究[J]. 中国实用医药, 2010, 5(27):131-133.

[4] 马梅芳, 吕文海. 高效液相色谱法测定南葶苈子饮片中芥子碱硫氰酸盐含量[J]. 中国药业, 2008, 17(05):14-15.

[5] 刘波, 张华. 葶苈子炮制前后芥子甙的含量比较[J]. 中成药, 1990(07):19.

Xiong huang

雄黄

药材来源 本品为硫化物类矿物雄黄族雄黄，主含二硫化二砷（As_2S_2）。

采收加工 采挖后，除去杂质。

雄黄饮片炮制规范

【饮片品名】雄黄粉。

【饮片来源】本品为硫化物类矿物雄黄族雄黄经水飞法制成的炮制品。

【炮制方法】取净雄黄，除去杂质，先加0.3倍量水共研至无声成糊状，然后再加多量水，搅拌，倾取混悬液，下沉部分再如上法反复操作多次，用水量不少于300倍量，合并混悬液，静置后分取沉淀，40℃真空干燥2小时，即得。

【饮片性状】本品为极细腻的粉末，橙红色或橙黄色。质松脆，气特异而刺鼻，味淡。

【质量控制】

检查　三氧化二砷　取本品适量，研细，精密称取0.94g，加稀盐酸20ml，不断搅拌30分钟，滤过，残渣用稀盐酸洗涤2次，每次10ml，搅拌10分钟，洗液与滤液合并，置500ml量瓶中，加水至刻度，摇匀，精密量取10ml，置100ml量瓶中，加水至刻度，摇匀，精密量取2ml，加盐酸5ml与水21ml，照砷盐检查法（第一法）检查，所显砷斑颜色不得深于标准砷斑。

【性味与归经】辛，温；有毒。归肝、大肠经。

【功能与主治】解毒杀虫，燥湿祛痰，截疟。用于痈肿疔疮，蛇虫咬伤，虫积腹痛，惊痫，疟疾。

【用法与用量】0.05～0.1g，入丸散用。外用适量，熏涂患处。

【注意】内服宜慎；不可久用；孕妇禁用。

【贮藏】置干燥处，密闭。

雄黄饮片炮制操作规程

1．产品概述

（1）品名　雄黄粉。

（2）规格　粉。

2．生产依据　按照《中国药典》2015年版一部有关工艺要求及标准，以及拟定的饮片品种炮制工艺执行。

3．工艺流程　取净雄黄，除去杂质，用300倍量水进行水飞，先用药物量30%的水共研至无声成糊状，然后再加多量水，搅拌，倾取混悬液，下沉部分再如上法反复操作多次，合并混悬液，静置后分取沉淀，晾干，研散。40℃干燥2小时，取出，放凉，包装。

4．炮制工艺操作要求

（1）净选　去除铁类杂质、异物等。

（2）水飞　将净药材投入球磨机，加入药物量30%的水，启动球磨机至药物成糊状。再加多量水，搅拌，倾取混悬液；下沉部分再如上法反复操作多次，总用水量不低于300倍。合并混悬液，静置后分取沉淀，晾干，研散，即得。或采用连续研磨悬浮沉降法，控制投料量与循环水比例、研磨时间、离心机转速等，分取沉淀，晾干，研散。

（3）干燥　40℃真空干燥2小时。

（4）包装　复合袋手工包装，包装损耗应不超过1.0%。

5．原料规格质量标准　符合《中国药典》2015年版一部雄黄粉饮片项下的相关规定。

6．成品质量标准　符合本规范雄黄粉饮片项下的相关规定。

7．成品贮存及注意事项　置通风干燥处，防蛀。

8．工艺卫生要求　符合中药饮片GMP相关工艺卫生要求。

9．主要设备　球磨机、离心机、干燥机、减压干燥箱等设备。

十二画

雄黄饮片炮制规范起草说明

（一）雄黄炮制方法历史沿革

1. 净制 明代有“其内有劫铁石，又号赴矢黄，能劫子铁，并不能入药用”的记载《纲目》。

2. 切制 春秋战国和宋代有“新汲水磨”《内经》《证类》。汉代则为“研如粉，细研”《金匮》《圣惠方》。到了宋代有“捣为末，细筛”《证类》。“凡使，先打碎研细水飞过，灰碗内铺纸渗干，始入药用”《普本》《局方》。宋、明代均有“为极细末，重罗，生用”《百问》《普济方》。后明代有“去夹石，研细水飞”《回春》，“研如飞尘水飞数次”《大法》。

3. 炮制

（1）炼制 雄黄的炮制始载于汉代“炼”《本经》，宋代有“炼食之”《证类》，前古盛行炼丹服用。

（2）甘草制 南北朝服食时加以修治“凡修事，先以甘草、紫背天葵、地胆、碧棱花四件，并细剉，每件各五两，雄黄三两，下东流水入坩埚中，煮三伏时，漉出，捣如粉，水飞，澄去黑者，晒干再研，方入药用”《雷公》。此法现已不用。

（3）油煮 唐代出现“油煮一日，内服，治毒疰相杂”的记载《千金》，清代有“入香油熬化，生则有毒伤人”《逢原》。此法现已不用。

（4）汤调 唐代和明代均有“凡汤用丹砂、雄黄者，熟末如粉，临取内汤中，搅令调和服之”的记载《千金》《普济方》。此法现已不用。

（5）烧制 火飞之法，收载晋·范东阳飞黄散可资借鉴“治缓疽恶疮，蚀恶肉。其法取瓦盆一个，安雄黄、雌黄、丹砂等十味，各二两末。一一盆盖之，羊毛泥固济，作三隅灶，以陈苇烧一日，取其飞黄用之”《本草》。唐代有火飞法“雄黄，火烧飞之，疗疮疥”《新修》，“火飞”《证类》，“火上烧烟起”《朱氏》。

（6）煨制 唐代“煨用”《新修》。明代有“煨过”《回春》。此法现已不用。

（7）熬制 唐代载有“熬”《外台》。宋为“酒熬研”《总录》。清代则为“入香油熬化”《逢原》。此法现已不用。

（8）醋煮 宋代记载有“雄黄，打如皂荚子大，绢袋子盛，以米醋煮三伏时，取出研如粉，治一切风”《圣惠方》，“置砂锅中，以醋煮三伏时，取出，薄醋洗过，夜露晓收，三度细研如粉”《总录》，“醋煮水飞”《总微》等法。此法现已不用。

（9）蒜、萝卜、醋煮 宋代有“小枣大一块，用独蒜、萝卜根同醋一大盏煮，至醋尽为度”《药证》《总微》。明代为“小枣大研萝卜根水并醋一大盏，煮尽”《准绳》。清朝承袭前贤经验“雄黄以米醋入萝卜汁煮干乃可入药，不尔有毒，水飞用”《握灵》。“醋浸，入莱菔汁煮干用”《备要》。此法现已不用。

（10）醋研 宋代记载“研细入水银点醋再研令星子尽”《总录》。明代则为“用乳钵入醋同研，令尽为度”《奇效》。此法现已不用。

（11）醋制 雄黄燥湿杀虫，为疮家要药，晋代有醋制“烧热令赤，以米醋沃之，更烧醋沃，其石即软如泥，刮取涂肿，治痈肿”《肘后》。此法现已不用。

（12）浆水煮 宋代有关雄黄炮制方法较多，有“雄黄，绵裹，浆水内煮一日，细研，治面黑”《圣惠方》。此法现已不用。

（13）油煎 宋代出现“油煎九日九夜，三味（丹砂、雌黄）以酽醋浸之”《普本》。随后明代为“油煎七日”《普济方》。“凡服食用武都雄黄，须油煎九日九夜，乃可入药，不尔有毒，慎勿生用”《纲目》。到清代为“醋洗油煎九日九夜”《汇纂》。此法现已不用。

（14）桃叶制　“雄黄，用桃叶煮水研飞，治小儿惊痫”《三因》。此法现已不用。

（15）炒制　明代出现“炒”《普济方》。“微炒”《景岳》。此法现已不用。

（16）蜜煎　清代记载“七分，以白蜜四两，同煎，蜜老为度，洗去蜜”《说约》。此法现已不用。

（17）脂裹蒸　清代记载“以猪脂裹蒸之，与赤土下”《指南》。此法现已不用。

（18）松脂制　清代还记载“以松脂和之”《指南》。此法现已不用。

（19）白萝卜蒸　清代有“患生指上……取白萝卜一段，挖空入雄黄三分，蒸半熟套指”《全生集》。此法现已不用。

（20）竹筒蒸　清代记载“水飞九度，竹筒盛蒸七次，研末蒸饼和丸，梧子大，每甘草汤下七丸，日三服”《握灵》《笺正》。此法现已不用。

历代炮制历史沿革见表1。

表1　雄黄炮制历史沿革简况

朝代	沿用方法	新增方法	文献出处
汉代		炼	《本经》
南北朝	炼	先以甘草、紫背天葵、地胆、碧棱花四件，并细剉，每件各五两，雄黄三两，下东流水入埚埚中，煮三伏时，漉出，捣如粉，水飞，澄去黑者，晒干再研	《雷公》
晋代	炼 甘草制	醋制、火飞法	《肘后》
唐代	炼 甘草制 烧制法	煨制法、熬制法	《新修》
		油煮法、汤调法	《千金》
		入香油熬化	《逢原》
宋代	炼 甘草制 烧制法 熬制法 油煮法	浆水煮、醋煮	《圣惠方》
		水飞、醋研法	《总录》
		蒜、萝卜、醋煮	《药证》
		桃叶制	《三因》
		油煎法	《普本》
明代	醋研法 油煎法 蒜、萝卜、醋煮 水飞法 烧制法	炒制法	《普济方》 《景岳》
清代	油煎法 熬制法 蒜、萝卜、醋煮 水飞法 醋研法	以米醋入萝卜汁煮干乃可入药，不尔有毒，水飞用	《握灵》
		竹筒蒸	《握灵》 《笺正》
		蜜煎法	《说约》
		脂裹蒸、松脂制	《指南》
		白萝卜蒸	《全生集》

（二）雄黄饮片药典及地方炮制规范

1．净制　采挖后，除去杂质。

2．炮制

（1）干研法　取雄黄研成极细粉。

（2）水飞法　取雄黄照水飞法水飞，晾干。　　　　现代炮制方法见表2。

表2　《中国药典》及各地炮制规范收载的雄黄炮制方法

药典及规范	炮制方法
《中国药典》（1963年版）	研成极细粉或水飞，晾干即得
《中国药典》（1977年版）	研成极细粉或照水飞法水飞，晾干
《中国药典》（1985年版） 《中国药典》（1990年版） 《中国药典》（1995年版）	取雄黄研成极细粉或照水飞法水飞，晾干
《中国药典》（2000年版） 《中国药典》（2005年版） 《中国药典》（2010年版） 《中国药典》（2015年版）	取雄黄照水飞法水飞，晾干
《湖南省中药饮片炮制规范》（2010年版）	取原药材，除去杂质，研细粉，照水飞法飞去浮油，水飞成极细粉，晾干
《贵州省中药饮片炮制规范》（2005年版）	取原药材，除去杂质，研细，照水飞法制成极细粉，低温干燥
《全国中药炮制规范》（1988年版）	取原药材，除去杂质，加适量水共研至细，再加多量水，搅拌，倾取混悬液，下沉部分再如上法反复操作多次，除去杂质，合并混悬液，静置后分取沉淀，晾干，研散
《广东省中药饮片炮制规范》（1984年版）	雄黄　拣净杂质，砂石，研成细粉，过100目筛 水飞雄黄粉　水飞研细过筛
《安徽省中药饮片炮制规范》（2005年版）	取净雄黄，照水飞法，水飞成极细粉末
《吉林省中药炮制标准》（1986年版）	除去夹石，置适宜容器中，加水研磨至无声时，倾出混悬液，余渣加水再研。如此反复多次操作，合并混悬液，放置，倾去上清液，将沉淀物晒干
《江西省中药饮片炮制规范》（2008年版）	雄黄　取原药，除去杂质 雄黄粉　（1）取净雄黄照水飞法水飞，晾干 （2）取净雄黄，碾成极细粉或取细粉置擂钵中加水擂磨，静置一夜，加开水泡一次，拌匀，次日倾去浮油状物，分取混悬液，如此反复5～7次，至浮油物除净为度，合并混悬液，静置使沉淀，取沉淀物低温干燥，擂成细粉
《山东省中药炮制规范》（1990年版）	雄黄粉　除去杂质，研成细粉；或加清水共研细后，再加多量的清水，搅拌，待粗粉粒下沉，细粉粒悬浮于水中时，倾取上层混悬液，下沉的粗粉粒加清水再研再飞，如此反复操作数次，至不能再飞为止，弃去杂质。合并混悬液，静置，分取沉淀，干燥后再研散
《上海市中药饮片炮制规范》（2008年版）	雄黄粉　取雄黄，照水飞法水飞，晾干，过150目筛
《浙江省中药炮制规范》（2015年版）	取原药，除去杂质，砸碎。研成细粉，再水飞成极细粉，干燥
《福建省中药炮制规范》（1988年版）	除去杂质，研成极细粉或照水飞法制成极细粉
《河南省中药饮片炮制规范》（2005年版）	雄黄粉　取雄黄照水飞法水飞，晾干 雄黄　除去杂质，研细
《江苏省中药饮片炮制规范》（2002年版）	取原药材，除去杂质，照水飞法水飞，晾干，研成最细粉
《四川中药饮片炮制规范》（1978年版）	取雄黄，除去杂质，用水飞法制成极细粉末，干燥，碾细
《天津市中药饮片炮制规范》（2012年版）	雄黄　取原药材，除去杂质，砸成小块 雄黄粉　取雄黄照水飞法水飞，晾干

续表

药典及规范	炮制方法
《北京市中药饮片炮制规范》（2008 年版）	雄黄　取原药材，除去杂石，去净泥土，加工成碎块 雄黄粉　取净雄黄，置适宜容器内，加适量水共研细，再加多量水，搅拌，倾取混悬液，下沉粗粉粒。 再按上法反复操作数次，合并混悬液，静置，分取沉淀，晾干
《广西壮族自治区中药饮片炮制规范》（2007 年版）	除去杂质及石块，研成极细，或将雄黄碎粒加入适量清水，研磨成粉状，再加多量水搅拌，粗粉下沉，即时倾出混悬液，下沉粉再进行研磨，如此反复操作，直到研细为止，最后将无法研细混悬的杂质弃去，前后数次倾出的混悬液合并静置，待沉淀后，倾去上面清水，将干燥沉淀物研磨成极细粉，晾干
《重庆市中药饮片炮制规范及标准》（2006 年版）	雄黄粉　取雄黄照水飞法水飞，晾干，研散

（三）雄黄饮片现代炮制工艺研究

雄黄为毒剧矿物药材，其主成分二硫化二砷（As_2S_2），毒性很小，但其中游离态的三氧化二砷（As_2O_3，俗称砒霜），毒性极大，是造成雄黄常用量应用时中毒的主要成分。炮制的主要目的就是降低As_2O_3的含量，以确保安全用药。传统的炮制方法主要是干研法和水飞法。

李超英等[1]以氢化物发生原子荧光光谱法测定炮制品中As_2O_3的含量，以显微镜下动态观察结果、成品收率、As_2O_3含量等多项指标，考察研磨至糊状的加水量和时间、研磨成糊状后搅拌的加水量及其停置时间、水飞法合并混悬液静置时间以及水飞法干燥温度，并使炮制品粒度圆整均匀，粒径达到< 5μm。最终得出最佳工艺为：取雄黄生品，精密称定，置研钵中加0.5倍量的水，研磨5分钟至糊状，再加40倍量的水搅拌1分钟，停置4分钟，倾取混悬液，下沉的粗粉继续研磨，如此反复操作，直至手捻细腻、无亮星为止，合并各次混悬液，静置10小时以上，倾去上清液，过滤，将滤出物60℃以下恒温干燥10小时，即得炮制品。

姜泓等[2]以加水量、操作次数和干燥温度为因素水平，用$L_9(3^4)$正交设计对炮制条件进行优选。采用离子交换高效液相色谱-氢化物发生-原子荧光光度法测定雄黄中可溶性砷盐As（Ⅲ）的含量。得出雄黄水飞的最佳炮制工艺为加15倍量水、操作8次、干燥温度40℃。

龚千锋等[3]以研磨成糊状的加水量、总用水量、干燥温度和干燥时间为因素，用$L_9(3^4)$正交设计对炮制条件进行优选。采用紫外分光光度法测定雄黄中可溶性砷盐As（Ⅲ）的含量。表明雄黄水飞的最佳炮制工艺为取10g雄黄样品研磨成糊状，加水 3ml、总用水量为300倍、干燥温度40℃、干燥时间2小时。

程佩佩等[4]以As_2S_2和As_2O_3的含量为指标，考察不同炮制方法对纳米雄黄的影响，筛选其最佳炮制方法。采用高能球磨法制备纳米雄黄生品，用水飞法、酸水飞法和碱水飞法对其进行炮制，计算各炮制品得率及残渣质量，利用激光散射法测定粉体粒径，电镜扫描法观察粉体的表观形貌，直接碘量法和二乙基二硫代氨基甲酸银法（Ag-DDC 法）分别测定各样品中As_2S_2与As_2O_3的含量。说明 3种炮制方法均能减小纳米雄黄生品的粉体粒径，提高其As_2S_2的含量，水飞法和酸水飞法均可降低其As_2O_3的含量，并确定最佳炮制方法为酸水飞法。

廖晴等[5]对三批雄黄生品依次用水飞法、酸水飞法、碱水飞法进行炮制，算炮制品得率

十二画

及残渣重量；采用直接碘滴定法及二乙基二硫代氨基甲酸银法（Ag-DDC法）分别测定不同炮制品中的二硫化二砷（As_2S_2）及三氧化二砷（As_2O_3）含量。从炮制品得率、As_2S_2及As_2O_3含量、炮制成本等方面综合考虑，雄黄炮制方法以水飞法、酸水飞法为宜，建议舍弃碱水飞法。

酸（稀盐酸）洗法可大大降低三氧化二砷含量[6]，水飞法、水洗法不如醋飞法、醋洗法[7]。铁步荣等采用不同浓度、不同比例碱洗、不同碱洗次数对不同粒度的雄黄进行炮制。分析炮制后雄黄中As_2O_3的含量。结果表明，可溶性As_2O_3的含量明显降低，低于药典限量规定。As_2O_3在碱中的溶解度大于在酸中的溶解度，故碱洗法更易除去雄黄中的As_2O_3[8]。但是最佳工艺条件有待进一步研究。

（四）雄黄饮片炮制工艺研究总结

1．历史文献 炮制始见于《神农本草经》；明代有净制；春秋战国时期出现切制；晋代有醋制、火飞法；唐代有煨制法、熬制法、油煮法、汤调法、入香油熬化法；宋代有浆水煮、水飞、醋煮、醋研法、蒜、萝卜、醋制、桃叶制和油煎法；清朝承袭前贤经验：雄黄以米醋入萝卜汁煮干乃可入药，不尔有毒，水飞用，还有竹筒蒸、蜜煎法、脂裹蒸、松脂制。

2．历版《中国药典》 雄黄，雄黄粉，以雄黄粉为最常用。

3．各省市炮制规范 雄黄，雄黄粉，以雄黄粉为最常用。

4．现代研究文献 干研法、水飞法、水洗法、酸洗法、醋洗法、醋煮法、酸奶飞法，以水飞法为最常用。

综合上述研究结果，制定雄黄的炮制工艺为：

雄黄粉 取净雄黄，除去杂质，先加0.3倍量水共研至无声成糊状，然后再加多量水，搅拌，倾取混悬液，下沉部分再如上法反复操作多次，用水量不少于300倍量，合并混悬液，静置后分取沉淀，40℃干燥2小时，即得。

参考文献

[1] 李超英，魏秀德，王凯，等．雄黄水飞炮制工艺及其机制研究[J]．中国药房，2008，19(27):2151-2153.

[2] 姜泓，丁华，张颖花，等．雄黄水飞炮制工艺探讨[J]．中药材，2009，32(1):26-28.

[3] 龚千锋，任建锋，钟凌云，等．雄黄水飞法的炮制工艺优选[J]．环球中医药，2012，5(02):112-114.

[4] 程佩佩，方玉，夏叶，等．纳米雄黄炮制方法的探讨[J]．中国实验方剂学杂志，2016，(22):22-25.

[5] 廖晴，吉琅，邓放，等．不同雄黄炮制品中As_2S_2及As_2O_3含量变化规律研究[J]．中药与临床，2013，4(02):21-24.

[6] 忻丁烯，毕安国．雄黄中三氧化二砷的除去方法[J]．中国中药通报，1983，8(5):21.

[7] 陈青莲，刘学仁．雄黄炮制工艺探讨[J]．中成药，1996，18(1):22.

[8] 铁步荣，王朝晖．雄黄炮制方法初探[J]．中成药，1993，15(7):19-21.

Zi su zi
紫苏子

药材来源　本品为唇形科植物紫苏*Perilla frutescens*（L.）Britt.的干燥成熟果实。
采收加工　秋季果实成熟时采收，除去杂质，晒干。

紫苏子饮片炮制规范

【饮片品名】紫苏子、炒紫苏子。

（一）紫苏子

【饮片来源】本品为紫苏子药材经净制后的炮制品。

【炮制方法】取原药材，除去杂质，洗净，干燥。

【饮片性状】本品呈卵圆形或类球形，直径约1.5mm。表面灰棕色或灰褐色，有微隆起的暗紫色网纹，基部稍尖，有灰白色点状果梗痕。果皮薄而脆，易压碎。种子黄白色，种皮膜质，子叶2，类白色，有油性。压碎有香气，味微辛。

【质量控制】

鉴别　（1）本品粉末灰棕色。种皮表皮细胞断面观细胞极扁平，具钩状增厚壁；表面观呈类椭圆形，壁具致密雕花钩纹状增厚。外果皮细胞黄棕色，断面观细胞扁平，外壁呈乳突状；表面观呈类圆形，壁稍弯曲，表面具角质细纹理。内果皮组织断面观主为异型石细胞，呈不规则形；顶面观呈类多角形，细胞间界限不分明，胞腔星状。内胚乳细胞大小不一，含脂肪油滴；有的含细小草酸钙方晶。子叶细胞呈类长方形，充满脂肪油滴。

（2）取本品粉末1g，加甲醇25ml，超声处理30分钟，滤过，滤液蒸干，残渣加甲醇1ml使溶解，作为供试品溶液。另取紫苏子对照药材1g，同法制成对照药材溶液。照薄层色谱法试验，吸取上述两种溶液各2μl，分别点于同一硅胶G薄层板上，以正己烷-甲苯-乙酸乙酯-甲酸（2:5:2.5:0.5）为展开剂，展开，取出，晾干，喷以三氯化铝试液，置紫外光灯（365nm）下检视。供试品色谱中，在与对照药材色谱相应的位置上，显相同颜色的斑点。

检查　水分　不得过8.0%（第二法）。

含量测定　照高效液相色谱法测定。

色谱条件与系统适用性试验　以十八烷基硅烷键合硅胶为填充剂；以甲醇-0.1%甲酸溶液（40:60）为流动相；检测波长为330nm。理论板数按迷迭香酸峰计算应不低于3000。

对照品溶液的制备　取迷迭香酸对照品适量，精密称定，加甲醇制成每1ml含80μg的溶液，即得。

供试品溶液的制备　取本品粉末（过二号筛）约0.5g，精密称定，置具塞锥形瓶中，精密加入80%甲醇50ml，密塞，称定重量，加热回流2小时，放冷，再称定重量，用80%甲醇补足减失的重量，摇匀，滤过，取续滤液，即得。

测定法　分别精密吸取对照品溶液10μl与供试品溶液20μl，注入液相色谱仪，测定，即得。

本品按干燥品计算，含迷迭香酸（$C_{18}H_{16}O_8$）不得少于0.25%。

（二）炒紫苏子

【饮片来源】本品为紫苏子药材经炒制后的炮制品。

【炮制方法】取净紫苏子，置预热适度的炒制容器内，用文火炒至爆裂声减弱，表面颜色加深，香气逸出时，取出，晾凉。用时捣碎。

【饮片性状】本品形如紫苏子，表面灰褐色，有细裂口，有焦香气。

【质量控制】

鉴别　同紫苏子。

检查　水分　不得过2.0%（第二法）。

含量测定　本品按干燥品计算，含迷迭香酸（$C_{18}H_{16}O_8$）不得少于0.20%。

【性味与归经】辛，温。归肺经。

【功能与主治】降气化痰，止咳平喘，润肠通便。用于痰壅气逆，咳嗽气喘，肠燥便秘。

【用法与用量】3～10g。

【贮藏】置通风干燥处，防蛀。

紫苏子饮片炮制操作规程

（一）紫苏子

1．产品概述

（1）品名　紫苏子。

（2）规格　果实。

2．生产依据　按照《中国药典》2015年版有关工艺要求及质量标准，以及拟定的饮片品种炮制工艺执行。

3．工艺流程　取原药材，除去杂质，洗净，干燥。

4．炮制工艺操作要求

（1）筛选　除去杂质。

（2）包装　复合袋手工包装，包装损耗不超过1.0%。

5．原料规格质量标准　符合《中国药典》2015年版一部紫苏子药材项下的相关规定。

6．成品质量标准　符合本规范紫苏子项下的相关规定。

7．成品贮存及注意事项　置通风干燥处，防蛀。

8．工艺卫生要求　符合中药饮片GMP相关工艺卫生要求。

9．主要设备　包装机等设备。

（二）炒紫苏子

1．产品概述

（1）品名　炒紫苏子。

（2）规格　种子。

2．生产依据　按照《中国药典》2015年版有关工艺要求及质量标准，以及拟定的饮片品种炮制工艺执行。

3．工艺流程　取净紫苏子，置预热适度的炒制容器内，用文火炒至爆裂声减弱，表面颜色加深，香气逸出时，取出，晾凉。用时捣碎。

4．炮制工艺操作要求

（1）清炒　炒至有爆裂声。

（2）晾凉　炒后出锅摊晾。

（3）包装　复合袋手工包装，包装损耗不超过1.0%。

5．原料规格质量标准　符合《中国药典》2015年版一部紫苏子药材项下的相关规定。

6．成品质量标准　符合本规范炒紫苏子项下的相关规定。

7．成品贮存及注意事项　置通风干燥处，防蛀。

8．工艺卫生要求　符合中药饮片GMP相关工艺卫生要求。

9．主要设备　炒药机等设备。

紫苏子饮片炮制规范起草说明

（一）紫苏子炮制方法历史沿革

1．净制　“淘洗”《普济本事方》、“拣净”《洪氏集验方》、“水淘去浮”《普济方》。

2．炮制

（1）研捣　“捣令碎，以水滤之取汁”《食医心鉴》、“杵碎”《重修政和经史证类备用本草》、“去皮，研”《全生指迷方》、“碾破”《普济方》、“研泥”《医宗金鉴》。

（2）酒制　“一升，研，以酒一升绞取汁”《外台秘要》。

（3）炒制　“微炒”《太平圣惠方》、“炒研”《博济方》、“炒”《圣济总录》、“略炒，研

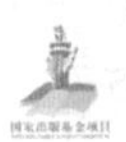

极细，煎成药”《三因极一病证方论》《先醒斋广笔记》、“炒净”《世医得效方》、“炒香”《本草述》、“沉水者炒”《医方集解》、“略炒研用，不宜隔宿”《药品辨义》、“宜略炒不可隔夜，其油甚迅，消烁金石”《嵩崖尊生全书》。

（4）蜜制　“蜜炙微炒”《校正集验背疽方》。

（5）焙制　“隔纸焙研细”《先醒斋广笔记》。

（6）酒制　“酒炒”《医宗必读》。

（7）良姜制　“治冷气，良姜拌炒用”《得配本草》。

（8）制霜　“霜”《吴鞠通医案》。

历代炮制历史沿革见表1。

表1　紫苏子炮制历史沿革简况

朝代	沿用方法	新增方法	文献出处
唐		捣令碎，以水滤之取汁	《心鉴》
		一升，研，以酒一升绞取汁	《外台》
宋	杵碎		《证类》
		淘洗	《普本》
		拣净	《洪氏》
		去皮，研	《指迷》
		微炒	《圣惠方》
		炒研	《博济》
		炒	《总录》
		略炒，研极细，煎成药	《三因》
		蜜炙微炒	《背疽》
元		炒净	《世医》
明	碾破		《普济方》
	略炒，研极细，煎成药		《醒斋》
		酒炒	《必读》
清	研泥		《金鉴》
		炒香	《本草述》
		沉水者炒	《集解》
		略炒研用，不宜隔宿	《辨义》
		宜略炒不可隔夜，其油甚迅，消烁金石	《尊生》
		治冷气，良姜拌炒用	《得配》
		霜	《医案》

从古代文献资料中可以看出，历代沿用过的紫苏子炮制方法有近10种。所用辅料有蜜、酒、高良姜等。其中以研捣、研去皮、炒制、酒炙、蜜炙、制霜为主。现代炮制方法多为清炒至爆最为常用。紫苏子炮制多净制后研捣、炒爆、制霜，利于有效成分煎出，也有根据临床用药需要改变辅料以增强协同药效的。

（二）紫苏子饮片药典及地方炮制规范

1．净制　除去杂质，洗净，干燥。

2．炮制

（1）炒制　取净紫苏子，置锅内用文火炒至有爆裂声时，取出，放凉。

（2）蜜制　取炼蜜，用适量开水稀释后加入净苏子拌匀，稍闷，置锅内，用文火加热，炒至深棕色，不粘手为度，取出，放

十二画

凉。每100kg紫苏子，用炼蜜10kg。

（3）制霜　取净紫苏子，研碎，加热用布或吸油纸包裹，压榨去油，研细。

现代炮制方法见表2。

表2 《中国药典》及各地炮制规范收载的紫苏子炮制方法

药典及规范	炮制方法
《中国药典》（1963年版）	紫苏子　筛去灰屑，洗净，晒干 炒紫苏子　取净紫苏子，置锅内用文火炒至冒香气或起爆声为度，用时研碎
《中国药典》（1977年版）	紫苏子　除去杂质，洗净，晒干 炒紫苏子　取净紫苏子，照清炒法炒至有香气或起爆裂声
《中国药典》（1985年版） 《中国药典》（1990年版） 《中国药典》（1995年版） 《中国药典》（2000年版） 《中国药典》（2005年版） 《中国药典》（2010年版） 《中国药典》（2015年版）	紫苏子　除去杂质，洗净，干燥 炒紫苏子　取净紫苏子，照清炒法炒至有爆声
《安徽省中药饮片炮制规范》（2005年版）	紫苏子　取原药材，除去杂质，筛去碎屑 炒紫苏子　取净紫苏子，照炒黄法，炒至有爆裂声，有香气逸出
《北京市中药饮片炮制规范》（2008年版）	紫苏子　取原药材，除去杂质，筛去灰屑 炒紫苏子　取净紫苏子，置热锅，用文火炒至有爆裂声，并有香气逸出时，取出，晾凉
《重庆市中药饮片炮制规范及标准》（2006年版）	紫苏子　除去杂质，洗净，干燥，用时捣碎 炒紫苏子　取净紫苏子，照清炒法炒至有香气或爆声。用时捣碎
《贵州省中药饮片炮制规范》（2005年版）	紫苏子　取原药材，除去杂质，淘尽，干燥。用时捣碎 炒紫苏子　取净紫苏子，照清炒法炒至有爆声、有香气逸出，用时捣碎
《广西壮族自治区中药饮片炮制规范》（2007年版）	生紫苏子　除去杂质，洗尽，干燥 炒紫苏子　取净紫苏子，置锅中用文火炒至有香气或爆裂声，取出，放凉
《甘肃省中药炮制规范》（1980年版）	紫苏子　除去杂质，筛去泥土，用文火炒成微黄色并有香气散出时，出锅，摊开，晾凉。配方时捣碎 制紫苏子　将蜂蜜用文火炼沸，取净紫苏子倒入，炒拌均匀，待成微黄色时，出锅，摊开，晾凉。每紫苏子100kg，用蜂蜜6kg 紫苏子霜　将炒紫苏子轧成细分，用吸油纸包严，夹在两块新砖中间，微加热，压去油
《湖南省中药饮片炮制规范》（2010年版）	紫苏子　取原药材，除去杂质，洗净，干燥 炒紫苏子　取净药材，照炒黄法炒至有爆声
《河南省中药饮片炮制规范》（2005年版）	紫苏子　除去杂质，洗净，干燥 炒紫苏子　取净紫苏子，照清炒法炒至有爆声 蜜紫苏子　取净紫苏子，碾碎，照清炒法炒至不粘手。每100kg紫苏子，用炼蜜24kg
《江西省中药饮片炮制规范》（2008年版）	紫苏子　除去杂质，洗净，干燥，用时打碎 炒紫苏子　取净紫苏子，照清炒法用文火炒至有香气或爆裂声为度
《江苏省中药饮片炮制规范》（1980年版）	紫苏子　将原药淘净，干燥，筛去灰屑 炒紫苏子　取净紫苏子炒至有香味，取出。用时捣碎
《吉林省中药炮制标准》（1986年版）	除去杂质，洗净泥土，晒干，另置锅中，文火炒至有爆裂声并有香气出时，取出，晾凉，用时捣碎
《四川中药饮片炮制规范》（1978年版）	清炒　取净紫苏子，用清炒法，炒至有香气或有爆声为度，取出，筛去灰屑 蜜炙　每取净紫苏子5000g，加炼蜜750g，拌匀，炒至深棕色、不粘手为度
《上海市中药饮片炮制规范》（2008年版）	生紫苏子　将原药除去杂质，洗净，干燥，筛去灰屑 炒紫苏子　取生紫苏子，照清炒法炒至爆声 蜜炙紫苏子　取生紫苏子，照蜜炙法至蜜吸尽。 每100kg生紫苏子，用炼蜜10kg 紫苏子霜　将生紫苏子研成粗粉，照制霜法制霜

十二画

续表

药典及规范	炮制方法
《天津市中药饮片炮制规范》（2005年版）	紫苏子　取原药材，水洗，干燥，除去杂质 炒紫苏子　将锅加热，取净紫苏子置锅内，炒至表面颜色加深，嗅有香气逸出时，取出，放凉
《云南省中药饮片炮制规范》（1986年版）	生用　取原药拣净杂质，筛去灰屑，用时捣碎 清炒　取原药拣净杂质，放入锅内，用文火炒至呈黄色时，取出，晾凉，用时捣碎
《浙江省中药炮制规范》（2015年版）	蜜紫苏子　取紫苏子饮片，照蜜炙法炒至不粘手时，取出，摊凉。每紫苏子100kg，用炼蜜10kg 炒紫苏子　取原药，除去杂质，洗净，干燥，照清炒法炒至有爆裂声、香气逸出时，取出，摊凉，用时捣碎

（三）紫苏子饮片现代炮制研究

郑岩[1]使用GC-MS对炮制前后紫苏子中脂肪油成分进行分析，在生品中鉴定出8种主要成分，含量为棕榈酸甲脂（4.96%）、肉豆蔻酸（0.49%）、油酸甲脂（8.12%）、亚油酸甲脂（8.19%）、油酸（14.09%）、亚麻酸（37.14%）、亚油酸（28.31%）、α-亚麻酸甲脂（10.43%）；炮制品中主要成分5种，为棕榈酸甲脂（3.13%）、油酸（17.56%）、α-亚麻酸甲脂（30.89%）、亚油酸（12.10%）、棕榈酸（44.80%）。由结果可以得出，炮制后肉豆蔻酸消失，亚油酸含量降低，而α-亚麻酸、油酸和棕榈酸含量增加。表明紫苏子在炮制后脂肪油成分发生显著变化。

十二画

李秋红[2]设计正交试验研究紫苏子最佳炒制工艺，得出结论紫苏子最佳炒制工艺条件为：炒制时锅底温度为250℃，炒制时间为2分30秒。并选取总黄酮和多糖为指标，测定炒制品总黄酮的含量升高了10.27%，多糖含量升高21.15%。以DPPH自由基清除率为指标研究其炮制前后药效变化，得炒制品比生品DPPH自由基清除率升高20.56%，总抗氧化能力略升高33.55%。根据研究结果得，紫苏子药物炒制后可增强药物的抗氧化作用。

（四）紫苏子饮片炮制工艺研究总结

1. 历史文献　净制：淘洗、拣净、水淘去浮。炮制：研捣（捣令碎、以水滤之取汁、杵碎、碾破）、研去皮（去皮、研）、制霜（研泥、霜）、炒制（微炒、炒研、炒、略炒、炒净、炒香、沉水者炒、略炒研用）、酒制（酒炒）、蜜炙（蜜炙微炒）、焙制（隔纸焙研细）、良姜制（良姜拌炒）。

2. 历版《中国药典》　紫苏子、炒紫苏子。

3. 各省市炮制规范　紫苏子、炒紫苏子、蜜炙紫苏子、紫苏子霜，以炒紫苏子最为常用。

4. 现代研究文献　紫苏子、炒紫苏子，生用、清炒为最常用。

综合上述研究结果，制定紫苏子的炮制工艺为：

紫苏子　取原药材，除去杂质，洗净，干燥。

炒紫苏子　取净紫苏子，置预热适度的炒制容器内，用文火炒至爆裂声减弱，表面颜色加深，香气逸出时，取出，晾凉。用时捣碎。

参考文献

[1] 郑岩. 莱菔子等5种种子类药材炮制前后脂肪油分析及成分溶出的研究[D]. 长春中医药大学, 2011.

[2] 李秋红. 菟丝子等十三味中药最佳炒制工艺研究[D]. 黑龙江中医药大学, 2009.

Zi su geng

紫苏梗

药材来源 本品为唇形科植物紫苏*Perilla frutescens*（L.）Britt.的干燥茎。

采收加工 秋季果实成熟后采割，除去杂质，晒干，或趁鲜切片，晒干。

紫苏梗饮片炮制规范

【饮片品名】紫苏梗。

【饮片来源】本品为紫苏梗药材经切制后的炮制品。

【炮制方法】取原药材，除去杂质，稍浸，润透，切厚片，50℃干燥2小时，即得。

【饮片性状】本品呈方形的厚片。表面紫棕色或暗紫色，有的可见对生的枝痕和叶痕。切面木部黄白色，有细密的放射状纹理，髓部白色，疏松或脱落。气微香，味淡。

【质量控制】

鉴别 （1）本品粉末黄白色至灰绿色。木纤维众多，多成束，直径8～45μm。中柱鞘纤维淡黄色或黄棕色，长梭形，直径10～46μm，有的孔沟明显。表皮细胞棕黄色，表面呈多角形或类方形，垂周壁连珠状增厚。草酸钙针晶细小，充塞于薄壁细胞中。

（2）取本品粉末1g，加甲醇25ml，超声处理30分钟，滤过，滤液浓缩至干，残渣加甲醇1ml使溶解，作为供试品溶液。另取迷迭香酸对照品，加甲醇制成每1ml含0.2mg的溶液，作为对照品溶液。照薄层色谱法试验，吸取上述两种溶液各2μl，分别点于同一硅胶G薄层板上，以正己烷-乙酸乙酯-甲酸（3∶3∶0.2）为展开剂，展开，取出，晾干，至紫外光灯（365nm）下检视。供试品色谱中，在与对照品色谱相应的位置上，显相同颜色的荧光斑点。

检查 水分 不得过9.0%（第二法）。

总灰分 不得过5.0%。

含量测定 避光操作。照高效液相色谱法测定。

色谱条件与系统适用性试验 以十八烷基硅烷键合硅胶为填充剂；以甲醇-0.1%甲酸溶液（38∶62）为流动相；检测波长为330nm。理论板数按迷迭香酸峰计算应不低于3000。

对照品溶液的制备 取迷迭香酸对照品适量，精密称定，加60%丙酮制成每1ml含40μg的溶液，即得。

供试品溶液的制备 取本品粉末（过三号筛）约0.5g，精密称定，置具塞锥形瓶中，精密加入60%丙酮25ml，密塞，称定重量，超声处理（功率250W，频率40kHz）30分钟，再称定重量，用60%丙酮补足减失的重量，摇匀，滤过，取续滤液，即得。

测定法 分别精密吸取对照品溶液10μl与供试品溶液5～20μl，注入色谱仪，测定，即得。

本品按干燥品计算，含迷迭香酸（$C_{18}H_{16}O_8$）不得少于0.10%。

【性味与归经】辛，温。归肺、脾经。

【功能与主治】理气宽中，止痛，安胎。用于胸膈痞闷，胃脘疼痛，嗳气呕吐，胎动不安。

【用法与用量】5～10g。

【贮藏】置阴凉干燥处，防蛀。

紫苏梗饮片炮制操作规程

1. 产品概述

（1）品名 紫苏梗。

（2）规格 厚片。

2. 生产依据 按照《中国药典》2015年

版一部有关工艺要求及标准，以及拟定的饮片品种炮制工艺执行。

3．工艺流程 取原药材，除去杂质，稍浸，润透，切厚片，50℃干燥2小时，即得。

4．炮制工艺操作要求

（1）净制 除去杂质。

（2）洗润 洗净，润透。

（3）切制 切厚片。

（4）干燥 50℃干燥2～4小时至干。

（5）包装 根据本品包装规格要求进行包装。复合袋手工包装，包装损耗应不超过1.0%。

5．原料规格质量标准 符合《中国药典》2015年版一部紫苏梗药材项下的相关规定。

6．成品质量标准 符合本规范紫苏梗饮片项下的相关规定。

7．成品贮存及注意事项 置通风干燥处，防蛀。

8．工艺卫生要求 符合中药饮片GMP相关工艺卫生要求。

9．主要设备 截断机、干燥机等设备。

紫苏梗饮片炮制规范起草说明

（一）紫苏梗饮片炮制历史沿革

1．切制 切制方法明代《普济方》记载有"紫苏梗细锉"。

2．炮制 清代《本草易读》记载有"炒制"。

历代炮制历史沿革见表1。

表1 紫苏梗炮制历史沿革简况

朝代	沿用方法	新增方法	文献出处
明代		细锉	《普济方》
清代	锉	炒用	《本草易读》

从古代文献资料中可以看出，历代沿用过的紫苏梗炮制方法为"细锉""炒用"。

（二）紫苏梗饮片药典及地方炮制规范

现代炮制方法见表2。

表2 《中国药典》及各地炮制规范收载的紫苏梗炮制方法

药典及规范	炮制方法
《中国药典》（1963年版）	紫苏梗 拣去杂质，去掉枝叶，用水浸泡，捞出，润透后切断，晒干即得
《中国药典》（1977年版）	紫苏梗 除去杂质，稍浸，润透，切片，干燥
《中国药典》（1985年版） 《中国药典》（1990年版） 《中国药典》（1995年版） 《中国药典》（2000年版） 《中国药典》（2005年版） 《中国药典》（2010年版） 《中国药典》（2015年版）	紫苏梗 除去杂质，稍浸，润透，切厚片，干燥
《安徽省中药饮片炮制规范》（2005年版）	紫苏梗 取原药材，除去杂质、老梗，抢水洗净，稍晾，切厚片，及时干燥
《广西壮族自治区中药饮片炮制规范》（2007年版）	紫苏梗 取原药材，除去杂质，洗净，润透，切短段，干燥，晒去碎屑
《贵州省中药饮片炮制规范》（2005年版）	紫苏梗 取原药材，除去杂质及带叶嫩枝，稍浸，润透，切厚片，干燥

续表

药典及规范	炮制方法
《河南省中药饮片炮制规范》(2005年版)	紫苏梗　取原药材，除去杂质及带叶嫩枝，稍浸，润透，切厚片，干燥
《湖南省中药饮片炮制规范》(2010年版)	紫苏梗　取原药材，除去杂质，洗净，稍浸，润透，切厚片，干燥
《江苏省中药饮片炮制规范》(2002年版)	紫苏梗　取原药材，除去杂质，抢水洗净，润透，切厚片，晒干
《江西省中药饮片炮制规范》(2008年版)	紫苏梗　除去杂质，稍浸，润透，切薄片或厚片，干燥
《上海市中药饮片炮制规范》(2008年版)	紫苏梗　将原药除去嫩枝、叶等杂质，稍浸，润透，切厚片，干燥，筛去灰屑。产地已切片者，筛去灰屑 蜜炙紫苏梗　取紫苏梗，照蜜炙法用炼蜜拌炒至蜜汁吸尽。每100kg紫苏梗，用炼蜜35kg
《浙江省中药炮制规范》(2005年版)	紫苏梗　取原药，除去叶等杂质及基部老茎，洗净，略润，切厚片，低温干燥；产地已切片者，筛去灰屑
《山东省中药炮制规范》(1990年版)	紫苏梗　除去杂质，洗净，稍浸，润透，切厚皮，干燥
《北京市中药饮片炮制规范》(2008年版)	紫苏梗　取原药材，除去杂质，大小分开，浸泡1～2小时，取出，闷润4～8小时，至内外湿度一致，切中段，干燥。若产地已切段，除去杂质

自1963年版至今，历年药典中均只收载了紫苏梗。通过各省中收载的紫苏梗炮制方法对比，发现紫苏梗在各省地方规范中也主要是净制法。其中蜜炙紫苏梗只收载于个别规范中（1个）。

（三）紫苏梗饮片现代炮制研究

谷丽华等[1]采用了生药学研究，以薄层鉴别法、HPLC、水分测定法及灰分测定法等制定了紫苏梗药材及饮片质量标准。

马忠洁[2]对紫苏梗的常见混淆品紫苏根从性状上进行了区分。

任淑清等[3]采用超临界流体CO_2萃取紫苏梗挥发油，用气相色谱-质谱（GC-MS）法分离鉴定，同时用化学计量学方法解析重叠色谱峰的二维色谱MS数据。最终分离解析出81种组分，其中26种组分为首次报道。

（四）紫苏梗饮片炮制工艺研究总结

1. 历史文献　切制（细锉）。

2. 历版《中国药典》　紫苏梗。

3. 各省市炮制规范　紫苏梗。

4. 现代研究文献　切制。

综合上述研究结果，制定紫苏梗的炮制工艺为：

紫苏梗　取原药材，除去杂质，洗净，润透，切厚片，50℃干燥2小时，筛去碎屑，包装，即得。

参考文献

[1] 谷丽华, 郝希民, 赵森森, 等. 紫苏梗质量标准研究[J]. 中国药学杂志, 2010, 4(17): 1308-1312.

[2] 马忠洁. 紫苏梗及其混淆品紫苏根的鉴别[J]. 安徽中医临床杂志, 2003, 15(4):337.

[3] 任淑清, 孙长海, 方洪壮, 等. 紫苏梗挥发油的GC-MS定性分析[J], 中国药房, 2008, 19(9):683-685.

Zi wan

紫菀

药材来源　本品为菊科植物紫菀*Aster tataricus* L.f.的干燥根和根茎。

采收加工　春、秋二季采挖，除去有节的根茎（习称“母根”）和泥沙，编成辫状晒干，或直接晒干。

紫菀饮片炮制规范

【饮片品名】紫菀、蜜紫菀。

（一）紫菀

【饮片来源】本品为紫菀药材切制后的炮制品。

【炮制方法】除去杂质，洗净，稍润，切厚片或段，干燥。

【饮片性状】本品呈不规则的厚片或段。根外表皮紫红色或灰红色，有纵皱纹。切面淡棕色，中心具棕黄色的木心。气微香，味甜，微苦。

【质量控制】

鉴别　（1）本品根横切面：表皮细胞多萎缩或有时脱落，内含紫红色色素。下皮细胞1列，略切向延长，侧壁及内壁稍厚，有的含紫红色色素。皮层宽广，有细胞间隙；分泌道4～6个，位于皮层内侧；内皮层明显。中柱小，木质部略呈多角形；韧皮部束位于木质部弧角间；中央通常有髓。

根茎表皮有腺毛，皮层散有石细胞和厚壁细胞。根和根茎薄壁细胞含菊糖，有的含草酸钙簇晶。

（2）取本品粉末1g，加甲醇25ml，超声处理30分钟，滤过，滤液挥干，残渣加乙酸乙酯1ml使溶解，作为供试品溶液。另取紫菀酮对照品，加乙酸乙酯制成每1ml含1mg的溶液，作为对照品溶液。照薄层色谱法试验，吸取上述两种溶液各3μl，分别点于同一硅胶G薄层板上，以石油醚（60～90℃）-乙酸乙酯（9∶1）为展开剂，展开，取出，晾干，喷以10%硫酸乙醇溶液，在105℃加热至斑点显色清晰，分别置日光和紫外光灯（365nm）下检视。供试品色谱中，在与对照品色谱相应的位置上，显相同颜色的斑点或荧光斑点。

检查　水分　不得过15.0%（第二法）。

浸出物　照水溶性浸出物测定法项下的热浸法测定，不得少于45.0%。

含量测定　照高效液相色谱法测定。

色谱条件与系统适用性试验　以十八烷基硅烷键合硅胶为填充剂；以乙腈-水（96∶4）为流动相；检测波长为200nm；柱温40℃。理论板数按紫菀酮峰计算应不低于3500。

对照品溶液的制备　取紫菀酮对照品适量，精密称定，加乙腈制成每1ml含0.1mg的溶液，即得。

供试品溶液的制备　取本品粉末（过三号筛）约1g，精密称定，置具塞锥形瓶中，精密加入甲醇20ml，称定重量，40℃温浸1小时，超声处理（功率250W，频率40kHz）15分钟，取出，放冷，再称定重量，用甲醇补足减失的重量，摇匀，滤过，取续滤液，即得。

测定法　分别精密吸取对照品溶液与供试品溶液各20μl，注入液相色谱仪，测定，即得。

本品按干燥品计算，含紫菀酮（$C_{30}H_{50}O$）不得少于0.15%。

（二）蜜紫菀

【饮片来源】本品为紫菀饮片蜜炙后的炮制品。

【炮制方法】取炼蜜，用适量开水稀释后，加入净紫菀片或段，拌匀，润透，置锅内，用文火加热，炒至不粘手为度，取出放凉。

每紫菀片100kg，用炼蜜25kg。

【饮片性状】本品形如紫菀片（段），表面棕褐色或紫棕色。有蜜香气，味甜。

【质量控制】

检查　水分　同紫菀，不得过16.0%。

含量测定　同紫菀，含紫菀酮（$C_{30}H_{50}O$）不得少于0.10%。

十二画

鉴别　同紫菀。

【性味与归经】辛、苦，温。归肺经。

【功能与主治】润肺下气，消痰止咳。用于痰多喘咳，新久咳嗽，劳嗽咳血。

【用法与用量】5～10g。

【贮藏】置阴凉干燥处，防潮。

紫菀饮片炮制的操作规程

（一）紫菀

1．产品概述

（1）品名　紫菀。

（2）规格　厚片或段。

2．生产依据　按照《中国药典》2015年版一部有关工艺要求及标准，以及拟定的饮片品种炮制工艺执行。

3．工艺流程　取紫菀药材，除去杂质，大小分开，放入洗药池，灌入饮用水（浸没药材为准），清洗紫菀至外表无泥沙，捞出，沥水，稍润至柔软。切不规则2～4mm厚片或10～15mm长段，晒干或60～80℃干燥，筛去碎屑。

4．炮制工艺操作要求

（1）挑选　除去杂质。

（2）洗润　放入洗药池，灌入饮用水（浸没药材为准），清洗紫菀至外表无泥沙，捞出，沥水，稍润至柔软。

（3）切制　切1～2mm薄片。

（4）干燥　60～80℃干燥3～4小时至干；上料厚度为不超过35cm（以方便干燥过程中翻料）。

注意：随时检查干燥品（紫菀）的干燥均匀性（干燥一段时间后，干燥工进行翻料），并记录干燥温度。

严格控制干燥温度和时间，防止紫菀干燥温度过高或时间过长造成过火等质量事故。

干燥后紫菀水分不得超过15.0%。

（5）包装　复合袋手工包装，包装损耗应不超过1.0%。

5．原料规格质量标准　符合《中国药典》2015年版一部紫菀药材项下的相关规定。

6．成品质量标准　符合本规范紫菀饮片项下的相关规定。

7．成品贮存及注意事项　置阴凉干燥处，防潮。

8．工艺卫生要求　符合中药饮片GMP相关工艺卫生要求。

9．主要设备　切药机、干燥机、筛药机等设备。

（二）蜜紫菀

1．产品概述

（1）品名　蜜紫菀。

（2）规格　厚片或段。

2．生产依据　按照《中国药典》2015年版一部有关工艺要求及标准，以及拟定的饮片品种炮制工艺执行。

3．工艺流程　取炼蜜，加适量沸水稀释，淋入紫菀片中，拌匀，闷润2～4小时，置120～150℃热锅内，炒至15～20分钟，至表面棕褐色或紫棕色，不粘手时，取出，晾凉。

每100kg紫菀片，用炼蜜25kg。

4．炮制工艺操作要求

（1）挑选　除去杂质。

（2）加辅料　取紫菀饮片，加炼蜜拌匀，闷润2～4小时。

（3）炒制　置120～150℃热锅内文火加热炒至15～20分钟。取出，放晾。

（4）包装　复合袋手工包装，包装损耗应不超过1.0%。

5．原料规格质量标准　符合本规范紫菀饮片项下的相关规定。

6．成品质量标准　符合本规范蜜紫菀饮片项下的相关规定。

7．成品贮存及注意事项　置阴凉干燥

十二画

处，防潮。

8．工艺卫生要求 符合中药饮片GMP相关工艺卫生要求。

9．主要设备 炒药机等设备。

紫菀饮片炮制规范起草说明

（一）紫菀炮制方法历史沿革

1．净制 最早的记载有“洗去土，暴干乃称之”《集注》《千金》。后还有“去芦”《总录》、“去苗叶及土”《总病论》《宝鉴》、“洗，去须”《济生方》、“去根”《疮疡》、“去沙”《普济方》、“洗，去心”《要诀》。

2．炮制

（1）炙制 “炙”《外台》，此法现已不用。

（2）蜜制

①蜜焙 蜜焙法最早出现在刘宋“采得后，去头土了，用东流水淘洗令净，用蜜浸一宿，至明火上焙干用。凡修一两，用蜜二两”《雷公》《证类》。后亦有记载“去皮，蜜水浸一宿，焙干”《入门》、“去头须洗净，每一两蜂蜜二两焙，用酒洗”《本草汇》、“净去砂土，须中有白色者亦去之，芦头并梢不用，蜜水拌焙干用”《辨义》、“去头须洗净，蜜水浸，焙干用”《得配》。

②蜜炒 明代有记载“洗净，蜜水炒”《必读》，清也有“去头须，蜜水炒用”的记载《求真》。

③蜜蒸 清代有记载“蜜蒸”《解要》。

（3）焙制 最早宋代有记载“去苗及枯燥者，焙”《指迷》，后明亦有记载“取须，焙”《普济方》、“去须洗净，微火焙之”《通玄》。此法现已不用。

（4）炒制 “凡使，先须净洗去土，微炒过，放入药用”《局方》、“微炒研末”《幼幼》。此法现已不用。

（5）醋制 “去芦头，醋炒”《医学》。此法现已不用。

（6）童便姜汁制 “去芦土，有童便洗，姜汁制者”《仁术》，现已不用。

（7）酒制 “酒洗”《回春》、“用酒洗去土，晒干用”《粹言》，现已不用。

（8）蒸制 “蒸用”《从新》、“饭上蒸一次再炒”《增广》，此法已少用。

历代炮制历史沿革见表1。

表1 紫菀炮制历史沿革简况

朝代	沿用方法	新增方法	文献出处
唐以前		洗去土，暴干	《集注》
		蜜浸一宿，焙干	《雷公》
唐代	洗去土，暴干	炙	《外台》
宋代	蜜浸一宿，焙干	去芦	《总病论》
		去须	《济生方》
		去根	《疮疡》
		去苗叶及土	《总录》
		焙制	《指迷》
		微炒	《局方》
元代	去苗叶及土		《宝鉴》

续表

朝代	沿用方法	新增方法	文献出处
明代	去芦 洗去土，暴干 去苗土 蜜水浸一宿，焙干 焙制	去沙	《普济方》
		去心	《要诀》
		蜜水炒	《必读》
		醋炒	《医学》
		童便姜汁制	《仁术》
		酒洗	《回春》
清代	蜜水浸，焙干 蜜水炒 微炒 酒洗	蜜焙酒洗	《本草汇》
		蜜水拌焙干	《辨义》
		蜜蒸	《解要》
		蒸用	《从新》
		饭上蒸一次再炒	《曾广》

从古代文献资料中可以看出，历代沿用过的紫菀炮制方法有十余种，所用的辅料有蜜、酒、醋、姜汁、童便等。其中蜜制为常见方法。现代炮制方法仍沿用净制切片、蜜制为主流，其他方法少见承袭。紫菀炮制多以增强其作用趋向为目的。

（二）紫菀饮片药典及地方炮制规范

1. 净制 春、秋二季采挖，除去有节的根茎（习称“母根”）和泥沙。

2. 切制 除去杂质，洗净，稍润，切厚片或段，干燥。也有取原药后，掰开，除去杂质，晾至半干，根茎切厚片；根切段，干燥。

3. 炮制

（1）蜜制 取定量的炼蜜，加适量开水稀释，与净紫菀片拌匀，闷润，待蜜逐渐渗入药材组织内部，置锅内用文火炒至颜色加深，松散不粘手时，出锅放凉后及时收贮。每100kg的紫菀，用炼蜜25kg。

（2）蒸制 将紫菀置蒸具内，蒸1小时，取出，干燥。

现代炮制方法见表2。

表2 《中国药典》及各地炮制规范收载的紫菀炮制方法

药典及规范	炮制方法
《中国药典》（1963年版）	紫菀 拣去杂质，除去残茎，洗净，稍润后切段，干燥即得 蜜紫菀 取紫菀段，加炼熟的蜂蜜与开水少许，拌匀，稍焖，置锅内用文火炒至不粘手为度，取出，放凉即得。每紫菀片100斤，用炼熟蜂蜜25斤
《中国药典》（1977年版）	紫菀 除去杂质，洗净，稍闷，切片，干燥 蜜紫菀 取紫菀片，照蜜炙法用蜜水炒至放凉不粘手。每100kg，用炼蜜25kg
《中国药典》（1990年版） 《中国药典》（1995年版） 《中国药典》（2000年版） 《中国药典》（2005年版）	紫菀 除去杂质，洗净，稍闷，切厚片，干燥 蜜紫菀 取紫菀片，照蜜炙法炒至不粘手。每100kg，用炼蜜25kg
《中国药典》（2010年版）	紫菀 除去杂质，洗净，稍润，切厚片或段，干燥
《中国药典》（2015年版）	蜜紫菀 取紫菀片（段），照蜜炙法炒至不粘手。每100kg，用炼蜜25kg
《安徽省中药饮片炮制规范》（2005年版）	蜜紫菀 取净紫菀片，照蜜炙法①炒至不粘手。每100kg紫菀，用炼蜜25kg

续表

药典及规范	炮制方法
《广西壮族自治区中药饮片炮制规范》（2007年版）	蜜紫菀　取炼蜜加开水适量化开，加生紫菀拌匀，稍闷，置锅内用文火炒至不粘手，取出，放凉。每100kg生紫菀用炼蜜20～25kg
《贵州省中药饮片炮制规范》（2005年版）	蜜紫菀　取净紫菀片，照蜜炙法炒至不粘手
《河南省中药饮片炮制规范》（2005年版）	蜜紫菀　取净紫菀片，照蜜炙法炒至不粘手
《湖南省中药饮片炮制规范》（2010年版）	蜜紫菀　取净紫菀片，照蜜炙法炒至不粘手。每100kg紫菀片，用炼蜜25kg
《江苏省中药饮片炮制规范》（2002年版）	蜜紫菀　取炼蜜加开水少许化开，与净紫菀片拌匀，稍闷，用文火炒至不粘手，取出。每100kg紫菀，用炼蜜25kg
《江西省中药饮片炮制规范》（2008年版）	蜜紫菀　（1）取紫菀片，照蜜炙法炙至不粘手 （2）取紫菀片，将蜜用适量开水稀释后，拌匀，闷透，用文火炒至不粘手时，取出，摊凉。每100kg紫菀，用蜜25kg
《上海市中药饮片炮制规范》（2008年版）	蜜紫菀　取紫菀，照蜜炙法炒至蜜汁吸尽不粘手 蒸紫菀　将紫菀置蒸具内，蒸1小时，取出，干燥
《浙江省中药炮制规范》（2015年版）	蜜紫菀　取紫菀，与炼蜜拌匀，稍闷，炒至不粘手时，取出，摊凉。每紫菀1000kg，用炼蜜25kg
《北京市中药饮片炮制规范》（2008年版）	蜜紫菀　取炼蜜，加适量沸水稀释，淋入紫菀段中，拌匀，闷润2～4小时，置热锅内，用文火炒至表面深黄色，不粘手时，取出，晾凉。每100kg紫菀片，用炼蜜25kg
《重庆市中药饮片炮制规范及标准》（2006年版）	蜜紫菀　取净紫菀片，照蜜炙法炒至棕褐色，不粘手
《甘肃省中药炮制规范》（1980年版）	蜜制紫菀　取蜂蜜文火炼成红黄色时，兑水适量，将紫菀倒入，拌匀，炒至不粘手为度，出锅，晾凉。每紫菀100kg，用蜂蜜25kg
《天津市中药饮片炮制规范》（2012年版）	蜜紫菀　取紫菀片（段），照蜜炙法炒至不粘手。每紫菀100kg，用炼蜜20kg
《吉林省中药炮制标准》（1986年版）	蜜紫菀　取炼蜜用开水化开，喷淋紫菀片内，拌匀，稍闷，置锅内用文火炒至微变色，不粘手时，取出，晾凉。每100kg紫菀，用炼蜜20kg
《云南省中药饮片炮制规范》（1986年版）	蜜紫菀　取紫菀片，晒净灰渣，每50kg加蜂蜜10～12.5kg，放入锅内熔化后，入药用文火炒至呈黄褐色，取出，晾冷，不粘手即可
《全国中药炮制规范》（1988年版）	蜜紫菀　取炼蜜，用适量开水稀释后，加入净紫菀片或段，拌匀，润透，置锅内，用文火加热，炒至不粘手为度，取出放凉。每紫菀片100kg，用炼蜜25kg

（三）紫菀饮片现代炮制研究

李静[1]等以水溶性浸出物和紫菀酮含量为指标，通过正交试验优选炮制工艺，结果表明以加蜜量、炒制温度、炒制时间3个因素进行考察，紫菀最佳的蜜制工艺为加蜜量25%，115℃炒制15分钟。

（四）紫菀饮片炮制工艺研究总结

1．历史文献　紫菀古代炮炙方法比较简单，以炒及蜜炙为主，现有蜜炙、蒸制、炒制、麸制、烤制。蜜制法可增加其润肺作用，多用于阴虚咳嗽，古今一直使用。

2．历版《中国药典》　紫菀、蜜紫菀等，以蜜制为最常用。

3．各省市炮制规范　紫菀、蜜紫菀、蒸紫菀等，以蜜制为最常用。

4．现代研究文献　净制、切制、生紫菀、蜜制、蒸制、炒制、醋制、酒制等，以蜜制为最常用。

综合上述研究结果，制定紫菀的炮制工艺为：

紫菀　除去杂质，洗净，稍润，切厚片或段，干燥。

蜜紫菀　取炼蜜，用适量开水稀释后，加入净紫菀片或段，拌匀，润透，置锅内，用文火加热，炒至不粘手为度，取出放凉。

每紫菀片100kg，用炼蜜25kg。

参考文献

[1] 李静, 夏成凯. 正交试验法优选紫菀最佳蜜制工艺[J]. 西南民族大学学报（自然科学版）, 2016, 42(3):299-302.

Suo yang 锁阳

药材来源　锁阳科植物锁阳*Cynomorium songaricum* Rupr.的干燥肉质茎。

采收加工　春季采挖，除去花序，切段，晒干。

锁阳饮片炮制规范

【饮片品名】锁阳。

【饮片来源】本品为锁阳药材经净制及切制后的炮制品。

【炮制方法】取原药材，洗净，润透，切薄片，干燥，即得。

【饮片性状】呈扁圆柱形，微弯曲，长5～15cm，直径1.5～5cm。表面棕色或棕褐色，粗糙，具明显纵沟和不规则凹陷，有的残存三角形的黑棕色鳞片。体重，质硬，难折断，断面浅棕色或棕褐色，有的黄色三角状维管束。气微，味甘而涩。

【质量控制】

鉴别　（1）本品粉末黄棕色。淀粉粒极多，常存在于含棕色物的薄壁细胞中，或包埋于棕色块中；单粒类球形或椭圆形，直径4～32μm，脐点十字状、裂缝状或点状，大粒层纹隐约可见。栓内层细胞淡棕色，表面观呈类方形或类长方形，壁多细波状弯曲，有的表面有纹理。导管黄棕色或近无色，主为网纹导管，也有螺纹导管，有的导管含淡棕色物。棕色块形状不一，略透明，常可见圆孔状腔隙。

（2）取本品粉末1g，加水10ml，浸渍30分钟，滤过，取滤液作为供试品溶液。另取脯氨酸对照品，加水制成每1ml含2mg的溶液，作为对照品溶液。照薄层色谱法试验，吸取两种溶液各5μl，分别点于同一硅胶H薄层板上，以正丙醇-冰醋酸-乙醇-水（4∶1∶1∶2）为展开剂，展开，取出，晾干，喷以吲哚醌试液，晾干，在100℃加热至斑点显色清晰。供试品色谱中，在与对照品色谱相应的位置上，显相同颜色的斑点。

（3）取本品粉末1g，加乙酸乙酯20ml，超声处理30分钟，滤过，滤液浓缩至1ml，作为供试品溶液。另取熊果酸对照品，加甲醇制成每1ml含0.5mg的溶液，作为对照品溶液。照薄层色谱法试验，吸取供试品溶液10μl、对照品溶液4μl，分别点于同一硅胶G薄层板上，以甲苯-乙酸乙酯-甲酸（20∶4∶0.5）为展开剂，展开，取出，晾干，喷以10%硫酸乙醇溶液，加热至斑点显色清晰。供试品色谱中，在与对照品色谱相应的位置上，显相同的紫红色斑点。

检查 杂质 不得过2.0%。

水分 不得过12.0%（第二法）。

总灰分 不得过9.0%。

浸出物 照醇溶性浸出物测定法项下的热浸法测定，用乙醇作溶剂，不得少于12.0%。

【性味与归经】甘，温。归肝、肾、大肠经。

【功能与主治】补肾阳，益精血，润肠通便。用于肾阳不足，精血亏虚，腰膝萎软，阳痿滑精，肠燥便秘。

【用法与用量】5～10g。

【贮藏】置通风干燥处，防蛀。

锁阳饮片炮制操作规程

1．产品概述

（1）品名 锁阳。

（2）规格 薄片。

2．生产依据 按照《中国药典》2015年版一部有关工艺要求及标准，以及拟定的饮片品种炮制工艺执行。

3．工艺流程 取原药材，除去杂质，分档，洗净，加水浸润8～12小时，在内外水分一致，稍晾，切薄片，50℃干燥2～4小时，筛去碎屑，即得。

4．炮制工艺操作要求

（1）净制 除去杂质，分档。

（2）洗润 洗净，加水浸润8～12小时，至内外水分一致。

（3）切制 切薄片。

（4）干燥 50℃干燥2～4小时，筛去碎屑。

（5）包装 无毒聚乙烯塑料袋或复合袋包装，包装损耗应不超过1.0%。

5．原料规格质量标准 符合《中国药典》2015年版一部锁阳药材项下的相关规定。

6．成品质量标准 符合本规范锁阳饮片项下的相关规定。

7．成品贮存及注意事项 置通风干燥处，防蛀。

8．工艺卫生要求 符合中药饮片GMP相关工艺卫生要求。

9．主要设备 截断机、干燥机等设备。

十二画

锁阳饮片炮制规范起草说明

（一）锁阳饮片炮制方法历史沿革

1．切制 锁阳的炮制最早见于清代杨时泰的《钩元》，记曰：“洗涤，去皮……薄切，晒干。”此法沿用至今。

2．酒制 酒制是锁阳的炮制沿革中最重要的炮炙法之一，主要有5种。

①酒浸 元代朱震亨的《丹溪》、清代《本草述》记曰：“烧酒浸7次焙7次为末。”

②酒洗 明代楼英《医学》记为：“酒洗。”

③酒蒸 明代张景岳《景岳》记为：“酒拌蒸。”

④酒润 明代李中梓《通玄》记为：“酒润焙。”

⑤酒炙 清代林珮琴的《治裁》记为：“酒炙。”

3．酥制 最早记载见于明代王节斋的《明医》、明代张浩的《仁术》记曰：“酥油炙或羊油炙透用。”明代李中立的《原始》：“凡用以酥油涂炙。”清代景冬阳的《尊生》记为：“酥炙酒浸。”

历代炮制历史沿革见表1。

表1　锁阳炮制历史沿革简况

朝代	炮制方法	文献出处
清	洗涤、去皮 薄切、晒干	《钩元》
明	烧酒浸 7 次焙 7 次为末 酒炙 酒洗 酒拌蒸 酒润焙	《本草述》 《治裁》 《医学》 《景岳》 《通玄》

（二）锁阳饮片药典及地方炮制规范研究

现代炮制方法见表2。

表2　《中国药典》及各地炮制规范收载的锁阳炮制方法

药典及规范	炮制方法
《中国药典》（1977 年版）	锁阳　洗净，润透，切片，干燥
《中国药典》（1985 年版） 《中国药典》（1990 年版） 《中国药典》（1995 年版） 《中国药典》（2000 年版） 《中国药典》（2005 年版） 《中国药典》（2010 年版） 《中国药典》（2015 年版）	锁阳　洗净，润透，切薄片，干燥
《北京市中药饮片炮制规范》（2008 年版）	锁阳　取原药材，除去杂质，洗净，浸泡6～8小时，取出，闷润6～10小时，至内外湿度一致，切厚片，干燥，筛去碎屑
《福建省中药炮制规范》（1988 年版）	锁阳　除去杂质，洗净，润透，切薄片，干燥
《贵州省中药饮片炮制规范》（2005 年版）	锁阳　取原药材，洗净，润透，切薄片，干燥
《安徽省中药饮片炮制规范》（2005 年版）	锁阳　取原药材，除去杂质，洗净，润透，切薄片，干燥
《河南省中药饮片炮制规范》（2005 年版）	锁阳　洗净，润透，切薄片，干燥

各省市炮制规范中主要炮制方法是生锁阳洗净、润透、切片、干燥。历版药典中锁阳的炮制方法主要是生锁阳洗净、润透、切片、干燥。

（三）锁阳饮片现代炮制研究

张思巨[1]等建立了锁阳药材5种成分——儿茶素、熊果酸、乙酰熊果酸、柑橘素、柑橘素-4'-*O*-吡喃葡萄糖苷的薄层色谱法定性鉴别方法，样品的TLC图谱斑点清晰，重复性好。采用ELSD-HPLC方法对其醇溶物进行指纹图谱探索，结果样品指纹图谱相对保留时间的RSD小于0.5，方法专属性强，可作为锁阳质量控制的可靠的定性鉴别方法。王勤等[2]以原儿茶酸为标准品，建立了以HPLC法测定锁阳药材中原儿茶酸含量的方法，在测定的药材和饮片中均含有原儿茶酸，原儿茶酸的含量在0.09～0.32mg/g之间。邸多隆[3]等以熊果酸为标准品，建立了以HPLC法测定锁阳药材中熊果酸含量的方法，熊果酸的含量在0.66%～0.88%。张思巨[4]等以儿茶素为对照品，建立了以HPLC法测定锁阳饮片和药材中儿茶素含量的方法，锁阳药材的儿茶素含量（以干品计）为0.076%～2.079%，饮片的含量仅为0.021%～0.300%。董雪[5]分别测定了二十二个地区锁阳饮片中和十个地区锁阳药材中儿茶素的含量，并分别制定二者该成分的最低含量分别为：锁阳饮片中儿茶素的含量不得低于0.04%，而锁阳药材中儿茶素的含量不得低于0.08%。分析二者含量上存在差异的原因

十二画

可能和炮制加工时损失有关。

（四）锁阳饮片炮制工艺总结

1. 历史文献 酒浸、酒洗、酒蒸、酒炙。沿用至今的主要为切制。

2. 历版《中国药典》 切制为主。

3. 各省市炮制规范 切制为主。

4. 现代研究文献 对锁阳的炮制工艺及质量进行了研究。

综合上述研究结果，制定锁阳的炮制工艺为：

锁阳 取原药材，洗净，润透，切薄片，干燥，即得。

参考文献

[1] 张思巨. 锁阳炮制饮片的HPLC指纹图谱鉴别研究[C]. 中国会议: 中华中医药学会第六届中药炮制学术会议论文集, 2006:115-116.

[2] 王勤, 侯铁军. HPLC法测定锁阳中原儿茶酸的含量[J]. 中国药房, 2007, 18(15):1170-1171.

[3] 邸多隆, 刘晔玮, 毛晓春, 等. 反相高效液相色谱法测定锁阳中熊果酸含量[J]. 中国医院药学杂志, 2004, 24(12):730-731.

[4] 张思巨, 刘丽, 于江泳. 高效液相色谱法测定锁阳中儿茶素的含量[J]. 中国药学杂志, 2003, 38(8):578-580.

[5] 董雪. 锁阳化学成分及质量标准研究[D]. 辽宁中医药大学, 2009.

Pu huang

蒲黄

药材来源 本品为香蒲科植物水烛香蒲*Typha angustifolia* L.、东方香蒲*Typha orientalis* Presl或同属植物的干燥花粉。

采收加工 夏季采收蒲棒上部的黄色雄花序，晒干后碾轧，筛取花粉。剪取雄花后，晒干，成为带有雄花的花粉，即为草蒲黄。

蒲黄饮片炮制规范

【饮片品名】蒲黄、蒲黄炭。

（一）蒲黄

【饮片来源】本品为蒲棒黄色雄花序，晒干后碾轧，筛取的花粉。

【炮制方法】揉碎结块，过筛。

【饮片性状】本品为黄色粉末。体轻，放水中则飘浮水面。手捻有滑腻感，易附着手指上。气微，味淡。

【质量控制】

鉴别 （1）本品粉末黄色。花粉粒类圆形或椭圆形，直径17～29μm，表面有网状雕纹，周边轮廓线光滑，呈凸波状或齿轮状，具单孔，不甚明显。

（2）取本品2g，加80%乙醇50ml，冷浸24小时，滤过，滤液蒸干，残渣加水5ml使溶解，滤过，滤液加水饱和的正丁醇振摇提取2次，每次5ml，合并正丁醇液，蒸干，残渣加乙醇2ml使溶解，作为供试品溶液。另取异鼠李素-3-*O*-新橙皮苷对照品、香蒲新苷对照品，加乙醇分别制成每1ml各含1mg的溶液，作为对照品溶液。照薄层色谱法试验，吸取上述三种溶液各2μl，分别点于同一聚酰胺薄膜上，以丙酮-水（1:2）为展开剂，展开，取出，晾干，喷以三氯化铝试液，置紫外光灯（365nm）下检视。供试品色谱中，在与对照品色谱相应的位置上，显相同颜色的荧光斑点。

检查 杂质 取本品10g，称定重量，置七号筛中，保持水平状态过筛，左右往返，边筛边轻叩2分钟。取不能通过七号筛的杂质，称定重量，计算，不得过10.0%。

水分 不得过13.0%（第二法）。

总灰分 不得过10.0%。

酸不溶性灰分 不得过4.0%。

浸出物 不得少于15.0%。

含量测定 照高效液相色谱法测定。

色谱条件与系统适用性试验 以十八烷基硅烷键合硅胶为填充剂；以乙腈-0.05%磷酸溶液（15:85）为流动相；检测波长为254nm。理论板数按异鼠李素-3-*O*-新橙皮苷峰计算应不低于5000。

对照品溶液的制备 取异鼠李素-3-*O*-新橙皮苷对照品、香蒲新苷对照品适量，精密称定，加甲醇分别制成每1ml各含50μg的溶液，即得。

供试品溶液的制备 取本品约0.5g，精密称定，置具塞锥形瓶中，精密加入甲醇50ml，称定重量，冷浸12小时后加热回流1小时，放冷，再称定重量，用甲醇补足减失的重量，摇匀，滤过，取续滤液，即得。

测定法 分别精密吸取上述两种对照品溶液与供试品溶液各20μl，注入液相色谱仪，测定，即得。本品按干燥品计算，含异鼠李素-3-*O*-新橙皮苷（$C_{28}H_{32}O_{16}$）和香蒲新苷（$C_{34}H_{42}O_{20}$）的总量不得少于0.50%。

（二）蒲黄炭

【饮片来源】本品为蒲黄经炒炭后的炮制品。

【炮制方法】取净蒲黄，置热锅内，控制炒制温度在230～260℃，炒制约30分钟，炒至棕褐色。

【饮片性状】本品形如蒲黄，表面棕褐色或黑褐色。具焦香气，味微苦、涩。

【质量控制】

鉴别 本品粉末棕褐色。花粉粒类圆形，表面有网状雕纹。

浸出物 照醇溶性浸出物测定法项下的热浸法测定，用乙醇作溶剂，不得少于11.0%。

【性味与归经】甘，平。归肝、心包经。

【功能与主治】止血，化瘀，通淋。用于吐血，衄血，咯血，崩漏，外伤出血，经闭痛经，胸腹刺痛，跌扑肿痛，血淋涩痛。

【用法与用量】5～10g，包煎。外用适量，敷患处。

【注意】孕妇慎用。

【贮藏】置阴凉干燥处，防潮，防蛀。

蒲黄饮片炮制操作规程

（一）蒲黄

1．产品概述

（1）品名 蒲黄。

（2）规格 粉末。

2．生产依据 按照《中国药典》2015年版一部有关工艺要求及标准，以及拟定的饮片品种炮制规范执行。

3．工艺流程 揉碎结块，过筛。

4．炮制工艺操作要求

（1）筛选 揉碎结块，过筛。

（2）包装 复合袋手工包装，包装损耗应不超过2.0%。

5．原料规格质量标准 符合《中国药典》2015年版一部蒲黄饮片项下的相关规定。

6．成品质量标准 符合本课题研究制订的蒲黄质量标准草案项下的相关规定。

7．成品贮存及注意事项 置通风干燥处，防潮，防蛀。

8．工艺卫生要求 符合中药饮片GMP相关工艺卫生要求。

9．主要设备 包装机等设备。

（二）蒲黄炭

1．产品概述

（1）品名 蒲黄炭。

（2）规格 粉末。

2．生产依据 按照《中国药典》2015年版一部有关工艺要求及标准，以及拟定的饮片品种炮制规范执行。

3．工艺流程 取净蒲黄，置热锅内，控制炒制温度在230～260℃，炒制约30分钟，炒至棕褐色。

4．炮制工艺操作要求

（1）筛选 揉碎结块，过筛。

（2）炒制 取净蒲黄，置热锅内，控制炒制温度在230～260℃，炒制约30分钟，炒至棕褐色。

（3）包装 复合袋手工包装，包装损耗应不超过2.0%。

5．原料规格质量标准 符合《中国药典》2015年版一部蒲黄饮片项下的相关规定。

6．成品质量标准 符合本课题研究制订的蒲黄炭质量标准草案项下的相关规定。

7．成品贮存及注意事项 置通风干燥处，防潮，防蛀。

8．工艺卫生要求 符合中药饮片GMP相关工艺卫生要求。

9．主要设备 炒药机等设备。

蒲黄饮片炮制规范起草说明

（一）蒲黄饮片炮制方法历史沿革

1．炮制 最早记载："雷公云，凡欲使蒲黄，须隔三重纸焙令色黄，蒸半日，却，焙令干，用之妙。"

（1）炒 宋代炒法，并有"微炒"和"微炒令赤"之分，还有纸包炒，"蒲黄手足厥阴血分药也，故能治血治痛，生则能行，熟则能止""凡欲利者宜生用，欲固者宜炒熟用"。

（2）炒炭 "凡欲利者宜生用，行血消瘀……炒黑性涩止血""炒黑性涩，止一切血崩、带、泄精""尤宜炒黑则能止血，以红见黑则止，水胜火也"。

历代炮制历史沿革见表1。

表1 蒲黄历代炮制沿革简况

朝代	炮制方法	文献出处
南北朝	隔三重纸焙令色黄，蒸半日，却，焙令干	《雷公》
唐代	炒黄	《产宝》
宋代	微炒	《圣惠方》
	微炒令赤	《产宝》
	纸包炒	《苏沈》
金元时期	生用、炒用	《汤液》
明代	生用、熟用	《景岳》

通过对蒲黄炭各种炮制方法的考证，本课题组发现历代以来蒲黄的炮制方法有蒸、焙、炒黄、纸包炒、炒黑等，其中以炒黄、炒炭为主，并一直沿用至今。现代对蒲黄的炮制方法有炒炭、炒黄、酒炒、醋炒等。

（二）蒲黄炭饮片药典及地方炮制规范研究

1．净制 揉碎结块，过筛，除去杂质即得。

2．煅炭 取净蒲黄粉末，置锅内用武火炒至全部焦褐色，但须存性，喷淋清水，得结

十三画

块揉碎，过筛即得。

3．炒焦 取生蒲黄，用文火炒至深棕色，取出，放凉。

现代炮制方法见表2。

表2 《中国药典》及各地炮制规范收载的蒲黄炭炮制方法

药典及规范	炮制方法
《中国药典》（1963年版）	生蒲黄 揉碎结块，过筛，除去杂质即得 蒲黄炭 取净蒲黄粉末，置锅内用武火炒至全部焦褐色，但须存性，喷淋清水，得结块揉碎，过筛即得
《中国药典》（1977年版）	蒲黄 揉碎结块 蒲黄炭 取蒲黄，照炒炭法炒至黑褐色
《中国药典》（1990年版） 《中国药典》（1995年版） 《中国药典》（2000年版） 《中国药典》（2005年版） 《中国药典》（2010年版） 《中国药典》（2015年版）	蒲黄 揉碎结块，过筛 蒲黄炭 取净蒲黄，照炒炭法炒至棕褐色
《北京市中药饮片炮制规范》（2008年版）	生蒲黄 取原药材，揉散结块，过筛，除去花丝及杂质
《上海市中药饮片炮制规范》（2008年版）	生蒲黄 将蒲黄过100目筛，除去杂质 蒲黄炭 将草蒲黄除去杂质，照炒炭法清炒至黑褐色
《安徽省中药饮片炮制规范》（2005年版）	蒲黄 取原药材，揉碎结块，过筛，去除杂质及花丝碎片 蒲黄炭 取净蒲黄，照炒炭法，用中火炒至黑褐色
《贵州省中药饮片炮制规范》（2005年版）	生蒲黄 揉碎结块，过筛，除去花丝等杂质 蒲黄炭 取净生蒲黄，照炒炭法用中火炒至黑褐色
《广西壮族自治区中药饮片炮制规范》（2007年版）	生蒲黄 除去杂质，揉碎结块，过筛 焦蒲黄 取生蒲黄，用文火炒至深棕色，取出，放凉 蒲黄炭 取生蒲黄，用中火炒棕黄色至棕褐色，喷淋清水，取出，晾干
《吉林省中药炮制标准》（1986年版）	蒲黄 揉碎结块，筛去花丝 蒲黄炭 取净蒲黄，置锅中，用文火炒至全部显棕褐色（但须存性），喷水灭火星，取出，放于铁盘里，用铁铲搅拌散热；待烟尽后，将结块揉碎，过筛，晾干
《江西省中药饮片炮制规范》（2008年版）	生蒲黄 揉碎结块，过100目筛 蒲黄炭 取净蒲黄，照炒炭法用中火炒至黑褐色或棕褐色，取出，摊凉
《山东省中药炮制规范》（1990年版）	蒲黄 取原药材，揉散结块，过筛，除去花丝及杂质 蒲黄炭 将净蒲黄置锅内，用中火加热炒至黑褐色，喷淋清水少许，灭尽火星，取出，将成团块者揉碎，及时摊晾，凉透
《浙江省中药炮制规范》（2005年版）	蒲黄 取蒲黄，去除杂质 炒蒲黄 取蒲黄，炒至表面微焦时，取出，摊凉 蒲黄炭 取蒲黄，炒至浓烟上冒，表面炭黑色时，微喷水，灭尽火星，取出，晾干
《全国中药炮制规范》（1988年版）	蒲黄 取原药材，揉散结块，过筛，除去花丝及杂质 蒲黄炭 取净蒲黄置锅内，用中火加热炒至黑褐色，喷淋清水少许，灭尽火星，取出晾干，凉透

（三）蒲黄炭饮片现代炮制研究

张学兰[1]以鞣质含量及小鼠的凝血时间、出血时间为指标，探讨蒲黄的炮制意义及鞣质含量与其止血作用的关系，结果表明蒲黄生品、炒黄品、炒炭品均有较好的止血作用，蒲黄中鞣质含量的高低与其止血作用的强弱不成平行关系。蒲黄加热炮制后鞣质含量降低。刘斌等[2]报道生蒲黄可延长小鼠凝血时间，而炒蒲黄和蒲黄炭则能明显缩短小鼠凝血时间，无促纤溶活性。席先蓉等[3]认为炒炭后黄酮含量减少，而黄酮类成分可抑制血小板聚集，所以黄酮成分减少后蒲黄的止血作用反而增强了。Gibbs 等[4]从蒲黄中分得一种多糖，该多糖既有抗凝血作用又有促凝血活性，跟浓度有关。石田均司等[5]从槐米和莲房中得到同样的止血成分槲皮素，这是首次报道槲皮素有止血功能，同时发现了槐米中抑制槲皮素止血的物质一 异鼠李素。槲皮素和异鼠李素也是蒲黄中的成分，因此蒲黄的止血机理也可能与这两种成分有关。石田均司等还从蒲黄中分离得到止血成分异鼠李素-3-芸香糖-7-鼠李糖苷，该化合物的止血活性是由7位的鼠李糖和3位的芸香糖产生的，在异鼠李素的有关化合物中，止血活性是由甲氧基和自由羟基的存在及位置产生的。石田均司还发现蒲黄制成炭后止血活性缓慢上升，止血ED_{50}基本无变化，止血成分减少。

（四）蒲黄炭饮片炮制工艺研究总结

1. 历史文献 炮制方法有蒸、焙、炒黄、纸包炒、炒黑等，其中以炒黄、炒炭为主，并一直沿用至今。

2. 历版《中国药典》 生蒲黄、蒲黄炭。

3. 各省市炮制规范 生蒲黄、蒲黄炭，以炒炭为最常用。

4. 现代研究文献 现代蒲黄的炮制方法有净制、炒炭、炒黄等，以炒炭为最常用。

综合上述研究结果，制定蒲黄炭的炮制工艺为：

蒲黄 揉碎结块，过筛。

蒲黄炭 取净蒲黄，置热锅内，控制炒制温度在230～260℃，炒制约30分钟，炒至棕褐色。

参考文献

[1] 张学兰. 炮制对蒲黄中鞣质含量及止血作用的影响[J]. 中药材, 1993, 16(10):24-26.

[2] 刘斌, 陆蕴如, 孙建宁. 蒲黄不同炮制品药理活性的比较研究[J]. 中成药, 1998, 20(3):25-26.

[3] 席先蓉, 李寿星. 蒲黄及不同炮制品中总黄酮和多糖含量分析[J]. 中国中药杂志, 2000, 25(1):25-28.

[4] Gibbs A, Green C , Doctor V M. Isolation and anticoagulant properties of polysaccharides of *Typha angustata* and Daemonarops species. Thromb Res, 1983, 32(2):97-108.

[5] Kosuge T, Ishida H, Satoh T. Studies on antihemorrhagic substances in herbs classified as hemostatics in Chinese medicine. IV. On antihemorrhagic principles in *Hypericum erectum* Thunb.[J]. Chem & Pharm Bull, 1985, 33(1):202-205.

Huai hua 槐花

药材来源 本品为豆科植物槐*Sophora japonica* L.的干燥花及花蕾。

采收加工 夏季花开放或花蕾形成时采收，及时干燥，除去枝、梗及杂质。前者习称“槐花”，后者习称“槐米”。

槐花饮片炮制规范

【饮片品名】槐花、炒槐花。

（一）槐花

【饮片来源】本品为槐花药材经净制后的炮制品。

【炮制方法】除去杂质及灰屑。

【饮片性状】槐花皱缩而卷曲，花瓣多散落。

完整者花萼钟状，黄绿色，先端5浅裂；花瓣5，黄色或黄白色，1片较大，近圆形，先端微凹，其余4片长圆形。雄蕊10，其中9个基部连合，花丝细长。雌蕊圆柱形，弯曲。体轻。气微，味微苦。

【质量控制】

鉴别 （1）本品粉末黄绿色。花粉粒类球形或钝三角形，直径14～19μm。具3个萌发孔。萼片表皮表面观呈多角形；非腺毛1～3细胞，长86～660μm。气孔不定式，副卫细胞4～8个。草酸钙方晶较多。

（2）取本品粉末0.2g，加甲醇5ml，密塞，振摇10分钟，滤过，取滤液作为供试品溶液。另取芦丁对照品，加甲醇制成每1ml含4mg的溶液，作为对照品溶液。照薄层色谱法试验，吸取上述两种溶液各10μl，分别点于同一硅胶G薄层板上，以乙酸乙酯-甲酸-水（8∶1∶1）为展开剂，展开，取出，晾干，喷以三氯化铝试液，待乙醇挥干后，置紫外光灯（365nm）下检视。供试品色谱中，在与对照品色谱相应的位置上，显相同颜色的荧光斑点。

检查 水分 不得过11.0%（第二法）。

总灰分 不得过14.0%。

酸不溶性灰分 不得过8.0%。

浸出物 照醇溶性浸出物测定法项下的热浸法测定，用30%甲醇作溶剂，槐花不得少于37.0%。

含量测定 （1）总黄酮 对照品溶液的制备 取芦丁对照品50mg，精密称定，置25ml量瓶中，加甲醇适量，置水浴上微热使溶解，放冷，加甲醇至刻度，摇匀。精密量取10ml，置100ml量瓶中，加水至刻度，摇匀，即得（每1ml中含芦丁0.2mg）。

标准曲线的制备 精密量取对照品溶液1ml、2ml、3ml、4ml、5ml与6ml，分别置25ml量瓶中，各加水至6.0ml，加5%亚硝酸钠溶液1ml，混匀，放置6分钟，加10%硝酸铝溶液1ml，摇匀，放置6分钟，加氢氧化钠试液10ml，再加水至刻度，摇匀，放置15分钟，以相应的试剂为空白，照紫外-可见分光光度法，在500nm波长处测定吸光度，以吸光度为纵坐标，浓度为横坐标，绘制标准曲线。

测定法 取本品粗粉约1g，精密称定，置索氏提取器中，加乙醚适量，加热回流至提取液无色，放冷，弃去乙醚液。再加甲醇90ml，加热回流至提取液无色，转移至100ml量瓶中，用甲醇少量洗涤容器，洗液并入同一量瓶中，加甲醇至刻度，摇匀。精密量取10ml，置100ml量瓶中，加水至刻度，摇匀。精密量取3ml，置25ml量瓶中，照标准曲线制备项下的方法，自“加水至6.0ml”起，依法测定吸光度，从标准曲线上读出供试品溶液中含芦丁的重量（μg），计算，即得。

本品按干燥品计算，含总黄酮以芦丁（$C_{27}H_{30}0_{16}$）计，槐花不得少于8.0%。

（2）芦丁 照高效液相色谱法测定。

色谱条件与系统适用性试验 以十八烷基硅烷键合硅胶为填充剂；以甲醇-1%冰醋酸溶液（32∶68）为流动相；检测波长为257nm。理论板数按芦丁峰计算应不低于2000。

对照品溶液的制备 取芦丁对照品适量，精密称定，加甲醇制成每1ml含0.1mg的溶液，即得。

供试品溶液的制备 取本品粗粉（槐花约0.2g），精密称定，置具塞锥形瓶中，精密加入甲醇50ml，称定重量，超声处理（功率250W，频率25kHz）30分钟，放冷，再称定重量，用甲醇补足减失的重量，摇匀，滤过。精密量取续滤液2ml，置10ml量瓶中，加甲醇至刻度，摇匀，即得。

测定法 分别精密吸取对照品溶液与供试品溶液各10μl，注入液相色谱仪，测定，即得。

本品按干燥品计算，含芦丁（$C_{27}H_{30}O_{16}$）槐花不得少于6.0%。

（二）炒槐花

【饮片来源】本品为槐花经炒制后的炮制品。

【炮制方法】取净槐花，置炒制容器内，用文火加热，不断翻动，至深黄色，取出，放凉。

【饮片性状】与槐花性状相似，表面深黄色，气微香。

【质量控制】〔鉴别〕〔检查〕〔浸出物〕〔含量测定〕同槐花。

【性味与归经】苦，微寒。归肝、大肠经。

【功能与主治】凉血止血，清肝泻火。用于便血，痔血，血痢，崩漏，吐血，衄血，肝热目赤，头痛眩晕。

【用法与用量】5～10g。

【贮藏】置阴凉干燥处，防蛀。

槐花饮片炮制操作规程

（一）槐花

1. 产品概述

（1）品名　槐花。

（2）规格　花。

2. 生产依据　按照《中国药典》2015年版一部有关工艺要求及标准，以及拟定的饮片品种炮制工艺执行。

3. 工艺流程　取原药材，除去杂质及灰屑，即得。

4. 炮制工艺操作要求

（1）净制　除去药材中的杂质及灰屑。

（2）包装　采用无毒乙烯塑料袋或复合袋包装，包装损耗应不超过1.0%。

5. 原料规格质量标准　符合《中国药典》2015年版一部槐花药材项下的相关规定。

6. 成品质量标准　符合本规范炒槐花饮片项下的相关规定。

7. 成品贮存及注意事项　置通风干燥处，防蛀。

8. 工艺卫生要求　符合中药饮片GMP相关工艺卫生要求。

9. 主要设备　包装机等设备。

（二）炒槐花

1. 产品概述

（1）品名　炒槐花。

（2）规格　花。

2. 生产依据　按照《中国药典》2015年版一部有关工艺要求及标准，以及拟定的饮片品种炮制工艺执行。

3. 工艺流程　将炒制容器用文火加热至80～120℃，加入净槐花，炒制表面深黄色，取出，晾凉，即得。

4. 炮制工艺操作要求

（1）加热　将炒制容器用文火加热至80～120℃。

（2）炒制　将净槐花加入预热的炒制容器中，炒至表面深黄色，取出，晾凉。

（3）包装　采用无毒乙烯塑料袋或复合袋包装，包装损耗应不超过1.0%。

5. 原料规格质量标准　符合《中国药典》2015年版一部槐花饮片项下的相关规定。

6. 成品质量标准　符合本规范炒槐花饮片项下的相关规定。

7. 成品贮存及注意事项　置通风干燥处，防蛀。

8. 工艺卫生要求　符合中药饮片GMP相关工艺卫生要求。

9. 主要设备　炒药机等设备。

炒槐花饮片炮制规范起草说明

（一）炒槐花炮制方法历史沿革

槐花净制方法，明《品汇》中记载“去枝梗”，明《仁术》中记载“水洗，去枝”。明《禁方》中记载“拣净”，清《逢原》中记载“温水涤去灰”。

切制方法，宋《总微》中记载“研为末”，元《世医》中记载“碎”。

炮制方法，炒制最早见于唐代，唐《华氏中藏经》中记载“炒焦”。至宋代，宋《太平圣惠方》中记载“微炒”，宋《苏沈》中记载“炒黄黑色”，宋《史载》中记载“炒令焦”，宋《总微》中记载“炒黄为末”，明《普济方》中记载“瓦上炒令香熟”。

制炭，宋《圣济总录》中记载“炒令焦黑”，金元《丹溪手镜》中记载“烧存性”，明《普济方》中记载“烧存性”，明《炮炙大法》中记载“炒黑”，清《幼幼集成》中记载“烧灰存性”。

其他炮制方法，有麸炒制，宋《总录》中记载“麸炒”。蒸制，宋《太平圣惠方》中记载“蒸，以热熟为度”，至明代，在《寿世保元》和《景岳全书》中记载“人乳拌蒸”。药汁制，宋《产育》中记载“地黄汁炒”。醋制，明《济阴》中记载“炒为末，填入脏内，两头扎定，石器内米醋煮烂”。酒制，明《大法》中记载“拣净，酒浸，微炒”。

历代炮制历史沿革见表1。

表1　槐花炮制历史沿革简况

朝代	沿用方法	新增方法	文献出处
唐		炒制	《华氏中藏经》
宋代	炒制	切制	《总微》
		蒸制	《圣惠方》
		药汁制	《产育》
			《苏沈》《史载》
		制炭	《总录》
		麸炒制	《总录》
金元时期	切制 制炭		《世医》《丹溪手镜》
明代	炒制 制炭	净制	《品汇》
			《仁术》《禁方》《普济方》
		醋制	《济阴》
		酒制	《大法》
清代	去灰		《逢原》

通过对槐花各种炮制方法的考证，发现虽然槐花炮制方法很多，如炒焦、蒸、地黄汁炒、麸炒等，不过炒槐花和槐花炭则是历代常用的炮制方法，也是目前各地炮制规范和国家药典收载的方法。

（二）槐花饮片药典及地方炮制规范

1. 净制　夏季花开放或花蕾形成时采收，及时干燥，除去枝、梗及杂质。

2. 炮制

（1）炒黄　取净槐花，置炒制容器内，用文火加热，不断翻动，至深黄色，取出，放凉。

（2）炒炭　取净槐花置锅内，用中火炒至黑褐色为度，喷洒凉水适量，灭尽火星，取出，晾一夜。

（3）蜜炙　将烤蜜用适量开水稀释后加入净槐米中拌匀，稍润，文火炒至表面棕黄色不粘手为度。

现代炮制方法见表2。

表2 《中国药典》及各地炮制规范收载的槐花炮制方法

药典及规范	炮制方法
《中国药典》（1977年版） 《中国药典》（1985年版）	槐花　除去杂质 炒槐花　取净槐花，照清炒法炒至色变深 槐花炭　取净槐花，照炒炭法炒至表面黑褐色
《中国药典》（1990年版） 《中国药典》（1995年版） 《中国药典》（2000年版） 《中国药典》（2005年版） 《中国药典》（2010年版） 《中国药典》（2015年版）	槐花　除去杂质及灰屑 炒槐花　取净槐花，照清炒法炒至表面深黄色 槐花炭　取净槐花，照炒炭法炒至表面焦褐色
《北京市中药饮片炮制规范》（2008年版）	槐花　取原药材，除去杂质 炒槐花　取净槐花，置热锅内，用文火80～100℃炒至表面深黄色，取出，晾凉 槐花炭　取净槐花，置热锅内，用文火90～120℃炒至表面焦褐色，喷淋清水少许，熄灭火星，取出，晾干
《福建省中药炮制规范》（1988年版）	槐花　除去杂质 炒槐花　取净槐花，照清炒法用文火炒至深黄色 槐米炭　取净槐花，照炒炭法用文火炒至表面焦黑色
《广东省中药炮制规范》（1984年版）	槐花　除去杂质、梗叶及泥土 炒槐花　取净槐花，用文火炒至深黄色，取出，放凉
《贵州省中药饮片炮制规范》（2005年版）	槐花　取原药材，除去杂质及灰屑 炒槐花　取净槐花，照清炒法用文火炒至表面深黄色 槐花炭　取净槐花，照炒炭法炒至表面焦褐色
《吉林省中药炮制标准》（1986年版）	净槐花　除去杂质，筛去灰屑 炒槐花　取净槐花，置锅中，用文火炒至微黄色，取出放凉 槐花炭　取净槐花，置锅中，用武火炒至表面黑褐色（但须存性），喷水灭火星，取出，晾干
《江西省中药炮制规范》（1991年版）	槐花　取原药，除去杂质，筛去灰屑 槐花炭　取净槐花，用文火炒至黑褐色，喷洒适量清水，炒干，取出，摊晾
《全国中药炮制规范》（1988年版）	槐花　取原药材，除去杂质及梗，筛去灰屑（药材来源收载的是花蕾） 炒槐花　取净槐花置锅内，用文火加热，炒至微黄色，取出放凉 槐花炭　取净槐花置锅内，用中火加热，炒至焦褐色时，喷淋清水少许，灭尽火星，取出凉透
《浙江省中药炮制规范》（2005年版）	槐花　取原药，除去花梗等杂质，筛去灰屑 炒槐花　取槐花，炒至表面微黄色，微具焦斑时，取出，摊凉 槐花炭　取槐花，炒至浓烟上冒、表面焦黑色时，微喷水，灭尽火星，取出，晾干
《安徽省中药饮片炮制规范》（2005年版）	槐花　取原药材，除去梗、叶及杂质，筛去灰屑 炒槐花　取净槐米，照炒黄法，炒至表面深黄色 槐花炭　取净槐米，照炒炭法，用中火炒至表面焦褐色
《河南省中药材炮制规范》（1983年版）	生用　拣去杂质，除去残梗，筛去灰屑 炒黄　取净槐花置锅内，用文火微炒，取出，放凉 蜜炙　先将蜂蜜置锅内，加热至沸，倒入净槐花，用文火炒至不粘手为度，取出，放凉。每500g槐花，用炼熟蜂蜜120g 炒炭　取净槐花置锅内，用中火炒至黑褐色为度，喷洒凉水适量，灭尽火星，取出，晾一夜
《山东省中药炮制规范》（1990年版）	炒槐花　文火炒至深黄色 槐花炭　文火炒至焦褐色
《辽宁省中药炮制规范》（1975年版）	炒槐花　微火炒至深黄色

续表

药典及规范	炮制方法
《湖南省中药饮片炮制规范》（2010 年版）	槐花　取原药材，除去梗叶杂质，筛去灰屑 炒槐花　取净槐花，照炒黄法，炒至表面深黄色 槐花炭　取净槐花，照炒炭法，炒至表面焦褐色
《陕西省中药饮片标准》（2008 年版）	槐花　取药材槐花，除去杂质及灰屑 炒槐花　取饮片槐花，照清炒法炒至表面深黄色 槐花炭　取饮片槐花，照炒炭法炒至表面焦褐色
《黑龙江省中药炮制标准》（1975 年版）	炒槐花　文火炒至微黄色
《内蒙古自治区中药饮片切制规范》（1977 年版）	炒槐花　文火炒至色稍变深
《青海省中药炮制规范》（1982 年版）	炒槐花　文火炒至色变深 槐花炭　武火炒至表面黑褐色
《新疆维吾尔自治区药品标准》（1980 年版）	炒槐花　文火炒至微有火色 槐花炭　武火炒至表面黑褐色
《天津中药饮片切制规范》（1975 年版）	炒槐花　炒至微显火色 槐花炭　炒至黑褐色
《宁夏中药炮制规范》（1981 年版）	炒槐花　文火炒至深黄色 槐花炭　武火炒至黑褐色
《河北省中药材炮制规范》（1979 年版）	炒槐花　文火炒至微显红黄色 槐花炭　武火炒至黑褐色，存性
《湖北中草药炮制规范》（1979 年版）	槐花炭　炒至表面微黑存性
《四川省中药饮片炮制规范》（1984 年版）	炒槐花　文火炒至呈深黄色，有香气溢出
《云南省中药饮片炮制规范》（1986 年版）	生用　取原药拣净杂质，筛去灰屑，即可 醋炒　取净槐花放入锅内用文火拌炒，边炒边洒醋（每50kg用醋5kg），炒至呈黄褐色时取出，晾冷即可 炒炭　取净槐花放入锅内，用文武火不断拌炒，炒至表面焦褐色为度，取出晾冷，即可
《江苏省中药饮片炮制规范》（1980 年版）	炒槐花　文火炒至深黄色，有香气溢出 槐花炭　文火炒至外呈焦黑色，内呈黄褐色
《甘肃省中药炮制规范》（1980 年版）	炒槐花　文火炒至微黄色 槐花炭　文武火炒至外面黑色

（三）槐花饮片现代炮制研究

文献报道采用L_9（3^4）正交设计表，由统计分析得知制炭程度、温度、炒制时间和火候均对槐花的鞣质含量有明显影响。而制炭程度的影响最为显著，即以文武火在140～150℃炒3～4分钟，得到表面焦褐色，内部深褐色，带有少量焦黑色斑的炭中鞣质含量最高。炭化程度继续增高则鞣质含量降低，分析原因可能因炒制温度过高，炭化程度重，鞣质成分部分破坏而使含量下降[1]。

由于各种来源的槐花炭操作过程不一样，即使成品外观一致，其芦丁的保留量和鞣质的增量也不一样，因此有提出用“DC-50型中药微机程控炒制机”来炒制槐花炭，利用炒药机的稳定性来控制制炭温度和过程，从而保证槐花炭的质量[2]。

槐花炭的制炭温度和时间一直是研究工作关注的焦点。以鞣质、芦丁和槲皮素为指标，应用多指标试验全概率公式评分法结合正交设计，得到最佳工艺条件是铁锅温度

十三画

220℃，加温时间20分钟，药材投料190g。同样以这三种成分为指标及190g药材投料量，利用正交设计法和多指标试验公式评分法，以“加热温度”“加热时间”为二因素，得到槐花制炭的最优条件为铁锅温度250℃，加热10分钟，此时鞣质、芦丁和槲皮素含量分别为槐花的8.55、0.64和10.31倍。文献认为槐花炭炒制温度应控制在210℃以下，以194～210℃范围为宜，出炭率控制在82%～83%。超过210℃则三种成分的含量均下降。若仅以槲皮素的含量为指标，文献认为槐花炭的最佳炮制工艺条件为180℃炒制11分钟[3]。

（四）槐花饮片炮制工艺研究总结

1．历史文献 净制（去枝梗、去灰）、炒制、麸炒制、蒸制、酒制、药汁制（地黄汁）、醋制等，以炒槐花、槐花炭为最常见。

2．历版《中国药典》 槐花、炒槐花、槐花炭等，以炒槐花为最常用。

3．各省市炮制规范 醋槐花、蜜槐花、炒槐花、槐花炭等，以炒槐花和槐花炭为最常用。

4．现代研究文献 净制、炒制、炒炭，以炒槐花和槐花炭为最常用。

综合上述研究结果，制定槐花的炮制工艺为：

槐花 取原药材，除去杂质及灰屑。

炒槐花 取净槐花，置炒制容器内，用文火加热，不断翻动，至深黄色，取出，放凉。

参考文献

[1] 刘卫萍. 槐米炒炭前后水煎液中鞣质含量变化[J]. 山东中医杂志, 2000, 19(5):302-303.

[2] 罗先本, 彭冬青. 中药炒炭法探要[J]. 中国中药杂志, 1999, 24(2):31.

[3] 王树生. 槐花炭制备的工艺改进[J]. 桂林医学杂志, 1995, 11(4):253.

Huai mi 槐米

药材来源 本品为豆科植物槐*Sophora japonica* L.的干燥花蕾。

采收加工 夏季花蕾形成时采收，及时干燥，除去枝、梗及杂质。

槐米饮片炮制规范

【饮片品名】槐米、炒槐米、槐米炭。

（一）槐米

【饮片来源】本品为槐米药材经净制后的炮制品。

【炮制方法】取原药材，除去杂质及灰屑，50℃干燥2小时，筛去碎屑，包装，即得。

【饮片性状】槐米呈卵形或椭圆形，长2～6mm，直径约2mm。花萼下部有数条纵纹。萼的上方为黄白色未开放的花瓣。花梗细小。体轻，手捻即碎。气微，味微苦涩。

【质量控制】

鉴别 （1）本品粉末黄绿色。花粉粒类球形或钝三角形，直径14～19μm。具3个萌发孔。萼片表皮表面观呈多角形；非腺毛1～3细胞，长86～660μm。气孔不定式，副卫细胞4～8个。草酸钙方晶较多。

（2）取本品粉末0.2g，加甲醇5ml，密塞，振摇10分钟，滤过，取滤液作为供试品溶液。另取芦丁对照品，加甲醇制成每1ml含4mg 的溶液，作为对照品溶液。照薄层色谱法试验，吸取上述两种溶液各10μl，分别点于同一硅胶G薄层板上，以乙酸乙酯-甲酸-水（8∶1∶1）为展开剂，展开，取出，晾干，喷以三氯化铝试液，待乙醇挥干后，置紫外光灯（365nm）下检视。供试品色谱中，在与对照品色谱相应的位置上，显相同颜色的荧光斑点。

检查 水分 不得过11.0%（第二法）。

总灰分 不得过9.0%。

酸不溶性灰分 不得过3.0%。

浸出物 照醇溶性浸出物测定法项下的热浸法测定，用30%甲醇作溶剂，槐米不得少于43.0%。

含量测定 （1）总黄酮 对照品溶液的制备 取芦丁对照品50mg，精密称定，置25ml量瓶中，加甲醇适量，置水浴上微热使溶解，放冷，加甲醇至刻度，摇匀。精密量取10ml，置100ml量瓶中，加水至刻度，摇匀，即得（每1ml中含芦丁0.2mg）。

标准曲线的制备 精密量取对照品溶液1ml、2ml、3ml、4ml、5ml与6ml，分别置25ml量瓶中，各加水至6.0ml，加5%亚硝酸钠溶液1ml，混匀，放置6分钟，加10%硝酸铝溶液1ml，摇匀，放置6分钟，加氢氧化钠试液10ml，再加水至刻度，摇匀，放置15分钟，以相应的试剂为空白，照紫外-可见分光光度法，在500nm波长处测定吸光度，以吸光度为纵坐标，浓度为横坐标，绘制标准曲线。

测定法 取本品粗粉约1g，精密称定，置索氏提取器中，加乙醚适量，加热回流至提取液无色，放冷，弃去乙醚液。再加甲醇90ml，加热回流至提取液无色，转移至100ml量瓶中，用甲醇少量洗涤容器，洗液并入同一量瓶中，加甲醇至刻度，摇匀。精密量取10ml，置100ml量瓶中，加水至刻度，摇匀。精密量取3ml，置25ml量瓶中，照标准曲线制备项下的方法，自“加水至6.0ml”起，依法测定吸光度，从标准曲线上读出供试品溶液中含芦丁的重量（μg），计算，即得。

本品按干燥品计算，含总黄酮以芦丁（$C_{27}H_{30}O_{16}$）计，不得少于20.0%。

（2）芦丁 照高效液相色谱法测定。

色谱条件与系统适用性试验 以十八烷基硅烷键合硅胶为填充剂；以甲醇-1%冰醋酸溶液（32∶68）为流动相；检测波长为257nm。理论板数按芦丁峰计算应不低于2000。

对照品溶液的制备 取芦丁对照品适量，精密称定，加甲醇制成每1ml含0.1mg的溶液，即得。

供试品溶液的制备 取本品粗粉（约0.1g），精密称定，置具塞锥形瓶中，精密加入甲醇50ml，称定重量，超声处理（功率250W，频率25kHz）30分钟，放冷，再称定重量，用甲醇补足减失的重量，摇匀，滤过。精密量取续滤液2ml，置10ml量瓶中，加甲醇至刻度，摇匀，即得。

测定法 分别精密吸取对照品溶液与供试品溶液各10μl，注入液相色谱仪，测定，即得。

本品按干燥品计算，含芦丁（$C_{27}H_{30}O_{16}$）不得少于15.0%。

（二）炒槐米

【饮片来源】本品为槐米药材经炒炭制后的炮制品。

【炮制方法】取净槐米，文火炒至表面深黄色。筛去碎屑，包装，即得。

【饮片性状】炒槐米形如槐米，外表面深黄色。

【质量控制】〔检查〕〔浸出物〕〔含量测定〕同槐米。

（三）槐米炭

【饮片来源】本品为槐米药材经炒炭后的炮制品。

【炮制方法】取净槐米，武火炒至表面焦褐色。筛去碎屑，包装，即得。

【饮片性状】槐米炭形如槐米，外表面焦褐色。

【质量控制】〔检查〕〔浸出物〕〔含量测定〕同槐米。

【性味与归经】苦，微寒。归肝、大肠经。

【功能与主治】凉血止血，清肝泻火。用于便血，痔血，血痢，崩漏，吐血，衄血，肝热目赤，头痛眩晕。

【用法与用量】5～10g。

【贮藏】置干燥处，防潮，防蛀。

槐米饮片炮制操作规程

（一）槐米

1．产品概述

（1）品名　槐米。

（2）规格　干燥花蕾。

2．生产依据　按照《中国药典》2015年版一部有关工艺要求及标准，以及拟定的饮片品种炮制工艺执行。

3．工艺流程　取原药材，除去杂质及灰屑，50℃干燥2小时，筛去碎屑，包装，即得。

4．炮制工艺操作要求

（1）挑选　除去杂质。

（2）干燥　50℃干燥2～4小时至干。

（3）包装　复合袋手工包装，包装损耗应不超过1.0%。

5．原料规格质量标准　符合《中国药典》2015年版一部槐米药材项下的相关规定。

6．成品质量标准　符合本规范槐米饮片项下的相关规定。

7．成品贮存及注意事项　置干燥处，防潮，防蛀。

8．工艺卫生要求　符合中药饮片GMP相关工艺卫生要求。

9．主要设备　挑选机等设备。

（二）炒槐米

1．产品概述

（1）品名　炒槐米。

（2）规格　花蕾。

2．生产依据　按照《中国药典》2015年版一部有关工艺要求及标准，以及拟定的饮片品种炮制工艺执行。

3．工艺流程　取净槐米，文火炒至表面深黄色。筛去碎屑，包装，即得。

4．炮制工艺操作要求

（1）挑选　除去杂质。

（2）炒制　文火炒至表面深黄色。

（3）包装　复合袋手工包装，包装损耗应不超过1.0%。

5．原料规格质量标准　符合《中国药典》2015年版一部槐米药材项下的相关规定。

6．成品质量标准　符合本规范炒槐米饮片项下的相关规定。

7．成品贮存及注意事项　置干燥处，防潮，防蛀。

8．工艺卫生要求　符合中药饮片GMP相关工艺卫生要求。

9．主要设备　炒药机等设备。

（三）槐米炭

1．产品概述

（1）品名　槐米炭。

（2）规格　花蕾。

2．生产依据　按照《中国药典》2015年版一部有关工艺要求及标准，以及拟定的饮片品种炮制工艺执行。

3．工艺流程　取净槐米，武火炒至表面焦褐色。筛去碎屑，包装，即得。

4．炮制工艺操作要求

（1）挑选　除去杂质。

（2）炒制　武火炒至表面焦褐色。

（3）包装　复合袋手工包装，包装损耗应不超过1.0%。

5．原料规格质量标准　符合《中国药典》2015年版一部槐米药材项下的相关规定。

6．成品质量标准　符合本规范槐米炭饮片项下的相关规定。

7．成品贮存及注意事项　置干燥处，防潮，防蛀。

8．工艺卫生要求　符合中药饮片GMP相关工艺卫生要求。

9．主要设备　炒药机等设备。

槐米饮片炮制规范起草说明

（一）槐米炮制方法历史沿革

《中国药典》（1985年版）将槐花与槐米分列为两个品种，规定槐花的芦丁含量不得少于8.0%，槐米的芦丁含量不得少于20.0%，但用法用量等各项规定完全相同，而全国炮制规范则只收载槐花一种，其药材来源为未开放的花蕾，理由为槐米未见本草记载。

收载的槐花炮制方法包括净选和炮炙。净选包括“去枝梗”和“温水涤去灰”。历代出现的炮炙方法有蒸法、煮法、炒法和焙法。宋代出现蒸法和炒法，炒法又分为炒黄、炒焦、炒炭及地黄汁炒；金元时期则只沿用炒法，并规定“存性”；明代除沿用以上方法外炒法还增加了“麸炒”“酒浸微炒”；蒸法，还增加了“人乳拌蒸”，并增加了煮法（醋煮）和焙法。沿用至今的炮制方法多为炒法，以炒黄和炒炭为主，其中蜜炙法和醋炒法未见古代文献记载，目前也仅在少部分地区使用。

（二）槐米饮片药典及地方炮制规范

1．净制　取原药材，除去枝、梗及杂质。

2．炮制

（1）炒槐米　取净槐米，文火炒至深黄色。

（2）槐米炭　取净槐米，武火炒至表面焦褐色。

（3）醋槐米　取醋喷淋槐花内，拌匀，稍润，文火炒至微变色。每5kg槐花，用醋0.5kg。

现代炮制方法见表1。

表1　《中国药典》及各地炮制规范收载的槐米炮制方法

药典及规范	炮制方法
《中国药典》（1963年版）	炒槐米　文火炒至深黄色
《中国药典》（1985年版） 《中国药典》（2005年版） 《中国药典》（2010年版） 《中国药典》（2015年版）	槐米　除去杂质及灰屑 炒槐米　文火炒至深黄色 槐米炭　武火炒至表面焦褐色
《安徽省中药炮制规范》（1980年版）	炒槐米　炒至深黄色 槐米炭　炒至焦黑色
《辽宁省中药炮制规范》（1975年版）	炒槐米　微火炒至深黄色
《宁夏中药炮制规范》（1981年版）	炒槐米　文火炒至深黄色，有香气溢出 槐米炭　放热锅内炒至表面焦黑色，内部深棕色
《青海省中药炮制规范》（1982年版）	炒槐米　文火炒至表面呈深黄色，并带有香气 槐米炭　武火炒至表面呈焦黑色，内部深棕色
《陕西省药品标准》（1976年版）	炒槐米　文火炒至深黄色
《吉林中药炮制暂行标准》（1973年版）	醋槐米　取醋喷淋槐花内，拌匀，稍润，文火炒至微变色每10斤槐花，用醋1斤
《福建省中药炮制规范》（1988年版）	炒槐米　文火炒至深黄色 槐米炭　文火炒至焦黑色，内部深棕色

续表

药典及规范	炮制方法
《山东省中药炮制规范》（1990 年版）	炒槐米　文火炒至深黄色 槐米炭　文火炒至焦褐色 蜜炙槐米　将烤蜜用适量开水稀释后加入净槐米中拌匀，稍润，文火炒至表面棕黄色不粘手为度
《上海市中药饮片炮制规范》（1980 年版）	槐米　将原药材除去杂质、梗及灰屑 槐米炭　清炒至外焦褐色内呈老黄色
《江苏省中药饮片炮制规范》（1980 年版）	槐米　将原药拣去杂质，筛去灰屑 炒槐米　文火炒至深黄色，有香味溢出 槐米炭　文火炒至呈焦黑色，内呈黄褐色，喷淋清水，取出，凉透
《湖南省中药材炮制规范》（1983 年版）	槐米　拣去杂质及柄，筛去灰屑即得

（三）槐米饮片现代炮制研究

槐花入药部位包括花和花蕾，习称为“槐花”和“槐米”，二者的性味归经、功能主治均相同，使用时仍应列在槐花项下。因花蕾质优，花次之，二者的质量不同，炮制方法应分别规定[1]。

文献报道芦丁可以抑制血小板激活因子（PAF）诱导的血小板聚集，而PAF是迄今发现的最强的血小板聚集激活剂。槐米炒炭后能够增强凉血止血的作用，应与炒炭后芦丁含量降低有关，并拟定槐米炒炭的炮制工艺为180℃炒制6分钟[2]。

赵伟康等[3]按常规加工炒制炭，对槐米炒炭质量进行深入研究，发现槐米炒炭过程中，鞣质含量开始急剧增加的同时芦丁显著降低。炒制温度达190℃时，槐米炭中鞣质含量是槐米的6倍，温度继续上升，则形成的鞣质又开始破坏，当温度超过250℃时，槐米炭中的鞣质几乎全部分解。并用纯芦丁进行对照加热炒炭实验。其转化为鞣质的温度，最高峰为230℃，当超过这个温度时，鞣质会被破坏。

曾诠等[4]应用正交设计法研究槐米炭炮制工艺。实验结果表明，槐米制炭时，加热温度在250℃，加热时间10分钟，鞣质、槲皮素含量已达最大值，并认为槐米制炭温度应控制在210℃以下，在194～210℃范围为宜，出炭率控制在82%～83%。

（四）槐米饮片炮制工艺研究总结

1. 历史文献　槐米未见本草记载。

2. 历版《中国药典》　槐米、炒槐米、槐米炭等，以槐米、炒槐米、槐米炭为最常用。

3. 各省市炮制规范　醋槐米、槐米、炒槐米、槐米炭等，以槐米、炒槐米、槐米炭为最常用。

4. 现代研究文献　槐米、炒槐米、槐米炭等，以麸炒为最常用。

综合上述研究结果，制定槐米的炮制工艺为：

槐米　取原药材，除去杂质及灰屑，50℃干燥2小时，筛去碎屑，包装，即得。

炒槐米　取净槐米，文火炒至表面深黄色。筛去碎屑，包装，即得。

槐米炭　取净槐米，武火炒至表面焦褐色。筛去碎屑，包装，即得。

参考文献

[1] 李娆娆, 原思通. 中药槐花炮制历史沿革研究[J]. 中国中药杂志, 2004, 29(11):72-76.

[2] 赵红丹，王卓，王巍，等. 炮制对槐米中芦丁含量的影响[J]. 吉林医药学院学报, 2010,

31(6):330-332.

[3] 赵伟康, 洪筱坤, 倪黎平. 对炒炭止血炮制前后所含鞣质的分析[J]. 上海中医药, 1963, (7):39-40.

[4] 曾诠, 刘成基, 倪永兴, 等. 应用正交设计法研究槐米炭炮制工艺[J]. 中草药, 1991, 22(9):395-397.

Huai jiao

槐角

药材来源　本品为豆科植物槐*Sophora japonica* L.的干燥成熟果实。

采收加工　冬季采收，除去杂质，干燥。

槐角饮片炮制规范

【饮片品名】槐角、蜜槐角、槐角炭。

（一）槐角

【饮片来源】本品为槐角药材经净制后的炮制品。

【炮制方法】除去杂质，即得。

【饮片性状】本品呈连珠状，长1～6cm，直径0.6～1cm。表面黄绿色或黄褐色，皱缩而粗糙，背缝线一侧呈黄色。质柔润，干燥皱缩，易在收缩处折断，断面黄绿色，有黏性。种子1～6粒，肾形，长约8mm，表面光滑，棕黑色，一侧有灰白色圆形种脐；质坚硬，子叶2，黄绿色。果肉气微，味苦，种子嚼之有豆腥气。

【质量控制】

鉴别　（1）本品粉末深灰棕色。果皮表皮细胞表面观呈多角形，可见环式气孔。种皮栅状细胞侧面观呈柱状，壁较厚，光辉带位于顶端边缘处；顶面观多角形，壁呈紧密连珠状增厚：底面观类圆形，内含灰棕色物。种皮支持细胞侧面观，哑铃状，有的胞腔内含灰棕色物。草酸钙方晶菱形或棱柱形。石细胞类长方形、类圆形、类三角形或贝壳形，孔沟明显。

（2）取本品，照〔含量测定〕项下的方法试验，供试品色谱中应呈现与对照品色谱峰保留时间相一致的色谱峰。

含量测定　照高效液相色谱法测定。

色谱条件与系统适用性试验　以十八烷基硅烷键合硅胶为填充剂；以甲醇-乙腈-0.07%磷酸溶液（12∶20∶68）为流动相；检测波长为260nm。理论板数按槐角苷峰计算应不低于3000。

对照品溶液的制备　取槐角苷对照品适量，精密称定，加甲醇制成每1ml含40μg的溶液，即得。

供试品溶液的制备　取本品粉末（过三号筛）约2g，精密称定，置具塞锥形瓶中，精密加入70%乙醇50ml，称定重量，超声处理（功率300W，频率25kHz）45分钟，放冷，再称定重量，用70%乙醇补足减失的重量，摇匀，滤过。精密量取续滤液0.5ml，置20ml量瓶中，加甲醇至刻度，摇匀，即得。

测定法　分别精密吸取对照品溶液与供试品溶液各10μl，注入液相色谱仪，测定，即得。

本品按干燥品计算，含槐角苷（$C_{21}H_{20}O_{10}$）不得少于4.0%。

（二）蜜槐角

【饮片来源】本品为槐角果实经蜜炙后制成的炮制品。

【炮制方法】取净槐角，大小分档，加炼蜜拌匀，闷润2小时，置预热的炒制容器中280℃翻炒10～15分钟，至表面鼓起棕黄色、有光泽，取出，放凉，即得。

十三画

每100kg槐角，用炼蜜5kg。

【饮片性状】本品形如槐角，表面稍隆起呈黄棕色至黑褐色，有光泽，略有黏性。具蜜香气，味微甜、苦。

【质量控制】

鉴别 同药材。

检查 水分 不得过10.0%（第二法）。

总灰分 不得过6.0%。

浸出物 照浸出物测定法（冷浸法）测定，醇溶性浸出物不得少于22.0%，水溶性浸出物不得少于50.0%。

含量测定 同药材。

本品按干燥品计算，含槐角苷（$C_{21}H_{20}O_{10}$）不得少于3.0%。

（三）槐角炭

【饮片来源】本品为槐角药材经炒炭后的炮制品。

【炮制方法】取净槐角置加热容器中，320℃炒制15分钟，至外表焦黑色，内部黄褐色，手捏易碎，种子色黑为度，取出，放凉，即得。

【饮片性状】本品形如槐角，表面焦黑色、内部深焦褐色，外荚手捏易碎，种子色黑。

【质量控制】

检查 水分 不得过10.0%（第二法）。

总灰分 不得过6.5%。

浸出物 照浸出物测定法（冷浸法）测定，醇溶性浸出物不得少于40.0%，水溶性浸出物不得少于6.0%。

含量测定 照高效液相色谱法测定。

色谱条件与系统适用性试验 以十八烷基硅烷键合硅胶为填充剂；以甲醇-0.4%冰乙酸（55∶45）为流动相；检测波长为365nm。理论板数按槐角苷峰计算应不低于3000。

对照品溶液的制备 取山柰素对照品适量，精密称定，加甲醇制成每1ml含20μg的溶液，即得。

供试品溶液的制备 取本品粉末（过三号筛）约1g，精密称定，置具塞锥形瓶中，精密加入70%乙醇25ml，称定重量，超声处理（功率500W，频率25kHz）45分钟，放冷，再称定重量，用70%乙醇补足减失的重量，摇匀，滤过。精密量取续滤液1ml，置25ml量瓶中，加甲醇至刻度，摇匀，即得。

测定法 分别精密吸取对照品溶液与供试品溶液各10μl，注入液相色谱仪，测定，即得。

本品按干燥品计算，含山柰素（$C_{15}H_{10}O_6$）不得少于0.30%。

【性味与归经】苦，寒。归肝、大肠经。

【功能与主治】清热泻火，凉血止血。用于肠热便血，痔肿出血，肝热头痛，眩晕目赤。

【用法与用量】6～9g。

【贮藏】置通风干燥处，防蛀。

槐角饮片炮制操作规程

（一）槐角

1．产品概述

（1）品名 槐角。

（2）规格 果实。

2．生产依据 按照《中国药典》2015年版一部有关工艺要求及标准，以及拟定的饮片品种炮制工艺执行。

3．工艺流程 取槐角药材，拣去杂质、异物、非药用部分，包装，即得。

4．炮制工艺操作要求

（1）净选 拣去药材中的杂质、异物、非药用部分。

（2）包装 复合袋包装，封口，贴上标签，包装损耗应不超过1.0%。

5．原料规格质量标准 符合《中国药典》2015年版一部槐角药材项下的相关规定。

6．成品质量标准 符合本规范槐角饮片项下的相关规定。

十三画

7．成品贮存及注意事项　置通风干燥处，防蛀。

8．工艺卫生要求　符合中药饮片GMP相关工艺卫生要求。

9．主要设备　包装机等设备。

（二）蜜槐角

1．产品概述

（1）品名　蜜槐角。

（2）规格　蜜炙品。

2．生产依据　按照《中国药典》2015年版一部有关工艺要求及标准，以及拟定的饮片品种炮制工艺执行。

3．工艺流程　取净槐角，大小分档，加炼蜜拌匀，闷润2小时，置预热的炒制容器中280℃翻炒10～15分钟，至表面鼓起棕黄色、有光泽，取出，放凉，包装。每100kg槐角，用炼蜜5kg。

4．炮制工艺操作要求

（1）净选　取槐角大小分档。

（2）炼蜜　将蜂蜜置锅内，中火加热手捻有黏性，手指分开无白丝。

（3）拌润　加炼蜜（每100kg槐角，用炼蜜5kg）拌匀，闷润2小时。

（4）加热　用炒药机加热至280℃。

（5）炒制　翻炒10～15分钟，至表面鼓起棕黄色、有光泽，取出，放凉。

（6）包装　复合袋手工包装，封口，贴上标签包装损耗应不超过1.0%。

5．原料规格质量标准　符合本规范槐角饮片项下的相关规定。

6．成品质量标准　符合本规范蜜槐角饮片项下的相关规定。

7．成品贮存及注意事项　置通风干燥处，防蛀。

8．工艺卫生要求　符合中药饮片GMP相关工艺卫生要求。

9．主要设备　炒药机等设备。

（三）槐角炭

1．产品概述

（1）品名　槐角炭。

（2）规格　果实。

2．生产依据　按照《中国药典》2015年版一部有关工艺要求及标准，以及拟定的饮片品种炮制工艺执行。

3．工艺流程　取净槐角，置320℃的炒制容器内，炒制15分钟，至外表焦黑色，内部黄褐色，外荚手捏易碎，种子色黑为度，取出，放凉，包装，即得。

4．炮制工艺操作要求

（1）加热　将炒药机加热至320℃。

（2）炒炭　投入净槐角，炒制15分钟，至外表焦黑色，内部黄褐色，外荚手捏易碎，种子色黑为度，取出，放凉。

（3）包装　复合袋手工包装，封口，贴上标签包装损耗应不超过1.0%。

5．原料规格质量标准　符合本规范槐角饮片项下的相关规定。

6．成品质量标准　符合本规范槐角炭饮片项下的相关规定。

7．成品贮存及注意事项　置通风干燥处，防蛀。

8．工艺卫生要求　符合中药饮片GMP相关工艺卫生要求。

9．主要设备　炒药机等设备。

槐角饮片炮制规范起草说明

（一）槐角炮制方法历史沿革

1．净制　最早记载于南北朝“去单子并五子者，只取两子、三子者”《雷公》；宋代也有载“拣令净水洗过放干”《总录》；“去枝梗”《辨义》。

2．切制 切制方法历代多有研捣：唐代有“捣搅取汁”《新修》；宋代“用铜锤捶之令破”《雷公》；明代“为末，洗”《普济方》；清代有“研碎”《辨义》。

3．炮制

（1）炒制 最早出现在唐代“微炒。炒令香”《颅囟》。后代多沿用“炒令香”《圣惠方》、“炒焦”《普济方》、“炒香黄”《准绳》、“炒茶褐色”《良朋》。

（2）乳汁制 南北朝记载“凡使，用铜锤捶之令破，用乌牛乳浸一宿，蒸过用”《雷公》。此法现已不用。

（3）制炭 唐代有“烧灰”《千金翼》；至清代“炒黑色”《本草述》。炒炭法至今仍沿用。

（4）麸炒制 宋代有“慢火上麸炒令焦微似墨黑色”“文武火麸炒黄色”《总录》《普济方》；后清代有“用粘谷糠炒香，去糠为末”《本草述》。此法现已不用。

（5）胆汁制 明代记载“黑牛胆浸透，瓦上焙干”《回春》；至清代有“取子入牛胆中，阴干”《逢原》。此法现已不用。

（6）煮制 明代记载“煮熟，去皮，炒”《禁方》。此法现已不用。

（7）黑豆制 明代记载“黑豆煮汁拌蒸”《保元》。此法现已不用。

（8）蒸制 清代有“拣去单子、五子，研碎，蒸用”《辨义》、“九蒸”《良朋》。此法现沿用较少。

历代炮制历史沿革见表1。

表1 槐角炮制历史沿革简况

朝代	沿用方法	新增方法	文献出处
南北朝		乳汁浸，蒸过用	《雷公》
唐代	蒸制	烧灰	《千金翼》
		炒法	《颅囟》
宋代	炒法，炒令香	炒制	《圣惠方》
		麸炒	《总录》
明代	炒制、麸炒 蒸制	胆汁制	《回春》
		煮制	《禁方》
		黑豆汁拌蒸	《保元》
清代	炒黄、炒炭、麸炒	清蒸	《辨义》

从古代文献资料中可以看出，历代沿用过的槐角炮制方法有10余种，所用的辅料有麦麸、乳汁、黑豆汁、牛胆汁等。槐角的炮制如今只延续了炒法和蒸法以及炒炭法，其他方法少见承袭。蜜炙法则为近代新出现的一种新炮制方法，一可缓和苦寒之性，二可滋润通便。在临床上适于脾胃较虚尤其兼有便秘的患者。

（二）槐角饮片药典及地方炮制规范

1．净制 冬季采收，除去杂质，干燥。

2．炮制

（1）蜜制 取净槐角，加炼蜜，搅拌，闷透，置热锅中，文火炒至不粘手时，取出，放凉。每100kg槐角，用炼蜜5kg。

（2）制炭 取净槐角，置热锅中，武火至外表焦黑色，内部黄褐色，外荚手捏易碎，种子色黑为度，取出，放凉。

（3）蒸制 取净槐角，置锅内加热蒸至黑褐色。

现代炮制方法见表2。

表2 《中国药典》及各地炮制规范收载的槐角炮制方法

药典及规范	炮制方法
《中国药典》（1977年版）	槐角　除去杂质 蜜槐角　取净槐角，照蜜炙法用蜜水炒至外皮光亮、放凉后不粘手。每槐角100kg，用炼蜜3～5kg 槐角炭　取净槐角，炒炭法炒至表面焦黑色，内部深黄色
《中国药典》（1985年版）	槐角　除去杂质 蜜槐角　取净槐角，照蜜炙法用蜜水炒至外皮光亮、放凉后不粘手。每槐角100kg，用炼蜜3～5kg
《中国药典》（1990年版） 《中国药典》（1995年版） 《中国药典》（2000年版） 《中国药典》（2005年版） 《中国药典》（2010年版） 《中国药典》（2015年版）	槐角　除去杂质 蜜槐角　取净槐角，照蜜炙法炒至外皮光亮、不粘手。每100kg生槐角，用5kg炼蜜
《河南省中药饮片炮制规范》（2005年版）	槐角　除去杂质 蜜槐角　取净槐角，照蜜炙法炒至外皮光亮，不粘手 槐角炭　取净槐角，照制炭法炒至外焦黑色，内呈黄褐色 蒸槐角　取净槐角，照清蒸法蒸至黑褐色
《浙江省中药炮制规范》（2005年版）	槐角　取原药，除去果梗等杂质，切段。筛去灰屑 槐角炭　取槐角，炒至浓烟上冒，表面焦黑色，内部棕褐色时，微喷水，灭尽火星，取出，晾干
《湖南省中药饮片炮制规范》（2010年版）	槐角　取原药材，除去杂质 蜜槐角　取净槐角，照蜜炙法炒至外皮光亮，不粘手。每100kg槐角，用炼蜜5kg
《广东省中药炮制规范》（1984年版）	槐角　除去杂质 蜜槐角　取净槐角，加入用适量酒稀释的炼蜜，拌匀，闷润，待炼蜜被吸尽后，用中火炒至黄褐色，光亮，不粘手时，取出，摊凉。每槐角100kg，用炼蜜20kg 槐角炭　取净槐角，用武火炒至表面焦黑色，内部深黄色时，熄灭火星或喷洒清水，灭尽火星，取出，摊凉
《上海市中药饮片炮制规范》（2008年版）	槐角炭　将原药除去梗等杂质及灰屑。照炒炭法。清炒至外焦黑，内呈黄褐色，筛去灰屑
《安徽省中药饮片炮制规范》（2005年版）	槐角　取原药材，除去杂质 蜜槐角　取净槐角，照蜜炙法②炒至不粘手，外皮光亮。每100kg槐角，用炼蜜5kg 槐角炭　取净槐角，照炒炭法，炒至表面焦黑色，内部深黄褐色
《贵州省中药饮片炮制规范》（2005版）	槐角　取原药材，除去杂质 槐角炭　取净槐角，照炒炭法炒至表面焦黑色、内部焦褐色 炒槐角　取净槐角，照清炒法用文火炒至槐角膨胀发泡呈焦黄色
《广西壮族自治区中药饮片炮制规范》（2007年版）	生槐角　除去杂质、果柄，筛去灰屑 蜜槐角　取炼蜜适量加开水化开，加生槐角拌匀，稍闷，置锅内用文火炒至外皮光亮，不粘手，取出，放凉。每100kg生槐角，用5kg炼蜜 槐角炭　取生槐角，置锅内用武火炒至表面焦黑色、内部深黄色，取出，放凉
《吉林省中药炮制标准》（1986年版）	净槐角　除去杂质，洗净灰土，捞出，晒干 蜜槐角　取炼蜜适量加开水化开，喷淋于净槐角内，拌匀，稍润，用文火炒至外皮光亮，不粘手，取出，放凉 槐角炭　取净槐角，置锅中，用武火炒至表面焦黑色、内部深黄色时（但须存性），喷水灭火星，取出，放凉
《内蒙古自治区中药饮片切制规范》（1977年版）	槐角　除去杂质，捡净叶柄 蜜槐角　取净槐角，加炼蜜拌匀，稍闷，置锅内，用文火炒至不粘手时，取出，晾凉。净槐角100斤，炼蜜10斤
《辽宁省中药炮制规范》（1986年版）	槐角　除去杂质及梗 蜜槐角　取净槐角，置锅内用微火炒至鼓起，即淋洒蜜水，再炒至外皮光亮，不粘手，取出，放凉。每100kg槐角，用炼熟蜂蜜5kg 槐角炭　取净槐角，照炒炭法，炒至表面焦黑色，内部深黄褐色

十三画

续表

药典及规范	炮制方法
《陕西省中药饮片标准》（2007 年版）	槐角　取药材槐角，除去杂质，长角掰断 蜜槐角　取饮片槐角，照蜜炙法炒至外皮光亮不粘手。或取饮片槐角，置锅内，用文火加热，炒至鼓起；再取炼蜜，加适量开水稀释，喷洒均匀，炒至外皮光亮不粘手为度，取出，放凉。每100kg槐角，用炼蜜5kg 槐角炭　取饮片槐角，照炒炭法，炒至表面焦黑色，内部黄褐色
《甘肃省中药炮制规范》（2009 年版）	槐角　取原药材，除去杂质及果柄 蜜槐角　取炼蜜，加适量开水稀释，加入净槐角拌匀，稍闷润，置锅内，用文火加热，炒至表面呈棕黄色不粘手为度，出锅，放凉。每净槐角100kg，用炼蜜5kg 槐角炭　取净槐角，置锅内，用武火加热，炒至外表面焦黑色、内部深褐色，出锅，放凉 炒槐角　取净槐角，置锅内，用文火加热，炒至表面微黄色，出锅，放凉
《宁夏中药炮制规范》（1997 年版）	槐角　除去杂质及果柄，簸净灰屑，长角掰断 蜜槐角　取净槐角，置锅内，用文火加热，炒至鼓起，再取炼蜜加适量开水稀释，喷洒均匀，炒至外表光亮不粘手为度，取出，晾凉。每净槐角100kg，用炼蜜5kg 槐角炭　取净槐角置热锅内，用武火加热，炒至外表面焦黑色，内部黄褐色，喷淋清水少许，灭尽火星，取出凉透
《全国中药炮制规范》（1988 年版）	槐角　取原药材，除去杂质及果柄，筛净灰屑，长角掰断 蜜槐角　取净槐角置锅内，用文火加热。炒至鼓起，再取炼蜜加适量开水稀释，喷洒均匀，炒至外表光亮不粘手为度、取出晾凉。每槐角100kg，用炼蜜5kg 槐角炭　取净槐角置热锅内，用武火加热，炒至外表面焦黑色，内部黄褐色，喷淋清水少许，灭尽火星，取出凉透
《天津市中药饮片炮制规范》（2012 年版）	槐角　除去杂质 蜜槐角　将锅加热，取净槐角置锅内，炒至鼓起，显黄色时，随即将炼蜜淋入，炒至不粘手，取出，放凉。每槐角100kg，用炼蜜5kg 槐角炭　取净槐角置热锅内，用武火加热，炒至外表面焦黑色，内部黄褐色，喷淋清水少许，灭尽火星，取出凉透
《江西省中药饮片炮制规范》（2008 年版）	槐角　除去杂质 蜜槐角　取净槐角置锅内，照蜜炙法炒至外皮光亮、不粘手。每槐角100kg，用炼蜜5kg 槐角炭　取净槐角，照清炒法用武火炒至表面焦褐色，内部深黄色为度
《湖北省中药饮片炮制规范》（2009 年版）	槐角　除去杂质 蜜槐角　取净槐角置锅内，照蜜炙法炒至外皮光亮、不粘手。每槐角100kg，用炼蜜5kg 槐角炭　取净槐角，照清炒法炒至表面焦黑色 炒槐角　取净槐角，照清炒法炒至表面深黄色
《重庆市中药饮片炮制规范及标准》（2006 年版）	槐角　除去杂质 蜜槐角　取净槐角，照蜜炙法炒至外皮光亮、不粘手。每100kg槐角，用炼蜜5kg 槐角炭　取净槐角，照炒炭法炒至表面焦黑色，内部深黄色 炒槐角　净槐角，照清炒法炒至色泽加深，体膨胀为度
《四川省中药饮片炮制规范》（2015 年版）	槐角　除去杂质 槐角炭　取净槐角，照炒炭法炒至表面焦黑色，内部深黄色
《贵州省中药饮片炮制规范》（2005 年版）	槐角　取原药材，除去杂质 槐角炭　取净槐角，照炒炭法炒至表面焦黑色、内部焦褐色 炒槐角　取净槐角，照清炒法用文火炒至槐角膨胀发泡呈焦黄色
《北京市中药饮片炮制规范》（2008 年版）	蜜槐角　取原药材，除去杂质，置热锅内，用文火炒至外皮鼓起，喷淋蜜水，再炒至外皮光亮，不粘手时，取出，晾凉。每100kg净槐角，用炼蜜3～5kg
《山西中药炮制规范》（1984 年版）	蜜槐角　取净槐角，置热锅内，用文火炒至鼓起，再取炼蜜加开水稀释，喷洒均匀，炒至外皮光亮不粘手为度，取出放凉。每槐角100kg，用炼蜜5kg 槐角炭　取净槐角，置锅内，用武火加热炒至表面焦黑色、内部黄褐色，喷水少许，灭尽火星，取出，干燥

十三画

续表

药典及规范	炮制方法
《上海市中药饮片炮制规范》（2008年版）	槐角炭　将原药除去梗等杂志及灰屑。照炒炭法。清炒至外焦黑，内呈黄褐色，筛去灰屑
《江苏省中药饮片炮制规范》（2002年版）	槐角炭　取净槐角，用武火炒至表面焦黑色，内部深黄褐色，喷淋清水少许，灭尽火星，取出放凉
《山东省中药炮制规范》（2002年版）	槐角炭　取净槐角置热锅内，武火炒至表面焦黑色，内部深黄褐色时，喷淋清水少许，灭尽火星，取出，及时摊晾，凉透 炒槐角　取净槐角，置锅内，文火炒至鼓起，表面微黄色时，取出，放凉
《云南省中药饮片标准》（2005年版）	槐角炭　取药材，净选。将净槐角置锅内，用武火炒至表面及断面深棕色至黑褐色，体泡。取出，摊开，晾凉（防复燃），筛去碎屑，即得

（三）槐角饮片现代炮制研究

现代研究证明，槐角中含有多种多样的化学成分，包括黄酮、异黄酮、生物碱、三萜皂苷、氨基酸和磷脂类成分，其中以异黄酮及其苷类尤为突出。目前的主要需求是槐角提取物槐角苷、槐角黄酮。都盼盼等[1]比较槐角不同炮制品中黄酮类成分的量。染料木苷：生品（0.86%）>蜜炙（0.67%）>炒炭（0.48%）；芦丁：生品（3.0%）>蜜炙（2.2%）>炒炭（0.88%）；槐角苷：生品（8.08%）>蜜炙（5.73%）>炒炭（3.58%）；槲皮素：生品（0.04%）<蜜炙（0.05%）<炒炭（0.12%）；染料木素：生品（0.06%）<蜜炙（0.08%）<炒炭（0.21%）；山柰素：生品（0.01%）<蜜炙（0.02%）<炒炭（0.54%），槐角饮片中黄酮类成分炮制后染料木苷等黄酮苷成分的量降低，苷元的量升高，可能是饮片功效不同的原因。

王力等[2]以芦丁为指标，研究槐角炮制前后芦丁含量的变化，槐角炒炭后，UV光谱与生品的比较基本一致，但TLC色谱表明：芦丁斑点消失可能是由于炒炭过程中温度较高，使芦丁分解所致。

毛维伦等[3]通过对槐角炭饮片样品中的水分、水浸出物、鞣质、芦丁含量测定和薄层分析，经验判断炒制适宜的中炭（炒制时间6.5分钟，外焦黑内焦褐色）最适宜。

徐兴鼎等[4]通过对槐角经炒、蜜炙、炒炭测定后，芦丁含量较生品稍高，可能是在加热处理过程中槐角的部分有机物质破坏而使其芦含量相对升高。但若温度超过215℃时，芦丁会全部分解，故槐角炭的芦丁含量几乎为零。

房敏峰等[5]以槐角苷为指标，测槐角蜜炙前后槐角苷含量的变化，蜜制槐角中槐角苷含量略有下降，槐角苷含量：槐角>蜜槐角=炙槐角（陕）>槐角炭，生品含量最高，炭制品含量最低，制炭后槐角苷含量下降明显。

方艳夕等[6]采用正交试验设计，以槐角苷为指标，筛选蜜制槐角的最佳炮制工艺为：蜜炙温度120℃，蜜水体积比1∶2，蜜炙时间6分钟。

胡婷婷等[7]采用HPLC－PITC衍生法测定九蒸九晒槐角中氨基酸的含量，发现随着蒸晒次数的增加，九蒸九晒槐角过程中氨基酸的含量无明显变化，酪氨酸和脯氨酸第5次蒸后含量最高，丙氨酸第7次蒸后含量最高。

（四）槐角饮片炮制工艺研究总结

1．历史文献　乳汁制、烧灰、炒法、炒制、麸炒、胆汁制、煮制、黑豆汁拌蒸、炒黄、炒炭、清蒸等。

2．历版《中国药典》　槐角、蜜槐角、槐角炭等，以蜜槐角较为常见。

3．各省市炮制规范　槐角、蜜槐角、槐角炭等，以蜜槐角较为常见。

4．现代研究文献　槐角、蜜槐角、槐角炭等，以槐角炭较为常见。

综合上述研究结果，制定槐角饮片的炮制

工艺为：

槐角　除去杂质，即得。

蜜槐角　取净槐角，大小分档，加炼蜜拌匀，闷润2小时，置预热的炒制容器中280℃翻炒16分钟，至表面鼓起棕黄色、有光泽，取出，放凉，即得。

每100kg槐角，用炼蜜5kg。

槐角炭　取净槐角置锅中，320℃炒制15分钟，至外表焦黑色，内部黄褐色，外荚手捏易碎，种子色黑为度，取出，放凉，即得。

参考文献

[1] 都盼盼, 石延榜, 张振凌, 等. 不同炮制方法对槐角黄酮类成分量的影响[J]. 中草药, 2014, 45(22):3271-3274.

[2] 王力, 刘艳新, 朱莲云. 槐角及其炮制品中芦丁含量比较研究[J]. 黑龙江医药科学, 1992, 15(1):8-9.

[3] 毛维伦, 许腊英, 李顺超. 槐角炭质量标准的研究[J]. 湖北中医学院学报, 1999(02):43-45.

[4] 徐兴鼎, 杨育民, 马新华, 等. 槐角及其炮制品的芦丁含量和浸出物的测定[J]. 中药通报, 1988, 13(5):21-22.

[5] 房敏峰, 曲欢欢, 文颂华, 等. 槐角不同炮制品中槐角苷的含量测定[J]. 中药材, 2007, 30(1):24-25.

[6] 方艳夕, 何小菲, 路晓娟. 正交试验优选槐角蜜炙炮制工艺[J]. 齐齐哈尔大学学报(自然科学版), 2017, 33(01):78-82.

[7] 胡婷婷, 张振凌, 都盼盼. 九蒸九晒槐角氨基酸含量的HPLC-PITC衍生法测定[J]. 时珍国医国药, 2016, 27(11):2650-2651.

Man jing zi

蔓荆子

药材来源　本品为马鞭草科植物单叶蔓荆*Vitex trifolia* L.var. *simplicifolia* Cham.或蔓荆*Vitex trifolia* L.的干燥成熟果实。

采收加工　秋季果实成熟时采收，除去杂质，晒干。

蔓荆子饮片炮制规范

【饮片品名】蔓荆子、炒蔓荆子。

（一）蔓荆子

【饮片来源】本品为蔓荆子药材经净制后的炮制品。

【炮制方法】取原药材，除去杂质。

【饮片性状】本品呈球形，直径4～6mm。表面灰黑色或黑褐色，被灰白色粉霜状茸毛，有纵向浅沟4条，顶端微凹，基部有灰白色宿萼及短果梗。萼长为果实的1/3～2/3，5齿裂，其中2裂较深，密被茸毛。体轻，质坚韧，不易破碎，横切面可见4室，每室有种子1枚。气特异而芳香，味淡、微辛。

【质量控制】

鉴别　（1）本品粉末灰褐色。花萼表皮细胞类圆形，壁多弯曲；非腺毛2～3细胞，顶端基部稍粗，有疣突。外果皮细胞多角形，有角质纹理和毛茸脱落后的痕迹，并有腺毛和非腺毛：腺毛分头部单细胞、柄1～2细胞及头部2～6细胞、柄单细胞两种；非腺毛2～4细胞，长14～68μm，多弯曲，有壁疣。中果皮细胞长圆形或类圆形，壁微木化，纹孔明显。油管多破碎，含分泌物，周围细胞有淡黄色油滴。内果皮石细胞椭圆形或近方形，直径10～35μm。种皮细胞圆形或类圆形，直径42～73μm，壁有网状纹理，木化。

（2）取本品粉末5g，加石油醚（60～90℃）50ml，加热回流2小时，滤过，弃去石油醚液，药渣挥干，加丙酮80ml，加热回流1.5小时，滤过，滤液蒸干，残渣加甲醇2ml使溶解，作为供试品溶液。另取蔓荆子黄素对照品，加甲醇制成每1ml含1mg的溶液，作为对照品溶液。照薄层色谱法试验，吸取上述溶液各5μl，分别点于同一用1%氢氧化钠溶液制备的硅胶G薄层板上，以环己烷-乙酸乙酯-甲醇（3:2:0.2）为展开剂，展开，取出，晾干，喷以10%三氯化铝乙醇溶液。供试品色谱中，在与对照品色谱相应的位置上，显相同颜色的斑点。

检查　水分　不得过14.0%（第二法）。

总灰分　不得过7.0%。

浸出物　照醇溶性浸出物测定法项下的热浸法测定，用甲醇作溶剂，不得少于8.0%。

含量测定　本品按干燥品计算，含蔓荆子黄素（$C_{19}H_{18}O_8$）不得少于0.030%。

（二）炒蔓荆子

【饮片来源】本品为蔓荆子经炒制后的炮制品。

【炮制方法】取净蔓荆子，置预热适度的炒制容器内，用中火炒至颜色加深，白膜呈焦黄色，有香气时取出，摊凉，搓去蒂下白膜（宿存萼），筛去灰屑。用时捣碎。

【饮片性状】本品形如蔓荆子，表面黑色或黑褐色，基部有的可见残留宿萼和短果梗。气特异而芳香，味淡、微辛。

【质量控制】〔鉴别〕〔检查〕（总水分）〔浸出物〕〔含量测定〕　同蔓荆子。

【性味与归经】辛、苦，微寒。归膀胱、肝、胃经。

【功能与主治】疏风散热，清利头目。用于风热感冒头痛，齿龈肿痛，目赤多泪，目暗不明，头晕目眩。

【用法与用量】5～10g。

【贮藏】置阴凉干燥处，防蛀。

蔓荆子饮片炮制操作规程

（一）蔓荆子

1．产品概述

（1）品名　蔓荆子。

（2）规格　果实。

2．生产依据　按照《中国药典》2015年版一部有关工艺要求及标准，以及拟定的饮片品种炮制工艺执行。

3．工艺流程　取原药材，除去杂质。

4．炮制工艺操作要求

（1）挑拣　除去杂质，杂质量不超过2.0%。

（2）筛选　用筛选机筛去碎屑，碎末含量不超过2.0%；

（3）包装　聚乙烯薄膜药用塑料袋手工包装，包装损耗应不超过1.0%。

5．原料规格质量标准　符合《中国药典》2015年版一部蔓荆子药材项下的相关规定。

6．成品质量标准　符合本规范蔓荆子饮片项下的相关规定。

7．成品贮存及注意事项　置阴凉干燥处。

8．工艺卫生要求　符合中药饮片GMP相关工艺卫生要求。

9．主要设备　筛选机、包装机等设备。

（二）炒蔓荆子

1．产品概述

（1）品名　炒蔓荆子。

（2）规格　果实。

十四画

2．生产依据 按照《中国药典》2015年版一部有关工艺要求及标准，以及拟定的饮片品种炮制工艺执行。

3．工艺流程 取净蔓荆子，置预热适度的炒制容器内，用中火炒至颜色加深，白膜呈焦黄色，有香气时取出，摊凉，搓去蒂下白膜（宿存萼），筛去灰屑。用时捣碎。

4．炮制工艺操作要求

（1）炒制 取净蔓荆子，置炒制容器内，用文火炒至白膜（宿萼）由灰白变为灰黄色或灰棕色，蔓荆子果实表面呈灰黑或黑褐色的油光或油润色，并有香气逸出，取出。

（2）筛选 放凉，搓去白膜，筛选机筛去碎屑，碎末含量不超过2.0%。

（3）包装 聚乙烯薄膜药用塑料袋手工包装，包装损耗应不超过1.0%。

5．原料规格质量标准 符合本规范蔓荆子饮片项下的相关规定。

6．成品质量标准 符合本规范炒蔓荆子饮片项下的相关规定。

7．成品贮存及注意事项 置阴凉干燥处。

8．工艺卫生要求 符合中药饮片GMP相关工艺卫生要求。

9．主要设备 炒药机、筛选机、包装机等设备。

蔓荆子饮片炮制规范起草说明

（一）蔓荆子饮片炮制方法历史沿革

1．净制 最早记载有“去蒂子下白膜一重”（宋《雷公》）。“揉去白膜”（宋《总录》）。“选择令净”（宋《博济》）。再有“净洗一升”（宋《总录》、明《一草亭》）。“洗，令净”（宋《洪氏》）。“拣净”（元《汤液》）。以及“去萼”（明《奇效》）和“去膜打碎用”（清《钩元》）。

2．切制 切制方法历代多为捣、破、碎：“捣汁”（唐《外台》）。“拣净杵碎用”（元《汤液》）。“捣用”（元《宝鉴》）。“打碎用之”（明《纲目》）。“破”（明《粹言》）。“捶碎用”（明《大法》）。“研”（明《一草亭》）。“为细末”（清《金鉴》）。“敲碎”（清《得配》）。

3．炮制

（1）酒制

①酒蒸 酒蒸最早出现在“凡使，去蒂子下白膜一重，用酒浸一伏时后蒸，从巳至未出，晒干用”（宋《雷公》）。“凡使，用酒浸蒸一伏时，取出，焙干用”（宋《局方》）。后亦有“酒蒸炒用”（清《备要》）及“酒浸一宿，焙”（明《奇效》）。清代记载有“去蒂子下白膜一重，用酒浸一伏时，蒸之三时，熬干用”（清《害利》）。

②酒煮 酒煮仅记载一次，为“一升，用好酒五升，煮酒尽，曝干”（宋《圣惠方》）。

③酒炒 酒炒仅记载一次，为“破，以酒炒过入煎”（明《粹言》）。

（2）炒制 炒制最早记载为“炒熟”（宋《圣惠方》）。后有“微炒”（明《普济方》）。“炒”（明《奇效》）。“依时采收，阴干，炒研去衣才用”（明《蒙筌》）。以及“略炒”（清《辨义》）。

（3）蒸制 蒸制最早记载为“蒸三炊久，每度（晒）干”（宋《圣惠方》）。及“淘净，生绢袋盛，饮上吹三遍，焙”（宋《总录》）。“淘净，绢袋，盛，甑蒸一伏时，晒干”（宋《局方》、元《原机》）。

（4）制炭 制炭仅记载一次，为“炒黑色”（元《丹溪》）。

历代炮制历史沿革见表1。

表1 蔓荆子炮制历史沿革简况

朝代	沿用方法	新增方法	文献出处
南北朝		去核，缓火熬	《雷公》
唐		捣汁	《外台》
宋		去蒂子下白膜一重； 凡使，去蒂子下白膜一重，用酒浸一伏时后蒸，从巳至未出，晒干用	《雷公》
		选择令净	《博济》
	揉去白膜	净洗一升；淘净，生绢袋盛，饮上吹三遍，焙	《总录》
	洗，令净		《洪氏》
	凡使，用酒浸蒸一伏时，取出，焙干用；淘净，绢袋，盛，甑蒸一伏时，晒干		《局方》
	一升，用好酒五升，煮酒尽，曝干；蒸三炊久，每度（晒）干	炒熟	《圣惠方》
元	拣净	拣净杵碎用	《汤液》
	捣用		《宝鉴》
		炒黑色	《丹溪》
	淘净，绢袋，盛，甑蒸一伏时，晒干		《原机》
明	去萼；酒浸一宿，焙；炒		《奇效》
	打碎用之		《纲目》
	破	破，以酒炒过入煎	《粹言》
	捶碎用		《大法》
	研		《一草亭》
	微炒		《普济方》
	依时采收，阴干，炒研去衣才用		《蒙筌》
清	为细末		《金鉴》
	敲碎		《得配》
	酒蒸炒用		《备要》
	去蒂子下白膜一重，用酒浸一伏时，蒸之三时，熬干用		《害利》
	去膜打碎用		《钩元》
	略炒		《辨义》

历代蔓荆子的炮制方法包括净制、切制和炮制等，其中炮制包括酒制、炒制、蒸制、制炭等。蔓荆子炮制始见于唐“捣汁”，炒制始载于宋“炒熟”，并沿用至今。

（二）蔓荆子饮片药典及地方炮制规范研究

现代炮制方法见表2。

表2 《中国药典》及各地炮制规范收载的蔓荆子炮制方法

药典及规范	炮制方法
《中国药典》（1963 年版）	蔓荆子 簸净杂质，即得 炒蔓荆子 取净蔓荆子，置锅内用武火炒至焦黄色，取出，放凉即得

续表

药典及规范	炮制方法
《中国药典》（1977年版） 《中国药典》（1985年版） 《中国药典》（1990年版） 《中国药典》（1995年版） 《中国药典》（2000年版） 《中国药典》（2005年版） 《中国药典》（2010年版） 《中国药典》（2015年版）	蔓荆子　除去杂质 炒蔓荆子　取净蔓荆子，照清炒法微炒
《浙江省中药炮制规范》（2005年版）	炒蔓荆子　取原药，除去杂质，炒至香气逸出、宿萼焦黄色时，取出，摊凉用时捣碎
《上海市中药饮片炮制规范》（2008年版）	炒蔓荆子　将原药除去杂质及灰屑，照清炒法炒至外衣（宿萼）微焦，筛去灰屑
《陕西省中药饮片标准》（2008、2009、2011年版）	蔓荆子 取药材蔓荆子，除去杂质 炒蔓荆子　取饮片蔓荆子，照清炒法微炒
《湖南省中药饮片炮制规范》（2010年版）	蔓荆子　取原药材，除去杂质 炒蔓荆子　取净蔓荆子，照清炒法微炒
《河南省中药饮片炮制规范》（2005年版）	蔓荆子 除去杂质 炒蔓荆子 取净蔓荆子，照清炒法微炒。用时捣碎
《天津市中药饮片炮制规范》（2005年版）	蔓荆子　取原药材，除去杂质，水洗 炒蔓荆子　将锅加热，取净蔓荆子置锅内，炒至焦黑色，取出放凉
《重庆市中药饮片炮制规范及标准》（2006年版）	蔓荆子　除去杂质，筛去灰屑。用时捣碎
《贵州省中药饮片炮制规范》（2005年版）	蔓荆子　取原药材，除去杂质
《吉林省中药炮制标准》（1986年版）	蔓荆子　除去杂质，洗净泥土，晒干 炒蔓荆子　另置锅内，用文火炒至黑色，取出，晾凉。用时捣碎
《江苏省中药饮片炮制规范》（2002年版）	蔓荆子　取原药材，除去杂质，筛去灰屑
《江西省中药饮片炮制规范》（2008年版）	蔓荆子　除去杂质
《广西壮族自治区中药饮片炮制规范》（2007年版）	蔓荆子　除去杂质
《安徽省中药饮片炮制规范》（2005年版）	蔓荆子　取原药材，除去杂质，筛去碎屑。用时捣碎 炒蔓荆子　取净蔓荆子，照炒黄法，炒至白膜（宿萼）焦黄色，有香气逸出时，取出，及时摊晾，放凉，搓去白膜，筛去碎屑
《全国中药炮制规范》（1988年版）	蔓荆子　取原药材，除去杂质，筛去土屑 炒蔓荆子　取净蔓荆子置锅内，用中火加热，炒至白膜（宿萼）呈焦黄色，并有香气逸出，取出，放凉，搓去白膜，筛净灰屑

历版药典均收载了蔓荆子、炒蔓荆子两种炮制规格。各省市炮制规范收载常用蔓荆子和炒蔓荆子。各地蔓荆子净制的方法大多为除去杂质，筛去灰屑。

（三）蔓荆子饮片现代炮制研究

对蔓荆子不同炮制品挥发油进行了GC-MS分析，发现蔓荆子挥发油随样品炮制程度加重，不仅含量下降，而且质量亦发生变化，各炒制品挥发油与生品挥发油含量相比，微炒品挥发油减少25%，炒焦品减少75%，炒炭品减少90%，挥发油中各成分也随蔓荆子炒制程度加重而变化加剧[1]。

生蔓荆子经过多次炒制，按照传统炒制外观性状要求，炒制蔓荆子的适宜工艺条件

十四画

为：当投药量为2kg时，锅温365℃，炒制4分钟，药物出锅放凉[2]。程立方等[3]采用正交实验法，以挥发油、水浸出物、总黄酮、蔓荆子黄素为指标，对蔓荆子炒制工艺进行了优选，结果综合4项指标并以文献及实际操作经验确定120℃炒制5分钟为最佳炒制工艺。苏德民等[4]对蔓荆子的炒制工艺参数进行了筛选，认为进料转锅温度106℃±2℃，炒制中途保持106℃±2℃，炒制时间5～9分钟，即炒制锅内冒青烟，灰色蔓荆子果实表面为油黑色，灰白色萼片大部分变为棕色或棕黑色，有浓辛香气味，时有种子炒制的爆裂声，及时出锅，炒制完毕。此时出锅的蔓荆子温度一般在135℃±5℃。

（四）蔓荆子饮片炮制工艺研究总结

1．历史文献 古代蔓荆子的炮制方法包括净制、切制和炮制等，其中炮制包括酒制、炒制、蒸制、制炭等。

2．历版《中国药典》 蔓荆子、炒蔓荆子等。

3．各省市炮制规范 蔓荆子、炒蔓荆子等。

4．现代研究文献 对蔓荆子炮制工艺及成分等开展研究。

综合上述研究结果，制定蔓荆子的炮制工艺为：

蔓荆子 取原药材，除去杂质。

炒蔓荆子 取净蔓荆子，置预热适度的炒制容器内，用中火炒至颜色加深，白膜呈焦黄色，有香气时取出，摊凉，搓去蒂下白膜（宿存萼），筛去灰屑。用时捣碎。

参考文献

[1] 郭长强，苏德民，程立方，等．蔓荆子不同炮制品挥发油GC-MS分析[J]．中草药，1996，27(9):521-523.

[2] 张韬，李铁林，江文君，等．炒制对蔓荆子等含挥发油类药材外观性状和内在质量的影响[J]．中国中药杂志，1998，23(1):22-24.

[3] 程立方，郭长强，李静．蔓荆子炒制工艺研究[J]．中国现代中药，2006，8(10):22-24.

[4] 苏德民，郭长强，于宗渊，等．蔓荆子炒制中试实验研究[J]．山东中医杂志，1998，17(4):179.

Bing lang 槟榔

药材来源 本品为棕榈科植物槟榔*Areca catechu* L.的干燥成熟种子。

采收加工 春末至秋初采收成熟果实，干燥，除去果皮，取出种子，干燥。

槟榔饮片炮制规范

【饮片品名】槟榔。

【饮片来源】本品为棕榈科植物槟榔*Areca catechu* L.的干燥成熟种子。

【炮制方法】取原药材，除去杂质，大小分档，浸泡至六七成透时，取出，润透，切薄片，阴干或低温烘干。

【饮片性状】本品为类圆形薄片。切面可见棕色种皮与白色胚乳相间的大理石样花纹，周边淡黄棕色或淡红棕色。质坚脆，易碎。气微，味涩、微苦。

【质量控制】

鉴别 （1）本品粉末红棕色至棕色。内胚乳细胞极多，多破碎，完整者呈不规则多角形或类方形，直径56～112μm，纹孔较多，甚大，类圆形或矩圆形，外胚乳细胞呈类方形、类多角形或作长条状，胞腔内大多数充满红棕色至深棕色物。种皮石细胞呈纺锤形，多角形或长条形，淡黄棕色，纹孔少数，裂缝状，有的胞腔内充满红棕色物。

（2）取本品粉末1g，加乙醚50ml，再加碳酸盐缓冲液（取碳酸钠1.91g和碳酸氢钠0.56g，加水使溶解成100ml，即得）5ml，放置30分钟，时时振摇，加热回流30分钟，分取乙醚液，挥干，残渣加甲醇1ml使溶解，置具塞离心管中，静置1小时，离心，取上清液作为供试品溶液。另取槟榔对照药材1g，同法制成对照药材溶液。再取氢溴酸槟榔碱对照品，加甲醇制成每1ml含1.5mg的溶液，作为对照品溶液。照薄层色谱法试验，吸取上述三种溶液各5μl，分别点于同一硅胶G薄层板上，以环己烷-乙酸乙酯-浓氨试液（7.5∶7.5∶0.2）为展开剂，置氨蒸气预饱和的展开缸内，展开，取出，晾干，置碘蒸气中熏至斑点清晰。供试品色谱中，在与对照药材色谱和对照品色谱相应的位置上，显相同颜色的斑点。

检查 水分 不得过10.0%（第二法）。

黄曲霉毒素 照黄曲霉毒素测定法测定。

本品每1000g含黄曲霉毒素B_1不得过5μg，含黄曲霉毒素G_2、黄曲霉毒素G_1、黄曲霉毒素B_2和黄曲霉毒素B_1总量不得过10μg。

含量测定 照高效液相色谱法测定。

色谱条件与系统适用性试验 以强阳离子交换键合硅胶为填充剂（SCX-强阳离子交换树脂柱）；以乙腈-磷酸溶液（2→1000，浓氨试液调节pH值至3.8）（55∶45）为流动相；检测波长为215nm。理论板数按槟榔碱峰计算应不低于3000。

对照品溶液的制备 取氢溴酸槟榔碱对照品适量，精密称定，加流动相制成每1ml含0.1mg的溶液，即得（槟榔碱重量=氢溴酸槟榔碱重量/1.5214）。

供试品溶液的制备 取本品粉末（过五号筛）约0.3g，精密称定，置具塞锥形瓶中，加乙醚50ml，再加碳酸盐缓冲液（取碳酸钠1.91g和碳酸氢钠0.56g，加水使溶解成100ml，即得）3ml，放置30分钟，时时振摇；加热回流30分钟，分取乙醚液，加入盛有磷酸溶液（5→1000）1ml的蒸发皿中；残渣加乙醚加热回流提取2次（30ml、20ml），每次15分钟，合并乙醚液置同一蒸发皿中，挥去乙醚，残渣加50%乙腈溶液溶解，转移至25ml量瓶中，加50%乙腈至刻度；摇匀，滤过，取续滤液，即得。

测定法 分别精密吸取对照品溶液与供试品溶液各10μl，注入液相色谱仪，测定，即得。

本品按干燥品计算，含槟榔碱（$C_8H_{13}NO_2$）不得少于0.20%。

【性味与归经】苦、辛，温。归胃、大肠经。

【功能与主治】杀虫，消积，行气，利水，截疟。用于绦虫病，蛔虫病，姜片虫病，虫积腹痛，积滞泻痢，里急后重，水肿脚气，疟疾。

【用法与用量】3～10g；驱绦虫、姜片虫30～60g。

【贮藏】置通风干燥处，防蛀。

槟榔饮片炮制操作规程

1．产品概述

（1）品名 槟榔。

（2）规格 薄片。

2．生产依据 按照本课题研究制订的工艺流程。

3．工艺流程 取原药材，除去杂质，大小分档，浸泡至六七成透时，取出，润透，切薄片，阴干或低温烘干。

4．炮制工艺操作要求

（1）挑拣　除去杂质，大小分档。

（2）洗净　清水洗去泥沙。

（3）闷透　装入润药机，设定运行时间为（720～780分钟左右），抽真空至-90Pa（维持压力30分钟），将真空度降低使温度控制在45～60℃，通蒸气闷润，待设备停止运转，取出。

（4）切制　切薄片（1～2mm）。

（5）干燥　阴干，或低温干燥。

（6）包装　牛皮纸包装。

5．原料规格质量标准　符合《中国药典》2015年版一部槟榔药材项下的相关规定。

6．成品质量标准　符合本课题研究制订的槟榔炮制规范正文中的相关规定。

7．成品贮存及注意事项　置通风干燥处，防蛀。

8．工艺卫生要求　符合中药饮片GMP相关工艺卫生要求。

9．主要设备　润药机、切药机、烘干箱、包装机等设备。

槟榔饮片炮制规范起草说明

（一）槟榔炮制方法历史沿革

1．净制　最早记载有“以刀刮去底”《雷公》。此后宋代沿用“刮去底”的要求。明代除继续要求“刮去底”外，又有了进一步的要求。在《普济方》中提出“刮去粗皮”，《本草原始》还规定“半白半黑并心虚者不入药，刮去底”，《本草通玄》也明确要求“去空心者，刮去脐皮”。清代继续沿用上述方法，无新的要求产生。槟榔净制在明代以前只是作为一种产地加工，达到去杂的目的，至明代对净制有了明确的要求，不仅去除杂质，而且去除劣质品种，这对保证槟榔药用质量及疗效均有积极意义，并使槟榔的净制得到进一步完善。

2．切制　最早记载有“细切”《证类》。在此之前唐《新修本草》中有“捣末服”，《外台秘要》中亦有“碎，合皮碎”的规定，宋代除“细切”外，尚有“捣碎”“细锉”“锉”同时并存。元《汤液本草》中又有“杵细用”“薄锉、晒干”等。明代除沿用前人各制法外，首次提出了“切片”，这一时期的制法以“细切”为主，辅以“捶碎”“切作细块”“研末”等等。至清代，槟榔的切制继续沿用“切作小块”，并进一步有了“浸透切片”的要求。

历代炮制历史沿革见表1。

表1　槟榔炮制历史沿革简况

朝代	沿用方法	新增方法	文献出处
南北朝		以刀刮去底	《雷公》
唐		槟榔（生）者极大，停数日便烂，今人北来者，皆先灰汁煮熟，仍火蒸使干，始堪停久；捣末服	《新修》
		新来北者，煮熟，熏干运来	《食疗》
		碎，合皮碎	《外台》
宋	新来北者，煮熟，熏干运来		《图经》
	刮去底	细切	《证类》

续表

朝代	沿用方法	新增方法	文献出处
元		杵细用 薄锉、晒干	《汤液》
	刮去底		
明	新来北者，煮熟，熏干运来		《品汇》
	刮去底	刮去粗皮	《普济方》
	刮去底	半白半黑并心虚者不入药，刮去底	《原始》
	刮去底	去空心者，刮去脐皮	《通玄》
	新来北者，煮熟，熏干运来		《纲目》
清	去空心者，刮去脐皮 半白半黑并虚者不入药用，以刀刮去底		

纵观古人切制或粉碎的方法，要求虽不尽一致，目的都是为了使其破碎，利于有效成分的煎出。其中，“浸透切片”“捣碎”的方法至今沿用。

（二）槟榔饮片药典及地方炮制规范

切制 除去杂质，浸泡，润透，切薄片，阴干。现代炮制方法见表2。

表2 《中国药典》及各地炮制规范收载的槟榔炮制方法

药典及规范	炮制方法
《中国药典》（1963年版）	槟榔 除去杂质，用水浸泡，按照气温情况换水，以免发臭，泡透为止，捞出，切片，晾干；或取拣净的槟榔，打碎如豆粒大，即得 炒槟榔 取槟榔片置锅内文火炒至变色，取出放凉即得 焦槟榔 取槟榔片置锅内文火炒至焦黄色，微喷清水，取出晾干即得
《中国药典》（1977年版）	除去杂质，浸泡，润透，切片，阴干；或取净槟榔打碎
《中国药典》（1985年版） 《中国药典》（1990年版） 《中国药典》（1995年版） 《中国药典》（2000年版） 《中国药典》（2005年版） 《中国药典》（2010年版） 《中国药典》（2015年版）	槟榔 除去杂质，浸泡，润透，切薄片，阴干 炒槟榔 取槟榔片照清炒法炒至微黄色 焦槟榔 取槟榔片照清炒法炒至焦黄色
《全国中药炮制规范》（1988年版）	槟榔 取原药材，除去杂质，洗净，浸泡至六七成透，取出，润透，切薄片，阴干 焦槟榔 取槟榔片置锅内，用文火加热，炒至焦黄色，取出放凉
《湖南省中药饮片炮制规范》（2010年版）	槟榔 取原药材，除去杂质，润透，切薄片，阴干 炒槟榔 取槟榔片，照炒黄法炒至微黄色
《湖北省中药饮片炮制规范》（2009年版）	除去杂质，浸泡，润透，切薄片，阴干。筛去灰屑
《北京市中药饮片炮制规范》（2008年版）	取原药材，除去杂质，大小分开，洗净，浸泡15～30天，至约七成透；或投入浸润罐内，加水适量，浸润60～80小时，至内无干心，取出，闷润至软硬适宜，切薄片，阴干
《上海市中药饮片炮制规范》（2008年版）	槟榔 将原药除去杂质，浸泡，洗净，润透，切薄片，及时阴干，筛去灰屑 焦槟榔 取槟榔，照清炒法炒至焦斑，筛去灰屑
《江西省中药饮片炮制规范》（2008年版）	槟榔 取原药材，除去杂质，润透，切薄片，阴干；或取原药材，打碎如黄豆大 炒槟榔 取槟榔片，照清炒法炒至微黄色 焦槟榔 取槟榔片，照清炒法用文火炒至焦黄色

十四画

续表

药典及规范	炮制方法
《重庆市中药饮片炮制规范及标准》（2006 年版）	槟榔　除去杂质，浸泡，润透，切薄片，阴干 炒槟榔　取净槟榔片，照清炒法炒至微黄色 焦槟榔　取净槟榔片，照清炒法炒至焦黄色
《河南省中药饮片炮制规范》（2005 年版）	槟榔　除去杂质，浸泡，润透，切薄片，干燥 炒槟榔　取槟榔片，照清炒法炒至微黄色 焦槟榔　取槟榔片，照清炒法炒至焦黄色 槟榔炭　取槟榔片，照炒炭法炒至表面显焦黑色
《天津市中药饮片炮制规范》（2005 年版）	槟榔、炒槟榔 同《中国药典》2010年版一部槟榔饮片项下 焦槟榔　将锅加热，取净槟榔片置钢内，加热，炒至黑褐色，及时喷淋清水，微干，取出待凉
《浙江省中药炮制规范》（2005 年版）	槟榔　取原药，除去杂质，水浸1～2天，洗净，润软，切薄片，晾干；或捣碎 炒槟榔　取槟榔，炒至表面微具焦斑时，取出，摊凉
《贵州省中药炮制规范》（2005 年版）	槟榔　取原药材，除去杂质，浸泡，润透，切薄片，阴干；或直接碾碎 炒槟榔　取槟榔片，照清炒法用文火炒至微黄色
《安徽省中药饮片炮制规范》（2005 年版）	槟榔　取原药材，除去杂质，浸泡至6～7成透时取出，润透，切薄片，低温烘干。或取原药材，除去杂质，洗净，干燥，打成黄豆大小的碎粒 炒槟榔　取净槟榔片，照炒焦法，炒至表面焦黄色
《山东省中药炮制规范》（2002 年版）	槟榔　去净杂质，洗净，浸泡至六七成透，捞出，润透，切薄片，阴干 炒槟榔　取净槟榔片，用食盐水拌匀，稍闷，置锅内，文火炒干，取出，放凉。每100kg槟榔片，用食盐2kg
《吉林省中药炮制标准》（1986 年版）	槟榔　除去杂质，置阴凉处，用水泡透，捞出，切1mm片，晾干。或不用水泡，打成黄豆粒样碎块亦可 焦槟榔　取槟榔片（颗粒），置锅内用文火炒至表面焦黄色时，取出，晾凉
《四川省中药饮片炮制规范》（1984 年版）	取槟榔，除去杂质，用水浸泡1～2天，捞出，润透，切成薄片，或将槟榔打碎如豆粒大
《甘肃省中药炮制规范》（1980 年版）	槟榔　除去杂质，清水浸抱15～30天，以泡透为度，洗净，切薄片，晾干。或取净槟榔砸碎如豆粒大 炒槟榔　取槟榔片用文火炒成微黄色，出锅，摊开，晾凉 焦槟榔　取槟榔片用武火炒成焦黄色，喷洒清水适量，出锅，摊开，晾凉
《辽宁省中药炮制规范》（1975 年版）	槟榔　拣净杂质，用水浸泡，按气温情况换水，以免发臭，泡透，捞出，切片，晾干。或取净槟榔，打碎如豆粒大小 焦槟榔　取槟榔块，置锅内用微火炒至焦黄色，取出，放凉 槟榔炭　取槟榔块，置锅内炒至表面黑褐色，内部焦褐色，取出，放凉

（三）槟榔饮片现代炮制研究

陈顺烈等[1]对槟榔的软化方法进行了研究，发现砂渍法优于传统的水浸泡法，具体操作方法为：用清水洗过的湿河砂淹埋槟榔，夏季3～5天，冬季7～10天（如果中途发现河砂干燥，取出槟榔，将砂洗湿再将槟榔埋入）。润透后取出槟榔，洗去河砂，刨成薄片放通风处阴干即得。

曾祥林等[2]以生物碱，水溶物和水溶物中总生物碱为指标，对现有槟榔软化方法进行比较，结果表明醚溶性生物碱含量依次为蒸法＞粉碎法＞润法＞砂埋法＞热浸法＞减压冷浸法＞浸润法＞浸泡法。蒸品中水溶物和水溶物中总碱含量均最高，认为蒸法优于其他工艺。

阎学红等[3]亦采用砂润法，找一阴凉处挖一个1m × 1m × 1m的坑。在坑底铺一层15cm厚的湿细沙，把槟榔平放在细沙上，在其上面平铺一层细沙，如此一层细沙一层槟榔，直把槟榔埋完为止。每隔2～3天在上面浇水一次，1周左右槟榔已被完全润透软化，取出槟榔用抢水法冲洗干净，切成饮片备用。

陈瑞生等[4]报道了槟榔的炮制方法为：取原药材，除去杂质，分开，洗净，浸泡15～30天，至约七成透；或投入浸润罐内，加水适量，浸泡60～80小时，至内无干心，取出，闷润至软硬适宜，切薄片，薄摊阴干，不宜日晒，否则容易泛色变红，影响美观。

（四）槟榔饮片炮制工艺研究总结

1．历史文献 净制（刮去底、刮去粗皮）、切制（细切、捣末、细锉、切片、切小块），逐渐演变以切片为主。

2．历版《中国药典》 以润透、切薄片、阴干为主。

3．各省市炮制规范 润透、切薄片后阴干或者净制后破碎成颗粒。

4．现代研究文献 采用浸润罐加压浸泡、砂渍法等替代传统水浸泡法，少泡多润，避免长时间浸泡，在确保成分不流失的前提下尽量缩短软化时间。

槟榔含生物碱、鞣质、脂肪油及槟榔红色素、氨基酸等。生物碱主要为槟榔碱，槟榔碱是已知的主要药效成分。不同软化方法对槟榔的有效成分的影响差异较大，大量实验表明，传统的浸泡法会造成槟榔的有效成分的流失，但槟榔质地坚硬，软化很困难，实际生产过程中应尽量缩短浸泡的时间，并且浸泡过程中尽可能不换水；或者采取减压浸润法。此外槟榔饮片的干燥方法对生物碱的含量也有影响，切片后晒干对其生物碱的损失比阴干大得多，故饮片干燥时宜采用阴干。

综合上述研究结果，制定槟榔的炮制工艺为：

槟榔 取原药材，除去杂质，大小分档，浸泡至六七成透时，取出，润透，切薄片（1～2mm），阴干或低温烘干。

十四画

参考文献

[1] 陈顺烈, 邓东云, 邓书林. 槟榔加工法的试验[J]. 中国医院药学杂志, 1988, (09):41-42.

[2] 曾祥林, 刘利敏. 槟榔不同炮制工艺的质量研究[J]. 中药饮片, 1993, (2):24-27.

[3] 阎学红, 卢建峰. 槟榔炮制新法[J]. 河南中医, 2007, (12):69.

[4] 陈瑞生, 陈相银, 张露露. 槟榔的炮制加工[J]. 首都医药, 2011, 18(05):51.

Suan zao ren
酸枣仁

药材来源 鼠李科植物酸枣*Ziziphus jujuba* Mill.var.*spinosa*（Bunge）Hu ex H.F.Chou的干燥成熟种子。

采收加工 秋末冬初采收成熟果实，除去果肉和核壳，收集种子，晒干。

酸枣仁饮片炮制规范

【饮片品名】酸枣仁、炒酸枣仁。

（一）酸枣仁

【饮片来源】本品为酸枣仁药材经净制后的炮制品。

【炮制方法】去残留核壳。用时捣碎。

【饮片性状】本品呈扁圆形或扁椭圆形，长

5～9mm，宽5～7mm，厚约3mm。表面紫红色或紫褐色，平滑有光泽，有的有裂纹。有的两面均呈圆隆状突起：有的一面较平坦，中间有1条隆起的纵线纹：另一面稍突起。一端凹陷，可见线形种脐：另端有细小突起的合点。种皮较脆，胚乳白色，子叶2，浅黄色，富油性。气微，味淡。

【质量控制】

鉴别 （1）本品粉末棕红色。种皮栅状细胞棕红色，表面观多角形，直径约15μm，壁厚，木化，胞腔小；侧面观呈长条形，外壁增厚，侧壁上、中部甚厚，下部渐薄；底面观类多角形或圆多角形。种皮内表皮细胞棕黄色，表面观长方形或类方形，垂周壁连珠状增厚，木化。子叶表皮细胞含细小草酸钙簇晶和方晶。

（2）取本品粉末1g，加甲醇30ml，加热回流1小时，滤过，滤液蒸干，残渣加甲醇0.5ml使溶解，作为供试品溶液。另取酸枣仁皂苷A对照品、酸枣仁皂苷B对照品，加甲醇制成每1ml各含1mg的混合溶液，作为对照品溶液。照薄层色谱法试验，吸取上述两种溶液各5μl，分别点于同一硅胶G薄层板上，以水饱和的正丁醇为展开剂，展开，取出，晾干，喷以1%香草醛硫酸溶液，立即检视。供试品色谱中，在与对照品色谱相应的位置上，显相同颜色的斑点。

（3）取本品粉末1g，加石油醚（60～90℃）30ml，加热回流2小时，滤过，弃去石油醚液，药渣挥干，加甲醇30ml，加热回流1小时，滤过，滤液蒸干，残渣加甲醇2ml使溶解，作为供试品溶液。另取酸枣仁对照药材1g，同法制成对照药材溶液。再取斯皮诺素对照品，加甲醇制成每1ml含0.5mg的溶液，作为对照品溶液。照薄层色谱法试验，吸取上述三种溶液各2μl，分别点于同一硅胶G薄层板上，以水饱和的正丁醇为展开剂，展开，取出，晾干，喷以1%香草醛硫酸溶液，置紫外光灯（365nm）下检视。供试品色谱中，在与对照药材色谱和对照品色谱相应的位置上，显相同的蓝色荧光斑点。

检查 杂质（核壳等） 不得过5%。

水分 不得过9.0%（第二法）。

总灰分 不得过7.0%。

黄曲霉毒素 照黄曲霉毒素测定法测定。

取本品粉末（过二号筛）约5g，精密称定，加入氯化钠3g，照黄曲霉毒素测定法项下供试品的制备方法，测定，计算，即得。

本品每1000g含黄曲霉毒素B_1不得过5μg，黄曲霉毒素G_2、黄曲霉毒素G_1、黄曲霉毒素B_2和黄曲霉毒素B_1总量不得过10μg。

含量测定 （1）酸枣仁皂苷A 照高效液相色谱法测定。

色谱条件与系统适用性试验 以十八烷基硅烷键合硅胶为填充剂；以乙腈为流动相A，以水为流动相B梯度洗脱：0～15分钟，20%～40%A；15～28分钟，40% A；28～30分钟，40%～70%A；30～32分钟，70%～100% A。蒸发光散射检测器检测。理论板数按酸枣仁皂苷A峰计算应不低于2000。

对照品溶液的制备 取酸枣仁皂苷A对照品适量，精密称定，加甲醇制成每1ml含0.1mg的溶液，即得。

供试品溶液的制备 取本品粉末（过四号筛）约1g，精密称定，置索氏提取器中，加石油醚（60～90℃）适量，加热回流4小时，弃去石油醚，药渣挥去溶剂，转移至锥形瓶中，加入70%乙醇20ml，加热回流2小时，滤过，滤渣用70%乙醇5ml洗涤，合并洗液与滤液，回收溶剂至干，残渣加甲醇溶解，转移至5ml量瓶中，加甲醇至刻度，摇匀，滤过，取续滤液，即得。

测定法 分别精密吸取对照品溶液5μl、20μl和供试品溶液10μl，注入液相色谱仪，测定，即得。

本品按干燥品计算，含酸枣仁皂苷A（$C_{58}H_{94}O_{26}$）不得少于0.030%。

（2）斯皮诺素　照高效液相色谱法测定。

色谱条件与系统适用性试验　以十八烷基硅烷键合硅胶为填充剂；以乙腈为流动相A，以水为流动相B梯度洗脱：0~10分钟，12%~19%A；10~16分钟，19%~20%A；16~22分钟，20%~100%A；22~30分钟，100%A。检测波长335nm。理论板数按斯皮诺素峰计算应不低于2000。

对照品溶液的制备　取斯皮诺素对照品适量，精密称定，加甲醇制成每1ml含0.2mg的溶液，即得。

供试品溶液的制备　取本品粉末（过四号筛）约1g，精密称定，置索氏提取器中，加石油醚（60~90℃）适量，加热回流4小时，弃去石油醚，药渣挥去溶剂，转移至锥形瓶中，加入70%乙醇20ml，加热回流2小时，滤过，滤渣用70%乙醇5ml洗涤，合并洗液与滤液，回收溶剂至干，残渣加甲醇溶解，转移至5ml量瓶中，加甲醇至刻度，摇匀，滤过，取续滤液，即得。

测定法　分别精密吸取对照品溶液和供试品溶液各10μl，注入液相色谱仪，测定，即得。

本品按干燥品计算，含斯皮诺素（$C_{28}H_{32}O_{15}$）不得少于0.080%。

（二）炒酸枣仁

【饮片来源】本品为酸枣仁经炒制后的炮制品。

【炮制方法】取净酸枣仁，置预热适度的炒制容器内，用文火炒至鼓起，颜色微加深，有爆鸣声，香气逸出时，取出放凉。用时捣碎。

【饮片性状】本品形如酸枣仁，表面微鼓起，微具焦斑。略有焦香气，味淡。

【质量控制】

检查　水分　不得过7.0%（第二法）。

总灰分　不得过4.0%。

〔鉴别〕〔含量测定〕同酸枣仁。

【性味与归经】甘、酸，平。归肝、胆、心经。

【功能与主治】养心补肝，宁心安神，敛汗，生津。用于虚烦不眠，惊悸多梦，体虚多汗，津伤口渴。

【用法与用量】10~15g。

【贮藏】置阴凉干燥处，防蛀。

十四画

酸枣仁饮片炮制操作规程

（一）酸枣仁

1．产品概述

（1）品名　酸枣仁。

（2）规格　种子。

2．生产依据　按照《中国药典》2015年版一部有关工艺要求及标准，以及拟定的饮片品种炮制工艺执行。

3．工艺流程　取原药材，除去杂质，洗净，干燥，即得。

4．炮制工艺操作要求

（1）挑选　除去杂质和非药用部位。

（2）清洗　按洗药机标准操作规程进行清洗，洗净，沥净水分。

（3）干燥　50℃±5℃，干燥4小时。

（4）包装　无毒乙烯塑料袋或复合袋包装，包装损耗应不超过2.0%。

5．原料规格质量标准　符合《中国药典》2015年版一部酸枣仁药材项下的相关规定。

6．成品质量标准　符合本规范酸枣仁饮片项下的相关规定。

7．成品贮存及注意事项　置通风干燥处，防蛀。

8．工艺卫生要求　符合中药饮片GMP相关工艺卫生要求。

9．主要设备　洗药机、干燥机等设备。

（二）炒酸枣仁

1．产品概述

（1）品名　炒酸枣仁。

（2）规格　种子。

2．生产依据　按照《中国药典》2015年版一部有关工艺要求及标准，以及拟定的饮片品种炮制工艺执行。

3．工艺流程　取净酸枣仁，置预热适度的炒制容器内，用文火炒至鼓起，颜色微加深，有爆鸣声，香气逸出时，取出放凉。用时捣碎。

4．炮制工艺操作要求

（1）加热　炒药机预热至80～120℃。

（2）炒制　取净酸枣仁，置已预热的炒制设备中，用文火炒至表面微鼓起，颜色加深，放晾。

（3）包装　无毒乙烯塑料袋或复合袋包装，包装损耗应不超过2.0%。

5．原料规格质量标准　符合本规范酸枣仁饮片项下的相关规定。

6．成品质量标准　符合本规范炒酸枣仁饮片项下的相关规定。

7．成品贮存及注意事项　置通风干燥处，防蛀。

8．工艺卫生要求　符合中药饮片GMP相关工艺卫生要求。

9．主要设备　炒药机等设备。

酸枣仁饮片炮制规范起草说明

（一）酸枣仁饮片炮制方法历史沿革

1．切制　酸枣仁的切制最早见于宋代齐仲甫的《百问》，记曰："去皮。"明《普济方》中记为"去壳，研成膏"，《理例》中记为"去壳研"，清《说约》中记为"去壳研末"。

2．炮制　酸枣仁的蒸制最早见于南北朝刘宋时期的《证类—雷公》，记为"酸枣人（仁），凡使，采得后，（晒）干、取叶重拌酸枣人蒸半日了，去尖皮了，任研用"。明《入门》中记为"炒熟，再蒸半日，去皮尖研碎用"，《纲目》中亦有"用仁，以叶拌蒸半日，去皮尖"的记载。

炒法是酸枣仁的重要炮制方法之一，自宋代以来其后历代都以炒法为主，沿用至今，主要有微炒、隔纸炒和蚌粉炒，如宋《圣惠方》中有"微炒，炒令香熟"，《药证》中有"去皮炒"，《证类》中有"炒令香熟，捣细为散"，《晋本》中有"微炒去皮研"，《局方》中有"慢火炒令十分香熟，方研破用"。至明代主要是去皮炒，如《普济方》中有"用五两，汤浸去皮，可剥半两净，炒仁令香熟为度"，《准绳》中有"荡去皮，微炒""泡去皮，炒"；《醒斋》中还有"炒爆，研"的记载。此外，在《普济方》《景岳》中还有隔纸炒，记有"泡，去皮，隔纸炒香"。

酸枣仁的酒制始于宋代，直至明清。如宋《百问》中有"酒浸。去壳，研"；在元《丹溪》中有"温酒浸半日，去壳，纸上炒令香熟，以一两半浸去壳，只得一分仁"记载；《世医》中有还记有"去皮，蚌粉炒"。至明代，《奇效》中有"酒浸，去壳，微炒"，《保婴》中有"温酒浸半日，去壳"。至清代，孙望林的《良朋》中有"炒研用东酒三合浸"。此外还出现了姜制法，如清代王孟英的《经纬》中记载的"姜汁炒"。《中国药典》2015年版载有酸枣仁、炒酸枣仁。

历代炮制历史沿革见表1。

表1　酸枣仁炮制历史沿革简况

朝代	沿用方法	新增方法	文献出处
南北朝		酸枣人（仁），凡使，采得后，（晒）干、取叶重拌酸枣人蒸半日了，去尖皮了，任研用	《雷公》
宋代		去皮；酒浸。去壳，研	《百问》
		微炒，炒令香熟	《圣惠方》
	去皮	去皮炒	《药证》
		炒令香熟，捣细为散	《证类》
	去皮	微炒去皮研	《晋本》
		慢火炒令十分香熟，方研破用	《局方》
元代		温酒浸半日，去壳，纸上炒令香熟，以一两半浸去壳，只得一分仁	《丹溪》
	去皮	蚌粉炒	《世医》
明代		炒熟，再蒸半日，去皮尖研碎用	《入门》
		用仁，以叶拌蒸半日，去皮尖	《纲目》
	去壳研		《理例》
		去壳，研成膏；用五两，汤浸去皮，可剥半两净，炒仁令香熟为度；泡，去皮，隔纸炒香	《普济方》
		荡去皮，微炒；泡去皮，炒	《准绳》
		炒爆，研	《醒斋》
		酒浸，去壳，微炒	《奇效》
		温酒浸半日，去壳	《保婴》
清代		姜汁炒	《经纬》
		炒研用东酒三合浸	《良朋》

通过对酸枣仁各种炮制方法的考证，发现酸枣仁的炮制方法很多，主要有蒸制、炒制、酒制、姜汁制等。炒酸枣仁自宋代沿用至今，仍以古人“微炒，炒令香熟”及去皮、去壳为基本要求。

（二）酸枣仁饮片药典及地方炮制规范

现代炮制方法见表2。

表2　《中国药典》及各地炮制规范收载的酸枣仁炮制方法

药典及规范	炮制方法
《中国药典》（1977 年版）	酸枣仁　除去残留核壳，用时捣碎 炒酸枣仁　取净酸枣仁，照清炒法炒至外皮鼓起、色微变深
《中国药典》（1985 年版） 《中国药典》（1990 年版） 《中国药典》（1995 年版） 《中国药典》（2000 年版） 《中国药典》（2005 年版） 《中国药典》（2010 年版） 《中国药典》（2015 年版）	酸枣仁　除去残留核壳，用时捣碎 炒酸枣仁　取净酸枣仁，照清炒法炒至鼓起、色微变深。用时捣碎

十四画

续表

药典及规范	炮制方法
《安徽省中药饮片炮制规范》（2005年版）	酸枣仁　取原药材，除去残留核壳、杂质。用时捣碎 炒酸枣仁　取净酸枣仁，照炒黄法，炒至微鼓起，有香气逸出
《广西壮族自治区中药饮片炮制规范》（2007年版）	生酸枣仁　除去残留核壳，用时捣碎 炒酸枣仁　取生酸枣仁，置锅内用文火炒至外皮鼓起，色微变深，取出，放凉，用时捣碎
《贵州省中药饮片炮制规范》（2005年版）	酸枣仁　取原药材，除去残留核壳。必要时淘净，干燥。用时捣碎 炒酸枣仁　取净酸枣仁，照清炒法用文火炒至鼓起、有香气逸出
《河南省中药饮片炮制规范》（2005年版）	酸枣仁　除去杂质及核壳。用时捣碎 炒酸枣仁　取净酸枣仁，照清炒法炒至微鼓起，色微变深。用时捣碎 酸枣仁炭　取净酸枣仁，照炒法炒至表面显焦黑色
《湖南省中药饮片炮制规范》（2010年版）	酸枣仁　取原药材，除去残留核壳及杂质 炒酸枣仁　取净药材，照炒黄法炒至鼓起，色微变深
《江西省中药饮片炮制规范》（2008年版）	酸枣仁　取原药，除去杂质及残留核壳。用时捣碎 炒酸枣仁　取净酸枣仁，用文火炒至外皮鼓起、色微变深为度。用时捣碎 猪心血炒酸枣仁　将新鲜猪心剖开，挤出的猪心血滴入盛有适量清水的容器内，搅匀，再与酸枣仁拌匀，待吸尽后，置铜锅内，用文火炒干。用时捣碎
《上海市中药饮片炮制规范》（2008年版）	生酸枣仁　将原药除去杂质，不洁者淘净，干燥，筛去灰屑 炒酸枣仁　取生酸枣仁，照清炒法清炒至鼓起，微具焦斑，筛去灰屑
《浙江省中药炮制规范》（2005年版）	酸枣仁　取原药，除去核壳等杂质，洗净，干燥。用时捣碎 炒酸枣仁　取酸枣仁，炒至表面微鼓起，色微变深，香气逸出时，取出，摊凉。用时捣碎
《山东省中药炮制规范》（1990年版）	酸枣仁　除去杂质，用水漂净硬壳，干燥，或去净杂质，簸尽硬壳 炒酸枣仁　将净酸枣仁置锅内，文火炒至微鼓起，有香气逸出时，取出，放凉
《北京市中药饮片炮制规范》（2008年版）	酸枣仁　取原药材，除去杂质及残留核壳 炒酸枣仁　取净酸枣仁，置热锅内，用文火炒至鼓起，表面颜色变深，并有香气逸出时，取出，晾凉
《陕西省中药饮片标准》（2008年版）	酸枣仁　取药材酸枣仁，除去残留核壳及杂质 炒酸枣仁　取饮片酸枣仁，照清炒法炒至鼓起，色微变深
《云南省中药饮片炮制规范》（1986年版）	酸枣仁　取原药筛去灰壳，用时捣碎 炒酸枣仁　取原药筛去灰壳；放入锅内，用文火炒至稍变色，有香气，取出，晾冷即可
《辽宁省中药炮制规范》（1987年版）	酸枣仁　簸净核壳，用时捣碎 炒酸枣仁　取净酸枣仁，置锅内用微火炒至外皮鼓起并有香气时，取出，放凉。用时捣碎
《全国中药炮制规范》（1988年版）	酸枣仁　取原药材，除去杂质及核壳，洗净，晒干 炒酸枣仁　取净酸枣仁，置锅内，用文火加热炒至微鼓起，有香气逸出时，取出放凉
《吉林省中药炮制标准》（1986年版）	酸枣仁　除去杂质，洗净灰土，捞出，晒干 炒枣仁　取净酸枣仁，置锅中，用文火炒致微变深色时，取出，晾凉。用时捣碎
《福建省中药炮制规范》（1988年版）	酸枣仁　除去杂质。用时捣碎 炒酸枣仁　取净酸枣仁，照炒黄法炒至鼓起，色略深。用时捣碎 蜜酸枣仁　取净酸枣仁，照蜜炙法炒至不粘手 盐酸枣仁　取净酸枣仁，照盐水炙法炒干

（三）酸枣仁饮片现代炮制研究

于定荣等[1]等采用清炒法和微波炮制方法考察其对酸枣仁中有效成分酸枣仁皂苷A、B及浸出物含量的影响，结果表明，酸枣仁经炮制以后，各炮制品中的酸枣仁皂苷A、B及浸出物的含量均高于生品，而微波炮制品高于炒黄品。说明酸枣仁经清炒和微波炮制后，易使酸枣仁质地酥脆，易于粉碎，利于有效成分的溶出。

目前国内外学者已经初步阐明酸枣仁镇静安眠的有效成分主要是黄酮类化合物，李晓东[2]发现，炒制未引起酸枣仁油脂、皂苷和黄酮等各类化合物的质的变化，却使总黄酮的含量有所增加，表明炒制是有必要的。

高剑峰等[3]探讨并比较了酸枣仁生品及7个不同炮制品中总黄酮的含量。结果：总黄酮含量由高到低的顺序为210℃烘品＞炒焦品＞170℃烘品＞炒黄品＞蒸品＞140℃烘品＞生品。结果表明，酸枣仁经过炒、蒸、烘等炮制后各炮制品中总黄酮的含量均高于生品。加热等因素致使各炮制品中总黄酮含量均有升高，这与临床及其成药中多用炒制品有一定关系，可能与炮制后酸枣仁中总黄酮类物质易于溶出有关，也可能与传统医学中“酸枣仁必分生炒两用，多眠用生品，不眠用炒品以及久炒失效”的记载相吻合。

（四）酸枣仁饮片炮制工艺研究总结

1．历史文献 炒制、制炭、煨制、蜜制、盐制等，以炒制为最常见。

2．历版《中国药典》 酸枣仁、炒酸枣仁等，以炒制为最常用。

3．各省市炮制规范 酸枣仁、炒酸枣仁、蜜酸枣仁、盐酸枣仁等，以炒制为最常用。

4．现代研究文献 酸枣仁、炒酸枣仁等，以炒制为最常用。

综合上述研究结果，制定酸枣仁的炮制工艺为：

酸枣仁　去残留核壳。用时捣碎。

炒酸枣仁　取净酸枣仁，置预热适度的炒制容器内，用文火炒至鼓起，颜色微加深，有爆鸣声，香气逸出时，取出放凉。同时捣碎。

十四画

参考文献

[1] 于定荣，杨梓懿，邹建武．酸枣仁不同炮制品中酸枣仁皂苷A和B及浸出物含量的测定[J]．时珍国医国药，2007，18(11):2875-2876.

[2] 李晓东，杨培民，齐立红．酸枣仁炮制前后有效成分的比较分析[J]．山东中医杂志，1999，18(5): 225-226.

[3] 高剑峰，孙守景．酸枣仁及其不同炮制品中总黄酮的含量比较[J]．时珍国医国药，2004，15(6): 331-332.

Zhe shi

赭石

药材来源　本品为氧化物类矿物刚玉族赤铁矿，主含三氧化二铁（Fe_2O_3）。

采收加工　采挖后，除去杂石。

赭石饮片炮制规范

【饮片品名】赭石、煅赭石。

（一）赭石

【饮片来源】本品为赭石药材经砸碎后的炮制品。

【炮制方法】除去杂质，砸碎。

【饮片性状】本品为不规则碎块，暗棕红色或灰黑色，有的具金属光泽。体重，质硬，砸断面显层叠状。气微，味淡。

【质量控制】

鉴别　取本品粉末0.1g，加盐酸2ml，振摇，滤过，取滤液2滴，加硫氰酸铵试液2滴，溶液即显血红色；另取滤液2滴，加亚铁氰化钾试液1～2滴，即生成蓝色沉淀；再加25%氢氧化钠溶液5～6滴，沉淀变成棕色。

含量测定　取本品细粉约0.25g，精密称定，置锥形瓶中，加盐酸15ml与25%氟化钾溶液3ml，盖上表面皿，加热至微沸，滴加6%氯化亚锡溶液，不断摇动，待分解完全，瓶底仅留白色残渣时，取下，用少量水冲洗表面皿及瓶内壁，趁热滴加6%氯化亚锡溶液至显浅黄色（如氯化亚锡加过量，可滴加高锰酸钾试液至显浅黄色），加水100ml与25%钨酸钠溶液15滴，并滴加1%三氯化钛溶液至显蓝色，再小心滴加重铬酸钾滴定液（0.01667mol/L）至蓝色刚好褪尽，立即加硫酸-磷酸-水（2∶3∶5）10ml与二苯胺磺酸钠指示液5滴，用重铬酸钾滴定液（0.01667mol/L）滴定至溶液显稳定的蓝紫色。每1ml重铬酸钾滴定液（0.01667mol/L）相当于5.585mg的铁（Fe）。本品含铁（Fe）不得少于45.0%。

（二）煅赭石

【饮片来源】本品为赭石经锻淬后的炮制品。

【炮制方法】取净赭石，砸成碎块，置适宜的容器内，煅至红透，醋淬，取出，干燥，碾成粗粉。

每100kg赭石，用醋30kg。

【饮片性状】本品呈粉末状，暗棕褐色或暗红色，质疏松，略有醋气。

【质量控制】〔鉴别〕〔含量测定〕同赭石。

【性味与归经】苦，寒。归肝、心、肺、胃经。

【功能与主治】平肝潜阳，重镇降逆，凉血止血。用于眩晕耳鸣，呕吐，噫气，呃逆，喘息，吐血，衄血，崩漏下血。

【用法与用量】9～30g，先煎。

【贮藏】置干燥处。

赭石饮片炮制操作规程

（一）赭石

1．产品概述

（1）品名　赭石。

（2）规格　颗粒。

2．生产依据　按照《中国药典》2015年版一部有关工艺要求及标准，以及拟定的饮片品种炮制工艺执行。

3．工艺流程　除去杂质，砸碎，牛皮纸包装。

4．炮制工艺操作要求　包装损耗应不超过1.0%

5．原料规格质量标准　符合《中国药典》

2015年版一部赭石药材项下的相关规定。

6．成品质量标准 符合本课题研究制订的赭石炮制规范正文中的相关规定。

7．成品贮存及注意事项 置干燥处。

8．工艺卫生要求 符合中药饮片GMP相关工艺卫生要求。

9．主要设备 粉碎机等设备。

（二）煅赭石

1．产品概述

（1）品名 煅赭石。

（2）规格 粗粉。

2．生产依据 按照《中国药典》2015年版一部有关工艺要求及标准，以及拟定的饮片品种炮制工艺执行。

3．工艺流程 取净赭石，置煅药炉中，煅至红透，立即倒入醋液中，反复煅淬至质地酥脆，醋液用尽，煅淬的赭石，放凉，碾成粗粉，干燥，牛皮纸包装。每100kg赭石，用醋30kg。

4．炮制工艺操作要求

（1）煅制 取净赭石，置煅药炉中，750℃煅至红透。

（2）醋淬 煅至红透的赭石立即倒入醋液中，反复煅淬至质地酥脆，醋液用尽。

（3）碾粉 煅淬的赭石，放凉，碾成粗粉，过60目筛。

（4）干燥。

（5）包装 牛皮纸包装，包装损耗应不超过1.0%。

5．原料规格质量标准 符合《中国药典》2015年版一部赭石药材项下的相关规定。

6．成品质量标准 符合本课题研究制订的赭石炮制规范正文中的相关规定。

7．成品贮存及注意事项 置干燥处。

8．工艺卫生要求 符合中药饮片GMP相关工艺卫生要求。

9．主要设备 煅药炉、粉碎机、包装机等设备。

赭石饮片炮制规范起草说明

（一）赭石炮制方法历史沿革

1．切制 碎《金匮》；研《圣惠方》。

2．炮制

（1）煅法

①煅 煅研《总录》。

②煅后醋淬 凡使，并用火煅，醋淬七遍，捣研水飞令极细，方入药用《局方》；壳醋淬七次，研《博济》；以火烧血师通赤，淬入醋中，以淬竭为度，捣罗如面《证类》；火煅，米醋淬，不拘遍数，以手捻得碎为度，研细，水飞《总微》；烧，醋淬七次，研《丹溪》；煅，醋淬，研《普济方》；今人惟煅赤以醋淬三次或七次，研，水飞过用，取其相制，并为肝经血分引用也《纲目》；火煅醋淬至酥，研末，水飞过用《幼幼》；煅醋淬《本草述》；煅赤醋淬，三次或七次，研末水飞《钩元》。

（2）水飞 研粉水飞用《医学》。

（3）煮 凡使，不计多少，用（蜡）水细研尽，重重飞过，水面上有赤色如薄云者去之，然后用细茶脚汤煮之，一伏时了，取出，又研一万匝方入。用净铁铛一口，著火得铛热底赤，即下白蜡一两，于铛底，逡巡间，便投新汲水冲之于中，沸一二千度了，如此放冷，取出，使之《雷公》。以酒醋煮之，插铁钉于内，扇之成汁《纲目》。

（4）煨 煨赤研《普济方》；煨飞《医案》。

历代炮制历史沿革见表1。

表1　赭石炮制历史沿革简况

朝代	沿用方法	新增方法	文献出处
唐以前及唐		碎	《金匮》
		凡使，不计多少，用（蜡）水细研尽，重重飞过，水面上有赤色如薄云者去之，然后用细茶脚汤煮之，一伏时了，取出，又研一万匝方入。用净铁铛一口，著火得铛热底赤，即下白蜡一两，于铛底，逡巡间，便投新汲水冲之于中，沸一二千度了，如此放冷，取出，使之	《雷公》
宋代	水飞	凡使，并用火煅，醋淬七遍，捣研水飞令极细，方入药用	《局方》
		研	《圣惠方》
		煅研	《总录》
		壳醋淬七次，研	《博济》
		以火烧血师通赤，淬入醋中，以淬竭为度，捣罗如面	《证类》
		火煅，米醋淬，不拘遍数，以手捻得碎为度，研细，水飞	《总微》
元代	研、煅淬	烧，醋淬七次，研	《丹溪》
明代	研、煅淬、水飞	今人惟煅赤以醋淬三次或七次，研，水飞过用；以酒醋煮之，插铁钉于内，扇之成汁	《纲目》
		煅，醋淬，研 煨赤研	《普济方》
		研粉水飞用	《医学》
清代	煅淬、水飞、煨	火煅醋淬至酥，研末，水飞过用	《幼幼》
		煅醋淬	《本草述》
		煨飞	《医案》
		煅赤醋淬，三次或七次，研末水飞	《钩元》

（二）赭石饮片药典及地方炮制规范

1．净制　除去杂质。

2．切制　砸碎。

3．炮制

（1）煅淬　取净赭石，砸成碎块，照锻淬法煅至红透，醋淬，碾成粗粉。

（2）明煅　取净赭石至无烟炉火中或砂罐内，用武火煅烧，内服的煅烧至灰白色并无臭气发出时；外用的煅至白色。取出，晾凉，碾碎。

现代炮制方法见表2。

表2 《中国药典》及各地炮制规范收载的赭石炮制方法

药典及规范	炮制方法
《中国药典》（1963年版）	赭石　拣去杂质，砸碎，过筛即得 煅赭石　取刷净的赭石，砸碎，置坩埚内，在无烟炉火中煅至红透，取出，立即倒入醋盆中，淬酥，捣碎，再煅淬一次，取出，晒干，碾成粗粉即得。每100kg赭石，用醋两次共50～60kg
《中国药典》（1977年版）	赭石　除去杂质，砸碎，碾细 煅赭石　取净赭石，砸碎，照煅法煅至红透，立即倒入醋内淬酥。每100kg赭石，用醋20～30kg
《中国药典》（1985年版） 《中国药典》（1990年版） 《中国药典》（1995年版） 《中国药典》（2000年版） 《中国药典》（2005年版） 《中国药典》（2010年版） 《中国药典》（2015年版）	赭石　除去杂质，砸碎 煅赭石　取净赭石，砸碎，照煅淬法煅至红透，醋淬，碾成粗粉。每100kg赭石，用醋30kg

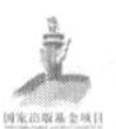

续表

药典及规范	炮制方法
《全国中药炮制规范》（1988年版）	代赭石　取原药材，除去杂质，砸碎，碾细 醋赭石　取净赭石碎块，置无烟炉火上或适宜的容器中，用武火加热煅至红透，取出，立即倒入醋中淬酥。如此反复煅淬数次，直至酥脆，取出，晒干。每100kg赭石，用醋55～65kg
《湖南省中药饮片炮制规范》（2010年版）	煅赭石　取原药材，拣去杂质，捣碎，照煅淬法煅透，醋淬，研粉。每100kg赭石，用醋20kg
《湖北省中药饮片炮制规范》（2009年版）	赭石　除去杂质，砸碎 煅赭石　取净赭石碎块，照煅淬法煅至红透，醋淬，冷后碾成粗粉。每100kg赭石，用醋30kg
《北京市中药饮片炮制规范》（2008版）	赭石　取原药材，除去杂石，加工成碎块 煅赭石　取净赭石，置煅炉或适宜的容器内，煅（约700℃，20分钟）至红透，取出，立即投入米醋中浸淬，捞出，晾干，未煅透者再反复烧煅和浸淬，直至酥脆。每100kg净赭石，用米醋30～60kg
《上海市中药饮片炮制规范》（2008年版）	赭石　将原药除去杂质，敲成小于1cm的块，用50目筛筛去灰屑 煅赭石　取原药除去杂质，照煅淬法煅至红透，醋淬，干燥后敲成小于1cm的块或碾成粗粉。每代赭石100kg，用米醋30kg
《江西省中药饮片炮制规范》（2008年版）	赭石　除去杂质，砸碎 煅赭石　（1）取净赭石，砸碎，照煅淬法煅至红透，醋淬，碾成粗粉。每100kg赭石，用醋30kg。（2）取净赭石，置适宜的容器内，煅至红透，立即投入醋中淬之，反复煅淬至酥取出，打碎或碾粉
《重庆市中药饮片炮制规范及标准》（2006年版）	赭石　除去杂质，砸碎或研成细粉 煅赭石　取净赭石，照煅淬法煅至红透，醋淬，碾成粗粉。每100kg赭石，用醋30kg
《河南省中药饮片炮制规范》（2005年版）	赭石　除去杂质，砸碎或碾细 煅赭石　取净赭石，砸碎，照煅淬法煅至红透，醋淬，碾成粗粉。每100kg赭石，用醋20kg
《天津市中药饮片炮制规范》（2005年版）	赭石　除去杂质，砸碎 煅赭石　取赭石，砸成小块，烧煅至红透，取出，醋淬，反复煅至酥脆，取出，干燥，粉碎成粗颗粒。每赭石100kg，用醋40～50kg
《浙江省中药炮制规范》（2005年版）	赭石　除去杂质，砸碎 煅赭石　取原药，除去杂质，砸碎，置无烟炉火上或适宜容器内，煅至红透，取出，立即投入醋内，淬至质地酥脆时，取出，漂净，干燥。砸碎如米粒大小。每赭石100kg，用醋30kg
《贵州省中药饮片炮制规范》（2005年版）	赭石　除去杂质，砸碎 煅赭石　取净赭石碎块，照煅淬法煅至红透，醋淬，碾成粗粉。每100kg赭石，用醋30kg
《安徽省中药饮片炮制规范》（2005年版）	赭石　除去杂质，洗净，干燥，打成碎块或碾成粗粉 煅赭石　取净赭石碎块，照煅淬法，用醋淬至药物酥脆，取出，干燥，碾碎。每100kg赭石，用米醋30kg
《山东省中药炮制规范》（2002年版）	赭石　去净杂质，砸成碎块或碾成粉末 煅赭石　取净赭石块直接放于无烟的炉火上，或装入耐火容器内，武火煅烧至红透后，取出，迅即投入米醋内，淬酥，捞出，若不酥脆，可反复煅淬至酥，干燥，碾成粗粉。每100kg赭石，用米醋30kg
《吉林省中药炮制标准》（1986年版）	赭石　除去杂质，砸碎 煅赭石　取净赭石小块，置适宜容器中。以武火煅至红透，取出，放醋内淬之。如此反复操作，直到淬酥为止，取出，晾凉。每100kg赭石，用米醋30kg
《四川省中药饮片炮制规范》（1984年版）	赭石　除去杂质，砸碎，碾细粉 煅赭石　取净赭石，砸碎，照明煅法煅至红透，醋淬至酥松。每100kg赭石，用醋30kg
《甘肃省中药炮制规范》（1980年版）	赭石　除去杂质，砸碎 煅赭石　取净赭石至无烟炉火中或砂罐内，用武火煅烧，内服的煅烧至灰白色并无臭气发出时；外用的煅至白色。取出，晾凉，碾碎
《辽宁省中药炮制规范》（1975年版）	赭石　除去杂质，砸碎 煅赭石　取赭石小块，置容器中。加热煅烧至内外红透为度，取出，趁热投入米醋中淬酥，取出，如仍有坚硬不脆者，按上法再煅淬一次。直到全部酥脆，取出，晾凉，粉碎成细粉。每100kg赭石，用米醋30kg

十五画

从古代文献资料中可以看出，历代沿用过的赭石炮制方法有5种，所用的辅料有醋等。其中以研、水飞、煅淬为常见方法，而煅淬法最为常用。现代炮制方法仍沿用粉碎、煅淬为主流，其他方法少见承袭。

（三）赭石饮片现代炮制研究

煅赭石比生赭石Mn、Fe、Al、Ca、Mg等成分的溶出量都有较大的增加，证明煅后药物质地酥脆，确使有效成分易于溶出，尤其Ca的溶出量增加30倍。由于含砷量大大减少，毒性降低。煅制易于粉碎和煎出有效成分。

侯嵘峤等研究认为：药块粒径2.0cm±0.1cm，置马弗炉中，670℃煅制1小时，煅淬1次，是赭石最佳的煅淬工艺[1]。林小明通过正交试验，优选出赭石最佳的煅淬方法为：取净生赭石，打碎成1～1.5cm，放入坩锅内，置马福炉中650℃煅烧40分钟，倒入醋中淬（每100kg赭石用40ml醋），取出再锻再淬，反复至醋尽[2]。

（四）赭石饮片炮制工艺研究总结

1．历史文献 净制、切制（细研、水飞）、醋淬法，以煅淬法为最常见。

2．历版《中国药典》 赭石、煅赭石等，以煅赭石为最常用。

3．各省市炮制规范 赭石、煅淬赭石、明煅赭石等，以煅淬赭石为最常用。

4．现代研究文献 净制、切制、生赭石、煅赭石等，以煅赭石为最常用。

综合上述研究结果，制定赭石的炮制工艺为：

赭石 除去杂质，砸碎。

煅赭石 取净赭石，砸成碎块，置适宜的容器内，煅至红透，醋淬，取出，干燥，碾成粗粉。每100kg赭石，用醋30kg。

十五画

参考文献

[1] 侯嵘峤，刘新华，原中．赭石最佳炮制工艺条件的实验研究[J]．沈阳药科大学学报，1996，13(1):59-60.

[2] 林小明．正交试验法探讨赭石的炮制方法[J]．中成药，1987，(8):15-16.

墨旱莲

Mo han lian

药材来源 本品为菊科植物鳢肠*Eclipta prostrata* L.的干燥地上部分。

采收加工 花开时采割，晒干。

墨旱莲饮片炮制规范

【饮片品名】墨旱莲。

【饮片来源】本品为墨旱莲药材经切制后的炮制品。

【炮制方法】取原药材，除去杂质，略洗，切段，干燥，即得。

【饮片性状】本品呈不规则的段。茎圆柱形，表面绿褐色或墨绿色，具纵棱，有白毛，切面中空或有白色髓。叶多皱缩或破碎，墨绿色，密生白毛，展平后，可见边缘全缘或具浅锯齿。头状花序。气微，味微咸。

【质量控制】

鉴别 （1）取本品，浸水后，搓其茎叶，显墨绿色。

（2）本品叶表面观：非腺毛多为3细胞，长260～700μm，基部细胞稍膨大，中部细胞较长，壁增厚，有明显疣状突起，顶端细胞急尖而短，近三角形。气孔不定式，副卫细胞3～4个。

（3）取本品粉末2g，加70%甲醇20ml，超声处理45分钟，滤过，取滤液作为供试品溶液。另取墨旱莲对照药材2g，同法制成对照药材溶液。再取旱莲苷A对照品，加甲醇制成每1ml含0.5mg的溶液，作为对照品溶液。照薄层色谱法试验，吸取供试品溶液和对照药材溶液各10μl、对照品溶液5μl，分别点于同一硅胶G薄层板上，以二氯甲烷-乙酸乙酯-甲醇-水（30∶40∶15∶3）为展开剂，展开，取出，晾干，喷以香草醛硫酸试液，在105℃加热至斑点显色清晰。供试品色谱中，在与对照药材色谱和对照品色谱相应的位置上，显相同颜色的斑点。

检查　水分　不得过13.0%（第二法）。

总灰分　不得过14.0%。

酸不溶性灰分　不得过3.0%。

含量测定　照高效液相色谱法测定。

色谱条件与系统适用性试验　以十八烷基硅烷键合硅胶为填充剂；以甲醇为流动相A，以0.5%醋酸溶液为流动相B，按下表中的规定进行梯度洗脱；检测波长为351nm。理论板数按蟛蜞菊内酯峰计算应不低于6000。

时间（分钟）	流动相A（%）	流动相B（%）
0 ~ 10	35 → 59	65 → 41
10 ~ 20	59	41

对照品溶液的制备　取蟛蜞菊内酯对照品适量，精密称定，加甲醇制成每1ml含10μg的溶液，即得。

供试品溶液的制备　取本品粉末（过三号筛）约1g，精密称定，置具塞锥形瓶中，精密加入70%乙醇50ml，称定重量，加热回流1小时，放冷，再称定重量，用70%乙醇补足减失的重量，摇匀，滤过，取续滤液，即得。

测定法　分别精密吸取对照品溶液与供试品溶液各20μl，注入液相色谱仪，测定，即得。

本品按干燥品计算，含蟛蜞菊内酯（$C_{16}H_{12}O_7$）不得少于0.040%。

【性味与归经】甘、酸，寒。归肾、肝经。

【功能与主治】滋补肝肾，凉血止血。用于肝肾阴虚，牙齿松动，须发早白，眩晕耳鸣，腰膝酸软，阴虚血热吐血、衄血、尿血，血痢，崩漏下血，外伤出血。

【用法与用量】6～12g。

【贮藏】置通风干燥处。

墨旱莲饮片炮制操作流程

1. 产品概述

（1）品名　墨旱莲。

（2）规格　段。

2. 生产依据　按照《中国药典》2015年版一部有关工艺要求及标准，以及拟定的饮片品种炮制工艺执行。

3. 工艺流程　取原药材，除去杂质，略洗，切段，干燥，即得。

4. 炮制工艺操作要求

（1）挑拣　除去杂质，大小分档。

（2）洗润　取净药材，用漏水容器进行水淘洗后，再经清水冲洗。

（3）切制　切10～15mm段。

（4）干燥　80℃以下烘干，控制成品含水量在安全水分要求范围内。

（5）包装　无毒聚乙烯塑料透明袋手工包装，包装损耗应不超过2.0%。

5. 原料规格质量标准　符合《中国药典》2015年版一部墨旱莲药材项下的相关规定。

6. 成品质量标准　符合本规范墨旱莲饮

片项下的相关规定。

7. 成品贮存及注意事项 置通风干燥处。

8. 工艺卫生要求 符合中药饮片GMP相关工艺卫生要求。

9. 主要设备 切药机、烘干箱等设备。

墨旱莲饮片炮制规范起草说明

(一)墨旱莲饮片炮制方法历史沿革

1. 切制 明代记载有"剉碎"《品汇》、"切碎"《保元》。

2. 炮制

(1)炒制 明代记载有"炒干"《保元》。此法现已不用。

(2)熬制 明代记载到"宜熬膏用,须日色中"《大法》。此法现已不用。

(3)盐制 明代有"以青盐腌一二宿,晒干,为极末"《醒斋》。此法现已不用。

(4)取汁制 明代有"取自然汁"《瑶函》。此法现已不用。

(5)酒盐制 清代有"乌须固齿,旱莲草一斤,酒洗净,青盐四两,淹两三宿同汁炒存性,研末,日用揩牙并咽汁"《握灵》。此法现已不用。

(6)童便制 清代有"利水童便煮,巩妨胃姜汁蒸,研末服治脏毒"《得配》。此法现已不用。

历代炮制历史沿革见表1。

表1 墨旱莲炮制历史沿革简况

朝代	沿用方法	新增方法	文献出处
明代		拣选无泥土者,不宜水洗,剉碎用	《品汇》
		炒干、切碎	《保元》
		宜熬膏用,须日色中	《大法》
		以青盐腌一二宿,晒干,为极末	《醒斋》
		取自然汁	《瑶函》
		乌须固齿,旱莲草一斤,酒洗净,青盐四两,淹两三宿同汁炒存性,研末,日用揩牙并咽汁	《握灵》
清代	研末	利水童便煮,巩妨胃姜汁蒸,末服治脏毒	《得配》

历代墨旱莲的炮制主要以净选、切制为主,亦有炒制、熬制、盐制、酒盐制等方法,近代个别地区有炭品使用,综合来看,墨旱莲生品是历代最常用的炮制品。

(二)墨旱莲饮片药典及地方炮制规范

1. 切制 除去杂质,略洗,切段,晒干。

2. 炮制 制炭:取净墨旱莲段,置热锅内,用中火炒至表面焦褐色、内部焦黄色,喷淋清水少许,熄灭火星,取出,晾干。

现代炮制方法见表2。

表2 《中国药典》及各地炮制规范收载的墨旱莲炮制方法

药典及规范	炮制方法
《中国药典》(1977年版) 《中国药典》(1985年版) 《中国药典》(1990年版) 《中国药典》(1995年版) 《中国药典》(2000年版) 《中国药典》(2005年版)	墨旱莲 除去杂质,略洗,切段,晒干

续表

药典及规范	炮制方法
《中国药典》（2010年版） 《中国药典》（2015年版）	墨旱莲　除去杂质，略洗，切段，晒干
《全国中药炮制规范》（1988年版）	墨旱莲　取原药材，除去杂质及残根，抢水洗净，稍润，切段，干燥
《山东省中药炮制规范》（1990年版）	墨旱莲　去除残根、泥沙及杂质，洗净，稍润，切段，干燥
《上海市中药饮片炮制规范》（2008年版）	墨旱莲　将原药除去残根等杂质，略洗，切短段，干燥，筛去灰屑
《安徽省中药饮片炮制规范》（2005年版）	墨旱莲　取原药材，除去杂质，抢水洗净，稍晾，切段，干燥 墨旱莲炭　取净墨旱莲段，照炒炭法，用中火加热，炒至表面焦褐色
《浙江省中药炮制规范》（2005年版）	墨旱莲　取原药，除去杂质，抢水洗净，切段，干燥
《江西省中药饮片炮制规范》（2008年版）	墨旱莲　除去杂质，抢水洗净，润软，切段，干燥
《福建省中药炮制规范》（1988年版）	墨旱莲　除去杂质，抢水洗净，切中段，干燥
《四川省中药饮片炮制规范》（2002年版）	墨旱莲　除去泥沙、杂质及残根，淋洗，切段，干燥
《河南省中药饮片炮制规范》（2005年版）	墨旱莲　除去杂质，略洗，切段，晒干 墨旱莲炭　取墨旱莲段，照炒炭法炒至焦褐色
《湖南省中药饮片炮制规范》（2010年版）	墨旱莲　取原药材，除去杂质及残根，抢水洗净，稍润，切中段，干燥
《贵州省中药饮片炮制规范》（2005年版）	墨旱莲　取原药材，除去杂质，略洗，切段，晒干
《江苏省中药饮片炮制规范》（2002年版）	墨旱莲　取原药材，除去杂质，抢水洗净，稍晾，切段，干燥
《广东省中药炮制规范》（1984年版）	墨旱莲　除去杂质，切去根头，洗净，切长段，干燥
《广西壮族自治区中药饮片炮制规范》（2007年版）	墨旱莲　除去杂质，略洗净，切短段，晒干，筛去灰屑
《重庆市中药饮片炮制规范及标准》（2006年版）	墨旱莲　除去泥沙、杂质及残根，略洗，切段，干燥

历版药典收载墨旱莲的炮制方法为“除去杂质，略洗，切段，晒干”。各地方炮制规范大多数与药典收载一致，安徽、河南2省炮制规范还收载有墨旱莲炭。

（三）墨旱莲饮片炮制工艺研究总结

1. 历史文献　墨旱莲在古代的炮制方法曾有净制、切制、炒制、熬制、盐制、酒盐制等方法。

2. 历版《中国药典》　均收载墨旱莲。

3. 各省市炮制规范　收载有墨旱莲、墨旱莲炭，但主要以墨旱莲为主。

4. 现代研究文献　未见与墨旱莲炮制有关的文献。

综合上述研究结果，制定墨旱莲的炮制工艺为：

墨旱莲　取原药材，除去杂质，略洗，切段，干燥，即得。

Jiang can

僵蚕

药材来源　本品为蚕蛾科昆虫家蚕*Bombyx mori* Linnaeus 4～5龄的幼虫感染（或人工接种）白僵菌*Beauveria bassiana* (Bals.) Vuillant而致死的干燥体。

采收加工　多于春、秋季生产，将感染白僵菌病死的蚕干燥。

僵蚕饮片炮制规范

【饮片品名】僵蚕、炒僵蚕。

（一）僵蚕

【饮片来源】本品为僵蚕药材的加工炮制品。

【炮制方法】取僵蚕药材，淘洗后干燥，除去杂质。

【饮片性状】本品略呈圆柱形，多弯曲皱缩。表面灰黄色，被有白色粉霜状的气生菌丝和分生孢子。质硬而脆，易折断，断面平坦。气微腥，味微咸。

【质量控制】

鉴别　本品粉末灰棕色或灰褐色。菌丝体近无色，细长卷曲缠结在体壁中。气管壁碎片略弯曲或呈弧状，具棕色或深棕色的螺旋丝。表皮组织表面具网格样皱缩纹理以及纹理突起形成的小尖突，有圆形毛窝，边缘黄色；刚毛黄色或黄棕色，表面光滑，壁稍厚未消化的桑叶组织中大多含草酸钙簇晶或方晶。

检查　杂质　不得过3.0%。

水分　不得过13.0%（第二法）。

总灰分　不得过7%。

浸出物　照醇溶性浸出物测定法项下的热浸法测定，用稀乙醇作溶剂，不得少于20.0%。

（二）炒僵蚕

【饮片来源】本品为僵蚕经麸炒后的炮制品。

【炮制方法】先将炒制容器加热，至撒入麸皮即刻烟起，随即投入净僵蚕，迅速翻动，炒至表面呈黄色时，取出，筛去麸皮，放凉，即得。

每100kg僵蚕，用麸皮10kg。

【饮片性状】本品略呈圆柱形，多弯曲皱缩。表面黄色，偶有焦黄斑。略有腥气。

【质量控制】〔鉴别〕〔检查〕〔浸出物〕同僵蚕。

【性味与归经】咸、辛，平。归肝、肺、胃经。

【功能与主治】息风止痉，祛风止痛，化痰散结。用于肝风夹痰，惊痫抽搐，小儿急惊，破伤风，中风口㖞，风热头痛，目赤咽痛，风疹瘙痒，发颐痄腮。

【用法与用量】5～10g。

【贮藏】置阴凉干燥处，防蛀。

僵蚕饮片炮制操作规程

（一）僵蚕

1. 产品概述

（1）品名　僵蚕。

（2）规格　幼虫。

2. 生产依据　按照《中国药典》2015年版一部有关工艺要求及标准以及饮片品种炮制规范执行。

3. 工艺流程　取僵蚕药材，淘洗后干燥，除去杂质。

4. 炮制工艺操作要求

（1）净制　淘洗后干燥，除去杂质。

（2）包装　塑料袋真空包装。

5. 原料规格质量标准　符合《中国药典》2015年版一部僵蚕药材项下的相关规定。

6. 成品质量标准　符合本规范僵蚕项下的相关规定。

7. 成品贮存及注意事项　置通风干燥处，防蛀。

8. 工艺卫生要求　符合中药饮片GMP相关工艺卫生要求。

9. 主要设备　振动筛等设备。

十五画

(二)炒僵蚕

1. 产品概述

(1)品名　炒僵蚕。

(2)规格　幼虫。

2. 生产依据　按照《中国药典》2015年版一部有关工艺要求及标准，以及饮片品种炮制规范执行。

3. 工艺流程　先将炒制容器加热，至撒入麸皮即刻烟起，随即投入净僵蚕，迅速翻动，炒至表面呈黄色时，取出，筛去麸皮，放凉，即得。

每100kg僵蚕，用麸皮10kg。

4. 炮制工艺操作要求

(1)净制　除去杂质、残留的蚕丝，晒去灰屑。

(2)麸炒　取净僵蚕，启动炒药机，中火至炒药机温度达280℃时，投入定量净麦麸，待冒烟后，投入净僵蚕，炒至僵蚕表面呈黄色时，取出，筛去麦麸，放凉。

(3)包装　塑料袋真空包装。

5. 原料规格质量标准　符合《中国药典》2015年版一部僵蚕饮片项下的相关规定。

6. 成品质量标准　符合本规范炒僵蚕项下的相关规定。

7. 成品贮存及注意事项　置通风干燥处，防蛀。

8. 工艺卫生要求　符合中药饮片GMP相关工艺卫生要求。

9. 主要设备　炒药机、振动筛等设备。

僵蚕饮片炮制规范起草说明

(一)僵蚕饮片炮制方法历史沿革

1. 净制　僵蚕的净制始见于金《保命》，曰：去头尾。

2. 切制　见于宋《证类》，曰：研成细末。

3. 炮制　南北朝刘宋时代有米泔水制《雷公》。唐代有炒制《千金》、熬制《千金翼》。宋代增加了姜汁制《博济》、面炒制《脚气》、酒炒、灰炮《药证》、麸炒、蜜制、盐制《总录》、油制《朱氏》等炮制方法。明代有醋制的记载《普济方》。清代增加了糯米炒《尊生》、制炭《备要》、红枣制《全生集》等炮制方法。现在主要的炮制方法有麸炒等。

历代炮制历史沿革见表1。

表1　僵蚕炮制历史沿革简况

朝代	炮制方法	文献出处
南北朝	米泔水制	《雷公》
唐代	炒制	《千金》
	熬制	《千金翼》
宋代	姜汁制	《博济》
	面炒制	《脚气》
	酒炒、灰炮	《药证》
	麸炒、蜜制、盐制	《总录》
	油制	《朱氏》
明代	醋制	《普济方》
清代	糯米炒	《尊生》
	制炭	《备要》
	红枣制	《全生集》

历代僵蚕的炮制方法很多，主要有炒制、姜汁制、油制等。不同的炮制方法在流传的过程中虽然表述略有差异，但是炮制过程基本一致。

（二）僵蚕饮片药典及地方炮制规范研究

现代炮制方法见表2。

表2 《中国药典》及各地炮制规范收载的僵蚕炮制方法

药典及规范	炮制方法
《中国药典》（1963 年版）	僵蚕　拣净丝毛，洗去灰土，晒干即得 炒僵蚕　将麸皮撒于加热的锅内，俟烟冒出时，加入净僵蚕，炒至黄色，取出，筛去麸皮，放凉即得。每僵蚕100斤，用麸皮10斤
《中国药典》（1977 年版） 《中国药典》（1990 年版）	僵蚕　除去杂质 炒僵蚕　取净僵蚕，照麸炒法炒至表面黄色
《中国药典》（1995 年版） 《中国药典》（2000 年版） 《中国药典》（2005 年版） 《中国药典》（2010 年版） 《中国药典》（2015 年版）	僵蚕　淘洗后干燥，除去杂质 炒僵蚕　取净僵蚕，照麸炒法炒至表面黄色
《山东省中草药炮制规范》（1975 年版）	僵蚕　去净丝毛，灰屑及杂质，洗净，干燥 麸炒僵蚕　取净僵蚕，按麸炒法炒至黄色时取出，簸去麸皮，放凉。每僵蚕100斤，用麸皮10斤
《云南省中药饮片炮制规范》（1986 年版）	生用　取姜虫拣去杂质，筛去灰屑，即可
《上海市中药饮片炮制规范》（2008 年版）	蜜麸炒僵蚕　将原药淘净，干燥，除去茧衣及灰屑，照麸炒法炒至表面棕黄色，筛去麸皮（所用麸皮均为蜜炙麸皮）
《福建省中药炮制规范》（1988 年版）	僵蚕　除去杂质 炒僵蚕　取净僵蚕，照麸炒法炒制表面深黄色 炮僵蚕　取净僵蚕，用生姜、甘草汤漂洗，干燥。每僵蚕100kg，用生姜5kg，甘草7kg
《贵州省中药饮片炮制规范》（2005 年版）	僵蚕　取原药材，除去杂质，淘净，干燥 麸炒僵蚕　取净僵蚕，照麸炒法炒至表面呈棕黄色
《江苏省中药饮片炮制规范》（1980 年版）	僵蚕　将原药拣去杂质，淘净，拣去残存茧衣，干燥 麸炒僵蚕　将铁锅烧热，撒入麸皮少许，待冒烟时即加入净僵蚕，用武火迅速翻炒至表面呈棕黄色，取出，筛去麸皮及灰屑。每僵蚕100kg，用麸皮10kg
《湖南省中药饮片炮制规范》（2010 年版）	僵蚕　取原药材，除去杂质及灰屑，抢水洗后干燥 炒僵蚕　取净僵蚕，照麸炒法炒至表面黄色
《广西壮族自治区中药饮片炮制规范》（2007 年版）	淘洗后干燥，除去杂质
《河南省中药材炮制规范》（1983 年版）	麸炒僵蚕　拣去杂质，筛去灰土。另将麸皮撒于锅内，待麸皮冒烟时，倒入净僵蚕，用文火炒至黄色，取出，除去麸皮，放凉。每500g僵蚕，用麸皮90g
《浙江省中药炮制规范》（2005 年版）	麸炒僵蚕　取原药，除去霉烂者及蚕丝等杂质，洗净，干燥。另取蜜炙麸皮，置热锅中翻动，待其冒烟，投入净僵蚕，炒至表面棕黄色时，取出，筛去麸皮，摊凉。每僵蚕100kg，用蜜炙麸皮10kg
《安徽省中药饮片炮制规范》（2005 年版）	僵蚕　取原药材，除去残丝、杂质 麸炒僵蚕　取净僵蚕，照麸炒法，炒至表面黄色。每100kg僵蚕，用麦麸10kg
《北京市中药饮片炮制规范》（1986 年版）	麸炒僵蚕　取原药材，除去杂质。取麸皮，撒入热锅内，待冒烟时，加入净僵蚕，迅速翻动，用中火炒至表面黄色，取出，筛去麸皮，晾凉。每100kg净僵蚕，用麸皮10kg
《广东省中药饮片炮制规范》（2011 年版）	姜僵蚕　取净僵蚕，用姜汁拌匀，润透，置炒制容器内用文火炒干或蒸至身软，取出，摊晾。筛去残屑。每100kg僵蚕，用生姜10kg
《全国中药炮制规范》（1988 年版）	取原药材，除去杂质及残丝
《甘肃省中药炮制规范》（1980 年版）	僵蚕　除去杂质，洗净泥土，晒干 炒僵蚕　将麸皮撒入烧热的锅内，俟冒烟时，倒入净僵蚕，用文火炒成黄色时，取出，筛去麸皮，晾凉。每僵蚕100kg，用麸皮10kg
《四川省中药饮片炮制规范》（2002 年版）	僵蚕　淘洗后干燥，除去杂质 麸炒僵蚕　取净僵蚕，照麸炒法炒至表面微黄色
《辽宁省中药炮制规范》（1986 年版）	筛去泥土，拣净杂质。取麦麸，置锅中加热后，投入僵蚕，拌炒，至呈黄色为度，取出，筛去麦麸。每100kg僵蚕用麦麸10kg

十五画

历版药典都收载了僵蚕和炒僵蚕两个品种。各省市炮制规范中主要有僵蚕、炒僵蚕、姜僵蚕等炮制品。炒僵蚕为炮制规范收载的常用品种。

（三）僵蚕现代炮制研究

赵清[1]对僵蚕不同炮制品（清炒僵蚕、麸炒僵蚕、姜炙僵蚕、蜜麸炒僵蚕、糖麸炒僵蚕、姜麸炒僵蚕）的颜色特征建立数据化判断标准，同时测定各炮制品中草酸铵的含量。采用CIELAB颜色分析法研究僵蚕不同炮制品的颜色，采用薄层色谱法对各炮制品进行初步比较，采用HPLC法测定僵蚕抗惊厥成分草酸铵的含量。研究发现，CIELAB颜色空间技术的特征颜色提取分类方法能够表示中药炮制品的实际视觉描述分类关系，各炮制品的薄层色谱鉴别未见明显区别，中药僵蚕的各种炮制工艺对其草酸铵含量的变化有不同的影响，其中以麸炒僵蚕的影响为最小。又以乙醇浸出物、草酸铵和白僵菌素三者的含量为指标，采用正交实验，考察炒制时间、炒制温度和蜂蜜用量对蜜麸炒僵蚕工艺的影响。结果得到僵蚕的最佳炮制工艺为每300g僵蚕用蜂蜜20g，炒制温度为180℃，炒制时间为6分钟，该条件下得到的僵蚕炮制品质量可靠[2]。

赵清[3]考察不同炮制方法对僵蚕中游离氨基酸、草酸铵的含量影响，炮制品包括清炒僵蚕、麸炒僵蚕、姜炙僵蚕、蜜麸炒僵蚕、糖麸炒僵蚕、姜麸炒僵蚕，炮制品中游离氨基酸的总量约为生品总量的50%～65%，其中麸炒品最低，仅为生品总量的48.8%。就草酸铵而言，各炮制品中草酸铵的含量约为生品总量的60%～82%，其中糖麸炒僵蚕的含量最低，姜炙僵蚕、姜麸炒僵蚕其次，而麸炒僵蚕中草酸铵含量下降的最少。

张昌文[4]研究了白僵蚕麸炒炮制工艺，采用正交设计对炒制温度（150℃、180℃、200℃）、炒制时间（8分钟、5分钟、3分钟）、饮片与辅料比例（100∶5、100∶10、100∶15）3因素3水平进行考察；采用HPLC法测定麸炒僵蚕中白僵菌素的含量。得出僵蚕在180℃、5分钟、100∶10的麦麸用量时最符合僵蚕的炮制标准。

（四）僵蚕饮片炮制工艺研究总结

1．历史文献 主要有炒制、姜汁制、油制等。

2．历版《中国药典》 僵蚕、炒僵蚕等。

3．各省市炮制规范 僵蚕、炒僵蚕、姜僵蚕，以僵蚕和炒僵蚕为主。

4．现代研究文献 对僵蚕麸炒炮制工艺及成分进行了研究。

综合上述研究结果，制定僵蚕的炮制工艺为：

僵蚕 淘洗后干燥，除去杂质。

炒僵蚕 先将炒制容器加热，至撒入麸皮即刻烟起，随即投入净僵蚕，迅速翻动，炒至表面呈黄色时，取出，筛去麸皮，放凉，即得。

每100kg僵蚕，用麸皮10kg。

参考文献

[1] 赵清，郝丽静，马晓丽，等．9中药僵蚕不同炮制品的颜色界定和质量研究[C]．中华中医药学会中药炮制分会2009年学术研讨会论文集，2009:495-500.

[2] 赵清，冯静，崔桂华，等．中药僵蚕炮制工艺研究[J]．医学研究与教育，2011，28(6):66-71.

[3] 赵清，徐月清，冯天铸，等．不同炮制方法对僵蚕指标性成分的含量影响研究[J]．时珍国医国药，2011，22(3):657-660.

[4] 张昌文，彭宣文．白僵蚕麸炒炮制工艺研究[J]．北方药学，2013，10(4):39-40.

Yi yi ren

薏苡仁

药材来源 本品为禾本科植物薏苡*Coix lacryma-jobi* L. var. *mayuen* (Roman.) Stapf的干燥成熟种仁。

采收加工 秋季果实成熟时采割植株，晒干，打下果实，再晒干，除去外壳、黄褐色种皮和杂质，收集种仁。

薏苡仁饮片炮制规范

【饮片品名】薏苡仁、麸炒薏苡仁。

（一）薏苡仁

【饮片来源】本品为薏苡仁药材经净制后的炮制品。

【炮制方法】取原药材，除去杂质，即得。

【饮片性状】本品呈宽卵形或长椭圆形，长4～8mm，宽3～6mm。表面乳白色，光滑，偶有残存的黄褐色种皮；一端钝圆，另端较宽而微凹，有1淡棕色点状种脐；背面圆凸，腹面有1条较宽而深的纵沟。质坚实，断面白色，粉性。气微，味微甜。

【质量控制】

鉴别 （1）本品粉末淡类白色。主为淀粉粒，单粒类圆形或多面形，直径2～20μm，脐点星状；复粒少见，一般由2～3分粒组成。

（2）取本品粉末1g，加石油醚（60～90℃）30ml，超声处理30分钟，滤过，取滤液，作为供试品溶液。另取薏苡仁油对照提取物，加石油醚（60～90℃）制成每lml含2mg的溶液，作为对照提取物溶液。照薄层色谱法试验，吸取上述两种溶液各2μl，分别点于同一硅胶G薄层板上，以石油醚（60～90℃）-乙醚-冰醋酸（83∶17∶1）为展开剂，展开，取出，晾干，喷以5%香草醛硫酸溶液，在105℃加热至斑点显色清晰。供试品色谱中，在与对照提取物色谱相应的位置上，显相同颜色的斑点。

（3）取薏苡仁油对照提取物、甘油三油酸酯对照品，加〔含量测定〕项下的流动相分别制成每1ml含1mg、0.14mg的溶液，作为对照提取物、对照品溶液。照〔含量测定〕项下的色谱条件试验，分别吸取〔含量测定〕项下的供试品溶液、对照品溶液和上述对照提取物、对照品溶液各10μl，注入液相色谱仪。供试品色谱图中，应呈现与对照品色谱峰保留时间一致的色谱峰；并呈现与对照提取物色谱峰保留时间一致的7个主要色谱峰。

检查 杂质 不得过1.0%。

水分 不得过15.0%（第二法）。

总灰分 不得过2.0%。

黄曲霉毒素 照黄曲霉毒素测定法测定。

本品每l000g含黄曲霉毒素B_1不得过5μg，含黄曲霉毒素G_2黄曲霉毒素G_1、黄曲霉毒素B_2和黄曲霉毒素B_1的总量不得过10μg。

浸出物 照醇溶性浸出物测定法项下的热浸法测定，用无水乙醇作溶剂，不得少于5.5%。

含量测定 照高效液相色谱法测定。

色谱条件与系统适用性试验 以十八烷基硅烷键合硅胶为填充剂；以乙腈-二氯甲烷（65∶35）为流动相；蒸发光散射检测器检测。理论板数按甘油三油酸酯峰计算应不低于5000。

对照品溶液的制备 取甘油三油酸酯对照品适量，精密称定，加流动相制成每1ml含0.14mg的溶液，即得。

供试品溶液的制备 取本品粉末（过三号筛）约0.6g，精密称定，置具塞锥形瓶中，精密加入流动相50ml，称定重量，浸泡2小时，超声处理（功率300W，频率50kHz）30分钟，放冷，再称定重量，用流动相补足减失的重量，摇匀，滤过，取续滤液，即得。

测定法 分别精密吸取对照品溶液5μl、10μl，供试品溶液5～10μl，注入液相色谱仪，测定，用外标两点法对数方程计算，即得。

本品按干燥品计算，含甘油三油酸酯（$C_{57}H_{104}O_6$），不得少于0.50%。

（二）麸炒薏苡仁

【饮片来源】本品为薏苡仁药材经麦麸炒制后的炮制品。

【炮制方法】将炒制容器加热至200℃时撒入麦麸，至烟起时投入净薏苡仁，保持温度为210～220℃，快速翻动拌炒2～4分钟，至麦麸焦黄色，薏苡仁微黄色，取出，放凉，筛去麦麸，即得。

每100kg薏苡仁，用麦麸10kg。

【饮片性状】本品形如薏苡仁，微鼓起，表面微黄色。

【质量控制】〔鉴别〕〔浸出物〕同薏苡仁。

检查　水分　不得过12.0%。

含量测定　含甘油三油酸酯不得少于0.40%。

【性味与归经】甘、淡，凉。归脾、胃、肺经。

【功能与主治】利水渗湿，健脾止泻，除痹，排脓，解毒散结。用于水肿，脚气，小便不利，脾虚泄泻，湿痹拘挛，肺痈，肠痈，赘疣，癌肿。

【用法与用量】9～30g。

【注意】孕妇慎用。

【贮藏】置通风干燥处，防蛀。

十六画

薏苡仁饮片炮制操作规程

（一）薏苡仁

1．产品概述

（1）品名　薏苡仁。

（2）规格　种子。

2．生产依据　按照《中国药典》2015年版一部有关工艺要求及标准，以及拟定的饮片品种炮制工艺执行。

3．工艺流程　取原药材，拣去杂质，过筛，包装，即得。

4．炮制工艺操作要求

（1）净选　取原药材，置挑选工作台上挑选，去除杂质。

（2）过筛　过1号筛。

（3）包装　复合袋手工包装，包装损耗应不超过1.0%。

5．原料规格质量标准　符合《中国药典》2015年版一部薏苡仁药材项下的相关规定。

6．成品质量标准　符合本规范薏苡仁饮片项下的相关规定。

7．成品贮存及注意事项　置通风干燥处，防蛀。

8．工艺卫生要求　符合中药饮片GMP相关工艺卫生要求。

9．主要设备　筛药机等设备。

（二）麸炒薏苡仁

1．产品概述

（1）品名　麸炒薏苡仁。

（2）规格　种子。

2．生产依据　按照《中国药典》2015年版一部有关工艺要求及标准，以及拟定的饮片品种炮制工艺执行。

3．工艺流程　将炒制容器加热至200℃时撒入麦麸，至烟起时投入净薏苡仁，保持温度为210～220℃，快速翻动拌炒2～4分钟，至麦麸焦黄色，薏苡仁老黄色，取出，放凉，筛去麦麸，即得。

每100kg薏苡仁，用麦麸10kg。

4．炮制工艺操作要求

（1）净选　取原药材，置挑选工作台上，拣去杂质。

（2）加热　将炒药机加热至200℃。

（3）加辅料　投入麦麸。

（4）投料　炒至麦麸起烟时投入净薏苡仁。

（5）炒制　保持温度为210～220℃，快速翻动拌炒2～4分钟，至麦麸焦黄色，薏苡仁老黄色，取出。

（6）过筛　筛去麦麸，放凉，即得。

（7）包装　复合袋手工包装，包装损耗应不超过1.0%。

5. 原料规格质量标准　符合本规范薏苡仁药材项下的相关规定。

6. 成品质量标准　符合本规范薏苡仁饮片项下的相关规定。

7. 成品贮存及注意事项　置通风干燥处，防蛀。

8. 工艺卫生要求　符合中药饮片GMP相关工艺卫生要求。

9. 主要设备　炒药机、筛药机等设备。

薏苡仁饮片炮制规范草案起草说明

（一）薏苡仁炮制方法历史沿革

1. 净制　“去壳净”《总病论》《回春》、“汤浸，净，去皮”《总微》、“滚汤泡三次去油蒸气，日干用”《大法》、“淘净，晒”《准绳》《必读》。

2. 切制　“捣如粟米”《心鉴》、“杵碎”《外台》《证类》、“捣为散”《证类》、“剉。细研”《普济方》。

3. 炮制

（1）糯米共炒法　糯米共炒即将薏苡仁与糯米共炒的方法。《雷公》提到：“薏苡仁一两，以糯米二两同熬，令糯米熟，去糯取使。”宋《局方》曰：“凡使，先以糯米同炒干。”明《纲目》则曰：“凡使，每一两以糯米一两同炒熟，去糯米用。”清《钩元》则曰：“同糯米文火炒，米黄去米。”

（2）盐制　《雷公》最早提出盐炒法：“若更以盐汤煮过，别是一般修制宜得。”以盐汤煮（宋《证类》）。盐炒（明《医学》）。明代《纲目》《大法》，清代《害利》中也均有盐炙的记载。

（3）炒制　清炒法是不加任何辅料或药物进行炒制的方法。宋最早提出清炒薏苡仁。《圣惠方》中提出“微炒”，《总录》谓“炒”，《奇效》“炒焦”，《准绳》《必读》提及“淘洗炒熟”，《备要》“炒熟微研”；明代《粹言》《济阴》《入门》《醒斋》均提到“炒”。薏苡仁的炒制程度，清《钩元》认为要“微炒黄色”，《正义》则谓“甘淡微凉，炒干”。

（4）姜汁制　姜汁为鲜姜捣碎取汁，或干姜加适量的水共煎去渣所得的黄白色液体。姜汁炒法即将薏苡仁与姜汁拌炒。清代最早提出姜汁炒，《逢原》中有记载“姜汁拌炒”。

（5）土制　土炒是指薏苡仁与土拌炒的方法。清《得配》提出“壁土炒”，清《增广》提及“用东壁土炒黄色，入水煮烂，放砂盆内研成膏”。古代非常重视用土，传统上按照临床需要选用陈壁土、东壁土、黄壁土等。

（6）蒸制　清《拾遗》谓“拌水，蒸透，咀片”。

历代炮制历史沿革见表1。

表1　薏苡仁炮制历史沿革简况

朝代	沿用方法	新增方法	文献出处
南北朝		薏苡仁一两，以糯米二两同熬，令糯米熟，去糯取使 若更以盐汤煮过，别是一般修制宜得	《雷公》
宋代	糯米共炒法	清炒薏苡仁	《圣惠方》 《总录》 《局方》

续表

朝代	沿用方法	新增方法	文献出处
明代	清炒、盐炒、糯粳炒法		《纲目》 《大法》
清代	清炒、盐炒、糯粳炒法	姜汁炒法 土炒法	《逢原》 《得配》 《钩元》 《害利》

通过对薏苡仁各种炮制方法的考证，发现薏苡仁的炮制方法很多，主要有清炒、盐炒、姜汁炒、土炒、糯米炒等。目前《中国药典》上记载的是生品和麸炒品，各省市的地方炮制规范有记载炒黄、土炒。各种炒法也都是根据临床上辨证治病的需要而出现的。

（二）薏苡仁饮片药典及地方炮制规范

1. 净制 除去杂质。

2. 炮制

（1）麸炒 取麸皮，撒在热锅中，加热至冒烟时，放入净薏苡仁，迅速翻炒，炒至薏苡仁表面呈微黄色，取出，筛去麸皮，放凉。每100kg薏苡仁，用麦麸10kg。

（2）炒制 取净薏苡仁，置锅内用文火炒至微黄色，取出，放凉，即得。

（3）土炒 取伏龙肝粉置锅中，用文火加热，炒至轻松时，加入净薏苡仁，拌炒至表面挂土色，筛去土，放凉。每100kg薏苡仁，用灶心土30kg。

现代炮制方法见表2。

表2 《中国药典》及各地炮制规范收载的薏苡仁炮制方法

药典及规范	炮制方法
《中国药典》（1963年版）	苡米 洗净糠土，及时晒干即得 炒苡米 取净苡米，置锅内用文火炒至微黄色或用麸炒，取出，放凉即得。每苡米100斤，用麸皮10斤
《中国药典》（1977年版）	薏苡仁 除去杂质 炒薏苡仁 取净薏苡仁，照清炒法炒至微黄色
《中国药典》（1985年版） 《中国药典》（1990年版） 《中国药典》（1995年版） 《中国药典》（2000年版） 《中国药典》（2005年版） 《中国药典》（2010年版） 《中国药典》（2015年版）	薏苡仁 除去杂质 麸炒薏苡仁 取净薏苡仁，照麸炒法炒至微黄色
《上海市中药饮片炮制规范》（2008年版）	炒薏苡仁 炒薏苡仁 取薏苡仁，喷湿照清炒法炒至表面皱裂，微鼓起，外呈黄色，微具焦斑
《安徽省中药饮片炮制规范》（2005年版）	炒薏苡仁 取净薏苡仁，照炒黄法炒至黄色，微有开裂；或照麸炒法（附录Ⅰ），炒至表面黄色。每100kg薏苡仁，用麦麸10kg
《贵州省中药饮片炮制规范》（2005年版）	炒薏苡仁 取净薏苡仁，浸泡润透，隔水蒸熟，取出，干燥；再照烫法用河砂烫至发泡。或取净薏苡仁，照麸炒法炒至黄色、微有开裂
《云南省中药饮片标准》（2005年版）	土炒薏苡仁 取药材，净选，取红土适量，用文火加热后，加入薏苡仁炒制有香气，表面挂土红色，取出，筛去辅料，晾凉，即得
《河南省中药饮片炮制规范》（2005年版）	麸炒薏苡仁 取净薏苡仁，照麸炒法炒至表面显微黄色 炒薏苡仁 取净薏苡仁，照清炒法炒至表面显黄色 土炒薏苡仁 取净薏苡仁，照土炒法炒至表面显焦黄色，鼓起为度。 每100kg薏苡仁，用灶心土30kg
《湖南省中药饮片炮制规范》（2010年版）	炒薏苡仁 取净薏苡仁，照麸炒法，炒至微黄色

续表

药典及规范	炮制方法
《湖北省中药饮片炮制规范》（2009年版）	炒薏苡仁　取净薏苡仁，用文火炒至微黄色时，取出，放凉，筛去灰屑
《北京市中药饮片炮制规范》（2008年版）	麸炒薏苡仁　取麸皮，撒入热锅内，待冒烟时，加入净薏苡仁，迅速翻动，用火110～140℃炒至表面黄色，取出，筛去麸皮，晾凉。每100kg薏苡仁，用麸皮10kg
《天津市中药饮片炮制规范》（2012年版）	炒薏苡仁　将锅加热，取薏苡仁置锅内，炒至微显火色，取出，放凉
《山西中药炮制规范》（1984年版）	麸炒薏苡仁　将麸皮撒入热锅内，加热至冒烟时，加入净薏苡仁，迅速翻动，炒至微黄色，取出，筛去麦麸，放凉。每100kg薏苡仁，用麸皮10kg
《内蒙古自治区中药饮片切制规范》（1977年版）	炒薏米　将锅加热，撒入麸皮热，待烟起时，倒入薏苡仁，炒至微黄色，取出，筛去麦麸，晾凉。净薏苡仁100斤用麸皮10斤 土炒薏米　取伏龙肝细粉置锅内，用文火炒至轻松时，放入净薏苡仁，拌炒至挂土黄色，取出，筛去土，晾凉。净薏苡仁100斤，用伏龙肝粉20斤
《浙江省中药炮制规范》（2005年版）	炒薏苡仁　取薏苡仁，炒至表面黄色、微具焦斑、开裂时，取出，摊凉
《江苏省中药饮片炮制规范》（2002年版）	炒薏苡仁　取薏苡仁，置锅内，用文火炒至黄色、微有开裂，取出放凉
《重庆市中药饮片炮制规范及标准》（2006年版）	麸炒薏苡仁　取净薏苡仁，照麸炒法炒至表面微黄色，略鼓起，有香气溢出 炒薏苡仁　取净薏苡仁，用中火照清炒法炒至微黄色
《四川省中药饮片炮制规范》（2002年版）	麸炒薏苡仁　取净薏苡仁，照麸炒法炒至表面微黄色 炒薏苡仁　取净薏苡仁，照清炒法炒至微黄色
《宁夏中药炮制规范》（1997年版）	麸炒薏苡仁　取麸皮，撒在热锅内，用中火加热至冒烟时，加入净薏苡仁，炒至表面黄色鼓起时，取出，筛去麦麸，晾凉。 每100kg薏苡仁，用麸皮10kg
《山东省中药饮片炮制规范》（2012年版）	炒薏苡仁　取净薏苡仁，置锅内，文火炒至呈微黄色，有香气逸出时，取出，放凉
《福建省中药炮制规范》（1988年版）	麸炒薏苡仁　取净薏苡仁，照麸炒法炒至表面微黄色 炒薏苡仁　取净薏苡仁，照炒黄法炒至表面黄色 土炒薏苡仁　取净薏苡仁，照土炒法炒至表面土黄色
《广西壮族自治区中药饮片炮制规范》（2007年版）	麸炒薏苡仁　将锅烧热，撒入适量麦麸，待冒烟时加入生薏苡仁，用中火炒至微黄色，取出，筛去麦麸，放凉。每100kg薏苡仁用麦麸10kg 炒薏苡仁　取生薏苡仁，用文火炒至微黄色，取出，放凉，或取净薏苡仁，用水浸泡12小时左右，置蒸笼内蒸熟，取出，干燥，另取砂子，加热炒烫，加入蒸熟的薏苡仁，炒至膨胀，取出，筛去砂，放凉
《广东省中药炮制规范》（1984年版）	炒薏苡仁　取净薏苡仁，用水润透，蒸2～3小时至熟透，取出，干燥，用中火炒至微黄色并膨胀，取出，摊凉
《吉林省中药炮制标准》（1986年版）	炒薏苡仁　取净薏苡仁，置锅中，用文火炒至表面呈焦黄色，取出，晾凉。用时捣碎
《辽宁省中药炮制规范》（1986年版）	炒薏苡仁　取薏苡仁，除去杂质及残留的硬壳、灰屑，置锅内炒至微黄色，取出，放凉
《江西省中药饮片炮制规范》（2008年版）	炒薏苡仁　取净薏苡仁，入清水中浸胀，蒸熟至透心，取出，低温干燥，再用砂炒制爆白花为度 麸炒薏苡仁　取净薏苡仁，照麸炒法炒至微黄色
《全国中药炮制规范》（1988年版）	麸炒苡仁　取麸皮，撒在热锅内，用中火加热至冒烟时，倒入净薏苡仁，炒至表面黄色鼓起时，取出，筛去铁皮，放凉。每薏苡仁100kg，用麸皮10kg 炒苡仁　取薏苡仁，大小分开，置锅内，用文火加热，炒至黄色鼓起，取出放凉 土炒苡仁　取伏龙肝细粉置锅内，用文火炒热，放入净薏苡仁，拌炒至挂土色时，取出，筛去土粉，放凉。每薏苡仁100kg，用伏龙肝粉20kg

（三）薏苡仁饮片现代炮制研究

张火儒等[1]采用正交试验优选岭南炒薏苡仁炮制工艺，其最佳炮制工艺：薏苡仁浸润1小时，蒸制120分钟，60℃干燥至含水量为25%，280℃炒制8分钟。龙普民等[2]研究清炒薏苡仁，以甘油三油酸酯的含量为指标，以炒制时间、炒制温度、成品性状为影响因素，优选工业化炒制薏苡仁的炮制工艺：投药量25kg，转速25r/min，炒制温度360℃，炒制时间3～4分钟。

（四）薏苡仁饮片炮制工艺研究总结

1．历史文献 清炒、盐炒、姜汁炒、土炒、糯米炒等。

2．历版《中国药典》 薏苡仁、炒薏苡仁、麸炒薏苡仁，以麸炒为最常用。

3．各省市炮制规范 薏苡仁、炒薏苡仁、麸炒薏苡仁，土炒薏苡仁，以麸炒为最常用。

4．现代研究文献 生薏苡仁、麸炒薏苡仁，以麸炒为最常用。

综合上述研究结果，制定薏苡仁的炮制工艺为：

薏苡仁　取原药材，除去杂质，即得。

麸炒薏苡仁　加热锅底至200℃时撒入麦麸，至烟起时投入净薏苡仁，保持锅底温度为210～220℃，迅速翻炒2～4分钟，至麦麸焦黄色，薏苡仁老黄色，取出，放凉，筛去麦麸，即得。

每100kg薏苡仁，用麦麸10kg。

参考文献

[1] 张火儒，黄远圳，叶永浓. 正交试验优选岭南炒薏苡仁炮制工艺[J]. 亚太传统医药，2017，13(13):25-26.

[2] 龙普民，李力. 炒薏苡仁的炮制工艺优选[J]. 贵州科学，2017，35(04):18-20.

Ju　he

橘核

药材来源　本品为芸香科植物橘*Citrus reticulata* Blanco及其栽培变种的干燥成熟种子。

采收加工　果实成熟后收集，洗净，晒干。

橘核饮片炮制规范

【饮片品名】橘核、盐橘核。

（一）橘核

【饮片来源】本品为橘核药材加工炮制品。

【炮制方法】取橘核药材，除去杂质，洗净，干燥。用时捣碎。

【饮片性状】本品略呈卵形，长0.8～1.2cm，直径0.4～0.6cm。表面微黄白色或淡灰白色，光滑，一侧有种脊棱线，一端钝圆，另端渐尖成小柄状。气微，味苦。

【质量控制】

鉴别　本品横切面：种皮表皮细胞为黏液细胞层；其下为1列厚壁细胞，排列成栅状，外壁完整或上端呈尾状突起，壁厚薄不匀，木化，具十字形或斜纹孔；色素层细胞含橙黄色或黄棕色物，并含草酸钙方晶，直径7～16μm。胚乳细胞3～4列，有的壁连珠状增厚，含脂肪油滴。子叶细胞含细小草酸钙簇晶或方晶，并含脂肪油滴和针簇状橙皮苷结晶。

（二）盐橘核

【饮片来源】本品为橘核经盐水炙后的炮制品。

【炮制方法】取净橘核，用盐水拌匀，闷润，待盐水被吸尽后，置炒制容器内，用文火加热，炒至微黄色并有香气逸出时，取出，放凉。用时捣碎。

每100kg橘核，用食盐2kg。

【饮片性状】本品略呈卵形，长0.8～1.2cm，直径0.4～0.6cm。表面微黄白色或淡灰白色，光滑，一侧有种脊棱线，一端钝圆，另端渐尖成小柄状。外皮偶见焦斑，内种皮菲薄。淡棕色。子叶2，黄绿色有油性。气微，味微咸、苦。

【质量控制】

鉴别 同橘核。

【性味与归经】苦，平。归肝、肾经。

【功能与主治】理气，散结，止痛。用于疝气疼痛，睾丸肿痛，乳痈乳癖。

【用法与用量】3～9g。

【贮藏】置干燥处，防霉，防蛀。

橘核饮片炮制操作规程

（一）橘核

1．产品概述

（1）品名 橘核。

（2）规格 种子。

2．生产依据 按照《中国药典》2015年版一部有关工艺要求及标准，以及拟定的饮片品种炮制工艺执行。

3．工艺流程 取橘核药材，除去杂质，洗净，干燥。用时捣碎。

4．炮制工艺操作要求

（1）净选 取橘核药材，置于干净的挑选工作台上。拣去药材中的杂质、异物、色黑的部分。

（2）干燥 取橘核药材，洗净，干燥。

（3）包装 无毒乙烯塑料袋包装，封口，贴上标签。

5．原料规格质量标准 符合《中国药典》2015年版一部橘核药材项下的相关规定。

6．成品质量标准 符合本规范橘核饮片质量标准草案项下的相关规定。

7．成品贮存及注意事项 置干燥处，防霉，防蛀。

8．工艺卫生要求 符合中药饮片GMP相关工艺卫生要求。

9．主要设备 干燥箱等设备。

（二）盐橘核

1．产品概述

（1）品名 盐橘核。

（2）规格 种子。

2．生产依据 按照《中国药典》2015年版一部有关工艺要求及标准，以及拟定的饮片品种炮制工艺执行。

3．工艺流程 取净橘核，用盐水拌匀，闷润，待盐水被吸尽后，置炒制容器内，用文火加热，炒至微黄色并有香气逸出时，取出，放凉。用时捣碎。

每100kg净橘核，用食盐2kg。

4．炮制工艺操作要求

（1）净选 取原药材，置于干净的挑选工作台上。拣去药材中的杂质、异物、色黑的部分，其余放置在干净的容器内。

（2）盐炙 取食盐，加水（水与盐的比例10∶1）溶解。另取净橘核置入润药池，加入食盐水拌匀，闷润30分钟，倒入预热的CY-640恒温炒药机中，表盘温度设为250℃，炒至微黄色并有香气逸出时，出锅，摊开放凉。每

100kg橘核，用盐2kg。

（3）细选 将炮制品置于洁净的工作台上，过7号筛，筛去碎末，筛上的药物手拣除去炒焦的部分。

（4）包装 无毒乙烯塑料袋包装，封口，贴上标签。

5. 原料规格质量标准 符合《中国药典》2015年版一部橘核饮片项下的相关规定。

6. 成品质量标准 符合本规范盐橘核质量标准草案项下的相关规定。

7. 成品贮存及注意事项 置干燥处，防霉，防蛀。

8. 工艺卫生要求 符合中药饮片GMP相关工艺卫生要求。

9. 主要设备 炒药机等设备。

橘核炮制规范起草说明

（一）橘核炮制方法历史沿革

1. 净制 去壳（清《逢原》），去皮（清《从新》）。

2. 炮制

（1）炒制 炒研为末（宋《证类》）。炒（宋《济生》）。炒令黄色，去壳为末（明《普济方》）。炒去壳为末，酒调服（明《入门》）。以新瓦炒香去壳取仁，研碎入药（明《原始》）。去皮炒（清《从新》）。

（2）盐制 青盐拌炒（清《治裁》）。

（3）酒制 酒炒（清《治裁》）；酒焙（清《治裁》）。

（4）盐、酒制 盐酒炒（清《笔花》）。

历代炮制方法历史沿革见表1。

表1 橘核炮制历史沿革简况

朝代	沿用方法	新增方法	文献出处
宋代		炒研为末	《证类》
		炒	《济生》
明代	炒		
清代	炒	青盐拌炒；酒炒；酒焙	《治裁》
		盐酒炒	《笔花》

从古代文献资料中可以看出，历代沿用过的橘核炮制方法有炒制、盐制、酒制和盐酒制。其中以炒制和盐制为常见方法。现代炮制方法仍沿用盐制法，其他方法少见承袭。橘核经盐炙后可以引药下行，走肾经，疗疝止痛功效更强。

（二）橘核药典及地方炮制规范

现代炮制方法见表2。

表2 《中国药典》及各地炮制规范收载的橘核炮制方法

药典及规范	炮制方法
《中国药典》（1963年版）	盐橘核 取拣净的橘核，与盐水拌匀，稍润。置锅内用文火炒至微黄色，并有香气为度，取出，晒干，用时捣碎即得。每橘核100斤，用盐2～2.5斤加适量开水化开澄清
《中国药典》（1977年版）	橘核 取净橘核，照盐水炙法用盐水炒至微黄色并有香气，用时捣碎
《中国药典》（1985年版） 《中国药典》（1990年版） 《中国药典》（1995年版） 《中国药典》（2000年版）	橘核 除去杂质，洗净，干燥。用时捣碎 盐橘核 取净橘核，照盐水炙法炒干，同时捣碎

续表

药典及规范	炮制方法
《中国药典》（2005 年版）	橘核　除去杂质，洗净，干燥。用时捣碎
《中国药典》（2010 年版） 《中国药典》（2015 年版）	橘核　除去杂质，洗净，干燥。用时捣碎 盐橘核　取净橘核，照盐水炙法炒干，同时捣碎
《安徽省中药饮片炮制规范》（2005 年版）	橘核　取原药材，除去杂质，干燥。用时捣碎 盐橘核　取净橘核，照盐炙法①，炒干，呈微黄色，有香气逸出。每100kg橘核，用食盐2kg
《贵州省中药饮片炮制规范》（2005 年版）	橘核　取原药材，除去杂质，洗净，干燥 盐橘核　取净橘核，照盐水炙法用文火炒至微黄色、有香气逸出；或取净橘核，加盐水拌匀，闷透，晾干，再照麸炒法炒至黄色，有香气逸出。每100kg净橘核，用食盐1.2kg
《浙江省中药炮制规范》（2005 年版）	橘核　取原药，除去杂质，洗净，干燥。用时捣碎 盐橘核　取橘核，与盐水拌匀，稍闷，炒至表面微黄色，微聚焦斑时，取出，摊凉。用时捣碎。每橘核100kg，用盐2kg
《北京市中药饮片炮制规范》（2008 年版）	盐橘核　取原药材，除去杂质及干瘪的核，洗净，干燥，喷淋适量盐水，拌匀，闷润1～2小时，至盐水被吸尽，置热锅内，用文火炒至表面微黄色，并有香气溢出时，取出，晒凉。每100kg净橘核，用食盐2kg
《上海市中药饮片炮制规范》（2008 年版）	盐橘核　将原药除去杂质及灰屑，洗净，干燥，用盐水拌匀，稍闷，炒至微具焦斑，并有香气逸出，筛去灰屑。每橘核100kg，用食盐2kg（加开水5kg溶化）
《湖南省中药饮片炮制规范》（2010 年版）	橘核　拣去杂质，筛去灰屑，用盐水拌匀，稍润，炒至微黄色，并有香气为度，取出，晒干即得
《全国中药炮制规范》（1988 年版）	橘核　取原药材，除去杂质，洗净，干燥 盐橘核　取净橘核，用盐水拌匀，闷透，置锅内，用文火加热至微黄，并有香气逸出时，取出放凉。每橘核100kg，用盐2kg
《福建省中药炮制规范》（1998 年版）	橘核　除去杂质，洗净、干燥。用时捣碎 盐橘核　取净橘核，照盐水炙法炒干。用时捣碎
《广东省中药炮制规范》（1984 年版）	橘核　除去杂质，用时捣碎 盐橘核　取净橘核，用盐水拌匀，闷润，待盐水被吸尽后，用文火炒至微黄色，并有香气时，取出，摊凉。每橘核100kg，用盐2kg
《吉林省中药炮制标准》（1986 年版）	盐橘核　除去灰土等杂质。用适量水将盐溶解并滤过，取滤液淋于橘核内，拌匀，稍润，置锅中，用文火炒至变焦黄色时，取出，晾凉，用时捣碎。每100kg橘核，用盐2kg
《江西省中药炮制规范》（1991 年版）	橘核　取原药，筛去灰屑，洗净，干燥。用时捣碎 盐水炒橘核 取净橘核，用盐水拌匀，润透，用文火炒至金黄色，有香气，取出，放凉。用时捣碎。每橘核100kg，用食盐2kg
《山东省中药炮制规范》（1990 年版）	橘核　除去杂质及干瘪核，洗净，干燥 盐橘核 将净橘核用食盐水拌匀，闷润至盐水被吸尽，至锅内，文火炒至表面呈微黄色，有香气逸出时，取出，放凉。每100kg橘核，用食盐2kg
《辽宁省中药炮制规范》（1986 年版）	盐橘核　取净桔核，与盐水拌匀，稍闷，晾至半干，置锅内用微火炒至微黄色并有香气逸出时，取出，晒干。用时捣碎。每100kg桔核用盐2kg

（三）橘核饮片现代炮制研究

何中燕[1]等考察橘核生品及3种炮制品（橘核麸炒，清炒，盐炙）中柠檬苦素、诺米林的量，结果柠檬苦素和诺米林量均出现了不同程度的降低，盐炙品和清炒品其柠檬苦素和诺米林总量仅分别为生品的72.5%、80%，但柠檬苦素与诺米林的比值变化不大。

莫书蓉[2]等采用热刺激、化学刺激两种实验方法，对橘核不同炮制品的镇痛作用进行研究，结果显示橘核使由热板刺激所致的小鼠痛阈值提高，使腹腔注射醋酸所致的小鼠扭体次数明显减少，潜伏期延长，且盐炙高、中剂量组的作用明显优于其他药物组，初步表明橘核有镇痛作用，且盐炙后作用增强，这与传统的中医理论认为盐制后增强治疗疝、乳腺止痛作用相吻合，橘核在一定程度上能抑制二甲苯诱发的小鼠耳肿胀，表明橘核对急性炎症具有一定的抑制作用。

（四）橘核饮片炮制工艺研究总结

1．历史文献 净制（去皮）、炒制、酒制、盐制等，以炒制为最常见。

2．历版《中国药典》 橘核、盐橘核等，以盐制为最常用。

3．各省市炮制规范 橘核、盐橘核等，以盐制为最常用。

4．现代研究文献 对橘核炮制工艺、成分及药效进行了相应研究。

综合上述研究结果，制定橘核的炮制工艺为：

橘核 除去杂质，洗净，干燥。用时捣碎。

盐橘核 取净橘核，用盐水拌匀，闷润，待盐水被吸尽后，置炒制容器内，用文火加热，炒至微黄色并有香气逸出时，取出，放凉。用时捣碎。

每100kg净橘核，用食盐2kg。

参考文献

[1] 何中燕，裴瑾，莫书蓉，等. 不同橘核炮制品中柠檬苦素和诺米林的测定[J]. 中成药，2011, 33(10):1761-1764.

[2] 莫书蓉，朱慧，缪舒益，等. 中药橘核不同炮制品镇痛抗炎作用研究[J]. 中药药理与临床，2007, 23(5):141-142.

Ōu jie 藕节

药材来源 本品为睡莲科植物莲*Nelumbo nucifera* Gaertn.的干燥根茎节部。

采收加工 秋、冬或春初挖取根茎（藕），洗净泥土，切下节部，除去须根，晒干。

藕节饮片炮制规范

【饮片品名】藕节。

【饮片来源】本品为藕节药材净制后的炮制品。

【炮制方法】取原药材，除去杂质，洗净，干燥。

【饮片性状】本品呈短圆柱形，中部稍膨大，长2～4cm，直径约2cm。表面灰黄色至灰棕色，有残存的须根和须根痕，偶见暗红棕色的鳞叶残基。两端有残留的藕，表面皱缩有纵纹。质硬，断面有多数类圆形的孔。气微，味微甘、涩。

【质量控制】

鉴别 （1）取本品粉末1g，加稀乙醇20ml，超声处理20分钟，滤过，取滤液作为供试品溶液。另取藕节对照药材1g，同法制成对照药材溶液。再取丙氨酸对照品，加稀乙醇制成每1ml含0.5mg的溶液，作为对照品溶液。照薄层色谱法试验，吸取供试品溶液及对照药材溶液各10μl、对照品溶液2μl，分别点于同一硅胶G薄层板上，以正丁醇-冰醋酸-

水（4:1:1）为展开剂，展开，取出，晾干，喷以茚三酮试液，在105℃加热至斑点显色清晰。供试品色谱中，在与对照药材色谱和对照品色谱相应的位置上，显相同颜色的斑点。

检查　水分　不得过15.0%（第二法）。

总灰分　不得过8.0%。

二氧化硫残留量　不得过3.0%。

浸出物　参照水溶性浸出物测定法项下的热浸法测定，不得少于15.0%。

【性味与归经】甘、涩，平。归肝、肺、胃经。

【功能与主治】收敛止血，化瘀。用于吐血，咯血，衄血，尿血，崩漏。

【用法与用量】9～15g。

【贮藏】置干燥处，防潮，防蛀。

藕节饮片炮制操作规程

1. 产品概述

（1）品名　藕节。

（2）规格　厚片。

2. 生产依据　按照《中国药典》2015年版一部有关工艺要求及标准，以及拟定的饮片品种炮制工艺执行。

3. 工艺流程　取原药材，除去杂质，洗净，干燥。

4. 炮制工艺操作要求

（1）净制　除去杂质、残留的须根，非药用部分。

（2）洗润　将净制后的藕节药材放入洗药机中，清水洗去泥沙，放入润药池中，闷润透，约10小时后捞出。

（3）切制　切厚片。

（4）干燥　干燥温度为60℃，至干。

（5）过净　平面式振动筛，筛去药屑碎末。

（6）精选　将净药物平摊于工作台上，挑选出混在净药物中不符合质量要求的败片。

（7）包装　根据本品包装规格要求进行包装。

5. 原料规格质量标准　符合《中国药典》2015年版一部藕节药材项下的相关规定。

6. 成品质量标准　符合本规范藕节项下的相关规定。

7. 成品贮存及注意事项　置通风干燥处，防蛀、防油。

8. 工艺卫生要求　符合中药饮片GMP相关工艺卫生要求。

9. 主要设备　洗药机、干燥机等设备。

藕节饮片炮制规范起草说明

（一）藕节饮片炮制方法历史沿革

始载于唐代“捣汁用”《药性论》。宋代有“烧灰存性”“烧存性，为灰”《济生》。明代、清代“有须处，炒灰存性，为末”《万氏》《串雅内》。近代以来主要有切制、炒炭。

历代炮制历史沿革见表1。

表1　藕节炮制历史沿革简况

朝代	沿用方法	新增方法	文献出处
唐代		捣汁用	《药性论》
宋代		烧灰存性、烧存性，为灰	《济生》
明代		炒灰存性，为末	《万氏》
清代	有须处，炒灰存性，为末		《串雅内》

十八画

所有炮制专著主要收载有生藕节和藕节炭，其炮制方法在流传的过程中虽然表述略有差异，但是炮制过程基本一致。

（二）藕节饮片药典及地方炮制规范研究

现代炮制方法见表2。

表2 《中国药典》及各地炮制规范收载的藕节炮制方法

药典及规范	炮制方法
《中国药典》（1977 年版） 《中国药典》（1985 年版） 《中国药典》（1990 年版） 《中国药典》（1995 年版） 《中国药典》（2000 年版） 《中国药典》（2005 年版）	藕节　除去杂质，洗净，干燥 藕节炭　取净藕节，照炒炭法炒至表面焦黑色、内部黄褐色
《中国药典》（2010 年版） 《中国药典》（2015 年版）	藕节　除去杂质，洗净，干燥 藕节炭　取净藕节，照炒炭法炒至表面焦褐色或焦黑色，内部黄褐色或棕褐色
《北京市中药饮片炮制规范》（2008 年版）	藕节　取原药材，除去杂质，洗净，干燥 藕节炭　取净藕节，置热锅内，用武火加热，炒至表面焦黑色，内部黄褐色，喷淋清水少许，熄灭火星，取出，晾干
《上海市中药饮片炮制规范》（2008 年版）	藕节　将原药除去节两端的藕梢，洗净，干燥，擦去残留毛须，筛去灰屑 藕节炭　取藕节，分档，照炒炭法炒至外黑褐色，内黄褐色，筛去灰屑
《福建省中药炮制规范》（1988 年版）	藕节　除去杂质，洗净，晒干 藕节炭　取净藕节，照炒炭法炒至表面焦褐色，内呈黄褐色
《广东省中药炮制规范》（1984 年版）	藕节　除去杂质，洗净，干燥 藕节炭　取净藕节，用武火炒至外表焦黑色，内呈黄褐色，熄灭火星或喷洒清水，尽灭火星，取出，摊凉
《贵州省中药饮片炮制规范》（2005 年版）	藕节　取原药材，除去杂质及残留的须根和藕肉，洗净，干燥 藕节炭　取净藕节，照炒炭法炒至表面焦黑色、内部黄褐色，筛去灰屑
《吉林省中药炮制标准》（1986 年版）	藕节　除去须毛等杂质，洗净泥土，晒干 藕节炭　取藕节置锅中，用武火炒至外呈黑色、内呈黄色。（但须存性）喷水灭火星，取出，晾干
《全国中药炮制规范》（1988 年版）	藕节　取原药材，除去杂质，剪去藕头和须毛，洗净，干燥 藕节炭　取净藕节置锅内，用武火加热，炒至外面呈焦黑色，内部呈黄褐色，喷淋清水少许，灭尽火星，取出干燥
《山东省中药炮制规范》（1990 年版）	藕节　除去杂质，剪去藕头和须毛，洗净，干燥 藕节炭 （1）将大小分档的净藕节，置热锅内，武火炒至表面焦黑色，内部黄褐色时，喷淋清水少许，灭尽火星，取出，及时摊晾，晾透。（2）将净藕节置锅内，锅上盖一较小口径的锅，两锅衔接处，先用湿纸堵封，再用盐泥封固，上微一层细沙，待泥稍干后，武火加热至盖锅上的白纸条显焦黄色或大米粒显黄色时，及时离火，待冷却后，取出
《浙江省中药炮制规范》（2005 年版）	藕节　取原药，除去残留须根等杂质，洗净，干燥 藕节炭　取藕节，炒至浓烟上冒、表面焦黑色，内部棕褐色时，微喷水，灭尽火星，取出，晾干
《安徽省中药饮片炮制规范》（2005 年版）	藕节　取原药材，除去杂质，洗净，干燥 藕节炭　取净藕节，照炒炭法，炒至外表焦黑色，内部黄褐色
《河南省中药饮片炮制规范》（2005 年版）	生用　拣去杂质，剪去藕头及须根，清水洗净，捞出，干燥 炒炭　取净藕节置锅内，用武火炒至外呈黑色，内呈黑褐色，喷洒凉水适量，灭尽火星，取出，晾一夜
《辽宁省中药炮制规范》（1987 年版）	藕节　拣净杂质和毛须，洗净，晒干 藕节炭　取藕节，置锅内用强火炒至外呈黑色内呈黄褐色为度，喷淋少许清水，取出，晒干
《湖南省中药饮片炮制规范》（2010 年版）	藕节　原药材，除去杂质，须根，洗净，切去节两端多出的部分，干燥 藕节炭　取净藕节，照炒炭法炒至表面焦黑色、内部黄褐色

续表

药典及规范	炮制方法
《江西省中药炮制规范》（1991年版）	藕节　取原药，除去杂质及残留的须根，洗净，润透，切厚片，干燥 藕节炭　取净藕节片，用文火炒至表面焦黑色、内部棕褐色时，取出，放凉

历版《中国药典》及各省市炮制规范均收载藕节、藕节炭等。其炮制工艺缺乏可操作的工艺参数。

（三）藕节饮片现代炮制研究

藕节生品性偏凉，有止血、凉血、化瘀的作用，经炒炭性偏温，可增强收涩作用，减弱化瘀作用。现代研究表明[1, 2]，莲藕、藕节制炭后止血作用增强，其机理主要包括以下几个方面。首先，Ca^{2+}对促凝血机制产生影响。现代医学认为，Ca^{2+}能激活因子参入凝血过程及纤维蛋白交联聚合等，是凝血的辅助因子。钙元素以草酸钙晶体的形式广泛存在于植物细胞中，以碳酸钙等钙盐形式存在于矿石、介壳类中药中，经高温炒炭或煅炭后，可使草酸钙或碳酸钙等分解，内服后以可溶性钙盐的形式被人体吸收，有利于发挥止血作用。其次，炭素对止血作用产生影响。生药经高温炒炭或煅炭后，有机成分绝大部分灰化破坏，无机成分也因此改变了存在的状态，会产生大量炭素（活性炭），使整个炭药成为一种疏松多孔、具有收敛性质的物质。由于活性炭本身具很强的收敛作用，因此，使炭药的收敛性更为加强，有利于发挥药物的止血作用。

温献业等[3]采用正交试验，以水浸出物及鞣质的含量、凝血时间为指标，结合成品性状，对藕节炒炭的炮制工艺条件进行优选。结果表明藕节炭炮制的最佳工艺为250℃烘制15分钟。

综合古今文献及各地方炮制规范发现藕节的炮制品主要有生藕节和藕节炭，目前对于藕节炮制时间和温度缺乏量化指标，且对生藕节和藕节炭止血作用的强弱存在争议，因此有必要做进一步的研究，完善操作规范及质量标准。

（四）藕节饮片炮制工艺研究总结

1. 历史文献　净制、切制、炒制、制炭，以藕节和藕节炭为最常见。

2. 各省市炮制规范　收载藕节、藕节炭等。

3. 历版《中国药典》　收载藕节、藕节炭。

4. 现代研究文献　对藕节炮制工艺及药效开展相应研究。

综合上述研究结果，制定藕节的炮制工艺为：

藕节　取原药材，除去杂质，洗净，干燥。

参考文献

[1] 蒋纪洋，李同永，李存兴，等. 藕节炭炮制研究[J]. 中成药研究，1987，(1):13-14.

[2] 俞红卫，郭兴奎. 藕节炮制现代研究[J]. 山东医药工业，2003，22(4):25-26.

[3] 温献业，刘光明，曾颖. 正交实验优化藕节炭炮制工艺的研究[J]. 中药材，2011，34(12):1854-1856.

十八画

Fu pen zi

覆盆子

药材来源 本品为蔷薇科植物华东覆盆子*Rubus chingii* Hu的干燥果实。

采收加工 夏初果实由绿变绿黄时采收，除去梗、叶，置沸水中略烫或略蒸，取出，干燥。

覆盆子饮片炮制规范

【饮片品名】覆盆子。

【饮片来源】本品为覆盆子药材净制后的炮制品。

【炮制方法】取原药材，除去杂质以及残留的梗、叶等。

【饮片性状】本品为聚合果，由多数小核果聚合而成，呈圆锥形或扁圆锥形，高0.6～1.3cm，直径0.5～1.2cm。表面黄绿色或淡棕色，顶端钝圆，基部中心凹入。宿萼棕褐色，下有果梗痕。小果易剥落，每个小果呈半月形，背面密被灰白色茸毛，两侧有明显的网纹，腹部有突起的棱线。体轻，质硬。气微，味微酸涩。

【质量控制】

鉴别 （1）本品粉末棕黄色。非腺毛单细胞，长60～450μm，直径12～20μm，壁甚厚，木化，大多数具双螺纹，有的体部易脱落，足部残留而埋于表皮层，表面观圆多角形或长圆形，直径约至23μm，胞腔分枝，似石细胞状。草酸钙簇晶较多见，直径18～50μm。果皮纤维黄色，上下层纵横或斜向交错排列。

（2）取椴树苷对照品，加甲醇制成每1 ml含0.lmg的溶液，作为对照品溶液。照薄层色谱法试验，吸取〔含量测定〕山柰酚-3-*O*-芸香糖苷项下的供试品溶液5μl，及上述对照品溶液2μl，分别点于同一硅胶G薄层板上，以乙酸乙酯-甲醇-水-甲酸（90∶4∶4∶0.5）为展开剂，展开，取出，晾干，喷以三氯化铝试液，在105℃加热5分钟，在紫外光灯（365nm）下检视。供试品色谱中，在与对照品色谱相应的位置上，显相同颜色的荧光斑点。

检查 水分 不得过12.0%（第二法）。

总灰分 不得过9.0%。

酸不溶性灰分 不得过2.0%。

浸出物 照水溶性浸出物测定法项下的热浸法测定，不得少于9.0%。

含量测定 （1）鞣花酸 照高效液相色谱法测定。

色谱条件与系统适用性试验 以十八烷基硅烷键合硅胶为填充剂；以乙腈-0.2%磷酸溶液（15∶85）为流动相；检测波长为254nm。理论板数按鞣花酸峰计算应不低于3000。

对照品溶液的制备 取鞣花酸对照品适量，精密称定，加70%甲醇制成每1ml含5μg的溶液，即得。

供试品溶液的制备 取本品粉末（过四号筛）约0.5g，精密称定，置具塞锥形瓶中，精密加入70%甲醇50ml，称定重量，加热回流1小时，放冷，再称定重量，用70%甲醇补足减失的重量，摇匀，滤过，精密量取续滤液1ml，置5ml量瓶中，用70%甲醇稀释至刻度，摇匀，滤过，取续滤液，即得。

测定法 分别精密吸取对照品溶液与供试品溶液各10μl，注入液相色谱仪，测定，即得。

本品按干燥品计算，含鞣花酸（$C_{14}H_6O_8$）不得少于0.20%。

（2）山柰酚-3-*O*-芸香糖苷 照高效液相色谱法测定。

色谱条件与系统适用性试验 以十八烷基硅烷键合硅胶为填充剂；以乙腈-0.2%磷酸溶液（15∶85）为流动相；检测波长为344nm。理论板数按山柰酚-3-*O*-芸香糖苷峰计算应不低于3000。

对照品溶液的制备 取山柰酚-3-*O*-芸香

糖苷对照品适量，精密称定，加甲醇制成每1ml含80μg的溶液，即得。

供试品溶液的制备　取本品粉末（过四号筛）约1g，精密称定，置具塞锥形瓶中，精密加入70%甲醇50ml，称定重量，加热回流提取1小时，放冷，再称定重量，用70%甲醇补足减失的重量，摇匀，滤过，精密量取续滤液25ml，蒸干，残渣加水20ml使溶解，用石油醚振摇提取3次，每次20ml，弃去石油醚液，再用水饱和正丁醇振摇提取3次，每次20ml，合并正丁醇液，蒸干，残渣加甲醇适量使溶解，转移至5ml量瓶中，加甲醇至刻度，摇匀，滤过，取续滤液，即得。

测定法　分别精密吸取对照品溶液与供试品溶液各10μl，注入液相色谱仪，测定，即得。

本品按干燥品计算，含山柰酚-3-*O*-芸香糖苷（$C_{27}H_{30}O_{15}$）不得少于0.03%。

【性味与归经】甘、酸，温。归肝、肾、膀胱经。

【功能与主治】益肾固精缩尿，养肝明目。用于遗精滑精，遗尿尿频，阳痿早泄，目暗昏花。

【用法与用量】6～12g。

【贮藏】置干燥处。

覆盆子饮片炮制操作规程

1．产品概述

（1）品名　覆盆子。

（2）饮片规格　果实。

2．生产依据　按照《中国药典》2015年版一部有关工艺要求及标准，以及拟定的饮片品种炮制工艺执行。

3．工艺流程　取原药材，除去杂质以及残留的梗、叶等。

4．炮制工艺操作要求

（1）挑拣　除去杂质以及残留的梗、叶等。

（2）包装　包装损耗应不超过2.0%。

5．原料规格质量标准　符合《中国药典》2015年版一部覆盆子药材项下的相关规定。

6．成品质量标准　符合本规范覆盆子饮片项下的相关规定。

7．成品贮存及注意事项　置干燥处。

8．工艺卫生要求　符合中药饮片GMP相关工艺卫生要求。

9．主要设备　干燥箱等设备。

覆盆子饮片炮制规范起草说明

（一）覆盆子饮片炮制方法历史沿革

1．净制　宋代有“去萼”《总录》、“去黄叶并皮蒂”《雷公》，其后的金元时期有“去枝，叶”《世医》、“拣净”《瑞竹》，明代有“去蒂”《普济方》、“去枝蒂”《入门》、“去核”《准绳》、“去皮及心”《本草述》。

2．切制　清代有“捣饼”《备要》及“捣作薄饼”《指南》的记载。

3．炮制

（1）炒制　最早出现在宋代的“（晒）干方用为炒也”《雷公》、“微炒油调”《传信》、“炒”《妇人》。

（2）酒制

①酒焙　最早出现在金元时期的“酒浸一宿焙用”《世医》。

②酒蒸　金元时期记有“后酒拌蒸一炷香研末入丸”《本草述》、“酒拌蒸”《备要》及清代的“临时以酒拌蒸尤妙”《指南》、“酒浸蒸”《傅青主》。

③酒煮　清代最早有“酒煮用”《得配》。

（3）蜜制　最早出现在清代的“晒干蜜贮”《指南》。

历代炮制历史沿革见表1。

表1 覆盆子炮制历史沿革简况

朝代	沿用方法	新增方法	文献出处
宋代		去蕚	《总录》
		微炒油调	《传信》
		凡使，用东流水淘去黄叶并皮蒂尽了，用酒蒸一宿，以东流水淘两遍又（晒）干方用为炒也	《雷公》
		炒	《妇人》
金元时期	去蕚	去枝，叶 酒浸一宿焙用	《世医》
		拣净	《瑞竹》
明代	去蕚 拣净 炒 酒浸一宿焙用	去蒂	《普济方》
		去枝蒂	《入门》
		去核，取细末	《准绳》
清代	去蕚 拣净 炒 酒浸一宿焙用 去枝蒂 去核，取细末	去皮及心，用细子务赤色味甘者，水洗晒干。后酒拌蒸一炷香研末入丸	《本草述》
		去蒂，淘净，捣饼，同时酒拌蒸	《备要》
		去皮蒂，酒煮用	《得配》
		酒浸蒸	《傅青主》
		采得捣作薄饼，晒干蜜贮，临时以酒拌蒸尤妙	《指南》

覆盆子的炮制方法始载于宋代，有去蕚、酒制、炒等法。元代增加酒浸焙制法。明代净制增加去核制法。至清代除沿用历代大部分方法外，又增加了蜜制等法，酒制法也增加了酒煮、酒拌蒸、酒浸蒸等方法。近代，根据其补肾固涩作用又引入了盐制法。现今全国多生用，少数地区有盐制用，酒制则古方应用较多。

（二）覆盆子饮片药典及地方炮制规范

1. 净制 除去梗、叶，置沸水中略烫或略蒸，取出，干燥。

2. 炮制

（1）盐制 取净覆盆子加盐水拌匀，闷润至盐水被吸尽后，置笼屉内蒸透，取出，干燥。每100kg净覆盆子，用食盐2kg。

（2）酒制 净覆盆子，用酒喷洒拌匀，吸尽后，用武火蒸30分钟，取出，干燥。每100kg净覆盆子，用酒10kg。

（3）蒸制 取净覆盆子，加清水或液体辅料拌匀、润透，置适宜的蒸制容器内，蒸2～3小时，取出晒干。

现代炮制方法见表2。

表2 《中国药典》及各地炮制规范收载的覆盆子炮制方法

药典及规范	炮制方法
《中国药典》（1985年版） 《中国药典》（1990年版） 《中国药典》（1995年版） 《中国药典》（2000年版） 《中国药典》（2005年版） 《中国药典》（2010年版） 《中国药典》（2015年版）	覆盆子 除去梗、叶，置沸水中略烫或略蒸，取出，干燥
《全国中药炮制规范》（1988年版）	覆盆子 取原药材，除去杂质 盐覆盆子 取净覆盆子加盐水拌匀，闷润至盐水被吸尽后，置笼屉内蒸透，取出，干燥。每覆盆子100kg，用食盐2kg

续表

药典及规范	炮制方法
《山东省中药炮制规范》（1990 年版）	覆盆子　去净果饼及杂质，筛去泥土 盐覆盆子　将净覆盆子用食盐水拌匀，稍闷，置锅内，文火炒干，取出，放凉。每100kg覆盆子，用食盐2kg
《上海市中药饮片炮制规范》（2008 年版）	覆盆子　将原药除去果柄等杂质，筛去灰屑
《安徽省中药饮片炮制规范》（2005 年版）	覆盆子　取原药材，除去杂质，筛去碎屑 盐覆盆子　取净覆盆子，照盐炙法①，炒干。每100kg覆盆子，用食盐2kg
《江西省中药饮片炮制规范》（2008 年版）	覆盆子　除去杂质，洗净，干燥 酒覆盆子　取净覆盆子，用酒喷洒拌匀，吸尽后，用武火蒸30分钟，取出，干燥。每100kg覆盆子，用酒10kg
《福建省中药炮制规范》（1988 年版）	覆盆子　除去杂质 盐覆盆子　取净覆盆子，照盐水炙法炒干 蒸覆盆子　取净覆盆子，照蒸法蒸2～3小时，取出晒干 酒覆盆子　取净覆盆子，照酒蒸法蒸2～3小时，取出拌黄酒，吸干后，取出晒干。每100kg覆盆子，用黄酒12.5kg
《四川省中药饮片炮制规范》（2002 年版）	覆盆子　除去杂质及果柄 盐覆盆子　取净覆盆子，用盐水拌浸，闷润，待吸尽盐水后，置容器中蒸透心，取出，干燥。每100kg覆盆子，用盐2kg
《河南省中药饮片炮制规范》（2005 年版）	覆盆子　除去杂质，洗净，晒干 盐覆盆子　取净覆盆子，照盐蒸法蒸透，晒干。每100kg覆盆子，用食盐1.8kg 酒覆盆子　取净覆盆子，照酒炙法炒干。每100kg覆盆子，用黄酒12kg
《湖南省中药饮片炮制规范》（2010 年版）	覆盆子　取原药材，除去梗、叶，置沸水中略烫，或略蒸，取出，干燥
《贵州省中药饮片炮制规范》（2005 年版）	覆盆子　取原药材，除去杂质及残留果柄，筛去灰屑 盐覆盆子　取净覆盆子，照盐水炙法用文火炒干。每100kg净覆盆子，用食盐1.2kg
《江苏省中药饮片炮制规范》（2002 年版）	覆盆子　取原药材，除去残存果梗等杂质，筛去灰屑
《广东省中药炮制规范》（1984 年版）	覆盆子　除去杂质 盐覆盆子　取净覆盆子，用盐水拌匀，闷润，待盐被吸尽后，蒸2～3小时，取出，晒干。每覆盆子100kg，用盐2kg
《广西壮族自治区中药饮片炮制规范》（2007 年版）	覆盆子　除去果柄等杂质，筛去灰屑
《浙江省中药炮制规范》（2005 年版）	覆盆子　取原药，除去果梗等杂质。筛去灰屑
《北京市中药饮片炮制规范》（2008 年版）	覆盆子　取原药材，除去杂质，筛去灰屑
《重庆市中药饮片炮制规范及标准》（2006 年版）	覆盆子　除去杂质及果柄 盐覆盆子　取净覆盆子，用盐水拌浸，闷润，待吸尽盐水后，置容器中蒸透心，取出，干燥。每100kg覆盆子，用盐2kg

历版药典所收载的加工方法均为：除去梗、叶，置沸水中略烫或略蒸，取出，干燥。2015年版药典首次对其薄层鉴别项、检查项、含量测定项等进行了质量控制，之前各版药典仅通过性状描述、显微鉴别进行质量控制。

在各省市地方规范中均收载有覆盆子生品，其中江苏、广西、浙江、上海、湖南、北京等省市仅收载生覆盆子，山东、安徽、四川、贵州、重庆、广东等省市收载盐覆盆子，江西收载酒覆盆子，河南收载盐、酒覆盆子，福建收载盐、蒸、酒覆盆子。

（三）覆盆子饮片炮制工艺研究总结

1. 历史文献　覆盆子在古代的炮制方法曾有净制、炒法、酒制、蜜制、盐制。

2. 历版《中国药典》　均收载覆盆子。

3．各省市炮制规范 收载有覆盆子、盐覆盆子、酒覆盆子，以生品最为常见。

4．现代研究文献 未见有关覆盆子炮制的现代研究文献。

综合上述研究结果，制定覆盆子的炮制工艺为：

覆盆子 取原药材，除去杂质以及残留的梗、叶等。

Bie jia 鳖甲

药材来源 本品为鳖科动物鳖*Trionyx sinensis* Wiegmann的背甲。

采收加工 全年均可捕捉，以秋、冬二季为多，捕捉后杀死，置沸水中烫至背甲上的硬皮能剥落时，取出，剥取背甲，除去残肉，晒干。

鳖甲饮片炮制规范

【饮片品名】鳖甲、醋鳖甲。

（一）鳖甲

【饮片来源】本品为鳖甲药材经净制后的炮制品。

【炮制方法】取原药材，除去杂质，洗净，置沸水蒸45分钟，取出，放入热水中，立即用硬刷除净皮肉，摊铺厚度25～30mm，70～80℃干燥2～3小时，筛去碎屑，放凉，包装。

【饮片性状】本品呈椭圆形或卵圆形，背面隆起，长10～15cm，宽9～14cm。外表面黑褐色或墨绿色，略有光泽，具细网状皱纹和灰黄色或灰白色斑点，中间有一条纵棱，两侧各有左右对称的横凹纹8条，外皮脱落后，可见锯齿状嵌接缝。内表面类白色，中部有突起的脊椎骨，颈骨向内卷曲，两侧各有肋骨8条，伸出边缘。质坚硬。气微腥，味淡。

【质量控制】

检查 水分 不得过12.0%（第二法）。

浸出物 不得过5.0%（热浸法）。

（二）醋鳖甲

【饮片来源】本品为鳖甲经砂烫醋淬的炮制品。

【炮制方法】用武火（180～220℃），先将洁净河砂加热至滑利状态时，投入净鳖甲炒制，不断翻动，炒至表面淡黄色，取出，醋淬，摊铺厚度25～30mm，70～80℃干燥1～2小时，筛去碎屑，放凉，包装。

每100kg鳖甲，用醋20kg。

【饮片性状】本品形同鳖甲，颜色深黄，质酥脆。具醋酸气。

【性味与归经】咸，微寒。归肝、肾经。

【功能与主治】滋阴潜阳，退热除蒸，软坚散结。用于阴虚发热，骨蒸劳热，阴虚阳亢，头晕目眩，虚风内动，手足瘛疭，经闭，癥瘕，久疟疟母。

【用法与用量】9～24g，先煎。

【贮藏】置干燥处，防蛀。

鳖甲饮片炮制操作规程

（一）鳖甲

1．产品概述

（1）品名 鳖甲。

（2）规格 甲片。

2．生产依据 按照《中国药典》2015年版一部有关工艺要求及标准，以及拟定的饮片

品种炮制工艺执行。

3. 工艺流程 取原药材，除去杂质，洗净，置沸水蒸45分钟，取出，放入热水中，立即用硬刷除净皮肉，摊铺厚度25～30mm，70～80℃干燥2～3小时，筛去碎屑，放凉，包装。

4. 炮制工艺操作要求

（1）净制　除去杂质。

（2）蒸制　置沸水蒸45分钟，取出，放入热水中，立即用硬刷除净皮肉。

（3）干燥　摊铺厚度25～30mm，70～80℃干燥2～3小时。

（4）筛选　筛去碎屑。

（5）包装　复合袋包装，包装损耗应不超过2.0%。

5. 原料规格质量标准 符合《中国药典》2015年版一部鳖甲药材项下的相关规定。

6. 成品质量标准 符合本规范鳖甲饮片项下的相关规定。

7. 成品贮存及注意事项 置干燥处，防蛀。

8. 工艺卫生要求 符合中药饮片GMP相关工艺卫生要求。

9. 主要设备 蒸煮锅、烘箱、平面筛等设备。

（二）醋鳖甲

1. 产品概述

（1）品名　醋鳖甲。

（2）规格　背甲。

2. 生产依据 按照《中国药典》2015年版一部有关工艺要求及标准，以及拟定的饮片品种炮制工艺执行。

3. 工艺流程 用武火（180～220℃），先将洁净河砂加热至滑利状态时，投入净鳖甲炒制，不断翻动，炒至表面淡黄色，取出，醋淬，摊铺厚度25～30mm，70～80℃干燥1～2小时，筛去碎屑，放凉，包装。

每100kg鳖甲，用醋20kg。

4. 炮制工艺操作要求

（1）净制　除去杂质。

（2）蒸制　置沸水蒸45分钟，取出，放入热水中，立即用硬刷除净皮肉。

（3）干燥　摊铺厚度20～30mm，70～80℃干燥2～3小时。

（4）炒炙　用砂子炒至表面淡黄色，取出，立即醋淬。

（5）干燥　摊铺厚度25～30mm，70～80℃干燥1～2小时。

（6）筛选　筛去碎屑。

（7）包装　复合袋手工包装，包装损耗不超过2.0%。

5. 原料规格质量标准 符合本规范鳖甲饮片项下的相关规定。

6. 成品质量标准 符合本规范醋鳖甲饮片项下的相关规定。

7. 成品贮存及注意事项 置干燥处，防蛀。

8. 工艺卫生要求 符合中药饮片GMP相关工艺卫生要求。

9. 主要设备 蒸煮锅、烘箱、平面筛、炒药机等设备。

鳖甲饮片炮制规范起草说明

（一）鳖甲炮制方法历史沿革

1. 净制 最早记载有"去裙并肋骨"《雷公炮炙论》，以后多有记载"洗净，去裙襕"《圣惠方》、"生剔去肉"《伤寒总病论》《医学入门》、"刮去筋膜"《全生指迷方》、"去裙阑、脊骨用"《普济方》。

2. 切制 切制方法历代多有"捣筛为散"《外台秘要》、"剉，捣为末"《经效产宝》《经史政类备急本草》、"杵碎"《类证活人书》、"剉，作片子"《圣济总录》、"人臼中杵细成霜”《本草蒙筌》、“研如飞面”《炮炙大法》。

3．炮制

（1）炙制　炒法最早出现在汉代“炙”《金匮要略方论》，至今仍沿用。

（2）醋制

①醋煮　“凡使，以六一泥固济瓶子底了，干，于大火，以物（支）于中，与头醋下火煎之，尽三升醋为度，仍去裙并肋骨了，方炙干，然入药中用”《雷公炮炙论》、“醋煮三五十沸后，净去裙襕，另用好醋煮令香”《博济方》、“醋煮三五十沸，净去裙襕，别用醋涂”《三因极一病证方论》、“醋煮三五十沸，去裙襕，别用醋炙黄”《世医得效方》、“一枚重二两，好醋煮一时辰，令裙襕自脱而出，净洗，别以醋煮为粗末，取半两净者”《普济方》，以上方法现已不用。

②醋炙　“凡使，先用醋浸三日，去裙，慢火中反复炙，令黄赤色为度，如急用，只蘸醋炙，候黄色便可用”《类证活人书》《太平惠民和剂局方》、“叁两，去裙襕，以米醋一小盏，化硇砂一两，用涂鳖甲，炙以醋尽为度”《太平惠民和剂局方》《证治准绳》、“醋浸二宿，去裙，用火炙令黄色，取末。去裙，醋浸一宿，又醋浸一盏仰盛，慢火令醋尽”《普济方》，以上方法现已不用。

③醋淬　“炙黄，醋淬五七次”《世医得效方》、“一个，用陈米醋一斤，炭火炙淬醋，炙得醋完为度”《良朋汇集》，以上方法与现代沿用的方法较为相近。

④醋炒　“米醋炒”《普济方》、“醋炙炒，研细用”《长沙药解》，以上方法现已不用。

（3）童便制　“用童子小便煎尽一斗二升，乃去裙留骨，石臼捣粉，以鸡肫皮裹之，取东流水三升，盆盛，阁于盆上一宿，取用，力有万倍也”《雷公炮炙论》《本草纲目》、“去裙襕，童子小便炙黄为末。童子小便浸半日，醋炙去裙襕”《圣济总录》、“童子小便浸一宿，涂酥炙焦，去裙襕”《撰人未祥》、“小便酒醋各一升，同煮一日，更将汁涂炙了焙干。小便浸三日，逐日换小便，炙黄，去裙襕、脊骨用。童便浸半月，醋炙，去裙用”《普济方》，以上方法现已不用。

（4）制炭　“烧焦末”《千金翼方》、“烧灰捣筛为散”《外台秘要》、“烧令烟尽，捣末”《寿世保元》、“去裙襕，净洗过，烧灰存性，研为细末”《本草述》，以上方法现已不用。

（5）酒制　“酒浸，炙令赤”《博济方》、“酒浸一宿，炙黄”《医宗必读》，以上方法现已不用。

（6）蛤粉炒制　“剉作片子，蛤粉相和，于铫内炒香黄色”《圣济总录》，以上方法现已不用。

（7）酥制　“酥炙，去裙”《史载之方》《卫生宝鉴》、“涂酥炙令黄，去裙”《卫生家宝产科备药》《济阴纲目》、“酥炙，研细用”《外科正宗》《医宗说约》、“用酥炙黄为末，无酥以醋炙代之”《温热经纬》，以上方法现已不用。

（8）制膏（胶）“大者一枚，净洗去筋膜，面裹外面二三分厚，上面用纸固济，泥一风炉子，安鳖甲在上面，别入桃仁半斤，去皮尖双仁研，以米醋四升，无灰酒三升，硇砂三两，同搅拌，旋入向鳖甲中，煎为膏，取出用盒盛，却将鳖甲去纸泥”《奇效良方》、“酒浸一夜，煮烂如胶漆，用桑柴煮”《握灵本草》、“以煅皂灰一斗，酒五升，浸一夜，煮令烂如胶漆”《食物本草会纂》、“熬胶”《吴鞠通医案》，以上方法现已不用。

历代炮制历史沿革见表1。

表1　鳖甲炮制历史沿革简况

朝代	沿用方法	新增方法	文献出处
汉代		炙	《金匮》

续表

朝代	沿用方法	新增方法	文献出处
唐代		捣筛为散，剉 烧灰捣筛为散	《外台》
		捣为末	《产宝》
		烧焦末	《千金翼》
宋代	捣为末	去裙并肋骨； 凡使，以六一泥固济瓶子底了，干，于大火，以物（支）于中，与头醋下火煎之，尽三升醋为度，仍去裙并肋骨了，方炙干，然入药中用； 用童子小便煎尽一斗二升，乃去裙留骨，石臼捣粉，以鸡肫皮裹之，取东流水三升，盆盛，阁于盆上一宿，取用，力有万倍也	《雷公》
		洗净，去裙襕	《圣惠方》
		生剔去肉	《总病论》
		刮去筋膜	《指迷》
		杵碎，剉	《活人书》
		醋煮三五十沸后，净去裙襕，另用好醋煮令香； 酒浸，炙令赤	《博济》
		醋煮三五十沸，净去裙襕，别用醋涂	《三因》
		凡使，先用醋浸三日，去裙，慢火中反复炙，令黄赤色为度，如急用，只蘸醋炙，候黄色便可用	《局方》 《活人书》
		叁两，去裙襕，以米醋一小盏，化硇砂一两，用涂鳖甲，炙以醋尽为度	《局方》
		作片子； 去裙襕，童子小便炙黄为末。童子小便浸半日，醋炙去裙襕； 剉作片子，蛤粉相和，于铫内炒香黄色	《总录》
		童子小便浸一宿，涂酥炙焦，去裙襕	《总微》
		涂酥炙令黄，去裙	《宝产》
		酥炙，去裙	《史载》
元代	酥炙，去裙	醋煮三五十沸，去裙襕，别用醋炙黄； 炙黄，醋淬五七次	《世医》
明代	生剔去肉； 叁两，去裙襕，以米醋一小盏，化硇砂一两，用涂鳖甲，炙以醋尽为度； 用童子小便煎尽一斗二升，乃去裙留骨，石臼捣粉，以鸡肫皮裹之，取东流水三升，盆盛，阁于盆上一宿，取用，力有万倍也； 涂酥炙令黄，去裙	一枚重二两，好醋煮一时辰，令裙襕自脱而出，净洗，别以醋煮为粗末，取半两净者 去裙阑、脊骨用； 醋浸二宿，去裙，用火炙令黄色，取末。去裙，醋浸一宿，又醋浸一盏仰盛，慢火令醋尽 米醋炒； 小便酒醋各一升，同煮一日，更将汁涂炙了焙干。小便浸三日，逐日换小便，炙黄，去裙襕、脊骨用。童便浸半月，醋炙，去裙用	《普济方》
		入臼中杵细成霜	《蒙筌》
		研如飞面	《大法》
		烧令烟尽，捣末	《保元》
		酒浸一宿，炙黄	《必读》
		酥炙，研细用	《正宗》
		大者一枚，净洗去筋膜，面裹外面二三分厚，上面用纸固济，泥一风炉子，安鳖甲在上面，别入桃仁半斤，去皮尖双仁研，以米醋四升，无灰酒三升，硇砂三两，同搅拌，旋入向鳖甲中，煎为膏，取出用盒盛，却将鳖甲去纸泥	《奇效》

十九画

续表

朝代	沿用方法	新增方法	文献出处
清代	酥炙，研细用	一个，用陈米醋一斤，炭火炙淬醋，炙得醋完为度	《良朋》
		醋炙炒，研细用	《长沙》
		去裙襕，净洗过，烧灰存性，研为细末	《本草述》
		用酥炙黄为末，无酥以醋炙代之	《经纬》
		酒浸一夜，煮烂如胶漆，用桑柴煮	《握灵》
		以煅皂灰一斗，酒五升，浸一夜，煮令烂如胶漆	《食物》
		熬胶	《医案》

从古代文献资料中可以看出，历代沿用过的鳖甲炮制方法有40余种，所用的辅料有酒、醋、硇砂、蛤粉、童子小便等。其中以净制、切制、炒制、煮制为常见方法，而去裙襕、醋制最为常用。现代炮制方法仍以净制、砂烫醋淬为主流，其他方法少见承袭。鳖甲炮制多以增强疗效、矫臭矫味为目的。

（二）鳖甲饮片药典及地方炮制规范

1．净制 全年均可捕捉，以秋、冬二季为多，捕捉后杀死，置沸水中烫至背甲上的硬皮能剥落时，取出，剥取背甲，除去残肉，晒干。

2．切制 用时捣碎。

3．炮制 砂烫醋制：取砂置炒制容器内，用武火加热至滑利状态。容易翻动时，投入大小分档的净鳖甲。炒至外表淡黄色，质酥脆时，取出，筛去砂，趁热投入醋液中稍浸，捞出，干燥，用时捣碎。

每100kg鳖甲，用醋20kg。

现代炮制方法见表2。

表2 《中国药典》及各地炮制规范收载的鳖甲炮制方法

药典及规范	炮制方法
《中国药典》（1963年版）	鳖甲 用水浸泡，去净皮肉，洗净，晒干即得 制鳖甲 取沙子，置锅内加热炒至轻松，加入净鳖甲，炒至表面微黄色，及时取出，筛去沙子，置醋盆内略浸。取出，用水漂洗，晒干即得。每鳖甲100斤，用醋30斤
《中国药典》（1977年版）	鳖甲 浸泡，去净皮肉，洗净，日晒夜露至无臭气 醋鳖甲 取净鳖甲，照烫法用砂子炒至表面淡黄色取出，筛去砂子，醋淬，取出，晒干。每鳖甲100kg，用醋20kg
《中国药典》（1985年版） 《中国药典》（1990年版） 《中国药典》（1995年版） 《中国药典》（2000年版） 《中国药典》（2005年版） 《中国药典》（2010年版） 《中国药典》（2015年版）	鳖甲 置蒸锅内，沸水蒸45分钟，取出，放入热水中，立即用硬刷除去皮肉，洗净，干燥 醋鳖甲 取净鳖甲，照烫法用砂烫至表面淡黄色，取出，醋淬，干燥。用时捣碎。每鳖甲100kg，用醋20kg
《四川省中药饮片炮制规范》（2002年版）	鳖甲 置蒸锅内，沸水蒸45分钟，取出，放入热水中，立即用硬刷除，去皮肉，洗净，日晒夜露至无臭气，打成小块 醋鳖甲 取净鳖甲，照烫法用砂烫至表面淡黄色，趁热醋淬，干燥。用时捣碎。每100kg鳖甲，用醋15kg
《江苏省中药饮片炮制规范》（1980年版）	鳖甲 将原药用水浸泡，去净皮肉，洗净，日晒夜露至无臭气，打成小块 醋炙鳖甲 将砂子炒至烫手，加入净鳖甲块炒至体酥松，表面淡黄色，及时取出，筛去砂子，趁热入醋内淬酥，不取出，干燥。每鳖甲100kg，用醋20kg

续表

药典及规范	炮制方法
《湖北省中药饮片炮制规范》（2009年版）	鳖甲　放于水中浸泡（不换水）盖严，至板上残肉和鳞皮易脱落时，取出，冲洗干净，日晒夜露约15天，除去腐肉及鳞皮，敲成小块，干燥 醋炙鳖甲　取净鳖甲块，大小分档，另将砂置锅内，以武火加热5～10分钟后投入净鳖甲块，不断翻动，炒至表面黄色，取出，筛去砂，乘热倒入醋中淬透，取出，干燥。每100kg鳖甲，用醋20kg
《天津市中药饮片炮制规范》（2005年版）	鳖甲　取原药材置缸内，用清水淹没浸泡。将缸口封严，使其发热腐烂，浸泡4～5周后，将浊水放出以清水反复冲洗干净。再用清水浸泡约12小时，撞掉黑皮至无臭味，捞出摊开晒干，扇净皮肉，除去杂质，串成碎块即得 醋鳖甲　将鳖甲大小分开，用砂烫至表面显黄色，及时取出，将鳖甲倒入醋内，淬酥，干燥。每鳖甲100kg，用醋20kg
《浙江省中药炮制规范》（2015年版）	鳖甲　取原药，置适宜容器内，蒸45分钟，取出，投入热水中，立即用硬刷刷去残留皮肉，洗净，干燥。砸成小块 炙鳖甲　取沙子，置热锅中翻动，待其滑利，投入鳖甲，炒至表面淡黄色至淡黄棕色时，取出，筛去沙子，趁热投入醋中，淬至酥脆，取出，漂净，干燥。每鳖甲100kg，用醋20kg
《安徽省中药饮片炮制规范》（2005年版）	鳖甲　取原药材，放入热水中，立即用硬刷除去皮肉，干燥。或置蒸锅内，沸水蒸45分钟，取出，洗净，日晒夜露至无臭气，干燥，打成碎块 醋鳖甲　取净鳖甲，照沙烫法，烫至表面为淡黄色时，趁热醋淬，干燥。用时打碎。每100kg鳖甲，用米醋20kg

（三）鳖甲饮片现代炮制研究

高建蓉[1]等运用了SDS-PAGE技术，对生鳖甲与醋鳖甲活性部位进行分析比较，结果发现炮制后的醋鳖甲所含成分增多了，一级谱带相对分子质量降低，即蛋白相对分子质量下降。因此认为，鳖甲经过高温醋淬后，部分大分子蛋白变性为活性小分子肽类物质，从而有利于增强鳖甲抗肝纤维化的作用。药理研究结果表明，醋鳖甲和生鳖甲均具有抗肝纤维化的作用，但醋鳖甲的药效优于生鳖甲。

韩秋俊[2]等通过建立双缩脲反应-酶联免疫检测仪对肽类的快速定量方法来测定鳖甲炮制前后肽类含量差异。实验表明醋鳖甲平均总肽含量为6.99%，生鳖甲平均总肽含量为1.04%，由此证明醋鳖甲总肽含量明显高于生鳖甲总肽含量，醋制以后可以提高鳖甲有效成分的溶出。

（四）鳖甲饮片炮制工艺研究总结

1．历史文献　净制（去裙襕、去肉、去筋膜、去肋骨、去脊骨）、切制（捣为散剉、捣为末、杵碎剉、作片子、杵成霜、研如面）、炒制（炒炭）、炙、醋制（醋煮、醋炙、醋淬、醋炒）、童便制、酒制、蛤粉炒制、酥制、制膏（胶）。

2．历版《中国药典》　鳖甲、醋鳖甲等，以醋鳖甲为最常用。

3．各省市炮制规范　鳖甲、醋鳖甲等，以醋鳖甲为最常用。

4．现代研究文献　多见砂炒醋淬鳖甲。

综合上述研究结果，制定鳖甲的炮制工艺为：

鳖甲　取原药材，除去杂质，洗净，置沸水蒸45分钟，取出，放入热水中，立即用硬刷除净皮肉，摊铺厚度25～30mm，70～80℃干燥2～3小时，筛去碎屑，放凉，包装。

醋鳖甲　用武火（180～220℃），先将洁净河砂加热至滑利状态时，投入净鳖甲炒制，不断翻动，炒至表面淡黄色，取出，醋淬，摊铺厚度25～30mm，70～80℃干燥1～2小时，筛去碎屑，放凉，包装。

每100kg鳖甲，用醋20kg。

十九画

参考文献

[1] 高建蓉, 胡祖良, 施静妮, 等. 鳖甲炮制前后抗肝纤维化活性部位的SDS-PAGE凝胶电泳比较研究[J]. 中国药师, 2017, 20(09):1543-1544.

[2] 韩秋俊, 毕葳, 王伟, 等. 鳖甲炮制前后肽类含量比较[J]. 中国实验方剂学杂志, 2012, 18(24):86-88.

附 录

附录Ⅰ　常用中药饮片炮制规范及操作规程编写细则

中药饮片的炮制规范和操作规程旨在对饮片炮制方法进行规范，遵循工艺流程，加强过程控制，提高饮片质量。本编写细则将对本书收载的常用中药饮片炮制规范及操作规程各项目逐一做出说明，对编写体例进行统一。

第一部分　炮制规范编写细则

饮片炮制规范的正文，将按照名称、来源、炮制、附注等项内容顺序编写，其中除名称项不列小标题外，其余各项均加中括号作为该项小标题。正文内容、文字，特别是名词、术语应力求与2015年版《中国药典》一致。计量单位等统一按《中国药典》"凡例"中规定要求编写。

一、【名称】

中药饮片品名包括中文名、汉语拼音名；《中国药典》收载的品种，应采用《中国药典》（一部）饮片品名；未收载的品种应符合《中药饮片命名原则》。

二、【药材来源】

按照《中国药典》收载药材的来源表述。说明原植（动）物的科名、原植（动）物名、拉丁学名、药用部位等内容；矿物药注明类、族、矿石名或岩石名、主要成分等。多来源的品种，按照质优量大的顺序依次排列。药用部位系指已除去非药用部位的商品药材。《中国药典》未收载的药材，应对药材来源进行说明。

三、【采收加工】

指主产地的加工方法及规格。品质评价系指用传统的经验鉴别术语对中药的优质规格进行简要描述。

四、【饮片品名】

指饮片常见生品及炮制品名称。

五、【饮片来源】

指由药材采用具体炮制方法加工的炮制品。

六、【炮制方法】

采用逐步与现版《中国药典》统一，兼顾地方炮制特色的原则。包括中药的净制、切制和炮炙等加工方法，主要描述加工炮制的操作要点和基本要求，力求简洁，突出炮制工序和主要参数。编写时要求如下。

（一）炮制工艺流程及相关参数，应予以明确（保密技术例外）。

（二）炮炙的火力、火候尽可能明确炮制温度和时间等工艺参数；不能明确温度参数的，暂以传统经验术语文火、中火、武火等描述。

除另有规定外，常用的炮制火候的温度（药温）范围参考值如下。

文火80～120℃；

中火120～150℃；

武火150～220℃。

（三）炮制辅料种类及用量在各品种项下具体规定，使用的辅料应符合《中国药典》通则0213有关规定。

（四）闷润干燥方法：烘干、晒干、阴干均可的，用"干燥"；不宜用较高温度烘干的，则用"晒干"或"低温干燥"（一般不超过60℃）；

烘干、晒干均不宜的，用“阴干”或“晾干”；少数中药需要短时间内干燥，则用“及时干燥”；若需明确具体的温度可规定干燥时的温度。

（五）饮片的炮制，按照品种具体方法进行描述，具体描述可参照《中国药典》炮制通则。

1. 净制技术

经净制后的药材称“净药材”。凡供切制、炮炙或调配制剂的，均应使用净药材。净制后，果实种子类、全草类、树脂类含药屑、杂质不得过3%；根类、根茎类、叶类、花类、藤木类、皮类、动物类、矿物类及菌藻类含药屑、杂质不得过2%。

净制药材可根据其具体情况，分别选用下述挑选、风选、水选、筛选、剪、切、刮削、剔除、刷、擦、碾串、火燎及泡洗等名称说明其净制方法。

（1）除去杂质方法

挑选　挑选规定的药用部位，除去杂质及虫蛀、霉变，或将药材大小、粗细分开，便于加工处理。

筛选　指过筛，选用不同孔径的药筛，筛除砂土灰屑，分离杂质及不合格的饮片，或药材粉碎成粉末，过筛使粗细度符合规定。

风选　利用药物和杂质的比重不同，用簸箕或其他风选设备，将杂质去除。

淘洗　用大量水洗去附在药材表面的泥沙或杂质。

（2）除去非药用部位方法

刷净　用刷子刷去药材表面的绒毛及异物。

刮除　用刀或其他工具，刮去药材表面的粗皮，附生杂物。

切（剪）除　切（剪）去药材残留的非药用部分，或分离不同的药用部位。

挖去　采用金属或非金属器具，挖去果类药物中的内瓤、毛核。

火燎　用酒精等燃着火，燎去动物药材表面残留的茸毛。

撞　用撞毛机或其他适宜工具，撞去药材非药用部分。

碾串　利用石碾或其他串压工具，去除药材外表附着的毛须、钩刺、果皮等非药用部位。

燀　取种子类药材，投入沸水中，翻动片刻，至种皮由皱缩至舒展、能搓去时，捞出，放入冷水中，除去种皮。

剥离　将果实类药物的外壳剥除，但分离时需保持其完整。

酶法　在适宜条件下，利用蛋白酶等酶制剂除去动物类药材所附着的残肉筋膜，以纯净药材。

（3）其他加工方法

捣碎　对于质地特殊或形体较小，不便于切制，整体应用会影响有效成分煎出的，可采用铜冲或其他粉碎设备碾碎或捣碎，富含脂肪油或挥发油的果实种子类，应随用随捣，不宜贮存过久。

制绒　将某些纤维性药材经捶打、推碾成绒絮状。

揉搓　用手或工具将药材揉搓成团或搓成小碎块。

2. 软化技术

药材切制时，除鲜切、干切外，须经浸润使其柔软者，应少泡多润，防止有效成分流失。以药透水尽为基本原则，使药材包含不同药材的软化方法的适用范围，确定压力、时间、加水量、温度等基本技术参数。一般切制时应控制药材内外湿度一致、含水量在20%～35%，软化质量标准应以达到外观色泽符合传统切制要求、易切，内含成分不损失等为指标。

软化处理方法的名词表述：喷淋、抢水洗、浸泡、润、漂、蒸。应按药材的大小、粗细、质地等分别处理。注意掌握气温、水量、时间等条件。切后应及时干燥，以保证质量。

淋　有些全草药材不宜用水浸泡，干切又易破碎，根据质地，适量喷淋清水，微润使柔软。

润　将浸湿的净药材，堆放洁净处或置其他盛器内，上盖布等遮盖物，使水分缓缓渗入，闷润至内外湿度一致。在闷润中要勤翻动，勤检查，以免发霉，发热变质。

洗　用适量水洗去药材表面的泥沙，除去杂质，洗药时间依据药材性质而定，对吸水性强或芳香性药材应迅速洗净，以免有效成分流失。

泡 凡需浸泡的药材，用水或辅料，浸泡至各品种制法项下规定的时间或程度时，取出，操作时应按药材大小、粗细、软硬分别处理，并应注意季节、气温，按时翻动和换水，严格掌握少泡多润原则，防止有效成分流失。

浸漂 凡需浸泡的药材，用水或辅料，浸泡至各品种制法项下规定的时间或程度，以漂去药材毒性成分、盐分或腥臭异味。

蒸 有些药材质地较硬，而又不宜浸泡过久，可将净药材湿润后，置蒸具内，加热蒸至上汽，使之润软。蒸时应严格控制时间，防止药材蒸熟变色。

3. 切制技术

切制后的饮片应均匀、整齐，色泽鲜明，表面光洁，无污染，无泛油，无整药材，无枝梗，无连刀、掉边、翘边等。异形片不超过10%，极薄片不得超过该片标准厚度的0.5mm；薄片、厚片、丝、块不得超过该片标准厚度1mm；段不得超过该标准厚度2mm。

（1）切制类型的选择原则 质地致密、坚实者，宜切薄片；质地松泡、粉性大者，宜切厚片；为突出鉴别特征或方便切制操作，可选择直片或斜片；药材形态细长，内含成分易煎出的，可切段；皮类和宽大的叶类，可切丝；为了方便对药材进行炮炙，可切一定规格的块或片。

（2）片、块、丝、段的规格要求

片 极薄片0.5mm以下，薄片1～2mm，厚片2～4mm，斜片2～4mm，直片2～4mm。

段 小段（咀）3～6mm，中段6～9mm，长段（节）9～15mm，大段15mm以上。

块 小块6～9mm3立方块，中块12～15mm3立方块，大块18～27mm3立方块。

丝 细丝2～3mm，窄丝4～8mm，宽丝10～15mm。

（3）其他切制规格

镑片 亦称刨片，取浸润或蒸热后净药材，用镑刀、镑片机等设备镑或刨成极薄片。

敲、轧 有些坚硬的药材不适宜切片的，可用适当工具破碎成规定小块。

粉碎 取净药材或切制品，用粉碎工具打碎或研磨成粉末。其粉末通常为：粗粉，指全部通过药典二号筛，但混有能通过药典四号筛不超过40%的粉末；细粉，指全部通过药典五号筛，并含能通过药典六号筛不少于95%的粉末；极细粉，指能全部通过八号筛，并含能通过药典九号筛不少于95%的粉末。

4. 饮片干燥

主要分为自然干燥和人工干燥等，需按照传统工艺要求保持形、色、气、味俱全。鼓励设计和制造各种干燥设备，人工干燥的温度，应能够进行控制，掌握一般药物不超过80℃，含芳香挥发性成分和热敏性成分的药物不超过50℃。干燥后饮片含水量一般应控制在7%～13%。

5. 常用炮制方法

（1）清炒法 取净药材置热锅内，用文火、中火、武火炒至规定程度时，取出，晾凉。一般分炒黄、炒焦。要求药物必须大小分档，搅拌均匀，出锅迅速，热锅炒药。

炒黄 即用文火炒至体积稍膨胀，表面淡黄色或颜色加深，或能逸出药材固有气味时，取出，晾凉。含药屑、杂质不得过1%，生片、糊片不超过2%。

炒焦 即用中（武）火炒至表面焦黄色或焦褐色，内部黄色或焦黄色，具焦香气味时，取出，晾凉。含药屑、杂质不得过2%，生片、糊片不超过3%。

（2）加固体辅料炒 含麸炒、米炒、土炒、砂炒（烫）、蛤粉炒（烫）、滑石粉炒（烫），煨等，固体辅料属于食品的，应参考相应的食品标准，为药材的应参考相应饮片标准，土炒一律以伏龙肝为固体辅料。

麸炒 取麸皮，置热锅内，加热至冒烟时，加入净药材，迅速翻动，炒至表面呈黄色或色变深时，取出，筛去麸皮，晾凉。含药屑、杂质不得过2%，生片、糊片不超过2%，生片、糊片不超过2%。

除另有规定外，每100kg净药材，用麸皮10～15kg。

米炒 将米用清水浸湿后，在锅内均匀平铺一层，文火加热，待冒烟时，加入净药材，轻轻翻动，炒至规定程度时，取出，筛去米，晾凉。或将米置热锅内，用中火炒至冒烟，投入净药材，拌炒至规定的程度，取出，筛去米，晾凉。含药屑、杂质不得过1%，生片、糊片不超过2%。

除另有规定外，每100kg净药材，用米20kg。

土炒 取伏龙肝细粉，置热锅内，炒至灵活状态，加入净药材，不断翻动，炒至表面挂土色时，取出，筛去伏龙肝细粉，晾凉。含药屑、杂质不得过2%，生片、糊片不超过2%。

除另有规定外，每100kg净药材，用伏龙肝25～30kg。

砂炒（烫） 取洁净河砂置炒制容器内，用武火加热至滑利状态时，投入净药材，不断翻动，炒至表面鼓起、酥脆或至规定的程度时，取出，筛去河砂，放凉。含药屑、杂质不得过2%，生片、糊片不超过2%，砂烫醋淬者水分不超过10%。

除另有规定外，河砂以能够完全掩埋净药材为度。如需醋淬，筛去辅料后，趁热投入醋中淬酥。

蛤粉炒（烫） 取蛤粉置炒制容器内，用中火加热至滑利状态时，减小火力，投入净药材，不断翻动，炒至表面鼓起或成球状、内部疏松、外表黄色时，取出，筛去蛤粉，放凉。含药屑、杂质不得过2%，生片、糊片不超过2%。

除另有规定外，每100kg净药材，用蛤粉30～50kg。

滑石粉炒（烫） 取滑石粉置炒制容器内，用中火加热至滑利状态时，投入净药材，不断翻动，炒至表面鼓起、酥脆、外表黄色或至规定程度时，迅速取出，筛去滑石粉，放凉。含药屑、杂质不得过2%，生片、糊片不超过2%。

除另有规定外，每100kg净药材，用滑石粉40～50kg。

（3）炙法 将净药材与液体辅料共同加热，使辅料渗入药材组织内的一种炮炙方法，常用的有：酒炙、醋炙、盐炙、姜炙、蜜炙、羊脂油炙。

蜜炙 取炼蜜，加适量沸水稀释，加入净药材，拌匀，闷至规定时间，置热锅内，用文火炒至规定程度，不粘手时，取出，晾凉。含水分不得过15%，药屑、杂质不得过2%，生片、糊片不超过2%。

除另有规定外，每100kg净药材，用炼蜜25kg。

酒炙 取净药材，加入黄酒拌匀，闷至规定时间，黄酒被吸尽时，置热锅内，用文火炒至规定程度时，取出，晾凉。含药屑、杂质不得过1%，生片、糊片不超过2%。

除另有规定外，每100kg净药材，用黄酒10～20kg。

醋炙 取净药材，加米醋拌匀。闷至规定时间，至米醋被吸尽时，置热锅内，用文火炒至规定程度时，取出，晾凉。含药屑、杂质不得过1%，生片、糊片不超过2%。

除另有规定外，每100kg净药材，用米醋20kg。

盐炙 取净药材，置热锅内，用文火炒至规定程度时，喷淋盐水，继续炒至盐水微干，取出，晾凉；或取净药材，加盐水拌匀。闷至规定时间，盐水被吸尽时，置热锅内，用文火炒至规定程度时，取出，晾凉。含药屑、杂质不得过1%，生片、糊片不超过2%。

除另有规定外，每100kg净药材，用食盐2kg。

姜汁炙 取净药材，置热锅内，用文火炒，将姜汁喷淋均匀，炒至规定程度时，取出，晾凉。含药屑、杂质不得过1%，生片、糊片不超过2%。

除另有规定外，每100kg净药材，用鲜姜10kg或干姜3kg。

姜炙时，应先将生姜洗净、捣碎，加水适量，压榨取汁，姜渣再加水适量重复压榨一次，合并汁液，姜汁与生姜的比例为1：1，或用干姜煎汁。

羊油炙　取羊脂油，置热锅内熔成油，加入净药材，用文火炒至羊脂油被吸尽，取出，晾凉。含药屑、杂质不得过1%，生片、糊片不超过2%。

除另有规定外，每100kg净药材，用羊脂油20kg。

（4）制炭

炒炭　即用武火炒至表面焦黑色，内部棕褐色或棕黄色，喷淋清水少许，熄灭火星，取出，晾干。要求药物在炒炭时使其部分炭化，不能全部炭化，未炭化部分应能保存药物固有气味，花、叶、草等类药材炒炭后仍可清晰辨别药物原型为准。含药屑、杂质不得过3%，含生片和完全炭化者不得超过5%。

煅炭（焖煅）　取净药材，置锅内（装八成满），上盖一锅，两锅接合处用黄土泥封严，上压重物，并在锅底贴一白纸条，用适宜火候加热，煅至白纸显微黄色时，停火，待凉后取出，加工成碎块。含药屑、杂质不得过3%，含未煅透及灰化者不超过3%。

（5）煅法　含煅淬法，明确煅制程度，统一煅制工艺。

明煅　取砸成小块的净药材，置煅炉或适宜容器内，煅至红透或酥脆时，取出，晾凉。含未煅透者不超过3%。

含有结晶水的矿物类药材，不要求煅红，但需使结晶水蒸发尽，或全部形成蜂窝状的块状固体，取出，加工成碎块。含未煅透者不超过3%。

煅淬　将净药材煅至红透时，趁热投入规定的液体辅料中，淬酥（若不酥，可反复煅淬至酥），取出，干燥，加工成碎块。含未煅透者不超过3%。

（6）蒸法　取净药材，照各品种制法项下的规定，加入液体辅料拌匀（清蒸除外），置适宜容器内，加热蒸透或至规定的程度时，取出，稍晾，拌回蒸液，再晾至六成干，切片或段，干燥。含药屑、杂质不得过2%，含未蒸透者不超过3%。

除另有规定外，每100kg净药材，用液体辅料20～30kg。

（7）煮法　取净药材加水或液体辅料共煮。辅料用量照各品种制法项下的规定，煮至溶液完全被吸尽，或切开内无白心时，取出，晾至六成干，切片，干燥。含药屑、杂质不得过2%，含未煮透者不超过2%。

除另有规定外，每100kg净药材，用水或液体辅料20～30kg。

有毒药材煮制后剩余汁液，除另有规定外，一般应弃去。

（8）炖法　取净药材照各品种制法项下的规定，加入液体辅料，置适宜的容器内，密闭，隔水加热，或用蒸汽加热炖透，或炖至辅料完全被吸尽时，放凉，取出，晾至六成干，切片，干燥。含药屑、杂质不得过2%。

除另有规定外，每100kg净药材，用液体辅料20～30kg。

（9）燀法　取净药材投入沸水中，翻动片刻，捞出。有的种子类药材，燀至种皮由皱缩至舒展、能搓去时，捞出，放入冷水中，除去种皮，晒干。含药屑、杂质不得过2%。

（10）煨法　取净药材用面皮或湿纸包裹。或用吸油纸均匀地隔层分放，进行加热处理，或将其与麸皮同置炒制容器内，用文火炒至规定程度取出，放凉。含药屑、杂质不得过3%，含未煨透者不超过5%。

除另有规定外，每100kg净药材用麸皮50kg。

（11）其他方法　包括发酵、发芽、去油制霜、水飞、拌衣等，品种较少，工艺特殊，需要明确工艺步骤，时间等其他参数是否需要保密，视情况而定。

发酵　取净药材加规定的辅料拌匀，制成一定形状，置适宜温度（30～37℃）和湿度（70%～80%）下使微生物生长至其中酶含量达到规定程度，晒干或低温干燥。不应出现黑色、霉味及酸败味，发酵过程中发现有黄曲霉菌，应禁用。含药屑、杂质不得过1%。

发芽　取净药材，置适宜容器内，加适量水浸泡后，取出，在适宜的温度（18～25℃）和湿度下使其发芽至规定程度，晒干或低温干燥。要求发芽率85%以上，芽长2～10mm。含药屑、杂质不得过1%。

去油制霜　除另有规定外，取净药材碾碎如泥，经微热，压榨除去大部分油脂后，含油量符合要求后，取残渣，研制成符合规定要求的松散粉末。

升华制霜　药物经高温加热升华成细小结晶的方法。

煎煮制霜　药物经过多次长时间煎熬后成粉渣另作药用的方法。

水飞　取净药材，置容器内，加适量水共研成糊状，再加多量水，搅拌，倾出混悬液。残渣再按上法反复操作数次，合并混悬液，静置，分取沉淀，干燥，研散。

拌衣　将药物表面用水湿润，使辅料粘于药物上，从而起到一定的治疗作用。

6. 生产设备

将生产设备的性能、型号、效率及机械化程度做综合考量，以其生产效率、可操作性、设备水平的先进性结合生产饮片的质量指标综合评定质量标准的合理性，并将筛选、清洗、切制、干燥等常用设备、型号和标准列入全国饮片炮制规范起草说明。

净制设备：含筛选、清洗等设备。

切制设备：含粉碎、切药、润药等设备。

炮制设备：含炒制、蒸制、煮制等设备。

干燥设备：含烘干、风干、阴干等设备。

包装设备：含内包装设备、外包装等设备。

通用设备：含磨刀、除尘、物料转移、废水废气处理等设备。

其他设备：针对特殊工艺的设备，如镑片、制霜等设备。

七、【饮片性状】

用植物形态或传统经验鉴定方法描述饮片的形、色、臭、味、质地等方面的性状特征，应与原药材性状有所区别。对于多种炮制品的品种，可分开描述。一种饮片，多种来源，性状不同者，则分别记述，传统的以形、色、味为指标的成品性状的评价标准原则。无论是根、根茎、藤茎、大果实、皮类药材，应尽量多描述切面特征，以便进行饮片的性状鉴别。

八、【质量控制】

饮片鉴别、检查、浸出物、含量测定项的要求应参考“2015年版《中国药典》中药质量标准研究制定技术要求”和“《中国药典》中药质量标准起草与复核工作规范”相关要求进行编写；起草说明的编写应参考“《中国药典》中药质量标准起草说明编写细则”。

九、【性味与归经、功能与主治、用法与用量】

主要依据2015年版《中国药典》、中药学、中药炮制规范及现代临床用药和实际生产加工经验，采用规范术语进行叙述。确认中药饮片本身的药性和功效，同一来源不同炮制方法的饮片规格疗效有明显不同的，应区别其药性、功效、用量等。

十、【贮藏】

对贮藏条件有特殊要求的饮片品种应列出，收集中药饮片稳定性实验数据和成果，对其进行评估，作为制定标准的参考。

除矿物药应置干燥洁净处不作具体规定外，一般以下列名词表示。

密闭　系指包装密闭，以防止尘土及异物进入。

通风干燥处　系指干燥并空气流通的地方。

阴凉干燥处　系指干燥并凉爽的地方。

防潮　系指防止潮湿空气。

防蛀　系指防止虫咬及生虫。

防霉　系指防止发霉变质。

专人专库　28种毒性中药应遵循有关规定。

十一、【注意】

系指炮制过程中影响炮制品质量的关键因素和劳动保护；炮制品应用中的主要用药配伍禁忌、毒副作用及相关规定等，如有中西药合用禁忌的也应列入。

第二部分　操作规程编写细则

饮片炮制操作规程的正文，按照名称、产品概述、生产依据、工艺流程、炮制工艺操作要求、原料规格及质量标准、成品质量标准、成品存贮及注意事项、工艺卫生要求、主要设备等项内容顺序编写。其中除名称项不列小标题外，其余各项均加中括号作为该项小标题。正文内容、文字，特别是名词、术语应力求与2015年版《中国药典》一致。计量单位等统一按“凡例”中规定要求编写。

一、产品概述

包括品名和规格。品名指饮片的名称；规格指饮片炮制后的规格描述，根据切制的不同，分为片、段、块、丝等进行描述。片分为极薄片、薄片、厚片；段分为短段、长段；块分为方块；丝分为细丝、宽丝。

二、生产依据

包括生产依据的标准和规范。可明确为“照《中国药典》2015年版一部有关工艺要求及标准，以及拟定的饮片品种炮制工艺执行。”。

三、工艺流程

将炮制过程中的关键工序和操作步骤进行描述。

四、炮制工艺操作要求

按照饮片炮制工艺流程，对各操作步骤提出具体的技术要求，包括关键工艺参数和达到的程度。

五、原料规格及质量标准

按照炮制规格的不同，对原药材、辅料以及炮制过程中用水提出相应的质量要求。一般来说，原药材应符合《中国药典》2015年版一部对应药材品种项下的相关规定；辅料应符合药用要求，对于未制定药用标准的，可以符合食品的要求；炮制用水质量要求一般应明确为“应符合现行中华人民共和国国家标准《生活饮用水卫生标准》。”。

六、成品质量标准

按照炮制品种和规格的不同，对炮制产品的质量进行规定。除另有规定外，一般应明确为“符合XXX饮片炮制规范项下的相关规定”。

七、成品存贮及注意事项

按照炮制品种和规格的不同，明确制成品的存储条件及注意事项。

八、工艺卫生要求

按照《药品生产质量管理规范》及其附录的有关规定，对饮片炮制过程的卫生要求进行明确。一般应明确为“符合中药饮片GMP相关工艺卫生要求”。

九、主要设备

按照饮片炮制过程所需使用的主要机器设备，列出主要设备，必要时可规定功率和尺寸大小。

附录Ⅱ　中药饮片炮制通则

中药炮制是按照中医药理论，根据药材自身性质，以及调剂、制剂和临床应用的需要，所采取的一项独特的制药技术。

药材凡经净制、切制或炮炙等处理后，均称为“饮片”；药材必须净制后方可进行切制或炮炙等处理。饮片是供中医临床调剂及中成药生产的配方原料。

本版规范收载的各饮片规格，系指临床配方使用的饮片规格。制剂中使用的饮片规格，应符合相应品种实际工艺的要求。

炮制用水，应为饮用水。

除另有规定外，应符合下列有关要求。

一、净制

即净选加工。可根据具体情况，分别使用挑选、筛选、风选、水选、剪、切、刮、削、剔除、酶法、剥离、挤压、焯、刷、擦、火燎、烫、撞、碾串等方法，以达到净度要求。

二、切制

切制时，除鲜切、干切外，均须进行软化处理，其方法有：喷淋、抢水洗、浸泡、润、漂、蒸、煮等。亦可使用回转式减压浸润罐，气相置换式润药箱等软化设备。软化处理应按药材的大小、粗细、质地等分别处理。分别规定温度、水量、时间等条件，应少泡多润，防止有效成分流失。切后应及时干燥，以保证质量。

切制品有片、段、块、丝等。其规格厚度通常为：

片　极薄片0.5mm以下，薄片1～2mm，厚片2～4mm。

段　短段5～10mm，长段10～15mm。

块　8～12mm的方块。

丝　细丝2～3mm，宽丝5～10mm。

其他不宜切制者，一般应捣碎或碾碎使用。

三、炮制

除另有规定外，常用的炮制方法和要求如下：

1. 炒

炒制分单炒（清炒）和加辅料炒。需炒制者应为干燥品，且大小分档；炒时火力应均匀，不断翻动。应掌握加热温度、炒制时间及程度要求。

（1）单炒（清炒）　取待炮炙品，置炒制容器内，用文火加热至规定程度时，取出，放凉。需炒焦者，一般用中火炒至表面焦褐色，断面焦黄色为度，取出，放凉；炒焦时易燃者，可喷淋清水少许，再炒干。

（2）麸炒　先将炒制容器加热，至撒入麸皮即刻烟起，随即投入待炮炙品，迅速翻动，炒至表面呈黄色或深黄色时，取出，筛去麸皮，放凉。

除另有规定外，每100kg待炮炙品，用麸皮10～15kg。

（3）砂炒　取洁净河砂置炒制容器内，用武火加热至滑利状态时，投入待炮炙品，不断翻动，炒至表面鼓起、酥脆或至规定的程度时，取出，筛去河砂，放凉。

除另有规定外，河砂以掩埋待炮炙品为度。

如需醋淬时，筛去辅料后，趁热投入醋液中淬酥。

（4）蛤粉炒　取碾细过筛后的净蛤粉，置锅内，用中火加热至翻动较滑利时，投入待炮炙品，翻炒至鼓起或成珠、内部疏松、外表呈黄色时，迅速取出，筛去蛤粉，放凉。

除另有规定外，每100kg待炮炙品，用蛤粉30～50kg。

（5）滑石粉炒　取滑石粉置炒制容器内，用中火加热至灵活状态时，投入待炮炙品，翻炒至鼓起、酥脆、表面黄色或至规定程度时，迅速取出，筛去滑石粉，放凉。

除另有规定外，每100kg待炮炙品，用滑石粉40～50kg。

2. 炙法

是待炮炙品与液体辅料共同拌润，并炒至一定程度的方法。

（1）酒炙　取待炮炙品，加黄酒拌匀，闷透，置炒制容器内，用文火炒至规定的程度时，取出，放凉。

酒炙时，除另有规定外，一般用黄酒。除另有规定外，每100kg待炮炙品用黄酒10～20kg。

（2）醋炙　取待炮炙品，加醋拌匀，闷透，置炒制容器内，炒至规定的程度时，取出，放凉。

醋炙时，用米醋。除另有规定外，每100kg待炮炙品，用米醋20kg。

（3）盐炙　取待炮炙品，加盐水拌匀，闷透，置炒制容器内，以文火加热，炒至规定的程度时，取出，放凉。

盐炙时，用食盐，应先加适量水溶解后，滤过，备用。除另有规定外，每100kg待炮炙品用食盐2kg。

（4）姜炙　姜炙时，应先将生姜洗净，捣

烂，加水适量，压榨取汁，姜渣再加水适量重复压榨一次，合并汁液，即为“姜汁”。姜汁与生姜的比例为1:1。

取待炮炙品，加姜汁拌匀，置锅内，用文火炒至姜汁被吸尽，或至规定的程度时，取出，晾干。

除另有规定外，每100kg待炮炙品用生姜10kg。

（5）蜜炙　蜜炙时，应先将炼蜜加适量沸水稀释后，加入待炮炙品中拌匀，闷透，置炒制容器内，用文火炒至规定程度时，取出，放凉。

蜜炙时，用炼蜜。除另有规定外，每100kg待炮炙品用炼蜜25kg。

（6）油炙　羊脂油炙时，先将羊脂油置锅内加热溶化后去渣，加入待炮炙品拌匀，用文火炒至油被吸尽，表面光亮时，摊开，放凉。

3. 制炭

制炭时应“存性”，并防止灰化，更要避免复燃。

（1）炒炭　取待炮炙品，置热锅内，用武火炒至表面焦黑色、内部焦褐色或至规定程度时，喷淋清水少许，熄灭火星，取出，晾干。

（2）煅炭　取待炮炙品，置煅锅内，密封，加热至所需程度，放凉，取出。

4. 煅

煅制时应注意煅透，使酥脆易碎。

（1）明煅　取待炮炙品，砸成小块，置适宜的容器内，煅至酥脆或红透时，取出，放凉，碾碎。

含有结晶水的盐类药材，不要求煅红，但需使结晶水蒸发至尽，或全部形成蜂窝状的块状固体。

（2）煅淬　将待炮炙品煅至红透时，立即投入规定的液体辅料中，淬酥（若不酥，可反复煅淬至酥），取出，干燥，打碎或研粉，

5. 蒸

取待炮炙品，大小分档，按各品种炮制项下的规定，加清水或液体辅料拌匀、润透，置适宜的蒸制容器内，用蒸汽加热至规定程度，取出，稍晾，拌回蒸液，再晾至六成干，切片或段，干燥。

6. 煮

取待炮炙品大小分档，按各品种炮制项下的规定，加清水或规定的辅料共煮透，至切开内无白心时，取出，晾至六成干，切片，干燥。

7. 炖

取待炮炙品按各品种炮制项下的规定，加入液体辅料，置适宜的容器内，密闭，隔水或用蒸汽加热炖透，或炖至辅料完全被吸尽时，放凉，取出，晾至六成干，切片，干燥。

蒸、煮、炖时，除另有规定外，一般每100kg待炮炙品，用水或规定的辅料20～30kg。

8. 煨

取待炮炙品用面皮或湿纸包裹，或用吸油纸均匀地隔层分放，进行加热处理；或将其与麸皮同置炒制容器内，用文火炒至规定程度取出，放凉。

除另有规定外，每100kg待炮炙品用麸皮50kg。

四、其他

1. 焯

取待炮制品投入沸水中，翻动片刻，捞出，有的种子类药材，焯至种皮由皱缩至舒展、易搓去时，捞出，放入冷水中，除去种皮，晒干。

2. 制霜（去油成霜）

除另有规定外，取待炮制品碾碎如泥，经微热，压榨除去大部分油脂，含油量符合要求后，取残渣研制成符合规定的松散粉末。

3. 水飞

取待炮制品，置容器内，加适量水共研成糊状，再加水，搅拌，倾出混悬液。残渣再照上法反复操作数次，合并混悬液，静置，分取沉淀，干燥，研散。

4. 发芽

取待炮制品，置容器内，加适量水浸泡后，取出，在适宜的湿度和温度下使其发芽至规定程度，晒干或低温干燥。注意避免带入油

腻，以防烂芽。一般芽长不超过1cm。

5. 发酵

取待炮制品加规定的辅料拌匀后，制成一定形状，置适宜的湿度和温度下，使微生物生长至其中酶含量达到规定程度，晒干或低温干燥。注意发酵过程中，发现有黄曲霉菌，应禁用。

附录Ⅲ 中药饮片炮制工艺验证技术要求

一、概述

本指导原则主要用于指导饮片生产企业开展中药饮片炮制工艺的验证研究。生产企业应当根据炮制工艺对中药饮片的安全性、有效性和质量优劣的影响，进行相应的炮制工艺验证研究工作。

本指导原则目前主要包括以下内容：人员、设备、工艺验证等内容。对于其他相关的验证，可根据其具体情况，参照本指导原则进行相应的验证工作。

本指导原则根据炮制工艺的不同，划分为净制、切制、炮炙和其他炮制工艺等类别，并对毒、麻药材及饮片也进行了相应的规定和要求。炮制工艺划分类别的目的是便于选择验证研究内容，有效开展验证工作。

由于炮制工艺的复杂性，如在具体研究中，类别界限不明显的品种或其他特殊情况的品种，可根据炮制工艺的具体特点和基础研究情况，合理进行炮制工艺的验证研究，但应对采用的方法及其可靠性进行验证说明。

本指导原则仅从技术评价角度阐明对炮制工艺进行验证时应考虑进行的相关验证工作。本指导原则中涉及的各项验证工作可参考其他相关的技术要求和指导原则。

二、基本原则

1. “必要、科学、合理”的原则

中药饮片炮制工艺的验证应体现验证的必要性、科学性、合理性。验证的工作是基于对炮制工艺的全面了解，是以现有饮片炮制工艺和实际生产过程中的研究数据为基础。前期的工艺调研和研究工作越系统、深入，生产过程中积累的数据越充分，对验证研究越有帮助。因此，在对饮片炮制工艺、程度、必要性等有全面和准确的了解的基础上，工艺验证研究结果才能对饮片安全性、有效性及其质量可控性的影响进行全面的评估，作出科学合理的判断。

2. “稳定、安全、有效”的原则

中药饮片炮制工艺应保证其工艺和产品的稳定、安全、有效及质量的可控性。炮制工艺应基于现有饮片炮制工艺和实际生产过程中的研究数据，验证研究可合理评估炮制工艺对饮片的质量稳定性、安全性、有效性及可控性的影响。具体验证研究工作宜根据具体品种的情况确定。采用的质量标准可较好地反映饮片质量的稳定、安全和有效。

3. 验证人员的要求

中药饮片炮制工艺验证的人员应包括相关的验证、复核与审批人员，其技术水平应能胜任相关岗位的要求，具备相应的上岗证明。

4. 验证用设备的要求

中药饮片炮制工艺验证用设备需通过相关验证，证实所使用的设备（设施）能够达到规定的技术指标和要求，为工艺验证提供保证。

5. 验证用样品的要求

中药饮片炮制工艺验证应采用中试以上规模的样品。贵细药材根据情况进行。一般采用3批连续工艺生产的饮片样品进行验证。

6. 毒、麻药材及饮片的要求

对于毒性或麻醉药材及饮片的验证，除应符

合一般饮片的要求外，还应研究工艺对饮片安全性的影响，尤其应关注以下几类药材或饮片的安全性，并进行相关研究。

（1）大毒（剧毒）药材和饮片。

（2）现代研究发现有严重毒性的药材和饮片。

（3）孕妇禁用或慎用的药材，且功能主治为妊娠期和哺乳期妇女用药的药材和饮片。

大毒药材是指国务院《医疗用毒性药品管理办法》（1988年）公布的28种毒性药材和各版《中国药典》、部颁标准、进口药材标准、地方药材标准中标注为大毒（或剧毒）的药材。有毒药材和饮片是指各版《中国药典》、部颁标准、进口药材标准、地方药材标准中标注为有毒的药材。各省（区、市）标准中药材的毒性大小分类不一致的，以毒性高的分类标准为依据。

毒性饮片炮制工艺的验证要充分考虑任何可能带来的风险，应加强系统研究和评估。

7. 验证的技术指标及要求

根据现有国家标准、地方标准或研究资料中中药饮片炮制工艺的规定，对炮制工艺的主要参数进行验证。

应选取可反映产品真伪优劣的技术指标进行工艺验证，如：性状、杂质、水分、浸出物、含量等反映内在质量的技术指标。中间产品及最终成品应符合质量标准的要求。

8. 取样方法、质量标准和检验报告书

验证用样品的取样方法参照现版《中国药典》饮片取样法进行。

产品的质量标准应能够全面反映并控制其内在质量。在进行工艺验证之前，应对有关检验方法进行方法学验证。验证方法参照现版《中国药典》中药质量标准分析方法验证指导原则。

验证单位应出具连续三批饮片样品的检验报告书。每批饮片样品的生产量应不少于50kg，贵细药材应不少于0.5kg。

9. 验证资料的要求

在验证实施前，须先编制验证方案。验证原始记录要求客观、准确，保持记录的原始性。应详细记录验证过程中所出现的偏差，偏差产生的原因及解决方法。所有偏差必须得到有效处理后并经验证符合要求后方可进入下一步骤。

验证结束后应书写验证报告，验证报告对验证结果进行统计和分析，最后形成验证结论。验证报告中还应对验证中存在的问题进行详细总结，记录原因和解决方案。验证报告须经有关人员的复核和审批。

所有验证文件须统一归档管理，以便进行查阅及追踪。

三、净制验证

净制工艺验证前，药材等应符合相关的质量标准。

根据净制设备及饮片品种的情况，可选用挑选、筛选、风选、水选、剪、切、刮、削、剔除、酶法、剥离、挤压、焯、刷、擦、火燎、烫、撞、碾串等净制方法。

净制工艺的验证内容应包括工艺流程、工艺参数、使用设备等方面，如具体包括净制方式的选择、设备的适用范围、设备的使用条件、工艺参数的确定等内容。以样品的性状、杂质等技术参数的数据作为验证指标。

四、切制验证

切制工艺验证前，药材等应符合相关的质量标准。

切制品有片、段、块、丝等。不宜切制者，一般应捣碎或碾碎使用。切制时，根据切制设备及饮片品种的情况，除鲜切、干切外，须进行软化、切制和干燥处理。软化可选用喷淋、抢水洗、浸泡、润、漂、蒸、煮等方式，或亦可使用回转式减压浸润罐，气相置换式润药箱等软化设备；干燥时可选用阴干、晒干、烘干等干燥方式。

切制工艺的验证内容应包括工艺流程、工艺参数、使用设备等方面，如具体包括切制方式的选择、设备的适用范围、设备的使用条件、工艺参数的确定等内容。

1. 软化工艺验证

应对软化设备、软化方式、软化温度、样品投料量、吸水量、软化时间、漂洗次数等软化工艺进行验证。

2. 切制工艺验证

应对切药设备、刀片厚度等进行切药工艺的验证。以样品的性状等技术参数的数据作为验证指标，具体性状要求应参照相关国家标准要求。

3. 干燥工艺验证

应对干燥设备、干燥方式、干燥温度、投料量、干燥时间等进行干燥工艺的验证。以样品的性状和水分等技术参数的数据作为验证指标。

4. 捣碎工艺验证

应对捣碎设备、筛网、投料量等进行捣碎工艺的验证。以样品的性状等技术参数的数据作为验证指标。

五、炮制验证

炮制工艺验证前，药材、饮片、辅料等应符合相关的质量标准。

炮制时，根据炮制设备及饮片品种的情况，可选用：炒（单炒、麸炒、砂炒、蛤炒、滑石粉炒等）、炙（酒炙、醋炙、盐炙、姜炙、蜜炙、油炙等）、制炭（炒炭、煅炭）、煅、蒸、煮、炖、煨等炮炙方法。

炮制工艺的验证内容应包括工艺流程、工艺参数、辅料的选择、使用设备等方面，如具体包括炮制方式的选择、设备的适用范围、设备的使用条件、工艺参数的确定等内容。

1. 炒制验证

根据炒制设备及饮片品种的情况，可选用清炒或加辅料炒方式。

炒制样品应为干燥品、大小分档。可选用符合相关质量要求的麸皮，稻米，明矾，豆腐，河砂，灶心土，滑石粉，蛤粉，食盐，朱砂，青黛、蒲黄等辅料，采用验证过的设备对不同的炒制工艺进行验证。

（1）清炒工艺验证　应对炒药设备、投料量、炒制温度、翻动的次数、炒制时间、冷却时间等进行验证。以样品的性状等技术参数的数据作为验证指标。

（2）辅料炒工艺验证　应对炒药设备、投料量、辅料品种和用量、炒制时间、炒制温度、投放辅料的时间点、翻动的次数、辅料筛去方式、冷却时间等进行验证。如需醋淬，应验证醋淬时间点和醋的用量。以样品的性状等技术参数的数据作为验证指标。

2. 炙制验证

根据炙制设备及饮片品种的情况，可选用酒炙、醋炙、盐炙、姜炙、蜜炙和油炙等方法。选用符合相关质量要求的黄酒、米醋、食盐水、姜汁、炼蜜和食用油等辅料，采用验证过的设备对不同的炙法工艺进行验证。

应对炙制使用的设备、辅料的加入方式、投料量、辅料品种和用量、闷润时间、炒制温度、翻动的频率和炒制时间等进行验证。以样品的性状、炮制前后的成品得率及内在质量等技术参数的数据作为验证指标。

3. 制炭验证

根据制炭设备及饮片品种的情况，可选用炒炭、煅炭等制炭方法。

（1）炒炭工艺验证　应对炒炭设备、投料量、炒炭温度、翻动的次数及炒炭时间等制炭工艺进行验证。以样品的性状等技术参数的数据作为验证指标。

（2）煅炭工艺验证　应对煅炭设备、投料量、煅炭温度、焖煅时间等制炭工艺进行验证。以样品的性状等技术参数的数据作为验证指标。

4. 煅制验证

根据煅制设备及饮片品种的情况，可选用明煅、煅淬等煅制方法。

（1）明煅工艺验证　应对煅制设备、投料量、煅制温度、翻动的次数及煅制时间等煅制工艺进行验证。以样品的性状等技术参数的数据作为验证指标。

（2）煅淬工艺验证　应对煅制设备、投料量、煅制温度、翻动的次数及煅制时间等煅制工艺进行验证。以样品的性状等技术参数的数据作为验证指标。

5. 蒸制验证

根据蒸制设备及饮片品种的情况，可选用先切后蒸或先蒸后切的方式。除清蒸外，可选用酒、黄酒、曲酿、醋、蜂蜜、炼蜜、姜汁、甘草汁、食盐水、黑豆汁、吴茱萸汁、米泔水、萝卜汁、新鲜的（牛、猪、羊）胆汁、鳖血、羊脂油等辅料。蒸制后可选用阴干、晒干、烘干等干燥方式。

（1）蒸制工艺验证　应对蒸药设备、投料量、辅料品种及液体的浓度、辅料用量、拌润时间、样品摆放厚度、蒸药时间及次数、晾干程度及时间，蒸出液拌回量及时间等蒸药工艺进行验证。

（2）切制工艺验证　应对切药设备、刀片厚度等进行切药工艺的验证。以样品的性状等技术参数的数据作为验证指标。具体性状要求应参照相关国家标准要求。

（3）干燥工艺验证　应对干燥设备、干燥方式、样品摆放厚度、温度、时间等进行干燥工艺的验证。以样品的性状和水分等技术参数的数据作为验证指标。

6. 煮制工艺验证

根据煮制设备及饮片品种的情况，除水煮外，可选用酒、黄酒、曲酿、醋、蜂蜜、炼蜜、姜汁、甘草汁、食盐水、黑豆汁、吴茱萸汁、米泔水、萝卜汁、新鲜的（牛、猪、羊）胆汁、鳖血、羊脂油等辅料。煮制后切制，再选用阴干、晒干、烘干等干燥方式。

（1）煮制工艺验证　应对煮药设备、投料量、辅料品种及液体的浓度、辅料用量、煮药时间、煮药次数、晾干程度及时间等煮药工艺进行验证。

（2）切制工艺验证　应对切药设备、刀片厚度等进行切药工艺的验证。以样品的性状等技术参数的数据作为验证指标。具体性状要求应参照相关国家标准要求。

（3）干燥工艺验证　应对干燥设备、干燥方式、样品摆放厚度、温度、时间等进行干燥工艺的验证。以样品的性状、水分等技术参数的数据作为验证指标。

7. 炖制工艺验证

根据炖药设备及饮片品种的情况，可选用酒、黄酒等辅料。炖制后切制，再选用阴干、晒干、烘干等干燥方式。

（1）炖制工艺验证　应对炖药设备、投料量、辅料用量、炖药时间、晾干程度及时间等炖药工艺进行验证。

（2）切制工艺验证　应对切药设备、刀片厚度等进行切药工艺的验证。以样品的性状等技术参数的数据作为验证指标。具体性状要求应参照相关国家标准要求。

（3）干燥工艺验证　应对干燥设备、干燥方式、样品摆放厚度、温度、时间等进行干燥工艺的验证。以样品的性状和水分等技术参数的数据作为验证指标。

8. 煨制工艺验证

根据炮炙设备及饮片品种的情况，可选用纸裹煨制和麸皮煨制的炮炙方法。

（1）纸裹煨制工艺验证　应对纸裹煨制设备、投料量、草纸包裹层数、煨制温度、翻动频次及煨制时间等纸裹煨制工艺进行验证。以样品的性状等技术参数的数据作为验证指标。

（2）麸皮煨制验证　应对煨制设备、投料量、麸皮用量、煨制温度、煨制时间等麸皮煨制工艺进行验证。以样品的性状等技术参数的数据作为验证指标。

六、其他工艺验证

工艺验证前，药材、饮片、辅料等应符合相关的质量标准。

根据炮制设备及饮片品种的情况，可选用：焯、制霜、水飞、发芽、发酵、拌等炮炙方法。

其他工艺的验证内容应包括工艺流程、工艺参数、使用设备等方面，如具体包括特殊辅料的制备、设备的适用范围、设备的使用条件、工艺参数的确定等内容。

1. 焯制工艺验证

应对焯制的设备、投料量、沸水量、焯的时间、冷激的时间等进行焯制工艺的验证。

2. 制霜工艺验证

根据制霜设备及饮片品种的情况，可选用去油成霜和析出成霜等方式。

（1）去油成霜验证　应对去油成霜的设备、压榨方式、吸油方式等进行制霜工艺的验证。

（2）析出成霜验证　应对析出成霜的设备、析出时间和温度等进行制霜工艺的验证。

3. 水飞验证

应对水飞的设备、投料量、加水量等进行水飞工艺的验证。

4. 发芽验证

应对发芽的设备、投料量、时间、温度、湿度等进行发芽工艺的验证。

5. 发酵验证

应对发酵的设备、投料量、辅料品种和用量、时间、温度、湿度等进行发酵工艺的验证。

6. 拌制验证

应对拌制的设备、投料量、辅料品种和用量、搅拌时间等进行发拌制工艺的验证。

七、毒性麻醉药材及饮片验证

应对毒麻药材、饮片的专用场地，专用设备，废水、废弃物的处理等（采用相关的净制、切制、炮制及其他类工艺进行单独或综合应用）进行毒麻工艺的验证。以样品的性状、检查、技术参数的数据作为验证指标。

根据现有国家标准、地方标准或研究资料中工艺的规定，对工艺的主要参数进行验证。

除符合一般药材的要求外，还应对其毒性成分指标进行工艺验证。

附录Ⅳ　中药炮制辅料

中药炮制辅料是指对中药具有辅助作用的物料，其性质、成分对所炮制的药物性能有一定影响，通过加入中药炮制辅料能达到增强中药疗效、降低或消除中药毒性或副作用、改变药性影响中药的理化性质的目的，有些中药炮制辅料还有传热作用。

中药炮制辅料的质量直接影响着中医的临床疗效，通过制定中药炮制辅料的质量标准，确保中药炮制辅料质量的可控性与相对恒定性，从而确保临床中药炮制辅料用药的安全性和有效性。

中药炮制辅料根据其状态可分为固体辅料和液体辅料，固体辅料如稻米、河砂、土、滑石粉、豆腐、蛤粉、朱砂等，液体辅料如酒、醋、食盐水、姜汁、黑豆汁、蜂蜜等。

一、液体辅料

酒　用于中药炮制的酒一般为黄酒。黄酒为米、麦、黍等用曲酿制而成，主要含15%～20%乙醇和水，尚含糖类、有机酸、酯类、醛类、氨基酸、矿物质等。

醋　炮制用醋为食用醋（米醋或其他发酵醋）。陈醋用于药物炮制尤佳。醋是以米、麦、高梁以及酒糟等酿制而成。主要成分为醋酸（约占4%～6%）、水，尚有维生素类、高级醇类、有机酸类、醛类、还原糖类、浸膏质、灰分等。

蜂蜜　中药炮制常用的是炼蜜，即将生蜜置适宜容器内，加热至沸腾后，改用文火，保持微沸，除去上浮泡沫、蜡质、用三号至四号筛网滤除杂质，再倾入容器内，加热至116～118℃，满锅起“鱼眼泡”，用手捻之有黏性，两指间尚无长白丝出现时，迅速出锅。蜜炙药物时应用沸水稀释。蜂蜜以蜂源、蜜源、环境等不同，其化学组成差异较大，主要成分为果糖、葡萄糖（二者约占蜂蜜的70%）及水分，尚含少量蔗糖、麦芽糖、有机酸、含氧化合物、酶类、氨基酸、维生素、矿物质等成分。

食盐水　食盐为无色透明的等轴系结晶或白色结晶性粉末。食盐水为食盐加适量水融化，经过滤而得无色、味咸的澄明液体。主要成分为氯化钠和水，尚含少量氯化镁、硫酸镁、硫酸钙、氯化钾、碘化钠及其他不溶物质等成分。

生姜汁　为姜科植物生姜的新鲜根茎，通过榨汁的方法或煮汁的方法来制备。如将生姜洗净切碎，置适宜容器内捣烂，加适量水，压榨取汁，残渣再加水共捣，压榨取汁，如此反复2～3次，合并姜汁。或取净生姜片，置锅内，加适量水煮，过滤，残渣再加水煮，过滤，合并滤液，适当浓缩，取出备用。一般以最后所得姜汁与生姜的比例为1：1较适宜。姜汁具有芳香辛辣气味、其主要成分为水、挥发油、姜辣素（姜烯酮、姜酮、姜萜酮混合物），另外尚含有多种氨基酸、淀粉及树脂状物等。

甘草汁　为豆科植物甘草饮片或甘草粉碎后，加适量水煎煮两次，滤过，去渣，合并煎液，适当浓缩至所需浓度的黄棕色至深棕色的液体。味甜而特殊。其主要成分为水、甘草甜素（甘草酸）、甘草苷及还原糖类、淀粉、胶类物质等。

中药炮制用甘草汁应临时制备，不得有酸败、变色、沉淀等变质现象发生。在《神农本草经》中有甘草"解毒"的记载，实验证明，甘草对药物中毒、食物中毒、体内代谢中毒及细菌毒素都有一定的解毒作用。

黑豆汁　为豆科植物大豆的黑色种子，加适量水煎煮两次，滤过，去渣，合并煎液所得的棕黑色或黑色的浑浊液体。气香，味微甜。黑豆含蛋白质、脂肪、异黄酮类、淀粉、维生素、磷脂酰胆碱、色素等成分。

米泔水　为禾本科植物稻的种仁淘洗第二次滤出的灰白色浑浊液体，主要成分为水、少量淀粉，尚含维生素和矿物质等，因易酸败发酵，故应临用时收集。亦可用大米粉的混悬液，每100kg水加入2kg大米粉，充分搅拌后用于中药炮制。

胆汁　为动物牛、猪、羊的新鲜胆汁，以牛胆汁为佳。胆汁为绿褐色或暗褐色微透明的液体，略有黏性，味极苦，有特异腥臭气，主要成分为胆酸钠、胆色素、黏蛋白、脂质、胆碱、胆固醇、磷脂酰胆碱及无机盐类等。

麻油　为胡麻科植物脂麻的干燥成熟种子经冷压或热压法制得的植物油。主要成分为油酸、亚油酸、软脂酸、硬脂酸及芝麻素、芝麻酚等。

中药炮制中还有用到其他的液体辅料，主要有吴茱萸汁、白萝卜汁、羊脂油、鳖血、山羊血、石灰水及其他药汁等。可根据中医临床用药要求和药物的特殊性质而选用。

二、固体辅料

麦麸　为禾本科植物小麦经磨粉过筛后的种皮，呈淡黄色或褐黄色的皮状颗粒。质较轻，味略甜，具特殊麦香气。主要成分为淀粉、蛋白质、脂肪、糖类、粗纤维及维生素、酶类、谷固醇、磷脂酰胆碱等。

稻米　为禾本科植物稻的种仁。主要成分为淀粉、蛋白质、脂肪，尚含维生素、矿物质、有机酸及糖类。中药炮制可选用粳米或糯米。

白矾　又称明矾，为三方晶系硫酸盐类明矾矿石经提炼而成的不规则的块状结晶体。无色，透明或半透明，有玻璃样色泽，质硬脆易碎，味微酸而涩，易溶于水，主要成分为含水硫酸铝钾[$KAl(SO_4)_2 \cdot 12H_2O$]。

蛤粉　为帘蛤科动物文蛤、青蛤等的贝壳经煅制粉碎后的灰白色粉末。主要成分为氧化钙、甲壳质等。

滑石粉　为单斜晶系鳞片状或斜方柱状的硅酸盐类矿物滑石经精选净化、粉碎、干燥而制得的细粉。主要成分为水合硅酸镁及少量氧化铝。滑石粉为白色或类黄色、细腻、无砂性的粉末，手摸有滑腻感。

土　中药炮制常用的是灶心土，为久经柴草烧炼的土灶中心的结块部分，由于呈黑褐色，故又称伏龙肝。也有用黄土和赤石脂等土类的。灶心土呈不规则块状或粉末状，焦褐色，有烟熏气味。主要成分为硅酸盐、钙盐及多种碱性氧化物等。

河砂　中药炮制用河砂，应筛选粒度均匀适中者，经淘洗去净泥土、杂质后，晒干备用。一般多用"油砂"，即取干净、粒度均匀的干燥河砂，加热至烫后，再加入1%～2%的植物油，翻炒至油烟散尽，河砂呈油亮光泽时，取出备用。主要成分为二氧化硅。

豆腐　为豆科植物大豆种子粉碎后经特殊加工制成的乳白色块状固体，主要成分为蛋白质、维生素、脂肪、淀粉、钙质及异黄酮、皂苷等物质。

朱砂　为三方晶系硫化物类矿物辰砂，经研磨或水飞后的洁净极细粉末。主要成分为硫化汞，常混有雄黄、磷石灰、沥青等杂志。

中药炮制中还有用到其他的固体辅料还有用到食糖、面粉、吸油纸等。可根据中医临床用药要求和药物的特殊性质而选用。

附录Ⅴ　中药炮制辅料标准技术要求

一、概述

中药炮制辅料是指对中药具有辅助作用的物料，其性质、成分对所炮制的药物性能有一定影响，通过加入中药炮制辅料能达到增强中药疗效、降低或消除中药毒性或副作用、改变药性影响中药的理化性质的目的，有些中药炮制辅料还有传热作用。

中药炮制辅料的质量直接影响着中医的临床疗效，通过制定中药炮制辅料的质量标准，确保中药炮制辅料质量的可控性与相对恒定性，从而确保临床中药炮制辅料用药的安全性和有效性。

中药炮制辅料根据其状态可分为固体辅料和液体辅料，固体辅料如稻米、河砂、土、滑石粉、豆腐、蛤粉、朱砂等，液体辅料如酒、醋、食盐水、姜汁、黑豆汁、蜂蜜等。

中药炮制辅料种类众多，成分复杂，作用多样。因此，应根据中药炮制辅料的具体情况，建立质量标准。

控制中药炮制辅料的质量应主要从炮制辅料的形色气味等外观质量控制，更应注重内在质量的控制。检测的方法也应注重借鉴现代科学技术的方法，使中药炮制辅料的质量标准研究更加趋于合理化、科学化、现代化。

二、基本内容

1. 基本原则

中药炮制辅料质量标准研究的目的是达到炮制辅料“质量可控”，最终实现中药饮片的规范化生产。因此中药炮制辅料质量标准研究过程中应：

（1）强调建立并提高中药炮制辅料的质量

在继承中药炮制辅料传统经验判断的同时，鼓励加强新技术、新方法的运用，提高中药炮制辅料质量控制的水平，确保中药炮制辅料的质量。

（2）强调中药炮制辅料质量控制方法的科学性

中药炮制辅料质量控制方法应注重“准确灵敏”，保证使用的分析方法的可靠性与专属性，同时反映现阶段国内外药用辅料质量控制的先进水平。常规项目可采用药典或相关的食品标准中收载的方法，鉴别项的建立应重点考虑方法的专属性；检查项重点考虑方法的专属性、灵敏性和准确性；含量测定通常要采用两种以上的方法进行对比研究，比较方法的优劣，择优确定相应的方法。

（3）强调中药炮制辅料质量标准制订的实用性、合理性原则

制定中药炮制辅料标准时，应充分考虑来源、生产、流通及使用等各个环节影响中药炮制辅料质量的因素，设置科学的、符合中药炮制辅料用药特点的检测项目，建立简便实用、可靠的检测方法，规定合理的判断标准。

（4）强调中药炮制辅料质量标准格式规范化原则

中药炮制辅料质量标准应按现版《中国药典》的格式和用语要求进行编写做到格式规范、表达清楚。

2. 供中药炮制辅料质量标准制定用样品及对照物质的要求

供研究用样品应具有代表性，覆盖面要广，一般至少应收集10批以上样品供研究用。收集的样品应具有代表性，应由全国不同省份或地区的企业提供，并标明生产企业、生产批号及生产工艺等相关信息。避免由同一供货渠道收集实际为一批样品的“多批样品”。研究用样品量除满足起草研究、留样观察外，还应有不少于3倍检验量的样品供复核用。样品保存应符合各品种项下的贮藏要求。

中药炮制辅料质量标准制定应使用国家法定部门认可的对照物质（包括对照品、对照提取物）。若使用的对照物质是自行研制的，应按照相关的要求申报相应的鉴定研究资料和对照物质。

3. 中药炮制辅料质量标准研究内容

包括名称、来源、制法、性状、鉴别、检查（具体辅料根据各自的情况具体对待，如有些固体辅料需要测水分、灰分等；矿物辅料需测矿物含量及有关的重金属限量等；有些需测农残等）、浸出物，液体辅料还需有澄明度检查、含量测定、性味、作用、用法与用量、注意、贮藏等。

另外，如是食品来源的炮制辅料还需根据食品质量要求进行相关检查。

（1）名称　包括中文名、汉语拼音及拉丁名，按有关规定命名。

（2）来源　来源简化为“本品来源于×××”。针对多来源的中药炮制辅料需标明辅料来源的名称。

（3）制法　收载相应的中药炮制辅料制备的方法。收集生产企业实际生产中稳定的工艺参数，结合炮制程度的要求，确定合理的生产工艺，记载明确的工艺参数，从而体现中药炮制辅料生产的规范性。

（4）性状　性状描述运用感官来鉴别，如用眼看（较细小的可借助于扩大镜或解剖镜）、手摸、鼻闻、口尝等方法依次描述中药炮制辅料特征。包括外观形状、大小、颜色、气味等。允许对大小、颜色等描述规定一定的范围，描述的顺序由浅至深，复合颜色的描述则以辅色在前主色在后。多来源的中药炮制辅料，其性状无明显区别者，可合并描述；有明显区别者，应分别描述。

（5）鉴别　鉴别试验可包括显微鉴别、理化鉴别、色谱鉴别及其他多种方法。符合专属性、重现性的验证要求。实验过程中强调采用一种或两种专属性强的方法进行鉴别，无须多种方法共同使用。

相关的鉴别方法可参见2015年版《中国药典》相关条目项下。

（6）检查　检查项主要包括水分、灰分、重金属、农残、微生物检查等方面，应根据中药炮制辅料的具体情况，研究建立合理的检查项目。

①固体辅料一般均应有水分检查。方法参照2015年版《中国药典》附录“水分测定法”。

②固体炮制辅料应有灰分检查项。灰分包括总灰分、酸不溶性灰分，可规定其中一项或两项，凡易夹杂泥沙的固体辅料或生理灰分高的炮制辅料（如灶心土），除规定总灰分外还应规定酸不溶性灰分。方法参照《中国药典》附录“灰分测定法”。

③根据中药炮制辅料的具体情况，矿物类炮制辅料如白矾、朱砂等本身属于药典收载品种的，可参照2015年版《中国药典》中的相关条目进行。

④对用药时间较长、药食两用、儿童用药及进出口较多的中药炮制辅料（如大米、麦麸、豆腐、米泔水、某些药汁辅料等），应根据中国农药施用的实际情况和各类农药的理化性质、残留期长短、降解物及其毒性等情况（重点针对常用、禁用、剧毒及土壤及水环境中难于降解且易残留农药品种），建立合适的检测项目，测定方法照《中国药典》附录“农药残留量测定法”。农药残留量限度的规定可根据中国及相关组织规定的农药每日最大摄取量、中国人的身体情况和中药炮制辅料常用服用剂量制订各种农药在不同饮片中的农残限度要求。

⑤酸败度检查系通过酸值、羰基值或过氧化值的测定，以控制含油脂的中药炮制辅料（如羊脂油、麻油等）的酸败程度，方法照2015年版《中国药典》附录“酸败度测定法”。

此外，易霉变的品种应增加黄曲霉毒素检查；加工过程中采用了硫熏的品种还需进行二氧化硫残留量检查。还应视情况规定具有针对性的检查，如伪品、混淆品、色度、吸水性等的检查。

⑥对于药食两用的如酒、醋、蜂蜜等还应有卫生学检查，如黄曲霉素、菌落总数、大肠菌群等的检查，具体方法可参见相关食品行业标准。

应考察每种方法对所测品种的适用性，一般应明确规定使用第几法并说明使用该方法的理由。对于需要根据品种情况制定检查限度的项目，应按要求收集足够量有代表性的样品，根据实测数据制定限度。

（7）浸出物　浸出物测定法系指用水、乙醇或其他适宜溶剂，有针对性地对炮制用固体辅料中可溶性物质进行测定的方法。浸出物测定应选择对有效成分溶解度大、非有效成分或杂质溶解度小的溶剂。适用于有效成分尚不清楚或确实无法建立含量测定和虽建立含量测定但所测含量值甚微时，可建立浸出物测定作为质量控制指标，但必须具有针对性和控制质量的意义。考虑到中药炮制辅料成分的多样性，建议在进行中药炮制辅料质量标准的研究中均需考察浸出物的含量。测定方法照《中国药典》附录“浸出物测定法”测定，并注明所用溶剂，含量以炮制用固体辅料的干燥品计算。

对于炮制用液体辅料，根据各自的性质，可测定其固形物的含量；同时有些辅料可增加澄明度检查项。

（8）含量测定

①测定成分的选择：一般应根据中药炮制辅料的性质来选择相应的专属性成分或指标成分作为含量测定的指标，尽量避免选择无专属性的指标成分。

②供试品溶液制备方法选择：提取条件的确定，应对不同溶剂、不同提取方式、不同时间及不同温度等条件进行比较，确定最佳条件，并提供研究数据。

分离纯化条件的确定，根据被测成分的性质，对样品溶液可进行适当的分离纯化以排除干扰物质，如采用液-液萃取及聚酰胺、氧化铝、硅胶、大孔吸附树脂等色谱纯化方法，并提供方法选择的依据及相应的研究数据。

③含量测定方法的选择及研究内容要求：含量测定方法应具有专属性，如测定方法无法做到专属性而采用了某一种非专属性的方法，则应用其他的分析方法来达到总体的专属性。

选用的分析方法参照“中药质量标准分析方法验证指导原则”的要求。

中药炮制辅料因所含成分复杂，通常选用薄层色谱扫描法、高效液相色谱法和气相色谱法等测定单一成分。在无干扰的情况下，也可选用容量法、重量法和分光光度法测定某类成分。具体的测定方法参照《中国药典》相关测定方法项。

④含量测定结果的精密度要求：容量法，两份测定结果的相对平均偏差不得大于2%；

重量法，两份测定结果的相对平均偏差不得大于3%；

氮测定法，两份测定结果的相对平均偏差不得大于3%；

紫外-可见分光光度法，对照品比较法，两份测定结果的相对平均偏差不得大于2%；比色法不得大于3%；

薄层色谱扫描法，两份测定结果的相对平均偏差不得大于5%；

高效液相色谱法，两份测定结果的相对平均偏差不得大于2%，采用蒸发光散射检测器测定时相对平均偏差不得大于5%；

气相色谱法，两份测定结果的相对平均偏差不得大于2%；

电感耦合等离子体质谱法，两份测定结果的相对平均偏差不得大于20%，检测限附近可放宽至50%或以上；

原子吸收分光光度法，两份测定结果的相对平均偏差一般不得大于20%，检测限附近可放宽至50%或以上。

⑤方法验证：质量标准中需验证的分析方法包括鉴别、检查（杂质或纯度检查）和含量测定三类。其具体内容参照药典附录《中药质量标准分析方法验证指导原则》。

准确度实验，只对检查项目中的定量、含量测定要求验证。一般以加入对照品测定的回收率表示。中药炮制辅料质量标准研究中准确度的测定主要采用加样回收的方法。其回收率的测定结果应在95%～105%范围内，其中对于一些前处理较复杂的方法，其回收率的测定结果可在90%～110%范围内；准确度实验的相对标准偏差（RSD%）应小于5%；

精密度包括重复性、中间精密度、重现性三项内容。其中重复性、中间精密度只对检查项目中的限量、含量测定要求；重现性则对鉴别、检查（限量、限度）、含量测定均要求。实验的相对标准偏差（RSD%）应小于3%；

专属性实验对所有检测项目均要求。

检测限：只对检查项中限度进行要求。

定量限：只对检查项中定量进行要求。

线性：重点考察含量测定项。线性关系考察的数据要求，应给出回归方程、相关系数和线性图。

耐用性：对所有检测项目要求。重点考察方法的应用条件在不同实验室进行常规测定时的适应程度。

范围：仅对于含量测定项。这里的范围是测定方法应能达到的准确测定的范围。对于中药分析方法，范围的确定较为困难，其试验方法、考察的区间尚难以明确规定，主要靠实践经验积累和视品种情况而定。

⑥限度确定：中药炮制辅料质量标准中相关成分含量的变化受多种因素的影响，尤其含量限度的制订应通过考察多批样品，在掌握含量变化基本规律的基础上才能制订。

中药炮制辅料要根据大量有代表性的样品来考察制订，一般应根据不低于10批样品的测定数据，按其平均值的±20%作为限度的制定幅度，以干燥品来计算含量。一般主要类别成分、有效成分或指标成分只制订低限；毒性成分根据毒理学研究结果及中医临床常用剂量，确定合理的上下限数值；多植物来源的中药炮制辅料，如外形能区分开而其含量差异又较大者，可分别制定指标。

（9）性味　参照2015年版《中国药典》等相应内容表示。

（10）作用　参照2015年版《中国药典》等相应内容表示。

（11）用法与用量　参照2015年版《中国药典》等相应内容表示。

（12）注意　参照2015年版《中国药典》等相应内容表示。

（13）贮藏　参照2015年版《中国药典》等相应内容表示。

附录Ⅵ　中药饮片生产质量管理规范

第一章　范围

第一条　本附录适用于中药饮片生产管理和质量控制的全过程。

第二条　产地趁鲜加工中药饮片的，按照本附录执行。

第三条　民族药参照本附录执行。

第二章　原则

第四条　中药饮片的质量与中药材质量、炮

制工艺密切相关，应当对中药材质量、炮制工艺严格控制；在炮制、贮存和运输过程中，应当采取措施控制污染，防止变质，避免交叉污染、混淆、差错；生产直接口服中药饮片的，应对生产环境及产品微生物进行控制。

第五条　中药材的来源应符合标准，产地应相对稳定。

第六条　中药饮片必须按照国家药品标准炮制；国家药品标准没有规定的，必须按照省、自治区、直辖市食品药品监督管理部门制定的炮制规范或审批的标准炮制。

第七条　中药饮片应按照品种工艺规程生产。中药饮片生产条件应与生产许可范围相适应，不得外购中药饮片的中间产品或成品进行分包装或改换包装标签。

第三章　人员

第八条　企业的生产管理负责人应具有药学或相关专业大专以上学历（或中级专业技术职称或执业药师资格）、三年以上从事中药饮片生产管理的实践经验，或药学或相关专业中专以上学历、八年以上从事中药饮片生产管理的实践经验。

第九条　企业的质量管理负责人、质量受权人应当具备药学或相关专业大专以上学历（或中级专业技术职称或执业药师资格），并有中药饮片生产或质量管理五年以上的实践经验，其中至少有一年的质量管理经验。

第十条　企业的关键人员以及质量保证、质量控制等人员均应为企业的全职在岗人员。

第十一条　质量保证和质量控制人员应具备中药材和中药饮片质量控制的实际能力，具备鉴别中药材和中药饮片真伪优劣的能力。

第十二条　从事中药材炮制操作人员应具有中药炮制专业知识和实际操作技能；从事毒性中药材等有特殊要求的生产操作人员，应具有相关专业知识和技能，并熟知相关的劳动保护要求。

第十三条　负责中药材采购及验收的人员应具备鉴别中药材真伪优劣的能力。

第十四条　从事养护、仓储保管人员应掌握中药材、中药饮片贮存养护知识与技能。

第十五条　企业应由专人负责培训管理工作，培训的内容应包括中药专业知识、岗位技能和药品GMP相关法规知识等。

第十六条　进入生产区的人员应进行更衣、洗手；进入洁净区的工作服的选材、式样及穿戴方式应符合通则的要求；从事对人体有毒、有害操作的人员应按规定着装防护，其专用工作服与其他操作人员的工作服应分别洗涤、整理，并避免交叉污染。

第四章　厂房与设施

第十七条　生产区应与生活区严格分开，不得设在同一建筑物内。

第十八条　厂房与设施应按生产工艺流程合理布局，并设置与其生产规模相适应的净制、切制、炮炙等操作间。同一厂房内的生产操作之间和相邻厂房之间的生产操作不得互相妨碍。

第十九条　直接口服饮片的粉碎、过筛、内包装等生产区域应按照D级洁净区的要求设置，企业应根据产品的标准和特性对该区域采取适当的微生物监控措施。

第二十条　毒性中药材加工、炮制应使用专用设施和设备，并与其他饮片生产区严格分开，生产的废弃物应经过处理并符合要求。

第二十一条　厂房地面、墙壁、天棚等内表面应平整，易于清洁，不易产生脱落物，不易滋生霉菌；应有防止昆虫或其他动物等进入的设施，灭鼠药、杀虫剂、烟熏剂等不得对设备、物料、产品造成污染。

第二十二条　中药材净选应设拣选工作台，工作台表面应平整，不易产生脱落物。

第二十三条　中药饮片炮制过程中产热产汽的工序，应设置必要的通风、除烟、排湿、降温等设施；拣选、筛选、切制、粉碎等易产尘的工序，应当采取有效措施，以控制粉尘扩散，避免污染和交叉污染，如安装捕尘设备、排风设施等。

第二十四条　仓库应有足够空间，面积与生产规模相适应。中药材与中药饮片应分库存放；

毒性中药材和饮片等有特殊要求的中药材和中药饮片应当设置专库存放，并有相应的防盗及监控设施。

第二十五条　仓库内应当配备适当的设施，并采取有效措施，对温、湿度进行监控，保证中药材和中药饮片按照规定条件贮存；贮存易串味、鲜活中药材应当有适当的设施（如专库、冷藏设施）。

第五章　设备

第二十六条　应根据中药材、中药饮片的不同特性及炮制工艺的需要，选用能满足生产工艺要求的设备。

第二十七条　与中药材、中药饮片直接接触的设备、工具、容器应易清洁消毒，不易产生脱落物，不对中药材、中药饮片质量产生不良影响。

第二十八条　中药饮片生产用水至少应为饮用水，企业定期监测生产用水的质量，饮用水每年至少一次送相关检测部门进行检测。

第六章　物料和产品

第二十九条　生产所用原辅料、与药品直接接触的包装材料应当符合相应的质量标准，分别编制批号并管理；所用物料不得对中药饮片质量产生不良影响。

第三十条　质量管理部门应当对生产用物料的供应商进行质量评估，并建立质量档案；直接从农户购入中药材应收集农户的身份证明材料，评估所购入中药材质量，并建立质量档案。

第三十一条　对每次接收的中药材均应当按产地、供应商、采收时间、药材规格等进行分类，分别编制批号并管理。

第三十二条　购入的中药材，每件包装上应有明显标签，注明品名、规格、数量、产地、采收（初加工）时间等信息，毒性中药材等有特殊要求的中药材外包装上应有明显的标志。

第三十三条　中药饮片应选用能保证其贮存和运输期间质量的包装材料或容器。包装必须印有或者贴有标签，注明品名、规格、产地、生产企业、产品批号、生产日期、执行标准，实施批准文号管理的中药饮片还必须注明药品批准文号。

第三十四条　直接接触中药饮片的包装材料应至少符合食品包装材料标准。

第三十五条　中药材、中药饮片应按质量要求贮存、养护，贮存期间各种养护操作应当建立养护记录；养护方法应当安全有效，以免造成污染和交叉污染。

第三十六条　中药材、中药饮片应制定复验期，并按期复验，遇影响质量的异常情况须及时复验。

第三十七条　中药材和中药饮片的运输应不影响其质量，并采取有效可靠的措施，防止中药材和中药饮片发生变质。

第三十八条　进口药材应有国家食品药品监督管理部门批准的证明文件，以及按有关规定办理进口手续的证明文件。

第七章　确认与验证

第三十九条　净制、切制可按制法进行工艺验证，炮制应按品种进行工艺验证，关键工艺参数应在工艺验证中体现。

第四十条　关键生产设备和仪器应进行确认，关键设备应进行清洁验证。直接口服饮片生产车间的空气净化系统应进行确认。

第四十一条　生产一定周期后应进行再验证。

第四十二条　验证文件应包括验证总计划、验证方案、验证报告以及记录，确保验证的真实性。

第八章　文件管理

第四十三条　中药材和中药饮片质量管理文件至少应包含以下内容：

（一）制定物料的购进、验收、贮存、养护制度，并分类制定中药材和中药饮片的养护操作规程。

（二）制定每种中药饮片的生产工艺规程，各关键工艺参数必须明确，如：中药材投料量、辅料用量、浸润时间、片型、炒制温度和时间（火候）、蒸煮压力和时间等要求。

（三）根据中药材的质量、投料量、生产

工艺等因素，制定每种中药饮片的收率限度范围，关键工序应制定物料平衡参数。

（四）制定每种中药材、中药饮片的质量标准及相应的检验操作规程，制定中间产品、待包装产品的质量控制指标。

第四十四条　应当对从中药饮片生产和包装的全过程的生产管理和质量控制情况进行记录，批记录至少包括以下内容：

（一）批生产和包装指令；

（二）中药材以及辅料的名称、批号、投料量及投料记录；

（三）净制、切制、炮制工艺的设备编号；

（四）生产前的检查和核对的记录；

（五）各工序的生产操作记录，包括各关键工序的技术参数；

（六）清场记录；

（七）关键控制点及工艺执行情况检查审核记录；

（八）产品标签的实样；

（九）不同工序的产量，必要环节物料平衡的计算；

（十）对特殊问题和异常事件的记录，包括偏离生产工艺规程等偏差情况的说明和调查，并经签字批准；

（十一）中药材、中间产品、待包装产品中药饮片的检验记录和审核放行记录。

第九章　生产管理

第四十五条　净制后的中药材和中药饮片不得直接接触地面。中药材、中药饮片晾晒应有有效的防虫、防雨等防污染措施。

第四十六条　应当使用流动的饮用水清洗中药材，用过的水不得用于清洗其他中药材。不同的中药材不得同时在同一容器中清洗、浸润。

第四十七条　毒性中药材和毒性中药饮片的生产操作应当有防止污染和交叉污染的措施，并对中药材炮制的全过程进行有效监控。

第四十八条　中药饮片以中药材投料日期作为生产日期。

第四十九条　中药饮片应以同一批中药材在同一连续生产周期生产的一定数量相对均质的成品为一批。

第五十条　在同一操作间内同时进行不同品种、规格的中药饮片生产操作应有防止交叉污染的隔离措施。

第十章　质量管理

第五十一条　中药材和中药饮片应按法定标准进行检验。如中药材、中间产品、待包装产品的检验结果用于中药饮片的质量评价，应经过评估，并制定与中药饮片质量标准相适应的中药材、中间产品质量标准，引用的检验结果应在中药饮片检验报告中注明。

第五十二条　企业应配备必要的检验仪器，并有相应标准操作规程和使用记录；检验仪器应能满足实际生产品种要求，除重金属及有害元素、农药残留、黄曲霉毒素等特殊检验项目和使用频次较少的大型仪器外，原则上不允许委托检验。

第五十三条　每批中药材和中药饮片应当留样。中药材留样量至少能满足鉴别的需要，中药饮片留样量至少应为两倍检验量，毒性药材及毒性饮片的留样应符合医疗用毒性药品的管理规定。留样时间应当有规定，中药饮片留样时间至少为放行后一年。

第五十四条　企业应设置中药标本室（柜），标本品种至少包括生产所用的中药材和中药饮片。

第五十五条　企业可选取产量较大及质量不稳定的品种进行年度质量回顾分析，其他品种也应定期进行产品质量回顾分析，回顾的品种应涵盖企业的所有炮制范围。

第十一章　术语

第五十六条　下列术语含义是：

（一）直接口服中药饮片

指标准中明确使用过程无需经过煎煮，可直接口服或冲服的中药饮片。

（二）产地趁鲜加工中药饮片

指在产地用鲜活中药材进行切制等加工中药饮片。不包括中药材的产地初加工。

附录Ⅶ 中药饮片贮藏与养护

一、基本要求

GSP及实施细则、《药品零售企业中药饮片质量管理办法》和《医院中药饮片管理规范》中对中药饮片的贮存与养护均做出了要求。

（1）易串味的中药材、中药饮片应与其他药品分开存放。

（2）饮片库房应选择地势较高、阴凉、干燥、通风的地方，并有相应的通风、调温、调湿设施以及防虫、防鼠、防毒、防潮、防污染的措施。

（3）储存中药饮片应结合中药饮片的性质、分类存放不同的容器内，注明品名，防止混淆。同时做到合理摆放，便于取货。

（4）对中药材和中药饮片应按其特性和不同季节的气候特点，采取有效措施，如干燥、降氧、熏蒸等方法，做好养护工作。

二、中药饮片的贮存方法和注意事项

（1）中药饮片一般应贮存在通风干燥处，避免日光的直接照射，室温控制在25℃以内，相对湿度保持在75%以下。如含淀粉、糖分、黏液质多的中药饮片：桔梗、山药、肉苁蓉、熟地黄、党参等。

（2）含挥发油多的饮片，如薄荷、当归、川芎等，为防止气味散失或泛油，应置阴凉干燥处贮存。

（3）炒制后的子仁类，如紫苏子、莱菔子等，为防虫害及鼠咬，应密闭贮藏。

（4）酒炙、醋炙、蜜炙中药饮片，如当归、香附、款冬花等，应密闭贮藏，并置于阴凉干燥处保存。

（5）盐炙的知母、车前子、巴戟天等，很容易受空气中的湿气影响而受潮，若温度过高盐分就会从表面析出，故应密闭贮藏，并置于通风干燥处保存。

（6）细（稀）贵品种，如人参、西洋参、麝香等，这类药材经济价值高，应与一般中药分开贮藏，由专人管理，并注意防虫防霉。

（7）易燃品种，如硫黄、火硝、樟脑等必须按照消防管理要求，贮存在空气流通干燥的安全地点。

（8）毒性中药饮片的贮存和管理应根据国家关于毒品管理条例设专人负责，严格执行管理制度，防止意外发生。

三、中药饮片养护技术

1. 传统养护技术

传统养护技术具有经济、有效、简介易行等优点，是目前饮片贮存养护中重要的基础措施，其方法大致有以下几种：

（1）清洁养护法　清洁卫生是防止仓虫入侵的最基本和最有效的方法。

（2）除湿养护法　利用自然吸湿物，如生石灰等在密封不严条件下吸湿，可起到抑制害虫和霉菌生长的作用。常用的方法有通风法和吸湿防潮法。

①通风法：合理通风，可使干燥的药物不致受潮。

②吸湿受潮法：除采取上述通风法来降低湿度外，也可用除湿机保持环境的干燥，或采用干燥剂来吸收空气或药物中的水分。吸潮方法通常采用以下三种：放入干燥剂，以减少库内湿度，保持贮存环境的干燥；放入适量的生石灰，以吸收药物的水分，保持其经常干燥；可利用日晒或采用加热烘干，使饮片的水分散失，保持干燥。

（3）密封（密闭）养护法　一般可分为容器密封、罩帐密封和库房密封三类。

（4）低温养护法　采用低温（2～10℃）贮存饮片，主要用于贵重药材，特别是容易霉蛀的药材以及无其他较好办法保管的药材。如哈蟆油、银耳、人参、菊花、山药、枸杞子、陈皮等也常用此法。冷藏最好在梅季前进行，并且过了梅季才可以出库，同时温度不能低于2℃，以免影响饮片的质量。

（5）对抗贮存法　也称异性对抗驱虫养护，是采用两种或两种以上药物同贮，相互克制起到防止虫蛀、霉变的养护方法。一般适用于数量不多的药物，如牡丹皮与泽泻、山药同贮，蛤蚧与花椒、吴茱萸或荜澄茄同贮，蕲蛇或白花蛇与花椒或大蒜瓣同贮，土鳖虫与大蒜同贮，人参与细辛同贮，冰片与灯心草同贮，硼砂与绿豆同贮，藏红花与冬虫夏草同贮等。还可采用与具有特殊气味的物质，如山苍子油、花椒、樟脑、大蒜、白酒等，密封同贮，有时也达到良好的防蛀、防霉效果。动物、昆虫类饮片，如乌梢蛇、地龙、蛤蚧等；油脂类中药及炮制品，如柏子仁、桃仁、枣仁等；含糖类饮片，如枸杞子、龙眼肉、黄芪、大枣等；贵重饮片，如冬虫夏草、鹿茸等；含挥发油类饮片，如当归、川芎、瓜蒌等；均可喷洒少量95%药用乙醇或50°左右的白酒密封养护，也可达到良好防蛀防霉效果。

（6）高温养护法　当温度高于50℃时，害虫将在短时间内死亡。但必须注意的是，含挥发油的饮片烘烤时温度不宜超过60℃，以免影响饮片的质量。

2. 现代养护技术

（1）干燥养护技术　干燥养护技术又可分为远红外加热干燥技术、微波干燥技术等。

（2）气调养护技术　人为地造成低氧状态，或人为地造成高浓度的二氧化碳状态，保证了被贮藏的中药饮片品质的稳定，防止了药材的质变。

（3）^{60}Co-γ射线辐射杀虫灭菌养护技术　辐射杀虫灭菌养护的特点有：效率高，效果显著；不破坏药材外形；不会有残留放射性和感生放射性物质，在不超过1000Rad的剂量下，不会产生毒性物质和致癌物质；有些药物辐射后会引起成分变化。

（4）包装防霉养护法　将无菌包装用于中药材和饮片的包装容器的种类很多，用在中药材或饮片的包装，目前绝大部分时采用聚乙烯材料，聚乙烯不宜用蒸气灭菌，最适宜用环氧乙烷混合气体灭菌。

（5）气幕防潮养护技术　由于气幕只有防护作用，而没有吸湿作用，因此配合除湿机使用效果更佳。

（6）气体灭菌养护技术　气体灭菌主要是指环氧乙烷防霉技术及混合气体防霉技术。环氧乙烷的沸点较低，有易燃易爆的危险，因此可应用环氧乙烷混合气体，它是有环氧乙烷与氟利昂按国际通用配方组成，具有灭菌效果可靠、安全、操作简便等优点。

（7）蒸气加热养护技术　可分为低温长时灭菌、亚高温短时灭菌及超高温瞬时灭菌三种。主要是利用蒸气来杀死中药材及饮片中所含的霉菌及蛀虫等。超高温瞬间灭菌是将灭菌物迅速加热到150℃，经2～4秒瞬间完成灭菌，药效损失甚微。

（8）中药挥发油熏蒸防霉技术　对中药表面色泽、气味均无明显改变。其中以荜澄茄、丁香挥发油的效果最佳。

主要参考书目信息

1.《病方》:《五十二病方》春秋战国，马王堆汉墓帛书整理小组编，文物出版社（1979年）。

2.《内经》:《黄帝内经素问》春秋战国·明·顾从德刻本，人民卫生出版社影印（1959年）。

3.《说文》:《说文解字》汉·许慎（公元121年），中华书局（影印本，1963年）。

4.《本经》:《神农本草经》（公元前200年～公元200年）魏·吴普等述，清·孙星衍、孙星翼辑，商务印书馆（1955年）。

5.《伤寒》:《伤寒论》东汉·张仲景（公元200～205年），人民卫生出版社（2005年）。

6.《玉函》:《金匮玉函经》汉·张仲景（公元219年），人民卫生出版社影印（康熙间刻本，1955年）。

7.《金匮》:《金匮要略方论》汉·张仲景（公元219年），人民卫生出版社影印（明赵开美刻本，1955年）。

8.《肘后》:《肘后备急方》晋·葛洪（公元281～341年），人民卫生出版社影印（明刘自化刻本，1956年）。

9.《鬼遗》:《刘涓子鬼遗方》南齐·龚庆宣（公元495～499），人民卫生出版社影印（徐万昌摹宋刻本，1956年）。

10.《集注》:《本草经集注》梁·陶弘景（公元502～536年），群联出版社影印（敦煌石室藏六朝写本，1955年）。

11.《别录》:《名医别录》梁·陶弘景（公元502～536年），人民卫生出版社辑校本（1986年）。

12.《雷公》:《雷公炮炙论》刘宋·雷敩（公元420～581年）（辑自《证类本草》），人民卫生出版社影印（据张氏原刻晦明轩本，1957年）。

13.《千金》:《备急千金要方》唐·孙思邈（公元659年），人民卫生出版社影印（北京刻本，1955年）。

14.《新修》:《新修本草》唐·苏敬等（公元659年），群联出版社（据汤溪范氏所藏傅氏篡喜庐丛书影刻，1955年）。

15.《千金翼》:《千金翼方》唐·孙思邈（公元682年），人民卫生出版社影印（文正十二年依元大德重刊，1955年）。

16.《食疗》:《食疗本草》唐·孟诜（公元713～739年），大东书局（敦煌石室古本草，食疗本草残卷，1934年）。

17.《外台》:《外台秘要》唐·王焘（公元752年），人民卫生出版社影印（歙西槐塘经余居藏版，1955年）。

18.《产宝》:《经效产宝》唐·昝殷（公元847年），人民卫生出版社影印（光绪十四年重校刊本，1955年）。

19.《心鉴》:《食医心鉴》庯·昝殷（公元847年），东方学会排印本。

20.《颅囟》:《颅囟经》唐·佚名（公元907年），人民卫生出版社影印（明.《永乐大典》中辑出，1956年）。

21.《理伤》:《仙授理伤续断秘方》唐·蔺道人（公元946年），人民卫生出版社（据明洪武刻本并核对道藏本勘后排印）。

22.《日华子本草》:《日华子诸家本草》五代·佚名（撰年不详），安徽科技出版社（2005年）。

23.《医心方》北宋、日本·丹波康赖（公元982年），华夏出版社（1996年）。

24.《圣惠方》:《太平圣惠方》宋·王怀隐等（公元992年），人民卫生出版社（1958年）。

25.《博济》:《博济方》宋·王衮（公元1047年），商务印书馆铅印本（据墨海金壶本，参四库全书本排印，1959年）。

26.《图经》:《本草图经》宋·苏颂（公元1061年），安徽科学技术出版社（1994年）。

27.《苏沈》:《苏沈良方》宋·苏轼、沈括（公元1075年），人民卫生出版社影印（1956年）。

28.《灵苑方》北宋·沈括（撰年不详），上海中医学院图书馆（1975年）。

29.《旅舍》:《旅舍备要方》宋·董汲（公元1086年），木刻单行本。

30.《史载》:《史载之方》宋·史堪（公元1085年），商务印书馆重印本（1956年）。

31.《脚气》:《脚气治法总要》宋·董汲（公元1093年），商务印书馆影印（文渊阁藏本）。

32.《总病论》:《伤寒总病论》宋·庞安时（公元1100年），千顷堂石印本（道光癸未仲春）。

33.《药证》:《小儿药证直诀》宋·钱乙（公元1114年），人民卫生出版社影印（1955年）。

34.《活人书》:《类证活人书》宋·朱肱（公元1108年），商务印书馆铅印（1955年）。

35.《证类》:《重修政和经史证类备用本草》宋·唐慎微（公元1116年），人民卫生出版社影印（据扬州季范董氏藏金泰和存晦明轩本，1957年）。

36.《衍义》:《本草衍义》宋·寇宗奭（公元1116年），大东书局铅印本（1936年）。

37.《总录》:《圣济总录》宋·太医院编（公元1117年），人民卫生出版社（据现存善本与残存元刻珍本进行互相增补加句排印，1962年）。

38.《阎氏小儿方论》宋·阎孝忠（公元1119年），人民卫生出版社（2006年）。

39.《指迷》:《全生指迷方》宋·王贶（公元1125年），商务印书馆重印本（1956年）。

40.《宝庆本草折衷》宋·陈衍（公元1227～1248年），人民卫生出版社（摘自《南宋珍稀本草三种》，2007年）。

41.《产育》:《产育宝庆集》宋·李师圣、郭稽中（公元1131年），湖北崇文书局刻本（清同治十年辛未）。

42.《普本》:《普济本事方》宋·许叔微（公元1132年），上海科学出版社（1959年）。

43.《鸡峰》:《鸡峰普济方》宋·张锐（公元1133年），清道光八年戊子（1828年）汪士钟复南宋刻本艺芸书舍藏版道光戊子仲夏重刊。

44.《局方》:《太平惠民和剂局方》宋·陈诗文等（公元1151年），人民卫生出版社（据元建安宗文书堂郑天泽刊本排印）。

45.《总微》:《小儿卫生总微方论》宋·撰人未祥（公元1156年），上海科学出版社（据黄波萧氏重校本排印）。

46.《卫济》:《卫济宝书》宋·东轩居士（公元1170年），人民卫生出版社影印（1956年）。

47.《洪氏》:《洪氏集验方》宋·洪遵辑（公元1170年），商务印书馆（1955～1956年）重印本。

48.《宣明论方》:《黄帝素问宣明论方》宋·刘完素（公元1172年），上海千项堂书局（石印本，1909年）。

49.《三因》:《三因极一病证方论》宋·陈言（无择）（公元1174年），人民卫生出版（据宋刊配补元麻覆刻本排印，1957年）。

50.《杨氏家藏方》宋·杨倓（公元1178年），人民卫生出版社（1988年）。

51.《传信》:《传信适用方》宋·吴彦夔（公元1180年），人民卫生出版社影（1956年）。

52.《宝产》:《卫生家宝产科备要》宋·朱瑞章（公元1184年），十万卷楼丛书本连史纸印。

53.《背疽》:《校正集验背疽方》宋，李迅（公元1196年），上海国医书局铅印国医小丛书单行本（1930年）。

54.《百一选方》宋·王璆（公元1196年），上海中医学院出版社（1991年）。

55.《魏氏家藏方》宋·魏岘（公元1227年），人民卫生出版社（《中医善本古籍丛书》1991年）。

56.《内外伤辨惑论》金·李杲（公元1232年），天津科学技术出版社（明嘉靖刻《东垣十书》本校点，排印本，1994年）。

57.《医学发明》金·李杲（撰年不详），人民卫生出版社（1959年）。

58.《妇人》:《校注妇人良方》宋·陈自明（公元1237年），人民卫生出版社（1956年）。

59.《兰室秘藏》金·李东垣（公元1249年），中国中医药出版社（2007年）。

60.《济生》:《济生方》宋·严用和（公元1253年），人民卫生出版社影印（1956～1957年）。

61.《痘疹方》:《陈氏小儿痘疹方论》宋·陈文中（公元1254年），商务印书馆铅印（1958年）。

62.《病源方》:《陈氏小儿病源方论》宋·陈文中（公元1254年），商务印书馆铅印（1958年）。

63.《精要》:《外科精要》宋·陈自明（公元1263年），日本津轻氏藏本。

64.《朱氏》:《类编朱氏集验医方》宋·朱佐（公元1265年），商务印书馆选印委别藏的单行本。

65.《急救》:《急救仙方》宋·不著撰人（公元1278年），清道光8年戊子（1828年）鲍氏校医书四种单行本。

66.《产宝》:《产宝杂录》宋·齐仲甫（公元1279年），抄本。

67.《百问》:《女科百问》宋·齐仲甫（公元1279年），疑是慎贻堂藏版。

68.《扁鹊》:《扁鹊心书》宋·窦材重集，光绪二十二年上海图书集成印书局医林指月本。

69.《履巉岩》:《履巉岩本草》(三卷）宋·琅琊默庵，明抄影绘本。

70.《保命》:《素问病机气宜保命集》金·刘完素（公元1186年），人民卫生出版社（1959年）。

71.《儒门》:《儒门事亲》金·张子和（公元1228年），上海卫生出版社（1958 年，原大东版）。

72.《世医》:《世医得效方》元·危亦林（公元1277～1347年），上海科学技术出版社（1964年）。

73.《脾胃论》元·李杲（公元1249年），由《李东垣医书十种》摘出，上海受古书店、中一书局印行。

74.《仁斋直指方论》宋·杨士瀛（公元1264年），福建科学技术出版社（明朱崇正重校复刻本民国间鍏章书局石印本，1989年）。

75.《东垣试效方》金·李杲（公元1266年），上海科技出版社（1984年）。

76.《御药院方》宋·许国祯（公元1267年），人民卫生出版社（日本款政活字本校点，排印版，1992年）。

77.《澹寮方》:《澹寮集验秘方》元·澹寮（公元1283年），中医古籍出版社（1983年）。

78.《医垒元戎》元·王好吉（公元1297年），商务印书社（1986年）。

79.《活幼心书》元·曾世荣（公元1294年），清宣统二年（1910年）武昌医馆据艺风堂藏至元刻本重校刊。

80.《汤液》:《汤液本草》元·王好古（公元1298年），人民卫生出版社影印（1956年）。

81.《此事难知》元·王好吉（公元1308年），中国中医药出版社（2008年）。

82.《珍珠囊》金·张元素（公元1315年），1938年涵芬楼影元刻本元杜思敬辑《济生拔粹》第五卷。

83.《济生拔萃》:《济生拔萃方》元·杜思敬（公元1315年），商务印书馆（收录于丛方集成初编，1938年）。

84.《洁古家珍》金·刘完素（撰年不祥），商务印书馆（原本已佚，现收录于《元·杜思敬济生拔萃》中的乃是删节本，1938年）。

85.《瑞竹》:《瑞竹堂经验方》元·沙图穆苏（公元1326年），上海科学技术出版社（据当归草堂本校印，1959年）。

86.《永类钤方》元·李仲南（公元1331年），北京大学出版社（1983年）。

87.《精义》:《外科精义》元·齐德之（公元1335年），人民卫生出版社影印（1956年）。

88.《宝鉴》:《卫生宝鉴》元·罗天益（公元1343年），商务印书馆排印（1959年）。

89.《丹溪》:《丹溪心法》元·朱震亨（公元1347年），上海科学技术出版社（据医统正脉本重校印，1959年）。

90.《十药》:《十药神书》元·葛可久（公元1348年），人民卫生出版社影印（1956年）。

91.《金匮钩玄》元·朱震亨（公元1358年），人民卫生出版社（明戴元礼校补，2006年）。

92.《原机》:《原机启微》元·倪维德（公元1370年），上海卫生出版社（根据《薛氏医案》本校印，1958年）。

93.《疮疡》:《疮疡经验全书》宋·窦汉卿辑，其裔孙窦梦麟续增（公元1569年），清康熙五十六年（1717年）浩然楼依王桂堂本重镌。

94.《发挥》:《本草发挥》明·徐彦纯（公元1368年），据1922年上海大成书局《薛氏医案》石印本辑录。

95.《普济方》明·朱棣等（公元1406年），人民卫生出版社（据四库抄本印，1959年）。

96.《卫生易简方》明·胡濙（公元1410年），人民卫生出版社（1984年）。

97.《要诀》:《秘传证治要诀及类方》明·戴元礼（公元1443年），商务印书馆（1955年）。

98.《医方类聚》明·金礼蒙（公元1443年），人民卫生出版社（1981年）。

99.《奇效》:《奇效良方》明·方贤著（公元1449年），商务印书馆（依明成化六年原刊本黑口版印，1959年）。

100.《滇南》:《滇南本草》明·兰茂著（公元1476年），云南卫生厅整理 云南人民出版社（1959年）。

101.《品汇》:《本草品汇精要》明·刘文泰等纂（公元1505年），人民卫生出版社（1964年）。

102.《医学正传》明·虞抟（公元1515年），人民卫生出版社（1965年）。

103.《理例》:《外科理例》明·汪机（公元1519年），人民卫生出版社（按商务印书馆1957年初版原型重版本，据明嘉靖辛卯年刊本）。

104.《韩氏医通》明·韩懋（公元1522年），人民卫生出版社（1989年）。

105.《蒙筌》:《本草蒙筌》明·陈嘉谟（公元1525年），文茂堂藏版。

106.《婴童》:《婴童百问》明·鲁伯嗣（公元1526年），人民卫生出版社（1961年）。

107.《外科发挥》明·薛己（公元1528年），人民卫生出版社（胡晓峰整理，2006年）。

108.《扶寿精方》明·吴旻（公元1530年），中医古籍出版社（1986年）。

109.《保寿堂经验方》明·刘天和（公元1542～1545年），上海科技出版社（1979年）。

110.《撮要》:《女科撮要》明. 薛己（公元1548年），据1922年上海大成书局《薛氏医案》石印本辑录。

111.《明医》:《明医杂录》明. 王节斋集，薛己注（公元1549年），据1922年上海大成书局《薛氏医案》石印本辑录。

112.《万氏》:《万氏女科》明·万全（公元1549年），康熙甲午西昌裘琅玉声氏重刊木刻本。

113.《摄生众妙方》明·张时彻（公元1550年），中医古籍出版社（1994年）。

114.《解围元薮》明·沈之问（公元1550年），上海科学技术出版社（2000）。

115.《片玉心书》明·万全（公元16世纪中期），湖北人民出版社（1981年）。

116.《保婴》:《保婴撮要》明·薛铠集，薛己增补（公元1555年），据1932年上海大成书局《薛氏医案》石印本辑录。

117.《医统大全》:《古今医统大全》明·徐春甫（公元1556年），人民卫生出版社（1991年）。

118.《医学》:《医学纲目》明·楼英（公元1565年），世界书局铅印本（1937年）。

119.《疮疡经验全书》明·窦汉卿辑、窦梦麟续增（公元1569年），上海古籍出版社（1996年）。

120.《入门》:《医学入门》明·李梴（公元1575年），锦章书局石印本（1941年）。

121.《纲目》:《本草纲目》明·李时珍（公元1578年），人民卫生出版社影印本（据张刻本，1957年）。

122.《医方考》明·吴崑（公元1854年），人民卫生出版社（2007年）。

123.《仁术》:《仁术便览》(卷四：炮制药法）明·张浩（公元1585年），商务印书馆铅印本（1957年）。

124.《回春》:《增补万病回春》（卷上：药性歌240味）明·龚廷贤（公元1587年），上海扫叶山房石印本。

125.《原始》:《本草原始》明·李中立（公元1593年），清乾隆安雅堂藏本。

126.《禁方》:《鲁府禁方》明·龚廷贤（公元1594年），世界书局印行。

127.《准绳》:《证治准绳》明·王肯堂（公元1602年），上海科学技术出版社影印（1959年）。

128.《启玄》:《外科启玄》明·申斗垣（公元1604年），人民卫生出版社（按明版本缩印，1955年）。

129.《宋氏》:《宋氏女科秘书》明·宋林皋（公元1612年），上海中医书局铅印本（1954年）。

130.《粹言》:《医宗粹言》(卷四：药性论）明·罗周彦（公元1612年），明万历四十年壬子（1612年）常群何敬塘梓本。

131.《保元》:《寿世保元》(卷一：药性歌400味）明·龚廷贤（公元1615年），上海科学技术出版社（1959年）。

132.《景岳》:《景岳全书》明·张景岳（公元1624年），上海科学技术出版社（据岳峙楼本影印，1959年）。

133.《正宗》:《外科正宗》明·陈实功（公元1617年），人民卫生出版社（据明崇祯四年本影印，1956年）。

134.《济阴》:《济阴纲目》明·武之望（公元1620年），科技卫生出版社校印（康熙四年蜩寄刊本，1958年）。

135.《大法》:《炮炙大法》明·缪希雍（公元1622年），人民卫生出版社影印（1956年）。

136.《醒斋》:《先醒斋广笔记》(附炮炙大法一卷）明·缪希雍（公元1622年），清道光辛卯年武林涵古堂木刻本。

137.《本草正》明·张景岳（公元1624年），清光绪三十三年（丁未1907年）刊景岳全书单行本。

138.《古方八阵》明·张景岳（公元1624年），上海科学技术出版社（岳峙楼本影印本，1959年）。

139.《新方八阵》明·张景岳（公元1563～1640年），上海科学技术出版社（岳峙楼本影印本，1959年）。

140.《本草汇言》明·倪朱漠（公元1624年），上海科技出版社（2005年）。

141.《疡科选粹》明·陈文治（公元1628年），上海文瑞楼（1922年）。

142.《普门医品》明·王化贞（公元1628年），河北人民出版社（1959年）。

143.《丹台玉案》明·孙文胤（公元1636年），上海科学技术出版社（1984年）。

144.《必读》:《医宗必读》明·李中梓（公元1637年），上海卫生出版社。

145.《通玄》:《本草通玄》明，李中梓（公元1637年），清康熙十七年戊午（1678年）吴三桂称帝时刊于云南。

146.《征要》:《本草征要》明·李中梓（公元1637年），1917年铅印本。

147.《瑶函》:《审视瑶函》明·傅仁宇（公元1644年），上海科学技术出版社（1959年）。

148.《古今医鉴》明·龚信（撰年不详），中国中医药出版社排印（1949年）。

149.《万氏家抄方》:《万氏济世良方》明·万表（撰年不详），中医古籍出版社（1996年）。

150.《一草亭》:《一草亭目科全书》（与异授眼科）明·邓苑（公元1644年），上海科学技术出版社（1959年）。

151.《医宗三法》明·冯愈明（撰年不详），人民卫生出版社（日本国立公文书馆内阁文库江户抄本影印本，2008年）。

152. 152.《摄生秘剖》明·洪基（公元1638年），六吉堂（1889年）。

153.《乘雅》:《本草乘雅半偈》明·卢之颐（公元1647年），清初卢氏月枢阁刊本。

154.《握灵》:《握灵本草》清·王翃（公元1638年），清康熙二十二年序，乾隆五年（1740年）朱钟勋补刻本。

155.《本草汇》清·郭佩兰（公元1655年），清梅花屿刊本（1666年）。

156.《法律》:《医门法律》清·喻嘉言（公元1658年），上海卫生出版社（1957年）。

157.《崇原》:《本草崇原》清·张志聪（公元1663年），医林指月单行本。

158.《说约》:《医宗说约》（卷首：药性炮炙歌）清·蒋仲芳（公元1663年），清木刻本。

159.《大成》:《外科大成》清·祁坤（公元1665年），科技卫生出版社（1958年）。

160.《本草述》清·刘若金（公元1666年），清肖兰陵堂刊本。

161.《钩元》:《本草述钩元》清·杨时泰（公元1666年），上海科学技术出版社（1958年）。

162.《玉衡》:《痧胀玉衡》清·郭志邃（公元1675年），上海卫生出版社（1957年）。

163.《暑疫》:《温热暑疫全书》清·周扬俊（公元1679年），科技卫生出版社（1959年）。

164.《集解》:《医方集解》清·汪昂（公元1682年），科技卫生出版社（1957年）。

165.《新编》:《本草新编》清·陈士铎（公元1687年），日本宽政元年（1789年）东园松田义厚翻刻本（卷一为刻本，卷二、三、四、五均为抄本）。

166.《备要》:《本草备要》清·汪昂（公元1694年），商务印书馆铅印（1954年）。

167.《辨义》:《药品辨义》（明·贾所学撰）清·尤乘增辑（公元1691年），清康熙三十年林屋绣梓本。

168.《食物》:《食物本草会纂》清·沈季龙（公元1691年），清镌本（乾隆癸卯金阁书业堂版）。

169.《奥旨》:《洞天奥旨》清·陈士铎（公元1694年），上海扫叶山房石印本。

170.《逢原》:《本经逢原》清·张璐（公元1695年），上海科学技术出版社（1959年）。

171.《张氏医通》清·张璐（公元1695年），中国医药科技出版社（1995年）。

172.《尊生》:《嵩崖尊生全书》清·景冬阳（公元1696年），扫叶山房木版刊本。

173.《指南》:《修事指南》清·张仲岩（公元1704年），杭州抱经堂书局印行。

174.《良朋》:《良朋汇集》清·孙望林（公元1711年），善成堂木刻本。

175.《必用》:《本草必用》（顾松园医镜六种）清·顾靖远（公元1722年?），河南人民出版社（1961年）。

176.《解要》:《本草经解要》清·叶天士（公元1724年），卫生堂刊本（1781年）。

177.《绛雪园古方选注》清·王子接（公元1731年），中国中医药出版社（1993年）。

178.《医学心悟》清·程国彭（公元1732年），人民卫生出版社铅印（1963年）。

179.《不居集》清·吴澄（公元1739年），上海中医书局（1935年）。

180.《全生集》:《外科证治全生集》清·王维德（公元1740年），人民卫生出版社影印（乾隆五年刻本，1965年）。

181.《目经大成》清·黄庭镜（公元1741年），人民卫生出版社（2006年）。

182.《金鉴》:《医宗金鉴》清·吴谦等（公元1742年），人民卫生出版社影印（1957年）。

183.《方脉正宗》清·方肇权（公元1749年），安徽科学技术出版社（1990年）。

184.《幼幼》:《幼幼集成》清·陈复正（公元1750年），上海卫生出版社（1956年）。

185.《长沙》:《长沙药解》(黄氏医书八种)清·黄元御(公元1753年)，宣统六年上海江左书林石印。

186.《玉楸》:《玉楸药解》(黄氏医书八种)清·黄元御(公元1754年)，宣统六年上海江左书林石印。

187.《从新》:《本草从新》清·吴仪洛（公元1757年），上海科学技术出版社（1958年）。

188.《串雅内》:《串雅内编》清·赵学敏（公元1759年），人民卫生出版社影印（1956年）。

189.《串雅外》:《串雅外编》清·赵学敏（公元1759年），人民卫生出版社（1960年）。

190.《串雅补》清·鲁照（公元1759年），扫叶山房印行。

191.《经验方》:《惠直堂经验方》清·陶承熹、王承勋辑(公元1759年)，中国古籍出版社(1994年)。

192.《疡医大全》清·顾世澄（公元1760年），中国中医药出版社（1994年）。

193.《得配》:《得配本草》清·严西亭等（公元1761年），上海卫生出版社（1957年）。

194.《切用》:《成方切用》清·吴仪洛（公元1761年），上海科学技术出版社（1963年）。

195.《笺正》:《沈氏女科辑要笺正》清·沈尧封辑，张山雷笺正（公元1764年），上海卫生出版社（1959年）。

196.《拾遗》:《本草纲目拾遗》清·赵学敏（公元1765年），人民卫生出版社影印（1957年）。

197.《求真》:《本草求真》清·黄富锈（公元1769年），广益书局石印本。

198.《释谜》:《幼科释谜》清·沈金鳌（公元1773年），上海科学技术出版社（1959）。

199.《玉尺》:《妇科玉尺》清·沈金鳌（公元1773年），上海卫生出版社（1958年）。

200.《杂病源流犀烛》清·沈金鳌（公元1773年），中国中医药出版社（1994年）。

201.《沈氏尊生书》清·沈金鳌（公元1773年），中国中医药出版社（1997年）。

202.《大全》:《叶天士秘方大全》清·叶天士（公元1775年），上海中央书店铅行（1954年）。

203.《医案》:《吴鞠通医案》清·吴鞠通（公元1789年），人民卫生出版社（1960年）。

204.《回生集》清·陈杰（公元1789年），中医古籍出版社（1999年）。

205.《辑要》:《本草辑要》清·林玉友（公元1790年），道光辛卯年刊本，寸耕堂藏版。

206.《良方集腋》:《良方集腋合璧》清·谢元庆（公元1842年），人民卫生出版社（1955年）。

207.《条辨》:《温病条辨》清·吴鞠通（公元1798年），人民卫生出版社（1955年）。

208.《时方》:《时方妙用》《时方歌括》清·陈修园（公元1803年），人民卫生出版社影印（1956年）。

209.《救急方》清、日·丹波元简（公元1810年），人民卫生出版社（1955年）。

210.《要旨》:《女科要旨》清·陈修园（公元1820年），人民卫生出版社（1959年）。

211.《从众录》:《医学从众录》清·陈修园（公元1820年），上海科学技术出版社（1958年）。

212.《麻疹集成》清·朱楚芬（公元1824年），浙江印刷公司（1923年）。

213.《傅青主》:《傅青主女科》清·傅山（公元1826年），上海卫生出版社（1958年）。

214.《正义》:《本草正义》清·张德裕（公元1828年），清道光八年戊子（1828年）刊本。

215.《医林改错》清·王清任（公元1830年），人民卫生出版社（2005年）。

216.《治全》:《外科证治全书》清·许克昌、毕法（公元1831年），人民卫生出版社（1961年）。

217.《霍乱》:《霍乱论》清·王士雄（公元1838年），上海科技卫生出版社（1958年）。

218.《重楼》:《重楼玉钥》清·郑梅涧（公元1838年），人民卫生出版社影印（1956年）。

219.《治裁》:《类证治裁》清·林佩琴（公元1839年），上海科学技术出版社（据光绪重刊本校印）。

220.《分经》:《本草分经》清·姚澜（1840年），成都昌福公司铅印本。

221.《拔萃良方》:《集验良方拔萃》清·恬素（公元1841年），科技文献出版社（2009年）。

222.《验方新编》清·鲍相璈（年份不详），人民卫生出版社（2007年）。

223.《增广》:《增广验方新编》清·鲍相璈（公元1846年），上海锦章书局石印（1940年）。

224.《经纬》:《温热经纬》清·王孟英（公元1852年），人民卫生出版社影印（1956年）。

225.《害利》:《本草害利》清·凌晓五著（公元1862年），手稿本。

226.《医醇》:《校注医醇賸义》清·费伯雄（公元1863年），上海科学技术出版社（1963年）。

227.《汇纂》:《本草汇纂》清·屠道和（公元1863年），王宗喆校刊国医砥柱社印版（1936年）。

228.《笔花》:《笔花医镜》清·江笔花（公元1871年），上海科学技术出版社（据同治十年扬州文富堂刊本重校排，1963年）。

229.《医学金针》清·潘霨（公元1878年），山西科学技术出版社（2012年）。

230.《不知医必要》清·梁廉夫（公元1880年），广西民族出版社（1990年）。

231.《时病》:《时病论》清·雷丰（公元1882年），人民卫生出版社（根据光绪甲申雷慎修堂本校仇排印，1964年）。

232.《四要》:《医家四要》清·程曦、江诚、雷大震同纂（公元1884年），上海卫生出版社（1957年）。

233.《丛话》:《医方丛话》清·徐士銮（公元1886年），清光绪十五年己丑（1889年）律门徐氏蝶园雕版。

234.《便读》:《本草便读》清·张秉成（公元1887年），上海科技卫生出版社（1957年）。

235.《问答》:《本草问答》清·唐宗海（公元1893年），清光绪间善成裕记刊本。

236.《奇方类编》清·吴世昌（公元1898年），中医古籍出版社（2004年）。

237.《医略六书》清·徐洄溪（年份不详），上海赵翰香居（1903年）。

238.《重订通俗伤寒论》清·俞根初（年份不详），新医书局（1956年）。

239.《医学源流论》清·徐灵胎（公元1757年），中国中医药出版社（2008年）。

240.《良朋汇集》:《良朋汇集经验神方》清·孙望林（公元1711年），中医古籍出版社（2004年）。

241.《参西录》:《医学衷中参西录》民国·张锡纯（公元1860～1933年），河北人民出版社（1980年）。

242.《药物出产辨》民国·陈仁山（撰年不详），广东中医药专门学校（1930年）。

243.《温病述要》孙纯一（撰年不详），吉林人民出版社（1963年）。

244.《邹云翔医案》邹云翔著，黄新吾、苏明哲、邹燕勤整理，江苏科学技术出版社（1981年）。

245.《杂病证治新义》胡光慈，四川人民出版社（1959年）。

246.《温病刍言》王季儒，天津科学技术出版社（1979年）。

247.《处方集》:《全国中药成药处方集》冉小峰等，人民卫生出版社（1962年）。

248.《部颁标准》:《中华人民共和国卫生部药品标准（中药成方制剂）》。

中文索引

（按汉语拼音顺序排列）